JN250538

ブルーメンフェルト

カラー 神経解剖学

臨床例と画像鑑別診断

著● ハル・ブルーメンフェルト
訳● 安原　治

西村書店

はじめに

　神経解剖学は，あらゆる学生に知的な喜びや構造の美しさを感じさせてくれる生き生きとした躍動的な学問である。しかし，その性格上，著しく詳細にわたる学問領域でもある。多くの神経解剖学過程に共通する悲劇的な落とし穴はまさにここにある。神経解剖学を学ぶ学生は，往々にして破滅的な量の記憶が要求されるので，神経系の構造と機能の美を楽しむ余裕はない。ましてや神経系の構造と機能を臨床と関連づけて理解できるようになるにはとても時間が足りないと感じるであろう。

　そこで，本書では従来とは全く異なる視点を採用した。膨大な解剖学的知識を習得してからその知識を活用する，という学習法を採らず，実際の臨床例を教材として使用することで，読者が自ら熱意と興味を持って正常の解剖と機能を探究できるようにした。このアプローチによって，学んだ直後から解剖学的な構造の重要性が理解できるようになる。また，異なる神経系の構造や神経路は単一の病変によって傷害されることが多いため，症例の検討は，多様な機能系の知識をうまく統合できるようになる最適な方法である。

　本書では100例以上の臨床例を神経放射線画像とともに提示している。この膨大な臨床例の収集にご協力いただいたコロンビア大学，ハーバード大学，イェール大学医学部の神経内科医，脳神経外科医，神経放射線科医の皆様に心からお礼を申し上げる。多数の症例によって神経系全域にわたる臨床的な考察が可能になった。著者はこれらの大学医学部で本書に記載している診断法を用いて神経解剖学を教えてきたが，学生も教員スタッフも熱烈に支持してくれている。本書の学習法を用いれば，神経解剖学とその臨床応用が楽しく効果的に学べることを多くの教育機関の学生および教員スタッフに知っていただき，利用していただけたら幸いである。

初版の謝辞

　まずはじめに，本書の執筆から出版に至るまでずっと変わらずに応援してくれた妻のMichelleと子どもたちEvaとJesseに感謝する。

　このプロジェクトには，長年にわたって多くの研究機関が関わってきたので，重要な貢献に対してこの場で謝意を述べなければならない人々は膨大な数にのぼる。本書の構想はコロンビア大学の大学院時代に院生講師として神経解剖学を教えていた頃に芽生えたものである。当時の恩師，Eric Kandel, Jack Martin, Steven Siegelbaumには強く影響を受けた。それ以来ずっと感化され，たえず助言をいただいている。また，神経内科医，神経科学者として研鑽を積んでいる間にご指導を受けた下記の方々に感謝する。Raymond D. Adams, Bernard Cohen, C. Miller Fisher, Jack Haimovic, Walter Koroshetz, Terry Krulwich, Elan Louis, Stephan Mayer, David McCormick, Thomas McMahon, Timothy Pedley, Pasko Rakic, Susan Spencer, Dennis Spencer, Stephen Waxman, Anne Young, George Zubal。

　神経内科のレジデント時代，同僚として，また友人として親しくしていただいたJang-Ho Cha, Mitchell Elkind, Martha Herbert, David Jacoby, Michael Lin, Guy Rordorff, Diana Rosas, Gerald Soにもお礼を申し上げる。

　また，本書の特長は何といっても臨床例である。本書で使用されている症例を紹介していただいた下記の同僚にも謝意を述べたい。

　Robert Ackerman, Claudia Baldassano, Tracy Batchelor, Flint Beal, Carsten Bonneman, Lawrence Borges, Robert Brown, Jeffrey Bruce, Brad Buchbinder, Ferdinando Buonanno, William Butler, Steve Cannon, David

Caplan, Robert Carter, Verne Caviness, Jang-Ho Cha, Paul Chapman, Chinfei Chen, Keith Chiappa, In Sup Choi, Andrew Cole, Douglas Cole, G. Rees Cosgrove, Steven Cramer, Didier Cros, Merit Cudkowicz, Kenneth Davis, Rajiv Desai, Elizabeth Dooling, Brad Duckrow, Mitchell Elkind, Emad Eskandar, Stephen Fink, Seth Finkelstein, Alice Flaherty, Robert Friedlander, David Frim, Zoher Ghogawala, Michael Goldrich, Jonathan Goldstein, R. Gilberto Gonzalez, Kimberly Goslin, Steven Greenberg, John Growdon, Andrea Halliday, E. Tessa Hedley-Whyte, Martha Herbert, Daniel Hoch, Fred Hochberg, J. Maurice Hourihane, Brad Hyman, Michael Irizarry, David Jacoby, William Johnson, Raymond Kelleher, Philip Kistler, Walter Koroshetz, Sandra Kostyk, Kalpathy Krishnamoorthy, James Lehrich, Simmons Lessell, Michael Lev, Susan Levy, Michael Lin, Elan Louis, David Louis, Jean Lud-Cadet, David Margolin, Richard Mattson, Stephan Mayer, James Miller, Shawn Murphy, Brad Navia, Steven Novella, Edward Novotny, Christopher Ogilvy, Robert Ojemann, Michael Panzara, Dante Pappano, Stephen Parker, Marie Pasinski, John Penney, Bruce Price, Peter Riskind, Guy Rordorff, Diana Rosas, Tally Sagie, Pamela Schaefer, Jeremy Schmahmann, Lee Schwamm, Michael Schwarzschild, Saad Shafqat, Barbara Shapiro, Aneesh Singhal, Michael Sisti, Gerald So, Robert Solomon, Marcio Sotero, Dennis Spencer, Susan Spencer, John Stakes, Marion Stein, Divya Subramanian-Khurana, Brooke Swearingen, Max Takeoka, Thomas Tatemichi, Fran Testa, James Thompson, Mark Tramo, Jean Paul Vonsattel, Shirley Wray, Anne Young, Nicholas Zervas。

查読していただいた下記の方々のお陰で，本書の内容の記述が正確で明瞭なものになった。

Raymond D. Adams, Joshua Auerbach, William W. Blessing, Laura Blumenfeld, William Boonn, Lawrence Borges, Michelle Brody, Richard Bronen, Joshua Brumberg, Thomas N. Byrne, Mark Cabelin, Jang-Ho Cha, Jaehyuk Choi, Charles Conrad, Rees Cosgrove, Merit Cudkowicz, Mitchell Elkind, C. M. Fisher, David Frim, Darren R. Gitelman, Jonathan Goldstein, Gil Gonzalez, Charles Greer, Stephan Heckers, Tamas Horvath, Gregory Huth, Michael Irizarry, Joshua P. Klein, Igor Koralnick, John Krakauer, Matthew Kroh, Robert H. LaMotte, John Langfitt, Steven B. Leder, Elliot Lerner, Grant Liu, Andres Martin, John H. Martin, Ian McDonald, Lyle Mitzner, Hrachya Nersesyan, Andrew Norden, Robert Ojemann, Stephen Parker, Huned Patwa, Howard Pomeranz, Bruce Price, Anna Roe, David Ross, Jeremy Schmahmann, Mark Schwartz, Ted Schwartz, Michael Schwarzschild, Barbara Shapiro, Scott Small, Arien Smith, Adam Sorscher, Susan Spencer, Stephen M. Strittmatter, Larry Squire, Mircea Steriade, Ethan Taub, Timothy Vollmer, Steven U. Walkley。

本書の企画の段階から助けていただいた方々に感謝したい。

Nazem Atassi, Joachim Baehring, Margaret Bia, William Blessing, Richard Bronen, Franklin Brown, Joshua Brumberg, Gordon Buchanan, Ketan Bulsara, Louis Caplan, Michael Carrithers, Jang-Ho Cha, Michael Crair, Merit Cudkowicz, Robin De Graaf, Daniel Di-Capua, Mitchell Elkind, Carl Faingold, Susan Forster, Robert Fulbright, Karen Furie, Glenn Giesler, Darren Gitelman, Charles Greer, Stephen Grill, Noam Harel, Joshua Hasbani, Elizabeth Holt, Bahman Jabbari, Jason Klenoff, Igor Koralnick, Randy Kulesza, Robert LaMotte, Steven Leder, Ben Legesse, Robert Lesser, Albert Lo, Grant Lui, Steve Mackey, Andres Martin, Graeme Mason, Andrew Norden, Haakon Nygaard, Kyeong Han Park, Stephen Parker, Huned Patwa, Howard Pomeranz, Stephane Poulin, Sashank Prasad, Bruce Price, Diana Richardson, George Richerson, Anna Roe, David Russell, Robert Sachdev, Gerard Sanacora, Joseph Schindler, Michael Schwartz, Theodore Schwartz, Alan Segal, Nutan Sharma, Gordon Shepherd, Scott Small, Adam Sorscher, Joshua Steinerman, Daryl Story, Ethan Taub, Kenneth Vives, Darren Volpe, Jonathan Waitman, Howard Weiner, Norman Werdiger, Michael Westerveld, Shirley Wray。

文献の収集では，Michael Schlosser と Tasha Tanhehco に手伝っていただき，著作権では Jason Freeman と Susan Vanderhill にお世話になった。Wendy Beck と BlackSheep Marketing 社には，ウェブサイト（neuroexam.com）のデザインと完成にご協力いただいた。neuroexam.com のビデオに関しては，イェール大学の Douglas Forbush と Patrick Leone が収録し，RBY Video 社の Evan Jones が編集した。Milena Pavlova は貴重な助言をくれるとともに，患者の役を演じてくれた。

最後に，本書の出版にいたるまで献身的に協力してくれた Sinauer Associates 社に感謝する。一緒に仕事をすることができて光栄であった。Andrew D. Sinauer, Peter Farley, Kerry Farvey, Christopher Small, Jefferson Johnson はじめ，Sinauer 社のすべてのスタッフに感謝の意を表したい。良書を世に出したいと心から願う人々と一緒に仕事ができたことに喜びを感じている。本書にご協力いただいたすべての方々からの貴重な助言に深く感謝する。本書に誤りがあるとすれば責任はすべて著者にある。

第 2 版への謝辞

まずは常に身近にいて，本書の改訂を支えてくれた家族にお礼を言いたい。

Michelle には助言と励ましをもらい，子どもたち Eva と Jesse と Lev は心から応援してくれて，いつも私の顔に笑みをもたらしてくれた。また，ずっと私のインスピレーションの源であってくれる両親がいなければ，本書の完成はなかったであろう。「我が家の真の書き手」である妹と，その他の家族，生涯にわたる親友たちにも感謝しなければならない。

初版の謝辞にあげた人々に加えて，症例を紹介していただき，また各章の査読をしていただいた優秀な同僚たち，Nazem Atassi, Joachim Baehring, Margaret Bia, William Blessing, Richard Bronen, Franklin Brown, Joshua Brumberg, Gordon Buchanan, Ketan Bulsara, Louis Caplan, Michael Carrithers, Jang-Ho Cha, Michael Crair, Merit Cudkowicz, Robin De Graaf, Daniel Di-Capua, Mitchell Elkind, Carl Faingold, Susan Forster, Robert Fulbright, Karen Furie, Glenn Giesler, Darren Gitelman, Charles Greer, Stephen Grill, Noam Harel, Joshua Hasbani, Elizabeth Holt, Bahman Jabbari, Jason Klenoff, Igor Koralnick, Randy Kulesza, Robert LaMotte, Steven Leder, Ben Legesse, Robert Lesser, Albert Lo, Grant Lui, Steve Mackey, Andres Martin, Graeme Mason, Andrew Norden, Haakon Nygaard, Kyeong Han Park, Stephen Parker, Huned Patwa, Howard Pomeranz, Stephane Poulin, Sashank Prasad, Bruce Price, Diana Richardson, George Richerson, Anna Roe, David Russell, Robert Sachdev, Gerard Sanacora, Joseph Schindler, Michael Schwartz, Theodore Schwartz, Alan Segal, Nutan Sharma, Gordon Shepherd, Scott Small, Adam Sorscher, Joshua Steinerman, Daryl Story, Ethan Taub, Kenneth Vives, Darren Volpe, Jonathan Waitman, Howard Weiner, Norman Werdiger, Michael Westerveld, Shirley Wray にも感謝したい。

第 2 版では，新しい症例や画像をみつけるのを手伝ってくれて，症例を検討してくれ，重要な貢献をしてくれた Wenya Linda Bi, Alexander Park, April Levin, Matthew Vestal, Kathryn Giblin, Alexandra Miller, Joshua Motelow, Amy Forrestel に感謝する。Dragonfly Media Group には画像の改訂で協力いただいた。Picture Mosaics には表紙のモザイク図を創ってもらい，Jean Zimmer には編集をお願いし，Nathan Danielson には表紙のデザインの草案作りで貢献いただいた。

良書を世に送り出したいという熱意と，本書を出版するにあたっていただいたご協力に対して，最後に，Sinauer Associates 社に感謝する。Sydney Carroll, Graig Donini, Joan Gemme, Christopher Small, Jason Dirks, Linda Vandendolder, Marie Scavotto, Dean Scudder, Andrew D. Sinauer とは，この第 2 版の出版で一緒に仕事をすることができて楽しかった。2 回の出版を Sinauer 社と終えることができた今，同社が優れた書籍を産み出し続けている秘訣を深く理解できたように思う。

訳者まえがき

　医学生の頃，神経解剖学が苦手だった。全体像も機能的な意義もつかめないまま，膨大な数の解剖用語を暗記しなければならない。深い森の中に迷い込んだような気がした。ある日，神経科学を志している先輩の医学生に，神経解剖学の学習法を聞いてみた。その先輩のアドバイスは，「脳外科か神経内科の教科書の最初に載っている神経解剖学の項を読んでみたら」というものだった。このアドバイスはよく効いた。臨床神経学の教科書には神経解剖学と神経局在診断のエッセンスが要領よくまとめられているので，神経解剖学の全体像が何となくつかめて，神経解剖学の教科書を読むことも苦痛ではなくなった。以後，神経解剖学の学習の秘訣は，①詳細を学ぶ前に全体像をつかむこと，②臨床と関連づけて理解すること，と意識するようになった。大学卒業後，神経内科学から神経解剖学の道に進み，学生に解剖学を講義するようになったが，今でも学生にたびたび聞かれる。「神経解剖学はどうやって勉強すればいいのですか」。学生にとって神経解剖学は，あいも変わらず難関のようである。そのような時，1冊の教科書に出会った。ページをめくりながら，まさしく探していた本に出会えたことを確信した。これこそが多くの神経解剖学嫌いの学生（とその予備軍）に読んでいただきたい本書である。その優れた点をあげると，

①神経解剖学の概要を最初に示しているので，全体像をつかみやすい。

②神経解剖学，神経局在診断，神経系の病気，症例と段階を追って学ぶうちに，神経解剖学の知識が自然と身につくように構成されている。

③神経解剖学の理解のために，神経生理学，神経放射線医学，神経心理学，神経病学など周辺領域の内容が盛り込まれている。従来のカリキュラムでは別々に科目立てされることが多いが，相互に関連する内容も多いので，一緒に学ぶほうがそれぞれの理解が容易になり，時間の節約にもなる。この編成によって，神経解剖学の知識が豊かなものになると同時に，各学問領域への導入としても役立つ。

④以上のような編成をとっているので，広い用途に使用可能である。いろいろな段階の医学生，医療系学生，神経内科や脳神経外科のレジデント，一般内科医など，用途に応じて多様な使い方ができる。

⑤神経診断のための論理的な思考方法が身につく。

⑥美しい図や画像が豊富に使用されているので，理解が容易である。

⑦教科書でありながら堅苦しくなく，暗記のための語呂合わせやクイズ形式の問題，復習問題などが配されており，楽しみながら学べるように工夫されている。

　本書の長所をあげていくと数多ある。多くの人に手にとっていただき，神経解剖学嫌いが一人でも少なくなれば，翻訳者として望外の喜びである。

安原　治

目　次

5 脳をとりまく環境：頭蓋・脳室・髄膜 95

臨床ポイント

5.1　頭痛／5.2　頭蓋内腫瘤病変／5.3　頭蓋内圧亢進／5.4　脳ヘルニア症候群／5.5　頭部外傷／5.6　頭蓋内出血／5.7　水頭症／5.8　脳腫瘍／5.9　神経系感染症／5.10　腰椎穿刺／5.11　開頭術

症　例

5.1　頭痛と不安定歩行がある高齢男性／5.2　頭部外傷後の精神症状／5.3　頭部外傷後に遅れて出現した反応性低下／5.4　頭痛と進行性の左半身脱力／5.5　静脈内抗凝固療法中の突然の昏睡と両側性の姿勢異常／5.6　重症頭部外傷／5.7　頭痛，嘔気，複視がある小児／5.8　頭痛と進行性の視力障害／5.9　進行性の歩行障害と認知障害，失禁を呈した高齢者／5.10　頭痛，発熱，昏迷，頸部硬直を呈した若年男性

6 皮質脊髄路とその他の運動路 168

臨床ポイント

6.1　上位運動ニューロン病変と下位運動ニューロン病変／6.2　筋力低下をあらわす用語／6.3　筋力低下のパターンと病変局在／6.4　ベッドサイドで軽微な片麻痺をみつけるには／6.5　不安定歩行／6.6　多発性硬化症／6.7　運動ニューロン疾患

症　例

6.1　突然の右手脱力／6.2　突然の左足脱力／6.3　突然の右顔面の麻痺／6.4　純粋運動性片麻痺Ⅰ／6.5　純粋運動性片麻痺Ⅱ／6.6　進行性の筋力低下，筋攣縮，筋痙攣

7 体性感覚路 208

本書の利用法

本書では，学生が各課題の最も重要な事項を自分自身でみつけて学習できるような，包括的な神経解剖学の学習法を提供しようと企図した。このような方針を立てたのは次のような考えからである。すなわち，「詳細な情報を得ることが神経解剖学の習得に役立つことは間違いないが，臨床的には，そして試験勉強の場合にも，最も重要なキーとなる情報がある」。

全体構成

本書の第1章〜第4章は導入的な内容を含んでいて，臨床経験がほとんどない学生に特に有用であろう。第1章では臨床例の症例報告に用いられる最も標準的な方法を紹介する。ここでは病歴聴取，診察，神経解剖学的な病変局在診断，鑑別診断の概略を示している。第2章では神経解剖学の概要を簡潔にまとめた。この章で述べる基本構造の定義と解説は，後続の章でさらにくわしく学ぶことになる。ここでの神経解剖学の基礎知識を基盤にして，第3章では神経学的検査法について説明し，それぞれの検査法がどのような構造や神経路の検査であるかを述べる。本書の症例を学ぶ時，病変局在の決定に絶対に必要な知識となる。この章で取り上げる各検査法の動画（ビデオ）はウェブサイト（http://www.neuroexam.com）に載せた。第4章では，神経画像技術にくわしくない読者のために，CT，MRI とその他の画像撮影法を簡単にまとめた。CT，MRI，脳血管撮影の正常脳画像からなる神経放射線アトラスも含まれている。第5章〜第19章では，個々の主要神経解剖システムを説明し，最適な臨床例を提示している。

第5章〜第19章

第5章〜第19章の各章は同じ構成をとっている。章の初めに「解剖学と臨床の基礎知識」を述べ，重要な神経解剖学的構造と神経路を説明し，みやすい大きさのカラーの図を配して適切な説明をつけることによって，空間的位置関係が生き生きと理解できるように工夫した。各章の前半部には「臨床ポイント」の項を設け，順番に番号をつけて，代表的な疾患を取り上げて解説している。

▶臨床例

各章の後半には「症例」を提示した。著者自身や同僚が経験した症例を取り上げ，症例番号をつけて，カラーの囲み記事として載せた。詳細な症例提示の例では神経学的検査の所見を漏れなく記載しているが，所見を簡潔にまとめた例もある。各症例報告の初めに，患者の症状がどのように起こり，神経学的検査でどのような障害がみとめられたかを述べた。例えば，第10章にあげた一例では，右上肢の筋力低下が急に起こり，話すことができなくなった。第14章の例では，複視が起きて昏睡に陥った，と記載している。重要な症状や徴候は太字で示してある。この時点で質問を課すようにしたので，読者は神経解剖

学上の病変局在について考察し診断を下すよう求められる。

　続いて，各症例について考察した。まず，鍵となる症候（症状と徴候）を箇条書きにまとめた。次に先の質問に対する解答を示し，章の前半部で述べた解剖学的，臨床的記載のうち，症例に関係する事項に言及した。今日では，画像技術の絶え間ない進歩によって，鮮明で詳細な生きた神経系の放射線画像を得ることができる。本書の最も魅力的な特徴は，大判の **CT** や **MRI** などの画像をふんだんに使って病変を提示し，教材として使っている点であろう。これらの画像によって，病変局在や学ぼうとする神経系の解剖がきわめて明瞭に観察できる。また，これらの画像を学ぶことによって，読者は病棟で使われているような診断画像の解釈に習熟できるようになる。

　各患者の臨床経過も記載した。患者にどのような検査や治療が行われ，どのような経過をたどったかについても言及している。したがって，各症例を学び終える頃には，重要事項は機械的に覚えるのではなく，応用と診断追究の過程を通して自然と身につくことになる。

的を絞った学習と復習のために

　本書の目標の一つは，学生が教材を深く読み込む力をつけると同時に，その教材から臨床上最も重要なポイントや，国家試験やその他の試問で最もよく問われるような重要点を自分でみつけることができるようにすることである。この目標達成のために，本書では的を絞った学習と復習を進めることができるように特別の工夫がなされている。

- **太字**の使い方は通常の教科書とは異なっている。重要な課題や定義をみつけるためだけではなく，速読や集中学習を促進するために太字を使用した。
- 本文の随所に，**復習問題**を設けた。各章の最も重要な解剖学的概念を強調し，練習問題を課している。
- 役に立つ**記憶法**を本文の随所に掲載した。
- **本章のまとめ**を各章末に置いた。最も重要な神経解剖学の事項をまとめるとともに，復習に必要な図や表の番号がわかるようにした。
- 第4章の**神経放射線アトラス**は，三次元空間における神経解剖学的構造を復習するために，最適な教材である。症例の病変を検討する際に参照し，比較のために使用してほしい。
- **ウェブサイト**（neuroexam.com）では，神経学的検査法を収録したビデオをみることができる。本文にもいくつか引用し，図をのせた。
- **臨床ポイント**の項では，神経内科学や脳神経外科学の臨床的なトピックが系統立てて紹介されているので，効率よく学べるようになっている。
- **症例**は本文とは別に単独で学んでもよい。症例は，各章の主題を臨床的に関連づけるような形式で，解剖学の練習課題として提示してある。
- 各章末の**追加症例**と巻末の**症例索引**には，各章の話題に関係する症例のリストがあげてある。

目的別使用法

　本書は，主に神経解剖学や神経科学を学び始める医学生を対象としているが，その他の医学・医療に携わる多くの読者にも有用である。

　本書に収められている内容は，医学部の試験に必要なすべての神経解剖学的事項を網羅している。基礎的な概念を述べてはいるが，一歩進んだ内容も含まれている。末梢神経は

一般の肉眼解剖学のコースで学ぶことが多いが，本書では末梢神経の章も設けたので，肉眼解剖学のテキストとしても役に立つであろう。本書の臨床ポイントの項で述べる主要神経疾患，脳神経外科疾患の記述は，医学部の病態生理学や臨床実習，レジデントの初期研修にも十分対応できるようなレベルで記述した。

その他の医療職を目指す学生，とくに理学療法，作業療法，看護，歯科，言語療法，神経心理などの学生にも，本書は役に立つだろう。神経科学を学ぶ大学院生にも興味を持って読んでいただけると確信している。これらの神経解剖学を学ぶ学生に加えて，臨床実習に配属されている高学年の医学生や，神経疾患の多くの典型例を学ぶ必要がある神経内科や脳神経外科や神経放射線科のレジデントに対しても，本書は貴重な情報源となるであろう。各症例は実際の患者の例であるため，実際，貴重な情報源として役立つ症例報告集としての側面も持ち，特に教育目的や症例検討用のデータベースとして利用できる。ただし，ここで提示している症例は，教育の観点から厳選したものであり，臨床現場でみられるような症例を無作為に抽出したものではない点には留意されたい。

本書を使用する場合のポイントを目的別に記す。

- 医学部で通常の**神経解剖学**を学ぶ学生は，第2章と第5章〜第18章，さらに第1，3，4，19章の解剖に関する事項を読んでほしい。学習課題や大教室の講義として使用する場合には，各章の初めの「解剖学と臨床の基礎知識」にまず焦点を当てるとよいだろう。症例の学習には，少人数の学生による検討が適している。指導者は，学生が神経学的局在や診断を考え，神経放射線や臨床経過について学ぶ際に助言を与えるようにする。
- **神経病学**を学ぶ学生は，第3，4章に加えて第5章〜第19章の臨床ポイントを読んでほしい。神経学的検査法の動画を視聴することをお勧めする（ウェブサイト neuroexam. com 参照）。次に，前述したように，少人数のグループで症例を検討する。
- **神経心理学**とその基盤となる解剖学を集中して学ぶ学生は，第2，10，18，19章と第14，16章の関連部分を学んでほしい。
- 最後に，**臨床神経解剖学**のより基礎的な部分を学ぶ学生は，第2，5〜7，10〜16，18章の関係する部分だけを学ぶこともできる。

1 症例を提示するには

症例提示は，患者のあらゆる医療情報を交換するための骨格となる。症例提示に含まれる基本情報によって，患者が身体のどこにどのような問題をかかえているか推測することが可能になる。さらに，このような情報は次に行うべき検査や治療法を決定するために用いられる。本書で取り上げているような患者を診断したり治療したりするためには，まずはじめに病歴や診察所見をどのように記載するかを学ぶ必要がある。さらに，思考過程を体系化して，神経学的診断に至る方法や，全体的な患者評価の中で神経学的検査を上手に行う方法を学ばなければならない。

はじめに

医学部の初年度の教育カリキュラムの中で，神経解剖学は臨床に最も密接に関係する科目の一つである。神経解剖学の基本的知識は患者の診療に直接役立つ。それは神経内科医や脳外科医ばかりでなく，その他のほとんどすべての医療関係従事者にもあてはまる。しかし，病棟で通常行われている症例提示の様式は，初年度の医学生や神経解剖学を学ぶその他の学生にとってはなじみのないものであろう。そこで，本章の最初の項は医師以外の人やこれから医師になる人のための入門編として説明する。これに該当しない読者はこの項を読みとばしてもらってもかまわない。本章の「神経鑑別診断」では神経学的な鑑別診断について述べる。**鑑別診断 differential diagnosis** とは，利用可能な情報に基づいて可能性のある診断を考える過程である。本書の各症例では，診断を導くためのプロセスとして鑑別診断を用いている。本書の症例提示では医学用語の略語をできるだけ使用しないようにしたが，病棟で頻繁に使われている略語もある。そこで，日常的に使用されている略語については，本章で説明しておく。

神経学的検査法は一般身体的検査法の一部分にすぎない。したがって，患者の病態は常にその全体像を把握するように努める必要があるし，また神経系以外の身体所見から神経系の病気について多くの情報が得られることも少なくない。そこで本章の最後の項では，一般身体的検査と神経学的検査の間の動的な関係について述べる。

病歴と診察

個人的にスタイルの違いはあるものの，医師が患者について記載する場合，必要不可欠なすべての情報を簡潔に伝えるために，かなり標準化された様式が採用されている。はじめてこの様式に触れる読者のために，まずは医療のあらゆる現場で使われている病歴と診察の基本構造について説明しよう。基本の構造はどの分野でも同じであるが，専門分野によって重きを置くポイントが異なってくる。そこで，第3章では神経学的検査法についてさらに詳細に述べる。本書の症例提示では，神経学的病歴や診察法を中心に記載しているが，患者の病気の全体像を把握し神経系以外の症候も決して見逃してはならないことは肝に銘じる必要がある。さらに，これから述べていくが，神経系疾患に関する重要な情報が一般身体所見から得られることも少なくない。

医学生が病棟に入って最初に直面する最も困難な課題の一つは，症例を記載する技法を身につけることである。新しい患者が病院に入院すると，医学生やレジデントがよばれ，きちんと病歴を聴取し診察を行い，その所見を医療チームの他のメンバーに伝えなければならない。この技術は医師が多くの患者を診て経歴を積んでいくうちに，磨きがかかってくるものである。

どれだけくわしく病歴をとり診察するかは，状況と患者次第である。例えば，多くの医学的な問題点をかかえている初対面の患者の場合には，日頃は健康な知人が指にけがをして外来を受診した場合に比べると，

はるかにくわしい病歴・診察が必要になる。臨床の技術が上達すると，かなり的を絞った病歴聴取と診察ができるようになるので，患者が現在かかえている臨床上の問題点をみつけだすとともに，全体的な病像から疑われるその他の問題点を洗い出すことができるようになる。

　病歴聴取・診察の要点は，「伝達する」ことであることを覚えておこう。症例の重要な点を興味深い「物語」の形式で同僚に示せるようになってほしい。同僚医師は，症例検討を通じて患者の治療に貢献できるし，また，最初に患者を入院させた医師が家でぐっすり眠っている深夜も他の医師が患者の治療にあたることができる。臨床医学に習熟するにつれて，看過できない重要事項と，記載しなくともよい副次的な事柄の違いがわかるようになる。この違いは往々にして驚くほど些細なものであったりするが，効率的な症例提示にはきわめて重要である。

　最も一般的な病歴聴取と診察の様式には以下の項目が含まれる。つづいて項目ごとにくわしく説明する。

- 主訴，または入院理由
- 現病歴
- 既往歴
- 系統別評価
- 家族歴
- 社会歴・環境歴
- 投薬とアレルギーの既往
- 診察法
- 検査所見
- 評価と診療計画

▶主訴 chief complaint（CC）

　患者の年齢，性別，現在の問題点を簡潔に記述する。病歴のうちで関係のあるエピソードは1つか2つごく短く記載してもよい。

【例】「患者は高血圧がある53歳の男性で，1時間前から胸骨下に強い胸痛を訴えている。」

▶現病歴 history of present illness（HPI）

　現病歴とは，受診のきっかけとなり，現在も患者がかかえている医学的な問題点の経過を完全に記録したものである。考えられる危険因子，現在の病気に関わる他の原因，この問題に関するすべての症状とこれまで受けた治療などについて，詳細な経過の記録がもりこまれていなければならない。適切な陽性情報の記録と同様に，陰性情報（みとめられない症状や問題点）の記録も重要である。これを適切に記録しておくと除外診断に役立つ。関連する医学的問題点を記録してもよいが，現在の病気とは直接関係しない情報は，通常は既往歴の項に記載する（次項で述べる）。

【例】「患者の心疾患危険因子としては，15年間の高血圧の既往と冠状動脈疾患の家族歴がある。喫煙歴なし，糖尿病なし，血清コレステロール値の上昇なし。心筋梗塞の既往なし。ここ5年間，定型的な労作時胸痛がよく起こった。その発作は，階段を2，3段昇った時などに起こり，5分以内におさまり，他の症状を伴うことはなかった。疼痛は休息やニトログリセリン錠の舌下服用でおさまっていた。運動負荷試験などの精密検査は拒否してきた。高血圧治療のためにβ遮断薬（ブロッカー）を服用していた。うっ血性心不全の自覚症状はなく，末梢血管障害や脳血管障害の既往もない。本日，仕事中，机に向かっている時に急に強い胸骨下胸痛と頸部に放散する重圧感をおぼえた。同時に左腕にピリピリ感があり，呼吸が速くなり，発汗し，嘔吐を伴わない嘔気が出現した。舌下でニトログリセリン錠を3錠服用したがおさまらないため，同僚が救急車をよび，救急治療室に搬送された。体温上昇なし，脈拍100/分，血圧140/90，呼吸数20/分。心電図検査でST上昇があり，前側壁心筋虚血が疑われた。胸痛はニトログリセリンとモルヒネ2mgの静注で軽快したが，その後再発し20分間持続，その間ST上昇も続いた。そこで血栓溶解のために組織プラスミノーゲン・アクチベーター（tPA）療法が開始された。患者は現在，心臓救急治療室に入院中で，胸痛はない。」

▶既往歴 past medical history（PMH）

　これまでの病気や手術歴のうち，現病歴に直接関係しない事項をここに記載する。

【例】「患者には軽度の前立腺肥大の既往がある。1978年，右鼠径ヘルニアの整復術を受けた。」

▶系統別評価 review of systems（ROS）

　病歴聴取で見落とした問題点や愁訴を拾い上げるために，患者一人一人についてすべての医学系統（頭部・眼・耳鼻咽喉系，呼吸器系，循環器系，胃腸系，泌尿生殖器系，産婦人科系，皮膚科系，神経系，精神系，筋骨格系，血液系，腫瘍系，免疫系，内分泌系，感染症，等）の症状を頭から足先まで簡潔に評価しておくことが必要である。現病歴で見落としていた重要事項は，この評価の項には記載せずに現病歴の項に書き加えるほうがよい。

【例】「ここ4日間，患者には鼻汁など軽度の上気道炎症状があった。咳，発熱，咽頭痛なし。」

▶家族歴 family history（FHx）

　この項では，すべての直近の親戚をあげ，糖尿病，高血圧，喘息，心疾患，癌，うつ病などの病気の有無を記載する。とくに現病歴に関連があると思われる病気の有無に関する情報は重要である。家族樹を作成す

ると，これらの情報を簡潔，明快に示すことができる。

【例】「母親は心筋梗塞のために66歳で死亡し，高血圧があった。父親は55歳で心筋梗塞に罹患，糖尿病があり，脳血管障害のために73歳で死亡。兄，47歳，健康。2人の子ども，健康。」

▶社会歴・環境歴 social and environmental history（SocHx/EnvHx）

この項では，患者の職業，家族状況，旅行歴，性生活歴（ROSの項に記載していない場合），習慣などを記載する。

【例】「電気技師。既婚。子ども2人。最近の旅行歴なし。喫煙・薬物使用を否定。日曜に1，2本のビールを飲酒。」

▶投薬とアレルギーの既往 medication and allergy

この項では，患者が現在服用している薬剤（薬草，一般用医薬品を含む）を列挙するとともに，薬剤やその他に対するアレルギーの有無を記載する。

【例】「アテノロール50mg経口，毎日。ニトログリセリン舌下，頓用。アレルギー反応，なし。薬剤アレルギー，なし（英語ではNKDAと略す：no known drug allergy）」

▶診察法 physical exam

診察は一般的に頭から始めて足先まで行い，下記の項目を調べる。
- 一般的な身体所見：例えば，「急性期症状がないやや肥満の男性」
- 生命徴候（バイタルサイン）：体温（T），脈拍（P），血圧（BP），呼吸数（R）
- 頭部・眼・耳・鼻・喉（英語の頭文字をとってHEENTとよぶ）
- 頸部
- 背部と脊柱
- リンパ節
- 乳房
- 肺
- 心臓
- 腹部
- 四肢
- 脈拍
- 神経学的所見（第3章参照）
- 直腸指診
- 骨盤と性器
- 皮膚所見

▶検査所見 laboratory data

血液検査，尿検査，心電図，放射線検査（胸部X線撮影，CTスキャン等）など，すべての診断検査を含む。

▶評価と診療計画 assessment and plan

評価の項では，通常最初に，患者の主要臨床像と最も考えられる診断名を1文か2文で簡潔にまとめる。診断がはっきりしない症例では，鑑別診断を含めて短い考察を加える。鑑別診断とは，可能性がある他の診断名を列挙することである。神経疾患では，（1）病変局在と（2）鑑別診断の2つに分けて考察することが多い。

評価の項の直後に，診療計画の項を続ける。問題点のリスト，治療方針，診断計画に分けて記載する。

【例】「冠状動脈疾患の家族歴と高血圧という2つの心疾患危険因子をもつ53歳の男性。強い胸痛が出現し，心電図上，前側壁心筋梗塞が疑われる。

1.　冠状動脈疾患/高血圧：組織プラスミノーゲン・アクチベーター（tPA）療法終了後もニトログリセリン（静注）とヘパリン（静注）を続行する。うっ血性心不全の証拠がないのでβ遮断薬を続行する。心筋梗塞の確定診断のために，心電図連続記録と心筋逸脱酵素の測定を行う。

2.　心臓精査：心筋逸脱酵素の上昇がなければ，心臓超音波検査と運動負荷試験を行う。胸痛の増悪があれば，緊急心臓カテーテル検査を考慮する。」

神経鑑別診断

神経疾患の患者を診断する場合，正しい診断になかなかたどりつけないことがある。先に述べたように，病歴・診察の結果を「評価」する場合には，数段階の論理的なステップに分けて評価すれば，この思考過程が容易になる。第1段階は，病歴・診察から集められた神経解剖学的な手がかりをもとに局在診断localizationを行うことである。このような解剖学と臨床医学の知識の統合が本書の狙いである。しかし本書では，次の段階，すなわち神経鑑別診断neurologic differential diagnosisについても簡潔に述べることにする。

診断が不確定で複数の可能性がある場合には，「記憶用シート」を手元に準備しておくとよい。とくに回診で指導医に質問されるような場面では有用である。そのような記憶用シートの例として，「神経鑑別診断用矢頭」を図1.1に示す。急性で迅速な対応が必要な病態は，左上に向かう矢の両端に沿って配置してある。より慢性的な病態は中心部に位置している。臨床的な処置を示したり優先順位を決めたりする際には，矢の上段に沿って左から右へ，次にその下の段に移って左から右へ，順番にみていくとよい。

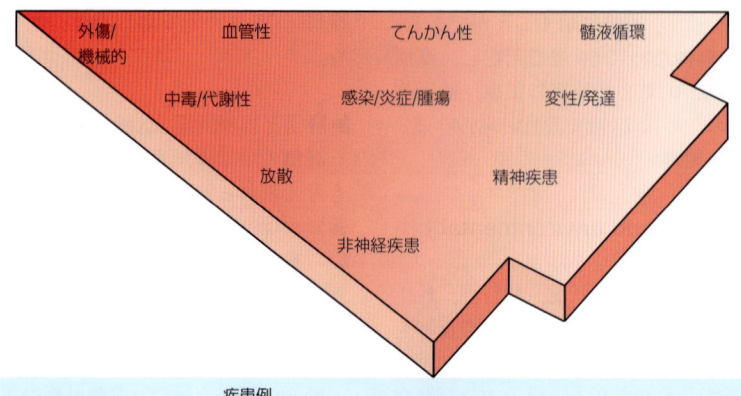

カテゴリー		疾患例
外傷/機械的	TRAUMA/MECHAN	硬膜下血腫のような外傷性疾患 / 椎間板ヘルニアのような非外傷性機械的疾患
血管性	VASCULAR	梗塞, 出血, 片頭痛, 血管奇形
てんかん性	EPILEPTIC	限局性, 全般性痙攣発作
髄液循環	CSF CIRCULATION	水頭症, 偽性脳腫瘍, 頭蓋内低血圧
中毒/代謝性 (DEENO)	TOX/MET (DEENO)	オピエート過量 opiate overdose のような薬物中毒 / 肝性脳症のような代謝性疾患 (DEENO＝Drugs, Electrolytes, Endocrine, Nutrition, Organ failure の頭文字)
感染/炎症/腫瘍	INF/INF/NEO	感染性疾患（細菌性髄膜炎など）/ 炎症性疾患（多発性硬化症など）；腫瘍性疾患（多形性グリオブラストーマなど）
変性/発達	DEG/DEV	変性疾患（アルツハイマー病など）/ 発達異常（結節性硬化症など）
放散	REFERRED	心臓虚血による左上肢異常感覚（関連痛）
精神疾患	PSYCH	うつ病, 転換性障害
非神経疾患	OTHER NON-NEURO	心臓不整脈による意識消失, 関節変形による歩行障害

図 1.1　神経学的鑑別診断の矢頭。急性疾患ほど左上の点と矢の外縁に沿う位置にくる傾向にある。略語の解説と疾患例を表に示す

一般身体的検査法と神経学的検査法の関係

神経学的検査法も一般身体的検査法の一部である。本書では神経学的検査法を第3章に記述したが，実際には神経学的検査と一般身体的検査は常に一体として行われ記録されるべきものである。患者の全体的な病像を把握し，状況に応じて様々の系統の問題点に優先順位をつけるべきである。さらに，神経疾患に関する必要不可欠な情報は，身体全領域の一般身体所見からも得られる。いくつか例をあげてみよう（知らない用語については本書の「臨床ポイント」を参照するか，索引を参照）。

- **一般身体所見**：診察中の患者の外観や行動を観察すれば，精神状態や運動機能について，多くの情報を得ることができる。
- **生命徴候（バイタルサイン）**：頭蓋内圧亢進の際には高血圧や徐脈やその他の徴候がみとめられる。自律神経障害や脊髄外傷では，心拍数や血圧に強い起立性の変化（座位と立位での変化）をみとめる。呼吸パターンを観察すれば脳幹機能の推定に役立つ重要

な情報が得られる。体温上昇は感染や炎症の存在を示唆し，神経系にも及んでいる可能性がある。
- **頭部・眼・耳・鼻・喉（HEENT）**：頭部の形は先天異常や水頭症や腫瘍などの診断の手がかりとなることがある。頭部・耳・鼻の注意深い診察は，頭部外傷の診断に欠かすことができない。舌の異常は栄養障害の場合があり，神経系にも異常があるかもしれない。口腔疹は免疫異常を示唆することがあり，神経疾患を併発していることがある。側頭動脈と上眼窩動脈を触知すれば，血管炎や脳血管障害の際の側副血行の存在を診断する手がかりとなる。頭蓋内の血管障害や動静脈奇形 A-V malformation（AVM）の場合には，聴診器でシューという血管雑音 bruit が聞こえることがある。片頭痛では頭皮に圧痛点があることがある。眼底検査は神経疾患の診断に非常に重要なので，神経学的診察法の一部に組み込まれることもある。
- **頸部**：頸部硬直は髄膜刺激症状の可能性がある。頸部血管雑音が頸動脈疾患で聴取される。甲状腺疾患で精神症状や眼球運動異常，筋力低下をきたすことがある。

- **背部と脊柱**：圧痛，脊椎の不整列，弯曲は骨折，腫瘍の転移，骨髄炎の可能性を示唆する。筋硬直と筋圧痛の存在は背部痛の診断に役立つ。
- **リンパ節**：リンパ節腫大は悪性腫瘍，感染症，肉芽腫性疾患にみられ，神経系にも進展している可能性がある。
- **乳房**：乳癌は，神経系に転移することもあれば，遠隔症状（傍悪性腫瘍性障害）を起こすこともある。
- **肺**：打診で横隔膜の運動低下が検出され，一側性の呼吸音減弱を伴っていれば，横隔神経麻痺を疑う。肺症状は低酸素症，感染症，悪性腫瘍でもみとめられ，これらは神経系にも障害をもたらす可能性がある。
- **心臓**：心房細動のような不整脈や，心臓弁膜疾患，心内膜炎による心雑音の存在が脳塞栓の塞栓源を知る手がかりになる。大動脈弁狭窄症によって失神発作が起こることがあり，重篤な心不全によって脳の低灌流が生じる。
- **腹部**：肝腫大はウィルソン病やその他の代謝性疾患で触知するが，これらは神経系にも障害を起こす。腹部大動脈瘤や膵炎などは背部痛の原因となり，脊椎疾患と間違えられることがある。
- **四肢**：足をまっすぐにのばしたまま挙上する時に起こる痛みは神経根圧迫の徴候である。ケルニッヒ徴候 Kernig sign（股関節屈曲位で患者の膝を受動的に伸展させるとハムストリング筋群に痛みを感じる）とブルジンスキー徴候 Brudzinski sign（患者の頸部を受動的に屈曲させると股関節で下肢が屈曲する）は髄膜刺激症状である。動脈炎は自己免疫疾患でみとめられ，神経系にも合併症がみられることがある。太鼓バチ状指や手指チアノーゼは全身疾患の疑いがあり，神経系にも障害が及んでいるかもしれない。下肢浮腫は深部静脈血栓症によるものであることがある。深部静脈血栓症は神経疾患でよくみられる合併症で，寝たきりの患者に多い。
- **脈拍**：末梢性血管疾患は動脈硬化によることが多く，脳内血管にも波及しているかもしれない。いかにも神経疾患を思わせるような痛み，ピリピリ感，しびれ感，時には脱力感でさえ，末梢性血管疾患で出現することがある。
- **神経学的検査**：第3章参照。
- **直腸診**：直腸括約筋に緊張低下があれば，脊髄や仙髄神経根の病変が疑われる。
- **骨盤，性器**：生殖器系の悪性腫瘍の場合には，神経系に傍腫瘍性腫瘍症候群が起こることがあるし，また時には転移も起こる。精巣の異常は神経発達障害の症状としてあらわれることがある。
- **皮膚所見**：いわゆる神経皮膚症候群の中には，神経疾患の存在を示唆する重要な皮膚症状を呈するものがある。神経線維腫症，結節性硬化症，スタージ・ウェーバー症候群 Sturge-Weber syndrome などがその例である。特徴的な皮疹は皮膚筋炎でもみられる。皮膚の肌理・温度・色の局所的な変化は慢性的な局所神経傷害の徴候のこともある。くり返しになるが，他の皮膚症状の中にも神経系の障害を伴う全身性疾患が原因となっている場合がある。

　もっと多くの例をあげることもできるが，少なくともここにあげたリストは，神経学的検査と一般身体的検査がお互いに強く関連していて不可分であることを物語っている。

おわりに

　本章では，ほとんどの医療現場で行われている病歴聴取と診察法の一般的な形式を紹介した。本書で取り上げた症例は，ここで紹介した形式を用いて提示したが，神経学的異常が明らかになるような病歴聴取・診察のポイントを強調するようにした。ここまで，神経系に関係しない一般身体的検査の部分から，神経疾患に関する多くの情報が得られることを説明してきた。とはいっても，神経系に関わる一般身体的検査の部分のほうが，最終的に神経局在診断に有用な多くの情報をもたらしてくれることは当然のことである。神経学的診察法の詳細を解説する前に，まず神経解剖学の基本事項を述べる。次の第2章で神経解剖学を概観したあと，第3章では神経学的診察法について説明する。

2 神経解剖学序論

神経系は身体の中でおそらく最も美しく巧妙で複雑な器官であろう。その回路が処理するのは，局所的であると同時に広汎，連続的であると同時に並列的，そして階層的であると同時に全体的な情報処理の工程である。したがって，神経系の構造はいろいろな視点から説明することができる。例えば，脳の肉眼的な区分，神経伝導路と細胞集団，個々の脳細胞，そして受容体や神経伝達物質とその他のシグナル伝達物質など，多様なレベルで説明可能である。

本章では，まず神経系の全体構造を学び，基本用語を学習する。基本用語を学んでおけば，後続の章で神経系各部位の詳細を学ぶ時に理解が容易になるであろう。

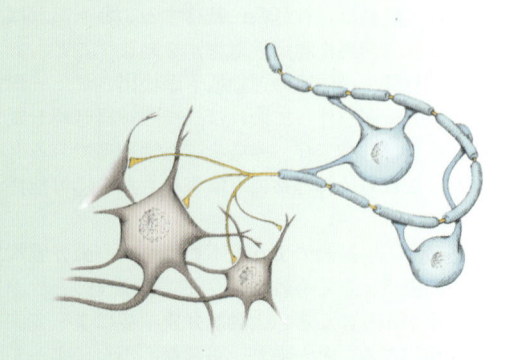

神経系の基本的肉眼構造

神経解剖学を学ぼうとすることは，慎重に書き足し書き直しながら残りの人生をかけて大きな壁画を描こうと決意するようなものである。このような大壁画を描くにあたっては，まず描くべき対象の方向，すなわち上下・前後を決める必要がある。ついで，異なる構成要素どうしの関係や全体的な構成に特に注意しながら，構図の概略を大雑把にスケッチする。このようなデッサンは，壁画の細部をさらに詳細に描こうとする時，大きな絵の構図を見失わないようにするための，そして壁画の部分部分を継ぎ目なく描くための基本的な枠組みとなる。

本章では，ラフスケッチにあるような神経系の基本的な枠組みを示す。一つの機能系や領域の神経解剖学を学ぼうとする時，神経系全体に対するその空間的・機能的な関連性を考慮しなければ，理解は困難になる。症例を通して神経解剖学を学ぶ場合には特にそうである。本書の各症例はそれぞれ別個の機能系に焦点をあてて記載されているが，実際はすぐ近くの領域が病変部位にまきこまれていることが常である。神経病変の局在を決定する場合には，この**近傍効果 neighboring effect** が決定的な要素となることも少なくない。そのため，本章では神経系の主要な構成要素を示した上で，その最も重要な機能を述べることから始める。

本章を読めば，神経系を全体から理解できるようになるであろう。さらに，症例（第5章～第19章）を読み始める時には，たとえ詳細な知識はなくとも，おおよその病変部位を特定できるようになっているであろう。次の神経学的診察法（第3章）を理解するために必要な基礎知識を述べる。

本題に入る前に注意事項を一つ述べておく。本章では症例を提示せず，一般的な教科書の記述に従った。そこで，本章の内容をすみずみまで記憶しきれないとしても，挫けることはまったくない。後の章で症例にあたりながら，臨床診断のために本章を読み返してもらえれば，知識は頭の中で自然に強化され根づくだろう。

▶神経系の主要領域

ヒトの神経系は**中枢神経系 central nervous system（CNS）**と**末梢神経系 peripheral nervous system（PNS）**に区分できる。中枢神経系には脳と脊髄があり，末梢神経系はそれ以外のすべてを含む（図 2.1，表 2.1）。胎生期に外胚葉細胞の層が折り畳まれて**神経管 neural tube** となり，これが中枢神経系の起源となる。神経管に数個の膨らみ，すなわち脳胞ができて脳となり，胎児の背部を下行する神経管の部分が脊髄となる（図 2.2A，B）。神経管内の液体貯留腔が**脳室 ventricle** となって**脳脊髄液 cerebrospinal fluid（CSF）**を含む空間となる。

発生過程の脳は3つの主要区分，すなわち前脳 forebrain（prosencephalon），中脳 midbrain（mesencephalon），菱脳 hindbrain（rhombencephalon）からできている（図 2.2）。**前脳**はヒトの脳の中で最大の部分で，

2

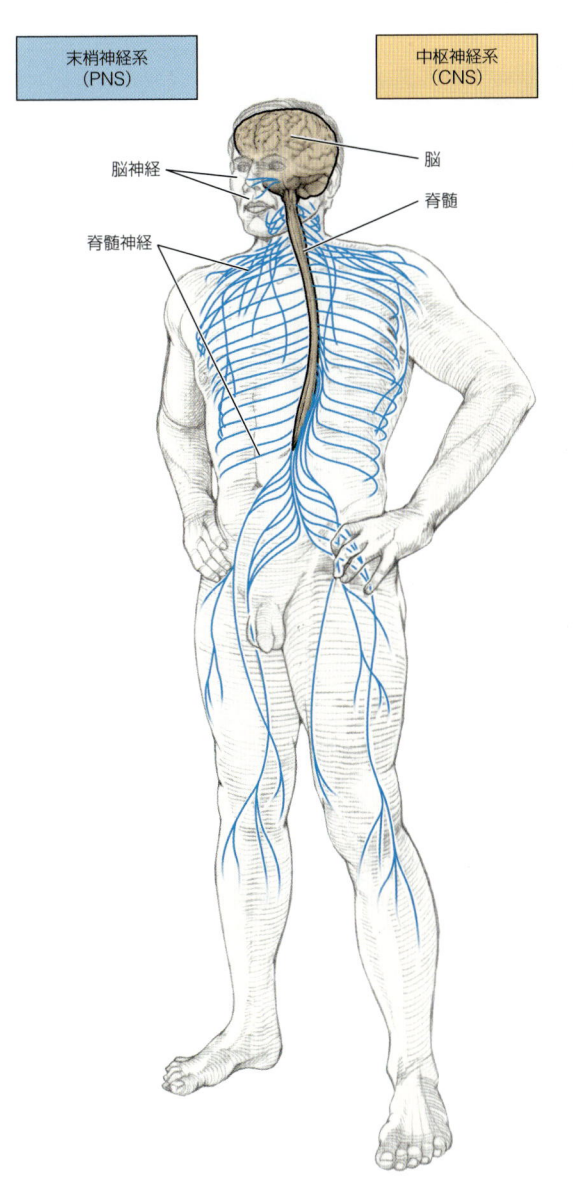

図 2.1 ヒトの神経系の区分

表 2.1 ヒト神経系の主要区分

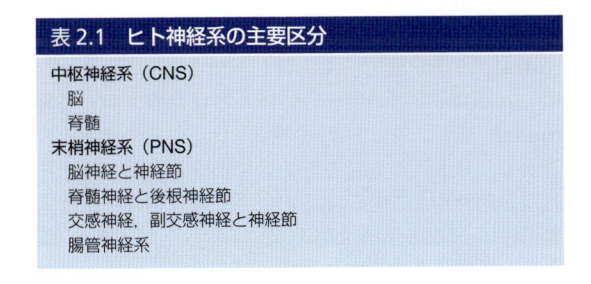

中枢神経系（CNS）
 脳
 脊髄
末梢神経系（PNS）
 脳神経と神経節
 脊髄神経と後根神経節
 交感神経，副交感神経と神経節
 腸管神経系

（A）ヒトの中枢神経系の主要部分

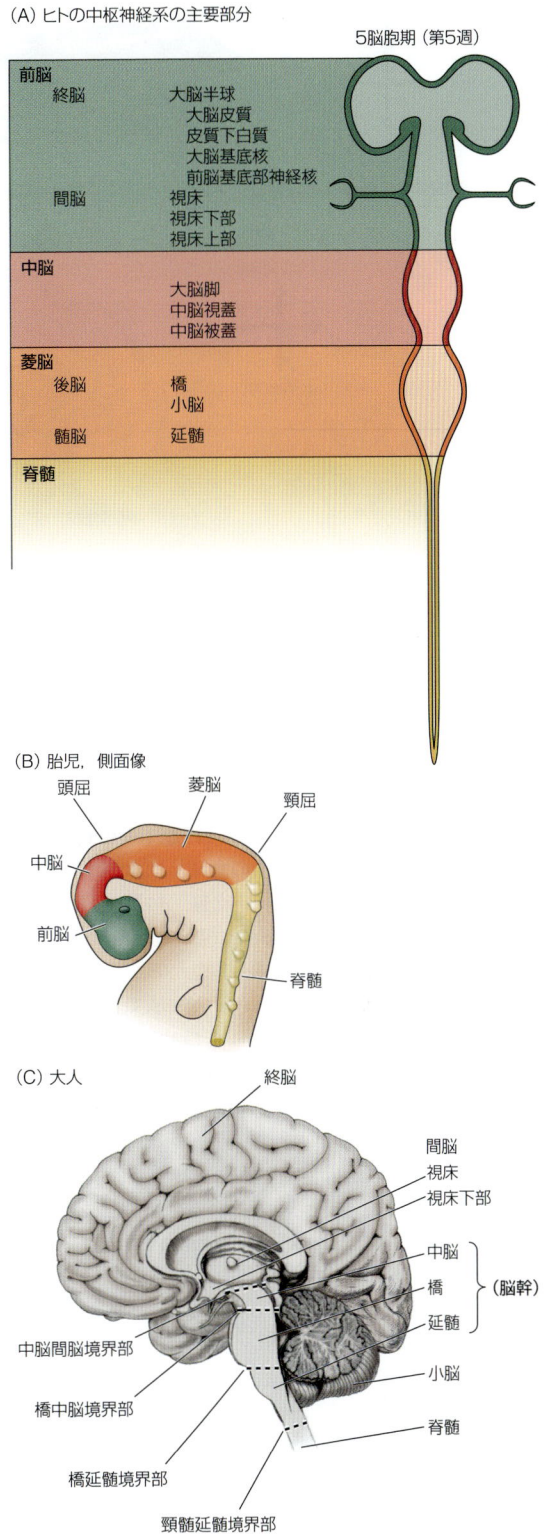

5脳胞期（第5週）

前脳		
	終脳	大脳半球
		大脳皮質
		皮質下白質
		大脳基底核
		前脳基底部神経核
	間脳	視床
		視床下部
		視床上部
中脳		大脳脚
		中脳視蓋
		中脳被蓋
菱脳		
	後脳	橋
		小脳
	髄脳	延髄
脊髄		

（B）胎児，側面像

頭屈　菱脳　頸屈
中脳
前脳　　脊髄

（C）大人

終脳
間脳
視床
視床下部
中脳
橋　（脳幹）
延髄
小脳
脊髄
中脳間脳境界部
橋中脳境界部
橋延髄境界部
頸髄延髄境界部

図 2.2 中枢神経系の発生。（A）発生過程の神経系の後面像。神経管から脳胞ができて，そこから中枢神経系の各部が発生する（表を参照）。（B）発生過程の神経系の側面像。（C）大人の中枢神経系の構造

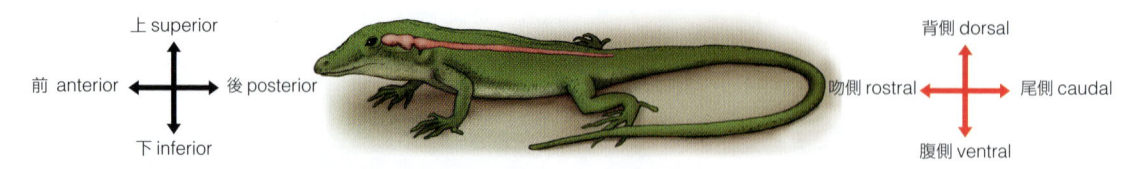

図 2.3 爬虫類の中枢神経系の方位。中脳の上下で方位をあらわす用語は同じである

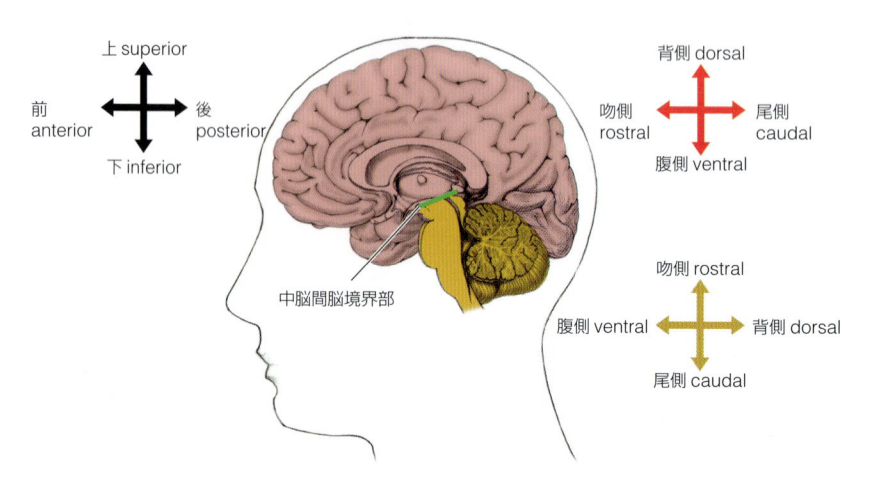

図 2.4 ヒトの中枢神経系の方位。中脳間脳境界部の上下で意味が変わる用語がある（背側，腹側，吻側，尾側）

さらに終脳と間脳に分けられる。**終脳 telencephalon**（ギリシャ語で「脳の終末部」の意味）は大脳半球の部分で，本章で後ほど述べる大脳皮質，白質，大脳基底核を含む。**間脳 diencephalon** は視床 **thalamus**，視床下部 **hypothalamus** とその関連構造からなる。**中脳**は前脳と菱脳をつなぐ比較的短く狭い領域である。**菱脳は橋 pons** と **小脳 cerebellum**（あわせて**後脳 metencephalon** という），および**延髄 medulla**（髄脳 **myelencephalon**）からなる（**図 2.2**）。

中脳・橋・延髄は前脳と脊髄を連絡する。中脳・橋・延髄の上に前脳が位置している様子は茎の上にカリフラワーがのっている様子に似ているので（**図 2.2C** 参照），これらは通常まとめて**脳幹 brainstem**＊とよばれる。脳幹はヒトの脳の中で進化上最も古い部分であって，魚類や爬虫類の脳に最もよく似ている部分である。この部位は，呼吸，血圧，心拍など，生存に必要不可欠な最も基本的な身体機能の制御に関わっている。

脳脊髄液（髄液）は主に脳室の**脈絡叢 choroid plexus** とよばれる房状の血管網で産生される（**図 5.10**）。髄液は側脳室から第三脳室へと流れ，ついで第四脳室の孔を通って脳室から脳や脊髄の外表面にしみ出す。中枢神経系は**髄膜 meninges** という 3 層の保護膜によっ

＊ 以前は小脳や間脳が脳幹に含まれることがあった。今日の一般臨床の用法では，「脳幹」という単語は中脳，橋，延髄を指す。

て覆われている（**図 5.1**）。内側から外に向かって，**軟膜 pia**，**くも膜 arachnoid**，**硬膜 dura** である（頭文字をとって **PAD** と記憶する）。髄液は脳室系を出たあと，くも膜と軟膜の間を流れ，最終的に静脈系に再吸収される。

▶ 方向と断面をあらわす用語

神経系の異なる方向や断面をあらわすために多くの用語が使われる。魚類や爬虫類のように神経系が直線状の動物では，これらの用語は比較的単純である（**図 2.3**）。これらの動物では，**腹側 ventral**（ラテン語で「腹」を意味する venter に由来）は常に地面に向かう方向で，**背側 dorsal**（ラテン語で「背中」を意味する，サメの背びれのように）は空に向かう方向，**吻側 rostral**（ラテン語で「くちばし」の意味，雄鶏のくちばし rostrum を思い出そう）はくちばしの方向，**尾側 caudal**（ラテン語で「尾」の意味）は尾の方向である。しかし，ヒトは直立位をとるので前脳と脊髄の間で神経系が約 90°屈曲する（**図 2.4**）。この屈曲の位置は定義上中脳-間脳境界部とされている。したがって，中脳より上の神経系の方向については，地面に対する方向からみて爬虫類と同じである。しかしながら，中脳と中脳より下の構造の方向については 90°回転することになる。なぜなら，ヒトが立位をとると脊髄が地面と垂直になるからである。

神経系の方向をあらわすのによく使われるもう一組の用語は，中脳の上下に関係なく周囲に対して一定である。それは，**前方 anterior，後方 posterior，上方 superior，下方 inferior** である。図2.4をみれば，以下の用語がヒトではどのように定義されるか確認できる。

● 中脳より上：
　　前方＝吻側
　　後方＝尾側
　　上方＝背側
　　下方＝腹側
● 中脳より下
　　前方＝腹側
　　後方＝背側
　　上方＝吻側
　　下方＝尾側

例えば，中脳より上では，**前**交連が**吻側**で**後**交連が**尾側**，**上**矢状洞が**背側**で**下**矢状洞が**腹側**である。一方，中脳より下では，脊髄**前角**は**腹側**で**後角**は**背側**，**上小脳脚**は**吻側**で**下小脳脚**は**尾側**である。中脳自体については，通常中脳より下と同じ用法が適用される。

神経系の病理学的検索や画像撮影の場合には，通常直交する3つの異なる面のいずれかが検索断面として用いられる（図2.5）。**水平面 horizontal section** は床に平行な面である。ヒトの場合，水平面と同じような使い方をする用語として**軸位断面 axial section**，あるいは**横断面 transverse section** があり，身体の長軸に垂直な平面を意味する。**冠状 coronal** という用語は「ティアラ様の王冠の面に近い断面」に由来する。**矢状面 sagittal section** は射的の方向を示す。射手がもつ弓と矢がつくる平面を思い浮かべれば想像しやすいであろう（射手座を思い浮かべよ）。正中線を通る矢状面は**正中矢状面 midsaggital section**（または正中面），正中から少しはずれた矢状面は**傍正中矢状面 parasagittal section**（傍正中面）とよぶ。

矢状面は左右軸に，冠状面は前後軸に，水平面は上下軸にそれぞれ垂直であることを覚えておこう。この3つの基本平面とは異なる断面を斜位面とよぶ。CTやMRIに用いられる面はおおよそ水平面，冠状面，矢状面に近いが，技術的に微調整が必要になることもある（特に水平面の場合）（第4章参照）。

神経系の基本的な細胞構築と神経化学的構造

顕微鏡で観察すると，神経系は神経細胞すなわち**ニューロン neuron** と，**グリア細胞 glial cell**（または単に**グリア glia**）とよばれる支持細胞で構成される。神経系のシグナル伝達は主にニューロンが担っているがグリア細胞の関与もある。ニューロンのシグナル伝

(A) 水平面

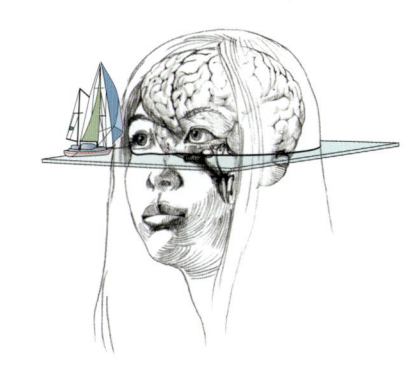

(B) 冠状面

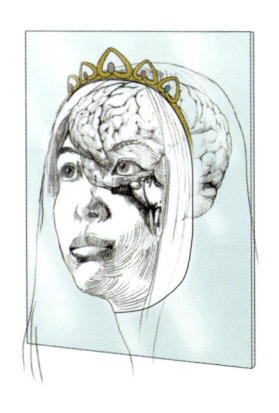

(C) 矢状面

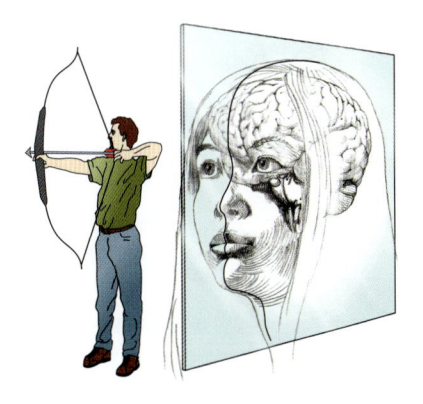

図2.5 解剖学的平面。(A) 水平（軸位，横断）面，(B) 冠状面，(C) 矢状面

達は複雑な現象であるが，本書では臨床解剖学的な考察にみあうように，図2.6に単純化して示すことにする（詳細を学びたい人は巻末の文献を参照されたい）。典型的なニューロンは核を含有する**細胞体 cell body** と，細胞へのほとんどの入力を受容する**樹状突起 dendrite** という比較的短い突起，そしてほとんどの出力

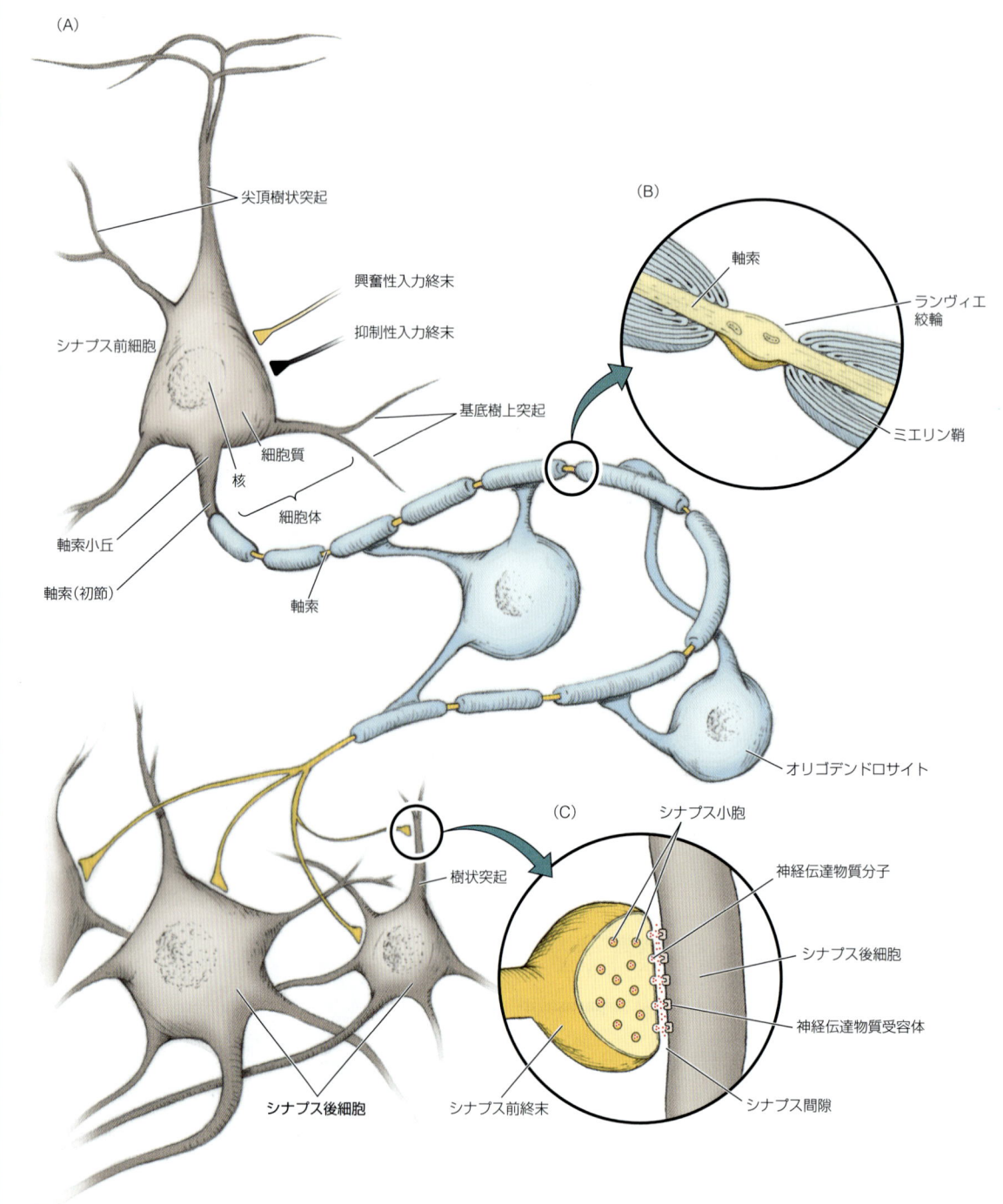

(A)

尖頂樹状突起

興奮性入力終末

抑制性入力終末

シナプス前細胞

基底樹上突起

細胞質

核

細胞体

軸索小丘

軸索（初節）

軸索

(B)

軸索

ランヴィエ
絞輪

ミエリン鞘

オリゴデンドロサイト

樹状突起

(C)

シナプス小胞

神経伝達物質分子

シナプス後細胞

神経伝達物質受容体

シナプス後細胞

シナプス前終末

シナプス間隙

図 2.6　哺乳類の典型的なニューロン。（A）ニューロンは主に樹状突起と細胞体で入力を受け，軸索の電気的伝達によって信号をシナプスに伝え，そこで他のニューロンに出力を伝える。（B）軸索ミエリン鞘とランヴィエ絞輪を示す挿入図。（C）シナプス前とシナプス後終末の主要構成要素を示す模式図

を運び出す軸索 axon という長い突起をもつ。哺乳類の大多数のニューロンは**多極性 multipolar** で数本の樹状突起と軸索をもつ（**図 2.6**A）。細胞体から短い 1 本の軸索が出て，その主軸索から 1 本から数本の**側副枝 axon collateral** が枝分かれして異なる標的に分布

することも少なくない。細胞体からそれぞれ 1 本の樹状突起と軸索が出る**双極性 bipolar** ニューロンもある。双極性ニューロンは，視覚系（**図 11.4**）や嗅覚系（**図 18.5**）でみられるように，感覚細胞であることが多い。双極性ニューロンのうち，突起の起始部が融合

2

しているが，その後分離して 2 本の長い軸索となるような細胞は偽単極性 pseudo-unipolar とよぶ。後根神経節の感覚ニューロンがその例である（図 2.21）。**単極性 unipolar** ニューロンとは，細胞体から出る 1 本の突起から軸索と樹状突起が分かれるような細胞をさすが，主に無脊椎動物にみられる。

ニューロン間の連絡は**シナプス synapse** という特殊化した領域で行われる。古典的な概念では，シナプスは 1 つのニューロンの軸索終末から別のニューロンの樹状突起へ情報を伝達する。しかし，軸索-軸索シナプスや樹状突起-樹状突起シナプスもあれば，樹状突起から軸索へと逆方向の情報伝達もありうる。**化学的シナプス chemical synapse** では，主に**シナプス小胞 synaptic vesicle** に蓄えられている化学的神経伝達物質 **neurotransmitter** がニューロンの**シナプス前終末**から放出される（図 2.6C）。放出された伝達物質はついで**シナプス後ニューロンの神経伝達物質受容体**に結合して，そのニューロンに興奮か抑制かを引き起こす。時には**電気的シナプス electrical synapse** を介して情報伝達が起こることもある。電気的シナプスではニューロン間の直接的な電気的カップリングが特殊な細胞間接合部で起こる。

ニューロンは電気的にも化学的にも動的な状態にある。興奮性入力と膜電位の総和がニューロン興奮の閾値をこえると，**活動電位 action potential** という一過性の電位変化が起こり，約 1 ミリ秒続く。活動電位は細胞膜に沿って秒速約 60 m もの速さで迅速にニューロン全長に伝播する。古典的には，活動電位はニューロンの樹状突起末端から軸索に沿ってシナプス前終末に至り，次のニューロンへの連絡が起こる。活動電位はシナプス小胞からの神経伝達物質放出の引き金となり，シナプス後細胞への化学的情報伝達をもたらす（図 2.6C）。

軸索はしばしば特殊なグリア細胞に被覆されている。この脂質性の**ミエリン鞘 myelin sheath** によって活動電位の伝導速度が増加する（図 2.6B）。中枢神経系のミエリン産生細胞は**オリゴデンドロサイト oligodendrocyte** で，末梢神経系では**シュワン細胞 Schwann cell** である。電位依存性イオンチャネルが**ランヴィエ絞輪 Ranvier node** とよばれる軸索の短いむきだしの部位に集中して存在する（図 2.6B）。活動電位が絞輪から絞輪へと迅速に伝播する過程を跳躍伝導という。

化学的神経伝達物質には 2 つの一般的な機能がある。第一の機能は速い電気的過程によってニューロン間の急速な情報伝達を仲介することである。このような急速な興奮性，抑制性の情報伝達は，それぞれ**興奮性シナプス後電位 excitatory postsynaptic potential（EPSP）**と**抑制性シナプス後電位 inhibitory postsyn-**

aptic potential（IPSP）として知られている。急速 EPSP や IPSP は数十ミリ秒の単位で起こり，シナプス後ニューロンの膜電位を活動電位の発火に近づけるか（EPSP），あるいは発火から遠ざける（IPSP）。多くのシナプス前入力からの EPSP や IPSP の総和がシナプス後ニューロンに生じる。化学的神経伝達物質の第二の機能は**神経修飾 neuromodulation** で，一般的にはよりゆっくりとした過程である。神経修飾には，シナプス伝達や神経成長やその他の機能を制御するシグナル伝達カスケードに関わる広汎な細胞反応が含まれる。神経修飾はシグナル伝達の特性を促進することもあれば抑制することもある。

一般的で重要な神経伝達物質を表 2.2 に示す。神経伝達物質はアセチルコリンやアミノ酸（グルタミン酸など）のような小分子であったり，ペプチドのように比較的大きな分子であったりする。作用する特異受容体の違いによって，神経伝達物質は EPSP や IPSP を介する急速な神経伝達を引き起こしたり，神経シグナル伝達に促進的または抑制的な神経修飾作用を及ぼしたりする。神経伝達物質の中にはシナプスによって異なる作用を示すものもあれば，同一のシナプスであっても異なる受容体の併存によって異なる作用を及ぼすものもある。さらに，単独のシナプスから複数の伝達物質が放出されることも少なくない。

中枢神経系の最も一般的な**興奮性伝達物質**は**グルタミン酸**で，最もありふれた**抑制性伝達物質**は **GABA**（γ-アミノ酪酸）である。末梢神経系では**アセチルコリン**が神経筋接合部の主要な伝達物質で，アセチルコリンとノルアドレナリンはともに自律神経系の伝達物質として重要である（後ほどくわしく解説する）。表 2.2 にあげた分子以外にも，非常に多くの神経伝達物質や神経伝達物質受容体が存在し，今後も発見されていくであろう。個々の神経伝達物質の詳細については，さらに第 6 章，第 14 章，第 16 章で述べる。

中枢神経系の灰白質と白質，末梢神経系の神経節と神経

主にミエリン鞘をもつ軸索（有髄線維）からなる中枢神経系の領域を**白質 white matter** とよぶ。主に細胞体からなる領域が**灰白質 gray matter** である。中枢神経系のニューロン間の局所シナプス連絡がほとんど灰白質で起こるのに対して，白質の軸索は長距離にわたってシグナルを伝達する。大脳半球の表面は**大脳皮質 cerebral cortex** という独特の灰白質の外套で包まれている。この大脳皮質は高等哺乳類では他の種に比べてはるかに発達している。この大脳皮質の深部に白質があって，大脳皮質からの，あるいは大脳皮質へのシグナルを伝達する（図 2.7A）。灰白質は大脳半球や脳幹の深部にも，大きな細胞集団として認められ，

表 2.2　重要な神経伝達物質

名称	細胞体の位置	主要投射先	受容体型	主作用
グルタミン酸	CNS 全域	CNS 全域	AMPA/カイニン酸 NMDA 代謝型	興奮性伝達 シナプス可塑性修飾 二次メッセンジャー系の 活性化
GABA	CNS 全域	CNS 全域 網膜	$GABA_A$, $GABA_B$ $GABA_C$	抑制性伝達 抑制性伝達
アセチルコリン	脊髄前角 自律神経節前神経核 副交感神経節 前脳基底部（基底核, 内側中隔 核, 対角帯核） 橋中脳領域（脚橋核, 背外側被 蓋核）	骨格筋 自律神経節 腺, 平滑筋, 心筋 大脳皮質 視床, 小脳, 橋, 延髄	ニコチン性 ニコチン性 ムスカリン性 ムスカリン性とニコチン性 ムスカリン性とニコチン性	筋収縮 自律神経機能 副交感神経機能 神経修飾 神経修飾
ノルアドレナリン	交感神経節 橋（青斑核と外側被蓋野）	平滑筋, 心筋 CNS 全域	α と β α_{1A-D}, α_{2A-D}, β_{1-3}	交感神経機能 神経修飾
ドーパミン	中脳（黒質緻密部と腹側被蓋野）	線条体, 前頭前皮質, 辺縁系 皮質, 側坐核, 扁桃体	D_{1-5}	神経修飾
セロトニン	中脳, 橋縫線核	CNS 全域	$5\text{-}HT_{1A\text{-}F}$, $5\text{-}HT_{2A\text{-}C}$, $5\text{-}HT_{3\text{-}7}$	神経修飾
ヒスタミン	視床下部（隆起乳頭体核）, 中脳 （網様体）	脳全域	H_{1-3}	主に興奮性神経修飾
グリシン ペプチド	脊髄とおそらく脳幹, 網膜 CNS 全域	脊髄, 脳幹, 網膜 CNS 全域	グリシン 多数	抑制性伝達[a] 神経修飾

[a]グリシンには神経修飾作用もあり, NMDA 受容体に結合してグルタミン酸の反応を増強する

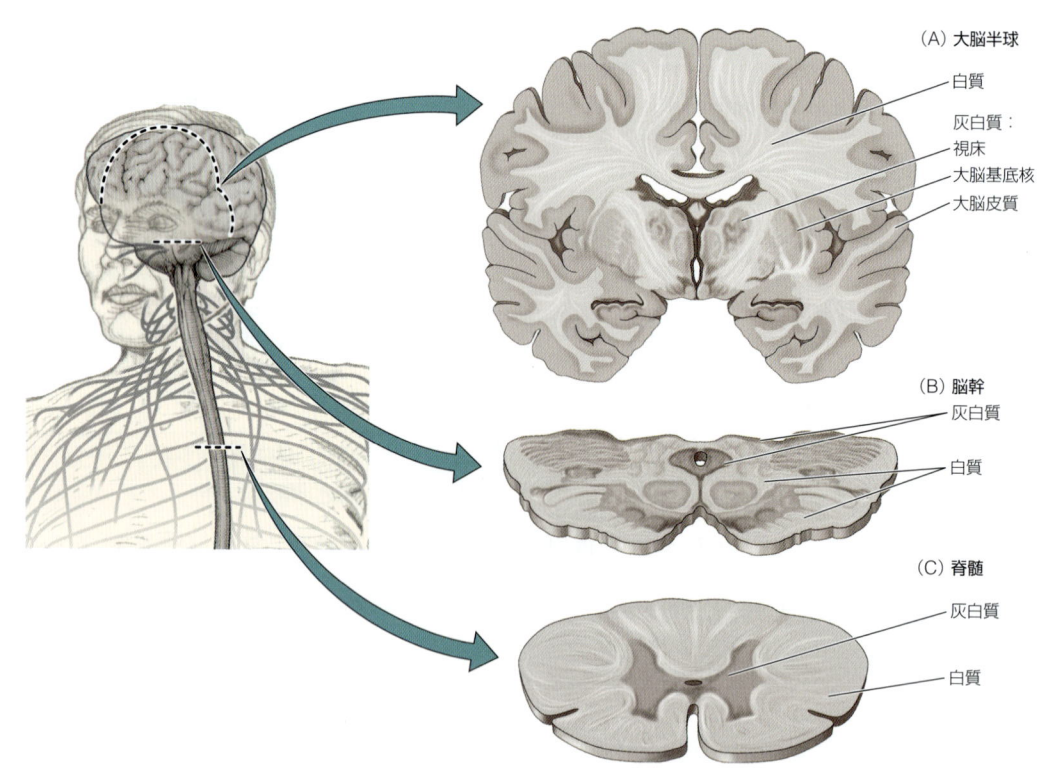

（A）大脳半球
- 白質
- 灰白質：
- 視床
- 大脳基底核
- 大脳皮質

（B）脳幹
- 灰白質
- 白質

（C）脊髄
- 灰白質
- 白質

図 2.7　中枢神経系の灰白質と白質

神経核 nucleus とよばれる。**大脳基底核 basal gan-glion**，**視床 thalamus**，**脳神経核 cranial nerve nucleus** がその例である（図 2.7A，B）。

　大脳半球では灰白質が表層側で白質が深層側にあるが，脊髄ではその逆の構成となっている。すなわち白質伝導路が表層側に存在し，灰白質が深層部を占める（図 2.7C）。脳幹部では灰白質と白質が，深層部にも表層側にも存在するが，表層側は多くの場合白質である。

　中枢神経系の白質伝導路には様々な類義語がある。**神経路 tract**，**神経小束 fascicle**，**毛帯 lemniscus**，**神経束 bundle** などである。中枢神経系の左右の構造を結ぶ白質伝導路は**交連 commissure** とよばれる。末梢の軸索の束を**末梢神経 peripheral nerve**，または単に神経とよぶ。末梢の神経細胞の集団を**神経節 ganglion** という。

　一般に，ある構造に向けてシグナルを運ぶ伝導路を**求心性 afferent**，その構造から外に向かって運ぶ伝導路を**遠心性 efferent** という（英語には afferent＝arrive，efferent＝exit，求心性は来る，遠心性は行く，のような語呂合わせの記憶法がある）。このように末梢神経は周囲の環境に関する求心性感覚情報を中枢に伝え，運動に関する遠心性シグナルを中枢から末梢へと伝える。

脊髄と末梢神経系

　分節性昆虫のような比較的単純な生物と同様，ヒトの神経系も分節状に発生・分化する。既述したように，頭部の分節は拡張して融合し，大脳半球と脳幹部を形成する。12 対の**脳神経 cranial nerve**（図 2.1）がこの分節から出る（本章の後半で詳述）。**脊髄神経 spinal nerve** は脊髄の分節から起こる（図 2.8A）。感覚神経根と運動神経根の両者がそれぞれの分節の左右から起こる（図 2.8B）。

　神経系全域にわたって，運動系が腹側または前方，感覚系が背側または後方に位置する。脊髄でも同様で，**後根 dorsal nerve root** が主に求心性感覚情報を背側脊髄に伝え，**前根 ventral nerve root** が主に遠心性運動シグナルを腹側脊髄から末梢へ伝達する。脊髄分節と脊髄神経根は骨性の脊柱管を出るレベルによって命名されている。したがって，**頸 cervical**，**胸 thoracic**，**腰 lumbar**，**仙骨 sacral** 神経根が存在する（図 2.8A）。

　発生過程で骨性の脊柱管は脊髄よりも速く伸長する。結果的に脊髄の末端は第 1 から第 2 腰椎（L1 または L2）のレベルで終わる。これより下のレベルでは，**馬尾 cauda equina**（ラテン語で馬の尻尾の意味）とよばれる神経根の集合が脊柱管を占めている。一本一本の神経根は下行してそれぞれの出口から脊柱管を出て行く。感覚神経根と運動神経根は脊髄を出てすぐに合

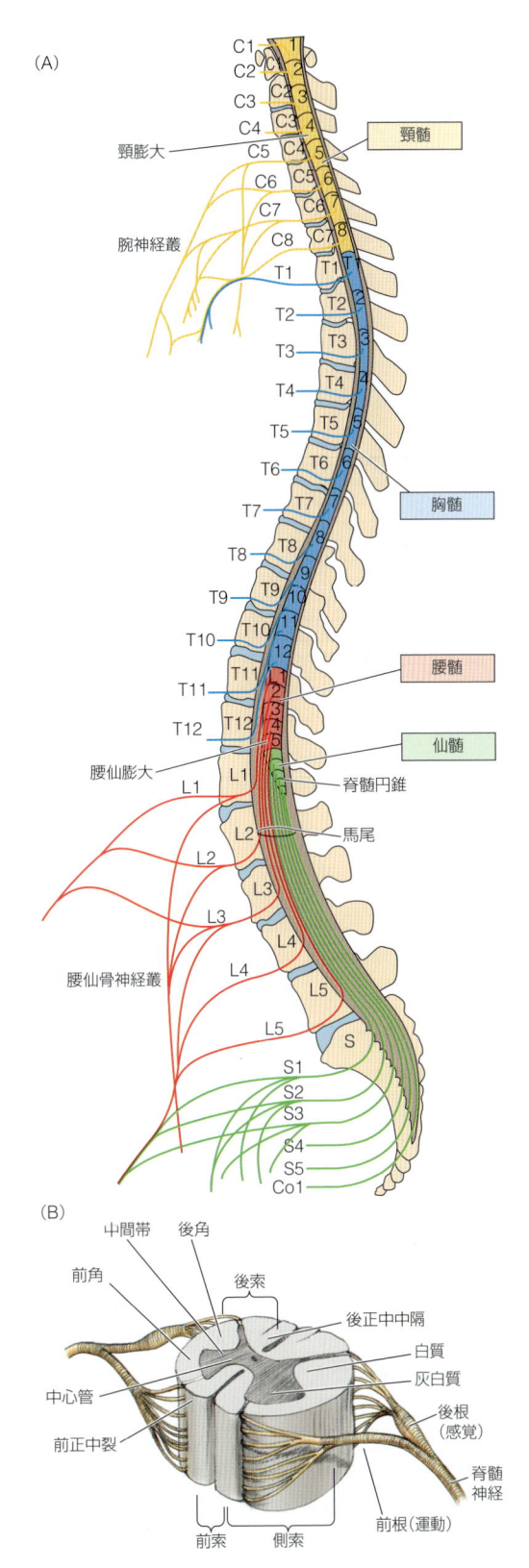

図 2.8　脊髄。（A）頸髄，胸髄，腰髄，仙髄の分節，脊髄神経と椎体との関係。（B）各髄節から出る背側感覚根と腹側運動根

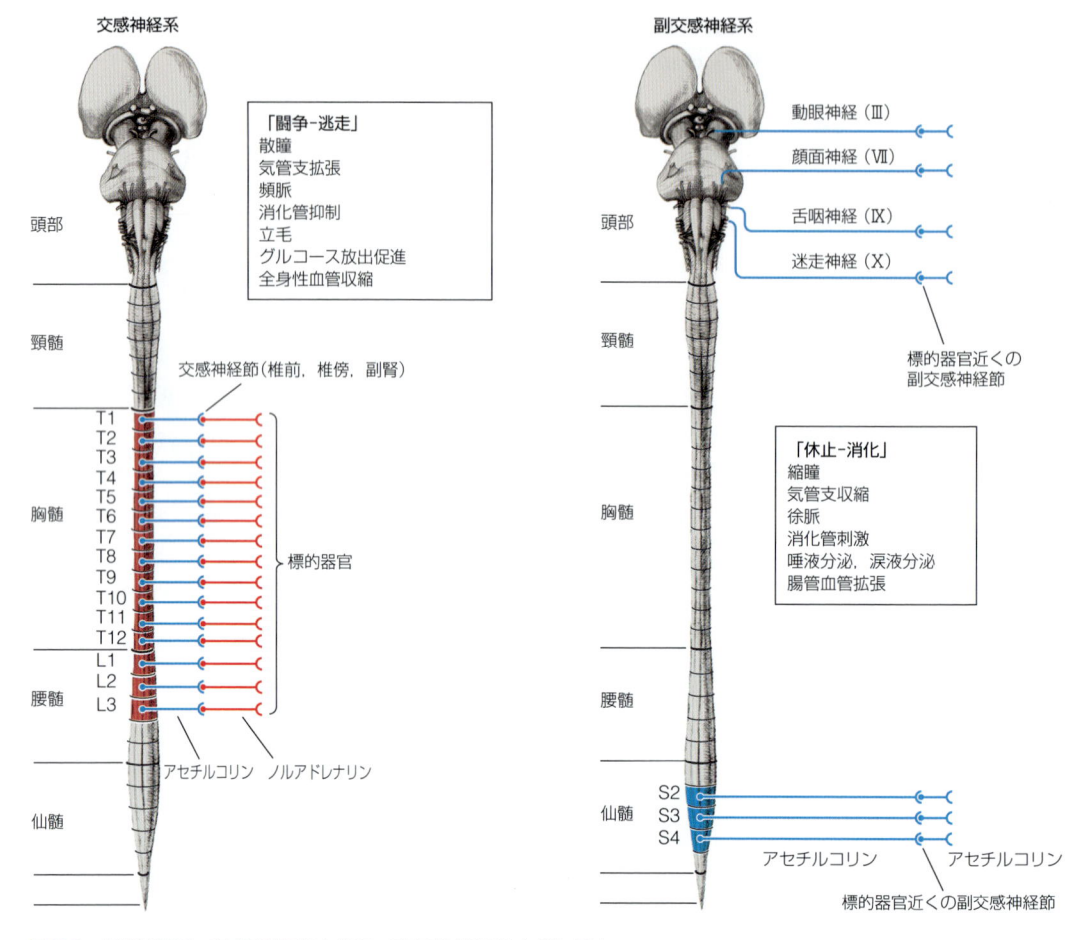

図 2.9　自律神経系。交感神経系を左側に，副交感神経系を右側に示す

流して感覚・運動混合神経となる（図 2.8B 参照）。上
下肢の運動制御には，胸腹部よりもはるかに多くのシ
グナル伝達が必要である。そこで四肢を支配する神経
は，上肢に対しては**腕神経叢 brachial plexus**，下肢に
対しては**腰仙骨神経叢 lumbosacral plexus** というよ
うに，精巧な神経の網目細工を形づくっている（図
2.8A）。さらに，これらの神経叢に対応する脊髄の部
位は比較的大きな灰白質をもっているために，相対的
に脊髄径が太い。このような領域をそれぞれ**頸膨大**
cervical enlargement と**腰仙膨大（腰膨大）lumbosa-**
cral enlargement とよんでいる。

　すでに述べてきた感覚・運動路に加えて，末梢神経
系には心拍・蠕動・発汗や，血管壁，気管支，生殖器，
瞳孔などの平滑筋収縮など，自律性機能を制御する特
殊なニューロンが存在する。このようなニューロンは
自律神経系 autonomic nervous system の一部である。
自律神経系は 2 つの主要な構成要素からなる（図 2.9）。
交感神経系 sympathetic division は T1 から L3 の胸腰
髄のレベルから起こる（**胸腰部**）。この交感神経は神経

伝達物質の**ノルアドレナリン noradrenalin** を標的器
官に放出して，心拍数上昇，血圧上昇，気管支拡張，
散瞳のような「闘争-逃走」機能に関わる。対照的に，
副交感神経系 parasympathetic division は脳神経と
S2 から S4 の仙髄レベルから起こる（**頭仙髄部**）。副交
感神経は標的器官に**アセチルコリン acetylcholine** を
放出して，もっと非行動的な機能，例えば胃液分泌，
蠕動亢進，心拍数減少，縮瞳などの機能に関与する。
交感神経と副交感神経系は視床下部や辺縁系などの高
次中枢による制御を受けているが，末梢からの求心性
感覚情報によっても調節される。

　腸管神経系は第三の自律神経系と考えられている。
これは腸管壁の神経叢からなり，蠕動や胃腸管の分泌
を調節する。

大脳皮質：基本構造と一次感覚野と運動野

　大脳皮質は平滑なシート状の構造ではなく，**脳溝**
sulcus とよばれる多くの折れ込み（または裂け目）が

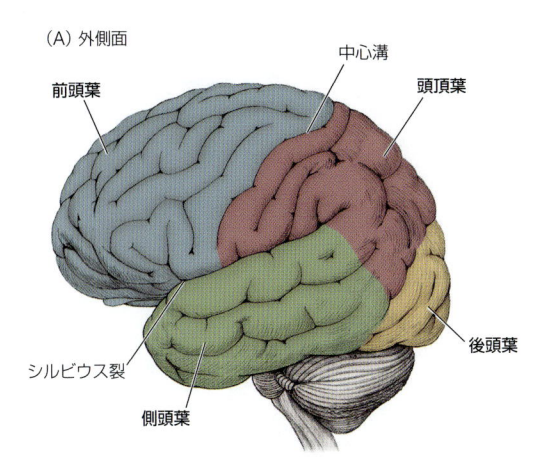

（A）外側面

前頭葉　　中心溝　　頭頂葉

シルビウス裂　　側頭葉　　後頭葉

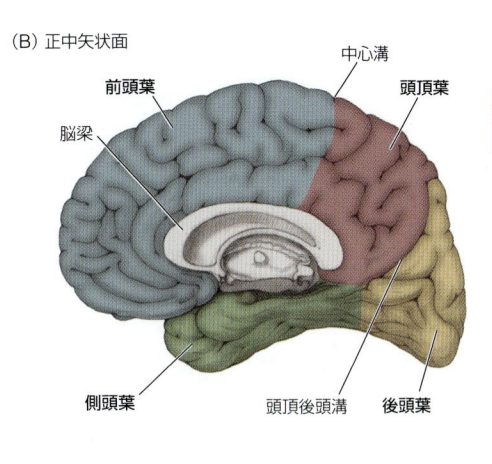

（B）正中矢状面

前頭葉　　中心溝　　頭頂葉

脳梁

側頭葉　　頭頂後頭溝　　後頭葉

図 2.10　大脳皮質：前頭葉，頭頂葉，側頭葉，後頭葉。（A）左大脳半球の外側面。（B）右大脳半球の正中矢状面

ある。脳溝間の皮質の隆起を**脳回 gyrus** とよぶ。脳溝や脳回の中には特別の名前と機能をもつものがあり，ここで簡単に述べておく。大脳半球には 4 つの主要な脳葉，すなわち前頭葉，側頭葉，頭頂葉，後頭葉がある（図 2.10）。

▶大脳半球の脳葉

　前頭葉 frontal lobe はその名のとおり脳の前方にあって，**中心溝（ローランド溝）central sulcus (of Rolando）** までの部分である。**シルビウス裂 Sylvian fissure** または**外側溝 lateral sulcus** という特に深い脳溝によって，前頭葉はその下方と外側方を**側頭葉 temporal lobe** から分けられている（溝の中で特に深い溝に対してしばしば**裂 fissure** という用語が用いられる）。**頭頂葉 parietal lobe** は，前方は中心溝によって前頭葉から分けられるが，外側面では側頭葉や**後頭葉 occipital lobe** との境界は判然としない（図 2.10A）。内側面では**頭頂後頭溝 parieto-occipital sulcus** が頭頂葉と後頭葉を分ける（図 2.10B）。

　この 4 つの主要脳葉に加えて，もう一つの大脳皮質領域，**島皮質 insular cortex** がシルビウス裂の奥に埋もれている。島は前方は前頭葉の，後方は頭頂葉の弁状突出部に覆われていて，この突出部はそれぞれ**前頭弁蓋 frontal operculum，頭頂弁蓋 parietal operculum** とよばれる（*operculum* はラテン語で「覆い」または「蓋」の意味）（図 2.24B）。辺縁皮質 limbic cortex（図 2.25）は，以前は「辺縁葉 limbic lobe」とよばれていたが，この用語は現在ではあまり使われていない。

　左右の大脳半球は正中部で**大脳縦裂 interhemispheric fissure（longitudinal fissure）** によって分けられている（図 2.11D）。**脳梁 corpus callosum**（「硬い体」の意味）とよばれる大きな C 字型の白質線維が左右の大脳半球を連絡する。大脳半球間の線維連絡は対応する相同領域間ばかりでなく非相同領域間も結んでいる（図 2.10B）。

▶大脳半球の表面解剖学の詳細

　大脳半球の脳溝や脳回のパターンには，いくらか個人差はあるものの，かなり普遍的な一定の様式がある。主要な脳溝，脳回，その他の大脳半球の構造の名称をここで簡単に学んでおこう（図 2.11）。これらの領域の機能については次項で考察するとともに，本書の随所で述べてある。

　外側面では（図 2.11A），すでに述べたように中心溝が前頭葉の後方の境界となっている。中心溝の前方の脳回が**中心前回 precentral gyrus** である。前頭葉の外側面の残りの部分は，**上・下前頭溝 superior and inferior frontal sulcus** によって，**上・中・下前頭回 superior, middle, and inferior frontal gyrus** に分けられる。同様に，側頭葉の外側面は**上・下側頭溝 superior and inferior temporal sulcus** によって，**上・中・下側頭回 superior, middle, and inferior temporal gyrus** に分けられる。頭頂葉の最前方には**中心後回 postcentral gyrus** があり，中心溝のすぐ後方に位置する。**頭頂間溝 intraparietal sulcus** が**上頭頂小葉 superior parietal lobule** と**下頭頂小葉 inferior parietal lobule** を分ける。下頭頂小葉は**縁上回 supramarginal gyrus**（シルビウス裂の後端を取り囲む）と**角回 angular gyrus**（上側頭回の後端を取り囲む）からなる。

　内側面では（図 2.11B），**脳梁**の**吻 rostrum，膝 genu，体 body，膨大 splenium** が明瞭に観察できる。**帯状回 cingulate gyrus**（cingulum は「帯」の意味）が，前方の終板傍回から後方の帯状回峡まで，脳梁を取り囲むように走る。帯状溝には上表面に向かう**辺縁枝 marginal branch** があって，これが重要な目印とな

（A）

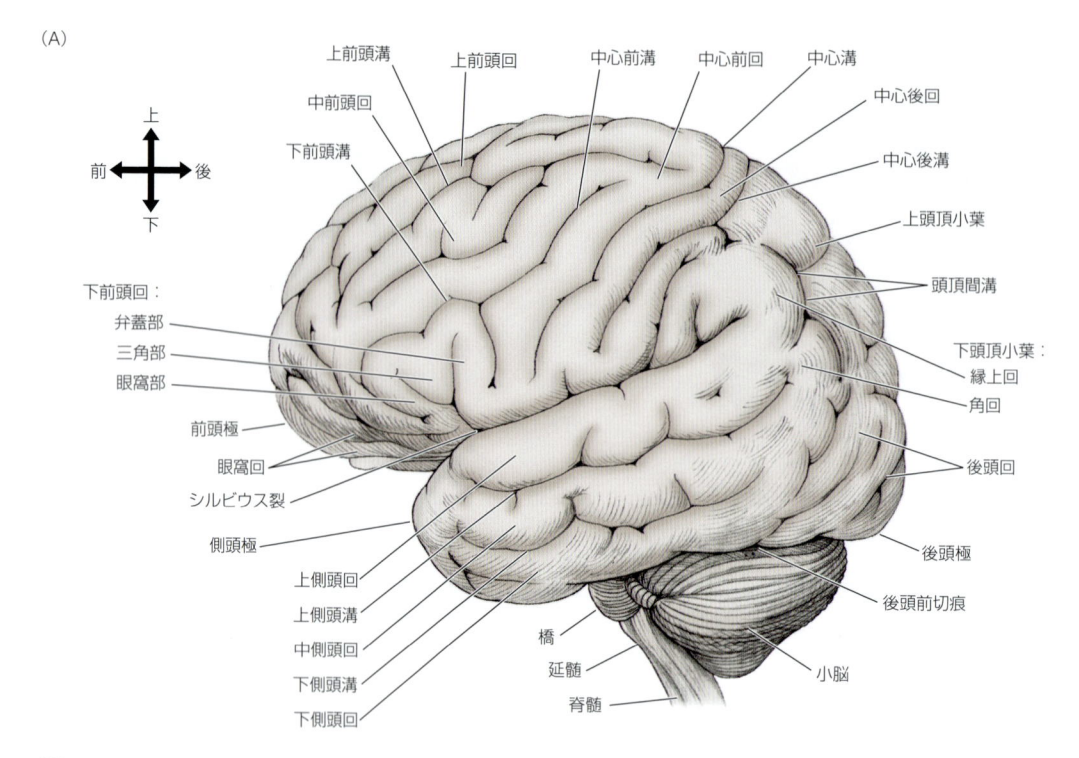

上前頭溝　上前頭回　中心前溝　中心前回　中心溝
中前頭回　　　　　　　　　　　　　　　　中心後回
下前頭溝　　　　　　　　　　　　　　　　中心後溝
　　　　　　　　　　　　　　　　　　　　上頭頂小葉
下前頭回：　　　　　　　　　　　　　　　頭頂間溝
　　弁蓋部　　　　　　　　　　　　　　　下頭頂小葉：
　　三角部　　　　　　　　　　　　　　　　縁上回
　　眼窩部　　　　　　　　　　　　　　　　角回
　　前頭極　　　　　　　　　　　　　　　　後頭回
　　眼窩回
シルビウス裂
　　側頭極　　　　　　　　　　　　　　　後頭極
　　上側頭回　　　　　　　　　　　　　　後頭前切痕
　　上側頭溝　　　　　橋
　　中側頭回　　　　　延髄
　　下側頭溝　　　　　脊髄　　　　　　　小脳
　　下側頭回

（B）

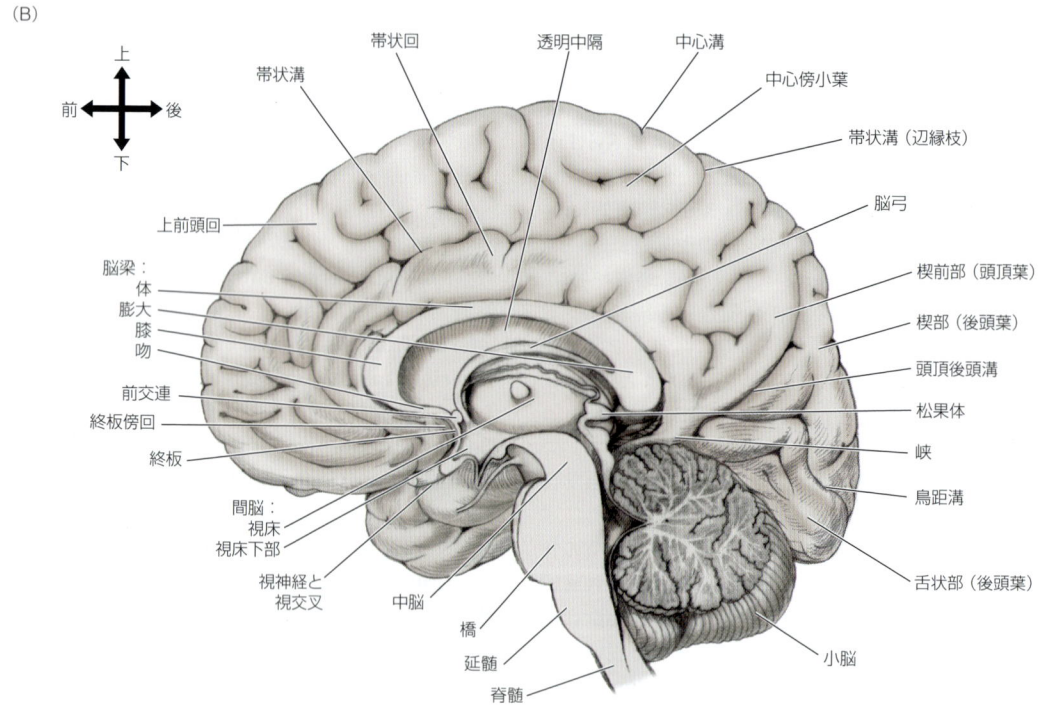

　　　　　　帯状溝　帯状回　透明中隔　中心溝
　　　　　　　　　　　　　　　　　　中心傍小葉
　　　　　　　　　　　　　　　　　　帯状溝（辺縁枝）
　　上前頭回　　　　　　　　　　　　脳弓
脳梁：　　　　　　　　　　　　　　　楔前部（頭頂葉）
　　体　　　　　　　　　　　　　　　楔部（後頭葉）
　　膨大　　　　　　　　　　　　　　頭頂後頭溝
　　膝　　　　　　　　　　　　　　　松果体
　　吻　　　　　　　　　　　　　　　峡
前交連　　　　　　　　　　　　　　　鳥距溝
終板傍回
終板
間脳：　　　　　　　　　　　　　　　舌状部（後頭葉）
　　視床
　　視床下部
視神経と　　中脳
　視交叉　　　橋
　　　　　　延髄　　　　　　　　　　小脳
　　　　　　脊髄

図 2.11　大脳皮質の外表面。（A）左大脳半球の外側面。（B）右大脳半球の内側面

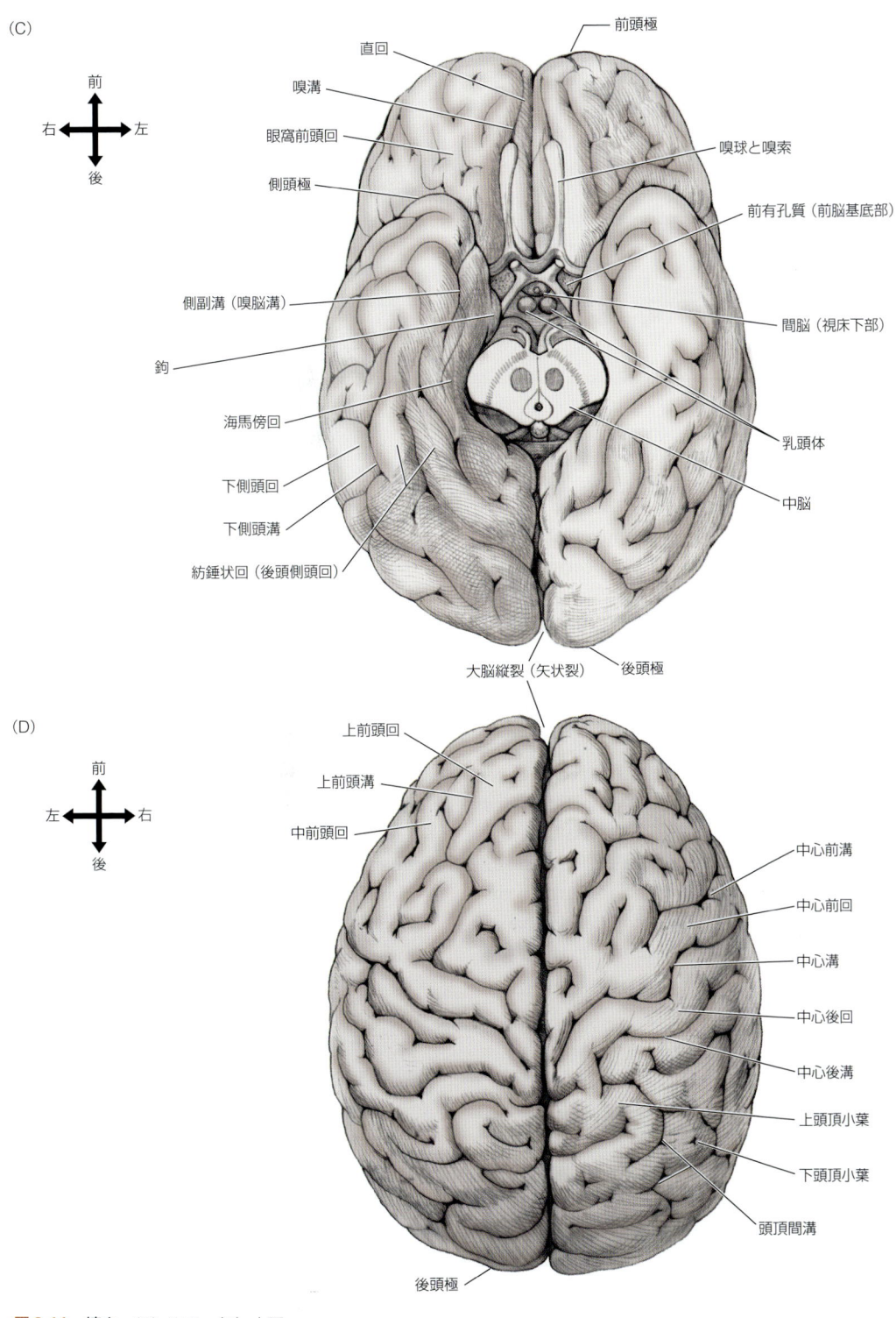

(C)

前
右 ← → 左
後

前頭極
直回
嗅溝
眼窩前頭回
側頭極
嗅球と嗅索
前有孔質（前脳基底部）
側副溝（嗅脳溝）
間脳（視床下部）
鉤
海馬傍回
乳頭体
下側頭回
中脳
下側頭溝
紡錘状回（後頭側頭回）
大脳縦裂（矢状裂）
後頭極

(D)

前
左 ← → 右
後

上前頭回
上前頭溝
中前頭回
中心前溝
中心前回
中心溝
中心後回
中心後溝
上頭頂小葉
下頭頂小葉
頭頂間溝
後頭極

図 2.11　続き　（C）底面。（D）上面

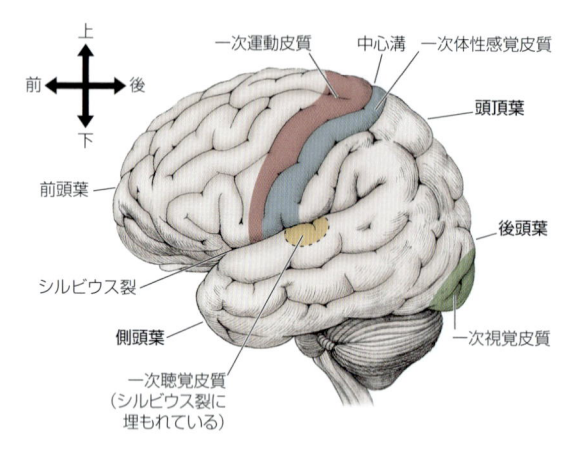

図2.12 一次感覚野と一次運動野

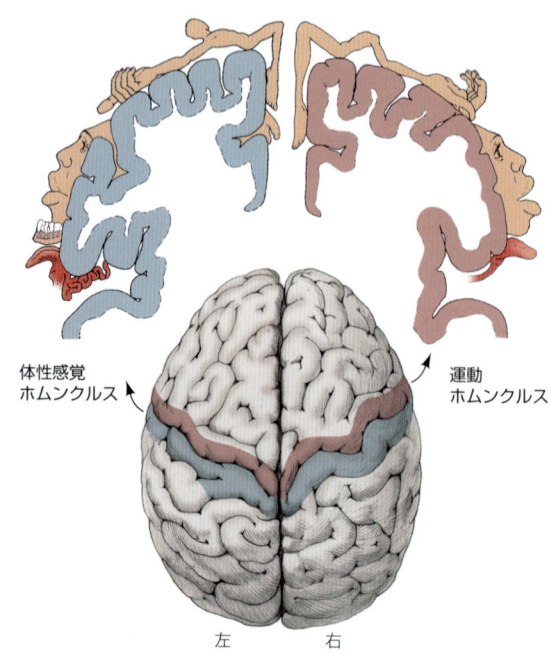

図2.13 大脳皮質の体部位局在性地図。左半球中心後回の体性感覚ホムンクルスと右半球中心前回の運動ホムンクルス

る。上表面で辺縁枝の直前にある脳溝が中心溝である。通常，中心溝は内側面までのびてはいないが，中心溝周囲の領域は**中心傍小葉 paracentral lobule** とよばれる。後頭葉内側面では，**鳥距溝 calcarine fissure** をはさんで下の領域を**舌状部 lingula**（「小さな舌」の意味），上の領域を**楔部 cuneus**（「くさび」の意味）とよぶ。頭頂葉内側部の楔部の直前の部分は**楔前部 precuneus** とよばれる。

大脳下面では（**図2.11C**），眼の眼窩隆起の上面に位置する**前頭葉眼窩回 orbital frontal gyrus** が観察できる。さらに内側には眼窩回と**直回 gyrus rectus**（「まっすぐな脳回」の意味）を分ける**嗅溝 olfactory sulcus**（嗅球が埋まっている）がある。側頭葉下面では，**下側頭溝 inferior temporal sulcus** が下側頭回と**後頭側頭回 occipitotemporal gyrus**（**紡錘状回 fusiform gyrus**）を分ける。もっと内側では**側副溝 collateral sulcus** が紡錘状回と**海馬傍回 parahippocampal gyrus** を隔てている。側副溝は前方では**嗅脳溝 rhinal sulcus** に続く。

最後に，外側面で観察される多くの構造が上面（**図2.11D**）でも観察できる。

復習問題

この時点で大脳半球の脳葉や主要な脳溝，脳回を覚えておこう。**図2.11A～D** のラベルを隠してできるだけ多くの構造の名前を言ってみよう。本書を読み終える頃には，一つ一つの脳溝や脳回の機能がさらによく理解できるようになっているであろう。

▶一次感覚野と運動野

大脳皮質の一次感覚野と運動野を**図2.12** に示す。**一次運動皮質 primary motor cortex** は前頭葉の中心前回にある（**図2.11A**）。**一次体性感覚皮質 primary somatosensory cortex** は頭頂葉の中心後回にあり，身体の反対側の感覚受容に関与する。中心前回と中心後回が中心溝によって隔てられ，（脊髄と同様）運動領域が体性感覚領域の前方にあることに注意してほしい。**一次視覚皮質 primary visual cortex** は後頭葉にあり，**鳥距溝 calcarine fissure**（**図2.11B**，**図2.12**）という深い脳溝に沿ってその両側に存在する。**一次聴覚皮質 primary auditory cortex** は**ヘシュル横回 transverse gyri of Heschl** からなる。ヘシュル横回はシルビウス裂の内側で両側側頭葉の上面にある2つの指状の脳回である（**図2.12**，**図2.24B**）。感覚と運動の高次の情報処理は連合皮質で行われる。連合皮質については本章の後半で考察する。

感覚路と運動路には**部位局在性 topographical organization** がある。すなわち，体表の隣接した感覚受容（運動）領域は隣接した白質神経路の神経線維に対応し，隣接した大脳皮質領域上に投影されるということである。例えば，一次運動皮質と一次体性感覚皮質では手の領域は腕の領域のすぐ隣にある（**図2.13**）。この皮質の**体部位局在性 somatotopic** 地図はしばしば運動および感覚**ホムンクルス homunculus**（「小人」）とよばれる。同様に，隣接した網膜の領域は一次視覚皮質に**網膜局在性 retinotopic** に対応するし，異なる振動数に反応する蝸牛の隣接する領域は**音階局在性（周波数局在性）tonotopic** をもって一次聴覚皮質に投影される。

興味深いことに，一次体性感覚皮質と一次運動皮質はそれぞれ身体の反対側の感覚と運動に関与する。こ

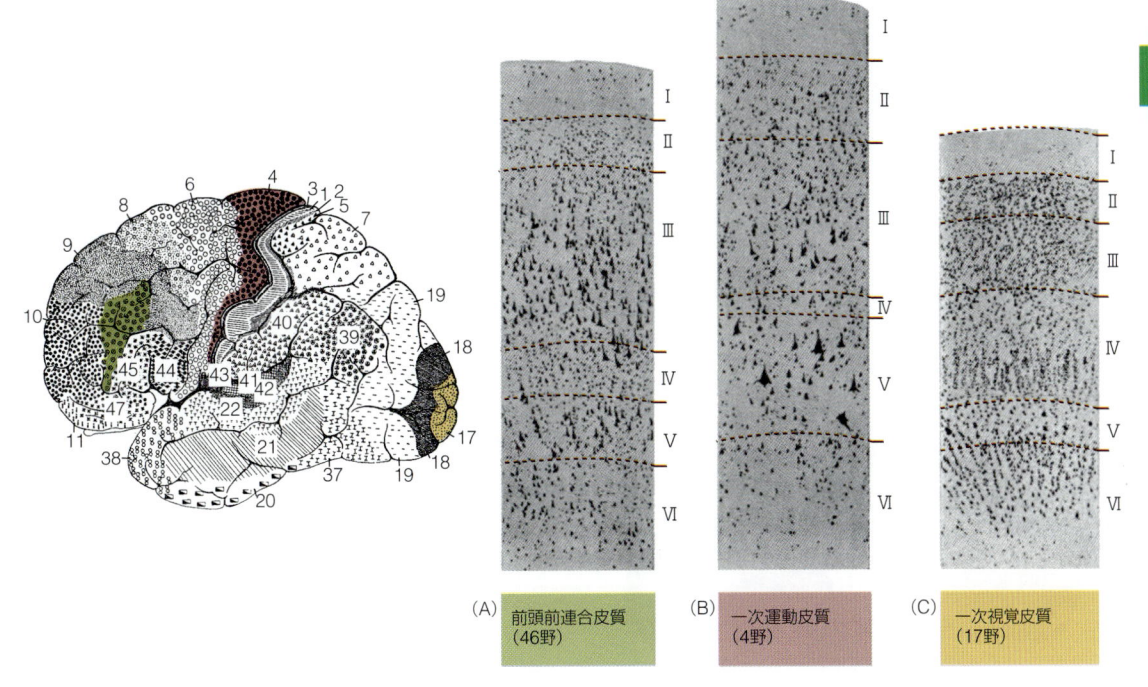

(A) 前頭前連合皮質（46野）　(B) 一次運動皮質（4野）　(C) 一次視覚皮質（17野）

図 2.14　大脳新皮質の層構造。（A〜C：Parent, A., 1996. *Carpenter's Human Neuroanatomy*, 9th Ed. Williams & Wilkins, Baltimore）

の関係に最初に気づいたのはヒポクラテスをはじめとする古代ギリシャの医師たちで，彼らは頭部外傷の患者では受傷の反対側に障害が起きることを観察していた。体性感覚路と運動路が神経系のどのレベルで交叉するかを知っていれば，臨床局在診断が容易になる。この点については本章で後述する。一次視覚皮質は反対側の視野からの視覚情報の入力を受ける。したがって両眼の左視野は右の一次視覚皮質に投影される（図 **11.15**）。一次聴覚皮質に到達する情報については左右の局在がやや不明瞭で，両耳からの入力が多少なりとも混じっている（反対側の耳からの入力のほうがやや優勢であるが，臨床的に検出することは通常困難である）。

▶ 大脳皮質の層構造と領野分類

　大脳皮質の大部分は**新皮質 neocortex** で，表面から深部に向かってⅠ〜Ⅵ層と名づけられる **6 層**の細胞層からなる（図 **2.14**，表 **2.3**）。辺縁系の領域には 5 層以下の皮質領域もある。新皮質の神経回路はかなり複雑だが，ここでは各細胞層の主要線維連絡のごく一部を述べるにとどめる。**第Ⅰ層**には主に下層のニューロンからの樹状突起と軸索が存在する。**第Ⅱ層**と**第Ⅲ層**は主に大脳皮質の他の領域に投射するニューロンを含む。**第Ⅳ層**は視床からの大部分の入力を受ける。**第Ⅴ層**は大部分，脳幹，脊髄，大脳基底核など，視床以外

表 2.3　大脳新皮質の層構造

層	名称	別名	主要線維連絡
Ⅰ	分子層		他層からの樹状突起や軸索
Ⅱ	小錐体層	外顆粒層	皮質-皮質間線維連絡
Ⅲ	中錐体層	外錐体層	皮質-皮質間線維連絡
Ⅳ	顆粒層	内顆粒層	視床からの入力を受容
Ⅴ	大錐体層	内錐体層	（視床を除く）皮質下構造への出力線維
Ⅵ	多形細胞層	多形層	視床への出力線維

の皮質下の構造に投射する。**第Ⅵ層**は主として視床に線維を送る。これらの線維連絡以外にも，各層間・層内には多くの回路があるが，ここではこれ以上触れない。ここでは用いないが，表 **2.3** に示すように，第Ⅰ〜Ⅵ層は別名でよばれることもある。

　細胞層の相対的な厚さは，その皮質領域の主機能の違いによって異なる。例えば，一次運動皮質は脳幹と脊髄に膨大な遠心性投射線維を送り運動を制御する。この皮質領野には視床中継核からの直接の感覚入力は比較的少ない。したがって，一次運動皮質では第Ⅴ層が第Ⅳ層よりも多くの細胞を含んでいて厚い（図 **2.14B**）。一次視覚皮質ではその反対で，細胞数は第Ⅳ層に多く第Ⅴ層には比較的少ない（図 **2.14C**）。連合皮質の細胞構築はこの両者の中間である（図 **2.14A**）。

　大脳皮質の異なる領野に対して，顕微鏡所見や機能

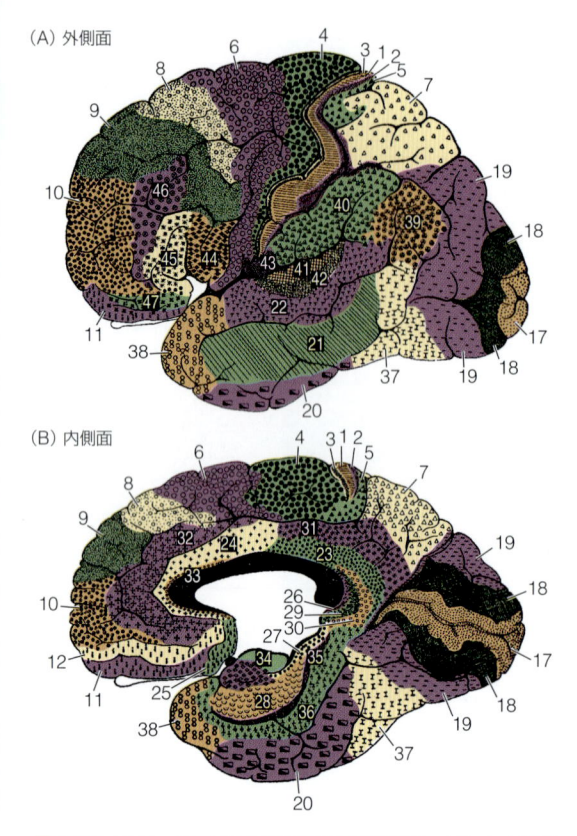

(A) 外側面

(B) 内側面

図 2.15　ブロードマンの大脳皮質細胞構築領野。（A）左大脳半球の外側面。（B）右大脳半球の内側面

に基づく多くの分類法がある。最も有名なものは 1909 年に**ブロードマン Korbinian Brodmann** によって提唱された分類法である。ブロードマンは顕微鏡所見に基づいて，大脳皮質を 52 の**細胞構築領域 cytoarchitectonic area** に区分した。それぞれの領域は，作成したスライドの順番に基づいて番号がつけられた（図 2.15，表 2.4）。この分類法は機能による分類とよく一致していたので，ブロードマン分類という名前で今日でも汎用されている。

運動系

運動の制御には，複数の並列神経回路間の微妙な調節や反回フィードバックループによる調節が関わっている。ここでは最も重要な運動経路を概説するとともに，主要なフィードバック系を構成する小脳と大脳基底核についても触れる。

▶主要運動路

ヒトにおける最も重要な運動路は**皮質脊髄路 corticospinal tract** である。皮質脊髄路は主として一次運動皮質から始まる。一次運動皮質の神経細胞体から出た軸索は大脳白質から脳幹を通って脊髄に至る（図

2.16）。皮質脊髄路は延髄で三角形の形態をとるために，**錐体路 pyramidal tract** とよばれることもある（図 6.11A，図 14.5B）。皮質脊髄路の大部分の線維（約 85％）は交叉して反対側の身体の運動を制御する。この**錐体交叉 pyramidal decussation** として知られている交叉は延髄と脊髄の境界部で起こる。したがって，錐体交叉より上での傷害は病変の**反対側 contralateral** の筋力低下をもたらし，交叉より下の病変は**同側 ipsilateral** の筋力低下を起こすことになる。皮質脊髄路以外の下行性運動路については第 6 章で述べる。

大脳皮質から脊髄や脳幹へ投射する運動ニューロンを**上位運動ニューロン upper motor neuron**（UMN）という。上位運動ニューロンは，脊髄中心灰白質の**前角 anterior horn**（図 2.16B）や脳幹運動神経核 **brainstem motor nucleus** にある**下位運動ニューロン lower motor neuron**（LMN）にシナプス結合する。下位運動ニューロンの軸索は前根や脳神経を通って中枢神経の外に出て，最終的に末梢の筋細胞に到達する。運動ニューロンを傷害する病変は，上位か下位かによって異なる特徴的な臨床症状を呈するが，この点については第 3 章で学ぶ。

▶小脳と大脳基底核

運動系には多くの微妙で複雑な工程が関わる。そこで，運動系の出力を調整するために，**小脳 cerebellum** や**大脳基底核 basal ganglion** を含む複数のフィードバック経路が働いている（図 2.17）。この 2 つの系から下位運動ニューロンへの直接の投射はない。その代わりに，小脳と大脳基底核は皮質脊髄路やその他の下行運動路の出力を修飾することによって運動の制御に関わっている。小脳と大脳基底核の両者は主に運動皮質からの入力を受けとる。第 15 章で述べるように，小脳には脳幹や脊髄からもかなりの入力がある。一方，小脳と大脳基底核は，視床を経由して運動皮質へ投射線維を送り返す。

小脳病変は，**運動失調 ataxia** とよばれる協調運動や平衡の異常をもたらす。大脳基底核の病変は**運動減少症 hypokinesia** や**運動過多症 hyperkinesia** を引き起こす。前者の代表が**パーキンソン症候群 Parkinsonism** で運動は量的に少なく，遅くなり，筋緊張が亢進する。後者の代表は**ハンチントン病 Huntington disease** で舞踏病様の不随意運動を特徴とする。

体性感覚系

身体感覚情報は異なる感覚種を伝える並列神経路によって中枢神経系へ運ばれる。ここでは最も重要な感覚路を学び，（感覚などの）すべての種類のシグナルに対して大脳皮質への重要な中継センターとして働く視床について概説する。

表 2.4　ブロードマン皮質領野			
ブロードマン領野	機能領野	位置	機能
1, 2, 3	一次体性感覚皮質	中心後回	触覚
4	一次運動野	中心前回	随意運動制御
5	三次体性感覚皮質, 後部頭頂連合野	上頭頂小葉	立体感覚受容
6	補足運動野, 補足眼野, 運動前皮質, 前頭眼野	中心前回と吻側近傍皮質	四肢・眼球運動企画
7	後部頭頂連合野	上頭頂小葉	視運動, 知覚
8	前頭眼野	上, 中前頭回, 前頭葉内側部	衝動性眼球運動
9, 10, 11, 12	前頭前連合皮質, 前頭眼野	上, 中前頭回, 前頭葉内側部	思考, 認知, 運動企画
17[a]	一次視覚皮質	鳥距溝の囲む皮質	視覚
18	二次視覚皮質	内側, 外側後頭回	視覚, 奥行き
19	三次視覚皮質, 中側頭視覚野	内側, 外側後頭回	視覚, 色, 動き, 奥行き
20	視覚性下側頭野	下側頭回	形態視
21	視覚性下側頭野	中側頭回	形態視
22	高次聴覚皮質	上側頭回	聴覚, 言語
23, 24, 25, 26, 27	辺縁系連合皮質	帯状回, 梁下野, 脳梁膨大後野, 海馬傍回	情動
28	一次嗅覚野, 辺縁系連合皮質	海馬傍回	嗅覚, 情動
29, 30, 31, 32, 33	辺縁系連合皮質	帯状回と脳梁膨大後野	情動
34, 35, 36	一次嗅覚皮質, 辺縁系連合皮質	海馬傍回	嗅覚, 情動
37	頭頂-側頭-後頭連合皮質, 中側頭視覚野	側頭葉-後頭葉境界部の中, 下側頭回	知覚, 視覚, 読字, 言語
38	一次嗅覚皮質, 辺縁系連合皮質	側頭極	嗅覚, 情動
39	頭頂-側頭-後頭連合皮質	下頭頂小葉（角回）	知覚, 視覚, 読字, 言語
40	頭頂-側頭-後頭連合皮質	下頭頂小葉（縁上回）	知覚, 視覚, 読字, 言語
41	一次聴覚皮質	ヘシュル回と上側頭回	聴覚
42	二次聴覚皮質	ヘシュル回と上側頭回	聴覚
43	味覚皮質	島皮質, 前頭頭頂弁蓋	味覚
44	ブローカ野, 外側運動前皮質	下頭回（前頭弁蓋）	言語, 運動企画
45	前頭前連合皮質	下前頭回（前頭弁蓋）	思考, 認知, 計画的行動
46	前頭前連合皮質（背外側前頭前皮質）	中前頭回	思考, 認知, 計画的行動, 眼球運動制御
47	前頭前連合皮質	下前頭回（前頭弁蓋）	思考, 認知, 計画的行動

(Martin, JH. 1996. Neuroanatomy Text and Atlas. McGraw-Hill, New York. 邦訳：野村 嶬, 金子武嗣監訳『マーティン神経解剖学　テキストとアトラス』, 西村書店, 2007)
[a]13〜16 野と 48〜52 野はヒトの大脳皮質表面からは見えないか, ヒト以外の哺乳類にしか存在しないので, 図 2.15 には示されていない。

▶主要体性感覚路

　体性感覚 somatic sensation とは, 意識にのぼる触覚, 痛覚, 温度覚, 振動覚, **固有感覚 proprioception**（四肢・関節の位置覚）の受容を意味する。脊髄には体性感覚を伝える 2 つの主要神経路がある。

　1. **後索路 posterior column pathway**（図 2.18）は固有感覚, 振動覚, 精細識別性触覚を伝える。

　2. **前側索路 anterolateral pathway**（図 2.19）は痛覚, 温度覚, 粗大触覚を伝える。

　触覚の一部は両方の神経路を通るので, どちらか一方の病変では触覚自体が失われることはない。重要なことは, **一次感覚ニューロン primary sensory neuron** の細胞体が中枢神経系の外の**後根神経節 dorsal root ganglion** にあることで, このニューロンは 2 つに分岐する軸索, すなわち末梢にのびる長い突起と脊髄への突起を有している（図 2.18, 図 2.19）。先の項で皮質脊髄路が錐体交叉で交叉することを知っていれば病変局在の決定に役立つことを述べたが, この 2 つの主要感覚路が中枢神経系のどこで交叉するかを知っておくことも同様に重要である。そこで, この 2 つの主要感覚路をここで簡単にみておこう。

●**後索路**：固有感覚, 振動覚, 精細触覚を伝える一次感覚ニューロンの軸索は後根からまず脊髄に入り, その後同側の後索を延髄の後索核まで上行する（図 2.18）。ここで二次感覚ニューロンとシナプス結合し, 二次感覚ニューロンから出る軸索が延髄の反対側へ交叉する。この軸索は反対側を上行し続け, 視床でシナプスし, この視床のニューロンが中心後回の一次体性感覚皮質に投射する。

●**前側索路**：痛覚, 温度覚, 粗大触覚を伝える一次感覚ニューロンも後根からまず脊髄に入る（図 2.19）。しかし, これらのニューロンの軸索は脊髄に入ってすぐに灰白質で最初のシナプスを形成する。二次感覚ニューロンの軸索は脊髄の反対側へ交叉し, 脊髄視床路を形成して白質の前側索を上行する。視床でシナプス結合した後は, 後索路と同様, 一次体性感覚皮質に向かう。

▶視床

　視床は重要な中継センターである。大脳皮質に線維連絡するほとんどすべての伝導路が視床でシナプスし

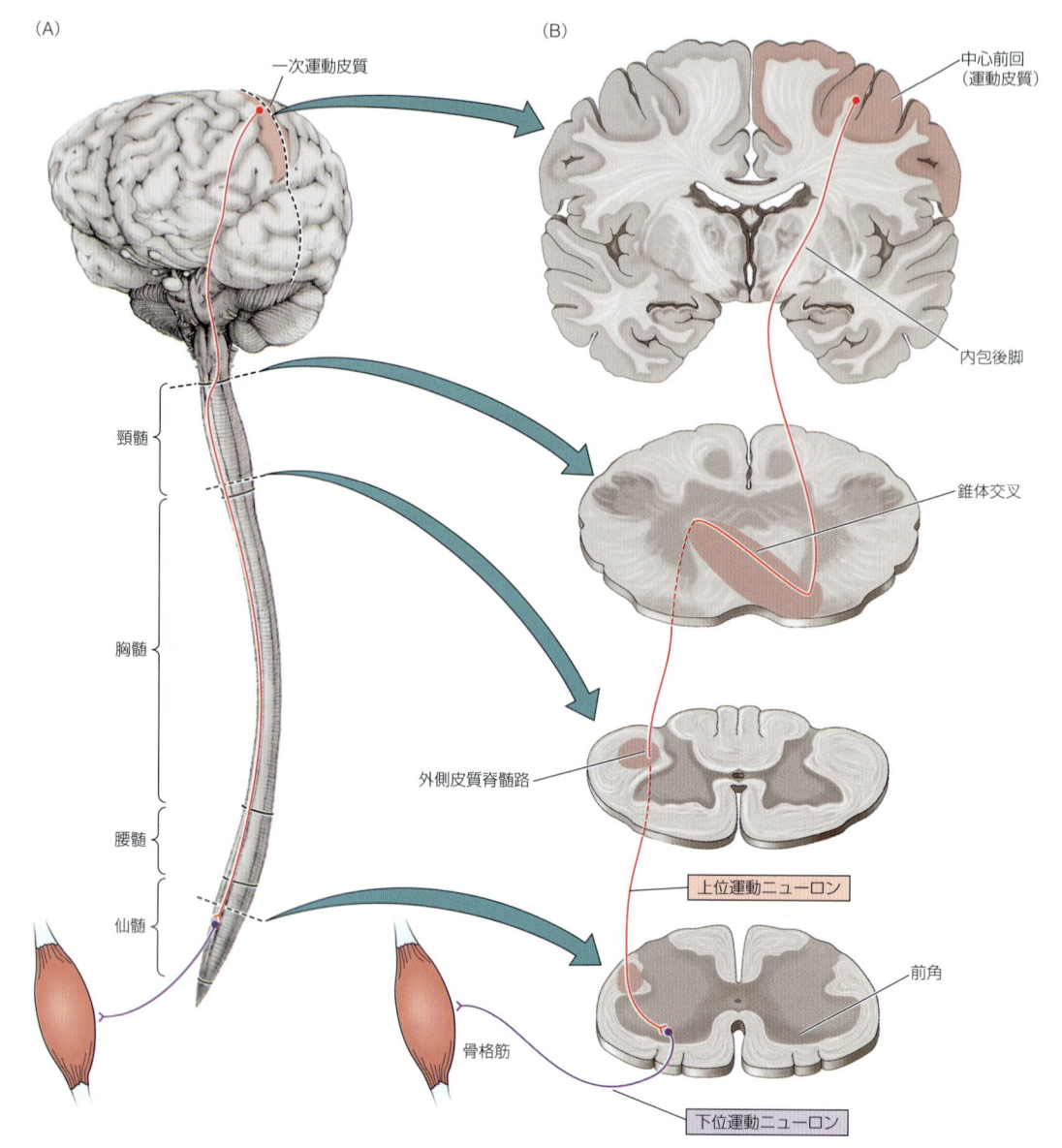

(A)

一次運動皮質

頸髄

胸髄

腰髄

仙髄

外側皮質脊髄路

骨格筋

(B)

中心前回
(運動皮質)

内包後脚

錐体交叉

上位運動ニューロン

前角

下位運動ニューロン

図 2.16　皮質脊髄路の概要。（A）運動皮質から反対側脊髄の下位運動ニューロンに至る上位運動ニューロンの経路。（B）大脳皮質，錐体交叉，脊髄の断面における皮質脊髄路

てから大脳皮質に投射する。視床は，脳幹の直上で大脳基底核のすぐ後部の白質深部にある灰白質構造である（図 2.17，図 2.20）。卵円形に近く，後端が外側に向いているので，左右の視床が合わさると水平断面では逆 V 字の形をしている（図 2.20B，図 16.2）。視床は多くの亜核からなる。視覚，聴覚，味覚，体性感覚などそれぞれの感覚種は，異なる亜核におけるシナプスを経由して大脳皮質に伝えられる（嗅覚だけが例外で，視床を経由しない）。感覚以外の経路も視床で中継される。例えば，大脳基底核，小脳，辺縁系，脳幹網様体からの情報も視床の核で処理されてから皮質へ伝

えられる（図 2.20A）。視床回路の重要な特徴は皮質−視床間の相反性線維連絡である。ほとんどすべての皮質領域は，第 VI 層（表 2.3）から，入力を受けている視床の亜核へ線維を送り返している。

前述したように，視床と視床下部，視床上部は間脳を形成する（図 2.2）。視床下部は自律神経，神経内分泌，辺縁系などの回路の調節に重要な領域である。視床上部には，松果体（図 2.11B），手綱，視蓋前域の核など，いくつかの小さな核がある。

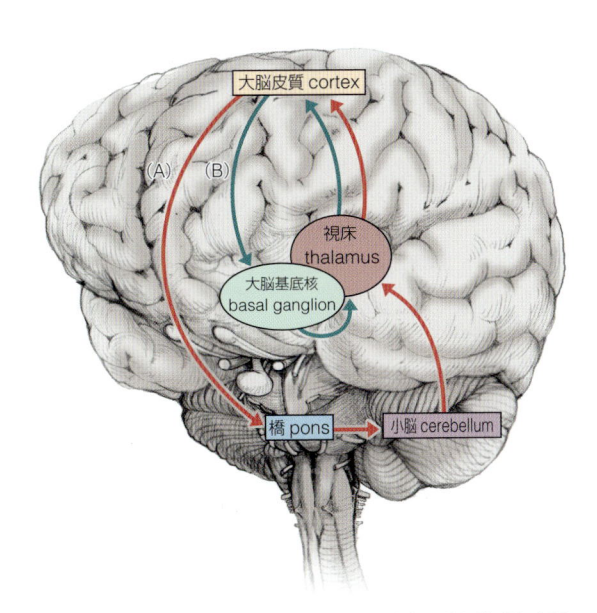

図2.17　大脳基底核と小脳の回路の概要。(A)運動皮質-橋-小脳-視床-皮質間のフィードバックループ（→）。(B) 運動皮質-大脳基底核-視床-皮質間のフィードバックループ（→）

伸展反射

単シナプス性伸展反射 monosynaptic stretch reflexはよく知られた反射弓で，急速な局所フィードバックによって運動を制御する。反射弓は**筋紡錘 muscle spindle**という特殊な受容器から始まる。筋紡錘は筋線維伸展の程度とスピードを感知する（図2.21）。この筋伸展の情報は感覚ニューロンの遠位側突起から後根を経由して脊髄灰白質に伝えられる。脊髄灰白質で感覚ニューロンは複数のシナプスを形成するが，前角の下位運動ニューロン（LMN）に直接シナプスする線維もある。下位運動ニューロンは前根を経由して筋肉に投射線維を送り返すので，結果的に筋肉が収縮する。この経路（図2.21）のどこかに傷害が起これば，反射は減弱するか消失する。

単シナプス性経路に加えて，求心性感覚ニューロンは脊髄灰白質の興奮性・抑制性**介在ニューロン interneuron**にシナプスし，この介在ニューロンが下位運動ニューロンにシナプスする。こうして脊髄の局所回路は，意識的な高次中枢からの入力によらずに，感覚情報によって下位運動ニューロンの活動性を調節できる。一方，伸展反射の程度を修飾する下行性神経路もある。後でくわしく述べるが，このような高次中枢やその下行路が傷害されれば伸展反射は**亢進 hyperactive**したり**減弱 hypoactive**したりする。したがって，神経学的診察で伸展反射を調べれば，末梢神経系の感覚ニューロンや運動ニューロン，さらに中枢神経系の下行路など，複数の神経路に関する情報を得ることが

できる。伸展反射は通常反射槌（ハンマー）で腱を叩いて調べるので（第3章），一般的には**深部腱反射 deep tendon reflex**という名称でも知られている。

脳幹と脳神経

脳幹の全体像を図2.22に示す。先に述べたように，脳幹は中脳，橋，延髄からなる。吻側は間脳，背側は小脳，尾側は脊髄につながる（図2.22C）。ほとんどの**脳神経 cranial nerve**が脳幹に端を発する。脳神経は，感覚・運動の両機能に関係するなど，脊髄神経に似ている。しかし，脳神経は頭部器官に関連する特別な機能にも関与する（表2.5）。次章で述べるように，脳神経を検査すれば，神経系の機能状態について非常に重要な情報を得ることができる。

脳神経核とその神経路に加えて，脳幹にはその他の多くの重要な神経核や白質神経伝導路がぎっしりとつまっている。大脳半球と脊髄を往き来するあらゆる情報が脳幹を通る。したがって，脳幹の病変は感覚・運動機能にきわめて重大な影響をもたらしかねない。さらに，脳幹には運動系で重要な役割を果たす神経核がある。化学物質に反応して嘔気・嘔吐を引き起こす神経核，ノルアドレナリン，セロトニン，ドーパミン，アセチルコリンなどの神経伝達物質を含み中枢神経系に広汎に投射する調節核（表2.2），疼痛調節に関わる神経核領域，心拍数・血圧・呼吸などを調節する神経核などである。

このような神経核が多く存在する脳幹の重要な領域が，**網様体 reticular formation**である。網様体という名称は組織標本で観察される網の目状の神経線維に由来するが，この構造は延髄から中脳まで全脳幹の中央部に広がっている。延髄と橋下部など尾側に位置する網様体は主として運動・自律神経機能に関わる傾向が強く，橋上部や中脳などの吻側網様体は**意識レベル**の調整に重要である。この吻側網様体の作用は視床や大脳皮質の活動を調節して高次領域に影響を及ぼすことによる（図2.23）。したがって，橋・中脳網様体を侵す病変によって嗜眠や昏睡が起こる。

大脳皮質や視床などの前方の神経回路も覚醒状態の維持に重要である。したがって，両側性視床病変や両側性（十分大きければ片側性でも）大脳半球病変でも意識障害が起こる。脳幹より上の占拠性病変でも，占拠性病変効果によって脳幹が圧迫され，網様体や視床に歪曲や圧縮が起こり，間接的に意識障害が起こることも少なくない。

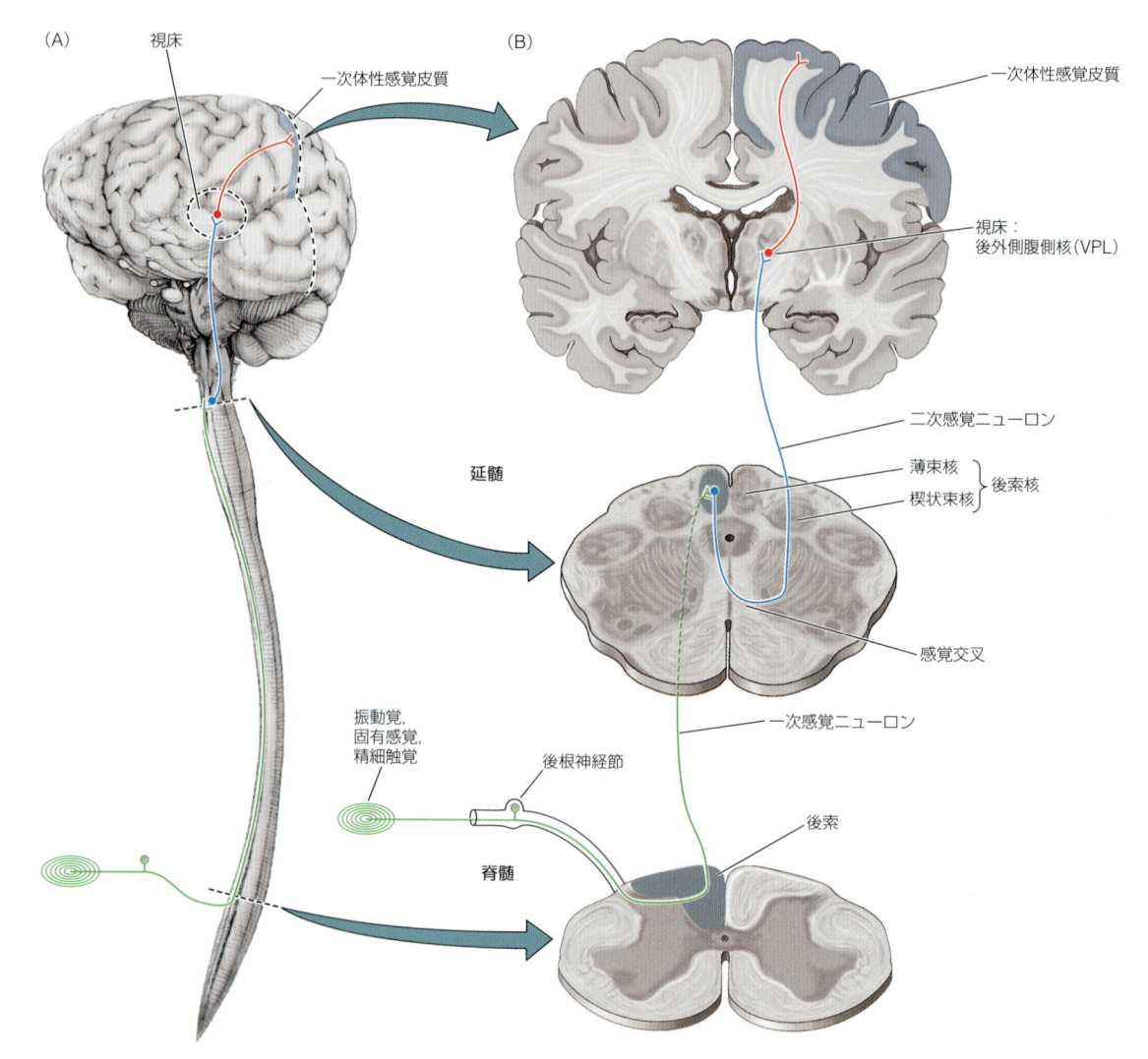

（A）視床
一次体性感覚皮質

（B）
一次体性感覚皮質

視床：
後外側腹側核（VPL）

延髄

二次感覚ニューロン

薄束核
楔状束核 } 後索核

感覚交叉

一次感覚ニューロン

振動覚，
固有感覚，
精細触覚

後根神経節

後索

脊髄

図2.18　後索感覚路：振動覚と関節位置覚。（A）末梢から体性感覚皮質までの経路。（B）脊髄，延髄，視床，大脳皮質の各断面における後索感覚路

復習問題

大脳半球の場合（図2.11）と同じように，この時点で脳幹や脳神経を覚えておこう。図2.22A～Cの名称を隠してできるだけ多くの構造の名前をいってみよう。また表2.5の右側の列を隠して，脳神経の名前とそれぞれの機能を説明してみよう。大脳半球の場合と同じように，脳幹や脳神経は本書を通じて何回も出てくる。

辺縁系

脳には**辺縁系 limbic system** と総称される一連の構造がある。辺縁系という名称は，大脳皮質の内側縁（ラテン語で *limbus*）近くに位置していることによる（図2.24）。辺縁系は，単純な動物では主に嗅覚処理のための構造であったものが，進化の過程で情動・記憶・

食欲の調整や自律神経機能・神経内分泌機能の調節などに関与するようになったものである。辺縁系には側頭葉内側部および前部（図2.24A），島前部（図2.24B），前頭葉下内側部，および帯状回の皮質領域が含まれる。さらに，側頭葉内側部にある**海馬体 hippocampal formation** や**扁桃体 amygdala**（図2.24A），内側視床，視床下部，大脳基底核，中隔領域，脳幹の諸核などの深部構造も辺縁系に含まれる。これらの脳領域は様々な神経路によって相互連絡している。例えば，**脳弓 fornix** は左右1対の弓形の白質神経路で，海馬体と視床下部，中隔核を連絡している（図2.24A）。

辺縁系に病変があれば，即時想起を長期記憶に固定できなくなる可能性がある。したがってこのような病変をもつ患者では，遠隔記憶は保たれているが新しい記憶を形成できないということが起こりうる。また，

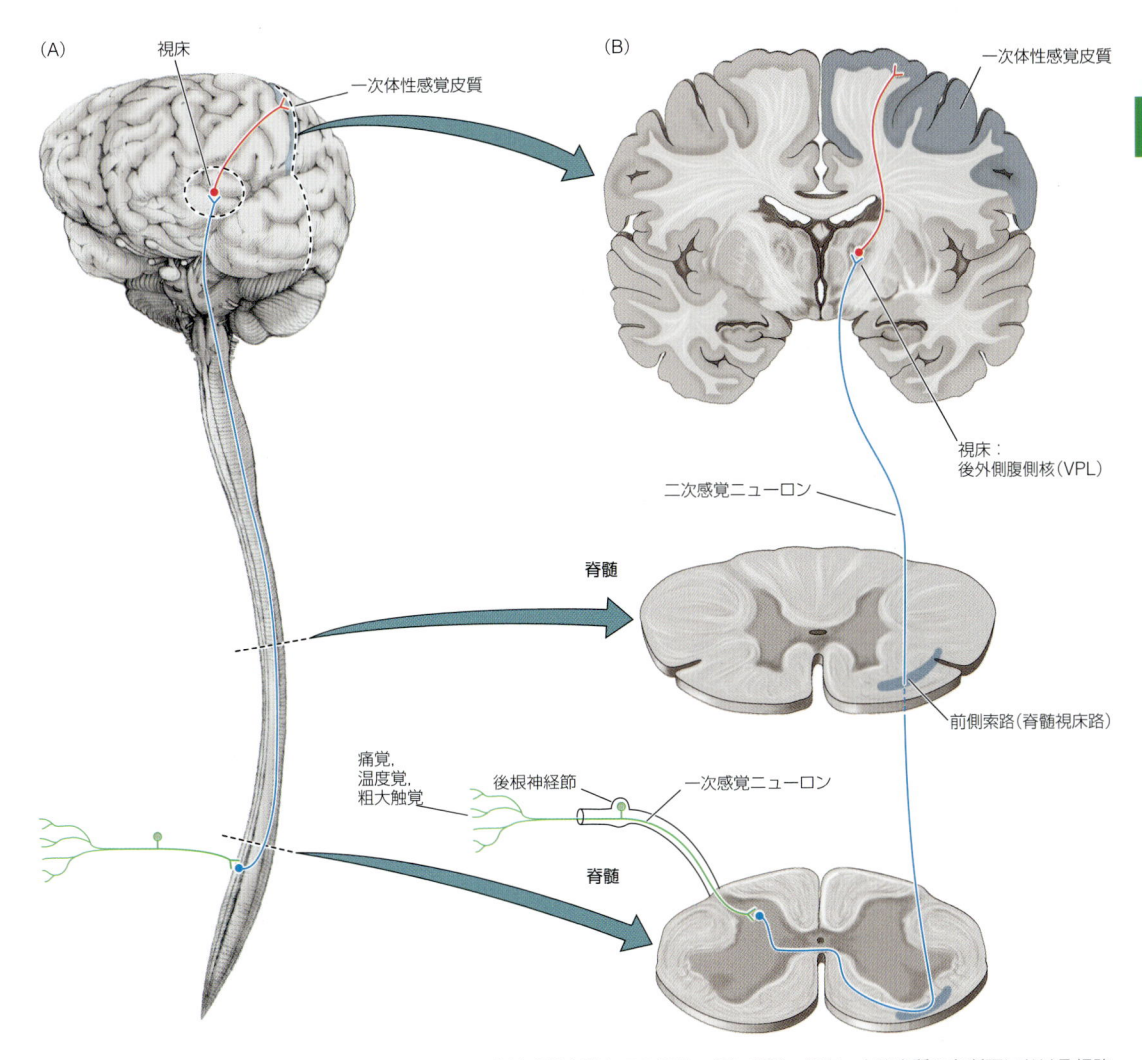

図 2.19　脊髄視床感覚路：痛覚と温度覚。（A）末梢から体性感覚皮質までの経路。（B）脊髄，視床，大脳皮質の各断面における経路

辺縁系の障害は行動異常を起こすとともに，多くの精神疾患の基盤となっている可能性がある。最後に，てんかん発作は側頭葉内側部の辺縁系の異常から起こることが最も一般的である。この領域の異常によって起こる痙攣発作では，恐怖などの感情，既視感（デジャ・ヴュ）déjà vu などの記憶異常，幻嗅などが前駆症状となることがある。

連合皮質

先に述べた一次運動野や感覚野に加えて，大脳皮質には高次の情報処理を遂行する広い**連合皮質 association cortex** がある（**図 2.25**）。**単一モダリティ unimodal** の連合皮質では，ほぼ 1 種類の感覚種または運動機能の高次情報処理が行われる。単一モダリティ連合皮質は通常一次運動野または感覚野のすぐ近傍に位置する。例えば，単一モダリティ視覚連合皮質は一次視覚皮質のすぐ傍にあるし，単一モダリティ運動連合

皮質（運動前皮質と補足運動野）は一次運動皮質のすぐ近くにある（**図 2.25**）。**異種モダリティ連合皮質 heteromodal association cortex** は，複数の感覚種や運動機能の統合に関わっている。臨床的に重要ないくつかの連合皮質の検査法については，第 3 章の精神学的検査法の項に記載した。ここではこれらの連合皮質の機能を簡単にみておく。

耳から入ってくる言語はまず上側頭回の一次聴覚皮質で受容され，眼から入ってくる場合は後頭葉の一次視覚皮質で受容される。言語情報はそれぞれの領域から，皮質–皮質連合線維によって**優位半球**（通常左側）の**ウェルニッケ野 Wernicke area** に伝えられる（**図 2.25**）。ウェルニッケ野の病変では言語理解の障害が起こる。この状態を**受容性 receptive** または**感覚性失語 sensory aphasia**，あるいは**ウェルニッケ失語 Wernicke aphasia** とよぶ。**ブローカ野 Broca area** はやはり左半球の前頭葉にあり，口唇・舌・顔面・喉頭の運

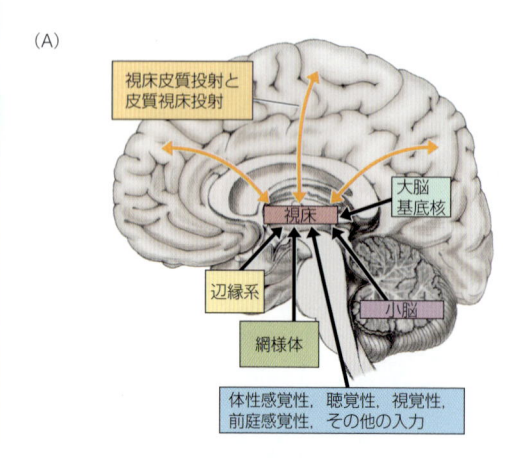

(A)

視床皮質投射と
皮質視床投射

大脳
基底核

視床

辺縁系

小脳

網様体

体性感覚性，聴覚性，視覚性，
前庭感覚性，その他の入力

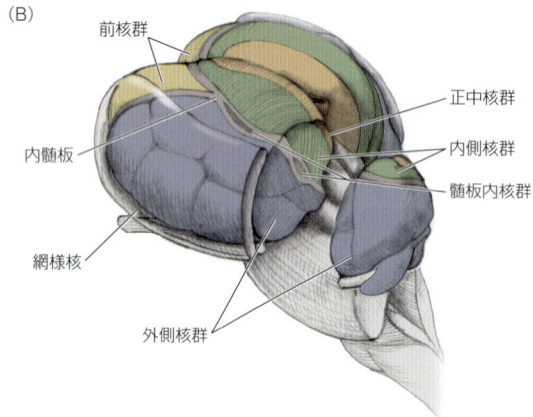

(B)

前核群

正中核群

内髄板

内側核群

髄板内核群

網様核

外側核群

図 2.20　視床。(A) 視床への入力と視床-皮質間の相反性線維連絡。(B) 脳幹の上にのる視床の模式図。主要な亜核を示す（網様核の後方部分を除去している）

動に関与する一次運動皮質のすぐ近傍にある。ブローカ野の病変では言語表出の障害が起こり，言語理解には比較的障害が少ない。この状態を**表出性失語 expressive aphasia** または**運動性失語 motor aphasia**，あるいは**ブローカ失語 Broca aphasia** とよぶ。

頭頂葉は頭頂間溝によって上・下頭頂小葉に分けられる（図 **2.11**A, D）。左半球の下頭頂小葉の病変は，計算障害，左右障害，**手指失認 finger agnosia**（手指が認識できない），読字障害などからなる興味深い症候群を起こすことがある。この症候群を**ゲルストマン症候群 Gerstmann syndrome** という。

歯磨きや投球動作などの複雑な運動の遂行には，一次運動皮質が活動する前に，高次の運動計画が必要となる。運動計画には，明らかに多くの異なる大脳皮質が関わっている。したがって，広汎な大脳皮質病変や，時には前頭葉や左頭頂葉の限局病変で，**失行 apraxia** とよばれる運動の概念化・計画・実行の異常が起こることがある。

頭頂葉は空間認識にも重要である。したがって頭頂葉病変，とくに**非優位半球**（通常右）の病変ではしばしば認知空間の歪みや反対側の無視が起こる。例えば，右頭頂葉病変で左**半側無視 hemineglect** が起こったりする。このような患者は左視野にある物体を無視するが，注意がそちら側に強くひきつけられるような場合にはその物体がみえる。時計盤の絵を書かせると左側の数字を書き込まない。自分自身の身体の左側に注意がまったく向かないことがあり，例えば左手が誰か他人の手のように感じたりする。同時に左側の麻痺やその他の障害に気づかない。障害に気づかない状態

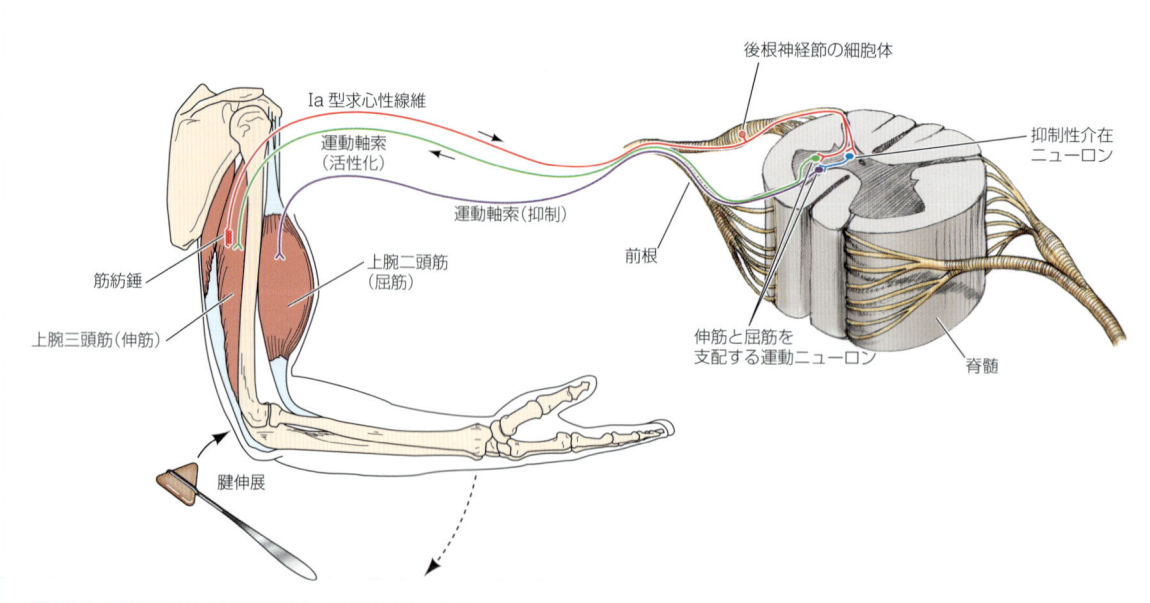

Ia 型求心性線維

後根神経節の細胞体

運動軸索
（活性化）

抑制性介在
ニューロン

運動軸索（抑制）

前根

筋紡錘

上腕二頭筋
（屈筋）

上腕三頭筋（伸筋）

伸筋と屈筋を
支配する運動ニューロン

脊髄

腱伸展

図 2.21　深部腱反射（筋伸展反射）の神経回路。上腕三頭筋腱を叩くことによって上腕三頭筋が伸展され，作用筋（上腕三頭筋）の収縮と拮抗筋（上腕二頭筋）の弛緩が起こる

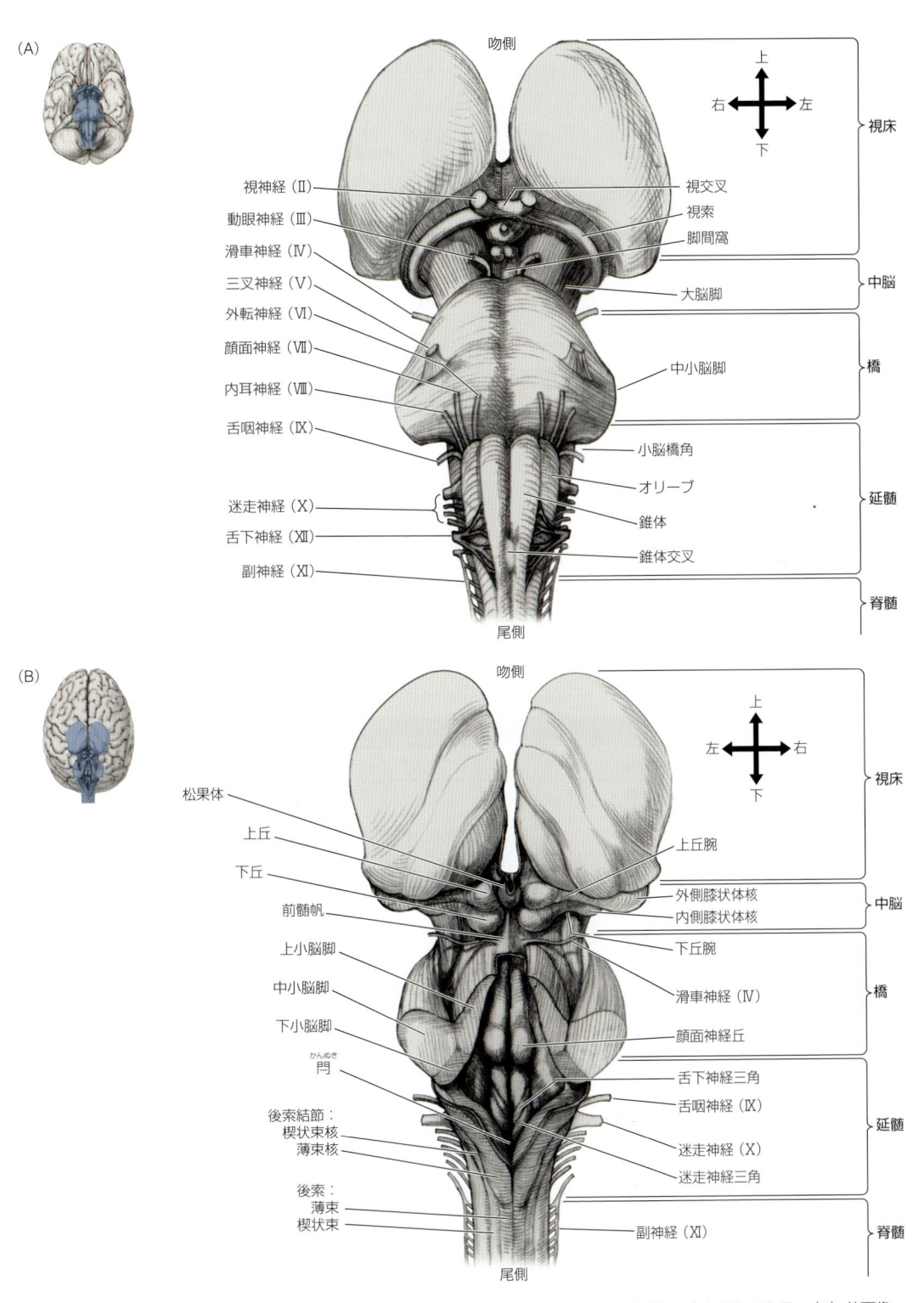

図 2.22　**脳幹と脳神経**。大脳半球と小脳を除去しているが，視床は脳幹（中脳，橋，延髄）の上に残してある。（A）前面像。（B）背面像。（C）側面像

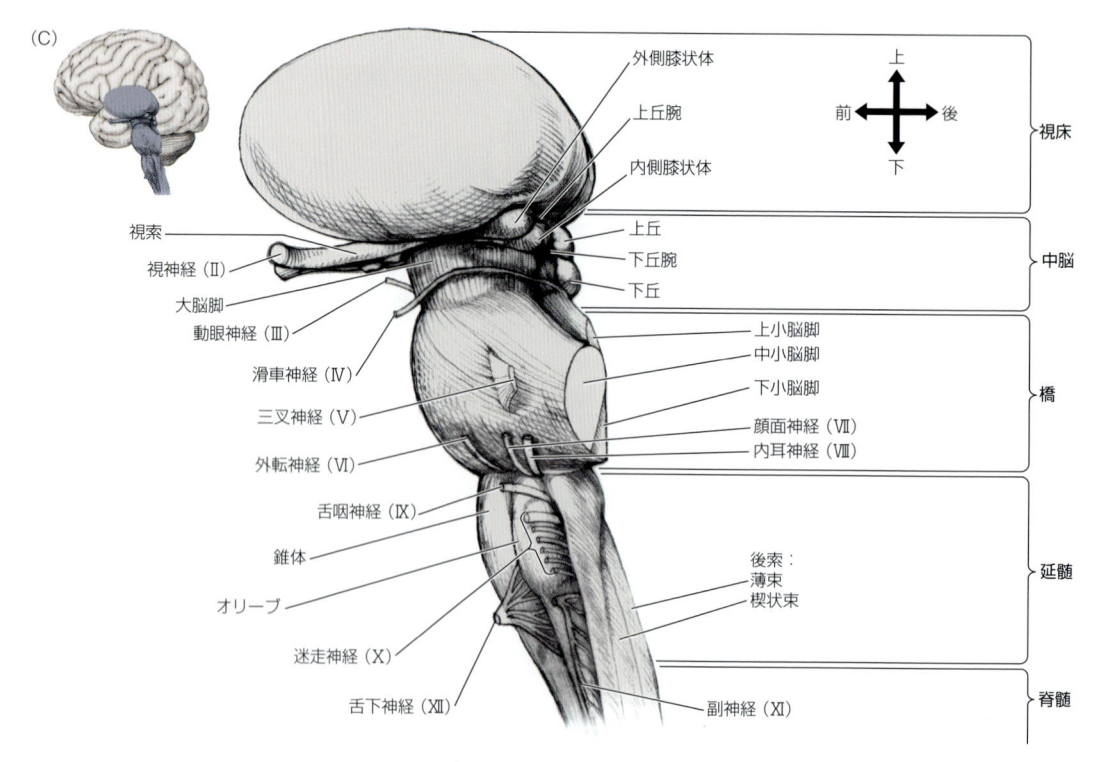

(C)

上 / 前 後 / 下

外側膝状体、上丘腕、内側膝状体	視床
上丘、下丘腕、下丘	中脳
上小脳脚、中小脳脚、下小脳脚、顔面神経（Ⅶ）、内耳神経（Ⅷ）	橋
後索：薄束・楔状束	延髄
	脊髄

視索 / 視神経（Ⅱ）/ 大脳脚 / 動眼神経（Ⅲ）/ 滑車神経（Ⅳ）/ 三叉神経（Ⅴ）/ 外転神経（Ⅵ）/ 舌咽神経（Ⅸ）/ 錐体 / オリーブ / 迷走神経（Ⅹ）/ 舌下神経（Ⅻ）/ 副神経（Ⅺ）

図 2.22　続き

表 2.5　脳神経の概要

神経	名称	機能
Ⅰ	嗅神経	嗅覚
Ⅱ	視神経	視覚
Ⅲ	動眼神経	脳神経ⅣとⅥの支配筋を除く外眼筋，瞳孔収縮筋や毛様体筋（水晶体の近見調節）への副交感神経線維
Ⅳ	滑車神経	上斜筋（眼球下制と内旋に働く）
Ⅴ	三叉神経	顔面，口，副鼻腔，髄膜の触覚，痛覚，温度覚，振動覚，関節位置覚，咬筋，鼓膜張筋
Ⅵ	外転神経	外直筋（眼球外転に働く）
Ⅶ	顔面神経	顔面表情筋，アブミ骨筋，顎二腹筋の一部，舌の前 2/3 からの味覚，耳介近傍からの感覚，涙液分泌や顎下腺，舌下腺に関わる副交感神経線維
Ⅷ	前庭蝸牛神経	聴覚，前庭感覚
Ⅸ	舌咽神経	茎咽頭筋，舌の後 1/3 からの味覚，咽頭後部や耳介近傍からの感覚，頸動脈小体の化学受容器と容積受容器，耳下腺への副交感神経線維
Ⅹ	迷走神経	咽頭筋（嚥下），喉頭筋（発声装置），心臓，肺，脾曲までの消化管への副交感神経線維，喉頭蓋や咽頭からの味覚，咽頭や後部髄膜や耳介近傍からの感覚，大動脈弓の化学受容器と容積受容器
Ⅺ	副神経	胸鎖乳突筋，僧帽筋上部
Ⅻ	舌下神経	内舌筋

を**病態失認 anosognosia**（ギリシャ語で，"*a*" は「ない」，"*nosos*" は「病気」，"*gnosis*" は「知識」の意味）という。

また**消去 extinction** とよばれる現象を呈する患者もいる。このような患者では，触覚刺激や視覚刺激が一側だけに与えられた場合にはよくわかるが，刺激が**左右同時に**与えられた場合，病変の反対側の刺激が無視される。この空間定位や認識の重篤な障害は優位半球（通常左）の頭頂葉病変では比較的まれである。優位半

球が視空間機能よりもむしろ言語機能に特殊化しているためであろう。

前頭葉は最大の脳葉で広い連合皮質をもつ（**図 2.25**）。前頭葉病変では様々な人格障害や認知機能障害を起こす。**前頭葉解放現象 frontal release sign** とは，**把握反射 grasp**，**探索反射 root**，**吸引反射 suck**，**口尖らし反射 snout reflex** などのように，小児には正常に認められるが，前頭葉病変をもつ大人にもみられるようになる原始反射をさす。さらに，前頭葉病変を

もつ患者では，反復して一連の行為を行うように指示されたり，一つの動作から別の動作に移るように指示されたりすると，大変な困難を感じることがある。このような課題を実行しようとすると，往々にして**保続 perseveration** の傾向があらわれる。保続とは一つの行為を何度も反復し，他の行為に移れないことをいう。前頭葉病変による人格障害には，判断障害，病気に対する快活な無関心，場にそぐわない冗談や，その他の**脱抑制**的な行動異常がある。前頭葉病変によって視線を自発的に動かさず反応に時間がかかる**無為 abulia**（「熱狂」の反対語）の状態になることもある。前頭葉病変では特徴的な不安定歩行，すなわち足を床に対してひきずるようなぎこちない**磁石歩行 magnetic gait** や**尿失禁 urinary incontinence** がみとめられることもある。

　頭頂-後頭葉や側頭葉下部の視覚連合皮質の病変では，**相貌失認 prosopagnosia**（顔の認知ができない），**色彩失認 achromatopsia**（色の認知ができない），**視**

覚保続 palinopsia（前にみえた対象が消えずに，または反復してみえる）など，多くの興味深い現象が観察される。視覚連合皮質から発する痙攣発作では精密な幻視を体験することがある。

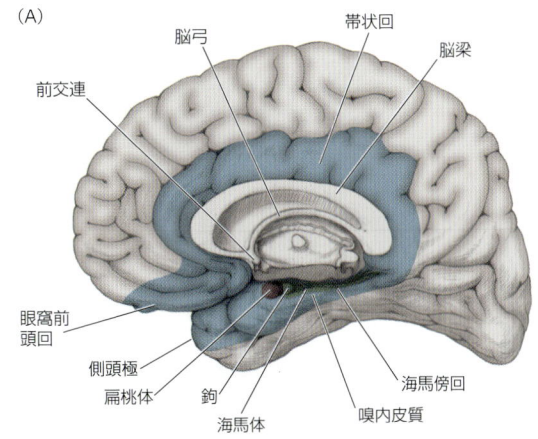

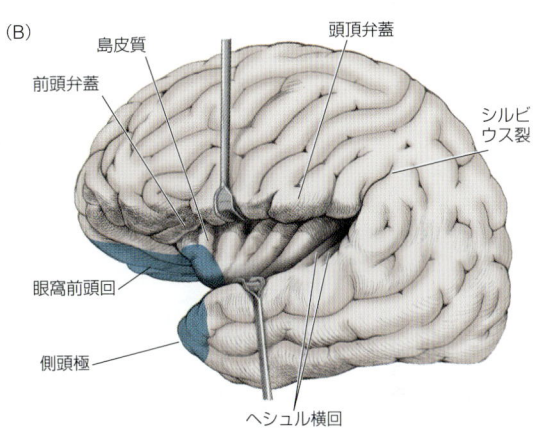

図 2.24　**辺縁系の構造。**間脳と脳幹にある辺縁系構造は，この図には示されていない。(A) 脳幹を除去した内側面。(B) 外側面。開口器でシルビウス裂を開いている

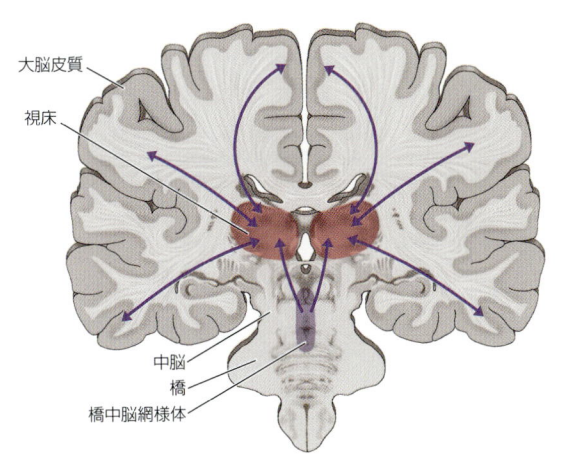

図 2.23　意識の維持に重要な脳幹，視床，大脳皮質の神経回路の概略図

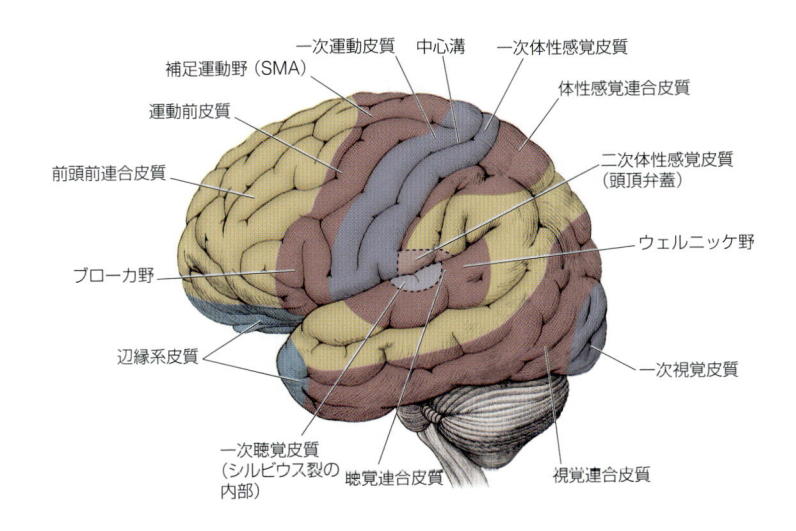

凡例
- 一次運動・感覚皮質
- 単一モダリティ連合皮質
- 異種モダリティ連合皮質
- 辺縁系皮質

図 2.25　**連合皮質。**左大脳半球の外側面。一次感覚皮質と運動皮質，単一モダリティ連合皮質，異種モダリティ連合皮質の主要領域が観察できる

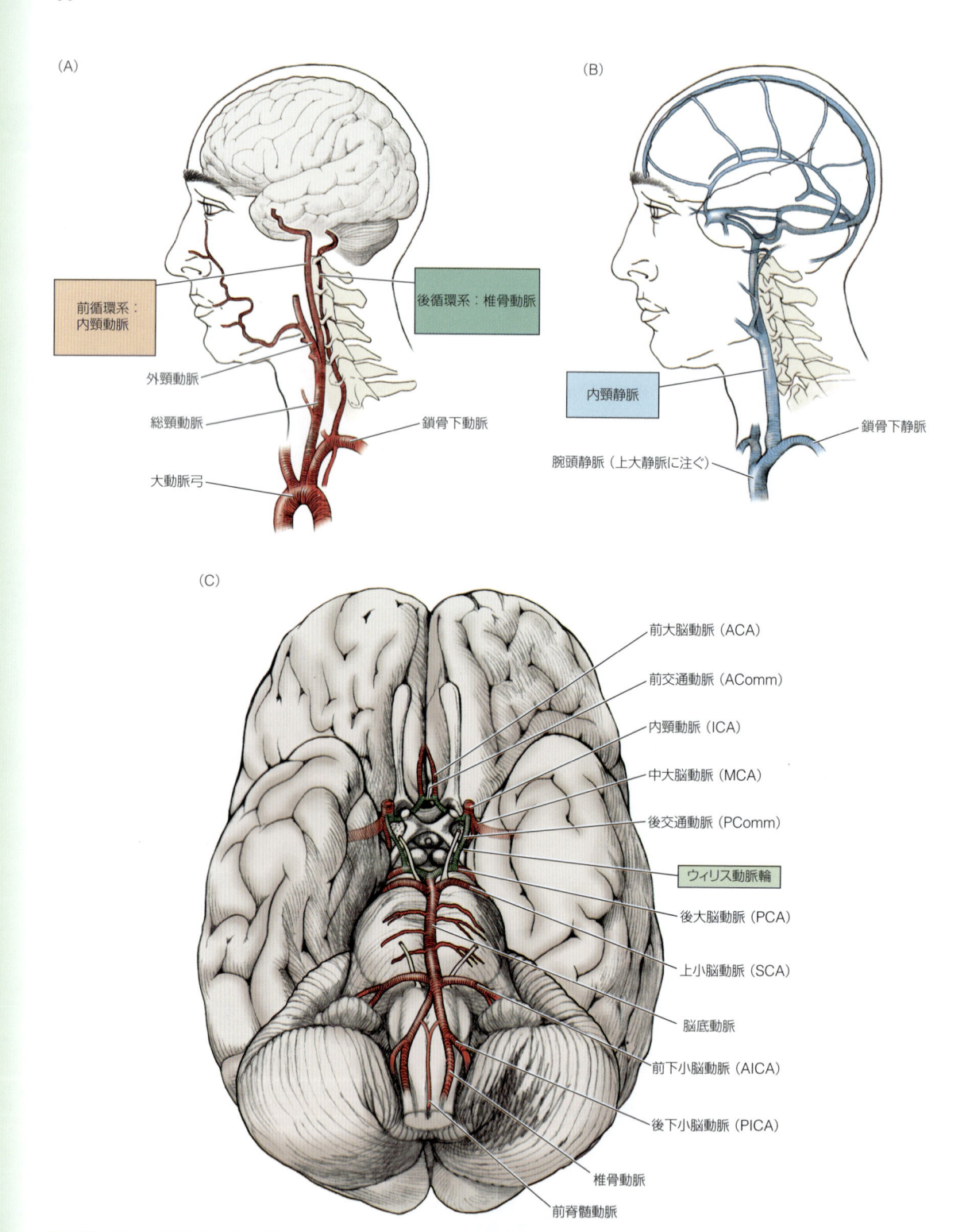

30

(A)

前循環系：
内頸動脈

後循環系：椎骨動脈

外頸動脈

総頸動脈

鎖骨下動脈

大動脈弓

(B)

内頸静脈

腕頭静脈（上大静脈に注ぐ）

鎖骨下静脈

(C)

前大脳動脈（ACA）

前交通動脈（AComm）

内頸動脈（ICA）

中大脳動脈（MCA）

後交通動脈（PComm）

ウィリス動脈輪

後大脳動脈（PCA）

上小脳動脈（SCA）

脳底動脈

前下小脳動脈（AICA）

後下小脳動脈（PICA）

椎骨動脈

前脊髄動脈

図 2.26　脳への血液供給。（A）動脈血は内頸動脈（前循環系）と椎骨動脈（後循環系）によって供給される。（B）静脈血は内頸静脈から排出される。（C）ウィリス動脈輪を示す脳下面像。前循環系（内頸動脈）と後循環系（椎骨動脈）を交通する動脈吻合輪から主要動脈が出ることを示す

脳と脊髄への血液供給

脳への全血液供給を行う 2 対の動脈と 1 対の灌流静脈がある（図 2.26A，B）。**内頸動脈 internal carotid artery** が前方脳領域の血液供給を担当し，**椎骨動脈 vertebral artery** と左右の椎骨動脈が合流してできる 1 本の**脳底動脈 basilar artery** が後方脳領域に血液を供給する（図 2.26A）。内頸動脈系からなる前循環と椎骨脳底動脈系からなる後循環は，**ウィリス動脈輪 circle of Willis** とよばれる脳底部の吻合動脈輪で互いに合流する（図 2.26C）。大脳半球を養う主要な動脈はウィリス動脈輪から出る。しかし，通常では，**前大脳動脈 anterior cerebral artery** と**中大脳動脈 middle cerebral artery** は内頸動脈からの血液を受けていて（前循環），**後大脳動脈 posterior cerebral artery** は椎骨脳底動脈系から主に血液供給される（後循環）。脳幹と小脳に血液供給する主要動脈も主に椎骨・脳底動脈の枝である。それらは，**上 superior，前下 anterior inferior，後下小脳動脈 posterior inferior cerebellar artery** などである。脳の静脈血はほぼ**内頸静脈 internal jugular vein** から排出される（図 2.26B）。

脊髄への血液供給は**前脊髄動脈 anterior spinal artery** と 1 対の**後脊髄動脈 posterior spinal artery** が担当する。前者は脊髄腹側の正中を走行し，後者は脊髄背側の左右両側を走行する（図 6.5）。前・後脊髄動脈は頸部では主に椎骨動脈からの枝によって血液供給される（図 2.26C）。胸腰部では大動脈の枝の根動脈が血液を供給する。

おわりに

本章では神経系の構造と構成を述べた。さらに，脳，脊髄，末梢神経系の主要領域について，その機能を一般化して述べると同時に，脳への血液供給について学んだ。この概説の基礎知識が核となって，後の章で症例を学んでいくうちに，さらに深くくわしい理解が得られることと思う。また，次章では神経学的診察法について述べ，神経解剖学との関連について説明しているが，本章を学んだいま，次章を理解するために必要な背景が理解できるようになっているであろう。いまや素描の段階を終え，いよいよ一筆一筆入念に書き入れながら壁画完成に向けて出発する時がきた。

3 神経学的検査法 —神経解剖学を学ぶ人のために

本書に収められている多くの症例には，次のような神経学的所見が記載されている。「37 歳の女性が急に右肩と右指に痛みとしびれ感を覚えた。一般身体所見に異常はない。神経学的には，精神状態と脳神経は正常で，運動系では右上腕三頭筋に筋力低下があり，右上腕三頭筋反射は消失していた。協調運動と歩行は正常であった。感覚系は右示指と中指に温痛覚低下があるが，それ以外は正常であった。」注意深く神経学的検査を行い，明快に所見を記載することは，患者を正確に診断し効果的に治療するために，きわめて重要な過程である。

本章では，個々の神経学的検査法とその背景となる機能的神経解剖学について学ぶ。

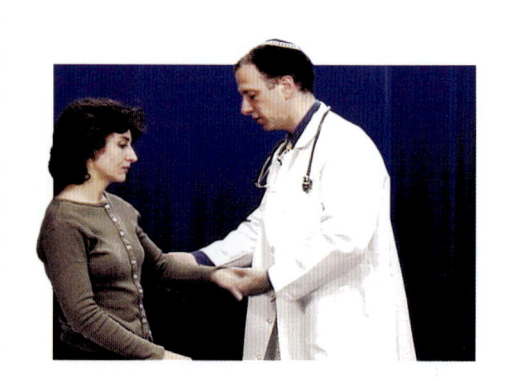

神経学的検査法概説

CT や MRI がまだなかった時代には，神経学的検査法は診断手段としてきわめて高い地位を占めていた。神経学的検査法だけで，神経系病変の局在を驚くほど正確に言い当ててしまうような優れた医師もいた。神経学的病歴と診察所見だけで，手術やその他の治療の適応が決定されることも多かった。最新の画像診断技術が利用できるようになった今日，神経学的検査は，診断と治療に対して新しい役割，しかも以前に劣らず重要な役割を担うようになった。今日の神経学的検査は，臨床上の意思決定プロセスの中で，「終着駅」というよりもむしろ重要な「中間駅」の役割を果たしているといってもいいだろう。たった今，道端で倒れた患者の病気は心臓病だろうか，それとも頭蓋内出血だろうか。患者の下肢脱力としびれ感は変性性関節疾患によるものだろうか，それとも切迫した脊髄圧迫によるものだろうか。嘔気と嘔吐のある患者に胃腸科専門医の診察を受けさせるべきか，頭部 CT を撮るべきか，それともすぐに救急治療室に送って危険域にまで亢進した頭蓋内圧を下げるべきだろうか。医療に従事するすべての専門家につきつけられるこのような疑問に迅速に答えるために，注意深く神経学的検査を行う必要がある。

本章で神経学的検査法を学ぶ目的は 2 つある。第一に，本書では症例呈示が大きな比重を占めているので，読者は神経学的検査法に慣れ，正常と異常の判定

法に習熟しておくことが重要である。第二に，ここで学ぶ神経学的検査法の知識を，第 2 章で述べた神経解剖学の基礎的事項と合わせて理解することによって，機能神経解剖学と臨床局在診断の全体像を理解することができるようになる。

医師によってスタイルに違いはあるが，ここでは一般的な神経学的検査の方法を述べる。この方法は以下の 6 つの項目からなる。

1. 精神状態
2. 脳神経
3. 運動検査
4. 反射
5. 協調運動と歩行
6. 感覚検査

復習問題

第 2 章で学んだ知識を参考にして，表 3.1 にあげた神経学的検査のそれぞれについて，神経系のどの領域の検査か，どのような検査を行えばいいか考えてみよう。

表 3.1 に神経学的検査法のさらにくわしい概要を示した。ここからはこの概要にしたがって解説する。

第 1 章で述べたように，神経学的検査法は患者診断法の一部でしかない。ここでは別個の独立した章として述べているが，神経学的検査は全身評価の一部として行い，結果を判定しなければならない。全身評価に

3

表3.1 神経学的検査法の概要

I．精神状態
1. 清明，注意，協力のレベル
2. 見当識
3. 記憶
   - 近時記憶
   - 遠隔記憶
4. 言語
   - 自発言語
   - 言語理解
   - 呼称
   - 復唱
   - 読字
   - 書字
5. 計算，左右混同，手指失認，失書
6. 失行
7. 無視と構成力
8. 連続課題と前頭葉解放徴候
9. 論理と合理化
10. 妄想と幻覚
11. 気分

II．脳神経
1. 嗅覚（I）
2. 眼底鏡検査（II）
3. 視覚（II）
4. 瞳孔反応（II，III）

5. 外眼筋運動（III，IV，VI）
6. 顔面感覚と咀嚼（V）
7. 顔面表情筋と味覚（VII）
8. 聴覚と前庭感覚（VIII）
9. 軟口蓋挙上と咽頭反射（IX，X）
10. 構音筋（V，VII，IX，X，XII）
11. 胸鎖乳突筋と僧帽筋（XI）
12. 舌筋（XII）

III．運動系検査
1. 観察
   - 不随意運動，振戦，運動過少症
2. 視診
   - 筋萎縮，筋線維束性収縮
3. 触診
   - 圧痛，筋線維束性収縮
4. 筋緊張
5. 機能検査
   - 偏位
   - 精細手指運動
   - 急速足趾タッピング
6. 個々の筋群の筋力

IV．反射
1. 深部腱反射
2. 足底反応
3. 特殊状況下での反射検査

脊髄損傷が疑われる場合
前頭葉解放徴候
姿勢反射

V．協調運動と歩行
1. 四肢協調運動
   - 急速交互反復運動
   - 鼻指鼻試験
   - 踵膝試験
   - 過大測定
2. ロンベルグテスト
3. 歩行
   - 通常歩行
   - つぎ足歩行
   - 強制歩行

VI．感覚系検査
1. 一次感覚：左右差，感覚レベル
   - 痛覚（鋭い痛み vs 鈍痛）
   - 温度覚（冷覚 vs 温覚）
   - 振動覚と関節位置覚
   - 触覚と2点識別覚
2. 皮質性感覚
   - 皮膚描画感覚
   - 立体認知
3. 消去

表3.2 神経学的に重要な一般身体的検査

生命徴候（起立性血圧を含む）
眼底鏡検査
頭部外傷の徴候
血管雑音
メニンギスムス
下肢伸展挙上
直腸緊張

注：第1章も参照。

は，病歴，一般身体的検査（その一部として神経学的検査を行う），そして放射線検査や血液検査などのその他の診断検査が含まれる。一般身体的検査から得られる神経学的情報については第1章で述べたが，もう一度ここで復習しておこう。神経学的に特に重要な一般身体的検査を**表3.2**に示す。

神経学的検査法の特徴は，これが**機能**の検査であるという点である。どの神経学的検査も患者の機能レベルを測定するために行われる。経験を積んだ医師は，この目的のために，最も簡単な検査から複雑なものまでいくつかの検査を組み合わせて一つ一つの系を調べていく。それぞれの検査について，患者ができたかできなかったかを記録することが重要である。この記録によって，以後の検査結果との比較が可能になり，患者の状態変化が正確に判定できる。

本章の最初の項では，それぞれの神経学的検査法を実際にどのように行うかを述べる。臨床所見と神経解剖学を対比させながら検査の意義についても考察する。この最初の項の内容は http://www.neuroexam. com（後述）に収録されていて，動画（ビデオ）でも学習できる。

本章の後半では，多くの特殊な状況下で，神経学的検査法がどのように用いられるか解説する。検査法の一部が実行できないような状況では，それがどの部分の検査であっても，その他の多くの機能の判定が困難になる。そこで，このような状況で検査を行う場合の対策と限界について述べる。昏睡の診断には，神経学的検査が特に重要な意味をもつ。したがって昏睡については別個に「昏睡検査法」の項をもうけて説明する。また，脳死の場合や，転換性障害，詐病などの患者の神経学的検査法についても簡単に考察する。最後に章のまとめとして，神経学的検査法の簡易スクリーニング用シートを呈示する。

本章の内容は，本を読むにしても WEB サイトを閲覧するにしても，一読して完全に吸収できるものではない。しかし，各症例で病変の局在を決定するために該当箇所を再読していくうちに，神経学的検査法や神経解剖学に対する理解が徐々に深まるはずである。

ウェブサイト（http://www.neuroexam.com）

イラストは，特に動画は，多くの言葉に匹敵する。神経学的検査法の実技を補足するウェブサイト（http://www.neuroexam.com）を参照されたい。このサイトでは，短いビデオクリップに，一つ一つの神経学的検査の方法が示されている。

本書を読んでから，さらに動画で確認したい読者もいるだろう。そこで，本項を含め，神経学的検査法に

触れている箇所では，サイト内の対応するビデオ番号を参照できるようにしてある。

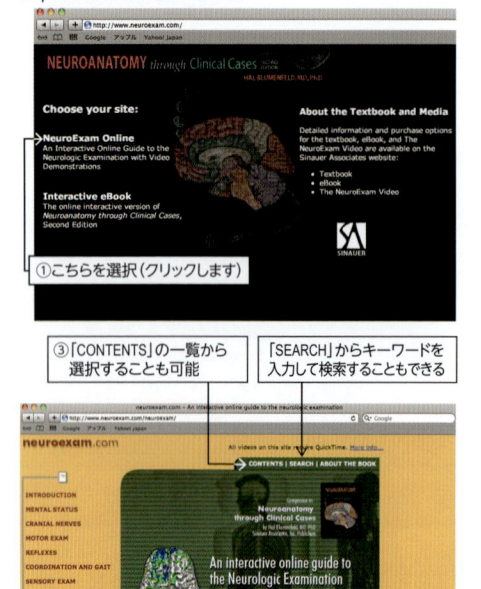

【神経学的検査法　動画サイト】
http://www.neuroexam.com

神経学的検査法：検査法と検査の意義

本項では神経学的検査法（**表 3.1**）の手技と意義を述べる。一般身体的検査の場合と同じく，特定の病変を疑い，その臨床的な疑いに基づいて，メリハリをつけて神経学的の検査を行う。例えば，緊急の神経学的検査を行わなければならない昏睡患者の場合には，2 分以内で終わらせるようにする（本章後半の「昏睡検査法」の項参照）。神経学的検査で局所病変の可能性が低いことが予想される患者の場合には，診療室で（本章末にあげたような）「神経学的のスクリーニング検査」を約 10 分以内で完了することもできる。反対に，めずらしい所見があって診断がつかない患者では，1 時間以上の詳細な検査が必要な場合もある。時には，患者の体位変換の回数を最小限にするために，検査のいくつかをまとめて行ったり，順番を変えて行ったりすることもある。臨床の状況に応じて上手に検査を行う方法は，経験と実践によって理解できるようになる。熟練の医師は柔軟に神経学的検査法を活用する。熟練の手にかかれば，神経学的検査は否定的な病変をスクリーニングするためにも，また病変局在の仮説を検証するためにも，最上の方法である。

▶1. 精神状態

精神状態の検査法には多くの異なる様式がある。ここで述べる様式は，第 2 章の「連合皮質」の項で述べたように，かなり標準的なフォーマットに従い，脳の解剖学を基盤にして構成されている（第 14，18，19 章も参照）。この様式では，まずはじめに全般的脳機能の検査法を行って，その他の検査がどの程度実施可能かを判定することから始める（覚醒レベル，注意，協調性）。ついで，異なる患者間の比較や，同一患者における経過の比較が容易に行えるように，いくつかの標準的な質問をする（見当識）。さらに，辺縁系全般機能（記憶），優位半球（通常は左）の言語機能（言語），その他の左頭頂葉の機能異常（ゲルストマン症候群），右頭頂葉の機能異常（無視と構成），前頭葉機能異常（連続課題，前頭葉解放徴候）を検査する。最後に，局在決定という意味では重要ではないが，脳機能異常に関して重要な手がかりをもたらすいくつかの検査（失行，論理と合理化，妄想，幻覚，気分）を行い，総合的に判定する。

覚醒レベル，注意，協調性　　覚醒レベルを記載する場合には，できるだけ具体的に，どの刺激にどう反応したかを記録する（本章後半の「昏睡検査法」の項参照）。患者に簡単な作業を指示してどれだけ注意を維持できるかを観察すれば，注意力の検査ができる。例えば，短い単語のスペルを前から，そしてうしろからいわせる（標準的には W-O-R-L-D/D-L-R-O-W などが用いられる），一連の整数を前から，そして逆から復唱させる（**数字復唱 digit span**），英米では月の名前を 1 月から順に，ついで 12 月から逆にあげさせる（ビデオ 4）。患者の年齢や教育によって多少の違いはあるが，数字復唱では順唱で 6 字以上，逆唱で 4 字以上正解すれば正常である。月の名前を列挙してもらう検査では，12 月（December）から逆に列挙する場合，前から順にあげる場合の 2 倍の時間がかかる程度までは正常である。注意すべきことは，これらの注意力の検査が言語，記憶，論理的思考などにも影響されることである。協調性の程度も記録しておく必要がある。異常がある場合には特に必要である。この協調性が多くの検査結果に影響するからである。

◢**検査の意義**　　脳幹網様体の障害や，両側視床または両側大脳半球の病変では，重篤な意識障害が起こる（**図 2.23** 参照）。一側の大脳皮質や視床の病変でも軽度の意識障害が生じることがある。毒物性や代謝性の因子もここにあげた構造を傷害するので，意識障害の一般的な原因となる（臨床 ℗**14.2**）。

注意力や協調性の全般的な障害は比較的特異性が低い異常である。様々な局所性脳病変，認知症や脳炎の

ような広汎性異常，行動障害や気分障害などでも起こる可能性がある（臨床🅟19.14〜19.16）。

見当識　　姓名，場所，日時をたずね，患者の反応をそのまま記録する（ビデオ 5）。実際の臨床現場では，精神状態検査の結果を詳細に記録するかわりに，診療録に「清明で見当識あり」とか「清明で人・場所・時間に対する見当識あり（米国では alert and oriented to person place, and time を A ＆ O×3 と略す）」など短く簡潔に書く。時間に制約があるので，神経疾患以外の患者で精神状態が正常な場合，A ＆ O×3 と略して書くことは，その意味が明確であるかぎり，きわめて合理的である。しかし，精神状態に異常がある患者では，**「何を質問して，どう答えたか」**を具体的に記録することが大変重要である。実際，他の医師がその患者の経過を追う場合には，患者の精神状態の変化を検出するための唯一の方法といってよい。例えば，患者ハリー・スミスさんの見当識の検査では次のように記載する。

　　　名前：「ハリー・スミス」
　　　場所：「病院」，病院名はわからず
　　　日時：「1942 年」，月，日，季節はわからず

　この患者で，「患者は A ＆ O×2」というような書き方はよくない。あいまいで診察時の精神状態がよくわからないからである。

　■**検査の意義**　　この一連の質問の利点は，きわめて標準的なものであるという点である。この検査は主に近時記憶と遠隔記憶の検査（下記参照）である。しかし，精神状態の検査ではどれも同じことがいえるのだが，患者の反応は覚醒レベルや注意深さ，言語能力によっても影響される。

記憶　　自分自身の病歴をことこまかに話し，普通の会話では記憶に異常がないように思えても，きちんと検査すると記憶障害があるとわかる例が驚くほど多い。したがって，精神状態の検査では，忘れずに記憶検査をする必要がある。

● **近時記憶**：患者に 3 つの物品名や短い物語を覚えてもらって，3〜5 分後に思い出してもらう（ビデオ 6）。情報がちゃんと頭に入ったかどうか確認するために，問題を出したあとすぐに復唱してもらい，それから時間を計る。時間を計っている間，患者が何度も暗唱しないように気をそらす。デジタル時計のアラームのようなタイマーを用いれば，どの患者に対しても同じ時間間隔で質問することが可能になり，また検者が忘れずに質問できるという利点もある。

● **遠隔記憶**：歴史上の出来事や，確認できる個人的な出来事について，患者に質問する（ビデオ 7）。

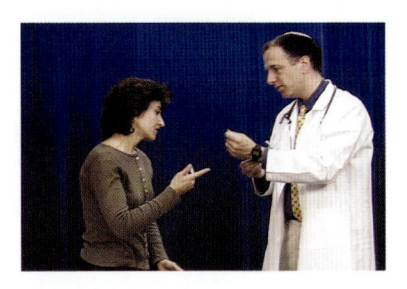

呼称（ビデオ 10）

　■**検査の意義**　　記憶障害はどの時期・時間に対しても起こる。話を聞いて数秒以内に思い出すことができないような場合には，先に述べた注意力障害と区別がつかない。即時想起が正常の場合，1〜5 分後に思い出せないとしたら，通常，側頭葉内側部と間脳内側部の辺縁系記憶装置に故障がある可能性が高い（図 2.24，臨床🅟18.1）。これらの構造の機能障害によって 2 つの特徴的な健忘が起こり，両者は共存することが多い。**順向性健忘 anterograde amnesia** と**逆向性健忘 retrograde amnesia** である。順向性健忘は新しい事実や病変発症後に起こった出来事が覚えにくい状態である。逆向性健忘は病変発症直前の期間の記憶に障害がある状態で，もっと昔の記憶は比較的保たれている。このような順向性健忘や逆向性健忘の典型的なパターンに合わない記憶障害では，側頭葉内側部と間脳内側部以外の病変を考えるべきで，心因性健忘でも起こる。

言語　　言語は，記憶と同じく，日常会話では正常と思われる場合でも異常な場合がある。したがって，言語検査は精神状態検査の中で必須の検査である。

　1.　**自発言語 spontaneous speech**：語句の長さ，話すスピード，話す量を含めて，話の流暢さに注意する（ビデオ 8）。また，抑揚にも注意し，**錯語 paraphasic error**（不適当な語や音節への転換），**造語 neologism**（これまでにない言葉），文法の誤りがないか注意する。

　2.　**言語理解 comprehension**：患者は簡単な質問や指示が理解できるか。文法構造の理解も検査する。例「マイクはジョンに撃たれた。死んだのはジョン？」（ビデオ 9）。

　3.　**呼称 naming**：患者に簡単な物品名（ペン，時計，ネクタイ等）や少々難しい物品名（指の爪，ベルトのバックル，聴診器等）をたずねる（ビデオ 10）。通常，難易度は物体の部分の名称のほうが高いので，これも検査する。後の比較のために，何がいえて何がいえなかったかを具体的に記録しておく。

　4.　**復唱 repetition**：患者は一つの単語や一つの文を復唱できるか。（標準的には，"no ifs, ands, or buts" を用いる）（訳注：「つべこべいうな」の意味）。簡単な

課題から難解な課題まで復唱してもらって，復唱機能の程度を測定する。やはり患者がいった内容を記録しておく（ビデオ11）。

5. **読字 reading**：一つの単語，短い文，新聞の一面を音読してもらい，言語理解の程度も検査する。

6. **書字 writing**：患者に名前を書いてもらったり，文を一つ書いてもらったりする（ビデオ12）。

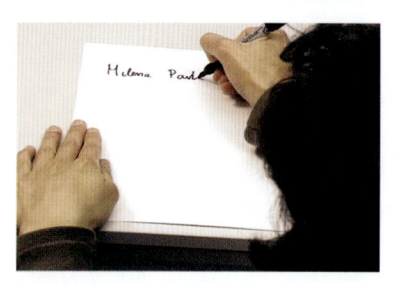

読字と書字（ビデオ12）

◼**検査の意義**　病変の部位によって，異なる型の言語障害が出現する。言語障害を起こす病変部位には，ブローカ野を含む優位半球（通常左）前頭葉，ウェルニッケ野（**図2.25** 参照）を含む左側頭-頭頂葉，視床や尾状核を含む皮質下白質・灰白質構造，非優位半球などがある。個々の言語障害の神経解剖学については，第2章と第19章でくわしく解説したので参照してほしい。

計算，左右障害，手指失認，失書　この4つの機能のすべてに障害があり，その他には異常がない患者は，**ゲルストマン症候群 Gerstmann syndrome** と診断される。ゲルストマン症候群は優位半球頭頂葉の病変によって起こるので，失語を伴うことも多い（常にというわけではない）。失語が合併すると診断は困難，あるいは不可能になる。ゲルストマン症候群の一つ一つの症候は，それだけでは局在を決定する根拠とはなりにくいが，全般的な認知機能評価の一部として記録しておく価値がある。

1. **計算 calculations**：患者は簡単な足し算や引き算などができるか（ビデオ13）。

2. **左右障害 right-left confusion**：患者は身体の右側と左側がわかるか。

3. **手指失認 finger agnosia**：患者は指の区別ができて，その名前をいえるか。

4. **失書 agraphia**：患者は自分の名前や文を書くことができるか。

これらの機能は言語機能の一部として検査されることも多い（既述）。左右障害と手指失認の有無は次のような指示を出せばすばやく検査できる。「左手の親指で右の耳を触って下さい」（ビデオ14）。

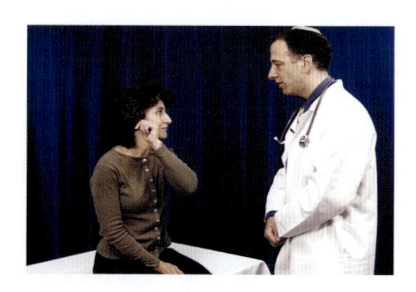

左母指を右耳に（ビデオ14）

◼**検査の意義**　すでに述べたように，他の認知機能に比べてこの4つの機能障害が際立っていれば，優位半球頭頂葉（通常左）の傷害が強く示唆される。しかし，一つ一つの異常は他の多くの病変で認められる。例えば，注意力，言語，実行動作 praxis（次項参照），構成力，論理と合理化などに障害がある患者でも認められる。

失行　ここでいう**失行 apraxia**とは，重要な運動障害や言語障害がないにもかかわらず，運動の指示にうまく従えないことを意味する。これは高次の運動動作の企画や概念形成に障害がある状態である。失行の検査には，患者にやや複雑な課題を行ってもらえばよい。例えば，口頭で「櫛で髪をとかす動作をして下さい」とか「マッチをすって吹き消すしぐさをしてみて」などのような指示をする（ビデオ15）。失行のある患者は，理解力や筋力テストに異常がないにもかかわらず，要求された動作とは似ても似つかない不自然な動きをする。この種の失行は，**観念運動性失行 ideomotor apraxia**とよばれることが多い。失行患者の中には，失行が手足よりもむしろ口や顔面にあらわれる場合や，歩行や方向転換などの全身運動にあらわれる場合もある。

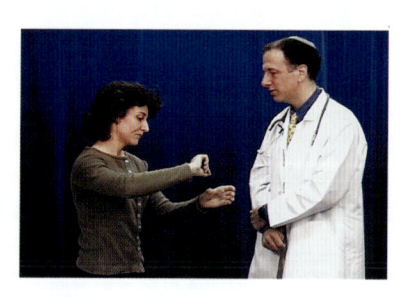

実行能力（ビデオ15）

まぎらわしいことに，「失行」という言葉はその他の多くの異常な状態に対しても使われている。例をあげると，「構成失行」（視空間障害のために複雑な絵を描くことが困難な患者），「視覚失行」（追凝視が困難な患者），「着衣失行」（服を着ることが困難な患者）などで

ある。これらの多くの型の失行は，ここでいう失行と何らかの関連性があるのか，あるいは全く異なったメカニズムで起こるのか，現時点では不明である。

■検査の意義　失行は脳機能異常の存在を示唆するが，多くの異なる領域の脳病変で起こるので，病変局在の特定はしばしば困難である。通常，失行は優位半球の言語野とその周辺領域の病変で出現する。このため，失行と言語理解の障害を区別することがかなり困難なことがある。両者を区別するためには，患者にある動作を行うように指示し，うまくできない時は検者がいくつかの動作をやってみせて，その中から正しい動作を選んでもらうようにする。

空間無視と構成　半側無視とは半側空間への注意力の異常で，一次感覚障害や一次運動障害によらないものをいう。感覚性無視の患者は，一次感覚受容が正常であるにもかかわらず，患側への視覚，体性感覚，聴覚による刺激を無視する（臨床Ⓟ19.9）。**両側同時刺激における消去現象 extinction on double simultaneous stimulation** を検査すれば検出できることが多い。患者は刺激が患側に単独で与えられれば検知できるが，左右同時に与えられると健側への刺激だけしか検知できない。運動性無視の患者は，筋力が正常であっても，強く注意を向けさせないと患肢を動かさない。感覚性無視と運動性無視は，通常，視覚，聴覚，体性感覚，運動の検査の一部として検査される（それぞれの検査については後述）。読字や書字などの言語検査を行っている時に，ページの片側を無視することで気づかれることもある。

精神状態検査の中で，その他のタイプの無視がないか検査する必要がある。患者に「今，身体に異常はありませんか」とたずねてみる。**病態失認 anosognosia** の患者では，患側の重篤な障害に全く気づいていないことが明らかとなるであろう。例えば，左完全片麻痺がある急性脳血管障害の患者では，どこも悪いところがないのになぜ入院しているのかわからず，とまどう場合がある。患肢が自分のものであることさえわからない患者もいる。無視の検出には描画課題も用いられる。例えば，直線を二等分する課題や時計描画課題で，無視の存在が明らかになることもある（ビデオ 16）。複雑な絵を描かせたり，積み木やその他の材料で図形・物体をつくらせたりする**構成課題 construction task** がうまくできない場合は，無視やその他の視空間障害の可能性がある（ビデオ 17）。しかし，構成課題の異常は，連続作業の障害（次項参照）や失行など，その他の認知機能障害でも起こることがある。

■検査の意義　半側無視は右（非優位側）頭頂葉の病変に典型的で，患者は左側を無視する。時には，

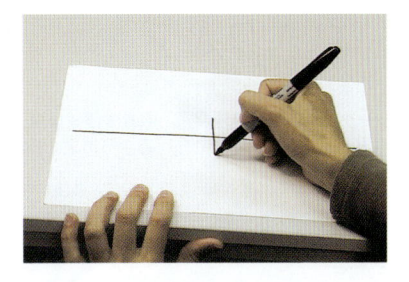

描画無視テスト（ビデオ 16）

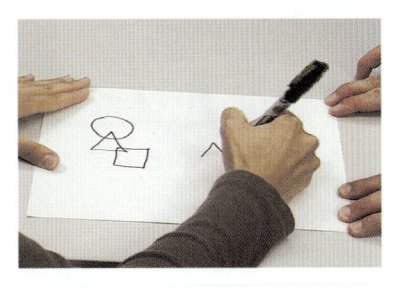

描画の模倣（ビデオ 17）

右前頭葉病変，右視床・大脳基底核病変，そしてまれには右中脳病変で左側の無視が起こることもある。左頭頂葉病変では，右半側空間無視は通常きわめて軽微である。

無視の原因となる構成異常は右頭頂葉病変で起こる。その他の多くの脳領域の病変では異なるタイプの構成異常も起こる。しかし，一般的にいって，視空間機能異常は非優位半球（右）を傷害する病変で重篤になる傾向にある（臨床Ⓟ19.9, 19.10）。

連続課題と前頭葉解放徴候　前頭葉機能不全の患者に反復作業をやってもらうと，一つの行為から次の行為に移行することが特に困難である。例えば，三角形と四角形が交互にあらわれる図形を真似して描き続けてもらうと，一つの図形で行きづまって，同じ図形を描き続けるようなことが起こる（図 3.1，ビデオ 20）。このような現象は，**保続 perseveration** とよばれる。**ルリアのシークエンス運動課題 Luria manual sequencing task** も保続を検出するために有効な検査である。この検査では，患者にまず拳で，次に掌で，さらに開いた手の側面で，机の表面をできるだけ速くくり返し叩いてもらう（ビデオ 19）。前頭葉機能不全のもう一つの特徴的な所見は**運動維持困難 motor impersistence** である。これは集中できない状態で，「手を上げて」とか「右を見て」などの簡単な口頭指示に対して，その行為を短時間しか持続できない。不適切な行動をしないでおく能力は，**聴覚性動作選択テスト auditory Go-No-Go test** で検査できる。この検査

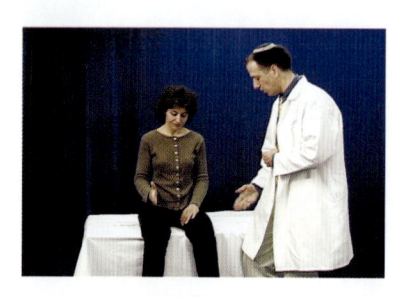

図 3.1 シークエンス交互描画課題。患者は検者が描いた図形パターンを模写してページの端まで続けるように求められる

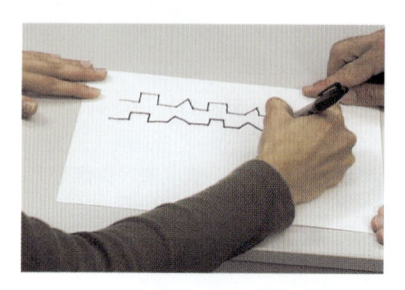

シークエンス交互運動課題（ビデオ 19）

シークエンス交互描画課題（ビデオ 20）

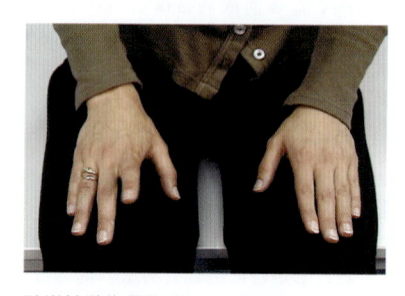

聴覚性動作選択テスト（ビデオ 21）

では，患者は，検者が机を 1 回叩いた時に指を動かし，2 回叩いた場合には動かさないでおくように指示される（ビデオ 21）。前頭葉病変の存在は，把握反射 grasp reflex（ビデオ 18）のような**前頭葉解放徴候 frontal release sign** が認められれば，さらに可能性が高くなる。把握反射については本章後半の反射の項で述べる。前頭葉病変をもつ患者では，**無為 abulia** とよばれるような非常に遅い反応を示す場合や，人格変化，判断力の変化を示す場合もあり，一連の検査や家族の話からわかる。

　■検査の意義　ここに述べた異常な症状群は前頭葉病変の存在を強く示唆する（第 2 章「連合皮質」と 臨床 **P**19.11 参照）。

論理と合理化　　患者は次のような簡単な質問に答えられるか（ビデオ 22）:「メアリーはジェーンより背が高く，ジェーンはアンより背が高い。3 人で一番背が高いのは誰か」。次のようなことわざの意味がわかるか。「覆水盆に返らず」。次のような類似性がわかるか。「自動車と飛行機の共通点は何か」。次のような課題の法則が理解できて，空欄が補充できるか 「AZ　BY　CX　D＿　下線に入るアルファベットを答えなさい」。必要があれば正式な神経心理学的検査法を用いて，もっとくわしく検査することができる。検査結果を評価するときには，患者の教育背景も常に考慮する必要がある。

　■検査の意義　高次連合皮質を冒す多くの脳領域の傷害でこれらの機能に異常が生じる。したがって，局在決定上の意義は少ない。

妄想と幻覚　　患者に妄想的な思考過程はないか。幻聴や幻視はないか。次のような質問をする。「他の人には聞こえないような音や声が聞こえたりしませんか，または，他の人にはみえない物がみえたりしませんか」，「誰かにみられているような感じはしませんか，または，誰かに狙われているような感じはしませんか」，「特別な能力や力があるように感じませんか」（ビデオ 23）。

　■検査の意義　これらの異常がみられるのは中毒・代謝性疾患や，その他のびまん性脳障害，そして内因性精神疾患である（臨床 **P**18.3）。また，異常な感覚体験は局所脳病変や視覚皮質，体性感覚皮質，聴覚皮質に起因する痙攣性疾患でも起こるし，思考障害は連合皮質や辺縁系の病変でも起こる。

気分　　うつ，不安，躁の徴候はないか。**内因性うつ病 major depression** の徴候は，抑うつ気分，摂食・睡眠パターンの変化，活力・気力の減退，低い自己評価，集中力低下，これまで楽しんでできたことが楽しくなくなる，自己破壊的な思考と行動，自殺企図などである。不安症は不安な気持ちが頭から離れない状態である。躁病の患者は異常に活力的で認知に障害をきたす。

　■検査の意義　気分障害はもともと精神疾患としてとらえられることが多く，いくつかの異なる脳領域における神経伝達物質系の不均衡が原因である可能性がある（臨床 **P**18.3）。しかし，このような特徴は局所脳病変，中毒性疾患や甲状腺機能異常などの代謝性疾患などでもみられることがある。

　診断する上で最も困難でしかも興味深いジレンマが起こるのは，精神疾患と神経疾患の間に重複と混乱があるためである。身体化反応や転換性障害（後述）がある抑うつ患者は，痛み，しびれ感，脱力，痙攣発作

3

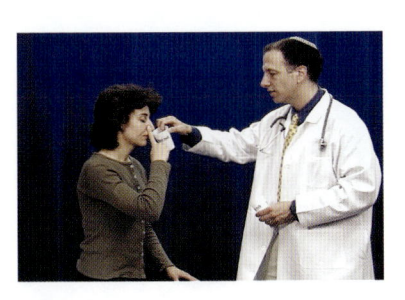

嗅覚（ビデオ 24）

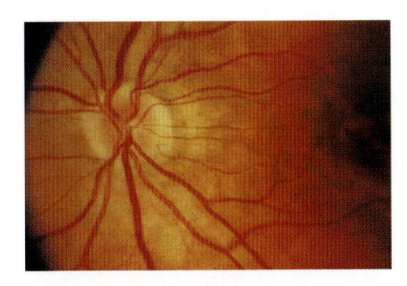

眼底検査（ビデオ 25）

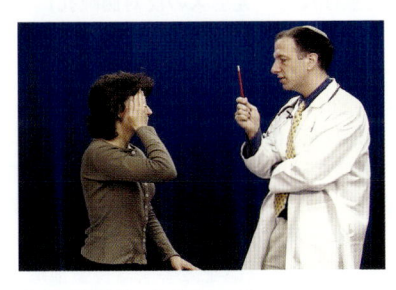

赤色不飽和化（ビデオ 26）

様の症状などを訴えることが多いので，よく神経内科を受診する。同じように，脳腫瘍，脳血管障害，代謝障害，脳炎，血管炎などの神経疾患で錯乱状態や異常行動が出現すれば，精神疾患と誤診される可能性がある。

▶2.　脳神経

　脳神経系検査で異常がみつかれば，全身疾患よりむしろ特定の神経系に機能異常がある警告となる。おそらく他のどの神経学的検査の異常より，その性格が強い。例えば，嗜眠，ふらつき，頭痛，めまい感などは多くの医学的原因によって生じる。しかし，これらの症状に脳神経異常が伴っている場合には，脳幹機能異常の可能性が強く示唆される（第 12〜14 章参照）。したがって，脳神経系を注意深く検査すれば，神経系の微細な病変が明らかになることがある。図 2.22 と表 2.5 を参照しながら，脳神経系の検査法を学ぼう。

嗅覚（嗅神経〈Ⅰ〉）　　患者は左右それぞれの外鼻孔

でコーヒーや石けんのにおいがわかるか（ビデオ 24）。有痛性のにおい物質を使うと三叉神経の痛覚線維を刺激することがあるので，使用しないようにする。前頭下部脳腫瘍などの特殊な病変が疑われる場合を除いて，嗅神経を検査することはあまりない。
　■**検査の意義**　　嗅覚異常の原因となるのは，鼻閉，鼻粘膜での嗅神経傷害，篩板を通過する際の神経損傷，嗅球を傷害する頭蓋内病変などである（**図 2.11C** 参照）。

眼底検査（視神経〈Ⅱ〉）　　眼底鏡で左右の網膜を注意深く観察する（ビデオ 25）。
　■**検査の意義**　　この検査によって，網膜や網膜血管の損傷，視神経萎縮，乳頭浮腫（**臨床 Ⓟ5.3**）などの重要な異常所見を直接肉眼で観察することができる。

視覚（視神経〈Ⅱ〉）
　1.　**視力 visual acuity**：視力検査表を用いて，（片方の眼を遮蔽して）左右別々に視力を検査する。
　2.　**色覚 color vision**：色彩の識別ができるかどうか，両眼を左右別々に検査する。**赤色不飽和化 red desaturation** の有無を検査する。赤色不飽和化があれば，視神経機能に軽度の左右差があることを意味する（例えば**臨床 Ⓟ11.4** で述べる視神経炎で観察される）。検査では，患者に片眼を交互に隠してもらって赤い対象物をみせ，不鮮明にみえる側があれば答えてもらう（ビデオ 26）。
　3.　**視野 visual field**：患者の頭を直立に固定して，視野の 4 分区画に検者の指がみえたら応答するように指示する。左右の眼について視野を検査する。あるいは，視野の 4 分区画の各区画で指が何本みえたか，答えてもらう（ビデオ 27）。長期間にわたって経過観察する必要がある患者の場合には，もっと正確な視野計測が行われる（**臨床 Ⓟ11.2**）。昏睡患者や非協力的な患者では（本章で後述），急激な視覚刺激を与えて瞬目反応を観察すれば，おおよその視野を検査することができる。
　4.　**視覚消去 visual extinction**：**両側同時刺激**で視覚消去の有無を検査する。具体的には，患者の両側視野に指を左右同時にみせて，何本の指がみえたかを答えてもらう（ビデオ 27）。視覚消去は半側無視の一型で，患者は患側視野（通常左）の指を無視するが，患側視野だけに指をみせた場合にはみえる。
　■**検査の意義**　　眼から視覚皮質までの視覚経路のうち，どこが傷害されても単眼または両眼視野に特有の障害があらわれる（**図 11.15** 参照）。重要な点は，一方の眼からの視覚情報の一部が**視交叉 optic chiasm** で反対側に交叉することである。したがっ

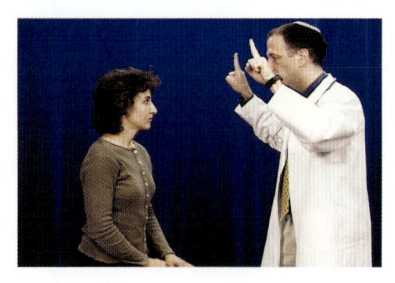

視野（ビデオ 27）

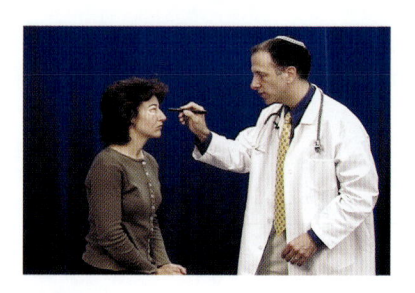

動揺閃光テスト（ビデオ 30）

て，視交叉より前方（眼球と視神経）の病変が一側眼の視力障害をもたらすのに対して，視交叉より後方（視索，視床，白質，視覚皮質）の病変は両眼に同様の視野障害をもたらすことになる。

視覚性半側無視，すなわち消去は，通常反対側の頭頂葉の病変によって起こるが，前頭葉や視床の病変で起こることも少なくない。無視は，右半球の病変で重篤になるのが普通である（臨床 **P19.9**）。

瞳孔反応（視神経〈Ⅱ〉〈Ⅲ〉）　まず静止時の瞳孔の大きさと形を記録する。次に，光を入れた瞳孔が収縮する**直接反応 direct response** と，反対側の瞳孔が収縮する**共感性反応 consensual response** を検査する（ビデオ 29）。

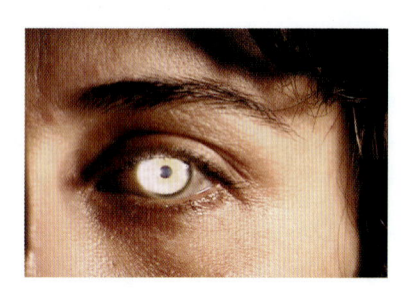

瞳孔対光反射（ビデオ 29）

求心性瞳孔障害では，片側眼の視覚機能低下（視神経）によって直接反応が低下する。しかし，この場合でも，共感性反応による瞳孔収縮（動眼神経）は保たれる。これを検査する方法に，**動揺閃光テスト swinging flashlight test** がある。この検査では，光を 2，3 秒ごとに動かして左右の眼を行ったり来たりさせる（ビデオ 30）。求心性瞳孔障害は閃光が健側眼から患側眼に移った時に明らかとなる。患側の瞳孔は，光に反応して縮小することはなく，そのかわりに**散大する**。**瞳孔変動 hippus** とよばれる短時間の瞳孔サイズの変動は光に対する正常な反応で，求心性瞳孔障害と混同してはならない。

最後に，瞳孔の**調節反応 accommodation**（**近見反応 near response** ともよばれる）を検査する。正常では眼に近づいてくる物体を凝視すると瞳孔は縮小する（ビデオ 31）。

■検査の意義

1.　**直接反応（光射入側瞳孔）**：直接反応は，同側の視神経，視蓋前域，同側の動眼神経の副交感神経線維，虹彩の瞳孔括約筋の病変で障害される（**図13.8** 参照）。

2.　**共感性反応（光射入の反対側瞳孔）**：共感性反応は，反対側の視神経，視蓋前域，同側の動眼神経の副交感神経線維，虹彩の瞳孔括約筋の病変で障害される（**図 13.8** 参照）。

3.　**調節反応（近見反応）**：調節反応は，同側の視神経，同側の動眼神経の副交感神経線維，虹彩の瞳孔括約筋の病変，あるいは視索から視覚皮質までの経路の両側性病変で障害される。近見刺激に対する調節反応は，対光反応を障害する視蓋前域の病変では障害されない。この状態を「対光–近見解離」という。

瞳孔反射と瞳孔異常の神経解剖学については，第13章でくわしく述べる（臨床 **P13.5**）。

外眼筋運動（動眼神経〈Ⅲ〉，滑車神経〈Ⅳ〉，外転神経〈Ⅵ〉）　頭を動かさずに全方向をみるように指示して，**外眼筋運動**（眼球運動）を検査する。これを行いながら複視（二重視）が起こらないかどうかたずねる。**滑動追従運動 smooth pursuit** を検査する。水平方向と垂直方向の眼球運動の全範囲にわたって対象物を動かし，患者に眼で追わせる（ビデオ 32）。

患者に視標を注視してもらいながら，これをゆっくりと患者の両眼の直前（中点）まで動かして**輻輳運動 convergence movement** を調べる。

さらに，静止時に眼を観察して，自発性の眼振（後述）や**眼球共同運動障害 dysconjugate gaze**（左右の眼が対称的な位置にない）などの異常がないかを調べる。この障害は**複視 diplopia** の原因となる。

衝動性眼球運動 saccade は，視点を一つの対象から

3

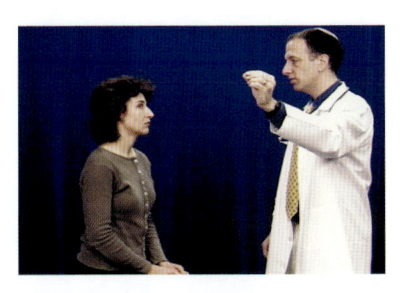

滑動性追従運動（ビデオ 32）

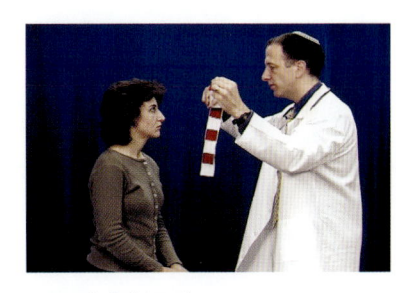

OKN（ビデオ 34）

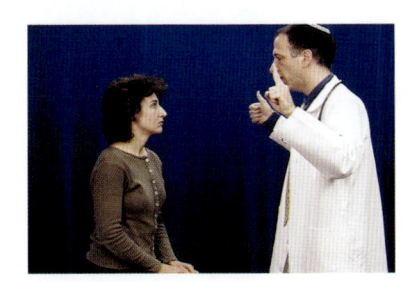

衝動性眼球運動（ビデオ 33）

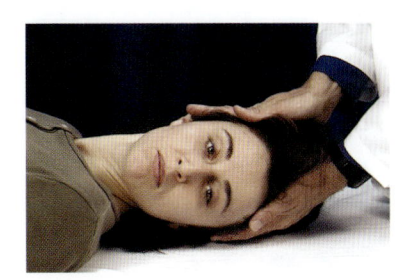

頭位変換眼球検査（ビデオ 35）

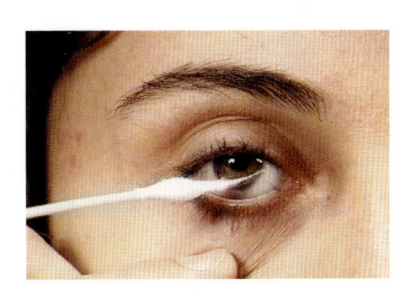

角膜反射（ビデオ 37）

別の対象へ急速に動かす時の眼球運動である。検者は患者の前で 2 つの対象物を離れた位置に保持し（検者の一側の母指と反対側の示指など），両者を交互にみるように指示する（例えば，「はい，私の人差し指をみて，…人さし指—親指—人さし指—親指」という具合に）。（ビデオ 33）。

　平行の縞模様が描かれた紙片を患者の目の前で動かして，動き去る縞をみるように指示すれば，**視運動性眼振 optokinetic nystagmus（OKN）**が観察できる（ビデオ 34）。正常では，眼振 nystagmus という律動的な眼球運動が観察される。この眼振は**緩徐相 slow phase** と**急速相 rapid phase** からなる。緩徐相とは紙片の運動方向に向かう緩徐な滑動追従運動で，急速相とは正中へ戻る急速な衝動性眼球運動である。OKNテストは衝動性眼球運動や滑動追従運動における微細な異常や左右差を有効に検出できる。

　昏睡や重篤な嗜眠の患者では，**頭位変換眼球検査 oculocephalic test** や**温度試験 caloric test** で眼球運動を検査することができる（本章後半の「昏睡検査法」の項参照。ビデオ 35）。

　▪検査の意義　　注意深く検査すれば，傷害筋や傷害脳神経（動眼神経，滑車神経，外転神経）とその病変部位を特定することができる。脳幹から眼窩までの経路，脳幹神経核，大脳皮質や脳幹にある眼球運動調節の高次中枢や神経路などのどこに病変があるかが明らかになる（**表** 2.5。詳細は第 13 章参照）。自発性眼振は薬物中毒やアルコール中毒のような中毒性・代謝性疾患，末梢性・中枢性前庭機能不全（後

出「聴覚と平衡感覚（内耳神経〈Ⅷ〉）」の項を参照）の存在を示唆する。

顔面感覚と咀嚼筋（三叉神経〈V〉）：綿棒と鋭利な物体を使って顔面の感覚を検査する。両側同時刺激による**触覚消去**も検査する（上述）。**角膜反射 corneal reflex** は三叉神経と顔面神経を経由するが，綿棒で両側の角膜に軽く触れて，瞬目反応に左右差がないかを調べる（ビデオ 37）。

　歯をくいしばってもらって，咬筋を手で触れる（ビデオ 38）。口を半開きにしてもらって下顎を軽く叩き，**下顎反射 jaw jerk reflex** を検査する（ビデオ 39）。

　▪検査の意義　　顔面の感覚異常は，三叉神経（V），脳幹の三叉神経感覚核，中心後回の体性感覚皮質や視床に至る上行性感覚路などの病変で起こる（**図** 7.9A，B，**図** 12.8）。角膜反射は，脳幹における三叉神経–顔面神経間の多シナプス結合を経由し，この反射弓のどこに病変があっても障害される（**臨床** ❷12.4）。

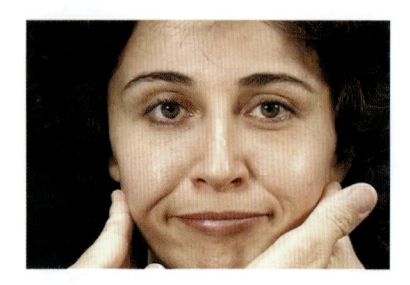

咬筋（ビデオ 38）

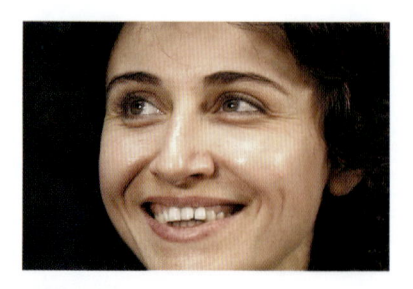

顔面筋（ビデオ 40）

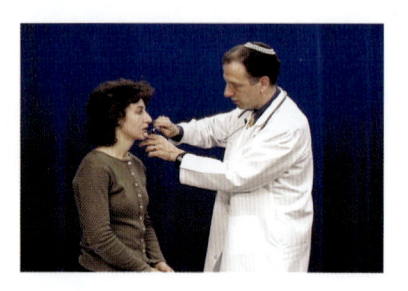

下顎反射（ビデオ 39）

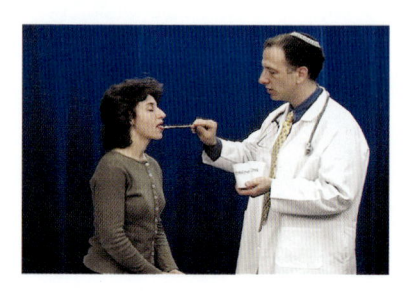

味覚（ビデオ 41）

　一次感覚に異常がない状態で消去現象があれば，責任病巣は通常右頭頂葉にある。

　咀嚼筋の筋力低下は，三叉神経運動核にシナプス結合する上位運動ニューロン，橋の三叉神経運動核の下位運動ニューロン，脳幹を出て咀嚼筋に至る三叉神経運動線維，神経筋接合部，筋自体などの病変で起こる。

　下顎反射が陽性であれば，とくに強陽性の場合には異常である。これは三叉神経運動核に投射する上位運動ニューロンの病変による反射亢進の徴候である。下顎反射の求心性線維と遠心性線維は，ともに三叉神経を通る（臨床 Ⓟ12.4）。

顔面表情筋と味覚（顔面神経〈Ⅶ〉）

顔面の左右差や鼻唇溝などの溝の深さの左右差を観察する。自然な状態で，顔面表情や瞬きの左右差にも注意する。顔面筋の筋力低下は，両側性の場合には左右差がないので検出しにくい。この状態を**顔面両麻痺 facial diplegia**という。患者に，笑ったり，頬をふくらませたり，目を強く閉じたり，額にしわを寄せたりするように指示する（ビデオ 40）。患者の昔の写真があれば，微妙な変化に気づくことがある。

　砂糖，塩，綿棒にしみ込ませたレモン汁などを舌の両外側に触れさせて味覚を検査する（ビデオ 41）。嗅覚検査と同様，味覚の検査は顔面神経の病変や味覚核（孤束核）の病変など，特定の病変が疑われる場合に限って行われることが多い。

　◾️検査の意義　　顔面筋の筋力低下の原因は，反対側運動皮質の上位運動ニューロンとその下行性運動路，同側の顔面神経核（Ⅶ）の下位運動ニューロンとその神経線維，神経筋接合部，顔面筋などの病変である。注意すべき点は，顔面上部（眼輪筋上部と前額の前頭筋）を支配する上位運動ニューロンが両側性に顔面神経核に投射することである（図12.13）。したがって，脳血管障害などによる**上位運動ニューロン障害**の場合には額を除く反対側の顔面麻痺を起こすのに対して，顔面神経損傷などの**下位運動ニューロン障害**の場合には典型的には同側の顔面全体の麻痺を引き起こす。

　一側性の味覚障害は孤束核を冒す延髄外側部の病変や顔面神経の病変で起こる

聴覚と平衡感覚（内耳神経〈Ⅷ〉）

患者は指をこする音や耳のすぐそばでささやく声が聞こえるか。聞こえる場合，どちらの耳から聞こえたかわかるか。（ビデオ 42）。感音性難聴と伝音性難聴を鑑別するために，音叉を使う（臨床 Ⓟ12.5）。前庭覚は以下にあげるような重要な状況を除けば，通常は特に検査することはない。

　1．**回転性めまいの患者**：中枢性障害と末梢性障害を鑑別する検査法がある（臨床 Ⓟ12.6，ビデオ 43）。

　2．**水平性注視や垂直性注視に制限のある患者**：**前庭眼反射 vestibulo-ocular reflex**の検査が病変局在の決定に役立つ（第 13 章）。前庭眼反射は**頭位変換眼球手技 oculocephalic maneuver**か**温度試験 caloric test**で検査する。前者は開眼した状態で頭部を左右または

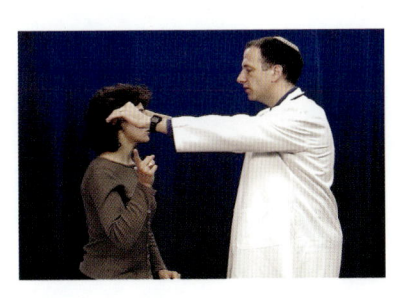

聴覚（ビデオ 42）

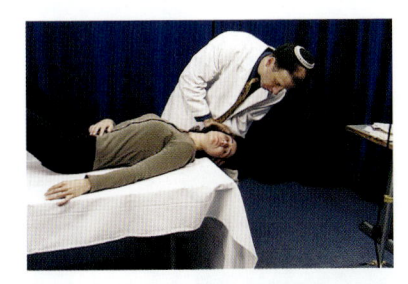

頭位性めまい誘発テスト（ビデオ 43）

上下に急速に動かす。後者は冷水か温水を一側の耳に入れて，半規管を片側性に刺激する。これらの検査法の詳細と意義は，本章の「昏睡検査法」の項で述べる。臨床 **P**12.6 も参照されたい。

3. **昏睡患者**：昏睡患者の眼球運動は，前庭眼反射でしか検査できないことが多い（本章の「昏睡検査法」の項で考察する）。

☑検査の意義　難聴の原因として，耳道の機械的損傷，蝸牛の神経性病変，内耳神経（Ⅷ）の病変があげられる（図 12.15）。聴覚路は脳幹に進入した後，複数のレベルで交叉して両側性に視床と聴覚皮質へと上行する（図 12.16）。したがって，臨床的に明らかな一側性の難聴の原因は，必然的に末梢の神経傷害か機械的傷害ということになる。

　前庭機能検査の異常は，内耳の前庭器官（図 12.15），内耳神経の前庭神経部，脳幹の前庭神経核，小脳・前庭系と動眼系を連絡する脳幹の神経路（内側縦束など）（図 12.19）の病変で起こる。詳細は第 12 章と本章の「昏睡検査法」の項で述べる。

口蓋挙上と咽頭反射（舌咽神経〈Ⅸ〉，迷走神経〈Ⅹ〉）

患者が「アー」と発声した時，口蓋は左右同じく挙上するか（ビデオ 44）。咽頭後壁を軽くこするとえずくか。脳幹病変を疑う時や意識障害・嚥下障害の患者に限定して，**咽頭反射 gag reflex** を検査する。

☑検査の意義　口蓋挙上と咽頭反射に異常が認められるのは，舌咽神経と迷走神経の障害，神経筋接合部，咽頭筋の病変などである。

構音筋（三叉神経〈Ⅴ〉，顔面神経〈Ⅶ〉，舌咽神経〈Ⅸ〉，迷走神経〈Ⅹ〉，舌下神経〈Ⅻ〉）

患者の発話を注意深く聞く。しわがれ声（嗄声）か，不明瞭か，もの静かに話すか，息切れはないか，鼻声ではないか，低音か高音か，その他に変わったところはないか，などに注意する（ビデオ 45）。患者の話し方にいつもと変わったところがないかをたずねると，重要な情報がもたらされることが少なくない。**構音障害 dysarthria**（臨床 **P**12.8）とは，会話における異常な発音を意味し，言語表出と理解に障害がある**失語 aphasia** とは異なることに注意してほしい。

☑検査の意義　構音障害の原因は，構音筋，神経筋接合部，三叉神経（Ⅴ），顔面神経（Ⅶ），舌咽神経（Ⅸ），迷走神経（Ⅹ），舌下神経（Ⅻ）の末梢性または中枢性の病変である。さらに，発話は運動皮質，小脳，大脳基底核などの病変や，脳幹への下行路の病変でも異常となる。

胸鎖乳突筋と僧帽筋（副神経〈Ⅺ〉）

患者に，「肩をすくめる」，「頭を左右に向ける」などの指示をする。また，臥床している患者に，検者の手の力に抗して頭を前屈してベッドからもちあげるように指示する（ビデオ 46）。

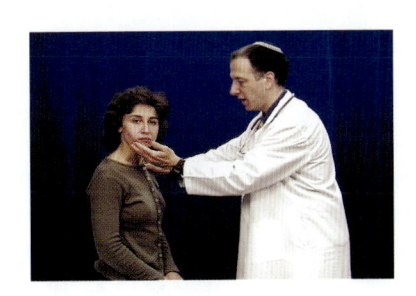

副神経（Ⅺ）検査（ビデオ 46）

☑検査の意義　胸鎖乳突筋と僧帽筋の筋力低下は，筋，神経筋接合部の下位運動ニューロン（副神経）などの病変で起こる（臨床 **P**12.7）。一側性の上位運動ニューロンや下行路の病変は反対側の僧帽筋の筋力低下を引き起こすが，胸鎖乳突筋の筋力は比較的保たれる。これは上位運動ニューロン障害型の顔筋麻痺の時に顔面上部に障害が現れないのと同様である。上位運動ニューロン障害で胸鎖乳突筋に筋力低下をきたす場合には，病変側と反対方向に頭を向ける時に筋力低下がある（臨床 **P**13.10）。

舌筋（舌下神経〈Ⅻ〉）

舌が口腔底にあって動いていない状態で，萎縮や**筋線維束性収縮 fasciculation**（自発性のピクピクする動き）がないかを観察する。舌をまっすぐ突き出してもらって，左右どちらかに偏位

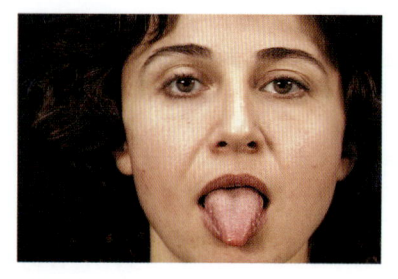

舌挺出（ビデオ 47）

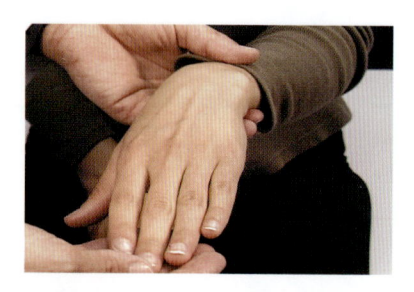

筋萎縮はないか　線維束性収縮はないか
（ビデオ 48）

しないか観察する（ビデオ 47）。舌を左右に動かして，舌で頬の内側を強く押してもらう。

　■検査の意義　　筋線維束性収縮と萎縮は下位運動ニューロン障害の徴候である（**表 3.3**）。**舌に一側性の筋力低下がある場合，舌は麻痺側に偏位する**。舌の筋力低下の原因となるのは，舌筋，神経筋接合部，下位運動ニューロン（舌下神経），上位運動ニューロン（運動皮質）などの病変である。運動皮質の病変は反対側の舌の筋力低下をもたらす。

▶3. 運動検査

　運動系検査には次のようなステップがある。（1）観察，（2）視診，（3）触診，（4）筋緊張検査，（5）機能検査，（6）個別筋群の筋力テスト。ここでは以上のステップを順々に解説する。

観察　　患者を注意深く観察して，筋肉のぴくつき，振戦，その他の不随意運動はないか，運動量の異常な減少はないか，などを調べる（**臨床P15.2，16.1**）。患者の姿勢にも注意する。

　■検査の意義　　不随意運動や振戦は大脳基底核や小脳の病変でみられる（**臨床P15.2，16.1**）。振戦は末梢神経障害で観察されることもある。

視診　　筋の萎縮，肥大，線維束性収縮はないか，いくつかの筋を観察する（ビデオ 48）。全身性の下位運動ニューロン疾患の患者で，筋線維束性収縮を検出しやすい筋は，固有手筋，肩甲帯筋群，大腿筋群などである。

触診　　筋炎が疑われる症例では，筋圧痛がないか，触診する。

筋緊張検査　　次に筋緊張を検査する。全身の力を抜いてもらって，いくつかの関節で四肢を受動的に動かしてみる。抵抗や固縮はないか（ビデオ 49，50）。

　■検査の意義　　運動系検査の多くは**下位運動ニューロン障害**と**上位運動ニューロン障害**の鑑別に役立つ（第 2 章，第 6 章参照）。上位運動ニューロ

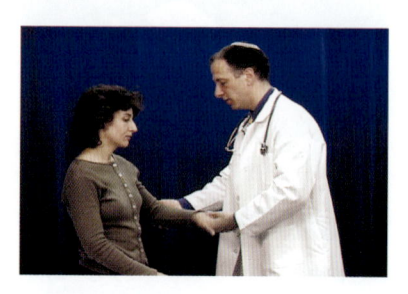

上肢筋の緊張（ビデオ 49）

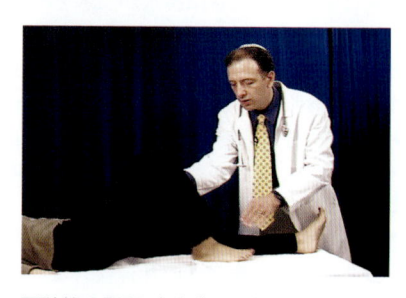

下肢筋の緊張（ビデオ 50）

ンは皮質脊髄路を下行して脊髄前角の下位運動ニューロンに投射することを思い出してほしい。下位運動ニューロン障害の徴候（**表 3.3**）には，筋力低下，萎縮，筋線維束性収縮，**腱反射減弱 hypore-flexia**（後述「4. 反射」参照）などがある。上位運動ニューロン障害の徴候には，筋力低下，**腱反射亢進 hyperreflexia**，筋緊張亢進などがある。皮質脊髄路病変による腱反射亢進と筋緊張亢進は，明らかに皮質脊髄路自体の障害というよりむしろ皮質脊髄路に隣接する下行路の障害によるものである。注意すべき点は，上位運動ニューロン障害の急性期には筋緊張も腱反射も低下する**弛緩性麻痺 flaccid paraly-sis** の状態になることが多いことである。通常は，時間の経過とともに（数時間から数週間で）筋緊張も腱反射も亢進する。

　筋緊張亢進は上位運動ニューロン障害で起こるが，大脳基底核の機能異常でも起こる（**臨床P16.1**）。さ

表 3.3　上位運動ニューロン（UMN）と下位運動ニューロン（LMN）病変の徴候

徴候	UMN 病変	LMN 病変
筋力低下	Yes	Yes
筋萎縮	No[a]	Yes
筋線維束性収縮	No	Yes
腱反射	亢進[b]	低下
筋緊張	亢進[b]	低下

[a] 廃用性萎縮が起こることがある。
[b] 上位運動ニューロン病変の急性期には，腱反射も筋緊張も低下することがある。

らに，筋力低下がない状態で，ゆっくりとした，ぎこちなく微細な手指運動や，足趾を床にタッピングする運動などがあれば，軽微な皮質脊髄路異常の存在を強く疑わせるが，小脳や大脳基底核の病変で認められることもある。

筋機能検査　各筋の本格的な筋力テストを行う前に，いくつかの一般的な機能検査を行って軽微な変化をみつけることが有用である。閉眼状態で両上肢または両下肢を挙上してもらって**偏位 drift** がないかどうか観察する（ビデオ 51）。急速手指タッピングや，手の急速回内-回外運動（電球をはめ込むような動き），急速手タッピング，床などの物体に対する急速足タッピング（ビデオ 52，53）などで，**巧緻運動 fine movement** を検査する。軽微な筋力低下を検出する検査法については，臨床🅟6.4 でさらにくわしく述べる。

個別筋群の筋力テスト　筋力低下のパターンは病変の局在診断に有用である。すなわち，大脳皮質・白質のどこに病変があるか，あるいは脊髄レベル，神経根，末梢神経，筋のどこに病変があるか，などの決定に役立つ。
　検査した各筋群の筋力を一定の決まった形式に従って記録する。各筋群について，左右を対にして検査し比較すれば，左右差の検出が容易になる。**筋力 muscle strength** は，以下のように 0/5 から 5/5 まで 6 段階で評価することが多い。
　0/5：収縮なし
　1/5：筋のわずかな収縮はあるが，関節運動なし
　2/5：運動可能だが，重力に抗して運動することはできない（水平面で関節の運動を検査する）
　3/5：抵抗を加えなければ重力に抗して運動可能
　4/5：ある程度の抵抗に打ち勝って運動可能（時に，4-/5，4/5，4+ /5 に分類）
　5/5：正常筋力
　筋力テストの際には，筋の解剖学的事項，すなわち筋を支配する神経，神経根，脳領域などを常に考慮に入れて検査を進めることが重要である（ビデオ 54~

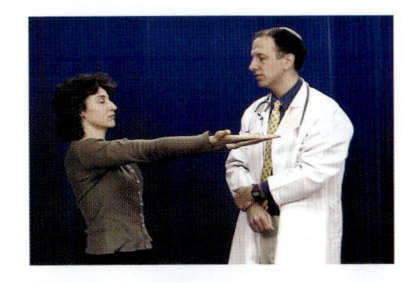

回内偏位（ビデオ 51）

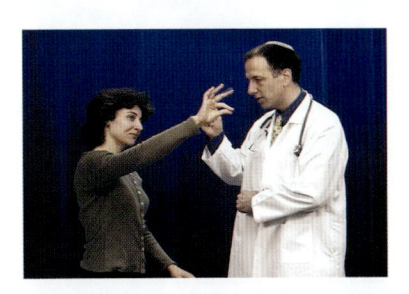

手の急速運動（ビデオ 52）

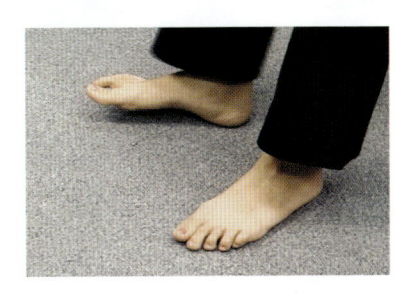

急速足タッピング（ビデオ 53）

57）。また，近位筋と遠位筋の筋力低下を常に区別して検査する。筋疾患（近位筋）か神経疾患（遠位筋）の鑑別に役立つからである。
　■**検査の意義**　筋力低下と病変局在については，臨床🅟6.3 と第 8 章，第 9 章でくわしく述べる。検査する運動動作についてはウェブサイト neuro-exam.com のビデオクリップにも収録してある。**表3.4** と**表3.5** に，運動系検査で検査する主要な運動動作，筋群，末梢神経，神経根について，その代表的なものを取り上げ簡単にまとめた。

▶ 4．反射
深部腱反射 deep tendon reflex と**足底反応 plantar response** は，すべての患者で検査しなければならない。以下に述べるように，特殊な状況下では他の反射も検査する必要がある。

深部腱反射　反射検査用のハンマーで叩いて筋と腱を伸展させ，深部腱反射を検査する（ビデオ 58）。反

射の振幅に影響するので，手足を弛緩させて**左右対称**の位置において検査する。筋力テストの場合と同じ

く，左右差が検出できるように，左右の反射を対にして検査をして，比較することが重要である。反射が誘発できない時は**増強 reinforcement** 法が有効な場合がある。例えば，患者に手足をほんの少し挙上するように指示して被検筋をかすかに収縮させる，あるいは検査の直前に他の筋群を能動的に収縮させ，そちらに注意を集中させる。反射が亢進している場合，**クローヌス clonus** が観察されることがある。これは筋や腱の伸展に反応して，筋が律動するように反復収縮する状態である。深部腱反射の記録には，次のような 6 段階評価が用いられる。

0　：反射消失

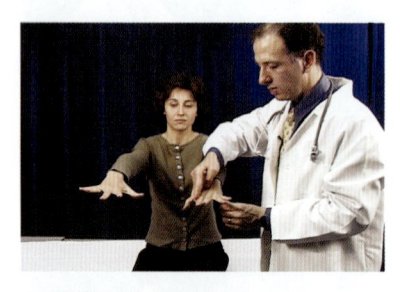
上肢筋力（ビデオ 54）

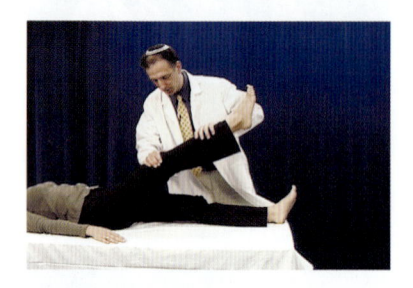
下肢筋力（ビデオ 55）

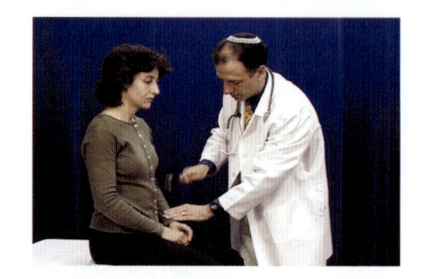
深部腱反射（ビデオ 58）

表 3.4　上肢筋力テスト

動作	筋	神経	神経根
中手指節関節での手指伸展	指伸筋，示指伸筋，小指伸筋	橈骨神経（後骨間神経）	C7，**C8**
手掌面での母指外転	長母指外転筋	橈骨神経（後骨間神経）	**C7**，C8
手指外転	背側骨間筋，小指外転筋	尺骨神経	C8，**T1**
手掌面での手指・母指内転	母指内転筋，掌側骨間筋	尺骨神経	C8，**T1**
母指対立	母指対立筋	正中神経	C8，**T1**
手掌面と垂直方向での母指外転	短母指外転筋	正中神経	C8，**T1**
第 2，3 指の遠位指節間関節での屈曲	第 2，3 指の深指屈筋	正中神経	C7，**C8**
第 4，5 指の遠位指節間関節での屈曲	第 4，5 指の深指屈筋	尺骨神経	C7，**C8**
手首屈曲と手外転	橈側手根屈筋	正中神経	C6，**C7**
手首屈曲と手外転	尺側手根屈筋	尺骨神経	C7，**C8**，T1
手首伸展と手外転	橈側手根伸筋	橈骨神経	C5，**C6**
肘屈曲（前腕回外）	上腕二頭筋，上腕筋	筋皮神経	C5，**C6**
肘伸展	上腕三頭筋	橈骨神経	C6，**C7**，C8
肩関節での上腕外転	三角筋	腋窩神経	**C5**，C6

注：重要な神経根を太字で示した。

表 3.5　下肢筋力テスト

動作	筋	神経	神経根
股関節屈曲	腸腰筋	大腿神経と L1-L3 神経根	L1，L2，**L3**，L4
膝伸展	大腿四頭筋	大腿神経	L2，**L3**，L4
膝屈曲	ハムストリングス（半腱様筋，半膜様筋，大腿二頭筋）	坐骨神経	**L5**，S1，S2
下肢外転	中殿筋，小殿筋，大腿筋膜張筋	上殿神経	L4，**L5**，S1
下肢内転	外閉鎖筋，長内転筋，大内転筋，短内転筋，薄筋	閉鎖神経	L2，**L3**，L4
足趾背屈	長母趾伸筋，長趾伸筋	深腓骨神経	**L5**，S1
足背屈	前脛骨筋	深腓骨神経	**L4**，L5
足底屈	下腿三頭筋（腓腹筋，ヒラメ筋）	脛骨神経	**S1**，S2
足外反	長腓骨筋，短腓骨筋	浅腓骨神経	**L5**，S1
足内反	後脛骨筋	脛骨神経	**L4**，L5

注：重要な神経根を太字で示した。

1＋：軽度，または増強法によらないと誘発できない

2＋：正常

3＋：亢進

4＋：短時間のクローヌス（反復的な律動性運動）

5＋：長時間続くクローヌス

深部腱反射に左右差がなく，上肢と下肢で顕著な差がなければ，1＋，2＋，3＋は正常とみなしてよい。0，4＋，5＋の状態は通常異常と考えられる。反射亢進の徴候としては，クローヌスに加えて，直接の被検筋以外の筋への反射の**波及 spreading**，膝内側面を叩打した時の反対側下肢の**交叉性内転 crossed adduction**などがある。**ホフマン徴候 Hoffmann sign**も手指屈筋群の反射亢進の徴候とみなされる。この徴候をみるには患者の中指を軽く保持して爪を下に軽くはじくとよい。中指は反跳して軽く伸展する（ビデオ 60）。母指が屈曲，内転すればホフマン徴候陽性である。

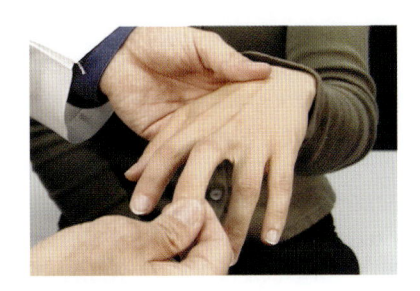

手指屈曲反射（ビデオ 60）

■検査の意義　深部腱反射（図 2.21）が減弱するのは，筋，感覚ニューロン，下位運動ニューロン，神経筋接合部の病変；初期の上位運動ニューロン病変；関節疾患などの機械的要因などである。反射の異常亢進は上位運動ニューロン病変の徴候である（表 3.3）。注意すべき点は，深部腱反射が年齢や，甲状腺機能異常や電解質異常などの代謝性要因，患者の不安の程度などによって影響されることである。深部腱反射に関係する主要な脊髄神経根を表3.6 に示す。

足底反応　ハンマーの先などを用いて足底反応を検査する。足底を踵から小趾に向かって，次に内側に母趾に向かってこすりあげることによって誘発する（図3.2，ビデオ 59）。正常では足趾が底屈する。異常な反応を**バビンスキー徴候 Babinski sign**といい，母趾背屈と他の趾の外転（開排）が特徴である。足趾が底屈も背屈もしない無反応の患者もいる。一側の足趾が正常に底屈しながら他方が無反応の場合，無反応の側は異常と考えられる。成人でバビンスキー徴候が陽性の場合は常に異常であるが，1 歳までの乳児では正常で

表 3.6　深部腱反射	
反射	**関係する主要な脊髄神経根**
上腕二頭筋	C5, C6
腕橈骨筋	C6
上腕三頭筋	C7
膝蓋腱	L4
アキレス腱	S1

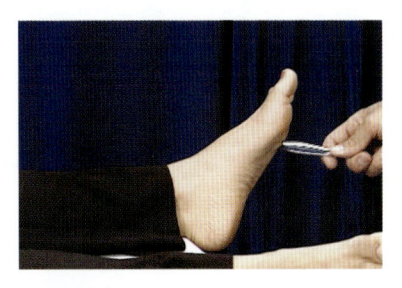

足底反応（ビデオ 59）

も陽性のことが多い

■検査の意義　バビンスキー徴候は上位運動ニューロン徴候で，皮質脊髄路のどこに病変があっても陽性となる。足趾伸筋群に重篤な筋力低下がある場合は，バビンスキー徴候が陰性となることがあるので注意する。

上腕二頭筋反射，上腕三頭筋反射，腕橈骨筋反射，膝蓋腱反射，アキレス腱反射，足底反応を簡潔に記録するために，棒人間の図を使用する。正常反射の記入例を図 3.3 に示す。

特殊な状況下での反射検査　昏睡，脊髄損傷，前頭葉機能不全，神経変性疾患などの特殊な状況下では，その他の反射も検査する。

脊髄損傷が疑われる場合には，障害レベルの判定や障害の重篤度の決定に正常反射の消失が有用である（表 3.7）。**腹壁反射 abdominal cutaneous reflex**は，臍の上下で両側の腹部の皮膚をこすって腹筋の収縮を観察する。男性では**挙睾筋反射 cremasteric reflex**を検査する。この反射は大腿内側上部をこすって精巣の上昇を観察する。**球海綿体反射 bulbocavernosus reflex**は球海綿体筋への圧負荷に反応して肛門括約筋が収縮する反射である。男性でこの反射を誘発するには亀頭を圧迫すればよい。女性でこの反射を検査しなければならないような状態では，通常フォーリーFoley カテーテルが尿道に挿入されているので，このカテーテルを引っ張って反射を誘発する。**肛門反射anal wink**は，肛門周囲を針などの鋭利なものでこすると，肛門括約筋が収縮する反応である。

成人の前頭葉病変で原始反射が再び陽性になること

（A）　正常足底反応

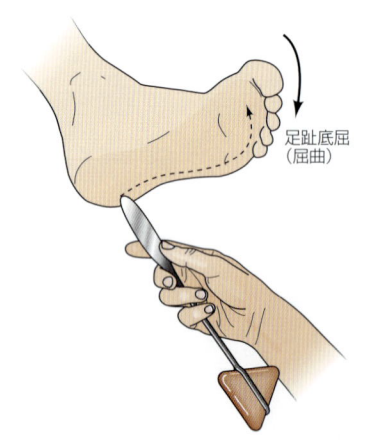

足趾底屈
（屈曲）

（B）　伸展性足底反応（バビンスキー徴候）

足趾背屈

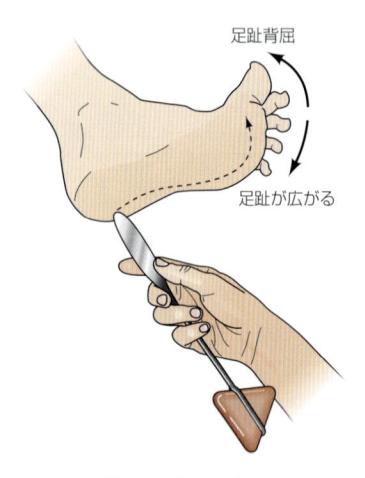

足趾が広がる

図 3.2　足底反応

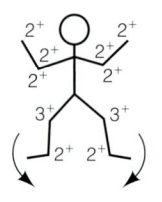

図 3.3　反射の記載法。よく検査される腱反射と足底反応を棒人形の図の上に要約する。この簡略図は臨床的に広く用いられている

表 3.7　脊髄病変レベルの決定に役立つその他の反射	
反射	関係する脊髄神経根
表在腹壁反射	
臍より上	T8-T10
臍より下	T10-T12
挙睾筋反射	L1-L2
球海綿体反射	S2-S4
肛門反射	S2-S4

く，正常でも陽性のことがある。

　下行運動路に障害のある患者では，**姿勢反射 posturing** が出現することがある。姿勢反射は脳幹と脊髄の神経回路を介する複雑な反射で，本章後半の「昏睡検査法」の項でくわしく述べる。

　■**検査の意義**　脊髄病変で特定の反射を検査すると，障害レベルの決定に役立つ（**表 3.7**，**表 8.1**，**図 8.4**）。前頭葉解放徴候は前頭葉病変の存在を示唆する（**臨床 ⓟ19.11**）。局在診断における姿勢反射の意義は「昏睡検査法」の項で述べる。

▶5.　協調運動と歩行

　協調運動と歩行は，他の運動機能から分離して独立した項目で述べられることが多いが，それは小脳疾患によって協調運動と歩行が障害されても，その他の運動機能は比較的保たれるからである。しかし，本項で述べる協調運動や歩行と，先に述べた一般運動検査や他の検査で調べられる系との間には，重複する部分が多い。協調運動障害や歩行障害が小脳以外の多くの系の病変でも起こることを覚えておいてほしい。

　運動失調 ataxia という用語は，「協調運動障害でみられる異常運動」という意味で用いられることが多い（**臨床 ⓟ15.2**）。運動失調では，不規則で動揺性の中等度から高度振幅の不随意運動が，正常な滑動性運動に挿入されたり運動を妨げたりする（**図 3.4**B）。**測定過大 overshoot** も運動失調の一部としてよくみられる。対象物に向かう運動で測定過大の有無を検査する方法を，**指示試験 past pointing** とよぶ。協調運動障害のもう一つの特徴は，**反復拮抗運動不能 dysdiadochokinesis**，すなわち交互拮抗運動の異常である。

がある。このような原始反射は小児では正常に誘発できるが，成人で陽性の場合は病的である。このいわゆる**前頭葉解放徴候 frontal release sign** には，**把握反射 grasp reflex**，**口尖らし反射 snout reflex**，**探索反射 root reflex**，**吸引反射 suck reflex** などがある（把握反射はビデオ 18 に収録）。前頭葉解放徴候は，前頭葉病変が疑われる時には精神状態の検査と一緒に検査されることがある。あと 2 つ触れておかなければならない反射があるが，これらは特異性の点で意義は少なく，多くの神経変性疾患で陽性になる。その一つは**眉間反射 glabellar response** で，開眼させたまま眉間の正中を指で小刻みに叩く。正常では数回瞬目してその後消失する。瞬目反応が持続（マイアーソン徴候 Myerson sign）すれば異常で，パーキンソン病などの神経変性性の運動疾患で最もよく認められる。**手掌 頤 反射 palmomental reflex** は，小指球をこすると同側の頤の下顎筋が収縮する反射である。この反応の特異性は低

(A)

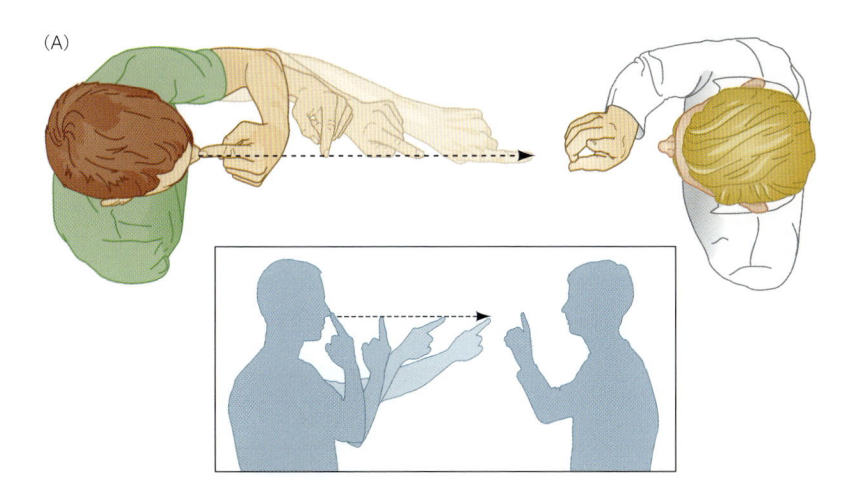

(B)

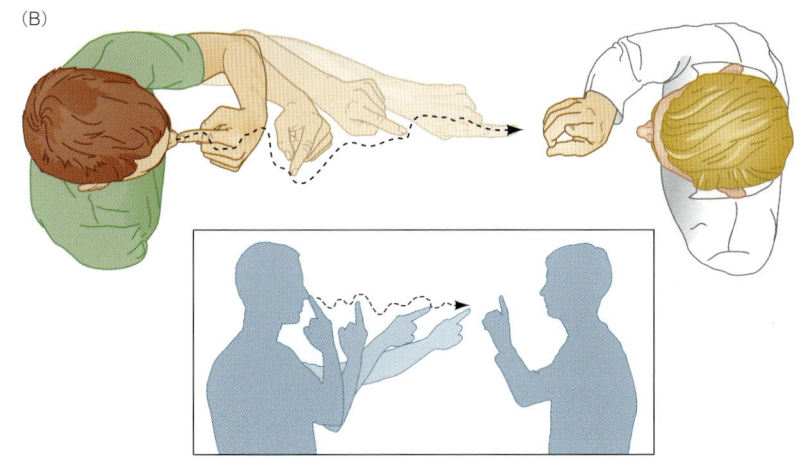

図 3.4　**鼻指鼻試験**。(A)正常な患者。(B) 運動失調がある患者

小脳病変の部位によって，異なるタイプの協調運動障害が起こる。重要な分類の一つは，四肢失調と軀幹失調の区別である（臨床Ⓟ15.2）。**四肢失調 appendicular ataxia** は四肢の運動障害で，通常小脳半球と関連神経路の病変で起こる（図 15.3）。**軀幹失調 truncal ataxia** は近位筋の障害で，とくに歩行の安定性が損なわれ，小脳虫部とその関連神経路の正中病変による。

四肢の協調運動　「一般運動検査」の項で述べたように，手足の巧緻運動を検査する。一方の手の手掌を，反対の手の手掌と手背で交互に拭うような動作をしてもらうことによって，**急速交互反復運動 rapid alternating movement** も検査する（ビデオ 62）。しかし，最もよく知られている協調運動検査法は，**鼻指鼻試験 nose-finger-nose test** であろう。患者に指示して，本人の鼻と検者の指を交互にできるだけ速く触ってもらう（図 3.4，ビデオ 64）。運動失調が最もよくわかるのは，患者が届くぎりぎりの位置に検者の指を置いた

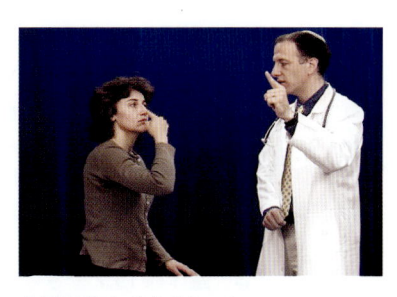

鼻指鼻試験（ビデオ 64）

場合や，時々検者の指を突然異なる方向に動かした場合である。測定過大を検査するために，患者に指示して両手を膝の位置から急激に検者の手の位置まで上げさせる（ビデオ 66）。さらに，広げた患者の両上肢を検者が上から押さえつけ，急に離す。筋力に影響されない状態で運動の正確さを検査するためには，患者の母指の指節間のしわに線を引き，人さし指の先でくり返しその線に触るように指示する（ビデオ 63）。この

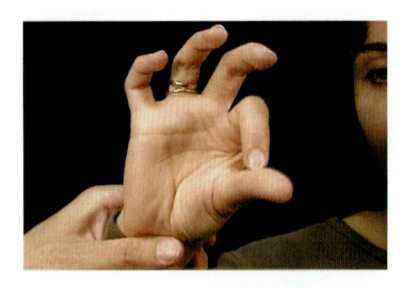

精密手指タッピング（ビデオ 63）

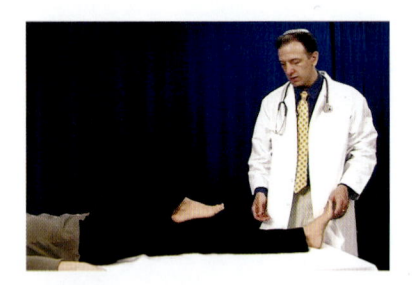

踵膝試験（ビデオ 65）

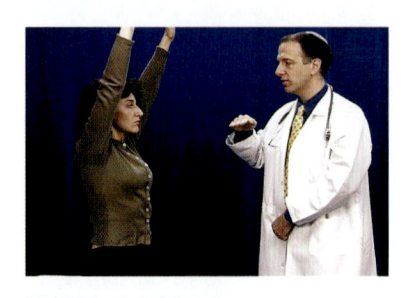

測定過大（ビデオ 66）

検査は，筋力低下による不規則な波動状の運動と，運動失調による異常運動を鑑別するために役立つ。

　下肢についても類似の検査法がある。**踵膝試験 heel-shin test** では，一方の踵を他方の膝につけ，踵をすねに沿ってまっすぐに下行させ，続いて上行させる。踵をすねに沿って下行させる際に重力の影響を受けないように，この検査は常に仰臥位で行う（ビデオ 65）。運動失調の検査は，臨床 **℗15.2** でさらにくわしく述べる。

　▲検査の意義　　これらの運動課題を正常に行うためには，複数の感覚・運動経路が協調して機能することが必要である。位置覚経路，視覚経路，下位運動ニューロン，上位運動ニューロン，大脳基底核，小脳などがこのような経路に含まれる。したがって，異常の原因が小脳病変であることを確定するためには，まず，位置覚，視覚，筋力，反射が正常であることを確かめ，大脳基底核病変による不随意運動がないことを証明しておかなければならない。すでに述べたように，**四肢失調**が通常小脳半球と関連

神経路の病変で起こるのに対して，**軀幹失調**（「ロンベルクテスト」と「歩行」に関する次の 2 つの項を参照）は小脳虫部とその関連神経路などの正中部の病変による（**図 15.3，図 15.9** 参照）。

ロンベルクテスト Romberg test　　患者に足を揃えて立つように指示する（両足が触れるように）。次に眼を閉じてもらう。患者の動揺が強くて倒れる場合には，すぐそばにいて支えるようにする（ビデオ 67）。

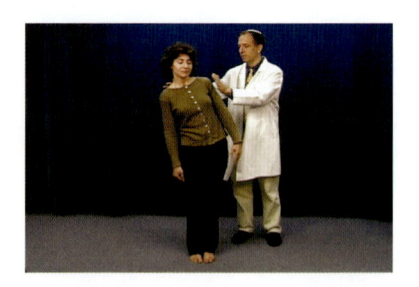

ロンベルクテスト（ビデオ 67）

　▲検査の意義　　開眼状態では，3 つの感覚系が小脳に入力を送り軀幹の平衡を保つ。視覚と固有感覚と前庭感覚である。前庭系や固有感覚系に小病変がある場合でも，開眼していれば，通常代償機能が働いて安定を保てる。しかし，閉眼すると視覚情報がなくなって不安定な状態となる。もっと大きな病変が前庭系や固有感覚系に存在する場合や，軀幹失調を起こす小脳正中部の病変の場合には，開眼状態でも平衡を保つことが困難になる。

　覚えておかなければならないのは，身体の不安定性がその他の部位の神経病変でも認められることである。例えば，上位・下位運動ニューロンや大脳基底核などの病変でも不安定な状態となるので，これらの病変の有無を別々に検査する必要がある。

歩行　　患者の歩行の様子を，再現可能な言葉でいいあらわすことは困難である。広い開かれた空間で，検者のほうに向かって歩いてくる，または検者から離れて歩いていく患者の歩行の様子を観察する。**足幅 stance**（両足をどれくらい離して歩くか），姿勢，安定性，足をどれくらい高く床から上げて歩くか，足の振りの軌跡，**回旋 circumduction**（内側から外側に向かう弓状の軌跡）の有無，足の強直性，膝屈曲の程度，上肢共振，転倒したり一定の方向にそれたりする傾向，足数とスピード，歩行開始と終結に困難はないか，歩行に伴う不随意運動，これらをすべて観察する。方向転換も注意深く観察する必要がある。外来で何回かにわたって患者の経過を観察する時は，一定距離の歩

行時間を計測し，その間の歩数や方向転換に要する歩数を記録しておくとよい。いすから立ち上がる時に支持が必要だったかどうかも記録する。

　歩行と平衡の異常をみつけるために，もっと難しい動作をしてもらう。**つぎ足歩行 tandem gait** の検査では，一歩ずつ片方の踵を他方の爪先に触れるようにして直線上を歩いてもらう（ビデオ 68）。小脳虫部（**図15.3**）やその関連神経路の障害による**軀幹失調**の患者では，とりわけつぎ足歩行が困難になる。なぜなら，このような患者では足幅が広く不安定な歩行になる傾向があり，両足を揃えようとするとさらに不安定になるからである。歩行の軽微な異常や左右差を明らかにするには，いわゆる**強制歩行 forced gait** の検査が役に立つことがある。踵で歩く，爪先で歩く，足の内側縁・外側縁で歩く，片足立ちや片足跳びをする，階段を昇る，などである（ビデオ 69）。

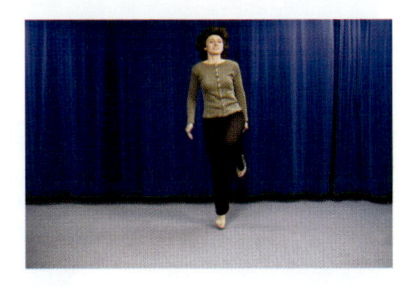

歩行（ビデオ 69）

　歩行失行 gait apraxia は解釈困難な（多少議論が分かれる）異常で，患者は臥位では歩行に必要なすべての動作を正常に行うことができるのに，立位では歩くことができない。前頭葉病変や正常圧水頭症（**臨床 P5.7**）との関連が考えられている。

　■検査の意義　　四肢の協調運動検査の場合と同様，歩行には多数の感覚系と運動系が関わっている。視覚，固有感覚，前庭感覚，下位運動ニューロン，上位運動ニューロン，大脳基底核，小脳，連合皮質の高次運動企画系，などである。もう一度強調しておくが，歩行障害が小脳病変によるものであると診断するためには，ここにあげたすべての系について，一つ一つ検査をして正常であることを確認しておくことが重要である。歩行障害の病変局在と診断については，**臨床 P6.5** と**表6.6** でくわしく述べる。

▶6. 感覚検査

　感覚系の検査は，どのように感じたかを伝える患者の能力と意思に左右される部分がきわめて大きい。したがって，感覚検査は往々にして最も判定困難な検査である。検査は四肢，顔面，軀幹のすべてについて実

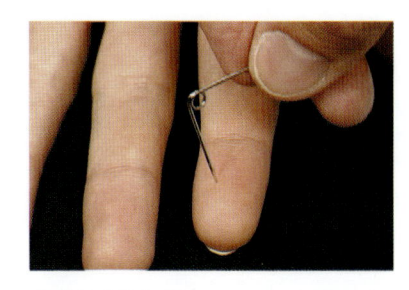

痛覚（ビデオ 70）

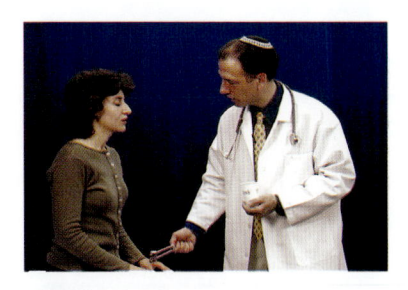

温度感覚（ビデオ 71）

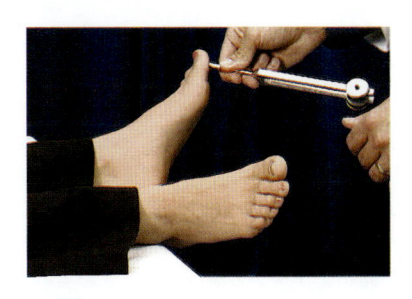

振動覚（ビデオ 72）

施する必要があり，客観性を上げるために，閉眼するか眼を遮蔽して行う。

一次感覚，左右差，感覚障害レベル　　粗大触覚の検査には綿棒を用いるのが一番よいが，いつも同じ強さの刺激が与えられるのであれば，軽く指で触れてもよい。安全ピンの鋭利な先か鈍い先，または折れた木片を無作為に交互に刺して，**痛覚**の相対的な鋭敏性を検査する（患者一人一人に新しいピンを用意すること；ビデオ 70）。**温度覚**は音叉のような冷たい金属製品で検査する（ビデオ 71）。**振動覚**を検査するには，振動している音叉を両手足の母指の関節にあてて，振動が止まったら教えてもらうようにする（ビデオ 72）。通常は低振動（128 Hz，または 64 Hz でもよい）の音叉を用いるが，高振動（256 Hz，または 512 Hz でもよい）の音叉の使用を勧める研究者もいる。音叉を骨の上には置かないようにする。骨は振動をずっと近位の部位にまで伝えるので，振動覚を調べようとする部位よりはるかに離れた場所で，神経によって検出されて

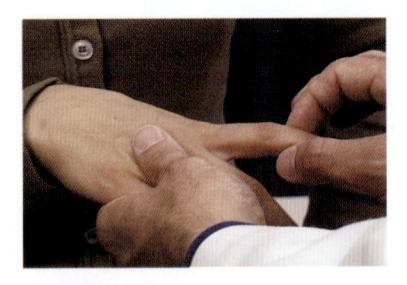

関節位置覚（ビデオ 73）

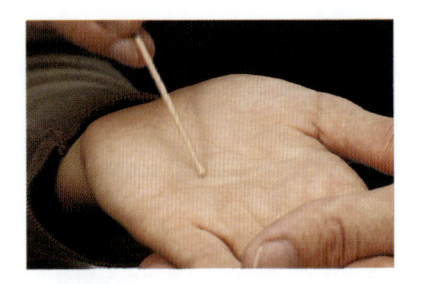

皮膚書画感覚（ビデオ 75）

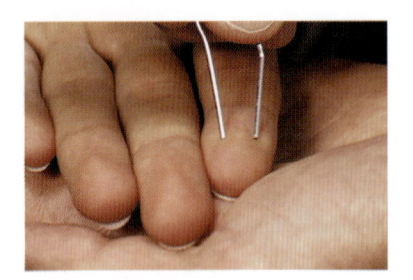

二点識別覚（ビデオ 74）

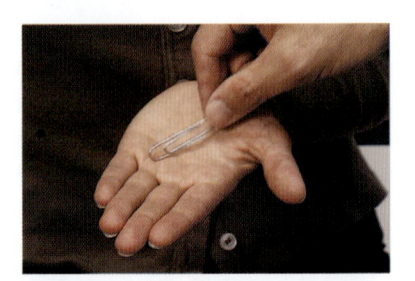

立体認知（ビデオ 76）

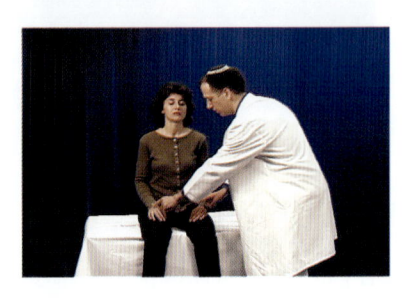

触覚消去（ビデオ 77）

しまうからである。**関節位置覚**の検査では，患者の手指や足趾の 1 本を上下に動かして，どちらの方向に動いたかを答えさせる（ビデオ 73）。この検査を行う時は，触覚が運動の方向の手がかりとならないように，指の両側をそっとつかんで行う。正常では目にみえないくらいの動きでも検出できるので，指趾をごく軽く動かすだけでよい。**二点識別覚**を検査するには，コンパスの両脚かクリップを曲げて使う。患者の皮膚上の 1 つか 2 つの点に無作為に触れる（ビデオ 74）。2 点を区別できる最小の間隔（ミリメーターで表記）を四肢で記録し，左右で比べる。

　他の神経学的検査と同様，患者に障害がみつかれば，神経，神経根，中枢神経路の解剖学的知識（第 7〜9 章）を動員して，つぎに行うべき検査を考える。四肢の左と右，遠位と近位で比較する。特定の脊髄髄節に一致する**感覚障害レベル sensory level** がないか，特に気をつけて観察する（図 8.4）。感覚障害レベルの下では急に感覚が変化するが，その感覚変化が緊急治療を要する脊髄病変の存在を示唆することがあるからである。感覚検査やその他の検査で不確かなところがある場合には，適切な検査を何回かくり返すのがよい。

消去を含む皮質性感覚　　高次の感覚，すなわち**皮質性感覚 cortical sensation** も同様に検査する必要がある。**皮膚書画感覚 graphesthesia** を検査するには，患者に眼を閉じてもらって手掌や指先に字や数字を書き，それをあててもらう（ビデオ 75）。**立体認知 stereognosis** を検査するには，患者に眼を閉じてもらい，いろいろな物体を片方の手で触れてそれが何であるか

をあててもらう（ビデオ 76）。**触覚消去 tactile extinction** も 2 点同時刺激によって検査する（ビデオ 77）。両側の一次感覚が正常でなければ，皮膚書画感覚も立体認知も触覚消去も，信頼すべき結果が得られないことに注意してほしい。

　◢**検査の意義**　　体性感覚障害は，末梢神経，神経根，脊髄・脳幹の後索系や前側索系，視床，感覚皮質などの病変によって起こる。位置覚や振動覚が後索を上行して延髄で交叉するのに対して，温痛覚が脊髄に入ってすぐに交叉して前側索路を上行することを思い出してほしい（図 2.13，図 2.18，図 2.19）。一次感覚が正常でありながら皮膚書画感覚障害や立体認知障害などの皮質性感覚障害がある場合には，反対側の感覚皮質の病変が疑われる。しかし，重篤な感覚皮質の病変の場合には一次感覚の障害を伴うこともあるので，注意が必要である。一次感覚が正常の場合には，消去は半側空間無視の徴候で，右頭頂葉の病変によることが最も多い。無視の存在を示す他の徴候と同様，消去は時に右前頭葉や皮質下の

病変でも認められる。左半球の病変でも軽度の右半側無視が観察される場合がある。

感覚障害のパターンは，特定の神経，神経根，脊髄，脳幹，視床，大脳皮質など，病変局在の決定に役立つ重要な情報をもたらす（臨床 ❷7.3，第 8, 9 章参照）。

神経学的検査法の応用

実際の診療では，ここに述べた神経学的診察法を忠実に初めから終わりまで通して行うことは困難である。先に述べたように，診断に最も重要な部分をスクリーニング検査して，疾患の状況に応じて適切な部分を精密検査できるようになるには，経験を積むことが必要である。次項からは，状況によって検査法が適用できない場合の対策や，検査結果を解釈する時の限界について論じるとともに，昏睡，脳死，心身症的な精神疾患など，特殊な状況下で行われる検査技法について紹介する。

▶検査の限界と対策

神経学的検査の厄介な一面は，一つの検査に異常があれば，他の検査を行う能力にも影響があるかもしれない点である。例えば，精神状態の検査の際に，患者が十分覚醒していなくて，注意力に欠けていて，非協力的で言語機能が正常でないとしたら，運動検査で一つ一つの筋群を精密に検査することはできない。したがって検者は患者の限界をみきわめて，適切に検査法を変更できるように備えておく必要がある。

患者の限界に対処する戦略に加えて，異なる状況下のどのような場合に検査結果が信頼できなくなるかを把握しておくことが重要である。患者の限界とそれがどのように検査結果に影響したかを記録しておくことが必要不可欠である。例えば，注意障害の患者では，「関節位置覚が低下している」と書くよりも，「関節位置覚の検査は，注意障害があるので信頼性に乏しい」と記載するほうがよい。

ここでは，障害をもつ患者を検査する場合の具体的な対処法をいくつか紹介する。軽度から中等度の**覚醒・注意障害**の患者では，反復刺激を行えば，ほとんどすべての検査が実施可能である。これには忍耐が必要だ。重篤な場合は，後ほど「昏睡検査法」の項で述べるような様々な方法が用いられる。**非協力的な患者**では，状況に応じて異なる方法がとられる。自発言語や自発的な運動を注意深く観察することもあれば，必要なら昏睡患者に対する検査法を適宜用いることもある（次項参照）。

軽度から中等度の**言語理解の障害**では，患者が簡単な質問や指示を理解できることもあるし，身振りや手振りで要求されている動作をすばやく理解できること

もある。言語表出の障害では，患者に「ハイ，イイエ」で答えてもらう質問や，選択肢から選んでもらうような質問を行う。記憶検査の場合には，数個の物体を用意して部屋のあちらこちらに隠して，少し後で患者にそれをみつけるようにいう。ここでも忍耐と創造性が必要である。

感覚無視と運動無視では，患者が障害側に頭を向けると検査結果が改善したようにみえることがある。運動無視では，痛みへの反応や，両手の協調的な動きを要する動作などで，注意が何度も患側に向けられると，検査結果がよくなる場合がある。**失行 apraxia** の患者に運動検査を行うと，最初は筋力低下があるように思われるが，あらかじめ動作をみせたり，動作を自分で行わせる前に手足の運動を誘導したりすると，筋力が改善する。躯幹と四肢の運動機能が解離することもある。例えば，指示に従って閉眼や舌挺出ができるのに握手ができない患者がいる。**運動持続困難 motor impersistence** の患者では，患者ができる短時間の運動で，四肢筋力や眼球運動障害を判定しなければならない。

両側性**難聴 deafness** の患者では，文字や手話通訳を通して意思の疎通が可能なことが多く，聴覚によらない言語理解が検査できる。運動障害や挿管のために話せない患者では，紙とペン，コンピューターのキーボードや他の機器などで意思の疎通が可能である。重篤な運動障害の場合は患者の眼球運動や瞬目によって意思の疎通が図られることもある（臨床 ❷14.1）。

特殊な状況にある患者に対しては，その他にも多くの方策がある。そのうちのいくつかに関しては以下の項で触れる。

> **復習問題**
>
> すべての神経学的検査を学んだ現段階で，もう一度表 3.1 を復習しておこう。表の各見出しの項目について，(1) どのように検査を行うか，(2) 検査されるのはどの神経系の構造か，思い返してみよう。

昏睡検査法

昏睡患者の検査法は，覚醒した患者に対する検査法よりもはるかに単純である。一般的な検査の構成には変わりはないが，患者の協力が得られないために多くの検査が実施できないので，検査は短くなる。昏睡検査が短くてすむ利点は，緊急を要する場面ですばやく行えることである。迅速に神経学的な評価を行うことによって，治療に不可欠な情報をいちはやく得ることができる。

完全に覚醒しているわけでも完全に昏睡状態にあるわけでもない患者では，昏睡患者の検査法と覚醒患者に対する検査法を組み合わせて行う。同様に，覚醒し

ているが非協力的な患者では，昏睡患者の検査法の一部が活用できる。**表3.8** に示す昏睡患者検査法の全体像を学ぼう。昏睡患者の検査法は，多くの点で一般神経学的検査法と同じなので，ここでは簡潔に述べる。詳細については前項までの説明や「検査の意義」の項を参照してほしい。

▶一般身体的検査法

すべての検査に共通することだが，昏睡患者でも一般身体的所見をきっちりととることが必要である。昏睡の原因（**表3.2**）に関係しそうな検査，例えば生命徴候，気道状態，頭部外傷の徴候（**表3.9**），項部硬直（臨床 **Ｐ5.9**）などは特に注意して検査する。外傷が疑われる場合には，頸は頸椎カラーで固定して動かないようにする。

表3.8 昏睡患者の神経学的検査法の概要
Ⅰ．精神状態
特定の刺激に患者がどう反応したかを具体的に記述して意識レベルを記載する
Ⅱ．脳神経
1．眼底検査（視神経 Ⅱ）
2．視覚（視神経 Ⅱ）
視覚刺激に対する瞬目反応
3．瞳孔反応（視神経 Ⅱ，動眼神経 Ⅲ）
4．外眼筋運動と前庭眼反射（動眼神経 Ⅲ，滑車神経 Ⅳ，外転神経 Ⅵ，内耳神経 Ⅷ）
自発性外眼筋運動
眼振
眼球共同運動障害
頭位変換眼球検査（人形の目テスト）
温度試験
5．角膜反射，顔面左右差，しかめ面反応（三叉神経 Ⅴ，顔面神経 Ⅶ）
6．咽頭反射（滑車神経 Ⅳ，迷走神経 Ⅹ）
Ⅲ．感覚系とⅣ．運動系検査
1．自発運動
2．痛覚刺激からの逃避反応
Ⅴ．反射
1．深部腱反射
2．足底反応
3．姿勢反射
4．脊髄病変が疑われる場合の特殊反射（**表3.7**）
Ⅵ．協調運動と歩行
通常は検査不能

▶1. 精神状態

プラム Plum とポズナー Posner の定義によれば，**昏睡 coma** とは「閉眼した臥床患者にみられる非覚醒，無反応の状態」である。昏睡と完全覚醒の間には幅広い連続した意識レベルの段階がある。この連続したレベルの異なる段階をあらわすために，定義の曖昧な多くの用語（嗜眠，昏迷，知覚鈍麻，半昏睡など）がある。きちんと定義せずにこれらの用語を使うと，他の医師が診療録を読んで病状の進行を評価しようする時に混乱を招く原因となる。したがって，患者の覚醒度を記録する場合には，特定の刺激に患者がどのように応答したかを具体的に書くべきである。例をあげると，

「患者は開眼状態で声の方向に顔を向けるが，口頭指示には従わない」とか，

「胸骨部を強くこする痛み刺激だけに反応して，右手を動かし，しかめ面をする」とか，

「声かけをしても胸骨部を強くこすっても応答なし」のように。

このような患者で精神状態の検査を行うと，実施できるのは意識レベルの検査だけ，という場合が少なくない。意識障害が脳幹網様体の障害や両側性視床病変，両側性大脳皮質病変で起こることを思い出そう（**図2.23**）。意識は一側性の視床病変や大脳皮質病変でも軽度に障害されることがある。中毒性や代謝性の要因もこれらの脳部位を傷害するので，意識障害の一般的な原因の一つとなる（臨床 **Ｐ14.2, 19.14〜19.16**）。

昏睡と間違われることがあるが，実際には解剖学的にも病態生理学的にも昏睡とは全く異なる多くの状態がある。前頭葉やその神経連絡に障害を及ぼす大きな病変は，**無動性無言 akinetic mutism** と呼ばれる昏睡に似た究極の**無為 abulia** の状態を引き起こす（**表14.3**）。この状態の患者には自発性や反応性の極度の低下が認められるが，通常開眼していて，時々正常にみえる眼球運動を行うことがある。**カタトニー catatonia** も極端に反応性が減退する病態だが，精神疾患が原因である。**閉じ込め症候群 locked-in syndrome** では意識も感覚も正常であるが，脳幹運動路の病変や末梢神経筋遮断のために患者は動くことができない（臨床 **Ｐ14.1**）。

表3.9 外表にあらわれる重要な頭部外傷の徴候	
名称	内容
骨性不連続	変位性骨折のために，不連続な頭蓋骨の形状を触知する
髄液鼻漏	頭蓋底，とくに篩骨の骨折によって脳脊髄液が鼻腔から漏出する
髄液耳漏	頭蓋底，とくに側頭骨の骨折によって脳脊髄液が外耳道から漏出する
鼓室内出血	頭蓋底，とくに側頭骨の骨折によって鼓膜背部に青紫色の血液を透視する
バトル徴候	頭蓋底骨折と皮下組織への血液漏出によって，濃紫色の出血斑が乳様突起を覆う皮膚に観察される
アライグマの目	頭蓋底骨折と皮下組織への血液漏出によって，濃紫色の出血斑が眼周囲の皮膚に観察される

▶2.　脳神経

　昏睡の原因の一つは脳幹自体の機能不全である。脳神経検査を行えば，脳幹機能不全に関する重要な情報が得られる。

眼底検査（視神経〈Ⅱ〉）　眼底鏡で両側の網膜を注意深く観察する。特に頭蓋内圧亢進を疑わせるうっ血乳頭がないか調べる（**臨床 ❷5.3**，ビデオ 25）。

視覚（視神経〈Ⅱ〉）　視野検査に答えられない場合，大まかな視野を調べるために，**急激な視覚刺激による瞬目反応 blink-to-threat** をテストする。検者の手をあらゆる方向から患者の目に向かって急激に動かし，瞬目が起こるかどうかを観察する（ビデオ 28）。

瞳孔反応（視神経〈Ⅱ〉，動眼神経〈Ⅲ〉）　これは意識障害患者の検査の中で最も重要な検査の一つである。瞳孔の大きさと反応性は昏睡の原因を知るための手がかりとなる（**表 14.5**，ビデオ 29）。多くの例外はあるが，昏睡の原因が中毒性か代謝性の場合には，瞳孔の大きさは正常で反応性もよいことが多い。一側性または両側性に瞳孔散大があって光に反応しない「開ききった」瞳孔 blown pupil の場合は，テント切痕ヘルニア transtentorial herniation（**臨床 ❷5.4**）か，その他の中脳を傷害する病変が疑われる。両側性の縮瞳で反応性がよい瞳孔は，橋病変の時によく観察される。両側性のピンポイント様の瞳孔はオピエートの過量投与の時にみられる。

外眼筋運動と前庭眼反射（動眼神経〈Ⅲ〉，滑車神経〈Ⅳ〉，外転神経〈Ⅵ〉，内耳神経〈Ⅷ〉）　自発的な外眼筋運動や眼振，眼球共同運動異常，斜視などがないか観察する（ビデオ 32〜35）。視運動性眼振（OKN）は非協力的な患者で眼球運動の誘発や視覚検査に有効なことがあるが，意識障害では抑制されていることが多い。患者が眼球運動の指示に従えない場合は，前庭眼反射によって脳幹眼球運動路に異常がないかを調べることができる（**図 12.19**，**図 13.12**）。**頭位変換眼球反射 oculocephalic reflex** は，開眼させたまま頭部を左右上下に動かして誘発する。頭頸部外傷の場合，適切な放射性検査で頸髄損傷の可能性が除外されないかぎり，このような手技は禁忌である。眼が頭部と反対の方向に動けば頭位変換眼球反射は陽性で，**人形の目 doll's eyes** とよばれることがある。覚醒状態の患者では通常人形の目は認められないことに注意してほしい。その理由は固視や随意眼球運動によって反射が隠されるためである。したがって，人形の目が陰性の場合は，昏睡患者では脳幹の機能異常が疑われるが，覚醒している患者では正常である。

　前庭眼反射を誘発するもう一つの，そしてもっと強力な刺激法は，**温度刺激 caloric stimulation** である。必ず前もって耳鏡で外耳道を調べておく。患者を背臥位にさせて，頭部を 30° 挙上させる。この姿位で一側の耳に冷水を注入する。脳幹の前庭眼反射経路が正常な場合，急速相が冷水注入側の反対を向く眼振が生じる。この検査結果の判定法を，**COWS**（Cold Opposite, Warm Same；冷水が反対側，温水が同側）と記憶する。昏睡患者では，急速相がなく，冷水注入の側に向かう緩徐で緊張性の眼球偏位の要素だけになることは記憶しておかなければならない。5 分から 10 分の間，落ち着くのを待って，今度は反対の耳を刺激する。

角膜反射，顔面の左右差，しかめ面反応（三叉神経〈Ⅴ〉，顔面神経〈Ⅶ〉）　静止時に顔面に左右差はないか，自発的な瞬目やしかめ面に左右差はないかなどに注意する。両側の角膜を綿棒で軽く触れて**角膜反射 corneal reflex** を検査する（**臨床 ❷12.4**，ビデオ 37）。感覚検査や運動検査で痛みを与えた時や（後述），左右の眼窩隆起 orbital ridge を強く押さえた時に，反応性に出現するしかめ面を観察する。

咽頭反射（副神経〈Ⅸ〉，迷走神経〈Ⅹ〉）　両側の咽頭後壁を綿球で触れて，**咽頭反射 gag reflex** を検査する。気管内に挿管されている患者では，気管内チューブを軽く揺することで咽頭反射が誘発される。挿管に立ち会った人に咽頭反射があったかどうか，または気道吸引で咽頭反射や咳漱反射が起こるかどうか尋ねることも有効である。

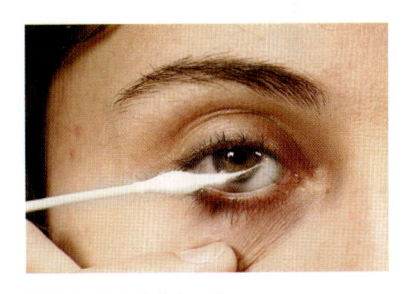

角膜反射（ビデオ 37）

▶3.　感覚検査と 4.　運動検査

　四肢に自発的な不随意運動はないか。静止時の筋緊張はどうか。四肢を 1 肢ずつもち上げてベッドに自然落下させることにより，筋緊張の左右差を調べることができる（ビデオ 49，50）。

　四肢の 1 本 1 本について，爪床を押さえたり皮膚をつねったりして，**疼痛刺激からの逃避** を観察する。神経系障害の程度によって，様々な異なる反応が起こることがある。嗜眠以外に異常がない患者なら，非常に軽い痛み刺激でも目を覚まして怒りだすかもしれな

い。したがって，患者がどのような状態にあろうと，どうしても必要な場合以外は痛み刺激を用いるべきではない。もっと重篤な嗜眠の患者は，完全には覚醒しなくても，痛み刺激を感知していることを示す動作をとることがある。痛み刺激から手足を引っ込めるとともに，反対の手足で刺激を払いのけようとしたりする。しかめ面も痛覚路が機能していることを示す証拠となる。さらに重篤な意識障害の患者では，痛みから手足を引っ込めるだけのこともある。検者は**合目的的な引っ込め purposeful withdrawal** と姿勢反射（次項参照）による引っ込めを，注意深くみきわめなければならない。最後に，痛覚路や四肢の運動路の機能が消失していれば反応は起こらない。

▶5. 反射

覚醒している患者と同じように深部腱反射と足底反応を検査する（表3.6，ビデオ58，59）。

姿勢反射 posturing reflex は下行性上位運動ニューロンに病変をもつ患者で観察される。この反射には脳幹と脊髄の神経回路の機能が関与し，昏睡を伴う重篤な病変でよくみられる。シェリントン Sherrigton はネコを用いて脳幹のいろいろなレベルの病変が姿勢反射に及ぼす影響を検討した。**除皮質 decorticate** 実験では，赤核のレベルより上で脳幹を切断した。**除脳 decerebrate** 実験では，赤核より下で切断した。痛み刺激を与えると，除皮質ネコは前肢を屈曲し後肢を伸展したが，除脳ネコは前後肢ともに伸展した。ヒトでは，屈曲位や伸展位を起こす脳幹部位についてはまだ解剖学的に特定されていない。したがって，患者に対しても「除皮質姿勢」とか「除脳姿勢」という言葉が用いられることがあるが，これらの用語を用いる代わりに**屈曲姿勢 flexor posturing** や**伸展姿勢 extensor posturing** という言葉を用いて，どの肢に認められるかを記録するほうがより正確であろう。多くの例外はあるが，ヒトでも動物と同様，屈曲（除皮質）姿勢が中脳か中脳より高位の病変で起こりやすいのに対して，伸展（除脳）姿勢は下位脳幹に傷害が及ぶ重篤な病変で起こる傾向がある。（記憶法：除皮質姿勢の病変は高位にあって，屈曲した上肢は大脳皮質の方向をさし示す／除脳姿勢の病変は下位にあって，伸展した上肢は下をさす。）伸展姿勢のほうがやや予後が悪い。

上肢の屈曲姿勢を**図3.5A** に示す。上肢の伸展姿勢では，**図3.5B** に示すように，上肢は伸展し内旋する。**図3.5A，B** をみればわかるように，下肢の伸展姿勢は上肢の屈曲姿勢か伸展姿勢のどちらかを伴うことが多い。これらの姿勢反射は脳幹機能を反映する。つまり，これらの反射が陽性であれば，下行性運動路に障害があるが，その他の脳幹機能はいくらか残存している状態が示唆される。このような病変は一側性のこともあ

れば両側性のこともあり，左右差がある場合がある。いずれにしても，この姿勢反射を合目的的な手足の引っ込めと区別して考える必要がある。この区別をはっきりさせるためには，四肢の屈側と伸側の皮膚をつねって運動の方向を観察すればよい。例えば，屈曲姿勢反射では，上肢の屈側をつねった場合でも上肢は屈曲するので，運動は痛み刺激の方向に向かうことになる。これに対して，合目的的な引っ込めでは，運動の方向は常に痛み刺激から遠ざかる方向である。さらに，合目的的な引っ込めの場合には肩関節や股関節での四肢の外転を伴うことが多いのに対して，姿勢反射ではみられない。

下肢の屈曲姿勢反射が観察されることもある。このような反射は，股関節と膝関節の屈曲と足関節の背屈を起こすので**三重屈曲 triple flexion** とよばれる（**図3.5C**）。これまでに述べた姿勢反射とは異なり，三重屈曲には脳幹機能の関与はなく，脊髄神経回路だけが関係する。くり返しになるが，下肢の屈側と伸側の皮膚をつねることによって，この姿勢反射と合目的的な手足の引っ込めが区別できる。

脊髄損傷が疑われる患者では，**表3.7** にあげた特殊な反射検査法がさらに局在診断に役立つ。

▶6. 協調運動と歩行

昏睡の状況下では，通常検査できない。

脳死

脳死 brain death の定義は，「脳機能の非可逆性の消失」である。脳死判定に用いられる正確な基準は病院によって異なるが，評価の根幹は神経学的検査である。一般的に，脳幹機能を含めて，脳機能が残存するエビデンスがあってはならない。脳幹機能の消失を証明するために，通常の神経学的検査法に加えて温度テストと**無呼吸テスト apnea test** が行われる。無呼吸テストでは，人工呼吸器をはずした状態で，血液 pH と pCO_2 が標準的な変化を示すにもかかわらず，自発呼吸が出現しないことを確認する。アメリカの基準では，脳幹機能に関係する姿勢反射（**図3.5**）が認められれば脳死からは除外されるが，三重屈曲と深部腱反射のみが陽性の場合は脳死と判定される可能性がある。低酸素症，低血糖症，低体温，薬物中毒などの可逆性の原因を除外する必要がある。脳死の診断を確定するためには，少なくとも間隔をあけて2回，脳死検査を実施しなければならない。臨床的な評価に不確実な部分がある場合には，確認のための検査が必要である。例えば，血管撮影をして脳への血流がないことを証明するか，脳波検査で電気活動がないことを証明する。しかし，これらの検査はあくまでも確定診断用で

3

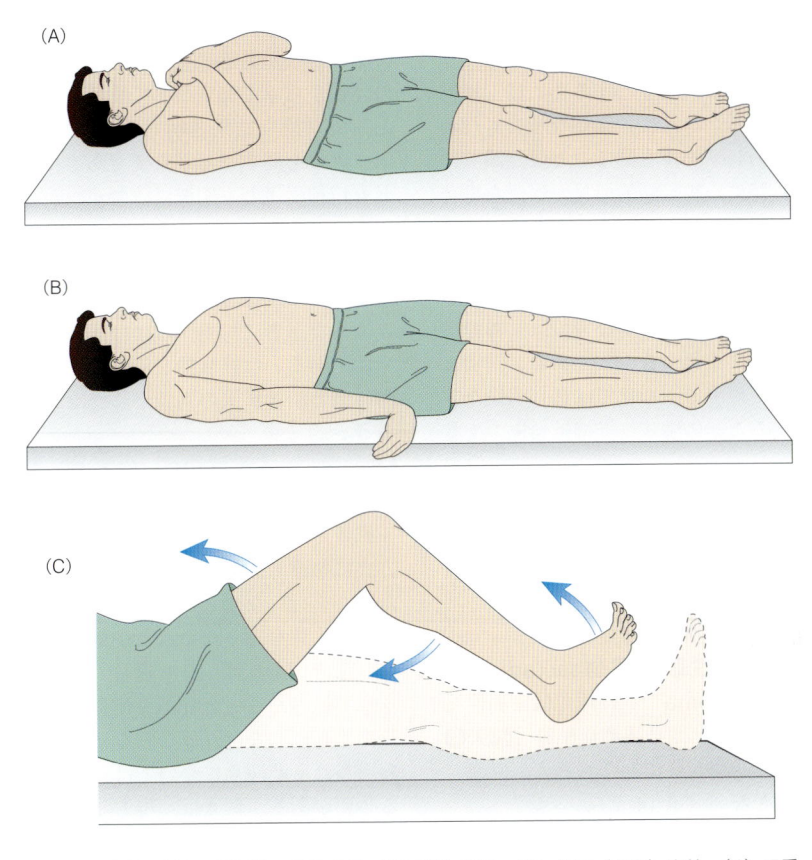

図 3.5　姿勢反射と三重屈曲。（A）屈曲（除皮質）姿勢。（B）伸展（除脳）姿勢。（C）三重屈曲

あって，脳死の診断は臨床的に行うのが基本である。脳死判定のための具体的な実施基準についてはアメリカ神経アカデミーや他国の類似の機関から出版されている（巻末の文献参照）。

転換性障害，詐病と関連疾患

　精神疾患には神経疾患に似た病状を示すものが数多くある。両者の鑑別がきわめて困難な場合があることは，精神状態検査法の「気分」の項ですでに述べた。そのような精神疾患の一つに**転換性障害 conversion disorder** がある。転換性障害では，精神的要因で感覚・運動障害が生じ，それに見合う神経系の局所病変を欠く。**身体化障害 somatization disorder**＊ の患者は，時間の経過によって変化する複数の身体愁訴を訴える。この 2 つの障害では，患者は意識的に「虚偽の」症状を訴えるわけではなく，精神的な問題とは通常考えていない。そのような患者については断定的な態度をとらないようにすることがきわめて重要である。そのような患者は，神経疾患の患者と同等，またはそれ以上の機能障害と苦しみを抱えているからである。この種の障害をあらわす他の用語として，心気症（ヒポ

コンドリー hypochondriasis）やヒステリー hysteria という言葉がある。関連語には，心因性健忘 psychogenic amnesia や心因性昏睡 psychogenic coma などがある。

　はるかにまれな第二の障害では，患者は意識的に症状をコントロールして，隠れた動機のために意図的にそれを用いる。**虚偽性障害 factitious disorder**（以前は重症例を**ミュンヒハウゼン症候群 Münchhausen syndrome** とよんだ）では隠れた動機が患者の内面にある。このような患者は神経疾患などの病気のふりをするのだが，真の患者の役割を演じることによって，ある種の感情的な快感が得られるためであるとされている。**詐病 malingering** では患者になることで得られる外的な恩恵が隠れた動機となる。例えば，仕事をしないですむとか，障害者に対する優遇が得られる，などというような事柄である。

　これらの精神疾患と神経疾患の鑑別は困難であるが，精神疾患相互の区別のほうがもっと難しい場合があるし，またこれらが重複する場合もある。不運にも，このような患者のすべてを「嘘つき」と片づけてしま

＊ DSM 5 では身体症状関連障害として位置づけられている。

う傾向がある。しかし，このような患者は自身の障害に苦しんでいる。彼ら自身の回復のために，そして将来，神経疾患と混同されないようにするためにも精神科的なケアが必要である。さらに，適切な検査も行わずに性急に精神疾患のレッテルを貼ることは，誤診につながりかねない。特に，神経学的所見が軽微な場合や神経疾患と精神疾患が重複しているような場合には注意が必要である。実際，両者が重複することは多い。

このような患者をみつけるための，そして神経系の局所病変を除外するための最も重要な方策は，神経学的検査法と神経解剖学に精通することである。鑑別に用いられる多くの手技の中で，本章では最も明快な方法をいくつか紹介することにする（詳細は巻末の文献を参照）。

偽性昏睡における手落下試験 hand-dropping test in pseudocoma

顔の真上で手を離すと，真の昏睡患者では手が落下して自分自身の顔を打つ。

偽性昏睡における衝動性眼球運動 saccadic eye movements in pseudocoma

昏睡では衝動性眼球運動は消失する。しかし，閉じ込め症候群（臨床 **P** 14.1）の患者やナルコレプシーでみられる入眠麻痺の場合には，通常消失しない（第 14 章）。

変動する抵抗

心因性麻痺の患者では，筋力テストで検者が加える力を変えると，抵抗する力が正常筋力まで大きく変化する。この状態は前頭葉病変でよくみられるパラトニアという類似の症状と区別する必要がある（臨床 **P** 19.11）。

フーバーテスト Hoover test

一側性の下肢麻痺の患者に，患肢をベッドから挙上するように指示する。この時，検者は健常側の腓腹筋に触れて筋の収縮の程度を確認する。正常ではベッドを押しつけるような力が反対側の腓腹筋に生じるので，検者の手に圧を感じる。腓腹筋が収縮しない時は，運動を行う意思がないことを示している。

無意識の運動

心因性麻痺の患者では，睡眠中やストレッチャーに移される時，または注意をそらされるようなその他の状況で，患肢を動かすことがある。

正中部で変化する振動覚

胸骨や頭蓋骨の片側だけで振動覚が消失することは生理学的にはありえない。振動覚は骨を通して容易に反対側に伝わるからである。

検者が常識を働かせ，経験を積み，不確実なところがある検査をくり返して完全に神経学的な検査を行え

ば，上記以外にも神経解剖学的に矛盾する点が明らかになることがある。くり返しになるが，神経病変はその局在からみて非定型的でまれな徴候を起こすことがあって，検査結果と明らかに矛盾する場合があるので，慎重を期すことが重要である。最後に，神経疾患とも精神疾患とも明確に診断がつかないような障害を示す患者が数多くいることは覚えておかなければならない。この種の患者は神経内科医からも精神科医からも専門外とみなされて治療されない危険性がある。このような患者に対処するには，診断がはっきりするまでは，あるいは経験的な治療に反応するまでは，神経内科医と精神科医の両者が診療にあたるのがよいであろう。

神経学的スクリーニング検査

患者を評価する際には，10 分以内で行える短い検査方式に熟達しておくと役に立つ。このような簡略化した検査を行いながら，軽微な異常を見落とさないように常に注意を怠らないことが重要である。検査で疑わしい部分があれば，くり返して検査を行うとともに，本章で述べたもっと詳細な検査法を用いて，さらに注意深く評価しなければならない。また，患者の病歴から疑われる問題点については，とくにくわしく検査する必要がある。例えば，視力障害の訴えがある患者では念入りに視覚検査を行う。筋力低下を訴える患者では運動系の検査をくわしく行う。

神経学的スクリーニング検査法に唯一の標準的な形式があるわけではない。しかし，**表 3.10** にあげた項目は，最低限の初回検査として有用であろう。必要に応じて精密検査を加えていけばよい。

おわりに

本章では，多くの異なる状況下で，どのように神経学的検査法を実施すればよいかを学んだ。覚醒していて協力的な患者から，昏睡，精神疾患，詐病，そして複合した障害をもつ患者にいたるまで，患者の状況によってどのように検査を適用したらよいかをみてきた。さらに，神経学的検査法によって検査される神経解剖学的構造の詳細や，疾病が神経機能に及ぼす影響について学び始めたところである。

ここで学んだ知識は，第 5 章から第 19 章の症例を理解するための基礎となり，神経系の病変局在診断に役立つであろう。病歴と診察所見から病変の部位と性質を推定したら，次に多くの重要な決定を下さなければならない。疑われる病変の性質と部位によって，治療を行うか，あるいは追加の精密検査を行うかを選択しなければならない。治療を行うとしたら，緊急手術か，投薬か，それとも緊急を要さない治療法を選ぶべきか。必要な精密検査は，血液検査か，髄液検査か，電

表 3.10　神経学的検査の必要最小限のスクリーニングテスト[a]	
検査項目	検査法
精神状態	清明度と見当識。月名を前からとうしろからあげさせて注意力を判定する。即時記銘と 4 分後の物品想起(3 物品)。時計の部分の呼称。病歴聴取時に行動，言語，感情を観察する。
脳神経	瞳孔対光反射。眼底鏡検査。消去現象の有無を含めた視野検査。水平性と垂直性の滑動追従眼球運動。消去現象の有無を含めた顔面の触覚検査。自発性微笑における顔面左右差の有無。指摩擦音の聴覚検査(両側)。軟口蓋挙上。検査中の声の質に注意。抵抗を加えて頭位変換と肩すくめを行わせる。舌挺出。
運動系検査	回内偏位。手と足の急速タッピング。上下肢筋緊張。上下肢の近位筋と遠位筋の筋力テスト(手指伸展，手指外転，手首伸展，上腕二頭筋，上腕三頭筋，三角筋，腸腰筋，大腿四頭筋，足と足趾の背屈，膝屈曲など)。
反射	両側上腕二頭筋，腕橈骨筋，膝蓋腱，アキレス腱反射，足底反応。
協調運動と歩行	両側指鼻指試験，踵膝試験。歩行とつぎ足歩行。
感覚系検査	消去現象の有無を含めた手足の触覚検査。両下肢の痛覚と温度覚検査。両下肢の振動覚と関節位置覚検査。

[a] 所要時間＝5〜10 分

気生理学的検査か，それとも神経放射線検査か。

　病歴と検査所見から得られる情報に基づいて，医師はこの難しい決定を行う。例えば神経画像を選択した場合，どの撮像方法を用いて神経系のどの領域を検査するかを決定する必要がある。判断材料となるのは，病歴と診察所見から推定した病変の位置と性質に関する情報である。第 4 章では，完全な患者評価という観点から，神経画像をどのように活用し，症例検討にどのように適用するかについて述べる。

4 臨床神経放射線学の基礎知識

臨床画像，とくに神経放射線学の進歩は，最近の医学の進歩の中で最もめざましいものの一つである。52歳の女性に突然，左半身の脱力と腱反射亢進が起こった。初回の頭部CTやT1強調MRI画像，T2強調MRI画像，FLAIR法MRI画像などに異常はなかったが，拡散強調MRI画像で，右運動皮質に広がる梗塞巣がみとめられた。MR血管撮影と頸動脈ドップラー検査によって，右内頸動脈に高度の狭窄がみとめられた。この所見に基づいて内頸動脈の内腔拡張術が行われ，その後は支障なく過ごしている。

本章では，現代の神経画像検査法とその臨床応用について学ぶ。

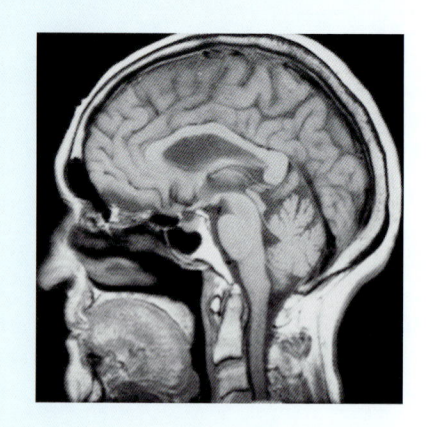

はじめに

現代の神経画像技術は臨床現場や神経科学研究に劇的な変革をもたらした。本章では，臨床で最もよく用いられる3つの検査法に焦点を当てる。すなわち，コンピューター断層撮影法(CT)，磁気共鳴画像(MRI)，神経血管撮影法(超音波，磁気共鳴血管撮影法MRA，CT血管撮影法を含む)である。また，陽電子放射断層撮影法(PET)，単一光子放射コンピューター断層撮影法(SPECT)，機能的MRI(fMRI)などの機能的神経画像についても簡単に触れる。

画像断面

大部分のCTスキャン画像やMRIスキャン画像は脳の2次元の「スライス」である。**画像断面 imaging plane** は第2章で述べた水平（軸位）断，冠状断，矢状断（図2.5）とほぼ同様である。しかし，CTスキャンの軸位断の角度は実際の軸位断面から数度傾いている（図4.1）。この傾きによって，少ないスライス数で脳全体を撮影することが可能になり，眼への被爆も抑えられる。MRIスキャンでは軸位断スライスは実際の水平断面スライスとほぼ同様であるが，施設によって若干の違いはある。図4.1に示すような**スカウトscout（位置決め localizer）画像**をすべてのCTやMRIフィルムに入れておくと，スキャンの正確な傾きがわかる。臨床現場では，水平断面からの少々の傾きはそれほど画像に影響を及ぼさないが，画像と画像を比較するような場合には考慮に入れておく必要がある。

コンピューター断層撮影法（CT）

コンピューター断層撮影法 computerized tomography（CT） は通常のX線技術の直接の応用なので，同じ原理に基づいている。通常のX線像と同様，CTが測定するのは検査対象の組織の**密度 density** である。実際上，通常のX線撮影とはたった2つの違いしかない。

1. 1つの画像を撮影するのではなく，X線ビームを患者の周囲に回転照射して1つの**断層（スライス slice）**に対して多方位からの情報を得る。したがって「断層撮影」という（ギリシャ語の *tomos* は「断面」の意味）。

2. このようにして得られたX線データをコンピューターによって再構成して，その断層内の構造の精密な画像を得る（軟部組織，液体，空気，骨など）。したがって「コンピューター」という名称を上につける。

最近のCT技術の進歩によって，多数のCTスライスを同時に撮影することが可能になった。話を簡単にするために，まずは単一スライスCTについて説明する。患者は，スキャナー内を一定の距離ずつ進む特別な台の上に横臥する。これによって多くの水平断面の撮影が可能になる。スキャナーは大きなリングの形をしている（図4.2）。台が一定距離を進んで止まったとき，リング内の多数の異なる位置から細いX線ビームが出て反対側の検出器に捕捉されることにより一つの断面がスキャンされる。1本のX線ビームがCTス

4

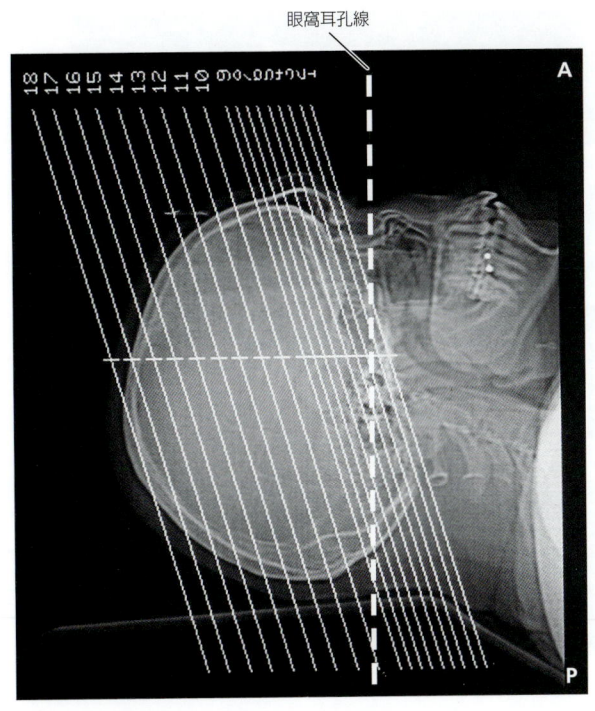

眼窩耳孔線

図 4.1　CT スカウト（位置決め）像。頭蓋骨の側面像上に断面の位置を線で示してある。真の水平断は眼窩耳孔線に平行だが，典型的な CT 画像断面では前上方にやや傾斜している

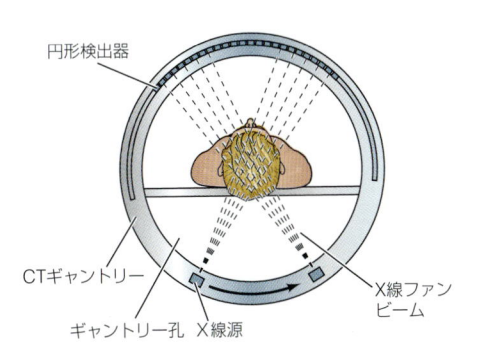

円形検出器

CTギャントリー

ギャントリー孔　X線源

X線ファンビーム

図 4.2　CT スキャン用ギャントリーの模式図

キャナー内の患者を通過する時，衝突する組織に部分的に吸収される。吸収エネルギー量は貫通する組織の**密度**に相関する。

　X 線ビームは多方向から患者組織を貫通するので，一つの構造に対していろいろな角度で交叉，再交叉する。したがって水平断スライス内部の各点について，密度に関する情報が十分量得られるので，それをコンピューターで計算することができる。この密度情報は再構成されて，頭部の横断面のような画像が得られる（**図 4.3**）。最近では，患者がスキャナーリングを移動する時に，止まることなく連続的にスキャンできるス

パイラル spiral CT（ヘリカル helical CT）が発展してきた。さらに，256 列まで検出器を増やすことによって，一つ一つのスライスを得るかわりに，複数の重なり合うスライスを同時に得ることも可能となっている。このような技術革新によって，患者の被爆時間が短縮し，CT スキャンの解像度と撮影速度が格段に向上している。

　通常の X 線検査と同様，骨やその他の石灰化組織のような高密度の組織は CT では白くなり，空気のような低密度の物体は黒くなる（**図 4.3**）。CT で白く写る領域と黒く写る領域に対して，それぞれ，**高吸収 hyperdense**，**低吸収 hypodense** という言葉がよく用いられる。正常脳組織のような中間の密度の構造は灰色を呈し，**等吸収 isodense** とよばれる。脳脊髄液（髄液）CSF は暗灰色で，脂肪組織（頭蓋骨のすぐ外部の皮下にみられる）はほぼ黒色である。脂肪は水よりも低密度なので，白質（ミエリン濃度が高い）は細胞成分に富む灰白質（水分含有量が多い）よりもやや黒く写る。

　CT スキャンでは，密度はハンスフィールド単位（HU）であらわされる。HU 尺度の基準は，水を HU ＝0，空気を HU ＝ −1000 として相対値であらわす。CT でよく撮影される物体・組織の HU 値を**表4.1** に示す。本章の章末に掲載した神経放射線アトラス（**図**

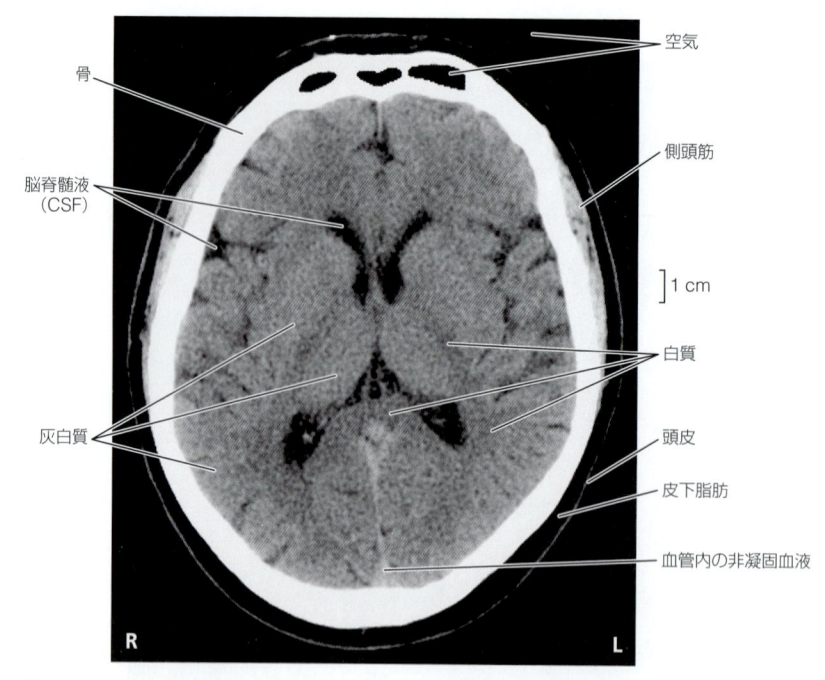

図 4.3　CT スキャン典型像。単純撮影（造影せず）の軸位断。表 4.1 も参照

Labels on image: 骨, 脳脊髄液（CSF）, 灰白質, 空気, 側頭筋, 1 cm, 白質, 頭皮, 皮下脂肪, 血管内の非凝固血液, R, L

4.12）で正常の CT 像を確認して，CT スキャンで観察される正常解剖をしっかり学んでおこう。脳の水平断（軸位断）（図 4.11C，図 4.12J，K，図 4.13J，K）で，いくつかの重要な脳回が斜めに傾いた「T 字」の形をつくるので，中心溝の同定に役立つ。上前頭回と上頭頂小葉が「T」の上の横棒に相当し，「T」の下の縦棒は中心前回と中心後回が一緒になってつくる。

復習問題

神経放射線アトラスの CT 画像（図 4.12）に示されている各構造の名称ラベルを隠して，できるだけ多くの構造の名前を思い出そう。

　CT スキャンによって多くの異なる頭蓋内異常が描出できる。CT における**出血**の描出は発症後の時間経過に左右される（図 5.19）。新鮮な頭蓋内出血はほぼ直後から凝固し始めるので，CT スキャンでは脳実質に対して高吸収域として検出される。典型的な撮影条件では，出血は骨と同じ白さで描出されるが，実際の HU はかなり低い（表 4.1）。凝血が溶解するにつれて，約 1 週後には脳組織と同じ等吸収域となり，2～3 週後には低吸収域となる（図 5.19）。

　脳梗塞 cerebral infarction は発症後 6～12 時間の急性期には CT スキャンで観察できないことが多い。その後，細胞死と浮腫によって閉塞血管の領域に低吸収域が観察されるようになる。ただし，浮腫のために血管領域の局所解剖に軽度の歪みが生じる（**画像 10.6A，B，画像 10.8A～C**）。その後数週間から数カ

月の経過で梗塞巣を取り囲む脳組織が縮小するので，局所的な脳溝開大や脳室拡大が起こる。グリオーシスが起こるとともに，脳壊死組織が CSF で置き換えられることによって，脳組織に永続的な低吸収域が残る。

　腫瘍は，腫瘍型や病期によって，低吸収にも，等吸収にも，高吸収にもなる（**画像 15.2，画像 19.5A，B，画像 19.7A**）。腫瘍は，石灰化や出血，液体で充満した嚢胞などの領域を含むことがある。腫瘍の周囲には浮腫が形成されるので低吸収になることが多い。静脈内造影剤（後述）を使用すると，腫瘍が造影されて観察できるようになることが多い。

　腫瘤効果 mass effect とは，占拠性病変が周囲組織を圧迫して正常脳解剖に歪みを生じることを意味する。これを起こす病変には，浮腫，腫瘍，出血などがある。CT では，脳室の局所的圧迫，脳溝消失，その他の脳組織の変形としてあらわれる。脳組織変形の例として，テント下ヘルニアにおける脳組織の正中偏位

表 4.1　各組織の CT ハンスフィールド単位（HU）	
組織	**HU**
空気	−1000～−600
脂肪	−100～−60
水	0
CSF	8～18
白質	30～34
灰白質	37～41
新鮮凝血	50～100
骨	600～2000

があげられる（**画像 5.6**A，B）。

　静脈内造影剤が CT スキャンに用いられることがある。とくに腫瘍や脳膿瘍が疑われる場合に効力を発揮する。ヨードを含む造影剤が用いられる。これは脳組織よりも高密度なので，血管に富む領域や血液脳関門が破綻した領域が高吸収域（白色）として描出される（**画像 15.2，画像 19.5**A，B）。比較の目的で，造影前後の CT 像を撮影する。**図 4.4** の造影 CT 像と非造影像を比較して，正常状態で造影剤を取り込む構造を確認しよう。このような構造には，動脈，静脈洞，脈絡叢，硬膜などがある。頭蓋内出血が疑われる時は，**単純（非造影）CT スキャン**が必須である。脳底部の小出血は白色領域として描出されるが，脳底部の血管や髄膜が造影剤で造影されると，隠されてしまうからである。静脈内造影剤のもう一つの重要な適用は CT 血管造影 CT angiography（CTA）であるが，これについては本章の後半で述べる。

　CT スキャンは，別の造影撮影法である**脊髄造影法**（**ミエログラフィー myelography**）と組み合わせて用いられる。この撮影法では，通常は腰椎穿刺（**臨床Ⓟ 5.10**）によって CSF 腔に針を入れて，ヨード製造影剤を CSF 中に注入する。この方法によって，神経根の像や脊髄 CSF 腔の異常な圧排像が鮮明に描出できる。椎間板ヘルニアによる CSF 腔の圧排像がその例である。通常のミエログラフィーでは単純撮影が行われる（**画像 8.8**H）。**CT ミエログラフィー**では脊椎の断層像が得られるので，脊椎骨と脊柱管の内容物が非常にくっきりと描出される（**画像 8.11**A〜C）。脊髄 MRI の改善とともに，ミエログラフィーの利用は減少している

る。しかし，MRI が行えない患者（ペースメーカーや撮像領域付近に金属装具を装着している患者など）や，MRI で脊柱管狭窄や神経根圧迫の診断が疑わしい場合などには，現在でも重要な検査法である。

　CT 像は，特定の密度範囲に対して，組織の解像度を向上させるように調整することができる。解像度を最適化するために，**ウィンドウ window とレベル level** という 2 つのパラメーターを調整する。この 2 つのパラメーターは，計算された密度を画像のグレースケール（白黒諧調度）に変換する時の決定因子となる。例えば，**骨ウィンドウ**に調整された画像を用いると，頭蓋骨骨折が検出されやすくなる（**図 5.3**）。脳組織の観察には軟部組織ウィンドウの画像が最適である。解像度ウィンドウに加えて，CT 画像の作成に使用される再構成アルゴリズム（カーネルフィルタ）が特定の組織の最適化のために選択できる。

▶ CT 対 MRI

　MRI は高解像度の画像によって驚くほど詳細に神経系の解剖学的構造を描出する（次項参照）。したがって，多発性硬化症の脱髄斑，低分化型アストロサイトーマ（星状細胞腫），聴神経鞘腫など，低コントラストの病変や小さな病変を検出するためには，MRI が第一選択の画像撮影法である。また，CT スキャンでは頭蓋底の高密度の骨が「陰影」アーチファクトによって周辺領域を不鮮明にするが（**図 4.12**B），MRI ではこれとは異なり，脳幹，小脳，下垂体窩など，重要な脳底構造の鮮明な画像を得ることができる。同じ理由で，脊髄も MRI のほうが鮮明に描出できる。

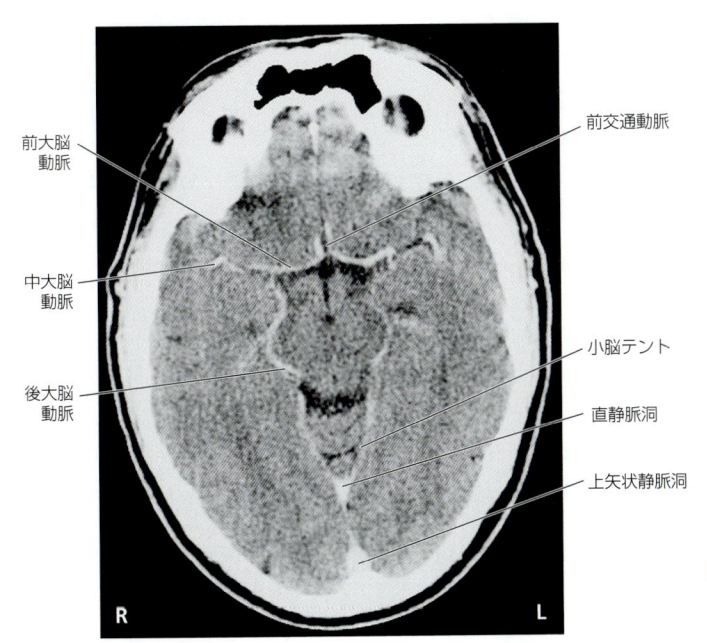

前大脳動脈
中大脳動脈
後大脳動脈
前交通動脈
小脳テント
直静脈洞
上矢状静脈洞

R　　L

図 4.4　静脈内造影剤投与後の CT スキャン像。この軸位断 CT 像では，動脈，静脈洞，硬膜（小脳テント）が造影されている

表4.2　異なる条件下でのCTとMRIの対比

状況	CTのほうがよい	MRIのほうがよい
頭部外傷	✓	
費用を安くする必要があるとき	✓	
腫瘍，梗塞，脱髄の微細領域		✓
脳幹病変や小脳病変		✓[a]
新鮮出血	✓	
陳旧性出血		✓
迅速な撮影が必要なとき	✓[b]	
頭蓋骨骨折	✓	
石灰化病変	✓	
閉所恐怖症の患者，肥満患者（100 kg以上）	✓[c]	
ペースメーカー，心臓や眼の金属片	✓	
解剖学的詳細を知りたいとき		✓

[a] CTではアーチファクトが出やすい。
[b] 高速MRI撮影法を用いればCTと同じ程度の迅速性が得られる。
[c] 肥満患者に対しては，現在，肥満者用大径MRIスキャナーが利用できる。

　しかし，MRIにも欠点がある。主な欠点は，時間と経費がかかること，新鮮出血や骨組織の描出能が低いことである。さらにMRIはペースメーカーやその他の装具，金属片を心臓や眼に装着している患者には施行できない。MRIスキャンはふつう約20分から45分かかるが，不安定な患者をクイックCTスキャンで撮影する場合には5分から10分しかかからない。さらにCTスキャンにかかる費用は通常MRIの約2/3である。最後に，CT画像が全体的な組織密度によって決まるのに対して，MRIはプロトン密度と周囲のプロトン環境によって決まる（次項参照）。したがって，骨（高密度，低プロトン密度）と新鮮出血（フィブリノーゲンのために高密度だが，プロトン密度とプロトン環境はCSFに似る）についてはMRIよりCTのほうが鮮明に描出できる。

　表4.2にまとめたように，CTが選択されるのは頭部外傷の患者や頭蓋内出血が疑われる場合である。また，ほとんどの頭蓋内病変の最初のスクリーニング検査として用いられるが，とくに緊急を要する場合にはCTが行われる。MRIが考慮されるのは，病歴から低コントラスト病変，脳幹病変，頭蓋底病変などが疑われる場合である。また，CTでは検出されないがそれでも病変が疑われる場合に，第二の画像診断として用いられる。緊急を要さない状況で，確定的な画像法が必要とされる時には，MRIが第一選択となる。

磁気共鳴画像（MRI）

　本書ではMRIの原理の詳細にはふれないので，詳細は巻末にあげた文献を参照されたい。ここでは，MRI画像をみて評価する際に，重要となる必要最小限の基本概念について述べる。**MRI（磁気共鳴画像，magnetic resonance imaging）**は核磁気共鳴法 nuclear magnetic resonance（NMR）から発展した。両者はともに，静磁場の中においた試料（または人体！）の原子核を磁力パルスで検出する（図4.5）。生体組織の中では水素が最も豊富に存在する元素であり，水素原子核（プロトン）がほとんどのMRIの基盤をなす。プロトンにはMRI信号に寄与する2つの特性がある。すなわち，スピンと歳差運動である（図4.5）。**スピン spin**はプロトンの量子力学的特性で，静磁場に平行か逆平行かの2つしかない（図4.5Bで「上向き」か「下向き」）。静磁場におけるプロトンの**歳差運動 precession**は，コマのジャイロ効果 gyroscopic precession のように，軸が重力場の方向の周りを円錐形の軌道を描いて回転する運動である。外部に静磁場 B_0 が存在すれば，プロトンのスピンは磁場に逆平行よりも平行に整列する傾向が生じる。この傾向によって B_0 と同じ向き，すなわち z 方向に巨視的磁化ベクトル M が生じる（図4.5A，B）。

　電気コイルから高周波磁場 radio frequency magnetic wave（RF波）を発生させプロトンを励起すると，一部のスピンははじかれて B_0 と逆方向に向かう（図4.5C）。このため z 方向の巨視的磁化ベクトル M が小さくなる。励起パルスはプロトンの歳差運動を同じ位相に揃えるので，x-y 方向にも磁化成分が生じることになる。全体としてみると，RFパルスが長ければ長いほど巨視的磁化ベクトル M は磁場の方向から離れる（図4.5C）。

　パルスを止めると，プロトンのスピンは緩和して磁場に平行な向きに再び戻る。この時RF波の形でエネルギーを放出する。この信号は受信用コイルで検出されるが，この受信用コイルは発信用のコイルと同じであることが多い。MRIでは，異なる空間位置からのプロトン情報を，勾配磁場用コイル magnetic gradient coil というもう一組のコイルを使って三次元情報として得る。

　ほとんどのMRIパルス系列でのMRI信号強度は，組織の3つの特性によって決定される。その1つはプロトン密度 proton density で，プロトンが存在しない状態では信号は発生しない。2つめと3つめは，**プロトン緩和時間 proton relaxation time**（T1とT2）である。励起状態からのプロトンの緩和には2つの要素がある。**T1緩和**（縦緩和またはスピン-格子緩和）は磁場に平行な z 軸方向の緩和で，全体的なスピンの方向に依存する（平行か逆平行）。**T2緩和**（横緩和またはスピン-スピン緩和）は磁場に垂直な x-y 平面での緩和で，全体的な歳差運動の均一性によって決定される。

　組織のT1とT2緩和値は分子環境の特性によって決まる。この特性とは，エネルギー吸収効率や，励起状態からのプロトン緩和に伴って起こるプロトン-プロ

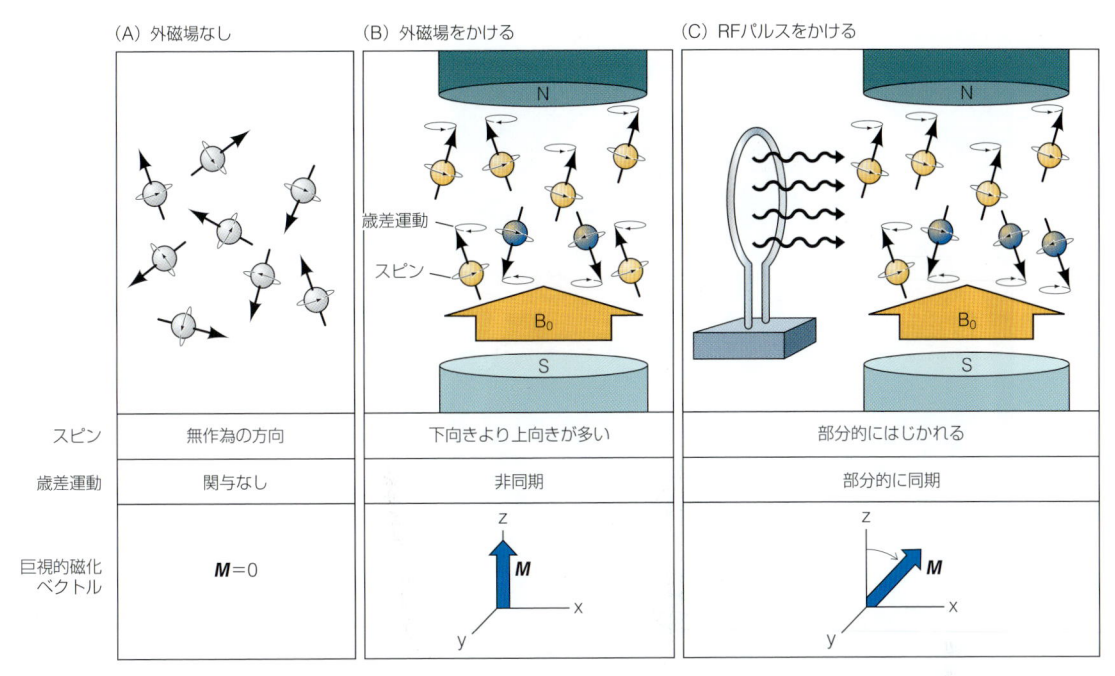

	（A）外磁場なし	（B）外磁場をかける	（C）RFパルスをかける
スピン	無作為の方向	下向きより上向きが多い	部分的にはじかれる
歳差運動	関与なし	非同期	部分的に同期
巨視的磁化ベクトル	$M=0$		

図 4.5　MRI 励起パルスの物理学。（A）外磁場がない時プロトンスピンは無作為の方向をとる。各プロトンの磁気モーメントを小矢印で示す。巨視的磁化ベクトル M はゼロである。（B）MRI スキャナーから外磁場 B_0 をかける。量子力学的特性によって，プロトンスピンは B_0 に対して平行（上向き，黄色）か逆平行（下向き，青色）に整列する傾向が生じる。B_0 に対して平行になるプロトンスピンが若干多くなるので，z 軸に沿う巨視的磁化ベクトル M が生じる。スピンには z 軸の周囲の歳差運動もあるが，この運動は同期していない（同じ位相にない）ため，x-y 平面には磁化ベクトルは生じない。（C）励起-受信用コイルで RF パルスを発生させる。プロトンの中にはエネルギーを吸収して高エネルギー状態となって B_0 と逆平行になるものが出現する。したがって z 軸方向の巨視的磁化ベクトル M は減少する。さらに，いくつかのプロトンの歳差運動は同期するようになるので，x-y 方向の磁化ベクトルが生じる。したがって，巨視的磁化ベクトル M は z 軸を離れて x-y 平面に向かうようになる

トン相互作用などである。* 生体組織では，T1 値は約300 から 2000 ミリ秒の範囲にあり，T2 値は約 30 から 150 ミリ秒の範囲にある。MRI では，異なる RF パルス系列を用いることで T1 か T2 のコントラストを強調する。臨床の MRI でよく用いられる**スピンエコーspin echo（SE）**パルス系列では，通常，2 つの時間がフィルム上に記録される。**繰り返し時間 repetition time（TR）**と**エコー時間 echo time（TE）**である。

　TR の選択によって T1 緩和時間中のどの時点でMRI 画像を得るかが決まる。また，TE の選択によって，T2 緩和時間中のどの時点で MRI 画像を得るかが決まる。異なる組織間のコントラストが強くなるのは，T1 緩和時間中の早い時点と T2 緩和時間中の遅い時点である。したがって，TR を短く（≦600 ミリ秒），TE も短く（≦30 ミリ秒）設定すれば T1 のコントラストが最大になる。この画像を **T1 強調画像 T1-weighted image** という。その反対に，TR を長く（≧2000 ミリ秒），TE も長く（≧80 ミリ秒）設定すればT2 のコントラストが最大となる。この画像を **T2 強調**画像 **T2-weighted image** という。T2 強調画像を得ようとすると長い TR のために長時間かかってしまうので，ほとんどの T2 強調画像では**高速スピンエコー fast spin echo（FSE）**という修飾 SE パルス系列が用いられる。

　それでは，以上の原理は実際に MRI をみる時にどのような意味をもつのだろう。T1 強調画像と T2 強調画像は全く違う画像にみえる。基本的には，**T1 強調画像は解剖学的な脳切片に似た像となり**（図 4.6A），**T2 強調画像はフィルムのネガのようにみえる**（図 4.6B）。したがって，T1 強調画像では灰白質は灰色に白質は白くみえる。一方，T2 強調画像ではその逆となる（表4.3）。T1 強調画像は解剖構造の同定に有用であり，T2 強調画像は病的変化の検出に適している。

　T1 強調画像と T2 強調画像のこのような違いはどのように説明できるのだろう。やや単純化していうと，MRI 画像の明るさは主に次の 2 つの要因によって決まる。

1. 水分含有量
2. 脂肪含有量

CT スキャンでは密度が問題になるが，MRI では密度ではなく信号の強度，または輝度が問題になる。し

---

*緩和時間 "T2" は機能的 MRI ではとくに重要で（本章で後述），T2 緩和に関係する効果と局所の磁場の不均一性の効果が含まれる。

T1 強調画像

（A）

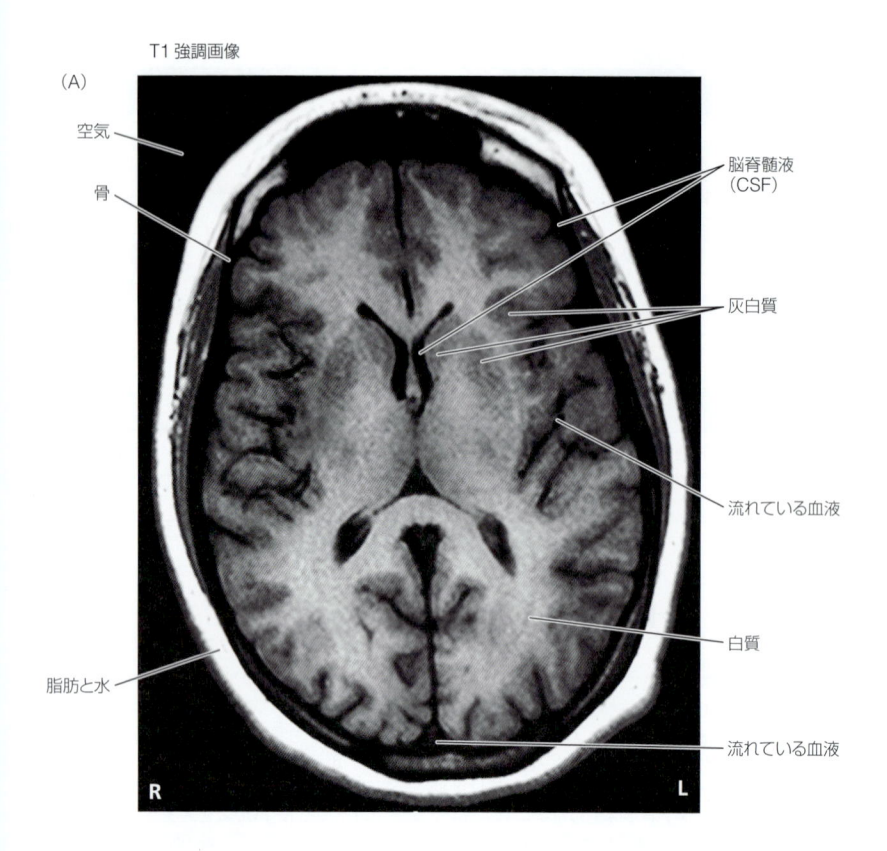

空気

骨

脳脊髄液
（CSF）

灰白質

流れている血液

脂肪と水

白質

流れている血液

R　　　L

T2 強調画像

（B）

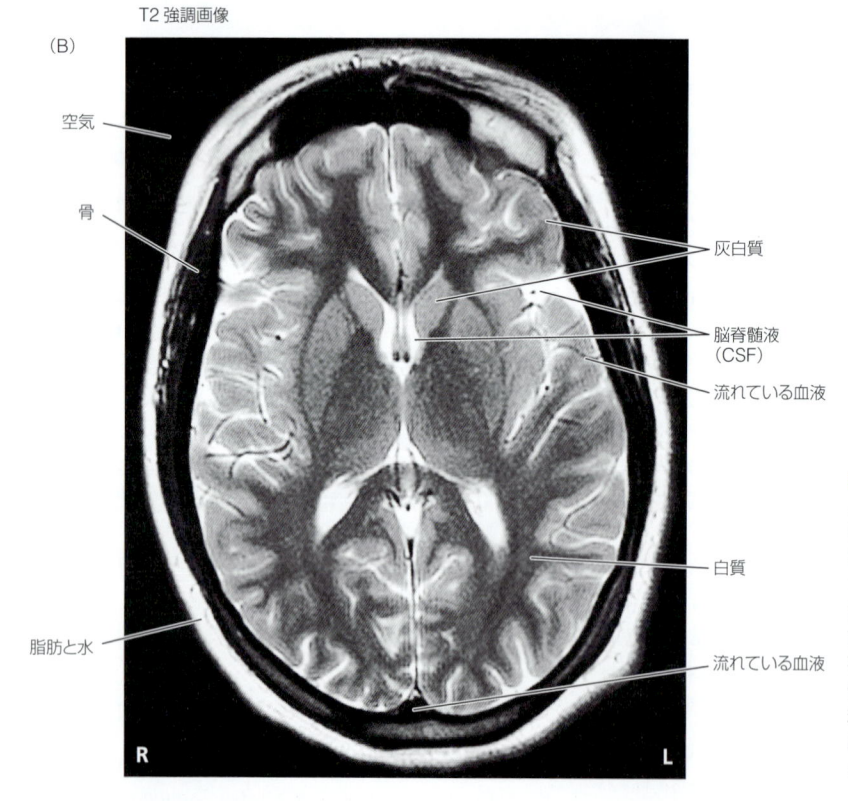

空気

骨

灰白質

脳脊髄液
（CSF）

流れている血液

脂肪と水

白質

流れている血液

R　　　L

図 4.6　MRI 典型像。ガドリニウ
ム造影を行っていない T1 強調画
像，T2 強調画像，FLAIR 法の軸位
断。表 4.3 も参照。（A）スピンエ
コー（SE）パルス系列による T1 強
調画像。TR＝3500，TE＝90。（B）
高速スピンエコー（FSE）パルス系
列 に よ る T2 強 調 画 像。TR＝
9000，実効 TE＝90。（C）脂肪飽
和後の FSE パルス系列による
FLAIR 画像。TR＝9000，実効 TE
＝124

FLAIR画像

(C)

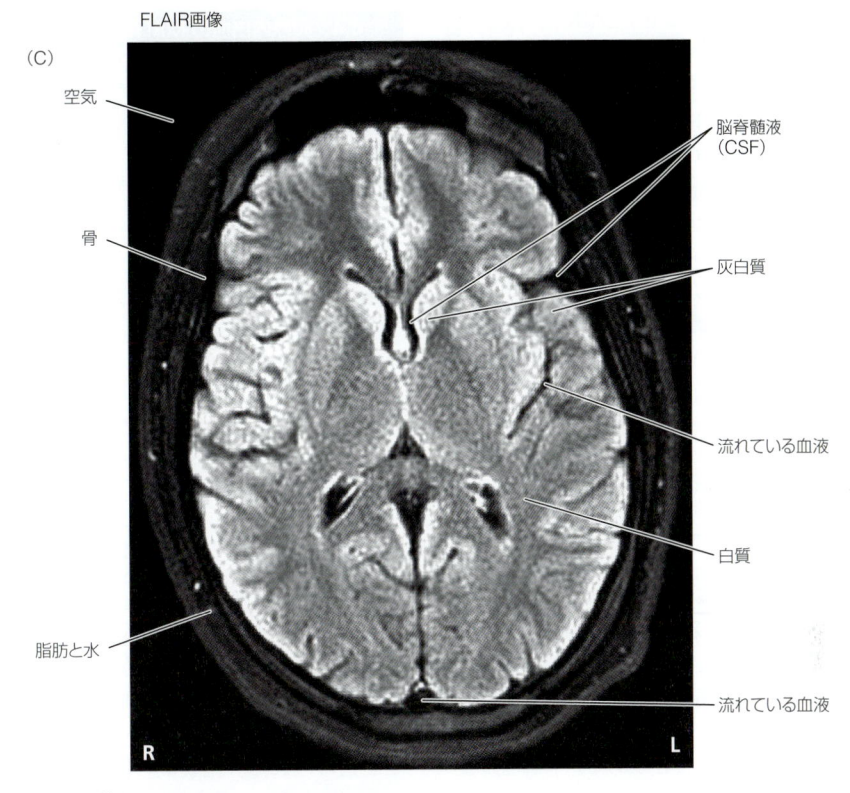

空気

骨

脳脊髄液
（CSF）

灰白質

流れている血液

白質

脂肪と水

流れている血液

R　　　　L

図 4.6　続き

表 4.3　各組織の MRI 描出			
組織	T1 強調画像	T2 強調画像	FLAIR 法
灰白質	灰色	淡灰色	淡灰色
白質	白色	濃灰色	灰色
CSF，水	黒色	白色	濃灰色
脂肪	白色	白色[a]	白色[a]
空気	黒色	黒色	黒色
骨，石灰化	黒色	黒色	黒色
浮腫	灰色	白色	白色
脱髄，グリオーシス	灰色	白色	白色
フェリチン沈着 （大脳基底核など）	濃灰色	黒色	黒色
タンパク質結合性 Ca^{2+}	白色	濃灰色	濃灰色
高濃度タンパク質含 有液	白色	様々	様々

[a]スピンエコー法 SE による T2 強調画像では脂肪は黒くなるが，臨床的に汎用されている高速スピンエコー（FSE）シークエンス（SE シークエンスの高速版）では，「J カップリング」効果（脂肪飽和が適用されていなければ）のために，皮下脂肪・硬膜外脂肪は白くなる。FLAIR 法でも同様である。

たがって，白っぽい領域を**高信号強度 hyperintense**，黒っぽい領域を**低信号強度 hypointense** とよぶ。T1 強調画像と T2 強調画像における多様な組織の相対的な輝度を**表4.3** に示す。**T1 強調画像**では水は黒く脂肪組織は白くみえる。このように，T1 強調画像では解剖学的な脳切片と同じく，CSF が黒く，灰白質が灰色に

（水分含有量が比較的多い），白質が白く（脂肪含有量が比較的多い）なる。通常，解剖学的詳細の解像度は T1 強調画像で高くなる。

　一方，**T2 強調画像**では水が白く脂肪が黒くなる（**図4.6**B）。したがって，CSF は真白く，CSF ほどではないが脳浮腫，グリオーシス，灰白質の領域が白く，髄鞘に富む組織は黒っぽくなる。T2 強調画像では一般的に，異常な脳領域が白くなるので，T1 よりも検出しやすくなる。しかし，T2 強調画像の欠点は，脳室や軟膜の近くの実質病変が，白くみえる CSF に隠されてしまうことである。この欠点を克服するために，ほとんどの MRI では **FLAIR 法（fluid attenuation inversion recovery）** を併用する。FLAIR 法では T2 強調画像に似た像が得られるが，CSF は黒くなる（**図4.6**C，**表4.3**）。FLAIR 法の利点は，脳組織の微細な異常，例えば CSF 近傍に位置する浮腫，グリオーシス，脱髄の小領域などが，白い領域として容易に検出できることである。このような白い小病変は T2 強調画像でも描出されるが，T2 強調画像では白く写る近傍の CSF に隠されて観察しにくいことが多い。

　脂肪と水の含有量に加えて，すべての MRI 画像の信号強度は試料中の測定可能なプロトンの数，すなわちプロトン密度に左右される。簡単にいうと，プロトンが存在しなければ信号も起こらない。したがって，

表4.4 頭蓋内出血のMRI所見

出血後の時間	T1強調画像	T2強調画像
急性期：出血後6〜24時間（細胞内オキシヘモグロビン）	灰色	淡灰色
亜急性期初期：1〜5日（細胞内デオキシヘモグロビン）	灰色	濃灰色
亜急性期中期：3〜7日（細胞内メトヘモグロビン）	白色	濃灰色
亜急性期後期：3〜30日（細胞外メトヘモグロビン）	白色	灰色
慢性期：>14日（ヘモジデリン、主に血腫辺縁）	濃灰色	黒色

MRI上の出血所見の変化は、実際のところ、かなり複雑に変化しており、それぞれのスキャナーによって異なる。

領域に出入りする急速なプロトンの流れによって生じる。RFパルスの励起と記録の時間中には、出現するプロトンもあれば消失するプロトンもある。この変化は、流れの速度や方向や使用するパルス系列によって、MRI信号強度を増強させることも低下させることもある。**磁気共鳴血管撮影 magnetic resonance angiography（MRA）** では、この効果を利用して動脈血流の画像をつくる（次項「頚部血管撮影」参照）。MRIは頭蓋内の金属製異物による体内アーチファクトによっても歪められる。金属製の眼筋内異物、ペースメーカー、蝸牛内埋め込み物、昔の動脈瘤クリップなどはすべて強力なMRI磁気の影響で移動し破損する。したがって患者によってはMRIが禁忌となる。

頭蓋内出血 intracranial hemorrhage は、MRI画像で特徴的な時間変化を示す（表4.4）。簡単にいえば、T1強調画像でもT2強調画像でも、急性期の出血はCSFに似た灰色になるので液体含量を含むので白くなる。亜急性期の出血はメトヘモグロビンを含むので白っぽい領域が出現する。通常、出血巣の中心部と未梢部は組織成分が異なるので、とくに陳旧性出血では、低信号周辺領域に囲まれた高信号からなる特徴的な像がみられる。最終的に、出血の中心部になるので、T1強調画像で黒、T2強調画像で白く（表には記載していない）。

これまでの考察を簡単にまとめて（表4.3、表4.4）、実際の画像で例示する。MRI画像では、嚢胞、梗塞、浮腫、グリオーシス、脱随などの液体含量が高い異常は、T1強調画像で黒、T2強調画像で白くなる（図6.2A〜C。図7.7A、B。図10.5A、B）。炎症や腫瘍の領域は静脈内ガドリニウムで増強されることが多い（画像12.1A〜C。画像15.3A、B。画像18.2A〜C。画像14.9A、B、さらに白黒混合する領域となることが多い（表4.4）。新しい

T1強調画像でもT2強調画像でもFLAIR法でも、空気が黒く、骨や石灰化構造が黒っぽくなる理由がわかる。相対的に水のプロトンを水に如す（表4.3、図4.6）。以前は**プロトン密度強調画像 proton density-weighted image** がCSFを黒く写すので、脳実質の高信号領域の検出に用いられていた。しかし、プロトン密度強調画像は最近ではほとんどFLAIR法にとってかわられている。

臨床現場で日常的に用いられるようになったもう一つのMRI系列は、**拡散強調画像 diffusion weighted imaging（DWI）** である。DWIでは、脳組織中の水のプロトンの拡散を測定するために、強い磁場勾配を用いて高速に画像を構成する（全スキャン時間は約1分）。この高感度の方法を用いれば、急性虚血発作における発症30分以内の細胞変化が検出できる。対照的に、通常のT2強調画像やFLAIR法では、急性脳血管障害の発症後、数時間経過しないと異常が検出できない。急性期脳梗塞巣で拡散制限がある領域は、DWIで白くなる（画像6.3、画像14.2、画像14.7）。この高信号領域は10〜14日しか特続しないので、新鮮梗塞と陳旧性梗塞の鑑別が可能である。しかし、T2における非常に強い高信号領域がDWIでも高信号になる"T2-shine-through"現象が起こることがある。特異性を高めるために、DWIは**みかけの拡散定数 apparent diffusion coefficient（ADC）** の画像と組み合わせて用いることが多い。急性虚血発作はDWIで高信号、ADCで低信号となる。一方、陳旧性発作のT2-shine-through現象では、DWIでも高信号だがADC画像では正常か高信号となる。

他にもMRI信号強度に影響する多くの因子がある。**常磁性 paramagnetic** 血液代謝物に含まれる鉄のような常磁性物質は、実際の撮影条件によって比較的白くなることも黒くなることもある（表4.3、表4.4）。同様に、皮質骨の石灰結合性のカルシウムは低信号だが、タンパク質結合性のカルシウムはMRIで高信号となる。**磁化率 magnetic susceptibility** を検出する特別のパルス系列を用いると、古い出血巣内のごくわずかなヘモジデリンも黒い領域として検出される。常磁性物質の**ガドリニウム gadolinium** がMRIの静脈内造影に用いられる。造影CTと同じく、ガドリニウム造影剤は血液脳関門が破綻した領域でCTで使われるヨード造影剤よりも腎毒性が低く、アレルギー誘発反応も少ない。ただし、ガドリニウムは腎不全患者にみられる腎性全身性線維症の原因物質ではないかと考えられている。

MRI信号に影響するもう一つの因子は、血管内の血液や、比較的小さいがCSFによるフローアーチファクトである。フローアーチファクトは撮像

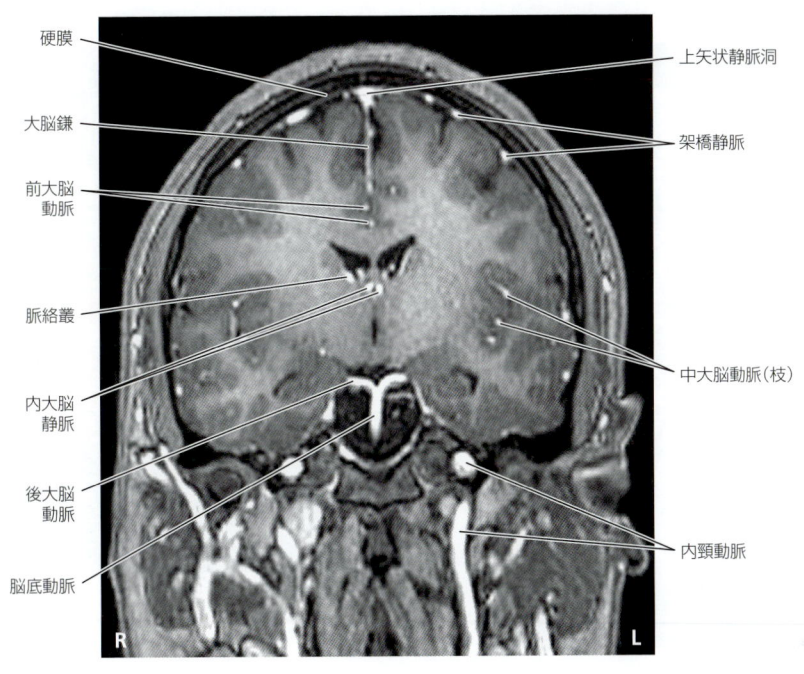

図 4.7　ガドリニウム造影後の冠状断 MRI 像。動脈，静脈洞，脈絡叢，硬膜が造影されている

ルス系列がたえず MRI の臨床応用の幅を広げている。例えば，拡散強調 MRI によって，急性期脳梗塞をこれまでよりもはるかにはやく検出することが可能になった（**画像 14.2A，B，画像 14.7A，B**）。

　ここで，章末の神経放射線アトラス（**図 4.13〜図4.15**）を参照して，一連の正常 T1 強調画像を確認し，MRI で観察される正常解剖に慣れておこう。**図 4.13**の MRI 画像は**図 4.12** の CT 画像とほぼ同じ断面で撮影されている（ただし，断層の角度は MRI 画像のほうがやや水平に近い）。MRI 画像のほうがはるかに高解像度で解剖学的詳細がよくわかる。また，静脈内ガドリニウム投与（**図 4.7**）によって，動脈，静脈洞，脈絡叢，硬膜などが造影されることにも注意してほしい。

　MRI スキャンは三次元脳表像に再構成されることがある。**図 4.8A** はその例である。この方法を用いると，二次元像ではわからなかった脳溝の軽微な異常を検出することができる。また，脳表の三次元構成像は機能的神経画像のデータを外挿する場合にも役立つ（**図 4.8B**）。

　その他にも多くの特殊な MRI パルス系列や技術があり，現在も改善されつつあるが，それについては巻末の文献を参照されたい。ここではいくつかの注目すべき技術をあげておく。**磁気共鳴スペクトロスコピーmagnetic resonance spectroscopy（MRS）**は神経伝達物質を含む化学物質の脳内局所濃度を検出できる。脳腫瘍の評価やてんかん焦点の検出に用いられてい

る。**拡散テンソル画像diffusion tensor imaging（DTI）**は，軸索線維に拘束される水の拡散を基盤にして，白質神経路を鋭敏に描出する（**図 4.9**）。**機能的functional MRI（fMRI）**については本章で後述する。その他にも，脳組織の血液量や血流を測定する方法（例：動脈ラベル標識法 arterial spin labeled MRI）や，脳血管の血流を測定する多くの方法がある（次項で述べる）。

復習問題

神経放射線アトラスの MRI 画像を学ぼう（**図 4.13〜図4.15**）。（1）各画像が軸位断（水平断）か，冠状断か，矢状断か区別しよう（**図 2.5**）。（2）各画像が T1 強調画像，T2 強調画像，プロトン密度強調画像のいずれであるか同定しよう。次に各構造の名称ラベルを隠して，できるだけ多くの構造の名前を思い出そう。

神経血管撮影

　脳血管撮影は最も古くからある神経放射線技術の一つで，その役割は長い歴史の中で多方面に発展してきた。CT や MRI がまだなかった時代には，頭蓋内腫瘍の存在を疑わせる血管のわずかな圧排像を検出するために，脳血管撮影が繁用されていた。血管撮影でこのような軽微な変化があれば，その他の多くの検査法（頭蓋単純 X 線像，気脳写，脳波 EEG などであるが，現在ではこの用途のために用いられることはない）の所見と照合して，頭蓋内病変の重要な証拠となった。

(A)

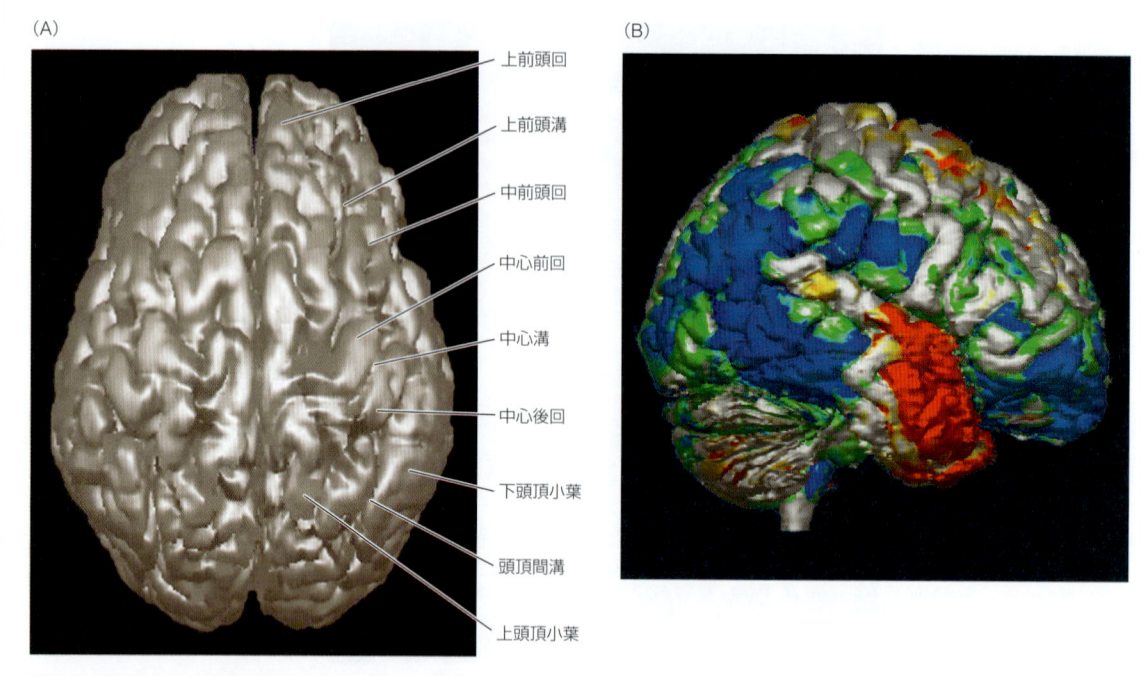

上前頭回

上前頭溝

中前頭回

中心前回

中心溝

中心後回

下頭頂小葉

頭頂間溝

上頭頂小葉

(B)

図 4.8　脳表の三次元再構成。（A）正常 MRI 像の再構成画像。脳溝と脳回の解剖が明瞭に示されている。（B）痙攣発作期と発作間欠期の違いを示す SPECT 画像。痙攣発作中の患者に Tc99 HMPAO を静脈内投与し，SPECT で解析する（発作期 SPECT）。発作間欠期に 2 回目の SPECT 解析を行う（発作間欠期 SPECT）。発作期 SPECT から発作間欠期 SPECT を引き算して，患者の MRI 像の脳表三次元再構成像に投影する。脳血流増加領域は赤-黄色で，脳血流減少領域は青-緑色で示されている。この画像によって，本患者の痙攣発作焦点が右側頭葉（赤-黄色）に局在することがわかった。その後，外科手術によって切除された。（A：Rik Stokking 提供。B：イェール大学医学部 George Zubal，Susan Spencer，Dennis Spencer，Rik Stokking，Colin Studholme，Hal Blumenfeld 提供）

今日，このような病変は CT や MRI で簡単に検出できる。

　CT や MRI が普及した現在では，脳血管撮影は周辺構造の間接的な情報を得るためというよりむしろ，主に血管自体の病変を検出することを目的に行われるようになった。脳血管撮影で検出しやすい病変は，動脈硬化性プラークやその他の血管狭窄，動脈瘤，動静脈奇形などである。脳血管撮影は，脳外科手術の前に腫瘍への血流を検討するためにも用いられる。診断的な用途以外にも，治療的用途で用いられることもあるが，この点に関しては本項の最後に述べる。

　CT や MRI とは違って脳血管撮影は侵襲的な検査である。局所麻酔下で，通常大腿動脈からカテーテルを挿入し（**図 4.10**），持続的な X 線監視（X 線透視撮影装置 fluoroscopy）下で大動脈まで進める。ついで，ヨード製の造影剤を両側の頸動脈と椎骨動脈に注入し，造影剤注入から流出までの各時点で連続撮影を行う。動脈は一連の初期画像に描出され，静脈は後期の画像に描出される。前循環と後循環の両者の血管を最適条件で描出するために，画像は通常数方向から撮影する。通常の脳血管撮影でみられる正常血管の解剖をよく知るために，正常の脳血管撮影像を**図 4.16** と**図 4.17** で学ぼう。

　最近になって，より非侵襲的に血管を観察し血流を

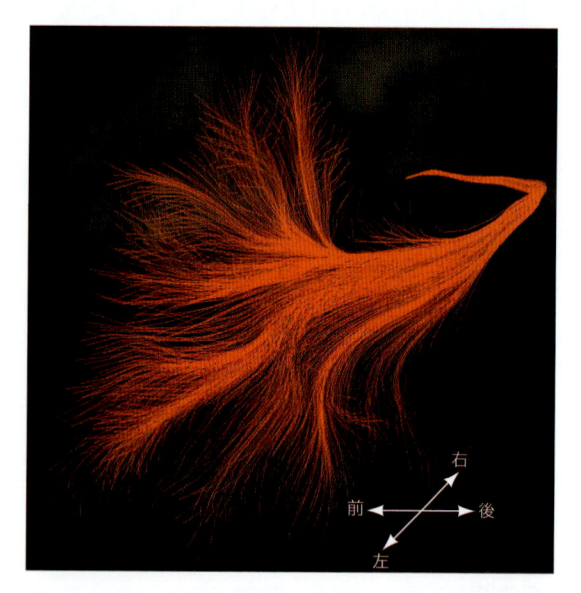

右

前　　　後

左

図 4.9　拡散テンソル神経路描出法（DTI）。脳梁前部を通過する神経路が示されている。これは右前頭葉を出発点にして左前頭葉の広汎領域に投射する神経路である。この画像は，白質内微細構築内の最大水拡散の方向をたどったもので，脳の主要神経路の追跡が可能である。（Jackowscki et al. 2005. Medical Image Analysis 9：427-440 より許可を得て転載）

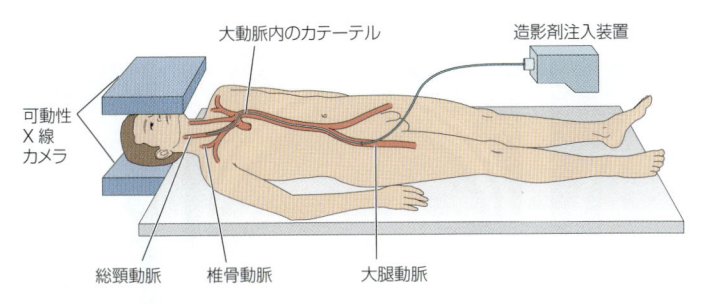

図 4.10　脳血管撮影の手技

4

評価する方法が多く開発されている。このような検査法には，ドップラー超音波検査，磁気共鳴血管撮影，スパイラル CT 血管撮影がある。これらの方法はたえず改良が重ねられているので，診断の用途では古典的な脳血管撮影の意義は徐々に薄れつつある。しかし，脳血管撮影は依然として「標準検査法」であり，非侵襲的な検査で診断がつかない症例には脳血管撮影が行われる。

　ドップラー超音波 Doppler ultrasound 検査は頭頸部の大血管の血流と内腔径を測定するために行う。この検査は内頸動脈の近位部を評価する場合に最も有用である。頸動脈狭窄症（**臨床 P10.5**）の手術適応の決定に大いに役立つ。経頭蓋ドップラー法は中大脳動脈，前大脳動脈，後大脳動脈，椎骨動脈，脳底動脈などの近位部の血流評価に用いられる。比較的細い遠位血管は対象にはならない。経頭蓋ドップラー法はくも膜下出血後の血管攣縮（**臨床 P5.6**）を検出するために，集中治療室で行われることが最も多い。あるいは，脳死判定の補助検査として用いられることもある（第3章）。動脈瘤やその他の血管異常は超音波では通常検出できない。

　MRI では RF 励起パルス照射から信号受信までの間に，撮像領域に出入りするプロトンの動きの結果，血流領域に磁気共鳴信号の変化が生じる。**磁気共鳴血管撮影 magnetic resonance angiography（MRA）**は，この信号変化を利用して画像にする。検出対象の血流の方向と速度はコンピューターによって選択される。MRA 検査の際に，ガドリニウムを急速注入するとコントラストが向上する場合がある。頭蓋内血管の一連の正常 MRA 像を**図 4.18** に示す。これらの像を**図4.16** と**図 4.17** の脳血管撮影像と比較して観察してほしい。注意すべき点は，MRA では大血管は観察できるが比較的細い遠位血管は描出されないことである。脳血管撮影と同じく，MRA は頸部（**図 4.19**）や大動脈弓からの起始部（**図 4.20A**）での頸動脈や椎骨動脈の狭窄部位の描出にも用いられる。MRA の用途は主に，動脈硬化性の狭窄，血栓，解離などによる動脈血流の減少または途絶の検出である。また MRA は動脈

瘤やその他の血管異常の検出にも有用である。静脈血流を描出するには**磁気共鳴静脈撮影 magnetic resonance venography（MRV）**が行われる。静脈洞血栓と診断された症例の MRV 像を**画像 10.13C，D** に示す。

　スパイラル CT 血管撮影 spiral CT angiography（CTA）は，静脈内への造影剤注射とヘリカル CT 技術を組み合わせることによって，血管像を迅速に得る検査法である。血管像はコンピューターによって三次元に再構成される。CTA から得られた情報が MRA からの情報を補完することがある。また，CTA は MRA が禁忌の患者（ペースメーカー装着患者など）にも実施可能である。MRA と同様，CTA は頸動脈狭窄，動脈瘤，血管奇形の検出にも用いられる。

　非侵襲的技術の進歩が，通常の脳血管撮影の診断的用途をかなり狭めたが，一方では，侵襲的機能検査や治療の分野における脳血管撮影の新しい役割が注目されている。この領域は**インターベンショナルニューロラジオロジー（画像下治療）interventional neuroradiology** として知られている。例えば，血管撮影**和田試験 Wada test** では，鎮静剤（アモバルビタール）を覚醒患者の頸動脈に左右別々に選択的に注入する。このテストは言語や記憶機能の左右局在を決定する場合に役立ち，脳外科手術を計画する場合に有用である（**臨床 P18.2**）。広汎な頭蓋内出血を起こす危険がある脳動脈瘤や脳動静脈奇形（第 5 章参照）では，血管撮影用カテーテルから特殊な充填物質を注入したり小さな金属コイルを導入したりして，これを無害化する方法がとられる。頸動脈狭窄の患者を手術するかわりに，狭窄血管をバルーンで広げる血管形成術も検討されている。最後に，急性期脳血管障害では，血栓溶解剤を直接カテーテルで凝血部位に注入して再灌流の確立を図る治療法や，カテーテルから血栓を機械的に回収する新しい治療法も行われるようになっている。

(A) ブローカ野　　　　　　　　(B) ウェルニッケ野　　　　　　(C) 体性感覚皮質（手領域）

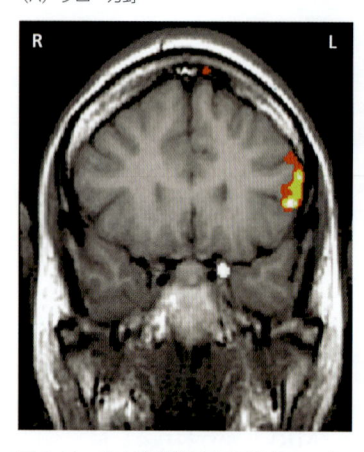 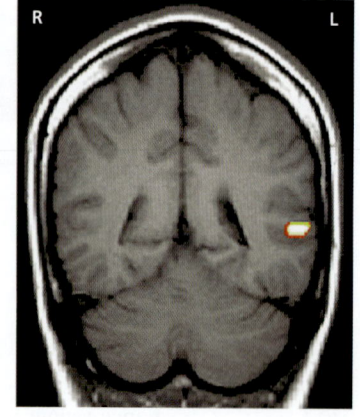 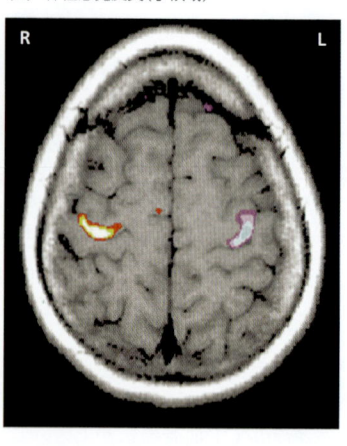

図 4.11　血中酸素濃度依存型 fMRI（BOLD fMRI）による体性感覚皮質と言語皮質のマッピング。(A，B) 言語マッピング。患者に単語を読んでもらって，真の単語か無意味な音節かを答えてもらう。この課題ではブローカ野 (A) とウェルニッケ野 (B) の両者が活性化される。(C) 体性感覚マッピング。左手で何度もゴムボールを触ると右体性感覚皮質の手領域が活性化される（赤味がかったオレンジ色）。右手で行うと左体性感覚皮質の手領域が活性化される（淡青色）。（図 4.13 J と比較してほしい。イェール大学医学部 R. Todd Constable 提供）

復習問題

神経放射線アトラスの脳血管撮影像を学ぼう（図 4.16，図 4.17）。各画像で，造影剤が注入されたのは前循環（頸動脈）系か後循環（椎骨動脈）系か，正面像か側面像か。次に各構造の名称ラベルを隠して，できるだけ多くの構造の名前を思い出そう。

機能的神経画像

　多くの臨床現場では，最も重要な放射線情報は病変の解剖学的な描出によってもたらされることが多く，通常はこれまでに述べてきた検査法から得られる。しかし，問題となっている構造の生理機能の評価が有用な場合もある。脳機能を多面的に計測する異なる方法がいくつかあり，本項で述べるように，興味深い臨床応用への試みが始まったばかりである。機能的神経画像の研究応用は，近年，著しい発展を遂げている。この技術がさらに発展すると「他人の頭の中をのぞき込み，その人が何を考えているかわかるようになるだろう」という憶測まで生まれているほどである。

　脳活動を測定するための最も古い検査法は**脳波 electroencephalogram（EEG）**である。この検査では，頭皮に一連の表面電極を置き，脳から頭蓋を通して伝わる微弱な電気信号を増幅器で増幅して検出する。正常脳波パターンは，患者の清明度によって変化する様々な周波数の波形によって構成される。脳の大きな領域の異常では，異常波形や左右不均一な波形が生じ，脳波で検出できる。しかし，現代の神経画像法に比べると，脳波は局所脳病変検出の感度も空間解像度も格段に低い。脳波が今日でも有用であるのは，て

んかん性（痙攣惹起性）脳活動の検出（臨床 **P** 18.2）や，脳機能の広汎な異常の検出（臨床 **P** 19.15，19.16）などの場合である。**誘発電位 evoked potential** は脳波と類似の検査法であるが，特定の刺激に反応して生じる脳の電気的信号を記録する。さらに脳機能の新しい電気的計測法が開発されている。定量的脳波解析や脳磁図 magnetoencephalography（MEG）などがその例である。後者では超伝導量子干渉計（SQUID）を用いて脳からの非常に微弱な磁場信号を検出する。これらの技術の臨床応用は今後注目される研究課題である。

　その他の機能計測の方法は，脳の代謝活動と脳血流を指標にする。脳代謝活動は脳電気活動や神経発火の間接的な指標として用いられる。局所的な神経発火の増加は脳代謝の増加を招き，その結果，局所血流を増やし局所血液量の回転を高めることになる。血流や血液動態を反映する画像技術には，キセノン局所脳血流量測定（Xe rCBF），陽電子放射断層撮影法（PET），**Tc99m 単一光子放射コンピューター断層撮影法 Tc99m single photon emission computerized tomography（SPECT）**，ダイナミック造影機能的 MRI（灌流 MRI），動脈ラベル標識法 arterial spin labeling MRI（ASL MRI）などがある。脳代謝は MRI 関連技術や，もっと一般的には**フルオロデオキシグルコース陽電子放射断層撮影法（FDG-PET）**で測定できる。血流や血液量や酸素代謝率は，すべて**血中酸素濃度依存型 fMRI（BOLD fMRI）**で測定される信号強度に関与する。FDG-PET と SPECT と BOLD fMRI は，臨床目的で脳血流や脳代謝を計測する場合に最も多用される検査法である。

　脳 PET と SPECT 画像は通常は**核医学講座**で実施さ

れる。**FDG-PET** スキャンはグルコースの局所脳消費量を画像化するために利用される。FDG-PET は認知症やてんかんの患者で，異常なグルコース代謝を示す領域を特定する目的で行われることが多い（**画像18.5G～J**）。代謝活性のある再発腫瘍と放射線誘導性壊死の鑑別にも用いられる。**SPECT** スキャンは休止時の局所脳血流地図の作成に用いられることがあるが，この目的ではどんな病変についても FDG-PET よりも感度は劣る。**発作時 ictal SPECT** は，脳血流を測定することによって痙攣時の電気的脳活動の局在を間接的に検出することができるので，臨床的に痙攣発作焦点の検出に役立つ（**臨床Ⓟ18.2**）。その例を**図 4.8B**に示す。PET や SPECT で神経受容体の新しい特異的なリガンドを用いれば，神経変性疾患やてんかんで，脳異常の局在を検出し監視するための技術として，きわめて有望である。

　機能的 MRI functional MRI（fMRI）の発展は，神経科学研究の領域に大きなインパクトを与え，脳機能の局在に関するわれわれの知識を飛躍的に増進し続けている。また重要な臨床応用も始まっている。BOLD fMRI は，脳外科手術の際に前もって脳機能の重要領域を知り手術の計画立案に生かせないか，検討が進ん

でいる。**図 4.11** に示すように，BOLD fMRI は感覚運動領域や言語領域の同定に利用できる。研究がさらに進めば，最終的にこの方法は血管撮影和田試験に取って代わるであろう（**臨床Ⓟ18.2**）。この強力な機能的神経画像技術については，今後さらに臨床応用が進むものと期待される。

おわりに

　神経放射線学は神経疾患患者の診断に，また時には治療にも，大きな役割を果たしている。しかし，病歴と検査に基づいて最も可能性のある診断を下すのは医師の役目であるので，神経放射線検査は適切に活用しなければならない。医師はまず神経放射線検査が必要かどうかを決定しなければならない。次に，病歴と診察所見から，病変の**局在**と**病態**を推測する。この情報をもとにして，CT，MRI，血管撮影，またはその他の検査法のどれが最も適切であるか，神経系のどの領域に焦点を当てて検査すればよいか，決定する。病歴や診察とその他の評価法を，今日利用できる強力な神経放射線検査と組み合わせることによって，医師はますます増加する患者に対して，正しく診断し治療することが可能になる。

図 4.12 **CT 像**。単純 CT 軸位断。主な構造の名称を示す

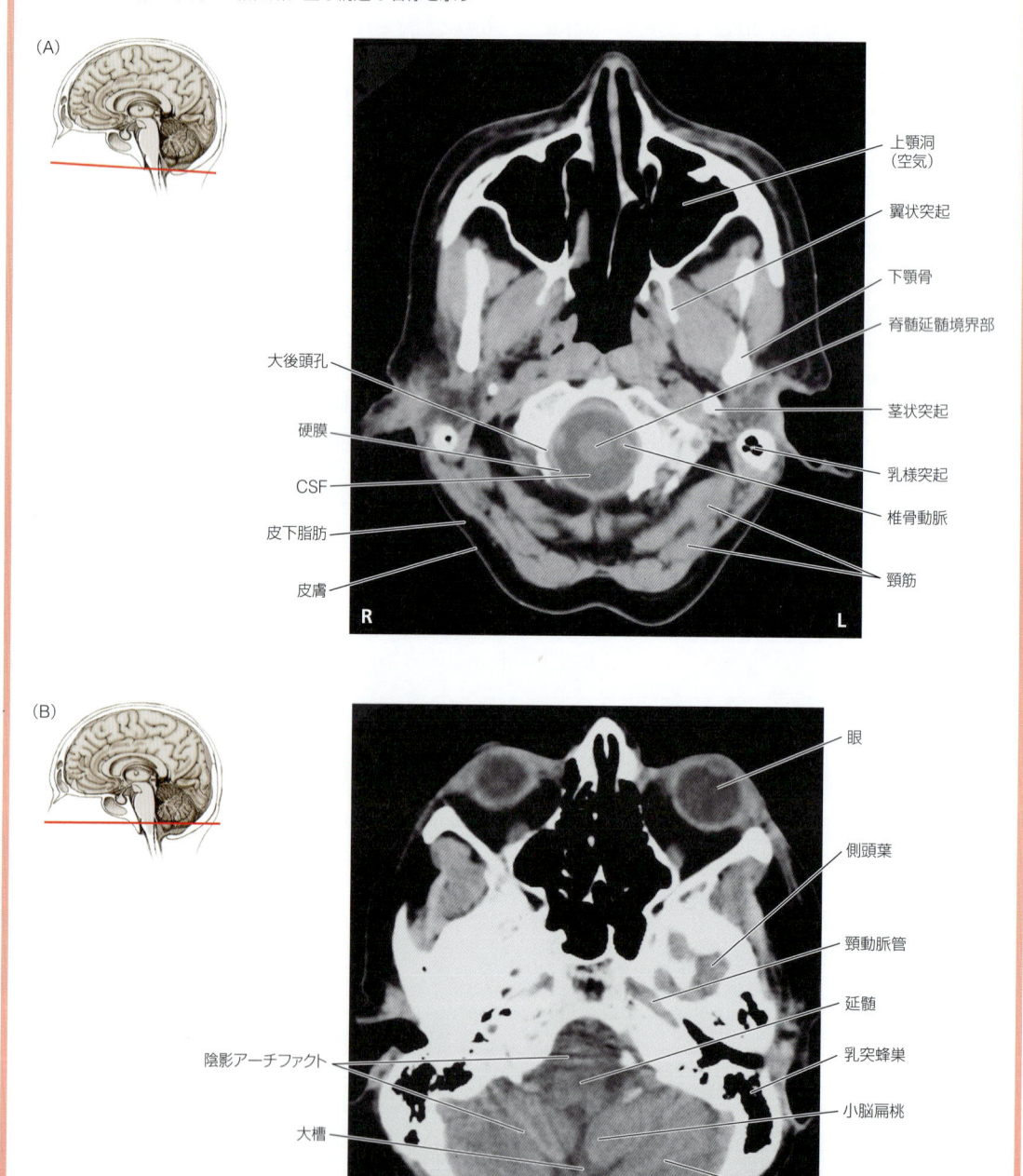

(A)

上顎洞
（空気）

翼状突起

下顎骨

脊髄延髄境界部

茎状突起

乳様突起

椎骨動脈

頸筋

大後頭孔

硬膜

CSF

皮下脂肪

皮膚

R   L

(B)

眼

側頭葉

頸動脈管

延髄

乳突蜂巣

小脳扁桃

小脳半球

陰影アーチファクト

大槽

R   L

CT，軸位断

図 4.12　続き

(C)

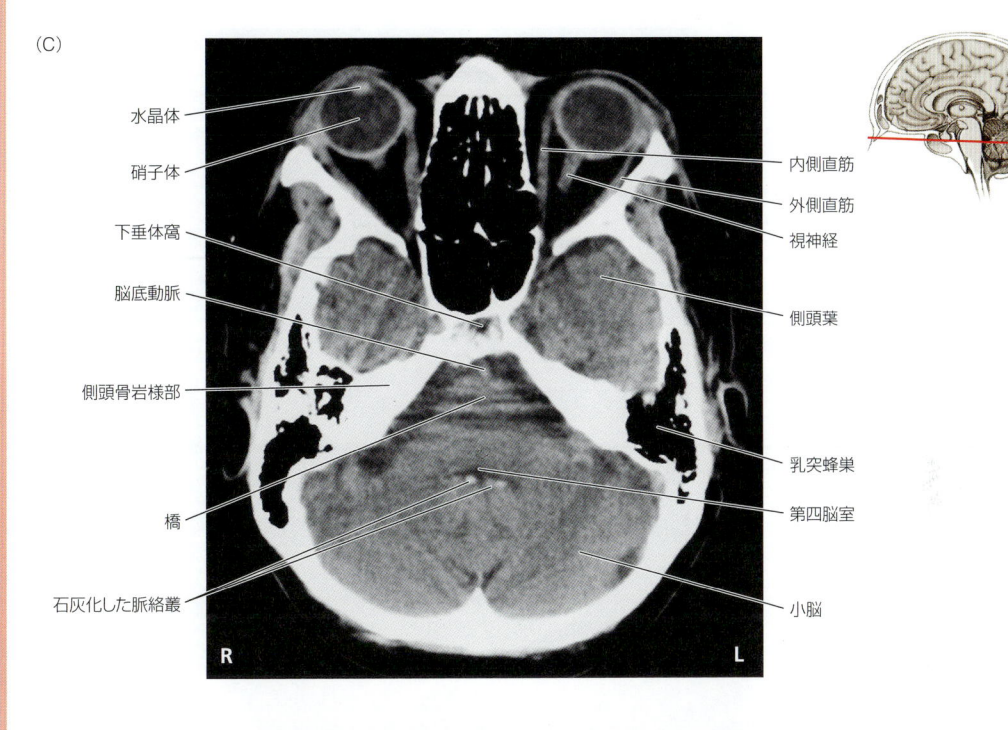

水晶体
硝子体
下垂体窩
脳底動脈
側頭骨岩様部
橋
石灰化した脈絡叢

内側直筋
外側直筋
視神経
側頭葉
乳突蜂巣
第四脳室
小脳

R　　L

(D)

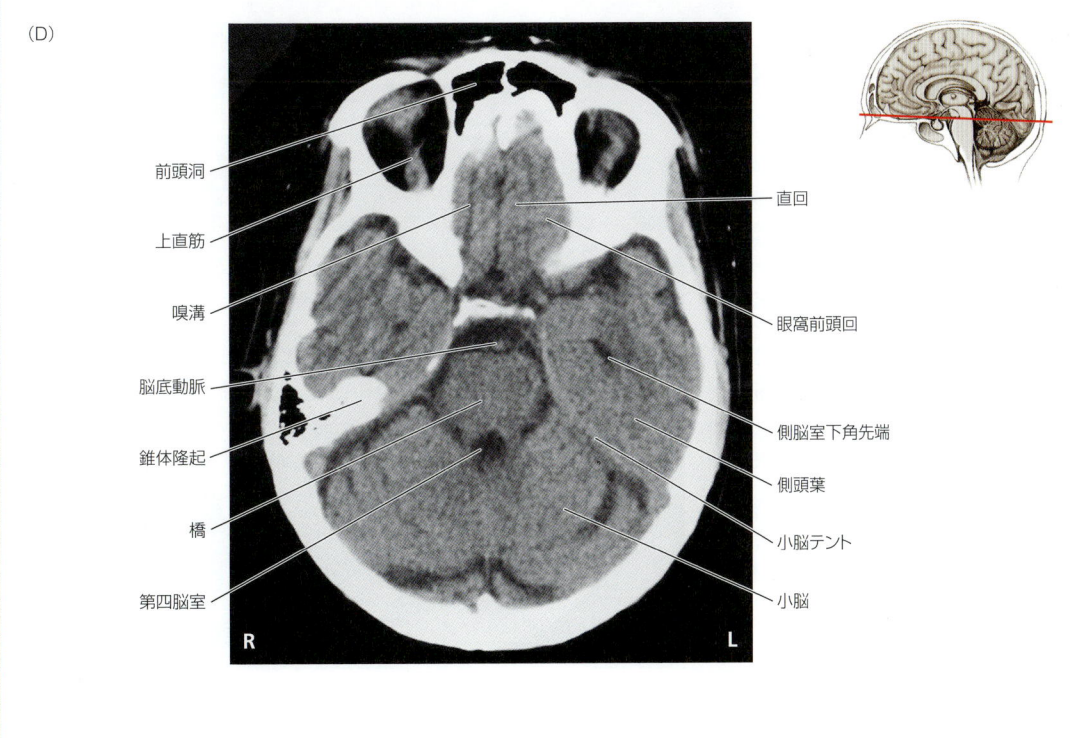

前頭洞
上直筋
嗅溝
脳底動脈
錐体隆起
橋
第四脳室

直回
眼窩前頭回
側脳室下角先端
側頭葉
小脳テント
小脳

R　　L

4

神経放射線アトラス

図 4.12　続き

(E)

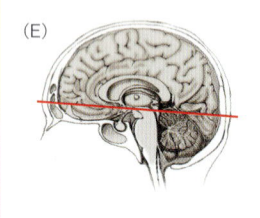

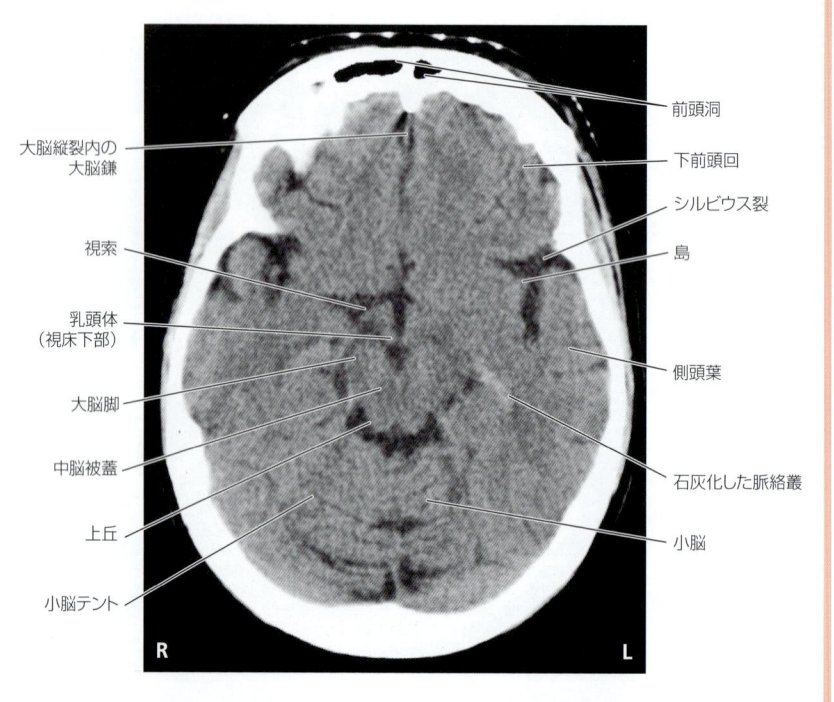

大脳縦裂内の大脳鎌

視索

乳頭体（視床下部）

大脳脚

中脳被蓋

上丘

小脳テント

前頭洞

下前頭回

シルビウス裂

島

側頭葉

石灰化した脈絡叢

小脳

R　L

(F)

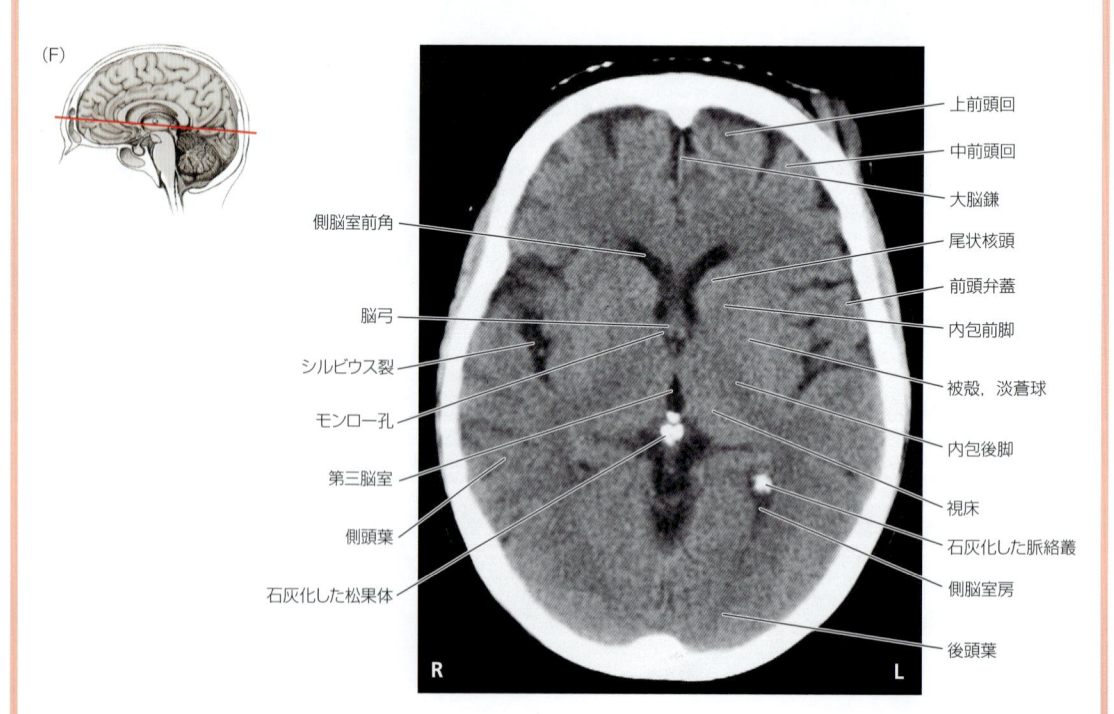

側脳室前角

脳弓

シルビウス裂

モンロー孔

第三脳室

側頭葉

石灰化した松果体

上前頭回

中前頭回

大脳鎌

尾状核頭

前頭弁蓋

内包前脚

被殻，淡蒼球

内包後脚

視床

石灰化した脈絡叢

側脳室房

後頭葉

R　L

4

CT，軸位断

図 4.12　続き

（G）

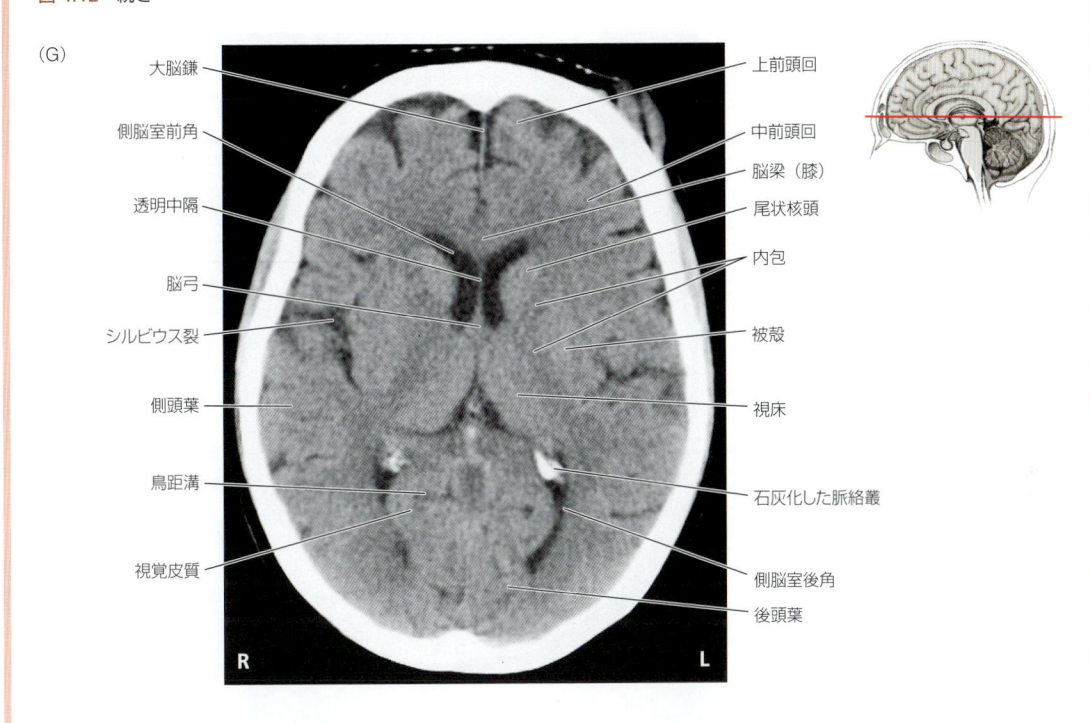

大脳鎌
側脳室前角
透明中隔
脳弓
シルビウス裂
側頭葉
鳥距溝
視覚皮質

上前頭回
中前頭回
脳梁（膝）
尾状核頭
内包
被殻
視床
石灰化した脈絡叢
側脳室後角
後頭葉

（H）

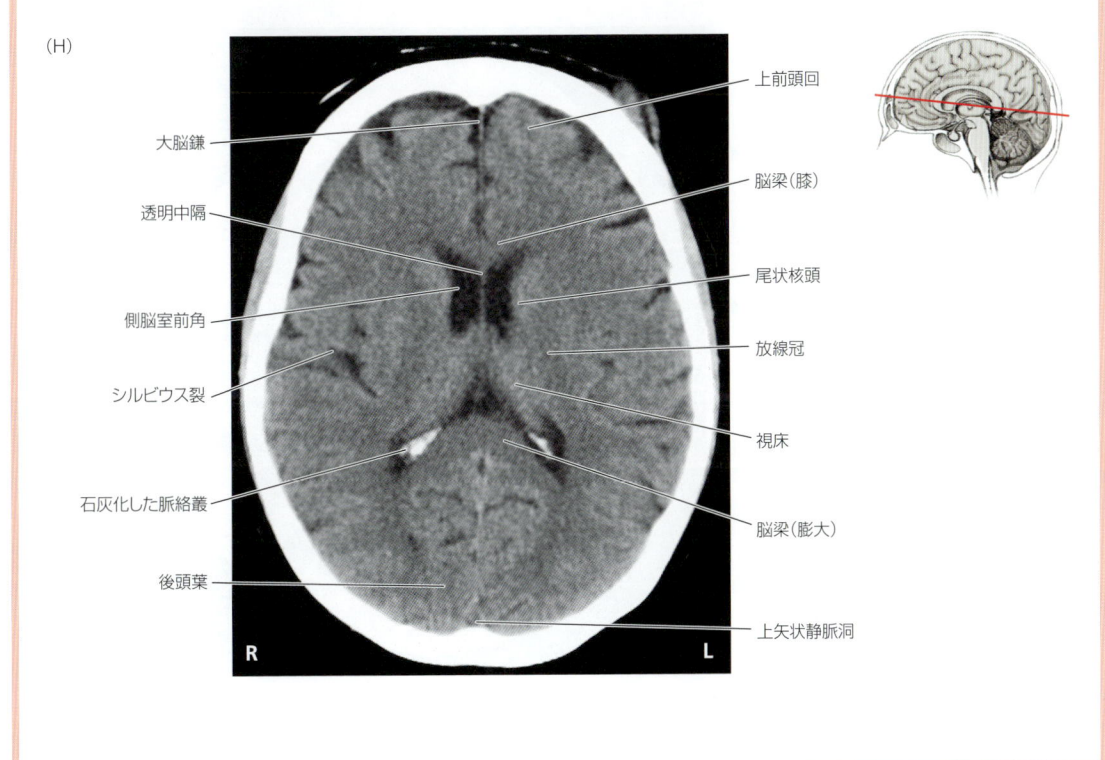

大脳鎌
透明中隔
側脳室前角
シルビウス裂
石灰化した脈絡叢
後頭葉

上前頭回
脳梁（膝）
尾状核頭
放線冠
視床
脳梁（膨大）
上矢状静脈洞

図 4.12　続き

(I)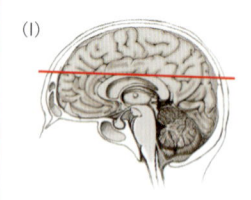

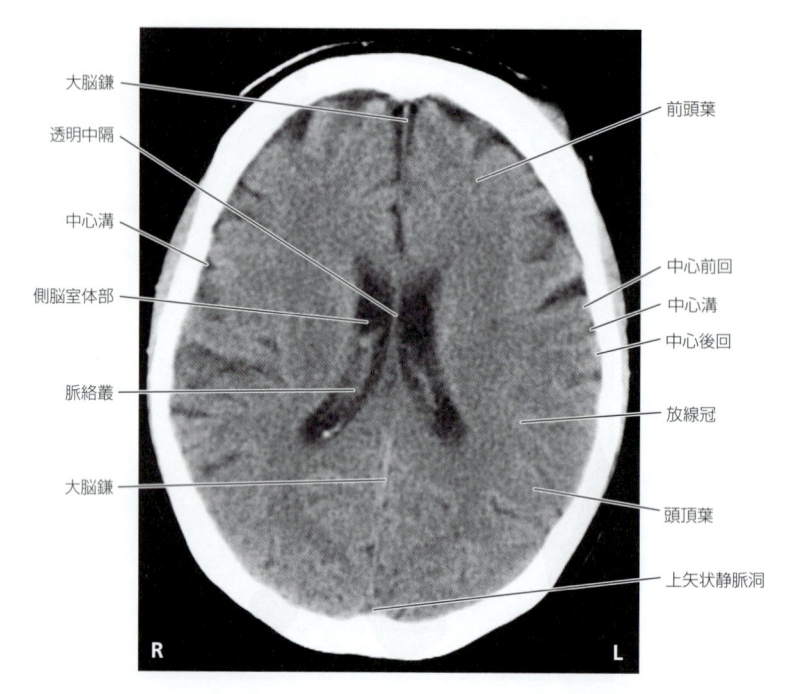

大脳鎌
透明中隔
中心溝
側脳室体部
脈絡叢
大脳鎌

前頭葉
中心前回
中心溝
中心後回
放線冠
頭頂葉
上矢状静脈洞

R　　　L

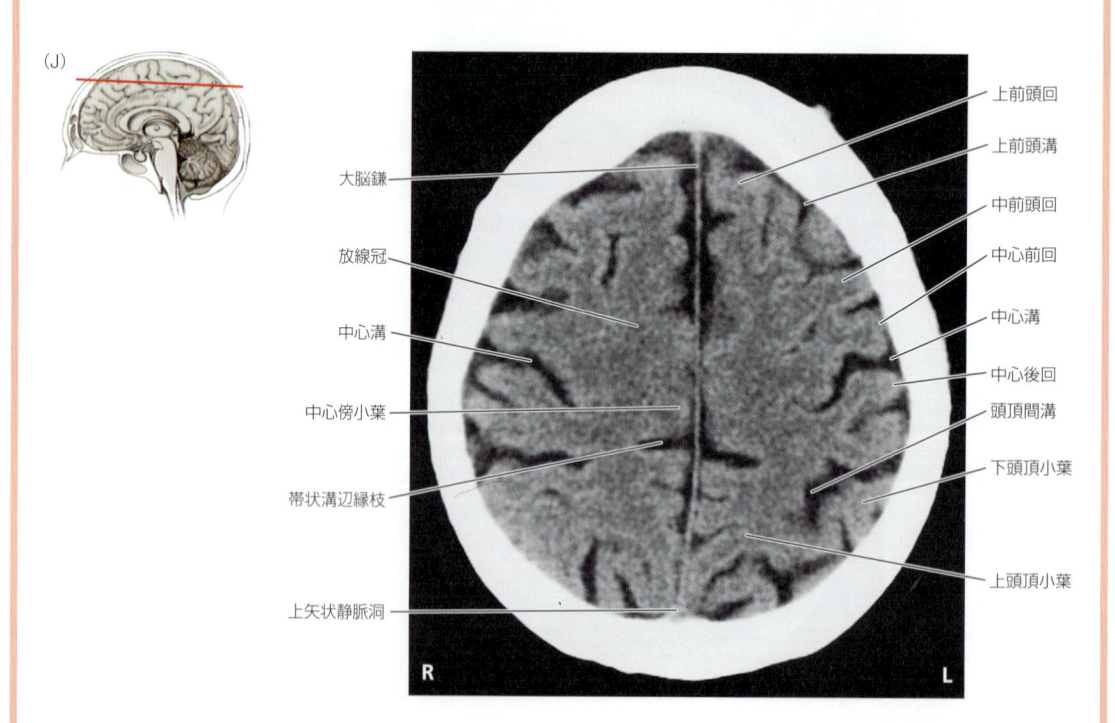

(J)

大脳鎌
放線冠
中心溝
中心傍小葉
帯状溝辺縁枝
上矢状静脈洞

上前頭回
上前頭溝
中前頭回
中心前回
中心溝
中心後回
頭頂間溝
下頭頂小葉
上頭頂小葉

R　　　L

4

CT，軸位断

図 4.12　続き

（K）

大脳鎌

上前頭溝

中心溝

中心傍小葉

帯状溝辺縁枝

上前頭回

中心前回

中心溝

中心後回

上頭頂小葉

R　　　　　　　　　　　　　　　L

神経放射線アトラス

図 4.13 MRI 像，T1 強調画像軸位断。非造影 MRI 軸位断。主な構造の名称を示す。TR＝500，TE＝11

(A)

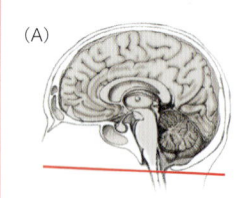

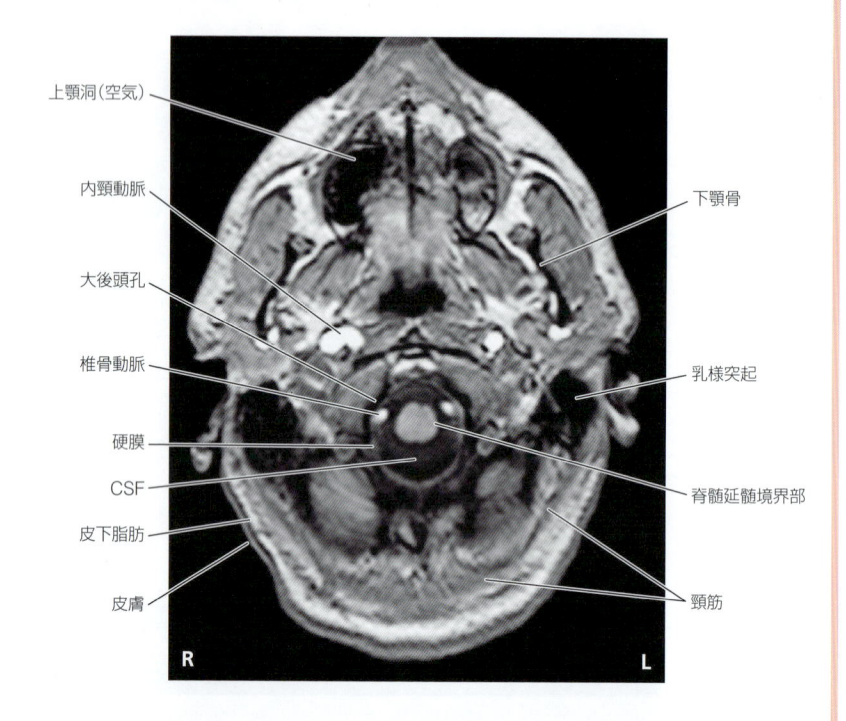

- 上顎洞（空気）
- 内頸動脈
- 大後頭孔
- 椎骨動脈
- 硬膜
- CSF
- 皮下脂肪
- 皮膚
- 下顎骨
- 乳様突起
- 脊髄延髄境界部
- 頸筋

R　L

(B)

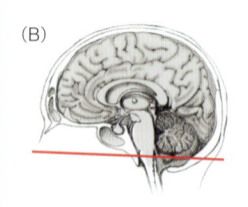

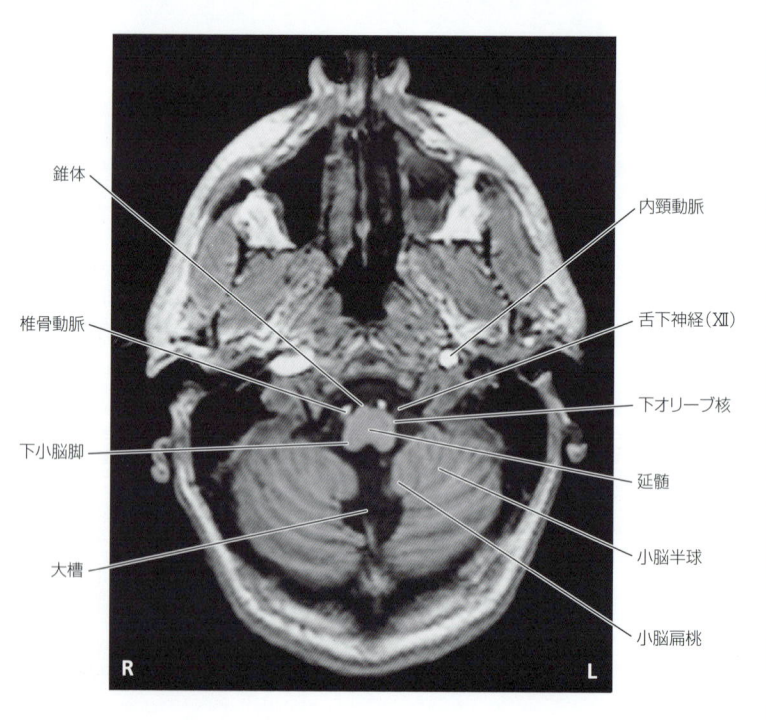

- 錐体
- 椎骨動脈
- 下小脳脚
- 大槽
- 内頸動脈
- 舌下神経（XII）
- 下オリーブ核
- 延髄
- 小脳半球
- 小脳扁桃

R　L

MRI，T1 強調画像軸位断

図 4.13　続き

(C)

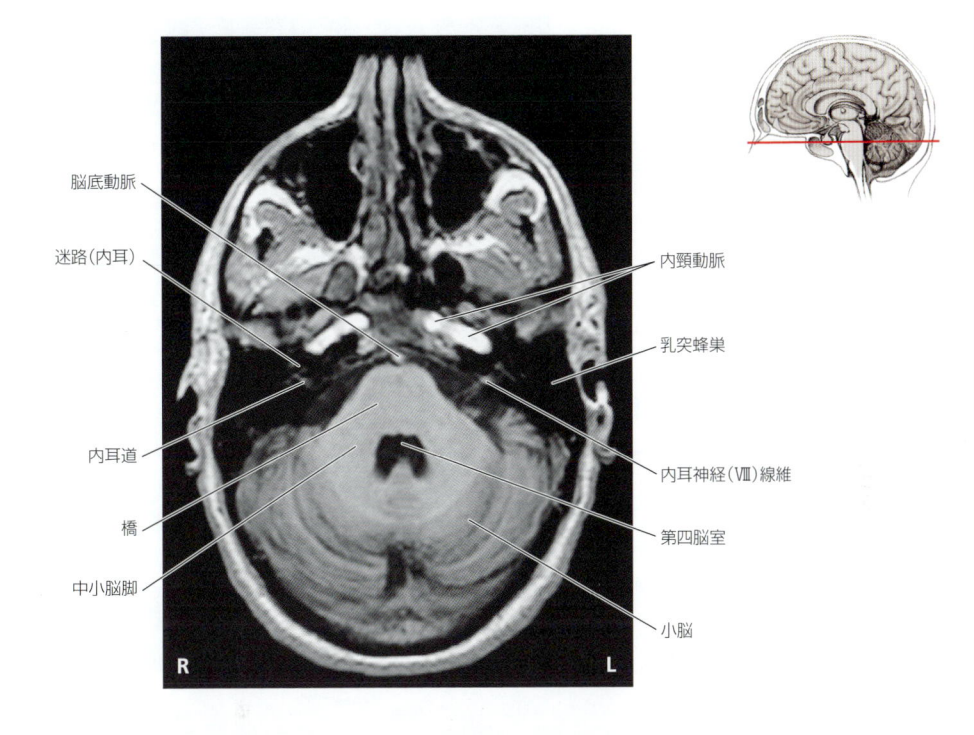

脳底動脈
迷路(内耳)
内耳道
橋
中小脳脚

内頸動脈
乳突蜂巣
内耳神経(Ⅷ)線維
第四脳室
小脳

R　　L

(D)

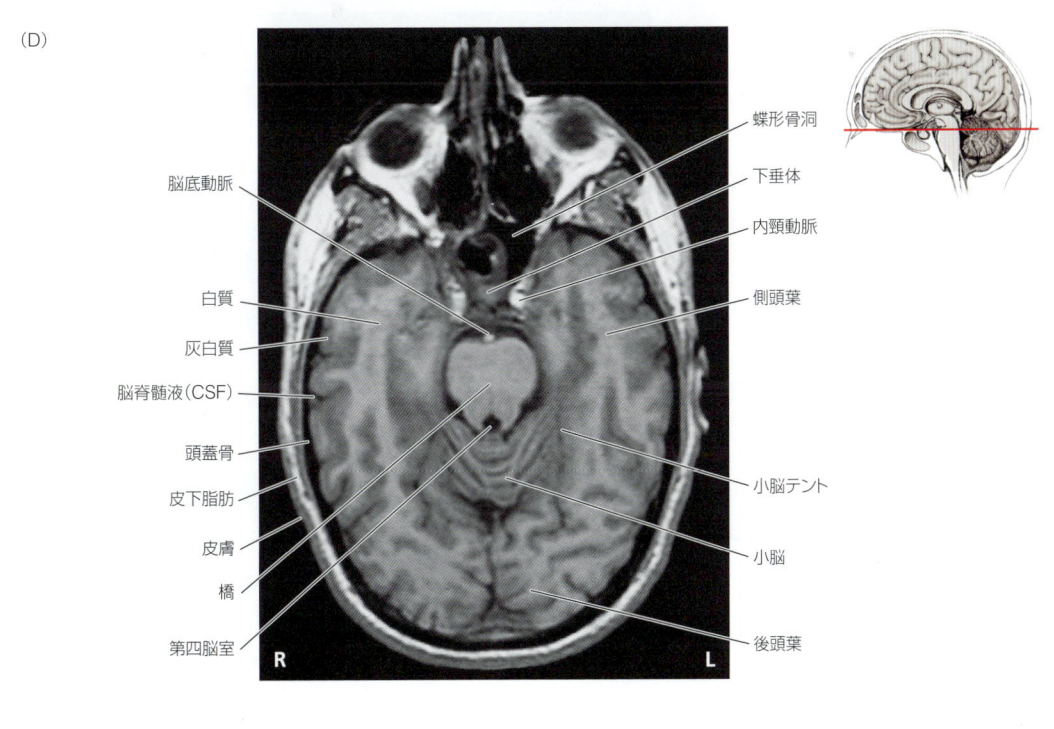

脳底動脈
白質
灰白質
脳脊髄液(CSF)
頭蓋骨
皮下脂肪
皮膚
橋
第四脳室

蝶形骨洞
下垂体
内頸動脈
側頭葉
小脳テント
小脳
後頭葉

R　　L

図 4.13 続き

(E)

内側直筋
硝子体
中大脳動脈
視交叉
視索
側脳室下角の先端
海馬
内側膝状体
側脳室後角

水晶体
外側直筋
視神経
下垂体茎
扁桃体
乳頭体（視床下部）
大脳脚
中脳被蓋
中脳水道
上丘
小脳
後頭葉

R　L

(F)

小脳テント
嗅溝
直回

上直筋
前大脳動脈
側頭葉
海馬尾
脈絡叢
側脳室後角
視覚皮質

眼窩前頭回
シルビウス裂の
中大脳動脈
第三脳室
島
視床
外側膝状体
視床枕
松果体
直静脈洞
後頭葉

上矢状静脈洞
鳥距溝

R　L

MRI，T1 強調画像軸位断

図 4.13　続き

(G)

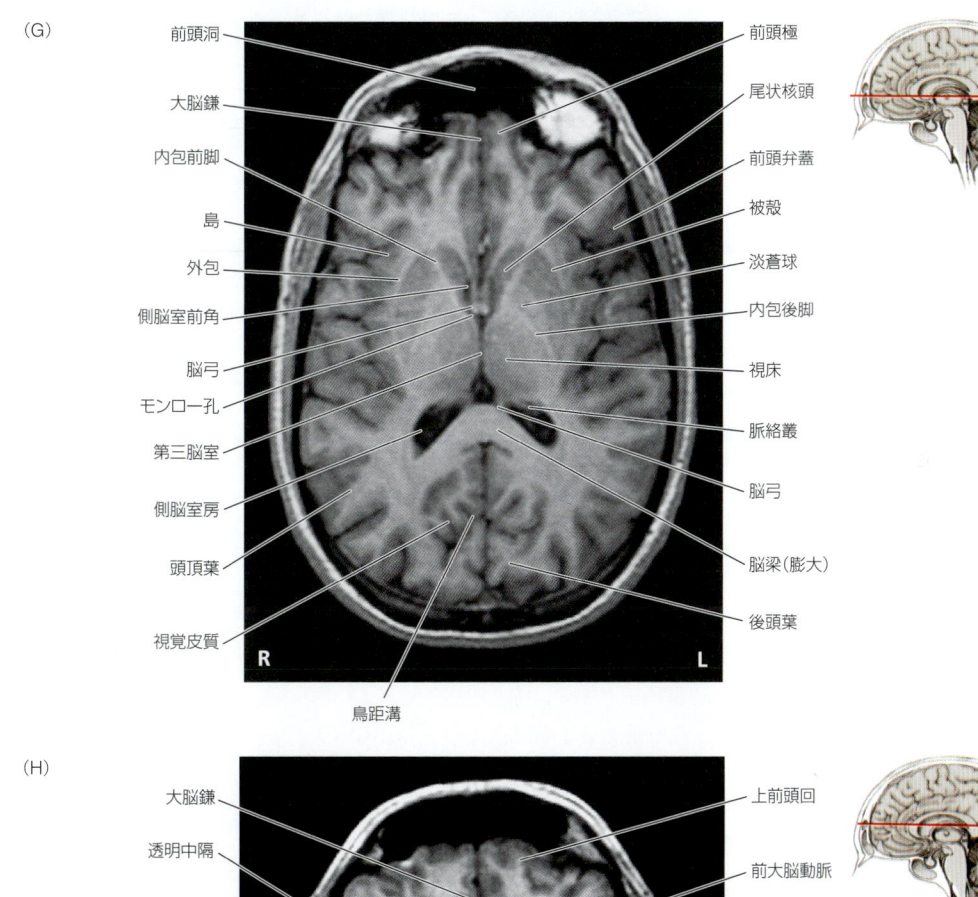

左側ラベル	右側ラベル
前頭洞	前頭極
大脳鎌	尾状核頭
内包前脚	前頭弁蓋
島	被殻
外包	淡蒼球
側脳室前角	内包後脚
脳弓	視床
モンロー孔	脈絡叢
第三脳室	脳弓
側脳室房	脳梁（膨大）
頭頂葉	後頭葉
視覚皮質	

鳥距溝

(H)

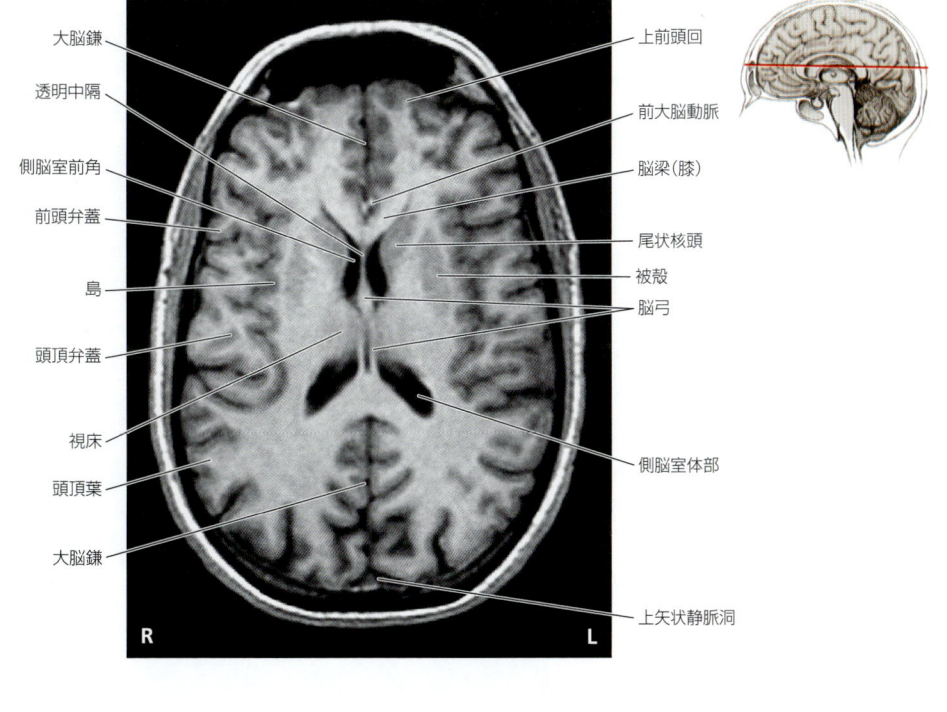

左側ラベル	右側ラベル
大脳鎌	上前頭回
透明中隔	前大脳動脈
側脳室前角	脳梁（膝）
前頭弁蓋	尾状核頭
島	被殻
頭頂弁蓋	脳弓
視床	
頭頂葉	側脳室体部
大脳鎌	上矢状静脈洞

図 4.13 続き

(I)

大脳鎌
脳梁(体)
側脳室体部
中心溝
上頭頂小葉
頭頂間溝
下頭頂小葉

上前頭回
中前頭回
脳梁(膝)
中心前回
中心溝
中心後回
放線冠
上矢状静脈洞

R　　　　L

(J)

大脳鎌
放線冠
中心溝「オメガ」(手領域)
中心傍小葉
帯状溝辺縁枝

上前頭回
上前頭溝
中前頭回
中心前回
中心溝
中心後回
頭頂葉
上矢状静脈洞

R　　　　L

MRI，T1 強調画像軸位断

図 4.13　続き

（K）

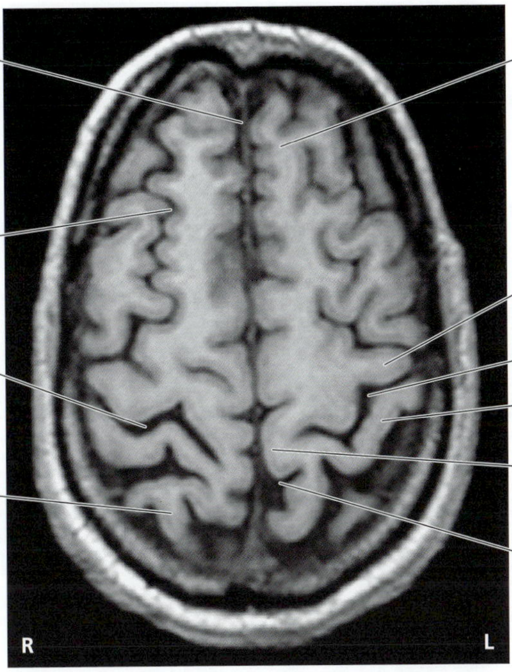

大脳鎌

上前頭溝

中心溝

上頭頂小葉

上前頭回

中心前回

中心溝

中心後回

中心傍小葉

帯状溝辺縁枝

R　　L

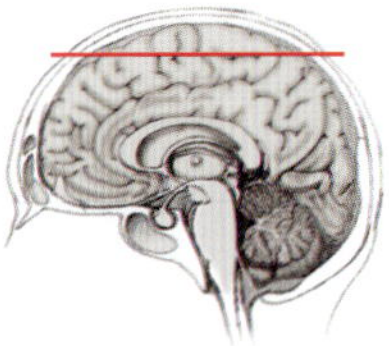

神経放射線アトラス

図 **4.14** **MRI 像，T1 強調画像冠状断**。非造影 MRI 冠状断。主な構造の名称を示す。3D SPGR シークエンスで撮像。TR＝23，TE＝4

(A)

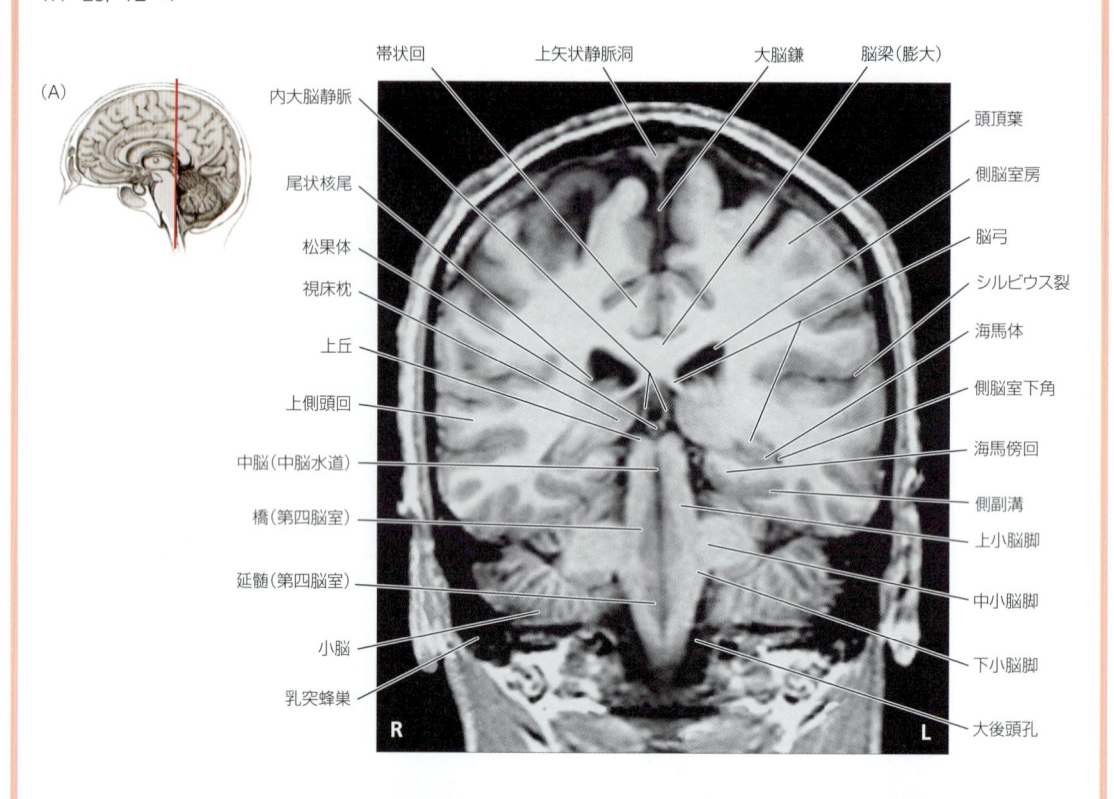

帯状回
上矢状静脈洞
大脳鎌
脳梁（膨大）
内大脳静脈
尾状核尾
松果体
視床枕
上丘
上側頭回
中脳（中脳水道）
橋（第四脳室）
延髄（第四脳室）
小脳
乳突蜂巣
頭頂葉
側脳室房
脳弓
シルビウス裂
海馬体
側脳室下角
海馬傍回
側副溝
上小脳脚
中小脳脚
下小脳脚
大後頭孔
R
L

(B)

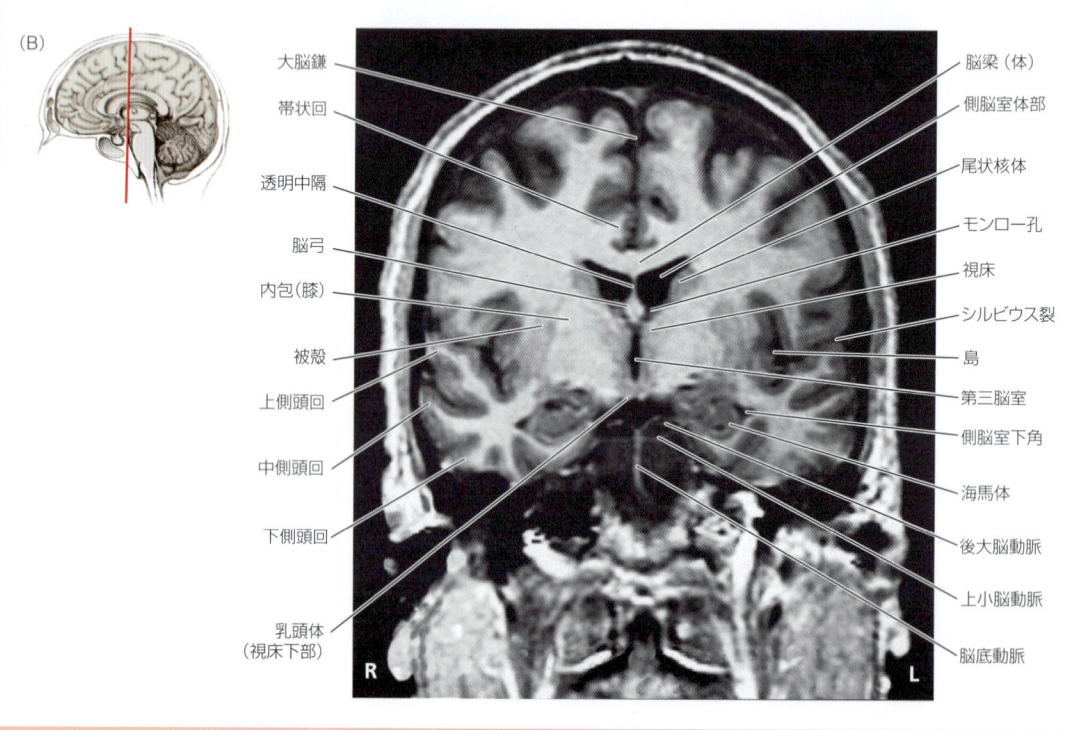

大脳鎌
帯状回
透明中隔
脳弓
内包（膝）
被殻
上側頭回
中側頭回
下側頭回
乳頭体
（視床下部）
脳梁（体）
側脳室体部
尾状核体
モンロー孔
視床
シルビウス裂
島
第三脳室
側脳室下角
海馬体
後大脳動脈
上小脳動脈
脳底動脈
R
L

MRI，T1 強調画像冠状断

図 4.14　続き

(C)

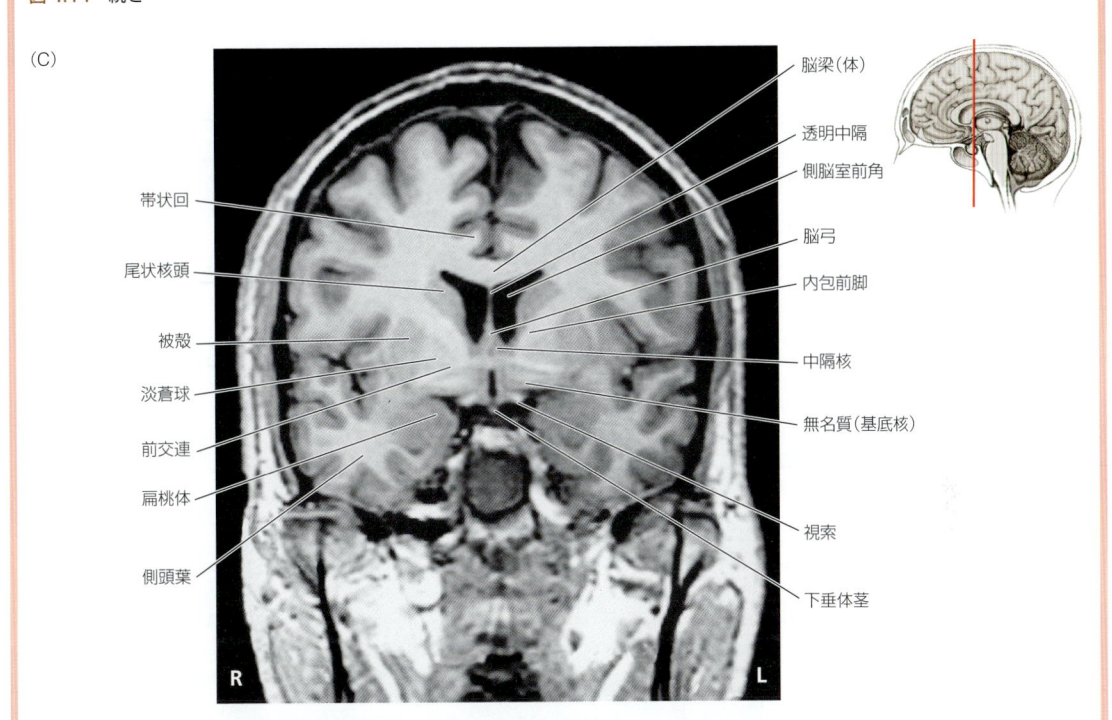

帯状回
尾状核頭
被殻
淡蒼球
前交連
扁桃体
側頭葉

脳梁（体）
透明中隔
側脳室前角
脳弓
内包前脚
中隔核
無名質（基底核）
視索
下垂体茎

(D)

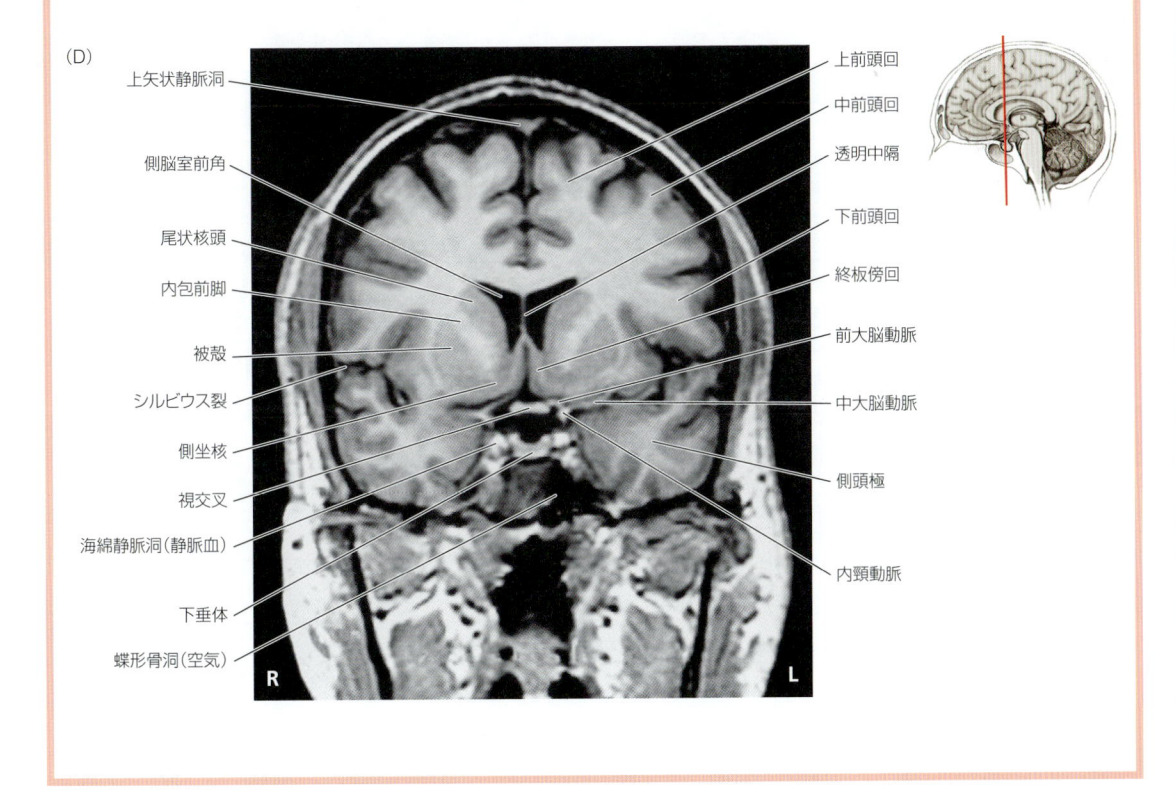

上矢状静脈洞
側脳室前角
尾状核頭
内包前脚
被殻
シルビウス裂
側坐核
視交叉
海綿静脈洞（静脈血）
下垂体
蝶形骨洞（空気）

上前頭回
中前頭回
透明中隔
下前頭回
終板傍回
前大脳動脈
中大脳動脈
側頭極
内頸動脈

神経放射線アトラス

図 4.15　MRI 像，T1 強調画像矢状断。非造影 MRI 矢状断。主な構造の名称を示す。TR＝600，TE＝12

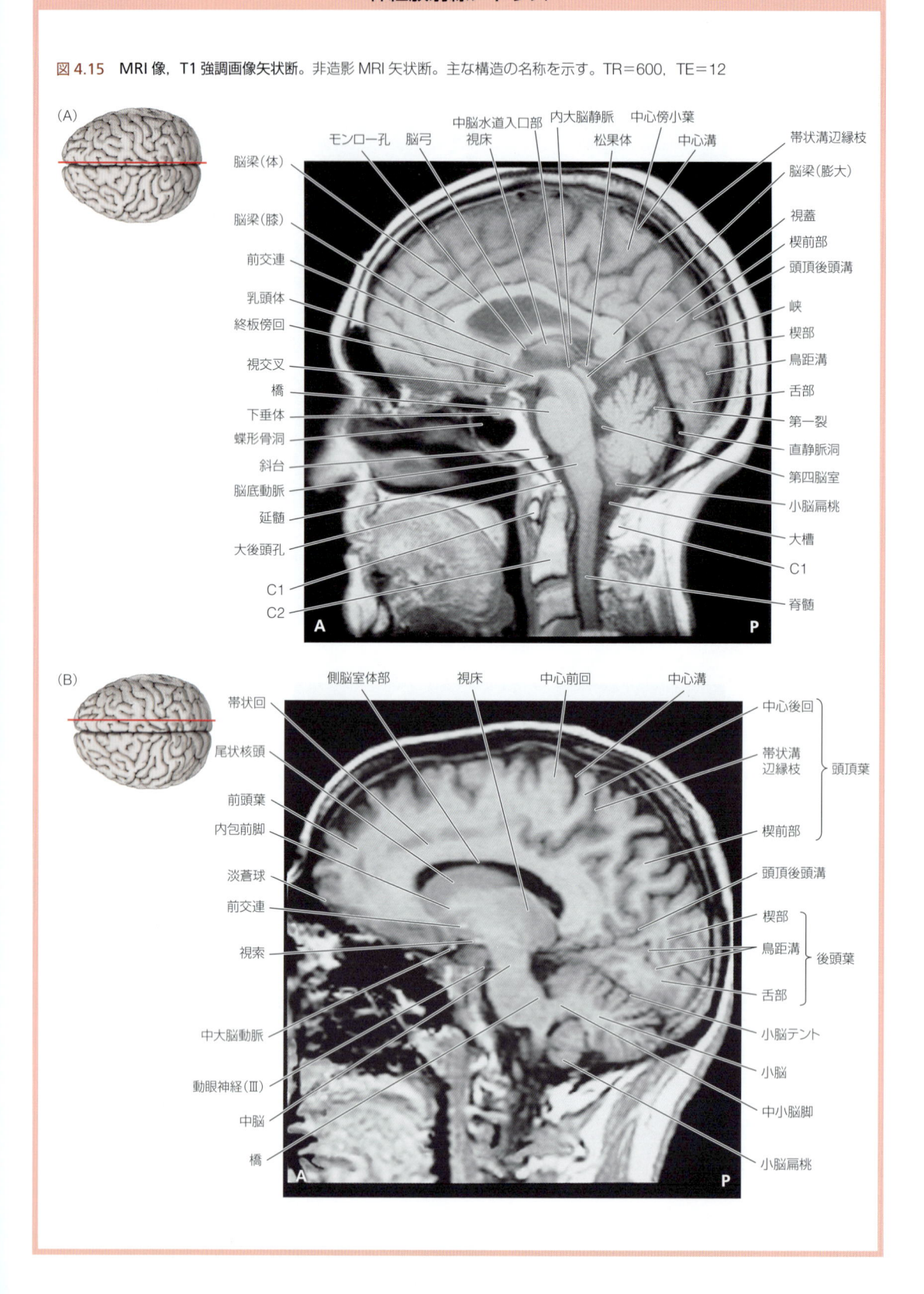

(A)

モンロー孔　脳弓　中脳水道入口部　内大脳静脈　中心傍小葉
視床　松果体　中心溝

脳梁（体）　　　　　　　　　　　　　　　　　　　　　帯状溝辺縁枝
脳梁（膝）　　　　　　　　　　　　　　　　　　　　　脳梁（膨大）
前交連　　　　　　　　　　　　　　　　　　　　　　　視蓋
乳頭体　　　　　　　　　　　　　　　　　　　　　　　楔前部
終板傍回　　　　　　　　　　　　　　　　　　　　　　頭頂後頭溝
視交叉　　　　　　　　　　　　　　　　　　　　　　　峡
橋　　　　　　　　　　　　　　　　　　　　　　　　　楔部
下垂体　　　　　　　　　　　　　　　　　　　　　　　鳥距溝
蝶形骨洞　　　　　　　　　　　　　　　　　　　　　　舌部
斜台　　　　　　　　　　　　　　　　　　　　　　　　第一裂
脳底動脈　　　　　　　　　　　　　　　　　　　　　　直静脈洞
延髄　　　　　　　　　　　　　　　　　　　　　　　　第四脳室
大後頭孔　　　　　　　　　　　　　　　　　　　　　　小脳扁桃
C1　　　　　　　　　　　　　　　　　　　　　　　　　大槽
C2　　　　　　　　　　　　　　　　　　　　　　　　　C1

A　　　　　　　　　　　　　　　　　　　　　　　　　脊髄　P

(B)

側脳室体部　視床　中心前回　中心溝

帯状回　　　　　　　　　　　　　　　　　　　　　　　中心後回　┐
尾状核頭　　　　　　　　　　　　　　　　　　　　　　　　　　　│
前頭葉　　　　　　　　　　　　　　　　　　　　　　　帯状溝　　├ 頭頂葉
内包前脚　　　　　　　　　　　　　　　　　　　　　　辺縁枝　　│
淡蒼球　　　　　　　　　　　　　　　　　　　　　　　楔前部　┘
前交連
視索　　　　　　　　　　　　　　　　　　　　　　　　頭頂後頭溝
　　　　　　　　　　　　　　　　　　　　　　　　　　楔部　　┐
　　　　　　　　　　　　　　　　　　　　　　　　　　鳥距溝　├ 後頭葉
中大脳動脈　　　　　　　　　　　　　　　　　　　　　舌部　　┘
動眼神経（Ⅲ）　　　　　　　　　　　　　　　　　　　小脳テント
中脳　　　　　　　　　　　　　　　　　　　　　　　　小脳
橋　　　　　　　　　　　　　　　　　　　　　　　　　中小脳脚

A　　　　　　　　　　　　　　　　　　　　　小脳扁桃　P

MRI，T1 強調画像矢状断

図 4.15　続き

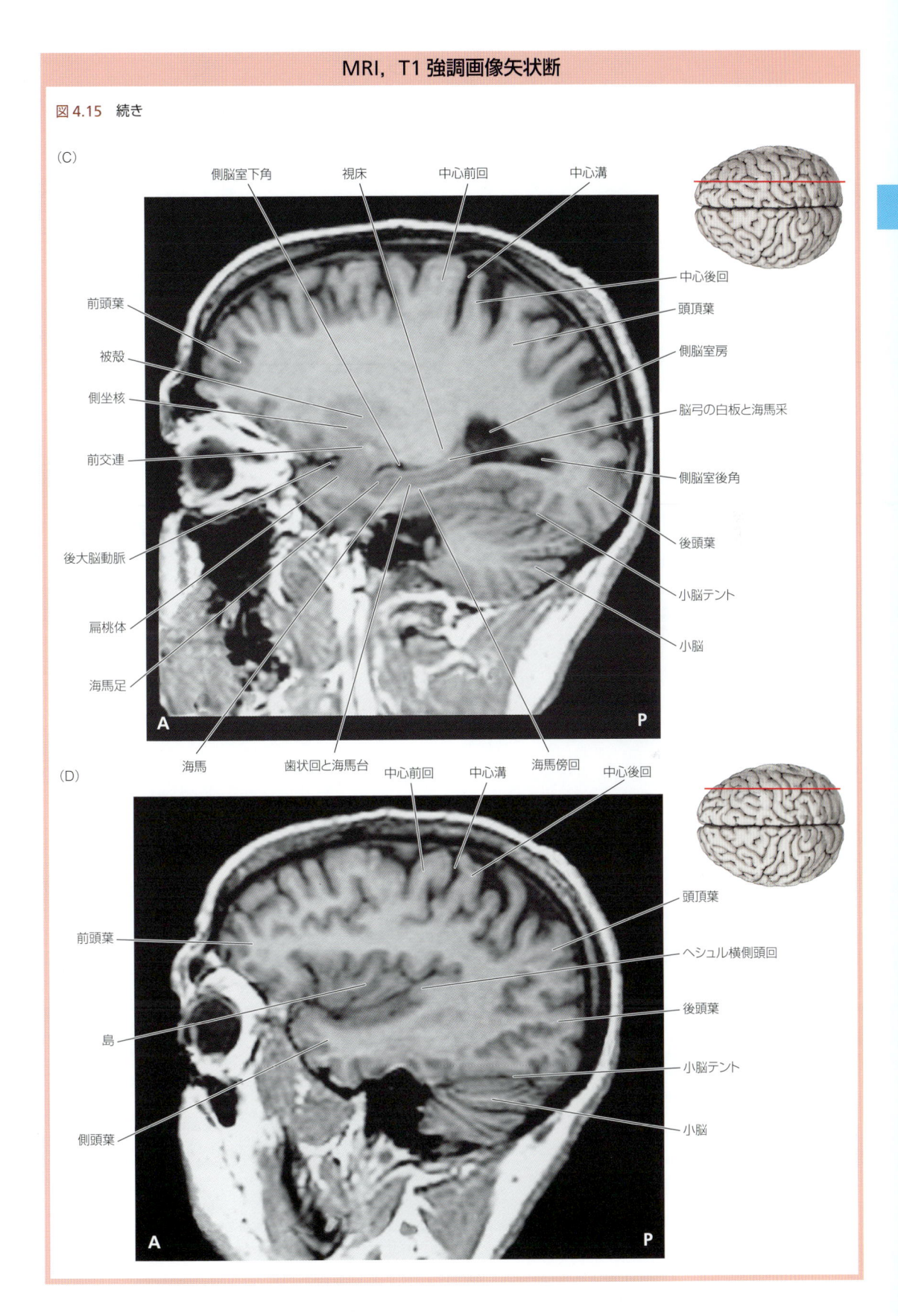

(C)

側脳室下角　視床　中心前回　中心溝

前頭葉
被殻
側坐核
前交連
後大脳動脈
扁桃体
海馬足

中心後回
頭頂葉
側脳室房
脳弓の白板と海馬采
側脳室後角
後頭葉
小脳テント
小脳

海馬　歯状回と海馬台　中心前回　中心溝　海馬傍回　中心後回

(D)

前頭葉
島
側頭葉

頭頂葉
ヘシュル横側頭回
後頭葉
小脳テント
小脳

神経放射線アトラス

図 **4.16**　脳血管撮影：前循環。（A）左内頸動脈への造影剤注入後の正面像。左前大脳動脈 ACA と中大脳動脈 MCA が描出されている。（B）前大脳動脈から起こるホイブナー反回動脈と，中大脳動脈から起こるレンズ核線条体動脈の拡大像。（C）右内頸動脈への造影剤注入後の側面像。右前大脳動脈と中大脳動脈が描出されている。中大脳動脈の枝が島から出て弁蓋部上を通って大脳皮質表層にいたるところでヘアピンループをつくり，シルビウス三角を形成する

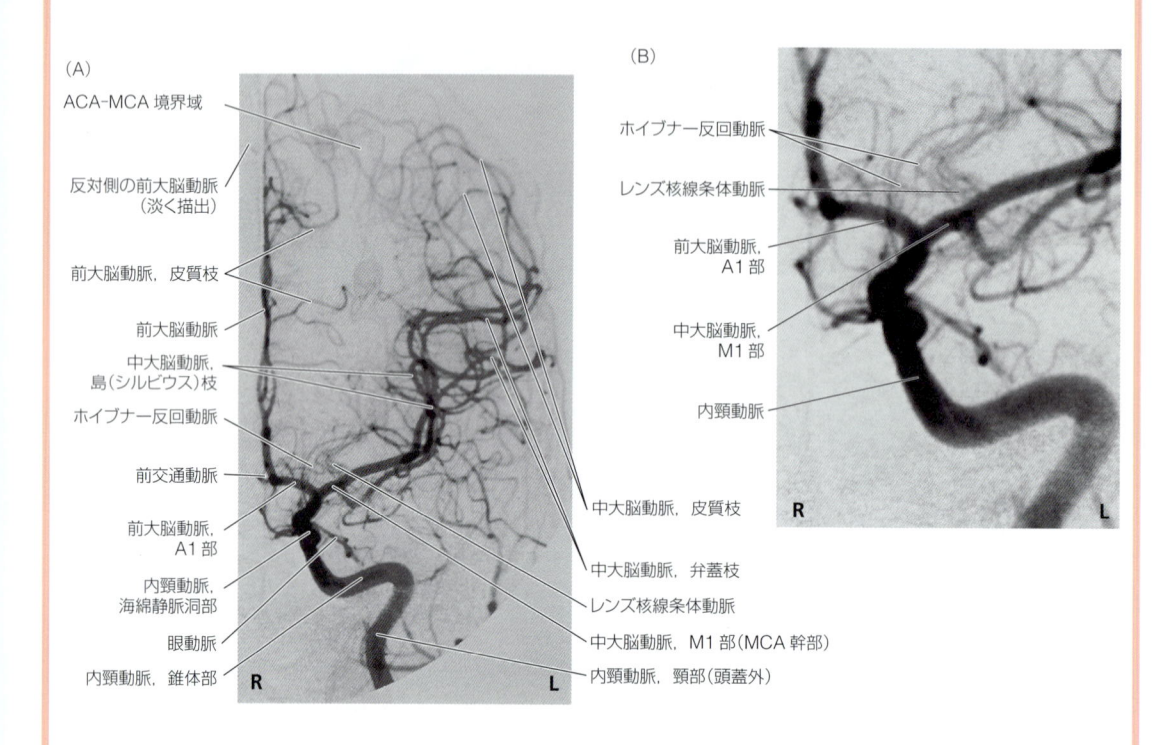

(A)

- ACA-MCA 境界域
- 反対側の前大脳動脈（淡く描出）
- 前大脳動脈，皮質枝
- 前大脳動脈
- 中大脳動脈，島（シルビウス）枝
- ホイブナー反回動脈
- 前交通動脈
- 前大脳動脈，A1 部
- 内頸動脈，海綿脈静脈洞部
- 眼動脈
- 内頸動脈，錐体部
- 中大脳動脈，皮質枝
- 中大脳動脈，弁蓋枝
- レンズ核線条体動脈
- 中大脳動脈，M1 部(MCA 幹部)
- 内頸動脈，頸部(頭蓋外)

(B)

- ホイブナー反回動脈
- レンズ核線条体動脈
- 前大脳動脈，A1 部
- 中大脳動脈，M1 部
- 内頸動脈

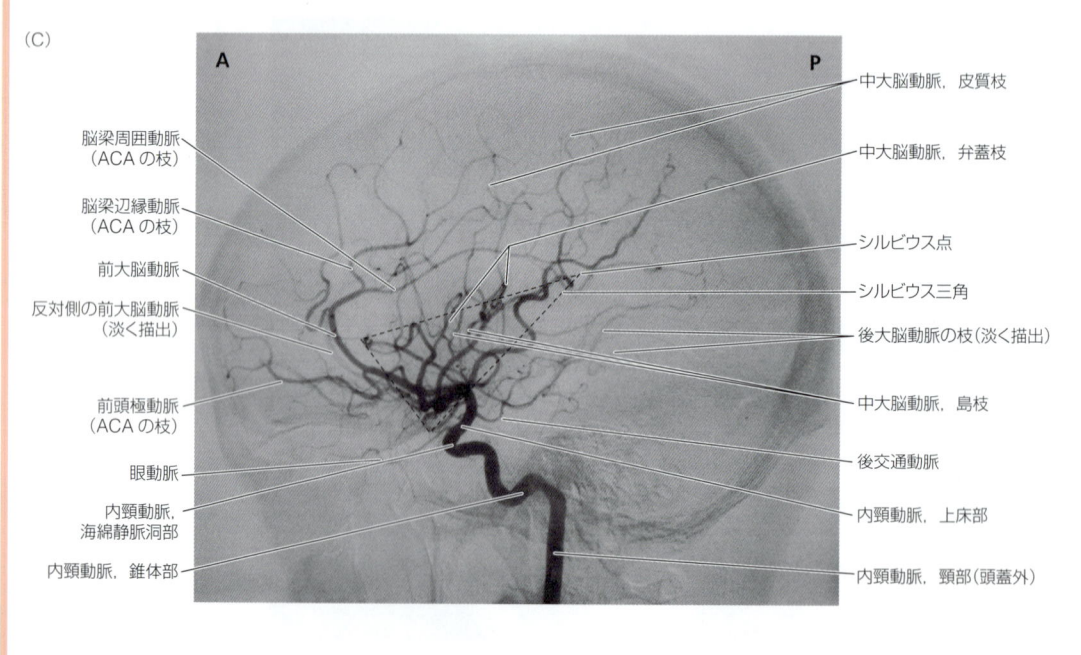

(C)

- 脳梁周囲動脈（ACA の枝）
- 脳梁辺縁動脈（ACA の枝）
- 前大脳動脈
- 反対側の前大脳動脈（淡く描出）
- 前頭極動脈（ACA の枝）
- 眼動脈
- 内頸動脈，海綿脈静脈洞部
- 内頸動脈，錐体部
- 中大脳動脈，皮質枝
- 中大脳動脈，弁蓋枝
- シルビウス点
- シルビウス三角
- 後大脳動脈の枝(淡く描出)
- 中大脳動脈，島枝
- 後交通動脈
- 内頸動脈，上床部
- 内頸動脈，頸部(頭蓋外)

血管撮影

図 4.17　脳血管撮影：後循環。（A）左椎骨動脈への注入後の正面像。右椎骨動脈への逆流が観察される。（B）左椎骨動脈への注入後の側面像

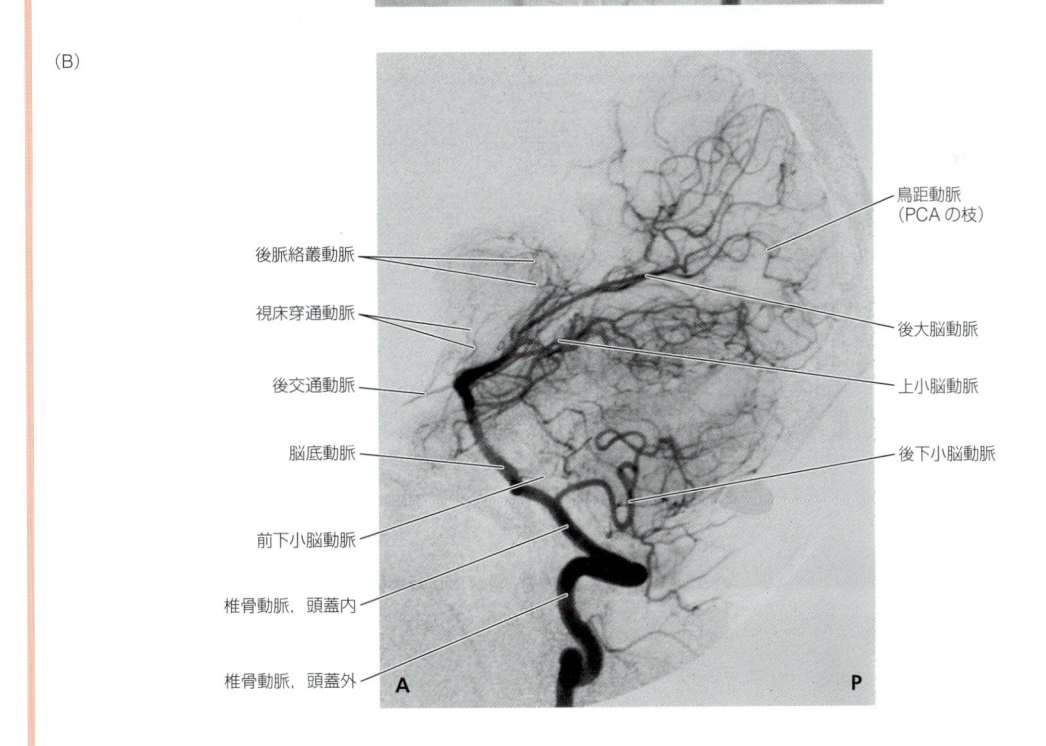

（A）

後大脳動脈

上小脳動脈

前下小脳動脈

反対側の椎骨動脈
（交叉性充盈）

後大脳動脈

後下小脳動脈

椎骨動脈,頭蓋内

椎骨動脈,頭蓋外

R　　　　L

（B）

後脈絡叢動脈

視床穿通動脈

後交通動脈

脳底動脈

前下小脳動脈

椎骨動脈,頭蓋内

椎骨動脈,頭蓋外

鳥距動脈
（PCA の枝）

後大脳動脈

上小脳動脈

後下小脳動脈

A　　　　P

図 4.18　MRA 画像：頭蓋内循環。（A）上方からみたウィリス輪。（B）側面像。図 4.16、図 4.17 と比較してほしい

（A）

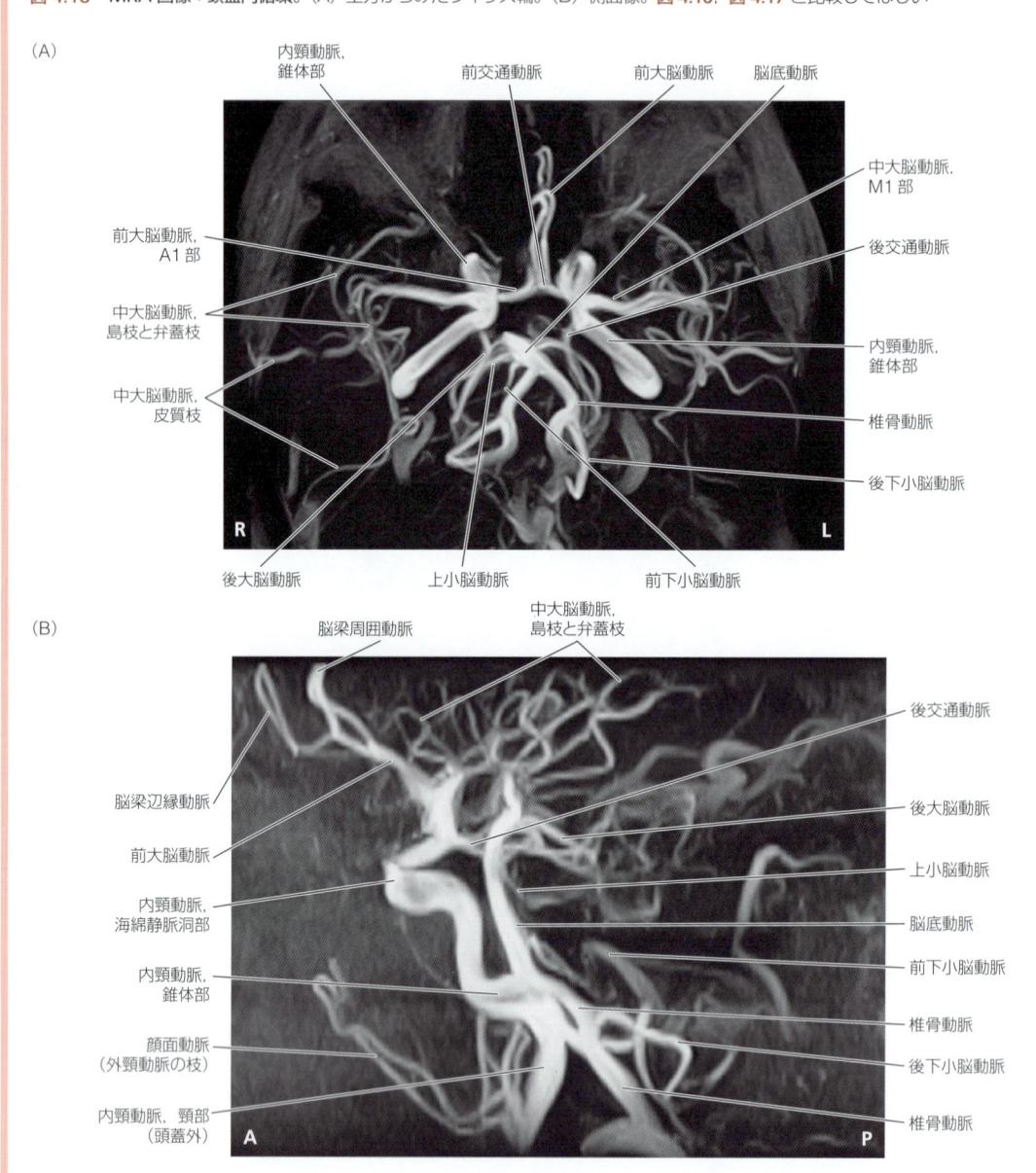

内頸動脈、錐体部

前交通動脈

前大脳動脈

脳底動脈

中大脳動脈、M1 部

前大脳動脈、A1 部

後交通動脈

中大脳動脈、島枝と弁蓋枝

内頸動脈、錐体部

中大脳動脈、皮質枝

椎骨動脈

後下小脳動脈

R　L

後大脳動脈

上小脳動脈

前下小脳動脈

（B）

脳梁周囲動脈

中大脳動脈、島枝と弁蓋枝

後交通動脈

脳梁辺縁動脈

後大脳動脈

前大脳動脈

上小脳動脈

内頸動脈、海綿静脈洞部

脳底動脈

内頸動脈、錐体部

前下小脳動脈

椎骨動脈

顔面動脈（外頸動脈の枝）

後下小脳動脈

内頸動脈、頸部（頭蓋外）

椎骨動脈

A　P

磁気共鳴血管撮影（MRA）

図 4.19　MRA 画像：頸部血管。（A）側面像。（B）左頸動脈分岐部の拡大像。（C）正面像

（A）

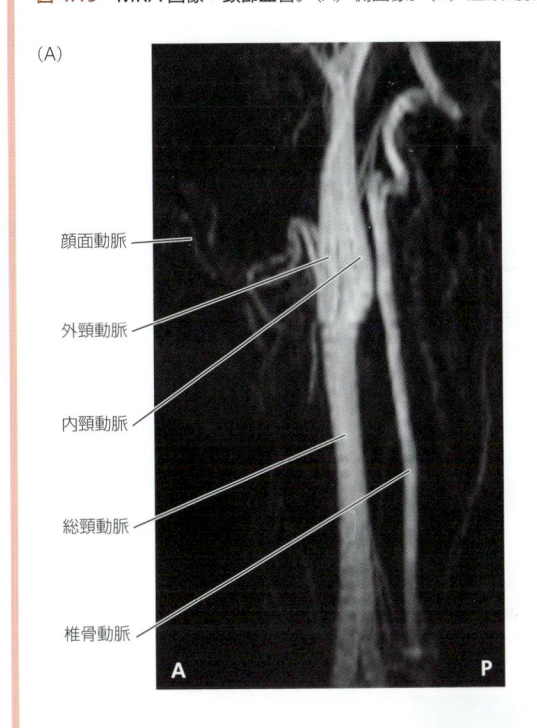

顔面動脈

外頸動脈

内頸動脈

総頸動脈

椎骨動脈

A　　P

（B）

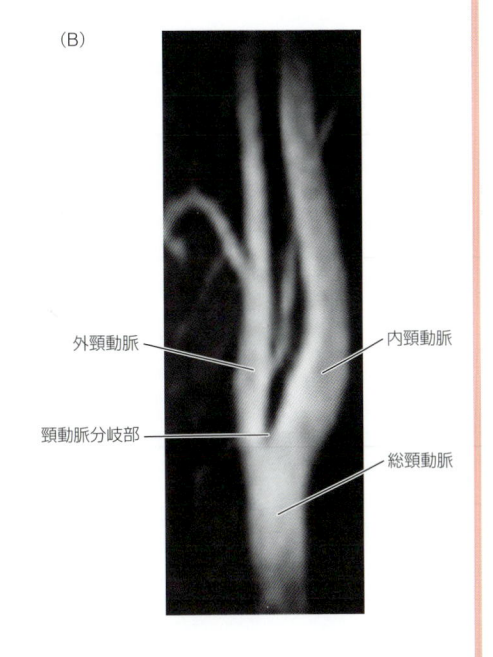

外頸動脈

内頸動脈

頸動脈分岐部

総頸動脈

（C）

内頸動脈

外頸動脈

椎骨動脈,
頭蓋内

椎骨動脈,
頭蓋外

総頸動脈

R　　L

図 4.20 MRA 画像：頸動脈と椎骨動脈の起始部。前方（A）から後方（B）に向かう連続スライスの正面像。（A）大動脈弓と腕頭動脈からの総頸動脈の起始部。（B）鎖骨下動脈からの椎骨動脈の起始部

(A)

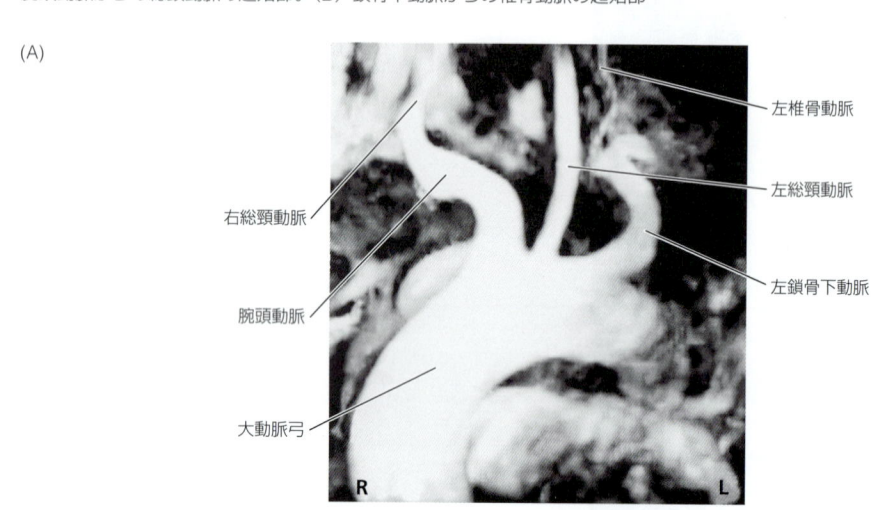

右総頸動脈

腕頭動脈

大動脈弓

左椎骨動脈

左総頸動脈

左鎖骨下動脈

(B)

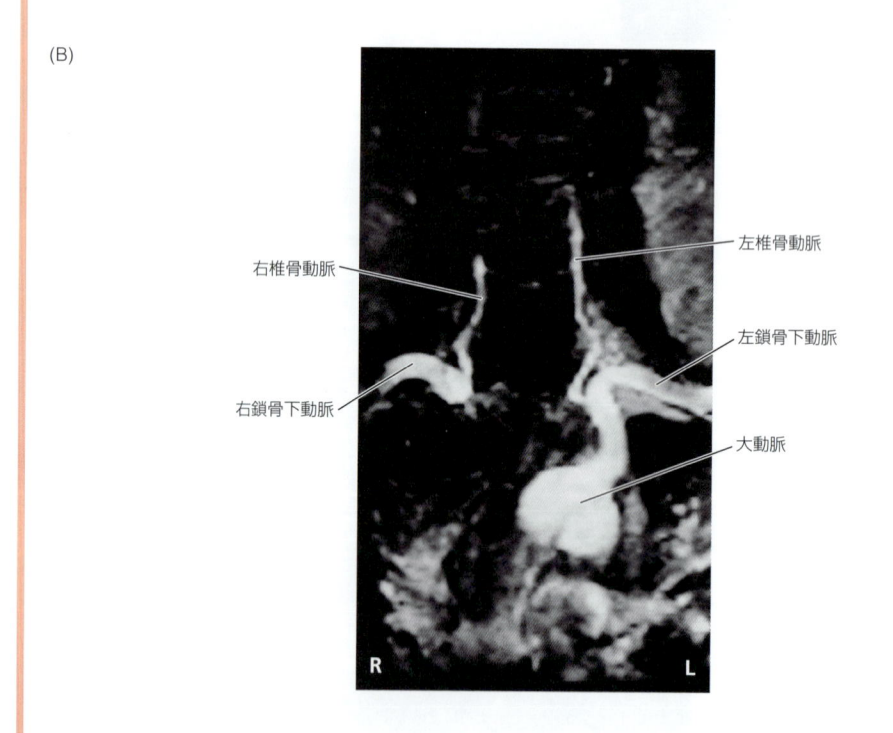

右椎骨動脈

右鎖骨下動脈

左椎骨動脈

左鎖骨下動脈

大動脈

5 脳をとりまく環境：頭蓋・脳室・髄膜

51歳の男性が家庭でけんかをしてコンクリートの階段から転落し，頭部を打撲した。男性は逮捕され留置所に入れられた。逮捕時，男性には意識があって，アルコール臭がしていた。ところが，翌朝，男性は留置所でうめいている状態で発見され，応答もなかった。左の瞳孔は散大していた。右半身に麻痺があり腱反射が亢進していた。

この症例をみれば，頭部外傷の時に，どのようにして頭蓋，脳室，髄膜などの脳の構造間で異常な偏位がひき起こされるかがわかる。本章では，これらの頭部構造の一つ一つについて，その正常解剖と機能，そして外傷や病気による臨床症状を学ぶ。

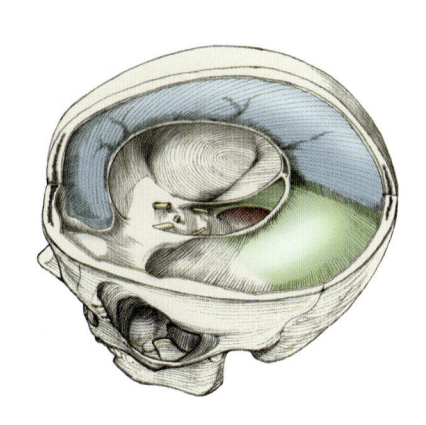

解剖学と臨床の基礎知識

本章では，頭蓋，髄膜，血管，髄液などを含む局所脳環境と脳の関係を簡単に述べる。さらに，これらの構造を侵す重要な臨床疾患についてまとめる。このような病態には，頭痛，頭蓋内腫瘍，頭蓋内圧亢進，脳ヘルニア，頭蓋内出血，水頭症，脳腫瘍，神経系の感染症などがある。本章は，症例を扱う最初の章になるので，とくに多くの臨床ポイントをあげて説明する。ここで解説する臨床ポイントは，本章ばかりでなくその他の章にも関連する事項を含んでいる。現時点では臨床ポイント（臨床❷5.1～5.11）は気楽に読みとばしてもらってもよい。後に症例について考え診断しようとする際に，この項に戻ってくわしく読み返してほしい。

頭蓋と髄膜

脳は，外傷を受けた時に緩衝層の役割を果たすいくつかの保護層に包まれている（図5.1）。皮膚と皮下組織の下には，頭蓋を形成する硬い骨がある。頭蓋には多くの孔があって，脳神経や脊髄や血管がその孔を通って頭蓋内を出入りする。これらの孔については第12章でくわしく学ぶ。ここでは，頭蓋底の最大の孔である**大後頭孔 foramen magnum**（図5.2）だけを取り上げる。脊髄と延髄の境界部分は**頸髄延髄境界 cervicomedullary junction**とよばれるが，大後頭孔のレベルに一致する（図2.2C，図5.10）。大後頭孔や頭蓋底のその他の主な孔は，CTスキャンで容易に同定でき

る（図5.3）。

頭蓋の内面には骨の隆起があって，頭蓋底を異なる区画，すなわち頭蓋窩に分ける（図5.2B，図5.4）。両側の**前頭蓋窩 anterior fossa**には前頭葉がある。**中頭蓋窩 middle fossa**には側頭葉がある。**後頭蓋窩 posterior fossa**には小脳と脳幹がある。蝶形骨小翼が前頭蓋窩と中頭蓋窩の境界となる。中頭蓋窩と後頭蓋窩の境界を形成するのは，側頭骨岩様部隆起と，次に述べる1枚の髄膜である。これらの頭蓋窩はCTやMRIでも同定できる（図4.12A～D，図4.13A～D）。

頭蓋内で脳を包む最後の層は，**髄膜 meninges**と脳脊髄液（髄液）である（図5.1）。髄膜は，深部から外表に向かって次の3層からなる。

1. **軟膜 pia**
2. **くも膜 arachnoid**
3. **硬膜 dura**

髄膜の各層は英語の頭文字をとって**PAD**と記憶する。英語では「matter」（「母親」の意）という語をうしろにつけることがある。例えば，pia matter，arachnoid matter，dura matterなどである。頭皮 scalpの構成の記憶法「SCALP」については，図5.1に示した。

外層から内層に向かって順にみていくと，まず**硬膜**（duraは「硬い」という意味）は2層の強靱な線維層からなる（図5.1）。外層の**骨膜層 periosteal layer**は頭蓋骨の内面に付着している。この硬膜外層は内層の

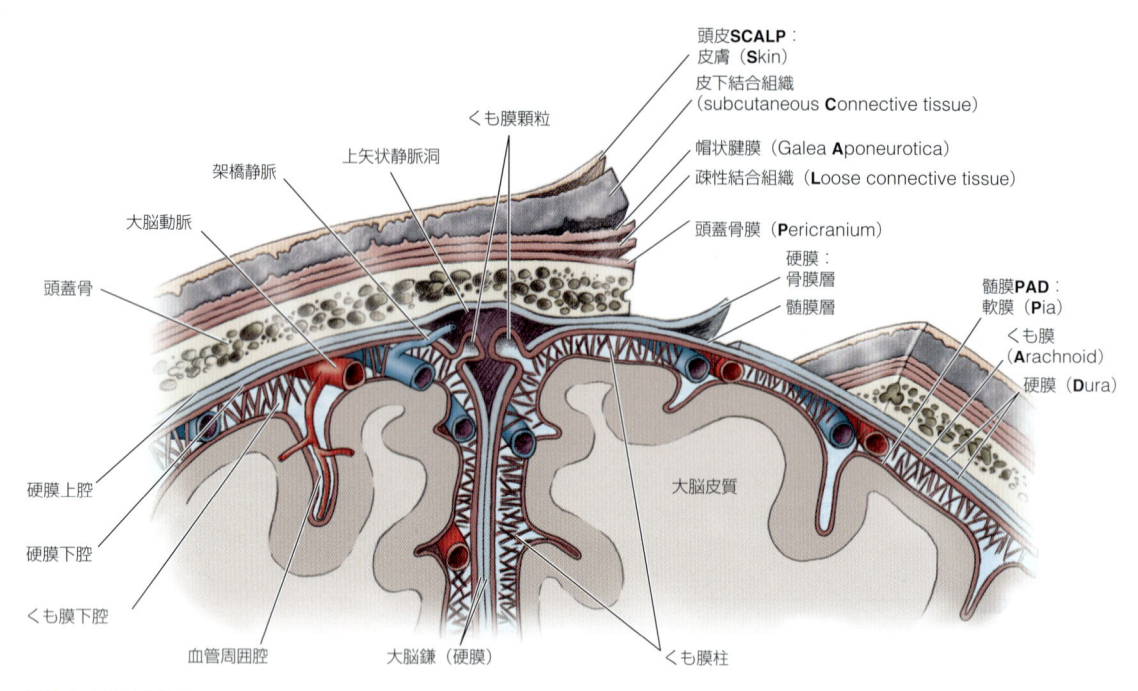

頭皮**SCALP**：
皮膚（**S**kin）
皮下結合組織
（subcutaneous **C**onnective tissue）
帽状腱膜（Galea **A**poneurotica）
疎性結合組織（**L**oose connective tissue）
頭蓋骨膜（**P**ericranium）
硬膜：
骨膜層
髄膜層
髄膜**PAD**：
軟膜（**P**ia）
くも膜（**A**rachnoid）
硬膜（**D**ura）

くも膜顆粒
上矢状静脈洞
架橋静脈
大脳動脈
頭蓋骨
大脳皮質
硬膜上腔
硬膜下腔
くも膜下腔
血管周囲腔
大脳鎌（硬膜）
くも膜柱

図 5.1　脳の保護層

髄膜層 meningeal layer と癒合しているが，例外的に硬膜内層が折りたたまれてヒダをつくり，頭蓋窩に深く入り込む部位がある（**図 5.1**）。このような部位は主に 2 カ所ある。一つめは**大脳鎌 falx cerebri** という平坦な硬膜のシートで，頭蓋の天井から大脳縦裂の中を垂れ下がり，左右の大脳半球を分けている（**図 5.1**，**図 5.5**）。二つめは**小脳テント tentorium cerebelli** というテント状の硬膜のシートで，小脳の上面を覆う（**図 5.5**，**図 5.6**）。

小脳テントと側頭骨岩様部は，後頭蓋窩をその他の頭蓋内区域から分ける。小脳テントより上の頭蓋内の部分を**テント上 supratentorial** といい，下の部分を**テント下 infratentorial** という。小脳テントとその他の頭蓋内構造の位置関係や，小脳テントがいかに本物の「テント」に似た形をしているかを理解するために，**図 4.12D，E の CT 像**と**図 4.13D，E，図 4.15A～D** の MRI 像を参照してほしい。後頭葉と側頭葉が部分的に小脳テントの上面に載っていることに注意しよう。中脳は大脳半球と脳幹，小脳をつないでいる。したがって，中脳は小脳テントの狭い開口部を通り抜けることになる。この重要な開口部を**テント切痕 tentorial incisura（tentorial notch）**とよぶ（**図 5.6**）。

くも膜 arachnoid は肌理の粗い「くもの巣」状の髄膜層で，硬膜の内面に付着する。くも膜の内部には脳脊髄液があって，脳表全体を潤す（**図 5.1**，**図 5.10**）。髄膜の最内層は**軟膜 pia** という非常に薄い細胞層である。くも膜とは違って，軟膜は脳表にしっかり付着していて，脳溝深くまですべての脳回を覆う。軟膜は脳表に入り込む 1 本 1 本の血管の基部も包み込み，その後，血管壁と癒合する。血管を包む部分には血管周囲腔 perivascular space（ウィルヒョウ-ロビン腔 Virchow-Robin space）ができる（**図 5.1**）。

髄膜によって，臨床的に重要な 3 つの空間，あるいは潜在的な空間ができる。外表から深部に向かって以下の空間が存在する（**図 5.1**）。

1. **硬膜上腔（硬膜外腔）epidural space**
2. **硬膜下腔 subdural space**
3. **くも膜下腔 subarachnoid space**

この一つ一つの空間には，それぞれ出血を起こす可能性がある重要な血管が走行する（臨床🅟5.6）。**硬膜上腔**は頭蓋骨内面とこれに強固に付着する硬膜の間の潜在的な空間である（**図 5.1**）。**中硬膜動脈 middle meningeal artery** が**棘孔 foramen spinosum** を通って頭蓋内に入り（**図 5.2**，**図 5.3C**），硬膜と頭蓋骨の間の硬膜上腔を走行する（**図 5.7**）。頭蓋骨の内面には，中硬膜動脈やその多くの枝によってできる溝が観察される。中硬膜動脈は外頸動脈の枝で硬膜に血液供給する（**図 2.26A**）のに対して，中大脳動脈は内頸動脈の枝で脳に血液供給する（**図 2.26C**）。混同しないように注意が必要である。

硬膜下腔は，硬膜内層とこれにゆるく付着するくも膜との間の潜在的な空間である（**図 5.1**）。**架橋静脈 bridging vein** が硬膜下腔を貫く。この静脈は大脳半球

(A)

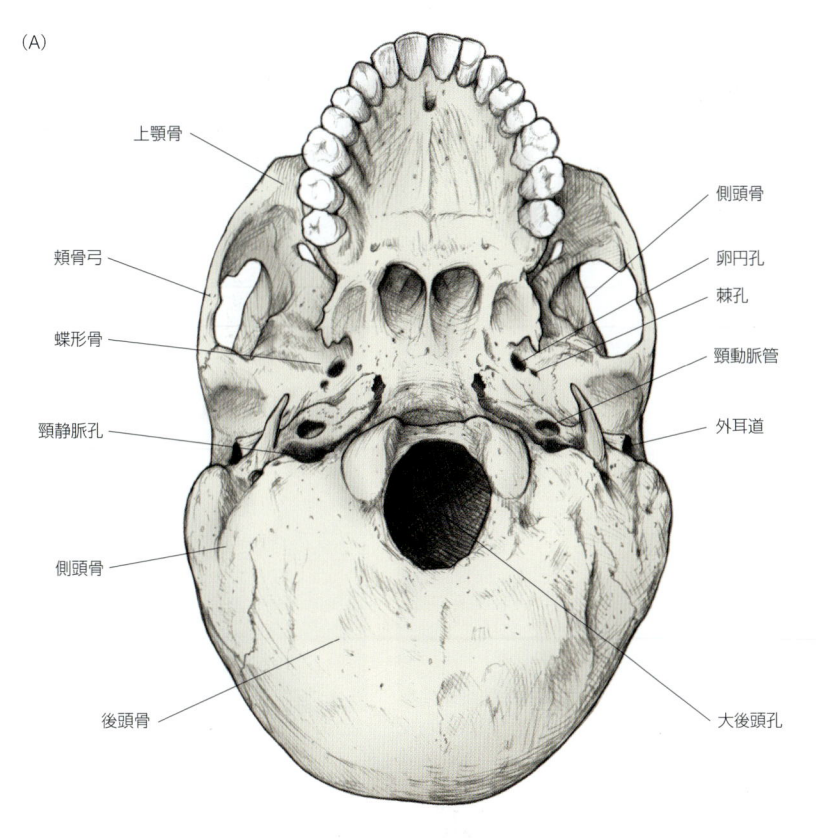

上顎骨

頬骨弓

蝶形骨

頸静脈孔

側頭骨

後頭骨

側頭骨

卵円孔

棘孔

頸動脈管

外耳道

大後頭孔

(B)

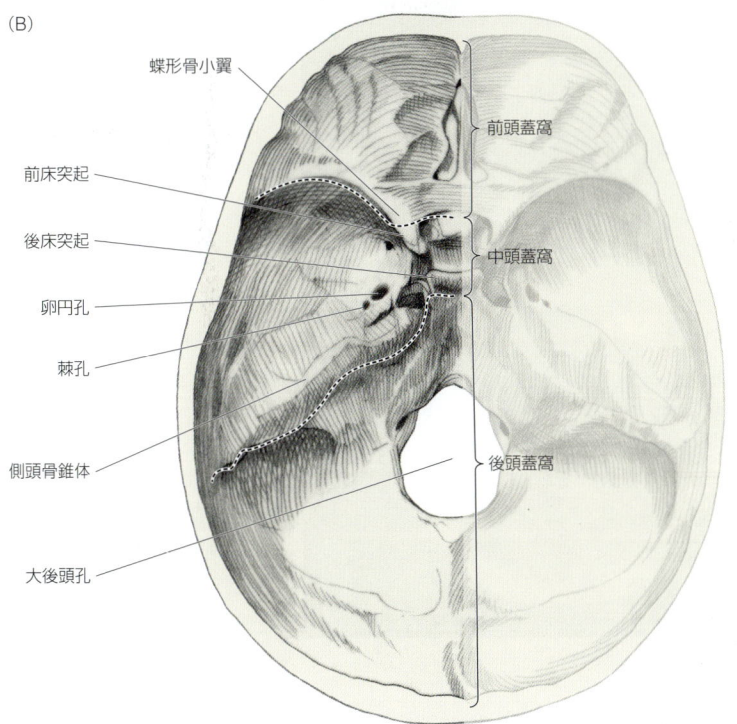

蝶形骨小翼

前床突起

後床突起

卵円孔

棘孔

側頭骨錐体

大後頭孔

前頭蓋窩

中頭蓋窩

後頭蓋窩

図 5.2　主な頭蓋底の孔。（A）下面。（B）内面（上面）

(A)

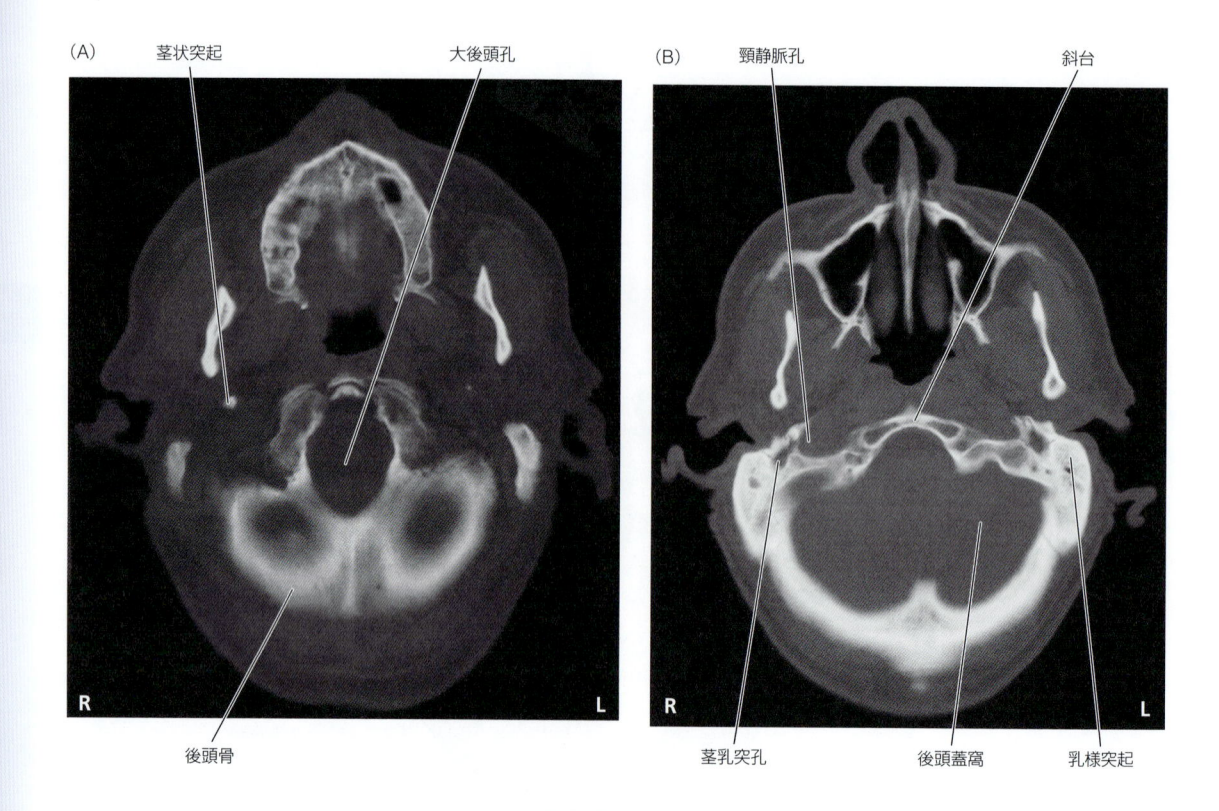

茎状突起　　　　　　大後頭孔

後頭骨

(B)

頸静脈孔　　　　　　斜台

茎乳突孔　　　後頭蓋窩　　乳様突起

(C)

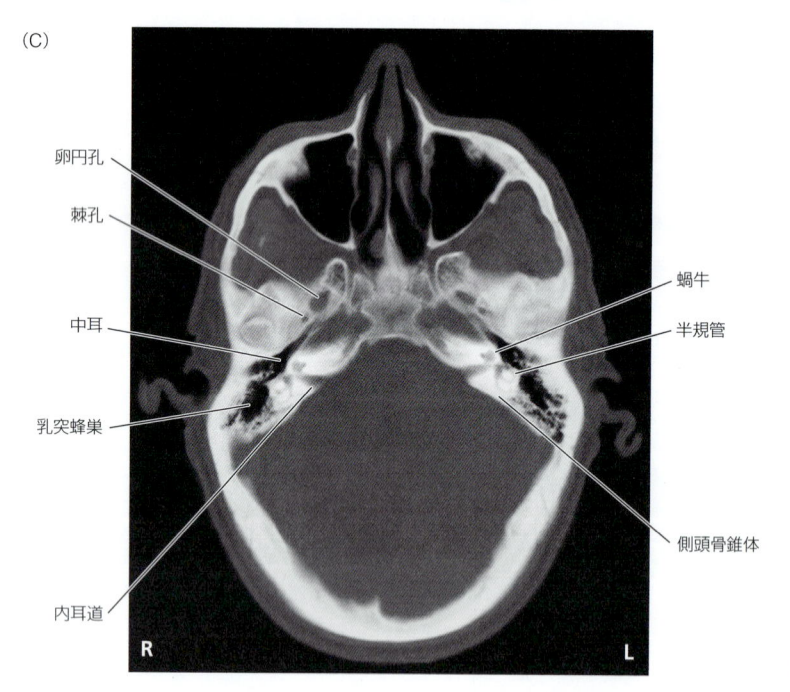

卵円孔

棘孔

中耳

乳突蜂巣

内耳道

蝸牛

半規管

側頭骨錐体

図 5.3　CT スキャン：頭蓋底の主な孔の位置を示す骨ウィンドウ。（A〜C）下から上へスキャンした後頭蓋窩の軸位断

5

前　　　　　　　　　　　　　　　後

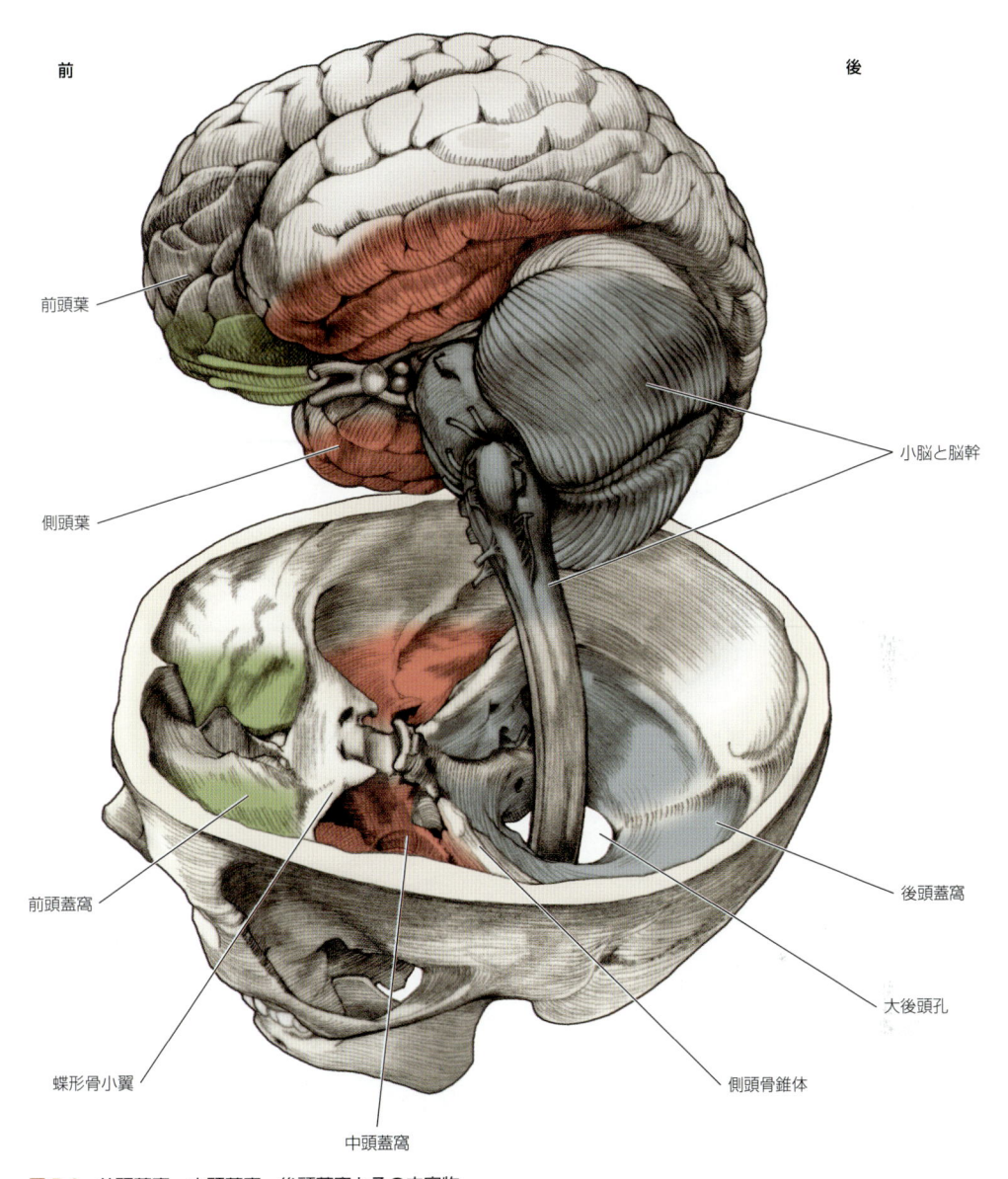

前頭葉

小脳と脳幹

側頭葉

前頭蓋窩

後頭蓋窩

大後頭孔

蝶形骨小翼

側頭骨錐体

中頭蓋窩

図 5.4　前頭蓋窩，中頭蓋窩，後頭蓋窩とその内容物

の静脈血を集め，途中で硬膜下腔を通って太い**硬膜静脈洞 dural venous sinus** に注ぐ（**図 5.8**，**図 5.9** および**図 5.1**）。硬膜静脈洞は静脈血の太い通路で，硬膜の 2 層に包まれている。硬膜静脈洞の静脈血は，主に **S 状静脈洞 sigmoid sinus** を経由して**内頸静脈 internal jugular vein** に流出する。

　くも膜と軟膜の間の脳脊髄液を含む空間がくも膜下腔である（**図 5.1**，**図 5.10**）。脳脊髄液に加えて，脳の主要な動脈がくも膜下腔内を走行し，軟膜を貫通する細い穿通枝を脳に向けて出す。

　大後頭孔を出て骨性の脊柱管を下行する脊髄も同じ 3 層の髄膜に包まれる（**図 5.10**）。唯一の重要な違い

は，脊髄の硬膜と骨膜の間には**硬膜外脂肪 epidural fat** の層があることである（**図 8.2C**，**D**）。頭蓋内では硬膜の両層が骨と強く付着している（**図 5.1**）。

復習問題

硬膜上腔，硬膜下腔，くも膜下腔について，
1. それぞれの腔の内外の境界をあげなさい（頭蓋骨，硬膜，くも膜，軟膜）。
2. それぞれの腔は潜在的な空間か，それとも CSF 貯留腔か。
3. それぞれの腔を走行する主要血管の名称を答えなさい。

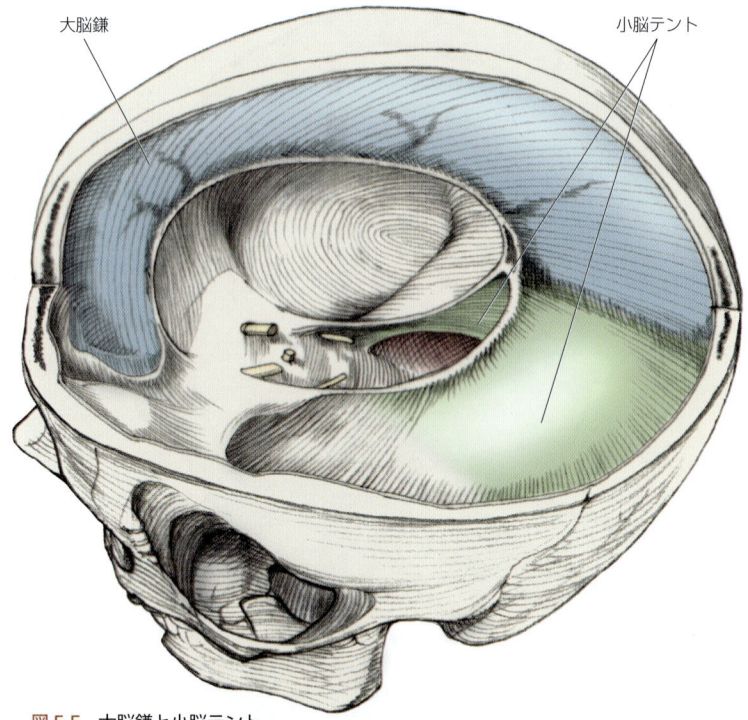

大脳鎌

小脳テント

図5.5　大脳鎌と小脳テント

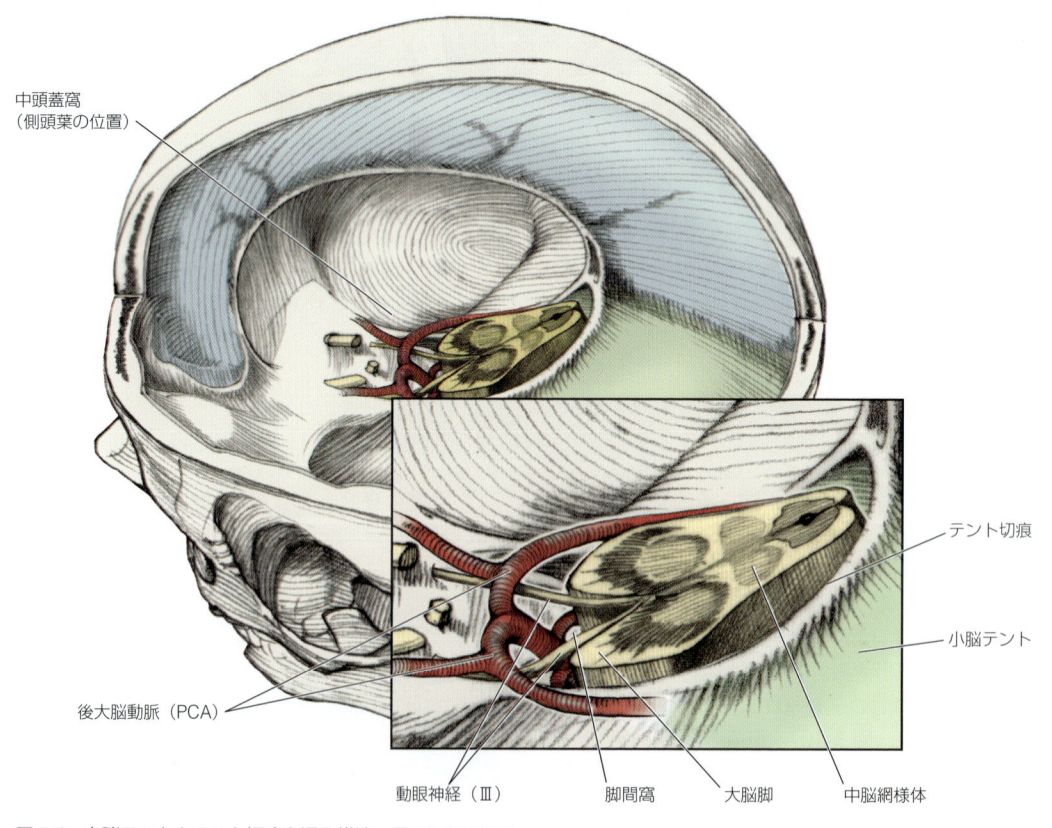

中頭蓋窩
（側頭葉の位置）

テント切痕

小脳テント

後大脳動脈（PCA）

動眼神経（Ⅲ）　　脚間窩　　大脳脚　　中脳網様体

図5.6　小脳テントとテント切痕を通る構造。図13.2 も参照

5

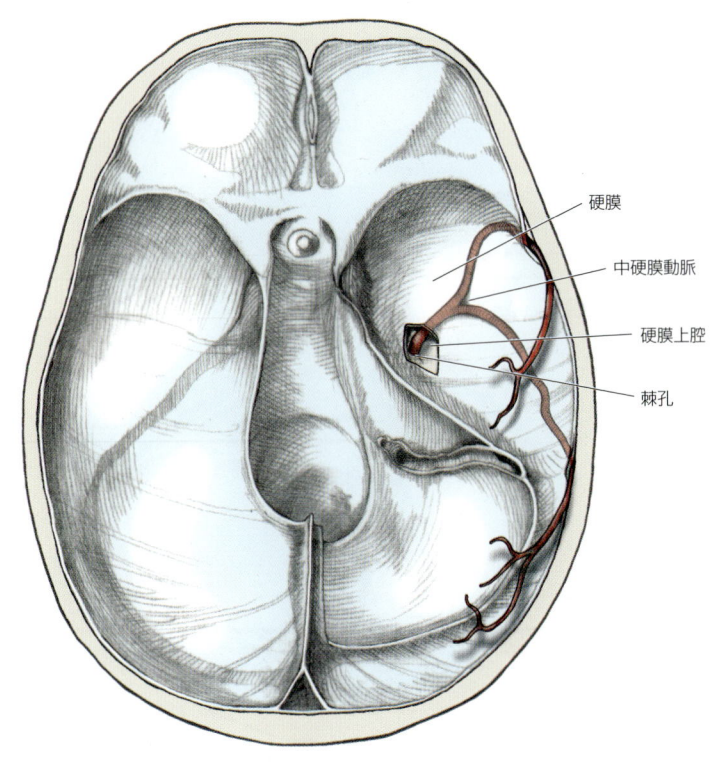

図 5.7　**中硬膜動脈。** 棘孔から頭蓋内に入り，硬膜と頭蓋骨の間の硬膜上腔を走行する

硬膜

中硬膜動脈

硬膜上腔

棘孔

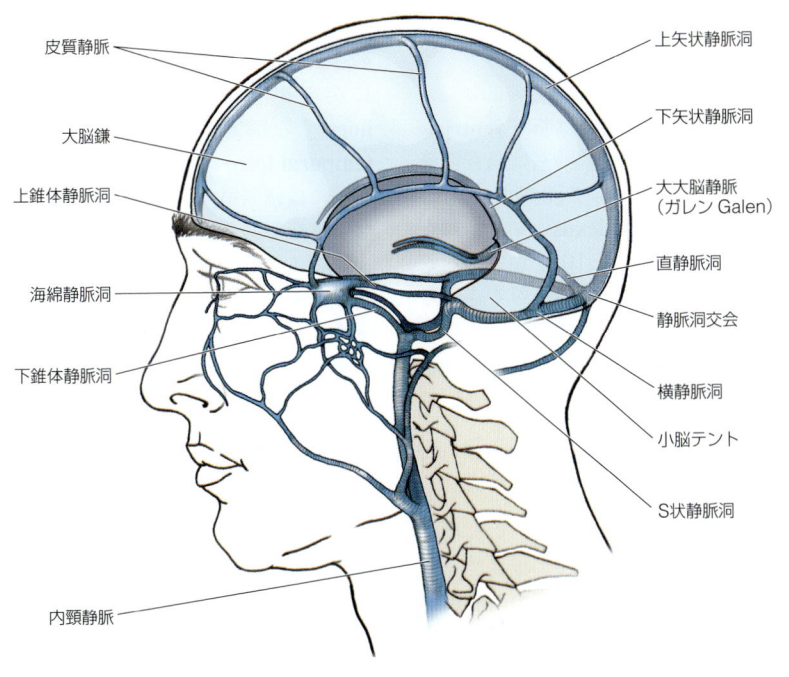

皮質静脈

大脳鎌

上錐体静脈洞

海綿静脈洞

下錐体静脈洞

内頸静脈

上矢状静脈洞

下矢状静脈洞

大大脳静脈
（ガレン Galen）

直静脈洞

静脈洞交会

横静脈洞

小脳テント

S状静脈洞

図 5.8　**硬膜静脈洞と内頸静脈。** 側面

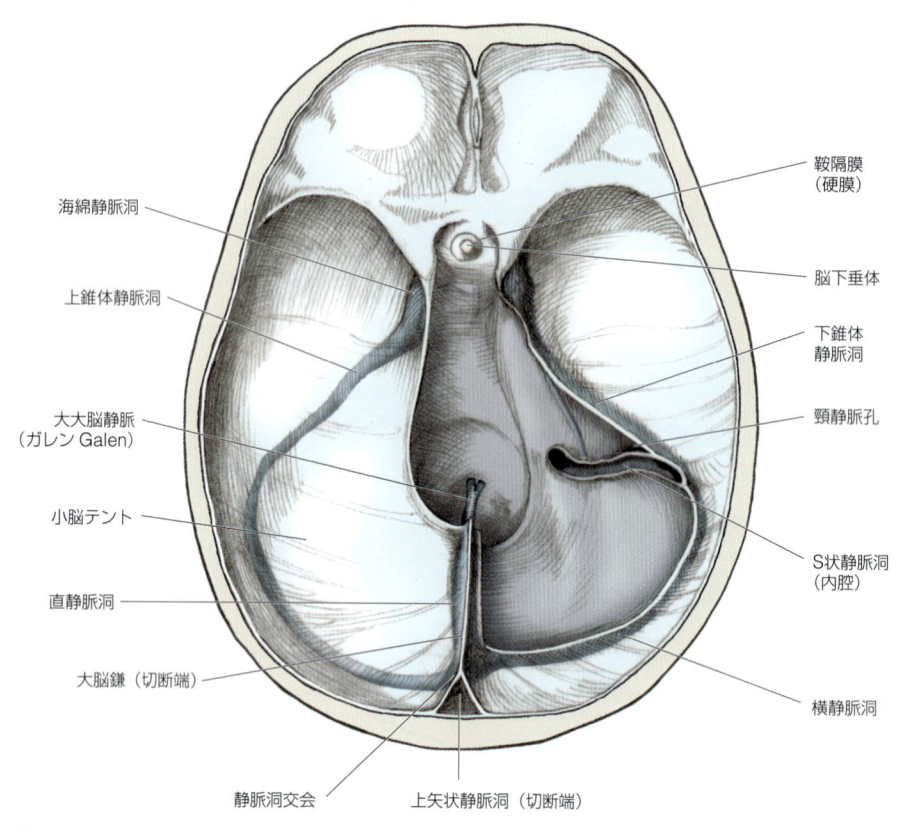

海綿静脈洞

上錐体静脈洞

大大脳静脈
（ガレン Galen）

小脳テント

直静脈洞

大脳鎌（切断端）

鞍隔膜
（硬膜）

脳下垂体

下錐体
静脈洞

頸静脈孔

S状静脈洞
（内腔）

横静脈洞

静脈洞交会　　上矢状静脈洞（切断端）

図 5.9　硬膜静脈洞。上からみたところ

脳室と脳脊髄液

　初期発生の過程で，脳内の神経管には**脳室 ventricle**
という数個の腔ができる（図 2.2）。脳室は**脳脊髄液
cerebrospinal fluid（CSF）**を含む。脳脊髄液（髄液）
は脳室内部にある**脈絡叢 choroid plexus** という特殊な
血管組織によって産生される（図 5.10）。脳室の内壁
は**上衣細胞 ependymal cell** という細胞の層で縁取ら
れているが，脈絡叢の血管も同じような立方状の細胞
に縁取られている。後者の細胞を**脈絡叢上皮細胞 cho-
roid epithelial cell** という（図 5.13C）。脳室には，2
つの側脳室（左右大脳半球に各 1 個），間脳にある第三
脳室，橋・延髄・小脳に囲まれる第四脳室がある（図
5.11，表 5.1）。

　最大の脳室は 2 つの**側脳室**（図 5.11）で，以前には
第一，第二脳室とよばれていた。側脳室の延長部分は
角とよばれていて，その角の名称には脳葉の名前か，
それが向かう方向の名前がついている（表 5.1，図
5.11）。側脳室**前頭角 frontal horn** すなわち**前角 ante-
rior horn** は，**側脳室体部 body** から前方にのびて前頭
葉内に突出する。定義上，前頭角はモンロー孔（後述）
よりも前の部分を指す。側脳室体部は後方では**房
atrium**，または**三角 trigone** に移行する。房は側脳室

の 3 つの部分を連結する。すなわち，体部と，後頭葉
に突き出す**後頭角 occipital horn**（**後角 posterior
horn**），下前方に向かって側頭葉内に入り込む**側頭角
temporal horn**（**下角 inferior horn**）である。

　脳には側脳室の曲線に沿って走るいくつかの「C 字
型」構造がある。尾状核，脳梁，脳弓，分界条などで
ある。これらの構造の空間的位置関係については，章
末の「本章のまとめ」と「脳をスクーバダイビングで
探検する」の項で考察する。

　側脳室は，**モンローの室間孔 interventricular fora-
men of Monro** で第三脳室（表 5.1）と連絡する（図
5.10，図 5.11）。第三脳室壁は視床と視床下部からな
る。第三脳室は，中脳を貫く**中脳水道 cerebral aque-
duct** を介して第四脳室と連絡する（図 5.10，図 5.11）。
中脳水道は**シルビウス水道 aqueduct of Sylvius** とも
よばれる。小脳が第四脳室の屋根になり，橋と延髄が
床になる。

　髄液は第四脳室の孔を通って脳室系から出る。この
ような孔には，**ルシュカの外側口 lateral foramina of
Luschka** と**マジャンディの正中口 midline foramen of
Magendie** がある（図 5.11D）。髄液はその後くも膜下
腔を流れて脳と脊髄の表面を潤し，最終的に**くも膜顆
粒 arachnoid granulation**（図 5.1，図 5.10）から再

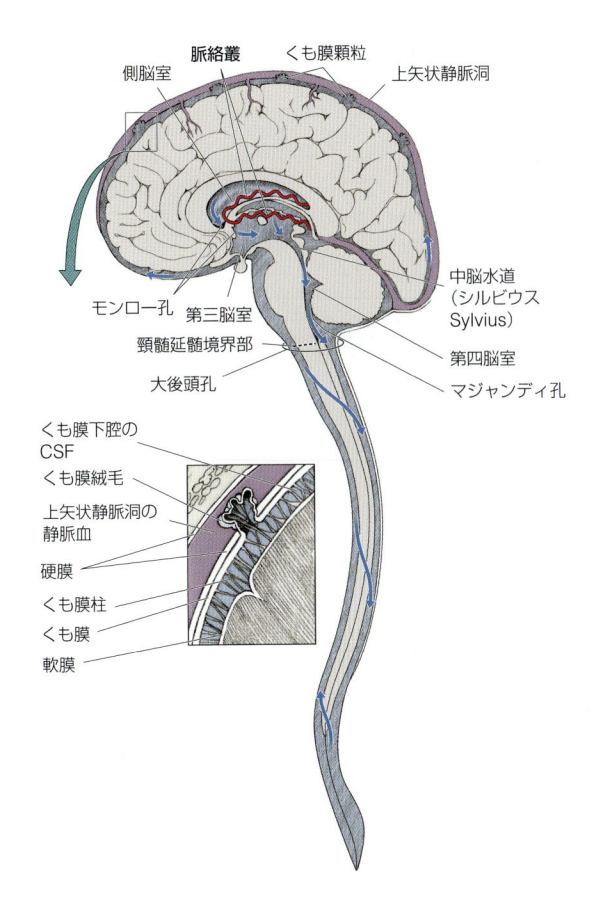

図 5.10　脳脊髄液循環。脈絡叢で産生された脳脊髄液は側脳室から両側のモンロー孔を通って第三脳室に流れ，中脳水道を通って第四脳室に入る。その後，ルシュカ孔とマジャンディ孔を通ってくも膜下腔に入り，くも膜顆粒から血流に再吸収される

表 5.1　脳室	
脳室	**位置**
側脳室	大脳半球内
前角	モンローの室間孔の前から前頭葉内部にのびる
体	モンローの室間孔の後方，前頭葉と頭頂葉の内部
房（三角）	側脳室の後角，下角，体が交会する部位
後角	房から後方へ，後頭葉の内部にのびる
下角	房から下方へ，側頭葉の内部にのびる
第三脳室	左右の視床と視床下部の間
第四脳室	橋，延髄，小脳の内部

吸収されて硬膜静脈洞に入り，血流に戻る。成人の全髄液量は約 **150 cc** である。脈絡叢による髄液産生速度は **20 cc/時**または 500 cc/日である。

　くも膜下腔が拡大して多量の CSF を含む部位は，**脳槽 cistern** とよばれている。次にあげる脳槽は臨床的にも重要である（**図 5.12**）。

- 中脳周囲脳槽 perimesencephalic cistern
  - 迂回槽 ambient cistern（cisterna ambien）
  - 四丘体槽 quadrigeminal cistern（cisterna quadrige-

mina）
  - 脚間槽 interpeduncular cistern
- 橋槽 prepontine cistern（pontine cistern）
- 大槽 cisterna magna
- 腰槽 lumbar cistern

復習問題

図 5.10 に示されている名称ラベルを隠して，側脳室脈絡叢からくも膜顆粒に至る CSF 流路の各空間と孔の名称を答えなさい。
　次に，神経放射線アトラスの CT 画像と MRI 画像（**図 4.12～図 4.15**）で，**表 5.1** の左欄にあげている各構造がどこにあるかを確認し，モンロー孔と中脳水道の位置を同定しなさい。

　迂回槽は中脳の外側にある。**四丘体槽**は中脳の後側で脳梁後部の下にある（**図 5.12**）。"四丘体 quadrigeminal"という名前は上丘と下丘の 4 つの隆起に由来する（**図 2.22B**，**図 5.12**）。**脚間槽は脚間窩 interpeduncular fossa** とよばれることもあるが，中脳の腹側面の大脳脚の間の部分である（**図 5.6**）。動眼神経が中脳を出て脚間窩を通ることに注意しよう。**橋槽**は橋のすぐ前方にある。橋槽には脳底動脈と外転神経があり（**図 2.22A**，**図 2.26C**），これらは橋延髄境界部から斜台を上行する（**図 5.3B**）。最大の脳槽である**大槽**は小脳延髄槽ともよばれるが，小脳の下，大後頭孔の近くに位置する（**図 5.12**，**図 4.15A**）。最後に，**腰槽**は脊柱の腰部にあって，馬尾を含む（**図 2.8**）。**腰椎穿刺 lumbar puncture**（spinal tap）で髄液を採取する部位である（臨床 **P** 5.10）。

血液脳関門

　1800 年代に解剖学者は，染色性色素を動物の血管に注射すると脳以外のすべての器官が染まることを発見した。身体の大部分では毛細血管壁の内皮細胞間に裂け目または窓があるので，液体や溶質が比較的自由に通過できるからである（**図 5.13A**）。しかし，脳の毛細血管内皮細胞は**閉鎖帯 tight junction** で連結されている（**図 5.13B**）。したがって，脳に出入りする物質は主に能動輸送によって内皮細胞を通過しなければならない。この内皮細胞と内皮細胞の間の閉鎖帯が**血液脳関門 blood-brain barrier（BBB）**を構成する。

　同じような選択的な関門は脈絡叢と脳脊髄液（CSF）の間にもあり（**図 5.13C**），血液 CSF 関門とよばれることもある。脈絡叢の毛細血管は自由に物質を透過させるが，**脈絡叢上皮細胞**が脈絡叢と CSF の間の関門となる。O_2 や CO_2 を含む脂溶性物質は血液脳関門や血液 CSF 関門の細胞膜を容易に通過する。しかし，その他の大部分の物質は，能動輸送，促進拡散，イオン交換，イオンチャネルなどの特殊な輸送機構によって，双方向に輸送されねばならない。このような血管性関門と

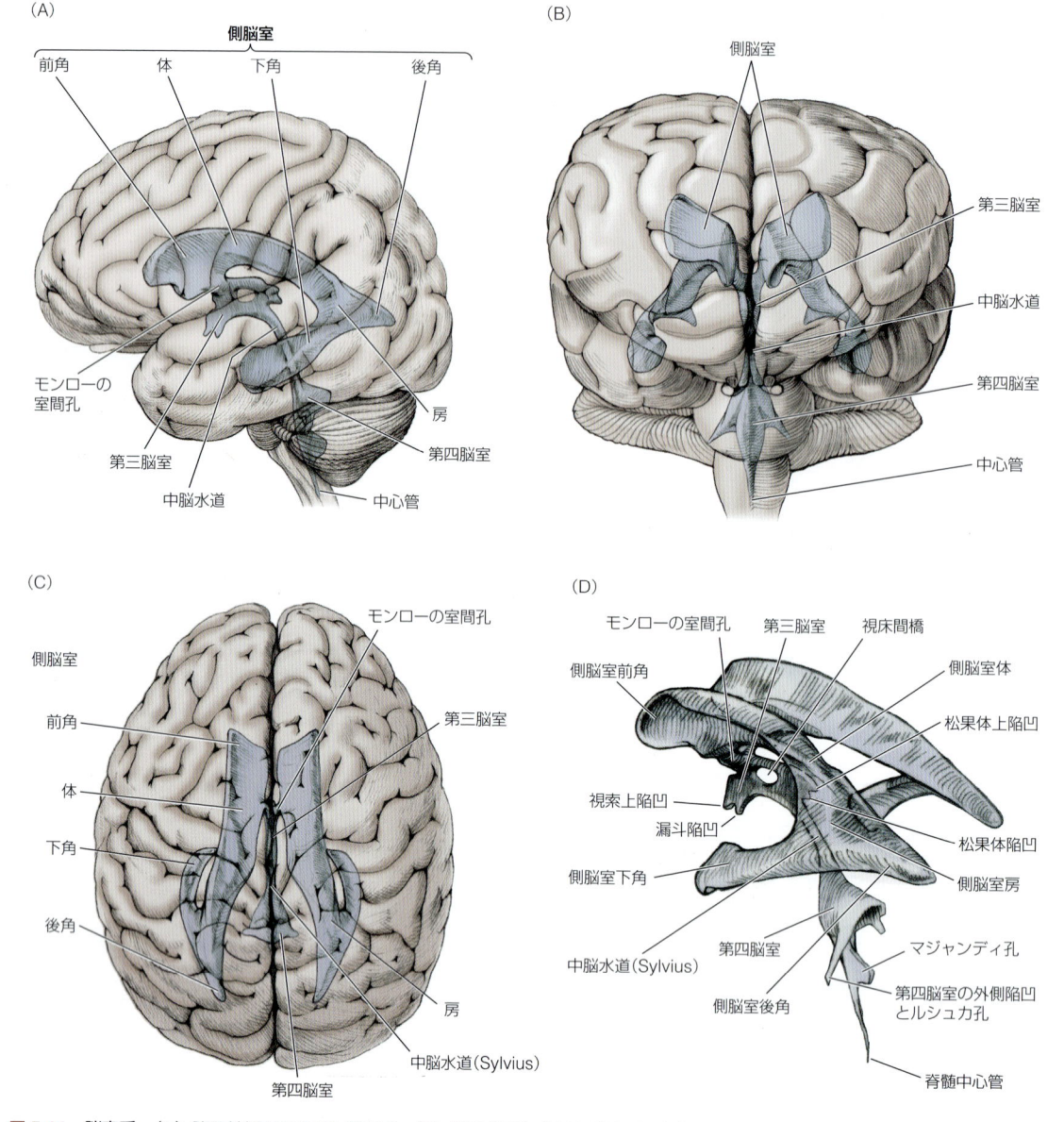

(A)

側脳室

前角　体　下角　後角

モンローの室間孔

第三脳室

中脳水道　　　中心管

房

第四脳室

(B)

側脳室

第三脳室

中脳水道

第四脳室

中心管

(C)

側脳室

前角

体

下角

後角

モンローの室間孔

第三脳室

房

中脳水道(Sylvius)

第四脳室

(D)

モンローの室間孔　第三脳室　視床間橋

側脳室前角

視索上陥凹

漏斗陥凹

側脳室下角

中脳水道(Sylvius)

第四脳室

側脳室後角

側脳室体

松果体上陥凹

松果体陥凹

側脳室房

マジャンディ孔

第四脳室の外側陥凹とルシュカ孔

脊髄中心管

図 5.11　脳室系。(A) 脳の外側面から見た脳室系。(B) 脳の前面から見た脳室系。(C) 脳の上面から見た脳室系。(D) 脳室系の詳細

は対照的に，CSF と脳実質の間は上衣層を通って自由に物質が往き来できる（図 5.14）。CSF はくも膜顆粒で再吸収されるが，くも膜顆粒ではくも**膜絨毛細胞 arachnoid villus cell** が巨大空胞によって CSF を一方向性に大量輸送する。この空胞は赤血球全体を飲み込むことができるほど大きい（図 5.13D）。

　シナプス伝達は大部分がニューロン間の化学的連絡によるので，血液脳関門と血液 CSF 関門は，常に起こっている血液の生化学的な変動から脳機能を保護する。しかし，**脳室周囲器官 circumventricular organ** という特別な脳領域には血液脳関門がないので，脳以外の身体部位の化学的環境の変化に反応して，脳が調

節性のニューロペプチドを血流中に分泌することが可能となる（図 5.15）。最もよく知られている例は，**正中隆起 median eminence** と**神経性下垂体 neurohypophysis** で，下垂体ホルモンの調節と放出に関わる（第 17 章参照）。

　最後野 area postrema は唯一の左右一対の脳室周囲器官で，延髄の第四脳室尾側壁に沿って存在する。**化学受容器引き金帯 chemotactic trigger zone（CTZ）**としても知られているように，循環血液中に存在する催吐性毒素の検出に関与する。その他の脳室周囲器官については臨床的意義が不明であるが，完全を期して簡単に述べることにしよう。終板器官 organum vascu-

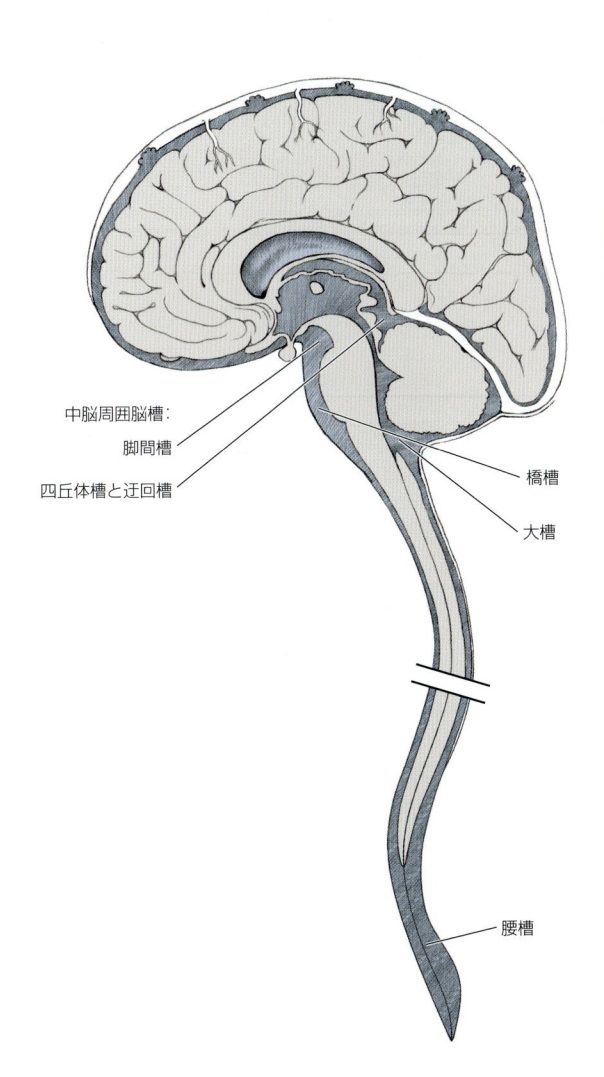

中脳周囲脳槽：

脚間槽

四丘体槽と迂回槽

橋槽

大槽

腰槽

図 5.12　くも膜下腔の主要な髄液槽

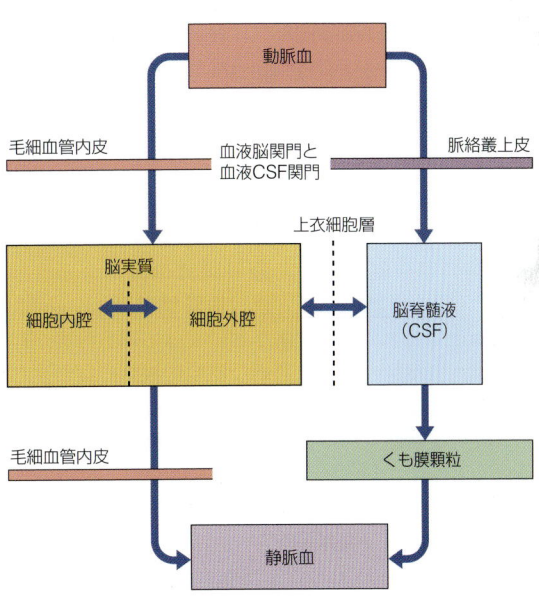

動脈血

毛細血管内皮

血液脳関門と
血液CSF関門

脈絡叢上皮

上衣細胞層

脳実質

細胞内腔　細胞外腔

脳脊髄液
（CSF）

毛細血管内皮

くも膜顆粒

静脈血

図 5.14　液体成分を含む神経系の区画。血液脳関門と血液 CSF 関門は動脈血を脳実質や CSF から隔てている。脳実質の間質と CSF の間は物質が比較的自由に移動する

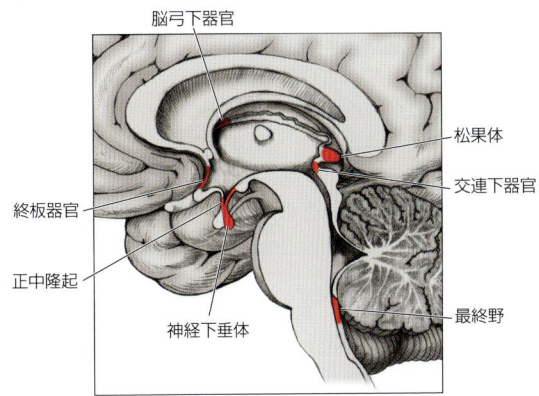

脳弓下器官

松果体

終板器官

交連下器官

正中隆起

神経下垂体

最終野

図 5.15　脳室周囲器官。血液脳関門を欠く特定の脳領域では，脳と体循環系の間で化学応答が起こる

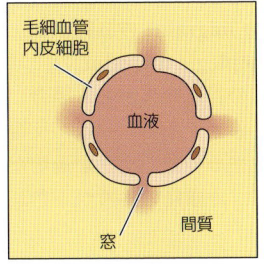

（A）末梢毛細血管

毛細血管
内皮細胞

血液

窓　　間質

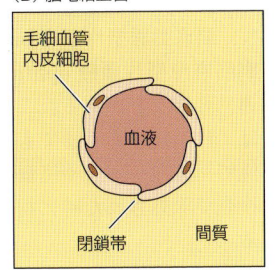

（B）脳毛細血管

毛細血管
内皮細胞

血液

閉鎖帯　間質

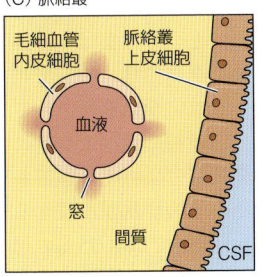

（C）脈絡叢

毛細血管
内皮細胞

脈絡叢
上皮細胞

血液

窓　　間質　CSF

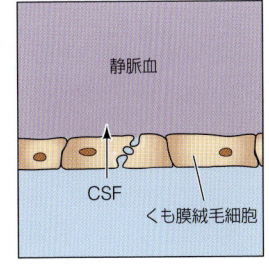

（D）くも膜絨毛

静脈血

CSF　　くも膜絨毛細胞

図 5.13　血液脳関門と血液 CSF 関門。（A）水分と溶質を通す神経系以外の典型的な有窓性毛細血管。（B）血液脳関門を構成する脳毛細血管の内皮細胞間の閉鎖帯。血液と脳の間の水溶性物質の移動には，内皮細胞層を通過する細胞輸送が必要である。（C）脈絡叢毛細血管は水分と溶質を通すが，脈絡叢上皮細胞が血液 CSF 関門を構成するので，細胞輸送が必要となる。（D）くも膜絨毛細胞は巨大空胞によってくも膜下腔から静脈洞への一方向性の大量 CSF 輸送を行う

losum of lamina terminalis には神経内分泌機能が示唆されている。脳弓下器官 subfornical organ は水分出納の調節に関わっている可能性があり，**松果体 pineal body** はメラトニン関連サーカディアンリズムへの関与が示唆されている。交連下器官 subcommissural organ の機能は不明である。

　脳腫瘍，感染，外傷，そしてその他の疾患では，血液脳関門が破綻し，液成分が間質へ漏出する（図5.14）。この過剰な細胞外液は**血管性浮腫 vasogenic edema** とよばれる。脳梗塞などによって細胞障害が起これば，脳細胞の内部に過剰な細胞内液体貯留が生じる。これが**細胞障害性浮腫 cytotoxic edema** として知られている状態である。両タイプの浮腫が同時に起こることも多い。

　頭蓋，脳室，髄膜に関する解剖学的な概説はこれで終わり，次の項（臨床 ⓟ5.1〜5.11）では，本書でこれから何回も言及することになる臨床ポイントを扱う。したがって，読者はこれらの項に軽く目を通して，臨床症例 5.1〜5.10 の検討に移ってもよい。症例を通して本章に記載した解剖学的知識を確認し，しっかりと自分のものにするように努めてほしい。

🟢 臨床ポイント5.1　頭　痛

　頭痛は最もありふれた神経症状の一つである。通常は良性であるが，生命の危険を告げる警告信号の場合もある。興味深いことに，脳実質自体には痛み受容体がない。したがって，血管，髄膜，頭皮，頭蓋骨など，神経支配を受ける脳以外の頭部構造の機械的な牽引や炎症や刺激が頭痛の原因となる。テント上の硬膜（頭蓋内の大部分を占める）が三叉神経（Ⅴ）によって支配されるのに対して，後頭蓋窩の硬膜は主に迷走神経（Ⅹ）に支配され，一部は舌咽神経（Ⅸ）と第一，第二，第三頸神経によって支配される。頭痛は病変の側に起こることが多いが，必ずしもそうとはかぎらない。たいていの頭痛は血管性頭痛か牽引性頭痛に分類される（表5.2）。頭痛を起こすその他の多くの原因を表5.2にあげる。この表の構成は，図1.1 に示した「神経学的鑑別診断の矢頭」にほぼ準拠している。

　血管性頭痛 vascular headache という言葉は，片頭痛と，比較的頻度は低いが近縁の群発頭痛に対して用いられる。血管性頭痛の病態生理は完全に解明されているわけではないが，炎症性，自律神経性，セロトニン作動性，神経内分泌性などの機序によって，頭部血管の内径が変化して，頭痛やその他の症状が出現すると考えられている。**片頭痛 migraine** では約75％の患者に家族歴があるので，遺伝的背景が示唆されている。症状は食物，ストレス，眼精疲労，月経周期，睡眠パターンの変化など，多くの誘発因子によって引き起こされる。片頭痛の前に，警告症状である**前兆 aura**

表 5.2　頭痛の鑑別診断
血管性頭痛
片頭痛
群発頭痛
緊張型頭痛
その他の原因[a]
急性外傷
頭蓋内出血
脳梗塞
頸動脈解離，椎骨動脈解離
静脈洞血栓症
痙攣後頭痛
水頭症
偽性脳腫瘍
低 CSF 圧
中毒性または代謝性疾患
髄膜炎
硬膜外膿瘍
血管炎
三叉神経痛と後頭神経痛
腫瘍性疾患
眼，耳，副鼻腔，歯，関節，頭皮の疾患

[a]図 1.1 の図式にしたがった。

が先行することが多い。典型的な前兆には，視野のかすみ，光のちらつき，ひずんだピカピカした光，**閃輝暗点 fortification scotoma** などがある。閃輝暗点とは，イナズマのようにジグザグした光の波に縁取られた特徴的な暗点である（訳注：fortification scotoma とは「要塞化暗点」）。頭痛は一側性のことが多いが，いつも同じ側に起こる場合は，頭痛を誘発する血管奇形やその他の病変を除外するために MRI が必要となる。頭痛は拍動痛で，光や（光過敏 photophobia），音や（音過敏 phonophobia），急激な頭部運動で増強することが多い。嘔気や嘔吐を伴うことがあり，頭皮に圧痛を感じることがある。頭痛の典型的な持続時間は30分から24時間までで，睡眠後に自然寛解することが多い。片頭痛の程度は人によって軽症から重篤なものまで様々で，再発頻度も数年に1回から週に数回まで多様である。

　複雑型片頭痛 complicated migrane は，多くの一過性局所神経障害（臨床 ⓟ10.3）を伴う。この局所神経障害には，感覚症状，運動障害（片麻痺など），視力障害，**脳底動脈型片頭痛 basilar migraine** の脳幹症状，**眼筋麻痺型片頭痛 ophthalmoplegic migraine** の眼球運動障害などがある。これらの神経障害がある場合には，片頭痛はあくまでも除外診断である。症状が反復性で，脳血管障害や痙攣発作やその他の疾患が適切な検査で除外された時に初めて，片頭痛の診断が下される。

　片頭痛は治療によく反応することが多い。急性の頭痛発作は非ステロイド性消炎鎮痛剤や制吐剤，トリプタン（セロトニン作動薬），麦角剤などの薬剤に反応することが多く，暗い静かな部屋で安静にしているとお

さまることも多い。予防のために可能なかぎり誘発因子を避け，頻発患者にはβ遮断薬，トピラメート，バルプロン酸，フルナリジンなどのカルシウムチャネル阻害剤，三環系抗うつ剤，非ステロイド性消炎鎮痛剤などの予防的投与を行う。

群発頭痛 cluster headache は片頭痛の 1/10 以下の頻度で起こる。男性のほうが女性の 5 倍多い。典型的には，1 日に 1 回から数回の頭痛が連日，数週にわたって群発し，その後数カ月間消失する。頭痛の痛みは強烈で，しばしば一側の眼の奥に「キリで穴をあけるような持続する痛み」を感じ，約 30 分から 90 分続く。しばしば一側の自律神経症状を伴い，流涙，眼の充血，ホルネル症候群（臨床●13.5），一側性の顔面紅潮，発汗，鼻水などがみられる。治療は片頭痛に準じる。また，酸素吸入が頭痛の軽減に有効なことがある。

牽引性頭痛 tension headache は，最近では**緊張型頭痛 tension-type headache** とよばれるようになった。持続する鈍痛で，「締め付けられるような痛み」と表現されることがある。おそらく頭部筋と頸部筋の過緊張が関係しているのだろうが，緊張型頭痛と片頭痛の病態生理の違いについては疑問視されてきた。緊張型頭痛には，多くの人々がよく経験する，数時間までに消失する軽症から中等症の普通のタイプの頭痛も含まれる。しかし，毎日続く緊張型頭痛に何年も悩んでいる患者もいる。この慢性型の頭痛は，普通は心理的なストレスに関連して起こるが，どちらが原因でどちらが結果かは不明なことが多い。このような連日の慢性型頭痛は，**外傷後頭痛 posttraumatic headache** でもよくみられる。緊張型頭痛の治療には，筋弛緩療法，非ステロイド性消炎鎮痛剤，その他の鎮痛剤，三環系抗うつ剤などが用いられる。

医師は，表 5.2 にあげるその他の頭痛の原因についても熟知しておく必要がある。このうちの多くの疾患で適切な診断と治療が行えれば，救命につながる可能性があるからである。ここではいくつかの重要な点について述べるにとどめ，それぞれの個別の疾患については後述の項と他章でくわしく述べる。

突然，激しい頭痛が「爆発的」に起こる場合は，常に緊急に対処しなければならない。緊急に CT スキャンを行って，くも膜下出血の有無を検査する（臨床●5.6，図 5.19F）。脳虚血や梗塞（臨床●10.4）でも，また痙攣発作後の時期（臨床●18.2）にも頭痛がよく起こるが，この事実はあまり知られていない。CSF 圧の低下も頭痛の原因となり，自然に起こることもあれば，腰椎穿刺（臨床●5.10）後に起こることもある。この場合の頭痛は立位で悪化し臥位で改善する。対照的に，腫瘍のような頭蓋内圧亢進を起こす疾患でみられる頭痛は，夜間に臥位で悪化する（臨床●5.3）。

発熱や項部硬直や羞明などの髄膜刺激徴候（表 5.6）を伴う頭痛は，感染性髄膜炎を疑って迅速に診断して治療しなければならない。感染性髄膜炎の患者は，治療しなければ急激に増悪することがある。

特発性頭蓋内高血圧 idiopathic intracranial hypertension，すなわち**偽性脳腫瘍 pseudotumor cerebri** は，頭痛と頭蓋内圧亢進（臨床●5.3）を特徴とするが，腫瘍病変を証明できない原因不明の状態である。成人女性に最も多く，治療にはアセタゾールアミドを用い，重症例にはシャント術が行われる（臨床●5.7）。**側頭動脈炎 temporal arteritis** は，巨細胞動脈炎 giant cell arteritis ともよばれ，治療可能な重要な頭痛である。この疾患は高齢者に最もよくみられ，血管炎が側頭動脈や眼の動脈を含むその他の動脈に起こる。側頭動脈は特徴的に拡張して硬い。診断は**赤血球沈降速度 erythrocyte sedimentation rate（ESR）**測定と側頭動脈生検による。視力消失の危険を回避するために，迅速な診断とステロイドによる治療が不可欠である。

臨床ポイント 5.2　頭蓋内腫瘤病変

頭蓋内で容積を占める異常は何であれ腫瘤と同じ作用を及ぼす。例えば，腫瘍，出血，膿瘍，浮腫，水頭症などである。頭蓋内腫瘤病変が神経学的症候を起こす機序には，以下のようなものがある。

1. 隣接脳領域を圧迫したり破壊したりして神経学的異常を起こす。

2. 頭蓋内の腫瘤は**頭蓋内圧亢進**を引き起こし，特徴的な症候の原因となる。

3. 腫瘤病変は神経組織を強く偏位させるので，その組織が脳内の別の区画に移動する。これが**脳ヘルニア cerebral herniation** である。

本項では腫瘤自体の局所作用について述べる。臨床●5.3，5.4 では，それぞれ頭蓋内圧亢進と脳ヘルニアについて述べる。

腫瘤病変は局所組織傷害を起こすばかりでなく，隣接構造を機械的に歪めることによって遠隔作用を起こす。**腫瘤効果 mass effect** という用語は，腫瘤病変によって正常の脳構造に歪みを生じる場合に用いられる。腫瘤効果が軽微な場合は，病変付近の脳溝の軽度の平坦化や**消失 effacement** が MRI で観察されるだけで，何ら自覚症状を伴わないことがある。腫瘤の位置と大きさに応じて，局所傷害による神経学的異常が生じる。例えば，一次運動皮質の病変は反対側の麻痺を起こす。腫瘤が血管や髄膜を歪曲したり刺激したりすると，頭痛を生じる（臨床●5.1）。血管を圧迫すると虚血性梗塞になり，血管壁を浸食すると出血を起こす。

血液脳関門の破綻は細胞外に水分の漏出をもたらし，血管性浮腫となる（図 5.13，図 5.14）。脳室系を圧迫すると CSF の流出がせき止められて水頭症の状

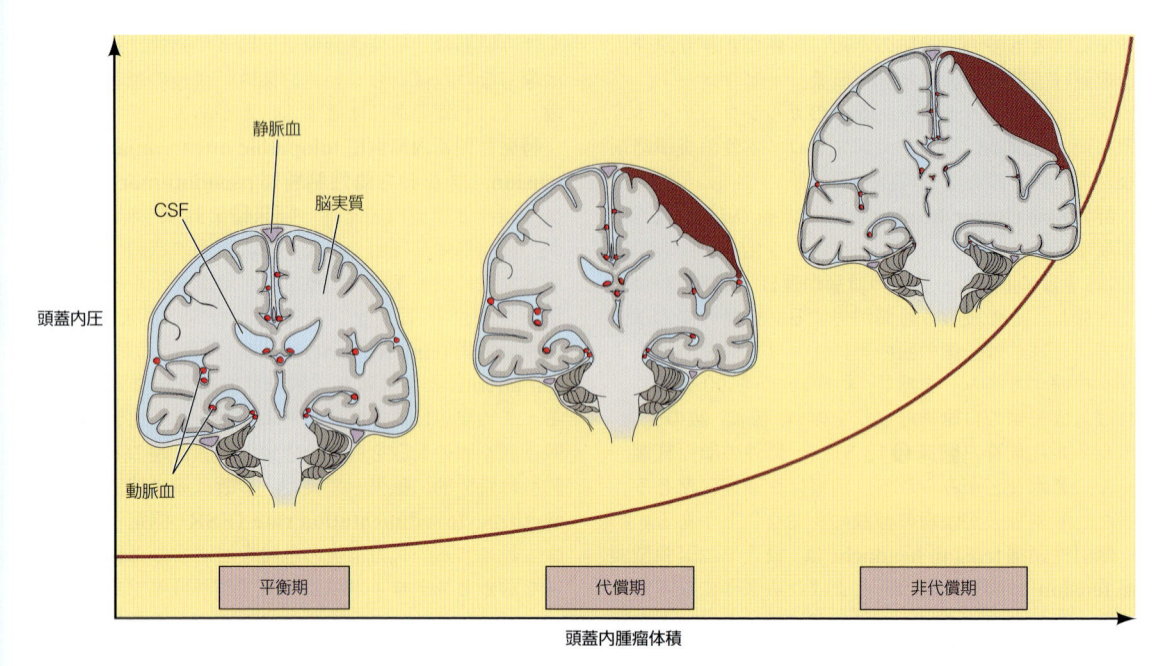

静脈血

CSF

脳実質

頭蓋内圧

動脈血

| 平衡期 | 代償期 | 非代償期 |

頭蓋内腫瘤体積

図 5.16　頭蓋内圧と頭蓋内腫瘤体積の関係。小さな頭蓋内腫瘤の影響は頭蓋内 CSF 量と血液量の減少によって代償される。比較的大きな腫瘤は急激な頭蓋内圧の亢進をもたらすので，脳灌流量が減少し，ついには脳ヘルニアを起こす。わかりやすいように，平衡期の図の CSF 腔が（脳萎縮のときのように）実際よりも広く強調して描かれていることに注意してほしい

態となる（臨床 **P**5.7）。病変によって大脳皮質に異常な電気的発火が起これば痙攣状態となる（臨床 **P** 18.2）。さらに，傷害領域から重要なシナプス連絡を受ける領域の機能変化によって，遠隔効果があらわれる。大きな腫瘤は脳組織を病変側から反対側へと押し出すので，劇的な**正中偏位 midline shift** が認められる。上位脳幹の偏位と伸展は網様体賦活系（**図** 2.23）の機能を障害して意識障害を起こし，最終的には昏睡となる。松果体石灰化（**図** 4.12F）は，上位脳幹レベルでの正中偏位の程度を知る指標になる。松果体偏位の程度は意識障害の程度と相関するといわれている。重篤な場合には，腫瘤効果によって脳組織が一つの脳区画から別の区画へ移動する。これが脳ヘルニアである（臨床 **P**5.4）。

臨床ポイント5.3　**頭蓋内圧亢進**

　頭蓋内の内容は頭蓋骨の硬い壁によって隔離されている。この隔離された空間には 3 つの内容物，すなわち髄液，血液，脳組織があるが，このうちのどれをとっても圧迫で容積が減少することはない（変形はするが）。したがって，空間占拠性病変，すなわち腫瘤病変が頭蓋内にあると，容積の増大を調節するために，何かが頭蓋内から外へ出なければならなくなる（**図** 5.16）。病変が小さければ，頭蓋内の CSF 量や血液量を減らすことによって代償され，頭蓋内圧をさほど亢進させることもない（**図** 5.16 の曲線の平坦部分）。大

きな病変になると，この代償作用では不十分となり，頭蓋内圧が急激に上昇しはじめる。究極的には脳ヘルニア（臨床 **P**5.4）の状態となり，死に至る（**図** 5.16 の曲線の右端部分）。

　頭蓋内圧が極度に亢進すると，脳血流量が減少し脳虚血の原因となる。脳血流量は脳灌流圧によって決まる。**脳灌流圧 cerebral perfusion pressure（CPP）**は，次の式のように平均血圧（**MAP**）と頭蓋内圧（**ICP**）によって規定される（**CPP＝MAP－ICP**）。したがって，頭蓋内圧が亢進すればするほど脳灌流圧が減少する。中等度の脳灌流圧の減少は脳血管径の**自動調節能 autoregulation** によって代償されるので，脳血流量は比較的一定に保たれる。しかし，頭蓋内圧の亢進が自動調節能を凌駕するほど大きくなれば，脳血流量が減少して脳虚血が起こる。病変の性質によって，頭蓋内圧が急に変化することもあれば，数日から数週かけてゆっくり変化する場合もある。治療されないまま放置されると，重篤な頭蓋内圧亢進は非可逆的な脳損傷を引き起こし，時には数時間以内で死に至る。

　遅延なく適切な治療を開始できるように，医師は**頭蓋内圧亢進の徴候**（**表** 5.3）に精通していなければならない。**表** 5.3 の症候を一つ一つ順番にみていこう。頭蓋内圧亢進に伴う**頭痛**は朝に悪くなる傾向がある。臥位での重力効果によって，脳浮腫が夜間に悪化するからである。**精神症状**，とくに被刺激性の亢進や清明度と注意力の低下は，頭蓋内圧亢進の最も重要な指標

表 5.3　頭蓋内圧亢進の代表的な症候

症状または徴候
頭痛
精神状態の変化，とくに易刺激性，清明度と注意力の低下[a]
嘔気と嘔吐
うっ血乳頭
視力低下
複視（二重視）
クッシングの三徴：高血圧，徐脈，不規則呼吸

[a]これが頭蓋内圧亢進の最も重要な指標となることが多い。

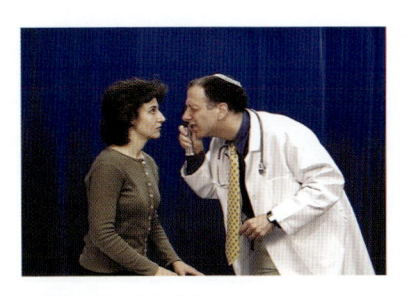

眼底鏡検査（ビデオ 36）

5

(A)

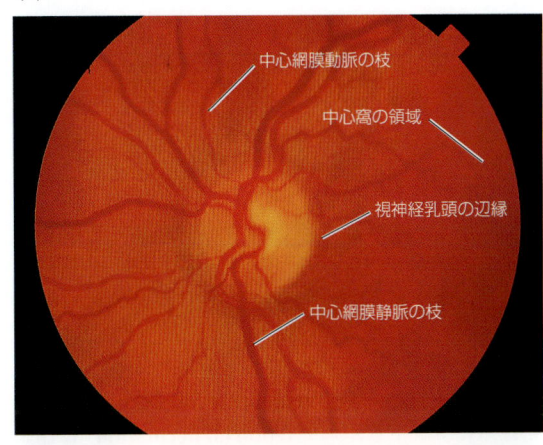

中心網膜動脈の枝
中心窩の領域
視神経乳頭の辺縁
中心網膜静脈の枝

(B)

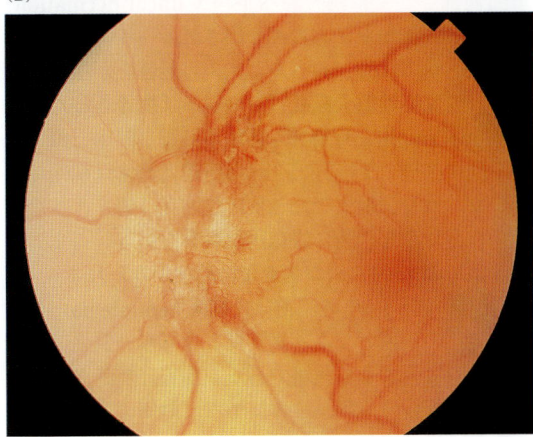

図 5.17　うっ血乳頭。（A）正常人の網膜の眼底鏡像（左眼）。視神経乳頭の辺縁が鮮明であることに注意。（B）頭蓋内圧亢進患者にみとめられたうっ血乳頭（左眼）。この患者は，頭痛，霧視，水平性複視を呈した 43 歳の男性で，腰椎穿刺で髄液の初圧が 40 cm H_2O であった。MR 静脈撮影によって両側 S 状静脈洞血栓症がみとめられた（臨床⑩10.7）。血液検査で抗カルジオリピン抗体値が高値であった（臨床⑩10.4）。長期の経口抗凝固療法を行い，経過は良好である

となる。頭蓋内圧亢進の際に**嘔気**や**嘔吐**が起こるメカニズムは不明である。嘔気を伴わずに嘔吐が突然起こることがある。この状態を**噴出性嘔吐 projectile vom-**

iting という。

　頭蓋内圧亢進はくも膜下腔から視神経鞘に伝えられ，視神経の軸索輸送や静脈血灌流を障害する。したがって，眼底鏡検査（ビデオ 25 参照）では，視神経乳頭の充血と隆起を示す**うっ血乳頭 papilledema** が観察される。網膜出血を伴うこともある（**図 5.17**）。この古くから知られている頭蓋内圧亢進の徴候は数時間から数日かかって形成され，急性期には観察されないことも多い。うっ血乳頭に伴って一過性または永続的な視神経傷害が生じることもあり，霧視や**視力消失**の原因となる。視力障害の領域は，**盲点の拡大**や，主として視野の末梢辺縁が障害される**同心円状の視野障害**の形であらわれることが多い（**図 11.16**A）。外転神経（Ⅵ）の下方への牽引によって，**複視 diplopia**（二重視 double vision）が起こることもあり，一側性または両側性の外転神経麻痺を呈する（臨床⑩13.4）。最後に，高血圧，徐脈，不規則呼吸からなる**クッシングの三徴 Cushing triad** も古典的な頭蓋内圧亢進徴候の一つである。高血圧はおそらく脳灌流圧を維持するための反射機序によるものであろう。徐脈は高血圧に対する反射反応と考えられ，不規則呼吸は脳幹機能不全によるものであろう（**図 14.17**）。実際は，脳幹機能不全の結果として，クッシングの三徴以外にも多くの生命徴候の変化が観察され，低血圧や頻脈も起こる。

　頭蓋内圧亢進に対する治療目標は，圧を安全なレベルまで低下させて，基礎疾患の治療のための時間を稼ぐことである。成人の**正常頭蓋内圧は 20 cmH_2O 以下，または 15 mmHg（torr）以下**である（1 cmH_2O = 0.735 mmHg；1 mmHg = 1.36 cmH_2O）。もう一つの緊急の治療目標は，脳灌流圧を 50 mmHg 以上に保って脳血流量を維持することである。臨床的に安定した患者では頭蓋内圧は腰椎穿刺で測定できる（臨床⑩5.10）。しかし，高度の頭蓋内圧亢進が疑われる患者では，脳ヘルニアが増悪する危険があるので，腰椎穿刺は禁忌である（臨床⑩5.4）。

　きわめて重篤な患者では，脳室ドレイン，脳実質内モニター，くも膜下腔ボルトなどの装置が脳外科医の手で頭蓋内に設置され，圧トランスデューサーに連結される。このような状態で頭蓋内圧を監視しながら，

表 5.4　頭蓋内圧亢進の治療法

治療手技	有効な発症後の時間	考えられる機序/備考
ベッドの先を30°挙上して，頸静脈への血液灌流が障害されないように，頭部をまっすぐに直立させる	直後	静脈への血液灌流を促進
気管内挿管後，過換気によってpCO₂を25〜30 mmHgに調節する	30秒	脳の血管収縮をもたらす
マニトール静注 1 g/kg，ついで6時間ごとに0.25 g/kg（または高浸透圧輸液）。血清Naイオン>138 mEq/L，浸透圧 300〜310 mOsm/Lを目標にして，さらに体液量，血圧を維持する。フロセミドも用いる。	5分	浮腫やCSFに由来する液量の軽減を促進しながら，脳灌流を維持する
脳室内ドレナージ	数分	CSFの除去によって頭蓋内圧を低下する
他の方法でうまくいかない時，バルビツレートによる昏睡を誘導する	1時間	脳の血管収縮をもたらし，必要代謝量を低下させる
半側頭蓋切断術（腫瘤を覆う頭蓋を除去する）	直後	頭蓋内腔の解放（実験段階）
ステロイド	数時間	おそらく血液脳関門の強化によって脳浮腫を軽減するが，他の機序の関与も想定されている。脳腫瘍の例で多用。急性頭部外傷，脳血管障害，出血では有効性は確立していない

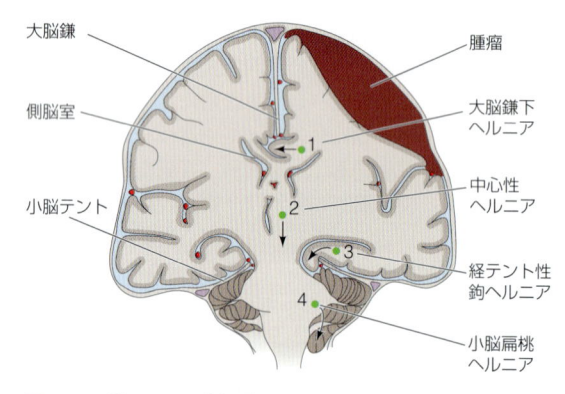

図 5.18　脳ヘルニア症候群。脳と頭蓋の冠状断。腫瘤病変による大脳鎌下ヘルニア（1），中心性ヘルニア（2），経テント性ヘルニア（3），小脳扁桃ヘルニア（4）を示す

表 5.4 に示す脳圧降下療法を開始する。頭蓋内圧亢進に対する治療法には見解の相違があり，どの方法がよいかについては意見が分かれるところである（表 5.4 ではこの点に言及していない）。これらの治療法のすべてが一時的なものであり，あくまでも原疾患治療のための時間稼ぎが目的であるということを，もう一度ここで強調しておきたい。

臨床ポイント 5.4　脳ヘルニア症候群

臨床 ▶5.2 で述べたように，頭蓋内腫瘍や出血や浮腫やその他の腫瘤は，腫瘤効果によって頭蓋内構造の偏位をもたらす。**脳ヘルニア herniation** は，腫瘤効果が十分大きいために頭蓋内構造がもとの区画から別の区画に押し出されることによって起こる。脳ヘルニアは，発生部位によってそれぞれ特徴的な臨床所見を呈する。この特徴的な臨床所見は，脳ヘルニアの直接の結果ではなく単に偶発所見にすぎないという主張もある。しかし，脳ヘルニアは依然として臨床的に有用な概念なので，ここでは古くからの用法に従って解説す

ることにする。

臨床的に最も重要な3つの脳ヘルニア症候群は，テント切痕を通るヘルニア（経テント性ヘルニア），中心部下方に向かうヘルニア（中心性ヘルニア），大脳鎌の下のヘルニア（大脳鎌下ヘルニア）である（図 5.18）。

▶経テント性ヘルニア

経テント性ヘルニア transtentorial herniation（または単に**テントヘルニア tentorial herniation**）は側頭葉内側部，とくに鉤（**鉤ヘルニア uncal herniation**）がテント切痕から下方に押し出されるヘルニアである（図 5.6，図 5.18）。鉤ヘルニアの可能性を示唆する所見は，**無反応性散大瞳孔**（いわゆる「開ききった」瞳孔 **blown pupil**），**片麻痺，昏睡**からなる臨床三徴である。動眼神経（Ⅲ）（図 5.6）の圧迫は通常は病変側に起こり，最初に散大した無反応性瞳孔（開ききった瞳孔）をもたらし，後に眼球運動異常を引き起こす。鉤ヘルニアの85%の例で病変側に散瞳がみられる。

大脳脚（図 5.6）の圧迫は**片麻痺 hemiplegia**（半身の麻痺）の原因となる。病変側と片麻痺の関係は，瞳孔異常の場合よりも複雑である。皮質脊髄路が延髄から脊髄へ下行する際，錐体交叉で反対側に交叉することを思い出してほしい（図 2.16）。片麻痺は病変の反対側に出現することが多いが，それは鉤ヘルニアによる中脳での同側皮質脊髄路の圧迫か，同側の運動皮質病変による直接作用か，あるいはその両者のいずれかによる。しかし，鉤ヘルニアでは，中脳全体が圧迫されて反対側のテント切痕縁に押し付けられることがある（図 5.6）。このような例では反対側の皮質脊髄路が圧迫されて，病変と同側の片麻痺を生じる。これが**カーノハン現象 Kernohan phenomenon** とよばれる現象である。

中脳網様体の歪曲・変形によって意識障害が起こり，最終的には**昏睡**（臨床 ▶14.2）に陥る。また，後

（図中ラベル）
大脳鎌
側脳室
小脳テント
腫瘤
大脳鎌下ヘルニア
中心性ヘルニア
経テント性鉤ヘルニア
小脳扁桃ヘルニア

大脳動脈は上行してテント切痕を通るところで圧迫されることがある（図 5.6）。その結果，後大脳動脈領域に梗塞が起こる（図 10.5）。経テント性鉤ヘルニアは片側性のことも両側性のこともあり，テント上腫瘍病変が原因で起こる。後頭蓋窩の大きな病変は上方への経テント性ヘルニアを起こすことがある。

▶中心性ヘルニア

中心性ヘルニア central hernia は脳幹中心部が下方へ偏位した状態である（図 5.18）。水頭症やびまん性脳浮腫を含め，頭蓋内圧を亢進させるどんな病変でも中心性ヘルニアの原因となる。軽度の中心性ヘルニアでは，外転神経（Ⅵ）（図 2.22A，図 5.3B，図 12.3A，図 13.4）が斜台の上を走る長い経路の途中で牽引され，外側直筋の麻痺が起こる（表 2.5）。外側直筋麻痺は片側性のことも両側性のこともある。大きなテント上病変や頭蓋内圧亢進は，テント切痕の開口部から重篤な中心性ヘルニアを起こし，両側性鉤ヘルニアを生じる（既述）。重症頭蓋内圧亢進症や大きなテント上腫瘤病変や後頭蓋窩腫瘤病変では，中心性ヘルニアが大後頭孔から下方に進展する（図 5.18）。

小脳扁桃が大後頭孔から下方にヘルニアを起こすと**小脳扁桃ヘルニア tonsillar herniation** とよばれる（図 5.18）。この状態では延髄が圧迫されて，通常呼吸停止や血圧変動が起こり，死に至る。中心性ヘルニアの病態生理学的意義に疑義を投げかける研究成果もあり，中心性ヘルニアが単に死後変化である可能性も指摘されている。

▶大脳鎌下ヘルニア

片側性腫瘤病変は，大脳鎌（図 5.5）の下で帯状回（図 2.11B）とその他の脳構造を一側から反対側へ押し出して，ヘルニアを起こす。これが**大脳鎌下ヘルニア subfalcine herniation** である（図 5.18）。通常は大脳鎌下ヘルニアによる直接の症状はない。しかし，一側か両側の前大脳動脈が大脳鎌の下で閉塞すれば，前大脳動脈領域梗塞が起こる（図 10.4，図 10.5）。

> ### 臨床ポイント5.5　頭部外傷
>
> 不幸なことに，頭部外傷は身体障害や死亡の原因になることが多く，とくに若年成人や青年期ではその傾向が強い。軽度の頭部外傷は**脳震盪 cerebral concussion** を起こす。脳震盪とは，「頭部外傷後，数分から数時間続く可逆性の神経機能障害」と定義される。脳震盪のメカニズムは不明だが，一過性のびまん性神経機能障害と考えられる。CT や MRI は正常である。脳震盪の臨床症状には，意識消失，「眼前に星がちらつく」感覚とその後に続く頭痛，めまい感などがあり，嘔気や嘔吐を伴うこともある。これらの症状の中に

は，頭部外傷が契機となって片頭痛様の現象（臨床 Ⓟ5.1）が誘発されて生じる症状が含まれているかもしれない。頭部外傷が受傷前後数時間の前向性および逆向性健忘を伴うことがある（臨床 Ⓟ18.1）。回復は通常完全であるが，比較的軽度の外傷であっても，**脳震盪後症候群 postconcussive syndrome** をきたすことがある。この症候群は，頭痛，嗜眠，感情鈍麻などの症状からなり，事故のあと数カ月続く。また比較的軽度の頭部外傷であっても，頸動脈や椎骨動脈の解離（臨床 Ⓟ10.6）を起こすことがあり，一過性虚血発作や脳梗塞の原因となる。

もっと重篤な頭部外傷では，多彩なメカニズムによって永続的な脳損傷を起こす。そのようなメカニズムには，白質や脳神経に広汎な，または斑状の傷害をもたらす**びまん性軸索損傷（びまん性軸索ずれ損傷）diffuse axonal shear injury**，白質の小出血点である**点状出血 petechial hemorrhage**，もっと大きな**脳内出血 intracranial hemorrhage**（図 5.19，臨床 Ⓟ5.6），**脳挫傷 cerebral contusion**（図 5.21），射創や開放性頭蓋骨骨折のような**貫通性外傷 penetrating trauma** による直接組織損傷などがある。**脳浮腫**は他の損傷を伴うことも伴わないこともあるが，頭部外傷時の頭蓋内圧亢進の原因の一つとなる。

神経学的な検査に加えて，一般身体的検査で明らかになる徴候も頭部外傷の手がかりとなる（表 3.9）。頭部外傷の全例で，**脊椎**も注意深く検査しなければならない。同じ外傷機序が症状にはあらわれない不安定な脊椎骨骨折を起こしている可能性がある。頭部外傷では，とくに患者の反応性が十分でない時には，脊椎 X 線検査または CT が必須である。頭部外傷に起因する脳内出血の症状が，受傷数時間後に遅れてあらわれることがある（臨床 Ⓟ5.6）。したがって，神経障害を呈する頭部外傷の患者では，たとえ一過性であっても全例で CT を行い，受傷直後の 24 時間は悪化の徴候を見逃さないように慎重に観察することが必要である。重症頭部外傷患者の管理については，臨床 Ⓟ5.3, 5.6 を参照してほしい。

> ### 臨床ポイント5.6　頭蓋内出血
>
> 頭蓋内出血は，**外傷性 traumatic** であることも**非外傷性 atraumatic** であることもある。出血は頭蓋内のいくつかの異なる区画で起こる（図 5.19）。頭蓋内出血はその位置によって分類され，以下のように略される。
>
> 1.　硬膜外血腫 epidural hematoma（EDH）
> 2.　硬膜下血腫 subdural hematoma（SDH）
> 3.　くも膜下出血 subarachnoid hemorrhage（SAH）
> 4.　脳内 intracerebral または脳実質内出血 intraparenchymal hemorrhage（ICH）

(A) 硬膜外血腫

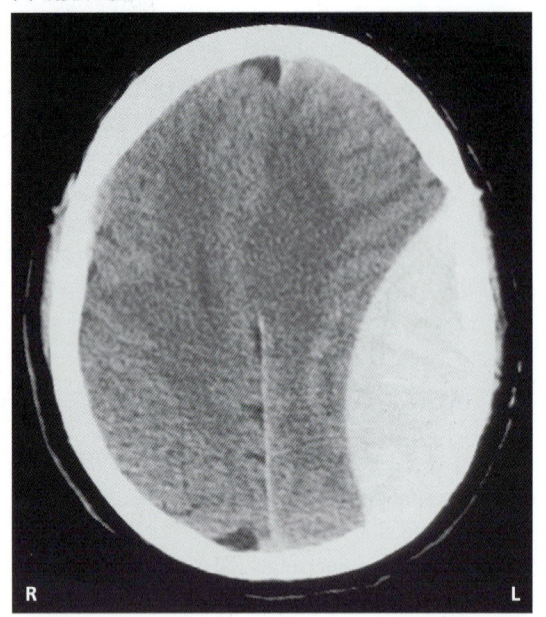

(B) 急性硬膜下血腫

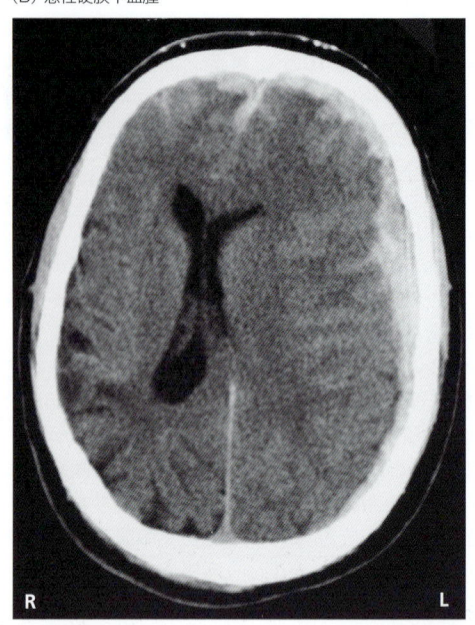

(C) 等吸収域の硬膜下血腫

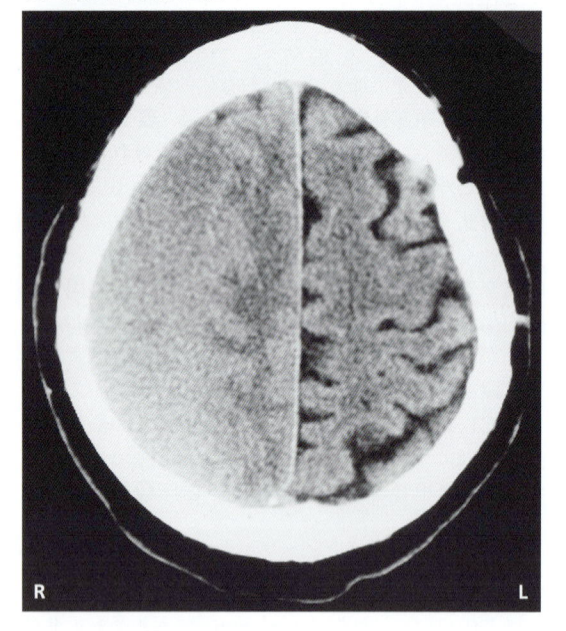

(D) 慢性硬膜下血腫

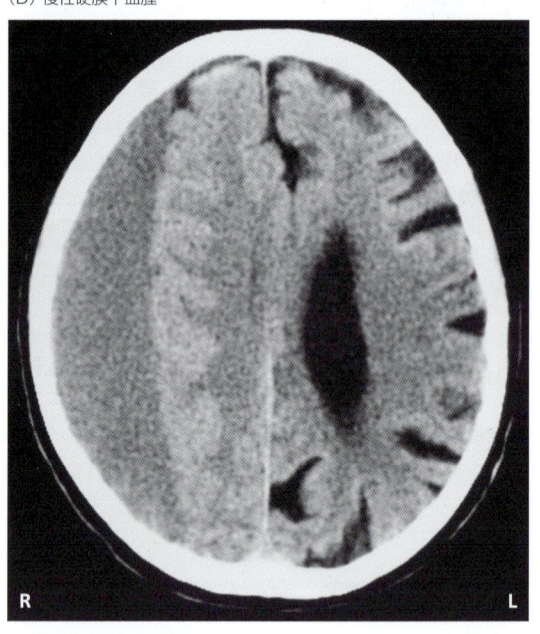

図 5.19　頭蓋内出血の CT 像

　頭蓋内出血を起こす外傷性・非外傷性の原因は出血部位によって異なり，それぞれ特有の原因がある。その一つ一つについて以下に説明する。

▶硬膜外血腫

- 位置：硬膜と頭蓋骨の間のほとんど隙間のない潜在的空間。

- 一般的な原因：頭部外傷時の**側頭骨骨折**による**中硬膜動脈の破綻**（**図 5.7**）。
- 臨床的な特徴と放射線像：動脈圧によって急速に広がる出血が頭蓋骨の内面から硬膜をはがし，**両凸レンズ型**の血腫をつくる。この血腫は，硬膜と頭蓋骨が強く付着する頭蓋縫合をこえて広がることがない（**図 5.19A**）。最初は症状がない場合がある（**清明期**

5

(E) 急性・慢性硬膜下血液混合によるヘマトクリット効果

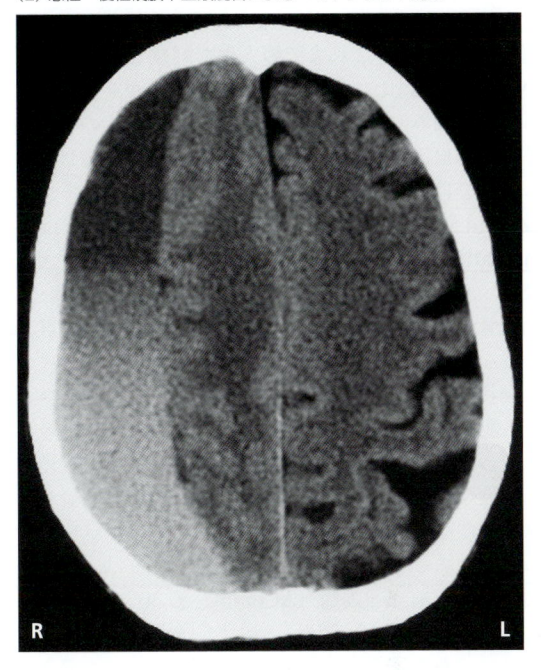

(F) くも膜下出血

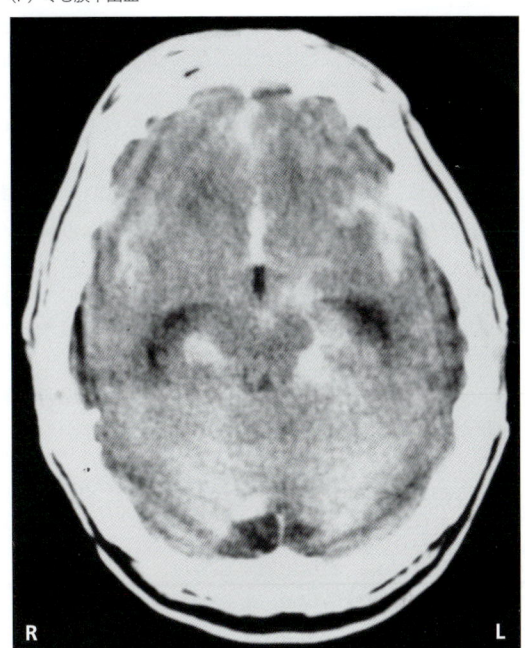

(G) 脳挫傷

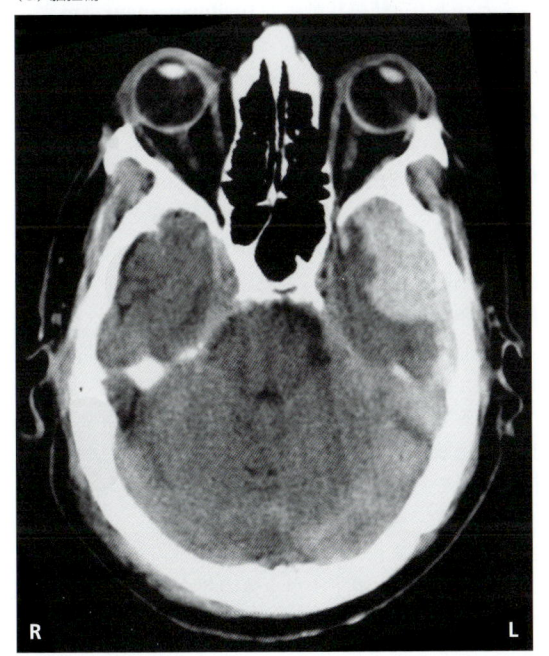

(H) 脳実質内出血（大脳基底核）

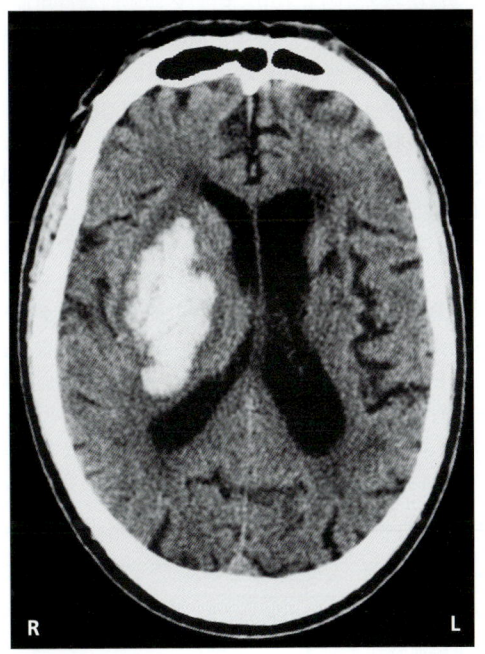

図 5.19　続き

lucid interval）。しかし，数時間以内に血腫が脳組織を圧迫しはじめるために頭蓋内圧が亢進し（臨床 ⑫5.3），手術で除去しなければ最終的に脳ヘルニア（臨床 ⑫5.4）を経て死に至る。

▶硬膜下血腫

- ●位置：硬膜にゆるく付着するくも膜と硬膜の間の潜在的空間。
- ●一般的な原因：ずれ損傷に弱い**架橋静脈**が，くも膜から硬膜に入るところで**破綻**（図 5.1）。

- 臨床的な特徴：静脈血が硬膜とくも膜の間を比較的容易にさいて，広い領域に広がり，三日月型の血腫が形成される。慢性型と急性型の２種類の硬膜下血腫はそれぞれ異なる臨床像を呈する。

慢性硬膜下血腫：脳萎縮がある高齢患者でよくみられる。これは萎縮した脳が頭蓋内で比較的自由に動くので，架橋静脈がずれ損傷を起こしやすいためである。この型の血腫（図 5.19D）はごく軽微な外傷でみられるが，外傷の既往がない場合もある。静脈血は数週から数カ月にわたってゆっくりと浸み出すので，脳が適応する時間的余裕がある。そのため，頭痛や認知障害や不安定歩行など，不明瞭な症状が生じることになる。また，**大脳皮質が局所的に圧迫されて局所神経症状があらわれることもある**。局所痙攣発作が出現することもある。

急性硬膜下血腫：受傷直後に明確な硬膜下血腫が形成されるには，衝撃速度がかなり速くなければならない。したがって，急性硬膜下血腫は，通常，外傷性くも膜下出血や脳挫傷など，その他の重症損傷を伴うことが多い（後述）。このように，急性硬膜下血腫の予後は慢性硬膜下血腫や硬膜外血腫よりも悪いことが多い。

- 放射線像：典型的な硬膜下血腫は三日月型で，広い領域に広がる（図 5.19B～E）。X 線吸収値は出血の古さによって決まる。急性出血は**高吸収**（図 5.19B）なので，CT で白くみえることを思い出してほしい（第 4 章参照）。1, 2 週間後には凝血が溶解しはじめて，**等吸収**（図 5.19C）になる。それ以上の出血がなければ，3, 4 週後には完全に液化するので，**低吸収**（図 5.19D）になる。しかし，間欠的に出血が続けば，液化した慢性出血と凝固した高吸収の血液が混合し，**混合吸収域**となる。混合吸収の血腫で高吸収の急性出血が下に沈むと，特徴的な**ヘマトクリット効果 hematocrit effect** を呈することがある（図 5.19E）。硬膜下血腫の治療として手術による血腫除去が行われる。症状の重症度にもよるが，小型から中等大の慢性硬膜下血腫では自然吸収も期待できるので，例外的に最初の間はしばらく経過観察することもある。

▶くも膜下出血

- 位置：くも膜と軟膜の間の CSF が充満する空間。脳の主要血管が走行する（図 5.1）。
- 放射線像：硬膜下血腫とは異なり，CT では血液が軟膜の表面に沿って脳溝に入り込む所見が観察される（図 5.19F）。
- 一般的な原因：くも膜下出血は臨床的に２つに分類できる。非外傷性（自然発症性）と外傷性である。

▶非外傷性（自然発症性）くも膜下出血

自然発症のくも膜下出血は，通常，突然の激しい頭痛で発症する。「**これまでの人生で経験したことがないような頭痛**」という患者もいれば，「頭が突然爆発するような痛み」という患者もいる。自然発症のくも膜下出血の原因は，大多数（75～80%）の患者では，くも膜下腔における**動脈瘤 aneurysm** の破裂である。少数例（4～5%）では，**動静脈奇形 arteriovenous malformation** からの出血やその他のまれな病態が原因となる。頭蓋内動脈瘤の危険因子には，動脈硬化性疾患，脳血管の先天異常，多発嚢胞腎，マルファン症候群のような結合組織疾患などがある。

嚢状動脈瘤 saccular（berry）aneurysm は，通常ウィリス動脈輪（図 5.20, 図 2.26C）の近くの動脈分岐部にできる。これは風船状の血管壁の膨らみで，典型的な場合は，栄養血管と連絡する**頸部 neck** と破裂しやすい脆弱な**ドーム dome** からなる。85% 以上は前循環系（頸動脈とその枝）にできる。好発部位は，頻度が高い順に，前交通動脈（**AComm**，約 30%），後交通動脈（**PComm**，約 25%），中大脳動脈（**MCA**，約 20%）である。嚢状動脈瘤は後循環系の枝にもできる（**椎骨脳底動脈系**，約 15%）。主要血管の本幹が拡張することがあり，**紡錘状動脈瘤 fusiform aneurysm** とよぶ（図 5.20）。嚢状動脈瘤と比べると，紡錘状動脈瘤は破裂しにくい。破裂による症状がない場合でも，巨大な未破裂動脈瘤は腫瘤効果や周囲組織の圧迫によって症状をあらわすことがある。その重要な例には，頸動脈から発する**後交通動脈動脈瘤 PComm aneurysm**（図 5.20）があり，**有痛性動眼神経麻痺**を起こすことがある（図 5.6, 図 13.2, 臨床**P**13.2）。後交通動脈と後大脳動脈の境界部にも動脈瘤ができるが，後交通動脈と頸動脈の境界部よりもずっと少ない。

動脈瘤破裂の危険因子としては，高血圧，喫煙，飲酒に加え，血圧を急に上昇させるその他の諸要因があげられる。くも膜下出血の臨床症状は，頭痛や項部硬直・光過敏を起こす髄膜刺激症状（表 5.6）から，脳神経症状やその他の局所神経障害，意識障害，昏睡，死に至るまで様々である。くも膜下出血の全患者の約 25% は，出血直後に死亡するので，病院に搬送されることはない。くも膜下出血全体の死亡率は 50% 前後である。しかし，軽症例の予後は良好である。動脈瘤破裂によるくも膜下出血では，初日の再出血率は 4%，最初の 2 週間の再出血率は 20% である。したがって，動脈瘤性くも膜下出血に対しては早期診断，早期治療がきわめて重要である。

破裂後 3 日以内に CT スキャンを行うと，95% 以上の例で出血が検出できる。造影せずに**単純 CT** を撮影することが重要である。スキャン上はくも膜下腔の血液も造影剤もともに白く描出されるので，小出血を見

5

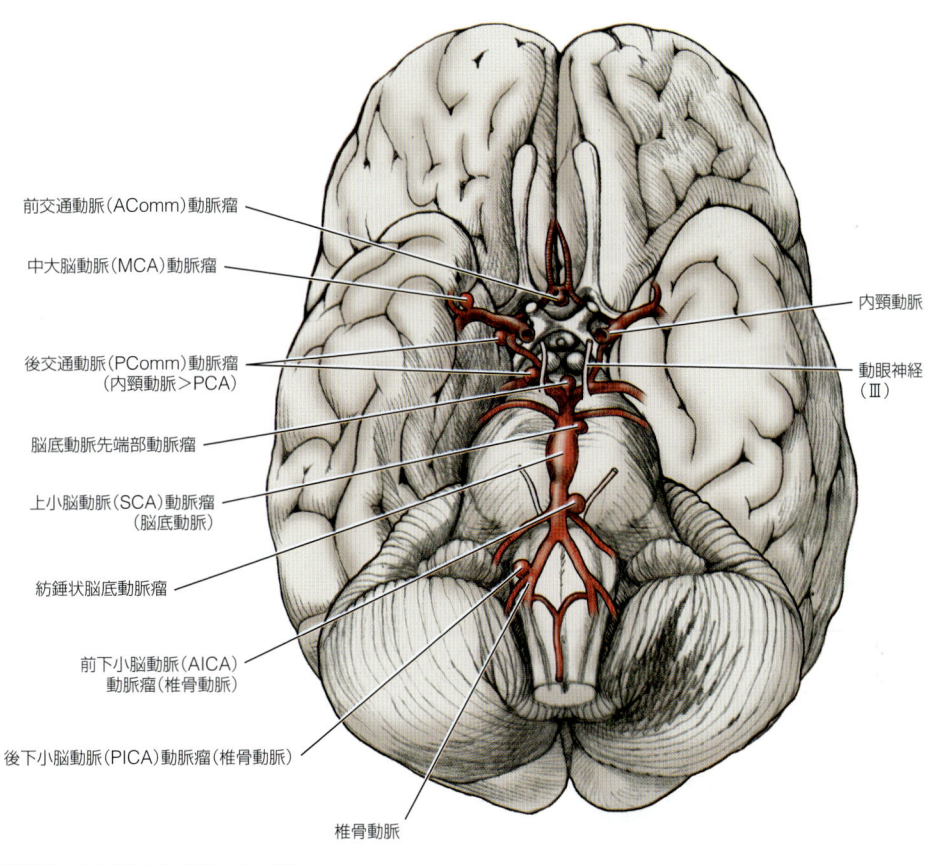

前交通動脈(AComm)動脈瘤

中大脳動脈(MCA)動脈瘤

後交通動脈(PComm)動脈瘤
(内頸動脈 > PCA)

脳底動脈先端部動脈瘤

上小脳動脈(SCA)動脈瘤
(脳底動脈)

紡錘状脳底動脈瘤

前下小脳動脈(AICA)
動脈瘤(椎骨動脈)

後下小脳動脈(PICA)動脈瘤(椎骨動脈)

内頸動脈

動眼神経
(Ⅲ)

椎骨動脈

図 5.20　頭蓋内脳動脈瘤の好発部位

逃すことになるからである（**図 4.4**，**図 5.19F**）。急性くも膜下出血を検出するには MRI よりも CT が適しているが，約 2 日後には CT では出血が確認できなくなる（第 4 章参照）。くも膜下出血が疑われるのに CT で検出できない場合には，**腰椎穿刺**（**臨床Ⓟ5.10**）を行う必要がある。ただし，動脈瘤壁内外の圧較差が再出血を引き起こす可能性があるので，CT で検出できる場合には腰椎穿刺を行わない。

　動脈瘤の正確な位置と大きさを決定するために，続いて**脳血管撮影 angiogram**（第 4 章参照）が行われる。異なる血管に複数の動脈瘤が生じることが多いので，4 血管撮影（両側頸動脈と両側椎骨動脈）を行う。最近では，動脈瘤の診断，とくに 2 mm から 3 mm 以上の大きさの動脈瘤の診断には，非侵襲性の **MR 血管撮影**（**MRA**）や CT 血管撮影（**CTA**，第 4 章参照）が利用される傾向にある。上述のように，動脈瘤性くも膜下出血では，二度目の重篤な再出血を予防するために，できるだけ早急に診断し治療することがきわめて重要である。治療法には，脳外科的に動脈瘤頸をクリップで止める方法と，神経放射線的な手技によって動脈瘤内に着脱可能なコイルを装着する方法がある。どちらの方法でも再出血予防の効果は高く，長期予後

は良好である。クリップとコイルのどちらがよいかは今後の検討課題であり，動脈瘤の形状，大きさ，位置ばかりでなく，患者の全身的な医学的状況にもよる。

　くも膜下出血のあとに，遅発性の**脳血管攣縮 cerebral vasospasm** が約半数の患者で起こる。この攣縮は出血の約 1 週間後に最も激しくなる。これが起こると脳虚血や脳梗塞の原因となる。血管攣縮に対しては，**「トリプル H」療法 "triple H" therapy** が行われることが多い。これは，高血圧導入 hypertension，高用量輸液 hypervolemia，血液希釈 hemodilution からなる治療法で，集中治療室で行われる。中等度の高用量輸液と血液希釈は，遅発性血管攣縮の予防のために，出血と診断した時から開始する。高血圧の導入は動脈瘤にクリップやコイルを装着してから行うほうが安全である。この点からも早期手術が推奨される。出血後早期にニモジピンなどのカルシウムチャネル阻害剤を投与することも予後の改善につながる。もっとも，カルシウムチャネル阻害剤は血管撮影で観察するかぎり血管攣縮を改善しないので，その効果の機序は不明である。難治性血管攣縮例の治療には，バルーン血管形成術や血管拡張剤パパベリンの局所注入のような観血的な神経放射線手技が用いられる。

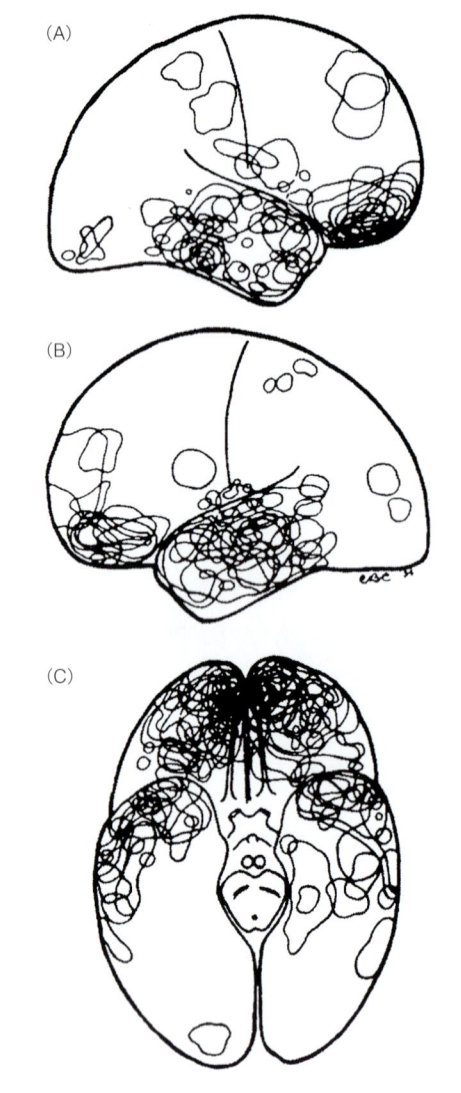

(A)

(B)

(C)

図 5.21　脳挫傷の好発部位。脳挫傷の大きさと形状を示す 40 例の再構成像。（A）右大脳半球，（B）左大脳半球，（C）下面。(Courville CB. 1937. *Pathology of the Nervous System*, Part 4. Pacific, Mountain View, CA)

▶外傷性くも膜下出血

　外傷性くも膜下出血は，脳挫傷やその他の頭部外傷によって血管が傷害され CSF 中に出血して起こるが，実際上は自然発症のくも膜下出血よりも多い。自然発症のくも膜下出血と同じく，CSF 中の血液により髄膜が刺激されて激しい頭痛が起こる。障害の種類と程度は，並存するその他の脳損傷に左右される。動脈瘤性のくも膜下出血とは違って，通常は血管攣縮を伴わない。外傷性くも膜下出血の例を図 5.19B に示す。この例では主病態は急性硬膜下血腫であるが，脳溝のくも膜下腔にも血液貯留がみとめられる。

▶脳内出血と脳実質内出血

- 位置：大脳半球，脳幹，小脳，脊髄の脳実質内。
- 一般的原因：やはり外傷性と非外傷性の場合がある。

▶外傷性脳内出血と脳実質内出血

　大脳半球の**脳挫傷**は，骨性頭蓋の隆起部に接する脳回の部分で起きる（図 5.21 および 図 5.2，図 5.4）。したがって，脳挫傷が最も多く起こるのは側頭極と前頭極である（図 5.19G）。興味深いことに，後頭極では比較的少ない。脳挫傷は衝撃側に起こることもあれば（**クー損傷 coup injury**），脳が反跳して頭蓋に衝突することによって衝撃の反対側にもたらされることもある（**コントラクー損傷 contrecoup injury**）。ずり応力が白質に出血を起こすこともあり，小出血斑から大きな実質内出血まで，様々な出血が起こる。重症外傷では，脳挫傷とともにくも膜下出血や硬膜下出血を伴うこともある。CT で実質内出血とくも膜下出血と急性硬膜下出血が混在する場合には，頭部外傷をまず考える必要がある。

▶非外傷性脳内出血と脳実質内出血

　脳実質内出血には多くの原因がある。高血圧，脳腫瘍，脳梗塞後の二次出血，血管奇形，血液凝固異常，感染，血管壁へのアミロイドタンパク質の沈着による血管の脆弱性（アミロイドアンギオパチー），血管炎，心内膜炎の時の真菌性（感染性）動脈瘤などがその例である。

　最も多い原因は高血圧である。**高血圧性出血**では細い穿通血管が傷害されやすい（図 5.19H）。病因は不明だが，レンズ核線条体動脈（図 4.16B，図 10.7）などの小血管に対して，高血圧が慢性病理学的に作用するのであろう。その病理効果とは，**脂肪硝子化 lipo-hyalinosis** やシャルコー・ブッシャールの微小動脈瘤 **microaneurysm of Charcot-Bouchard** などである。高血圧性出血の好発部位は，多い順に，**大脳基底核**（通常，被殻），**視床，小脳，橋**である。脳室内に出血することもある。一つには隣接する脳実質からの穿破による場合であり，もう一つは脳室自身の血管の破綻による。このような状態は，それぞれ，実質内出血の**脳室内穿破 intraventricular extension** と脳室内出血 **intraventricular hemorrhage** とよばれている。動脈瘤出血とは違って，高血圧性出血の再出血率は低いが，出血巣が増大しつづける傾向にあるので，発症後の数時間は臨床症状が悪化することが多い。出血周囲の**浮腫 edema** も徐々に進行するので，臨床症状はゆっくりと増悪し，発症 3 日後前後にピークを迎える。

　葉性出血 lobar hemorrhage では，後頭葉，頭頂葉，側頭葉，前頭葉に出血が起こる。葉性出血の最も一般的な原因は，おそらく**アミロイド**（コンゴーレッド親

和性）**アンギオパチー**であろう。この疾患では，高齢者（通常 50 歳以上）の血管壁にアミロイド物質が沈着するので，血管の脆弱性が起こる。高血圧性出血とは違って，アミロイドアンギオパチーでは出血が再発しやすく多巣性である。出血部位も脳表近くに多い。アミロイドアンギオパチーでは，一過性脳虚血発作（臨床 ⓟ10.3）や痙攣発作に似た一過性の症状が，出血の数週間前から数カ月前に起こることがある。葉性出血は高血圧でも起こることがある。

　血管奇形も頭蓋内出血の重要な原因の一つである。血管奇形の分類は下記のとおりである。

　1.　動静脈奇形
　2.　海綿腫 cavernomas（海綿状血管腫や海綿状奇形とよばれることもある）
　3.　毛細血管拡張症（毛細血管腫）
　4.　発達性静脈奇形（静脈性血管腫，静脈奇形）

　これらの中で頭蓋内出血を起こしやすいのは，動静脈奇形と海綿腫だけである。

　動静脈奇形 arteriovenous malformation（AVM）は先天異常で，動静脈間に異常な直接の連絡がある状態である。この連絡のために異常血管の塊が形成される。MRI ではフローボイドとして観察されるが，通常の脳血管撮影を行えばもっと明確に観察できる（**画像 11.5A, B, C**）。大きさは数 cm から脳の半分を占めるほどまで，いろいろである。頭蓋内出血による突然の重篤な症状ばかりでなく，出血を起こさない場合でも痙攣発作や片頭痛様の頭痛の頻度が高い。出血は脳実質内であることが多いが，脳室内やくも膜下腔へ波及することも少なくない。再出血率は年間約 1〜4％で，動脈瘤性出血の再出血率（既述）に比べるとかなり低い。臨床状態や病変の大きさや位置にもよるが，AVM の治療には脳外科切除，血管内塞栓術，定位的放射線手術（臨床 ⓟ16.4）などが行われる。

　海綿腫 cavernomas は，血管内皮の一層だけに覆われた血管内腔の異常な拡張である。通常の脳血管撮影では観察できないが，MRI の出現とともに，海綿状奇形の診断率は飛躍的に向上した。特徴的な MRI 像は，中心部の直径 1〜2 cm の T1 および T2 高信号領域の芯と，それを取りまく T2 低信号領域の黒い環である。周囲の T2 低信号領域はヘモジデリンの存在による（**表 4.4**）。海綿腫を多発する患者もいるし，常染色体優性遺伝を示す家族性の発症もある。痙攣発作を呈する頻度も高い。一つの病変が出血する危険性は 1 年間に 0.1〜2.7％であるが，初回出血の後であれば危険性は高くなり（年間 5％），脳幹の海綿腫ではさらに再出血の危険性が高くなる（年間 30％）と報告されている。まだ確定したわけではないが，海綿状血管腫で手術適応となるのは，臨床的に重篤な出血例や痙攣発作の

例，テント下の海綿腫，脳表付近の手術しやすい位置に海綿腫がある場合などである。

　毛細血管拡張症 capillary telangiectasias は異常に拡張した毛細血管の小領域で，頭蓋内出血の原因となることはほとんどない。**発達性静脈奇形 developmental venous anomaly** は静脈の拡張で，MRI では脳表に向かう単一のフローボイドとして観察される。これらは MRI で偶然に発見されることが最も多く，臨床症状との関連は少ないが，海綿腫に伴うことがある。

▶頭蓋外出血

　頭部外傷は，鼓室内出血 hemotympanum とよばれる耳内出血や，バトル徴候 Battle sign を起こす皮下出血，そして「アライグマの目 racoon eyes」（**表 3.9**）を起こすこともある。頭皮出血は重篤な出血になることがある。外骨膜層と帽状腱膜（**図 5.1**）の間の疎性空間に出血すると，「鵞卵 goose egg」，すなわち**帽状腱膜下出血 subgaleal hemorrhage** となる。新生児では，分娩中の出血が頭蓋骨と外骨膜層（頭蓋骨膜）の間に起こり，**頭血腫 cephalohematoma** となる。頭血腫は巨大になることがある。

臨床ポイント 5.7　水頭症

　水頭症 hydrocephalus（「頭の中の水」という意味）は頭蓋内に過剰な CSF が貯留して起こる。これには 3 つの原因がある。すなわち，(1) CSF の過剰産生，(2) 脳室やくも膜下腔での CSF の流通障害，(3) くも膜顆粒での CSF の再吸収障害である。

　CSF 過剰産生は水頭症の原因としてはきわめてまれである。脈絡叢乳頭腫のような腫瘍にかぎられる。**CSF 流通障害**は水頭症の一般的な原因で，腫瘍や脳実質内出血，その他の腫瘍，先天奇形などによる脳室系の閉鎖によって起こる。この障害は CSF の流路のどこに狭窄があっても起こるが（**図 5.10**，**図 5.11**），とくにモンロー孔や中脳水道や第四脳室などのもともと狭い部分で起こりやすい。流通障害は脳室外のくも膜下腔でも起こる。例えば，以前の出血や感染や炎症の結果，残渣や癒着が生じた場合である。**CSF 再吸収障害**も水頭症の原因となるが，くも膜顆粒が傷害されたり塞がったりした時に起こる。臨床的には，くも膜顆粒による再吸収の低下とくも膜下腔での CSF 流通障害を鑑別することは困難で，両者が同じ原因によることも多い（以前の出血，感染，炎症など）。こうした理由から，臨床上，水頭症は 2 つのカテゴリーに分類される。

　1.　交通性水頭症 communicating hydrocephalus は，くも膜顆粒での CSF 再吸収障害，くも膜下腔での流通障害，（まれには）CSF 過剰産生などによって起こる。

2. **非交通性水頭症 noncommunicating hydrocephalus** は，脳室系での流通障害によって起こる。

水頭症の主要症候は一般的な頭蓋内圧亢進の症候と同様で（臨床Ⓟ5.2，5.3），水頭症の進行速度によって急性のことも慢性のこともある。このような症候には，頭痛，嘔気，嘔吐，認知障害，意識障害，うっ血乳頭，視覚障害，外転神経麻痺などがある。また，水頭症における脳室拡大は前頭葉からの白質下行路を圧迫して，不安定な**磁石歩行 magnetic gait**（床から足が離れない歩き方）や尿失禁などの前頭葉障害様の異常を起こすことがある。頭蓋縫合が閉鎖する前の新生児水頭症では，頭蓋内圧亢進を減ずるために頭蓋が膨張して，頭囲が増大することになる。乳幼児では大泉門膨隆も重要な頭蓋内圧亢進徴候である。

水頭症に伴う眼球運動異常について知っておくことも重要である。軽症例または緩徐増悪例では，外転神経麻痺だけが観察される。眼の水平方向への外転が不完全であったり遅くなったりする。興味深いことに，水頭症の時の外転神経麻痺は一側性のことも両側性のこともある。もっと重症になると，休止時に一側または両側の眼が内側に偏位する。さらに，重症水頭症例で急速に悪化する場合には，第三脳室後部の**松果体上陥凹**（図 5.11D）が拡大して中脳四丘体板を下方に押し下げるために，**パリノー徴候 Parinaud syndrome**が起こる。この徴候については第 13 章（臨床Ⓟ13.9）でくわしく述べるが，ここでは重要点だけを述べる。パリノー徴候では垂直性眼球運動，とくに上方視が障害される。とくに小児の急性水頭症では，両側眼球の下方・内側偏位からなる不吉な「落陽現象 setting–sun sign」を呈することがある。このような異常は治療後に改善することが多い。

水頭症治療の基本原則は，閉塞部位とは異なる経路を用いて，髄液を脳室から流出させることである。**脳室ドレナージ external ventricular drain**（脳室開窓術 ventriculostomy ともいう）では，側脳室の CSF を頭部外に設置したバッグに流出させる。もっと永続的な方法は**脳室腹腔シャント ventriculoperitoneal shunt**で，シャント用のチューブを側脳室から頭蓋外に出して，皮下をくぐらせて腹腔内に留置する。弁があるために，液が腹部から脳室へと逆流することはない。

最近，水頭症やその他の疾患の治療のために**内視鏡的脳外科手術 endoscopic neurosurgery** が行われることが多くなってきた。この侵襲性の低い手術方法では，小切開部位から細いチューブ（カニューラ）を頭蓋や脊椎に挿入する。器具を挿入して内視鏡で観察しながら，外科処置を行う。内視鏡的脳外科手術は閉塞性水頭症や脳室内腫瘍病変の治療に用いられる。内視鏡を右前頭葉から右側脳室に挿入し，ついでモンロー孔から第三脳室に進めることができる。この内視鏡的**第三脳室開窓術 third ventriculostomy** は，第二のシャント法として用いられている。この手術では，内視鏡をモンロー孔から第三脳室に挿入する。乳頭体のすぐ前方，下垂体漏斗の後方の第三脳室底の部位（図 17.2）に，先端が鈍な器具で孔をあけることによって，CSF を脚間槽に流出させる（図 5.12）。この手技で鞍上部に位置するリリクエスト膜 Liliequist membrane とよばれるくも膜のヒダに孔があかないと，十分量の CSF が流出しないことがある。経蝶形骨洞到達法によって鞍部/鞍上部の下垂体腫瘍やその他の腫瘍に到達する場合にも，内視鏡手術が用いられる（臨床Ⓟ17.1）。また，脊椎の低侵襲性手術の場合にも用いられる（臨床Ⓟ8.5）。

最後に，その他の 2 つのタイプの水頭症について触れておく。**正常圧水頭症 normal pressure hydrocephalus** は高齢者にみられる状態で，慢性的な脳室拡大が特徴である。典型的な正常圧水頭症では，**歩行障害，尿失禁，認知障害**からなる臨床的三徴が観察される。正常圧水頭症で CSF 圧を測定すると通常亢進していない。しかし，間欠的に CSF 圧が亢進するという報告もある。正確な機序は不明だが，正常圧水頭症はくも膜絨毛での CSF 再吸収が障害される交通性水頭症の一種ではないかと考えられている。腰椎穿刺で大量に CSF を排除したり，もっと永続的な脳室腹腔シャントを行ったりすると，劇的に改善する患者がいる。とくに歩行障害が改善する例が多い。

代償性水頭症 hydrocephalus ex vacuo とは，単に病態を説明するための用語で，特定の病理変化に対応する用語ではない。脳血管障害や手術，萎縮，外傷などによって，脳組織が脱落した領域に，CSF が過剰に貯留している状態である。

🏥 臨床ポイント5.8　脳腫瘍

脳腫瘍は大きく 2 つに分類される。**原発性中枢神経系腫瘍**は神経系に内在する細胞の異常増殖によって生じる。**転移性腫瘍**は身体の他の部位に発生した腫瘍が脳に波及することによって起こる。原発性腫瘍と転移性腫瘍の相対的頻度は，患者の抽出法に左右されるので，調査によって異なる。しかし，ほとんどの調査では，転移性腫瘍が原発性脳腫瘍の合計よりも 5 倍から 10 倍多いと報告されている。一般的な原発性脳腫瘍を表 5.5 に示す。最も多いのはグリオーマと髄膜腫で，ついで下垂体腺腫，シュワン細胞腫，リンパ腫がこれに続く。

成人では約 70％の腫瘍がテント上で，30％がテント下に発生する。小児ではこれが逆転し，約 70％の腫瘍が後頭蓋窩に発生し，30％がテント上に発生する。小児で最も多い脳腫瘍はアストロサイトーマと髄芽腫

5

表 5.5　原発性脳腫瘍

腫瘍のタイプ	全体に占める割合（%）
グリオーマ	33
多形性グリオブラストーマ	20
アストロサイトーマ（グレードⅠとⅡ）	5
アストロサイトーマ（グレードⅢ）	3
オリゴデンドログリオーマ	2
上衣腫	2
その他の混合性/分類不可能例	1
髄膜腫	33
下垂体腺腫	12
シュワン細胞腫	9
リンパ腫	3
胎児性/未分化性/髄芽腫	1
その他*	9

転移性腫瘍は原発性腫瘍の5〜10倍多い。

*脈絡叢性，神経上皮性，松果体実質性，血管芽細胞腫，血管腫，頭蓋咽頭腫，胚細胞性などの腫瘍を含む。

CBTRUS（2008）：*Statistical Report：Primary Brain tumors in the United States*, 2000-2004 (http://www.cbtrus.org)

で，上衣腫がこれに続く。小児の脳腫瘍は後頭蓋窩に多いので，第四脳室やシルビウスの中脳水道を圧迫したり閉塞したりして，水頭症を起こしやすい（臨床Ⓟ5.7）。

　脳腫瘍の症状は，腫瘍の位置，大きさ，発育速度によって異なる。受診時の症状としては，頭痛やその他の頭蓋内圧亢進の症状（表5.3）が多い。腫瘍の位置によっては，痙攣発作が初発症状のこともあれば，局所症候で始まる場合もある。痙攣発作を伴いやすい腫瘍は低分化型グリオーマと髄膜腫である。

　脳腫瘍は神経系に浸潤したり広く播種したりしなければ良性と考えられ，進展能があれば悪性と判断される。しかし，末梢の悪性腫瘍とは異なり，悪性脳腫瘍は中枢神経系の外への悪性転移はほとんどない。また，いわゆる良性脳腫瘍であっても，外科切除が不可能な重要脳領域に発育する場合は，治療手段がなく最終的に死に至る。

　脳腫瘍の治療は，腫瘍の組織型，位置，大きさによって異なる。治療の基本は，障害を残さずに，できるだけ大きく腫瘍組織を外科切除することである。最近の成績では，90%以上の腫瘍組織が切除できれば予後良好である。次に，病変にもよるが，**放射線療法**と**化学療法**がそれぞれ単独で，または併用して行われる。**ステロイド**は浮腫と脳腫脹を軽減するために投与される。良性と思われる小さな腫瘍の場合は，臨床状況によって MRI で経過観察する場合もある。とくに高齢者の場合には経過観察することが多い。

　グリオーマ glioma（神経膠種）には数種類の異なるタイプがある（表5.5）。アストロサイト（星状膠細胞）から生じるグリア腫瘍は**アストロサイトーマ astrocytoma**（星状神経膠腫）とよばれる。グリオーマの分類には，通常，世界保健機構 World Health Organization

（WHO）による悪性度分類が用いられる。この分類では，最も悪性度が低い腫瘍をグレードⅠ，最も悪性度が高い**多形性グリオブラストーマ glioblastoma multiforme**（変形性膠芽腫）をグレードⅣに分類する。不幸なことに，多形性グリオブラストーマは比較的多い腫瘍で，最大限の切除，放射線療法，化学療法が行われなければ，1年以内に死亡する。

　髄膜腫 meningiomas はくも膜絨毛細胞から発生する。好発部位は，頻度が高い順に，外側弯窿部，大脳鎌，頭蓋底である。一般に発育は遅く，CT や MRI で髄膜層に連続する均一に造影増強される領域として発見されることが多い。女性では乳癌に合併することがあるが，その病態生理学的な因果関係は不明である。髄膜腫の治療には外科的切除が行われる。髄膜腫の5〜10%は非定型的に悪性腫瘍のような発育をする。

　下垂体腺腫 pituitary adenoma は内分泌異常を呈したり，視交叉を圧迫して両耳側視野障害（図11.15C）を起こしたりする。この領域にはその他の腫瘍も発生する（髄膜腫，頭蓋咽頭腫，視床下部グリオーマなど）。下垂体腺腫については第17章でくわしく述べる（臨床Ⓟ17.1）。ドーパミン作動薬によって，プロラクチン産生腫瘍の症状が軽減し腫瘍が縮小することが多い。プロラクチン産生腫瘍は最も多いタイプの下垂体腺腫である。ドーパミン作動薬が無効の場合，経蝶形骨洞到達法による腫瘍切除が行われる（臨床Ⓟ17.1）。

　シュワン細胞腫 schwannoma は内耳神経（Ⅷ）に最も多く生じるが，第12章で述べる（臨床Ⓟ12.5）。

　中枢神経系の**リンパ腫 lymphoma** はここ数年増加傾向にあるが，その理由の一つはヒト免疫不全ウイルス（HIV）の増加によるものである。この腫瘍は B リンパ球から発生し，脳室周辺の領域に起こることが多い。したがって，CSF の細胞診で診断されることがある。数年間は化学療法や放射線療法に反応する場合が多く，平均余命は現在約4年ほどである。

　松果体領域腫瘍 pineal region tumor は比較的少なく（CNS 腫瘍の1%以下），松果体腫瘍（松果体細胞腫と松果体細胞芽腫）や胚芽腫，そしてまれに奇形腫やグリオーマが含まれる。この領域の腫瘍は中脳水道を閉塞して水頭症（臨床Ⓟ5.7）を起こすとともに，中脳背側を圧迫してパリノー症候群 Parinaud syndrome（臨床Ⓟ13.9）を起こすことがある。

　転移性脳腫瘍 brain metastase は数多くの腫瘍から発生する。最も多い3つの腫瘍は，肺癌，乳癌，黒色腫である。出血を起こしやすい転移性腫瘍もあり，黒色腫，腎細胞癌，甲状腺癌，絨毛上皮癌などがその代表である。転移性肺癌の出血率は高くないが，それにもかかわらず，腫瘍性脳出血の原因として最も多いのは肺癌である。肺癌とその脳転移の頻度が際立って高いからである。孤発性の転移性脳腫瘍の場合，完全摘

出が可能であれば予後は比較的良好である。複数の転移性脳腫瘍を切除すべきかどうかについては議論があるが，多発性の転移や切除不可能例では放射線療法が行われる。

小児で最も多い脳腫瘍は，後頭蓋窩アストロサイトーマ，髄芽腫，上衣腫である。**小脳アストロサイトーマ cerebellar astrocytoma** はグレードⅠのアストロサイトーマで，外科的摘除が行われる。**髄芽腫 medulloblastoma** と後頭蓋窩の**上衣腫 ependymoma** は予後不良であるが，外科手術と放射線療法と化学療法の併用によって長期生存例の報告もある。髄芽腫の発症年齢は 90% 以上が 10 歳前であるが，小脳アストロサイトーマの好発年齢は 2〜20 歳である。

傍腫瘍性症候群 paraneoplastic syndrome は，末梢の癌の遠隔効果による神経障害で，比較的まれな疾患である。おそらくは自己免疫機序によるものと考えられている。傍腫瘍性症候群の例には，辺縁系脳炎，脳幹脳炎，小脳プルキンエ細胞脱落，脊髄前角細胞脱落，ニューロパチー，神経筋接合部伝達障害（ランバート・イートン症候群），オプソクローヌス・ミオクローヌスなどがある。オプソクローヌス・ミオクローヌスは眼と四肢の不規則でピクつくような運動が特徴である。傍腫瘍性症候群を起こす最も一般的な腫瘍は，小細胞肺癌，乳癌，卵巣癌である。腫瘍細胞と交叉反応を示す特異抗体を調べれば，診断に役立つ。

●臨床ポイント 5.9 神経系感染症

他のすべての身体部位と同様，神経系も細菌，ウイルス，寄生虫，真菌，プリオンなど多数の感染性病原体の標的となる。ここでは神経系の代表的な感染症を取り上げ，その診断と治療について簡単に述べる。

▶細菌感染症

球菌と桿菌感染症

球菌と桿菌による神経系の重要な細菌感染症には，細菌性髄膜炎，脳膿瘍，硬膜外膿瘍がある。細菌が神経系へ入るルートとして最も多いのは，血流からの侵入である。気道や心臓弁膜（心内膜炎）など，他の身体部位の感染に由来することが多い。また，口腔鼻粘膜からの直接の波及もある。最後に，外傷や手術の時に，皮膚から神経系に細菌が入り込むことがある。

感染性髄膜炎 infectious meningitis はくも膜下腔の髄液の感染である。細菌，ウイルス，真菌，寄生虫のどれもが原因となる。高齢者や小児や免疫不全患者を除けば，感染性髄膜炎は初めに強い**髄膜刺激 meningeal irritation** やメニンギスムス **meningismus**（偽性髄膜症）の症候で発症することが多い。このような髄膜刺激徴候は，くも膜下出血や髄膜癌腫症（癌性髄膜炎）や化学性髄膜炎でも観察される。髄膜刺激の一般的な特徴には，頭痛，嗜眠，光や音に対する感受性亢進（光過敏症と音過敏症），発熱，項部硬直などがある（表 5.6）。**項部硬直 nuchal rigidity** では，頸部筋が不随意に収縮するので，頸部の自発屈曲や受動屈曲の際に抵抗があり頸部痛が生じる。

髄膜刺激の原因によって発症のしかたはまちまちである。真菌感染や寄生虫感染の場合には，発症は緩徐で数週〜数カ月にわたって徐々に発症する。多くの細菌感染は数時間以内に急速に悪化することが多い。診断は，臨床像と**腰椎穿刺による髄液採取**にもとづいてなされる（臨床●5.10，表 5.7）。腰椎穿刺を行う前に頭部 CT を撮影する必要がある。これは，腫瘤病変がある時に CSF を除去すると，ヘルニアを起こす危険性があるからである。しかし，細菌性髄膜炎は治療が遅れると急速に増悪する可能性があるので，これらの検査を行っている間にも，できるだけ早く抗生剤の投与を行うべきである。CT や腰椎穿刺の前に 1 回量の抗生物質を血管内に投与しても，診断結果に影響はない。とくに現在では，髄液の細菌性抗原の検出や PCR（ポリメラーゼ連鎖増幅反応）解析が行われるようになったので，全く問題はない。本項では細菌性髄膜炎について述べ，その他の病原体による髄膜炎（表 5.7，表 5.9）については次項で述べる。

急性**細菌性髄膜炎 bacterial meningitis** では，髄液は典型的には多形核白血球優位の白血球増多，タンパク質高値，グルコース低値を示す（表 5.7）。グラム染色で顕微鏡下に細菌が検出されることもあるが，細菌抗原試験，PCR 解析，CSF 培養で検出されることもある。細菌性髄膜炎の起炎菌は年齢によって異なる（表 5.8）。したがって表 5.8 に示すように，治療法も年齢によって異なる。抗生剤治療は日進月歩なので，感染性髄膜炎（および次にあげるその他の感染症）に対する最新の推奨治療法については，それぞれの診療機関から出される情報に精通しておくことが必要である。急速な悪化がありうるので，細菌性髄膜炎が疑われる場合にはできるだけ早く治療を開始することが必要である。転院や診断検査を待って治療が遅れることがあってはならない。細菌性髄膜炎の合併症には，痙攣発作，脳神経ニューロパチー，脳浮腫，水頭症，ヘルニア，脳梗塞などがあり，死に至ることもある。

表 5.6 髄膜刺激の症候

頭痛
嗜眠
光に対する感受性亢進（光過敏），音に対する感受性亢進（音過敏）
発熱
項部硬直：下顎を胸につけられない
　ケルニッヒ徴候：膝をのばしたまま股関節を屈曲するとハムストリング筋に疼痛が生じる
　ブルジンスキー徴候：頸部屈曲が股関節の屈曲を起こす

表 5.7　正常成人と感染性髄膜炎の脳脊髄液所見

状態	白血球数 (/mm^3)	タンパク質 (mg/dL)	グルコース (mg/dL)	備考
正常（成人）	<5〜10，リンパ球のみ	15〜45	50〜100	外傷性穿刺[a]の場合，〜700 赤血球につき 1 個の割合で白血球が検出される
急性細菌性髄膜炎	100〜5,000，通常，多形核白血球	100〜1,000	減少，<40	高血糖患者では CSF グルコース値が血中値の<50%の時は異常
ウイルス性髄膜炎，または無菌性髄膜炎（表 5.9）	10〜300，通常，リンパ球	50〜100	正常	ヘルペス，ムンプス，リンパ球性脈絡髄膜炎ウイルスの感染の場合，グルコース減少がみとめられることがある
ヘルペス性髄膜脳炎	0〜500，通常，リンパ球	50〜100	正常または減少	赤血球やキサントクロミーがみとめられることがある
結核性髄膜炎，または真菌性髄膜炎	10〜200，通常，リンパ球	100〜200	減少，<50	

[a]腰椎穿刺の手技と CSF 中の赤血球数の解釈については臨床 ●5.10 を参照。

表 5.8　細菌性髄膜炎：一般的な病原菌と年齢別の治療法

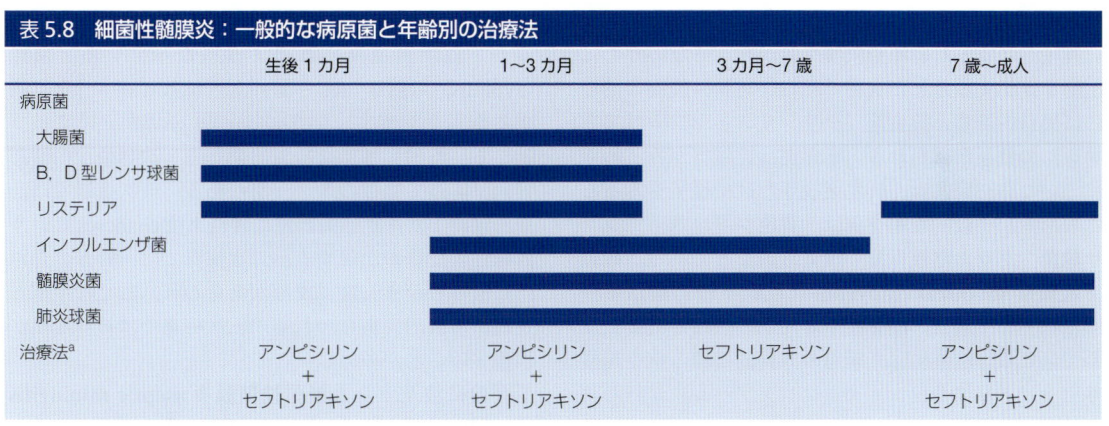

[a](1) レンサ球菌性髄膜炎の成人患者やインフルエンザ菌性髄膜炎の可能性がある小児患者では，抗生剤開始前にデキサメタゾンを投与すると改善がみられている。近年，インフルエンザ菌に対するワクチン接種によって発症率が格段に減少している。
(2) 髄膜炎菌やインフルエンザ菌による髄膜炎患者と濃厚な家庭内接触の危険がある場合には，予防的にリファンピシンの経口投与が行われる。
(3) 高齢者，免疫機能低下患者，外傷や脳外科手術の既往がある患者などでは，大腸菌や緑膿菌，黄色ブドウ球菌，表皮ブドウ球菌などにも感染しやすい。したがって，これらの患者群では他の抗生剤も用いられる。
(4) 単純ヘルペス髄膜脳炎が疑われる場合には，アシクロビルを追加する。

表 5.9　リンパ球優位「無菌性」髄膜炎の鑑別診断

ウイルス感染症（多数，HIV を含む）
治療途中の細菌性髄膜炎
結核性髄膜炎
クリプトコッカス髄膜炎とその他の真菌感染症
髄膜周囲感染症（例：硬膜外膿瘍）
感染後脳脊髄炎
ワクチン後脳脊髄炎
脊髄炎
ライム病
神経梅毒
寄生虫感染症（好酸球増多症もみとめられることが多い）
癌性髄膜炎（その他の腫瘍による髄膜炎も含む）
中枢神経系血管炎
サルコイドーシス
静脈洞血栓症
くも膜下出血の発症数日前から
薬物反応
化学物質による刺激（例：CSF に注入された造影剤による刺激）

表 5.7 も参照のこと。

　幼児の細菌性髄膜炎では，治癒後に聴力低下の有無を調べることが重要である。人工内耳（蝸牛インプラント）で早期に治療すれば，聴覚と言語機能は長期にわたって改善が見込まれる。

　脳膿瘍 brain abscess は神経系のもう一つの重要な細菌感染症である。脳腫瘍と同様，増大する頭蓋内腫瘤病変の像を呈するが，脳腫瘍よりも急速な経過をたどることが多い。一般的な症状には，頭痛，嗜眠，発熱，項部硬直，嘔気，嘔吐，痙攣発作などがあり，膿瘍の位置によって決まる局所徴候も出現する。約40%の例では発熱がなく，約20%の例で末梢血白血球の増多がみられない。したがって感染の診断が困難な例があることに注意してほしい。赤沈値 ESR（赤血球沈降速度）は通常亢進する。一般的な起炎菌は，レンサ球菌，バクテロイデス *Bacteroides*，エンテロバクター，黄色ブドウ球菌 *Staphylococcus aureus*，そしてまれにノカルディア *Nocardia* である。複数の細菌による混

合感染もめずらしくない。直径2.5cm以下の膿瘍で臨床的に安定している患者の場合や身体の他の部位に感染巣がみつかる場合には、抗生剤治療を行い慎重に経過を観察する。もっと大きな膿瘍（破裂の危険があるなど）の場合や腫瘍効果を示す場合、あるいは進行性増悪がみとめられる場合には、抗生剤投与に加えて定位的針吸引（臨床 P16.4）や外科的摘除の適応となる。細菌以外の重要な原因として、原虫のトキソプラズマ Toxoplasma gondii があげられるが、これについては本項の後半のHIVの項で述べる。

硬膜外膿瘍 epidural abscess が、とくに脊柱管に起こることがあり、迅速な診断と治療を要する。一般的な症候には背部痛、発熱、末梢血白血球増多、頭痛、神経根や脊髄の圧迫徴候などがある。硬膜外膿瘍が疑われる場合には緊急MRIを行う。迅速に診断して脊髄正迫による対麻痺や尿閉失禁がおこらないうちに治療を開始することが重要である。硬膜外膿瘍の治療には外科的排膿と抗生剤（ナフシリンとセフトリアキソン）の投与が行われる。また進行性障害がみとめられていない初期には、抗生剤投与だけで様子をみることもある。一般的な起炎菌は、黄色ブドウ球菌、レンサ球菌、グラム陰性桿菌、嫌気性菌などである。

硬膜下蓄膿症 subdural empyema は硬膜下腔に膿が蓄積する状態で、通常、副鼻腔や耳内部の感染が直接波及して起こる。治療には、緊急の外科的排膿と抗生剤投与（セフトリアキソン＋メトロニダゾール）が行われる。

近年、アメリカの都市部での結核の再流行に伴って、**結核性髄膜炎 tuberculous meningitis** も再びよくみかけるようになった。数週間の経過で、頭痛、嗜眠、髄膜徴候（表5.6）がみられることが多い。脳底部の脳槽に炎症反応がおよぶことが多く、ウイルス動脈輪の血管に波及して梗塞を起こすこともある。治療されずに放置されると、昏睡や水頭症をきたすのいには死に至る。結核性病変は硬膜上腔や脊椎骨にも起こり、ポット病 Pott disease とよばれる状態になる。罹患しやすいのは、血管内麻薬常習者、HIV患者、結核流行地域の出身者などである。

以前の結核感染が再活性化されて髄膜炎が起こることがあり、受診時に肺結核の徴候がない場合は診断がつきにくい。ダンパク質値上昇、グルコース低値を呈する。初期には多形核白血球優位のこともあるが、起炎菌の結核菌 *Mycobacterium tuberculosis* はCSF中には顕微鏡下で観察できないことが多い。診断は培養で確定するが、結果が判明するまでに数週間かかる。最近ではPCRによって短時間で判定できる。結核性髄膜炎の治療には、イソニアジド、リファンピシン、エタンブトール、ピラジナミドなどの併用が用いられる。

後述するが、**リンパ球優位髄膜炎 lymphocyte-predominant meningitis**、すなわち「無菌性髄膜炎」は結核以外にも多くの原因があるが（表5.9）、最も多いのはウイルス感染である。またネコ・ヘンセラ菌 *Bartonella henselae* の感染で起こる猫ひっかき病 cat scratch disease で、頭痛、精神症状、痙攣発作がみとめられ、髄液は正常がリンパ球優位の髄膜炎の所見を呈する。MRIではT2高信号領域がみとめられ、痙攣発作が起こることがある。

スピロヘータ感染症

神経系における最も重要な2つのスピロヘータ感染症は、神経梅毒とライム病である。**神経梅毒 neurosyphilis** はペニシリンが普及する以前の時代にはかなり一般的であった。おそらくHIVに関連すると思われるが、近年再びみられるようになっている。梅毒 (syphilis、以前は lues とよんだ) はスピロヘータに属する梅毒トレポネーマ *Treponema pallidum* によって起こる。性的接触によって感染し、一次感染後の時間経過によって複数のステージがある。一次梅毒では、暴露後約1カ月で感染部位に硬性下疳 chancres という無痛性の皮疹が出現する。二次梅毒では、約6カ月以内にもっとびまん性に皮疹があらわれ、とくに手掌と足蹠に特徴的にあらわれる。三次梅毒では神経症状が出現することが多い。

髄膜に波及するど無菌性髄膜炎 aseptic miningitis（表5.9）を伴うことともある。とくに、視神経、顔面神経、内耳神経が傷害されやすい。約4～15年の潜伏期を経て神経系の運発性障害が出現することがある。このような運発性神経障害に、髄膜血管性梅毒 meningovascular syphilis では、慢性の髄膜炎によって動脈炎が起こるが、典型的には中径血管の炎症によって白質にびまん性の梗塞がみとめられる。治療されないまま放置されると、最終的に進行麻痺 general paresis とよばれる状態にいたる。この状態では、病巣の集積によって認知症、行動異常、誇大妄想、精神症状、上位運動ニューロン型の全身筋力低下が生じる。進行麻痺と伴することが多いもう一つの型の運発障害は、脊髄癆 tabes dorsalis である。脊髄後根が傷害されて、後索に変性が生じる。したがって、脊髄癆患者では下肢の感覚障害、感覚性運動失調（臨床 P15.2）と足を高く上げて歩く特徴的な脊髄性歩行（臨床 P6.5）、尿失禁（臨床 P7.5）がみとめられる。その他の随伴症状には、アーガイル・ロバートソン瞳孔（臨床 P13.5）と視神経萎縮がある。

神経梅毒の診断はトレポネーマ血清反応（FTA-ABS、MHA-TP）とリンパ球優位髄膜炎の髄液所見に

基づいてなされる。いわゆる非トレポネーマ性血液検査（RPR，VDRL）は神経梅毒では陽性のことも陰性のこともあるが，髄液のVDRLは通常陽性である。神経梅毒の治療には血管内ペニシリンGの投与が行われるが，腰椎穿刺を頻回に行って治療効果を判定する必要がある。

ライム病 Lyme disease は，スピロヘータに属するボレリアブルグドルフェリ *Borrelia burgdorferi* によって起こり，イクソデス属のシカダニによって媒介される。アメリカ，ヨーロッパ，オーストラリアに多発地域がある。この病気の名称は，最初に報告があったコネチカット州のライムという町の名前に由来する。一次感染は遊走性紅斑という特徴的な膨隆性皮疹から始まることが多く，この皮疹は数日から数週かかって位置を変え，増大する。神経症状を呈する症例もある。神経症状は通常数週遅れてあらわれ，リンパ球優位髄膜炎（**表 5.9**）や軽症髄膜脳炎の形をとる。髄膜脳炎は髄膜刺激徴候と情動変化が特徴で，記憶と注意の障害を伴う。

その他の随伴症状には，脳神経障害（とくに顔面神経），末梢神経障害，そしてまれに脊髄症状がある。神経系以外の症状には動脈炎と心臓伝導障害がある。ライム病の診断は，特徴的な臨床像，腰椎穿刺，血清検査による。未治療例では MRI で白質異常が観察されることがある。神経障害を伴うライム病の治療にはセフトリアキソンの血管内投与が行われる。

▶ウイルス感染症

ウイルス性髄膜炎 viral meningitis は細菌性髄膜炎ほど重症化することは少なく，1，2週間以内に自然寛解することが多い。頭痛，発熱，嗜眠，項部硬直，そしてその他の髄膜刺激徴候（**表 5.6**）がみとめられる。一般的な原因ウイルスには，エコーウイルス，コクサッキーウイルス，ムンプスウイルスなどのエンテロウイルスがある。原因ウイルスが同定できないことも多い。ヘルペスと HIV を除いて，大部分の神経系ウイルス感染症には有効な治療法はない。

ウイルス性髄膜炎の髄液所見は，リンパ球優位の白血球増多，タンパク値は正常か軽度上昇，グルコース値正常である。初期には多形核白血球が優位のこともある。ウイルス性髄膜炎と同様の**リンパ球性**，または**リンパ球優位髄膜炎**を起こす病態は多く，鑑別診断が困難なことがある（**表 5.9，表 5.7**）。細菌性髄膜炎と区別して，ウイルス性髄膜炎とその他のリンパ球優位髄膜炎を**無菌性髄膜炎 aseptic meningitis** とよぶことがある。結核性髄膜炎や神経梅毒や中枢神経系ライム病など，ウイルス性以外のリンパ球優位髄膜炎についてはすでに述べた。

ウイルス感染が脳実質を侵すと，**ウイルス性脳炎**

viral encephalitis とよばれる。ウイルス性髄膜炎の典型例とは違って，ウイルス性脳炎は重症化する傾向にある。髄膜にも炎症が及んでいることが多く，**髄膜脳炎 meningoencephalitis** の状態になる。ウイルス性脳炎の最も多い原因は，1型**単純ヘルペスウイルス herpes simplex virus** である（2型ウイルスも脳炎を起こすことがある）。第18章で述べるが，単純ヘルペスウイルスは辺縁系皮質に親和性がある。患者には異常精神行動，混乱，嗜眠，頭痛，発熱，髄膜刺激徴候，痙攣発作などがみとめられることが多い。嗅覚異常，片麻痺，記憶障害，失語などの巣症状をみとめることもある。単純ヘルペス脳炎では側頭葉・前頭葉に一側性か両側性の壊死が生じ，MRI で壊死巣を観察できることが少なくない。治療しなければ数日中に昏睡に陥り死に至る。したがって，アシクロビル投与による初期治療を迅速に開始しなければならない。

その他の特徴的な所見には，脳波で一側か両側の側頭葉に出現する周期性鋭波がある。髄液所見では，リンパ球優位かリンパ球-多形核球混合性の白血球増多，タンパク質値上昇，グルコース値正常（**表 5.7**）がみとめられる。壊死が顕著な場合，CSF の赤血球増多とグルコース値低下がみられることがある。髄液からのウイルスの培養は困難であるが，PCR で同定されることが多い。

ウイルス性脳炎にはその他にも多くの原因があるが，残念ながら，特異的な治療法が存在する脳炎はない。予後は原因ウイルスによる。また，ウイルス感染の数日後に**感染後脳炎 postinfectious encephalitis** が起こることがあり，中枢神経系のびまん性の自己免疫性脱髄を特徴とする。予後はさまざまである。麻疹では遅発性で緩徐進行性の致死的脳炎を伴うことがあり，**亜急性硬化性全脳炎 subacute sclerosing panencephalitis**（SSPE）とよばれる。幸運なことに，麻疹ワクチンの導入以来，その発病率は急激に減少している。

帯状疱疹 herpes zoster（shingles）は水痘と同じウイルス（水痘ウイルス varicella-zoster virus）によって起こる。主症状は神経根の分布に一致する有痛性皮疹で，臨床❷8.3 でくわしく述べる。

神経系のウイルス感染は，**横断性脊髄炎 transverse myelitis**（臨床❷7.2）の一般的な原因の一つでもある。脊髄炎を起こす重要なウイルスには，エンテロウイルス（コクサッキーウイルスやポリオウイルス），水痘ウイルス，HIV などがあるが，まれにエプスタイン・バー（EB）ウイルス，サイトメガロウイルス，単純ヘルペスウイルス，風疹ウイルス，日本脳炎ウイルスによることもある。HTLV-1 ウイルスはもっと慢性に経過する脊髄疾患を起こし，HTLV-1 関連脊髄症（HAM）や熱帯性痙性対麻痺とよばれる。

神経系の HIV 関連疾患

　ヒト免疫不全ウイルス human immunodeficiency virus（HIV）は，ウイルス感染，細菌感染，真菌感染，寄生虫感染など，数多くの神経系感染症に対する感受性を高める。セロコンバージョン seroconversion（抗原消失，抗体出現）の時期には，HIV 自身が無菌性髄膜炎を起こすことがある。脳神経障害を伴うこともあり，とくに顔面神経障害の頻度が高い（臨床Ⓟ12.3）。HIV 関連神経認知障害 HIV-associated neurocognitive disorder（HAND）は，HIV 感染の一般的な神経合併症で，病気の後期に発症頻度が高い。抗レトロウイルス剤による治療（高活性抗レトロウイルス療法 highly active antiretroviral therapy：HAART）がエイズ関連認知症にある程度有効である。

　HIV は脳以外にも脊髄，末梢神経，筋を侵す（それぞれ，ミエロパチー，ニューロパチー，ミオパチー）。HIV 患者にみられるその他のウイルス感染には，**単純ヘルペスウイルス**，**水痘ウイルス**，**サイトメガロウイルス**による脳炎がある。サイトメガロウイルスは，ガンシクロビルが有効な網膜炎や，馬尾に好発する多発神経根炎を起こす（臨床Ⓟ8.4）。**進行性多巣性白質脳症 progressive multifocal leukoencephalopathy（PML）**はエイズ AIDS やその他の免疫不全状態の患者で起こる。この疾患は JC ウイルスというパポバウイルスによって発症し，徐々に脳の脱髄を起こし，通常，3～6 カ月以内に死亡する。HAART 治療を行うと，平均生存期間が約 11 カ月に延長する。MRI では，白質の T2 高信号異常領域がとくに脳の後方領域に観察される。HAART 治療を受けている免疫再構築症候群 immune reconstitution inflammatory syndrome（IRIS）の患者に PML が発症すると，MRI で持続的に造影増強病変が観察されることがある。JC ウイルスは小脳の顆粒細胞を傷害して，小脳萎縮を起こすこともある。

　HIV 患者でみられる重要な神経系細菌感染症には，結核性髄膜炎と神経梅毒（前述）がある。HIV の神経梅毒は急速で非典型的な経過をとることが証明されている。真菌感染では**クリプトコッカス髄膜炎**が多い。慢性頭痛を訴える HIV 陽性患者では常にその可能性を念頭において，腰椎穿刺（臨床Ⓟ5.10）を行って診断する。髄液所見はリンパ球優位の白血球増多が多いが（**表 5.7**），正常のこともある。したがって，CSF 中にクリプトコッカス抗原が存在することを証明する必要がある。クリプトコッカスは墨汁染色で検出されることもある。クリプトコッカス髄膜炎の治療には，アンホテリシン B の血管内投与と，それに続くフルコナゾールの経口投与が行われる。軽症例ではフルコナゾール単独で治療する場合もある。重症例では進行性の意識鈍麻，ニューロパチー，痙攣発作，水頭症など

が起こり，死に至る。

　HIV 患者でよくみられる神経寄生虫感染は**トキソプラズマ症 toxoplasmosis** である。中枢神経系のトキソプラズマ症は，原虫のトキソプラズマゴンディ *Toxoplasma gondii* 感染が再活性化されて起こる。初回暴露はネコの糞や未調理の肉に含まれる嚢胞が体内に侵入して起こり，通常は無症状である。エイズ患者やその他の免疫不全患者ではトキソプラズマ感染が再活性されて中枢神経系に進展し，脳膿瘍が形成される。MRI では辺縁増強性病変として観察される。ガドリニウム投与で増強されない中心部（T1 で黒い）がリング状の増強部位に囲まれる。浮腫によって腫瘍効果があらわれ，周辺組織を圧迫することがある。よくみられる症状には，痙攣発作，頭痛，発熱，リンパ球優位髄膜炎，病変の位置によって生じる巣症状などがある。一般人口への暴露が多いために（アメリカで 30%，フランスで 80%），トキソプラズマに対する血清検査は信頼性に乏しい。診断には髄液の PCR 検査を行い，約 50% の診断率である。トキソプラズマ症は HIV 患者の頭蓋内腫瘤病変の第 1 位を占める。したがって，このような患者に MRI を行って典型的な病変をみとめる場合には，経験的にピリメタミンとスルファジアジンを約 2 週間投与して，MRI で効果を判定する。改善があれば治療を継続する。改善をみとめなければ，診断確定のために脳生検が勧められる。

　エイズ患者では，**中枢神経原発性リンパ腫**（臨床Ⓟ5.8）を発症する危険性も高くなる。放射線画像上，この B 細胞リンパ腫はトキソプラズマ症と似た像を呈する。HIV 患者の頭蓋内腫瘤病変の第 2 位は，この原発性リンパ腫である。診断は脳生検による。ステロイドと放射線療法がある程度有効であるが，HIV 陰性の脳原発性リンパ腫よりも，予後ははるかに悪い。ごく少数例ではあるが，カポジ肉腫の中枢神経系への転移が報告されている。

▶ 寄生虫感染症

　神経系への寄生虫感染には，嚢虫症，トキソプラズマ症，マラリア，アフリカ睡眠病（原虫のブルーストリパノソーマ *Trypanosoma brucei* による），アメーバ症，リケッチア感染症，包虫嚢胞（エキノコックス症），住血吸虫症などがある。本項では嚢虫症をとりあげる。トキソプラズマ症は HIV の項ですでに述べた。その他の疾患については，巻末の文献を参照してほしい。

　嚢虫症 cysticercosis の原因はブタサナダムシ，すなわち有鉤条虫 *Taenia solium* の卵の摂取である。中南米に多いが，アフリカ，アジア，ヨーロッパの特定の地域にもみとめられる。病原体は血流に乗って全身を巡り，筋，眼，中枢神経系に多発性の小嚢胞を形成す

る。痙攣発作を起こすことが多い。その他の一般的な症状には，頭痛，嘔気，嘔吐，リンパ球性髄膜炎，囊胞の位置による巣症状などがある。脊髄が侵されることもある。囊胞によって脳室系が閉塞すると水頭症が起こる。感染活動期の CT では 1〜2 cm の小さな囊胞が脳実質に多発性にみられ，囊胞周囲に浮腫を伴う。最終的に病原体が死ぬと，1〜3 mm の多数の石灰化病変が脳全体に散布性に残る（「脳砂 brain sand」という）。

囊虫症の診断は，病歴から得られる居住地域に関する情報，典型的な放射線所見，血清と髄液中の抗体価などによる。好酸球増多，糞便中寄生虫陽性，X 線上の軟部組織石灰化がみられることもある。疑わしい症例では脳生検が必要になることもある。治療にはアルベンダゾールを投与する。

▶真菌感染症

通常，中枢神経系の真菌感染症は正常な免疫状態の患者にはほとんど起こらないが，まれにみられることがある。クリプトコッカス髄膜炎については HIV の項ですでに述べた。アスペルギルス症（真菌のアスペルギルス *Aspergillus* によって起こる）とカンジダ症（カンジダ *Candida* によって起こる）は脳実質を侵し，通常強い炎症反応を伴う。脳実質や髄膜を侵すその他の真菌にはヒストプラズマ *Histoplasma*，コクシジオイデス *Coccidioides*，ブラストミセス *Blastomyces* などがある。アスペルギルスは鼻道から眼窩尖端に波及し，眼窩尖端症候群（臨床Ⓟ13.7）を起こすこともある。致死的なこともある重要な真菌感染症として頭に入れておかなければならないのは，**ムコール症 mucormycosis** である。ムコール症は主に糖尿病患者に鼻脳型感染として起こり，やはり眼窩尖端に広がることがある。鼻脳型ムコール症では外眼筋麻痺，顔面のしびれ感，視力障害，眼筋麻痺などが起こり，眼瞼の先端が紫色に変色することが特徴である。ほとんどの真菌感染症は生検を行わないと確定診断ができないが，早期治療が重要なので積極的に生検を行うべきである。ムコール症の治療にはアンフォテリシン B を投与する。ステロイドは真菌感染を増悪させるので，真菌感染が疑われる時には使用を控える。

▶プリオン関連疾患

近年，いくつかの神経疾患で**プリオン prion** とよばれる新しいタンパク質由来の感染物質が同定された。プリオンは明らかに DNA や RNA などを含まないにもかかわらず，動物から動物へと疾患を伝播する能力がある特異的な感染物質である。病理学的には脳と脊髄にびまん性の変性が起こり，多発性の空胞を伴うために海綿状の外観となる。ヒトのプリオン関連疾患に

は，クロイツフェルト・ヤコブ病 Creutzfeldt-Jakob disease，ゲルストマン・シュトロイスラー・シャインカー病 Gerstmann-Sträussler-Scheinker disease，クールー，致死性家族性不眠症などがある。これらはすべてまれな疾患である。最も多いクロイツフェルト・ヤコブ病でさえ，新規患者の発生率は 1 年に人口 100 万人あたり 1 人にすぎない。

クロイツフェルト・ヤコブ病の典型的な臨床像は，急速進行性の認知症，驚愕反応，ミオクローヌス，視覚歪曲と幻視，運動失調などである。脳波では周期性同期性鋭波が，とくに病後期にみられることが多い。CSF には，通常 14-3-3 タンパク質含有量の上昇がみとめられる。MRI の拡散強調画像 DWI で，大脳基底核や大脳皮質に特徴的な高信号が観察されることがある。残念なことに，現在のところ有効な治療法はない。通常，6〜12 カ月以内に神経症状が進行して死に至る。プリオン関連疾患には遺伝的背景があることもあれば，感染組織と接することによって 2 年から 25 年の潜伏期を経て発症することもある（プリオンは以前，「遅発性ウイルス slow virus」という不正確な名前でよばれていた）。イギリスで集団発生した非定型的なクロイツフェルト・ヤコブ病（変異型ヤコブ病）は，牛海綿状脳症（狂牛病）に感染した牛肉を摂取したことが原因である。

臨床ポイント 5.10　腰椎穿刺

腰椎穿刺は腰槽（図 5.22）のくも膜下腔に直接到達するための重要な手技である。CSF 採取，CSF 圧の測定，正常圧水頭症の時の CSF 排液，時に CSF への薬剤投与（抗生剤，癌の化学療法など）や造影剤注入（ミエログラフィー，第 4 章）などの目的で行われる。腰椎穿刺の前に頭蓋内圧亢進徴候（臨床Ⓟ5.3）がないか検討することが必要であり，脳ヘルニアの危険を避けるために，あらかじめ CT を撮ることが最も安全な方法である。また凝固異常の患者では，医原性硬膜外血腫を起こして馬尾を圧迫する可能性があるので，とくに慎重に行う。

腰椎穿刺は局所麻酔下に滅菌状態で行う（図 5.22）。穴あきの脊椎穿刺針（ルンバール針）を皮膚から挿入するが，挿入時に皮膚の細胞を CSF 中に持ち込まないように，内套針つきの脊椎穿刺針を用いる。針は皮下組織，脊柱の靱帯，硬膜，くも膜を貫いて，腰槽のくも膜下腔の CSF に達する。正常では腰槽が脳室の CSF や脳表を流れる CSF と直接連絡していることに注意してほしい（図 5.10，図 5.12）。臥位でも座位でも実施可能である。マノメーター棒（圧棒）を用いて CSF 圧を測定する。CSF 圧は臥位（図 5.22A）で測定するほうが信頼性が高い。座位では脊柱管全長の CSF 圧が腰槽での測定圧に加わるからである。成人の正常 CSF

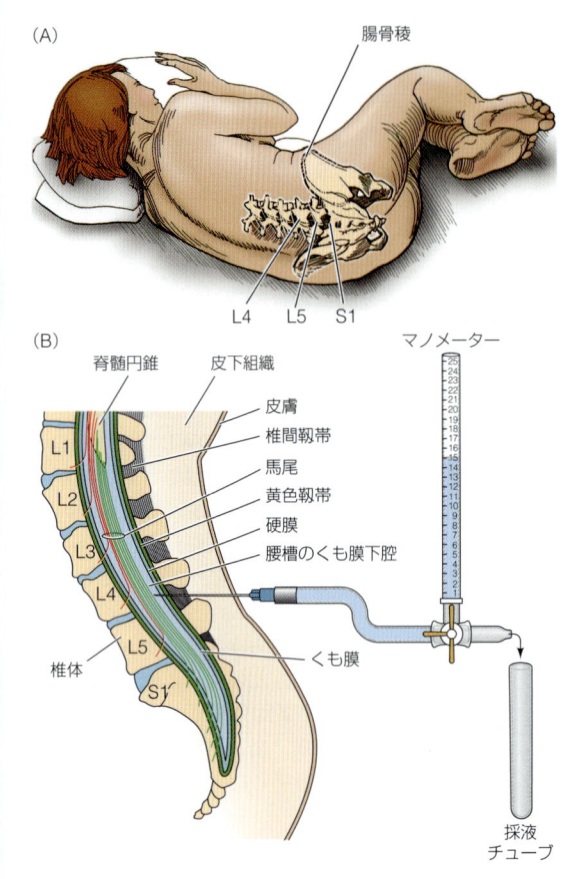

(A)

腸骨稜

L4　L5　S1

(B)

脊髄円錐　皮下組織　マノメーター

皮膚
椎間靱帯
馬尾
黄色靱帯
硬膜
腰槽のくも膜下腔

椎体

くも膜

採液
チューブ

図 5.22　腰椎穿刺。（A）患者の体位と穿刺針刺入部位。（B）腰槽の構造と穿刺針の位置の関係。CSF圧の測定とCSF採取は図のように三方活栓で切り替える

圧は 20 cmH$_2$O 以下である（**臨床Ⓟ5.3**）。

　脊髄の下端は**脊髄円錐 conus medullaris** を形成するが，おおよそ脊椎骨のL1またはL2のレベルまでにしか達しない。脊髄根は腰槽までのびて，「馬の尻尾」を意味する**馬尾 cauda equina** となる（**図 5.22B**）。脊髄損傷を避けるために，脊椎穿刺針は通常第4腰椎と第5腰椎の間の椎間腔に挿入する。神経根は，針の先端がくも膜下腔に入ると動くので，通常傷害されることはない。両側の後腸骨稜を結ぶ線はおおよそL4とL5の腰椎間のレベルに一致する。

　CSFの初圧を測定し記録する（**図 5.22B**）。ついで，CSFを採取して検査に供する。細胞数，タンパク質濃度，グルコース濃度などの検査とともに，微生物検査を行う。CSFのサンプルは別々の試料管に採取して，順番に番号をつけておく。これはCSFを採取した順番で細胞数が変わる可能性があるためで，この点については後で触れる。正常と感染性疾患におけるCSF所見を**表 5.7** にまとめた。リンパ球優位髄膜炎の原因を**表 5.9** にあげる。

　正常ではCSF中に赤血球は存在しない。CSF中に赤血球が存在すれば，くも膜下出血（**臨床Ⓟ5.6**）や出血性単純ヘルペス脳炎（**臨床Ⓟ5.9**）が疑われるが，単に腰椎穿刺の時に脊椎穿刺針によって血管が損傷されただけかもしれない。この状態は**外傷性穿刺 traumatic tap** とよばれる。外傷性穿刺と病的なくも膜下腔の出血を鑑別する指針は以下のとおりである。（1）外傷性穿刺ではCSF試料管の番号が増えるにつれて赤血球数が減少するが，くも膜下出血ではこの現象はみとめられない，（2）CSFを遠心分離すると，出血後数時間たっていれば，溶血のために上清が黄色調になり**キサントクロミー xanthochromia** を呈する。一方，採取直後にCSFを遠心分離した場合，外傷性穿刺ではキサントクロミーはみとめられない。外傷性穿刺では，末梢血中の白血球も混入するのでCSFの白血球数にも影響が出る。外傷性穿刺の場合には，CSF中の赤血球数と白血球数の比率や白血球分画は，末梢血と同じである。だいたいの目安として，外傷性穿刺のCSFでは，700個の赤血球に対して1個の白血球が検出される，と考えるとよい。どんな原因であろうとCSFに大出血が起これば，CSFグルコース値の低下やタンパク質値の上昇がみとめられることがある。

　感染や出血を診断する目的以外にも，腰椎穿刺によって**悪性腫瘍性髄膜炎**，すなわち**髄膜癌腫症**の診断に重要な悪性細胞を検出することもできる。また，多発性硬化症が疑われる場合，**オリゴクローナルバンド**の検出など，免疫学的検査にも有用である（**臨床Ⓟ6.6**）。

臨床ポイント 5.11　開頭術

　考古学的な証拠によれば，ある種の開頭術は有史以前から行われていたらしい。20世紀に入って，脳神経外科も新しい時代を迎え，手術手技や滅菌法の向上に伴って，手術による後遺症も死亡率も劇的に減少した。今や開頭術は頭蓋内に到達するための手段として，多岐にわたる治療・診断目的で行われ，熟練した脳外科医の手にかかれば比較的安全な手技である。

　開頭術の最初のステップは，対象構造への到達法を考えて頭部の位置を決めることである。頭髪を剃り，頭皮をヨード剤で消毒し，皮膚を切開して頭蓋骨を露出する。手術野のいくつかの地点で，頭蓋骨に**穿頭孔**（バーホール **burr hole**）を開けるが，硬膜を傷つけないように気をつける。小型のノコギリで穿頭孔と穿頭孔の間を切り，**骨フラップ bone flap** とよばれる骨片を取り除くと，硬膜が露出する。骨フラップは術後にもとに戻すため保管しておく。硬膜を慎重に切開し，脳に到達できるように折り返す。一般的な術中監視システムに加えて，脳外科手術中は頭蓋内圧や脳血流に影響する侵襲に対して，麻酔科医が準備しておく必要がある（**臨床Ⓟ5.3**）。CSF量を調節し脳の器械的な可

5

動性を確保するために，腰槽からの排液も行われる。手術が完了したら，硬膜を閉じ，骨フラップを元に戻して頭皮を縫合する。

対象となる頭蓋窩が異なれば，脳外科手術の到達法も異なる。最もよく行われる到達法は，プテリオン開頭術，側頭開頭術，前頭開頭術，後頭下開頭術である。プテリオンとは，前頭骨，頭頂骨，側頭骨，蝶形骨が会合する側頭部の領域である。**プテリオン開頭術 pterional craniotomy** では，この領域の頭蓋を除去することによって，下前側頭葉の手術が可能になる。この術式が用いられるのは，前循環系や脳底動脈先端の動脈瘤，海綿静脈洞や鞍上の腫瘍などである。**側頭開頭術 temporal craniotomy** では，側頭葉手術のためにプテリオン開頭術よりも外側からのアプローチがとられる。この術式が用いられるのは側頭葉痙攣の焦点切除術（臨床 Ⓟ18.2）や頭部外傷の時の頭蓋内血腫に対する減圧術（臨床 Ⓟ5.6）などである。**前頭開頭術 frontal craniotomy** は腫瘍などの前頭葉病変の手術に際して行われる。**後頭下開頭術 suboccipital craniotomy** は，小脳橋角（臨床 Ⓟ12.5），椎骨動脈，脳幹，下位脳神経などの後頭蓋窩の構造へのアプローチが必要な場合に行われる。その他にも特殊な到達法が特殊

な状況下で行われる。例えば，**経蝶形骨洞到達法 transsphenoidal approach** がその例で，鼻道から蝶形骨洞を経て下垂体領域に到達する（臨床 Ⓟ17.1）。画像誘導による**定位手術**（臨床 Ⓟ16.4）では，小穿頭孔から器具を挿入して脳深部の特定の目標に到達する。最近，低侵襲性の**内視鏡的脳外科手術 endoscopic neurosurgery**，すなわち**神経内視鏡 neuroendoscopy** が普及し，開頭術にとってかわりつつある。内視鏡的第三脳室開窓術についてはすでに述べた（臨床 Ⓟ5.7）。鞍部や鞍上部への到達には経蝶形骨洞到達法（臨床 Ⓟ17.1）も用いられるが，脳室内に到達するための一般的な神経内視鏡手技は右側脳室からモンロー孔を通る方法である。この最新技術は，脳室壁内や脳室壁に沿った腫瘍の内視鏡的生検や，嚢胞，出血，膿瘍の除去やドレナージにも利用されている。

考察

1. 本例の鍵となる症候は以下のとおり。
- **左片麻痺，左バビンスキー徴候陽性**
- **左側の視覚性および触覚性消去現象**
- **右側の頭痛**
- **全身倦怠感**

症　例

症例 5.1　頭痛と不安定歩行がある高齢男性

●**主訴**

82 歳の男性が右側の頭痛と歩行障害を訴えてかかりつけ医を受診した。

●**病歴**

患者は 3 カ月前に自動車事故にあった。頭部に打撲はなく意識障害もなかったが，自動車のほうが「壊れた」。救急外来に搬送され診察を受けたが，異常がなかったのでそのまま帰宅した。それ以来，**全身倦怠感と右側の頭痛**を訴えるようになった。とくに最近 2 週間は症状が強くなってきた。頭痛は夜間に増強し，頭痛のために眠れないこともある。さらに，最近，**左下肢の筋力低下**のために，歩行中に数回つまずいて転倒した。

●**診察所見**

全身状態：やせ型の高齢男性で全身状態は良好。
生命徴候：体温＝36.1℃，脈拍＝86，血圧＝146/80，呼吸数＝18。
頭部：外傷の痕跡なし。
頸部：正常，血管雑音なし。
肺：清。
心臓：整。心雑音，奔馬調律，心膜摩擦音なし。
腹部：腸音正常，軟，圧痛なし。
四肢：異常なし。
神経学的検査：
　精神状態：清明，見当識正常（×3）。言語は流暢で物品名呼称と復唱は正常。100-7 テストは正常（注意

力と計算の検査）。
脳神経（表 2.5）：瞳孔は正円同大で対光反射正常（Ⅱ，Ⅲ）。眼球運動正常（Ⅲ，Ⅳ，Ⅵ）。**視野検査（Ⅱ）は正常だが，左右同時刺激で左側に消去現象がある。**顔面感覚は正常（Ⅴ）。顔面に左右差なし（Ⅶ）。咽頭反射正常（Ⅸ，Ⅹ）。胸鎖乳突筋の筋力正常（Ⅺ）。舌は正中位（Ⅻ）。
運動系：**左上肢に回内偏位**（臨床 Ⓟ6.4）。**軽度の左片麻痺**（左上下肢筋力 4⁺/5）。右側の筋力正常。
感覚系：**両側同時刺激で左側に消去がある。**それ以外は正常。
反射：

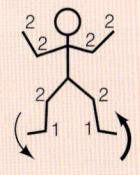

歩行：小股歩行だが歩行速度は良好。つぎ足歩行可能。
協調運動：検査せず。

●**局在診断と鑑別診断**

1. 太字で上に示した症候から，患者の病変はどこにあると考えられるか。頭蓋内か，頭蓋外か。左か，右か。
2. この高齢男性患者の最近の交通事故の既往と夜間に頭痛が増悪した事実から，最も可能性のある診断名は何か。他の疾患の可能性はないか。

この患者には左バビンスキー徴候を伴う左上下肢の軽度の筋力低下があるので，上位運動ニューロン病変が疑われ（表3.3），右運動皮質から左頸髄までの皮質脊髄路（図2.16）のどこかに病変があると考えられる。この患者の視覚性および触覚性の消去現象は左半側無視（臨床Ⓟ19.9）の症状である。この現象は右頭頂葉病変に最も多いが，右前頭葉や皮質下の病変でもみられることがある。以上の所見から，左脊髄病変よりも右頭蓋内病変の可能性が高い。全身倦怠感は非特異的な愁訴であるが，右側の頭痛を伴っているので，右頭蓋内の腫瘍性病変の可能性を疑わせる（臨床Ⓟ5.1〜5.3）。最も考えられる臨床局在診断は，右大脳半球の大脳皮質か皮質下の病変で，皮質脊髄路と注意力の神経経路が傷害されている可能性が高い。

2. 本例は，3カ月前に交通事故にあって以来，頭痛と全身倦怠感をきたし，最近になって左片麻痺を呈した高齢患者である。高齢者が軽度の頭部外傷後にこのような慢性不定症状を訴え，しかもそれが階段状に徐々に悪化する場合には，慢性硬膜下血腫が最も疑われる（臨床Ⓟ5.6）。また最近の数回の転倒の際に血腫内に再出血した可能性もある。可能性としては低いが，高血圧，腫瘍，血管奇形，アミロイドアンギオパチー，凝固異常，外傷（脳挫傷）などを背景に，最近数カ月の間に小さな右脳内出血をくり返した可能性も考慮に入れる必要があるだろう。さらに，自動車事故が出血とは無関係だった可能性もあるし，血腫の原因というよりも結果であった可能性すらある。患者の右大脳半球に，もともと，腫瘍，梗塞，脱髄，感染などの病変があって，運転技術に障害が生じたと想像できないこともない。

神経画像

医師は**頭部CT**を撮ることにした（**画像5.1**）。

1. 頭部CTで観察される血腫内の血液は，いつ出血したものだろう（図5.19，第4章）。

2. **画像5.1**に示されている部位の名称を隠して，

CTでできるだけ多くの脳内構造を確認しよう。

3. 髄膜のどの層間に血液が貯留しているか。このような血腫を何というか。

考察

1. 血腫内の液体は脳実質よりも低吸収だが，CSFよりは高吸収である。CT上で血腫が低吸収になるには，一般に約2，3週かかる。

2. **画像5.1**の部位の名称を参照。

3. 右側の脳と頭蓋骨の間に大きな液体貯留部位が観察される。三日月型の形状は硬膜下血腫に特徴的で（臨床Ⓟ5.6），硬膜とこれにゆるやかに結合するくも膜の間の潜在的な空間に血腫が広がるので，脳の輪郭に従う形状をとる。低吸収域となっているので慢性硬膜下血腫である。

右側の脳が血腫によってかなり圧排されていることに注意してほしい。中心溝周辺部位や前頭葉，頭頂葉も圧排されている。脳の左側では，これらの構造がよく観察できる。軽度の正中偏位があることにも注目してほしい。軽度の大脳鎌下ヘルニア（臨床Ⓟ5.4）の状態といってよい。CTの所見をみると，患者の症状がさほど重篤でないことに驚かされる。この症例をみてもわかるとおり，長い月日をかけてゆっくりと増大する巨大な病変に対しては，脳の適応力は高い。

臨床経過

患者は入院して血腫除去術を受けた。前頭部と頭頂部の合計2つの頭蓋骨領域に穿頭孔をあけた。穿頭孔から硬膜を開き，圧をかけて濃紫色の液体を排液した。急性の出血はみとめなかった。油色の濃紫色液体が消失するまで，硬膜下腔を生理食塩水で洗浄した。

術後，患者の片麻痺は急速に改善した。3週間後の診察では，筋力は5/5，視力正常，体性感覚正常，無視消失，両側足底反応陰性であった。頭痛と全身倦怠感の訴えもなくなった。

症例 5.1　頭痛と不安定歩行がある高齢男性

画像 5.1　慢性硬膜下血腫の頭部 CT 像
右側に低吸収域の慢性硬膜下血腫をみとめる。図 4.12 J と比較せよ

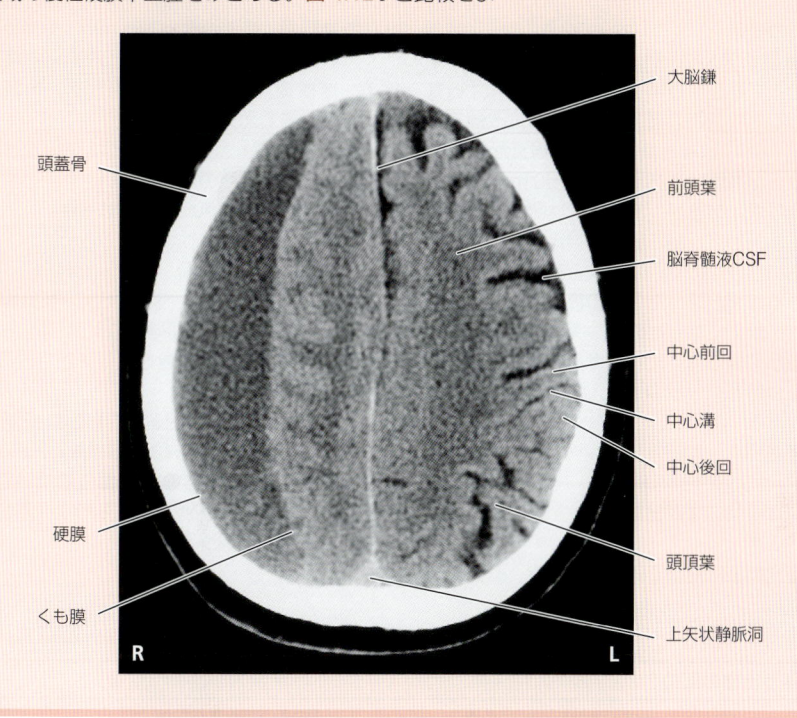

- 頭蓋骨
- 硬膜
- くも膜
- R
- 大脳鎌
- 前頭葉
- 脳脊髄液CSF
- 中心前回
- 中心溝
- 中心後回
- 頭頂葉
- 上矢状静脈洞
- L

症例 5.2　頭部外傷後の精神症状

●主訴
　階段の下で 67 歳の男性が嗜眠状態で発見された。アルコール臭がしていた。

●病歴
　患者からは病歴に関する情報が得られなかった。階段の下で泥酔した状態で発見された。後頭部の頭皮に裂傷があったので，救急治療室に搬送された。

●初回診察所見
一般状態：ストレッチャーに横臥している不潔な身なりの男性。
生命徴候：体温＝36.7℃，脈拍＝90，血圧＝176/89，
　呼吸数＝20。
頭部：右後頭部に**頭皮裂傷**。鼓膜は正常（表 3.9）。
頸部：救急室で頸部安定用のカラーが装着されている。
肺：清。

心臓：整。心雑音，奔馬調律，心膜摩擦音なし。
腹部：腸音正常，軟，圧痛なし。
四肢：浮腫なし，脈拍正常。
直腸機能：緊張正常，便潜血陰性。
神経学的検査：
　精神状態：**嗜眠傾向にあるが，よびかけに反応する。
　言語は不明瞭。名前をいえるが，場所と月日がわか
　らない。何が起こったか思い出せず，「悪いところは
　ない」と話す。簡単な指示には従える。**
　運動系：四肢すべて運動可能。

●局在診断と鑑別診断
　1．本例でみられたような軽度から中等度の意識障害は神経系のどの領域の機能障害によって起こるか。
　2．この患者の異常な精神状態に関して，最も疑われる 2 つの（広い意味での）原因は何か。

▌考察

　1．この患者は嗜眠状態で，失見当識があった。情報が少ないが，他には大きな異常はなさそうである。清明度と注意力の障害は，びまん性の両側大脳皮質機能不全や脳幹・間脳の網様体系（図 2.23）の機能不全

でみられる。
　2．精神状態の変化には多くの原因が考えられるが，この患者では明らかに 2 つの原因が考えられる。一つはアルコール中毒で，もう一つは頭部外傷（臨床 **P**5.5）である。この患者の意識レベル低下の原因としては，その他にも多くの病態が考えられる（臨床 **P**

19.15，表19.14）。アルコール以外の中毒症，代謝性　　疾患，痙攣発作，感染症，梗塞，脳腫瘍などである。

症例5.2　続き

●救急治療室での経過

救急担当医は最初アルコール中毒による意識障害を疑った。軽度の脳震盪が加わっている可能性も考えられた。いずれにしても数時間の経過観察のうちに改善するだろうと考えていた。頸椎と胸部のX線検査が行われた。血中アルコール濃度は325 mg/dl（100 mg/dl以上で中毒を起こす危険があるが，常用者では耐性ができている可能性がある）であった。放射線検査中，患者は非協力的で攻撃的になったので，X線検査を終えるまで，かなり動きまわる結果となった。その後，次第に傾眠傾向となり呼吸も不規則になったので，緊急気管内挿管と人工呼吸器装着が必要になった。二度目の迅速かつ詳細な神経学的検査が行われ，緊急CTスキャンが撮影された。

●診察所見の経過

生命徴候：脈拍＝95，血圧＝184/90。
その他の一般身体所見には変化なし。
神経学的検査：
精神状態：痛覚刺激に対して逃避するのみ。それ以外には反応なし。
脳神経系：瞳孔両側とも3 mm，対光反射で2 mmに収縮。頸椎カラーを装着しているので，頭位変換眼球検査（第3章）は実施せず。角膜反射は左で陽性，右で消失。
感覚系と運動系：痛覚刺激に対して左上下肢は動くが，右上下肢の運動はない。
足底反応：右は無反応，左は陽性。
協調運動と歩行：検査せず。

●局在診断と鑑別診断

1. 神経学的検査は不完全だが，意識障害と右片麻痺（一側の麻痺），右感覚障害が疑われる。どの構造の機能障害がこのような臨床像を起こすか。この患者の突然の意識障害の原因は何か。

2. 急性頭部外傷の患者のCTでは，どの領域に出血がみとめられるか（臨床 P5.5，5.6）。下の表を埋めて解答せよ。それぞれの出血好発部位について，その空間の境界となる内壁と外壁の名前をあげ（図5.1），実空間か潜在的空間かを述べよ。

頭部外傷に伴う出血の部位			
名称	位置	潜在的空間か実空間か	境界
脳室内出血			
脳内出血や脳実質内出血を伴う脳挫傷			
くも膜下出血			
硬膜下血腫			
硬膜外血腫			
帽状腱膜下血腫			

考察

1. 本例の鍵となる症候は以下のとおり。
● 痛覚刺激に対して反応する以外は無反応
● 右角膜反射消失，痛覚刺激に対する右上下肢の運動消失，右足底反応は無反応，左は陽性

意識障害は脳幹-間脳賦活系か両側大脳皮質の機能異常で起こる（図2.23）。痛覚刺激に対して右顔面と上下肢に反応がみとめられないことについては，2つの説明が可能である。すなわち，左運動皮質から始まる運動路（図2.13，図2.16）の機能障害か，右半身の感覚障害（図2.19）である。右側の足底反応陰性も皮質脊髄路の機能障害に矛盾しない。上位運動ニューロン病変の急性期には，反射が亢進せずに低下することがあるからである（表3.3）。

一側の上下肢の麻痺は大後頭孔の上下いずれの病変でも起こりうるが，意識障害を伴う片麻痺の場合には頭蓋内の病変が強く疑われる。右角膜反射の消失も病変が頭蓋内にあることを示している。左脳幹か左大脳半球の頭蓋内病変が右片麻痺を起こす。本例では左足の足底反応陽性が示すように，右脳の機能障害の証拠もある。病変が非常に大きくて正中を越えて反対側まで及んでいるか，あるいは副次的な別の病変が存在する可能性がある。

つまり，病変局在の一つの候補は上位脳幹である。橋中脳網様体と，左に強い両側の皮質脊髄路および皮質球路の障害が考えられる。頸椎カラーのために眼球運動の検査が困難であったが，もし眼球運動が検査できていれば病変局在診断に大いに役立ったことであろう（ビデオ35）。もう一つの可能性は，左運動皮質か

下行性白質路を侵す巨大な病変があって，腫瘍効果と経テント性ヘルニア（臨床 🄿5.4）によって上位脳幹–間脳境界部が圧迫されている場合である。

　外面上の頭部外傷の証拠（頭皮裂傷）は左頭蓋窩の急速に増大する病変を強く示唆する。この病変が左半球の皮質と白質の中で増大し，皮質脊髄路系を圧迫したと考えられる。このような病変では，網様体の変形をもたらす正中偏位や頭蓋内圧亢進によって，意識も障害されることが多い。外傷後に急速に増大する病変の原因として最も可能性が高いのは，硬膜外血腫，急性硬膜下血腫，脳挫傷，脳浮腫（臨床 🄿5.5，5.6）などである。可能性としては低いが，本例の神経症状の原因として考慮に入れておかなければならないのは，腫瘍や血管奇形や動脈瘤などの先行頭蓋内病変から出血が起こった場合，左大脳半球か脳幹の虚血性梗塞，水頭症，摂取した毒素が遅れて吸収された場合などである（最後の 2 つの場合はそれだけでは片麻痺の原因とはならないが）。

　2.　表 5.10 と図 5.1 を参照。

神経画像

　このような患者で頭蓋内病変の局在を決定しようとする時，きわめて困難な点がいくつかある。第一に，アルコール中毒があると臨床像が不鮮明になるため，その他の原因による精神状態の変化があっても覆い隠されてしまう。第二に，本例の患者でみられたような不穏や攻撃性は，頭蓋内高血圧や水頭症の急激な悪化の徴候であることが少なくないが（臨床 🄿5.3，5.7），攻撃的で易興奮性の性格のせいにされて見過ごされる傾向にある。したがって，アルコール中毒患者を診察

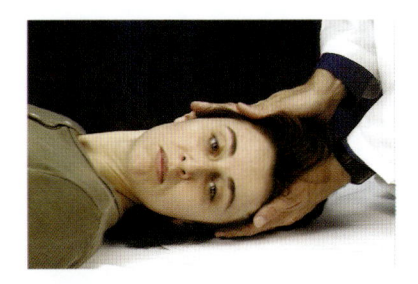

頭位変換眼球検査（ビデオ 35）

する場合には細心の注意が必要で，神経学的に明らかな改善の兆しがみえない時は，緊急頭部 CT スキャンが必要となる。本例の患者でも緊急**頭部 CT**（**画像 5.2A〜F**）が行われ，その結果，ただちに手術室に搬送された。**画像 5.2A〜C** の画像は手術直前に撮影されたものであり，**画像 5.2D〜F** の画像は 1 年後に撮影されたものである。

　1.　**画像 5.2A〜C** の血腫はいつ発生したものだろう。

　2.　この患者にみとめられるのはどのようなタイプの出血か。（ヒント：硬膜外血腫を除いて，表 5.10 にあげたすべての出血が観察できる。）

考察

　1.　すべての出血が高吸収域として観察されるので，放射線学的には約 1 週間以内に発生したものと推定できる（第 4 章）。病歴から考えると出血後数時間というところだろう。

　2.　比較的幅の狭い三日月型の血腫が左側の広汎な領域を覆っているが，急性硬膜下血腫の像である（臨床 🄿5.6）。また，脳溝に血液が入り込んでいる（**画像 5.2C**）。軟膜は脳表に沿って脳溝に入り込むが，くも膜は脳溝に入り込まないことを思い出してほしい（図 5.1）。したがって，脳溝の血液は必然的にくも膜下腔にあることになる。これがくも膜下出血である。左側頭極と左前頭極には大きな血腫があり，脳挫傷と考えられる（**画像 5.2A**，B）。右後頭部の頭皮に軟部組織腫脹と帽状腱膜下出血があることに注意してほしい。右後頭部頭皮の損傷部から左前頭側頭部の脳挫傷部位に向かって「力の作用線」をひくことができる。これが古典的な「**クー・コントラクー外傷**」である。頭部の一側からの打撃が反対側の脳部分を頭蓋に衝突させるので，減速力による損傷が反対側の脳に生じる。前頭極と側頭極は前頭蓋窩と中頭蓋窩の骨隆起に接するので（図 5.21），とくに脳挫傷を起こしやすい。右側脳室後角内に少量の血液が液面を形成している（**画像 5.2B**）。術後の画像（**画像 5.2E**）と比較するとよくわかる。最後に，小脳と側頭–後頭葉内側部の間に異常な高吸収域の帯がある（**画像 5.2A**）。硬膜がこの部位に入り込んで小脳テントを形成していることを思い出してほしい（図 5.6）。したがって，この部位の出血は小

表 5.10　頭部外傷に伴う出血の部位			
名称	位置	潜在的空間か実空間か	境界
脳室内出血	脳室（CSF）	実空間	脳室壁
脳内または脳実質内出血を伴う脳挫傷	大脳半球，またはその他の脳実質	潜在的空間	脳組織
くも膜下出血	くも膜下腔（CSF）	実空間	軟膜とくも膜
硬膜下血腫	硬膜下腔	潜在的空間	くも膜と硬膜
硬膜外血腫	硬膜外腔	潜在的空間	硬膜と頭蓋骨
帽膜下血腫	帽状腱膜下腔（疎性結合組織）	潜在的空間	頭蓋骨膜と帽状腱膜

脳テントの急性硬膜下血腫である。別の画像（提示せず）を追っていくと，これは左大脳穹窿部の硬膜下血腫に直接連続していた。ここには提示しないが，骨ウィンドウの CT 画像で観察すると，右後頭骨に変位のない骨折があった。

　この一連の CT スキャンでは，出血と浮腫による重篤な腫瘤効果も観察できる。**石灰化した松果体の正中偏位**は，中脳-間脳境界部で網様体がどの程度変形しているかを知るよい手掛かりとなる。本例の患者では松果体が約 11 mm 右側に偏位していた（**画像 5.2B**）。通常，10 mm 以上の偏位は深昏睡を伴う。中脳は前後径が延長し左右幅がやや狭くなっている（**画像 5.2A**）。左鉤と側頭葉内側部は，正常ではテント切痕があるはずの部位を越えて中脳を圧迫している。これは初期の左経テント性鉤ヘルニアの像である（**臨床Ⓟ5.4**）。著明な腫瘤効果は，脳底部脳槽がほぼ消失していることからもわかる（**画像 5.2A**）。回復後の像（**画像 5.2D**）と比較してほしい。左の側脳室と脳溝もほぼ完全に閉鎖している（**画像 5.2A〜C**）。対照的に右の脳室はやや拡張しているが，CSF 流出路の部分的な閉塞とそれによる軽度の水頭症によるものであろう。左大脳半球は腫脹し，やや低吸収となっている（**画像 5.2B，C**）。びまん性脳浮腫の像である。

臨床経過

　頭蓋内圧を下げるために緊急の治療が開始された（**臨床Ⓟ5.3**）。高浸透圧剤であるマニトールの血管内投与を開始し，人工呼吸器の条件を過換気にセットして，そのまま手術室に搬送した。手術では左側の頭皮を切開して，大きな**骨フラップ**（**臨床Ⓟ5.11**）を除去し硬膜を露出した。硬膜は緊張が強く青味を帯びていた。硬膜を開くと，多量の新鮮な凝血からなる硬膜下血腫がみとめられたので，これを除去した。くも膜下腔にも出血があり，脳は腫脹し，左側頭極と前頭極に脳挫傷をみとめた。さらに頭蓋内の減圧を図る目的で，左側頭葉前部と左前頭葉前下部の挫傷が強い部分を切除し，左前頭葉の巨大な実質内血腫を除去した。硬膜を縫合閉鎖して骨フラップをもとの位置に戻してから頭皮を縫合した。

　手術の 3 時間後，患者は集中治療室で挿管された状態で覚醒した。眼球運動は正常，瞳孔は正円同大で反応性も良好であった。患者は口頭指示にしたがって検者の手を握り，両足の母趾を動かすことができたが，左側の筋力のほうが強かった。左の足底反応は母趾が下向きに動き，右の足底反応はみとめなかった。病院とリハビリテーション施設に長期間滞在して療養したあと，日常生活がすべて可能になり自宅に戻った。ほどなく近所の酒場に再び出入りするようになった。1 年後に再びアルコール中毒を起こし，CT が撮影された（**画像 5.2D〜F**）。すべての出血は消失し腫瘤効果もみとめなかった。左側頭極と前頭極に低吸収域があり，グリア瘢痕形成と組織減少（代償性水頭症）によるものと考えられた。この例は，多発性の脳挫傷や急性硬膜下血腫，顕著な脳幹の変形など，術前 CT 所見はきわめて重篤であったにもかかわらず，劇的な回復を示したという点で，やや特異な例である。この患者は，幸運にも遅延なく緊急脳外科手術を受けることができた。ただ不幸なことに飲酒癖が抜けない。

5

症例 5.2 頭部外傷後の精神症状

画像 5.2 （A）～（F）急性硬膜下血腫とその回復過程を示す CT 像
（A）～（C）左前頭側頭部と小脳テント部の急性硬膜下血腫。左前頭側頭部の脳挫傷とくも膜下出血もみとめられる。（D）～（F）1 年後の CT 像

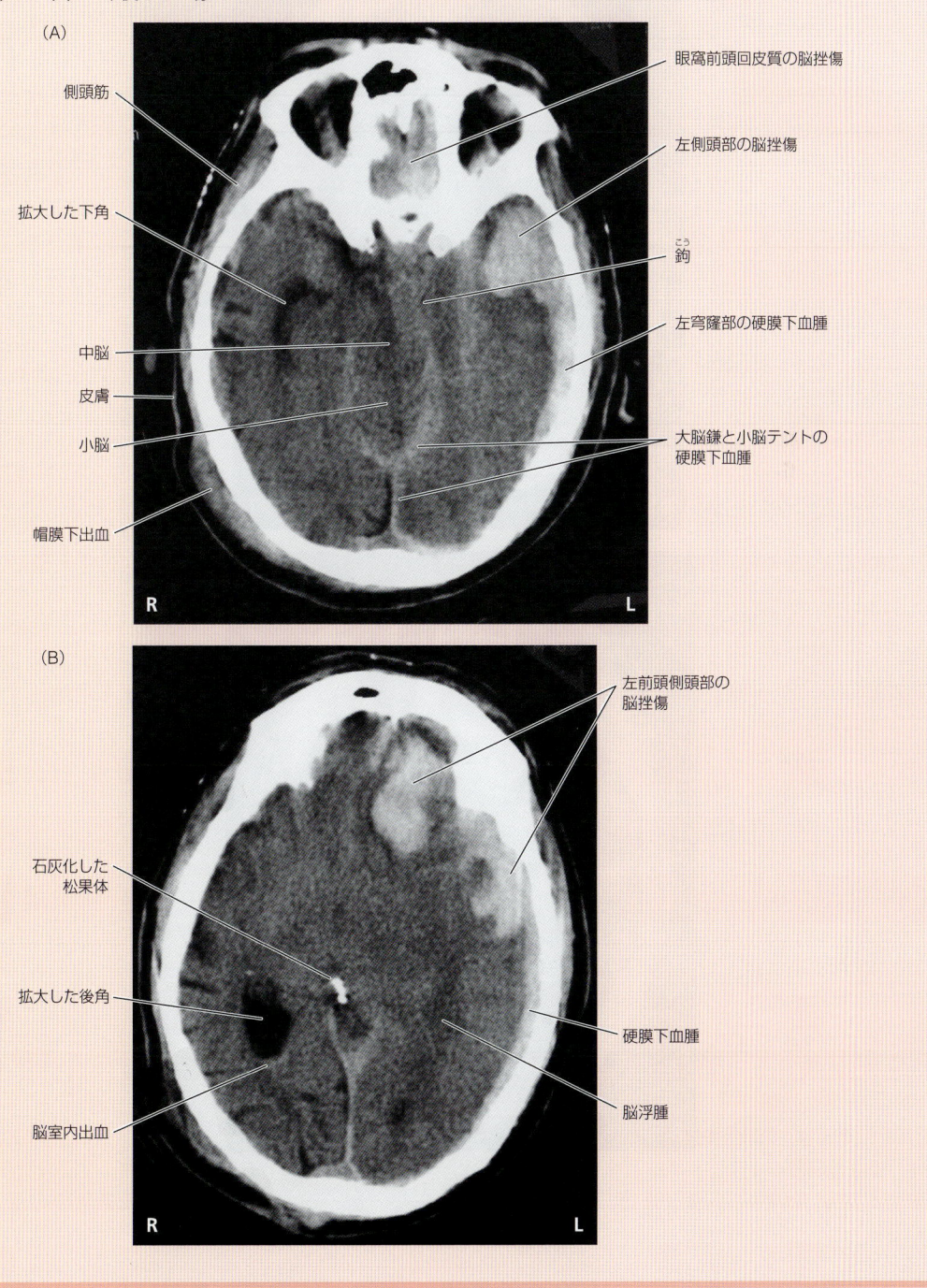

（A）

- 側頭筋
- 拡大した下角
- 中脳
- 皮膚
- 小脳
- 帽膜下出血
- 眼窩前頭回皮質の脳挫傷
- 左側頭部の脳挫傷
- 鉤（こう）
- 左穹窿部の硬膜下血腫
- 大脳鎌と小脳テントの硬膜下血腫

R　　　　L

（B）

- 石灰化した松果体
- 拡大した後角
- 脳室内出血
- 左前頭側頭部の脳挫傷
- 硬膜下血腫
- 脳浮腫

R　　　　L

134

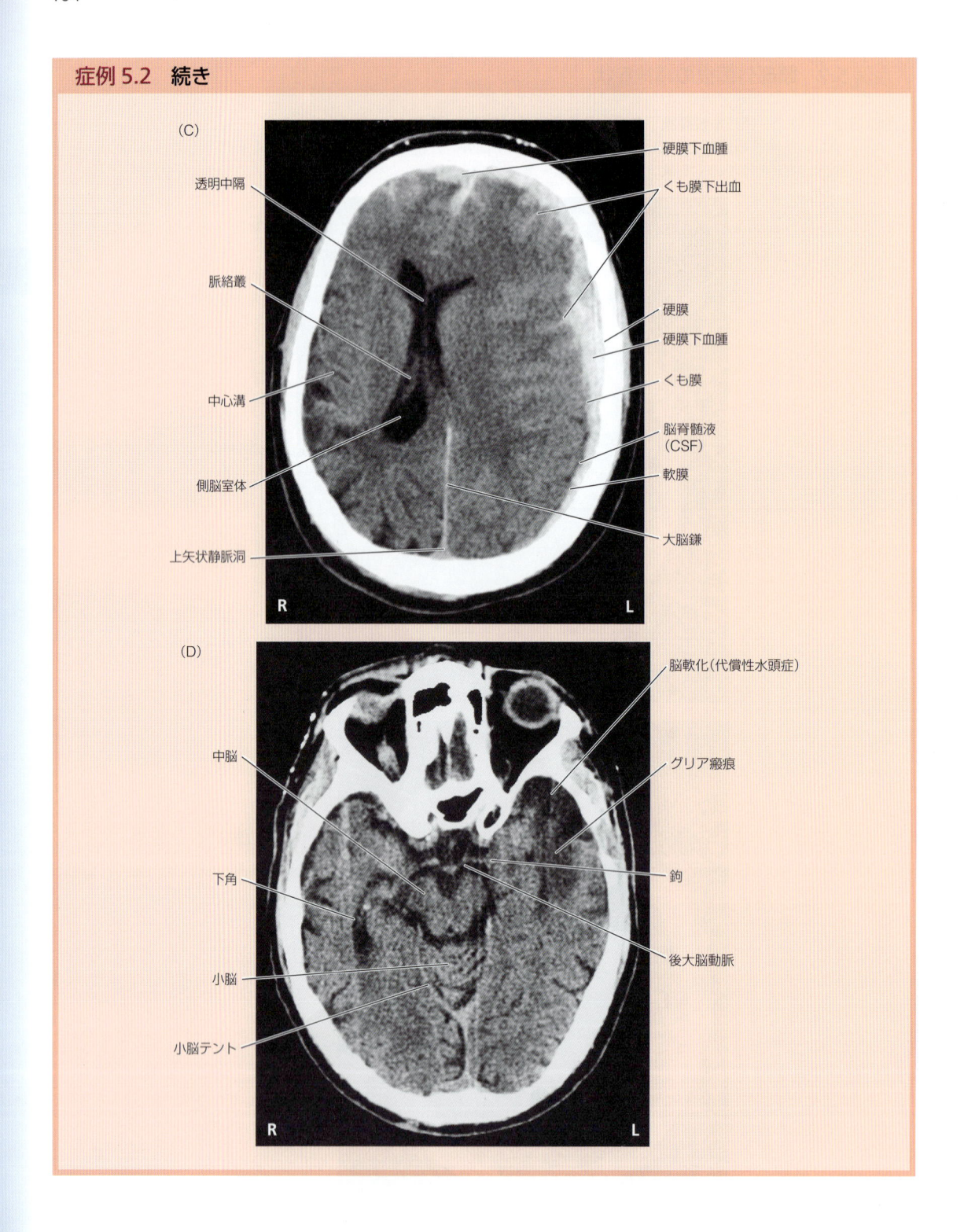

(C)

透明中隔

脈絡叢

中心溝

側脳室体

上矢状静脈洞

硬膜下血腫

くも膜下出血

硬膜

硬膜下血腫

くも膜

脳脊髄液
（CSF）

軟膜

大脳鎌

R　L

(D)

中脳

下角

小脳

小脳テント

脳軟化（代償性水頭症）

グリア瘢痕

鉤

後大脳動脈

R　L

症例 5.2　続き

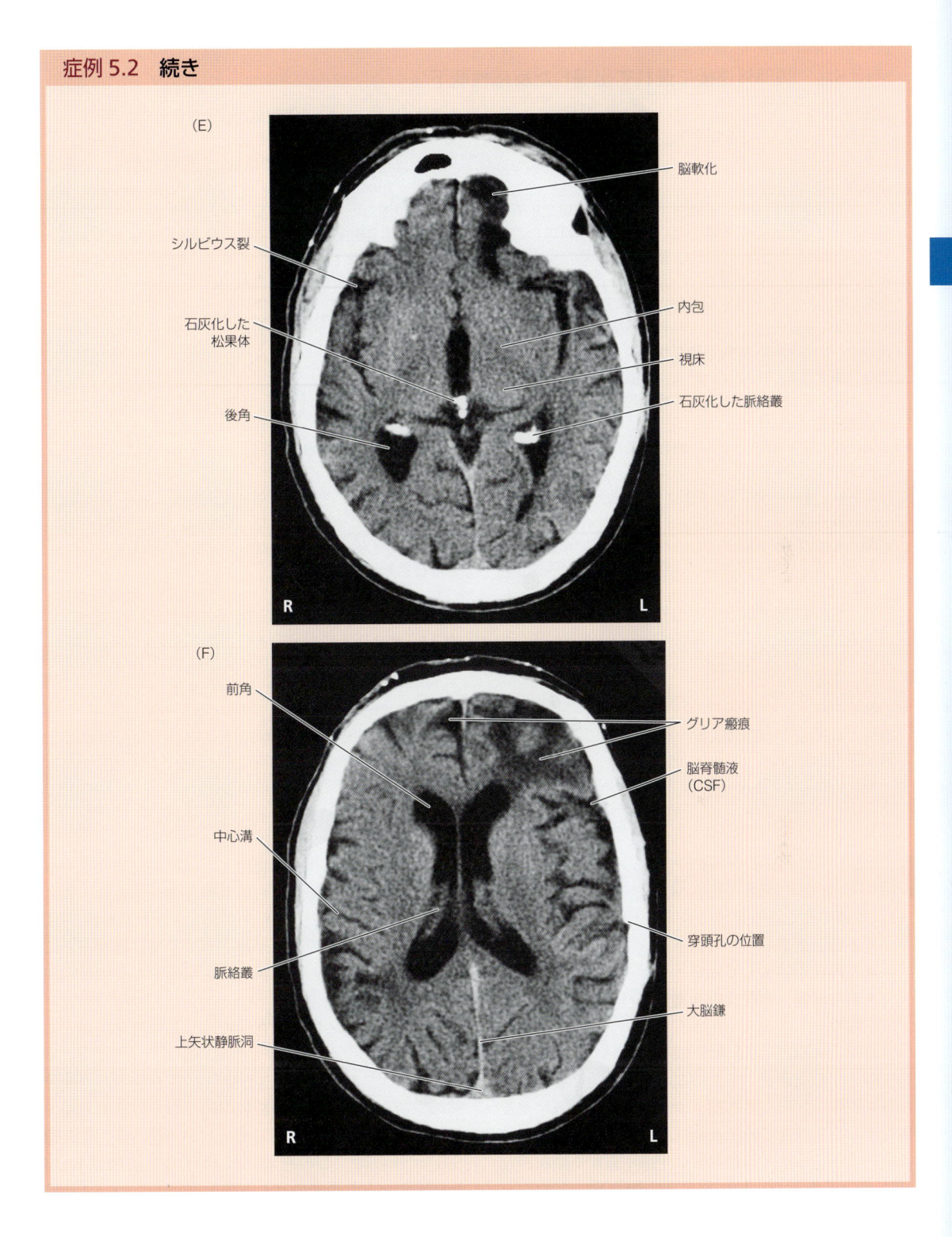

(E)

脳軟化

シルビウス裂

内包

石灰化した
松果体

視床

後角

石灰化した脈絡叢

R　　L

(F)

前角

グリア瘢痕

脳脊髄液
（CSF）

中心溝

穿頭孔の位置

脈絡叢

大脳鎌

上矢状静脈洞

R　　L

5

症例 5.3　頭部外傷後に遅れて出現した反応性低下

●主訴
　頭部外傷の翌朝，51 歳の男性の反応性が徐々に低下した。

●病歴
　入院前夜の午前 0 時，患者は家庭内でけんかをしてコンクリートの階段から転落した。左側頭部を打撲して約 15 分間意識を失った。しかし，警察と救急車が到着するまでに意識は完全に回復した。アルコール臭がして，診療を拒否した。患者は家庭内暴力の容疑で逮捕され，一晩留置場で過ごした。翌朝，裁判所への出廷のために署員がよびにきた時，**覚醒困難な状態で，ベッドで支離滅裂な言葉をうめいていた**。終夜，留置場で嘔吐し便失禁していた。救急車がよばれ，救急治療室に搬送された。

●診察所見
一般状態：ストレッチャーに横臥するだらしなくみえる男性。
生命徴候：体温＝36.7℃，脈拍＝96，血圧＝150/100，呼吸数＝28。
頭部：左前頭部に擦過創あり。バトル徴候やアライグマの目，髄液耳漏・鼻漏などはすべてなし。鼓膜は正常（表 3.9）。
頸部：救急室で頸部安定用のカラーが装着されている。
肺：清。
心臓：整。心雑音，奔馬調律，心膜摩擦音なし。
腹部：正常。
四肢：正常。
直腸：緊張正常，血便なし。
神経学的検査：
　精神状態：指示に**反応なし**。自発言語なし。時々，ストレッチャー上で不穏な状態となり，何かを訴えるかのようにのたうちまわる。
脳神経：**左瞳孔 5 mm で固定**（対光反射消失）。右瞳孔 2 mm，光に反応して 1 mm に収縮。前庭眼反射は頸椎カラーのため検査せず。咽頭反射あり。
感覚系と運動系：左上下肢に自発運動あり。痛覚刺激に対して左上肢をひっこめる。**右上下肢には自発運動も逃避反応もみられない**。
反射：

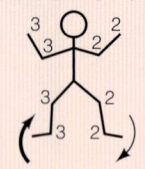

協調運動と歩行：検査不能。

　救急治療室に到着してまもなく，患者は呼吸不全の状態になったので，挿管された。その後，左上下肢の自発運動が消失し，完全に反応がない状態になった。

●局在診断と鑑別診断
　1. 上の太字の症候の一つ一つに対して，関係する神経解剖学的経路をあげて説明せよ（図 2.16，図 2.23，表 2.5，表 3.3）。これらのすべての経路が 1 カ所に集まるのはどの脳領域だろう。この脳領域を圧迫するのはどのような脳ヘルニア症候群（臨床 ❷5.4）だろうか。圧迫の原因となる病変はどちらの側にあるだろう。
　2. 急性頭部外傷の既往があり，遅発性で進行性の反応低下が数時間かかって進んだことから，最も考えられる診断は何か。他の可能性はないか。

考察

1. 本例の鍵となる症候は以下のとおり。
- **不穏と意識レベルの低下**
- **左瞳孔が散大して固定**
- **右片麻痺，右腱反射亢進，右バビンスキー徴候陽性**

　意識障害は脳幹−間脳網様体賦活系の病変（直接この系を傷害する病変か，またはこの系の圧迫と変形をもたらす近傍の病変：図 2.23）か，両側性に大脳半球を傷害する病変で起こる。縮瞳は副交感神経線維の働きによって起こるが，この線維は中脳から出る動眼神経（Ⅲ）の中を走る（図 2.9，図 2.22，表 2.5）。したがって，左瞳孔の散大と固定を起こすのは，左中脳の病変や脳幹を出て眼に至る動眼神経の病変，あるいは直接瞳孔散大筋を侵す病変である。右半身の筋力低下と腱反射亢進の組み合わせは上位運動ニューロン病変を疑わせる（表 3.3）。すなわち左運動皮質から右脊髄に至る皮質脊髄路（図 2.16）のどこかに病変が存在するはずである。これら 3 つの経路または系が交錯するのは中脳で，中脳病変でこれらの系が侵されると鉤ヘルニア（臨床 ❷5.4，図 5.18）の三徴，すなわち昏睡，「開ききった」瞳孔，片麻痺が起こる。左側に散瞳があることから，左中脳と左動眼神経を圧迫する左頭蓋内病変が疑われる。

　最も考えられる**臨床局在診断**は，左中脳を圧迫する左鉤ヘルニアである。

　2. この患者は左側頭部に強い打撲を負った。側頭骨の骨折が中硬膜動脈の断裂を起こし，硬膜外血腫の原因となることを思い出してほしい（図 5.7，臨床 ❷5.6）。さらに，この患者には数時間の**清明期 lucid interval** があり最初のうち意識を回復したが，これは硬膜外血腫でみられることがある現象である。数時間後に再び意識を失ったが，これは血腫が進行性に増大したためであろう。硬膜外血腫は動脈性の出血なので，血腫増大によって急速に症状が悪化することを思い出してほしい。すでに**症例 5.2** でみたように，急性硬膜下血腫や脳挫傷や脳浮腫も進行性の意識障害を起

こすことがあるので，この例でも考慮に入れておく必要がある。最後に，考えにくいが以下の可能性もあげておこう。一つは，おそらく外傷後の椎骨動脈解離（臨床 P10.6）が原因となって，夜間に脳梗塞を発症した可能性である。もう一つは，高血圧や脳腫瘍や血管奇形（臨床 P5.6）など，頭部外傷とは直接関係のない原因によって頭蓋内出血を起こした可能性がある。

神経画像

　容態が急速に変化したので，緊急**頭部 CT** が撮られた（画像 5.3A〜D）。

1.　CT でみとめられる出血はいつのものか（第 4 章）。

2.　この出血の外観から判断して，どのようなタイプの出血か。出血部位はどこか（臨床 P5.6）。

3.　骨ウィンドウの画像（画像 5.3D）で骨折部位を同定しよう。骨折があるのはどの骨か。

4.　血腫の腫瘤効果（臨床 P5.2）と脳ヘルニア（臨床 P5.4）はこの患者の CT でどのように観察されるか述べよ。

考察

1.　この例の出血は高吸収域なので，ここ 1 週間以内に起こったものである（第 4 章）。

2.　大きなレンズ型の液貯留が，左側頭骨と頭頂骨の内面に沿ってみとめられる。この血腫が両凸型をしていて前方の境界が冠状縫合の線であることに注意してほしい（画像 5.3B，C）。冠状縫合では硬膜の骨膜層が骨に強く貼り付いている。このような CT 像は硬膜外血腫に特徴的で，高圧の動脈血が硬膜と骨の間を

さいて貯留する像である（臨床 P5.6）。

3.　左側頭骨の骨折が観察できる（画像 5.3D）。さらに高位の断面（提示せず）で観察すると，骨折線が左頭頂骨にまで及んでいた。

4.　血腫による強い正中偏位があり，脳全体が右側に偏位すると同時に左側脳室が圧迫されている（画像 5.3A，B）。鉤を含む左側頭葉前内側部がテント切痕に密着して，左中脳を圧迫している（画像 5.3A）。左経テント性ヘルニア（臨床 P5.4）の像である。さらに，帯状回が大脳鎌の下に押し出されている（画像 5.3B）ので，大脳鎌下ヘルニア（図 5.18）も生じている。

臨床経過

　急速な悪化のために，患者は CT 室からただちに手術室に搬送された。過換気やマニトール静脈内投与など，頭蓋内圧軽減のための緊急処置（臨床 P5.3，表 5.3）が搬送中に開始された。手術室で，左耳介の直上から頭頂まで切開したところ，側頭骨から頭頂骨にまたがる長い線状骨折がみとめられた。開頭術（臨床 P5.11）を行い，硬膜外腔から多量の新鮮凝血を除去した。中硬膜動脈（図 5.7）に数条の亀裂がみつかったので，頭蓋底の下で中硬膜動脈を凝固した。患者は術後，長期間の入院生活を余儀なくされたが，徐々に意識は回復し，歩行や右上肢の使用が可能となった。受傷 10 日後の CT では，血腫除去後，正常構造に近い状態にまで回復していた。この症例は，鉤ヘルニアであっても迅速な治療開始が回復につながることを示しており，その神経解剖学的な特徴をよく知っておくことが重要であることを物語っている。

症例 5.3　頭部外傷後に遅れて出現した反応性低下

画像 5.3　（A）〜（D）硬膜外血腫を示す CT 像
（A）〜（C）左経テント性鉤ヘルニアを伴う左硬膜外血腫。下のレベルから上のレベルへ向かう軸位断面像。（D）左側頭骨骨折を示す骨ウィンドウ像

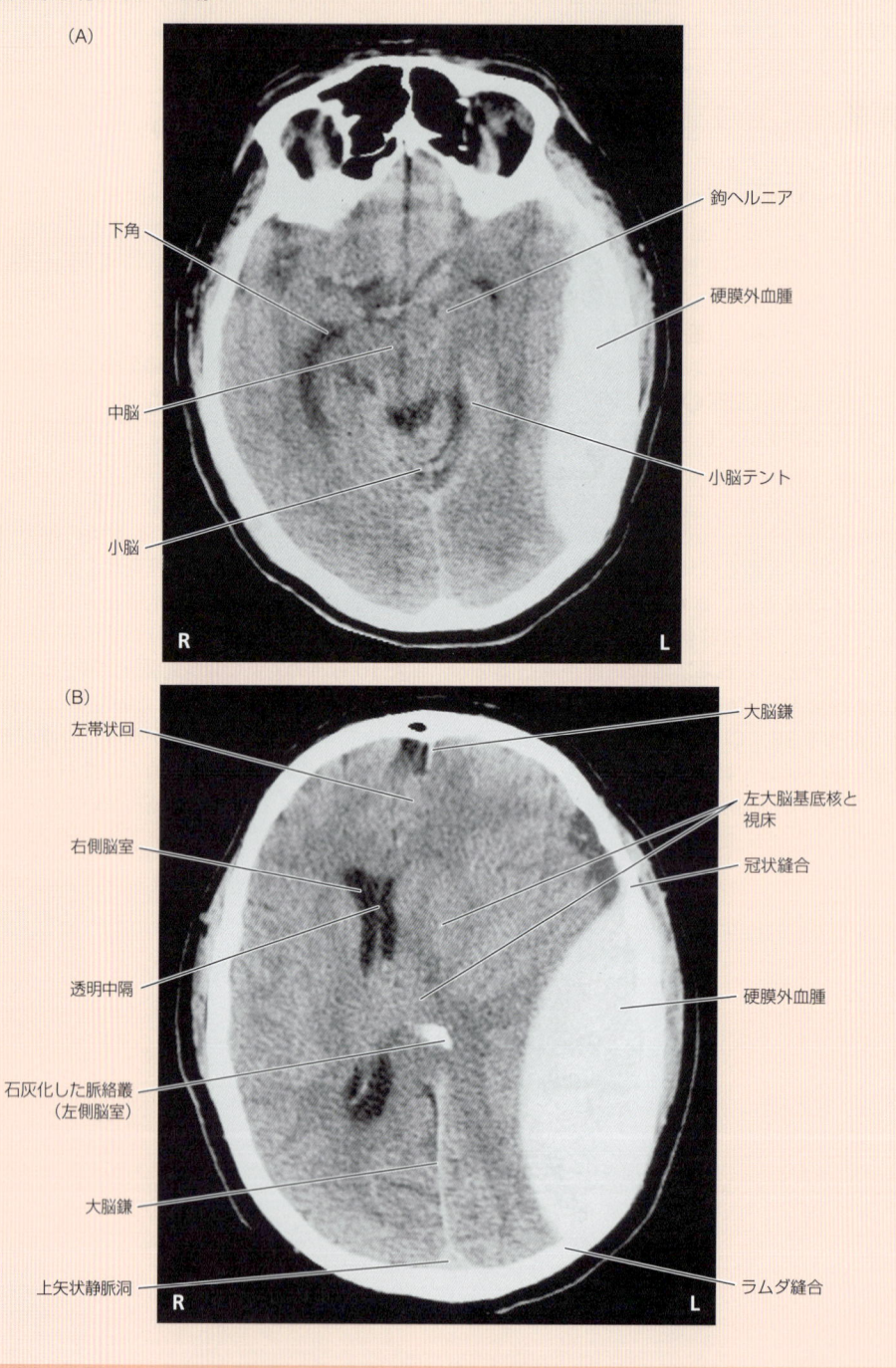

5

症例 5.3　続き

(C)

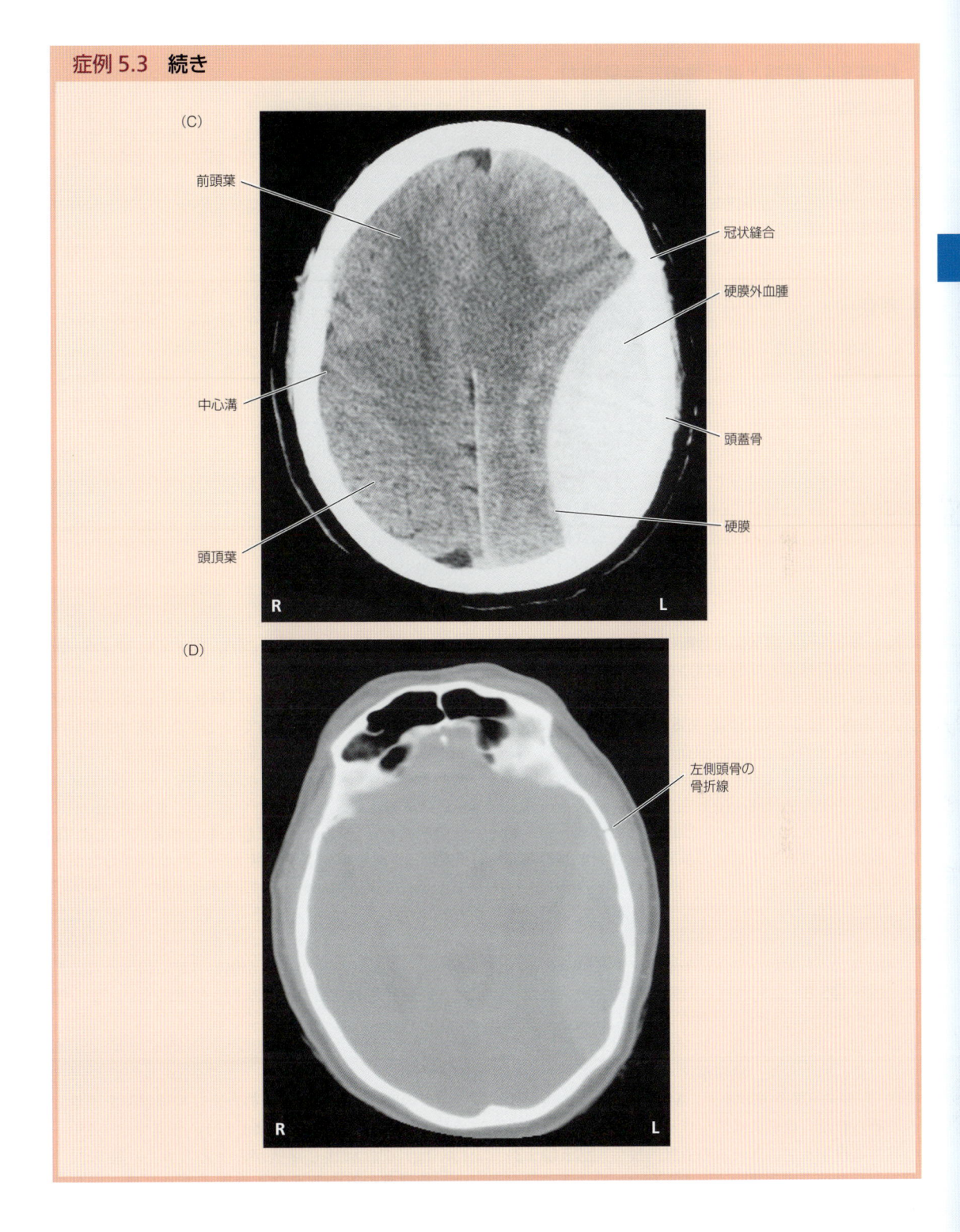

前頭葉

冠状縫合

硬膜外血腫

中心溝

頭蓋骨

頭頂葉

硬膜

R　　　　　　　　　L

(D)

左側頭骨の
骨折線

R　　　　　　　　　L

症例 5.4　頭痛と進行性の左半身脱力

● 症例要約

　52 歳の製材所の所長が最近走れなくなってきた。最初は左母趾をぶつける程度だったが，6 カ月の間に左下肢の筋力低下が持続するようになった。頭痛の訴えもある。診察すると，左鼻唇溝が浅く，左上腕三頭筋と左下肢の筋力が低下（$4^+/5$）していた。

● 局在診断と鑑別診断

　1.　ここにあげたかぎられた情報から判断して，病変は頭蓋内か，頭蓋外か（図 2.13，図 2.16）。病変が存在するのは右側か左側か。

　2.　最も考えられる診断は何か。その他に可能性はないか。

考察

　1.　本例の鍵となる症候は以下のとおり。

- ● **頭痛**
- ● **左片麻痺**

　左顔面と上下肢の筋力低下が一緒に起こるのは，右運動皮質から発する皮質球路（顔面）と皮質脊髄路（上下肢）に病変がある場合である（図 2.13，図 2.16）。顔面神経（Ⅶ）は神経核が橋にあり，橋延髄境界部から脳幹を出る（図 2.22，表 2.5）ので，病変は橋か橋より上になければならない。これよりも下のレベルでは顔面の筋力低下は生じない。頭痛の存在も頭蓋内病変を支持する。

　最も考えられる **臨床局在診断** は，橋かそれより上のレベルで皮質球路と皮質脊髄路を傷害する右頭蓋内病変である。

　2.　頭痛には多くの原因がある（臨床 P5.1）。50 歳代の男性に初めて起こった頭痛で，6 カ月にわたって症状が進行したことから，脳腫瘍（臨床 P5.8）が疑われる。中でも髄膜腫，多形性グリオブラストーマ，転移性腫瘍の疑いが強い。可能性としては低いが，感染，脱髄，小出血や小梗塞の多発，血管炎なども考慮に入れる必要がある。

臨床経過

　MRI では，右半球を主体に多形性グリオブラストーマ（臨床 P5.8）と思われる脳腫瘍がみとめられた。診断は生検で確定した。手術でできるだけ大きく腫瘍組織を切除して，その後，放射線療法を行った*。しかし，発症の 1 年後，頭痛が徐々に悪化するとともに嗜眠，左側の麻痺が出現した。MRI では腫瘍の再発がみとめられた。患者にはステロイド（デキサメタゾン）の高用量投与とマニトールの静脈内投与（臨床 P5.3）が行われたが，増悪傾向は止まらなかった。死の前日の午後 3 時の所見によると，過眠傾向にあるが覚醒可能で，見当識あり（×3）。瞳孔は 4 mm で両側ともに

対光反射あり。左片麻痺あり。同日午後 10 時，強い疼痛刺激に反応なし。右瞳孔は 7 mm で対光反射なし，左瞳孔は 4 mm。しばらく後に，両側瞳孔は 7 mm で固定。デキサメタゾンとマニトールの増量が行われたが，効果はなかった。治療不能の状態であることから家族も蘇生を望まず，翌日，患者は息をひきとった。

　1.　この患者で死の直前にみられた進行性の片麻痺と意識障害と瞳孔異常は，脳幹のどの領域の機能障害で説明できるか。

　2.　この脳領域の圧迫を起こすのは，どのタイプの脳ヘルニア症候群か。

考察

　1.　中脳（図 2.16，図 2.22A，図 2.23，表 2.5，表 3.3）。

　2.　この患者には右半球の腫瘤性病変による左片麻痺が長期にわたって存在していたので，進行性片麻痺を引き起こした脳ヘルニア症候群を特定するのは困難である。しかし，散大して反応性のない瞳孔を呈する意識障害は，経テント性鉤ヘルニアによる中脳圧迫に特徴的である（図 5.6，臨床 P5.4）。頭蓋内圧亢進（臨床 P5.3）も意識障害の一因かもしれない。したがって，患者の反応性が低下して右瞳孔が散大し，対光反射が消失した時点で，おそらく右半球の病変増大によって右経テント性鉤ヘルニアが進行していたのであろう。最終的に両側の中脳が傷害されるに至ったことは，左瞳孔も散大して対光反射が消失したことから明らかである。

病理所見

　患者の家族は死因の確定のために病理解剖を希望した（画像 5.4A〜D）。脳重は 1,420 g（正常では 1,250〜1,400 g）で，腫脹し浮腫がみとめられた。脳表面では，側頭葉の下内側面に太い溝があり右側に顕著であった。溝の幅は右では鉤の先端から 1.0 cm，左では 0.4 cm であった（画像 5.4A）。右側に強い両側鉤ヘルニアの所見である。中脳はこのレベルでは押し込まれるように右から左へ変形していた（画像 5.4B）。右動眼神経（Ⅲ）は右鉤に接する部分で約 1 cm にわたって扁平になっていた（画像 5.4A）。

---

*現在，グリオブラストーマの治療には，手術と放射線療法に加えて，テモダールのような薬剤による化学療法が併用される。この併用によって平均余命が数カ月のびたが，依然として予後は不良である。

冠状断（**画像 5.4**C, D）で観察すると，右半球に壊死性腫瘤があり，その中心部は運動皮質の足領域近くにある。右半球の白質が軽度蒼白でしかも激しく腫脹していて，脳浮腫の像を呈していた。脳回は頭蓋の内面に押し付けられたために扁平で，脳溝は消失している。ここでもテント切痕の端によってできた溝が右鉤にはっきりと観察された。中脳-間脳境界部も圧迫され変形していた（**画像 5.4**C）。右帯状回は右から左へ1.0 cm 正中偏位していて，大脳鎌下ヘルニアを呈していた。右内側後頭葉には褐色の領域があり，鳥距溝周辺の灰白質と白質に広がっていた（**画像 5.4**D）。この病変は，右後大脳動脈 PCA 領域の虚血性梗塞に点状出血が続発したものと考えられた。PCA はテント切痕を通るので，経テント性ヘルニアで圧迫されて梗塞を起こすことがあることを思い出してほしい（**図 5.6, 図 10.5, 臨床**❷**5.4**）。

中脳の横断面（**画像 5.4**B）では，前後径が極端に延長し，右から左への圧迫による変形がみられる。中脳の中心部に不規則な濃褐色の領域が観察される。この所見は**デュレ・ベルナール出血 Duret-Bernard hemorrhage** とよばれ，中脳やその他の脳幹部分が経テント性ヘルニアで強く圧迫された場合にみられる。

5

症例 5.4　頭痛と進行性の左半身脱力

画像 5.4　（A）〜（D）脳ヘルニアと後大脳動脈領域の出血性梗塞を示す病理標本
（A）動眼神経に及ぼす鉤ヘルニアの影響を示す底面像。ヘルニアは右で強い。（B）中脳の変形とデュレ・ベルナール出血を示す横断面。（C）鉤ヘルニアと大脳鎌下ヘルニアを示す冠状断面。右半球に壊死性腫瘍組織がみとめられる。（D）後頭葉の冠状断面。テント切痕による後大脳動脈（PCA）の圧迫で生じた PCA 領域の出血性梗塞を示す

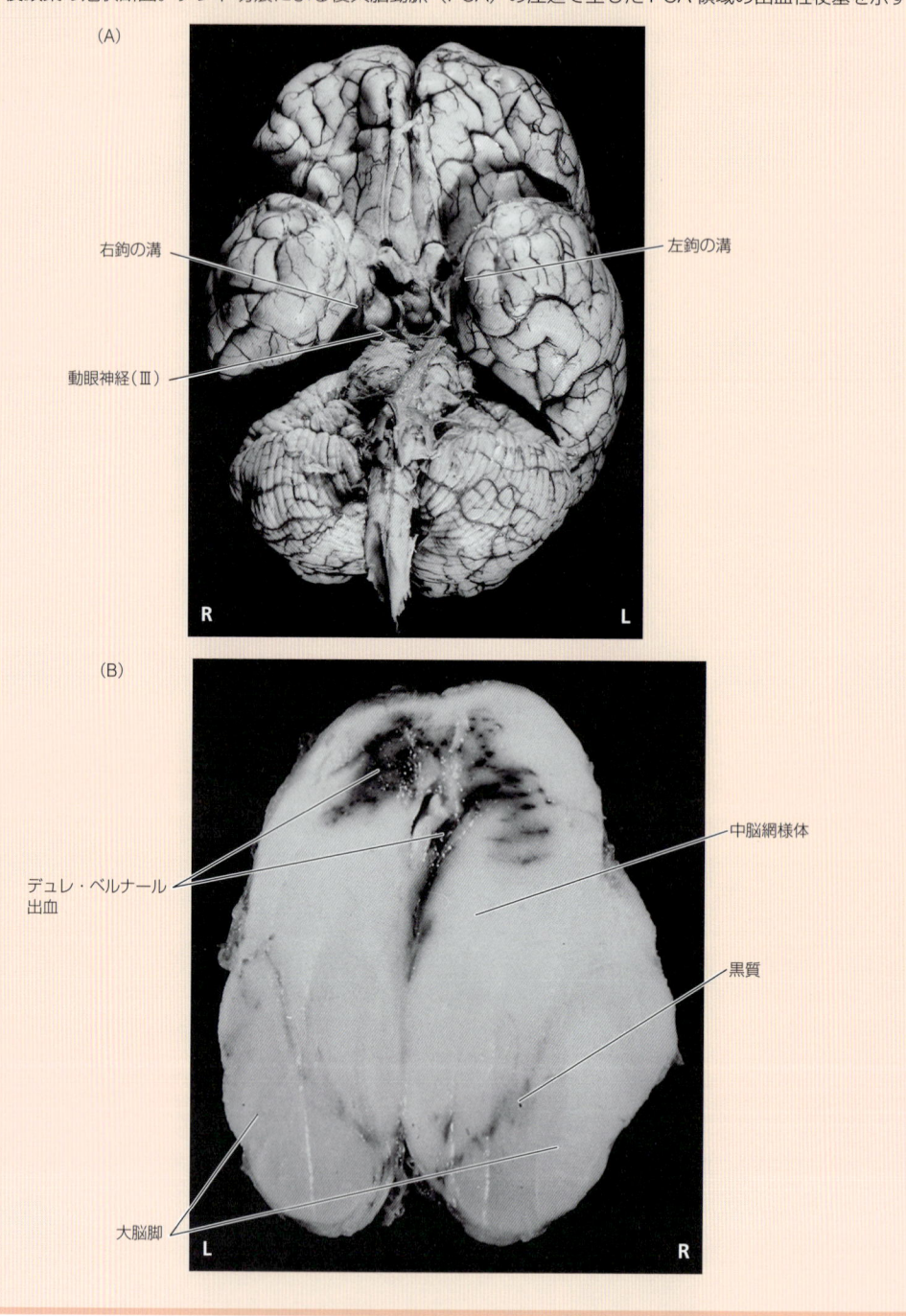

（A）

右鉤の溝　　　左鉤の溝

動眼神経（Ⅲ）

R　　　L

（B）

デュレ・ベルナール出血　　　中脳網様体

黒質

大脳脚

L　　　R

5

症例 5.4　続き

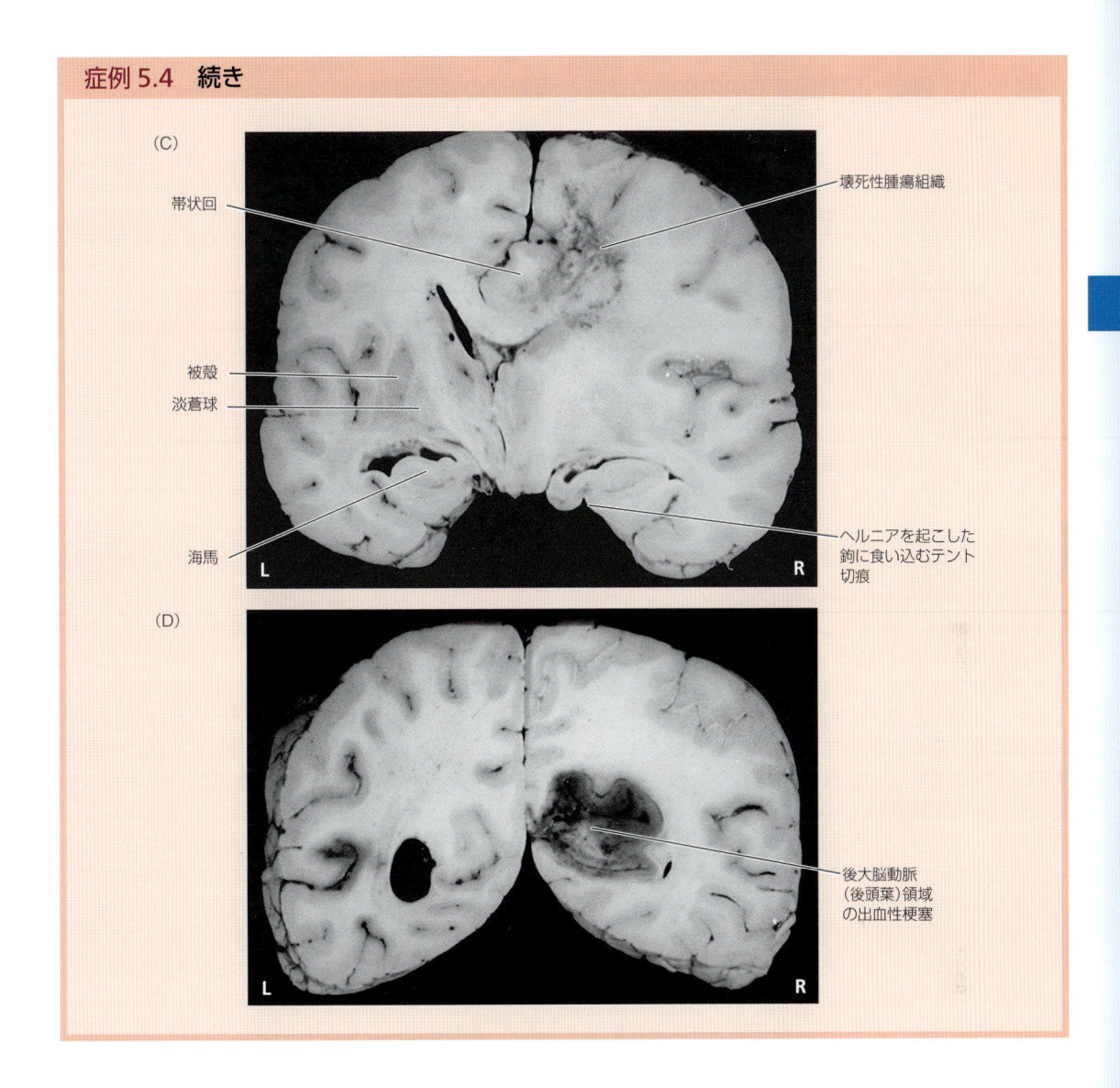

(C)

帯状回

壊死性腫瘍組織

被殻

淡蒼球

海馬

ヘルニアを起こした
鉤に食い込むテント
切痕

(D)

後大脳動脈
（後頭葉）領域
の出血性梗塞

症例 5.5　静脈内抗凝固療法中の突然の昏睡と両側性の姿勢異常

●症例要約

　61歳の女性。左顔面と上肢の筋力低下が2時間続いたので救急治療室に連れてこられた。午前8時の診察では，完全に覚醒していて左顔面と上肢に軽度の筋力低下があったが，左下肢は全く正常であった。患者には心房細動の既往があり，血流停滞のために心房内血栓が形成される危険があった（臨床Ｐ10.4）。このため，経口で抗凝固剤のワーファリン（クマジン）が投与されていた。しかし，救急室での血液検査によると，現在の用量では十分な効果が得られていないことが判明した。したがって，心臓から右側の脳への塞栓の可能性が考えられた。発症3時間以内に撮影した頭部CTでは異常がなかった。この所見は診断と矛盾しない。なぜなら，急性梗塞がCTで観察されるまでに6時間から24時間かかるからである（第4章）。そこで患者は入院して，ヘパリンの血管内投与を受けた。血管内投与のほうが経口投与よりも早く薬効域に達するからである（現在なら，この患者は急速tPA投与の適応であっただろう。臨床Ｐ10.4）。昼間は安定した状態が続いたが，午後10時，急に覚醒しなくなった。診察すると，瞳孔は中等大で反応がなく，外眼筋運動もなく，両上下肢が伸展（除脳）姿勢をとっていた。呼吸が浅いので，緊急に気管内挿管を行った。

●局在診断と鑑別診断

　1.　太字で示した所見から病変の局在を推定せよ（図2.16，図2.22，図2.23，図3.5，表2.5）。
　2.　最も考えられる診断は何か。

考察

　1.　本例の鍵となる症候は以下のとおり。
- ●覚醒不能
- ●両側瞳孔が固定して散大，眼球運動消失
- ●両側伸展姿勢

　昏睡，眼球運動消失，瞳孔反応消失から，上行性網様体賦活系（図2.23）と第3，第4，第6脳神経（図2.22，表2.5）を侵す脳幹の重篤な機能異常が疑われる。両側性の伸展姿勢があることから，次のように推測される。すなわち，皮質脊髄路に両側性の傷害があるが（図2.16），この異常な反射姿勢（図3.5B）を示す程度には脳幹機能が残っているはずである。

　2.　最近，抗凝固剤が増量されたことから考えて，最も疑われるのは出血である。出血が脳幹自体に起こった可能性もあるし，脳幹より上の領域に生じた巨大出血が下方へのヘルニアによって両側性に脳幹を圧迫した可能性もある（臨床Ｐ5.4，図5.18）。心房細動や最近の塞栓の既往があるので，広汎な脳幹梗塞も否定できない。

神経画像

　挿管後，緊急頭部CTが行われた（画像5.5A〜H）。入院当初のCT像を画像5.5A，C，G，Eに，状態変化後の像を画像5.5B，D，F，Hに示す。
　1.　CTではどのようなタイプの出血が観察されるか（臨床Ｐ5.6）。
　2.　大後頭孔，延髄，小脳扁桃（画像5.5A〜D），中脳，両側の鉤（画像5.5E，F）を同定しよう。
　3.　この患者ではどのような脳ヘルニアが起こっているか（臨床Ｐ5.4，図5.18）。

考察

　1.　この患者には，最初の梗塞巣への大出血がみとめられる。このような所見は抗凝固療法による合併症として時折みられる。出血の中心は右大脳半球の深部にあるが，非常に大きいので脳のほぼ全域が圧迫されている。出血は脳室内にも及んでいて，CSF血液境界を形成する血液貯留腔が数カ所観察される（画像5.5H）。腫瘤効果によって脳溝や脳回は完全に消失し，閉塞性水頭症によって左側脳室が拡張している。かなりの正中偏位もある。大きな血腫で神経機能の低下が強いことから判断して，予後はかなり不良である。

　2.　画像5.5A〜Hに示す名称を参照。

　3.　出血前に，大後頭孔のレベルで，頸髄延髄境界部と尾側延髄の周囲に広大なCSF貯留腔が存在していたことに注目してほしい（画像5.5A，C）。小脳扁桃が大後頭孔内に入り込み，延髄からやや離れた位置に観察される。出血後，小脳扁桃が下方および内側方に押し出され，尾側延髄を圧迫しながら大後頭孔の下にのびている（画像5.5B，D）。小脳扁桃ヘルニアの存在が明らかである。この患者では，小脳扁桃ヘルニアの原因は巨大なテント上病変で，これが脳幹全体を下方に押して中心性ヘルニア central herniation の状態になっている。この状態は圧迫円錐 pressure cone とよばれることもある。この患者では，中脳のレベルで完全な脳底部脳槽の消失と両側性中脳圧迫の像も観察されるが，両側経テント性鉤ヘルニアによるものである（画像5.5E，F）。

臨床経過

　予後がきわめて不良であることから，家族は救命措置を望まず，患者は翌日亡くなった。

症例 5.5　静脈内抗凝固療法中の突然の昏睡と両側性の姿勢異常

画像 5.5　（A）〜（H）頭蓋内出血を示す CT 像

下位から上位のレベルまで順に軸位断 CT 画像を示す。正常像（A，C，E，G）と小脳扁桃ヘルニア・両側鉤ヘルニアを伴う重篤な頭蓋内出血の像（B，D，F，H）を比較せよ

（A）正常像

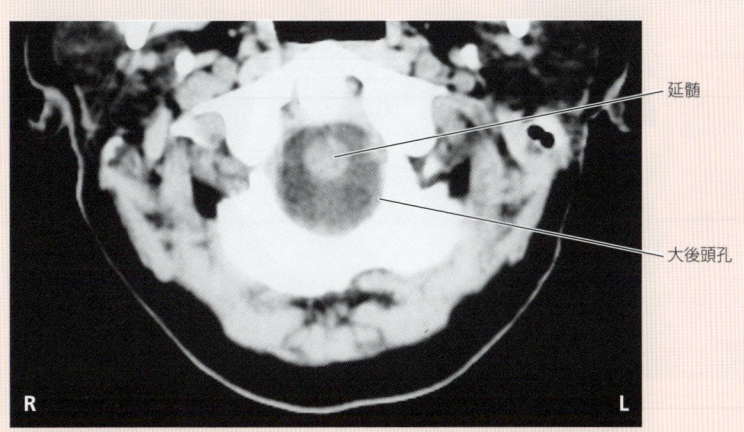

（B）出血後

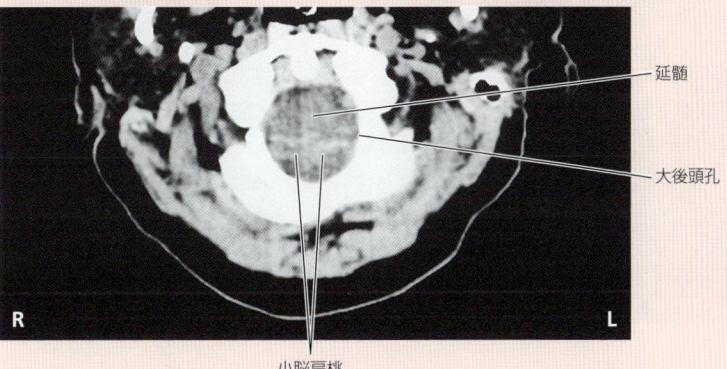

症例 5.5　続き

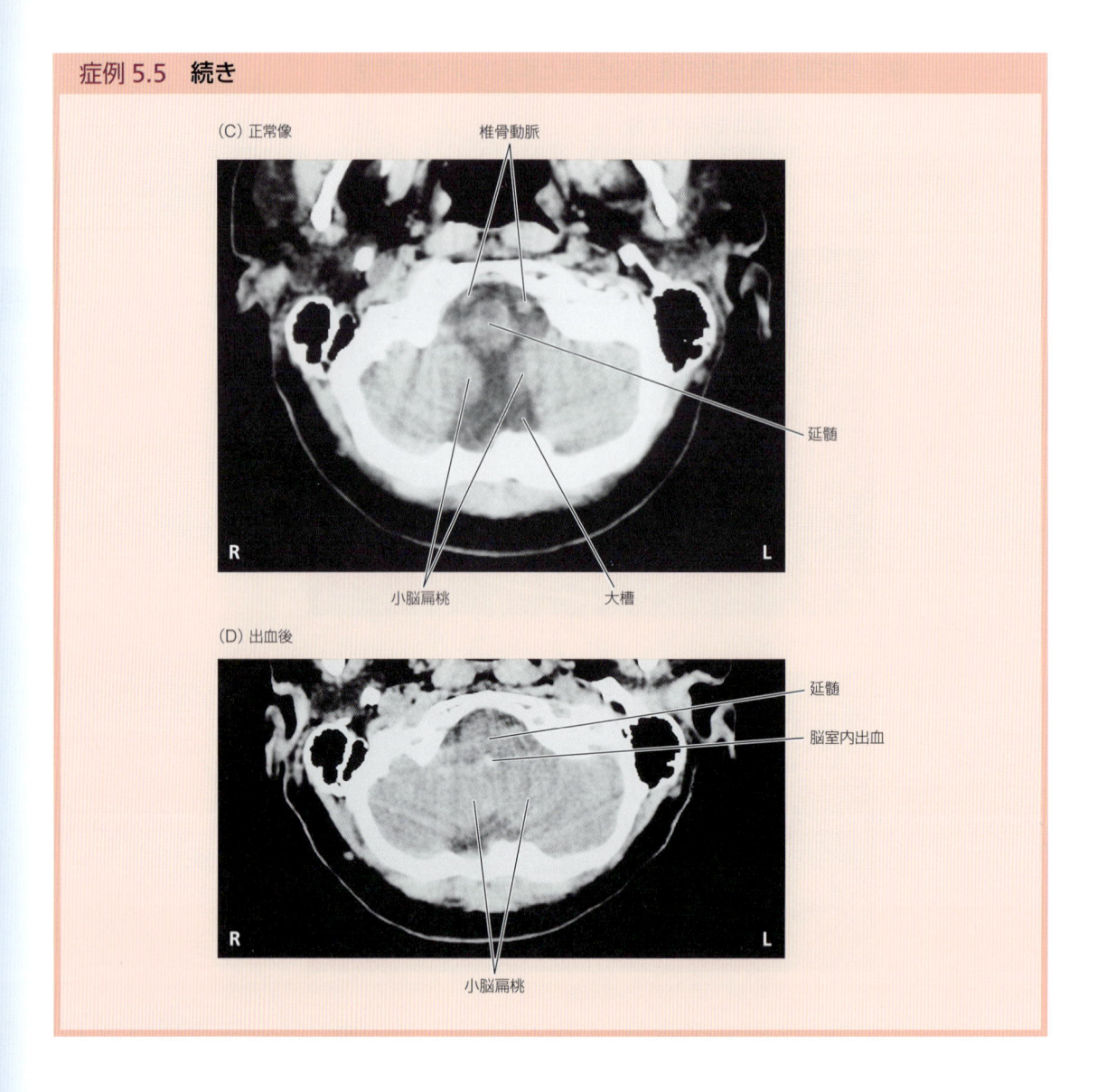

(C) 正常像

椎骨動脈

延髄

小脳扁桃　　　大槽

(D) 出血後

延髄

脳室内出血

小脳扁桃

5

症例 5.5　続き

(E) 正常像

側頭葉

鉤
中脳
下角
小脳テント
小脳

R　　　　　　　　　　　　L

(F) 出血後

側頭葉

鉤
中脳
拡大した下角
中脳水道への出血
小脳テント
小脳

R　　　　　　　　　　　　L

症例 5.5　続き

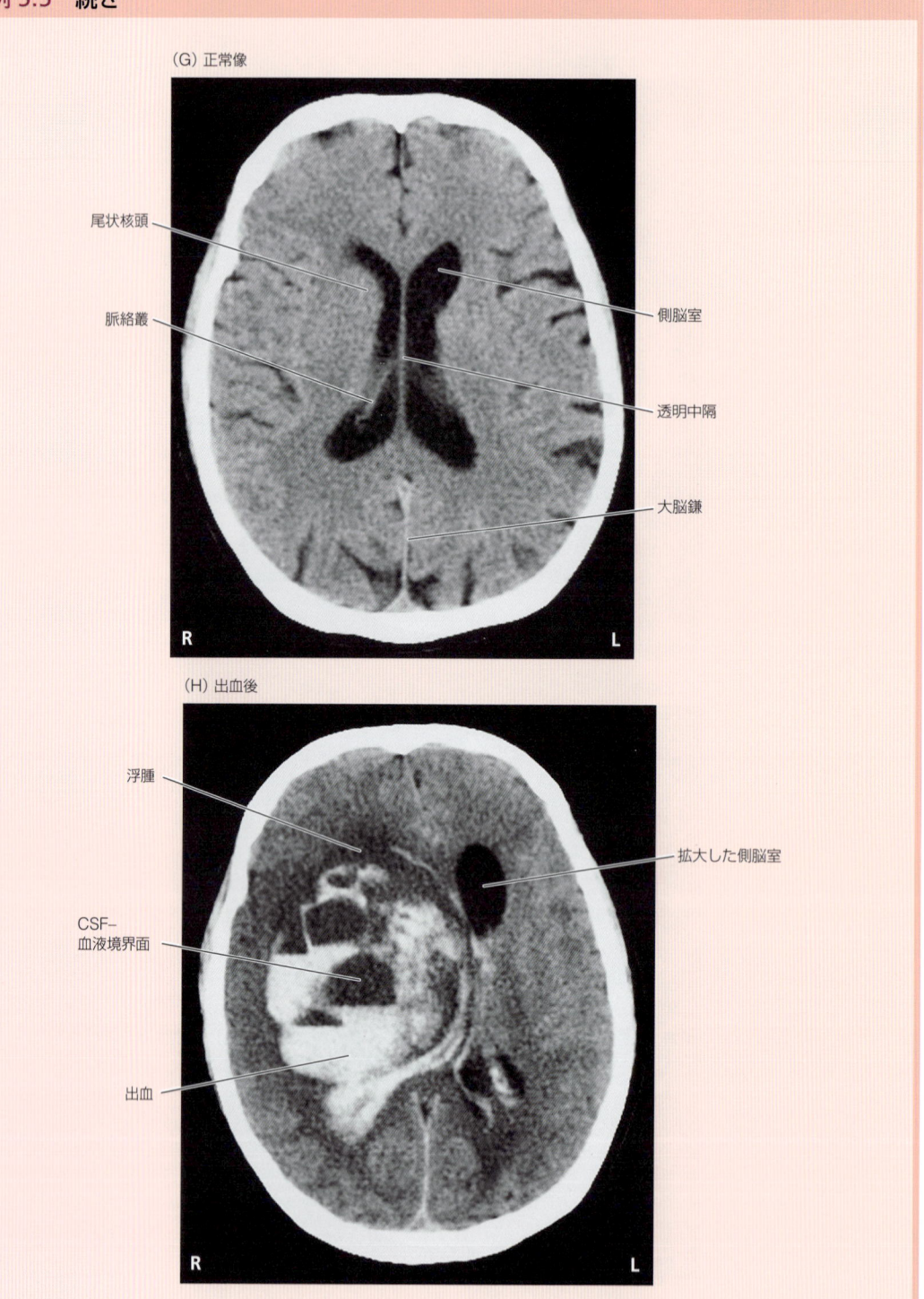

（G）正常像

尾状核頭

脈絡叢

側脳室

透明中隔

大脳鎌

R　　　　　　L

（H）出血後

浮腫

拡大した側脳室

CSF–
血液境界面

出血

R　　　　　　L

症例 5.6　重症頭部外傷

●症例要約

　80 歳の男性。海岸近くで，約 2 m の高さの塀の下で岩の上に倒れているところを発見された。意識があり，しばらく話をしていたが，その後昏睡に陥った。初回の

診察では右側の頭皮に擦過傷があり，右瞳孔は 6 mm，左瞳孔は 5 mm で，両眼ともに対光反射が消失していた。角膜反射消失。上肢は疼痛刺激で屈曲（除皮質）姿勢（図 3.5A）をとり，両側足底反応が陽性であった。

神経画像

　患者は救急治療室に搬送され，緊急**頭部 CT** が撮られた。**画像 5.6**A，B に示す。

　1.　どのようなタイプの出血がみとめられるか（**臨床❷5.6**）。

　2.　どのようなタイプの重症脳ヘルニアが観察されるか（**臨床❷5.4**，**図 5.18**）。

考察

　1.　液が貯留した大きな三日月型の高吸収域が右大脳半球と頭蓋骨の間に観察される。急性硬膜下血腫の像である。血腫の上方に向かって吸収値が低下する部分があることに注意してほしい。おそらく黒い部分はCSF を，灰色の部分は凝固前の血液か，血液と CSF の混合を示しているのであろう。少量の血液が脳溝に入り込んでいるので，くも膜下出血もあることがわかる。右側脳室にも少量の血液がみえる（**画像 5.6**A）。

　2.　重篤な大脳鎌下ヘルニアも観察される。右大脳半球の大きな領域が大脳鎌の下から反対側に突き出ている。以上の所見に加えて，下位レベルの CT 画像で

右経テント性鉤ヘルニアと右前頭側頭骨の骨折が明らかであった。

臨床経過

　患者はただちに手術室に搬送され，硬膜下血腫が除去された。残念ながら，術後の改善はなかった。翌日，CT 検査が行われた（**画像 5.6**B）。

　硬膜下血腫は消失し，大脳鎌下ヘルニアも正中偏位もみとめなくなっていた。しかし，今回は，大脳鎌の両側に低吸収域が帯状に観察され，両側性の前大脳動脈領域の虚血性梗塞と考えられた（**図 10.5**）。この梗塞巣の内部に出血領域があるので，低灌流による梗塞の発生とその後の再灌流による壊死巣への出血が疑われる。前大脳動脈 ACA（**図 2.26**C）はおそらく大脳鎌の下で重篤な大脳鎌下ヘルニアに巻き込まれて梗塞を起こし，その後ヘルニアが整復されて再灌流傷害が出現したものと想像できる。

　その後の数日間，患者の容態は全身症状も神経学的症状もともに悪化の一途をたどり，入院 8 日目に亡くなった。

5

症例 5.6　重症頭部外傷

画像 5.6　（A）（B）大脳鎌下ヘルニアと前大脳動脈領域梗塞を示す CT 像
（A）急性硬膜下血腫による大脳鎌下ヘルニア。（B）翌日（血腫除去手術後）の CT 像。両側前大脳動脈領域梗塞が
出現している

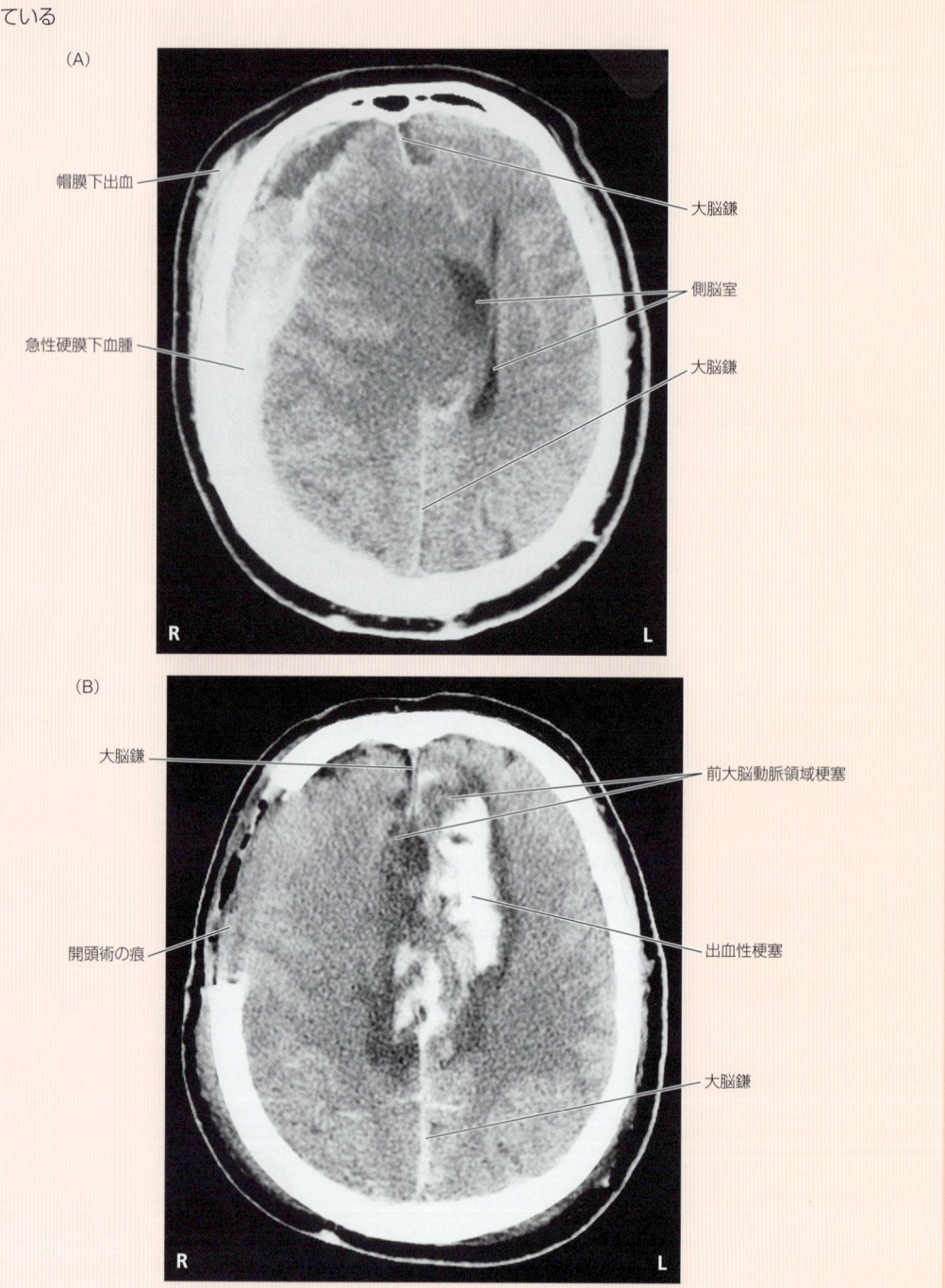

（A）

帽膜下出血

大脳鎌

側脳室

急性硬膜下血腫

大脳鎌

R　　L

（B）

大脳鎌

前大脳動脈領域梗塞

開頭術の痕

出血性梗塞

大脳鎌

R　　L

症例 5.7　頭痛，嘔気，複視がある小児

●主訴
1 週間前から頭痛，嘔気，複視が増悪したために 11 歳の少女が小児科に連れてこられた。

●病歴
患者は生来健康であったが，1 週間前から両側の前頭部の頭痛と嘔気が出現し，持続するようになった。これらの症状は徐々に悪化し，ここ 2 日で何回も嘔吐した。4，5 日前，左方視で水平性複視があることに気づいた。その他には自覚症状はない。両親によると出生歴や生育歴に特記すべきことはない。受診時，6 年生の優等生であった。

●診察所見
生命徴候：体温＝37.1℃，脈拍＝76，血圧＝120/68，呼吸数＝16。

頭囲：54 cm（同年齢の 75 パーセンタイル値）

頸部：正常，血管雑音なし。

肺：清。

心臓：整。心雑音，奔馬調律，心膜摩擦音なし。

腹部：腸音正常，軟，圧痛なし。

四肢：正常。

神経学的検査：

　精神状態：清明，見当識正常（×3）。言語は正常で失行なし。

　脳神経：瞳孔 5 mm，光で 3 mm に縮瞳（両側）。

　眼底検査：両側うっ血乳頭（図 5.17）。

外眼筋運動：左側方視で左眼の外転が不完全。その他の水平性，垂直性眼球運動は正常で，輻輳も正常。視野欠損なし。顔面感覚は正常。顔面に左右差なし。指摩擦音で検査すると聴力正常。咽頭反射，口蓋帆挙上は正常。胸鎖乳突筋の筋力正常。舌は正中位。

運動系：回内偏位なし。筋緊張正常。筋力テストは全身で 5/5。

感覚系：触覚，痛覚，関節位置覚，振動覚，すべて正常。

反射：

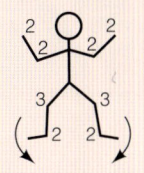

協調運動：正常。

●局在診断と鑑別診断
1. 左側方視の時の水平性複視と左眼の不完全な外転が起こるのは，どの脳神経，あるいは外眼筋の機能異常の時か（表 2.5，図 2.22）。

2. 頭痛，嘔気，嘔吐，うっ血乳頭，水平性複視は，頭蓋内腔のどのような異常の徴候か（臨床 Ⓟ5.3）。患者の年齢や 1 週間かかって症状が増悪したことなどから，考えられる診断名は何か（臨床 Ⓟ5.1，5.7〜5.9）。

考察

1. 本例の鍵となる症候は以下のとおり。

　● 頭痛，嘔気，うっ血乳頭

　● 左側方視の時の水平性複視と左眼の不完全な外転

左外転神経（Ⅵ）か左外側直筋に機能不全があれば，左側方視で左眼の不完全な外転と水平性複視が起こる（臨床 Ⓟ13.4）。

2. この患者には頭蓋内圧亢進の徴候がある（臨床 Ⓟ5.3）。興味深いことに，軽度の頭蓋内圧亢進による外転神経麻痺は一側性（どちらの側にも起こる）のことが多く，脳圧亢進が進行すると両側性になる。

この患者の進行性の頭蓋内圧亢進徴候は，脳腫瘍（臨床 Ⓟ5.8）などの腫瘍性病変や水頭症（臨床 Ⓟ5.7），特発性頭蓋内高血圧（偽性脳腫瘍：臨床 Ⓟ5.1）などによるものと考えられる。可能性としては低いが，緩徐進行性の頭蓋内感染症（臨床 Ⓟ5.9）や，上矢状洞血栓症（第 10 章）を起こす凝固異常なども考慮する必要がある。

神経画像

患者の症候から小児科医は入院が必要と判断し，同日中に MRI 検査が行われた（画像 5.7A〜C）。

1. これらの画像は T1 強調画像，T2 強調画像，プロトン密度強調画像のうちのどれだろう（図 4.6）。また，水平断，冠状断，矢状断のどれだろう（図 2.5）。

2. 画像 5.7A，B に示されている構造名を隠して，できるだけ多くの構造を同定しよう。とくに，CSF 産生から再吸収までの経路（図 5.10，図 5.11）を，以下の構造を確認しながら追ってみよう。脈絡叢，側脳室後角と前角，モンロー孔の位置，第三脳室，中脳水道（シルビウス），第四脳室，大槽，大後頭孔，上矢状洞。

3. 画像 5.7A は単純 MRI 像で，画像 5.7B はガドリニウム静脈内投与後の像である。腫瘍性病変の位置を述べよ。腫瘍には造影増強効果があるだろうか。

4. この患者の頭蓋内圧亢進（臨床 Ⓟ5.3）の原因は何か。拡大している脳室はどれか。また拡大の理由を述べよ。

考察

1. TR（反復時間）も TE（エコー時間）もともに比較的短いので，T1 強調画像である（第 4 章）。T1 強調画像では CSF は黒く，白質は灰白質よりもやや白っぽ

症例 5.7　頭痛，嘔気，複視がある小児

画像 5.7　（A）～（C）松果体腫瘍とその回復過程を示す MRI 像
T1 強調画像，TR＝450，TE＝11。（A）矢状断。（B）ガドリニウム造影後の軸位断。松果体腫瘍が中脳水道の入り口を閉鎖して，非交通性水頭症を起こしている。（C）治療 8 カ月後のガドリニウム造影軸位断

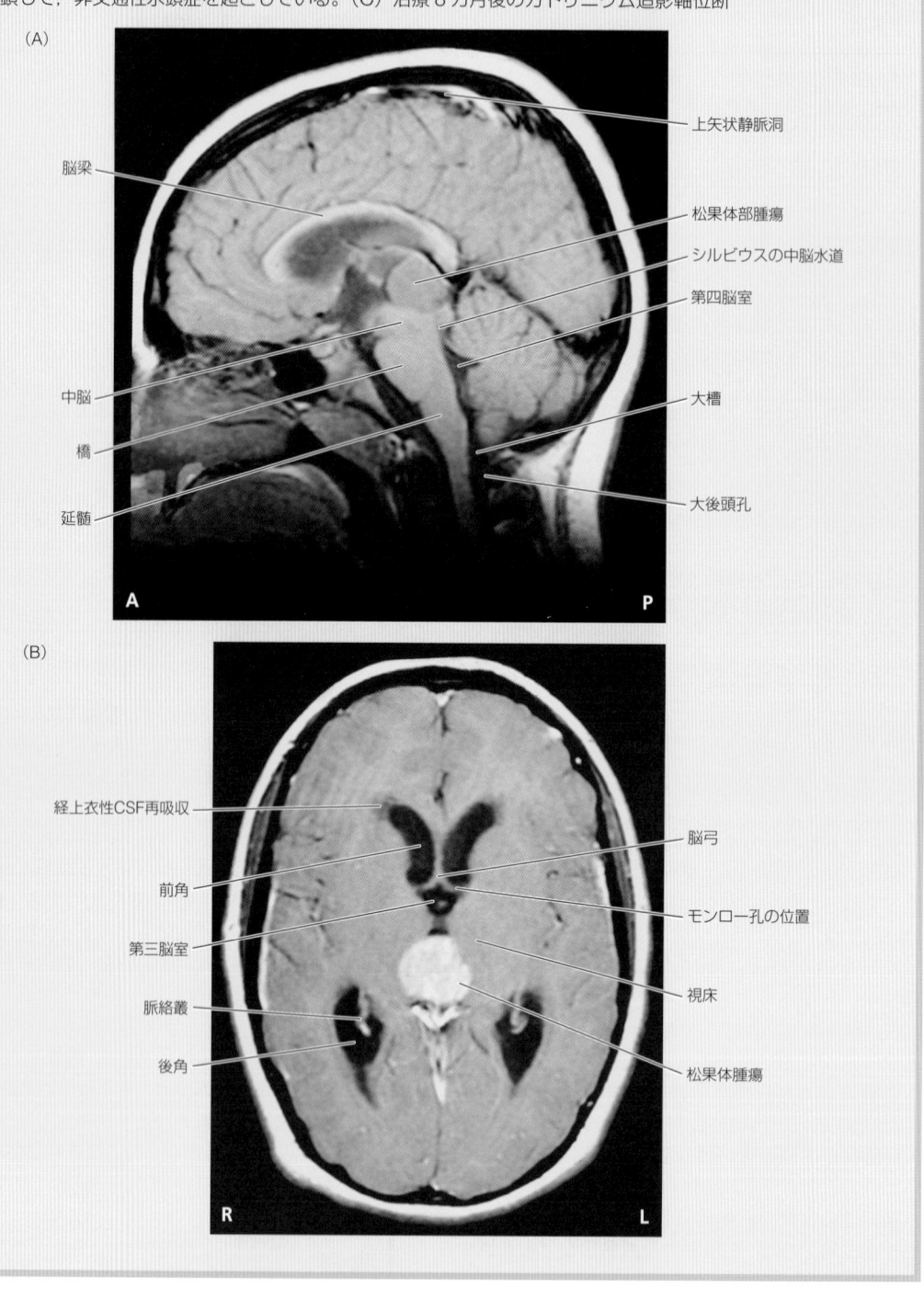

（A）

上矢状静脈洞
脳梁
松果体部腫瘍
シルビウスの中脳水道
第四脳室
中脳
橋
延髄
大槽
大後頭孔
A　　　P

（B）

経上衣性CSF再吸収
脳弓
前角
モンロー孔の位置
第三脳室
脈絡叢
視床
後角
松果体腫瘍
R　　　L

症例 5.7　続き

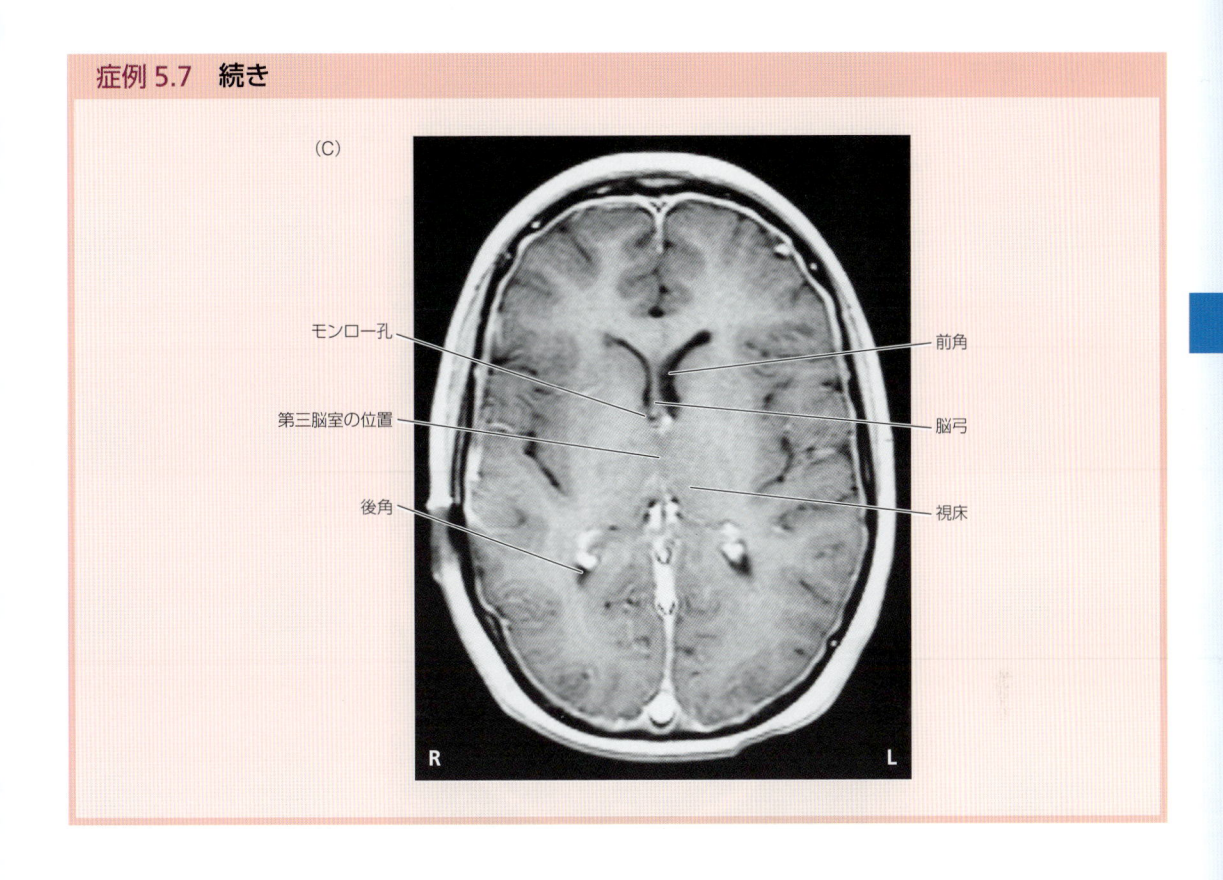

(C)

モンロー孔

第三脳室の位置

後角

前角

脳弓

視床

R　　　　　L

く描出されるので，実際の脳切片に似た像になる。**画像 5.7A** は正中近くの矢状断，**画像 5.7B**，C は水平断である。

2. **画像 5.7A**, B に示す構造名を参照。**図 4.13**, **図 4.15** と比較してほしい。

3. 直径約 2 cm の円形の腫瘍性病変が第三脳室の後部にあって，両側視床に挟まれて（**画像 5.7B**），やや中脳吻側部に進展している（**画像 5.7A**）。腫瘍は**画像 5.7B** では白く，**画像 5.7A** では黒っぽく描出されているので，ガドリニウムによる造影増強効果が陽性である。造影増強（第 4 章）が，炎症や組織傷害や腫瘍でみとめられる血管増生や血液脳関門の破綻を反映することを思い出してほしい。

4. この患者には水頭症（臨床 **P** 5.7）による頭蓋内圧亢進がある。腫瘍性病変が第三脳室にあってシルビウス中脳水道の**入り口 iter**（opening）を塞いでいるので，第四脳室への CSF 流出が妨げられている（**図 5.10**, **図 5.11**）。したがって，側脳室と第三脳室が拡張しているが，第四脳室には拡張がない。矢状断（**画像 5.7A**）では，脳梁がやや薄くなって，拡張した脳室の上方に風船状にのびていることがわかる。また，前角と後角の近傍の白質に低信号領域がみとめられることにも注目してほしい（**画像 5.7B**）。この低信号領域は脳室から白質への**経上衣細胞性の CSF 吸収**を反映

していて，水頭症が比較的最近起こって，しかも程度が強いことをあらわしている。また，頭蓋縫合が閉鎖する前の幼児期から水頭症があったとしたら，頭囲が拡大していたはずである。しかし，本例の患者の頭囲は正常で，やはり水頭症発症が最近の出来事であることを物語っている。

臨床経過

患者は入院翌日に手術室に搬送され，**右脳室腹腔シャント**造設術（臨床 **P** 5.7）が行われた。右前頭部の頭皮に小切開を加えた。2 つ目の小切開を腹部の皮膚に加え，腹膜を小さく開いた。シャント用のチューブを頭皮切開部分から皮膚の下の皮下組織を通して，腹部まで到達させた。頭蓋骨に小さな穴をあけ，硬膜を開き，カテーテルを右前頭葉から右側脳室に挿入した。脳表から約 6 cm の深さにカテーテルの先端を留置した。著明に脳圧が亢進していて，透明な CSF が勢いよく流出した。頭皮切開の部分でカテーテルをシャントチューブに連結した。腹部切開部分のチューブの遠位端から液がよく流出することを確認してから，チューブを腹腔内に挿入して，両方の切開を縫合閉鎖した。シャント系は逆流防止用の一方向性弁を備えている。術後，頭痛と嘔気はすみやかに改善した。外転神経麻痺の改善はもっとゆるやかではあったが，術後

症例 5.7　続き

画像 5.7　（D）～（H）中脳水道の入り口を閉鎖して非交通性水頭症を起こしている嚢虫症の MRI 像
T1 強調画像。（D～F）軸位断。（G）矢状断。（H）冠状断

(D)

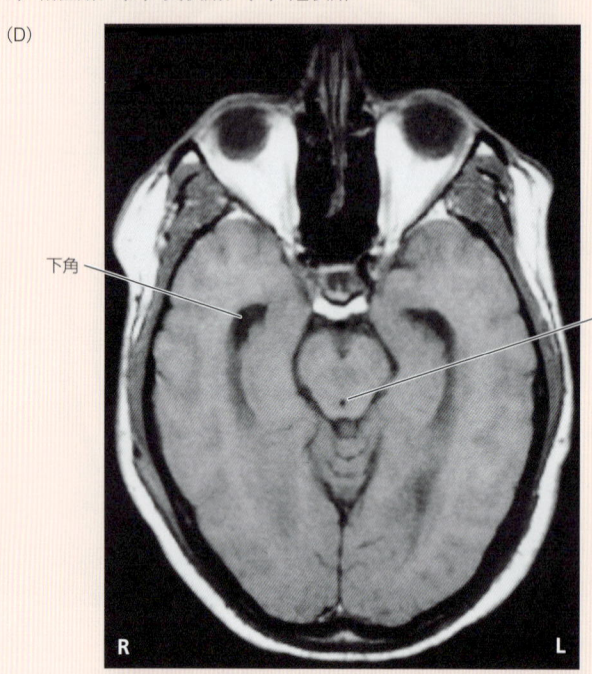

下角　　シルビウスの
　　　　中脳水道

R　　　L

(E)

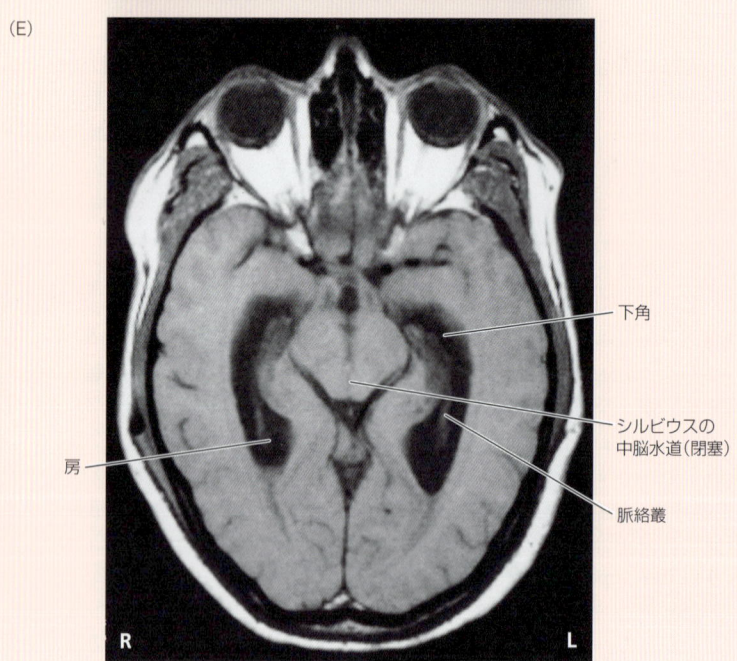

下角

シルビウスの
中脳水道(閉塞)

房

脈絡叢

R　　　L

5

症例 5.7　続き

(F)

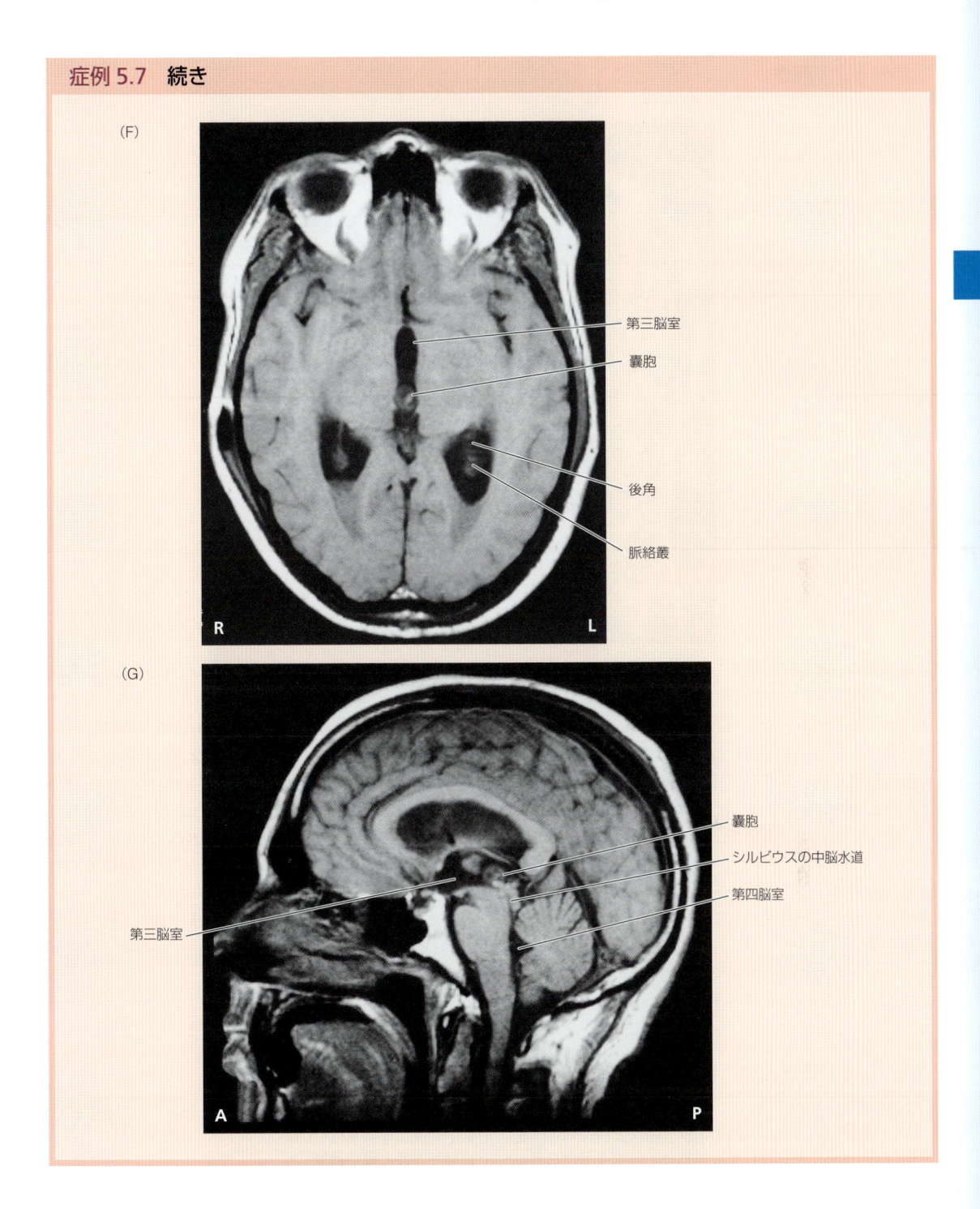

第三脳室

嚢胞

後角

脈絡叢

R　　　L

(G)

嚢胞

シルビウスの中脳水道

第四脳室

第三脳室

A　　　P

2 カ月以内に完全に回復した。

　松果体領域腫瘍の診断には CSF マーカーの検査や細胞診が有用であるが，この患者では陰性であった。そこで，入院の 1 週間後に腫瘍性病変の生検目的で再度手術室に移送された。腫瘍が中脳近傍の脳深部に位置するので，開頭による外科的切除や生検は危険であると判断された。そこで，**定位的針生検**（臨床 P16.4）

が行われた。この患者では，**内視鏡的神経外科手術**を行うという選択肢もあった（臨床 P5.11）。この手法を用いていれば，第三脳室窓術による水頭症治療と腫瘍の生検を同時に行うことができたであろう。

　病理所見は，松果体領域の未分化な神経外胚葉性腫瘍（PNET）で，この腫瘍は松果体細胞芽腫 pineoblastoma ともよばれている（臨床 P5.8）。これは治療に

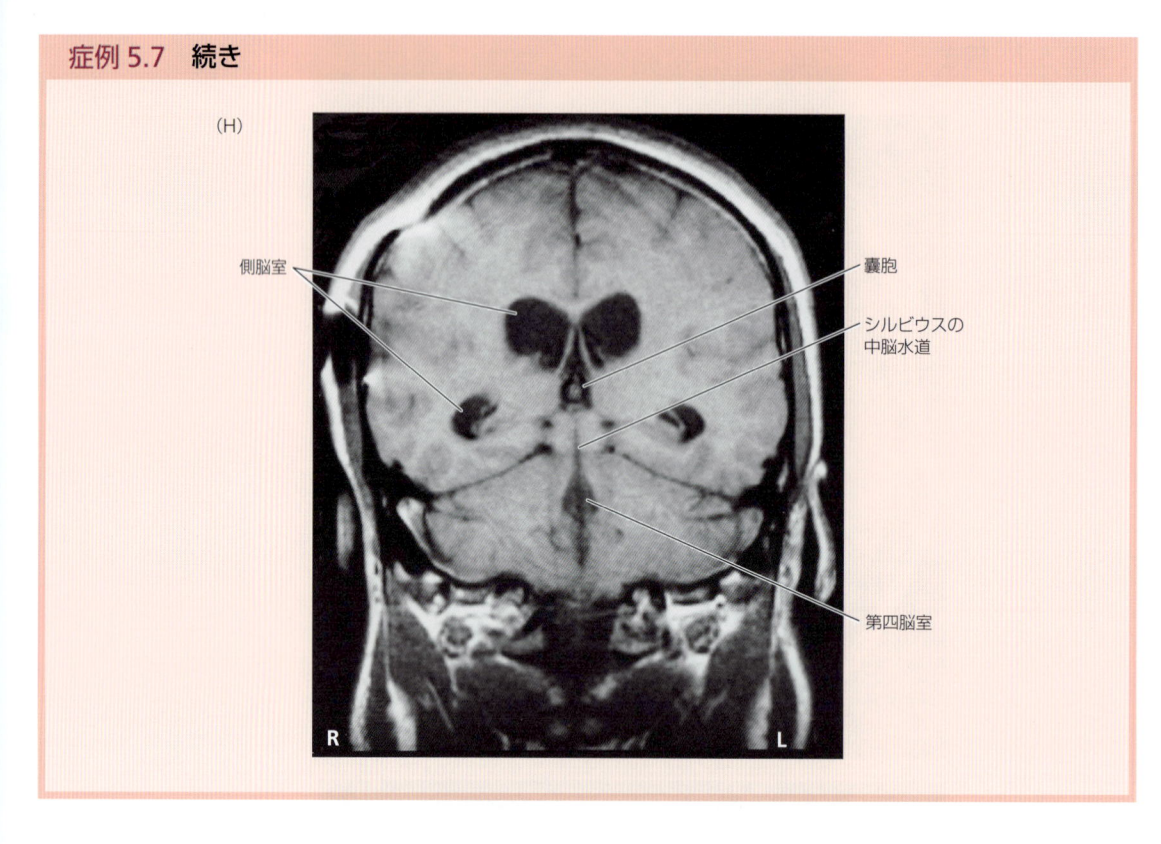

(H)

側脳室

囊胞

シルビウスの
中脳水道

第四脳室

R　　L

反応することが多いめずらしい脳腫瘍であるが，致死的な場合もある。患者には放射線療法と化学療法が行われ，数カ月後に学校に戻ることができた。初診の8カ月後のMRI検査では，治療の結果，腫瘍がほぼ完全に消失していた（**画像 5.7C**）。水頭症も完全に改善した。3年後の経過観察でも良好な状態を保っていて，腫瘍の再発はない。

関連症例

　中脳水道の入り口の閉塞で水頭症を起こした別の患者のMRI像を**画像 5.7D〜H**に示す。この患者は42歳のポルトガル語を話す男性で，1日のうちに覚醒困難が進行して，不穏，混乱状態となったために，女友達が救急室に連れてきた。痙攣発作の既往がある。CTでは，CNS囊虫症（**臨床Ｐ5.9**）と思われる多発性の小石灰化病変がみとめられた。MRIの水平断（**画像 5.7D〜F**），矢状断（**画像 5.7G**），冠状断（**画像 5.7H**）で中脳水道の入り口を塞ぐ囊胞がみとめられることに注目してほしい。脳室腹腔シャント（**臨床Ｐ5.7**）が行われ，適切な抗寄生虫薬が投与された結果，患者は完全に回復した。

症例 5.8　頭痛と進行性の視力障害

●症例要約

　51歳の男性。8カ月前から**視力障害**と**頭痛**があり，悪化しつつあるため眼科医を受診した。診察すると患者には**両側性の軽度のうっ血乳頭**があり，右視神経乳頭がやや蒼白であった。視野検査では，**暗点が拡大**し，**同心円状の末梢性視野障害が両眼にみとめられた**（両眼ともに視野の中心部でしかみえない，**図 11.16A**）その他の神経学的検査に異常はない。

●局在診断と鑑別診断

　1．頭痛とうっ血乳頭，そして本例のようなタイプの視力障害はどのような症候群でみられるか。
　2．次に行うべき検査は何か。

考察

　1．うっ血乳頭を伴う頭痛は頭蓋内圧亢進の徴候である可能性がある（**臨床Ｐ5.3**）。同心円状の視野狭窄は眼科疾患で起こることもあるが，慢性または間欠性の頭蓋内圧亢進でも起こる（**表 5.3**）。頭蓋内圧亢進によって視神経が圧迫されると，神経鞘に最も近い表層の線維から傷害される。これが同心円状の視野狭窄が

症例 5.8　頭痛と進行性の視力障害

画像 5.8　（A）〜（C）閉塞性水頭症を伴うコロイド嚢胞の MRI 像
モンロー孔を閉鎖して非交通性閉塞性水頭症を起こしている第三脳室のコロイド嚢胞。T1 強調画像，TR＝450，TE＝11。（A）冠状断。（B）軸位断。（C）矢状断。冠状断（A）はガドリニウム造影後の像

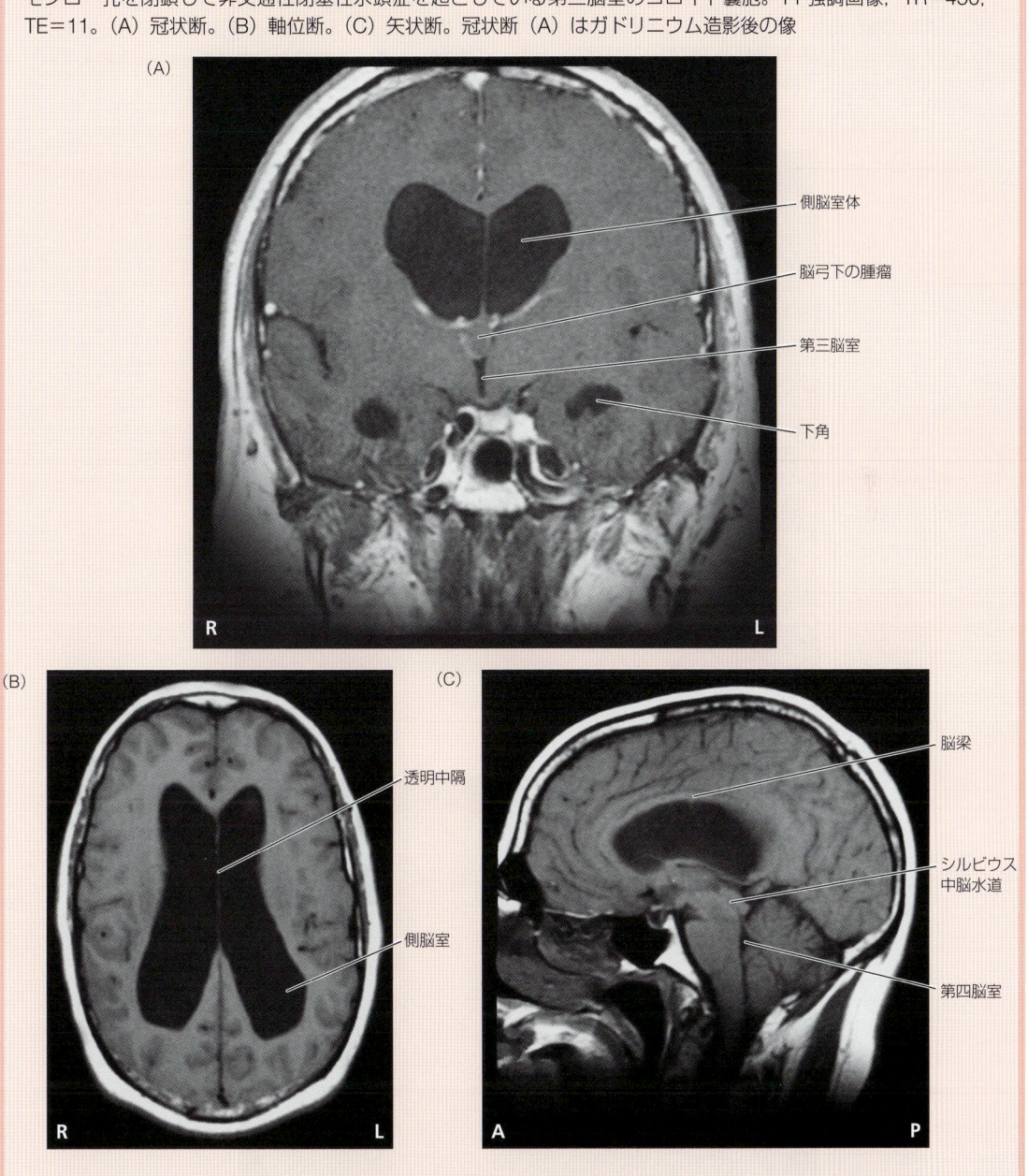

5

起こる機序である。本例の患者の頭蓋内圧亢進症は数カ月にわたって持続しているので，水頭症（臨床🅟5.7）や腫瘍性病変（臨床🅟5.2）の可能性を考えるのが妥当であろう。偽性脳腫瘍や矢状静脈洞血栓症など，その他の病態も除外する必要がある。

2. 次に行うべき検査は MRI スキャンである。

神経画像

眼科担当医は MRI 撮影を指示した（**画像 5.8A〜C**）。

1. **画像 5.8A〜C** に示されている名称を隠して，それぞれの画像について，断面の種類，画像の種類（T1 強調画像，T2 強調画像，FLAIR のどれか），隠された構造の名称を答えよ（**図 2.5，図 4.6** を参照）。ここで

症例 5.8　続き

画像 5.8　（D）〜（F）第三脳室コロイド嚢胞の内視鏡的神経外科治療
内視鏡で観察される構造の概観については図 5.23 を参照。（D）コロイド嚢胞で閉鎖されたモンロー孔の像。（E）嚢胞の被膜を切開した時に流出したコロイド状物質。（F）コロイド嚢胞切除後。モンロー孔が再開通し，第三脳室の床を形成する視床下部が観察される。症例と画像は Dr. Howard Weiner, Dr. Jonathan Roth, Dr. David Harter（NYU School of Medicine, New York）の提供による

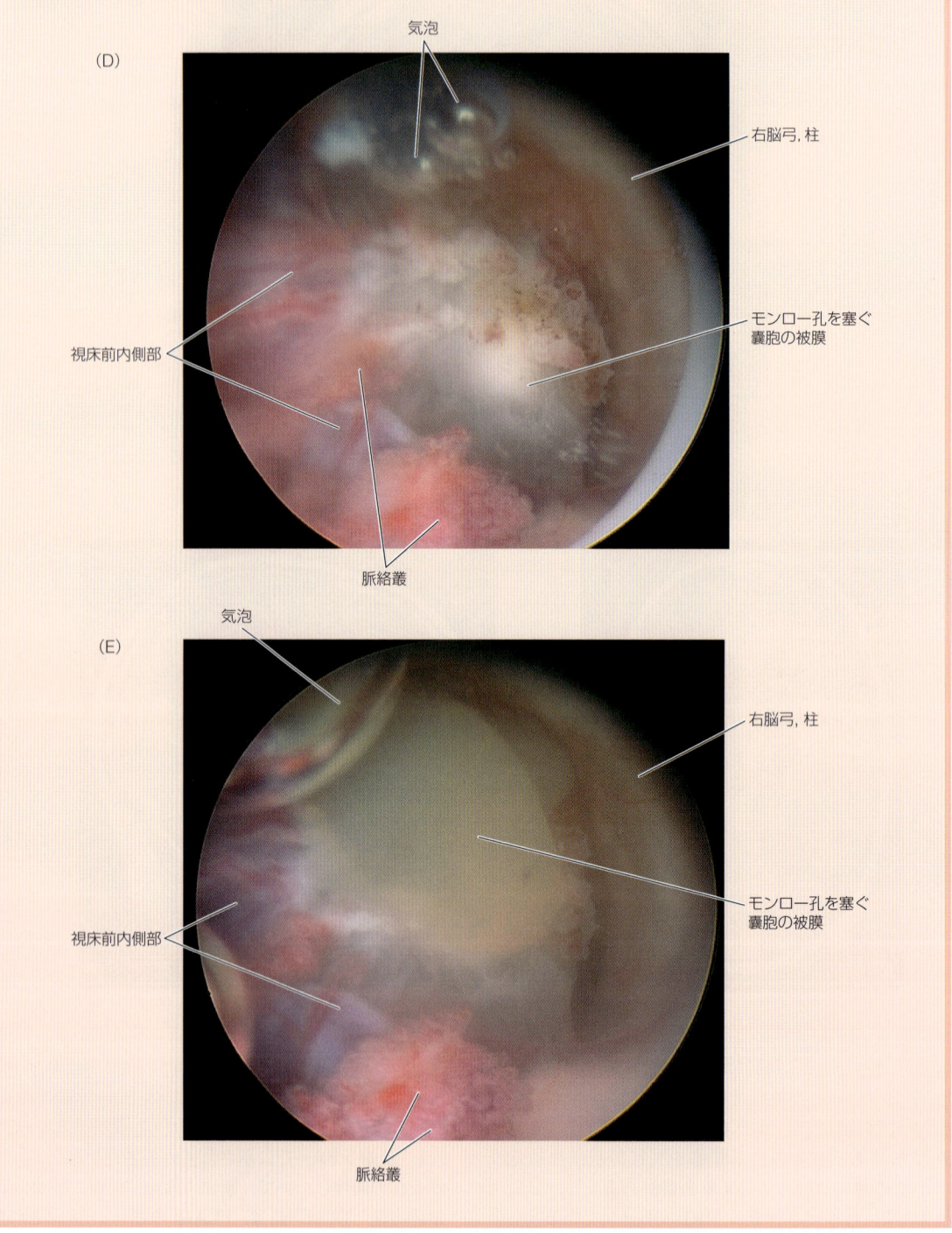

（D）

気泡

右脳弓，柱

モンロー孔を塞ぐ
嚢胞の被膜

視床前内側部

脈絡叢

（E）

気泡

右脳弓，柱

モンロー孔を塞ぐ
嚢胞の被膜

視床前内側部

脈絡叢

5

症例 5.8　続き

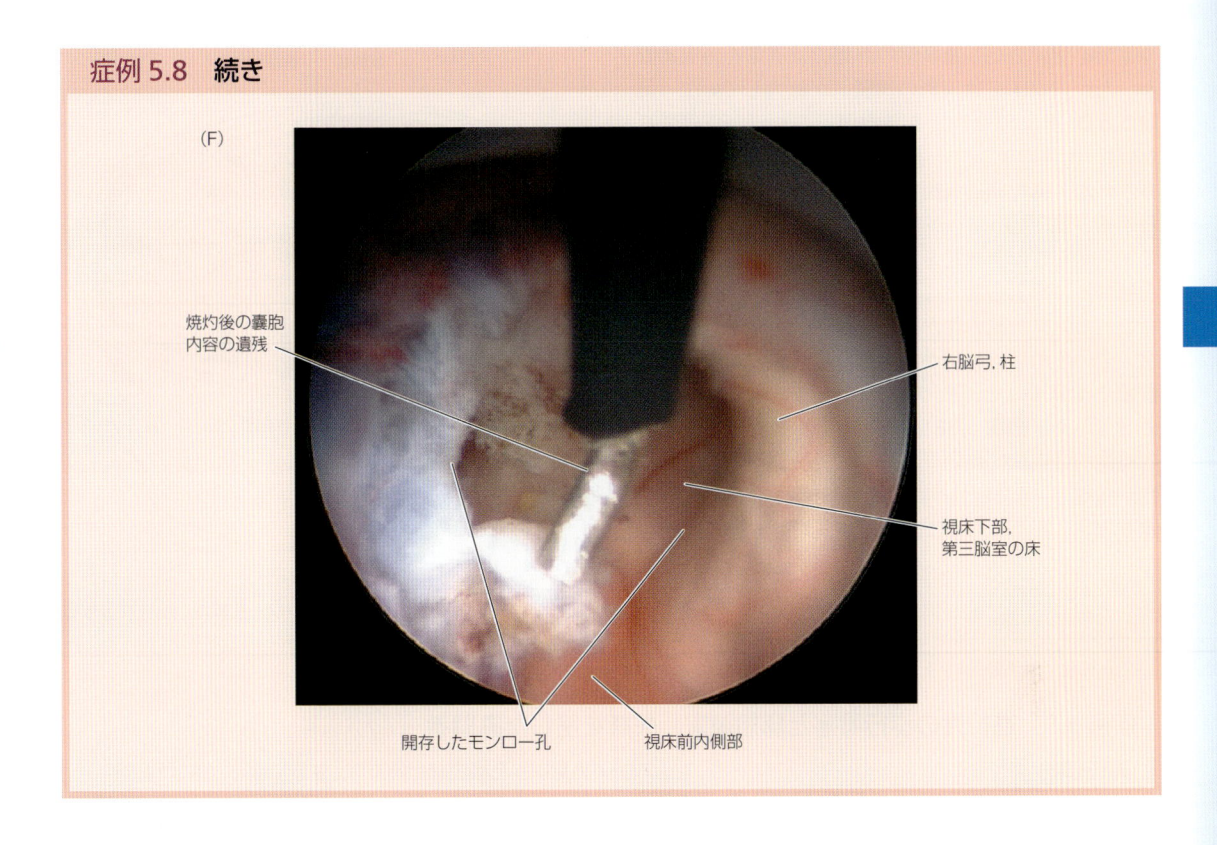

(F)

焼灼後の囊胞内容の遺残

右脳弓，柱

視床下部，第三脳室の床

開存したモンロー孔　　　視床前内側部

も，脳室を流れる CSF の通路を復習しておこう（図 5.10，図 5.11）。

2. どの脳室が拡大しているか。この脳室拡大のパターンから，閉塞部位を推定せよ。

考察

1. すべての画像の TR と TE が比較的短いので，T1 強調画像である（第 4 章）。画像 5.8A は冠状断，画像 5.8B は軸位断，画像 5.8C は矢状断である。

2. 側脳室が著明に拡大しているが第三脳室と第四脳室には拡大がみられないので，両側のモンロー孔の閉塞が疑われる。実際，画像 5.8A で第三脳室の前部，脳弓の直下に小さな腫瘤性病変が観察され，モンロー孔を閉塞している。これは位置的にも外観上の特徴からも，第三脳室コロイド囊胞に典型的である。第三脳室コロイド囊胞は良性腫瘍であるが，主に間欠的な水頭症によって症状が起こり，時には急速に致死的な経過をたどることもある（臨床 P5.7）。両側の側脳室が著明に拡大していることに注目してほしい（画像 5.8A〜C）。

臨床経過

患者は手術目的で入院した。右側の頭皮を切開し，大きな骨フラップを慎重に除去して，右大脳半球を覆う硬膜と正中部の上矢状静脈洞の部分を露出した。正中の右側で硬膜を縦に切り開いた。右側から上矢状静脈洞に入る太い架橋静脈（図 5.1）がみつかったので，切断しないように気をつけた。硬膜を折り返し，右大脳皮質と正中の大脳鎌を露出した。大脳皮質をそっと外側によけて，大脳半球の内側面の大脳鎌から分けた。この操作によって，脳梁の上面が観察可能となった。脳梁周囲血管（図 4.16）を慎重に両側によけて，脳梁に 2 cm の縦切開を加えた。これによって両側の側脳室への到達が可能になり，正中部に透明中隔がみえた。これ以後の操作には手術用顕微鏡を用いた。コロイド囊胞が右側のモンロー孔から容易に観察されたので，脳弓を傷つけないように気をつけながら用心深く吸引した。手術操作の最後に，観察可能なコロイド囊胞をすべて除去して，洗浄液が両側のモンロー孔からよく流れることを確認した。硬膜を閉鎖して骨フラップをもとに戻し，頭皮を縫合閉鎖した。

術後，患者の状態はきわめて良好で，その後数カ月の間，頭痛は消失し視力障害の悪化もなかった。視力障害はむしろ軽度改善したといってもよい。術後 1 週間の MRI では水頭症が著明に改善していた。脳梁に開けた穴は比較的小さかったので，機能障害を起こすことはなかった（臨床 P19.8）。

関連症例

36 歳の男性が徐々に悪化する頭痛を訴えて，かかり

つけ医を受診した。神経学的診察では異常をみとめなかったが，MRI では両側の側脳室が拡大していて（**画像 5.8 D〜F** に似た像であったが，これほど重篤ではない），両側のモンロー孔を塞ぐ円形の腫瘤病変が観察された。脳神経外科医を紹介され，**内視鏡的神経外科手術**（臨床 **P5.7**）が行われた。小さく皮膚切開してから頭蓋骨に穿頭孔をあけ，内視鏡を右前頭葉から右側脳室に挿入したところ，**図 5.23** と**画像 5.8D** のような右モンロー孔の像が観察された。右モンロー孔を塞いでいる円形の腫瘤がみえた（**画像 5.8D**）。嚢胞の被膜を切開すると，ゼラチン状のコロイド物質がつまっていた（**画像 5.8E**）。この患者のコロイド嚢胞は内視鏡的に完全に摘除できたので，モンロー孔の通過性が回復し，第三脳室への CSF 流出入も改善した（**画像 5.8F**）。患者は急速に改善し，後遺症もなく退院した。

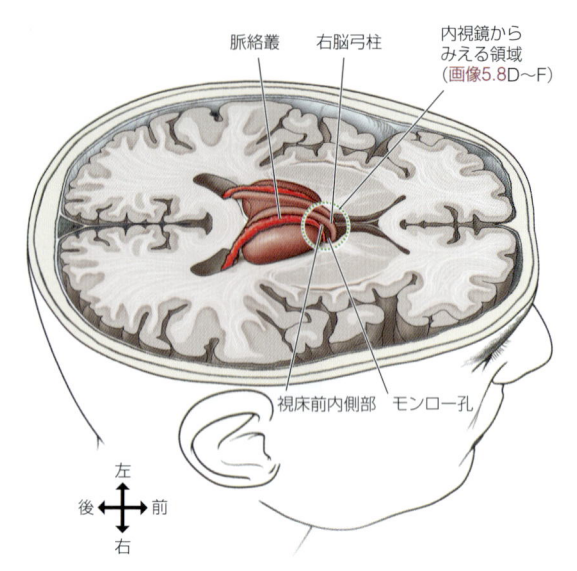

脈絡叢　右脳弓柱　内視鏡からみえる領域（画像5.8D〜F）

視床前内側部　モンロー孔

左
後 ✛ 前
右

図 5.23　内視鏡で観察される右モンロー孔領域。全体がみえるように，脳の上半分は取り除いてある

症例 5.9　進行性の歩行障害と認知障害，失禁を呈した高齢者

●症例要約

　76 歳の男性が**進行性の歩行障害，記憶障害，尿失禁**のために入院した。歩行障害の始まりは 1 年前で，歩行時にふらつき，椅子からの起立が困難になった。この不安定歩行は徐々に進行して，歩行時に杖が必要になり，ついには他人の介助を必要とするようになった。入院の 4 カ月前から尿失禁が始まり，家族によるとほぼ同時期に記憶障害が始まったという。入院時の診察所見では，記憶障害が明らかで，物品記銘検査は 5 分後に 3 個のうち 1 個しか思い出せなかった。不安定な動揺性歩行があり，床から足をあげることが困難であった。

神経画像

　頭部 CT 検査が行われた（**画像 5.9A〜D**）。

　1．**画像 5.9A〜D** に示されている構造名を隠して，各画像でできるだけ多くの構造を同定しよう。脳室の外観に変化はないか。この変化は全体的な脳の萎縮によるものか，それとも水頭症（臨床 **P5.7**）によるものか，判定せよ。

　2．この患者の病歴，検査所見，CT 所見から，どのような症候群が考えられるか。

考察

　1．各構造の名称については**画像 5.9A〜D** を参照。側脳室，第三脳室，第四脳室が拡大している。脳萎縮の患者では，脳室の拡大に平行して脳溝も開大することに注意してほしい。しかし，水頭症では脳溝の幅とは不釣り合いに脳室が拡大する。本例の患者では，脳溝が開大しているものの，脳室の拡大に比べると軽度である。したがって，水頭症（臨床 **P5.7**）の可能性が強い。上方レベルの脳画像（**画像 5.9D**）をみると，

この診断の妥当性がわかる。このレベルでは脳溝の開大が明らかではない。脳萎縮の患者では，通常はこの領域の脳溝も開大する。

　2．この患者には，動揺性の「磁石歩行」，尿失禁，精神症状の臨床的三徴があり，CT 所見からも正常圧水頭症（臨床 **P5.7**）の診断が強く支持される。

臨床経過

　腰椎穿刺による CSF 排液の前後で，患者の状態変化を検討した（臨床 **P5.10**）。2 回の腰椎穿刺で多量の CSF を排液した。1 回目は入院 1 日目，2 回目は入院 12 日目で，それぞれ 45 cc，33 cc の CSF を排液した。それぞれの腰椎穿刺の前後で動作を比較した（**表**）。また治療中も動作を検討した（提示せず）。毎回の腰椎穿刺後に歩行の速度と安定性はかなり改善した。また臥位から起立への移行も劇的に改善した。腰椎穿刺を行うと，数日間改善状態が持続したが，その後，状態は再び徐々に悪化した。通常，1 回の腰椎穿刺で 30〜40 cc の CSF を排液すると，CSF 量がもとに戻る時間（2，3 時間）よりも回復状態が長く続くことが知られてい

腰椎穿刺（LP）による CSF 排液が動作に与える効果

	第 1 日 LP 前	第 2 日 LP24 時間後	第 12 日 LP 前	第 12 日 LP4 時間後
15 フィート（約 4.5 m）歩く時間 （秒，3 回の歩行の平均）	10.5	6.5	14	8
15 フィート（約 4.5 m）歩く歩数 （3 回の平均）	10	6	—	—
180°回転に要する歩数	9	10	—	—
臥位からの起立に要する時間 （秒，1 回の歩行）	28	14	42	15
主観的評価	不安定，動揺	安定性改善	不安定強い	安定性改善

5

るが，その理由はよくわかっていない。効果持続の原因は，腰椎穿刺による硬膜の裂け目から CSF が一定時間漏れ続けるためではないかといわれている。

　腰椎穿刺によって患者の症状が一時的ではあるがかなり改善したこと，そして臨床像が正常圧水頭症に一致することから，右脳室腹腔シャント（臨床 Ⓟ5.7）が造設された。その結果，改善効果が持続するように

なった。7 カ月後に外来診察した時には，歩行は以前よりも安定していた。足を床から離して歩くことができるようになり，約 5 m を 10 秒で歩いた。尿失禁も消失した。しかし，軽度の記憶障害と注意力障害が残った。例えば，物品記銘検査では 5 分後に 6 個のうち 3 個の物品名しか思い出せなかった。

症例 5.9　進行性の歩行障害と認知障害，失禁を呈した高齢者

画像 5.9　（A）～（D）典型的な正常圧水頭症の脳室拡大を示す CT 像
（A）～（D）下のレベルから上のレベルに順に並べた軸位断

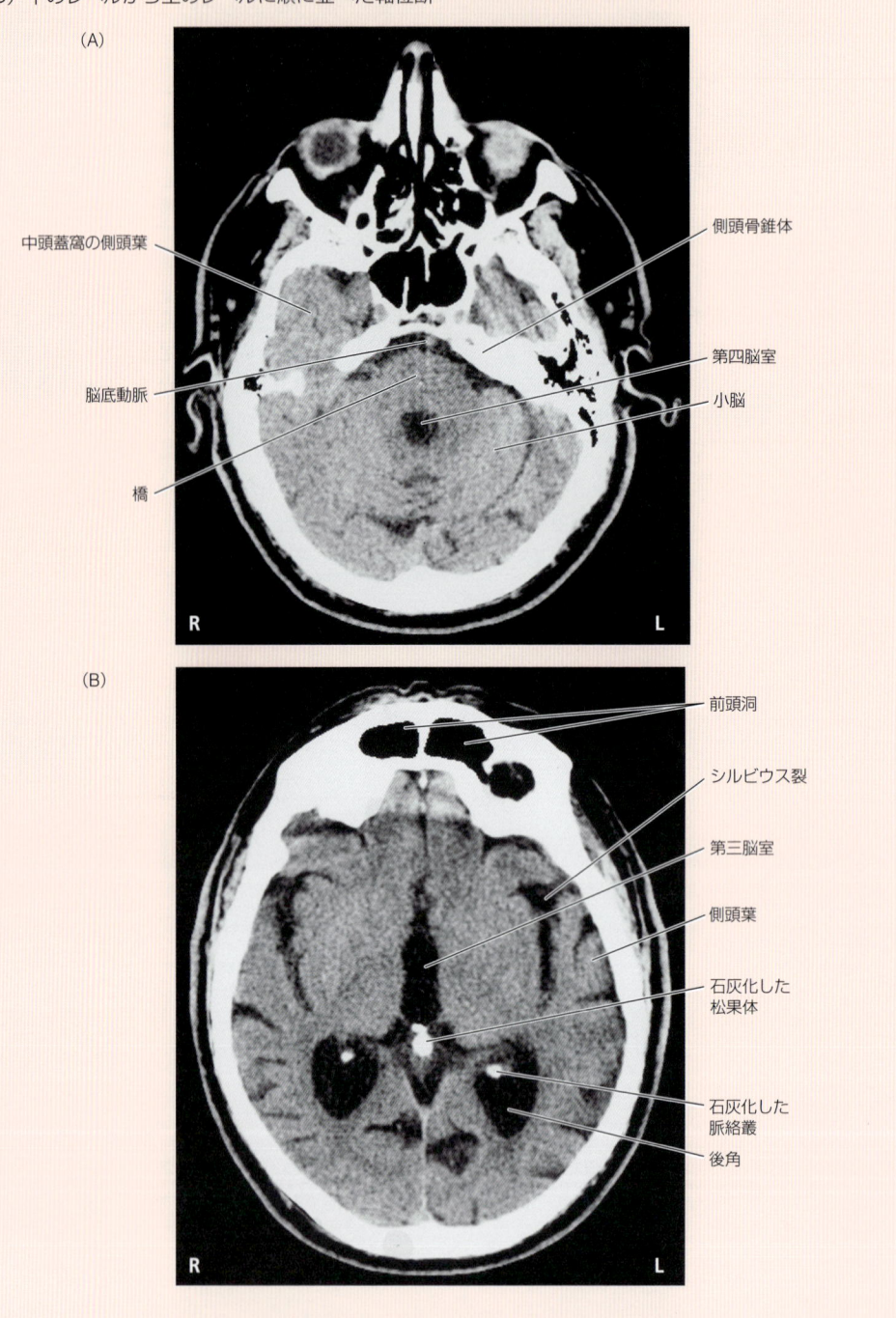

（A）

中頭蓋窩の側頭葉

側頭骨錐体

第四脳室

小脳

脳底動脈

橋

R　　　　L

（B）

前頭洞

シルビウス裂

第三脳室

側頭葉

石灰化した
松果体

石灰化した
脈絡叢

後角

R　　　　L

症例 5.9　続き

(C)

(D)

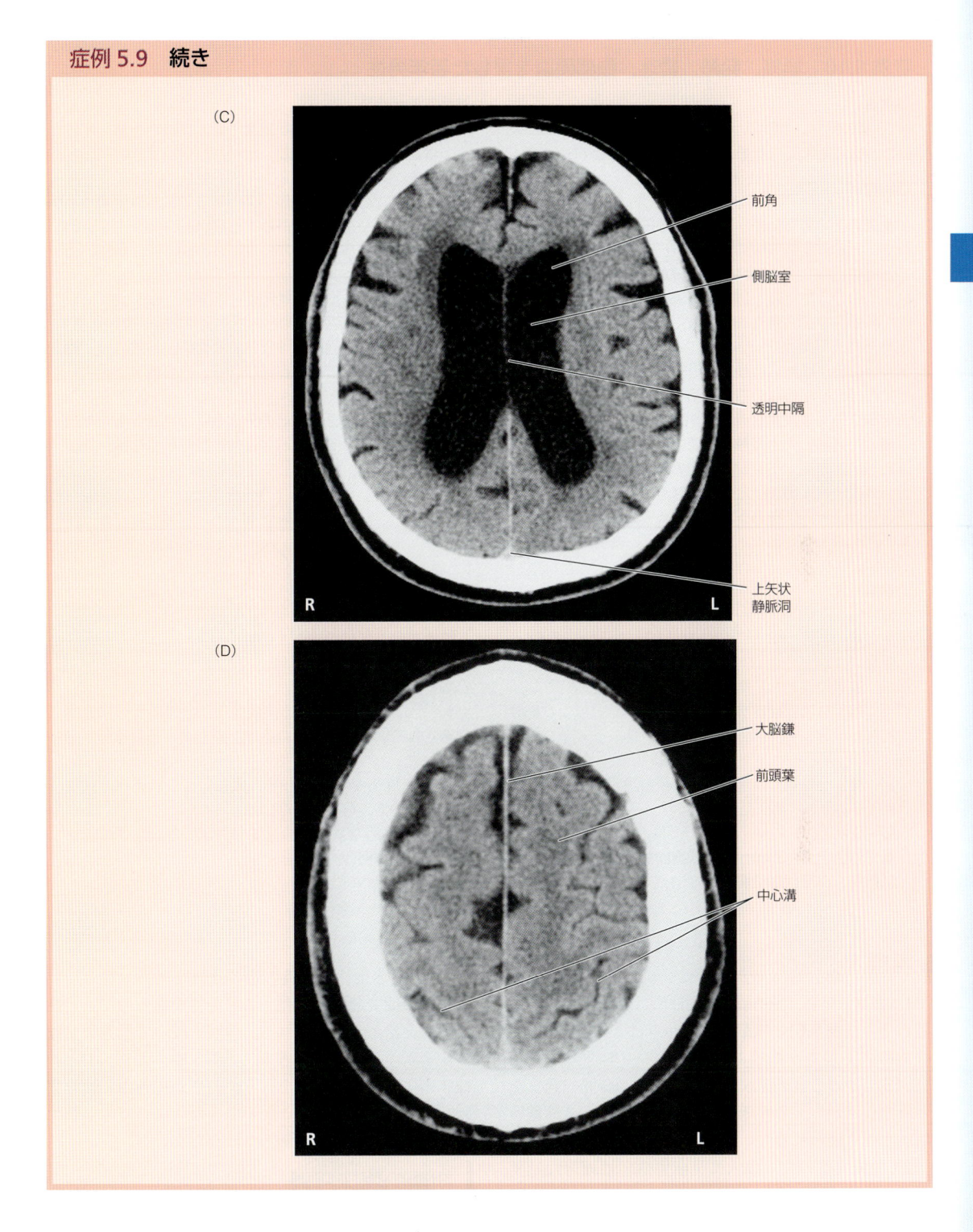

症例 5.10　頭痛，発熱，昏迷，頸部硬直を呈した若年男性

●主訴

　28歳の男性。1日のうちに頭痛，発熱，混乱，項部硬直が増悪したので，救急治療室に連れてこられた。

●病歴

　生来健康であったが，入院当日の午前4時に悪寒と全身痛のために目が覚めた。正午までに呼吸が速くなって，嘔気と嘔吐が出現した。しかし，その後やや楽になったのでうたた寝をした。午後3時に目が覚めた時には，前頭部中部の**頭痛**，**光過敏**，**項部硬直**，**39℃の発熱**があった。アセトアミノフェンを服用し，その夜パーティーに出かけた。しかし，午後9時には**混乱した状態**で，わけのわからないことを話した。そこで女友達が患者をタクシーで救急治療室に連れてきた。

　最近，病気の人と接触したことはなく，HIVの危険因子もない。先週，ミシシッピ州の友人を訪問したが，最近，外国旅行に出かけたことはなく，虫さされや皮疹の既往もない。外来種のペットは飼っていない。職業は空軍のパイロットである。常用薬はなく，薬剤アレルギーもない。

●診察所見

一般状態：ストレッチャーに横臥する，急病の若い男性。
生命徴候：体温＝38.7℃，脈拍＝110，血圧＝136/84，呼吸数＝24。
頭部：鼓膜両側とも正常，口腔粘膜乾燥，口内疹なし。
頸部：**著明な項部硬直あり**。血管雑音なし。リンパ節腫脹なし。
肺：清。
心臓：整。心雑音，奔馬調律，心膜摩擦音なし。
腹部：腸音正常，軟，圧痛なし。
四肢：正常。
皮膚：紫色の2，3mmの点状出血が上肢，下肢，胸部に散在。クモ状血管腫ではない。

神経学的検査：
精神状態：嗜眠状態だが**覚醒可能**。言語は正常。年月は正常に答えられるが，日付がわからず，病院の名前もいえない。ノースウエスト航空のパイロットだというが，実際は父親がノースウエスト航空のパイロットだった。住所がわからない。W-o-r-l-dという単語のスペルを前からはいえるが，逆からはいえない。
脳神経：瞳孔6mm，対光反射で両側とも3mmに収縮。眼底鏡検査は両側とも眼底正常。眼球運動正常。視野正常。顔面感覚は正常。顔面に左右差なし。指摩擦音に対して聴力良好（両側）。口蓋帆挙上正常。舌は正中位。
運動系：筋緊張正常。筋力テストは全身で5/5。ただし検査に対して間欠的な協力しか得られない。
感覚系：触覚，痛覚ともに正常。
反射：

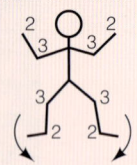

協調運動：指鼻指検査は正常。
歩行：検査せず。

●局在診断と鑑別診断

　1. この患者にみられる症候から，どのような構造が刺激されていると考えられるか。最も考えられる診断名は何か。

　2. 患者の年齢と病歴から，最も考えられる病原体は何か。その他の可能性はないか。

　3. どのような診断検査をすればよいか。迅速に開始すべき治療は何か。

考察

　1. 頭痛，発熱，光過敏，項部硬直は髄膜刺激を強く疑わせる（**表5.6**）。嗜眠と混乱からは，びまん性の脳機能障害を起こす病態も示唆される（脳炎：**臨床🅟19.15**）。この患者の症状が急性進行性の時間経過をたどったことから，急性細菌性髄膜炎やウイルス性髄膜脳炎が強く疑われる。

　2. 免疫異常のない成人に発症する急性細菌性髄膜炎は，肺炎レンサ球菌 *Streptococcus pneumoniae* か髄膜炎菌 *Neisseria meningitidis* によるものが多いが，リステリア菌 *Listeria monocytogenes* の場合もある（**表5.8**）。紫色の皮疹は髄膜炎菌感染にみられるが，リケッチア感染症の場合にも観察されることがある。ヘルペス脳炎を含むウイルス性髄膜脳炎も考慮する必要がある。感染後髄膜炎やその他のまれな髄膜炎の可能

性もある。

　3. 急性感染性髄膜炎の患者は数時間や，ひどい時には数分間で急激に悪化する可能性があるので，迅速な診断と治療が求められる。診断を絞って最適な治療法を選択するために（**表5.7**，**表5.8**），頭部CTと腰椎穿刺（**臨床🅟5.10**）を行う。何らかの理由で腰椎穿刺をただちに実施することができない場合でも，抗生剤治療の開始に遅れがあってはならない。

初期の臨床経過

　セフトリアキソンとアンピシリンの静脈内投与が開始された。頭部CTは正常で，抗生剤を投与開始してから約20分後に腰椎穿刺が行われた（**表**）。血液毒物スクリーニングは陰性で，一般血液検査も正常であった。胸部X線検査も正常だった。

腰椎穿刺の結果

チューブ番号	赤血球(/mm³)	白血球(/mm³)	%PMNsª	%リンパ球
1	230	3280	100	0
4	220	2030	99	1

ªPMNs＝多形核白血球

タンパク質：714 mg/dL，グルコース：＜20 mg/dL

1.　腰椎穿刺では，どのスペースから CSF を採取するか。そのスペースの境界となる 2 つの髄膜層とは何か（図 5.22B）。適切なレベルで腰槽を穿刺するためには，どのような解剖学的目印を参考にすればよいか（図 5.22A）。

2.　この患者の CSF 検査の結果からわかることは何か（表 5.7 と比較せよ）。

考察

1.　腰椎穿刺では腰槽のくも膜下腔から CSF を採取する。くも膜下腔は軟膜とくも膜によって挟まれる（図 5.1，図 5.22B）。L4–L5 椎間の腰槽を穿刺するために腸骨稜がよい目印となる。このレベルは脊髄円錐の下端よりも十分下のレベルである（臨床 **P**5.10，図

5.22）。

2.　この患者の CSF 所見では，タンパク質濃度上昇，グルコース低値，強い白血球増多があり，大部分が多形核白血球であった。したがって急性細菌性髄膜炎の所見に一致する（表 5.7）。

CSF 培養の結果は陰性であった。しかし，抗生剤投与の前に行った血液培養で髄膜炎菌が検出された。入院翌日までに解熱し，精神症状も改善した。抗生剤の静脈内投与を継続したところ，劇的に回復したので，後遺症もなく 7 日後に退院した。

追加症例

次の項目については他章で関連症例を取り上げている。「脳ヘルニア」（症例 10.10）/「頭蓋内出血」（症例 10.1，10.13，14.9，19.3，19.4）/「動脈瘤」（症例 10.1，13.1）/「脳動静脈奇形 AVM」（症例 11.5）/「水頭症」（症例 15.3）/「脳腫瘍」（症例 7.4，11.3，11.4，12.2，12.3，12.5～12.7，13.9，15.2，17.1，18.2，18.4，18.5，19.7）/「神経系の感染症」（症例 8.4，16.1，19.10）。その他は症例索引を検索のこと。

本章のまとめ

1.　本章では，**軟膜 pia**，**くも膜 arachnoid**，**硬膜 dura** からなる髄膜の構造（図 5.1）と主要な硬膜の折り返し（図 5.5，図 5.6）について述べた。

2.　頭蓋腔は**前頭蓋窩**，**中頭蓋窩**，**後頭蓋窩**からなり，それぞれが特定の脳構造を包含する（図 5.2～図 5.4）。

3.　**血液脳関門**は脳毛細血管内皮細胞がお互いに**閉鎖帯**でつながって，形成される（図 5.13B，図 5.14）。

4.　脳室系の三次元構造と，隣接する諸構造との空間的位置関係を理解するために，図 5.10 と図 5.11，および図 4.13～図 4.15 の MRI 像の神経アトラスを復習しよう。側脳室の曲線に沿う**C 字型構造**がいくつかあり，尾状核，脳梁，脳弓（図 4.15）などがその例である。ここでは，これらの構造の空間的位置関係について説明する。脳室系の復習にもなるし，次項の「脳をスクーバダイビングで探検する」の予習にもなる。

5.　**尾状核**と**視床は側脳室**の外側壁から内腔に突出する（図 4.13，図 4.14）。尾状核は C 字型構造の一つで，どの断面でみても C 字型の側脳室に沿って存在する（図 4.14，図 16.4）。

6.　**透明中隔**は左右の側脳室を正中で分ける薄い膜である。透明中隔は，もう一つの C 字型構造である**脳梁**から垂れ下がる。脳梁が側脳室の大部分の屋根を形成する（図 4.14，図 4.15）。

7.　透明中隔の底部からぶら下がる**脳弓**（図 18.13）もまた C 字型の構造で，側脳室の曲線に平行に走る。

脳弓は左右一対のアーチ状の有髄線維束で，側頭葉構造と視床下部や前脳基底部を連絡する（図 18.9）。

8.　記憶やその他の辺縁系機能に関係する**海馬体**（第 18 章）は，側脳室下角の床と内側壁に位置する（図 4.14）。

9.　**モンローの室間孔**は，内側と上方の境界が脳弓，外側の境界が視床，下方の境界が前交連（左右の側頭葉構造を連絡する白質路）である（図 16.2，図 16.4，図 18.9A）。

10.　**第三脳室**の外側の境界は視床と視床下部で，上方の境界は脳弓，下方の境界は視床下部，前方の境界は前交連，脳弓，終板，視床下部，後方の境界は後交連，松果体，視床下部である（図 2.11B，図 4.14B，図 5.11）。

11.　**中脳水道（シルビウス）**は脳脊髄液の細い通路であるが，全体が中脳灰白質の中にある（図 5.10）。

12.　**第四脳室**はピラミッド型の腔で，底部が橋と延髄の背面にあり，天井が小脳に覆われている（図 5.10，図 5.11）。

13.　くも膜下腔の主要な CSF 脳槽の位置を確認しよう（図 5.12）。

14.　最後に，髄膜の構成を思い出してほしい。髄膜は，"PAD"の構成からなる，すなわち，内部から外部に向かって，軟膜（P），くも膜（A），硬膜（D）である（図 5.1）。

15.　CSF は**脈絡叢**で産生され，**くも膜顆粒**で再吸収される（図 5.1，図 5.10）。

脳をスクーバダイビングで探検する

友達が神経解剖学の最終試験の直前に記憶を失ったとしよう。幸運にも，友人の一人がこびと化光線と特殊な電気装置を持っていて，その装置を直接海馬に差し込むと，失われた記憶がただちに蘇るという。友達を助けるために，きみは勇敢にも潜水服を身につけて，こびととなって，腰椎穿刺で友達の腰槽（図5.22）に注入してもらった。手掛かりは，地図として携帯した友だちのMRI画像だけである（図4.13〜図4.15）。

【ミッション】海馬を見つけ出せ！

脳脊髄液中を泳ぎながら周囲を見回すと，まだらではあるが多くのクモの巣状の柱が，（1.　　）から内部に向かってのびている。きみの現在の位置は，（2.　　）腔（図5.1）で，外部の壁は（3.　　）で，内部の壁は（4.　　）でできている。上方に泳いでいくと，腰槽の中で長いロープ状のヒモがきみの周囲一面に垂れ下がっているのに気づいた。なんだか馬の尻尾のようだと思った。これが（5.　　）で，脊髄の（6.　　）根でできている。すぐに，太くやや薄紅色を帯びた白く輝く構造に遭遇した。これが（7.　　）である。この（8.　　）面には感覚神経根が入り，（9.　　）面からは運動神経根が出る。

くも膜下腔を泳いで脊柱管を上昇していくと，行きついた場所は大きな円環状の穴で，ここが頭蓋内への入り口であった。この入り口の名前は（10.　　）で，ここを過ぎると（11.　　）槽に入る。きみの頭上には薄紅色を帯びた灰色の構造物がある。その表面には多数の隆起があって幾何学模様のようにもみえる。これが（12.　　）である。横のほうをみると（13.　　）の外側口がみえたが，小脳の下を延髄の背側面に沿って真っすぐ上方に泳いで，（14.　　）の正中口に向かうことにした。正中口に入ろうとすると，突然，脳脊髄液が顔に津波のように押し寄せ，くも膜下腔に流れ込んできたので，足かきで強くキックしなければならなかった。こうして（15.　　）脳室という大きな空間に入ることができた。第四脳室の腹側の床に沈んだまま前方に数歩進んでみた。足かきの下には第四脳室の床があり，この床は最初のうちは（16.　　）でできているが，吻側の方向に進んで行くと，（17.　　）になる。

上をみあげて，この洞窟の天井をつくっている大きな構造物にヘッドライトを向けてみる。この構造物は（18.　　）である。さらに吻側の方向に泳いで，（19.　　）という狭いトンネルに入ることにした。このトンネルを通過するためには，トンネルの壁に対して肩をすぼませてCSFの流れに逆らって泳ぎ続けなければならなかった。このトンネルの壁は（20.　　）でできている。ついにきみはトンネルのてっぺんから飛び出して，別の部屋の床に沈みこんでいる。この部屋が（21.　　）脳室である。下方に沈んでいきながら，左右をみわたすと，上のほうの壁は（22.　　）でできていて，その後，下のほうの壁が

（23.　　）でできているのがわかる。その部屋の底も（23.　　）でできているのだが，底まで沈むのをやめて天井をみあげてみると，後ろから前に平行に走る2本の輝く白いアーチがみえ，第三脳室の天井をつくっていた。このアーチは（24.　　）である。足かきでキックして第三脳室の正面に向かって上方に泳いでいくと，（25.　　）孔という左右2つの孔がみえた。右の孔に行くことにして，孔の縁までよじ登った。この時，きみの足は（26.　　）交連の上にあり，左手（内側）は（27.　　）に，右手（外側）は（28.　　）にかかっている。さらに前上方に泳ぎ進むと，別の大きな部屋に入った。これが，右（29.　　）脳室である。この部屋の中をさらに前の方向に泳いでいくと，側脳室の（30.　　）角に入った。上をみると，天井をつくっている白く「硬い物体」がみえる。これが，（31.　　）である。すぐに行き止まりとなったが，この正面の壁も，側脳室の天井から最前方の部分を回って下行する（31.　　）でできている。

きみは180°転回して尾側の方向に泳ぎ始め，側脳室の他の部分を探検することにした。すぐに，（32.　　）孔に戻ってここを通り過ぎたが，再び（33.　　）脳室に吸い込まれないように強くキックしなければならなかった。今やきみは右側脳室の（34.　　）部にいる。右側には脳室の内側の壁をつくっている透明の膜，（35.　　）がある。この透明の膜は，脳室の天井の（36.　　）から下のほうにのびて，内側の床の（37.　　）に届いている。この膜を強いサーチライトで照らしてみると，反対側にもほとんど同一の部屋があることがかすかにわかる。左（38.　　）脳室である。外側（きみの左側）を眺めると，大きな灰白質構造が脳室内に突き出して，外側の壁になっているのがわかる。地図（図4.13〜図4.15）で確認すると，これが（39.　　）核であることがわかる。さらに後方に泳いでいくと，（40.　　）という別の灰白質構造が外側壁から脳室の内側に向かって隆起している。突然，脈打つ血管の塊に足がからまっていることに気づく。どうもこの血管の塊がきれいな液体を分泌しているらしい。これが（41.　　）で，脳室内の全域にわたってはえていたのだが，何とか足をとられずにこれまで泳いできたようだ。からんだ血管の塊から用心深く足かきをはずし，次の脳室の部分に入る。この部分が（42.　　）部である。

　ここから次にどちらの方向に泳ぐか，3つの選択肢がある。第一に，反転して前方の側脳室（43.　　　）部に向かう選択肢。第二に，下方の（44.　　　）角に向かう選択肢。しかし，きみは第三の選択肢を選び，後方に向かって（45.　　　）角に入った。しかし，（46.　　　）葉の深くに入って，再び行き止まりにあたった。それで，回転して前方に歩き出した途端，──ウオー！　突然，険しい下り坂を滑って（47.　　　）角に落ちてしまった！　きみは立ち上がり汚れを払い

落として，左手を内側壁にかけた。周囲を見回して，（48.　　　）葉の奥深くに入り込んだことを知る。次に足もとをみおろし，左手のほうをみる。なんと，まさしく（49.　　　）の頂上に立っているではないか！おめでとう！　ミッション達成だ。しっかり記憶できただろうか？

正解は下記参照。

5

6 皮質脊髄路と その他の運動路

正常な生活機能にとって，運動はきわめて重要な要素である。運動系が障害されると日常生活がかなり不自由になる。本章では，朝起床時に突然話し方が不明瞭になり，右半身に麻痺が起こった74歳の女性の例について学ぶ。麻痺は右顔面から上下肢まで右半身全体に及んでいた。腱反射は右側で亢進しバビンスキー徴候も陽性であったが，感覚系の検査は正常であった。介助なしには歩行も起立もできなかった。

このような患者を診断し治療するためには，身体の運動を調節する脳・脊髄の神経経路を学ぶ必要がある。

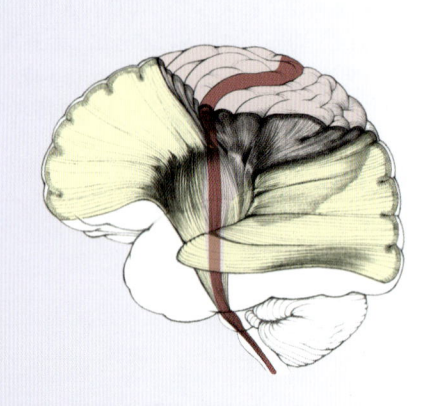

解剖学と臨床の基礎知識

本章と次の第7章では，神経系で最も重要な運動と感覚の3つの「長経路」に焦点をあてる。多くの臨床例できちんと神経局在診断を行うためには，この3つの神経経路を十分に理解しておくことが必須であり，またその知識だけで十分に診断できる場合も少なくない。この3つの基本神経路とその機能を表6.1にまとめた。

各神経路はそれぞれ経路の特定の部位で反対側に交叉する。交叉部位を知っていれば病変の局在を決定する時に大いに役立つ。また，この3つの伝導路で身体の異なった部位がどのような体部位局在性で配列しているかを理解していれば，この知識もまた病変の局在を決定する手がかりとなる。本章と第7章では，主要な運動路と感覚路を神経系の全経路にわたって追跡し，その全体的な構成と機能を学ぶ。とくに脊髄に焦点をあてる。自律神経系，括約筋調節機構，皮質脊髄路以外の運動路など，脊髄に関係するその他の神経系についてもここで簡単にみておこう。

運動皮質・感覚皮質・体部位局在性

一次運動皮質と一次体性感覚皮質を図6.1に示す。第2章で述べたように両者は前頭葉と頭頂葉を分ける**中心溝 central sulcus**（ローランド溝 **Rolandic sulcus**）をはさんで両側にある。**一次運動皮質 primary motor cortex**（ブロードマン4野）は**中心前回 precentral gyrus**にあり，一次体性感覚皮質 primary somatosen-

sory cortex（ブロードマン3，1，2野）は**中心後回 postcentral gyrus**にある（図6.1）。これらの領域の病変は，それぞれ反対側の運動障害と感覚障害を引き起こす。

一次運動皮質のすぐ前方には，補足運動野や運動前皮質などの重要な運動連合皮質がある（図6.1）。これらの領域は高次の運動企画に関わっていて，一次運動皮質に投射する。同様に頭頂葉の体性感覚連合皮質は一次体性感覚皮質から入力を受け，高次の感覚情報処理に重要である。一次皮質の病変とは異なり，感覚または運動連合皮質の病変では，基本的な運動や知覚（感覚受容）には重篤な障害があらわれない。そのかわりに，連合皮質の病変では高次の感覚分析や運動企画に障害をきたす。この点については第19章で述べる。興味深いことに，図6.1Aに示すように，一次皮質と連合皮質の間，さらに感覚皮質と運動皮質の間には相反性神経線維連絡がある。

脳の機能局在や病変の研究により，一次運動皮質と一次体性感覚皮質には**体部位局在性 somatotopically organized**があることが明らかになった（図6.2）。これは，大脳皮質の隣接領域は体表の隣接領域に対応する，ということである。体部位局在性を復元した大脳皮質地図は古典的に**運動ホムンクルス motor homunculus**や，**感覚ホムンクルス sensory homunculus**（*homunculus*はラテン語で「小人」の意味）とよばれる。ホムンクルスの最初の報告以来，ヒトや他の動物

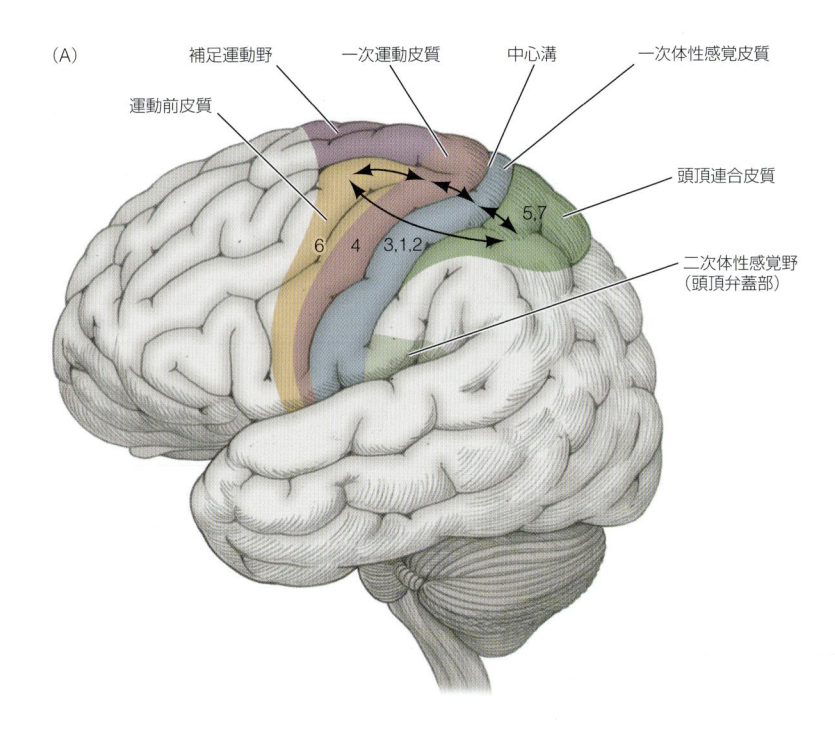

(A) 補足運動野　一次運動皮質　中心溝　一次体性感覚皮質

運動前皮質

頭頂連合皮質

6　4　3,1,2　5,7

二次体性感覚野
（頭頂弁蓋部）

6

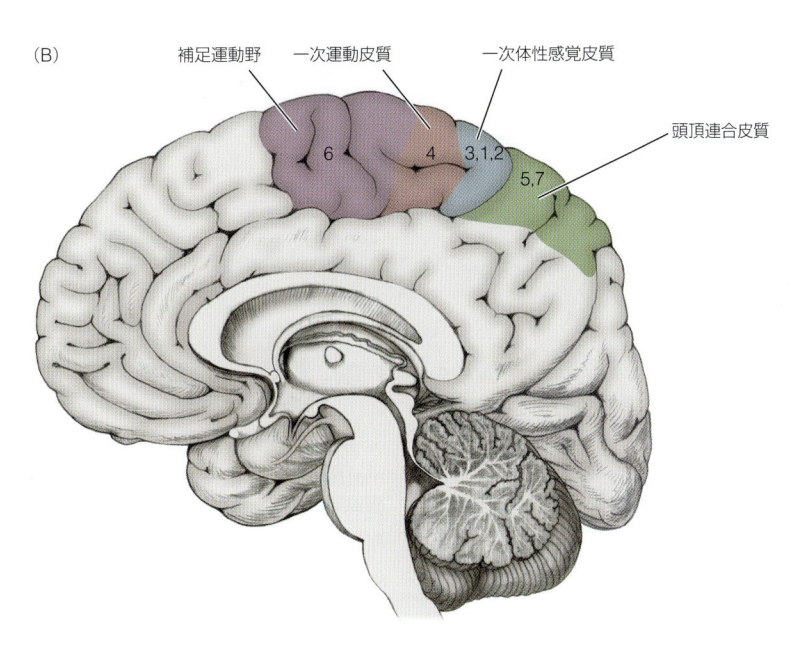

(B) 補足運動野　一次運動皮質　一次体性感覚皮質

頭頂連合皮質

6　4　3,1,2　5,7

図 6.1　大脳皮質の運動野と体性感覚野。（A）感覚と運動の一次皮質と連合皮質，およびその相反性線維連絡を示す外側面。数字は対応するブロードマン領域を示す（**図 2.15**）。（B）内側面

表 6.1　神経系の主な長経路	
経路	機能
外側皮質脊髄路	運動
後索	感覚（振動覚，関節位置覚，精細触覚）
前側索路	感覚（痛覚，温度覚，粗大触覚）

での研究によって，とくに高空間解像度で解析した場合，体部位局在地図は原典に記載されたほどには明快でもなければ一貫したものでもないことが明らかとなっている。断片化した皮質への復元が数多くみられ，とくに感覚地図よりもむしろ運動地図で顕著であ

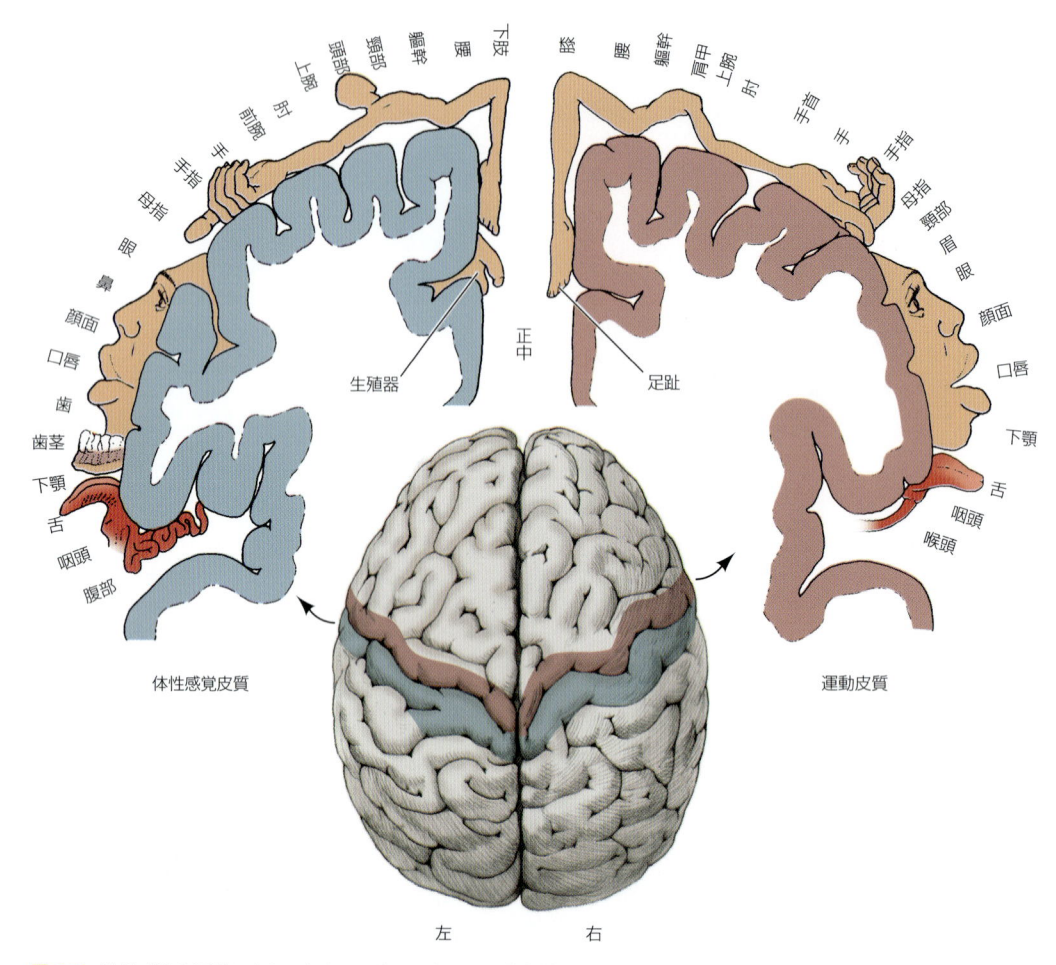

図 6.2　**体性感覚と運動のホムンクルス**。ホムンクルスの各領域の大きさが感覚運動機能の重要性に対応するので，歪曲した像になることに注意（**図 10.1** も参照）

る。それにもかかわらず，ホムンクルスは大脳皮質の体部位復元を理解するうえで重要な概念であり，臨床的な局在診断に汎用されている。

　後述のように，体部位局在性は大脳皮質にかぎったことではない。というより，運動，感覚伝導路には全経路にわたって大まかな体部位局在性が維持されていて，神経系のある部位から次の部位へと体部位局在性をたどることができる。

　体部位局在性の一般的な記憶法：2 つの例外（一次感覚運動皮質と後索）を除いて，上肢は下肢の内側に位置する（例を**図 6.2**，**図 6.10**，**図 7.3** にあげる）。

> **復習問題**
>
> 顔面と上肢に筋力低下がある患者では，外側大脳皮質表面と大脳縦裂内のどちらに病変がある可能性が高いか。
> 下肢に筋力低下がある患者では，外側大脳皮質表面と大脳縦裂内のどちらに病変がある可能性が高いか。

脊髄の基本構造

　脊髄には蝶の形をした**中心灰白質 central gray matter** があって，その周囲を白質の上行性または下行性神経柱（神経索）が取り囲んでいる（**図 6.3**A）。**後根神経節 dorsal root ganglion** にある**感覚神経 sensory neuron** の軸索は 2 つに分岐する。一方の枝は末梢からの感覚情報を伝え，他方は**後根神経糸 dorsal nerve root filament** から感覚情報を脊髄後面に伝える。脊髄灰白質には，主として感覚処理に関わる**後角 dorsal (posterior) horn**，介在ニューロンと特定機能に特化した神経核をもつ**中間帯 intermediate zone**（**表 6.2**），運動ニューロンが存在する**前角 ventral (anterior) horn** がある。運動ニューロンの軸索は**前根神経糸 ventral nerve root filament** を通って脊髄外に出る。脊髄灰白質は神経核群に，別の用語でいえば神経層に区分できる。この神経層はブロー・レックス Bror Rexed の命名による区分で（**図 6.3**B，**表 6.2**），本章

6

(A)

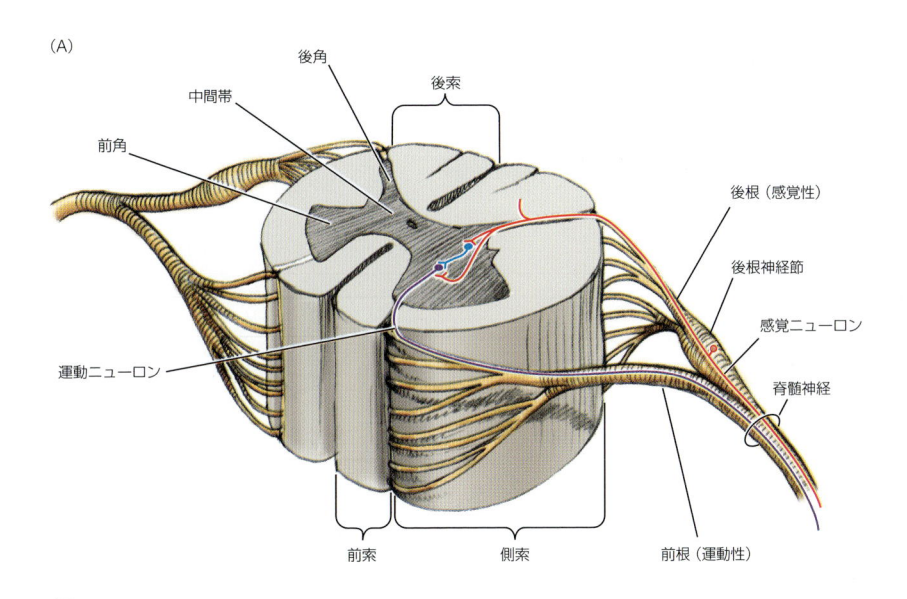

(B)

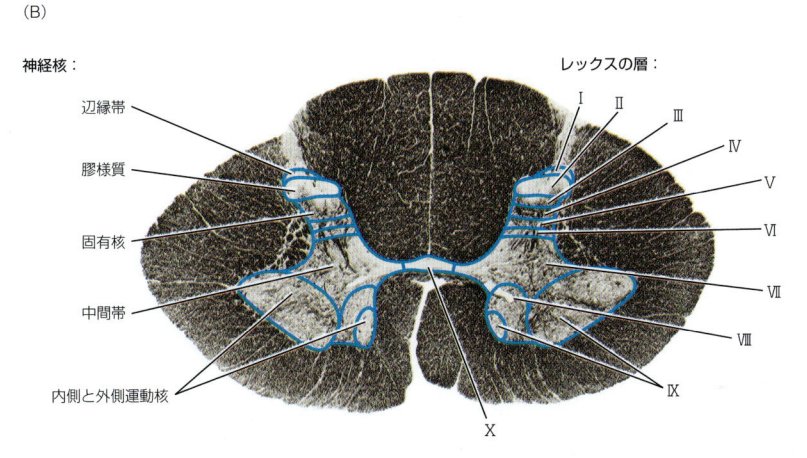

図6.3　脊髄の基本構造。（A）灰白質，白質，後根，前根。（B）脊髄神経核（左）とレックスの層（右）。（**表6.2**も参照）（B：DeArmond SJ, Fusco MM, Maynard MD. 1989. *Structure of the Human Brain*：A Photographic Atlas, 3rd, Ed. Oxford, New York）

と第7章で述べるように，機能的相違に基づいている。脊髄白質は**後索 dorsal（posterior）column，側索 lateral column，前索 ventral（anterior）column**からなる（**図6.3**A）。

表6.2　脊髄の神経核と層		
領域	神経核	レックスの層
後角	辺縁帯	I
後角	膠様質	II
後角	固有核	III，IV
後角	後角頸部	V
後角	後角基底部	VI
中間帯	クラーク核（中間外側核）	VII
前角	交連核	VIII
前角	運動核	IX
中心管周囲の灰白質	中心灰白質	X

脊髄はどのレベルでも同じというわけではない（**図6.4**）。白質の面積は頸髄のレベルで最も広い（**図6.4**C）が，これはほとんどの上行線維がすでに脊髄に侵入し終わっているのに対して，ほとんどの下行線維がまだ対象器官に分布していないからである。一方，仙髄は大部分灰白質が占めている（**図6.4**F）。また，脊髄には2カ所の膨大部がある（**図6.4**A）。**頸膨大 cervical enlargement**と**腰仙膨大 lumbosacral enlargement**からは，それぞれ上肢と下肢の神経支配を担う神経叢が出る。頸髄と腰仙髄のレベル（**図6.4**C，E，F）では胸髄レベル（**図6.4**D）よりも灰白質が広い。特に上下肢を制御する下位運動ニューロンが分布する前角が広い。胸髄には**側角 lateral horn**があり（**図6.4**D），中間外側細胞柱が存在する。

172

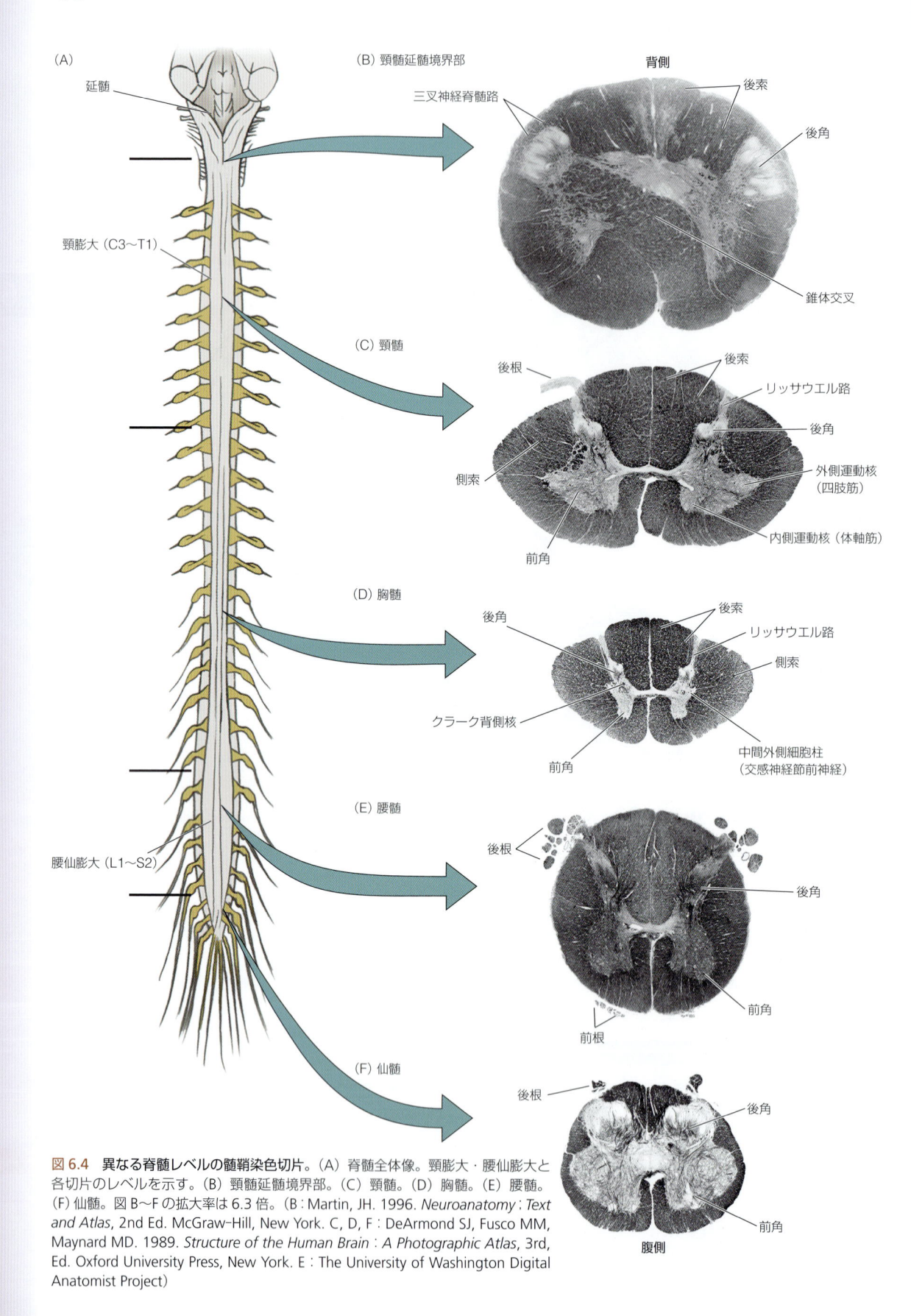

図 6.4　異なる脊髄レベルの髄鞘染色切片。（A）脊髄全体像。頸膨大・腰仙膨大と各切片のレベルを示す。（B）頸髄延髄境界部。（C）頸髄。（D）胸髄。（E）腰髄。（F）仙髄。図 B〜F の拡大率は 6.3 倍。（B：Martin, JH. 1996. *Neuroanatomy：Text and Atlas*, 2nd Ed. McGraw-Hill, New York. C, D, F：DeArmond SJ, Fusco MM, Maynard MD. 1989. *Structure of the Human Brain：A Photographic Atlas*, 3rd, Ed. Oxford University Press, New York. E：The University of Washington Digital Anatomist Project）

(A)

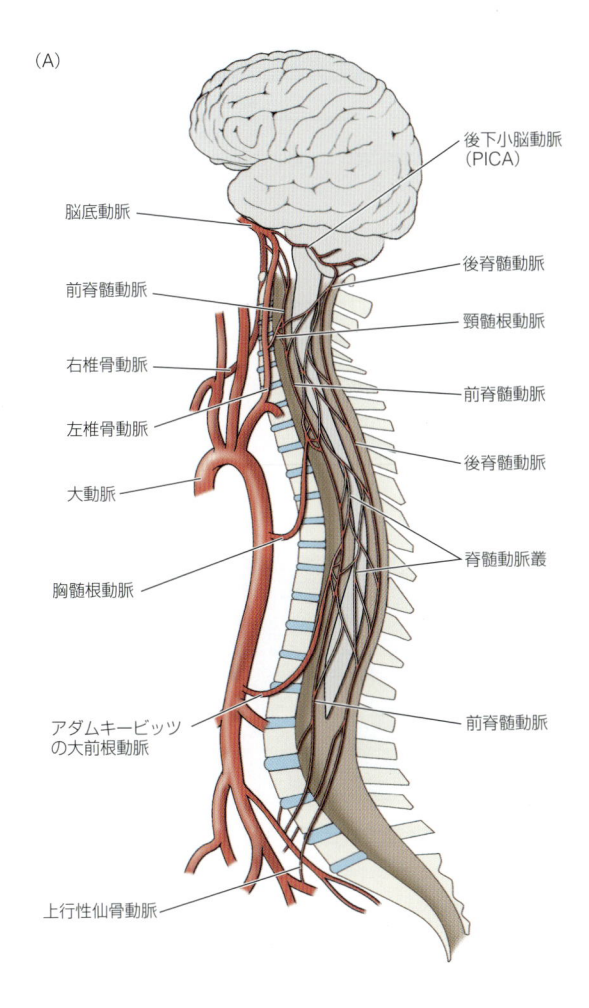

後下小脳動脈（PICA）

脳底動脈

前脊髄動脈

右椎骨動脈

左椎骨動脈

大動脈

胸髄根動脈

アダムキービッツの大前根動脈

上行性仙骨動脈

後脊髄動脈

頸髄根動脈

前脊髄動脈

後脊髄動脈

脊髄動脈叢

前脊髄動脈

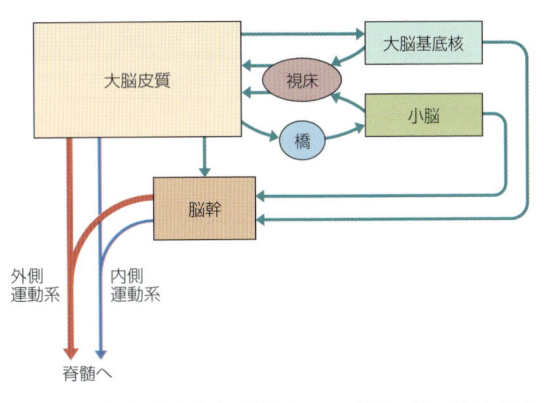

大脳皮質

大脳基底核

視床

小脳

橋

脳幹

外側運動系

内側運動系

脊髄へ

図6.6　運動系の基本構成。 複数のフィードバック回路が大脳皮質，脳幹，小脳，大脳基底核，視床を結ぶ。運動出力系（内側と外側運動系）が大脳皮質と脳幹から出る。**図2.17** も参照

復習問題

図6.3A と **図6.4** に示されている各構造の名称ラベルを隠して，できるだけ多くの名称を答えなさい。

脊髄の血液供給

脊髄への血液供給 は椎骨動脈の枝と脊髄根動脈からもたらされる（**図6.5**）。椎骨動脈からは脊髄の腹側面に沿って下行する **前脊髄動脈 anterior spinal artery** が出る（**図2.26C**）。

さらに，椎骨動脈か後下小脳動脈から2本の **後脊髄動脈 posterior spinal artery** が出て，脊髄の背側面に血液供給する。前脊髄動脈と後脊髄動脈のどちらが優位かは脊髄レベルによって異なり，両者は脊髄を取り巻く **脊髄動脈叢 spinal arterial plexus** を形成する（**図6.5**）。31本の分節性動脈の枝が全長にわたって脊柱管に入り込むが，ほとんどの枝は大動脈から出て髄膜に血液補給する。そのような枝のうち，6～10本だけが **根動脈 radicular artery** として脊髄に到達し，様々な脊髄レベルで起こる（**図6.5A**）。通常，1本の太い根動脈が左側から出る。T5からL3のどこからでも出る可能性があるが，普通はT9からT12の間である。この動脈は **アダムキーヴィッツの大根動脈 great radicular artery of Adamkiewicz** とよばれ，腰仙髄への主要血液供給源となる。

おおよそ **T4** から **T8** のレベルに相当する胸髄中部は，腰動脈と椎骨動脈の灌流域の境界に位置しているので，比較的低灌流を起こしやすい **危険域 vulnerable zone** である。この領域は胸髄手術や血圧低下を招来するその他の状況で最も梗塞巣を形成しやすい領域である。前脊髄動脈は脊髄のおおよそ前2/3に血液供給し，この領域は前角や白質の前索，側索を含む（**図6.5B**）。後脊髄動脈は後索と後角の一部に血液供給する。脊髄からの静脈血還流は，最初硬膜外腔に流れ込

(B)

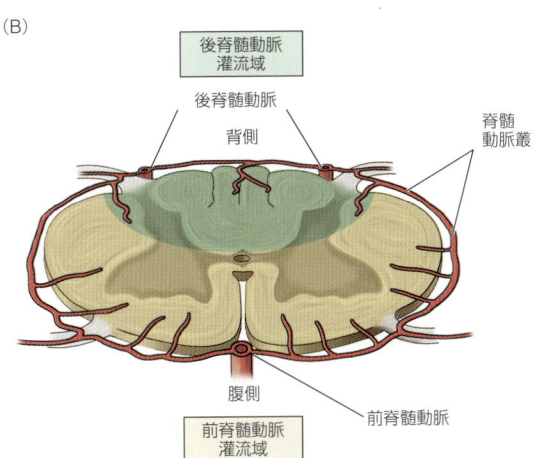

後脊髄動脈灌流域

後脊髄動脈

背側

脊髄動脈叢

腹側

前脊髄動脈

前脊髄動脈灌流域

図6.5　脊髄の動脈支配。（A）椎骨動脈と根動脈から前・後脊髄動脈が出て脊髄動脈叢を形成する。（B）前・後脊髄動脈の灌流域を示す脊髄断面

表6.3 外側および内側下行性運動系

神経路	起始	交叉部位	終止レベル	機能
外側運動系				
外側皮質脊髄路	一次運動皮質とその他の前頭葉，頭頂葉領域	頸髄延髄境界部の錐体交叉	脊髄全体（主に頸膨大と腰仙膨大）	反対側上下肢の運動
赤核脊髄路	赤核，大細胞部	中脳の腹側被蓋交叉	頸髄	反対側上下肢の運動（ヒトでは不明）
内側運動系				
前皮質脊髄路	一次運動皮質と補足運動野	—	頸髄と上位胸髄	両側体軸筋と帯筋の調節
前庭脊髄路（VST）[a]	内側VST：内側，下前庭核；外側VST：外側前庭核	—	内側VST：頸髄と上位胸髄；外側VST：脊髄全体	内側VST：頭頸部の姿位；外側VST：平衡
網様体脊髄路	橋・延髄網様体	—	脊髄全体	姿勢と歩行の自動調節運動
視蓋脊髄路	上丘	中脳の背側被蓋交叉	頸髄	頭位と眼球運動の協調（ヒトでは不明）

[a]内側VSTも外側VSTもともに内側運動系である。

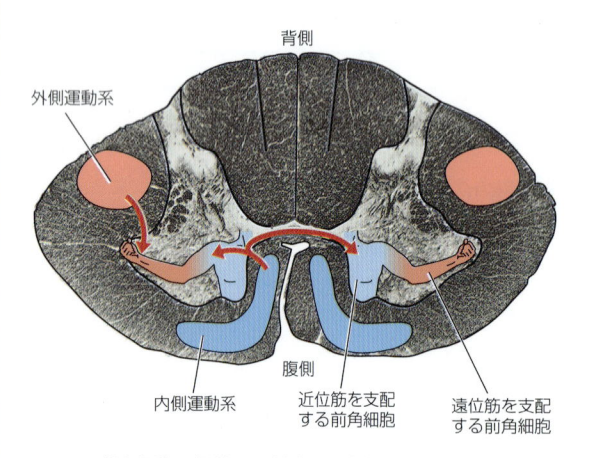

図6.7 前角細胞に投射する内側および外側運動系の体部位的局在。外側運動系（皮質脊髄路と赤核脊髄路）は外側前角細胞に，内側運動系（前皮質脊髄路，前庭脊髄路，網様体脊髄路，視蓋脊髄路）は内側前角細胞に投射する。外側前角細胞は四肢遠位筋を，内側前角細胞は近位躯幹筋を調節する。（脊髄切片の出典；DeArmond SJ, Fusco MM, Maynard MD. 1989. *Structure of the Human Brain*: A Photographic Atlas, 3rd, Ed. Oxford University Press, New York）

む静脈叢を経由してから体循環に戻る。**バトソン静脈叢 Batson plexus**（図8.2）とよばれる硬膜外静脈は弁をもたないので，腹腔内圧が上昇すると血液に含まれる転移癌細胞（前立腺癌等）が硬膜外腔に流入したり，骨盤内感染症が硬膜外腔に波及したりする。

一般的な運動系の構成

音楽家や体操選手や外科医などの非常に洗練された動きをみると，運動系が多段階で階層性に構築された精密なフィードバックループからなっていることが納得できるであろう。運動系経路を図6.6にまとめる。この図では最も重要なループだけを示し，感覚入力は省略してある。**小脳 cerebellum** と **大脳基底核 basal ganglion** が重要なフィードバックループに加わり，視

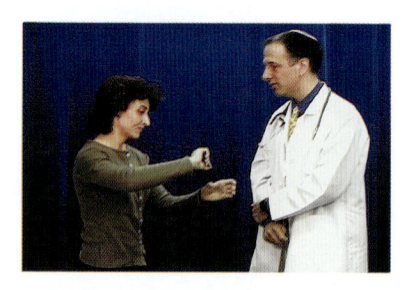

運動実行能力（ビデオ15）

床 thalamus を経由して大脳皮質に投射を送り返しているが，これらの構造からは下位運動ニューロンへの直接の投射がないことを思い出してほしい（図2.17）。運動制御における小脳と大脳基底核の役割については，第15章と第16章でさらにくわしく説明する。**大脳皮質**には運動制御に関わる多数の重要な固有の回路がある。例えば，補足運動野や前頭前皮質や頭頂葉連合皮質のような連合皮質領域に関係する神経回路は，運動活動の立案や企画にきわめて重要である（図6.1）。第19章で述べるように，このような連合皮質の病変では**失行 apraxia** が生じる。失行では筋力は正常でありながら高次の運動立案や遂行が障害される（ビデオ15）。図6.6には示していないが，**感覚入力**も明らかに運動制御に大変重要な役割を果たしていて，脊髄のレベル（図2.21）から大脳皮質（図6.1）に及ぶ運動回路やフィードバックループに加わっている。

もう一つ思い出してほしいのは，**上位運動ニューロン**が運動系出力を脊髄や脳幹の**下位運動ニューロン**に伝え，今度はそこから末梢の筋肉に伝えられることである。下行性上位運動ニューロン経路は大脳皮質と脳幹に源を発する（図6.6）。この運動下行路は脊髄での位置に基づいて**外側運動系 lateral motor system** と**内側運動系 medial motor system** に分けられる。外側運動系は脊髄側索を下行し，外側群の前角運動ニューロ

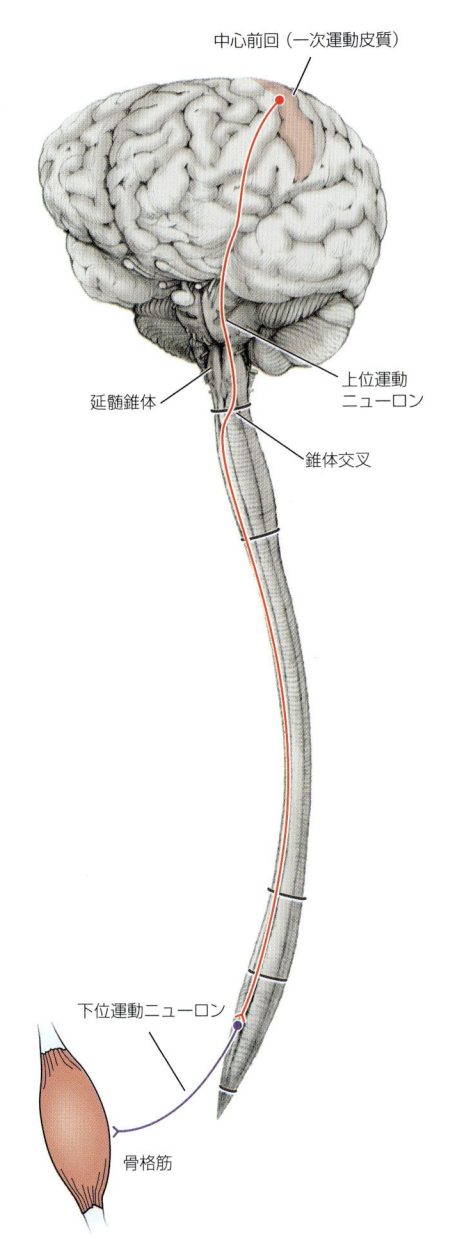

中心前回（一次運動皮質）

延髄錐体

上位運動
ニューロン

錐体交叉

下位運動ニューロン

骨格筋

図 6.8　外側皮質脊髄路。一次運動皮質（中心前回）の上位運動ニューロンの軸索は下行して錐体交叉で交叉する。その後、軸索は反対側の脊髄を下行し続けて前角の下位運動ニューロンにシナプス形成する

ンや介在ニューロンにシナプスする（**図 6.7**）。内側運動系は脊髄の前内側白質を下行し、内側群の前角運動ニューロンと介在ニューロンにシナプス結合する。

　外側運動系に属するのは、**外側皮質脊髄路 lateral corticospinal tract** と**赤核脊髄路 rubrospinal tract** の2つである（**表 6.3**）。これらの神経経路は四肢の運動を調節する（**図 6.7**）。特に外側皮質脊髄路は個々の指や関節の急速で精細な運動にきわめて重要である。両経路はそれぞれの出発点から出て交叉し、反対側の脊髄側索を下り、反対側の上下肢を支配する（**表 6.3** と**図 6.11A, B**）。

　内側運動系には4つの経路、**前皮質脊髄路 anterior corticospinal tract**（**図 6.11C**）、**前庭脊髄路 vestibulospinal tract**（**図 6.11D**）、**網様体脊髄路 reticulospinal tract**、**視蓋脊髄路 tectospinal tract** がある（**図 6.11E**、**表 6.3**）。この4つの経路は体軸近位の帯域筋の調節に重要である（**図 6.7**）。これらの筋は姿勢保持や平衡、頭頸部の方向づけ運動、歩行運動の自動調節などに関わる。内側運動系は同側または両側を下行する。このうちのいくつかは上位頸髄の数節のレベルまでしか下行しない（**表 6.3**、**図 6.11C～E**）。

　内側運動系は、脊髄両側に線維を出す介在ニューロンに終止する傾向にあり、脊髄両側の複数髄節に関わる運動を調節する。したがって、内側運動系の一側性病変では、はっきりとした障害は認められない。これに対して、外側運動系の病変は強い障害を起こす（次項参照）。ヒトの赤核脊髄路は小さくて臨床上の意義は不明であるが、皮質脊髄路傷害後の機能代償に関わっている可能性がある。また、赤核脊髄路は上肢屈曲（除皮質）姿勢にも関係していると思われる（**図 3.5A**）。この姿位は、典型的には赤核より上のレベルに病変があって、赤核脊髄路が傷害されないような場合にみられる。

外側皮質脊髄路

　皮質脊髄路、もっと厳密にいうと、**外側皮質脊髄路**は神経系で臨床的に最も重要な下行運動路である。この神経伝導路は四肢の運動を調節する。この経路に生じる病変は特徴的な障害を引き起こし、正確な臨床局在診断が可能となる。臨床上の重要性から、ここでは皮質脊髄路について、その他の下行性運動路よりもくわしく述べることにする。皮質脊髄路を大脳皮質から脊髄までたどってみよう（**図 6.8**）。皮質脊髄路の神経線維のうち半数以上は中心前回の一次運動皮質（ブロードマン4野）から出る。残りの神経線維は運動前皮質や補足運動野（6野）か、頭頂葉（3, 1, 2, 5, 7野）から出る（**図 6.9A**）。皮質脊髄路に線維を出す一次運動皮質ニューロンはほとんどが第5層にある（**図 2.14B**）。第5層の錐体細胞は直接脊髄前角の運動ニューロンにシナプス結合するとともに、脊髄介在ニューロンにもシナプス結合する。皮質脊髄路ニューロンの約3%が**ベッツ細胞 Betz cell** とよばれる巨大錐体細胞である。この細胞はヒトの神経系で最も大きいニューロンである。

　大脳皮質からの軸索は大脳白質の上方部分、**放線冠 corona radiata** に入り（**図 4.13J**）、そこから内包に下

(A)

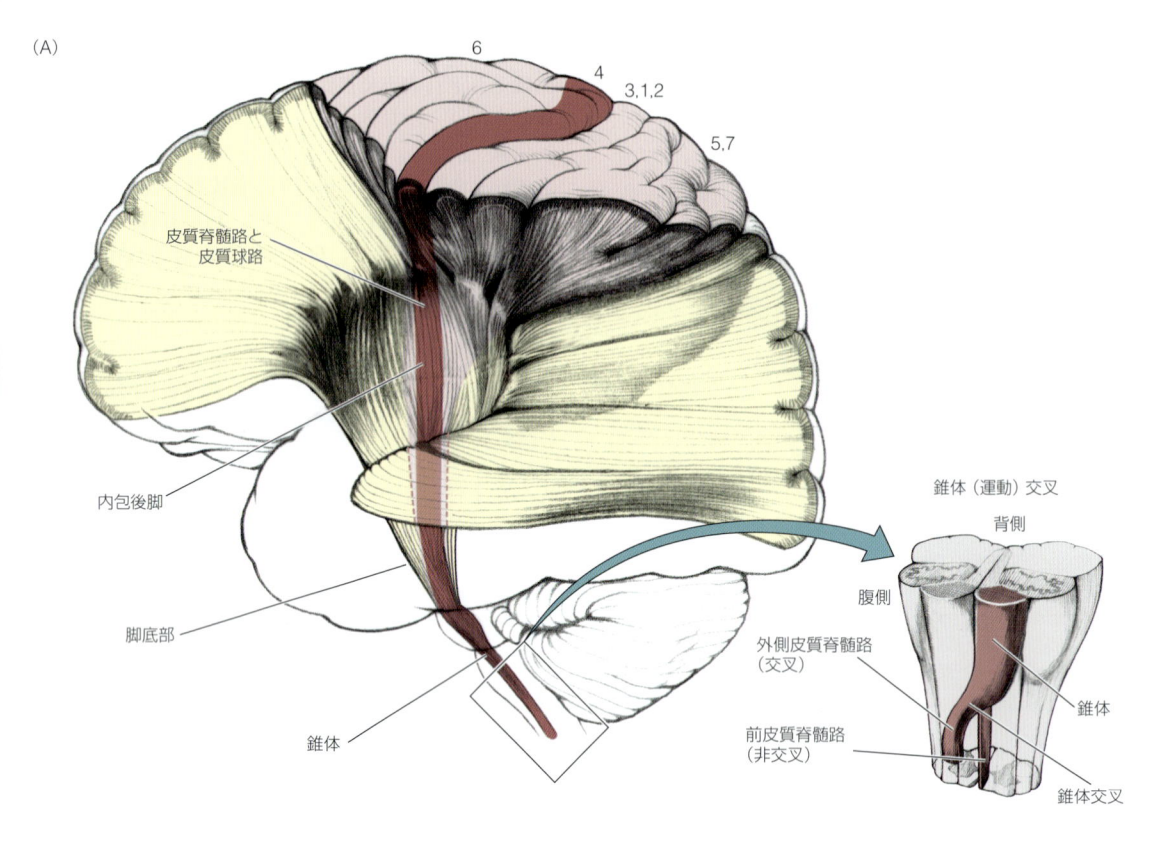

6

4
3,1,2

5,7

皮質脊髄路と
皮質球路

内包後脚

脚底部

錐体

錐体（運動）交叉

背側

腹側

外側皮質脊髄路
（交叉）

前皮質脊髄路
（非交叉）

錐体

錐体交叉

(B)

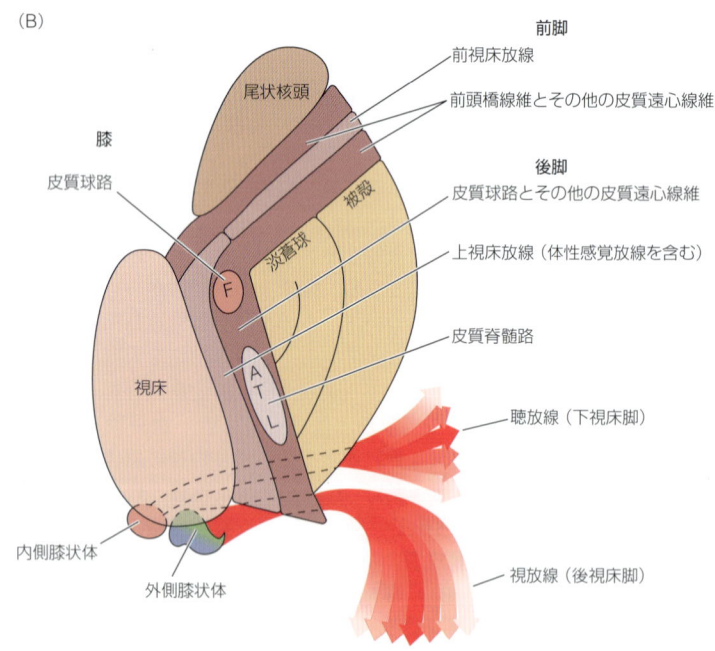

前脚

前視床放線

前頭橋線維とその他の皮質遠心線維

尾状核頭

膝

皮質球路

後脚

皮質球路とその他の皮質遠心線維

被殻

淡蒼球

F

上視床放線（体性感覚放線を含む）

皮質脊髄路

視床

A
T
L

聴放線（下視床脚）

内側膝状体

外側膝状体

視放線（後視床脚）

図6.9 内包。（A）内包の三次元構成。皮質
脊髄路線維と皮質球路線維は一次運動皮質と
隣接領域から出て内包に入る。皮質球路線維
は脳幹の下位運動ニューロンに投射する。皮
質脊髄路線維の85%は錐体交叉で交叉して
外側皮質脊髄路になるが，残りの線維は前皮
質脊髄路を形成する。（B）内包を通る水平
断。内包前脚，膝，後脚と視床，尾状核頭，
レンズ核（被殻と淡蒼球）の位置関係を示す。
内包に含まれる主要神経路を示した

(A) 前脳

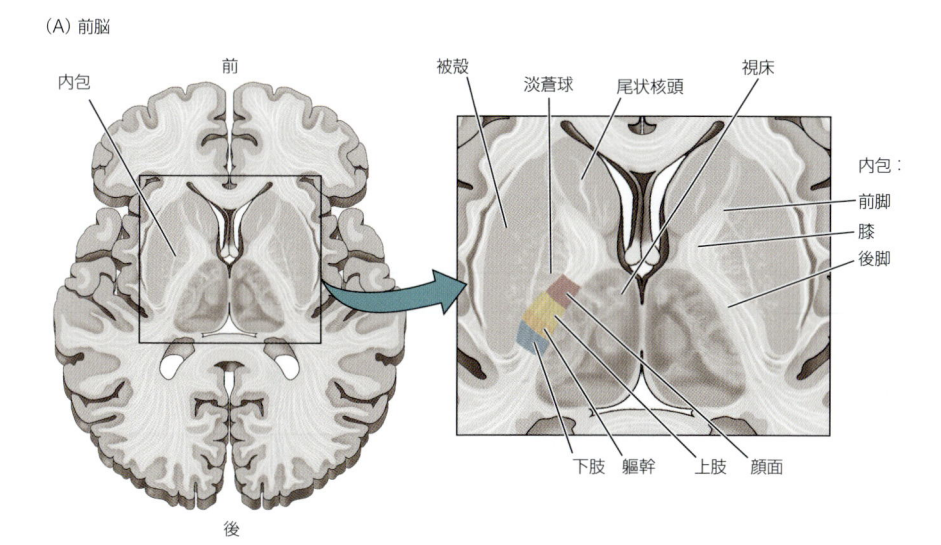

(B) 中脳

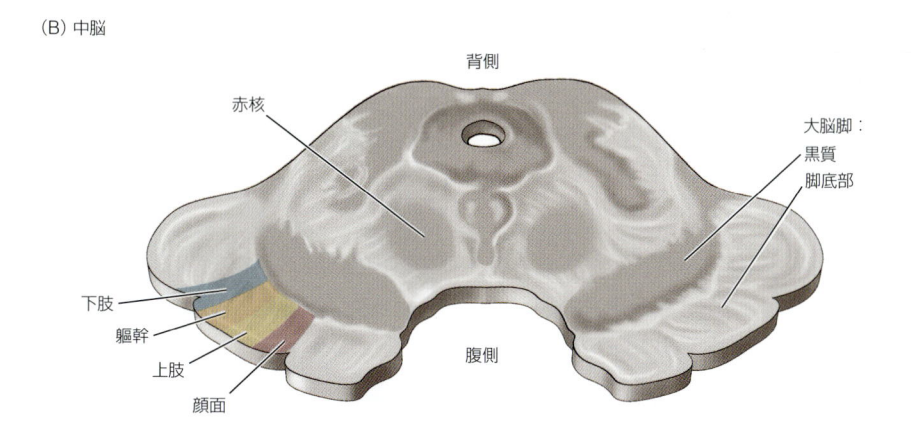

(C) 脊髄

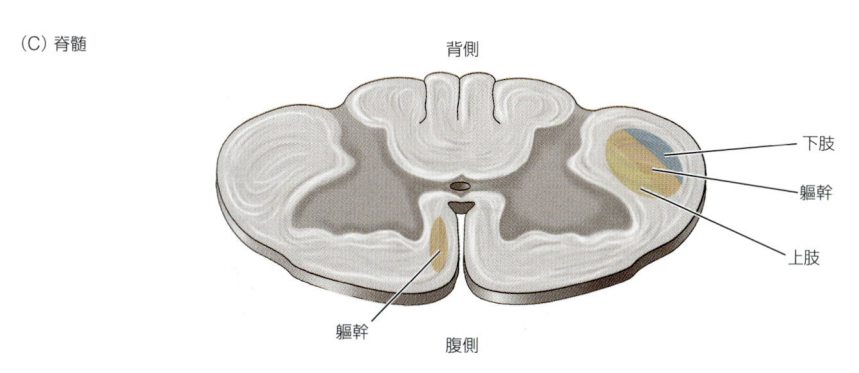

図 6.10　**皮質球路と皮質脊髄路の体部位的局在。**（A）内包を通る水平断。（B）中脳。（C）脊髄

行する（図 4.13G）。大脳白質には皮質脊髄路ばかりではなく，異なる皮質間や，大脳基底核，視床，脳幹などの深部構造と皮質の間を結ぶ双方向性の線維が走行する（図 6.9B）。これらの白質神経路は扇形の構造となって内包に下り，その後密集した神経線維束となって，様々な皮質下構造へ線維を送りながら，徐々にその神経線維密度を減らして下行していく（図 6.9A）。

内包 internal capsule は脳の水平断面で観察すると最もわかりやすい（図 6.10A）。水平断面では左右の内包が矢頭のように，または 2 つの V の字が頂点を内側に向けて向かい合っているようにみえる。視床と尾状核が常に内包の内側にあるのに対して，淡蒼球と被殻は常に外側にあることに注意してほしい。内包は前脚，後脚，膝の 3 つの部分に区分できる。注意すべきことは，内包**前脚 anterior limb** が尾状核頭部を淡蒼球と被殻から分けているのに対して，**後脚 posterior limb** は視床を淡蒼球と被殻から分けていることである（図 16.2，図 16.3）。**膝 genu**（*genu* はラテン語で「膝」の意味）はモンロー孔のレベルで前脚と後脚の移行部にある。**皮質脊髄路は内包後脚を通る。体部位局在地図 somatotopic map** は内包にも保持されていて，顔へ向かう運動線維が最も前方を通り上下肢への線維が徐々に後方へ位置を変える（図 6.10A）。大脳皮質から脳幹へ投射する神経線維は，顔面への運動線維も含めて，皮質脊髄路とはよばずに**皮質球路 corticobulbar tract** とよぶ。これらの線維が大脳皮質から脳幹，すなわち「球 bulb」に投射するからである。体部位局在的な配置があるにもかかわらず，内包の線維は非常に密集しているので，ここでの病変は一般に反対側の全般的な筋力低下をもたらす（顔面，上肢，下肢）（**臨床 P6.3**，図 6.14A）。しかし，内包病変によって，もっと限局的な障害が起こることもある。内包を通る線維のうち，皮質球路や皮質脊髄路以外のものについては図 6.9B に示した。

内包は中脳の**大脳脚 cerebral peduncle** に続く。大脳脚とは文字通り「脳の脚」という意味である（図 6.10B）。白質部分は大脳脚の腹側にあり**脚底部 basis pedunculi** とよばれる。脚底部の中央 1/3 のところを皮質球路と皮質脊髄路が通り，顔面，上肢，下肢への軸索がそれぞれ内側から外側へと配置されている（図 6.10B）。脚底部のその他の部位には主として皮質橋核線維が走行する（第 15 章）。

続いて，皮質脊髄路の神経線維はやや広がった線維束をつくって橋腹側部を下行する（図 6.11A）。この線維束は延髄腹側で再びまとまって**延髄錐体 medullary pyramid** となる（図 6.8，図 6.11A）。こういうわけで，皮質脊髄路は**錐体路 pyramidal tract** とよばれることがある（この用語は広く使われているが，

少々不正確である。錐体には皮質脊髄路ばかりでなく網様体脊髄路やその他の脳幹神経路も通っている）。延髄から脊髄への移行部は**頸髄延髄境界部 cervicomedullary junction** とよばれ，大後頭孔 foramen magnum のレベルに一致する（図 5.10）。この地点にある錐体交叉 pyramidal decussation で錐体路線維の約 85% が交叉して脊髄の側索に入っていく。これが外側皮質脊髄路である（図 6.8，図 6.11A）。外側皮質脊髄路にも体部位局在性があって，上肢を支配する線維は下肢を支配する線維の内側にある（図 6.10C）。最終的に，外側皮質脊髄路の軸索は脊髄前角に入って前角細胞とシナプスを形成する（図 6.7，図 6.8，図 6.11A）。皮質脊髄路の残りの約 15% の線維はそのまま交叉せずに同側の脊髄を下行し続け，前索に入って前皮質脊髄路となる（図 6.9A，図 6.11C）。

外側皮質脊髄路に加えて，その他の内側および外側下行運動系（表 6.3）も図 6.11 に示す。赤核脊髄路，前皮質脊髄路，視蓋脊髄路，網様体脊髄路，前庭脊髄路などがある。

> **復習問題**
>
> 錐体交叉の上に皮質脊髄路病変があれば反対側の麻痺が起こるのに対して，錐体交叉の下に病変があれば同側の麻痺が起こる（図 6.8，図 6.11A）。病変が下記の各位置にある時，麻痺はそれぞれ同側に起こるか反対側に起こるか答えなさい。大脳皮質，内包，中脳，橋，延髄，脊髄。

自律神経系

前項で述べた体性運動路とは異なり，**自律神経系 autonomic nervous system** は通常もっと自動的な内臓機能を調節する。自律神経性遠心性線維は解剖学的に**体性遠心性線維 somatic efferent** とは異なっている（図 6.12）。体性遠心系では，前角細胞や脳幹運動核が中枢神経系から骨格筋に直接投射する（図 6.12A）。**自律神経性遠心系 autonomic efferent** では，中枢神経系と効果器（分泌腺と平滑筋）の間にある神経節で末梢性のシナプスが起こる（図 6.12B，C）。中枢でも末梢でも自律神経系への感覚性入力がある。しかし，自律神経系そのものは遠心性線維だけで構成されているので，他の運動系とともに本項で扱う。

自律神経系には 2 つの主要区分がある（図 6.13）。**交感神経系 sympathetic division**，すなわち**胸腰部 thoracolumbar division** は T1 から L2，または T1 から L3 までの脊髄レベルから起こり，主に心拍数上昇，血圧上昇，気管支拡張，散瞳のような「闘争か逃走 fight-or-flight」反応に関与する。一方，**副交感神経系 parasympathetic division**，すなわち**頭仙部 craniosacral division** は，脳神経核と S2 から S4 までの脊髄レ

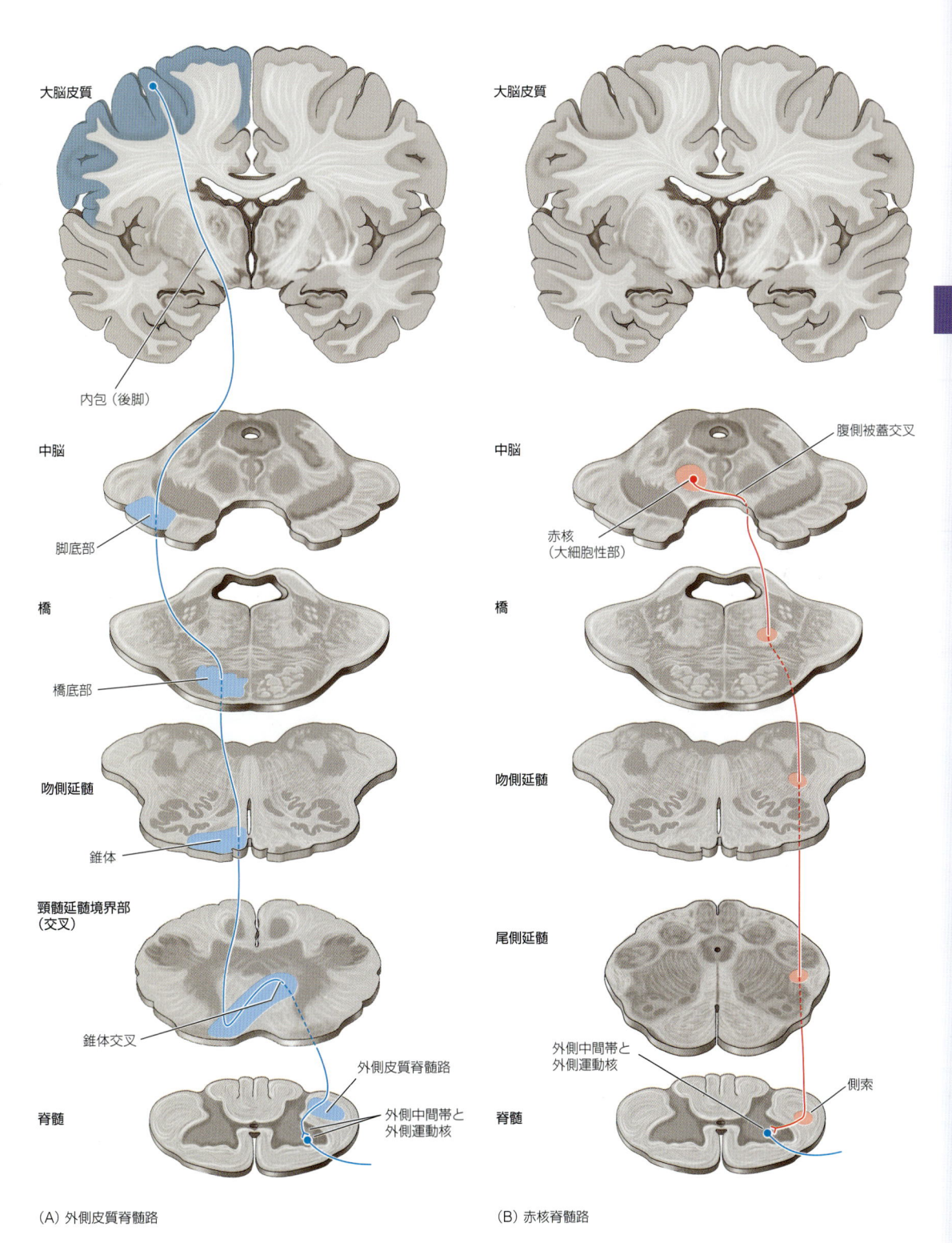

（A）外側皮質脊髄路　　　　　　　　　　　　　　　　（B）赤核脊髄路

図 6.11　下行性運動路。表 6.3 も参照

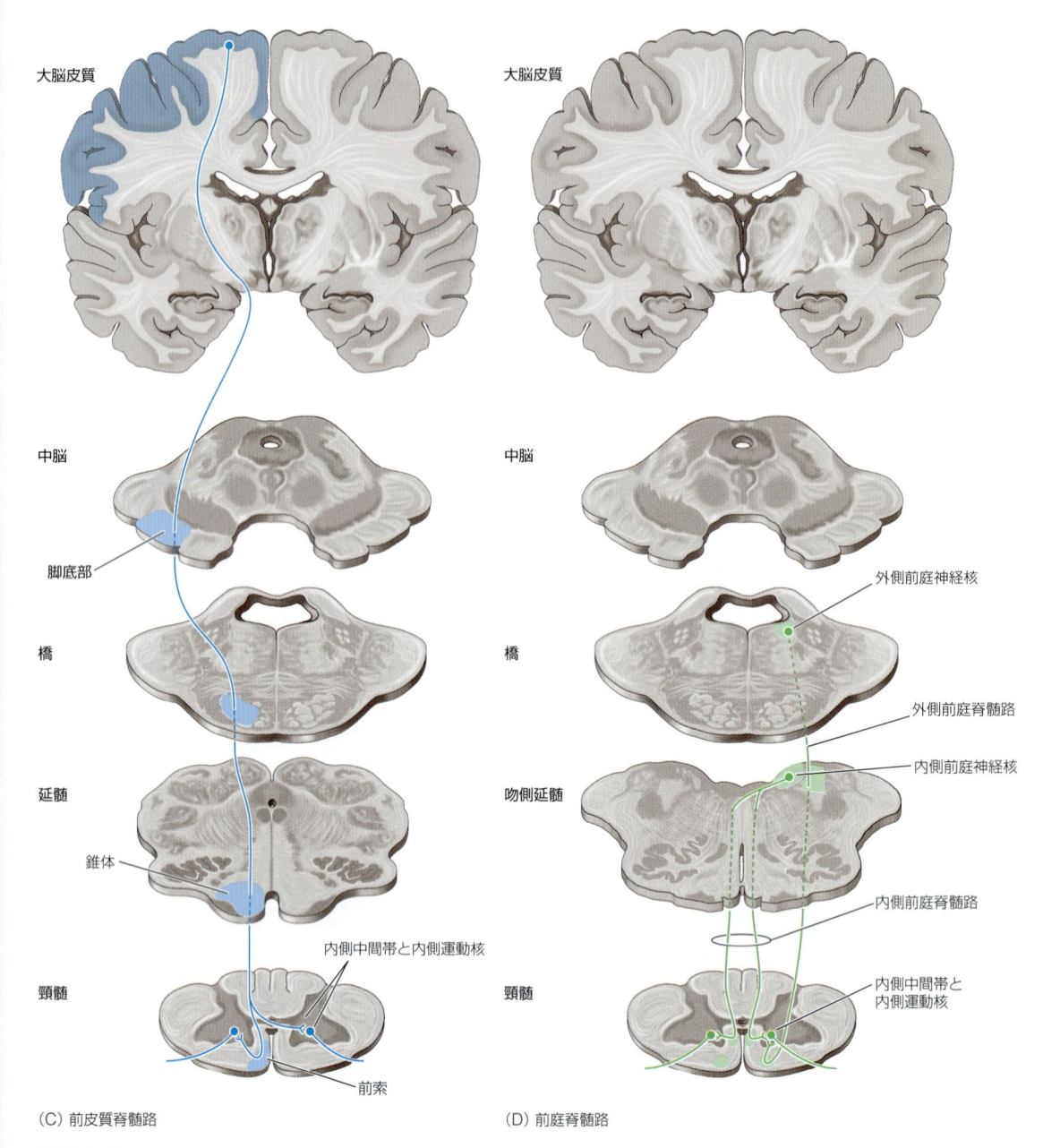

大脳皮質

大脳皮質

中脳

中脳

脚底部

外側前庭神経核

橋

橋

外側前庭脊髄路

内側前庭神経核

延髄

吻側延髄

錐体

内側前庭脊髄路

内側中間帯と内側運動核

内側中間帯と
内側運動核

頸髄

頸髄

前索

(C) 前皮質脊髄路

(D) 前庭脊髄路

図 6.11　続き

ベルから起こり，胃液分泌と蠕動の亢進，心拍数減少，縮瞳のような「休息と消化 rest and digest」反応に関与する。**消化管神経系 enteric nervous system** は，腸管壁内の神経叢からなる第 3 の自律神経系と考えられていて，蠕動や胃腸分泌の調節に関わっている。

交感神経系の**節前ニューロン preganglionic neuron** は，脊髄レベル T1〜L2，または T1〜L3 の第 VII 層に位置する中間外側細胞柱にある（図 6.4D，図 6.12B，図 6.13）。交感神経節には 2 種類ある。左右 1 対の**椎傍神経節 paravertebral ganglion** は**交感神経幹 sym-**

pathetic trunk（または交感神経鎖）という鎖状の神経束をつくり，頸髄から仙髄レベルまで脊髄の両側を下行する。交感神経遠心性線維はもっぱら胸腰髄のレベルからしか出ないが，交感神経幹を走り身体中に到達する。例えば，頭頸部への交感神経線維は，上位胸髄（T1〜T3）の中間外側細胞柱から出て，**上 superior**，**中 middle**（ないことも多い），**下 inferior**（星状）**頸神経節 cervical ganglion** という 3 つの交感神経節を経由して頭頸部へ送られる（図 13.10）。もう 1 種類の交感神経節は不対性の**椎前神経節 prevertebral gan-**

6

大脳皮質

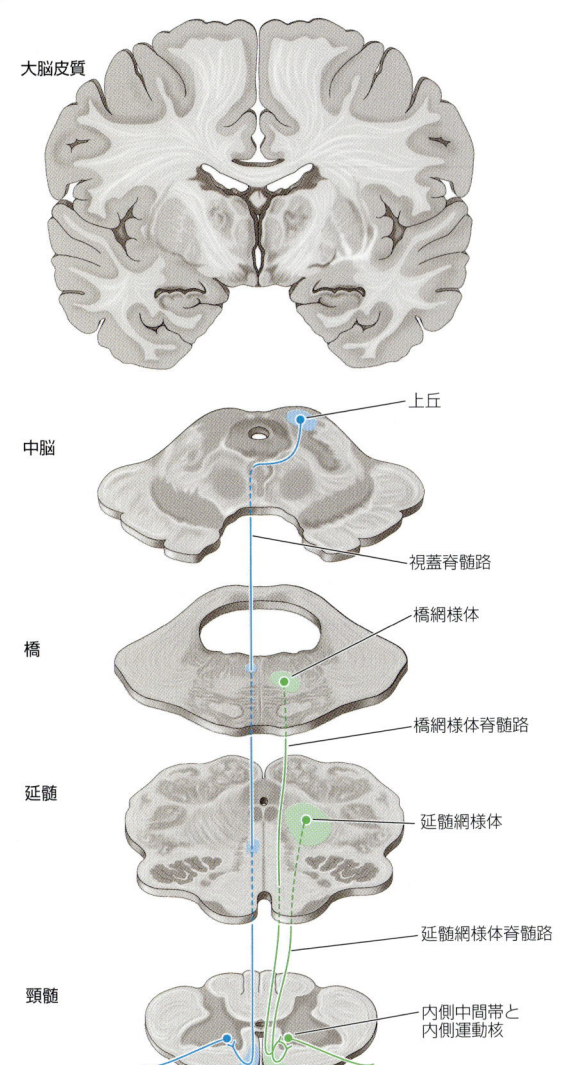

中脳

上丘

視蓋脊髄路

橋

橋網様体

橋網様体脊髄路

延髄

延髄網様体

延髄網様体脊髄路

頸髄

内側中間帯と
内側運動核

(E) 視蓋脊髄路と網様体脊髄路

図 6.11　続き

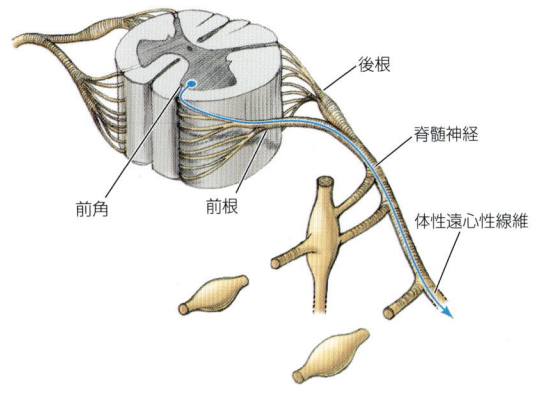

(A) 体性遠心性線維

後根

脊髄神経

前角　　前根

体性遠心性線維

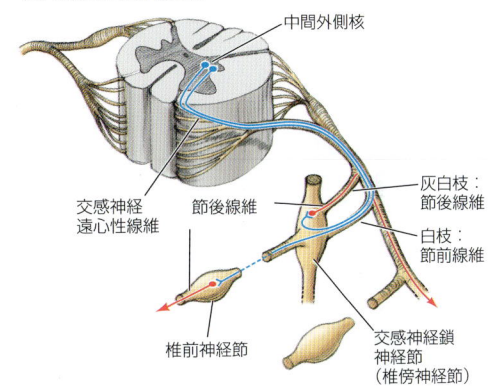

(B) 交感神経遠心性線維

中間外側核

交感神経
遠心性線維

節後線維

灰白枝：
節後線維

白枝：
節前線維

椎前神経節

交感神経鎖
神経節
(椎傍神経節)

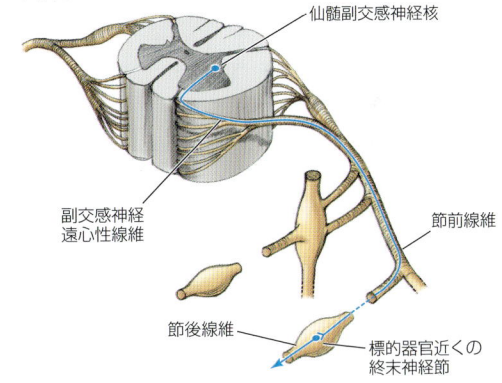

(C) 副交感神経遠心性線維

仙髄副交感神経核

副交感神経
遠心性線維

節前線維

節後線維

標的器官近くの
終末神経節

アセチルコリン
ノルアドレナリン

図 6.12　体性遠心性線維と自律神経遠心性線維。(A) 前角細胞
から起こる体性遠心性線維。(B) 中間外側核から起こる交感神経
遠心性線維。(C) 仙髄副交感神経核から起こる副交感神経遠心性
線維

glion である。これは大動脈を取り囲む腹腔神経叢に
ある神経節群で，腹腔神経節，上腸間膜神経節，下腸
間膜神経節が含まれる。したがって，節前交感神経
preganglionic neuron の軸索はかなり短く，**節後交感
神経 postganglionic neuron** の軸索は長距離を走行し
て効果器に到達することになる（**図 6.12**B，**図 6.13**）。
対照的に副交感神経節前線維は，効果器内または効果
器近傍にある**終末神経節 terminal ganglion** に到達す
るまでに，長い距離を走行する必要がある（**図 6.12**C，
図 6.13）。副交感神経節前線維は，**脳神経性副交感神
経 cranial nerve parasympathetic nucleus**（**図 12.5**，
図 12.6）と，S2，S3，S4 の灰白質外側部（中間外側
細胞柱と同じような位置にある）の**仙髄副交感神経核**

sacral parasympathetic nucleus か ら 起 こ る（**図
6.12**C）。

　交感神経系と副交感神経系は**神経伝達物質**の点でも
異なっている（第 2 章，**図 6.12**，**図 6.13**）。**交感神経**

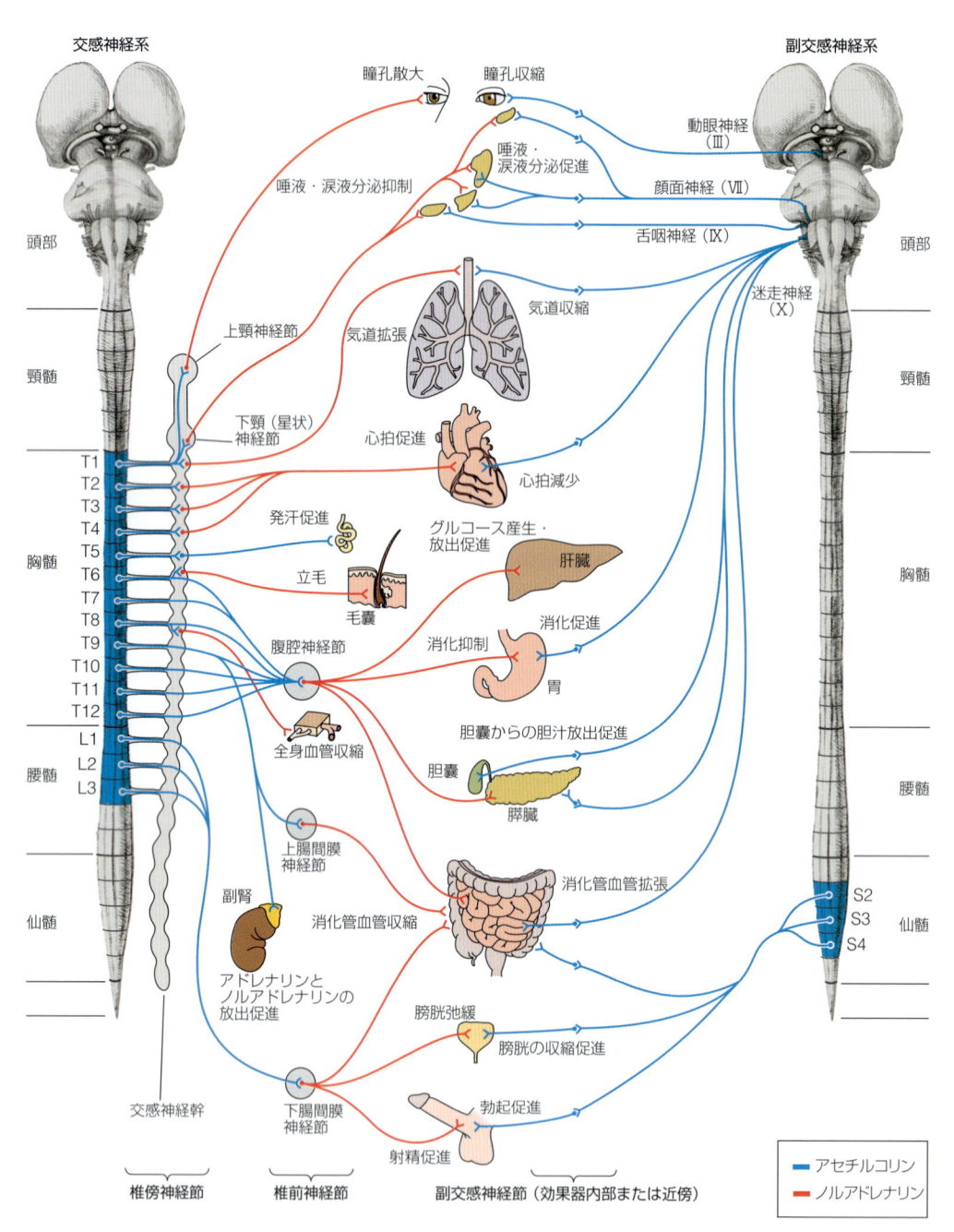

図 6.13　自律神経系の交感神経系と副交感神経系。 交感神経系の出力（左）は胸腰髄分節から出て椎傍・椎前神経節でシナプス形成する。副交感神経系の出力（右）は頭仙部から出て，効果器内または効果器近傍の神経節でシナプス結合する

表 6.4　上位運動ニューロン（UMN）と下位運動ニューロン（LMN）病変の徴候		
徴候	UMN 病変	LMN 病変
筋力低下	Yes	Yes
筋萎縮	No[a]	Yes
筋線維束性収縮	No	Yes
腱反射	亢進[b]	低下
筋緊張	亢進[b]	低下

[a] 廃用性萎縮が起こることがある。

[b] 急性上位運動ニューロン病変の場合，腱反射も筋緊張も低下することがある。

節後ニューロンは対象器官に主としてノルアドレナリンを放出する。**副交感神経節後ニューロン**は主としてアセチルコリンを放出して，対象器官の**ムスカリン性アセチルコリン受容体 muscarinic cholinergic receptor** を活性化する。交感神経節と副交感神経節の**節前ニューロン**はともに**アセチルコリン**を放出して，**ニコチン性受容体 nicotinic cholinergic receptor** を活性化する（図 6.12，図 6.13）。ノルアドレナリン受容体（α_1, α_2, β_1, β_2, β_3）やアセチルコリン受容体（M_1, M_2, M_3）のサブタイプが対象器官に異なる作用をもたらす（巻末の文献参照）。さらに，様々なペプチドやその他の分子（ATP やアデノシンなど）が自律神経系のシナプスで放出される。この節後ニューロン伝達物質の一般法則（ノルアドレナリン/交感神経，アセチルコリン/副交感神経）の例外として，汗腺支配があげられる。汗腺はアセチルコリンを放出する交感神経節後ニューロンによって支配される（図 6.13）＊。

　交感神経系と副交感神経系は，高次中枢から直接・間接の調節を受ける。このような中枢には視床下部（第 17 章参照），孤束核などの脳神経核（第 12 章参照），扁桃体，辺縁系皮質のいくつかの領域（第 18 章参照）などがある。自律神経反応は求心性感覚情報によっても制御される。このような求心性感覚情報としては，化学受容器，浸透圧受容器，温度受容器，容積受容器などの体内受容器からのシグナルがあげられる。

臨床ポイント 6.1　上位運動ニューロン病変と下位運動ニューロン病変

　上位運動ニューロン障害と下位運動ニューロン障害を対比する考え方は臨床局在診断上，大変有用である（図 6.8）。皮質脊髄路の**上位運動ニューロン**は，大脳皮質から脊髄前角の下位運動ニューロンに投射する。続いて**下位運動ニューロン**は末梢神経を経由して骨格筋に投射する。上位・下位運動ニューロンの概念は皮質球路や脳神経運動核にもあてはまる。

　下位運動ニューロン障害の徴候には，筋力低下，筋萎縮，筋線維束性収縮，筋緊張低下，反射減弱がある（表 6.4，ビデオ 48）。**筋線維束性収縮 fasciculation** は筋細胞群の自発的活動によって起こる筋肉の異常な微細収縮である。運動神経障害に伴わない良性の筋線維束性収縮の例として，眼瞼のぴくつきがあげられるが，これは疲労，カフェイン摂取過多，眼の使い過ぎでよく起こる（本書を読みすぎた夜など！）。**上位運動ニューロン障害**の徴候には，筋力低下，筋緊張の亢進（ビデオ 49，50），腱反射亢進などがある。後 2 者の組み合わせを**痙縮 spasticity** とよぶこともある。上位運動ニューロン障害でみられる異常反射には，**バビンスキー徴候 Babinski sign**（図 3.2），ホフマン徴候 Hoffmann sign，姿勢異常などがあるが，これらについては第 3 章で述べた（ビデオ 58〜60）。急性の運動ニューロン病変では，最初のうちは筋緊張が低下し腱反射が減弱する弛緩性麻痺の状態を呈することが多く，注意を要する。この場合，何時間も，時には何カ月もかけて徐々に痙性麻痺に移行する。脊髄性ショックがその代表例である（臨床 P 7.2）。

　実験動物で皮質脊髄路を単独に傷害した場合には，筋緊張亢進と腱反射亢進は生じない。そこで，痙縮は皮質脊髄路そのものの傷害というよりもむしろ皮質脊髄路のすぐ近傍を下行する抑制経路の傷害によるものと考えられてきた。このような下行性抑制性の作用から解放された状態では，前角運動ニューロンの興奮性が高まり，反射亢進と筋緊張亢進がもたらされることが予想される。この仮説はこれまでの実験結果によく

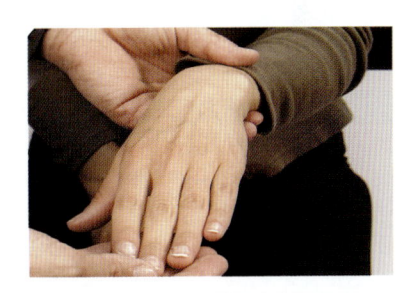

筋萎縮や筋線維束性収縮（ビデオ 48）

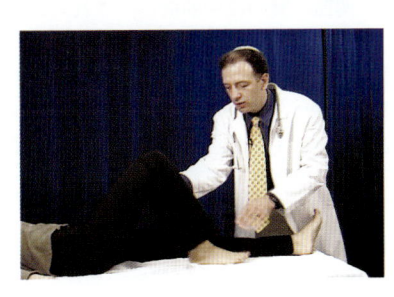

下肢の筋緊張（ビデオ 50）

＊ 汗腺のアセチルコリン作動性交感神経支配の臨床的意義は比較的小さいが，最近の研究で，コリン性神経伝達遮断薬であるボツリヌス毒素を腋窩部皮膚へ局所注射すると，多汗症（過剰発汗の状態）の改善に効果があると報告されている。

表6.5　筋力低下をあらわす一般的な用語

用語	定義	例	臨床症状
重症度を示す用語			
paresis（不全麻痺）	筋力低下（部分的な麻痺）	不全片麻痺 hemiparesis	身体半側の筋力低下 （顔面，上肢，下肢）
-plegia（完全麻痺）	運動欠如[a]	完全片麻痺 hemiplegia	身体半側の運動欠如 （顔面，上肢，下肢）
paralysis	運動欠如[a]	下肢麻痺 leg paralysis	下肢の運動欠如
palsy	筋力低下にも運動欠如にも用いられる曖昧な用語	顔面麻痺 facial palsy	顔面筋の運動欠如か筋力低下
局在を示す用語			
片-(hemi-)	身体の半側（（顔面，上肢，下肢）	完全片麻痺	身体半側の運動欠如 （顔面，上肢，下肢）
対-(para-)	両下肢	不完全対麻痺	両下肢の筋力低下
単-(mono-)	一肢	不完全単麻痺	一肢の筋力低下（上肢か下肢）
両-(di-)	身体両側が均等に障害	顔面両麻痺	左右対称の顔面筋力低下
四肢-(quadri-/tetra-)	左右上下肢	完全四肢麻痺	四肢すべての運動欠如

[a]麻痺を起こす上位運動ニューロン病変では，四肢の随意運動はないが，反射はある。

一致するが，ヒトで明確に証明されたわけではない。

臨床ポイント6.2　筋力低下をあらわす用語

　筋力低下は，上位および下位運動ニューロン病変によってもたらされる最も重要な機能障害である。臨床現場では，筋力低下の重症度や分布をあらわす多くの用語が用いられている（表6.5）。次項では，このような異なる筋力低下のパターンをもたらす病変の局在について述べる。

復習問題

　表6.4の右側の2つの列をかくして，上位運動ニューロン病変と下位運動ニューロン病変に分けて，それぞれの徴候の有無，亢進か減弱かを答えなさい。

臨床ポイント6.3　筋力低下のパターンと病変局在

　筋力低下は運動系のどのレベルの病変でも，あるいは機能不全でも起こる。運動の随意調節や動機づけによる調節に関わる連合皮質や辺縁系皮質，大脳皮質から脊髄に至る皮質脊髄路の上位運動ニューロン，前角から末梢神経に至る下位運動ニューロン，神経筋接合部，筋肉，関節・腱の機械的機能，これらのどれが傷害されても筋力低下の原因となる。以下の項で概要を示すように，病変局在診断のプロセスには，運動系における傷害のレベル，左右の別，傷害された神経解剖学的構造などを特定する過程が含まれる。本項の図では病変を赤色で障害部位を紫色で示した。

▶**一側性の顔面・上肢・下肢の筋力低下（麻痺）**

別名：不全片麻痺，片麻痺

1.　感覚障害を伴わない場合（図6.14A）

別名：純粋運動性片麻痺 pure motor hemiparesis

除外すべき病変部位：大脳皮質病変は否定的である。なぜなら，運動皮質全体を傷害しているにもかかわらず，感覚皮質をまったく侵さない病変は考えにくいからである。筋肉や末梢神経の病変でもなさそうである。偶然身体の半側だけが傷害されるような状況は考えにくい。脊髄や延髄の病変では顔面に障害が及ばないので，否定される。

考慮すべき病変部位：大脳皮質より下，延髄より上の皮質脊髄路と皮質球路神経線維：放線冠，内包後脚，橋底部，または大脳脚中央1/3の部分。

病変が存在する側：筋力低下の反対側（錐体交叉より上）。

一般的な病因：内包（中大脳動脈の枝のレンズ核線条体動脈または前脈絡叢動脈；図10.7，図10.9，表10.3）や橋（脳底動脈の正中穿通枝；図14.21B，C，表14.8）のラクナ梗塞。大脳脚の梗塞は比較的まれ（図14.21A）。これらの領域や放線冠の脱髄，腫瘍，膿瘍でも純粋運動性片麻痺が起こることがある。

随伴症状：通常，上位運動ニューロン徴候（表6.4）が認められる。構音障害（臨床🅿12.8）の併発もよくみとめられ，この場合には**構音障害・純粋運動性片麻痺 dysarthria-pure motor hemiparesis** という名前でよばれる。小脳路（皮質橋核線維）が巻き込まれて同側の運動失調が起こることがあり，**運動失調性片麻痺 ataxic hemiparesis** とよばれる（表10.3，臨床🅿15.2）。

2.　体性感覚障害や動眼神経，視覚，高次皮質機能などの障害を伴う場合（図6.14B）

除外すべき病変部位：前項と同じく延髄より下の病変は考えにくい。

考慮すべき病変部位：中心前回の顔・上肢・下肢に対

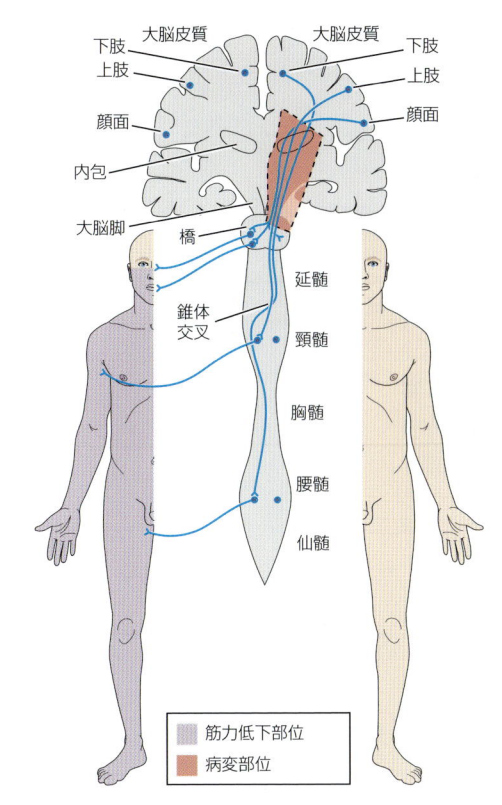

図 6.14 A　純粋片麻痺

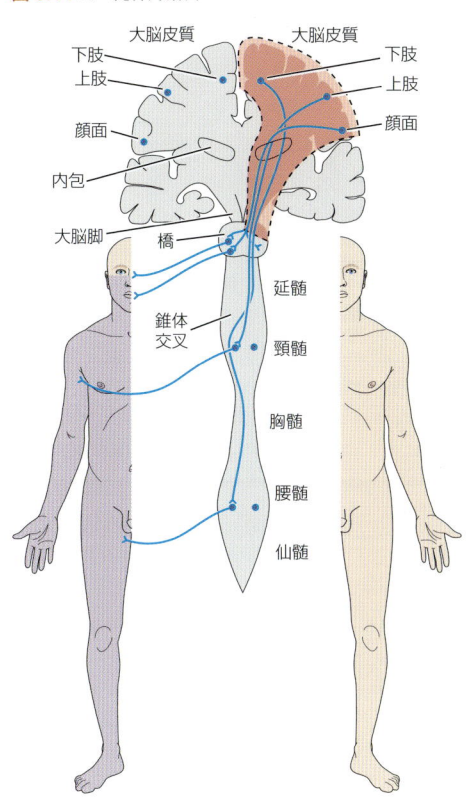

図 6.14 B　随伴症状を伴う片麻痺

応する領域を含む一次運動皮質全体の病変，または延髄より上の皮質脊髄路と皮質球路神経線維の病変（例えば，視床内包のラクナ梗塞，**表10.3**）。通常，その他の随伴症状から，さらに正確に病巣部位が決定できる。

病変が存在する側：筋力低下の反対側（錐体交叉より上）。

病変局在への手がかりとなる随伴症状：体性感覚障害，動眼神経障害，視覚障害，失語や無視などの高次皮質障害などに加えて，構音障害や運動失調を伴うことがある。上位運動ニューロン徴候も通常認められる。

一般的な病因：梗塞，出血，腫瘍，外傷，脳ヘルニア，痙攣後状態など，多くの病因がある。

▶一側性の上下肢の筋力低下（麻痺）（図6.14C）

別名：顔面を除く（不全）片麻痺，上下肢（不全）麻痺

除外すべき病変部位：大脳皮質を出てから延髄の上のレベルに至るまでの皮質脊髄路の病変は考えにくい。皮質球路線維がすぐ近くを通るので通常顔面にも障害が波及するからである。筋肉や末梢神経の病変も否定的である。偶然身体の半側だけが障害されるような状況は考えにくい。頸髄 C5 レベルより下の場合には，障害されない上肢筋もあるはずなので，これも考えにくい。

考慮すべき病変部位：運動皮質の上肢と下肢領域；下位延髄から頸髄 C5 レベルまでの皮質脊髄路。

病変が存在する側：大脳皮質，延髄（錐体交叉より上）：筋力低下の反対側。頸髄（錐体交叉より下）：筋力低下と同側。

病変局在への手がかりとなる随伴症状：上位運動ニューロン徴候が通常認められる。顔面領域を除く皮質病変は動脈灌流の境界域に一致することが多く，この場合，遠位筋よりもむしろ近位筋に障害が強い（「樽の中の人」症候群 "man in the barrel" syndrome，**臨床 ❿10.2**）。皮質病変の場合，失語（**臨床 ❿19.6**）や半側無視（**臨床 ❿19.9**）を伴うこともある。延髄内側病変では，同側の振動覚や関節位置覚の消失と反対側の筋力低下や舌の麻痺を伴うことがある（**図14.21D**，**表14.7**）。延髄外側に及ぶ病変では延髄外側症候群を呈することがある（**臨床 ❿14.3**，**表14.7**）。脊髄病変ではブラウン・セカール症候群 Brown-Séquard syndrome を呈することがある（**臨床 ❿7.4**）。高位頸髄の病変は三叉神経脊髄路と脊髄路核を傷害し（**図12.8**），顔面の感覚障害を伴うことがある。

一般的な病因：境界域梗塞（前大脳動脈-中大脳動脈境界域），内側または内外側延髄梗塞，多発性硬化症，頸髄の外側損傷または圧迫病変。内包膝に傷害が及ばない内包後脚の梗塞で，顔面を除く反対側の片麻痺が生

じることがある（図6.9B）。

▶一側性の顔面・上肢の筋力低下（麻痺）
（図6.14D）

別名：顔面上肢（不全）麻痺

除外すべき病変部位：筋肉や末梢神経の病変は，顔面と上肢が偶然障害されるような状況が考えにくいので否定的である。内包や内包より下のレベルの傷害はきわめてまれである（ありえないことはないが）。なぜなら皮質脊髄路や皮質球路は神経線維がかなり密集しているので，多くの場合下肢にも障害が起こるからである。

考慮すべき病変部位：前頭部外側穹窿面（きゅうりゅうめん）を覆う一次運動皮質の顔面と上肢領域。

病変が存在する側：筋力低下の反対側（錐体交叉より上）。

病変局在への手がかりとなる随伴症状：上位運動ニューロン徴候や構音障害が通常認められる。優位半球障害の場合，ブローカ失語がよく起こる（臨床Ⓟ19.4）。非優位半球障害の場合，半側無視が起こることがある（臨床Ⓟ19.9）。病変が頭頂葉に及べば感覚障害を伴う（臨床Ⓟ7.3）。

一般的な病因：中大脳動脈上枝の梗塞が典型的（図10.1，図10.5）。この領域には腫瘍，膿瘍なども起こる。

▶一側性の上肢の筋力低下（麻痺）（図6.14E）

別名：上肢単（不全）麻痺。末梢神経障害に伴う異なるパターンの筋力低下にはそれぞれ特有の名前がある（表8.1，臨床Ⓟ9.1）。

除外すべき病変部位：皮質脊髄路の病変はどのレベル（内包，脳幹，脊髄）であっても顔面または下肢の障害を伴うのが普通なので否定的である。ごくまれに大後頭孔の腫瘍の初期症状として上肢の麻痺が単独であらわれることがある。

考慮すべき病変部位：一次運動皮質の上肢領域，または上肢を支配する末梢神経。

病変が存在する側：運動皮質：筋力低下の反対側。末梢神経：筋力低下と同側。

病変局在への手がかりとなる随伴症状：

・運動皮質病変：上位運動ニューロン徴候，皮質性感覚障害，失語（臨床Ⓟ19.6），ごく軽度の顔面・下肢の異常などを伴うことがある。まったくこれらの随伴症状がないこともある。筋力低下のパターンは末梢神経障害とは異なる（表8.1，臨床Ⓟ9.1）。例えば，全手指・手・手首の筋肉に重篤な筋力低下がありながら，感覚障害がなく近位筋の筋力も正常，というようなパターンは末梢神経障害では起こらない。

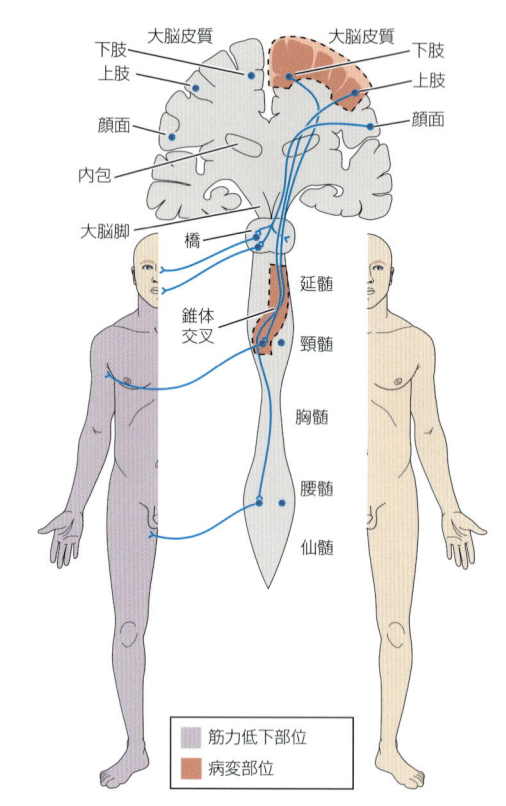

図6.14 C　顔面を除く片麻痺

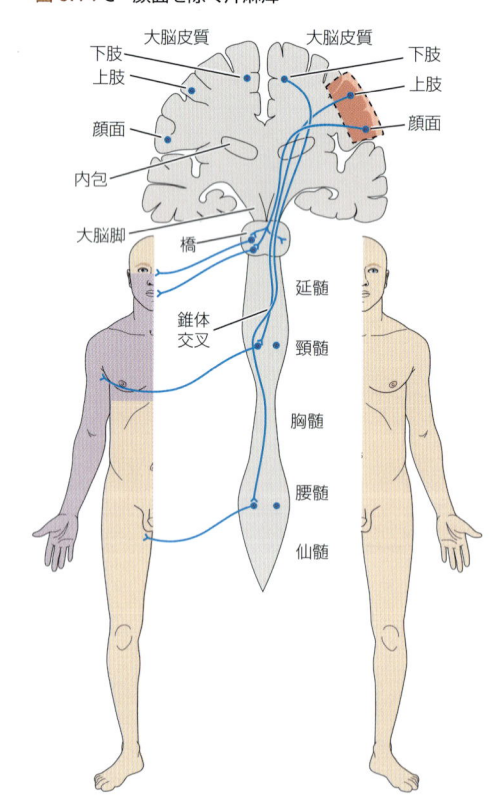

図6.14 D　一側性の顔面と上肢の筋力低下

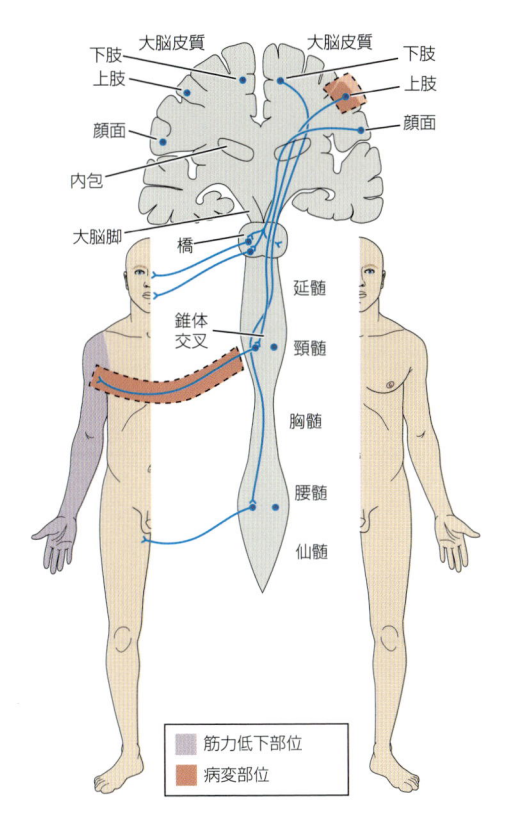

図 6.14 E　上肢単麻痺

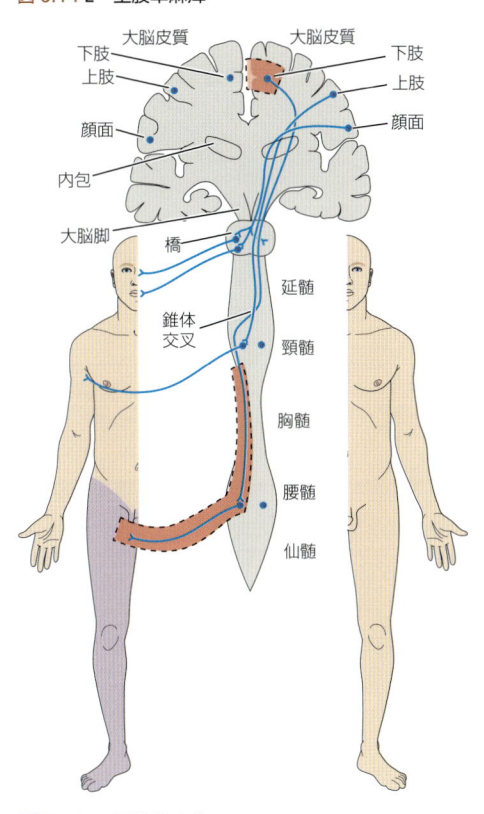

図 6.14 F　下肢単麻痺

6

・**末梢神経病変**：下位運動ニューロン徴候を伴う。筋力低下と感覚障害のパターンが末梢神経障害のパターンに一致する（表 8.1，臨床 **P**9.1）。

一般的な病因：

・**運動皮質病変**：中大脳動脈の小皮質枝の梗塞，または小さな腫瘍や膿瘍など。

・**末梢神経病変**：圧迫性損傷，糖尿病性ニューロパチーなど（臨床 **P**8.3，臨床 **P**9.1）。

▶一側性の下肢の筋力低下（麻痺）（図 6.14F）

別名：下肢単（不全）麻痺。末梢神経障害や脊髄障害に伴う異なるパターンの筋力低下には，それぞれ特有の名前がある（臨床 **P**7.4，臨床 **P**9.1，表 8.1）。

除外すべき病変部位：上位胸髄より上のレベルでの皮質脊髄路の病変（内包，脳幹，頸髄）は，通常顔面や上肢の麻痺を伴うので否定的。まれに，頸髄腫瘍の初期に下肢の麻痺が単独であらわれることがある。

考慮すべき病変部位：一次運動皮質の前頭葉内側面に沿う下肢領域，脊髄 T1 以下の外側皮質脊髄路，下肢に分布する末梢神経。

病変が存在する側：運動皮質：筋力低下の反対側。脊髄と末梢神経：筋力低下と同側。

病変局在への手がかりとなる随伴症状：

・**運動皮質病変**：上位運動ニューロン徴候，皮質性感覚障害，把握反射などの前頭葉徴候，ごく軽度の上肢・顔面の異常などを伴うことがある。全くこれらの随伴症状がないこともある。筋力低下のパターンは末梢神経障害とは異なる。例えば，一側下肢のびまん性の筋力低下は末梢神経障害では起こらない。

・**脊髄病変**：上位運動ニューロン徴候，ブラウン・セカール症候群 Brown-Séquard syndrome（臨床 **P**7.4），感覚障害レベル，反対側下肢の軽微な痙縮などを伴うことがある。括約筋障害が起こることもある（臨床 **P**7.5）。筋力低下のパターンは末梢神経障害のそれとは一致しない（表 8.1，臨床 **P**9.1）。

・**末梢神経病変**：下位運動ニューロン徴候を伴う。筋力低下と感覚障害のパターンが末梢神経障害のパターンに一致する（第 8，9 章）。

一般的な病因：

・**運動皮質病変**：前大脳動脈領域の梗塞，または小さな腫瘍や膿瘍など。

・**脊髄病変**：一側性脊髄外傷，腫瘍による圧迫，多発性硬化症。

・**末梢神経病変**：圧迫性損傷，糖尿病性ニューロパチーなど。

▶一側性の顔面の筋力低下（麻痺）（図 6.14G，H）

別名：ベル麻痺（末梢神経障害の場合）。顔面単独筋力低下。

除外すべき病変部位：延髄吻側より下の病変は考えにくい。

考慮すべき病変部位：一般的な病変：顔面神経（Ⅶ）。まれな病変：一次運動皮質の顔面領域，内包膝（通常は上下肢の筋力にも異常が認められる），顔面神経核，橋または延髄吻側から出る線維束。

病変が存在する側：顔面神経と神経核：筋力低下と同側。運動皮質と内包：筋力低下の反対側。

病変局在への手がかりとなる随伴症状：

・顔面神経と神経核病変（下位運動ニューロン；図6.14G）：前額と眼輪筋にも障害が起こる（図12.13，病変B）。顔面神経病変（ベル麻痺など）では，聴覚過敏，患側の味覚障害，涙液分泌低下，耳介後部痛を伴うことがある（臨床P12.3）。橋の顔面神経核の病変では，通常，外転神経核や三叉神経核，皮質脊髄路など，近接の神経核や神経路の障害を伴う（図12.11，図14.21C，表14.8）。吻側の外側延髄病変では延髄外側症候群を呈することがある。興味深いことに，延髄病変による顔面筋麻痺では前額部に障害は起きない（上位運動ニューロンのパターン）という報告がある。

・運動皮質と内包病変（上位運動ニューロン；図6.14H）：前額部は障害されないことが多い（図12.13，病変A）。構音障害と一側の舌の筋力低下を伴うことが多い。上肢にも軽微な麻痺を生じることがある。皮質病変では感覚障害や失語を伴うことがある。

一般的な病因：顔面神経：ベル麻痺，外傷，手術。運動皮質，内包膝，橋，延髄：梗塞。

すなわち，末梢性の顔面神経障害と確定的に診断できるのは，下位運動ニューロンパターンを示す単独顔面麻痺の患者だけということになる。この場合，聴覚過敏，味覚障害，乾燥眼（ドライアイ），耳介後部痛を伴っていることもある。感覚障害やその他の脳神経症状・運動異常があれば中枢神経病変を疑って検査する必要がある。

両側性の顔面筋の筋力低下は**顔面両麻痺 facial diplegia** とよばれるが，この場合は左右差がないので検出しにくい。原因となるのは，運動ニューロン疾患（臨床P6.7），両側性末梢神経病変（ギラン・バレー症候群 Guillain-Barré syndrome，サルコイドーシス，ライム病，両側性ベル麻痺など），虚血や脱髄による両側白質病変（偽性球麻痺 pseudobulbar palsy など）などである。

▶両側性の上肢の筋力低下（麻痺）（図6.14I）

別名：上肢両麻痺。

除外すべき病変部位：皮質脊髄路病変は顔面や下肢の麻痺を伴うことが多いので考えにくい。

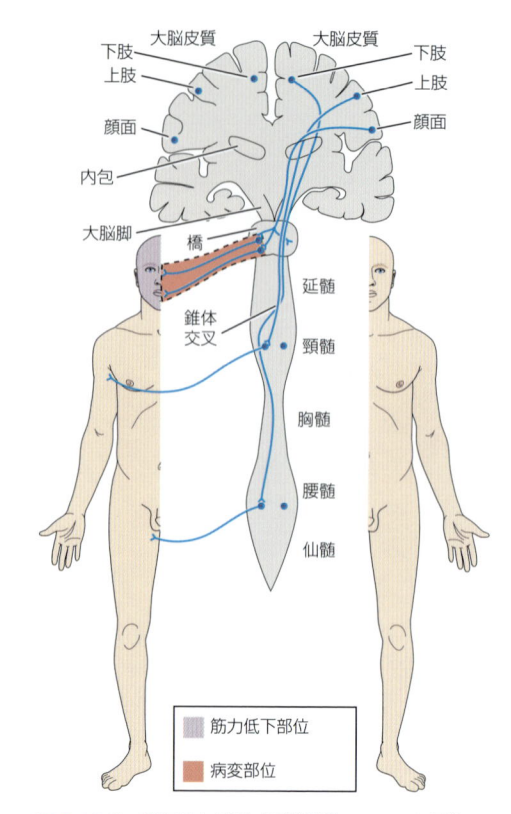

図6.14 G　顔面筋力低下（下位運動ニューロン型）

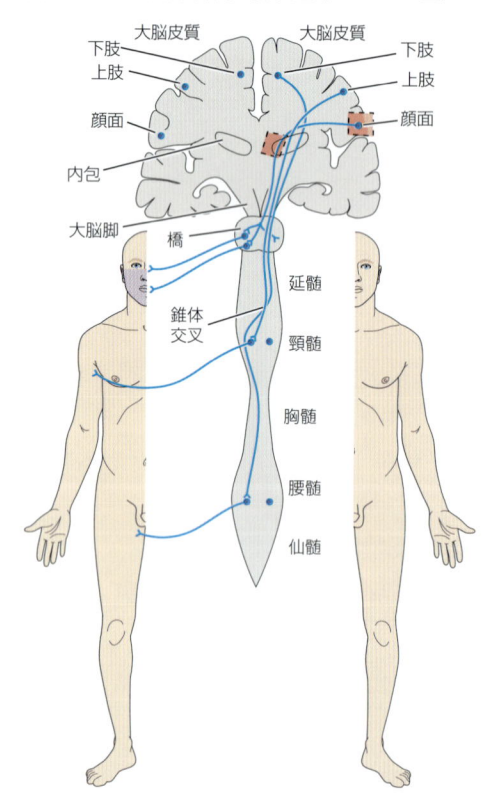

図6.14 H　顔面筋力低下（上位運動ニューロン型）

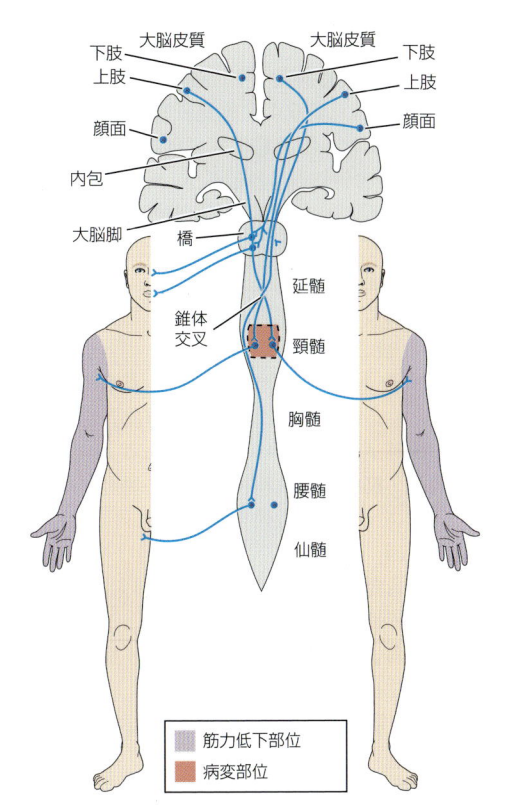

図6.14 I　上肢両麻痺

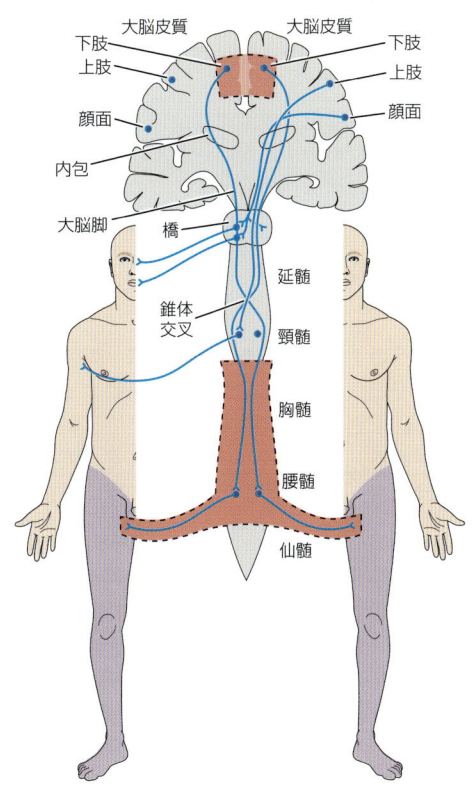

図6.14 J　対麻痺

考慮すべき病変部位：外側皮質脊髄路の内側線維が両側性に傷害されている場合（図6.10C）；頸髄前角細胞が両側性に傷害されている場合；両側上肢の末梢神経・筋障害。

病変局在への手がかりとなる随伴症状：中心脊髄症候群や前脊髄症候群を伴うことがある（臨床**P**7.4）。

一般的な病因：中心脊髄症候群：脊髄空洞症，脊髄内腫瘍，脊髄炎。前脊髄症候群：前脊髄動脈梗塞，外傷，脊髄炎。末梢神経：両側性手根管症候群，椎間板ヘルニア。

▶両側性の下肢の筋力低下（麻痺）（図6.14 J）

別名：（不全）対麻痺。

除外すべき病変部位：上位胸髄より上の皮質脊髄路（内包，脳幹，頸髄）の障害では，顔面や上肢の障害も起こるので否定的。まれに，頸髄腫瘍の初期に上肢障害を伴わない両側下肢の麻痺が出現することがある。

考慮すべき病変部位。前頭葉内側面の一次運動皮質（両側下肢領域）。脊髄T1より下の外側皮質脊髄路。馬尾症候群や両下肢を侵すその他の末梢神経・筋病変。

病変局在への手がかりとなる随伴症状：

- 両側内側前頭葉病変：上位運動ニューロン徴候を伴う。錯乱，無気力，把握反射，失禁などの前頭葉機能不全の徴候もみられる（臨床**P**19.11）。
- 脊髄病変：上位運動ニューロン徴候（表6.4），括約筋障害，自律神経障害も認められる。感覚障害のレベル（図8.4）や特定の反射の消失（表3.6，表3.7）があれば，病変の髄節レベルの決定に役立つ。
- 両側性末梢神経・筋病変：馬尾症候群は括約筋障害，勃起障害，腰・仙髄レベルのデルマトームの感覚消失，下位運動ニューロン徴候を伴う（臨床**P**8.4）。対称性遠位型ポリニューロパチー（臨床**P**8.1）は遠位筋に好発する傾向があり，遠位の「手袋・靴下型」感覚消失と下位運動ニューロン徴候を伴う。神経筋接合部の障害とミオパチーでは，遠位筋よりも近位筋に障害が強いことが多い（必ずというわけではない）。

一般的な病因：脊髄病変は両側性の下肢筋力低下の一般的な原因の一つで，重篤な麻痺を起こす。

- 両側内側前頭葉病変：傍矢状髄膜種（臨床**P**5.8），両側前大脳動脈梗塞（図10.5），脳性麻痺（両側性脳室周囲性白質軟化症）。
- 脊髄病変：腫瘍，外傷，脊髄炎，硬膜外膿瘍など多数（臨床**P**7.2，図7.10）。
- 両側性末梢神経・筋病変：馬尾症候群：腫瘍，外傷，椎間板ヘルニア。その他の末梢神経・筋病変（臨床**P**8.1，8.2，9.1）：ギラン・バレー症候群，ランバート・イートン症候群，多くの筋疾患，対称性遠位型ポリニューロパチー（糖尿病やその他の中毒性，代

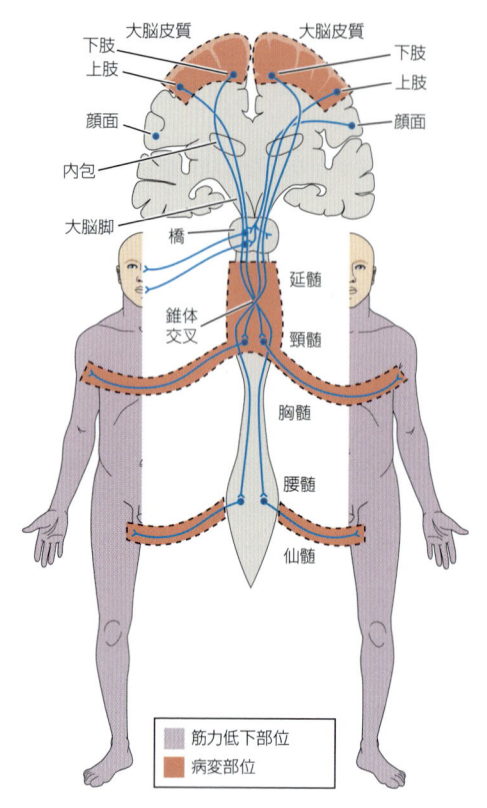

図 6.14 K　四肢麻痺

謝性，先天性，炎症性疾患が原因となる）などでは，臨床上，上肢より先に下肢に障害が起こることが多い。

▶両側性の上下肢の筋力低下（麻痺）（図 6.14K）

別名：（不全）四肢麻痺。

除外すべき病変部位：運動皮質より下から延髄の上までの病変は，顔面の症状を伴うので否定的。脊髄 C5 より下の病変では上肢の麻痺が部分的になるので，これも否定的。

考慮すべき病変部位：運動皮質の上肢領域と下肢領域の両側性病変。延髄下部から C5 までの皮質脊髄路の両側性病変。四肢すべてに障害が起こるほど重篤な末梢神経，運動ニューロン，筋の病変では，通常は顔面にも障害が及ぶが，顔面症状が比較的軽微なことがある。

病変局在への手がかりとなる随伴症状：

・**両側性の運動皮質病変：**顔面領域を除く皮質病変は，動脈灌流の境界域に一致することが多く，遠位筋より近位筋に障害が起こりやすい（「樽の中の人」"man in the barrel" 症候群：臨床 ⑫10.2，図 10.10）。上位運動ニューロン徴候を伴うことが多く，失語や無視やその他の認知障害（第 19 章）をみとめるこ

とがある。

・**両側性の高位頸髄病変：**上位運動ニューロン徴候を伴うことが多い（表 6.4）。感覚障害レベル（図 8.4），括約筋機能異常（臨床 ⑫7.5），自律神経失調（胃蠕動低下*，無力性膀胱，勃起不全，起立性低血圧）がみとめられることもある。高位頸髄病変は呼吸不全の原因となり，三叉神経脊髄路核（図 12.8）に病変が及べば顔面感覚の低下が出現する。

・**延髄下部病変：**上位運動ニューロン徴候を伴うことが多い。後頭部痛（臨床 ⑫5.1），舌筋麻痺（図 14.21D，表 14.7），感覚消失，吃逆（臨床 ⑫14.3），呼吸不全，自律神経失調，括約筋機能異常（臨床 ⑫7.5），眼球運動異常を伴うこともある。

・**末梢神経・筋病変：**末梢神経疾患の場合，しばしば下位運動ニューロン徴候を伴う。

一般的な病因：

・**運動皮質病変：**両側性境界域梗塞（前大脳動脈–中大脳動脈境界域）（臨床 ⑫10.2）。

・**高位頸髄および延髄下部病変：**腫瘍，梗塞，外傷，多発性硬化症。

・**末梢神経・筋病変：**多数（臨床 ⑫8.1，8.2，9.1）。

▶全般的な筋力低下（麻痺）

除外すべき病変部位：小さな限局性病変や一側性病変が全身の筋力低下を起こすことはない。延髄下部や脊髄の病変では，顔面や上肢など，障害が及ばない部位がある。

考慮すべき病変部位：運動皮質全体の両側性病変。放線冠から橋までのいずれかのレベルにおける皮質脊髄路と皮質球路の両側性病変。すべての下位運動ニューロンか，末梢神経軸索，神経筋接合部，筋などを侵すびまん性疾患。脳底動脈狭窄症による両側橋腹側部の虚血は，一過性全身性筋力低下の重要な原因の一つである。

病変局在への手がかりとなる随伴症状：両側性の脳病変や皮質脊髄路病変の場合には上位運動ニューロン徴候がある。末梢神経病変の場合には下位運動ニューロン徴候がある。感覚障害，眼球運動異常，瞳孔異常，自律神経失調，意識障害を伴えば，病変の局在と性質を判定する材料となる。重篤な全身筋力低下の際には，しばしば呼吸抑制が起こる。

一般的な病因：全身性の無酸素脳症，橋梗塞と出血（閉じ込め症候群 locked-in syndrome：臨床 ⑫14.1），進行期の筋萎縮性側索硬化症（臨床 ⑫6.7），ギラン・バレー症候群，筋無力症，ボツリヌス中毒（臨床 ⑫8.1），その他多くのびまん性の腫瘍性，感染性，炎症性，外

---

* 胃への副交感神経支配は仙髄副交感神経ではなく迷走神経を経由するので，脊髄損傷が胃蠕動の低下を起こす理由は不明である。

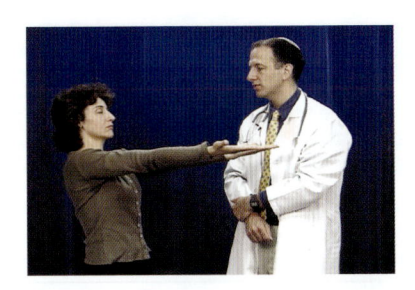

回内偏位（ビデオ 51）

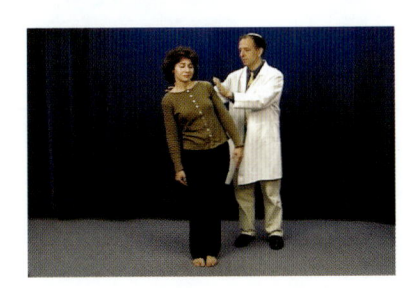

ロンベルクテスト（ビデオ 67）

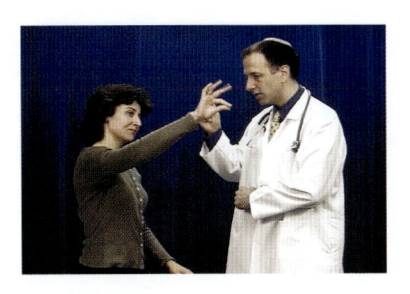

手の急速運動（ビデオ 52）

巧緻運動 fine movement：患者に次のような運動を指示する。示指と母指を細かく急速にタッピングする。一本一本の指を順々に母指にタッピングする。手を挙上して電球をはずす動きか手掌と手背で交互に大腿を叩く動作など、急速に手を回内・回外させる。片手で手掌から指にコインを動かす。床かベッドに対して足を急速にタッピングする（ビデオ 52, 53, 62, 63）。これらの運動は、利き手、利き足のほうがやや迅速に行える。

手指単独運動 isolated finger movement：指をのばして外転した状態で、1 本ずつ指を動かす。

痙性の握り spastic catch：患者と握手した状態で、急激に患者の前腕を回外する。一側で微かな握力の増加はないか（ビデオ 49）。

わずかに浅い鼻唇溝 subtle decreased nasolabial fold：様々の状況で注意深く患者の顔を観察する。つくり笑いをしてもらう時だけではなく、静止している時の自発的な笑い（ビデオ 40）やしかめ面など、検査中にも注意深く観察する。

注意深い歩行検査 careful gait testing：一側下肢に軽い回旋はないか（足が一歩一歩のステップで、はみだして円を描くように歩く）、上肢の振りに減少はないか。片足跳びや爪先歩きもしてもらう（ビデオ 68, 69）。

強制歩行 forced gait：足の外側で歩いてもらう。一側に軽微なジストニー様の姿勢はないか、上肢の動きも注意深く観察する。

足底反応の欠如 silent plantar：反対側に正常に屈曲性足底反応があれば、足底反応の欠如は軽微なバビンスキー徴候の可能性がある。

量的検査 quantitative testing：特別な状況下では、筋力や運動速度の定量的な検査が有用である。

▶**一般的なコメント**

小脳、大脳基底核、末梢神経など、その他の神経系の障害でも、これらの検査で異常となることがあることは覚えておかなければならない。神経学的検査の全体の中に位置づけて判定することが重要である。

傷性、中毒性、代謝性疾患。

▶**全般的なコメント**

ここに記載していない筋力低下のパターンの場合には、2 つかそれ以上の病変の重複、まれな病変、解剖学的変異、神経系以外の病変などを原因として考慮する必要がある。特定の末梢神経障害による筋力低下については第 8, 9 章を、外眼筋、下顎筋、頸部筋、舌筋など、脳神経支配の筋の筋力低下については第 12～14 章を参照してほしい。

臨床ポイント 6.4　ベッドサイドで軽微な片麻痺をみつけるには

患者に明らかな筋力低下や上位運動ニューロン徴候がなくても、臨床的に軽微な障害が疑われることがある。次に述べる検査は軽度の皮質脊髄路障害をみつけるために役立つ。基本的な運動系検査については、第 3 章とビデオ（neuroexam.com）を参考に復習してほしい。

回内偏位 pronator drift：患者は手掌を上に向けて、腕をのばして閉眼する。一方の上肢が軽く内側に回転（回内）すれば、または一側の指先が軽く曲がるだけでも異常である（ビデオ 51）。

手指伸筋群 finger extensors：患者に指をのばしてもらって、検者による被動的な屈曲に抵抗してもらう（ビデオ 54）。この検査は鋭敏な検査法である。なぜなら、皮質脊髄路の傷害は一般に伸筋群に比べて屈筋群には障害を起こしにくく、しかも手指伸筋群は比較的弱い筋肉群でありながら、対応する大脳皮質領野が大きいからである。

表 6.6 一般的な歩行障害の病変局在

名称	病変局在	歩行障害の特徴	一般的な原因
痙性歩行 (臨床 **P**6.1)	一側または両側の皮質脊髄路	一側性または両側性。下肢の動きが固く，草刈り歩行（回旋），時にはさみ脚歩行，爪先歩行（下腿筋の緊張亢進による），上肢共振減少，不安定。痙縮が強い側への転倒	上位運動ニューロン路を侵す皮質性，皮質下性，脳幹性病変，脳性麻痺，変性疾患，多発性硬化症，脊髄病変
運動失調性歩行 (臨床 **P**15.2)	小脳虫部かその他の正中小脳構造	両足を広く開き，不安定，左右によろめく，病変側への転倒傾向。つぎ足歩行（踵を爪先につけて歩く）で軽微な異常が検出できる	アルコールなどの毒素，小脳虫部腫瘍，小脳路の梗塞や虚血，小脳変性症
めまい性歩行 (臨床 **P**12.6)	前庭神経核，前庭神経，半規管	運動失調性歩行に似て，両足を広く開き，不安定。両足を揃えて閉眼して立つと動揺して倒れる（ロンベルク徴候）	アルコールなどの毒物，前庭神経核の梗塞や虚血，良性頭位めまい，メニエール病
前頭葉性歩行 (臨床 **P**5.7, 19.11)	前頭葉か前頭葉皮質下白質	緩徐，動揺性，足幅は狭いことも広いこともある，「磁石様」歩行（床から足があがらない），不安定。パーキンソン歩行に似ることもある。背臥位で下肢の円運動が歩行よりも上手に行えることがあり，「歩行失行」とよばれる	水頭症，グリオブラストーマや髄膜腫などの前頭葉腫瘍，両側性前大脳動脈梗塞，びまん性皮質下白質疾患
パーキンソン歩行 (臨床 **P**16.1, 16.2)	黒質かその他の大脳基底核領域	緩徐，動揺性，足幅は狭い。歩行開始困難。上肢共振が減少し前方に突進，「一体的方向転換」。不安定で「後方突進」あり。後方に押すと平衡を保つために数歩後ずさりする	パーキンソン病，その他のパーキンソン症候群，進行性核上性麻痺，向精神薬の使用
運動異常性歩行 （ジスキネジー歩行） (臨床 **P**16.1, 16.3)	視床下核かその他の大脳基底核領域	歩行時に，一側性または両側性のダンス様の（舞踏病），足を投げ出すような（バリズム），くねるような（アテトーゼ）動きが起こり，不安定	ハンチントン病，視床下核や線条体の梗塞，レボドーパの副作用，その他の家族性，薬剤誘発性ジスキネジー
脊髄癆性歩行 (臨床 **P**7.4)	後索か感覚神経線維	足を高く上げ，地面にたたきつけるように歩く（鶏歩）。暗闇や凹凸がある地面の歩行がとくに困難。両足を揃えて閉眼して立つと動揺して倒れる（ロンベルク徴候）	後索症候群，重症感覚性ニューロパチー
麻痺性歩行 (臨床 **P**8.3, 9.1)	神経根，末梢神経，神経筋接合部，筋	病変部位によって異なる。近位腰帯筋に筋力低下がある場合には動揺性のトレンデレンブルク歩行。重症の大腿筋麻痺では突然の膝折れ歩行。垂れ足があれば足を高く上げる鶏歩となり，しばしばつまずく	多数の末梢神経疾患や筋疾患
有痛性歩行	末梢神経か整形外科的損傷	患者の訴えや顔面表情から疼痛の存在が明らか。患肢に圧がかからないように歩く傾向	椎間板ヘルニア，末梢性ニューロパチー，筋疲労，挫傷，骨折
整形外科学的歩行異常	骨，関節，腱，靱帯，筋	疾患の性質と部位によって異なる。末梢神経障害や脊髄損傷による障害が並存することがある	関節炎，骨折，脱臼，拘縮，軟部組織損傷
機能性歩行異常	心因性	診断困難なことがある。平衡を保つことが困難と訴え，自発歩行でかなり動揺するが，倒れることはない	転換性障害，虚偽性障害

臨床ポイント6.5 　不安定歩行

　歩行障害 gait disorder は神経系のどの部分の機能異常でも起こるし，整形外科学的な異常でも起こる。したがって注意深く歩行を検査すれば，軽微な神経学的機能異常を検出する最も鋭敏な検査法となる（ビデオ 68，69）。表6.6 に示すように，特定の神経系の病変に伴って特徴的な歩行障害が認められる。しかし，歩行障害だけで局在が決定できるほど十分情報が得られるわけではないので，病歴と神経学的検査を完全に行って，総合的に判定しなければならない。さらに，軽度の歩行障害では，表6.6 に示した所見のうち，ご

く一部しか出現しないこともある。

臨床ポイント6.6 　多発性硬化症

　多発性硬化症 multiple sclerosis は中枢神経のミエリンが傷害される自己免疫疾患である。原因は不明だが，遺伝と環境の複合的要因によって T リンパ球が活性化され，オリゴデンドログリアのミエリンに反応するようになることを示す十分な証拠がある。末梢神経のミエリンは傷害されない。脱髄と炎症反応の微小斑が中枢神経系の複数の箇所に時間をかけて出没し，最終的に硬化性グリア瘢痕を形成する。脱髄は伝導速度

表 6.7　慢性多発性硬化症の一般的な症候	
機能系	**頻度（%）**
運動系	
筋力低下	65〜100
痙縮	73〜100
反射異常（反射亢進，バビンスキー徴候，腹壁反射消失）	62〜98
感覚系	
振動覚/位置覚低下	48〜82
痛覚，温度覚，触覚低下	16〜72
疼痛（中等度から高度）	11〜37
レルミット徴候	1〜42
小脳	
運動失調（四肢/歩行/躯幹）	37〜78
振戦	36〜81
眼振（脳幹または小脳）	54〜73
構音障害（脳幹または小脳）	29〜62
脳神経/脳幹	
視覚異常	27〜55
眼球障害（眼振を除く）	18〜39
脳神経V，Ⅶ，Ⅷ	5〜52
球徴候	9〜49
めまい	7〜27
自律神経系	
膀胱障害	49〜93
直腸障害	39〜64
性機能障害	33〜59
その他（発汗，血管異常）	38〜43
精神症状	
抑うつ	8〜55
多幸感	4〜18
認知障害	11〜59
その他	
疲労	59〜85

Rowland LP（ed.）. 2000. *Merritt's Textbook of Neurology*, 10th Ed., Table 13.1. Lippincott Williams and Wilkins, Baltimore, MD.

の遅延，活動電位発射の異常な時間的分散や干渉消失，そして最終的に伝導ブロックを起こす。分散は温度上昇とともに増加するので，暖かくなると症状が悪化する患者がいる。多数の硬化斑で，脱髄に加えて軸索損傷が起こっていることが最近報告されている。

アメリカでの有病率は約 0.1％で，世界的にみれば北方気候圏の白人に多く，男女比は 2：1 で女性に多い。一親等の親戚が罹患していれば，多発性硬化症に罹患する生涯危険率は 3〜5％に上昇する。発症年齢のピークは 20 歳から 40 歳である。10 歳未満の発症や 60 歳以後の発症は，ないことはないがまれである。

多発性硬化症の古典的な臨床上の定義は，「**神経解剖学的に，空間的にも時間的にも隔たって，2 つ以上の障害が起こること**」である。実際上の**診断**は，典型的な臨床症状と MRI による白質病変の証明，誘発電位での伝導速度の遅延，腰椎穿刺（臨床 **P** 5.10）で採取した脳脊髄液 CSF にオリゴクローナルバンドが証明されることなどによる。**オリゴクローナルバンド oligo clonal band** は CSF ゲル電気泳動で検出される

異常な微細バンドである。このバンドは，CSF 中の特定の形質細胞クローンによって，比較的均質な免疫グロブリンが大量に合成されていることを物語っている。オリゴクローナルバンドは臨床的に確定的な多発性硬化症患者の 85％以上に陽性であるが，その他の疾患の患者の 8％にも陽性である。CSF に 50 個以上の白血球や非リンパ球系細胞をみとめることは，多発性硬化症ではめったにない。多発性硬化症を思わせる MRI 所見は，白質の脱髄斑に対応する T2 高信号域が複数存在することである。脱髄斑は脳室周囲から白質に広がる傾向にあり（MRI 上，「ドーソンの指 Dawson's fingers」とよばれる），テント上にもテント下にも出現する。急性期の脱髄斑はガドリニウムで造影増強される。多発性硬化症の診断には，ここにあげた臨床像が必ずしもすべて揃っている必要はない。多発性硬化症が疑われる非典型例では，類似の臨床像を示すその他の炎症性，感染性，腫瘍性，遺伝性，変性性疾患を疑って検査する必要がある。

多発性硬化症では多くの神経系に障害が起こる（表6.7）。初診時に患者に明白な症状がある場合には，よく病歴をたどってみると軽微なエピソードが過去にみつかることが多い。視神経炎（臨床 **P** 11.4）や横断性脊髄炎（表7.4）のただ 1 度のエピソードをもつ患者の約 50％がその後多発性硬化症を発症する。多発性硬化症の経過は，最初のうちは**増悪と寛解**を示すが，その後難治性の**慢性進行性**の病期に入る。患者によって重症度は異なるが，十分な医学的・神経学的ケアを受けることができれば，現在の多発性硬化症患者の多くは，障害をもちながらも正常，またはほぼ正常な寿命が期待できるようになった。現代の治療には多くの免疫調節薬が使用される。急性増悪の治療に高用量のステロイドが用いられるが，これは短期の回復速度を速めるが疾患の全過程には影響しない。緩解増悪を示す患者に対する第一選択治療は，インターフェロン β とコポリマー（グラチラマー酢酸塩）の併用であるが，増悪を防ぎ進行を遅らせる効果がある。再発に対する第二の治療法には，ナタリズマブ natalizumab，リツキシマブ rituximab，アレムツズマブ alemtuzumab などのモノクローナル抗体やサイクロホスファミド，ミトキサントロンなどの化学療法剤がある（訳注：リツキシマブとアレムツズマブの多発性硬化症への適応はわが国では未承認）。進行期に神経保護や神経再生効果を示す治療薬はまだないが，現在活発に研究されている分野である。さらに，痙性，痛み，直腸膀胱障害，性機能異常，複視，嚥下障害，精神症状などの症状に対する多面的な対症療法は，患者の生活の質を著しく改善する。

臨床ポイント6.7 **運動ニューロン疾患**

上位運動ニューロンや下位運動ニューロン，またはその両者を選択的に傷害して運動障害を起こすが，感覚障害やその他の異常を伴わない比較的まれな疾患群がある。これらの疾患のほとんどは変性疾患で，**運動ニューロン疾患 motor neuron disease** と総称される。運動ニューロン疾患の古典的な例は**筋萎縮性側索硬化症 amyotrophic lateral sclerosis（ALS）**で**ルー・ゲーリッグ病 Lou Gehrig disease** ともよばれる。ALS は徐々に進行する上位運動ニューロンと下位運動ニューロンの変性を特徴とする疾患で，最後には呼吸不全から死に至る。ALS の有病率は 10 万人に 1～3 人で，男女比は 1.5 倍と男性にやや多い。通常，発症年齢は 50 歳代か 60 歳代であるが，早期発症例もある。大部分の例は孤発性であるが，家族性の例もあり，常染色体優性，常染色体劣性，X 染色体連鎖伴性遺伝を示す。

初発症状は通常筋力低下か巧緻運動障害で，しばしば限局性に始まり近くの筋群に進展する。有痛性筋痙攣や筋線維束性収縮もよくある症状である。初発症状として構音障害や嚥下障害などの球症状が前面に出る場合や，呼吸不全で起こる場合もある。神経学的検査を行うと筋力低下があり，筋緊張亢進や腱反射亢進などの上位運動ニューロン徴候と，萎縮や線維束性収縮などの下位運動ニューロン徴候（表 6.4）が混在する。後者は舌筋で最も明白に観察されることがある。頸部筋の筋力低下による頭部前屈もよくみられる。感情を伴わない強制笑いや強制泣きは偽性球麻痺（臨床❷12.8）として知られているが，このような偽性球麻痺症状を呈する患者もいる。典型例では感覚検査や精神状態の検査は正常である。外眼筋運動は比較的障害されない傾向にある。病状が進行するにつれて，目の動きでしか意思の疎通ができなくなる患者もいる。筋電図（臨床❷9.2）では四肢の 2 つ以上の肢や身体部分（例えば，頭部と上肢，軀幹と下肢，上肢と下肢など）

で，除神経と神経再支配の所見が得られる。

不幸なことに，現在のところこの悲劇的な疾患に対する治療法はなく，発症後の平均余命は 23 カ月から 52 カ月である。グルタミン酸放出阻害剤であるリルゾール riluzol は生存期間を数カ月延長することが報告されているし，またその他の薬剤の治験も進行中である。患者と家族に対する教育や，医学的・社会心理学的サービスの包括的プログラムの実施が是非とも必要である。

ALS の疑診例では，まれに類似の臨床像をとることがあるその他の疾患を除外することが重要である。このような疾患としては，鉛中毒，血清タンパク質異常，甲状腺機能異常，ビタミン B_{12} 欠乏症，血管炎，傍腫瘍性症候群 paraneoplastic syndrome（臨床❷5.8），ヘキソースアミニダーゼ A 欠損症，伝導ブロックを伴う多巣性運動性ニューロパチーなどがあげられる。頸椎圧迫の場合には，上位運動ニューロン徴候（脊髄圧迫）と上肢の下位運動ニューロン徴候（神経根圧迫）が同時に認められることがある。頸部 MRI が除外診断に有用である。

運動ニューロン疾患の中には，上位運動ニューロンまたは下位運動ニューロンを優先的に侵すものがある。上位運動ニューロン疾患の例として**原発性側索硬化症 primary lateral sclerosis** があげられるのに対し，**脊髄性筋萎縮症 spinal muscular atrophy** は下位運動ニューロンを侵す。小児期発症の脊髄性筋萎縮症はウェルドニッヒ・ホフマン病 Werdnig–Hoffmann disease として知られていて，通常生後 2 年までに死亡する。近年，運動ニューロン疾患の分子基盤が明らかになりつつあり，近い将来，この悲惨な疾患に対して有効な治療法がみつかることが期待されている*。

---

* 最近，SOD1 変異マウスなどの ALS モデルマウスを用いて，遺伝子治療，神経栄養因子治療，再生治療などの試みが活発に行われている。

症 例

症例 6.1 　突然の右手脱力

● **主訴**
　心停止の後，64 歳男性に右上肢の筋力低下が起こった。

● **病歴**
　高血圧の既往と喫煙歴がある以外には，とくに異常なく過ごしていた。入院当日，教会で急に倒れた。居合わせた家族が救急蘇生を行い，さらに救急車到着後に電気的除細動を受けたところ，速やかに正常心調律に復帰した。心臓集中治療室に入院。入院時，頻拍性心房細動の発作が複数回あったことが判明した。入院数日後，右上肢の筋力低下に気づかれたため，神経内科医の診察を受けた。

● **診察所見**
生命徴候：体温＝36.7℃，脈拍＝100，血圧＝130/60。
頸部：血管雑音なく，異常なし。
肺：清。
心臓：心拍不整，収縮期雑音（軽度）。
腹部：正常腸音，軟，圧痛なし。
四肢：正常。
神経学的検査：

精神状態：清明，見当識正常（×3）。言語は流暢で語銘記，復唱，読字はすべて正常。物品記銘は5分後に3/3可能。

脳神経：正常。顔筋麻痺なし。

運動系：右上肢と手首以外は5/5。**右手首屈曲，伸展，握力3/5。右手指伸展，外転，内転，母指対立0/5。**

反射：

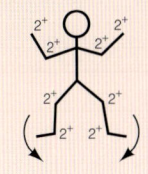

協調運動と歩行：未検。

感覚系：触覚，痛覚，関節位置覚，振動覚はすべて正常。両側同時刺激による消去もない。

● 局在診断と鑑別診断

1. 太字で上に示した症候から，病変はどこにあると考えられるか。

2. 比較的急激な発症や心房細動の存在から判断して，最も可能性のある診断名は何か。他の疾患の可能性はないか。

考察

1. 本例の鍵となる症候は以下の通り。

● **右上肢単独の麻痺，すなわち手首屈曲と伸展，指の屈曲，伸展，外転，内転，母指対立の筋力低下**

手単独の筋力低下は一次運動皮質や末梢神経の病変で起こる（臨床**P**6.3，図6.14E）。本例では局在診断の手がかりとなる上位運動ニューロン徴候や下位運動ニューロン徴候がなかった。しかし，感覚障害や近位筋の麻痺を伴わない全手指，手，手首の筋力低下は，末梢神経障害では説明できない（臨床**P**8.3，9.1，表8.1）。

最も疑われる臨床局在診断は左中心前回，一次運動皮質の手領域である。

2. 心房細動などの心疾患の存在や比較的急激な発症様式から考えて，最も可能性が高い診断名は塞栓性梗塞である（臨床**P**10.4）。左中心前回の手領域の梗塞は左中大脳動脈上枝の小皮質枝の閉塞による（図10.5，図10.6）。可能性としては低いが，小さな皮質出血，脳膿瘍，腫瘍なども考慮に入れる必要がある。

臨床経過と神経画像

頭部CT（画像6.1A～C）では，左中心前回のほぼ手領域に相当する部位に皮質梗塞と思われる低吸収域を認めた（図6.2と比較せよ）。精密検査によって，患者には心拡大があり，依然として心房細動と塞栓再発の危険があることがわかった。そこで抗凝固薬と抗不整脈薬が投与された。初診から10日後には，右手筋力はかなり改善し，手首の屈曲・伸展は5/5，手指屈曲は4^+/5，手指伸展は4^-/5となった。

症例6.2　突然の左足脱力

● 主訴

81歳女性。左下肢の筋力低下のために救急搬送された。

● 病歴

高血圧と糖尿病の既往がある以外には，健康に過ごしてきた。入院当日の朝，ベッドから起き上がろうとして左足を床におろした時，困難を感じた。歩き出そうとして，左のひきずり足に気がついた。いすを支えにして，何とかいつもの朝と同じように過ごしていたが，昼前になっても歩行が思わしくなかったので子どもたちをよんだ。子どもたちが彼女を救急治療室につれてきた。軽度の右前頭部頭痛があったが，それ以外に訴えはなかった。

● 診察所見

生命徴候：入院時の記録なし。

頸部：血管雑音なく正常。

肺：清。

心臓：正常心拍数，軽度の収縮期雑音。

腹部：異常なし，正常腸音。

四肢：正常。

神経学的検査：

精神状態：清明，見当識正常（×3）。言語は流暢で呼称，復唱は正常。

脳神経：正常。顔筋麻痺なし。

運動系：回内偏位なし。筋緊張正常。左下肢を除いて筋力5/5。**左腸腰筋とハムストリングス4^+/5，左足首の背屈と長母趾伸筋4/5。**

反射：

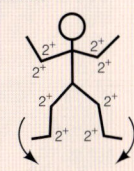

協調運動：左踵膝試験が緩徐。それ以外は正常。

歩行：検査せず。

感覚系：触覚，温度覚，関節位置覚，振動覚，すべて正常。

● 局在診断と鑑別診断

1. 太字で上に示した症候から，病変はどこにあると考えられるか。

2. 糖尿病と高血圧がある高齢者に突然発症したことから考えて，最も可能性のある診断名は何か。他の疾患の可能性はないか。

考察

1. 本例の鍵となる症候は以下の通り。

- **左下肢単麻痺，すなわち左腸腰筋，ハムストリングス，足首の背屈と長母趾伸筋の筋力低下と運動の緩徐化**
- **右前頭部頭痛**

下肢単独の筋力低下は，一次運動皮質，脊髄，末梢神経の病変で起こる（臨床 P6.3，図6.14F）。本例では局在診断の手がかりとなる上位運動ニューロン徴候や下位運動ニューロン徴候がなかった。しかし，感覚障害を伴わない大腿神経と坐骨神経両領域の筋力低下（表8.1，臨床 P8.3，9.1）から，末梢神経障害や脊髄病変の診断は否定的である。さらに，右前頭部頭痛の存在も脳病変を示唆する（臨床 P5.1）。

最も疑われる臨床局在診断は右中心前回，一次運動皮質の下肢領域である。

2. 糖尿病と高血圧の存在や比較的急激な発症様式から考えて，最も可能性の高い診断は塞栓性梗塞である（臨床 P10.4）。右中心前回の下肢領域の梗塞は，右前大脳動脈の皮質枝の閉塞による（図10.5）。可能性としては低いが，小出血巣，脳膿瘍，腫瘍なども考慮に入れる必要がある。脊髄病変や運動ニューロン疾患も否定的だが，完全に除外することはできない。

臨床経過と神経画像

頭部 MRI（画像6.2A～C）では，右中心前回の下肢領域に梗塞巣と思われる T2 高信号域を認めた。退院するまでに，右下肢筋力はかなり改善し $4^+/5$ から $5/5$ のレベルとなった。精密検査（臨床 P10.4）では血管障害の明らかな原因はみつからなかった。そこで患者には，原因不明の血管障害に対する治験が行われ，アスピリンとワーファリンの比較試験が実施された（治験の結果，両者の臨床効果には有意な差をみとめなかった）。

症例6.1　突然の右手脱力

画像6.1A～C　左中心前回手領域の梗塞。（A～C）頭部 CT。A から C に向かって順に高位レベルの水平断を示す。左中心前回手領域の梗塞が（B）と（C）で観察される。（神経放射線アトラス，図4.12 の正常 CT と比較してほしい）

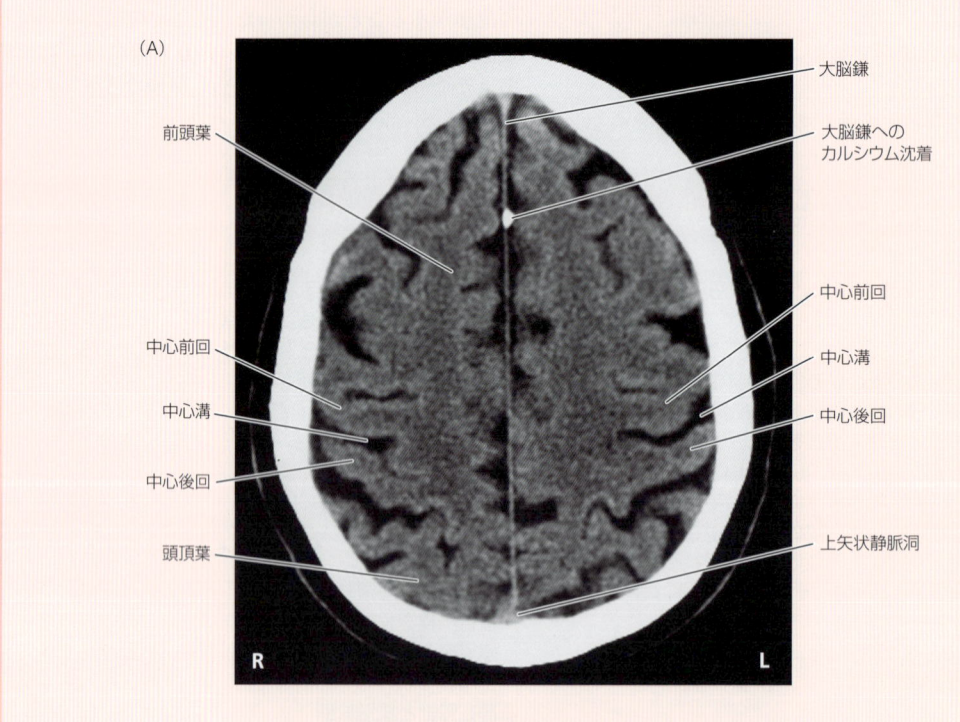

症例 6.1　続き

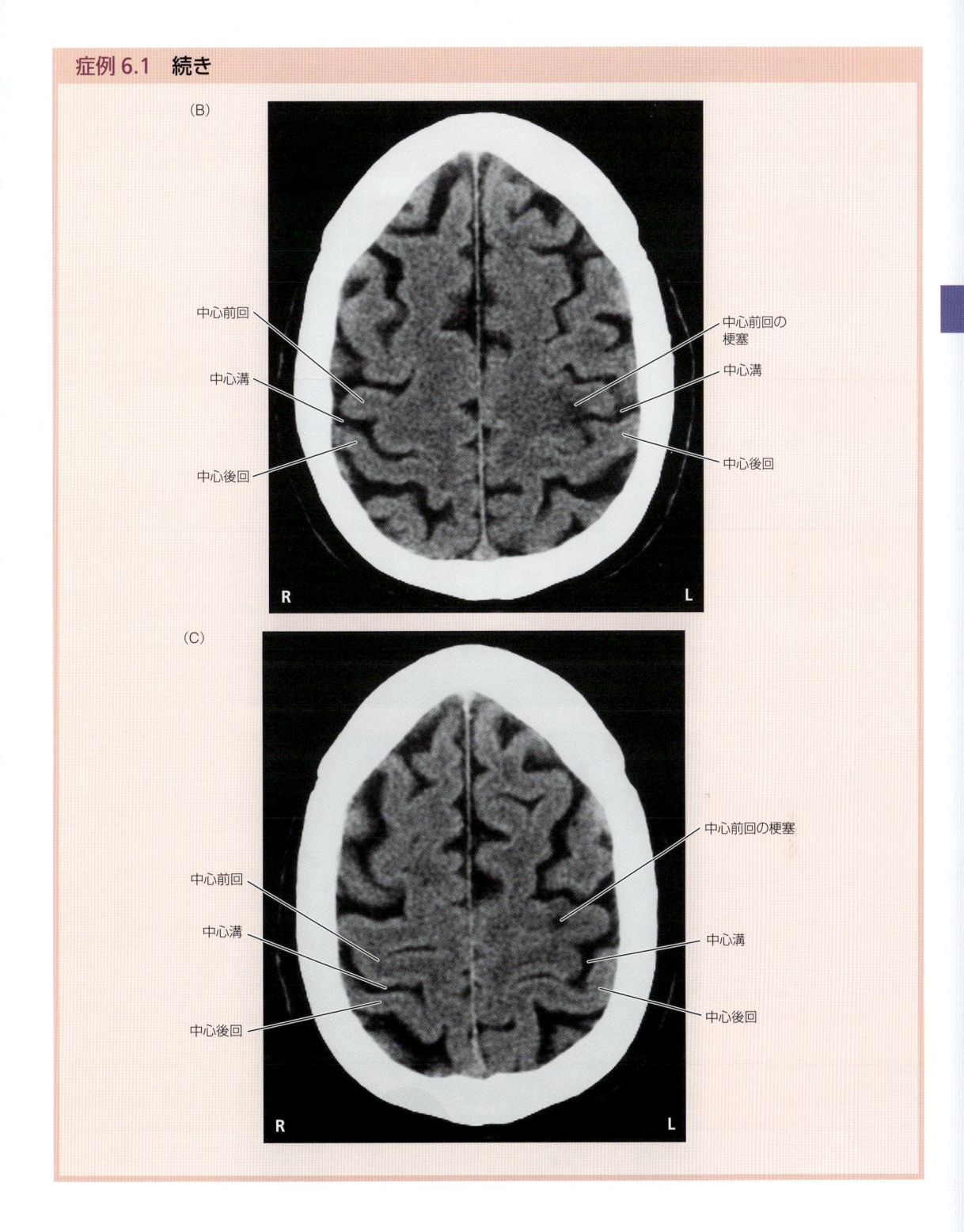

(B)

中心前回
中心溝
中心後回
中心前回の梗塞
中心溝
中心後回
R　　L

(C)

中心前回の梗塞
中心前回
中心溝
中心後回
中心溝
中心後回
R　　L

6

症例 6.2　突然の左足脱力

画像 6.2A〜C　右中心前回下肢領域の梗塞。（A〜C）T2 強調 MRI 画像。A から C に向かって順に高位レベルの軸位（水平）断を示す。右中心前回下肢領域の梗塞が（B）と（C）で観察される。（神経放射線アトラス，**図 4.6**B と**図 4.14** の正常 MRI と比較してほしい）

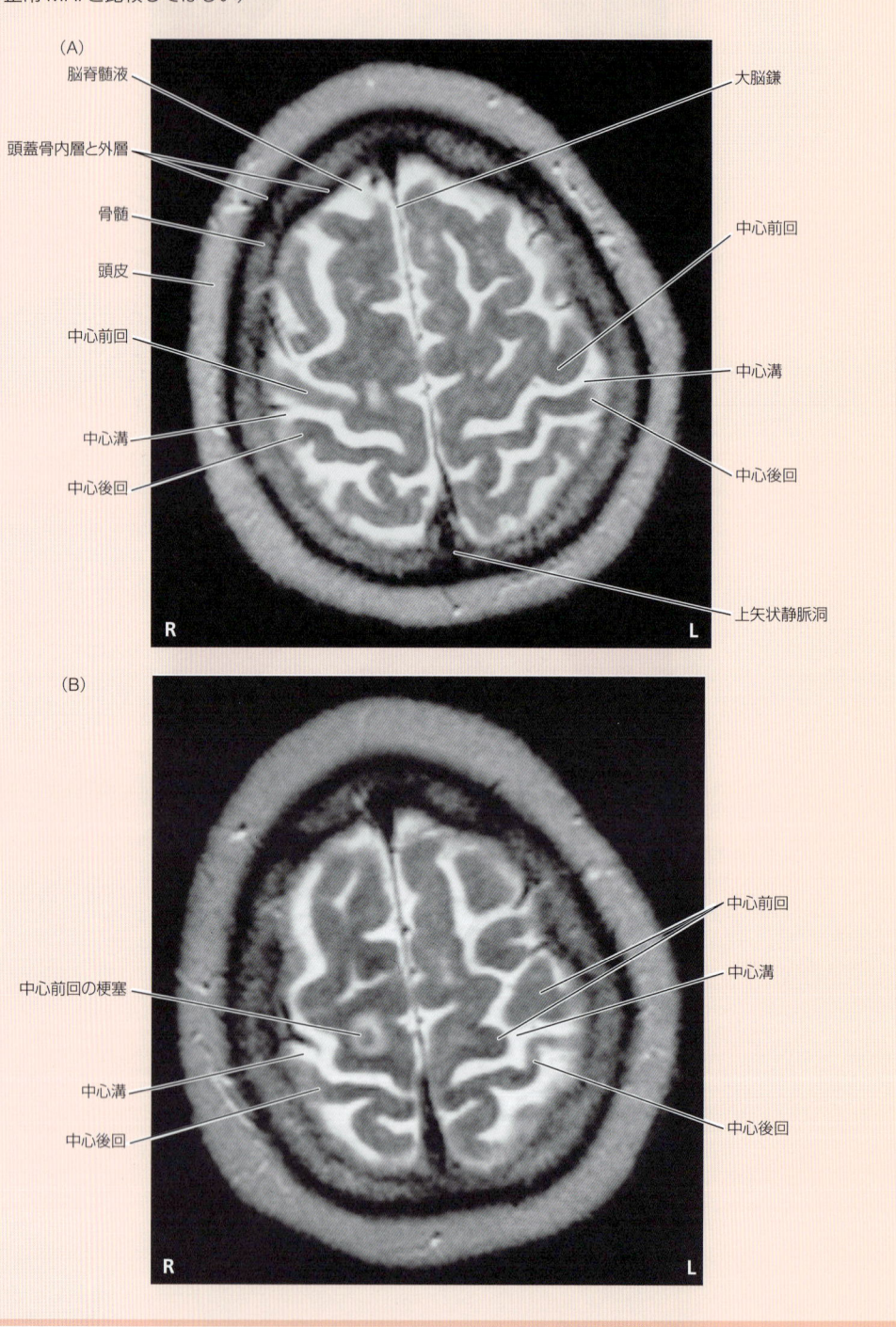

（A）

脳脊髄液
頭蓋骨内層と外層
骨髄
頭皮
中心前回
中心溝
中心後回

大脳鎌
中心前回
中心溝
中心後回
上矢状静脈洞

R　　　L

（B）

中心前回の梗塞
中心溝
中心後回

中心前回
中心溝
中心後回

R　　　L

症例 6.2　続き

(C)

中心前回の梗塞

中心前回

中心溝

中心後回

中心溝

中心後回

R　　　　　L

6

症例 6.3　突然の右顔面の麻痺

●主訴
　62 歳の男性。右顔面筋力低下のために救急外来を受診した。

●病歴
　患者は朝起床時に右眼に違和感を覚え，結膜炎だろうと思っていた。鏡をみた時，右の眉が下がっていることに気づいた。さらに話し声が不明瞭な気がしたので，妻をよんで確認した。妻に勧められて救急外来を受診した。既往歴に糖尿病がある。

●診察所見
生命徴候：体温＝36.1℃，脈拍＝80，血圧＝160/80，呼吸数＝18。
頸部：血管雑音なく正常。
肺：清。
心臓：心拍数正常，整。心雑音，奔馬調律，心膜摩擦音，すべてなし。
腹部：正常腸音，軟，圧痛なし。
四肢：正常。
神経学的検査：
　精神状態：清明，見当識正常（×3），言語は流暢で呼称，復唱は正常。物品記銘は 5 分後に 3/3 語正解。
　脳神経：瞳孔 4 mm，対光反応で 3 mm に収縮（両側）。視野正常。眼筋麻痺なし。視運動性眼振は両側正常。顔面（V₁，V₂，V₃）の痛覚，触覚，皮膚書画感覚はすべて正常。両側角膜反射，正常。**右の眉が軽度下垂。笑い顔をつくる時，右顔面下部の動きが遅い**。舌

の両側で辛みと甘みの検査を行ったところ，味覚は正常。指の摩擦音の聴取可能（聴覚正常）。咽頭反射正常，軟口蓋の挙上良好。言語は正常に聞こえる（患者自身は依然として**軽度の不明瞭言語**を自覚しているが，早朝よりは改善していると感じている）。胸鎖乳突筋の筋力，正常。舌は正中位。
運動系：回内偏位なし。しかし，閉眼で手掌を上に向けて回内テストを行うと**右指尖が軽く曲がる**（臨床 Ⓟ 6.4）。左にはみとめない。筋緊張正常。手指・足タッピング試験，正常。筋力は全身で 5/5。
反射：

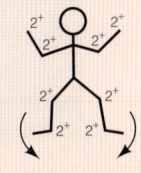

協調運動と歩行：指鼻試験と踵膝試験は両側ともに正常。逆つぎ足歩行，正常。ロンベルク徴候陰性。
感覚系：触覚，痛覚，振動覚，皮膚書画感覚，すべて正常。

●局在診断と鑑別診断
　1.　太字で上に示した症候から，病変はどこにあると考えられるか。
　2.　最も可能性のある診断名は何か。他の疾患の可能性はないか。

症例 6.3　突然の右顔面の麻痺

画像 6.3A，B　左中心前回顔面領域の梗塞。拡散強調 MRI 画像。（A），（B）の順に高位の水平断を示す。左中心前回顔面領域の梗塞が中心溝のオメガ型の屈曲点（通常は手領域に相当）のすぐ外側に観察される

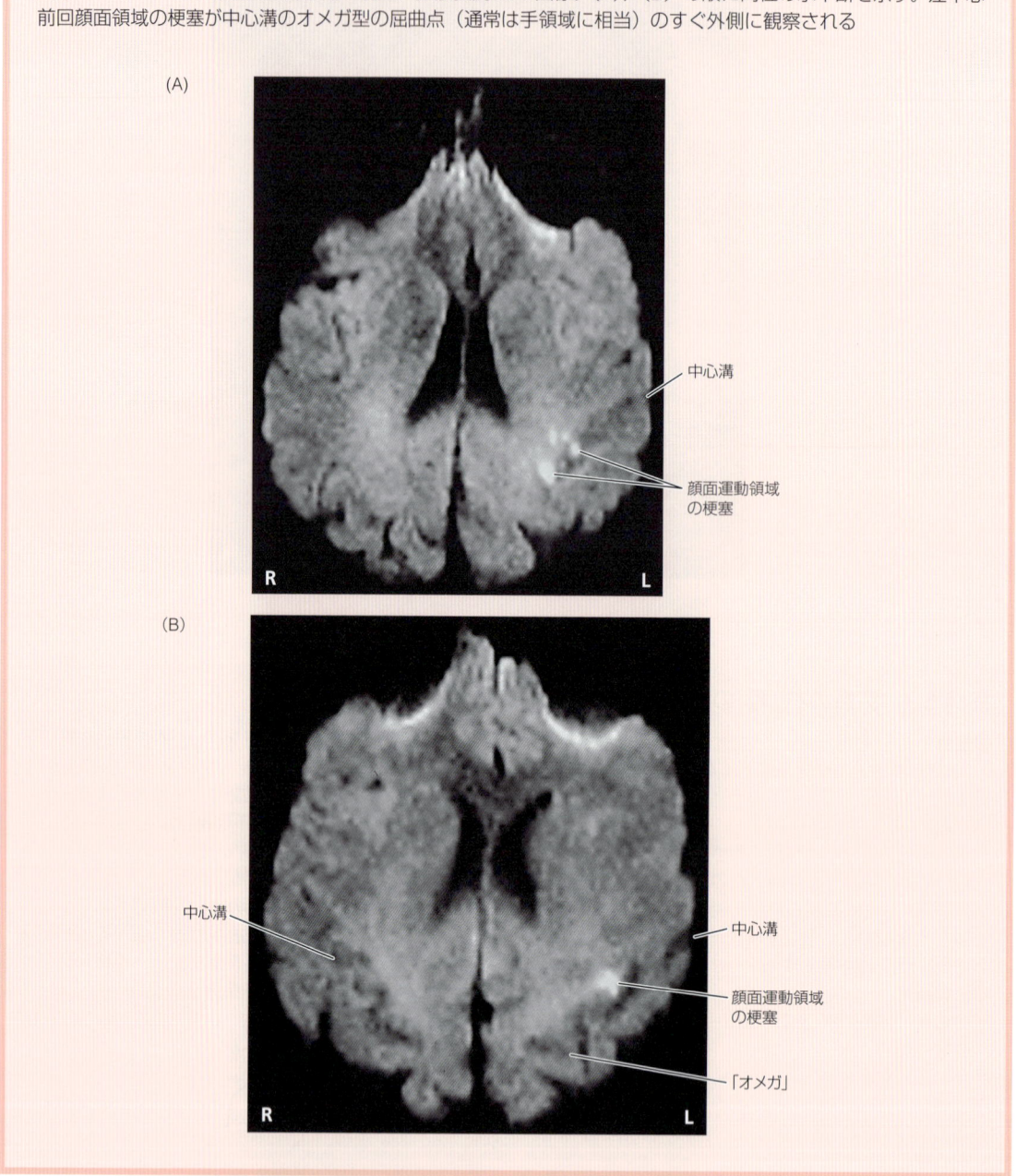

(A)

中心溝

顔面運動領域
の梗塞

R　　L

(B)

中心溝

中心溝

顔面運動領域
の梗塞

「オメガ」

R　　L

考察

1. 本例の鍵となる症候は以下の通り。

- **右の眉が軽度下垂；微笑時に右顔面下部の運動が遅れる；軽度の不明瞭言語**
- **右指尖の軽度の回内**

他に障害のない一側顔面の筋力低下は，顔面神経の末梢病変によることが最も多い（臨床**Ⓟ**6.3，図6.14G）。しかし，まれには皮質病変や内包膝の病変でみられることもある（図6.10A，図6.14H）。本例の患者の主要徴候は右顔面麻痺であったが，他にも軽い神経系障害が認められた。軽度の構音障害と手指回内の存在は，それぞれ皮質球路と皮質脊髄路の軽微な障害を示唆している。したがって，最も疑われる病変部

位は，左運動皮質の顔面領域（図6.14H）とその隣接部，あるいは内包膝ということになる。本例のまれな点は，眉にも障害が及んでいたことで，上位運動ニューロン障害型の顔面麻痺では通常障害されることはない。

2. 糖尿病の存在や比較的急激な発症様式から考えて，最も可能性の高い診断名は塞栓性梗塞である（臨床 P10.4）。左中心前回の顔面領域の梗塞は，左中大脳動脈の皮質枝の閉塞による（図10.6）。可能性としては低いが，小さな皮質出血，脳膿瘍，腫瘍なども考慮に入れる必要がある。

臨床経過と神経画像

救急室で行われたT1強調，T2強調MRI検査は正常であった。しかし，同時に行われた**拡散強調MRI** **diffusion-weighted MRI**（第4章）では，拡散減少を示す数個の小領域（高信号域）が左中心前回に観察された（画像6.3）。画像6.3では，通常MRI軸位断で手領域を示す指標となる「**オメガ**」（または「**逆オメガ**」）（図4.11C，図4.13J）が観察される（画像6.3B）。拡散の変化を示す病変はその外側にあるので，運動皮質顔面領域であると考えられる。

救急室に到着後数時間以内に，回内試験での右指尖回内は消失した。患者は入院し，翌日までには本人も妻も不明瞭言語が消失したように感じた。しかし，右顔面の軽度の筋力低下は残った。塞栓の原因について精査（臨床 P10.4）されたが，明白な原因は検出されなかった。脳血管障害再発予防のためアスピリンが投与され退院した。

症例6.4　純粋運動性片麻痺Ⅰ

● **主訴**
31歳の女性に左顔面と左上下肢の麻痺が出現した。

● **病歴**
入院の3日前，仕事の旅先で歩行しにくいことに気づいた。歩行すると**左側に寄っていって左側の角や壁にぶつかった**。翌日，会話中言葉が途切れるようになったが，徐々に改善した。患者は旅先からそのまま何事もなく帰宅したが，入院当日の朝，**左上肢に脱力があり思い通りに動かせないことに気づいた**。感覚障害，視覚障害，頭痛，直腸膀胱障害はすべてない。症状は暖かい部屋にいると増悪し，冷たいシャワーを浴びると改善した。

● **診察所見**
生命徴候：体温＝36.9℃，脈拍＝85，血圧＝132/81，呼吸数＝20。
頸部：異常なし。
肺：清。
心臓：心拍数正常，整，心雑音なし。
腹部：腸音正常，軟，圧痛なし。
四肢：正常。
神経学的検査：
精神状態：清明，見当識正常（×3），物品記銘は5分後に2/3語正解。言語は流暢で，理解・復唱は正常。時計盤の描写や直線2分課題で空間無視なし。合理化，判断能力には異常なし。

脳神経：**左鼻唇溝が浅い**。それ以外は正常。構音障害なし。眼底正常。
運動系：回内偏位なし。**左上肢の筋緊張が軽度亢進。急速手指タッピング試験は左で遅い**。筋力テスト；**左三角筋，上腕三頭筋，腸腰筋，大腿四頭筋，ハムストリングスで4⁺/5**，それ以外の筋はすべて5/5。
反射：

協調運動：指鼻試験，両側で正常。
歩行：**特に閉眼時に左に偏位する傾向がある。左側で上肢共振が減少。つぎ足歩行は不安定で左側に倒れる**。
感覚系：触覚，痛覚，温度覚，振動覚，関節位置覚，すべて正常。

● **局在診断と鑑別診断**
1. 太字で上に示した症候から，病変はどこにあると考えられるか。
2. 最も疑われる診断名は何か。他の疾患の可能性はないか。

考察

1. 本例の鍵となる症候は以下の通り。
● **左顔面と左上下肢の筋力低下，巧緻運動障害，運動遅延，筋緊張亢進，腱反射亢進，不確実なバビンスキー徴候**
● **構音障害**

● **不安定歩行，左側へ倒れる，左の上肢共振が減少**
本例の患者には純粋運動性片麻痺があり，左顔面と左上下肢の上位運動ニューロン型の筋力低下を示した。感覚障害はなく，無視，失語やその他の認知障害，視覚障害などの大脳皮質症状も伴っていなかった。純粋運動性片麻痺は反対側の皮質球路と皮質脊髄路の病変，最も典型的には内包か橋の病変で起こる（臨床 P）

6.3, 図 6.14A）。構音障害（診察時にはみとめなかったが，患者は自覚していた）を起こす病変は多数あるが（臨床 Ｐ12.8），しばしば純粋運動性片麻痺に伴って「構音障害性片麻痺 dysarthria-hemiparesis」という状態になる。同様に，不安定歩行も多くの病変で起こるが（臨床 Ｐ6.5），本例では痙性左片麻痺によると考えて問題ないであろう。

最も可能性の高い臨床局在診断は，内包後脚か橋腹部の右皮質球路と皮質脊髄路である。

2. 純粋運動性片麻痺は，通常反対側の内包か橋のラクナ梗塞（表 10.3）で起こる。しかし，患者が 30 歳台の女性で血管障害の危険因子がなく，症状が暖かい状況で悪化したことから，多発性硬化症の初回エピソードである可能性を真剣に考慮するべきである（臨床 Ｐ6.6）。可能性としては低いが，右内包か大脳脚か橋腹部の小さな腫瘍，膿瘍，出血なども考慮に入れる必要がある。

臨床経過と神経画像

頭部 MRI（**画像 6.4**A，B）では，右内包後脚に T2 高信号域を認めた。病変はガドリニウムで増強され，脳血管関門の破綻が疑われた。この現象は脱髄斑などの炎症性病変でよく観察されるが（臨床 Ｐ6.6），梗塞の数日後にみられることもある。本例では左側脳室前角の近傍にも数個の T2 高信号域があり，以前にも脱髄のエピソードがあったことをうかがわせる。

血栓塞栓症や脱髄性，炎症性，感染性，腫瘍性疾患に対する精密検査が行われた。患者の脳脊髄液に 2 本のオリゴクローナルバンドを検出した（臨床 Ｐ6.6）。それ以外には異常がなかった。左半身の筋力低下は改善し，入院の 1 週間後に退院した。幸運なことに，患者は改善し続け，翌年も新しい症状が出現することなく過ごした。入院の 15 カ月後の再診時，神経学的検査では以下の項目以外はすべて正常であった。すなわち，左手の急速変換運動が遅く，左側の腱反射が 3$^+$ で右側の 2$^+$ に比べると亢進していた。依然として確定診断には至っていないが，神経学的徴候の再発の可能性があるので，以後も定期的に受診してもらって観察を続けている。

症例 6.4　純粋運動性片麻痺 I

画像 6.4A，B　右内包後脚の病変。頭部 MRI 画像。（A）プロトン密度強調画像の軸位（水平）断。（B）ガドリニウム造影後の T1 強調画像（冠状断）

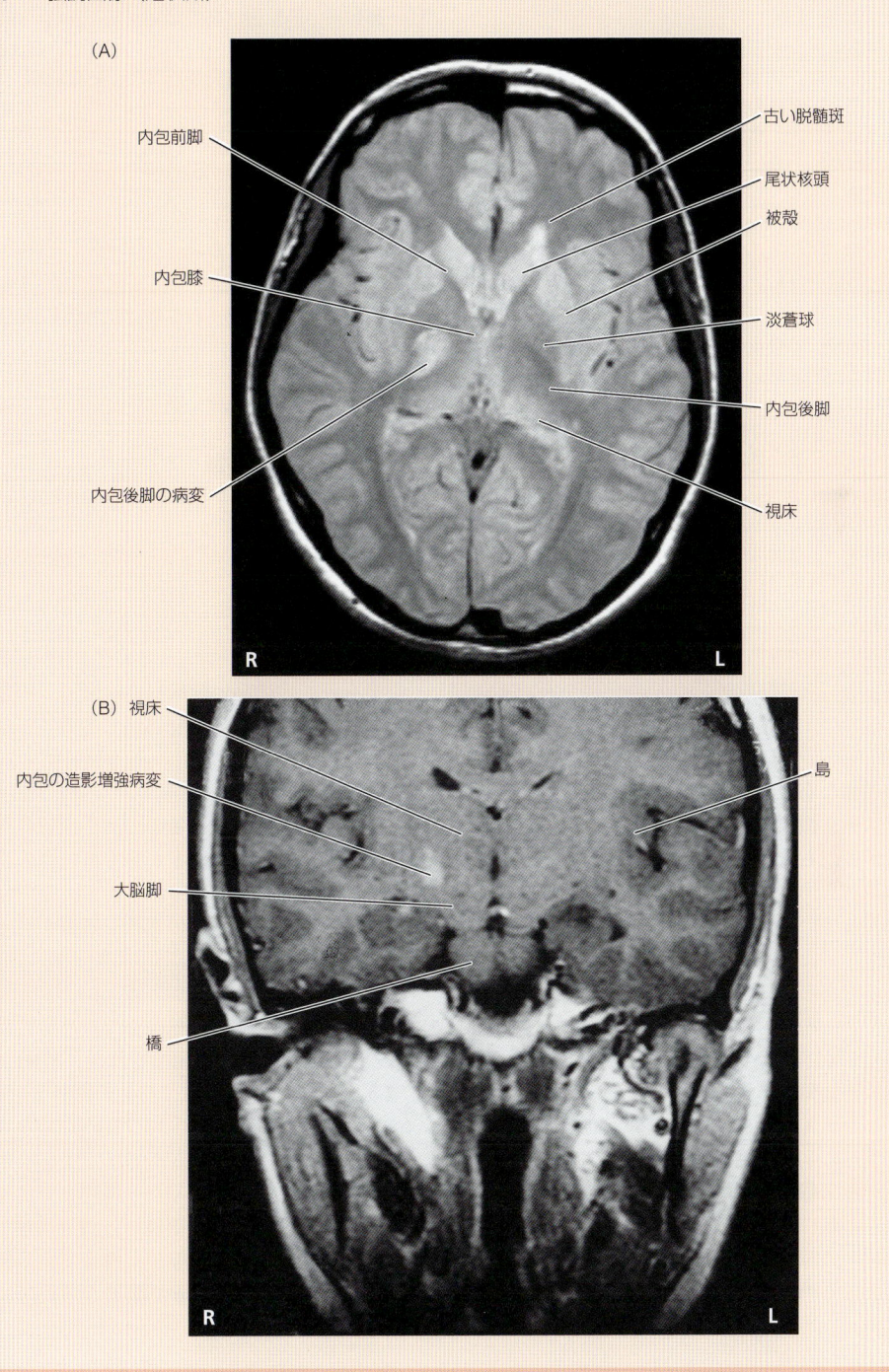

（A）

内包前脚

内包膝

内包後脚の病変

古い脱髄斑

尾状核頭

被殻

淡蒼球

内包後脚

視床

（B）　視床

内包の造影増強病変

大脳脚

橋

島

R　　　　　L

症例 6.5　純粋運動性片麻痺 II

●主訴
74 歳の女性に右顔面と右上下肢の麻痺が起こった。

●病歴
患者は感染症に罹患した後，リハビリテーション施設に入所していた。健康に過ごしていたが，ある朝突然に**不明瞭言語と右半身の筋力低下**が起こった。緊急に神経内科医がよばれた。高血圧と冠動脈疾患の既往があり，最近，心房細動の発作があった。

●診察所見
生命徴候：体温＝37.4℃，脈拍＝84，血圧＝110/70，呼吸数＝18。
頸部：血管雑音なし。
肺：清。
心臓：心拍整，心雑音なし。
腹部：腸音正常，軟。
神経学的検査：
　精神状態：清明，見当識正常（×3）。言語は理解，復唱，読字，すべて正常。計算力正常。
　脳神経：瞳孔正円で左右差なく対光反射あり。視野障害なし。眼球運動正常。角膜反射両側正常。**右鼻唇溝が浅い。右顔面に筋力低下があるが，額のしわよせはほぼ異常なし**。咽頭反射は正常だが，**右口蓋の運動が不良。言語は不明瞭で構音障害あり**。胸鎖乳突筋の筋力正常。**舌は右に偏位**。
運動系：筋緊張は右で弛緩，左で正常。強い右片麻痺あり。筋力テスト，右三角筋 2/5，右上腕三頭筋，上腕二頭筋，固有手筋 0/5，右腸腰筋，大腿四頭筋 2/5，右足 0/5。
反射：

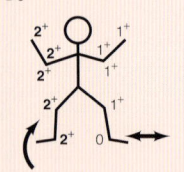

協調運動：左正常，右は強い筋力低下のために検査できず。
歩行：起立不能。
感覚系：触覚，痛覚，関節位置覚，すべて正常。消去なし。

●局在診断と鑑別診断
1. 太字で上に示した症候から，病変はどこにあると考えられるか。
2. 最も疑われる診断名は何か。他の疾患の可能性はないか。

考察

1. 本例の鍵となる症候は以下の通り。
- **右の顔面と右上下肢の筋力低下，腱反射亢進，バビンスキー徴候**
- **構音障害，右軟口蓋運動の低下，舌の右への偏位**

前例の患者と同様，本例でも純粋運動性片麻痺に構音障害を伴っている（構音障害性片麻痺）。腱反射は左側で減弱していたが，おそらくは慢性ニューロパチーによるものであろう（臨床 **P**8.1）。腱反射が右側で若干亢進していたので，明らかに上位運動ニューロン徴候と考えられる。やはり感覚障害はなく，無視，失語やその他の認知障害，視覚障害などの皮質症状も伴っていなかった。純粋運動性片麻痺は反対側の皮質球路と皮質脊髄路の病変，最も典型的には内包か橋の病変で起こる（臨床 **P**6.3，図 6.14A）。本例では右脳神経 IX と X（右の軟口蓋の運動）および右脳神経 XII（右への舌の偏位）の障害もみられたが，反対側の皮質球路の傷害によるものであろう。

最も可能性の高い臨床局在診断は，内包後脚か橋腹部の左皮質球路と皮質脊髄路である。

2. 純粋運動性片麻痺は通常反対側の内包か橋のラクナ梗塞（表 10.3）で起こる。本例の患者には血管障害の危険因子が複数あるので，小血管の閉塞によるラクナ梗塞（臨床 **P**10.4）が最も可能性の高い診断名である。心房細動の既往もあるので，左内包か橋に血液を供給する小穿通枝への塞栓も考慮すべきである。

臨床経過と神経画像

患者は近くの病院に転院した。心房細動の既往があるので，抗凝固療法が開始された。**MRI スキャン（画像 6.5）**では，左橋腹部にラクナ梗塞と思われる T2 高信号域が認められた（図 14.21B も参照のこと）。磁気共鳴血管撮影 MRA（第 4 章）ではウィリス動脈輪の血管に狭窄を認めなかった。退院までに片麻痺はわずかばかり改善し，右上下肢の近位筋の筋力は 3/5，遠位筋は 0/5 となった。翌年も構音障害や嚥下障害は続き，最終的に経管栄養が必要となった。

症例 6.5　　純粋運動性片麻痺Ⅱ

画像 6.5　左橋底部梗塞。T2 強調頭部 MRI の軸位（水平）断。左橋腹側部に梗塞が観察される

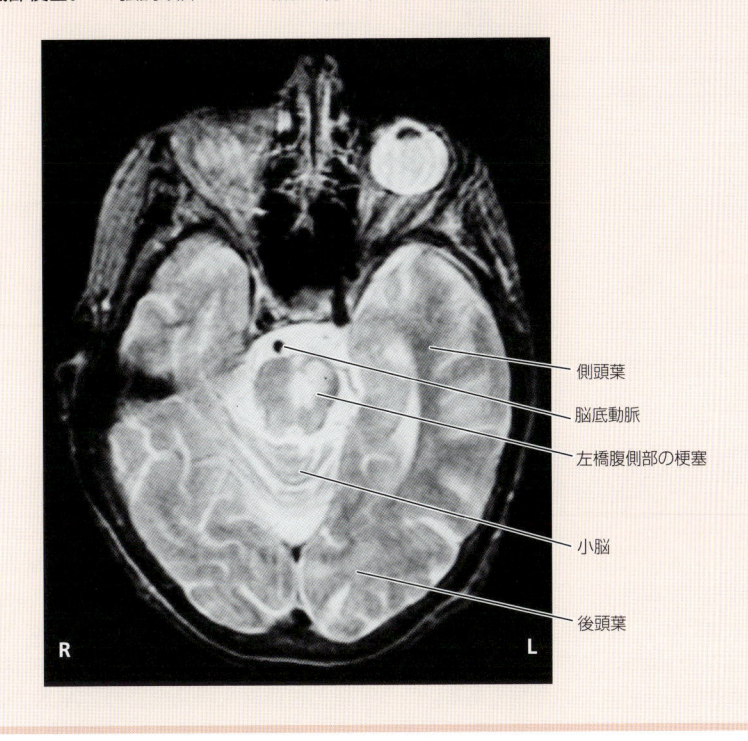

右側ラベル：
- 側頭葉
- 脳底動脈
- 左橋腹側部の梗塞
- 小脳
- 後頭葉

R　　　　L

症例 6.6　　進行性の筋力低下，筋攣縮，筋痙攣

●主訴

52 歳の右利きの男性が，筋力低下と歩行障害のために神経内科医を紹介された。

●病歴

患者が最初に歩行障害に気づいたのは，受診の 6 カ月前である。その時患者は「うまく身体の平衡が保てない」と感じたが，その後 2 カ月で増悪し，いすに座った状態で床から足を上げることが困難になった。数カ月後，下肢脱力が増悪し，階段を下りることが困難となった。さらに，筋力低下は上肢に及び，大工としての仕事ができなくなった。常に上下肢の筋肉にぴくつきがあり，下肢には有痛性筋痙攣が出現した。複視，構音障害，嚥下障害の訴えはない。外傷や頸部痛の既往はなく，中毒の既往もない。家族歴に特記すべきことなし。かかりつけ医で初めて診察を受けた時，頸椎 MRI が撮影されたが正常であった。

●診察所見

生命徴候：体温＝36.7℃，脈拍＝96，血圧＝120/70，呼吸数＝18。
頸部：血管雑音なし。
肺：清。
心臓：心拍整，心雑音なし。
腹部：正常。

四肢：正常。
神経学的検査：
　精神状態：清明，見当識正常（×3）。言語は呼称，理
　　解，復唱すべて正常。
　脳神経：瞳孔正円同大で対光反射あり。眼球運動正常。
　　眼振なし。眼瞼下垂なし。顔面感覚正常。顔面筋力
　　は正常で左右差なし。聴力は両側で正常。舌と軟口
　　蓋は正中位で，舌に筋線維束性収縮なし。
　運動系：**筋緊張は両下肢で亢進**。四肢に持続する筋線
　　維束性収縮がある。左手骨間筋と両足固有筋に萎
　　縮。筋力低下が両側性にあるが（下表），その程度は
　　上肢より下肢に強く，右が左よりやや強い。
　反射：**ホフマン徴候両側に陽性**，下顎反射亢進。

$$3^+ \quad\quad 3^+$$
$$3^+ \quad\quad 3^+$$
$$3^+ \quad\quad 3^+$$
$$4^+ \quad 4^+$$

協調運動：指鼻試験，踵膝試験，急速変換運動はすべ
　て正常。
歩行：**支持を要する。対麻痺性，痙性歩行。**
感覚系：触覚，痛覚，振動覚，関節位置感覚はすべて

正常。消去なし。

●局在診断と鑑別診断

　1. 太字で上の本文と下の表に示した症候のうち，どれが上位運動ニューロン徴候で，どれが下位運動ニューロン徴候か（表6.4）。これらの徴候が頚髄圧迫による可能性はあるか。

　2. 最も疑われる診断名は何か。他の疾患の可能性はないか。

筋力テストの結果							
	上腕			手関節		手指	
	三角筋	上腕二頭筋	上腕三頭筋	伸筋	屈筋	伸筋	握力
右	4/5	5/5	5/5	4⁺/5	5/5	4⁺/5	4⁺/5
左	4/5	5/5	5/5	5⁻/5	5/5	4⁺/5	5⁻/5

	頚部		下肢				
	屈筋	伸筋	腸腰筋	ハムストリングス	背屈	底屈	大腿四頭筋
右	5/5	5/5	4/5	4⁺/5	3⁻/5	5⁻/5	5/5
左	5/5	5/5	4⁺/5	4⁺/5	3⁻/5	5⁻/5	5/5

考察

　1. 表6.4に示されているように，本例の筋力低下には上位運動ニューロンと下位運動ニューロンの両者の徴候がみとめられる。筋線維束性収縮と筋萎縮は下位運動ニューロン徴候である。筋緊張亢進，痙性歩行，腱反射亢進（バビンスキー徴候，ホフマン徴候，下顎反射を含む）は上位運動ニューロンの徴候である。

　頚髄圧迫では上下肢の上位運動ニューロン徴候とともに，局所神経根圧迫による上肢の下位運動ニューロン徴候があらわれる。しかし本例では，下位運動ニューロン徴候を示す筋線維束性収縮と筋萎縮が下肢にもみとめられた。さらに，本例では下顎反射の亢進もみとめられた。これは上位運動ニューロン障害による腱反射亢進の徴候の一つで，頚髄よりはるかに上のレベルで皮質球路が傷害されて起こる。したがって，本例には，脳から腰仙髄に至る広い範囲にびまん性の上位・下位運動ニューロンの機能異常が存在する。

　2. 筋力低下が限局的に始まって上位・下位運動ニューロンにびまん性に進展する経過，筋痙攣，感覚障害を伴わない筋線維束性収縮，これらの特徴はまさしく古典的な筋萎縮性側索硬化症（ALS）のものである（臨床Ⓟ6.7）。可能性としてはかなり低いが，傍腫瘍性運動ニューロン疾患，ヘキソースアミニダーゼ欠損症，鉛中毒，そして臨床Ⓟ6.7にあげたその他の疾患も考慮に入れる必要がある。

臨床経過

　ALSの疑いがあること，そしてそれがどういうことを意味するかについて，患者と家族に十分に説明が行われた。患者はリルゾールによる治療を選択し，包括的なリハビリテーションのプログラムを開始した。さらに筋電図EMG（臨床Ⓟ9.2）では四肢すべてで除神経と神経再生所見を認め，ALSの診断に合致していた。その他，血清タンパク質電気泳動，血清B₁₂，葉酸測定，血球数算定が行われ，すべて正常であった。

　患者は数カ月にわたって外来診療を受けたが，その間にも症状は増悪した。初発症状から1年以内に，筋力低下の悪化のため，車いすでの生活となった。発病約2年後の外来診察では，重篤な構音障害，嚥下障害，線維束性収縮を伴う舌萎縮があり，四肢筋力は0/5から4⁻/5であった。以後も家族の支えと緩和ケアを受けながら家庭で生活していたが，数週後に呼吸不全で亡くなった。

追加症例

　次の項目については他章で関連症例を取り上げている。皮質脊髄路・皮質球路障害による筋力低下（症例5.1〜5.4，7.3，7.4，10.2，10.4，10.5，10.7〜10.9，10.11，10.12，12.8，13.7，14.1〜14.3，14.5，14.6，18.3）。その他の関連症例については末尾の症例索引を検索のこと。

本章のまとめ

1. 運動路と体性感覚路には**体部位局在的構築**があり，顔面に対応する部分は手の領域の外側に，下肢に対応する部分は最も内側にある（図6.2）。

2. **脊髄**には**感覚性後根，運動性前根，中心灰白質**と周囲の**白質**がある（図6.3）。脊髄の外観はレベルによって異なり，**頸膨大**と**腰仙膨大**で最大である。前者からは上肢への，後者からは下肢への神経が出る（図6.4）。脊髄への**血液供給は前脊髄動脈と後脊髄動脈**による（図6.5）。

3. **外側皮質脊髄路**は臨床的に最も重要な神経路で，その解剖を知っているだけで多くの神経疾患の局在診断が可能となる（図6.8，図6.11A）。外側皮質脊髄路は，主に**中心前回**の一次運動皮質から起こり，**内包後脚**（図6.10）を通り，中脳の**大脳脚**を下行し，橋底部を通って延髄腹側で**錐体**という線維束になる（図6.11A；図2.22A）。外側皮質脊髄路は延髄-脊髄の境界部で反対側に交叉する。これを**錐体交叉**とよび，病変局在診断にきわめて重要である（図6.8，図6.11A，図6.14）。さらに脊髄側索の白質を下行して**脊髄前角**の運動ニューロンにシナプス結合する。

4. 運動皮質から脊髄までの運動ニューロンが**上位運動ニューロン**であり，脊髄から筋肉までの運動ニューロンが**下位運動ニューロン**である（図6.8）。**上位運動ニューロンと下位運動ニューロン**徴候の対比（表6.4）は中枢病変と末梢病変の鑑別に役立つ。

5. **筋力低下のパターン**も局在診断に役立つ（図6.14）。

6. 外側皮質脊髄路は臨床的に最も重要だが，下行性運動路は他にもある。下行性運動路は大きく**外側運動系**と**内側運動系**に分けられる。前者には四肢の運動を制御する外側皮質脊髄路が含まれ，後者は**近位躯幹筋**の運動を制御する（表6.3；図6.6，図6.11）。

7. **自律神経系**は一般に恒常性の維持に関わる不随意の身体機能を調節し，2つの主要な系がある（図6.12，図6.13）。**交感神経系**は心拍数・血圧上昇などの「闘争か逃走」の機能に関わり，神経伝達物質として**ノルアドレナリン**を標的器官に放出する。**副交感神経系**は唾液分泌・蠕動亢進などの「休息と消化」の機能に関わり，**アセチルコリン**を末梢の神経伝達物質として用いる。交感神経遠心性線維（**胸腰部**）は胸髄と上腰髄の**中間外側細胞柱**から起こり，標的器官に向かう途中の椎傍神経節や椎前神経節でシナプスする。副交感神経遠心性線維（**頭仙部**）は脳幹と仙髄神経核から起こり，標的器官の内部または近くにある神経節でシナプス結合する。

7 体性感覚路

71歳の女性に右足のしびれ感とピリピリ感，左足の脱力感が出現し，徐々に増悪した。女性には時々尿失禁もあった。神経学的検査を行ったところ，臍より下の右側のレベルで痛覚が低下し，左足では振動覚と関節位置覚が低下していた。左足には腱反射の亢進と軽度の筋力低下がみとめられた。

この患者では，たった1カ所の病変によって，このように複雑な感覚・運動障害が起こっていた。本章では触覚，痛覚，関節位置覚などの感覚経路を学び，臨床例で正確に病変局在を診断するために，この解剖学的知識を応用する。

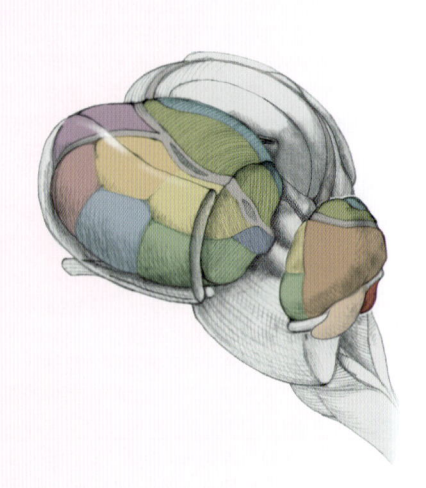

解剖学と臨床の基礎知識

第6章では皮質脊髄路とその他の下行性運動路について学んだ。本章では，残りの2つの主要な神経系の「長経路」について述べる（表7.1）。この2つとは，**後索-内側毛帯系 posterior column-medial lemniscal system** と **前側索系 anterolateral system** で，ともに体性感覚路である。外側皮質脊髄路と同じく，この2つの経路にも体部位的局在がある（図6.2）。以上の3つの主要長経路（表7.1）の機能と交叉位置を理解しておくことは臨床神経局在診断の基本である。

以下の項では，3つの主要長経路の解剖学の知識を神経局在診断に応用する方法を学ぶ。脊髄やその他の部位で，これらの経路が傷害される一般的な疾患について説明し，さらに疼痛制御に関わる脳幹・脊髄の神経機構についても触れることにする。また，感覚やその他の情報を大脳皮質へ中継する主要な核である視床を取り上げ，その解剖学的構築を述べる。最後に，感覚と運動の経路が直腸膀胱機能や性機能に果たす役割について考察する。

主要体性感覚路

体性感覚 somatosensory という用語は，通常，触覚，痛覚，温度覚，振動覚，**固有感覚 proprioception**（四肢と関節の位置覚）などの身体感覚を意味している。体性感覚には2つの主要な経路がある（表7.1，図7.1，図7.2）。

- **後索-内側毛帯系**は，固有感覚，振動覚，精細識別性触覚を伝える（図7.1）。
- **前側索系**には，痛覚，温度覚，粗大触覚を伝える**脊髄視床路 spinothalamic tract** とその他の関連神経路が含まれる（図7.2）。

触覚には両方の経路で伝えられる共通部分があるので，どちらか一方の病変で触覚が消失することはない。

感覚神経線維は軸索の直径によって4つに分類される（表7.2）。この異なる4種類の神経線維は，それぞれ特定の末梢受容器をもち，異なる感覚種に対応する。大径有髄線維は小径線維や無髄線維よりも伝導速度が速い。

表7.1　主要な神経系の長経路		
経路	機能	交叉の名称（レベル）
外側皮質脊髄路	運動	錐体交叉（頸髄延髄境界部）
後索-内側毛帯路	感覚（振動覚，関節位置覚，精細触覚）	内弓状線維（下位延髄）
前側索路	感覚（痛覚，温度覚，粗大触覚）	腹側交連（脊髄）

7

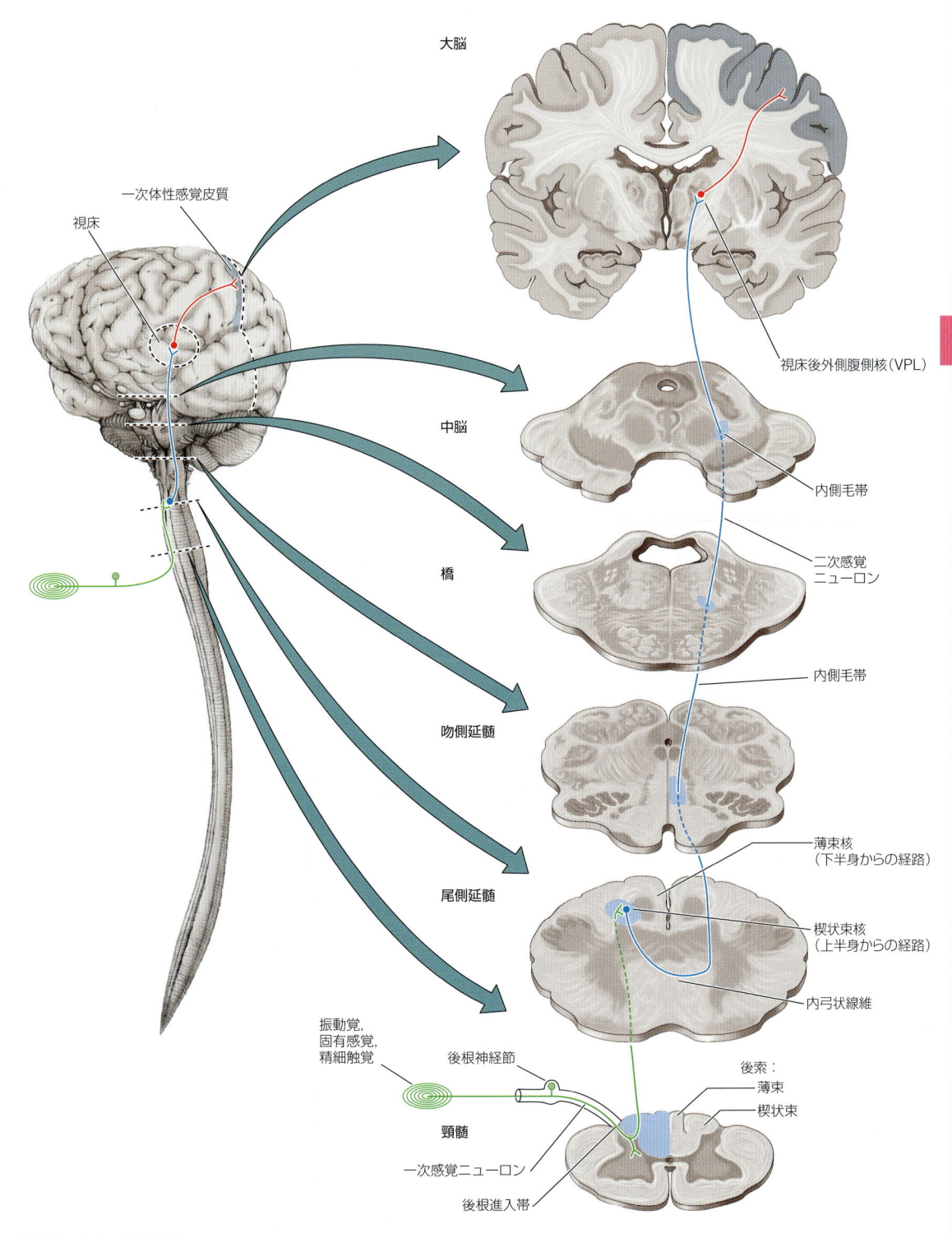

大脳

一次体性感覚皮質

視床

視床後外側腹側核（VPL）

中脳

内側毛帯

橋

二次感覚
ニューロン

内側毛帯

吻側延髄

薄束核
（下半身からの経路）

楔状束核
（上半身からの経路）

尾側延髄

内弓状線維

振動覚,
固有感覚,
精細触覚

後根神経節

後索：
薄束
楔状束

頸髄

一次感覚ニューロン

後根進入帯

図 7.1 後索-内側毛帯路

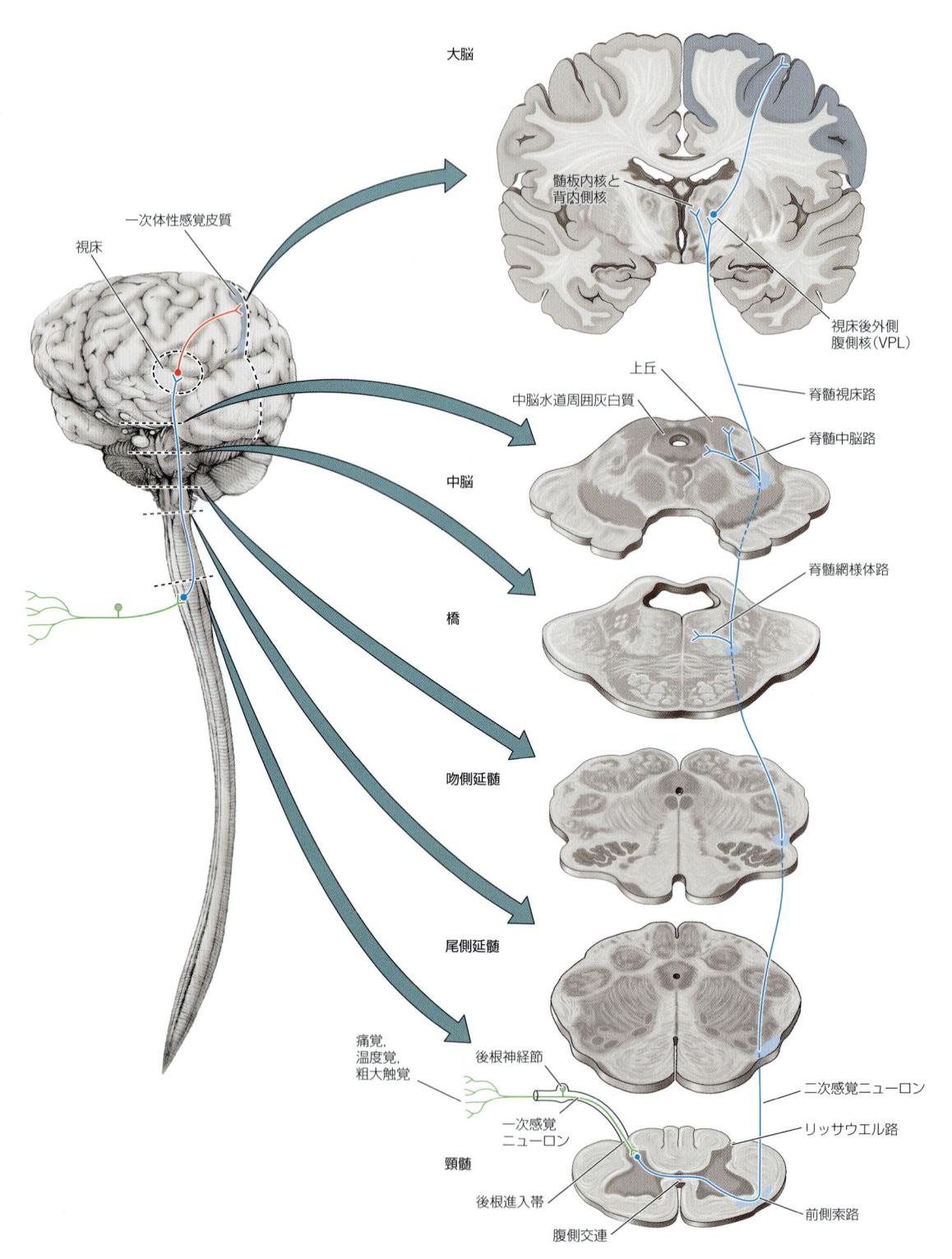

大脳

一次体性感覚皮質

視床

髄板内核と
背内側核

視床後外側
腹側核(VPL)

脊髄視床路

中脳水道周囲灰白質

上丘

脊髄中脳路

中脳

脊髄網様体路

橋

吻側延髄

尾側延髄

二次感覚ニューロン

痛覚,
温度覚,
粗大触覚

後根神経節

リッサウエル路

一次感覚
ニューロン

前側索路

頸髄

後根進入帯

腹側交連

図 7.2 前側索路

表 7.2　感覚ニューロン線維のタイプ

名称	別名	線維直径（μm）	髄鞘化	受容体	感覚種
A-α	I	13〜20	Yes	筋紡錘	固有感覚
				ゴルジ腱器官	固有感覚
A-β	II	6〜12	Yes	筋紡錘	固有感覚
				マイスネル小体	表在触覚
				メルケル受容器	表在触覚
				パチニ小体	深部触覚，振動覚
				ルフィニ小体	深部触覚，振動覚
				毛包受容器	触覚，振動覚
A-δ	III	1〜5	Yes	自由神経終末	痛覚
				自由神経終末	温度覚（冷覚）
				自由神経終末	かゆみ
C	IV	0.2〜1.5	No	自由神経終末	痛覚
				自由神経終末	温度覚（温覚）
				自由神経終末	かゆみ

感覚ニューロンの細胞体は**後根神経節 dorsal root ganglion** にある（図 7.1，図 7.2）。一つ一つの後根神経節細胞から 1 本の幹軸索が出て，これが 2 つに分岐する。長いほうの軸索突起は末梢からの感覚情報を運び，もう一方の突起は後根を経由して脊髄へ情報を伝える。一つの神経根レベルから出る感覚線維によって支配される末梢の領域は，**デルマトーム（皮膚分節，または皮節）dermatome** とよばれる。異なる脊髄レベルに対応するデルマトームを，地図として身体表面にあらわすことができる（図 8.4）。このデルマトームを用いると，神経根や脊髄の病変局在決定に役立つ。第 8 章と第 9 章では，感覚・運動障害のデルマトームパターンや末梢神経パターンに基づいて，病変局在診断を行う方法について論じる。本章では，脊髄と脳における体性感覚路，すなわち中枢経路に焦点をあてる。第 6 章では，皮質脊髄路が錐体交叉で交叉することを知っていれば中枢の病変局在決定に役立つことを学んだ（図 6.11A）。この 2 つの主要な体性感覚路についても同様で，その交叉部位を知っておくことがきわめて重要である（表 7.1，図 7.1，図 7.2）。ここではこれらの神経路の経路を，脊髄から一次体性感覚皮質までたどることにする。

後索-内側毛帯路

固有感覚，振動覚，精細触覚を伝える大径有髄線維は，後根進入帯の内側部を通って脊髄に入る（図 7.1）。これらの軸索の多くは，次に同側の**後索 posterior column** に入り，延髄の**後索核 posterior column nucleus** まで上行する。また，軸索側副枝の中には，脊髄中心灰白質に入って介在ニューロンや運動ニューロンとシナプス結合するものもある（図 2.21）。後索が上行するにつれて，高位のレベルから入ってくる線維が外側に付け加わっていく様子を思い描ければ，後索の**体部位的局在 somatotopic organization**（図 7.3）

が簡単に覚えられる。要するに，**薄束 gracile fasciculus**（"gracile" は「薄い」という意味）とよばれる内側部は下肢と軀幹下部からの情報を伝える。外側の**楔状束 cuneate fasciculus**（"cuneate" は「角張った形の」という意味）は T6 以上の軀幹上部，そして上肢と頸部からの情報を伝える。薄束と楔状束を通る一次感覚ニューロンの軸索は，それぞれ**薄束核 nucleus gracilis** と**楔状束核 nucleus cuneatus** で二次感覚ニューロンにシナプスする（図 7.1）。

これらの二次感覚ニューロンの軸索は交叉して**内弓状線維 internal arcuate fiber** となり，延髄の反対側で**内側毛帯 medial lemniscus** を形成する（図 14.5）。内側毛帯は最初のうちは垂直方向に走るが，その後徐々に外側へと移動し，斜めの位置をとって脳幹を上行する（図 7.1，図 14.3，図 14.4）。内側毛帯での体部位的局在は，延髄では垂直方向の配列をとり，足からの線維が腹側に位置する（「小人が立っている」様子を思い描こう）。この体部位的局在のパターンは，橋や中脳では傾いて，上肢からの線維が内側に，下肢からの線維が外側に配列するようになる（「小人が横になっている」様子）。橋や中脳における内側毛帯では，後索と比較すると，体部位的局在が逆になっていることに注意してほしい。橋や中脳の内側毛帯では足からの線維が外側を走るが，後索では内側を走行する。「上半身が内側，下半身が外側」が体部位的局在地図の基本原則であるが，2 つの例外があることを思い出してほしい。後索（図 7.3）と一次感覚運動皮質（図 6.2）である。

内側毛帯の軸索が視床の**後外側腹側核 ventral posterior lateral nucleus（VPL）** に到達すると，次のシナプス結合が起こる。VPL ニューロンの軸索は**内包後脚 posterior limb of internal capsule** の体性感覚性視床放線 **thalamic somatosensory radiation**（図 6.9B）を通って，中心後回（図 7.1）の**一次体性感覚皮質 primary somatosensory cortex** に投射する（図 6.1）

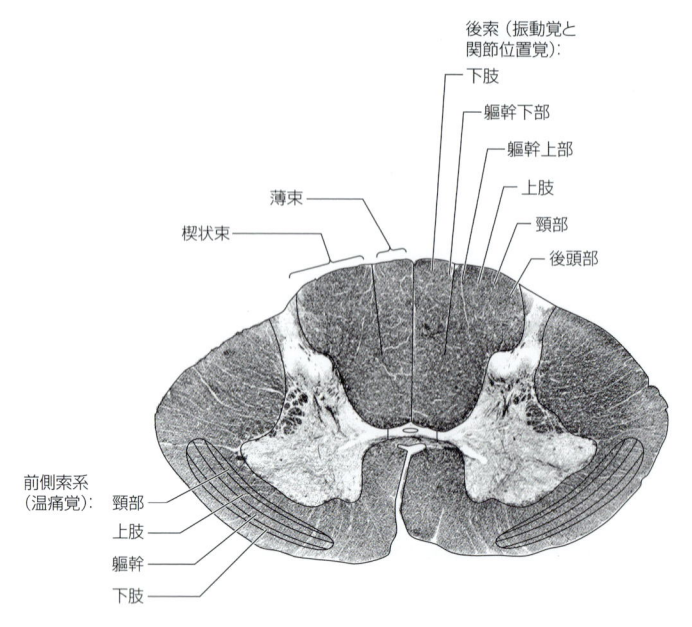

後索（振動覚と
関節位置覚）：
- 下肢
- 軀幹下部
- 軀幹上部
- 上肢
- 頸部
- 後頭部

薄束
楔状束

前側索系
（温痛覚）：
- 頸部
- 上肢
- 軀幹
- 下肢

図7.3　脊髄の後索路と前側索路における体部位的局在。図6.10C に示す外側皮
質脊髄路の体部位的局在と比較してほしい。（脊髄標本の出典：DeArmond SJ,
Fusco MM, Maynard MD. 1989. *Structure of the Human Brain：A Photo-
graphic Atlas*, 3rd, Ed. Oxford University Press, New York）

（ブロードマン 3，1，2野）。第 12 章で述べるが（**図
12.8**），三叉神経毛帯という類似の神経路が視床後内
側腹側核 ventral posterior medial nucleus（VPM）を経
由して，体性感覚皮質に顔面の触覚を伝える。顔面と
身体から一次体性感覚皮質に入るシナプス入力は，両
者とも，主に大脳皮質の第Ⅳ層と第Ⅲ層深部に入る
が，第Ⅵ層に達する入力もある（**図2.14**）。

脊髄視床路とその他の前側索路

痛覚と温度覚を伝える小径無髄線維も後根進入帯を
通って脊髄に入る（**図7.2**）。しかし，これらの軸索は
脊髄灰白質に入ってすぐに，主に後角の**辺縁帯 mar-
ginal zone（第Ⅰ層）**と後角深部の**第Ⅴ層**で最初のシ
ナプス結合をする（**図6.3**B，**表6.2**）。軸索側副枝の
中には，数髄節だけ**リッサウエル路 Lissauer tract** を
上行または下行してから中心灰白質に入るものがある
（**図6.4**，**図7.2**）。中心灰白質の二次感覚ニューロンか
ら出る軸索は，**脊髄腹側交連 spinal cord anterior
(ventral) commissure** で交叉して，前側索白質を上
行する。交叉線維が反対側に到達するまでに，**2，3 の
脊髄髄節**を横切ることは知っておく必要がある。した
がって，脊髄外側病変では，反対側の痛覚・温度覚障
害が病変の数髄節下のレベルから始まる。脊髄の前側
索路にも**体部位的局在 somatotopic organization**（**図
7.3**）があり，足に対応する線維が最も外側にある。こ
の配置を覚えるには，前側索路が上行するにつれて，
腹側交連からの線維が内側につけ加わっていく様子を

思い描けばよい。上肢からの線維が内側，下肢からの
線維が外側に位置するこの体部位的局在は，前側索路
が脳幹を通過する場合にも保持されている。前側索路
が延髄に達すると，外側に位置を変えるようになり，
下オリーブと下小脳脚の間の溝を走行する（**図7.2**，
図14.5）。この線維は次に橋被蓋に入り，橋と中脳で
は内側毛帯のすぐ外側に位置する（**図14.3**，**図14.4**）。

前側索路は 3 つの神経路からなる（**図7.2**）。脊髄視
床路，脊髄網様体路，脊髄中脳路である。**脊髄視床路
spinothalamic tract** が最もよく知られていて，刺激の
部位や強さなど，識別性の痛覚や温度覚を伝える。後
索-内側毛帯路と同じく，脊髄視床路の主要中継核は
視床の後外側腹側核（VPL）である（**図7.2**）。しか
し，脊髄視床路と後索-内側毛帯路は VPL 内で異なる
ニューロンに終止する。脊髄視床路からの情報は VPL
から体性感覚性視床放線（**図6.9**B）を経由して，中心
後回（**図7.2**）の一次体性感覚皮質 primary somatosen-
sory cortex に運ばれる（**図6.1**）（ブロードマン 3，1，
2野）。顔面の痛覚と温度覚は三叉神経視床路という類
似の神経路で伝えられるが，この点については第 12
章でくわしく述べる（**図12.8**）。

脊髄視床路は，**髄板内核 intralaminar thalamic
nucleus**（外側中心核）や**背内側核 mediodorsal
nucleus** を含む正中核群（**図7.2**）など，VPL 核以外
の視床核にも投射する。これらの投射は，**脊髄網様体
路 spinoreticular tract** とともに，疼痛の情緒的，覚醒
的な側面を伝える生理学的に古い疼痛経路といえる。

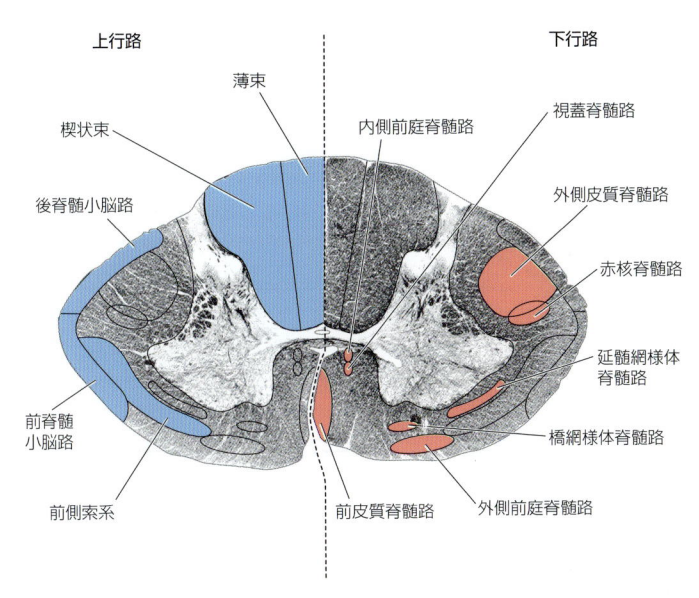

図 7.4　脊髄の感覚路と運動路。 第 6 章と第 7 章で述べた脊髄の感覚路と運動路のまとめ。（脊髄標本の出典：DeArmond SJ, Fusco MM, Maynard MD. 1989. *Structure of the Human Brain：A Photographic Atlas*, 3rd, Ed. Oxford University Press, New York）

脊髄網様体路は延髄−橋網様体に終止し，そこから今度は視床髄板内核（正中中心核）に投射する。体部位的局在をもって一次感覚皮質に特異的に投射する VPL 核とは違って，髄板内核は大脳皮質全体に広くびまん性に投射し，行動的覚醒 behavioral arausal に関与すると考えられている（本章後半の「視床」の項を参照）。

　脊髄中脳路 spinomesencephalic tract は，中脳の中脳水道周囲灰白質と上丘に投射する（**図 7.2**）。**中脳水道周囲灰白質 periaqueductal gray** は，後で簡単に触れるが，中枢性の疼痛制御に関わる。

　脊髄視床路と脊髄中脳路が主に脊髄の第 I 層と V 層から発するのに対して，脊髄網様体路は中間帯から前角にかけての広汎な領域（第 VI 層から VIII 層）から発する（**図 6.3**）。痛覚と温度覚に加えて，ある種の粗大触覚が前側索路によって伝えられる。したがって，後索が傷害されても触覚は消失しない。

　すなわち，左足で画鋲を踏んづけた時，脊髄視床路が「何か鋭利な物が左の足の裏を突き刺しているぞ」と教えてくれ，脊髄視床路髄板内核投射系や脊髄網様体路が「痛い」と感じさせてくれ，脊髄中脳路が疼痛を抑えてくれて，最終的に「あー，少しよくなった」と思わせてくれるわけだ。

　脊髄感覚路と運動路の概要を**図 7.4** に示す。図の左側に示した感覚路については本章で述べた。脊髄小脳路については第 15 章で取り上げる。図の右側に示した運動路は第 6 章で述べた（**図 6.11**）。臨床 **Ⓟ7.4** で述べるが，脊髄の臨床症候群を学ぶことは，実際上，局所脊髄解剖学を復習することに他ならない。それでは体性感覚路の続きの部分，視床から大脳皮質までをみていくことにしよう。

> **復習問題**
>
> 後索–内側毛帯路（**図 7.1**）の正中交叉はどのレベルで起こるか。前側索路（**図 7.2**）の正中交叉はどのレベルで起こるか。脊髄の左半側に病変がある場合を考えてみよう。病変より下のレベルで振動覚と関節位置覚の低下があるのは左右どちらの側か。病変より下のレベルで痛覚と温度覚の低下があるのは左右どちらの側か。病変より下のレベルで筋力低下があるのは左右どちらの側か（**図 6.8**）。左大脳皮質に病変がある場合，上記の障害は左右どちらの側にあらわれるか。

体性感覚皮質

　体性感覚情報は，視床の VPL 核と VPM 核から中心後回の**一次体性感覚皮質**に伝えられる。この一次体性感覚皮質にはブロードマン 3，1，2 野が含まれる（**図 7.1**，**図 7.2**，**図 6.1**）。一次運動皮質と同じく一次体性感覚皮質にも**体部位的局在**があり，顔面領域が最も外側に，下肢領域が最も内側に位置する（**図 6.2**）。一次体性感覚皮質からの情報はシルビウス裂内の**二次体性感覚連合皮質 secondary somatosensory association cortex** へと伝えられる。これはシルビウス裂の上縁に隣接する頭頂弁蓋という領域にある（**図 6.1**）。二次感覚皮質にも体部位的局在がある。体性感覚情報はさら

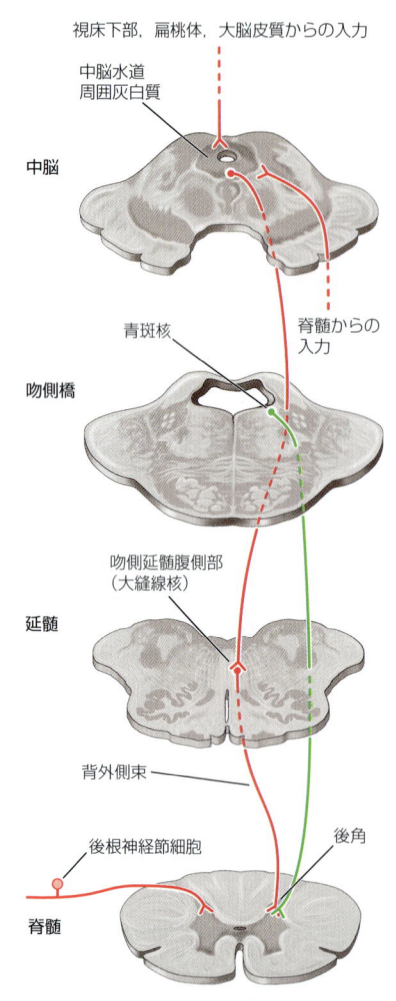

視床下部，扁桃体，大脳皮質からの入力

中脳水道
周囲灰白質

中脳

青斑核

脊髄からの
入力

吻側橋

吻側延髄腹側部
（大縫線核）

延髄

背外側束

後根神経節細胞

後角

脊髄

図 7.5　疼痛制御に関わる中枢経路

にブロードマン 5，7 野を含む**後頭頂小葉 posterior parietal lobule** の連合皮質で処理される（**図 6.1**）。一次体性感覚皮質と体性感覚連合皮質は，運動皮質とも密接な線維連絡をもつ。一次体性感覚皮質と隣接領域の病変は，**皮質性感覚消失 cortical sensory loss** という特徴的な障害を起こす（**臨床 ◐7.3**）。

疼痛の中枢性制御

　疼痛は，脊髄後角レベルの局所神経回路に広汎な制御入力が作用することによって制御される（**図 7.5**）。**ゲートコントロール理論 gate control theory** とよばれる機構では，大径の非疼痛性の A–β 線維（**表 7.2**）からの感覚性入力が後角での痛覚伝達を抑制する。例えば，経皮的神経電気刺激（TENS）装置は A–β 線維を活性化することで慢性疼痛を軽減する。また，親指をハンマーで打った時，手を振ると一時的に痛みが減少する理由もこの理論で説明できる。**中脳水道周囲灰白質 periaqueductal gray** は視床下部，扁桃体，大脳皮

質から入力を受け，**吻側延髄腹側部 rostral ventral medulla（RVM）** とよばれる橋延髄境界部の領域でのシナプスを経由して，後角での痛覚伝達を抑制する（**図 7.5**）。この領域には縫線核（**図 14.12**）のセロトニン（5-HT）作動性ニューロンがあり，脊髄に投射して後角で疼痛を制御する。RVM は青斑核（**図 14.11**）にも神経ペプチドのサブスタンス P 作動性の入力を送り，続いて青斑核のノルアドレナリン作動性（NE）投射が脊髄後角で疼痛を調節する（**図 7.5**）。

　モルヒネなどの**オピエート opiate** 性の薬剤は，末梢神経や脊髄後角ニューロンなど，神経系に広汎に分布する受容体を介して，鎮痛効果を発揮するものと考えられている。しかし，オピエート受容体や**エンケファリン enkephalin**，**β-エンドルフィン β-endorphin**，**ダイノルフィン dynorphin** などの**内因性オピエートペプチド endogenous opiate peptide** は，疼痛制御性神経路の重要地点に特に高濃度に検出される。すなわち，エンケファリン含有ニューロンとダイノルフィン含有ニューロンは中脳水道周囲灰白質，RVM，脊髄後角に密に分布しているし，β エンドルフィン含有ニューロンは中脳水道周囲灰白質に投射する視床下部に密集して存在する。

視床

　視床 thalamus（ギリシャ語で「寝室」の意味）は脳の中心部にある重要な情報処理センターである。大脳皮質に投射するほとんどすべての神経路が視床でのシナプス中継を経由する。一般的に視床は主要な感覚中継局と考えられているので，本章で視床の神経回路を扱うことは妥当であろう。しかし，視床は感覚情報ばかりでなく，大脳皮質へのその他のほとんどすべての入力の伝達にもあずかっている。小脳や大脳基底核からの運動性入力（第 15，16 章），辺縁系入力（第 18 章），行動的覚醒や睡眠覚醒サイクルに関与する広汎調節性入力（第 14 章）などがそうである。ここでは視床についてある程度くわしく説明する。その理由の一つは，本章で扱う感覚処理に視床がきわめて重要な役割を果たすからである。また本章以降でも視床核が重要な位置を占めているので，ここで視床を取り上げることは妥当であろう。

　視床核の中には，限局的な皮質領域に特異的局在性をもって投射する核と，もっと広汎にびまん性に投射する核がある。視床核は典型的には自身が投射する皮質領域から密な相反性フィードバック線維連絡を受ける。実際のところ，皮質視床投射線維の数は視床皮質投射線維の数よりも多い。

　第 2 章で述べたように，視床は視床下部や視床上部とともに**間脳 diencephalon** の一部である。間脳は中脳のすぐ吻側にある（**図 2.2**）。**視床下部 hypothala-**

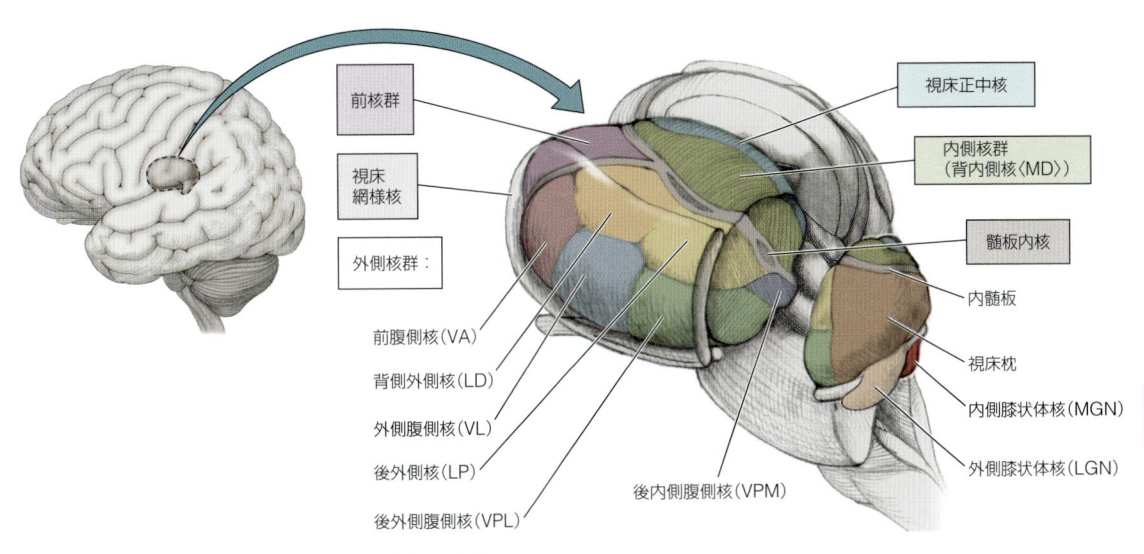

前核群

視床網様核

外側核群：

視床正中核

内側核群
（背内側核〈MD〉）

髄板内核

内髄板

視床枕

内側膝状体核（MGN）

外側膝状体核（LGN）

前腹側核（VA）

背側外側核（LD）

外側腹側核（VL）

後外側核（LP）

後外側腹側核（VPL）

後内側腹側核（VPM）

図 7.6　視床の主要亜核。網様核の後方部は除去してある

mus は視床に隣接してその腹側部を占めるが，これについては第 17 章で述べる。**視床上部 epithalamus** は手綱，視蓋前域の一部，松果体など，いくつかの小さな神経核からなる。水平断面でみると，視床はほぼ卵形の深部灰白質の構造として観察され，後端が外側に向いているので，左右を合わせると逆 V 字形にみえる（図 4.13，図 6.9B，図 6.10A，図 16.2）。視床は**内髄板 internal medullary lamina** という Y 字形の白質によって，**内側核群 medial nuclear group**，**外側核群 lateral nuclear group**，**前核群 anterior nuclear group** に分けられる（図 7.6）。内髄板自体の中にも核があって，**髄板内核 intralaminar nucleus** とよばれている。**視床正中核群 midline thalamic nuclei** は第三脳室に沿う部分に位置する幅の狭い神経核群で，その一部は髄板内核に連続していて機能的にも似ている。最後に，**視床網様核 thalamic reticular nucleus**（脳幹網様核とは違うので区別すること）は広汎に広がるが薄いシート状の核で，視床の外側面を包む。ここでは視床核の 3 つの主要なカテゴリーについて述べる（表 7.3）。

1. 中継核
2. 髄板内核
3. 網様核

▶中継核 relay nucleus

視床の**ほとんどの核は中継核**で，数多くの神経路から入力を受け，大脳皮質に投射する。さらに，大脳皮質は豊富な相反性神経連絡を中継核に送り返している。中継核から大脳皮質への投射は特定の皮質領域にかなり限定していることもあれば，もっとびまん性のこともある（表 7.3）。

特殊視床中継核specific thalamic relay nucleus：視床中継核の中で最も限局的な投射をする傾向にあるのは，一次感覚皮質や一次運動皮質への投射である。これらの特殊中継核は主に視床外側部に位置している。嗅覚を除くすべての感覚種は，一次皮質領域に至る経路の途中で，外側視床でそれぞれ特有の中継がなされる（表 7.3，図 7.7，図 7.8）。例えばすでに述べたように，脊髄や脳神経からの体性感覚路は**後外側腹側核（VPL）**と**後内側腹側核（VPM）**でそれぞれ中継される。次に VPL 核と VPM 核は一次体性感覚皮質に投射する。視覚情報は**外側膝状体核 lateral geniculate nucleus（LGN）**で中継されるが，これは第 11 章でくわしく述べる。聴覚情報は**内側膝状体核 medial geniculate nucleus（MGN）**で中継されるが，これは第 12 章で述べる（図 6.9B）。この 2 つの核は，lateral light（視覚），medial music（聴覚）というように，対にして覚えておくとよい。小脳や大脳基底核からの運動路（図 2.17，図 15.9，図 16.6）も，運動皮質，運動前皮質，補足運動野へ至る途中で，**外側腹側核 ventral lateral nucleus（VL）**で特異的に中継される（表 7.3，図 7.7，図 7.8）。辺縁系神経路（第 18 章）にもかなり特異的な皮質投射がある。例えば，視床**前核群 anterior nuclear group** は前帯状回皮質に投射する。前核群は視床前上部に大きな膨らみをつくる（図 7.6）

広汎投射性（非特異的）視床中継核 widely projecting（nonspecific）thalamic relay nucleus：もっと広汎な皮質投射をもつ視床核も多い（表 7.3，図 7.7，図 7.8）。例えば，視覚やその他の感覚性入力は，視床枕で中継されて，対象へ注意を向ける行動に関係する頭頂葉，側頭葉，後頭葉連合皮質の広い領域に送られる。**視床枕 pulvinar**（ラテン語で「ベッド」「クッ

表 7.3　主要視床核

神経核[a]	主要入力[b]	主要出力	大脳皮質への広汎投射[c]	想定される機能
中継核				
外側核群				
後外側腹側核（VPL）	内側毛帯，脊髄視床路	体性感覚皮質	＋	脊髄体性感覚入力を大脳皮質へ中継
後内側腹側核（VPM）	三叉神経毛帯，三叉神経視床路，味覚入力	体性感覚皮質，味覚皮質	＋	脳神経体性感覚入力と味覚を大脳皮質へ中継
外側膝状体（LGN）	網膜	一次視覚皮質	＋	視覚入力を大脳皮質へ中継
内側膝状体（MGN）	下丘	一次聴覚皮質	＋	聴覚入力を大脳皮質へ中継
外側腹側核（VL）	淡蒼球内節，深部小脳核，黒質網様部	運動，運動前，補足運動皮質	＋	大脳基底核，小脳入力を大脳皮質へ中継
前腹側核（VA）	黒質網様部，淡蒼球内節，深部小脳核	前頭葉への広汎投射（前頭前，運動前，運動，補足運動皮質）	＋＋＋	大脳基底核，小脳入力を大脳皮質へ中継
視床枕	視蓋（膝状体外視覚路）とその他の感覚入力	頭頂側頭-後頭連合皮質	＋＋	視覚刺激やその他の外的刺激に行動学的な方向づけをする
背側外側核	前核の項参照	―	＋＋	前核と協同
後外側核	視床枕の項参照	―	＋＋	視床枕と協同
腹内側核	中脳網様体	大脳皮質への広汎投射	＋＋＋	清明度や意識レベルの維持に関与するらしい
内側核群				
背内側核（MD）	扁桃体，嗅覚皮質，辺縁系大脳基底核	前頭葉	＋＋	辺縁系経路，前頭葉への主要中継核
前核群				
前核	乳頭体，海馬体	帯状回	＋	辺縁系経路
視床正中核　室傍核，紐傍核，前内側間核，背内側間核，菱形核，結合核（内側腹側）	視床下部，前脳基底部，扁桃体，海馬	扁桃体，海馬，辺縁系皮質	＋＋	辺縁系経路
髄板内核				
吻側髄板内核　中心内側核　中心傍核　中心外側核	深部小脳核，淡蒼球，脳幹上行性網様体賦活系，感覚路	大脳皮質，線条体	＋＋＋	清明意識レベルの維持，大脳基底核と小脳に関わる運動の中継
尾側髄板内核　**正中中心核**　束傍核	淡蒼球，上行性網様体賦活系，感覚路	線条体，大脳皮質	＋＋＋	大脳基底核に関わる運動の中継
網様核	大脳皮質，視床中継核，髄板内核，上行性網様体賦活系	視床中継核と髄板内核	なし	他の視床核の活動を調整

[a] よく知られていて臨床的に重要な核を太字で示す。その他の比較的小さな核もリストにあげた。
[b] ここにあげた入力に加えて，すべての視床核には大脳皮質と視床網様核からの相反性入力がある。調節性のコリン作動性，ノルアドレナリン作動性，セロトニン作動性，ヒスタミン作動性入力もほとんどの視床核に到達する（第14章）。
[c] ＋＝びまん性投射がほとんどない（特殊視床中継核），＋＋＝中等度びまん性，＋＋＋＝高度びまん性

ション」の意味）は視床後部の大部分を占める大きな枕の形をした核である（図7.6）。辺縁系入力や認知機能に関係するその他の情報は，**背内側核 mediodorsal nucleus（MD）**（dorsomedial nucleus ともよばれる）や，正中核群，髄板内核で中継される。背内側核は内髄板の内側に大きな膨らみをつくる。これは冠状断面で最もよく観察できる（図16.4）。背内側核は前頭葉連合皮質への主要な視床中継核である（図7.8，第16，18，19章）。広汎投射する視床核のその他の例については表7.3にあげた。

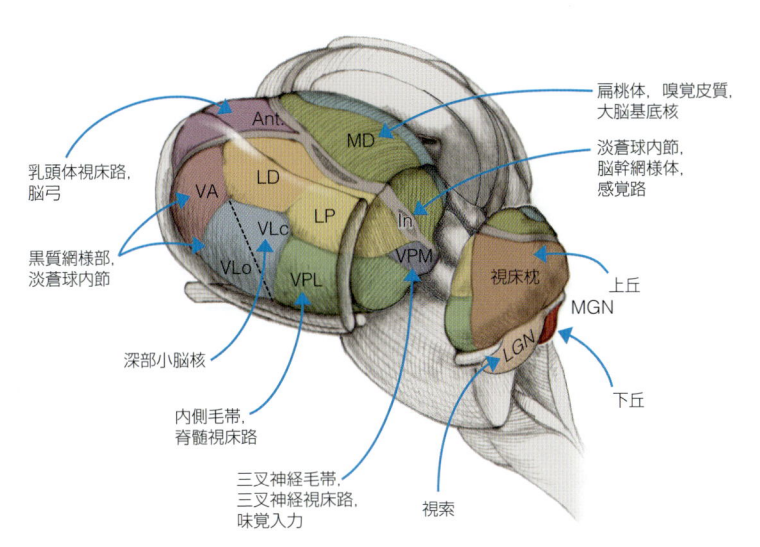

図 7.7　視床への非皮質性入力。大脳皮質以外の領域から異なる視床亜核へ入る主な入力を示す。大脳皮質との線維連絡は図 7.8 に示す。表 7.3 も参照のこと。Ant.：前核群，In：髄板内核，LD：背側外側核，LGN：外側膝状体核，LP：後外側核，MD：背内側核，MGN：内側膝状体核，VA：前腹側核，VLc：外側腹側核（尾側部），VLo：外側腹側核（吻側部），VPL：後外側腹側核，VPM：後内側腹側核

▶髄板内核 intralaminar nucleus

　髄板内核は内髄板の中にある核である（図 7.6）。中継核と同様，この核は多くの神経路から入力を受け，大脳皮質と相反性神経連絡をもつ。そのために，その他の「非特異的」中継核に分類されることもある。しかし，中継核とは異なりその主要な出入力の相手が大脳基底核であることから，ここでは別のカテゴリーに分類した。髄板内核は機能的に 2 つの核群に分けることができる（表 7.3）。**尾側髄板内核 caudal intralaminar nucleus** には大きな**正中中心核 centromedian nucleus** が含まれ，主として大脳基底核回路に関わる（第 16 章）。**吻側髄板内核 rostral intralaminar nucleus** も大脳基底核との間に線維連絡がある。さらに，吻側髄板内核は，**上行性網様体賦活系 ascending reticular activating system（ARAS）**から大脳皮質への入力の受け渡しに重要な役割を果たし，清明度や覚醒状態の維持に関わる（図 2.23，第 14 章）。

▶網様核 reticular nucleus

　網様核は，それ以外の視床部分のすぐ外側，内包のすぐ内側に位置する薄いシート状の核である（図 7.6，図 16.4D）。同じような名前をもつ**脳幹網様体**と混同してはならない（第 14 章）。網様核は視床の核の中で唯一大脳皮質に投射しない核である。その代わりに，この核は主として他の視床核や大脳皮質から入力を受け，視床に線維を送り返している。網様核はほぼ均一の抑制性 GABA 作動性ニューロンの集団からできている。この細胞組成と視床全体との線維連絡からみ

て，この核は視床活動の調整の目的に適っている。皮質と視床からの入力に加えて，脳幹網様体賦活系や前脳基底部からの入力もあり，覚醒と注意の状態に関与している（第 14，19 章）。

　すなわち，視床は大脳皮質全域と密接な相反性線維連絡をもつ。視床には異なる機能をもつ異なる核がある。これらの核は神経系のその他の部位や末梢から情報を受け取り，大脳皮質へ伝える。

> **復習問題**
>
> 次にあげる各情報について，大脳皮質に中継する最も重要な視床核の名称をそれぞれ述べよ。体性感覚性入力，顔面体性感覚性入力，視覚入力，聴覚入力，大脳基底核と小脳性入力，辺縁系入力（表 7.3 の太字の項を参照）。

> **臨床ポイント 7.1　異常感覚**
>
> 　感覚消失のような陰性の徴候に加えて，体性感覚路の病変は**異常感覚 paresthesia** とよばれる陽性の異常感覚現象も起こす。患者が訴えるこのような異常な感覚の性質と部位は，ともに局在診断に役立つ。後索-内側毛帯路の病変では，ピリピリ感，しびれ感，軀幹や四肢周囲の絞扼感，物に触ろうとした時の指に薄皮がはったような感覚，というふうに表現されることが多い。前側索路の病変では，鋭い，焼けつくような痛みが起こる。頭頂葉や一次感覚皮質の病変は反対側のピリピリしたしびれ感を引き起こすが，強い痛みが出現することも少なくない。視床の病変では反対側の強い痛みをきたすことがあり，**デジェリン-ルーシー症候**

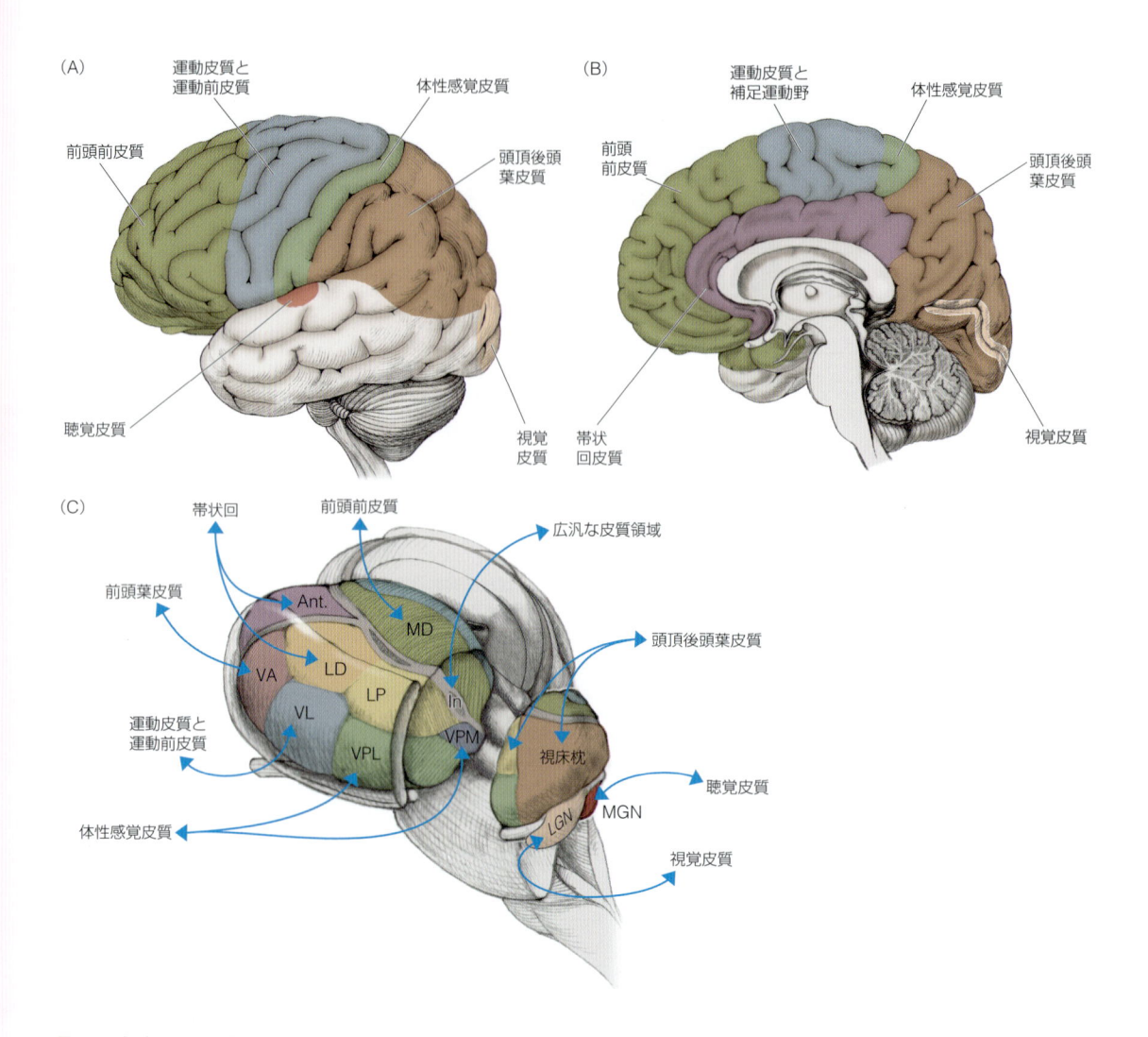

図 7.8　視床と大脳皮質の相反性線維連絡。 視床亜核と大脳皮質の主な線維連絡を示す。対応する領域を同じ色で示した。（A）大脳皮質，外側面。（B）大脳皮質，内側面。（C）視床。**表 7.3** も参照のこと。略語は **図 7.7** と同じ

群 Dejerine-Roussy syndrome とよばれる。頸椎の病変は，**レルミット徴候 Lhermitte sign** を伴う場合がある。これは頸部前屈によって電撃痛が背中と四肢に走る徴候である。神経根の病変では**根性痛（神経根痛）radicular pain**（臨床❷8.3）を伴うことが多い。根性痛はデルマトームの分布に一致して四肢に放散する痛みで，しびれ感やピリピリ感を伴い，神経根を伸展するような動作で誘発される。同様に末梢神経病変でも，痛み，しびれ感，ピリピリ感が神経の感覚支配領域に起こることが多い。

「異常感覚 paresthesia」以外にも，感覚異常をあらわす多くの用語がある。**dysesthesia**（不愉快な，異常な感覚）（訳注：一般的には自発的に生じる異常な感覚を異常感覚 paresthesia，外界からの刺激が異なって感じる他覚的感覚を錯感覚 dysesthesia ということが多

いが，英語と日本語の対応には議論があり，明確に区別することなく使用されている。「神経学用語集」ではカタカナ表記を含め使用しないよう勧めている），**異痛症（アロディニア）allodynia**（通常は痛みを与えない軽く触れるような些細な刺激で誘発される痛みの感覚），**感覚過敏 hyperpathia** や**痛覚過敏 hyperalgesia**（刺激の程度よりも増幅して感じられる痛みの感覚）などがその例である。**hypesthesia** という用語は感覚鈍麻を意味するが，違う意味に受け取られる可能性があるので（"hyp" は，"hyper" の意味にも，"hypo" の意味にもとれる），使用を避けるようにしたほうがよい。

臨床ポイント 7.2　　**脊髄病変**

脊髄病変は運動路，感覚路，自律神経路を傷害する

表 7.4 脊髄機能異常の鑑別診断[a]

外傷または機械的

挫傷	熱帯性痙性対麻痺
圧迫	嚢虫症
椎間板ヘルニア	炎症性脊髄炎
脊椎骨の変性疾患	多発性硬化症
椎間板塞栓	ループス
血管性（図 6.5）	炎症後脊髄炎
前脊髄動脈梗塞	**腫瘍性**
境界域梗塞	硬膜外転移
脊髄硬膜 AVM（動静脈奇形）	髄膜腫
硬膜外血腫	シュワン細胞腫
栄養欠乏性	癌性髄膜炎（髄膜癌腫症）
ビタミン B12	アストロサイトーマ
ビタミン E	上衣腫
硬膜外膿瘍	血管芽細胞腫
感染性脊髄炎	**変性性／発達性**
ウイルス性（HIV を含む）	二分脊椎
ライム病	キアリ奇形
三次梅毒	脊髄空洞症

[a] 図 1.1 の構成に従った。

ので，日常生活機能障害を起こす重要な原因の一つである。したがって，脊髄機能障害を疑った場合は，不可逆的な障害を残さないように緊急に対処しなければならない。脊髄機能障害を起こす最も多い原因は，脊椎変性疾患，外傷，転移性癌などによる外部からの圧迫である。その他の脊髄機能障害の原因を表 7.4 に示す。

感覚障害レベル sensory level や病変レベルに一致する**運動障害 motor dysfunction** がある場合，脊髄に機能障害があることは明白である（臨床 **P**7.4）。**括約筋異常 abnormal sphincter function** を含めて反射異常があれば，さらに診断確定に役立つ（表 3.6，表3.7，臨床 **P**7.5）。しかしもっと軽い症例の場合，軽微な感覚や運動の変化，背部痛や頸部痛，発熱（硬膜外膿瘍などの時）などが，重篤な機能障害の発症を警告する唯一の手掛かりとなることもある。したがって医師は，少しでも脊髄病変を疑った場合には，迷わずに緊急 MRI 撮影を行うべきである。この点で覚えておくべきことは，感覚障害レベル（臨床 **P**7.4）が病変のレベルを示唆するとはいえ，実際の病変は予想よりもはるかに高位の脊髄に存在する場合があることである。したがって，腰仙髄病変が疑われる場合でも，胸髄・頸髄などの高位の病変も考慮しておく必要がある。

外傷 trauma のような急性の重篤な病変では，最初に**脊髄ショック spinal shock** の時期があることが多い。脊髄ショックの特徴は，病変より下のレベルの弛緩性麻痺，腱反射消失，血管平滑筋への交感神経作用の減弱とそれによる中等度の血圧低下，括約筋反射と緊張の消失などである。通常，数週間から数カ月の経過で痙性と上位運動ニューロン徴候が出現する。括約

筋反射や勃起機能は幾分回復することがあるが，随意的な制御は戻らないことが多い。急性外傷性脊髄病変は発症の 8 時間以内に高用量ステロイドで治療できれば改善が期待できる。

慢性ミエロパチー myelopathy（脊髄機能不全）は，**脊椎変性疾患**でもよくみとめられる。最も多いのは頸髄や腰髄の領域である。脊髄と神経根の両者が圧迫を受けると，下位と上位の運動ニューロンがともに傷害されて，運動ニューロン疾患の像に似ることがある。

腫瘍による脊髄圧迫の場合は，不可逆的な歩行障害を避けるために一刻も早く放射線照射や外科的治療を行わなければならない。概算によると，歩行不能となってから転移性脊髄腫瘍による脊髄圧迫を治療した場合，患者の 80％が永続的に歩行不能となるのに対して，歩行可能なうちに治療された場合，患者の 80％が一生歩行可能なままである。現在のところ腫瘍性脊髄圧迫の最も多い原因は転移性腫瘍の硬膜外腔への播種であるが，原発性の脊髄腫瘍も原因となる（表 7.4）。

脊髄梗塞は，通常前脊髄動脈の閉塞によって起こり，前脊髄症候群（臨床 **P**7.4）を呈する。一般的な原因には，外傷，大動脈解離，血栓塞栓症，椎間板塞栓症（外傷によって椎間円板組織の一部が局所循環系に入る）などがある。典型的な脊髄の境界域梗塞は，すでに述べたように胸髄中部の危険域に起こる（図 6.5）。**脊髄硬膜動静脈奇形 spinal dural AVM** は永続的な脊髄機能障害や一過性の機能障害の原因となり，血管撮影などの画像検査を行わないと診断は困難である。

脊髄炎 myelitis も脊髄機能障害の一般的な原因の一つで，病因的には感染性のこともあれば炎症性のこともある（表 7.4，臨床 **P**5.9，6.6）。脊髄炎の患者では，通常脊髄障害の進行が比較的急激で，数時間から数日のうちに増悪する。MRI では T2 高信号域が観察され，髄液中の白血球数が増多する。原因にもよるが多くはリンパ球優位である。**硬膜外膿瘍**（臨床 **P**5.9）は，迅速に診断し治療しなければ，脊髄に不可逆的損傷をもたらすことがある。

臨床ポイント7.3 **感覚障害のパターンと局在**

感覚障害は，末梢神経，神経根，後索−内側毛帯路，前側索路，視床，視床−皮質白質線維，一次体性感覚皮質など，体性感覚路のどこに病変があっても起こる（図 7.1，図 7.2）。本項と臨床 **P**7.4 では感覚障害と関連障害の病変局在パターンを学ぶ。顔面の感覚障害は臨床 **P**12.2 でくわしく述べる。本項の図では，病変をピンク色で，感覚障害の領域を紫色で示す。後索−内側毛帯系（振動覚と位置覚）のニューロンは赤色で，前側索系と三叉神経視床路系（痛覚と温度覚）のニュー

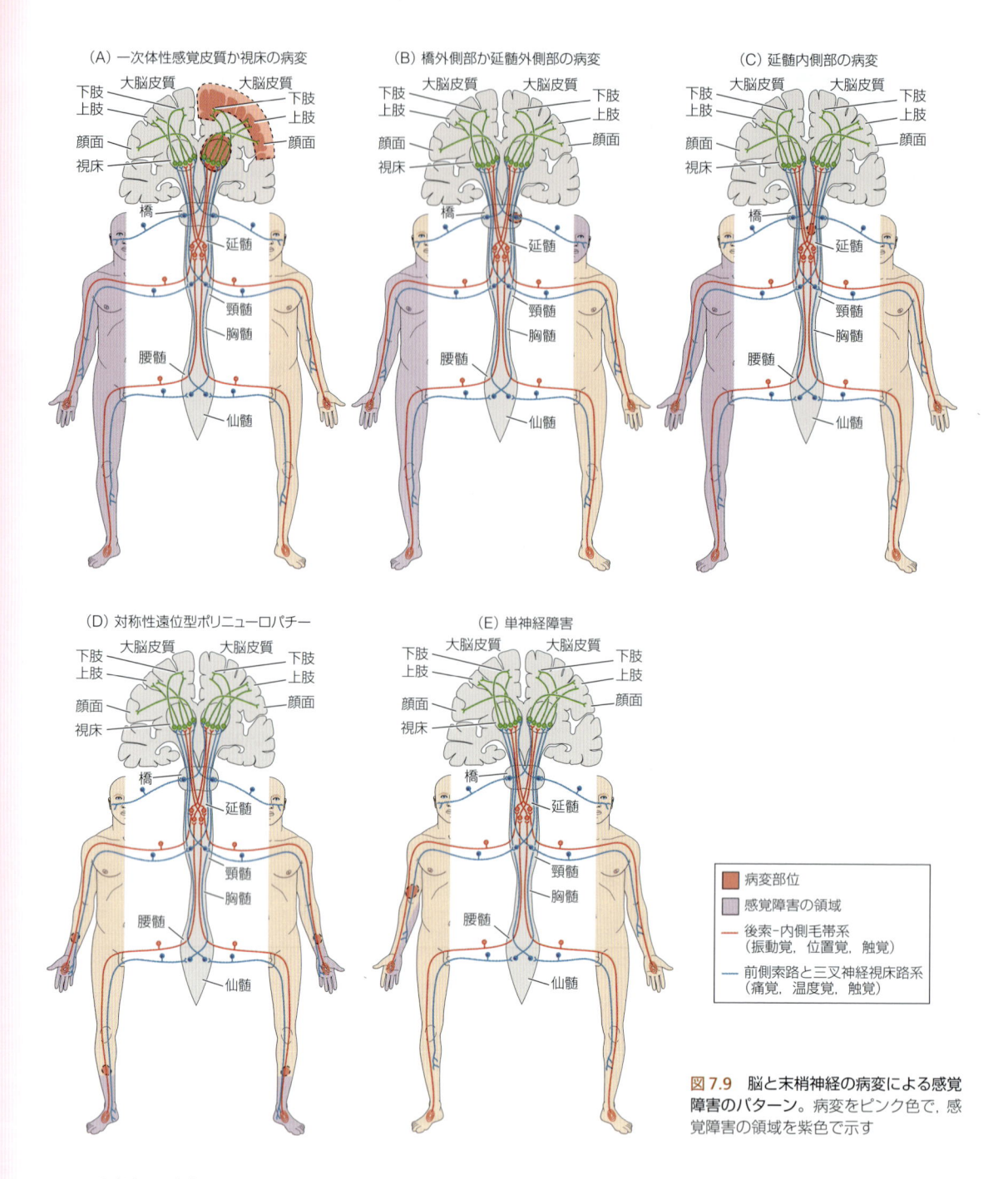

(A) 一次体性感覚皮質か視床の病変

(B) 橋外側部か延髄外側部の病変

(C) 延髄内側部の病変

(D) 対称性遠位型ポリニューロパチー

(E) 単神経障害

病変部位
感覚障害の領域
後索-内側毛帯系
（振動覚，位置覚，触覚）
前側索路と三叉神経視床路系
（痛覚，温度覚，触覚）

図7.9 脳と末梢神経の病変による感覚障害のパターン。病変をピンク色で，感覚障害の領域を紫色で示す

ロンは青色で示す。

▶一次体性感覚皮質（図7.9A）

　障害は病変の反対側にあらわれる。図7.9A では明らかではないが，感覚障害の境界はきちんと正中で分かれるわけではなく，病変の大きさと位置によって，障害される領域に軽度の違いが出てくる。識別性触覚や関節位置覚が最も強く障害されることが多いが（ビデオ73，74），すべての感覚種が障害される可能性が

ある。すべての一次感覚種には障害がないが，消去や立体認知 stereognosis と皮膚書画感覚の低下を示す**皮質性感覚消失 cortical sensory loss** というパターンを呈することもある（第3章；ビデオ75〜77）。隣接する皮質領域に病変が及ぶと，上位運動ニューロン型の筋力低下（**表6.4**）や視野障害，失語（**臨床 ⓟ19.6**）などの症状を伴う。

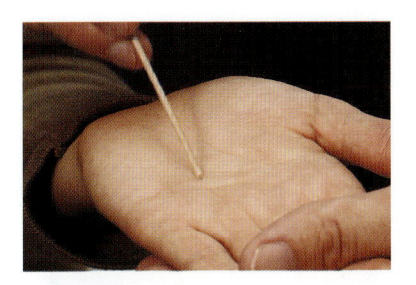

皮膚書画感覚（ビデオ 75）

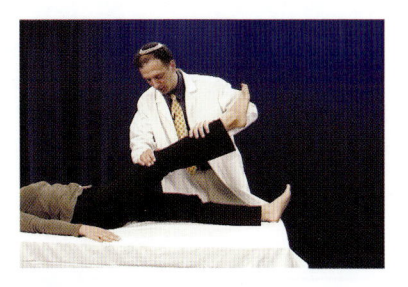

下肢筋力（ビデオ 56）

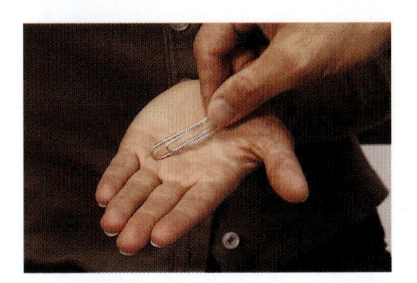

立体認知（ビデオ 76）

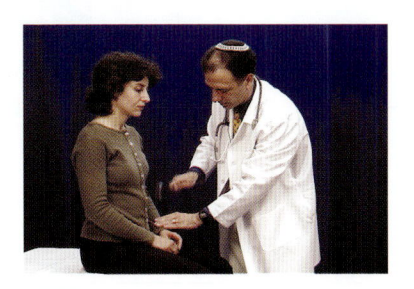

深部腱反射（ビデオ 58）

▶視床後外側腹側核（VPL）と後内側腹側核（VPM），および体性感覚性視床放線（図 7.9A）

障害は病変の反対側にあらわれる。一次体性感覚皮質の病変の場合と同じく，感覚障害の境界がきちんと正中で分かれるわけではなく，病変の大きさと位置によって，障害される領域に軽度の違いが出てくる。障害が軀幹や四肢近位より，顔面や手（とくに口唇や指尖），足に強くあらわれることがある。すべての感覚種が障害される可能性があり，運動障害を伴わない場合もある。病変が大きくなると内包や外側膝状体，視放線を巻き込んで片麻痺や半盲を伴うことがある。体性感覚性視床放線の病変でも反対側の半側感覚障害が起こるが，隣接する皮質球路や皮質脊髄路の線維を傷害するので片麻痺を伴う（図 6.9B）。もっとまれには，中脳や橋上部のようなその他の部位の病変で，反対側の顔面，上肢，下肢に体性感覚障害が出現することがある。

▶橋外側と延髄外側（図 7.9B）

この部位の病変は，同側の前側索路と三叉神経脊髄路核を傷害する。温痛覚消失は病変の反対側の身体と同側顔面にあらわれる。橋外側と延髄外側症候群の随伴症状については臨床 ⓟ14.3 で述べる（表 14.7）。

▶延髄内側（図 7.9C）

この部位の病変は内側毛帯を傷害するので，反対側の振動覚と関節位置覚の消失が起こる。延髄内側症候群の随伴症状については第 14 章で述べる（表 14.7）。

▶脊髄

脊髄病変における感覚・運動障害のパターンについては，臨床 ⓟ7.4 を参照のこと。

▶神経根と末梢神経（図 7.9D，E）

対称性遠位型ポリニューロパチーは，すべての感覚種について，「手袋・靴下型」の両側性感覚消失を起こす。

特定の神経や神経根の病変（図 7.9E）は，それぞれ特有の感覚消失を起こすが，この点については臨床 ⓟ8.3 と 9.1 で詳述する。末梢神経や神経根の病変はしばしば下位運動ニューロン型の筋力低下を伴う（表 6.4）。

臨床ポイント 7.4　　脊髄症候群

脊髄機能不全の一般的な原因については，すでに本章の臨床 ⓟ7.2 で述べた。本項ではいくつかの重要な脊髄症候群を取り上げる。これらの症候群で認められる感覚・運動障害のパターンは，病変局在決定に役立つ。

▶脊髄横断病変（図 7.10A）

すべての感覚路と運動路が部分的に，または完全に中断される。**感覚障害レベル sensory level**，すなわち病変より下のレベルのデルマトームで感覚低下がみとめられることが多い（図 8.4）。筋力低下と反射消失のパターンも脊髄レベルの決定に役立つ（表 3.4～3.7，臨床 ⓟ8.2，ビデオ 54，56，58）。脊髄横断病変の原因としては外傷，腫瘍，多発性硬化症，横断性脊髄炎

222

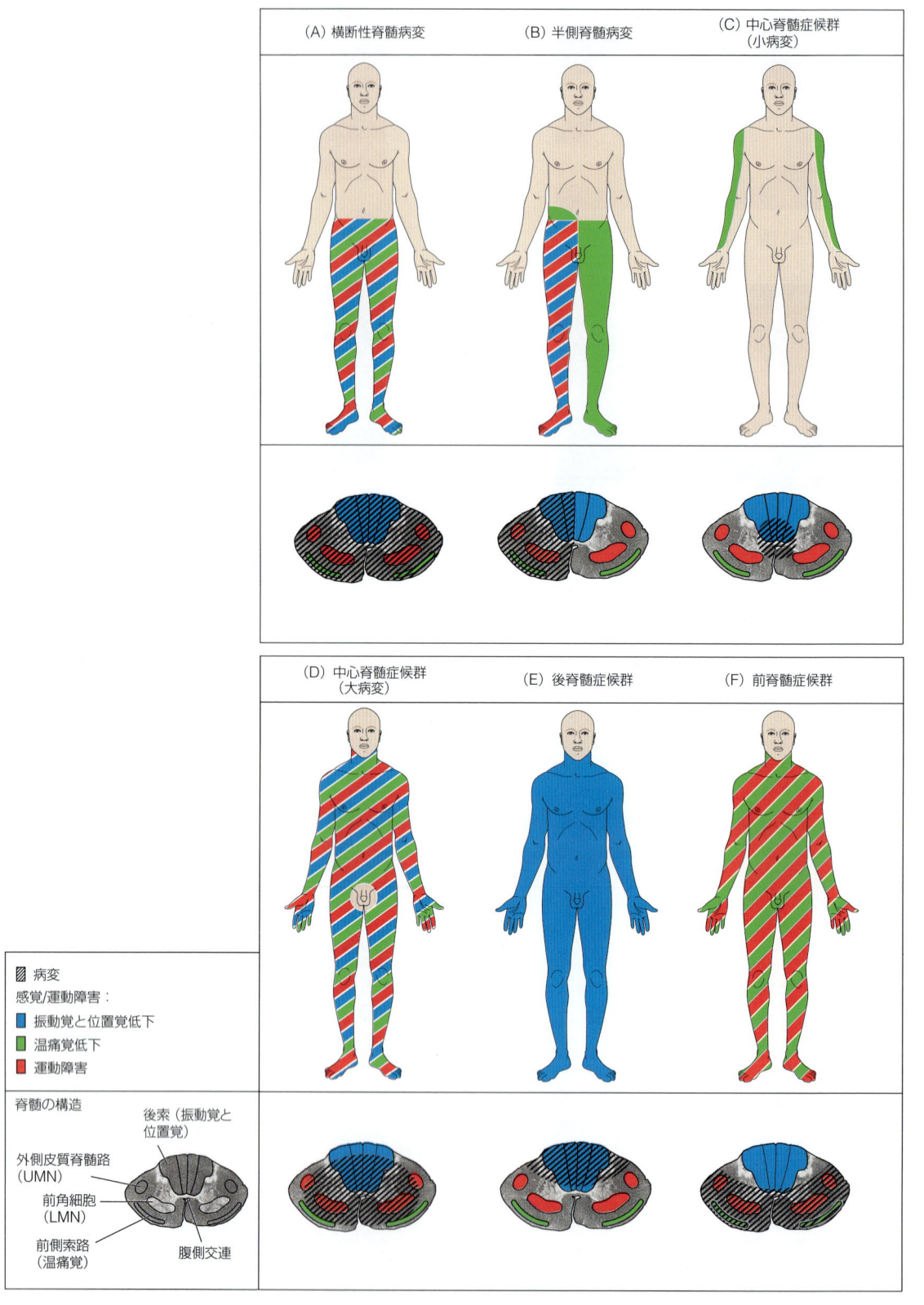

図 7.10 **脊髄症候群**（脊髄標本の出典：DeArmond SJ, Fusco MM, Maynard MD. 1989. *Structure of the Human Brain：A Photographic Atlas*, 3rd, Ed. Oxford University Press, New York）

などが一般的である。

▶半側脊髄病変：ブラウン-セカール症候群 Brown-Séquard syndrome（図 7.10B）

外側皮質脊髄路の傷害は**同側**の上位運動ニューロン型の筋力低下をもたらす。後索路の中断は同側の振動覚と関節位置覚の消失をもたらす。しかし，前側索路系の中断は**反対側**の温痛覚の消失をもたらす。前側索路線維は腹側交連を交叉する時に 2，3 髄節分だけ上行するので，温痛覚の消失は病変部位より少しだけ下のレベルから始まることが多い。病変と同じ側に，1 つか 2 つの髄節に一致して温痛覚消失の帯状領域が出現する場合もある。これは軸索交叉する前の部位で後角細胞が傷害されることによる。ブラウン-セカール症候群の一般的な原因は，貫通性損傷，多発性硬化症，腫瘍による外側脊髄圧迫などである。

▶中心脊髄症候群（図 7.10C，D）

小さな病変では腹側交連で交叉する脊髄視床路線維が傷害されて（図 7.2），両側性に**宙吊り型 suspended**の温痛覚低下の領域があらわれる。頸髄病変（図 8.4）では古典的な**肩マント型分布 cape distribution** となる。しかし，宙吊り型の温痛覚消失は他の脊髄レベルの病変でも起こることがある。比較的大きな病変（図 7.10D）では，前角細胞が傷害されて病変レベルに一致した下位運動ニューロン徴候があらわれる。さらに皮質脊髄路が傷害されると，上位運動ニューロン徴候が出現するし，後索に傷害が及ぶこともある。大きな病変は内側から前側索路を圧迫するので，**仙部回避 sacral sparing** の領域だけを残して，病変以下のレベルで温痛覚がほぼ完全に消失することがある（脊髄前側索路の体部位的局在を復習しよう：図 7.3）。一般的な中心脊髄症候群の原因には，脊髄挫傷，非外傷性と外傷後の脊髄空洞症，血管芽細胞腫，上衣種，アストロサイトーマなどの脊髄内腫瘍がある。

▶後脊髄症候群（図 7.10E）

後索の病変は，病変より下のレベルで振動覚と関節位置覚の消失をもたらす。比較的大きな病変で外側皮質脊髄路に傷害が及ぶと上位運動ニューロン型の筋力低下が起こる。一般的な原因は，外傷，後方の腫瘍による外からの圧迫，多発性硬化症などである。さらに，ビタミン B_{12} 欠乏症や脊髄癆（三次梅毒：臨床 ❷5.9）では後索病変が好発する。

▶前脊髄症候群（図 7.10F）

前側索路の傷害は病変より下のレベルの温痛覚消失をもたらし，前角細胞の傷害は，病変レベルに一致する下位運動ニューロン型の筋力低下を起こす。比較的

大きな病変では，外側皮質脊髄路に傷害が及んで上位運動ニューロン徴候が起こることがある。括約筋機能を調節する下行路が腹側を走る傾向にあるため（図 7.11），失禁もよく起こる。一般的な原因には外傷，多発性硬化症，前脊髄動脈梗塞などがある。

> **復習問題**
>
> 図 7.10 上段の病変名と下段の脊髄傷害分布図を隠そう。感覚運動障害のそれぞれのパターンについて，傷害されている脊髄構造と傷害側，およびその症候群名を述べよ。

臨床ポイント 7.5　腸管，膀胱，性機能の解剖学

腸管，膀胱，性機能が正常であるためには，神経系のいろいろなレベルで，感覚系と随意・不随意運動系が協調することが必要である。直腸，膀胱，尿道，生殖器からの感覚情報は S2 から S4 の仙髄神経根を経由して脊髄に伝えられる（表 7.5）。この情報は後索と前側索の両者を通って高次の神経系へ上行する（図 7.11）。随意の体性運動線維には 2 種類ある。一つは S2 から S4 の**前角細胞 anterior horn cell** から起こって骨盤底筋を支配する線維，もう一つは S2 から S4 の特殊化した**オヌフの括約筋運動核 sphincteromotor nucleus of Onuf**（あるいは単に**オヌフ核 Onuf nucleus**）から起こって**尿道・肛門括約筋 urethral and anal sphincter** を支配する線維である（図 7.11，表 7.5）。骨盤副交感神経系は S2 から S4 の**仙髄副交感神経核 sacral parasympathetic nucleus** から起こり，交感神経系は T11 から L1 の**中間外側細胞柱 intermediolateral cell column** から起こる（表 7.5）。一般的にいって，腸管，膀胱，性機能が障害されるためには両側性の病変が必要である。

▶膀胱機能

正常成人の膀胱排出は完全に随意調節の支配下にある。膀胱充満の感覚は感覚皮質に到達し，**内側前頭葉排尿中枢 medial frontal micturition center** からの下行路によって**排尿反射 voiding reflex**（排尿筋反射 detrusor reflex）が活性化されて，排尿が開始される（図 7.11）。排尿筋反射は脊髄内神経回路の働きで起こり，**橋排尿中枢 pontine micturition center** によって制御されるが，おそらく小脳や大脳基底核からの調節もある。この反射は正常では外尿道括約筋の随意的な弛緩によって開始される。これが刺激となって，交感神経による膀胱頸の収縮が抑制されて膀胱頸が弛緩するとともに，副交感神経が活性化されて排尿筋が収縮する。尿道における尿流の感覚は引き続き括約筋の弛緩と排尿筋の収縮を維持する。尿流が停止すると尿道括約筋が収縮し，これが刺激となって**尿道反射 ure-**

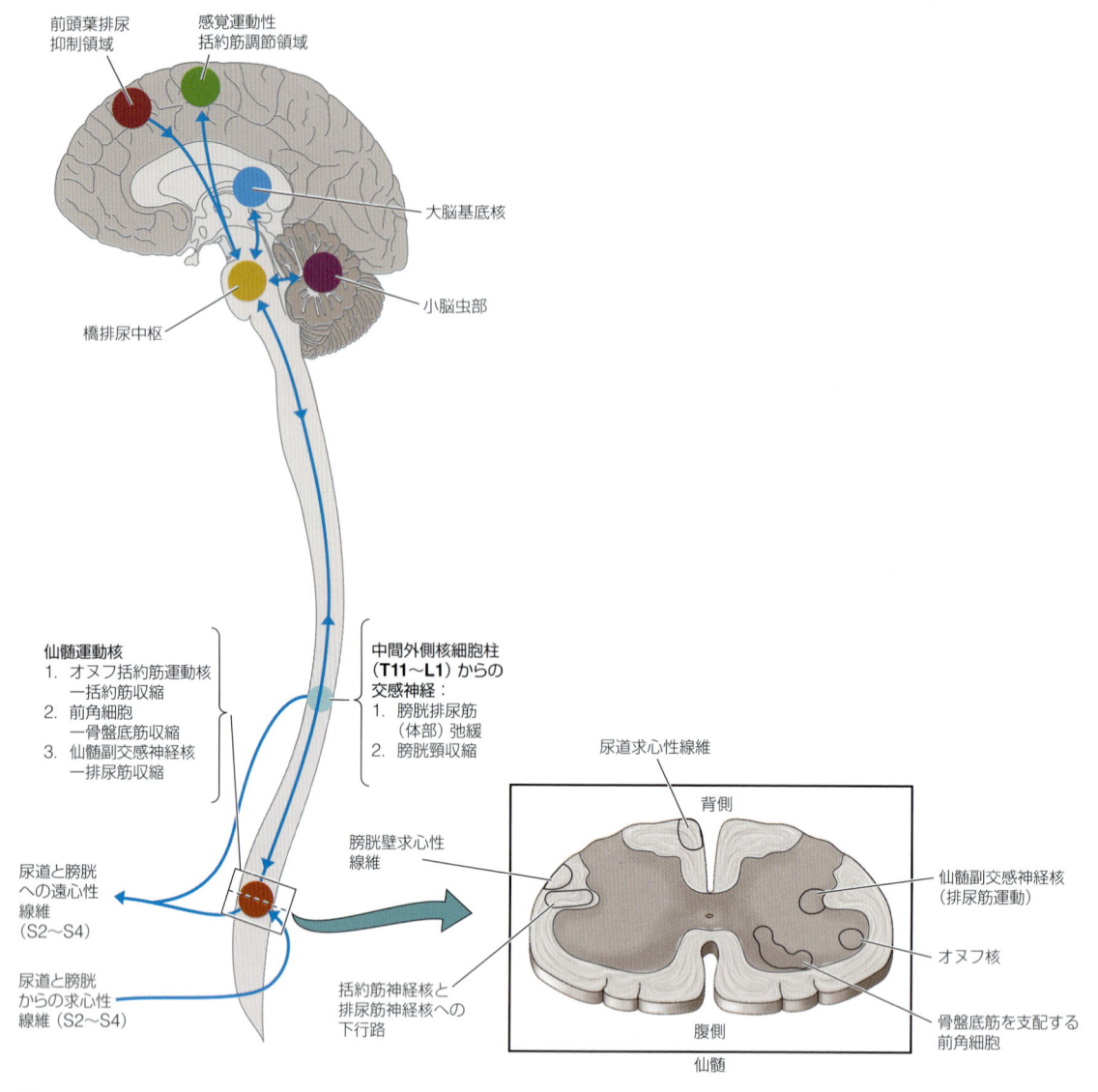

前頭葉排尿
抑制領域

感覚運動性
括約筋調節領域

大脳基底核

小脳虫部

橋排尿中枢

仙髄運動核
1. オヌフ括約筋運動核
　一括約筋収縮
2. 前角細胞
　一骨盤底筋収縮
3. 仙髄副交感神経核
　一排尿筋収縮

中間外側核細胞柱
(**T11〜L1**) からの
交感神経:
1. 膀胱排尿筋
　(体部) 弛緩
2. 膀胱頸収縮

尿道求心性線維

背側

膀胱壁求心性
線維

仙髄副交感神経核
(排尿筋運動)

尿道と膀胱
への遠心性
線維
(S2〜S4)

オヌフ核

尿道と膀胱
からの求心性
線維 (S2〜S4)

括約筋神経核と
排尿筋神経核への
下行路

骨盤底筋を支配する
前角細胞

腹側

仙髄

図 7.11　排尿機能の調節経路

thral reflex による排尿筋の弛緩が起こる。尿流は随意的な尿道括約筋の閉鎖によっていつでも中断できる。この場合も同様に排尿筋の弛緩が誘導される。

　内側前頭葉排尿中枢に両側性の病変があると，膀胱充満時に橋と脊髄の排尿中枢に反射的な活性化が起こる。この場合，尿流と膀胱排泄機能は正常だが，もはや随意的な調節は不可能となる。患者は失禁に気づいていることもあれば，気づかないこともある。前頭葉性失禁の一般的な原因には，水頭症，傍矢状髄膜種，両側前頭葉のグリオブラストーマ，外傷性脳損傷，神経変性性疾患などがある。

　橋排尿中枢より下で脊髄円錐 S2 から S4 レベルより上の病変では，最初は**弛緩性無収縮性（無緊張性）膀胱 flaccid acontractile（atonic）bladder**（**図 7.12**A）

を呈することが多く，通常数週から数カ月の経過で**反射性（痙性）膀胱 hyperreflexic（spastic）bladder**（**図 7.12**B）に移行する。無緊張性膀胱の場合，尿道括約筋の反射性収縮がしばしば持続し，**残尿 urinary retension** と膀胱拡張が起こる（**図 7.12**A）。このような場合，通常尿道カテーテル操作が必要になる。この状態では，随意的な排尿の後に導尿カテーテルを挿入して**排尿後残尿量 post-void residual volume** を測定すると，残尿量が増加している（正常では 100 cc 以下）。反射性膀胱（**図 7.12**B）は**排尿筋-括約筋協調不全 detrusor-sphincter dyssynergia** を伴うことが多く，排尿筋も尿道括約筋も筋緊張が非協調的に，また時には拮抗的に増加する。不随意の反射性膀胱収縮が起こると，**尿意逼迫 urinary urgency** の感覚が起こっ

表 7.5　膀胱，直腸，性機能に関わる神経核と神経根

神経路	運動路の神経核	神経根[a]
膀胱機能		
排尿筋と尿道の求心性線維	—	S2, S3, S4
尿道括約筋の体性運動支配	オヌフ核	**S3**, S4
骨盤底筋の体性運動支配	前角	S2, S3, S4
排尿筋の副交感神経支配	仙髄副交感神経核	S2, S3, S4
膀胱頸，尿道，膀胱体の交感神経（α, β）支配	中間外側核細胞柱	T11, T12, L1
直腸機能[b]		
直腸，骨盤底の求心性線維	—	S2, S3, S4
外肛門括約筋の体性運動支配	オヌフ核	S3, **S4**
骨盤底筋の体性運動支配	前角	S2, S3, S4
内肛門括約筋，下行結腸，直腸の副交感神経支配	仙髄副交感神経核	S2, S3, S4
脾曲より近位の腸管に対する副交感神経支配	迷走神経背側運動核	脳神経 X
性機能		
生殖器求心性線維	—	S2, S3, S4
バルトリン腺への副交感神経支配	仙髄副交感神経核	S2, S3, S4
膣壁への交感神経支配	中間外側核細胞柱	T11, T12, L1
副交感神経性勃起経路	仙髄副交感神経核	**S2**, S3, S4
交感神経性勃起-非勃起経路	中間外側核細胞柱	T11, T12, L1
交感神経性射精経路	中間外側核細胞柱	T11, T12, L1
精液排出の体性運動経路	前角とオヌフ核	S2, S3, S4

[a]太字は重要な方の神経根を示す。
[b]腸管の運動と分泌は腸管の内在性神経回路によっても調節される。腸管神経系とよばれている（第 6 章）。

たり，**逼迫性尿失禁 urge incontinence** をきたしたりする。排尿が不完全なために残尿量が増加することが多いが，残尿量は典型的には無収縮性膀胱よりも少ない。無収縮性膀胱や反射性膀胱を起こす一般的な脊髄病変には，外傷，腫瘍，横断性脊髄炎，多発性硬化症などがある。

　末梢神経病変や S2 から S4 の脊髄病変では，通常，**弛緩性無反射性膀胱 flaccid areflexic bladder** の状態になるか，無収縮性膀胱に似た重篤な膀胱収縮の障害が起こる（図 7.12C）。この状態は排尿筋への副交感神経性調節の障害か，膀胱，尿道からの求心性感覚情報の消失による。また，**溢出性尿失禁 overflow incontinence** をしばしば伴う。一般的な原因には糖尿病性ニューロパチーや，外傷，腫瘍，椎間板ヘルニアなどによる脊髄円錐や馬尾の圧迫などがある。残尿と尿失禁は前立腺肥大，尿道狭窄，内因性括約筋欠損症など，多くの非神経疾患でもみとめられる。**神経因性膀胱 neurogenic bladder** という用語は広い意味をもつ非特異的な用語で，神経系の病変による弛緩性膀胱疾患と反射亢進性膀胱疾患の両者に用いられる。

▶腸管機能

　排尿（図 7.11）と同様，排便は主に前頭葉内側から発する下行路によって制御される。3 つの筋群が肛門の括約性閉鎖を維持する。一つめは仙髄副交感神経によって支配される平滑筋性の**内肛門括約筋 internal smooth muscle sphincter**，二つめはオヌフ核から起こる骨盤の神経によって支配される横紋筋性の**外肛門**括約筋 **external striated muscle sphincter**，三つめは仙髄前角細胞によって支配される**骨盤底筋 pelvic floor muscle** である（図 7.11，図 7.12）。感覚性入力は S2 から S4 に入り重要なフィードバック回路をなす。脾曲（左結腸曲）より遠位の結腸直腸平滑筋による腸管運動は，S2〜S4 の副交感神経によって支配される。脾曲より近位の胃腸管の部分は迷走神経からの副交感神経支配を受ける（図 6.13）。便失禁の原因となるのは，びまん性脳病変や内側前頭葉病変，脊髄病変，仙髄神経根や骨盤神経，陰部神経の病変などである（それぞれの病変の例については前項「膀胱機能」を参照のこと）。急性脊髄病変では肛門括約筋は完全に弛緩する。仙髄副交感神経支配も消失するので，頑固な便秘となる。

▶性的分泌機能，勃起，射精機能

　性的な活動状態では，複数の感覚種からの刺激や内因的な心理的要素によって，性機能に関する脊髄自律神経路が活性化される。外性器からの感覚は陰部神経によって S2〜S4 に伝えられる。女性ではバルトリン腺からの潤滑性粘液の分泌が副交感神経によって調節され，膣の血流と分泌の増加は交感神経を介する。男性では副交感神経路も交感神経路もともに勃起（表 7.5）に関与するが，それぞれの関与の程度は個人個人で異なる。射精は交感神経機能を介する平滑筋（精嚢，精管，前立腺，膀胱頸）の収縮によって起こり，その結果，精液の尿道への排出とそれに続く横紋筋（骨盤底，尿道括約筋，球海綿体筋，坐骨海綿体筋）の反射

（A）**急性中枢性病変。**
弛緩性，無収縮性（無緊張性）膀胱で，
尿道括約筋が持続的，反射性に収縮する状態
である。
残尿，膀胱拡張，溢出性尿失禁がある。

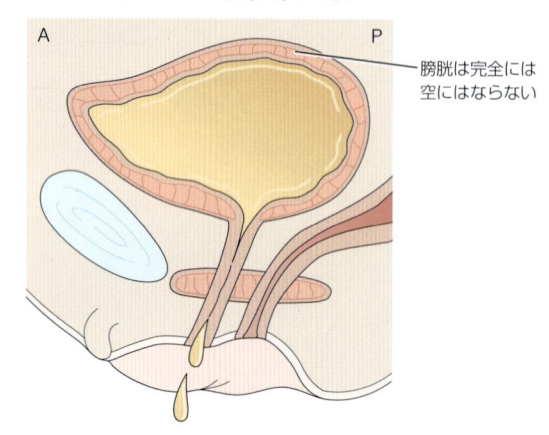

膀胱は完全には
空にはならない

（B）**慢性中枢性病変。**
反射性（痙性）膀胱。排尿筋-括約筋協調不全
による頻尿と逼迫性尿失禁がある。

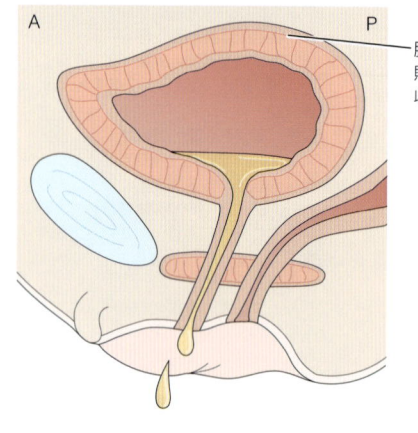

膀胱は少量の尿
貯留で反射的に
収縮する。

（C）**末梢性病変。**
無反射性，無収縮性（無緊張性）膀胱。
溢出性尿失禁やストレス性尿失禁が起こる。

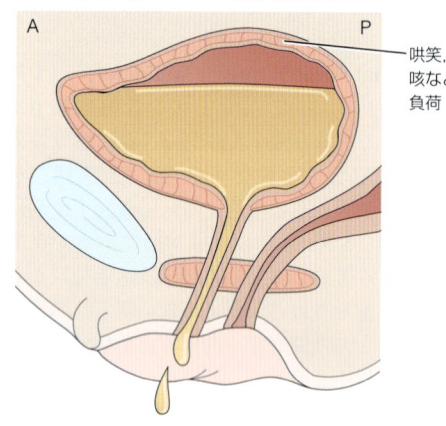

哄笑，くしゃみ，
咳などによる圧
負荷

図7.12　弛緩性および反射亢進性膀胱障害による尿失禁の種類。
A＝前，P＝後

的律動的な収縮，そして強制的な精液の排出へとつな
がる。
　脊髄病変では，反射性勃起や反射性射精は依然とし
て起こるが，変動が大きい。末梢神経病変や高次大脳
皮質病変，薬剤，さらに心理的要因も性機能不全の原
因となる。

症　例

症例 7.1　急性発症の右上肢のしびれ感

●主訴

81 歳の右利き男性が，右上肢のしびれ感と軽い言語障害を訴えて救急外来を受診した。

●病歴

患者は何年も医者にかかっていなかった。既往歴に高血圧と糖尿病と狭心症がある。入院当日の午後 6：30，突然，**錯乱状態になって，単語を正しくつなげて文にすることが困難**になった。**右手で触った時に物の感覚がわからず，右手がしびれる**ように感じた。さらに右手が使いづらくなり，右手で物を「**つかまれない**」（訳注：患者は grasp というところを grape と言い間違えている）」と話した。最後に，漠然とした**目のかすみ**を訴えたが，具体的にくわしく説明することはできなかった。

●診察所見

生命徴候：体温＝37.1℃，脈拍＝60，血圧＝169/79，呼吸数＝12。
頸部：血管雑音なし。
肺：清。
心臓：心拍整，心雑音なし。
腹部：腸音正常；軟；圧痛なし。
神経学的検査：
精神状態：清明，見当識正常（×3）。言語は**流暢**だが，時折，単語のアルファベットを**不適切に置換すること**があり，**錯語的**な誤りがある（病歴で，右手の使いにくさを患者が説明している部分を参照）。

呼称と復唱は正常。左右障害や手指失認なし。簡単な計算は可能。読字と書字が困難。
脳神経：瞳孔 2 mm，光照射で 1.5 mm に縮瞳。視野検査では協力が得られにくいが，**右視野の検者の指がみえにくい様子**。眼球運動正常。顔面の感覚は，粗大触覚，痛覚ともに正常。笑い顔に左右差なし。咽頭反射正常。胸鎖乳突筋の筋力正常。舌は正中位。
運動系：**右で軽度の回内偏位**。筋緊張正常。筋力テストは全身で 5/5。
反射：

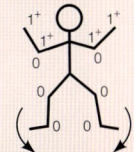

協調運動：指鼻検査と踵膝検査はともに正常。
歩行：検査の範囲内では正常。
感覚系：粗大触覚と痛覚はともに正常。両足の母趾で振動覚低下。**皮膚書画感覚**と**立体認知**は左手で正常，**右手で消失**。両側同時刺激で，時折**右手に消去あり**。

●局在診断と鑑別診断

1.　太字で上に示した症候から，病変はどこにあると考えられるか。
2.　最も可能性のある診断名は何か。他の疾患の可能性はないか。

考察

1.　本例の鍵となる症候は以下の通り。
- **右上肢のしびれ感，消去，皮膚書画感覚消失，立体認知消失，ただし一次体性感覚は正常**
- **軽度の流暢性失語**
- **右視野の指がみえにくい**
- **右回内偏位**

患者の右上肢は皮質性感覚消失のパターンを示しているので，左中心後回，一次体性感覚皮質・上肢領域の病変が疑われる（**臨床 ℗7.3**）。両母趾の振動覚低下は今回の症状には関係なさそうだが，おそらく以前から存在する対称性遠位型ポリニューロパチーによるものであろう（**臨床 ℗8.1**）。これは糖尿病でよくみられる（腱反射が全体的に減弱していたことからも支持される）。軽度の流暢性失語は，優位半球（左）の頭頂葉病変で説明できる（第 19 章）。右側の視野障害についても同様である（第 11 章）。右回内偏位は隣接する運動皮質の上肢領域に病変が及んで，軽度の皮質脊髄路徴候が出現したものと想像される。

最も可能性が高い**臨床局在診断**は左中心後回，一次体性感覚皮質の上肢領域，および隣接する左頭頂葉領域である。

2.　患者は高血圧と糖尿病，心疾患をもつ高齢男性で，突然発症したことから，塞栓性梗塞が疑われる（**臨床 ℗10.4**）。左中心後回の上肢領域とその隣接頭頂葉領域の梗塞は，左中大脳動脈の皮質枝の閉塞によって起こる（**図 10.6**）。可能性としては低いが，小出血，脳膿瘍，腫瘍などの皮質病変も考慮に入れる必要がある。本例でみられたような軽度の左半球障害は，左硬膜下血腫でみとめられることもあるので，硬膜下血腫の可能性も考慮する必要がある。

臨床経過と神経画像

頭部 MRI（**画像 7.1A，B**）では，左中心後回とその隣接頭頂葉に梗塞巣と思われる T2 高信号域を認めた。患者は入院し，塞栓源の精査が行われた（**臨床 ℗ 10.4**）。心臓超音波検査で極限性の壁運動異常があり，心筋虚血の既往によるものと診断された。言語能力は 5 日以内に正常に回復し，左手の感覚も改善した。ア

228

症例 7.1　急性発症の右上肢のしびれ感

画像 7.1A，B　左中心後回の体性感覚皮質と隣接頭頂葉の梗塞。T2 強調 MRI 像の軸位（水平）断像。（B）は（A）よりも上方のレベルの像

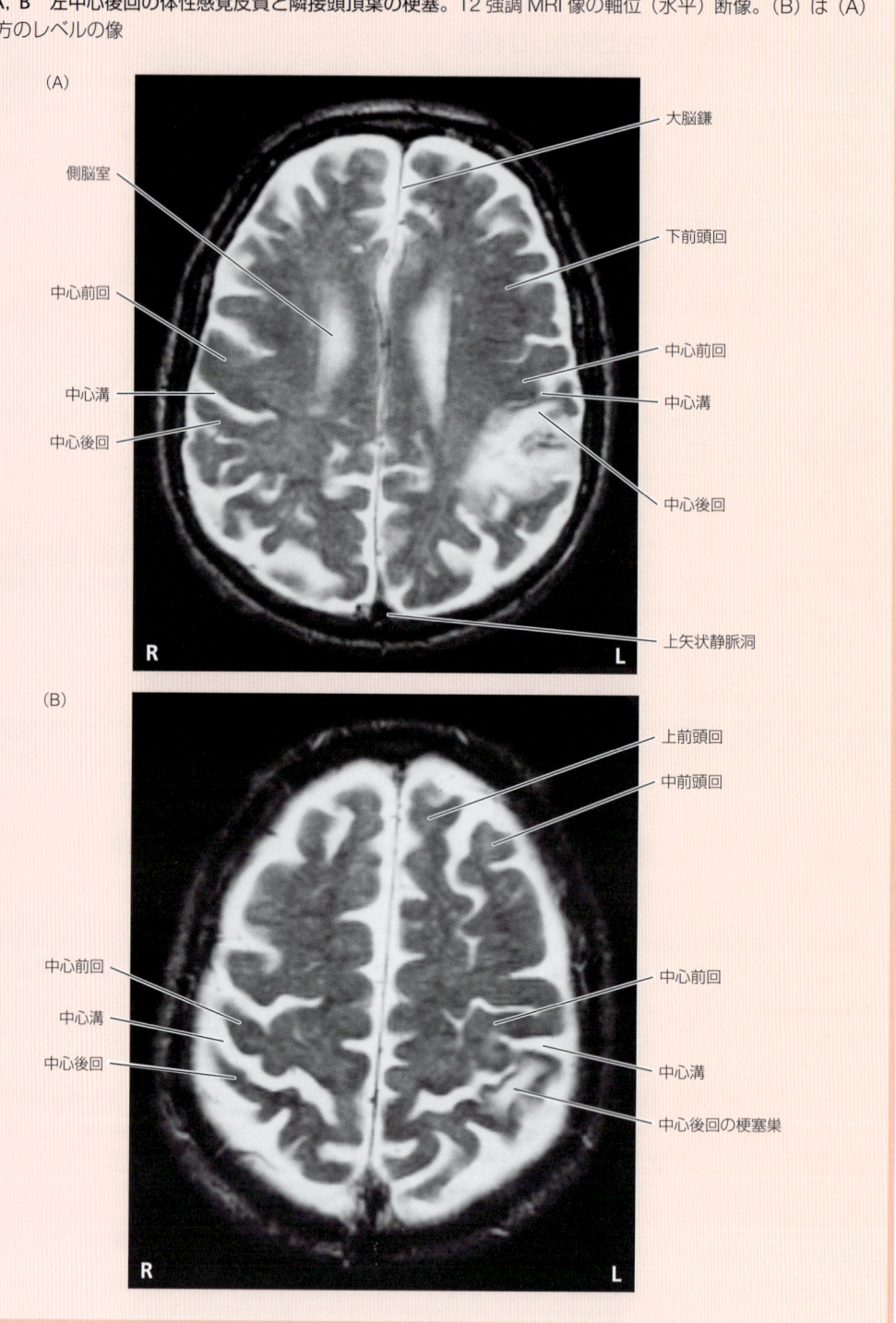

(A)

大脳鎌

側脳室

下前頭回

中心前回

中心前回

中心溝

中心溝

中心後回

中心後回

R

L

上矢状静脈洞

(B)

上前頭回

中前頭回

中心前回

中心前回

中心溝

中心溝

中心後回

中心後回の梗塞巣

R

L

症例 7.1　関連症例

画像 7.1C, D　左中心後回の梗塞。MRI 像。（C）拡散強調 MRI の軸位断像。中心溝の「オメガ型」の手領域のすぐ内側に，左中心後回の急性梗塞が観察される。（D）FLAIR 画像軸位断像

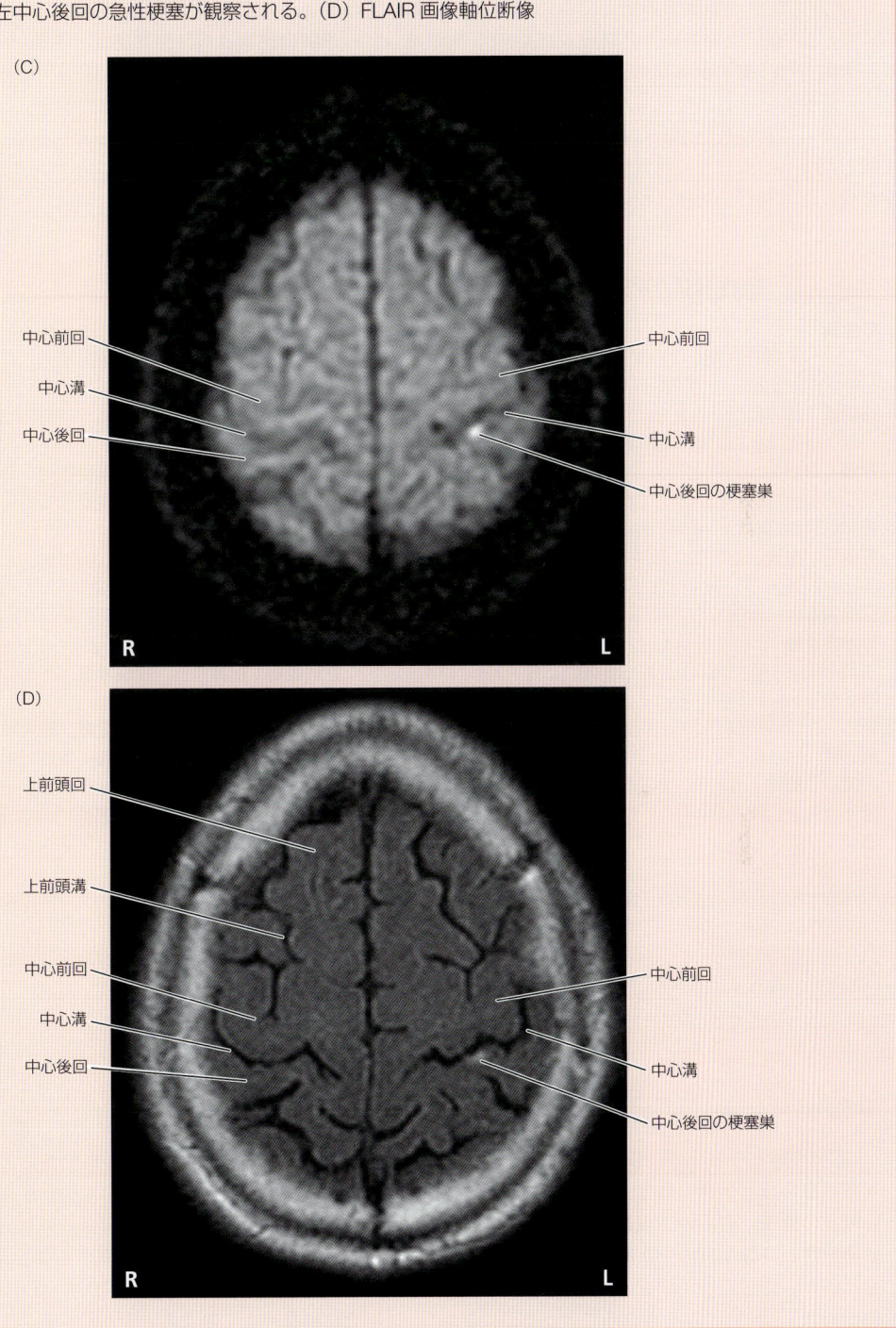

（C）

中心前回
中心溝
中心後回

中心前回
中心溝
中心後回の梗塞巣

R　　　　L

（D）

上前頭回
上前頭溝
中心前回
中心溝
中心後回

中心前回
中心溝
中心後回の梗塞巣

R　　　　L

7

スピリンが処方されて退院した。

関連症例

58歳の男性が心筋梗塞の疑いで救急室に搬送されてきた。高血圧と高コレステロール血症の既往がある。入院当日，椅子から立ち上がろうとして，右手に急に一過性のしびれ感を感じた。続いて右の腋窩部から肩にかけてしびれ感があらわれ持続した。診療所に入院した時，心臓検査に異常はなく，神経内科医の診察を受けた。神経学的検査では，右肩に全感覚の低下

があった。MRIでは，左中心後回に急性梗塞がみとめられた（**画像 7.1C，D**）。CTとMRI軸位断像では中心溝に「逆オメガ」型の部分があり（**図 4.13J**），感覚皮質と運動皮質の手領域に相当する。したがって，この患者の梗塞は体性感覚皮質・手領域のすぐ内側にあるので，肩のしびれ感の責任病巣に矛盾しない（**図 6.2，画像 7.1C，D**）。塞栓源の精査（**臨床 ⓟ 10.4**）が行われたが，特定できなかった。患者は脳血管障害の再発予防のためにアスピリンとコレステロール降下剤を処方されて退院した。

症例 7.2　急性発症の右顔面と右上下肢のしびれ感

●主訴

62歳の右利き女性。2日前から，右顔面と右上下肢にしびれ感が出現したので内科を受診した。

●病歴

患者は受診前日の朝，起床時に**右顔面と右上肢の感覚が鈍くなっている**ことに気づいた。「顔と手がまだ眠っているような感じだった」と話している。言語，動作，視覚には異常なし。翌朝も症状は持続し，**右下肢にも感覚低下が出現**したので，気になって内科を受診した。高血圧，喫煙，うつ病の既往がある。父親は64歳の時に脳血管障害に罹患した。

●診察所見

生命徴候：体温＝36.3℃，脈拍＝80，血圧＝198/114，呼吸数＝16。
頸部：血管雑音なく正常。
肺：清。
心臓：心拍整。心雑音，奔馬調律，心膜摩擦音なし。
腹部：腸音正常；軟。
四肢：浮腫なし。
神経学的検査：
　精神状態：清明，見当識正常（×3）。語記銘は5分後に3/3正解。言語は正常。手指失認なし。計算可能。左右障害なし。
　脳神経：瞳孔は正円同大で対光反射正常。眼底検査でA-Vニッキング（動静脈交叉の異常で慢性高血圧を

示す眼底所見）があるが，その他は正常。視野欠損なし。眼球運動正常。**右顔面，特に口の周辺に痛覚，温度覚，粗大触覚の低下**あり。顔面筋正常。構音障害なし，軟口蓋の運動正常。胸鎖乳突筋の筋力正常。舌は正中位。
運動系：回内偏位なし。筋緊張正常。急速交互反復試験正常。筋力テスト，全身で5/5。
反射：

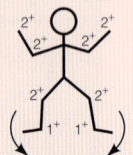

協調運動：指鼻検査，踵膝検査，ともに正常。
歩行：正常。つぎ足歩行正常。
感覚系：**右半身の痛覚，温度覚，粗大触覚，振動覚が低下**。障害は特に手足に強く躯幹で軽度。**2点識別覚は右示指で15 mm**，左示指で4 mm（定規とクリップの先で測定）。皮膚書画感覚は正常。両側同時刺激で消去なし。

●局在診断と鑑別診断

1. 太字で上に示した症候から，病変はどこにあると考えられるか。
2. 最も可能性のある診断名は何か。他の疾患の可能性はないか。

考察

1. 本例の鍵となる症候は以下の通り。

●顔面を含む右半身の痛覚，温度覚，振動覚，粗大触覚の低下，右手の2点識別覚の低下

顔面を含む身体半側の一次感覚低下があってその他に症状がない患者では，検査における客観的所見に乏しいために，心身症とみなされることがある。しかし，このような病態は反対側視床の後内側腹側核（VPM）と後外側腹側核（VPL）の病変でも起こる（**臨床 ⓟ 7.3**）。

最も疑われる**臨床局在診断**は，左視床の後腹側核である。

2. 比較的急激な発症，高血圧と喫煙の既往歴，脳血管障害の家族歴などから考えて，最も可能性の高い診断名は左視床の虚血性梗塞である。視床梗塞は通常，レンズ核線条体動脈（中大脳動脈の枝），前脈絡叢動脈（内頸動脈の枝），視床穿通動脈（後大脳動脈の枝）などの細い穿通枝が閉塞することによって起こるラクナ梗塞である（**臨床 ⓟ 10.4，表 10.3**）。この部位では出血もよく起こる。その他の可能性としては，腫瘍や膿瘍があげられる。

臨床経過と神経画像

患者は内科診療所から救急治療室に搬送された。頭

部 CT では左視床に小さな低吸収域を認めた。**頭部MRI**（**画像 7.2**）でもラクナ梗塞と思われる T2 高信号域とプロトン密度高信号域を左視床に認めた。血管障害専門病院に入院して，塞栓源の検索が行われたが，梗塞の原因は不明であった。高血圧治療が開始されるとともに，「原因不明の血管障害患者のための治験」，すなわちアスピリンとワーファリンによる再発予防効果の比較試験が開始された（結果は両者に差がなかったので，現在，アスピリンが主に使用されている）。しびれ感は徐々に改善し，入院 5 日後には完全に消失した。

症例 7.2　急性発症の右顔面と右上下肢のしびれ感

画像 7.2　左視床後外側腹側核と後内側腹側核領域のラクナ梗塞。プロトン密度強調 MRI 像。視床と大脳基底核を通る軸位（水平）断像

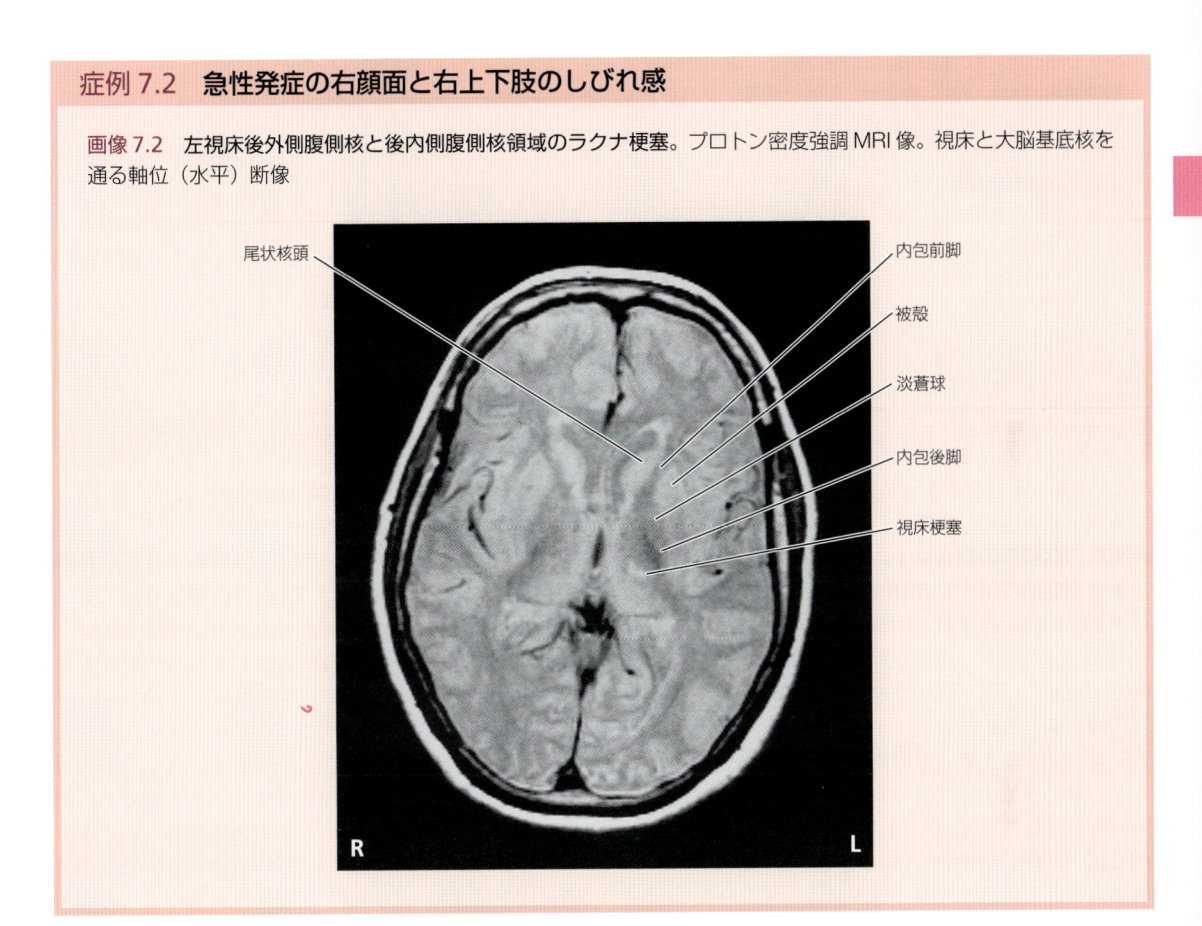

尾状核頭

内包前脚
被殻
淡蒼球
内包後脚
視床梗塞

R　　　　　　L

症例 7.3　転落による対麻痺と感覚障害レベル

●症例要約

24 歳の男性が週末の 7 月 4 日，友人達とかなり飲酒して 2 階のバルコニーから転落した。転落の途中で固い物に背中を打ちつけ，坐った姿勢で地面にぶつかった。直後から**両下肢の運動機能と感覚機能が完全に消失**した。救急室での検査では，**下肢全体の筋が弛緩し筋力は 0/5** であった。**肛門括約筋の緊張は低下，球海綿体筋反射は消失**，痛覚，触覚，振動覚，関節位置覚について **T10 以下のレベルで両側性に感覚障害**を認めた（図 7.13，図 8.4）。

●局在診断と鑑別診断

1. 太字で上に示した症候から，病変はどこにあると考えられるか。

2. 最も可能性のある診断名は何か。

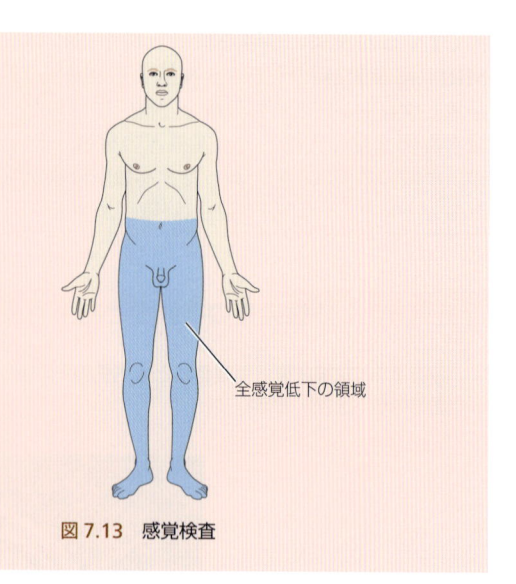

全感覚低下の領域

図 7.13　感覚検査

考察

1. 本例の鍵となる症候は以下の通り。

- ●両下肢の弛緩性麻痺
- ●肛門括約筋の緊張低下，球海綿体筋反射消失
- ●全感覚種に対する **T10** 感覚障害レベル

両下肢の筋力低下は，両側の前頭葉内側部，脊髄，神経根，末梢神経，筋などの病変で起こる（臨床Ⓟ6.3）。しかし，両下肢の完全麻痺で他に麻痺がなく，肛門の緊張と反射の低下を伴う場合は（臨床Ⓟ7.4，7.5，表 3.5，表 3.7），脊髄か馬尾の病変が強く疑われる。T10 に一致する感覚障害レベルがあることから，障害部位は脊髄の T10 に特定される（馬尾の障害では L1，L2 より高位の障害は起こさない）。球海綿体筋反射の消失は，急激な脊髄損傷が起こって，脊髄ショックの状態になったことを示している（臨床Ⓟ7.2，7.5）。最も疑われる**臨床局在診断**は脊髄の T10 レベルである（おおよそ T9 椎骨に相当する。図 8.1 を参照）。

2. 明らかな転落のエピソードから考えて，脊髄圧迫を伴う T10 での脊椎骨折が疑われる。

臨床経過と神経画像

急性期脊髄損傷の標準的な治療指針にしたがって，患者にはメチルプレドニゾロン（ステロイド）の高用量静脈内投与が行われた。単純 X 線検査と**脊椎 CT**（画像 7.3A，B）が実施され，T9 椎骨の破裂骨折による脊柱管のほぼ完全な閉塞が認められた。その他のレベルの CT 像では T10 と T11 の椎骨にも軽度の骨折がみられた。X 線側面像では，T9 の椎体が T10 の前方 4 cm まで偏位していて，脊柱管をさらに圧迫していた。患者は集中治療室に入院し，脊椎固定のための特殊ベッドに移された。脊髄圧迫は完全であったため，機能回復の見込みはほとんどないものと思われた。しかし，患者は手術室で機械的胸椎固定術を受けた。胸椎固定は坐位保持のために，機能的に重要である。骨移植片と金属用具で T6〜T11 の癒合術が行われた。入院の 2 週間後，患者は脊髄リハビリテーションセンターに移送されたが，その時は対麻痺の状態のままであった。

症例 7.3　転落による対麻痺と感覚障害レベル

画像 7.3A，B　脊柱管閉鎖を伴う T10 椎骨骨折。脊椎 CT 像の軸位断像。（A）T10 椎体レベルの像。T10 椎体が破壊され脊柱管と脊髄が圧排されている。（B）やや下位の T11 レベルの像。正常の脊柱管を示す

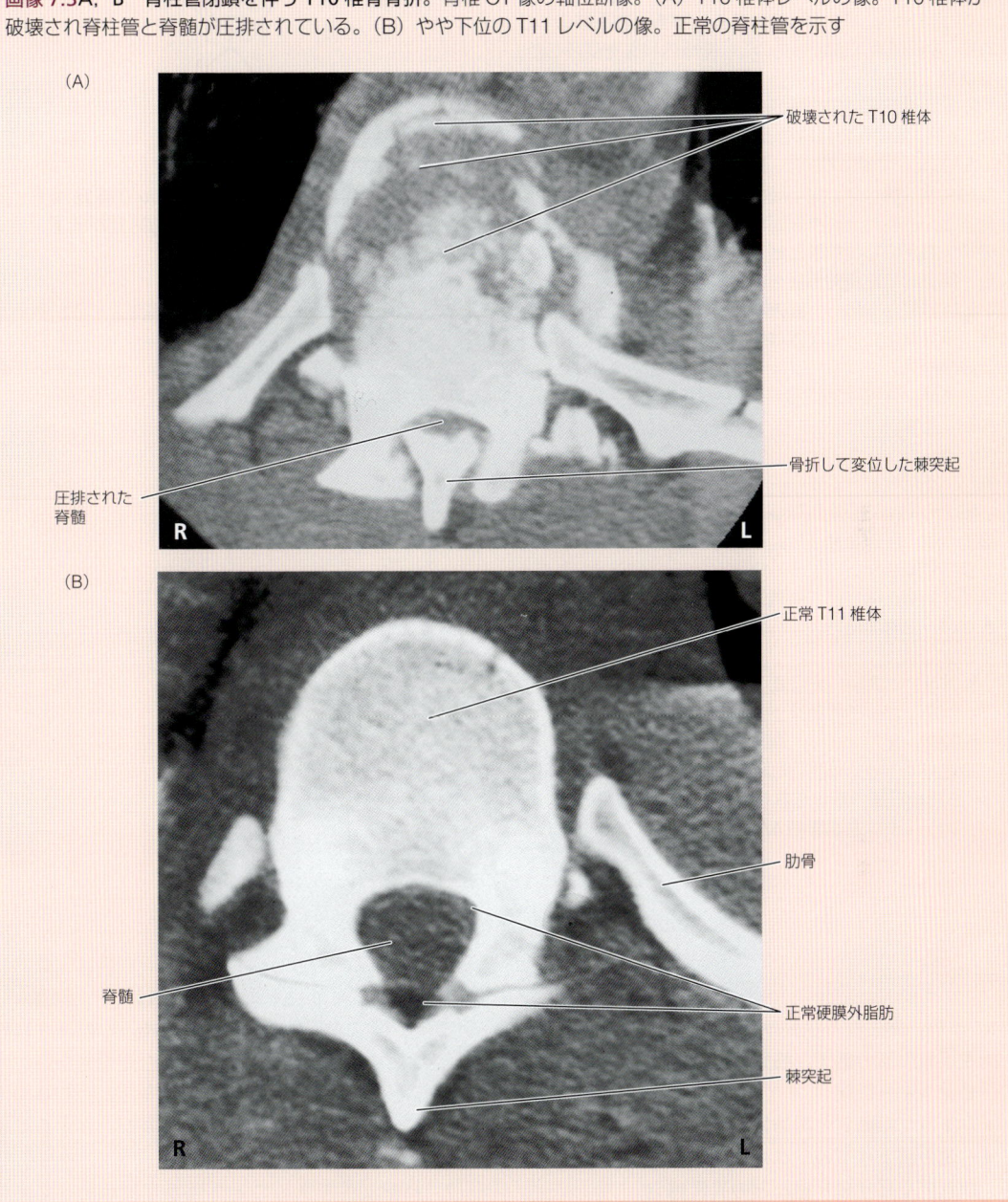

（A）

破壊された T10 椎体

圧排された脊髄

骨折して変位した棘突起

R　　L

（B）

正常 T11 椎体

肋骨

脊髄

正常硬膜外脂肪

棘突起

R　　L

7

症例 7.4　左下肢の筋力低下と右下肢のしびれ感

●主訴

71歳の女性。10カ月前から歩行障害，右下肢のしびれ感，膀胱障害が進行したので，神経内科医を受診した。

●病歴

不安定歩行と両足の強直感に患者が最初に気づいたのは，入院の約10カ月前だった。それまでは健康で，1日に5〜6 kmは歩いていた。最初は下肢が思い通りに動かないように感じた。左下肢の筋力が右にくらべて徐々に低下し，歩行時に時々左足が脱力するようになった。その後，**右足にしびれ感とピリピリ感が出現するようになり，間欠的に左胸背部痛を自覚するようになった。**しまいには頻尿が増悪し，**尿失禁**も時々起こるようになり，緩下剤を服用しても**頑固な便秘**が続くようになった。

●診察所見

生命徴候：体温＝35.7℃，脈拍＝78，血圧＝136/76。

頸部：正常。

肺：清。

乳房：正常。

心臓：心拍整，心雑音なし。

腹部：軟；腹部腫瘤なし。

四肢：浮腫なし。

直腸：緊張正常だが，**随意的には肛門括約筋の収縮ができない。**便潜血陰性。

神経学的検査：

精神状態：清明，見当識正常（×3）。軽度の不安状態があるが，その他は正常。

脳神経：正常。

運動系：上肢：筋萎縮なく筋緊張正常，筋力は全身で5/5。下肢：筋萎縮なし。**左下肢の筋緊張亢進。**筋力テストは**左腸腰筋4/5，**その他はすべて5/5。

反射：

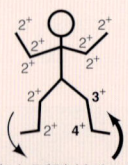

協調運動：指鼻検査と踵膝検査はともに正常。

歩行：**下肢強直あり不安定。**

感覚系：**右側の臍より下のレベルで痛覚低下**（図7.14）。**左下肢で振動覚と関節位置覚が低下。**他は正常。

●局在診断と鑑別診断

1. 太字で上に示した症候から，病変はどこにあると考えられるか。

2. 最も可能性のある診断名は何か。他の疾患の可能性はないか。

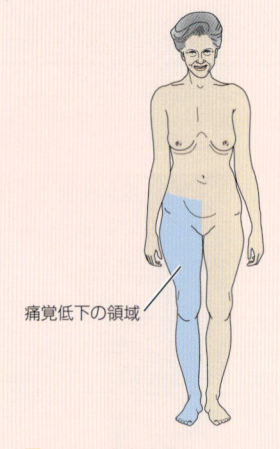

痛覚低下の領域

図7.14　痛覚検査

考察

1. 本例の鍵となる症候は以下の通り。

- **左下肢の筋力低下，筋緊張亢進，腱反射亢進，バビンスキー徴候**
- **左下肢で振動覚と関節位置覚が低下**
- **右側の臍より下のレベルで痛覚低下，右下肢にしびれ感やピリピリ感などの異常感覚**
- **左側の胸部背痛**
- **下肢強直と不安定歩行**
- **膀胱直腸障害**

一側下肢の筋力低下と上位運動ニューロン徴候（表6.4）は同側の脊髄か，反対側の運動皮質の病変で起こる（臨床Ⓟ6.3）。随伴する感覚障害や左胸背部痛の存在から，おおよそT9かT10に左半側脊髄病変（図8.4）があって，ブラウン-セカール症候群 Brown-Séquard syndrome を呈している可能性が強い（臨床Ⓟ7.4）。

膀胱直腸障害の存在から，脊髄が両側性に部分的に障害されている可能性もある（臨床Ⓟ7.5）。同様に，本例の歩行障害が痙性歩行（臨床Ⓟ6.5）のように思われるので，両側性障害の可能性が否定できない。

最も疑われる**臨床局在診断**は，左T9かT10の半側脊髄であり，右脊髄にも軽度の病変が存在する可能性がある。

2. 高齢女性であること，数カ月にわたって徐々に進行する発症様式，限局性疼痛の存在などから考えて最も可能性の高い診断名は，左側から胸髄を圧迫する腫瘍である（臨床Ⓟ7.2，表7.4）。可能性としては低いが，脊髄を圧迫する変形性脊椎疾患や多発性硬化症も考慮する必要がある。

臨床経過と神経画像

脊椎 MRI（**画像**7.4A，B）では硬膜由来の病変がみとめられ，T9レベルで左側から脊髄を圧迫する髄

症例 7.4 左下肢の筋力低下と右下肢のしびれ感

画像 7.4A, B T9 レベルで左脊髄を圧迫する髄膜腫と考えられる硬膜内腫瘤。MRI 像。(A) ガドリニウム造影後のT1 強調矢状断像。T9 レベルの脊柱管内に均一に造影増強される腫瘤病変がみとめられる。(B) T9 レベルの T2 強調軸位断像。腫瘤が硬膜嚢内の脊髄外にあって左側から脊髄を圧迫している

(A)

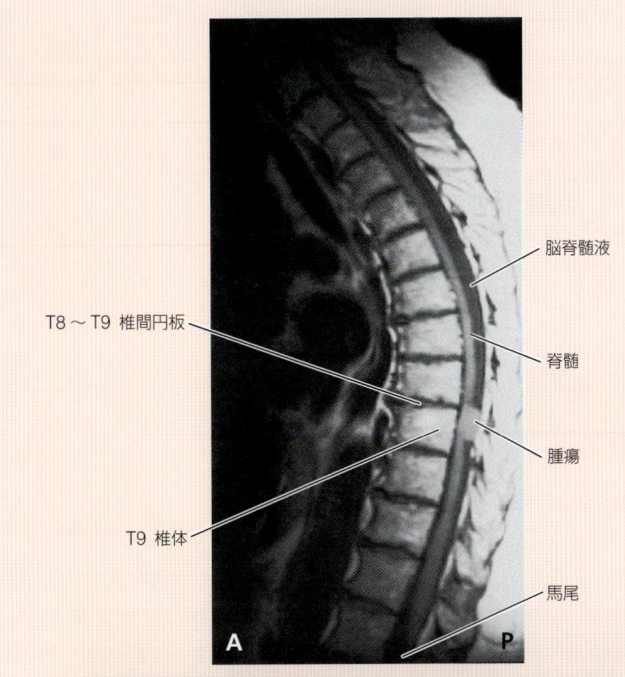

- 脳脊髄液
- T8 〜 T9 椎間円板
- 脊髄
- 腫瘍
- T9 椎体
- 馬尾

A　P

(B)

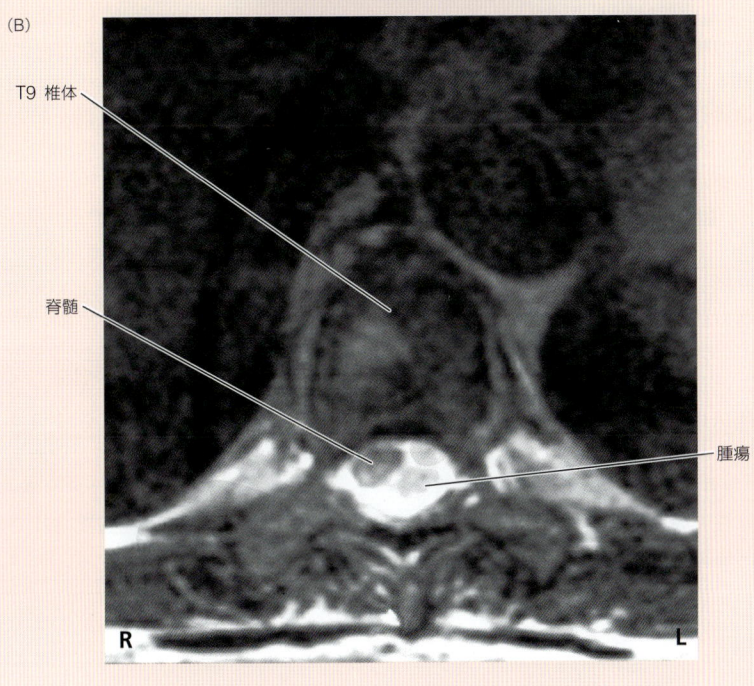

- T9 椎体
- 脊髄
- 腫瘍

R　L

膜種と思われた。病院に入院し，ステロイド療法が開始された。髄膜種は組織学的に良性で（臨床Ⓟ5.8），治癒率は局所切除でも十分高い。そこでT8〜T9の椎弓後方切除術が行われた（臨床Ⓟ8.5）。硬膜囊を開けると左側に茶褐色の腫瘍があったので，脊髄と神経根から注意深く切り離した。病理組織所見は髄膜種であった。術後の経過はよく，右半身の温痛覚が回復し，左半身の位置覚と振動覚も回復した。歩行障害と膀胱直腸障害も改善傾向にある。

症例 7.5　両肩の感覚消失

● 症例要約

　46歳の男性。18歳の時，交通事故でC2とC3の頸椎骨折。この骨折によって四肢麻痺となったが，徐々に改善した。しかし，ここ数年，**歩行障害が増悪してきた**。また**両側の肩と上肢に痛みとしびれ感が出現して，特に左側に強い**。診察すると，**四肢の筋緊張が全体的に亢進し，全身の筋力も3/5から4/5**であった。この神経学的所見はここ数年で悪化してきている。**腱反射は亢進し足底反応陽性。動揺性の緩徐歩行である。左上肢の肩から下と右肩に痛覚低下がある**（図7.15）。振動覚は正常。

● 局在診断と鑑別診断

　1. 太字で上に示した症候から，病変はどこにあると考えられるか。

　2. 最も可能性のある診断名は何か。他の疾患の可能性はないか。

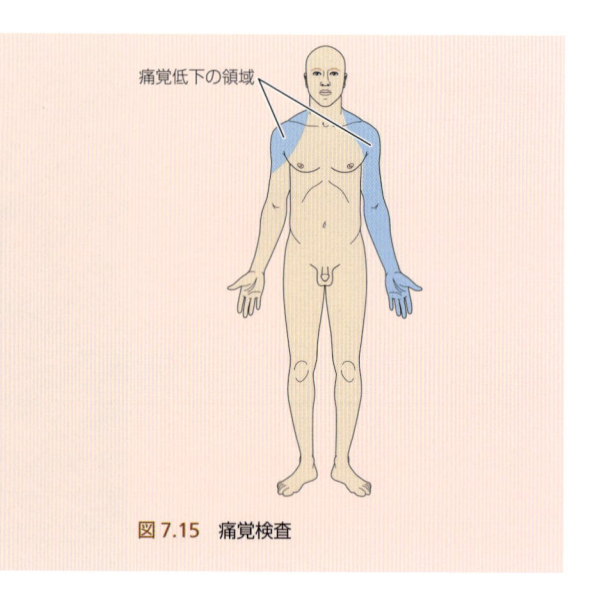

痛覚低下の領域

図7.15　痛覚検査

考察

　1. 本例の鍵となる症候は以下の通り。

- **両肩と左上肢の痛覚低下，有痛性のしびれ感**
- **四肢の筋力低下，筋緊張亢進，腱反射亢進**
- **動揺性の緩徐歩行**

　本例では，宙吊り型の痛覚低下領域，特に両肩の「肩マント型の分布」を示したことから，頸髄中心脊髄症候群と考えられる（臨床Ⓟ7.4）。障害の分布はおおむね両側C5と左C6〜T1のデルマトームに一致する（図8.4）。頸髄中心脊髄症候群とすれば，上位運動ニューロン徴候を伴う筋力低下や歩行異常の説明がつく。なぜなら，大きな中心脊髄病変によって両側の皮質脊髄路が傷害されることがあるからである。

　最も疑われる**臨床局在診断**は，おおよそC5より高位の中心脊髄病変である。

　2. 脊椎外傷の既往や遅発性の中心脊髄症候群から考えて，最も可能性の高い診断名は外傷後脊髄空洞症である。**脊髄空洞症 syringomyelia**は脊髄内の液貯留腔で，脊髄腫瘍，頭蓋骨−頸椎境界部の先天性奇形，外傷などに伴って起こる。**外傷後脊髄空洞症 posttraumatic syringomyelia**は脊髄損傷の約1%に起こる遅発性の合併症で，受傷後数カ月から30年（平均9年）で症状が出現する。病態生理学的な発症メカニズムは不明だが，中心脊髄症候群を起こし進行性に増悪することもあれば，自然に障害が固定することもある。外科的減圧術が行われることもあるが，長期予後は不明である。外傷後脊髄空洞症以外の診断名としては，可能性は低いが，多発性硬化症による中心性脊髄障害や，アストロサイトーマ astrocytoma や上衣種などの脊髄内腫瘍（表7.4）なども除外する必要がある。

臨床経過と神経画像

　頸椎MRI（画像7.5）では，C3からC4の脊髄中心部に，液が貯留した空洞と思われるT1低信号域を認めた。患者は減圧術を受け，術後直後は経過良好であったが，その後の経過観察はできていない。

症例 7.5　両肩の感覚消失

画像 7.5　頸髄 C3, C4 レベルの髄液が貯留した空洞。T1 強調 MRI の矢状断像

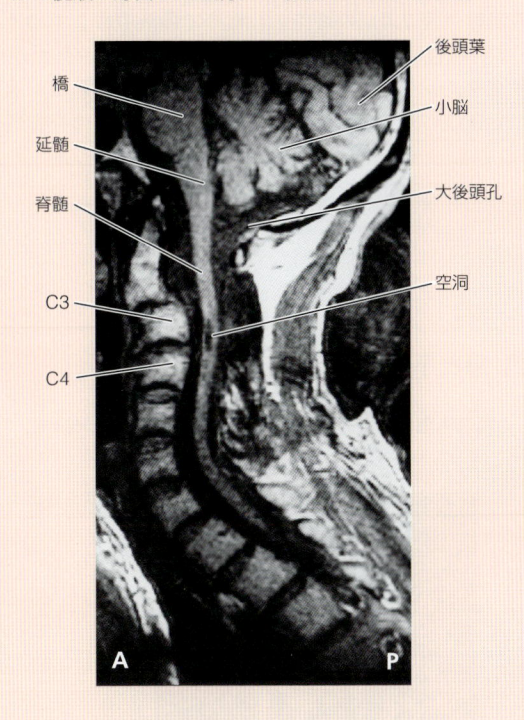

橋
延髄
脊髄
C3
C4

後頭葉
小脳
大後頭孔
空洞

A　P

7

症例 7.6　全身のピリピリ感と不安定歩行

●症例要約

　37 歳の女性が，1 週間前から始まった**上下肢と軀幹のピリピリ感としびれ感**を訴えて，救急外来を受診した。早足で歩こうとしたり階段を昇ろうとすると**足がもつれる，手を器用に使うことができない**，などの自覚もある。他には特に愁訴はないが，短い**電撃様**の感覚が時々脊柱に起こって上下肢に走る。この感覚は頸の運動で誘発される。診察では，指鼻試験で**測定障害 dysmetria** があり**閉眼でかなり増強**する。つぎ足歩行はやや**不安定**である。**ロンベルク徴候強陽性**。振動覚の異常が強く，足趾と足首と膝で消失，手の指関節で低下している。**関節位置覚**は足趾で中等度，手指で軽度**低下**している。温痛覚に異常はないが，検査で胸部下部から腹部にかけて**帯状の感覚過敏**の領域が存在する。他の検査はすべて正常。

●局在診断と鑑別診断

　1.　太字で上に示した症候から，病変はどこにあると考えられるか。

　2.　最も可能性のある診断名は何か。他の疾患の可能性はないか。

■ 考察

1.　本例の鍵となる症候は以下の通り。
- 両側上下肢で振動覚と関節位置覚が消失
- 不器用で不安定な歩行，ロンベルク徴候陽性
- 手の不器用さと測定障害，閉眼で増強する
- 異常感覚：びまん性のピリピリ感としびれ感，レルミット徴候（臨床 **P**7.1），腹部周囲の帯状の感覚過敏帯

他の障害を伴わない四肢の振動覚と関節位置覚の消失は，頸髄の後索病変（臨床 **P**7.4）か，大径線維優位型ニューロパチー（**表** 7.2，臨床 **P**8.1）で起こる。不安定歩行とロンベルク徴候（臨床 **P**6.5）も固有感覚障害で説明可能である。閉眼で増強する手の協調運動障害も固有感覚障害によるものであろう。レルミット徴候（臨床 **P**7.1）は脊椎病変を示唆している。

　最も疑われる**臨床局在診断**は，頸髄後索である。（上肢にも障害があるので）C5 よりも高位のレベルに及ぶと思われる。

　2.　若い女性で，比較的急激に中枢神経白質路の障

害を発症したことから，多発性硬化症（臨床⑫6.6）の初回エピソードとして脊髄炎（臨床⑫7.2）を発症した可能性がある。あるいは，感染性または感染後性脊髄炎など，脊髄炎を起こす他の病態（表7.4）の可能性もある。強い後索病変を起こす可能性がある病態として，三次梅毒による脊髄癆やビタミンB_{12}欠乏症がある（脊髄癆の実際の主病変は後根で，後索は二次的に変性する）。

臨床経過と神経画像

頸椎 **MRI**（画像7.6）で，頸髄後索に T2 高信号領域を認めた。注意深く病歴を聴取すると，父方の叔父に多発性硬化症があることが判明した（臨床⑫6.6）。さらに，患者は先月，呼吸器感染症に罹患していた。検査で髄液中に 2 本のオリゴクローナルバンド（臨床⑫6.6）が証明されたが，それ以外は正常であった。考えられる診断名は，感染後脊髄炎か多発性硬化症の初発症状としての脊髄炎である。不安定歩行と振動覚低下は改善しつつあったが，退院時にはまだ残っていた。

症例 7.6　全身のピリピリ感と不安定歩行

画像 7.6　C3, C4, C5 レベルの頸髄後部にみとめられる脱髄と思われる高信号領域。T2 強調脊椎 MRI の矢状断像

症例 7.7　手の脱力，痛覚障害レベル，残尿

●症例要約

　26 歳の女性が買い物中にショッピングカートを押していて，突然，頸部痛，上肢痛，**両手の筋力低下**を自覚した。そのすぐ後に，随意排尿が困難で**残尿**があること，そして**便失禁**があることに気づいた。救急外来を受診したところ，**両上肢の筋緊張は低下**し，両側で上腕三頭筋の筋力（C7）3/5，握力と指伸展の筋力（C8～T1）0/5で，上腕三頭筋反射は消失していた。さらに，図 7.16 に示すように**温痛覚について感覚障害レベル**（臨床●7.4）が認められた。振動覚と関節位置覚は正常であった。**直腸の緊張は消失**し，排尿のために**尿道カテーテルの挿入が必要**であった。

●局在診断と鑑別診断

　1.　両側の手の筋力低下の原因は上位運動ニューロン病変か下位運動ニューロン病変か（表 6.4）。このような筋力低下をきたす病変の局在はどこか（臨床●6.3）。
　2.　痛覚の感覚障害レベルは脊髄のどのレベルの病変によるか（図 8.4）。

　3.　急激な残尿と便失禁，直腸の緊張低下をきたす病変部位はどこか。

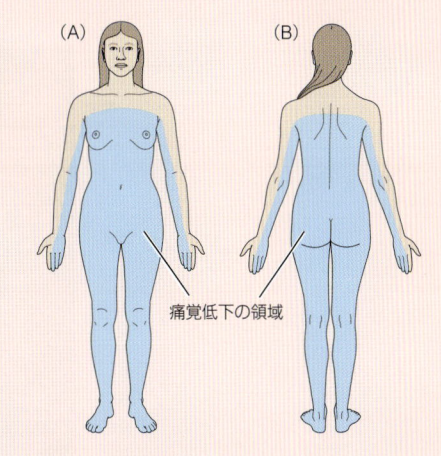

図 7.16　痛覚検査

痛覚低下の領域

(A)　　(B)

考察

　1.　本例の鍵となる症候は以下の通り。
- 両側の手と上腕三頭筋の筋力低下，筋緊張低下，上腕三頭筋反射消失
- 温痛覚に対する感覚障害レベル
- 残尿，便失禁，直腸の緊張低下

　患者は C7～T1 のレベルで筋力低下，腱反射消失，筋緊張低下を示していたので，下位運動ニューロン病変か，上位運動ニューロン病変の急性期が疑われる（表 6.4）。両側の手（C8～T1）と上腕三頭筋（C7）の筋力低下は，このレベルでの両側性の前角細胞病変で起こる（臨床●6.3，図 6.14 I）。

　2.　痛覚に対する感覚障害は C7 のレベルで起こっている。

　3.　弛緩性膀胱で残尿がある場合，尿道括約筋反射が亢進しているなら，橋排尿中枢から脊髄円錐までの間の急性病変が疑われる（臨床●7.5）。便失禁と直腸緊張低下は，馬尾病変か急性脊髄病変を示唆する。したがって最も可能性の高い病変は，急性の脊髄病変である。

　4.　C7～T1 に下位運動ニューロン型の筋力低下があり，痛覚に対する C7 感覚障害レベルがあって振動

覚や位置覚が保持されていること，便失禁を伴う残尿があること，などからおおよそ C7～T1 レベルの前脊髄症候群の可能性が高い（臨床●7.4）。原因としては，前脊髄動脈梗塞，感染性または炎症性脊髄炎，はっきりとしたエピソードのない外傷などが考えられる（表 7.4）。

臨床経過と神経画像

　頸椎 MRI（画像 7.7A，B）で，C5 から T1 に及ぶ頸髄前部に T2 高信号域を認めた。炎症疾患，感染症，塞栓症について精密検査が行われたが，いずれも陰性であった。患者の筋力と残尿は徐々に改善し，1 年後の経過観察では，両手の筋力は 4/5 に回復した。しかし，頑固な頸部痛と肩痛に悩まされ，疼痛外来での治療を続けている。

追加症例

　「**体性感覚障害**」の関連症例（症例 8.1，8.5～8.7，8.11，9.1，9.3，9.4，9.6～9.10，10.2，10.8，10.10，10.11，10.13，12.2，12.3，13.5，14.1，14.4，15.4，19.6）。その他の関連症例については，巻末の**症例索引**を検索のこと。

症例 7.7　手の脱力，痛覚障害レベル，残尿

画像 7.7A，B　C5〜T1 レベルの脊髄前部病変。T2 強調 MRI 像。（A）矢状断像。C5〜T1 レベルの脊髄前（腹側）部に病変が存在する。（B）C5 レベルの軸位断像。脊髄前部病変を示す

（A）

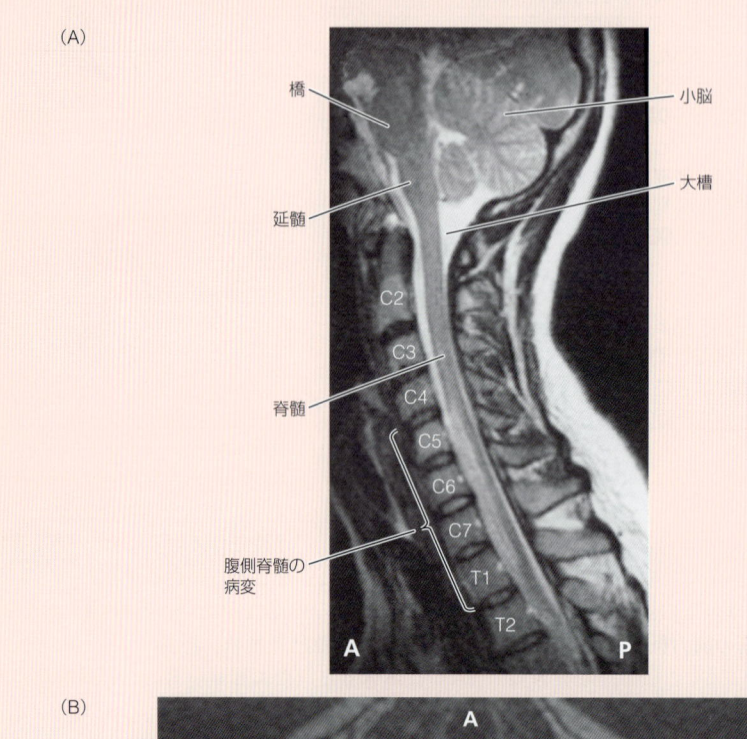

- 橋
- 延髄
- 脊髄
- 小脳
- 大槽
- C2
- C3
- C4
- C5
- C6
- C7
- T1
- T2
- 腹側脊髄の病変
- A
- P

（B）

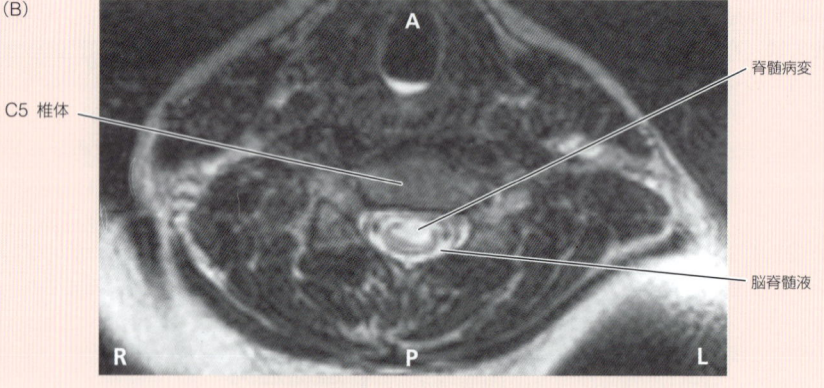

- A
- C5 椎体
- 脊髄病変
- 脳脊髄液
- R
- P
- L

本章のまとめ

1. 本章では，神経系の 3 つの重要な「長経路」について まとめた。その 3 つとは，**外側皮質脊髄路**（第 6 章），**後索-内側毛帯路，前側索路**（表 7.1）である。後索-内側毛帯路は，**固有感覚，振動覚，精細触覚** を伝え，主に**延髄下部で交叉**する。前側索路は，**温痛覚と粗大触覚**を伝え，主に**脊髄で交叉**する。

2. 後索-内側毛帯路（固有感覚，振動覚，精細触覚）では有髄線維が後根に入り，後索の**薄束（下肢からの線維）**と**楔状束（上肢からの線維）**を上行して，延髄尾部の**薄束核**と**楔状束核**でシナプス結合する（図 7.1）。

3. 二次ニューロンは**延髄の反対側へ交叉**して**内弓状線維**となり，**内側毛帯**を形成する。この線維はさらに視床の**後外側腹側核（VPL）**まで上行する。VPL からの三次ニューロン線維は内包後脚を通って**一次体性感覚皮質**（図 7.1，図 6.1）に投射する。

4. 前側索系の**脊髄視床路**は識別性の温痛覚を伝えるが，他の前側索路は痛覚受容の覚醒的，情緒的，修飾的側面を受け持つ。脊髄視床路の小径有髄線維や無髄線維は後根に入って，**後角辺縁帯**とその他の層でシナプス結合する（図 7.2，図 6.3B）。

5. 脊髄後角の二次ニューロンは**脊髄の反対側へ交叉**する軸索を出し，ついで脊髄の前側索と脳幹を上行して視床 VPL に達する。VPL からの三次ニューロン線維は，後索-内側毛帯系と同様，内包後脚を通って**一次体性感覚皮質**（図 7.2，図 6.1）に投射する。

6. 外側皮質脊髄路と同じく，体性感覚路にも**体部位的局在がある**（図 7.3，図 6.2）。第 6，7 章で述べた脊髄神経伝導路を図 7.4 に要約した。

7. **視床**は広汎に大脳皮質にシグナルを送る主要な皮質下中継局である。体性感覚を中継する VPL と VPM に加えて，視床には，感覚性，運動性，辺縁系性，連合性，修飾性など，多くのシグナルを異なる皮質領域に送る神経核が存在する（表 7.3，図 7.6〜図 7.8）。臨床的に最も重要な視床の核を表 7.3 に太字で示した。

8. **腸管，膀胱，性機能の調節**には感覚情報ばかりでなく，交感神経，副交感神経，体性運動神経路などの関与が必要である（表 7.5）。これらの機能は，仙髄の局所神経回路だけでなく，内側前頭葉を含む前脳や脳幹からの下行性入力からも調節を受けているので，様々なレベルの病変で障害される（図 7.11）。

7

8 脊髄神経根

38歳の男性が道路で作業中，爆発で道路に強く叩きつけられた。火傷治療のために入院した病院で，軽度の背部痛と左下腿から足底・小趾にかけてチクチクしたしびれ感が起こった。左足でつま先立ちすることができず，左のアキレス腱反射が消失していた。この患者の症状は，ある特定の脊髄神経根の傷害に伴う感覚・運動障害のパターンを示している。

本章では，脊髄から出る脊髄神経根の解剖学的走行や神経根の機能，そして傷害時の臨床症状について学ぶ。

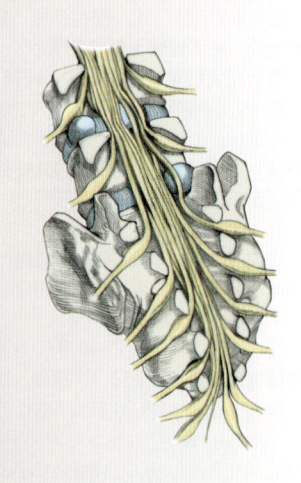

解剖学と臨床の基礎知識

先の2つの章では，中枢神経系の3つの代表的な運動路と感覚路について述べた（**表7.1**）。ここからはこの3つの体性感覚路と体性運動路を末梢神経領域（**図2.1**）まで追跡し，末梢神経の解剖とその臨床症状を学ぶ。本章では脊髄後根の解剖に焦点をあてて，脊椎との関係，神経支配領域，よくみられる疾患について解説する。末梢の自律神経機能についてはすでに第6章で述べた。第9章では神経をさらに末梢まで追い，腕神経叢や腰仙骨神経叢，そして末梢神経枝について述べる。

神経系の分節性構成

祖先の無脊椎動物と同じく，ヒトでも分節性の構成が幾分残っている。特に脊髄に特徴的である。**脊髄髄節 spinal segment** は，8頸髄（C1〜C8），12胸髄（T1〜T12），5腰髄（L1〜L5），5仙髄（S1〜S5），1尾髄（Co1）からなる（**図8.1**）。発生過程で，脊髄が完全に伸長してからも脊椎は成長を続ける。したがって，正常の成人では脊髄はL1かL2の椎骨のレベルで**脊髄円錐 conus medullaris** となって終わる。神経根（**図8.1，図6.3**）は幾分下行してから脊椎を出る。椎骨L1，L2より下のレベルの脊柱管には脊髄はなく，神経根が集まって**馬尾 cauda equina**（「馬の尻尾」の意味）となる（**図8.1A，図8.3C**）。脊髄円錐は徐々に細くなって，ひも状の結合組織である**終糸 filum terminale** となり，馬尾の真ん中を走る。馬尾をつくる神

経根は，最も尾側の脊髄髄節から出る神経根が最も中心部を走るような配置をとる（**図8.3C**）。

C1を除いて，それぞれの脊髄髄節からは左右の感覚・運動**神経根 nerve root** が出る（**図8.1B**）。C1には感覚神経根がない。第6章で述べたように，**頸膨大 cervical enlargement**（C5〜T1）から上肢への神経根が出て，**腰膨大（腰仙膨大）lumbosacral enlargement**（L1〜S3）から下肢への神経根が出る（**図8.1A**）。脊髄から出て脊柱管の中を走る短い距離の間に，感覚神経根と運動神経根が合流して，1髄節につき1本の**混合性脊髄神経**となる（**図8.1B**）。脊髄神経は末梢でさらに融合して混じりあって神経叢，神経枝となるが，この点については第9章で述べる。本章では，脊髄髄節による神経支配に焦点をあてて，個々の神経根傷害に伴う特徴的な臨床症状について述べる。

神経根と椎骨・椎間円板・靭帯の関係

脊椎には，身体中心軸の器械的な保持と脊髄保護という2つの機能がある。一つ一つの椎骨は，固い円柱状の**椎体 vertebral body** を前方にもつ（**図8.2A，B**）。2つの椎骨は**椎間円板 intervertebral disc**（椎間板）という結合組織で隔てられている。椎間円板は中心部の**髄核 nucleus pulposus** と周縁部の**線維輪 annulus fibrosus** からなる（**図8.2C**）。後方にある脊髄は弓状の骨性部分によって囲まれる。この弓状部は，**椎弓根 pedicle**，**横突起 transverse process**，**椎弓板 lamina**，

棘突起 spinous process からなる（図 8.2B）。2 つの隣り合う椎骨の間には，上関節突起 superior articular process と下関節突起 inferior articular process の間の関節，すなわち平面関節 facet joint による器械的な連結もある（図 8.2A，B）。

　脊髄は脊柱管 spinal canal（椎孔 vertebral foramen）の中を走行し，軟膜，くも膜，硬膜に覆われる（図 8.2）。硬膜が大後頭孔を通って頭蓋から出ると，内板はそのまま下方まで続き，外板は骨膜と区別がつかなくなる（図 5.10）。頭蓋内とは異なり，脊柱管では硬膜と骨膜の間に硬膜外脂肪 epidural fat の層があって（図 8.2C，D），MRI スキャンで位置を示す目印となる。さらに，ここにはバトソン静脈叢 Batson plexus という弁のない硬膜外静脈網があって，転移性癌や感染が硬膜外腔を広がる経路と考えられている。弾性線維性の黄色靱帯 ligamentum flavum が頸椎や腰椎領域で特によく発達していて，肥厚すると脊髄や神経根を圧迫することがある。

　神経根は神経孔 neural foramina（椎間孔 intervertebral foramina）（図 8.2A，D，図 8.3）を通って脊柱管を出る。椎間板ヘルニア disc herniation（臨床Ⓟ 8.3）は頸髄と腰仙髄のレベルで起こることが最も多い。神経根と椎間円板の解剖学的関係を理解しておくと，次のような一般法則が明白になるであろう。すなわち，頸髄と腰仙髄の椎間板ヘルニアでは，傷害される神経根の番号は通常 2 つの椎骨のうちの下位の椎骨の番号に一致する。例えば，C5〜C6 の椎間板ヘルニアでは C6 の神経根症状 radiculopathy が起こり，L5〜S1 の椎間板ヘルニアでは S1 の神経根症状が起こる。この法則の説明は，頸髄と腰仙髄の場合では異なるが，これからこの点について述べることにしよう。

　胸髄，腰髄，仙髄の神経根は同じ番号の椎骨の下から出る（図 8.1）。対照的に，頸髄神経根は同じ番号の椎骨の上から出る。唯一の例外は C8 で，これには対応する椎骨がないので C7 と T1 の間から出ることになる。椎間円板の近くで神経根鞘 thecal sac を出る時には，頸髄神経根はかなり水平に近い走向をとり，椎間孔を通って外に出る（図 8.3B）。頸髄椎間円板は通常，後縦靱帯 posterior longitudinal ligament によって保持されているので，ヘルニアは中央方向の脊髄に向かうのではなく，外側方向の神経根に向かうことになる。こういう理由で，頸髄では傷害される神経根は通常椎間腔の下の椎骨に一致することになる（図 8.3A）。

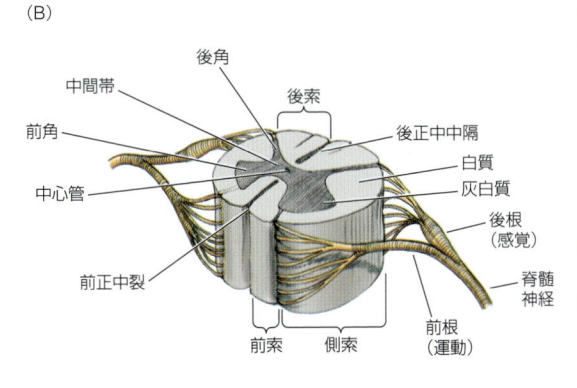

図 8.1　脊柱管に対する脊髄と神経根の関係。（A）矢状断。頸膨大（C5〜T1）と腰仙膨大（L1〜S3）はそれぞれ上肢と下肢を支配する神経を出す。L1 か L2 椎骨のレベルで脊髄は終わり，神経根が馬尾となって下のレベルまで続く。（B）各分節で前根と後根が合流して脊髄神経となる

（A）

C1 / C1
C2 / C1
C3
C4 / C2
C5 / C3
C6 / C4
C7 / C5
C8 / C6 / C7

頸髄

T1
T2
T3
T4
T5
T6
T7
T8
T9
T10
T11
T12

胸髄

L1
L2
L3
L4
L5

腰髄

仙髄

脊髄円錐

馬尾

S
S1
S2
S3
S4
S5
Co1

（B）

後角
中間帯
前角
中心管
前正中裂
後索
後正中中隔
白質
灰白質
後根（感覚）
脊髄神経
前根（運動）
前索　側索

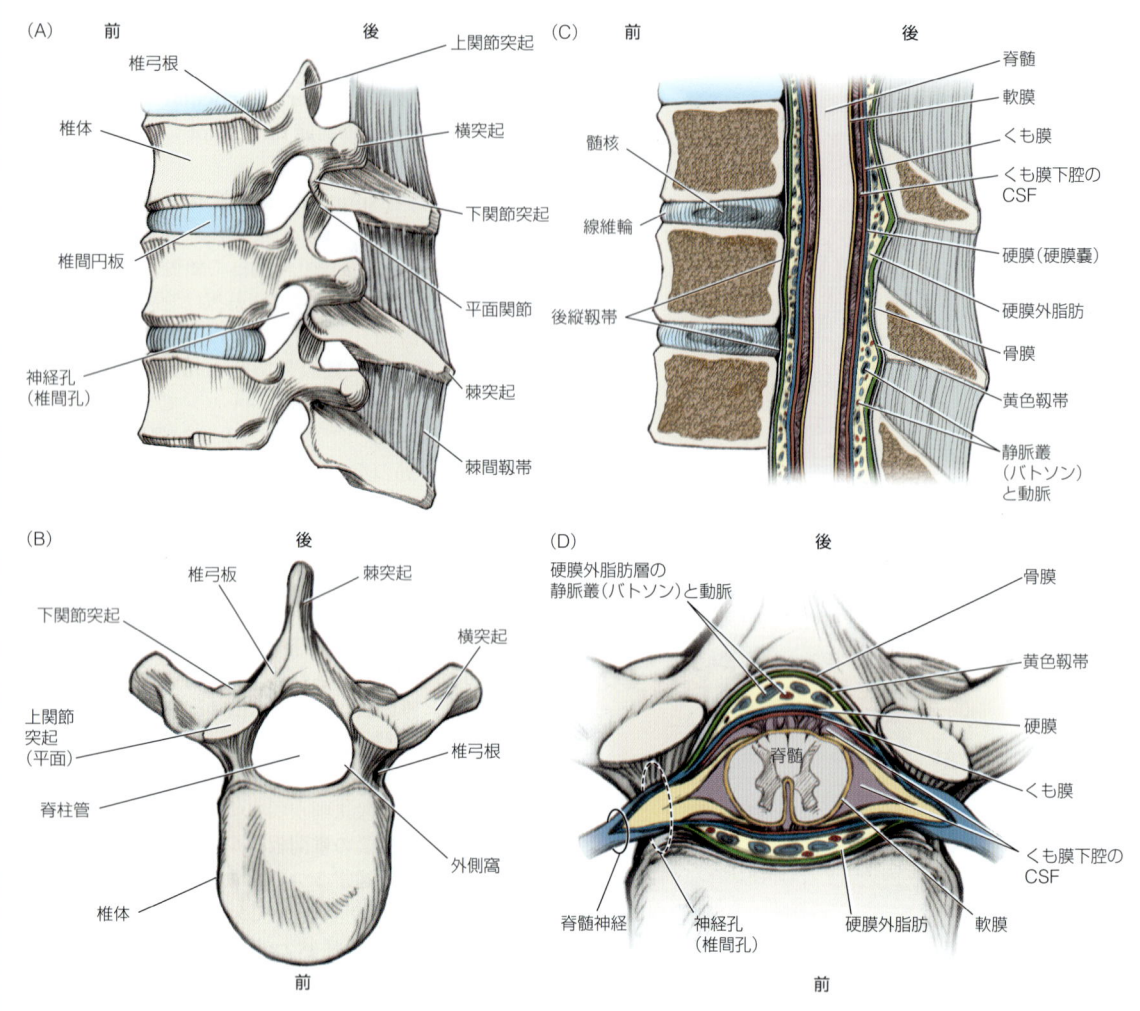

図 8.2 脊椎，髄膜とその他の組織。(A) 脊椎の側面像。(B) 上からみた椎骨。(C) 脊柱の矢状断。脊椎，椎間円板，靱帯，脊髄，髄膜，髄膜外脂肪，血管の関係を示す。(D) 脊柱とその内容物の軸位断

頸髄神経根の場合とは異なり，腰仙髄の神経根は数椎体分だけ下行してから脊柱管を出る（図8.1）。さらに，腰仙椎では神経根が椎間円板よりも幾分上から出るように椎間孔が配置されている（図8.2，図8.3B）。神経根は脊柱管を出る直前にその**外側窩 lateral recess** を通るので（図8.2B），この部位で椎間円板に最も接近することになる（図8.3B）。したがって，腰仙椎の**後外側型椎間板ヘルニア posterolateral disc herniation** は，通常一つ下位の椎骨の下から出る神経根を圧迫することになる。すなわち，傷害される神経根の番号は一つ下位の椎骨の番号に一致する（図8.3B，C）。

まれに起こる**超外側型椎間板ヘルニア far lateral disc herniation** では，脱出した椎間円板が同じレベルの神経根に届くことがある。この場合には，通常の後外側型よりも一つ高位の神経根が傷害されることにな

る。例えば，超外側 L5〜S1 椎間板ヘルニアでは，L5 神経根症状が出現する（図8.3C）。さらに，**中心型椎間板ヘルニア central disc herniation** の場合には，馬尾レベルで起こればヘルニアよりも低いレベルの神経根を圧迫することがある。また，L1 より上で起これば脊髄を圧迫することもある。

デルマトーム（皮膚分節図）とミオトーム（筋節図）

1本の神経根によって支配される皮膚の感覚領域を，**デルマトーム（皮膚分節図）dermatome** とよぶ（図8.4）。興味深いことに，デルマトームは教科書によって若干異なる。この違いの原因は，おそらく検査方法の違いや患者の個人差によるものと考えられる。そのような違いがあるにしても，一般的なデルマトームに慣れ親しんでおけば，臨床的に病変局在を決定す

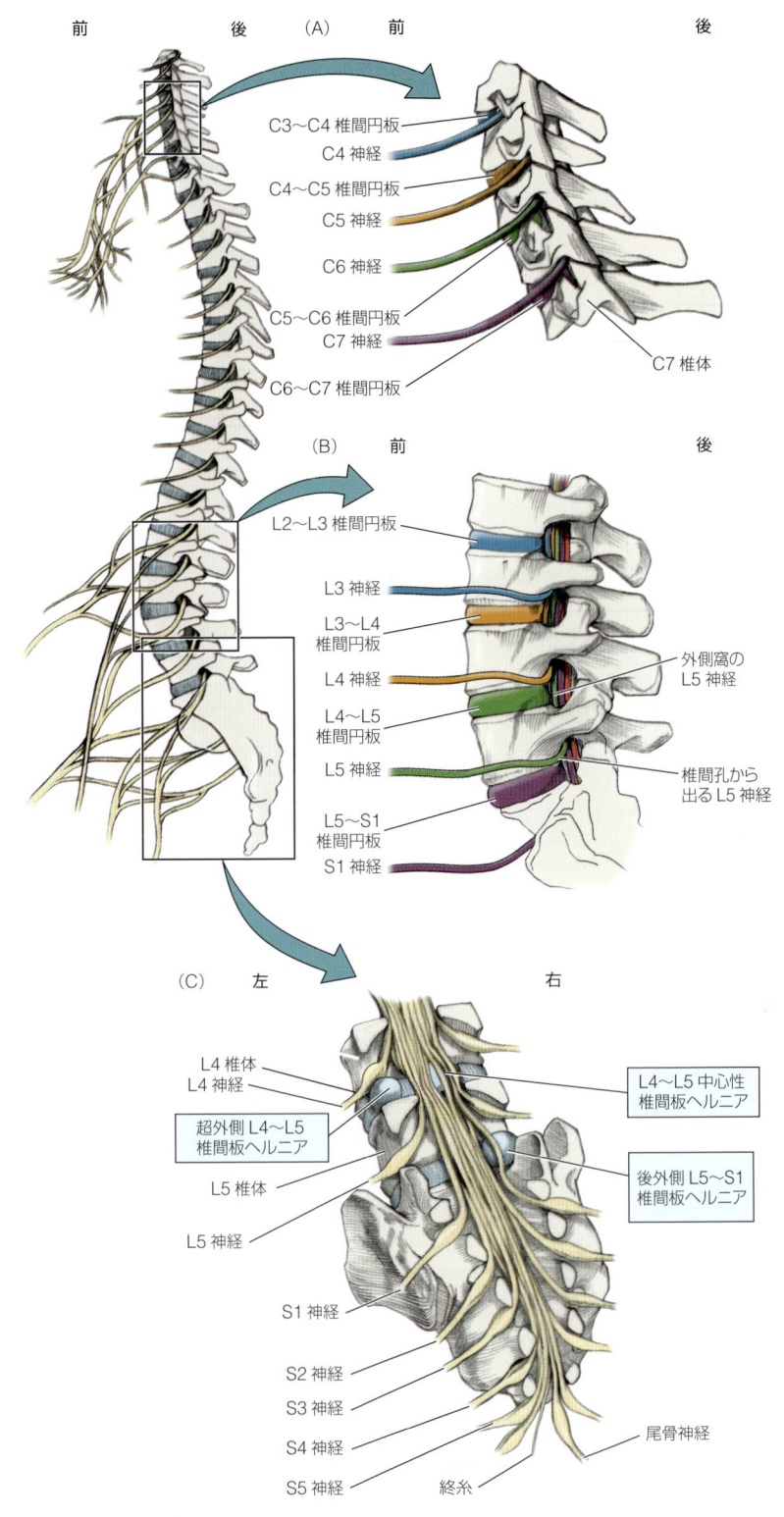

図 8.3　頸髄神経根, 腰仙髄神経根と椎間円板の関係。（A）頸椎椎間板ヘルニアは通常同じレベルから出る神経根を圧迫する。その神経根は椎間の下の椎骨の番号に一致する。（B）腰仙椎椎間板ヘルニアは通常同じレベルから出る神経根を圧迫することはなく, その下から出る神経根を圧迫する。しかし, やはり圧迫される神経根はヘルニアの下側の椎骨の番号に一致する。（C）超外側腰仙椎椎間板ヘルニアは同じレベルから出る神経根を傷害し, 中心性腰仙椎椎間板ヘルニアは馬尾症候群を起こす（臨床 **Ⓟ8.4**）

(A)

(B)

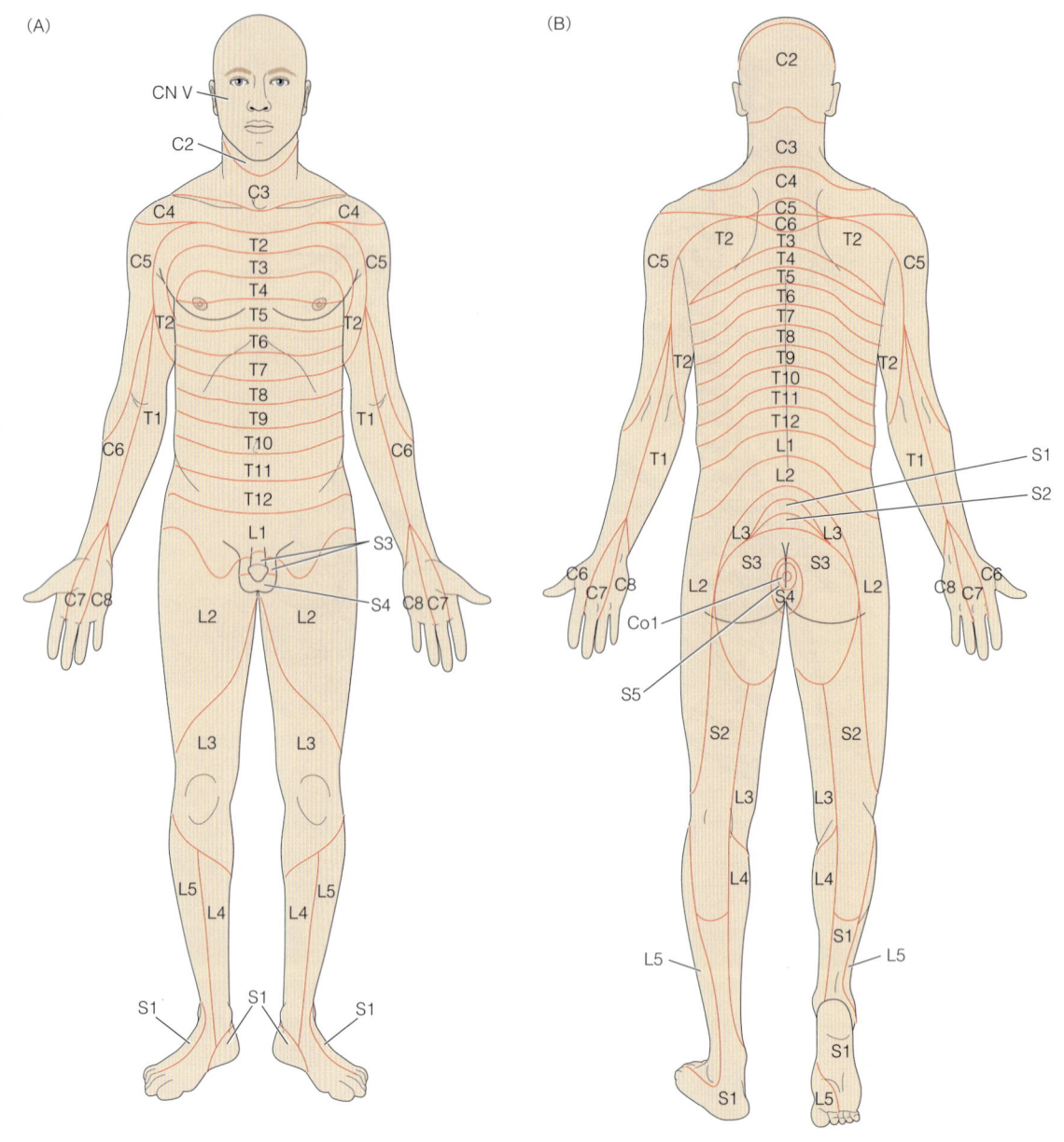

図 8.4　デルマトーム（皮膚分節図）

る際に大いに役に立つ。

　顔面の感覚を伝えるのは三叉神経であるが（**図 12.7**），その他の大部分の頭部領域は C2 によって支配される（大後頭神経と小後頭神経）。乳頭は T4 のレベルにあり，臍は大体 T10 のレベルにある。感覚検査を行う場合，C4 と T2 の間のデルマトームが胸背部には分布しないことを覚えておこう。C5 から T1 は主に上肢に対応する（**図 8.4**B）。C5 は肩甲部，C6 は上肢外側部と外側の 2 本の指，C7 は中指，C8 は第 4，第 5 指にそれぞれ対応する。L4 は下腿前内側面，L5 は下腿前外側面と足背および母趾，S1 は小趾と足外側，足

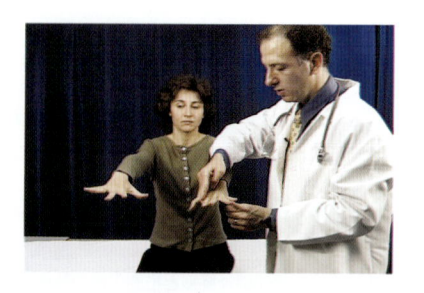

上肢筋力（ビデオ 54）

表 8.1　上下肢の末梢神経，筋，神経根

神経	筋	筋の機能	神経根[a]
脊髄副神経	僧帽筋	肩上肢挙上/肩甲骨固定	CN XI, C3, C4
横隔神経	横隔膜	吸息	C3, C4, C5
肩甲背神経	菱形筋	肩甲骨を上内側に引く	C4, **C5**
	肩甲挙筋	肩甲骨挙上	C3, C4, C5
長胸神経（ベル）	前鋸筋	上肢挙上時に肩甲骨固定	C5, C6, C7
外側胸筋神経	大胸筋（鎖骨頭）	肩を前に引く	**C5**, C6
内側胸筋神経	大胸筋（胸骨頭）	上肢外転・内旋	C6, **C7**, C8, T1
	小胸筋	肩甲骨下制，肩を前に引く	C6, C7, C8
肩甲上神経	棘上筋	0°から15°に上腕外転	**C5**, C6
	棘下筋	上腕外旋	**C5**, C6
肩甲下神経	肩甲下筋	上腕内旋	C5, C6
	大円筋	上腕内転・内旋	C5, C6, C7
胸背神経	広背筋	上腕内転・内旋	C6, **C7**, C8
腋窩神経	小円筋	上腕内転・外旋	C5, C6
	三角筋	15°以上に上腕外転	**C5**, C6
筋皮神経	上腕二頭筋	上腕と前腕の屈曲・回外	C5, C6
	上腕筋	前腕屈曲	C5, C6
	烏口腕筋	上腕屈曲・内転	C6, **C7**
橈骨神経	上腕三頭筋	前腕伸展	C6, **C7**, C8
	腕橈骨筋	前腕屈曲	C5, **C6**
	橈側手根伸筋（長，短）	手首伸展，手外転	C5, **C6**
後骨間神経	回外筋	前腕回外	C6, C7
（橈骨神経の枝）	尺側手根伸筋	手首伸展，手内転	**C7**, C8
	総指伸筋	指伸展（MP 関節で検査）	**C7**, C8
	小指伸筋	小指伸展	**C7**, C8
	長母指外転筋	手掌面で母指外転	**C7**, C8
	母指伸筋（長，短）	母指伸展	**C7**, C8
	示指伸筋	示指伸展	**C7**, C8
正中神経	円回内筋	前腕回内・屈曲	C6, C7
	橈側手根屈筋	手首屈曲，手外転	C6, C7
	長掌筋	手首屈曲	C7, **C8**, T1
	浅指屈筋	MP，PIP 関節を屈曲	C7, **C8**, T1
手根管症候群で障害される筋	虫様筋（I，II）	2，3指の MP 関節屈曲，その他の関節を伸展	C8, **T1**
	母指対立筋	母指屈曲・対立	C8, **T1**
	短母指外転筋	母指を手掌面に垂直に外転	C8, **T1**
	短母指屈筋（浅頭）	母指の第 1 指節骨を屈曲	C8, **T1**
前骨間神経	深指屈筋（第 2，3 指）	2，3指屈曲（末節骨で検査）	C7, C8
（正中神経の枝）	長母指屈筋	母指末節骨屈曲	C7, **C8**
	方形回内筋	前腕回内	C7, **C8**, T1
尺骨神経	尺側手根屈筋	手首屈曲，手内転	C7, **C8**, T1
	深指屈筋（第 4，5 指）	4，5指屈曲（末節骨で検査）	C7, **C8**
	虫様筋（III，IV）	4，5指の MP 関節屈曲，その他の関節を伸展	C8, **T1**
	掌側骨間筋	指外転，MP 関節屈曲，その他の関節を伸展	C8, **T1**
	背側骨間筋	指内転，MP 関節屈曲，その他の関節を伸展	C8, **T1**
	短母指屈筋（深頭）	母指屈曲・内転	C8, **T1**
	母指内転筋	母指内転	C8, **T1**
小指球の筋	小指対立筋	小指内旋	C8, **T1**
	小指外転筋	小指外転	C8, **T1**
	小指屈筋	小指 MP 関節で屈曲	C8, **T1**
閉鎖神経	外閉鎖筋	下肢外転・外旋	**L2**, **L3**, L4
	長内転筋	大腿内転	**L2**, **L3**, L4
	大内転筋	大腿内転	**L2**, **L3**, L4
	短内転筋	大腿内転	**L2**, **L3**, L4
	薄筋	大腿内転	**L2**, **L3**, L4
大腿神経　腸腰筋	腸骨筋	股関節で下肢屈曲	L1, L2, **L3**
	大腰筋	股関節で下肢屈曲	L2, **L3**, L4
大腿四頭筋	大腿直筋	膝で下肢伸展，股関節で屈曲	L2, **L3**, **L4**
	外側広筋	膝で下肢伸展	L2, **L3**, **L4**
	中間広筋	膝で下肢伸展	L2, **L3**, **L4**
	内側広筋	膝で下肢伸展	L2, **L3**, **L4**
	恥骨筋	大腿内転	**L2**, **L3**, L4
	縫工筋	下肢内旋，股関節と膝で屈曲	**L2**, **L3**, L4

＊各略語は以下の通り。MP 関節 = 中手指節関節　PIP 関節 = 近位指節間関節　　　　　　　　（続く）

表8.1 続き

神経	筋	筋の機能	神経根[a]
坐骨神経 ｛ハムストリング筋｝	大内転筋	大腿内転	L4, L5, S1
	半腱様筋	膝で屈曲、大腿内旋　股関節伸展	L5, **S1**, S2
	半膜様筋	膝で屈曲、大腿内旋　股関節伸展	L5, **S1**, S2
	大腿二頭筋	膝で屈曲、大腿外旋　股関節伸展	L5, **S1**, S2
脛骨神経（坐骨神経の枝）下腿 ｛三頭筋｝	腓腹筋	足の底屈	S1, S2
	ヒラメ筋	足の底屈	S1, S2
	膝窩筋	足の底屈	L4, L5
	後脛骨筋	足の底屈、足内反	L4, L5, S1
	足底筋	足内反	L4, L5
	長趾屈筋	近位趾節間をまとめ、足の底屈を補助	L4, L5, S1, **S2**
	長母趾屈筋	遠位趾節間屈曲、足の底屈を補助	L5, **S1**, **S2**
	小足底筋群	足底に踏ん張る	S1, S2
浅腓骨神経（坐骨神経の枝）	長腓骨筋	足の底屈、外反	L5, S1
	短腓骨筋	足の底屈、外反	L5, S1
深腓骨神経（坐骨神経の枝）	前脛骨筋	足の背屈、内反	L4, **L5**
	長趾伸筋	趾節伸展、足の背屈	L5, S1
	長母趾伸筋	母趾伸展、足の背屈を補助	**L5**, S1
	第三腓骨筋	足回内時の背屈	L4, **L5**, S1
	短趾伸筋	趾伸展	L5, S1
上殿神経	中殿筋	大腿外転・内旋	L4, **L5**, S1
	小殿筋	大腿外転・内旋	L4, **L5**, S1
	大腿筋膜張筋	大腿外転・内旋	L4, **L5**, S1
下殿神経	大殿筋	大腿外転・外旋・外旋、下半身を伸展	**L5**, **S1**, S2

Devinsky O と Feldmann E. 1988. *Examination of the Cranial and Peripheral Nerves*. Churchill Livingstone, New York から許可を得て改変。
[a]太字は最も重要な神経根を示す。

底、下腿後面。S2、S3、S4 は会陰部周辺を鞍状に、それぞれ支配する。隣り合うダーマトームの間にはかなりの重なりがあることに注意してほしい。したがって、単一神経根の病変であっても対応するダーマトームの完全な感覚消失を起こすわけではない。感覚低下の状態となるのが普通である。小径線維の支配域には重なりが比較的少ないので、ダーマトームの感覚検査としては痛覚検査のほうが触覚検査よりも鋭敏である。

一つの神経根によって支配される筋群は、ミオトーム（筋節図）myotome を構成する。筋の分節性支配を表8.1にまとめる。この表には、各末梢神経の由来（構成する神経根）の要約や、各筋の主要機能についても記載している（詳細は第9章を参照）。個々の筋、神経、神経根の筋力テストや腱反射については第3章（表3.4〜表3.7）で説明し、ビデオで54〜60も収録した。

🟢 **臨床ポイント8.1**

神経、神経筋接合部、筋の疾患

多くの疾患が複数のレベルで末梢神経系を傷害する。本書の主題は神経解剖学的な病変局在である。ここで本章と第9章では、主に脊髄神経根、神経叢、個々の神経枝に限局する病変について集中的に述べることにするが、ここではこれらの疾患を、広い意味での末梢神経障害の中に位置づけて論ずる。そうすることによって、より完全な鑑別診断が可能になると考えるからである。

末梢神経系障害と中枢神経系障害は、解剖学的な鑑別と運動障害のパターンによって鑑別できることが多い（臨床 P6.3、7.3、表8.1）。さらに、筋萎縮、筋線維束性収縮、腱反射低下、腱反張低下などの下位運動ニューロン徴候（臨床 P6.1）があれば、末梢神経系の機能障害が疑われるし、末梢神経の分布に一致した異常感覚（臨床 P7.1）がある場合も同様である。病歴や診察所見をよく検討しても病変の局在が中枢神経系か末梢神経系かよくわからない場合は、神経画像検査（臨床 P9.2）などの診断学的検査が役に立つ。末梢神経障害の原因は機械的損傷、中毒、代謝性疾患、感染、自己免疫、炎症、変性、先天性疾患など多岐にわたるので、くわしくは巻末の文献を参照されたい。ここでは簡単に、神経、神経筋接合部、筋の代表的な疾患について述べる。

▶代表的なニューロパチー

ニューロパチー neuropathy とは末梢神経疾患を指す一般的な用語である。病変部位は軸索か髄鞘、またはその両方の場合があり、大径線維が傷害されること、あるいはその両者が傷害されることもある。ニューロパチーでは、通常、感覚線維と運動線維の両者が傷害されるが、どちらかが優位に傷害される場合もある。傷害は可逆的なこともあれば永続的なこともある。ニューロパチーの分布は局所的なこともあれば（単ニューロパチー

mononeuropathy），多巣性のことも（多発性単ニューロパチー mononeuropathy multiplex），全身的なこともある（多発性ニューロパチー polyneuropathy）。神経根を傷害するニューロパチーを**神経根障害 radiculopathy** と呼ぶが，これについては臨床Ⓟ8.3でくわしく述べる。ニューロパチーと同じく，運動ニューロン疾患（臨床Ⓟ6.7）も下位運動ニューロン型の筋力低下を示すことがあるが，運動ニューロン疾患は感覚障害を伴わない。

　ニューロパチーの重要な原因には，糖尿病や機械的損傷や，ライム病，HIV，CMV，水痘ウイルス，B型肝炎ウイルスなどの感染性疾患（臨床Ⓟ5.9），中毒，低栄養，ギラン・バレー症候群のような自己免疫疾患，**シャルコー・マリー・トゥース病 Charcot-Marie-Tooth disease** のような遺伝性ニューロパチーなどがある。ここでは代表的な原因のいくつかを取り上げる。

　糖尿病性ニューロパチー diabetic neuropathy の発症機構は複雑で，末梢神経の微小循環の障害もそのメカニズムの一つである（その他の発症機構としては，酸化ストレス，自己免疫，栄養性・生化学的障害などがある）。糖尿病性ニューロパチーで最もよくみられる病像は**遠位型対称性ポリニューロパチー distal symmetrical polyneuropathy** で，特徴的な**手袋靴下型**の感覚障害を起こす（図7.9D）。糖尿病では単ニューロパチーも比較的よくみられる。急性糖尿病性単ニューロパチーでは，どの脳神経もどの脊髄神経も侵される可能性があるが，最も頻度が高いのは動眼神経（Ⅲ）と大腿神経，坐骨神経である。発症は通常，比較的急激で，神経支配領域の感覚運動障害に疼痛性異常感覚を伴う。発症後，数週間から数カ月かけて，部分的にまたは完全に回復することが多い。

　神経の機械的損傷の原因には，外からの**圧迫**，**牽引**，**裂傷**，骨や結合組織などの内部構造による**絞扼 entrapment** などがある。神経の軽度の機械的な傷害は**一過性伝導傷害neurapraxia** という一時的な神経伝導の障害を起こし，普通は数時間か数週間で回復する。もっと重篤な損傷は軸索を遮断し，傷害部位より遠位に**ワーラー変性 Wallerian degeneration**（軸索と髄鞘の変性）を引き起こす。神経の構成要素が正常に残っているかぎり，約1mm/日（3cm/月）のスピードで**軸索再生 axonal regeneration** が進む。時には，不完全または異常な神経再生や**複雑局所疼痛症候群**など，長期にわたる後遺症を残すことがある。複雑局所疼痛症候群**1型は反射性交感神経性ジストロフィー**とも呼ばれる。この病態は比較的多くみられ，特定の神経損傷がない外傷に伴って起こる。一方，複雑局所疼痛症候群**2型は灼熱痛（カウザルギー causalgia）**とよばれ，特定の神経損傷に随伴する。両者とも，強い局所灼熱痛と，付随する浮腫，発汗，皮膚血流の変化

が特徴である。末梢神経が切断された時など，外科的に再吻合できる場合がある。また，絞扼性症候群の場合には，外科的に減圧して症状軽減を図ることが可能なこともある。ニューロパチーに伴う疼痛性異常感覚は，原因が何であれ，抗痙攣剤，セロトニン-ノルアドレナリン再取り込み阻害剤，三環系抗うつ剤などの薬物が治療によく用いられる。代表的な機械的ニューロパチーについては，臨床Ⓟ8.3と9.1でさらにくわしく述べる。

　ギラン・バレー症候群 Guillain-Barré syndrome は**急性炎症性脱髄性ポリニューロパチー acute inflammatory demyelinating polyneuropathy（AIDP）** とも呼ばれるが，末梢神経の免疫介在性脱髄によって生じる重要なニューロパチーの1型である。典型例では，発症はカンピロバクター *Campylobacter jejuni* 腸炎やHIV感染などのウイルス感染の1，2週間後に起こる。特徴は手足の進行性の筋力低下，**腱反射消失**，手や足のピリピリする異常感覚で，典型的には運動障害のほうが感覚障害よりもはるかに強い。発症後1～3週の間に症状はピークに達し，それから何カ月もかけて回復していく。診断は，典型的な臨床像，白血球増多を伴わない**タンパク質増加**を示す髄液検査，**脱髄**を示す筋電図／神経伝導速度検査所見（臨床Ⓟ9.2）などに基づいてなされる。**血漿交換療法**や**血管内免疫グロブリン投与**が行われると，回復は早くなる。重症例では，気管内挿管や機械的人工呼吸が必要になることもある。自律神経症状が前面に出る患者もいて，注意深い監視が必要となる。良質の介護や免疫療法で大部分の患者は完全寛解かほぼ完全な寛解となるが，約20%の患者では発症1年後に何らかの後遺症が残る。

▶代表的な神経筋接合部疾患

　神経筋伝達異常は，感覚障害を伴わない筋力低下を引き起こす。原因には，重症筋無力症，神経筋伝達遮断薬やその他の薬剤，ランバート・イートン筋無力症様症候群（通常は悪性腫瘍に伴う），ボツリヌス症などがある。

　重症筋無力症 myasthenia gravis は免疫疾患の一つで，神経筋接合部の後シナプス膜（骨格筋細胞）にあるニコチン性アセチルコリン受容体に対する抗体が循環血液中に出現する。この疾患は甲状腺機能低下症，全身性ループス，関節リウマチ，白斑症など，その他の自己免疫疾患を伴うことがある。重症筋無力症には好発年齢のピークが2つあり，20歳代から30歳代の発症は女性に多く，60歳代から70歳代の発症は男性に多い。有病率は100万人に対して50～125人である。臨床像の特徴は全身性の対称的な筋力低下で，とりわけ四肢近位筋，頸筋，横隔膜，眼筋に顕著である。脳幹障害によって顔面麻痺，鼻声音，嚥下障害（臨床

（Ｐ 12.8）もあらわれる。腱反射と感覚検査は正常である。典型例では，**筋の反復使用で筋力低下が増強する**，あるいは日中に症状が強い。約15％の例では外眼筋と眼瞼筋だけに筋力低下が起こり，**眼筋型筋無力症 ocular myasthenia** とよばれている。

重症筋無力症の診断は，臨床像やいくつかの診断用検査の結果に基づいてなされる。このような検査にはテンシロンテスト，反復神経刺激，抗アセチルコリン受容体抗体や筋特異的受容体チロシンキナーゼ（MuSK）抗体の抗体価測定，単一筋線維筋電図，胸部CT，MRI などがある。眼瞼下垂の患者に行う**アイスパックテスト**は，閉じた眼瞼の上に氷嚢を2分間乗せて，眼瞼下垂の改善の有無を観察する（おそらく低温でコリンエステラーゼ活性が減弱するためであろう）。正式には**テンシロンテスト tensilon test** を行う。この検査は，ベッドサイドで短時間作用性のアセチルコリンエステラーゼ阻害剤（エドロホニウム）を服用させて，障害筋に対する作用を観察する。ネオスチグミンのような中間作用型アセチルコリンエステラーゼ阻害剤に対する臨床反応も診断上有用な場合がある。**3回/秒の反復神経刺激**で複合筋活動電位の測定（臨床Ｐ9.2）を行うと，重症筋無力症では多くの場合，特徴的な振幅の減衰が認められる。10％以上の減衰があれば陽性と判定する。単一筋線維筋電図はさらに感度が高いが（90％），特異性は低い。**抗アセチルコリン受容体抗体 anti-acetylcholine receptor antibody（AChR-Ab）**は約85％の例で陽性であるが，眼筋型での陽性率は50％にまで減少する。AChR-Ab 陰性の全身型筋無力症患者の約半数で，**筋特異的受容体チロシンキナーゼ抗体（MuSK-Ab）**が陽性である。

重症筋無力症患者の約12％に胸腺の腫瘍である**胸腺腫 thymoma** があり，その他の多くの患者にも胸腺過形成が認められるので，胸部CT や MRI は必須の検査である。また，甲状腺疾患やその他の免疫疾患などの随伴症についても検査する。

重症筋無力症の治療には免疫療法が行われる。抗コリンエステラーゼ薬投与も症状の軽減に有効である。**ピリドスチグミン（メスチノン）**は長時間作用性のコリンエステラーゼ阻害剤で，経口投与後約30分で効き始め，約2時間作用が持続する。用量は患者ごとに決定するが，3時間につき120 mg を超えてはならない。過剰投与では筋力低下を増強してしまうからである。壮年期から60歳代の大部分の患者には（胸腺腫の有無にかかわらず），外科的に**胸腺摘除術 thymectomy** を行う。メカニズムは不明だが，胸腺摘除術によって改善する例が多いからである。おそらく自己免疫反応の抑制に関係するのであろう。この年代以外の患者や眼筋型の患者に胸腺摘除術を行うかどうかは意見が分かれるところであるが，患者を選んで実施されてきた。胸腺摘除術は，術後合併症をできるだけ避けるために，臨床的に安定した時期を選んで行う。**血漿交換療法 plasmapheresis** や静脈内免疫グロブリン（IVIg）による短期間の免疫療法も有効である。特に挿管を必要とするような**筋無力症性クリーゼ myasthenic crisis** やクリーゼ以外の症状悪化の場合，そして待機的な手術の準備期間などには有用である。ステロイド，アザチオプリン，ミコフェノレート，シクロスポリンなどの長時間作用性の**免疫抑制剤**もよく使用される。

▶代表的な筋疾患

筋疾患，すなわち**ミオパチー myopathy** は典型的には近位筋優位の筋力低下を起こし，感覚低下や腱反射消失を伴わない。ミオパチーの一般的な原因には甲状腺疾患，低栄養，中毒，ウイルス感染，皮膚筋炎，多発性筋炎，筋ジストロフィー症などがある。**皮膚筋炎**と**多発性筋炎**は免疫性炎症性ミオパチーである。血中クレアチニン・ホスホキナーゼ（CPK）値が通常上昇し，筋電図検査（臨床Ｐ9.2）は筋原性変化を示す。皮膚筋炎では，手指やその他の関節の伸側に特徴的な紫色の皮疹が出現する。筋ジストロフィー症には多くの型があるが，**デュシェンヌ型筋ジストロフィー症 Duchenne muscular dystrophy** が最も多いタイプである。X 染色体に連鎖する伴性遺伝なので，男児に進行性の近位筋筋力低下を起こす。異常タンパク質（ジストロフィン）が同定されたので，近い将来，治療法が見つかる可能性がある。

臨床ポイント8.2　背部痛

背部痛は，患者が医療機関を受診する動機として最も多い愁訴の一つである。本章では，神経根疾患による背部痛に焦点をあてるが，一般的な背部痛の原因を簡潔にまとめておくことは意義のあることであろう。表8.2 はその原因の一部を列挙したもので，背部痛に関係する状態がいかに多岐にわたるかを物語っている。ここにあげた診断の多くは，注意深い病歴聴取と診察によって明らかにされるものである。すべての年代で一番多いのは筋骨格性疾患である。しかし，50歳を超えて発症した背部痛の場合には，悪性腫瘍を疑う必要がある。若年者の背部痛で，運動で悪化して休息で軽減する場合には，通常，筋骨格性の問題の場合が多く，この中には椎間板ヘルニアも含まれる（臨床Ｐ8.3）。神経根障害の症候（臨床Ｐ8.3）がないか調べる必要がある。どの年代でも，背部痛が進行性に増悪し時間を経ても改善の兆しがみられない時は，画像診断を行うべきである（通常は脊椎MRI）。また，背部痛患者では，非可逆的な障害を残さないために，腸管，

表 8.2　背部痛の鑑別診断

外傷/機械的要因	椎間板ヘルニア，脊椎症，脊椎骨骨折，関節炎，筋緊張/靱帯断裂，軟部組織損傷
血管性	脊髄動静脈奇形，脊髄梗塞，くも膜下出血，脊髄硬膜外血腫
感染/炎症/腫瘍性	骨髄炎，くも膜炎，脊髄硬膜外膿瘍，筋炎，サイトメガロウイルス性神経根炎，ウイルス感染による筋痛，ギラン・バレー症候群，原発性・転移性腫瘍（硬膜外，髄外，髄内）
変性/発達性	側弯症，変性性関節疾患，筋萎縮性側索硬化症
放散痛/その他（非神経性）	正常妊娠，子宮外妊娠，月経，尿路感染症，腎盂腎炎，腎結石，後腹膜膿瘍，後腹膜血腫，後腹膜腫瘍，膵炎，大動脈瘤，大動脈解離，狭心痛，心筋梗塞，肺塞栓

表 8.3　脊椎変性疾患の定義

疾患	定義
脊椎症 spondylosis	脊椎の変性性疾患の総称。ギリシャ語の *spondylos* は「脊椎」の意味
脊椎分離症 spondylolysis	椎骨の関節突起間領域，すなわち平面関節間の骨折。*Lysis* はギリシャ語で「ゆるくなる」の意味
脊椎すべり症 spondylolisthesis	上下の椎骨の偏位。前方すべり症と後方すべり症がある。前者は上位の椎骨が下位の椎骨に対して「前方」に，後者では「後方」に偏位する。前方すべり症は脊椎分離症に伴うことが多い。ギリシャ語の *olisthesis* は「滑って転ぶ」の意味
骨棘 osteophytes	慢性炎症によって，隣接椎骨が向かい合う位置に骨性の突出が形成される。「骨」を意味するギリシャ語の *osteo* と，「伸長」を意味する *phyton* に由来する
脊柱管狭窄症 spinal stenosis	先天的または後天的な要因による脊柱管の狭窄

8

表 8.4　神経根障害の原因

椎間板ヘルニア
骨棘形成
脊柱管狭窄症
外傷
糖尿病
硬膜外膿瘍
硬膜外腫瘍転移
髄膜腫瘍症
神経鞘腫瘍（シュワン細胞腫と神経線維腫）
ギラン・バレー症候群
帯状疱疹
ライム病
サイトメガロウイルス
特発性神経炎

膀胱，性機能の評価を怠ってはいけない（臨床 7.2，8.4）。脊椎変性疾患の明確な定義を表 8.3 に示す。

臨床ポイント 8.3　神経根障害

　神経根の病変による感覚・運動障害は**神経根障害 radiculopathy** とよばれる（ニューロパチー全般については臨床 8.1 で述べた。神経根障害は神経根が傷害されるニューロパチーの亜型である）。神経根障害は，四肢の傷害神経根のデルマトーム（図 8.4）に**放散**する灼熱感やピリピリする痛みを伴うことが多い。神経根領域で反射消失や筋力低下が起こることもある（表 3.4〜表 3.7，表 8.1）。慢性神経根障害では筋萎縮や筋線維束性収縮もみられる（臨床 6.1）。単一のデルマトームの障害では，感覚低下が生じることもあるが，通常はデルマトームに重なりがあるので感覚が完全に消失することはない。神経根障害による感覚障害を検出するには，触覚よりも痛覚検査が鋭敏である。

　発症後まもない比較的軽度の神経根障害では，運動障害を伴わない感覚障害が起こる。T1 神経根障害は頸交感神経節への交感神経路（図 6.13）を遮断して，ホルネル症候群を起こす（臨床 13.5）。L1 以下の複数の神経根が傷害されれば，馬尾症候群を呈することになる（臨床 8.4）。

　代表的な神経根障害の原因を表 8.4 に示す。断然多いのは**椎間板ヘルニア disc herniation** で，髄核の一部または全体が線維輪の裂け目からとびだして，神経根を圧迫することによって起こる（図 8.2C，図 8.3）。直前の外傷の既往がないことが多いが，外傷が原因となることも，増悪因子となることもある。神経根障害を起こす椎間板ヘルニアは **C6，C7，L5，S1 の神経根**を傷害することが多く，その他のレベルでは少ない。腰仙髄神経根障害は頸髄神経根障害の約 2〜3 倍多い。胸椎は肋骨に固定されていて脊柱の中では比較的可動性に乏しいので，胸椎の椎間板ヘルニアの頻度は低い。典型的な椎間板ヘルニアの患者は，背部痛や頸部痛とともに，神経根支配領域に一致する感覚運動障害を呈する。時を経て脊椎変性が進めば，**骨棘 osteophytes**（表 8.3）が形成される。骨棘は，突出した椎間板とともに椎間孔を狭くし，中心方向に脊柱管に突出すれば脊柱管狭窄症を起こして脊髄の慢性損傷（脊髄症，ミエロパチー）の原因となる。

　下肢伸展挙上テスト straight-leg raising test（訳注：ラゼーグ徴候 Lasègue sign）は，腰仙髄領域の機械的神経根圧迫をみつけるよい方法である（図 8.5A）。このテストでは患者は背臥位をとる。検者は患者の膝関節を伸展させて，その状態を保ちながら患者の下肢を徐々に挙上していく。この手技によって神経根が牽

(A)

(B)

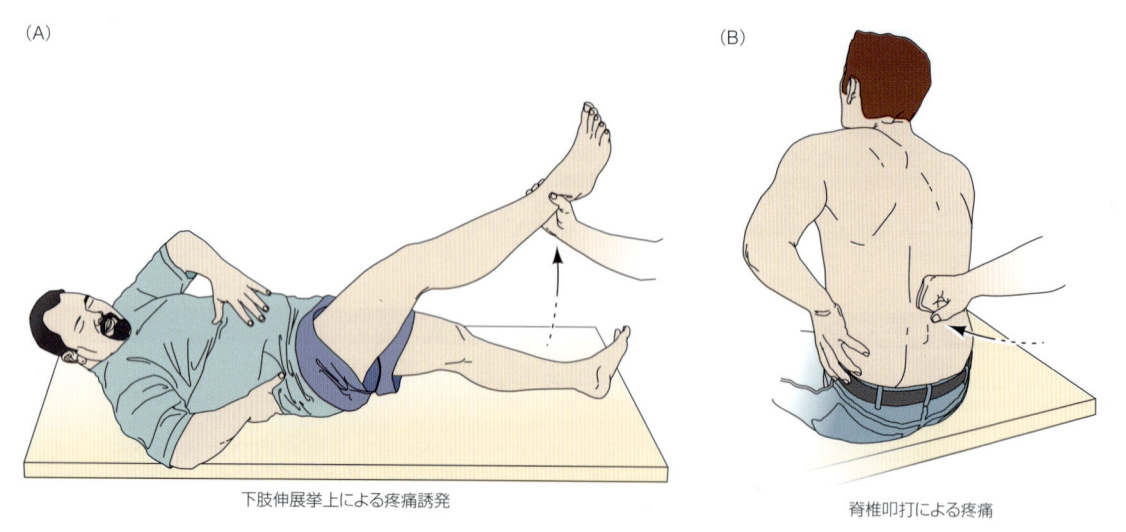

下肢伸展挙上による疼痛誘発

脊椎叩打による疼痛

図 8.5　下肢伸展挙上と脊椎叩打検査。（A）下肢伸展挙上や交叉性下肢伸展挙上によって典型的な神経根症状が起こる。（B）脊椎叩打による痛み誘発は，脊椎の腫瘍転移や感染を示唆する

引される。典型的な根性痛と異常感覚が再現できれば陽性と判定する。10°以下の挙上や 60°以上の挙上で陽性の場合は，おそらく神経根圧迫によるものではない。**交叉性下肢伸展挙上テスト crossed straight-leg raising test**（訳注：交叉性ラゼーグ徴候）では，陽性の場合，症状のないほうの下肢を挙上すると障害側の下肢に典型的な症状が起こる。交叉性下肢伸展挙上テストは 90％以上の確率で腰仙髄神経根圧迫に特異的である。神経根症状はヴァルサルヴァ手技(咳，くしゃみ，緊張)でも増強することがある。頸髄神経根障害では，頭部を患側に屈曲したり回転したりすると神経根症状が悪化することがある。おそらく，これらの運動によって椎間孔がさらに狭小化するためであろう。**脊椎叩打痛**（**図 8.5**B）があれば，転移性腫瘍，硬膜外膿瘍，骨髄炎やその他の脊椎の病変が疑われるが，叩打痛はこれらの疾患で認められないこともある。

　背部痛が持続的で進行性の場合，高齢の患者や悪性腫瘍の既往がある患者で起こった場合，硬膜外膿瘍の可能性がある場合などでは，神経画像検査が必須である。脊椎 MRI が第一選択となる（第 4 章）。しかし，MRI の結果は病歴や検査所見と照らし合わせて，慎重に評価しなければならない。なぜなら，偶発的な椎間板突出などの脊椎変性所見はきわめてありふれた所見で，無症状の患者でも観察されることがあるからである。MRI で病変が不明瞭な場合に，CT ミエログラフィー（第 4 章）を行うと病変が有効に描出できることがある。診断に不明瞭な点が残る場合，筋電図や神経伝導速度検査が有用な場合もある（**臨床 ❷ 9.2**）。

　その他の神経根障害の原因を**表 8.4** にまとめた。**脊柱管狭窄症 spinal stenosis** とは「狭くなった脊柱管」という意味だが，先天的要因で起こることもあれば，

変性性の要因で徐々に起こることもあり，また両方の要因が併存することもある。**腰椎管狭窄症 lumbar stenosis** は**神経因性跛行 neurogenic claudication** の原因となるが，この状態では歩行時に両下肢に痛みと脱力が起こる。**頸椎管狭窄症 cervical stenosis** では神経根障害と長経路障害が混合した形であらわれる。外傷は神経根圧迫，神経根の牽引や脊髄からの**引き裂き**などによって神経根障害をもたらす。糖尿病性ニューロパチーでは，神経根障害，とくに胸髄レベルでの神経根障害を引き起こすことがあり，腹痛をもたらす。**硬膜外転移 epidural metastasis** は，椎体に起こる頻度が最も高いが，外側に進展して神経根を圧迫することがある。腺癌，リンパ腫，髄芽腫，グリオブラストーマなどの腫瘍細胞が髄液を介して広がれば，神経根が傷害されることもある。

　一般的に，神経根障害の原因の多くはニューロパチーの原因（**臨床 ❷ 8.1**）とほぼ同じだが，中には好んで神経根を侵す状態がある。例えば，**ギラン・バレー症候群**のような自己免疫疾患は神経根傷害を起こしやすい。後根神経節に不顕性感染していた**水痘ウイルス**が再活性化されれば，**帯状疱疹 herpes zoster (shingles)** の有痛性水疱性病変が生じる。この病変の分布はデルマトームに一致し，傷害された神経根の領域に感覚障害と，まれに運動障害を引き起こす。帯状疱疹は胸髄デルマトームに最も多く生じるが，全身のどこにでも起こりうる。バラシクロヴィル，ファムシクロヴィル，アシクロヴィルなどの抗ウイルス剤で治療すれば，水疱性病変の消退が早まる。水疱性発疹が消退した後も強い痛みが続くことがあり，帯状疱疹後神経痛とよばれる。この痛みについてもアシクロヴィルで治療すれば効果がある。帯状疱疹が三叉神経第一

枝（眼神経）領域に起これば視力障害の危険があるので，迅速な治療が求められる。**ライム病 Lyme disease** はスピロヘータ *Borrelia burgdorferi* によって引き起こされる原虫介在性の疾患だが，やはり神経根障害の原因となる。**サイトメガロウイルス性多発性ニューロパチー**は HIV 感染患者に認められ，腰仙髄神経根を最も多く傷害する。軽症の神経根障害は HIV 自体によっても引き起こされる。**シュワン細胞腫 schwannoma** や**神経線維腫 neurofibroma**（神経線維腫症でみられる）のようなダンベル型の神経鞘腫瘍が椎間孔に生じることがあり，神経根障害の原因となる。

記憶すべき上肢の 3 つの神経根

　実際上，最も臨床的に重要な上肢の神経根は **C5，C6，C7** である。これらの神経根に関係する反射と運動・感覚機能を熟知しておくことが重要で，これを図 8.6 と表 8.5 にまとめた。患者を検査する場合には，この 3 つの神経根が支配する筋を，一つの神経根につ

いて少なくとも一つ覚えておくと大変役に立つ。表8.5 にあげた神経根に加えて，C8 神経根障害についても記憶しておくとよい。C8 神経根障害は頸髄神経根障害の約 6％にみられ，通常 C7〜T1 の椎間板ヘルニアによって起こり，手固有筋の筋力低下と第 4 指，5 指，前腕内側の感覚障害を伴う。頸髄神経根障害の約 20％では，障害が 2 つから 3 つの頸髄レベルに及ぶ。

記憶すべき下肢の 3 つの神経根

　実際上，最も臨床的に重要な下肢の神経根は **L4，L5，S1** である。L4，L5，S1 に関係する反射と運動・感覚機能を図 8.7 と表 8.6 にあげた。頸髄神経根の場合と同じく，患者を検査する場合には，この 3 つの神経根が支配する筋を，一つの神経根について少なくとも一つ覚えておくと大変役に立つ。

臨床ポイント 8.4　馬尾症候群

　L1，L2 以下の複数の神経根障害を**馬尾症候群 cauda equina syndrome** という。障害が S2 神経根以下から始まる時には，下肢に明らかな筋力低下は生じない。S2 から S5 領域（図 8.4）の感覚障害は**鞍状（サドル状）感覚消失 saddle anesthesia** とよばれることがある。S2，S3，S4 神経根の障害では，拡張した無緊張性膀胱，残尿，溢出性尿失禁（臨床 P 7.5）や，便秘，肛門括約筋緊張低下，便失禁，勃起不全が生じる。非可逆的な障害を残さないために，迅速に馬尾症候群をみつけ，治療することが重要である。馬尾症候群は**脊髄円錐症候群 conus medullaris syndrome** との鑑別が困難なことがある。後者では仙髄病変によって馬尾症候群に似た障害が起こる（図 8.1）。**馬尾症候群の原因**には，中心性椎間板ヘルニアによる圧迫（図 8.3C），

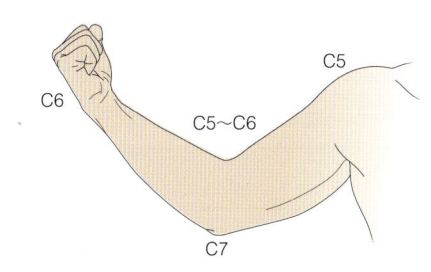

図 8.6　上肢の重要な 3 つの神経根。C5 は肩関節での上腕外転を支配する。C5 と C6 は肘関節での屈曲と上腕二頭筋反射に関わる。C6 は手首の伸展を支配する。C7 は肘の伸展と上腕三頭筋反射に関わる（表 8.5 も参照）

表 8.5　上肢の 3 つの重要な神経根					
神経根	侵される筋[a]	減弱する反射[a]	感覚障害の範囲[b]	主に傷害される椎間板	頸髄神経根障害に占める割合
C5	三角筋，棘下筋，上腕二頭筋	上腕二頭筋反射，胸筋反射	肩，上腕外側	C4〜C5	7％
C6	手首の伸筋，上腕二頭筋	上腕二頭筋反射，腕橈骨筋反射	第 1，第 2 指，前腕外側部	C5〜C6	18％
C7	上腕三頭筋	上腕三頭筋反射	第 3 指	C6〜C7	46％

[a]図 8.6
[b]図 8.4

表 8.6　下肢の 3 つの重要な神経根					
神経根	侵される筋[a]	減弱する反射[a]	感覚障害の範囲[b]	主に傷害される椎間板	腰仙髄神経根障害に占める割合
L4	腸腰筋，大腿四頭筋	膝蓋腱反射	膝，下腿内側部	L3〜L4	3％〜10％
L5	足の背屈，母趾伸展，足外反，内反	なし	足背，母趾	L4〜L5	40％〜45％
S1	足の底屈	アキレス腱反射	足外側部，小趾，足底	L5〜S1	45％〜50％

[a]図 8.7
[b]図 8.4

硬膜外転移，シュワン細胞腫，髄膜腫，髄膜癌腫症，外傷，硬膜外膿瘍，くも膜炎，サイトメガロウイルス性多発性神経根炎などがある。

臨床ポイント 8.5 **脊髄への一般的な手術到達法**

椎間板ヘルニアによる神経根障害患者の多くは，手術しなくても数カ月以内に改善する。緊急手術の適応には，脊髄圧迫や馬尾症候群などを起こすまれな例が含まれる。やや緊急度が低い手術適応は，進行性の重篤な筋力低下の例や，難治の耐え難い痛みを訴える少数の患者などである。神経根症状がはっきりしていて休息や理学療法や牽引を 1～3 カ月行っても無効な場合に，待機的手術が選択される。

頸椎の場合，**椎弓切除術 laminectomy** を行って**後方からアプローチ**する方法がある。傷害部分の椎弓を除去（**図 8.2B**）してヘルニアを起こした椎間板を取り除く**椎間板除去術 discectomy** と，椎間孔を通る前に神経根が通過する外側窩を広げる**孔拡大術 foraminotomy** を行う。頸椎では**前方からのアプローチ**も可能である。頸の前面に切開を入れて椎体まで切り開く。前方からのアプローチでは脊柱管を経由することなく直

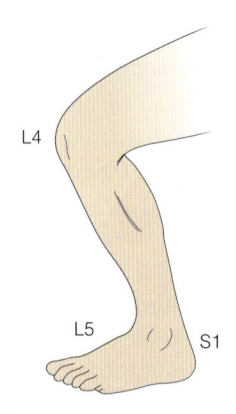

図 8.7 下肢の重要な 3 つの神経根。L4 は膝関節での下腿伸展と膝蓋腱反射に関わる。L5 は足関節での背屈に関わる。S1 は足の底屈とアキレス腱反射に関わる（**表 8.6** も参照）

接椎間板に到達することができる上に，骨移植片を用いて隣接する椎体を機械的に**連結**することも可能である。前方からのアプローチは，まれではあるが胸椎の椎間板ヘルニアの手術にもよく用いられる。腰椎では後方からのアプローチが一般的である。機械的な安定のために，いろいろな金属補強材が埋め込まれることもある。

症　例

症例 8.1　一側性の頸部痛と母指・示指のピリピリ感

●主訴
30 歳の男性が，4 週間にわたる左頸部痛と左上肢の痛み，そしてピリピリ感を訴えてかかりつけ医を受診した。

●病歴
既往歴には，軽度のスポーツ外傷が数回あるが，それ以外は特記すべきことなし。スポーツ外傷の中には 2 年前のスキー事故があり，左頸部を打撲して，その後左頸部痛が 3 週間続いた。1 年前には，ソフトボールの試合中に後ろに転倒し，後頭部を打撲した。この時意識消失はなかったが，30 分間意識の混乱があった。4 週間前のある朝，起床時に**強い左頸部痛と肩甲痛があり，ピリピリ感が左手の第 1 指と第 2 指（母指と示指）に放散**した。数日後にやや改善したが，4 日前に再発し，痛みのために眠れなくなった。鎮痛剤を服用してやや改善したが，痛みは消失しなかった。筋力低下，しびれ感，膀胱直腸障害（**臨床 ⓟ7.5**），レルミット徴候 Lhermitt sign（**臨床 ⓟ7.1**）はすべて自覚していない。

●診察所見
生命徴候：体温＝36.7℃，脈拍＝72，血圧＝140/80。
頸部：正常，血管雑音なし。
肺：清。
心臓：整。
腹部：軟。

四肢：異常なし。
神経学的検査：
　精神状態：清明，見当識正常（×3）。言語は正常。病歴を詳細に話す。
　脳神経：正常。
　運動系：筋緊張正常。筋力テスト：**左上腕二頭筋，腕橈骨筋，手伸筋で 4⁺/5**，その他は 5/5。
　反射：

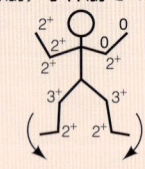

　協調運動：指鼻検査，踵膝検査，ともに正常。
　歩行：正常。つぎ足歩行，正常。ロンベルク徴候，陰性。
　感覚系：触覚，振動覚，関節位置覚は正常。**左第 1 指と第 2 指で痛覚が軽度低下。2 点識別覚は左示指で 4～5 mm，右示指で 3 mm**（紙クリップと定規で測定）。

●局在診断と鑑別診断
太字で上に示した症候から病変はどこにあると考えられるか。最も可能性の高い診断名は何か。

考察

本例の鍵となる症候は以下の通り。

- **左頸部痛と肩甲痛があり，ピリピリ感が左手の第1指と第2指（母指と示指）に放散，同部位で痛覚と識別覚が低下**
- **左上腕二頭筋，腕橈骨筋，手伸筋の筋力低下**
- **左上腕二頭筋反射と上腕三頭筋反射の消失**

患者は典型的な C6 神経根障害のパターンを示している（臨床**P** 8.3，図 8.4，図 8.6，表 8.1，表 8.5）。本例で最も疑われる診断名は，左 C5〜C6 の椎間板ヘルニアである（もっとまれな原因については**表 8.4** を参照）。

臨床経過と神経画像

患者は頸椎 MRI（**画像 8.1**A，B）を受けた。MRI で左 C5〜C6 の椎間板ヘルニアが確認された。脳神経外科医によって神経根圧迫を解放するための手術適応が検討された。患者はもう数週間待って，改善がなければ手術を受けることにした。患者は，牽引のために固い頸椎カラーを装着し，運動を避け，非ステロイド性抗炎鎮痛剤を服用し続けた。1 カ月後，症状は完全に改善した。検査はほぼ正常で，左上腕二頭筋反射が減弱し，左上腕二頭筋の筋力がわずかに低下するばかりとなった。筋力低下は理学療法で改善し続けている。

復習問題

図 **8.3**A と画像 **8.1**A，B を用いて，C5〜C6 の椎間板ヘルニアで C6 神経根症状が生じる理由を説明せよ。

8

症例 8.1　一側性の頸部痛と母指・示指のピリピリ感

画像 8.1A，B　左 C6 神経孔（椎間孔）を閉塞する C5〜C6 椎間板ヘルニア。頸椎 MRI 像。（A）T1 強調画像矢状断。ヘルニアを起こした C5〜C6 椎間円板を示す。（B）T2 強調画像，ヘルニアを起こした C5〜C6 椎間円板のレベルの軸位断。左 C6 神経孔が閉塞している

(A)

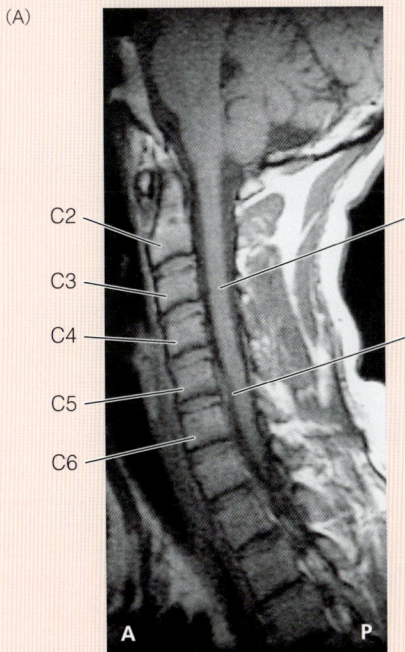

C2　C3　C4　C5　C6
脊髄
ヘルニアを起こした C5〜C6 椎間円板
A　P

症例 8.1　続き

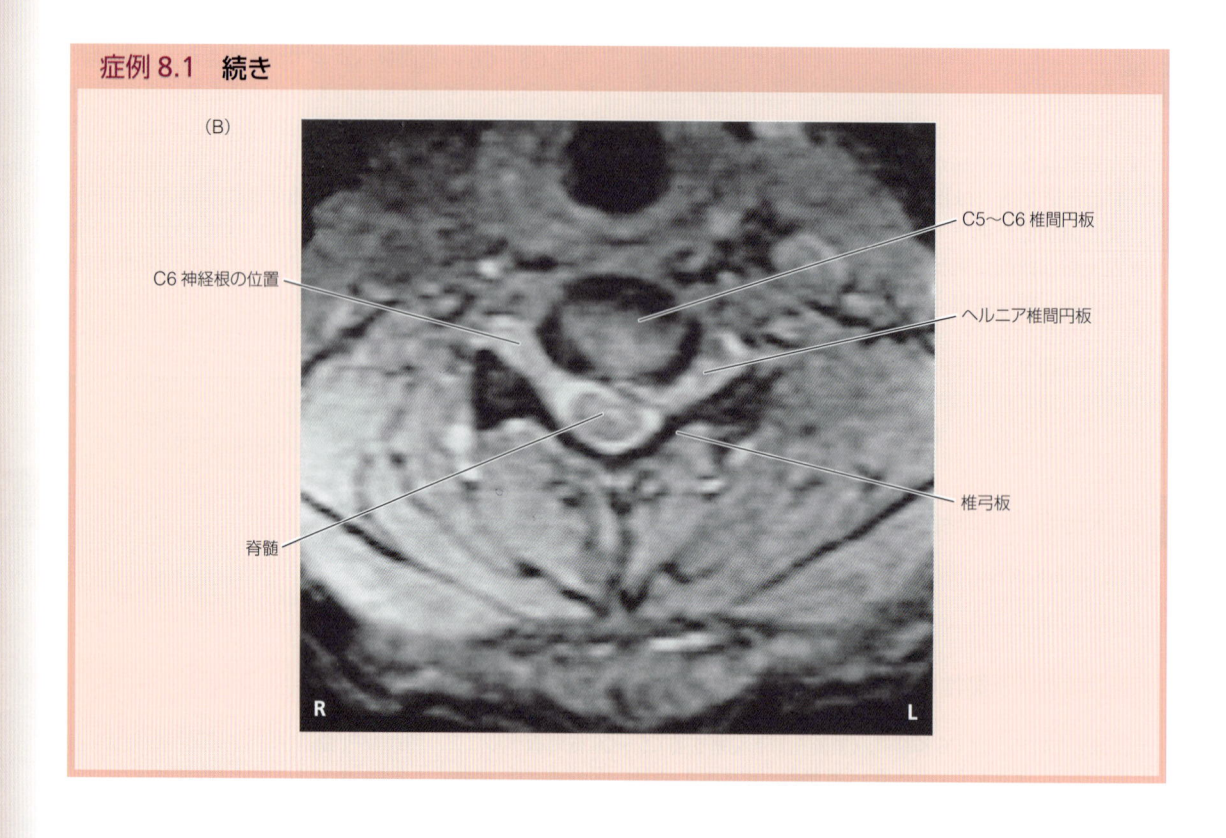

(B)

C6 神経根の位置
C5〜C6 椎間円板
ヘルニア椎間円板
脊髄
椎弓板

R　　L

症例 8.2　一側性の後頭部・頸部痛

●症例要約

　膀胱癌の既往がある 74 歳の男性に，2 週間前から**左後頭痛と頸部痛**がある。検査では，**左後頭部領域に感覚障害が疑われる**以外には，異常はなかった。頭部 CT と頸椎 X 線は正常であった。そこで骨スキャンと頸椎 MRI が行われた。

●局在診断と鑑別診断

　太字で上に示した症候から病変はどこにあると考えられるか。最も可能性の高い診断名は何か。

考察

　本例の鍵となる症候は以下の通り。

● **左後頭部領域の痛みと感覚障害**

　この領域の疼痛と感覚障害の組み合わせは末梢神経病変を疑わせる。後頭部頭皮の感覚は C2 由来で（**図 8.4**），C2 は大後頭神経と小後頭神経を出す。

　最も疑われる **臨床局在診断**は左 C2 神経根か左後頭神経である。**後頭神経痛 occipital neuralgia**（三叉神経痛の近縁疾患；**臨床🅿 12.2**）は一側性の後頭痛の原因の中では比較的頻度が高く，感覚障害を伴うこともある。膀胱癌の既往があることから，左 C2 神経根や左後頭神経を圧迫する硬膜外転移の可能性も否定できない。可能性は低いが，脊椎の変性疾患や**表 8.4** にあげるその他の疾患も考慮に入れる必要がある。

臨床経過と神経画像

　頸椎 MRI（**画像 8.2**）では，C2 付近に左頸椎腫瘤が検出された。CT ガイド下に腫瘤の針生検が行われ，病理検査で転移性の膀胱移行上皮癌と診断された。放射線療法が開始されたが，徐々に全身状態が悪化したため，最終的にホスピスでの緩和ケアにゆだねられることになった。

症例 8.2　一側性の後頭部・頸部痛

画像 8.2　左 C2 神経根に浸潤する転移性膀胱癌。頸椎の T1 強調 MRI 軸位断。図 4.12A と比較せよ

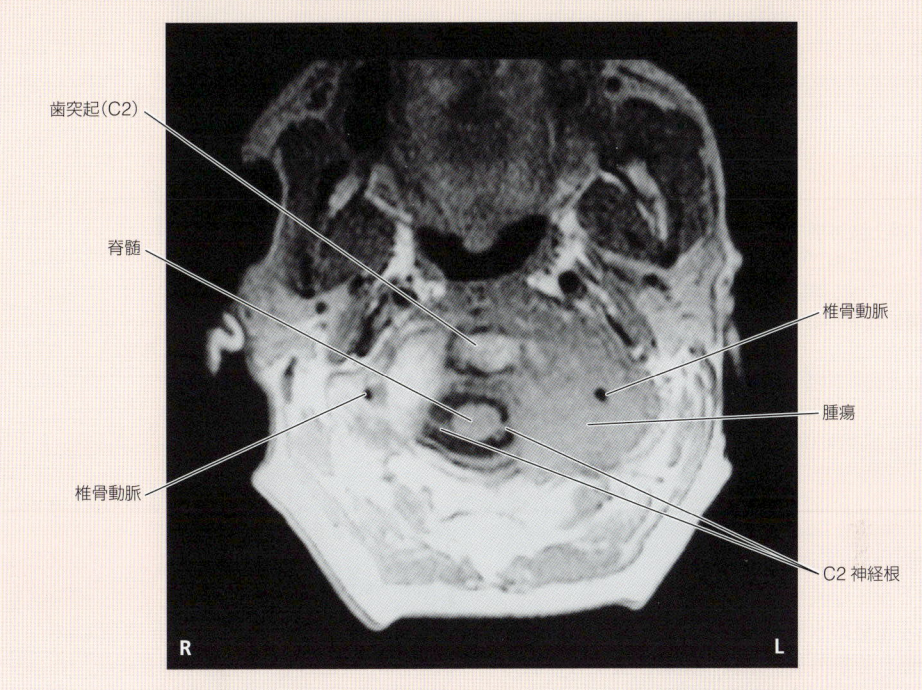

歯突起(C2)

脊髄

椎骨動脈

椎骨動脈

腫瘍

C2 神経根

R　　L

症例 8.3　一側性の肩甲部の疼痛と筋力低下

●症例要約

　高校・大学時代にアメリカンフットボールによる複数の外傷の既往がある 50 歳の男性が，交通事故にあって，**左肩甲部の疼痛としびれ感**を訴えるようになった。痛みとしびれは左上肢から母指に放散し，頸部伸展で増悪する。検査では，**左三角筋の筋力が 4/5 で左肩に痛覚低下**がある。それ以外には異常はなかった。

●局在診断と鑑別診断

　太字で上に示した症候から病変はどこにあると考えられるか。最も可能性のある診断名は何か。

考察

　本例の鍵となる症候は以下の通り。

- ● **左肩甲部の疼痛と感覚低下**
- ● **左三角筋の筋力低下**

　肩甲部の感覚と三角筋の運動支配は腋窩神経によってもたらされる。腋窩神経は主として C5 神経根の線維からなる（**表 8.1**，**図 8.6**）。したがって，最も可能性の高い診断名は，左 C5 の神経根障害で C4〜C5 の椎間板ヘルニアか骨棘がその原因として疑われる。C5 の神経根障害を起こすその他の疾患は**表 8.4** に列挙されている。腋窩神経ニューロパチーも考慮する必要がある（**表 9.1**）。さらに，可能性があるもう一つの状態として回旋筋腱板断裂があげられる。この状態では，腱や靭帯の損傷によって肩関節での外転や外旋が障害される。しかしこのような外傷では，本例でみられた感覚障害の説明がつかない。

臨床経過

　頸椎 MRI では，骨棘（**表 8.3**）によって C4〜C5 の椎間孔が狭小化していた（画像を提示せず）。患者は椎弓切除術を受け椎間孔の減圧が図られた（臨床Ⓟ 8.5）。術後経過は良好である。

症例 8.4　左上肢の水疱，疼痛，筋力低下

●症例要約

　ある朝，68歳の男性が起きてみると，左肩と上肢に有痛性の水疱性皮疹ができていて，左上肢に筋力低下としびれ感があった。上肢の筋力低下としびれ感は翌週中も増悪した。ついには**左上肢の挙上ができなくなった**が，手指の筋力は保たれていた。受診したかかりつけ医での検査では，**図8.8**に示す領域に赤みを帯びた水疱があり一部は結痂していた。さらに筋力テストで，**左三角筋の筋力2/5，左上肢外旋3/5，左上腕二頭筋と腕橈骨筋4/5**であった。**左上腕二頭筋反射と腕橈骨筋反射は消失**していたが，その他の腱反射は2⁺であった。**皮疹の分布に一致して痛覚低下があった**（**図8.8**）。その他の検査は正常。

●局在診断と鑑別診断

　太字で上に示した症候から病変はどこにあると考えられるか。最も可能性の高い診断名は何か。

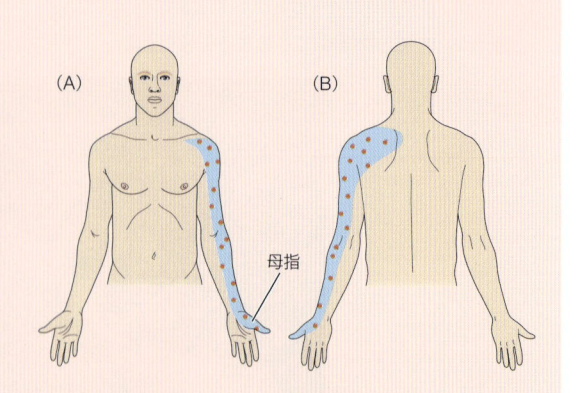

図8.8　皮膚の水疱の分布と痛覚低下領域。図8.4と比較せよ

考察

本例の鍵となる症候は以下の通り。

- 左肩と左上肢の水疱性皮疹と痛覚低下
- 左三角筋，上肢外旋，上腕二頭筋，腕橈骨の筋力低下，左上腕二頭筋反射と腕橈骨筋反射の消失

帯状疱疹性の皮疹とC5～C6領域の感覚低下から，最も疑われる診断は左C5～C6神経根の帯状疱疹である（**臨床Ⓟ 8.3**）。帯状疱疹は胸髄デルマトームに好発するが，他のデルマトームにも起こることがあり，筋力低下を起こすこともある。本例の筋力低下と腱反射消失もC5～C6障害に一致する。手首の伸展（C6）が正常なので，C5障害のほうが強いようである（**表8.1，表8.5，図8.6**）。

臨床経過

　腰椎穿刺が行われた。脳脊髄液CSFは白血球数224/mm³（正常0～5；**臨床Ⓟ 5.9，5.10，表5.7**）で89％がリンパ球であった。その他は正常。髄液と皮疹からのウイルス培養の結果は陰性。しかし，髄液PCR検査で水痘ウイルスが陽性に検出された。患者にはアシクロヴィルの血管内投与が行われ，その後経口投与に切り替えられた。頸椎MRIでは異常なし。脳神経の検査にも異常なし。3カ月後の経過観察では皮疹が消退していた。左上肢の疼痛と筋力低下に改善がみられたが，依然としてかなりの障害が残っていた。

症例 8.5　一側性の肩甲痛と示指・中指のしびれ感

●症例要約

　37歳の女性医師の**右肩に突然，鋭い痛み**が起こった。その後，右上肢から手にかけてピリピリ感が放散するようになった。**右手の第2，第3指にしびれ感**がある。髪をとかそうとしたが，**右の肘関節が曲がったままな**ので，手が頭より上に上がらず，髪をとかすことができなかった。その時点で診断の予想がついたので，同僚の整形外科医に受診の予約をした。検査での異常所見は次の通り。**筋力テストでは，右上腕三頭筋（3/5）と右手指伸展（4⁺/5）に筋力低下がある。右上腕三頭筋反射が消失。第2指と第3指の外側1/2で痛覚と粗大触覚が低下している**（**図8.9**）。

●局在診断と鑑別診断

　太字で上に示した症候から病変はどこにあると考えられるか。最も可能性の高い診断名は何か。

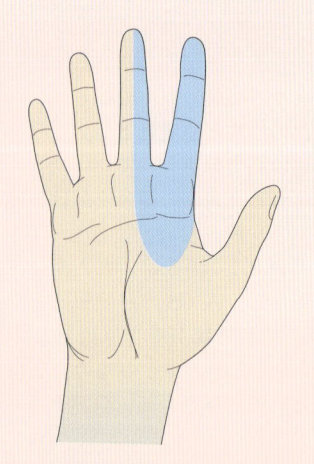

図8.9　感覚低下の領域。図8.4と比較せよ

考察

本例の鍵となる症候は以下の通り。

- ● 右上腕三頭筋と右手指伸筋の筋力低下，右上腕三頭筋反射が消失
- ● 右肩痛，第 2 指と第 3 指外側 1/2 の異常感覚と感覚低下

本患者の筋力低下，腱反射消失，感覚障害は右 C7 神経根障害と考えられる（表 8.1，表 8.5，図 8.4，図 8.6）。先に述べたように，デルマトームのパターンには個人差がある。しかし，通常は C7 神経根障害は中指を侵し，示指を侵すこともある。最も可能性の高い診断名は右 C6～C7 椎間板ヘルニアによる右 C7 神経根の圧迫である。可能性としては低いが，表 8.4 に列挙されている疾患は考慮に入れる必要がある。

臨床経過

頸椎 MRI では右 C7 神経根を圧迫する C6～C7 椎間板ヘルニアを認めた（障害レベルは異なるが，類似症例の像として画像 8.1A，B を参照してほしい）。保存的治療にも関わらず，疼痛は持続し，右上腕三頭筋に萎縮が認められるようになった。そこで，患者は部分的椎弓切除術と C6～C7 椎間板除去術を受けた（臨床 P 8.5）。術後，上腕三頭筋の筋力は完全に回復したが，その後数カ月以上にわたって，右上肢と手に痛みとしびれ感が持続した。

症例 8.6　一側性の頸部痛，手指脱力，薬指・小指のしびれ感

● 症例要約

34 歳の心臓外科医。**左頸部痛と肩痛**があり，**しびれ感とピリピリ感が上肢の尺側面から第 4 指と第 5 指にかけて放散**した。検査では，**左手の固有筋に筋力低下**があり，**左第 4 指と第 5 指の領域に痛覚と触覚の低下**があった（図 8.10）。その他は正常。

● 局在診断と鑑別診断

太字で上に示した症候から病変はどこにあると考えられるか。最も可能性の高い診断名は何か。

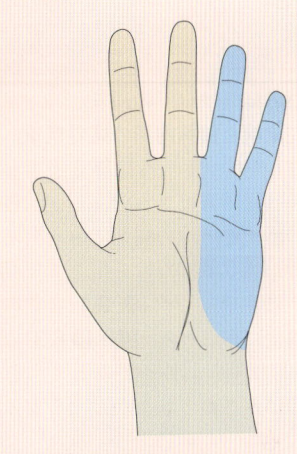

図 8.10　感覚低下の領域。図 8.4 と比較せよ

考察

本例の鍵となる症候は以下の通り。

- ● 左手固有筋の筋力低下
- ● 左頸部痛と肩痛，左第 4 指と第 5 指の異常感覚と感覚低下

運動検査の詳細がもう少しはっきりすれば，本例の病変局在診断が容易になるだろう。手固有筋（虫様筋と骨間筋）の筋力低下は尺骨神経，正中神経，腕神経叢下神経幹の病変（第 9 章）や，C8 か T1 の神経根病変（表 8.1）で起こる。また，本例の感覚異常の分布は，尺骨神経，腕神経叢下神経幹（C8，T1；第 9 章），C8 神経根などの病変を疑わせる（図 8.4）。頸部痛と肩痛は神経根障害を示唆する。したがって，左方へのC7～T1 椎間板ヘルニアによる左 C8 神経根障害が最も疑われる（表 8.4）。しかし，尺骨神経障害や下位腕神経叢障害も考慮に入れる必要がある。

臨床経過

頸椎 MRI で C7～T1 椎間板ヘルニアを認めた（障害レベルは異なるが，画像 8.1A，B は類似症例の MRI像である）。椎弓切除術を行ったところ，数個の椎間板断片が左 C8 神経根を圧迫していたので，これを除去した。術後，疼痛は消失し，固有手筋の筋力も完全に回復した。

症例 8.7　上腕内側の疼痛としびれ

●症例要約

66 歳の会社社長が，2 年間，左肩と左上肢内側の疼痛としびれ感に悩んできた。検査では，左上腕と前腕の内側に粗大触覚の低下があった（図 8.11）。その他は正常。MRI と CT 脊髄造影を反復して行ったところ，C6～C7，C7～T1，T1～T2 を含む複数のレベルに神経圧迫の所見が疑われた。

●局在診断と鑑別診断

太字で上に示した症候から病変はどこにあると考えられるか。最も可能性の高い診断名は何か。

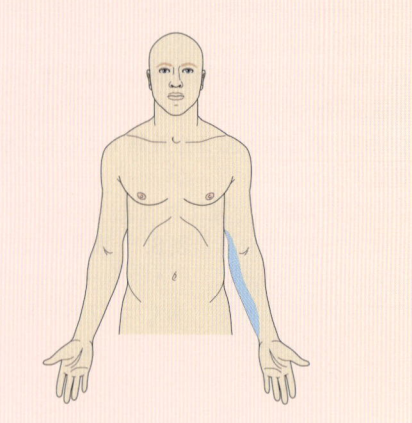

図 8.11　感覚低下の領域。図 8.4 と比較せよ

考察

本例の鍵となる症候は以下の通り。

●左肩痛，左上腕と前腕内側の感覚低下

患者には左 T1 デルマトームに感覚障害がある（図 8.4）。胸髄の神経根障害はまれであるが，椎間板ヘルニアや表 8.4 に示すその他の病態でみられることがある。本例の患者が感覚障害だけを呈して運動障害を伴わなかったことに注意しよう（表 8.1）。この状態は不完全な神経根病変にみられる（臨床Ⓟ 8.3）。ホルネル症候群が T1 神経根障害に伴ってみとめられることがあるが，本例ではみとめられなかったことにも注目してほしい。

臨床経過

画像診断では障害レベルが確定できなかったが，難治性疼痛が続いたので，患者は椎弓切除術を受け，左 C7，C8，T1 の神経根が調べられた。術中，左 T1 神経根が T1～T2 椎間板ヘルニア断片によって圧迫されていることが確認されたので，この断片を除去した。本例は，神経根圧迫を疑わせる CT，MRI 所見があっても，必ず臨床所見に照らし合わせて判断する必要があることを物語っている。無症候性の画像異常がよくあるからである。術後，患者の疼痛はかなり軽減した。

症例 8.8　足底と小趾に放散する背下部痛

●主訴

事故のあと，38 歳の男性に歩行困難と左足底外側に放散する背下部痛が出現した。

●病歴

患者は道路で作業中に爆発事故で負傷した。重症の火傷を負ったので，皮膚形成術が必要となった。さらに，背下部痛があり，左下腿から足底および左小趾を含む足外側面にかけて，チクチクしたしびれ感（「ピンと針」様）が出現した。痛みによる歩行困難があったが，左足でつま先立ちすることができないことにも気づいている。直腸膀胱障害や勃起障害の自覚はない。

●診察所見

生命徴候：体温＝36.7℃，脈拍＝80，血圧＝112/80。
頸部：正常。
肺：清。
心臓：整，心雑音なし，奔馬調律，心膜摩擦音なし。
腹部：腸音正常；軟。
四肢：正常。
皮膚科学的所見：顔面と上肢に多数の瘢痕あり。

神経学的検査：
　精神状態：清明，見当識正常（×3）。言語は流暢。
　脳神経：正常。
　運動系：筋力テスト；左腓腹筋とハムストリングス（半腱様筋，半膜様筋，大腿二頭筋）で 4/5，それ以外はすべて 5/5。
　反射：

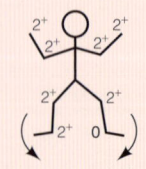

　協調運動：指鼻検査，正常。
　歩行：緩徐で疼痛を伴う。左足での爪先立ちは不可能。
　感覚系：左下腿後外側面，左小趾を含む足外側面，左足底に粗大触覚と痛覚の低下（図 8.12）。その他は正常。

● **局在診断と鑑別診断**

太字で上に示した症候から病変はどこにあると考えられるか。最も可能性の高い診断名は何か。

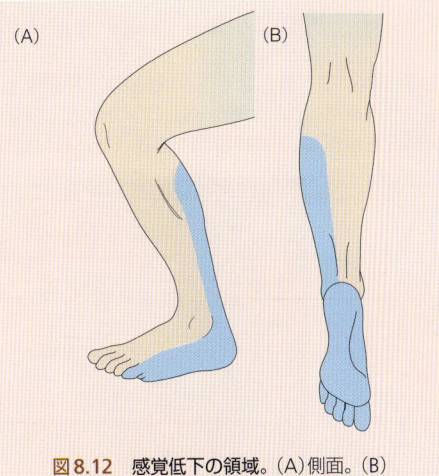

(A)　　　　　　　　　(B)

図8.12　感覚低下の領域。(A)側面。(B)後面。図8.4と比較せよ

考察

本例の鍵となる症候は以下の通り。

- **左腓腹筋とハムストリングスの筋力低下，左アキレス腱反射消失**
- **左の下腿後外側面，小趾を含む足外側面，足底の異常感覚と感覚低下**

本例の筋力低下，腱反射消失，感覚異常は左S1の神経根障害によく合致する（**表8.1**，**表8.6**，**図8.4**，**図8.7**）。最も可能性の高い臨床診断は，L5〜S1椎間板ヘルニアの左後外側への突出による左S1神経根の圧迫である（その他の可能性については**表8.4**を参照）。

臨床経過と神経画像

脊椎MRIでは左L5〜S1の椎間板ヘルニアを認めた（**画像8.8A〜G**）。症状の改善がなかったため，患者は椎弓切除術を受けた。手術でL5〜S1椎間板ヘルニアが確認され，剥離した椎間円板断片が外側窩で左S1神経根を圧迫していた。椎間円板断片を除去して手術を終えた。患者はその後問題なく過ごしていたが，1年後，再び同じ部位に疼痛が出現し，下腿後筋群の筋力低下もあらわれた。MRI再検によって左S1神経根を取り囲む瘢痕組織が観察された。この状態は手術による治療が不可能なため，疼痛に対する対症療法と局所へのステロイド注入が行われた。結果的に，部分的な改善しかみとめなかった。

関連症例

画像8.8Hは別の患者の**脊髄造影像 myelogram**（第4章参照）で，L4〜L5椎間板ヘルニアによって両側L5神経根が圧迫されている。

復習問題

画像8.8A〜Gで，L4，L5，S1神経根の走行を追ってみよう（図8.3B, Cも参照）。L4〜L5の椎間板ヘルニアでL5根症状が生じる理由を説明せよ。同じく，L5〜S1の椎間板ヘルニアでS1根症状が生じる理由を説明せよ。

症例 8.8　足底と小趾に放散する背下部痛

画像 8.8A，B　外側窩で左 S1 神経根を圧迫する L5〜S1 後外側型椎間板ヘルニア。T1 強調脊椎 MRI 像。（A）正中やや左寄りの傍矢状断。ヘルニアを起こした L5〜S1 椎間円板を示す。（B）さらに正中より左寄りの傍矢状断。神経孔を示す。L5 神経根の神経孔（L5〜S1）が閉塞していないことに注意

(A)

A　　　　　　P

L1

L2

L3

L4

L5

S1

脊柱管の神経根
（馬尾）

L5〜S1椎間板
ヘルニア

(B)

A　　　　　　P

L1〜L2
椎間円板

L2〜L3
椎間円板

L3〜L4
椎間円板

L4〜L5
椎間円板

L5〜S1
椎間円板

L1

L2

L3

L4

L5

S1

L1 神経根

L2 神経根

L3 神経根

L4 神経根

L5 神経根

S1 神経根

画像 8.8C〜G　外側窩で左 S1 神経根を圧迫する L5〜S1 後外側型椎間板ヘルニアの軸位断。T1 強調脊椎 MRI 像。（C）ヘルニアを起こした L5〜S1 椎間円板を示す正中矢状断（**画像 8.8A** と同じ）。D〜G の軸位断のレベルを示す。D〜G の軸位断は順に吻側から尾側の断面を示す。（D）L5 椎体レベルの軸位断。外側窩の L5 神経根を示す。（E）L5〜S1 椎間円板のレベルより高位の L5 神経孔レベルの軸位断（**画像 8.3B，C** と比較せよ）。（F）L5〜S1 椎間円板レベルの軸位断。左外側窩への椎間板ヘルニアが左 S1 神経根を圧迫している（**画像 8.3B，C** と比較せよ）。（G）S1 椎体レベルの軸位断。圧迫部位より下の外側窩にある S1 神経根を示す

(C)

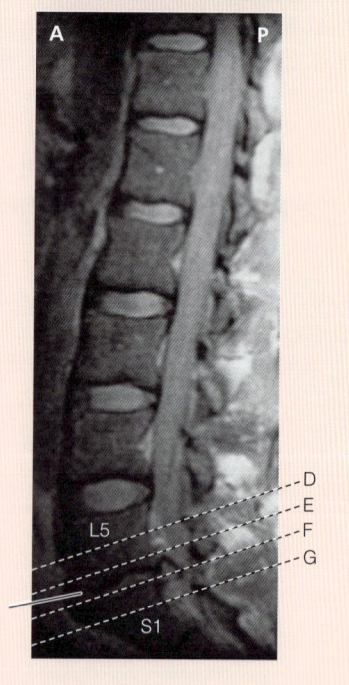

A　　　　　　P

L5

S1

L5〜S1
椎間円板

D
E
F
G

症例 8.8 続き

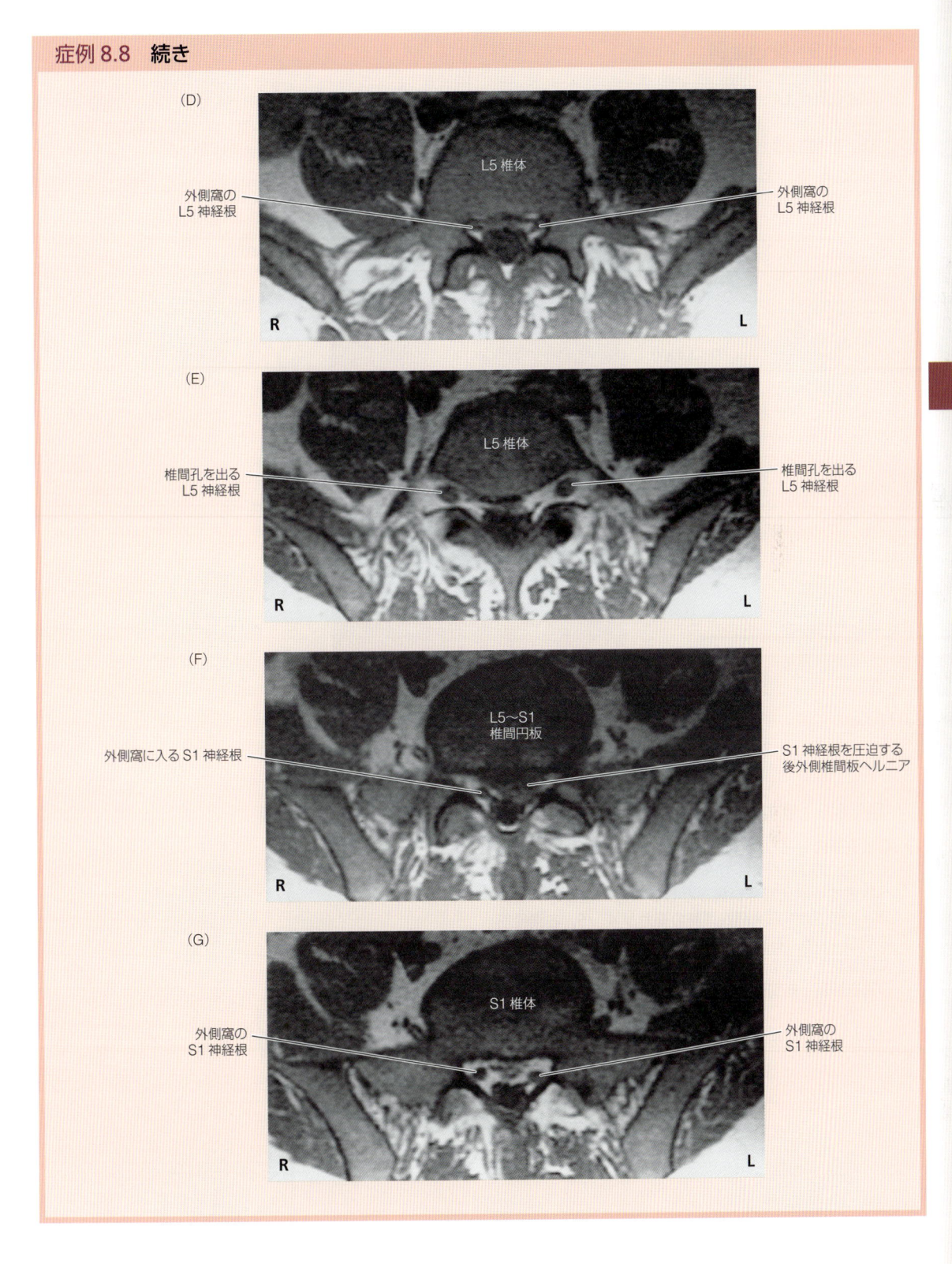

(D)

外側窩の
L5 神経根

L5 椎体

外側窩の
L5 神経根

R   L

(E)

椎間孔を出る
L5 神経根

L5 椎体

椎間孔を出る
L5 神経根

R   L

(F)

外側窩に入る S1 神経根

L5〜S1
椎間円板

S1 神経根を圧迫する
後外側椎間板ヘルニア

R   L

(G)

外側窩の
S1 神経根

S1 椎体

外側窩の
S1 神経根

R   L

8

症例 8.8 関連症例

画像 8.8H **L4〜L5 椎間円板レベルにおける両側 L5 神経根圧迫を示すミエログラムの例。** くも膜下腔への脊髄造影剤注入後の X 線フィルム正面像 (第 4 章; 臨床 **P** 5.10)。椎骨に対する正常 L3, L4, S1, S2 神経根鞘の関係がわかる (図 8.3 と比較せよ)。L5 神経根鞘は L4〜L5 椎間板ヘルニアのために両側性に途絶している

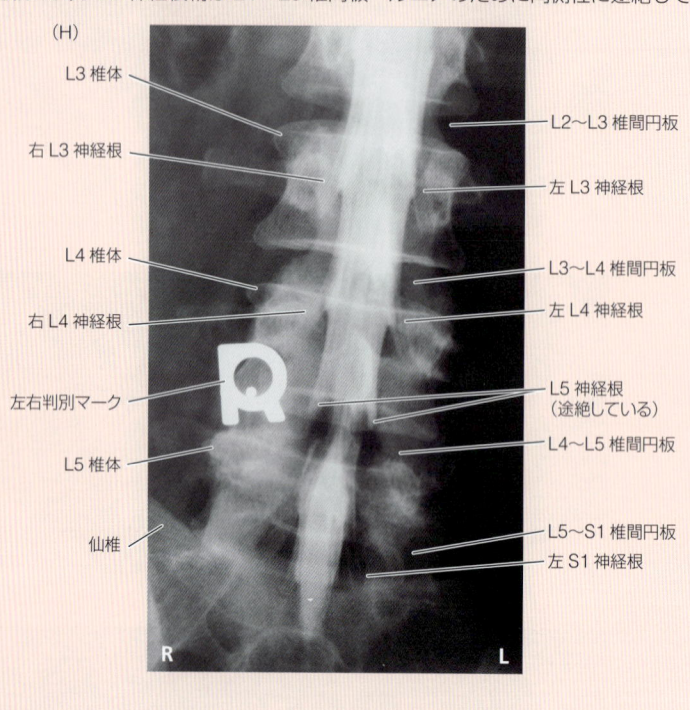

(H)

- L3 椎体
- 右 L3 神経根
- L4 椎体
- 右 L4 神経根
- 左右判別マーク
- L5 椎体
- 仙椎

- L2〜L3 椎間円板
- 左 L3 神経根
- L3〜L4 椎間円板
- 左 L4 神経根
- L5 神経根 (途絶している)
- L4〜L5 椎間円板
- L5〜S1 椎間円板
- 左 S1 神経根

R L

症例 8.9 すねへの放散痛を伴う一側性の大腿筋力低下

● 症例要約

76 歳の男性。1 年前から, **右臀部から大腿前面とすねへ放散する絶え間ない痛みとしびれ感**に悩まされている。検査では, **右大腿四頭筋の筋力が 4⁻/5, 右腸腰筋の筋力 4⁺/5, 右膝蓋腱反射消失, 右のすねと下腿内側に痛覚低下**がある (図 8.13)。

● 局在診断と鑑別診断

太字で上に示した症候から病変はどこにあると考えられるか。最も可能性の高い診断名は何か。

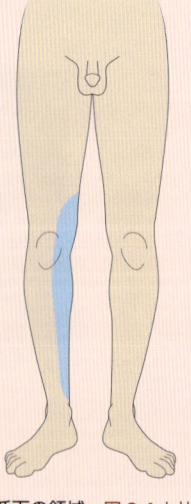

図 8.13 感覚低下の領域。図 8.4 と比較せよ

考察

本例の鍵となる症候は以下の通り。

- 右大腿四頭筋と腸腰筋の筋力低下，右膝蓋腱反射消失
- 右大腿，すね，下腿内側の異常感覚と感覚低下

本例の筋力低下，腱反射消失，感覚異常は右大腿神経ニューロパチーか L4 の神経根障害によく合致する（表 8.1，表 8.6，図 8.4，図 8.7，表 9.3）。**大腿神経病変と L4 神経根障害の鑑別には，大腿内転障害の有無が決め手となることがある。**大腿内転障害は L4 神経根障害には認められるが，大腿神経ニューロパチーには認められないことが多い（**表 8.1**）。残念ながら，本例では大腿内転検査の記載がない。本例では L2，L3 神経根障害も否定できない。しかし，L2，L3 神経根障害では通常，膝から下の感覚障害を起こさないし，またその頻度も L4 神経根障害よりはるかに低い。したがって，最も可能性の高い診断名は，右大腿神経ニューロパチーか，L3〜L4 椎間板ヘルニアの右後外側への突出による右 L4 神経根の圧迫である（その他の可能性については**表 8.4** を参照）。

臨床経過

興味深いことに，本例の MRI をみると，L3〜L4 の椎間板ヘルニアではなく，L4〜L5 の椎間板がはるか上方，外側方向に右 L4 神経根を圧迫していた（**図 8.3C** をもう一度参照されたい）。椎弓切除術とヘルニア椎間円板断片の除去によって，疼痛は完全に消退し，右下肢筋力も回復した。

8

症例 8.10　母趾へ放散する背下部痛

● 症例要約

20 年間背下部痛に悩んできた 57 歳の男性が，戸口でつまずき，以来急激に**右背下部痛が増悪して下腿から右母趾に放散**するようになった。痛みのために歩行が障害され，その後 3 カ月にわたって数回救急外来を受診した。検査では，筋力テストで**右長母趾伸筋と前脛骨筋 3/5，右足内反筋と外反筋 4⁺/5**，腱反射は正常，**右下腿前外側と足背に痛覚低下**があった（**図 8.14**）。**下肢伸展挙上テスト**（**図 8.5A**）を行うと，左側では 30° 以上挙上しても変化はなかったが，右側では**疼痛が再現**された。

● 局在診断と鑑別診断

太字で上に示した症候から病変はどこにあると考えられるか。最も可能性の高い診断名は何か。

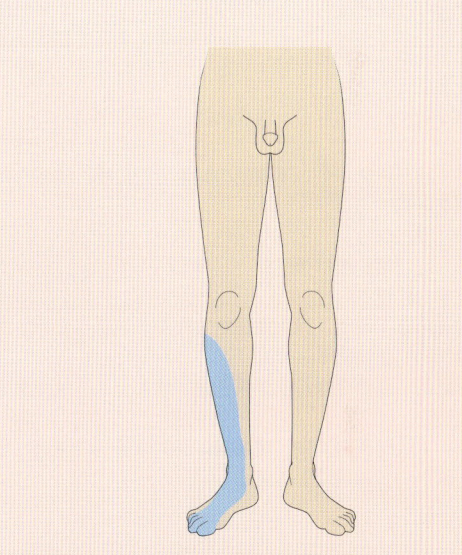

図 8.14　感覚低下の領域。図 8.4 と比較せよ

考察

本例の鍵となる症候は以下の通り。

- 右長母趾伸筋，前脛骨筋，右足内反筋と外反筋の筋力低下
- 下肢伸展挙上で再現される右母趾の放散痛，右下腿前外側と足背の感覚低下

本例の患者には，右 L5 神経根障害（表 8.1，表 8.6，図 8.4，図 8.7）と思われる典型的な根性痛，感覚障害，筋力低下があった。腓骨神経麻痺（表 8.1，表 9.3）でも類似の感覚障害と下垂足がみられるが，下肢伸展挙上で疼痛性異常感覚が誘発されることはない。また，腓骨神経麻痺と L5 神経根障害は足内反検査で鑑別できることがある。L5 神経根障害では内反障害が起こることがあるが，腓骨神経麻痺では起こらない（**表 8.1**）。

したがって，最も可能性の高い診断名は，L4〜L5 椎間板ヘルニアの右後外側への突出による右 L5 神経根の圧迫である（その他の可能性については**表 8.4** を参照）。

臨床経過

MRI では，L4〜L5 椎間板ヘルニアが右 L5 神経根を圧迫していた（障害レベルは異なるが，類似 MRI 像として**画像 8.8F** を参照してほしい）。手術が勧められたが，その後患者は病院を受診しなくなった。

症例 8.11　括約筋障害と勃起障害を伴う鞍状感覚消失

●主訴

10日前から両側臀部の痛みとしびれ感，括約筋障害を自覚した39歳の男性が救急外来を受診した。

●病歴

入院の10日前，患者がコンクリートを扱う重作業をしている最中に咳をしたところ，急に「ポン」とはじける音がして**両側臀部に鋭い痛み**が起こった。痛みは鎮痛薬でやや治まった。その後数日のうちに，起床時にも**勃起しないこと**に気がついた。また，**外性器から臀部にかけての感覚も消失**した。椅子に腰掛けても，椅子の感覚がないので，「空中に浮いている」ように感じた。**便秘**も起こるようになり，何回もトイレに行ってみたが10日間排便がなかった。**排尿も困難**で，膀胱充満感を感じるたびに下腹部を自分で圧迫して排尿を試みた。残尿が増悪して苦痛となったため，救急外来を受診した。

●診察所見

生命徴候：体温=37℃，脈拍=60，血圧=130/80，呼吸数=16。

頸部：正常，血管雑音なし。

肺：清。

心臓：整，心雑音なし，奔馬調律，心膜摩擦音ともになし。

腹部：腸音正常；軟。**下腹部の恥骨上方に固く拡張した膀胱を触知する。**

四肢：浮腫なし。

直腸：**肛門括約筋は弛緩性。**

神経学的検査：

精神状態：清明，見当識正常（×3）。言語は正常。

脳神経：脳神経Ⅱ～Ⅻは正常。

運動系：筋萎縮なく筋緊張正常。筋力テストは全身で5/5。

反射：**肛門反射消失。球海綿体反射は著明に減弱**（表3.7）。挙睾筋反射はある。

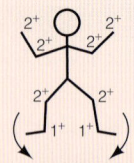

協調運動：指鼻検査，踵膝試験，ともに正常。

歩行：正常。

感覚系：**外性器，肛門周囲，臀部，大腿後上部に鞍状（サドル状）の痛覚と触覚の低下**（図8.15）。その他の部位では，痛覚，触覚，振動覚，関節位置覚はすべて正常。

排尿後残尿量（臨床 Ⓟ 7.5）：随意排尿の後，患者に膀胱カテーテルを挿入したところ，1,300 ccの残尿があった（正常では100 cc以下）。

●局在診断と鑑別診断

太字で上に示した症候から病変はどこにあると考えられるか。最も可能性の高い診断名は何か。

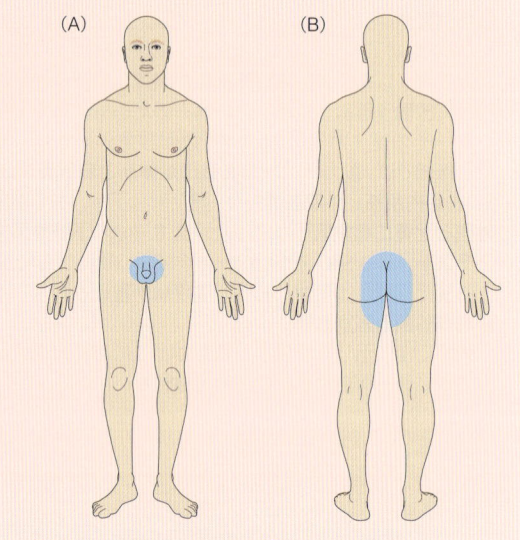

図8.15　感覚低下の領域。図8.4と比較せよ

考察

本例の鍵となる症候は以下の通り。

● **両側臀部痛，外性器から臀部にかけての鞍状の感覚消失**

● **便秘，残尿，勃起不全，肛門括約筋緊張低下，肛門反射消失，球海綿体反射減弱**

膀胱直腸障害と性機能不全は大脳半球，脊髄，脊髄円錐，馬尾，末梢神経などの両側性病変で起こる（臨床 Ⓟ 7.5）。挙睾筋反射が正常であることから，L1～L2神経根の機能は保たれていると考えられる（表3.7）。下肢筋力も正常なのでS1に支配される機能に

も異常はない。一方，疼痛と感覚低下の領域は両側のS2からS5か尾髄デルマトーム（図8.4）に一致するので，下位馬尾か脊髄円錐の病変が疑われる。

最も可能性の高い**臨床局在診断**は，馬尾のS2からS5神経根か，脊髄円錐である。

急性発症であることから，診断としては中心性椎間板ヘルニアが最も考えられる。馬尾では下位の神経根が内側に位置するので（図8.3C），中心性椎間板ヘルニアは下位神経根を圧迫する傾向にある。その他のもっと可能性の低い馬尾症候群の原因については臨床 Ⓟ 8.4 を参照のこと。脊髄円錐病変として可能性があるのは，上衣腫や星状細胞腫（アストロサイトーマ

症例 8.11　括約筋障害と勃起障害を伴う鞍状感覚消失

画像 8.11A〜C　馬尾を圧迫する巨大後方 L5〜S1 椎間板ヘルニア。脊髄 CT/脊髄造影（ミエログラム）（第 4 章参照）。断面 A〜C は順に吻側から尾側の断面を示す。（A）L4〜L5 椎間円板レベルの断面。造影剤が充満した正常の CSF 腔と馬尾を示す。（B）広汎な L5〜S1 椎間板ヘルニア。馬尾のレベルで脊柱管が閉塞し，造影剤が全く入っていない。（C）S1 椎体レベルの断面。正常の神経根，脊柱管，その他の構造を示す。**図 8.3**C と比較せよ

（A）

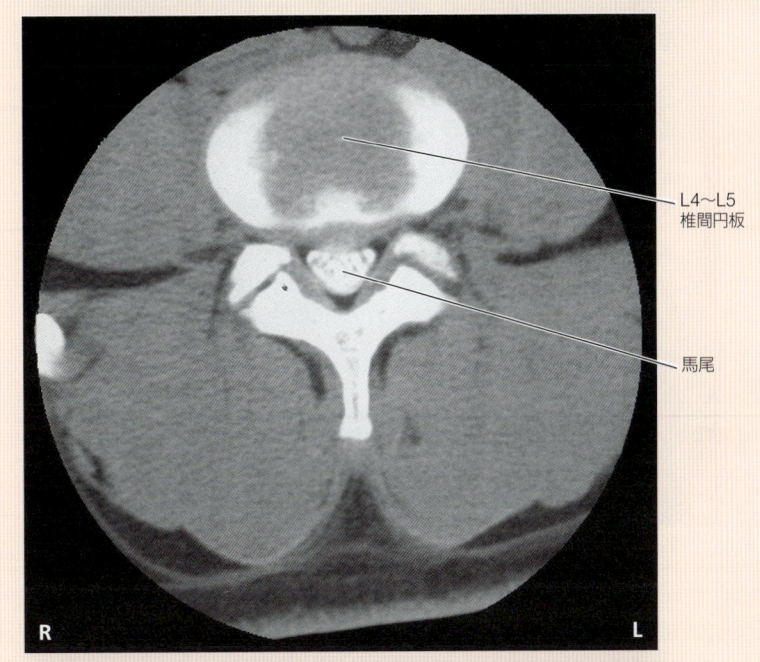

L4〜L5
椎間円板

馬尾

R　　L

（B）

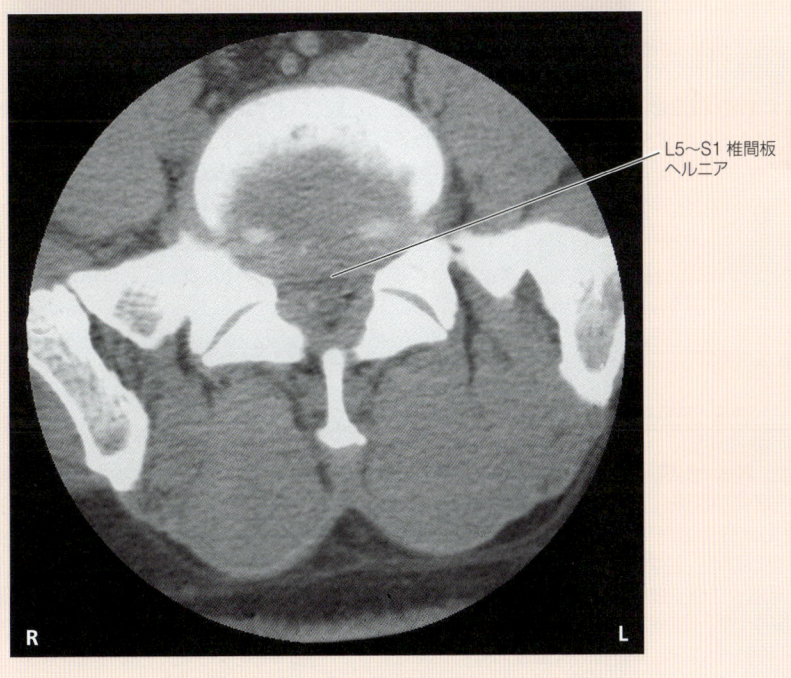

L5〜S1 椎間板
ヘルニア

R　　L

8

症例 8.11　続き

(C)

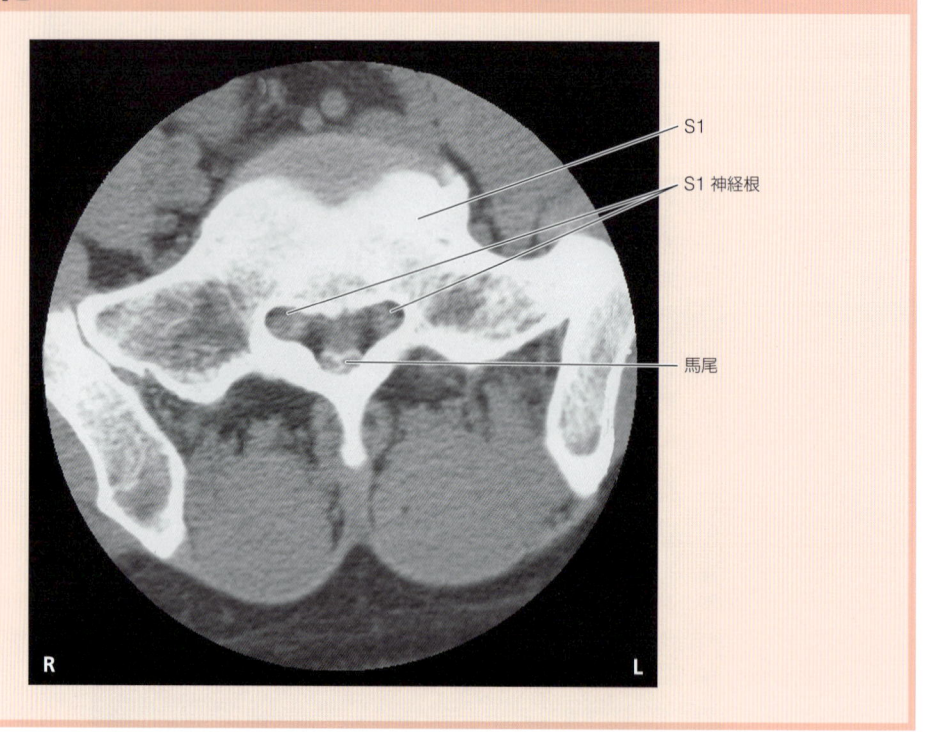

S1

S1 神経根

馬尾

R　　L

astrocytoma）などの髄内腫瘍，転移性腫瘍，脱髄疾患，サルコイドーシスなどである。

臨床経過と神経画像

　緊急で**脊髄CT/脊髄造影（ミエログラム）**が実施された（**画像8.11A〜C**）。L5〜S1の中心性椎間円板ヘルニアが馬尾を圧迫する所見が得られた。そこで緊急椎弓切除術が行われた。大きな椎間円板組織塊がL5〜S1の椎間レベルで前方から硬膜嚢を圧迫していた。減圧後，患者の疼痛は軽減し臀部の感覚障害も改善した。しかし，残尿の改善がみられなかったので，11日間の入院の終わりの時期には間欠的導尿が必要であった。

追加症例

　次の項目については他章で関連症例を取り上げている。「末梢神経障害」（症例9.1〜9.14）；「対称性遠位型ニューロパチー」（症例6.5，10.3）；「脳神経障害」（症例12.2〜12.7，13.1〜13.3，13.5）。その他の関連症例については巻末の**症例索引**を検索のこと。

本章のまとめ

1. 本章では，**後根（感覚神経根）**と**前根（運動神経根）**による分節性支配について述べた。これらの神経根は，頸髄，胸髄，腰髄，仙髄のレベル（図8.1A）で脊髄から出て，合流して混合性脊髄神経を形成する（図8.1B）。発生過程で，脊椎の成長は脊髄の成長を凌駕するので，下位神経根は**腰椎L1，L2よりも下では馬尾**となって続いている（図8.1）。神経根によって支配される感覚領域を**デルマトーム（皮膚分節）**（図8.4）とよび，神経根による運動支配領域を**ミオトーム（筋節）**とよぶ。

2. 神経根障害（根障害）を起こす最も多い原因は，頸髄や腰仙髄レベルの椎間板ヘルニアである（図8.2，図8.3）。傷害される神経根は，通常，**脱出椎間円板レベルの下のほうの椎体の番号に一致する**。例えば，L5〜S1椎間板ヘルニアではS1神経根障害が起こる。

3. **臨床的に最も重要な神経根が上肢と下肢にそれぞれ3本ずつある**。それは，C5，C6，C7とL4，L5，S1である。これらの神経根の感覚機能と運動機能を表8.5，表8.6，図8.6，図8.7にまとめた。

9 神経叢と末梢神経

生後3週の乳児が左上肢を上手に動かすことができない。大きな女児で，分娩時，娩出のために左肩を強く牽引された。左上肢の筋緊張は低下し，内旋位をとっている。肘関節での前腕伸展や指の開閉はできたが，肩関節での上肢外転や肘関節での屈曲は左側で障害されていた。左上腕二頭筋反射が消失していた。

本章では上下肢の主要な神経について，その感覚・運動機能を学ぶ。これから述べるように，この患者の症状はある神経が傷害された時の特徴を示している。

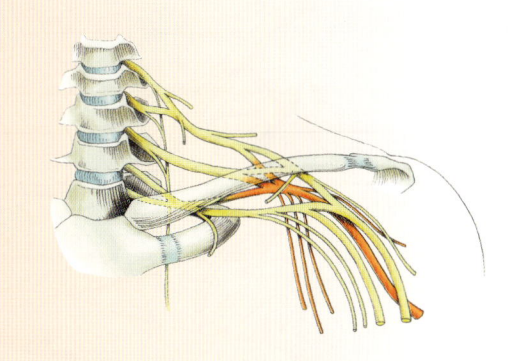

解剖学と臨床の基礎知識

本章では，腕神経叢，腰仙骨神経叢とそこから出る神経枝の機能について述べる。神経根の運動と感覚支配領域（第8章）や主要神経叢，末梢神経について熟知していると，臨床的に特定の神経病変の同定や中枢神経病変との鑑別を行う上で大変役に立つ。運動ニューロンを特異的に傷害する疾患については第6章で述べた（臨床 Ⓟ 6.7）。第8章では神経根と神経根障害について述べ，一般的な末梢神経障害や神経筋疾患についても簡単に触れた（臨床 Ⓟ 8.1）。本章では，上下肢の最も重要な末梢神経を取り上げて説明するとともに，よくみられる神経叢症候群と末梢神経症候群について述べる。

腕神経叢と腰仙骨神経叢

腕神経叢 brachial plexus は **C5，C6，C7，C8，T1** の頸膨大から出る神経根によって形成される（図9.1）。これらの神経根が上肢の感覚・運動神経支配を担っている。腕神経叢の神経は臨床的に非常に重要なので，腕神経叢の構造を記憶しておくと大変役に立つ。このためには簡略図が有用である（図9.2）。腕神経叢の構成を覚えるために次のような記憶法がある。**R**obert（**r**oot）**T**aylor（**t**runk）**D**rinks（**d**ivision）**C**old（**c**ord）**B**eer（**b**ranch）。（ロバート・テーラーは冷たいビールを飲む）。それぞれの神経枝が支配する筋を知ることも重要である（表8.1）。腕神経叢から出る臨床的に最も重要な5本の神経枝は，橈骨神経，正中神経，

尺骨神経，筋皮神経，腋窩神経である（次項を参照）。他にも役立つ記憶法がある。後神経束の枝は **STAR** または **ARTS**（腋窩 **A**xillary，橈骨 **R**adial，胸背 **T**horacodorsal，肩甲下 **S**ubscapularis）と記憶する。筋皮神経が支配する筋は **BBC**（上腕二頭筋 **B**iceps，上腕筋 **B**rachialis，烏口腕筋 **C**oracobrachialis）と記憶する。

腰仙骨神経叢 lumbosacral plexus は腰仙膨大の **L1，L2，L3，L4，L5，S1，S2，S3，S4** から出て，下肢と骨盤を支配する（図9.3）。ここでもやはり簡略図が役立つ（図9.4）。それぞれの腰仙骨神経枝が支配する筋を復習しておこう（表8.1）。腰仙骨神経叢から出る臨床的に最も重要な神経枝は大腿神経，閉鎖神経，坐骨神経，脛骨神経，腓骨神経で，この5本についてはすぐ後で考察する。

舌下神経と C1 から C5 の枝は **頸神経叢 cervical plexus** とよばれるもう一つの神経叢をつくり，主に頸部筋に分布する。この神経叢についてはこれ以上触れないが，横隔膜を支配する **横隔神経 phrenic nerve** が **C3，C4，C5** から出ることは覚えておこう。

皮神経による **感覚支配領域** を図9.5 に示す。単一の神経損傷による感覚低下領域は実際にはこの図の領域より小さくなる。なぜなら，感覚支配領域には隣接神経との重なりがあるからである。この図を，図8.4 に示した神経根によるデルマトーム感覚領域と比較してほしい。

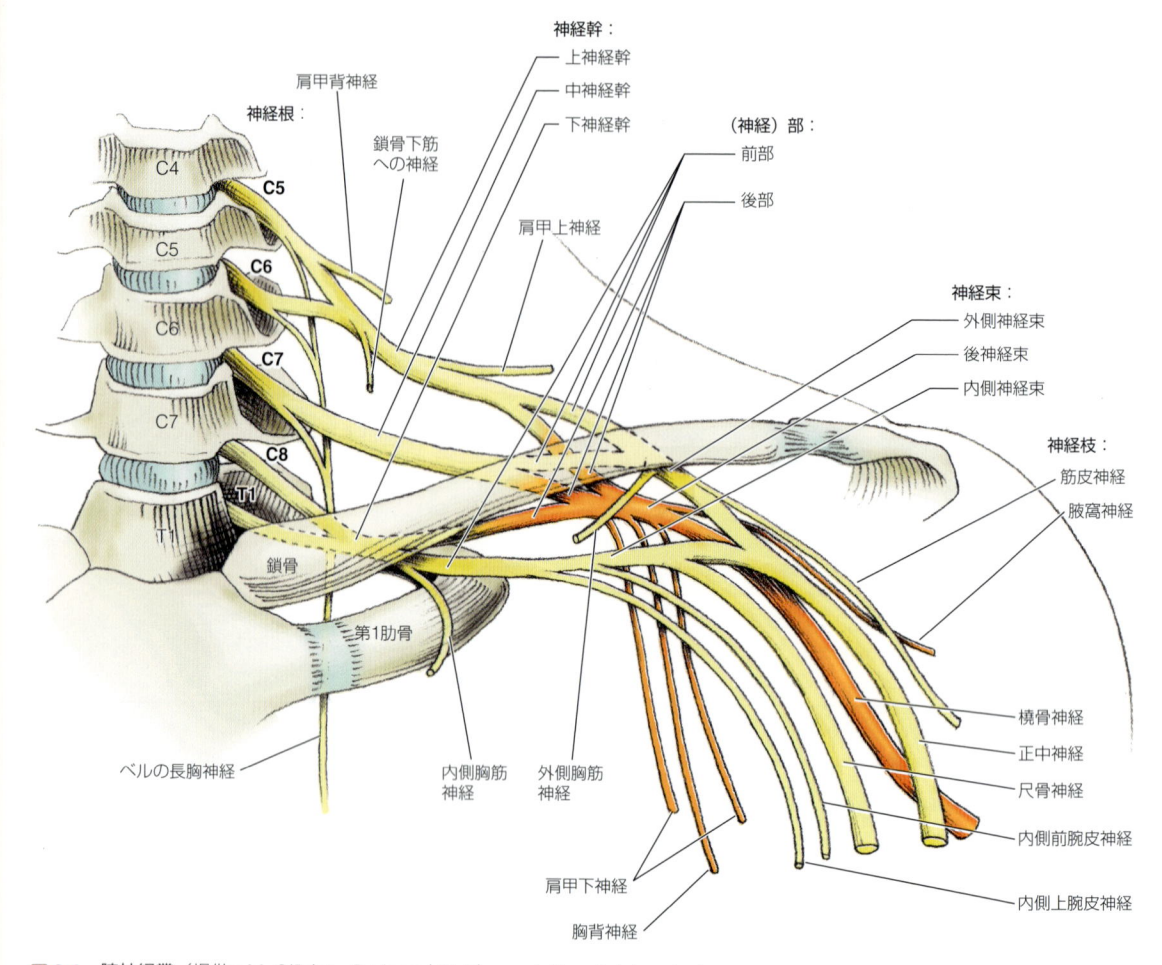

図 9.1　腕神経叢（提供：M. O'Brien, Guy's and St. Thomas's Hospital, London）

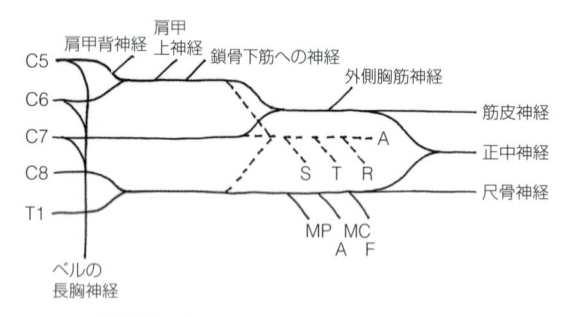

図 9.2　腕神経叢：簡略化した模式図。A：腋窩神経，R：橈骨神経，T：胸背神経，S：肩甲下神経，MP：内側胸筋神経，MC A：内側上腕皮神経，MC F：内側前腕皮神経

復習問題

1. 図 9.2 に示した腕神経叢の簡単な模式図を自分で描いてみよう。
2. 図 9.4 に示した腰仙骨神経叢の簡単な模式図を自分で描いてみよう。

記憶すべき上肢の 5 つの神経

　上肢では，**橈骨神経，正中神経，尺骨神経，筋皮神経，腋窩神経**の機能をよく理解しておくと，臨床的に役に立つ。これらの神経の感覚・運動機能を**表 9.1** にまとめるとともに，ビデオ 54, 55 にも収録した。補足的な情報は**表 8.1** にも示されている。一般的にいうと，橈骨神経は上肢と近位の指のすべての関節の伸展に重要で，正中神経は手と手首の母指側で重要な機能を果たしている。尺骨神経は手と手首の小指側に重要である。次の 2 点に注意して欲しい。（1）**表 9.1** に示す感覚領域が**図 9.5** よりも狭いのは，隣り合う神経の支配領域との間に重なりがあるからであり，（2）**表 9.1** に示すのは神経の全支配域ではなく，神経損傷における**感覚障害**の領域である。手指屈曲を検査するには，遠位指節間（DIP）関節で調べるのがよい（ビデオ 55）。遠位指節間関節の屈曲には深指屈筋（第 2, 3 指は正中神経支配，第 4, 5 指は尺骨神経支配）だけが働いて，他の筋の関与がほとんどないからである（**図 9.2**）。

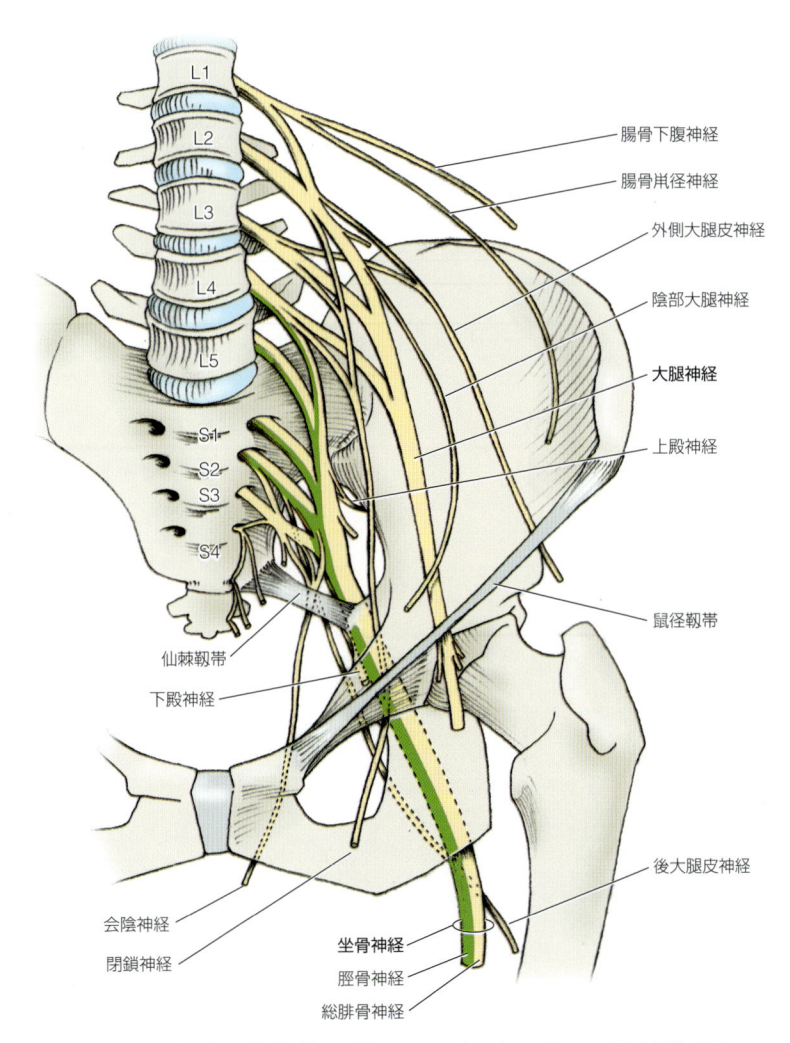

図 9.3　**腰仙骨神経叢**（提供：Kahle W, Leonhardt H, Platzer W. 1993. *Color Atlas/Text of Human Anatomy, Vol. 3：Nervous System and Sensory Organs.* 4th Ed. Thieme, New York）

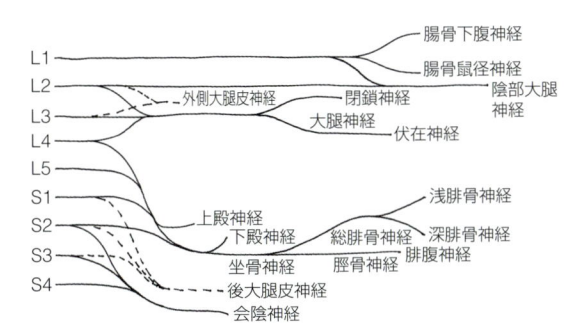

図 9.4　**腰仙骨神経叢：簡略化した模式図**

母指に作用する 3 つの神経

　母指の筋は橈骨神経，尺骨神経，正中神経のいずれかで支配されている。**図 9.6** に示すように，RUM（橈骨 **R**adial，尺骨 **U**lnar，正中 **M**edian）と記憶する。手掌面における母指外転（長母指外転筋）は橈骨神経 **R**adial，内転は（母指内転筋）は尺骨神経 **U**lnar，対立（母指対立筋）と屈曲（長母指屈筋と短母指屈筋の浅頭）は正中神経 **M**edian によって支配される。手掌面と垂直方向の母指外転（**表 3.4**，ビデオ 55）を担うのは短母指外転筋で，手根管を出た後の正中神経がこの筋を支配することを覚えておこう。

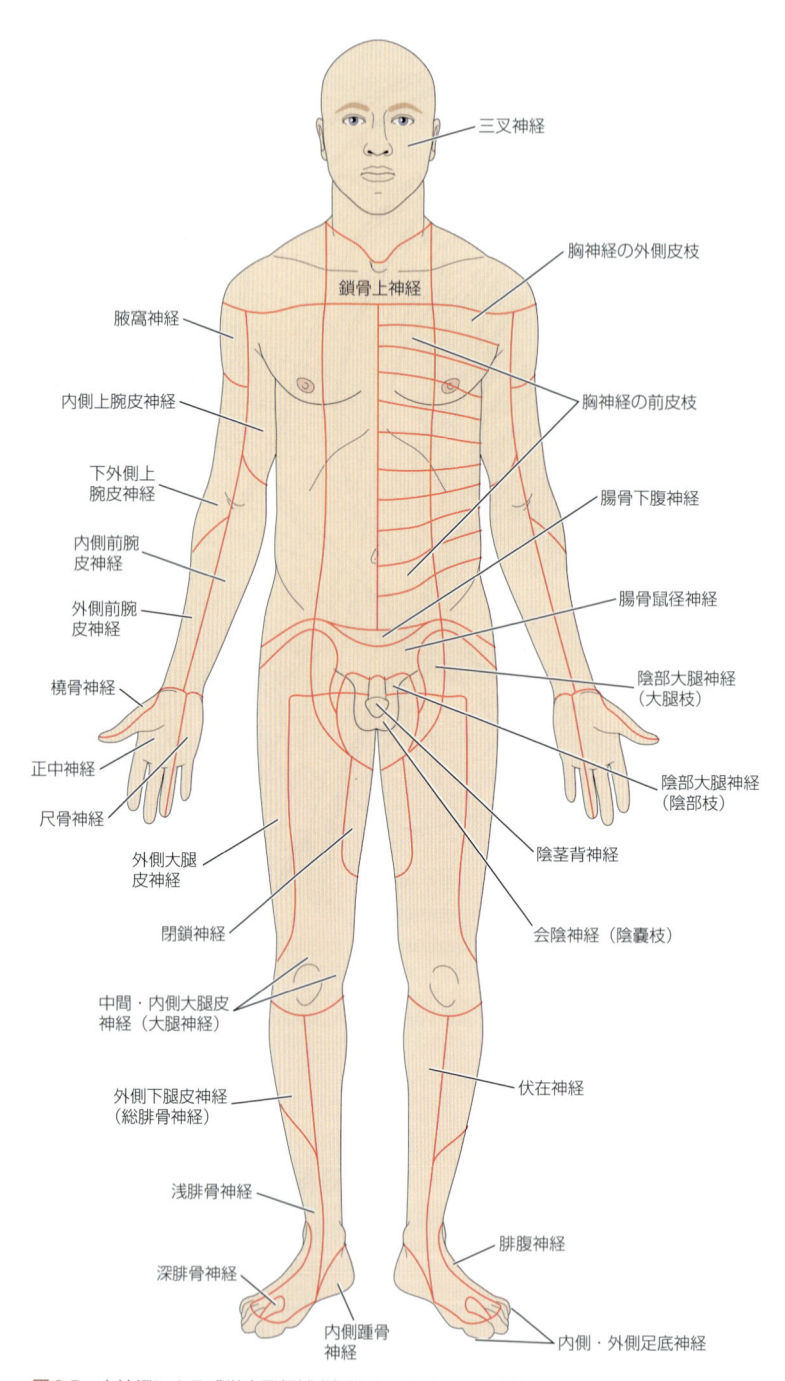

鎖骨上神経

三叉神経

胸神経の外側皮枝

腋窩神経

内側上腕皮神経

胸神経の前皮枝

下外側上腕皮神経

内側前腕皮神経

腸骨下腹神経

外側前腕皮神経

腸骨鼠径神経

橈骨神経

陰部大腿神経（大腿枝）

正中神経

尺骨神経

陰部大腿神経（陰部枝）

外側大腿皮神経

陰茎背神経

閉鎖神経

会陰神経（陰嚢枝）

中間・内側大腿皮神経（大腿神経）

外側下腿皮神経（総腓骨神経）

伏在神経

浅腓骨神経

腓腹神経

深腓骨神経

内側踵骨神経

内側・外側足底神経

図9.5　皮神経による感覚支配領域（提供：Devinsky O, Feldmann E. 1988. *Examination of the Cranial and Peripheral Nerves.* Churchill Livingstone, New York）

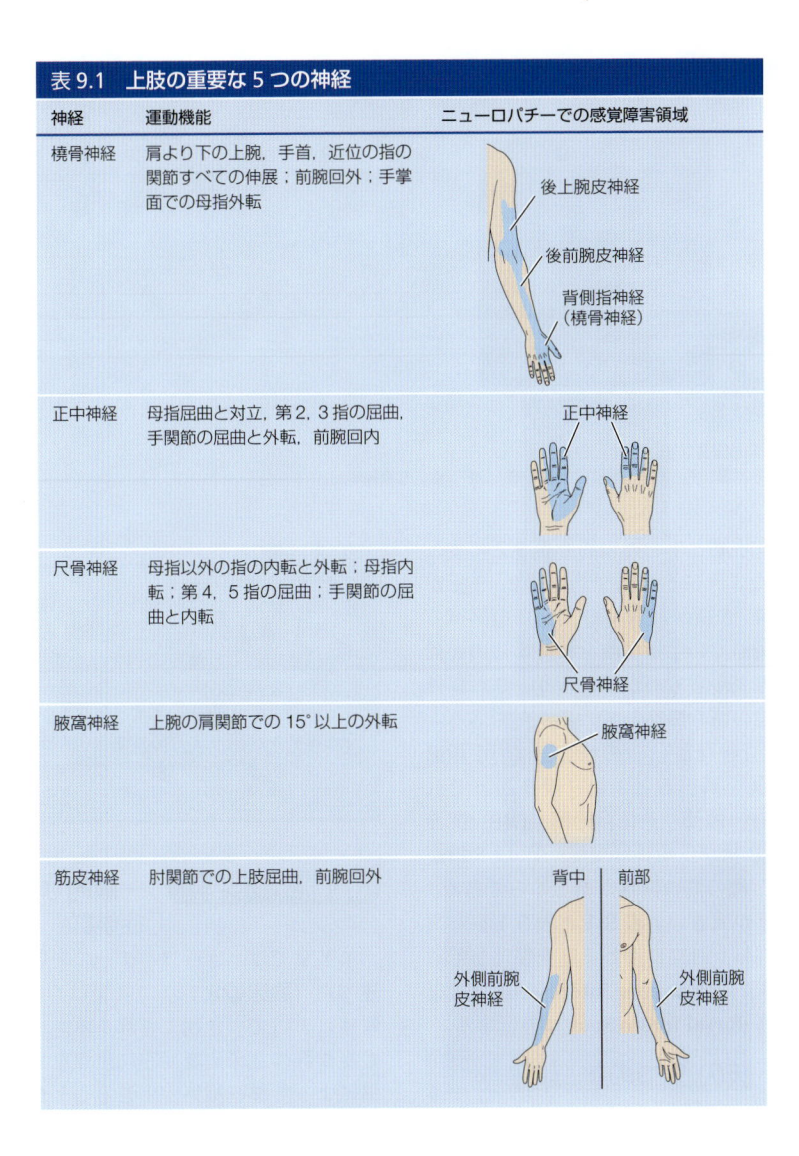

表 9.1　上肢の重要な 5 つの神経

神経	運動機能	ニューロパチーでの感覚障害領域
橈骨神経	肩より下の上腕，手首，近位の指の関節すべての伸展；前腕回外；手掌面での母指外転	後上腕皮神経 後前腕皮神経 背側指神経（橈骨神経）
正中神経	母指屈曲と対立，第 2，3 指の屈曲，手関節の屈曲と外転，前腕回内	正中神経
尺骨神経	母指以外の指の内転と外転；母指内転；第 4，5 指の屈曲；手関節の屈曲と内転	尺骨神経
腋窩神経	上腕の肩関節での 15°以上の外転	腋窩神経
筋皮神経	肘関節での上肢屈曲，前腕回外	背中　前部　外側前腕皮神経　外側前腕皮神経

手の固有筋と外来筋

　固有手筋 intrinsic hand muscle には，母指の基部にある**母指球筋 muscle of thenar eminence**（母指対立筋，短母指外転筋，短母指屈筋，母指内転筋），小指の基部にある**小指球筋 muscle of hypothenar eminence**（小指対立筋，小指外転筋，小指屈筋），**虫様筋 lumbrical**，**骨間筋 interosseus** がある。固有手筋は LOAF 筋（虫様筋 Lumbrical Ⅰ，Ⅱ，母指対立筋 **O**pponens pollicis，短母指外転筋 **A**bductor pollicis brevis，短母指屈筋浅頭 **F**lexor pollicis brevis–superficial head）を除くと，すべて尺骨神経で支配される。LOAF 筋は手根管を出た後の正中神経によって支配される。すべての固有手筋は **C8** と **T1** の支配である（**表 8.1**）。

　指の運動には，固有手筋だけではなく前腕からの外来筋も重要である（**表 8.1**）。母指以外の指関節の屈曲

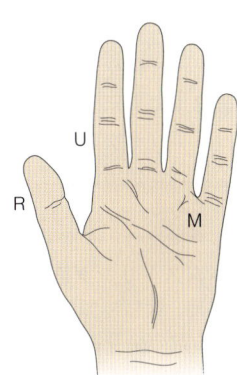

図 9.6　母指に作用する 3 つの神経。橈骨神経は手掌面で母指を外転する。尺骨神経は手掌面で母指を内転する。正中神経は母指を対立させる。短母指外転筋（正中神経）が手掌の垂直面で母指を外転することに注意（図には示していない）

表 9.2　母指以外の指の関節の屈曲・伸展に関わる筋

筋	神経	屈曲[a]			伸展[a]		
		MCP	PIP	DIP	MCP	PIP	DIP
深指屈筋	正中神経（第2，3指）	X	X	**X**			
	尺骨神経（第4，5指）						
浅指屈筋	正中神経	X	**X**				
小指屈筋（第5指）	尺骨神経	X					
虫様筋	正中神経（第2，3指）	**X**			**X**	**X**	
	尺骨神経（第4，5指）						
掌側・背側骨間筋	尺骨神経				X	X	
指伸筋	橈骨神経				**X**	**X**	X
示指伸筋（第2指）	橈骨神経				X	X	X
小指伸筋（第5指）	橈骨神経				X	X	X

注：太字は最も重要な筋。
[a]MCP：中手指節関節，PIP：近位指節間関節，DIP：遠位指節間関節。

と伸展に関わる固有手筋と手の外来筋を**表9.2**にまとめる。すでに述べたように，深指屈筋（第2，3指が正中神経支配，第4，5指が尺骨神経支配）を調べるには，遠位指節間関節での手指屈曲を検査するのが最もよいことが，この表からもわかるだろう。これ以外の関節の屈曲には他の筋も関与しているからである。同様に，指伸筋（橈骨神経と**C7**）の検査には中手指節（MP）関節での伸展を調べるとよい（**表9.2**）。それは，近位指節間（PIP）関節や遠位指節間（DIP）関節での指伸展（第2，3指が正中神経支配，第4，5指が尺骨神経支配）には，別の筋の関与があるからである。とくに虫様筋の関与が大きい。**表8.1**と**表9.1**を参照して，手指内転，外転，対立に関わる筋を整理しておこう。例えば，**手掌骨間筋 palmar interosseus**は指を内転し，**背側骨間筋 dorsal interosseus**は外転する。

記憶すべき下肢の5つの神経

下肢では，**大腿神経，閉鎖神経，坐骨神経，脛骨神経，腓骨神経**の機能に習熟しておくことが，臨床的にきわめて重要である。これらの神経の運動・感覚機能を**表9.3**にまとめ，ビデオ56，57にも収録している。補足的な情報は**表8.1**にも示されている。**表9.3**で示す感覚領域が**図9.5**よりも狭い理由をもう一度確認しておこう。ここでは神経損傷における感覚障害の領域を示しているからである。

脛骨神経と総腓骨神経は，坐骨神経の最も重要な2本の枝である。**ハムストリング筋 hamstring muscle**（半腱様筋，半膜様筋，大腿二頭筋）は，脛骨神経と総腓骨神経に分かれる前の坐骨神経自身によって支配される。総腓骨神経はさらに**浅腓骨神経 superficial peroneal nerve**と**深腓骨神経 deep peroneal nerve**に分かれる（**図9.3**，**図9.4**，**表9.3**）。

復習問題

1. 筋力テストと反射テストについて述べた第3章の**表3.4〜表3.6**に戻ろう（ビデオ54〜58も参照）。これらの表で一番左の列を除くすべての列を隠そう。それぞれの動作や反射について，検査する筋，神経，神経根の名前を答えよ（**表8.1**参照）。
2. **表9.1**と**表9.3**で感覚障害のパターンを示す列を隠して，上下肢それぞれ5つの神経のそれぞれについて，感覚障害の領域を図示してみよう。

臨床ポイント9.1　　一般的な神経叢・神経の症候群

第8章ではニューロパチーの一般的な原因について述べた（臨床**P**8.1）。ここでは，主に機械的要因や糖尿病によって引き起こされる単ニューロパチーと神経叢症候群の臨床病変局在に焦点をあてる。四肢への外傷によって神経損傷が生じることがあることに注意してほしい。このような神経損傷の正確な機序は不明である。

▶上肢の神経損傷
腕神経叢・上神経幹損傷（エルプ–デュシェンヌ麻痺 Erb-Duchenne palsy）

よくある原因には，難産の際に新生児の肩を無理に牽引することや自動車事故などがある。腕神経叢上神経幹の損傷（**図9.1**，**図9.2**）は，C5–，C6–支配筋の機能障害を起こし，三角筋，上腕二頭筋，棘下筋，手伸筋に強い筋力低下をきたす（**表8.1**）。上肢は，特徴的な「チップを要求するベルボーイ」または「チップを要求するウェイター」の姿位をとる。これは，身体の側面で上肢を伸展，内旋し，手首を屈曲した姿位である（**図9.7**）。指や手関節の運動は比較的保たれている。ほとんどの新生児は完全に回復するが，予後は損傷の重症度によって変わってくる。腕神経叢の外科的修復が行われることもある。鑑別診断には，C5，C6

表 9.3　下肢の重要な神経

神経	運動機能	ニューロパチーでの感覚神経障害領域
大腿神経	股関節での下肢屈曲，膝関節での下肢伸展	大腿神経 / 伏在神経
閉鎖神経	大腿内転	閉鎖神経
坐骨神経	膝関節での下肢屈曲（脛骨神経と腓骨神経の項を参照）	総腓骨神経 / 後脛骨神経 / 後脛骨神経 / 腓腹神経
脛骨神経	足の底屈と内反，足趾屈曲	後脛骨神経
浅腓骨神経	足外反	浅腓骨神経
深腓骨神経	足の背屈，足趾伸展	深腓骨神経

9

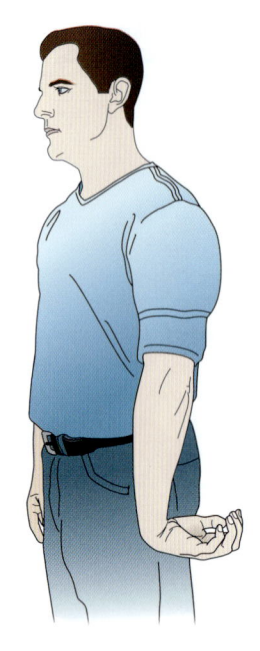

図9.7 上位神経叢病変による「チップを要求するベルボーイ」または「ウェイター」の姿位

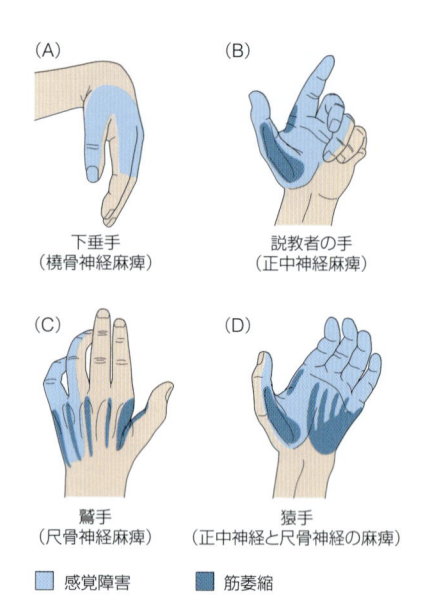

図9.8 橈骨神経，正中神経，尺骨神経損傷時の特徴的な手位。(A) 橈骨神経障害の時の「下垂手」，手伸筋の筋力低下による。(B) 正中神経近位部の障害による「説教者の手」または「演説者の手」，拳をつくろうとする（指屈曲）時の小指球筋と最初の2つの深指屈筋の筋力低下による。(C) 慢性尺骨神経損傷時の「鷲手」または「祝祷位」，手指伸展時の第4，5指の虫様筋（表9.2）の筋力低下による。(D) 慢性的な正中神経と尺骨神経の病変による「猿手」，母指球筋と小指球筋の萎縮と母指対立障害による

神経根の外傷性断裂やその他の原因による C5，C6 神経根障害があげられる（臨床 Ⓟ8.3）。

腕神経叢・下神経幹損傷（クルンプケ麻痺 Klumpke palsy）

一般的な原因としては，木から落ちる時に枝をつかむことによる上方への牽引や，胸郭出口症候群，パンコースト症候群などがあげられる。腕神経叢下神経幹の損傷（図9.1，図9.2）は，C8-，T1-支配筋の筋力低下を起こすので，手・指の筋力低下，小指球筋の萎縮，手と前腕尺側の感覚障害が認められる。交感神経幹よりも近位で T1 神経根が傷害されると（図6.13），ホルネル症候群を伴うことがある（臨床 Ⓟ13.5，図13.10）。尺骨神経ニューロパチーや C8-T1 神経根障害との鑑別が必要である。

胸郭出口症候群 thoracic outlet syndrome では，鎖骨と第1肋骨の間を通るところで下部腕神経叢が圧迫される（図9.1）。症状は上肢挙上や外旋によって増強し，同じ動作で上腕動脈の脈触知も減弱する。診断上，筋電図と X 線検査（頸肋やその他の骨異常の有無を検索する）が重要である。治療としては，運動によって肩甲筋の筋力増強を図ることや，原因のはっきりとした難治例では外科的に減圧することもある。診断困難例での治療法の選択には一定の見解はない。

パンコースト症候群 Pancoast syndrome では，肺尖部腫瘍（通常は非小細胞癌）が下部腕神経叢に浸潤する。下部腕神経叢障害（ホルネル症候群を伴うことも

ある）に加えて，胸部で下方にループをつくる反回神経を傷害して嗄声を起こすこともある（臨床 Ⓟ12.8）。最終的には，腕神経叢全体に浸潤して，虚脱した無感覚な上肢となる。

腋窩神経ニューロパチー axillary neuropathy

上腕骨近位の脱臼や骨折によって腋窩神経が圧迫されると，三角筋の筋力低下と肩甲部のしびれ感が生じる（表9.1）。鑑別診断として C5 神経根障害があげられる（上腕二頭筋の筋力低下は腋窩神経障害では起こらず C5 神経根障害で起こるので，両者の鑑別に役立つ）。

腕神経叢炎 brachial plexitis（腕神経炎 brachial neuritis，パーソネージ・ターナー症候群 Parsonage-Turner syndrome）

これは肩や側頸部の灼熱痛を特徴とし，ついで腕神経叢によって支配される筋群に筋力低下が起こる原因不明の疾患で，おそらくは炎症性の原因によると考えられている。成人に起こり，男性にやや多い。ほとんどの患者は発症後6〜12カ月で完全に回復する。

橈骨神経ニューロパチー radial neuropathy

一般的な原因には，上肢を公園のベンチにもたれか

けて眠ることによる圧迫（「土曜の夜の麻痺」Saturday night palsy）や，不適切な松葉杖の使用による腋窩の圧迫（「松葉杖麻痺」crutch palsy），上腕骨の骨折によるラセン溝での神経損傷などがある。肩より下の上肢，手，指のすべての伸筋の筋力低下，前腕回外筋の筋力低下，上腕三頭筋反射消失，橈骨神経領域の感覚低下などが起こる（**表9.1**）。**下垂手 wrist drop** もよくみられる（**図9.8A**）。上腕における病変の位置によっては，上腕三頭筋の筋力が保たれることがある。後骨間神経は橈骨神経の純粋運動枝である。後骨間神経の外傷や絞扼では橈骨神経支配筋の筋力低下が起こるが，上腕三頭筋の筋力は保たれ（**表8.1**），感覚障害も生じない。きついリストバンドや手錠によって橈骨神経の浅皮枝が圧迫されることがあり，手の背外側に感覚障害だけが単独で起こる。この状態を**異常感覚性手有痛症 cheiralgia paresthetica**（手錠ニューロパチー handcuff neuropathy）とよぶ。

正中神経ニューロパチー median neuropathy

原因の一つに腕枕をして眠ることによる麻痺（ハネムーン麻痺）がある。上腕骨や橈骨遠位部の骨折によって正中神経が損傷することもある。また，前腕の円回内筋を通るところで絞扼を受けることもある（**臨床❷8.1**）。手関節の屈曲と外転，母指の対立，第2，3指の屈曲に筋力低下が起こるとともに，正中神経領域に感覚低下が生じる（**表9.1**）。拳をつくろうとすると，「説教者の手 preacher hand」あるいは「演説者の手 orator's hand」の形をとる（**図9.8B**）。

手根管症候群 carpal tunnel syndrome

これは比較的多い絞扼性症候群である。正中神経は手の腱とともに，手関節の屈側面にある屈筋支帯の下をくぐり抜ける。手根管症候群は，正中神経がこの部位で圧迫されて起こる。30歳以上の女性に最も多く，手関節に反復性のストレス負荷や浮腫や炎症をもたらすようなタイピングやペンキぬりなどの作業で起こりやすい。その他の原因には，妊娠，経口避妊薬，甲状腺機能低下症，関節炎，手関節骨折，末端肥大症，尿毒症，糖尿病，アミロイドーシスなどがある。先に述べたように，正中神経は手根管を通り抜けた後，LOAF筋（虫様筋 **L**umbrical Ⅰ，Ⅱ，母指対立筋 **O**ppo-nens pollicis，短母指外転筋 **A**bductor pollicis brevis，短母指屈筋浅頭 **F**lexor pollicis brevis–superficial head）を支配する。母指の屈曲と対立（**図9.6**）にも筋力低下が起こるが，手根管症候群を疑った場合，最も診断に有用な筋は手掌の垂直面で母指を外転する短母指外転筋である（ビデオ 55）。第1，2，3指の感覚低下と強い異常感覚が起こることも多い（**臨床❷7.1**）。異常感覚は夜間に増強して上腕に放散すること

がある。患者はよく，「手を強く振ると症状が軽減する」と話す（フリック徴候 flick sign）。進行例では母指球の萎縮がみられる。典型的には手関節の屈曲，第2，3指の屈曲，母指球領域の感覚には異常を認めない。これらの機能に関わる神経は手根管よりも近位で枝分かれするからである。

手根管症候群の鑑別診断としては，C6，C7の神経根障害や手根管よりも近位での正中神経の圧迫があげられるが，これらの状態では通常，手根管症候群よりも近位の症状を伴う。正中神経領域に異常感覚を誘発する検査法が診断に役立つことがあるが，感度や特異性がそれほど高いというわけではない。このような検査法にはティネル徴候 Tinel sign（手根管で正中神経をハンマーで叩く）やファーレン徴候 Phalen sign（屈曲位で手関節の背面を押して約1分間保持する）がある。治療として，着脱可能な固定法による不動化，ステロイド注入，手術による手根管の減圧などが行われる。

尺骨神経ニューロパチー ulnar neuropathy

肘の内側上顆は別名ファニーボーン funny bone（「おかしな骨」）とよばれる。これは，肘の**尺骨神経溝 ulnar groove**（肘頭と内側上顆の間）を通るところで尺骨神経が軽度に傷害されると，尺骨神経領域に一過性の異常感覚を引き起こすからである（**臨床❷7.1**）。尺骨神経ニューロパチーの一般的な原因には肘管での絞扼がある（**臨床❷8.1**）。尺骨神経溝の一部分が肘管を形成する。この状態は遅発性尺骨神経麻痺とよばれることがあり，外傷や変性や先天的な肘角開大が時間を経て後になって障害を起こす。尺骨神経は内側上顆の骨折によって急激に傷害されることもあれば，習慣的に肘を固いテーブルに置くことによって圧迫されることもある。

尺骨神経ニューロパチーの症状は，手関節の屈曲と内転，手指の内転と外転，第4，5指の屈曲などの筋力低下と，尺骨神経領域の感覚低下，異常感覚である（**表9.1**）。他の大部分のニューロパチーと同様，軽症例では運動障害がほとんど見られない場合がある。重症例では小指球に筋萎縮と筋線維束性収縮が観察される。第4，5指の虫様筋の筋力低下によって，これらの指は特徴的な「鷲手 ulnar claw」または「祝祷位 benediction posture」（**図9.8C**）をとる。鑑別診断としては，C8とT1の神経根障害，パンコースト症候群，胸郭出口症候群，その他の腕神経叢下神経幹もしくは内側神経束の病変（**図9.1**，**図9.2**）などがあげられる。尺骨神経ニューロパチーとは異なり，これらの病態ではホルネル症候群や内側上顆のT1デルマトーム（**図8.4**）に一致する感覚障害，そして手の正中神経支配筋の筋力低下などを伴うことがある。肘管での絞扼

9

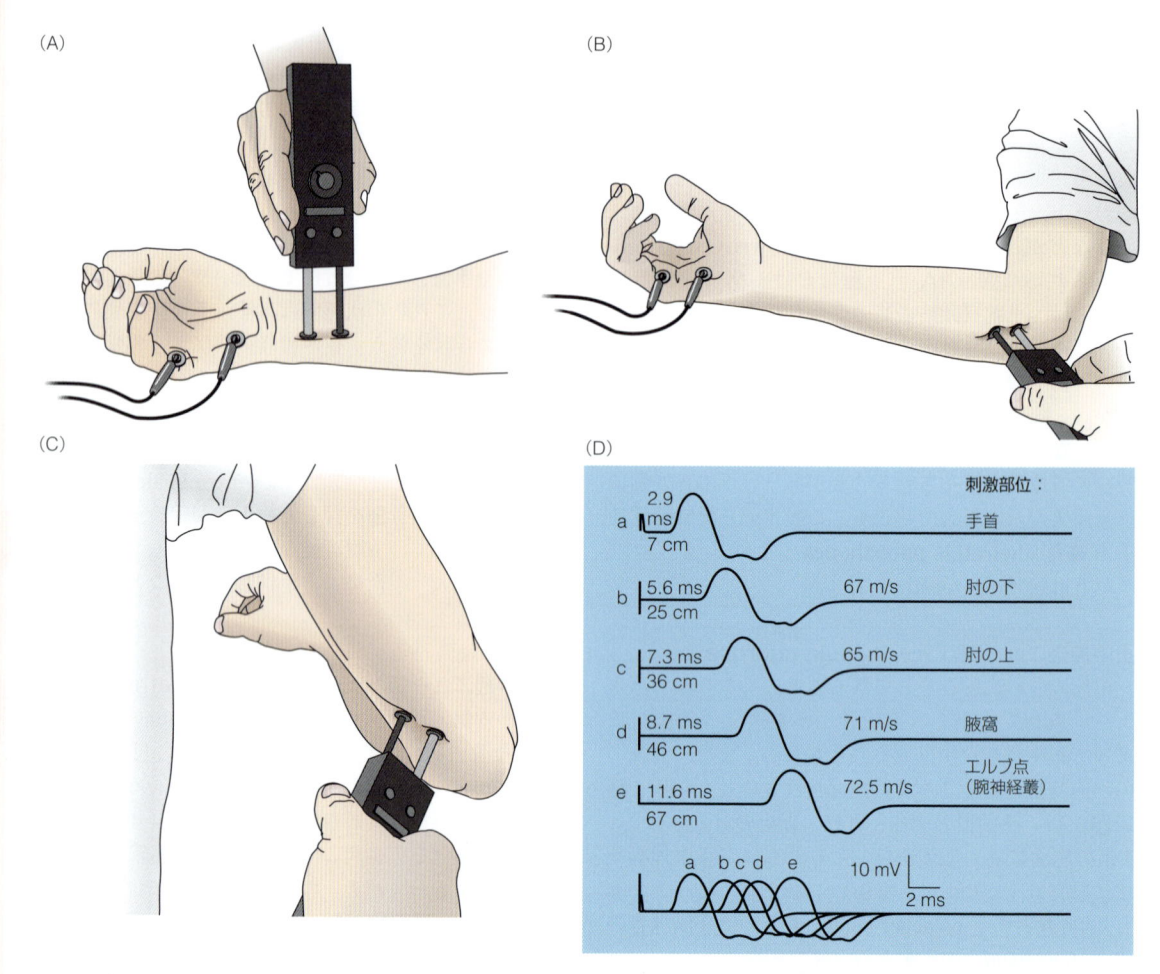

(A)　(B)　(C)

(D)

刺激部位：

a 2.9 ms / 7 cm ─ 手首

b 5.6 ms / 25 cm ─ 67 m/s ─ 肘の下

c 7.3 ms / 36 cm ─ 65 m/s ─ 肘の上

d 8.7 ms / 46 cm ─ 71 m/s ─ 腋窩

e 11.6 ms / 67 cm ─ 72.5 m/s ─ エルプ点（腕神経叢）

a b c d e　10 mV / 2 ms

図 9.9　神経伝導速度検査。この例では正常人の尺骨神経の複合運動活動電位（CMAP）を数カ所の刺激点で刺激して測定している。（A）手首で尺骨神経を刺激し，小指球の小指外転筋で CMAP を記録。（B）尺骨神経溝のすぐ遠位で尺骨神経を刺激。（C）尺骨神経溝のすぐ近位で尺骨神経を刺激。（D）異なる刺激点に対する CMAP の記録。それぞれの記録について，記録電極への距離と CMAP の潜時（ミリ秒）を左側に示す。隣り合う 2 つの刺激点間の伝導速度（m/s）は，2 点間の距離を潜時の差で割ることによって求めた。（Rajesh KS, Thompson LL. 1989. *The Electromyographer's Handbook.* 2nd Ed. Little, Brown, Boston）

障害の治療のために，尺骨神経を外科的に肘の屈側に移動させることが行われる。

　サイクリングで長時間前屈みの姿勢を続けていると，手の有鈎骨の上のギヨン管 Guyon canal を通り抜けるところで，尺骨神経が圧迫されることがある。結果的に手指の内転と外転に筋力低下が起こるが，感覚障害は生じない。尺骨神経の皮神経はもっと近位で枝分かれするからである。

　慢性的な正中神経障害と尺骨神経障害の合併では，母指球筋と小指球筋の萎縮が起こるとともに母指対立が不能になるので，「猿手 ape hand（monkey's paw）」となる（図 9.8D）。

▶下肢の神経損傷

大腿神経ニューロパチー femoral neuropathy

　大腿神経は骨盤内手術の時や，後腹膜血腫や骨盤内腫瘤による圧迫で損傷されることがある。その症状は，大腿屈曲と膝伸展の筋力低下，膝蓋腱反射の低下，大腿前面の感覚障害（表 9.3）などである。鑑別診断には L3，L4 神経根障害があげられるが，L3，L4 神経根障害では大腿内転（閉鎖神経）にも筋力低下が起こる。大腿内転障害は大腿神経ニューロパチーでは認められない（表 8.1）。

坐骨神経ニューロパチー sciatic neuropathy

　坐骨神経ニューロパチーの原因には，股関節後方脱臼，寛骨臼骨折，臀部内側下部への筋肉内注射などがある。足と足首のすべての筋の筋力低下，膝屈曲障害，アキレス腱反射消失，足と膝から下の下腿外側の感覚障害が起こる（表 9.3）。鑑別診断には運動皮質の足領域の病変（臨床 P6.3，図 6.14F）があげられる。

　「坐骨神経痛 "sciatica"」という用語は意味が曖昧

で，坐骨神経領域に疼痛性異常感覚を起こすすべての疾患が含まれる。最も一般的な原因は，椎間円板や骨棘による腰仙髄神経根の圧迫である（臨床❶8.3）。まれに，もっと遠位で坐骨神経が筋や骨などによって圧迫されることがある。

腓骨神経麻痺 peroneal nerve palsy

総腓骨神経は腓骨頭周囲を通過する時，体表のすぐ下を通るので，断裂，強制的な足内反による過伸張，きついストッキングやギプス，組んだ足による圧迫，外傷などで損傷を受けやすい。腓骨神経麻痺では，足の背屈と外反が障害されて「下垂足 foot drop」の状態となり，足の背外側とすねに感覚障害が出現する。機械的な原因が取り除かれれば，ほとんどの患者は自然寛解する。下垂足が重篤な場合，足装具が機能回復に有用である。鑑別診断には L5 神経根障害があげられる。L5 神経根障害では足の背屈，外反，内反が障害されるのに対して，腓骨神経麻痺では普通，足内反は障害されない。足内反は後脛骨筋（脛骨神経支配）の作用によるからである（表 9.3，表 8.1）。

閉鎖神経麻痺 obturator nerve palsy

閉鎖神経（L2～L4 に由来。図 9.3，表 9.3）は複雑分娩の女性や，まれには骨盤外傷や手術で損傷されることがある。麻痺症状は，下肢内転筋の筋力低下による歩行不安定，大腿内側の疼痛としびれ感などである。

異常感覚性大腿神経痛 meralgia paresthetica

外側大腿皮神経（L2，L3 由来。図 9.3，図 9.4）は鼠径靱帯や大腿筋膜の下をくぐり抜けるところで絞扼を受けることがあり，大腿外側に異常感覚や感覚低下を起こす（図 9.5）。この絞扼症候群では筋力低下も腱反射異常も起こらない。一般的な原因には，肥満，妊娠，体重減少，重いベルトの装着などがあり，長時間の歩行や立位・坐位の保持によって増悪する。鑑別診断には L2，L3 の神経根障害があげられるが，異常感覚性大腿神経痛とは異なり，L2，L3 神経根障害は筋力低下や膝蓋腱反射減弱を伴うことが普通である。症状は自然に寛解したり機械的な圧迫姿勢を避けることで消失したりすることが多いが，難治例に対して外科的な減圧が試みられることもある。

モートン病(モートンの中足痛 Morton metatarsalgia)

窮屈な靴を履くと趾神経，特に第 3，4 趾の趾神経が圧迫されて，限局したしびれ感と異常感覚を起こすことがある。

結局のところ，本項で述べたような代表的な神経叢・神経症候群の感覚・運動障害のパターンをよく理解しておけば，神経障害の局在診断や末梢神経障害と中枢神経病変の鑑別に大いに役立つ。神経根障害（臨床❶8.3）やその他の神経，筋，神経筋接合部の疾患（臨床❶8.1）についても同様である。診断が確定しない場合には，次項に述べる電気生理学的診断検査が有用である。

臨床ポイント 9.2　筋電図と神経伝導速度

筋電図（EMG）と神経伝導速度測定は神経筋疾患の病変局在や原因を決定したい時に大いに役に立つ。**神経伝導速度測定 nerve conduction study** では，刺激電極を神経上の皮膚に置き，記録電極を同じ神経の異なる点か，当該神経の支配筋の上に置く（図 9.9A～C）。神経を刺激すると，支配筋の筋腹に**複合運動活動電位 compound motor action potential（CMAP）**が記録される。この電位は筋細胞に引き起こされる電気活動の総和である（図 9.9D）。純粋感覚神経枝を記録や刺激に用いて，第二の刺激電極または記録電極を神経に沿った別地点に置くと，その神経で**複合感覚神経活動電位 compound sensory nerve action potential（SNAP）**を記録することができる。この電位は感覚ニューロンの軸索に引き起こされる電気活動の総和である。

後根神経節よりも近位の病変では，感覚ニューロンの細胞体や遠位軸索に傷害は及ばない（図 8.1B）。したがって SNAP に異常はない。対照的に，近位運動神経根の病変では遠位運動ニューロン軸索に変性が起こり，CMAP が減弱したり消失したりする。主要神経については刺激点別に，SNAP や CMAP の潜時，神経伝導速度の標準値が求められている。この標準値に基づいて神経伝導速度の低下が判定される。例えば，**脱髄 demyelination** 疾患の場合がその例である（臨床❶8.1）。また SNAP の振幅にも標準値がある。SNAP 振幅の低下は，**軸索損傷 axonal damage** の場合のように，神経内の軸索に伝導遮断があることを示唆する。

反復刺激 repetitive stimulation を用いることによって，CMAP 検査を神経筋接合部の機能評価に適用することが可能である。緩徐反復刺激（2～3 Hz）はアセチルコリンのシナプス前貯蔵を減少させる。急速反復刺激（>5 Hz）はシナプス前のカルシウム濃度を上昇させることによって神経伝達物質の放出を促進する。正常状態では反復刺激によっても CMAP 振幅に変化は起こらない。1 回 1 回のシナプス前電位が，筋細胞活動電位を引き起こすのに十分な閾値以上のシナプス後電位をもたらすからで，いわば「安全要因」が働くからである。しかし，病的な状態では神経筋伝達障害が起こる。例えば，**重症筋無力症 myasthenia gravis**（臨床❶8.1）では筋細胞のシナプス後膜上のアセチルコリン受容体が減少しているために，緩徐反復刺激によって CMAP 振幅が**漸減 decrement** する。漸減>10％を異常と判定する。**ランバート・イートン無**

力症様症候群 Lambert-Eaton myasthenic syndrome やボツリヌス中毒では，シナプス前神経伝達物質の放出が減少するので，急速反復刺激（や随意筋収縮でも）によって CMAP の振幅が異常に低い出発点から**漸増 increment** する。

筋電図 electromyography（EMG）では針電極を直接，筋に刺して，筋細胞からの運動単位活動電位（MUP）を記録する。筋電図のパターンによって，**神経原性疾患 neuropathic disorder**（神経または運動疾患）と**筋原性疾患 myopathic disorder**（筋疾患）の鑑別が容易になる。神経原性疾患では，**自発電位の増加**（線維自発電位 fibrillation potential と陽性鋭波 positive sharp wave）が筋電図所見としてあらわれるし，診察時にも**筋線維束性収縮 fasciculation** として観察される（臨床❷6.1）。筋線維束性収縮やその他の自発電位は慢性的な筋細胞の脱神経支配によって生じる。脱神

経支配があると隣接運動軸索が発芽して比較的大きな領域を再支配するようになる。その結果，異常な巨大運動単位が出現する（運動単位は 1 本の運動ニューロン軸索によって支配されるすべての筋細胞からなる）。したがって，神経原性疾患の MUP は異常に大きな振幅と持続時間をもつ。MUP の振幅と持続時間の減少は**筋原性疾患**の存在を示唆する。

筋の随意収縮時における正常筋電図では，発火する運動単位が持続的に増加し，正常**運動単位漸増パターン recruitment pattern** とよばれる。神経原性疾患の漸増パターンは振幅が正常だが発火の中断がみられる。継続的に活性化されない運動単位が存在するからである。この現象は，減少した，または不完全な漸増とよばれる。筋原性疾患の漸増パターンは持続的で増加することさえあるが（筋力維持のためにより多くの運動単位が動員されるため），振幅は通常減少する。

症 例

症例 9.1　一側上肢の完全麻痺と感覚消失

●主訴
肺癌の既往がある 60 歳の男性の右上肢に，激痛，筋力低下，しびれ感が起こり，徐々に進行した。

●病歴
34 年間にわたる喫煙歴がある。2 年前，肺癌の診断で右肺上葉切除術を受け，その後，放射線照射と化学療法が行われた。6 カ月前，**右上肢に刺すような痛みと腫脹**が生じた。**肩を含む右上肢全体に，徐々に筋力低下と感覚消失**が進行し，強い灼熱痛が持続した。20 年前，野球バットによって右眼を損傷し手術を受けている。

●診察所見
生命徴候：体温＝37.4℃，脈拍＝110，血圧＝130/80。
頸部：正常。圧痛なし。
肺：清。
心臓：整。心雑音，奔馬調律，心膜摩擦音，すべてなし。
腹部：腸音正常。軟。腫瘤なし。
四肢：右上肢腫脹。直径 5 cm の硬い変色した腫瘤が 2 個，右腋窩と右上胸壁にある。両側性に太鼓バチ状指を認める。
神経学的検査：
　精神状態：清明，見当識正常（×3）。
　脳神経：右眼以外は正常。右眼には不規則瞳孔，外側視野と内側視野の狭小化がある。
　運動系：右上肢以外は筋緊張正常。**右上肢は弛緩性**。筋力は右上肢以外で 5/5，**右肩，上肢，手の筋力は 0/5**。
　反射：

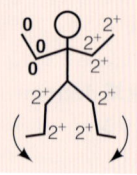

協調運動：指鼻検査（右上肢で検査不能）と踵膝検査は検査の範囲内で正常。
歩行：正常。
感覚系：**三角筋を含む右上肢全体で，触覚，痛覚，振動覚が消失**（図 9.10）。その他の感覚検査は正常。

●局在診断と鑑別診断
1.　太字で上に示した症候から病変はどこにあると考えられるか。
2.　最も可能性のある診断名は何か。
3.　この患者には，以前の外傷による右眼の異常があった。もし右眼の異常が過去に発生していなかったとしたら，病変局在診断に役立つどんな症状が右眼にあらわれていたと想像できるか。

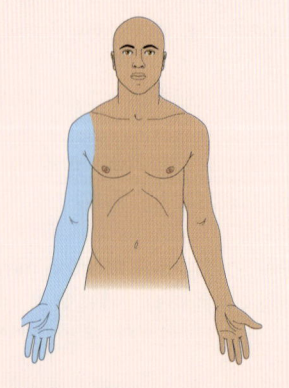

図 9.10　感覚低下の領域。図 8.4，図 9.5 と比較せよ

考察

1. 本例の鍵となる症候は以下の通り。

● **右上肢と手全体に及ぶ筋力低下，筋緊張低下，腱反射消失**

● **三角筋に及ぶ右上肢全体の触覚，痛覚，振動覚消失**

● **右上肢の疼痛と腫脹**

　一側上肢の筋力低下は末梢神経病変か運動皮質の上肢領域の病変で起こる（臨床 🅟6.3，図6.14E）。しかし，肩で明確に境界される上肢全体の完全麻痺や感覚消失があって，顔面や下肢に全く筋力低下を起こさないような病変は，皮質病変ではまず考えられない。また，どの神経であろうと単一の末梢神経病変が本例のような障害パターンを起こすこともない。したがって，本例では，右腕神経叢全体が傷害されているか，右側の C5 から T1 までの全神経根が傷害されているか，どちらかであろう。

2. 右肺尖部腫瘍の既往から考えて，右腕神経叢に下方から浸潤した病変の可能性が高い（臨床 🅟9.1 のパンコースト腫瘍の項を参照）。同様に，上肢に腫脹があることから静脈血の灌流障害が疑われる。放射線療法の既往があるので，**放射線神経叢炎**の可能性もあるかもしれない。放射線神経叢炎では，放射線による神経損傷によって，治療後数カ月から数年たって1本の肢にしびれ感や時には筋力低下が出現する。

3. T1 神経根を傷害する下部腕神経叢の近位部の病変は，ホルネル症候群を起こす（図6.13，図13.10，臨床 🅟13.5）。本例の患者では右眼に外傷の既往があるので，ホルネル症候群の診断は困難である。

臨床経過と神経画像

　腕神経叢 MRI（**画像9.1**）では，右肺尖部腫瘍が右腕神経叢の領域に強く浸潤していた。本患者の癌は不運なことに根治治療が不可能であった。しかし，十分な疼痛緩和が得られるように，薬剤の経口，血管内，硬膜外投与が多角的に行われ，疼痛が抑えられている。

9

症例9.1　一側上肢の完全麻痺と感覚消失

画像9.1　腕神経叢領域に浸潤する右肺尖部癌。胸部の T1 強調冠状断像

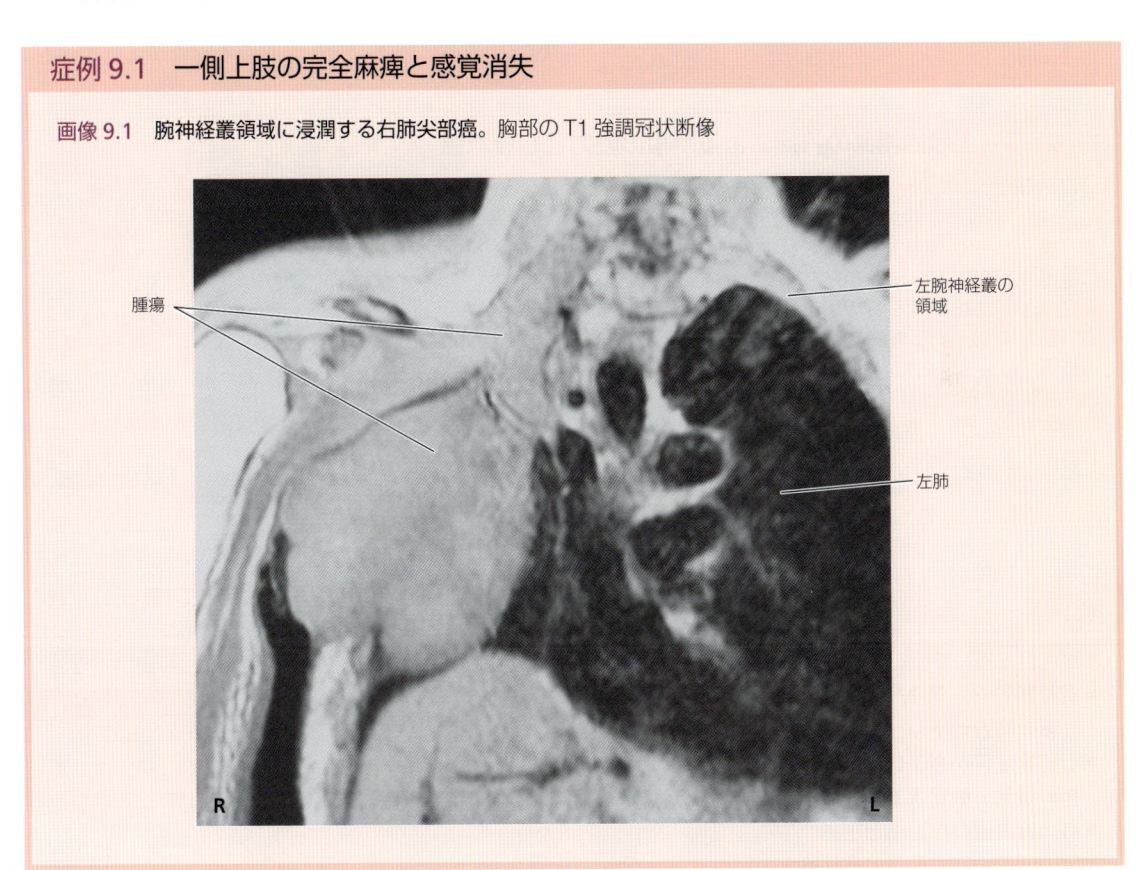

症例 9.2　新生児に起こった一側上肢の筋力低下

●症例要約

生後 3 週の女児が左上肢の筋力低下のために小児科外来につれてこられた。妊娠 42 週（予定日を 2 週間過ぎていた）で生まれ，生下時体重は 4,850 g であった。難産（肩の娩出困難）のために複雑分娩となり，娩出時に左頸部と肩を強く牽引された。生下時から左上肢の筋力低下があり，その後やや改善したが，診察時にはまだ残っていた。検査では，**左上肢の筋緊張が低下**し，**身体**の横で内旋位をとっていて，**自発運動が減少している。左上肢は肩関節での外転や肘関節での屈曲ができなかった**が，握力低下はなく手の開閉は可能で，肘伸展や手の屈曲もできた。**左上腕二頭筋反射は消失**していた。その他の腱反射はすべて 2⁺ であった。

●局在診断と鑑別診断

太字で上に示した症候から，病変はどこにあると考えられるか。最も可能性のある診断名は何か。

考察

本例の鍵となる症候は以下の通り。

- **左上肢の外旋，外転，肘屈曲の筋力低下，筋緊張低下，左上腕二頭筋反射の消失**

患児は，左腕神経叢上神経幹傷害（エルブ-デュシェンヌ麻痺）の典型的な所見を備えている。出生時の肩牽引が原因と考えられ，C5，C6 の支配筋に麻痺が認められた（臨床ⓅP9.1）。

臨床経過

回復までの間，関節可動域を保つために理学療法プログラムが開始された。生後 7 週で左手をテーブルから挙上することができるようになり，外旋や自発的な肘屈曲もある程度可能になった。左上腕二頭筋反射は依然として消失していた。生後 4 カ月までに，どちらの手でも手をのばして物に触れることができるようになったが，右手を好んで使う傾向があった。座位で左上腕二頭筋の筋力は 4⁺/5。さらなる改善が見込まれる。

症例 9.3　上肢内側部の打撲による手指の脱力としびれ感

●症例要約

38 歳の飲酒家の男性が転倒し，右上肢をゴミ収集箱で打撲した。救急外来に連れてこられた時，**右上腕内側に擦過傷と圧痛**があった。神経学的検査で，**右母指対立，第 2，3 指の屈曲，手関節の屈曲と外転に筋力低下がある（筋力 4/5）。右手外側と第 1，2，3 指に痛覚と触覚の低下がある**（図 9.11）。

●局在診断と鑑別診断

太字で上に示した症候から病変はどこにあると考えられるか。最も可能性の高い診断名は何か。

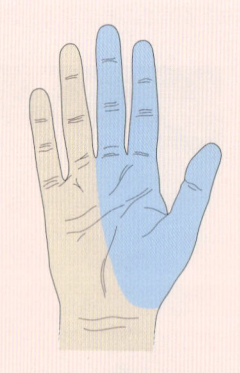

図 9.11　感覚低下の領域

考察

本例の鍵となる症候は以下の通り。

- **右母指対立，第 2，3 指の屈曲，手関節の屈曲と外転の筋力低下**
- **右前腕遠位から手にかけての外側面と第 1，2，3 指の痛覚・触覚低下**
- **右上腕内側の擦過傷と圧痛**

本例の患者の筋力低下と感覚障害のパターンは正中神経障害に一致する（表 9.1，図 9.5，表 8.1）。最も可能性が高い原因は右上腕内側での神経圧迫で，この領域の圧痛の存在と機械的損傷の既往が証拠となる。

臨床経過

右上肢の X 線検査では，骨折を認めなかった。患者は救急室から退院し，以後，再受診することはなかった。

症例 9.4　母指，示指，中指の夜間痛とピリピリ感

●症例要約

コーラ工場で働く 38 歳の男性に，2 カ月前から**右母指，示指，中指の疼痛とピリピリ感**が出現し，右上腕と前腕に放散することもあった。症状は夜間や上肢を安静にしている時に増悪する。シャツのボタンをかけている時に**同じ指の指先に感覚低下**があることも自覚している。検査では，肥満があって，**右母指対立筋の筋力低下（4⁺/5），母指球領域を除く右 1，2，3 指の手掌面の痛覚低下**（**図 9.12**）が認められた。ティネル徴候やファーレン徴候は陰性。

●局在診断と鑑別診断

太字で上に示した症候から病変はどこにあると考えられるか。最も可能性の高い診断名は何か。

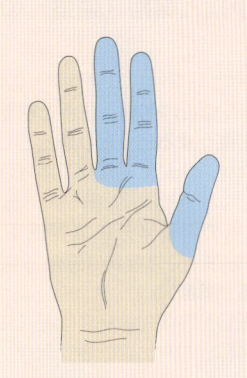

図 9.12　感覚低下の領域

考察

本例の鍵となる症候は以下の通り。

- **右母指対立筋の軽度の筋力低下**
- **母指球領域を除く右 1，2，3 指手掌面の疼痛，ピリピリ感，痛覚低下**

母指対立筋は正中神経支配である（**表 9.1，表 8.1**）。手屈曲と外転に異常がなく母指球領域に感覚障害がないことから，橈側手根屈筋枝や手掌皮枝の分枝点よりも遠位で正中神経を傷害する病変が示唆される。典型的には手根管での傷害が考えられる（**臨床 P9.1**）。し

たがって右手首での手根管症候群が最も疑われる。手根管症候群では，通常，短母指外転筋が傷害されるが（**臨床 P9.1**），この患者では特に検査されていないことに注意しよう。可能性は低いがその他に考えられる状態として，軽度の右 C6，C7 の神経根障害や手根管よりも近位での右正中神経病変があげられる。

臨床経過

甲状腺機能や一般血液生化学検査は正常。夜間，着脱可能な固定用具を用いて手首をやや伸展位で保持した。症状は徐々に軽快にむかっている。

症例 9.5　転倒後の手と手首の脱力

●症例要約

20 歳の男性ウェイターがレストランで働いている最中につまづいて倒れかかり，左手を伸ばしたままテーブルに手をついた。その夜，左上肢に疼痛があったが，翌日には軽快した。しかし，**左手と手首の筋力低下**に気づいたので救急外来を受診した。検査では，**左手に筋力低**

下があり，筋力テストでは**手首伸展，指伸展，手掌面での母指外転（母指伸展）が 3/5，前腕回外が 4/5**であった。その他の筋力は正常で，感覚障害もなかった。

●局在診断と鑑別診断

太字で上に示した症候から病変はどこにあると考えられるか。最も可能性の高い診断名は何か。

考察

本例の鍵となる症候は以下の通り。

- **左前腕回外，手伸展，指伸展，手掌面での母指外転（母指伸展）の筋力低下**

これらの筋はすべて橈骨神経支配である（**表 9.1，表 8.1**）。特に，上腕三頭筋に異常がなく感覚障害もないことから，橈骨神経の純粋運動枝である後骨間神経の病変が疑われる。転倒の際，明らかに後骨間神経が損傷を受けたと思われるが，その正確な機序は不明である（**臨床 P9.1**）。

臨床経過

左上肢の X 線検査では骨折はなかった。拘縮変形予防のために左上肢の固定を行い，作業療法士による治療を続けたところ，筋力は徐々に回復した。受傷 2 カ月後の筋電図検査では，上腕三頭筋支配線維よりも遠位での左橈骨神経の病変が示唆された。受傷 4 カ月後までに障害筋の筋力は 4⁺/5 に改善し，以後も徐々に改善中である。（注：後骨間神経の傷害では，通常，橈側手根伸筋に障害は起こらないので，橈側への手伸展には異常がない。本例では検査されていない。）

症例 9.6　小指と環指（薬指）のしびれ感とピリピリ感

● **症例要約**

　32歳のコンピュータープログラマーの男性が，2カ月前から**左第4，5指の内側面，左手と前腕の内側面に沿う領域に徐々に悪化するピリピリ感としびれ感**を自覚している。症状は朝起床時に悪化し，肘を固い面に載せていると増悪した。検査では，**左第5指外転の筋力低下4/5，左第4，5指の内側半分に痛覚低下を認める**（図9.13）。上肢外転挙上では症状は悪化しない。

● **局在診断と鑑別診断**

　太字で上に示した症候から病変はどこにあると考えられるか。最も可能性の高い診断名は何か。

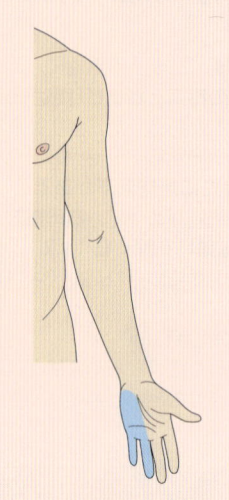

図9.13　感覚低下の領域

考察

　本例の鍵となる症候は以下の通り。

- ● 左第5指外転の筋力低下
- ● 左第4，5指の内側半分の異常感覚と痛覚低下

　患者の感覚・運動障害は，尺骨神経，腕神経叢下神経幹（例えば胸郭出口症候群），腕神経叢内側神経束，C8，T1神経根，などの軽度障害を示唆する（**表9.1，臨床 P9.1，表8.1**）。肘への圧迫で症状が増悪する，頸部痛がない（頸髄神経根障害では普通にみられる。**臨床 P8.3**），上肢外転挙上による増悪（胸郭出口症候群に特徴的）がない点などから，確定的ではないが尺骨神経病変が原因と考えられる。

臨床経過

　神経伝導検査（**臨床 P9.2，図9.9**）では尺骨神経以外は正常であった。尺骨神経伝導速度の測定のために，小指外転筋の筋腹上の皮膚に記録電極を置き，刺激電極を尺骨神経の走行に沿って上肢皮膚のいろいろな点に置いて刺激した。神経が刺激されると筋に複合運動活動電位（CMAP）が記録できた。肘の内側上顆よりも末梢で尺骨神経を刺激して得られた遠位伝導速度は正常であったが（**図9.9A，B**），肘よりも近位で尺骨神経を刺激した時には遅延した（**図9.9C**）。したがって肘での伝達障害が疑われた。

　症状は左側にしか認めなかったものの，神経伝導検査によって両側尺骨神経の障害が検出された。正中神経の神経伝導検査は両側とも正常だった。患者は，睡眠中やコンピューターの作業中に肘装具を使用するようにし，肘をついて休息しないよう指導された。2カ月後，異常感覚は劇的に改善し指外転の筋力は正常化した。左尺骨神経領域に軽度の感覚低下を残すばかりとなった。

症例 9.7　窒息後に起こった肩甲部の筋力低下としびれ感

● 症例要約

　39 歳の女性が襲われて首を絞められた。重篤な窒息には至らなかったが，その後数日間は，頸部が腫脹し嚥下困難が進行した。10 日後に救急室を受診した。CT を撮影したところ，咽頭後隙に血腫と膿瘍がみとめられ左胸鎖乳突筋にまで及んでいた。手術室で排膿の処置が行われ，抗生物質が投与された。術後，嚥下状態は改善したが，衣服を着る時やデオドラントスプレーをかける時などに左手があげにくいと訴えた。左肩のあたりにしびれ感もある。神経学的検査を行ったところ，**肩関節での左上肢外転の筋力が 3/5，左肩外側に触覚と痛覚の低下**があった（図 9.14）。注意すべきことに，左上腕二頭筋の筋力と腱反射はともに正常であった。

● 局在診断と鑑別診断

　太字で上に示した症候から病変はどこにあると考えられるか。最も可能性の高い診断名は何か。

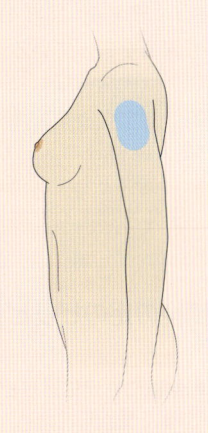

図 9.14　感覚低下の領域

考察

　本例の鍵となる症候は以下の通り。

- **左上腕外転の筋力低下**
- **左肩外側の触覚と痛覚の低下**

　上腕外転の筋力低下と肩のしびれ感は左 C5 神経根障害（図 8.4，表 8.5）か左腋窩神経損傷（表 9.1，図 9.5）で起こる。C5 神経根の支配を受ける上腕二頭筋が障害を免れていることから，C5 神経根障害の可能性は低い。したがって，最も疑われる診断名は左腋窩神経の損傷である（臨床 ❷9.1）。腋窩神経損傷は通常肩関節の脱臼や牽引で起こるが，頸部や肩甲部の手術の後遺症としてみとめられることもある。

臨床経過

　神経損傷に対する治療方針が患者と話し合われ，医師は経過観察を勧めた。迅速な回復がみとめられない患者で，神経移植や減圧手術が有効な場合があるからである。しかし，病院で抗生物質の静脈内投与を受けてから患者は退院し，その後外来通院をしていない。

症例 9.8　一側の大腿に疼痛，筋力低下，しびれ感をみとめる糖尿病患者

● 症例要約

　45 歳の男性が糖尿病性ケトアシドーシスと両側重症肺炎の治療のために，数週間，集中治療室に入院した。軽快して一般病棟に転室した時，**左下肢の筋力低下としびれ感**に気づいた。**しびれ感とピリピリ感が足より上の大腿前面から下腿内側**に認められる。神経内科医が往診して検査したところ，**左腸腰筋と大腿四頭筋の筋力が 4/5** で，その他の筋の筋力は大腿内転を含めてすべて正常だった。**左大腿前面から下腿内側にかけて痛覚低下**がある（図 9.15）。**左膝蓋腱反射が消失**している以外は，腱反射は正常で左右差なし。

● 局在診断と鑑別診断

　太字で上に示した症候から病変はどこにあると考えられるか。最も可能性の高い診断名は何か。

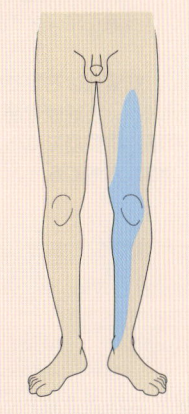

図 9.15　感覚低下の領域

考察

　本例の鍵となる症候は以下の通り。

- **左腸腰筋と大腿四頭筋の筋力低下，左膝蓋腱反射消失**
- **左大腿前面と下腿内側の異常感覚と痛覚低下**

本患者の筋力低下，腱反射消失，感覚障害のパターンはL4神経根障害か大腿神経ニューロパチーを疑わせる（表9.3，表8.1，表8.6，図8.4）。L4は閉鎖神経にも大腿神経にも線維を送っているので，大腿内転に異常がなかったことは大腿神経ニューロパチーの可能性を強く示唆する。したがって，最も疑われる診断名は，糖尿病性の左大腿神経ニューロパチーである（臨床 ℗ 8.1，9.1）。可能性としては低いが，集中治療室で大腿静脈カテーテルを挿入した際に，検出できない大きさの血腫が形成され，これが大腿神経を圧迫したことも考えられる。本例と症例8.9を比較してほしい。

臨床経過

患者の左下肢の筋力は徐々に回復した。1年後，筋力はすべて5/5に回復したが，左大腿神経領域の感覚低下は持続し，左膝蓋腱反射は消失したままだった。

症例9.9　転倒後の足のピリピリ感と麻痺

● **主訴**

30歳の女性。**転倒後に右足にピリピリ感と麻痺**が起こったので，救急外来を受診した。

● **病歴**

2日前，患者はスーパーマーケットの濡れた床で滑って後ろ向きに転倒し，背中を打った。最初は何の症状もなかったが，午前3時に起きて生後2カ月の赤ん坊にミルクをやろうとした時，**右足を動かすことができなかった**。また，**右下腿と足の外側にピリピリ感**があった。これらの症状は2日たっても改善しなかったので，救急外来を受診した。背部痛はなく，膀胱直腸障害もない。

● **診察所見**

生命徴候：体温＝36.7℃，脈拍＝84，血圧＝136/68。
頸部：正常，血管雑音なし。
肺：清。
心臓：整。
腹部：軟。
四肢：正常。
背部と脊柱：圧痛なし。
直腸：緊張正常，腫瘤触れず。
神経学的検査：
　精神状態：清明，見当識正常（×3）。言語は流暢。
　脳神経：異常なし。
　運動系：偏位なし。**筋緊張は右足で低下している**以外は正常。筋力テスト；**右前脛骨筋，長母趾伸筋，足内反筋，足外反筋，腓腹筋で0/5，右ハムストリングス3/5**，その他はすべて5/5。

反射：

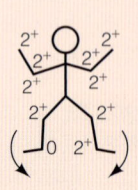

協調運動：指鼻検査；正常。
歩行：**一歩ごとに右足を高く上げ，右足は完全に弛緩した状態**。
感覚系：**右下腿外側と右足全体に触覚，痛覚，振動覚，関節位置覚の低下がある**（図9.16）。その他の感覚検査は正常。

● **局在診断と鑑別診断**

太字で上に示した症候から病変はどこにあると考えられるか。最も可能性の高い診断名は何か。

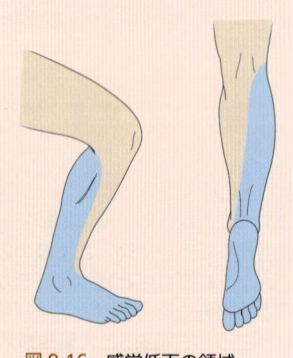

図9.16　感覚低下の領域

考察

本例の鍵となる症候は以下の通り。

- **右前脛骨筋，長母趾伸筋，足内反筋，足外反筋，腓腹筋，ハムストリングスの筋力低下，右足の筋緊張の低下，右アキレス腱反射の消失**
- **右足と下腿外側の異常感覚と触覚，痛覚，振動覚，関節位置覚の低下**

右下肢の筋力低下，筋緊張低下，腱反射減弱は，右下肢の末梢神経病変か，運動皮質や脊髄の上位運動ニューロンの急性病変によって起こる（臨床 ℗ 6.1，6.3，図6.14F）。感覚障害のパターンは脊髄病変（臨床 ℗ 7.4）や皮質病変（臨床 ℗ 7.3）の場合とは異なり，坐骨神経病変のパターンに一致する（臨床 ℗ 9.1，表9.3）。運動検査の結果も坐骨神経病変のパターンを示している。最も疑われる診断名は右坐骨神経ニューロパチーで，おそらくは転倒によって起こったものであろうが，正確な機序は不明である。

臨床経過と神経画像

腰仙椎と骨盤のX線検査では骨折を認めなかった。**腰神経叢MRI**（**画像9.9A, B**）では，浮腫と思われるT2高信号領域が右坐骨神経に認められた。理学療法が行われ，歩行用の右足装具が使用された。発症1週間後の筋電図検査では，腓腹筋，前脛骨筋，短母趾屈筋，内側ハムストリングスなどの右坐骨神経支配筋に，有意な活動電位が記録されなかった。それ以後は筋電図検査を行っていない。患者の筋力は徐々に改善し，発症5カ月後には，ほとんど正常に復したように感じた。発症1年後の検査では，右前脛骨筋，足内反筋，足外反筋の筋力は4/5から4⁺/5。腓腹筋は両側とも5/5。右足の感覚もアキレス腱反射もともに改善した。

症例 9.9　転倒後の足のピリピリ感と麻痺

画像 9.9A，B　坐骨神経ニューロパチーと思われる右坐骨神経の異常高信号。腰神経叢 MRI。（A）T2 強調 MRI 冠状断像。B の断面の位置を示す。（B）T2 強調 MRI 軸位断像。大腿骨の背側を通る右坐骨神経に異常高信号がみとめられる

(A)

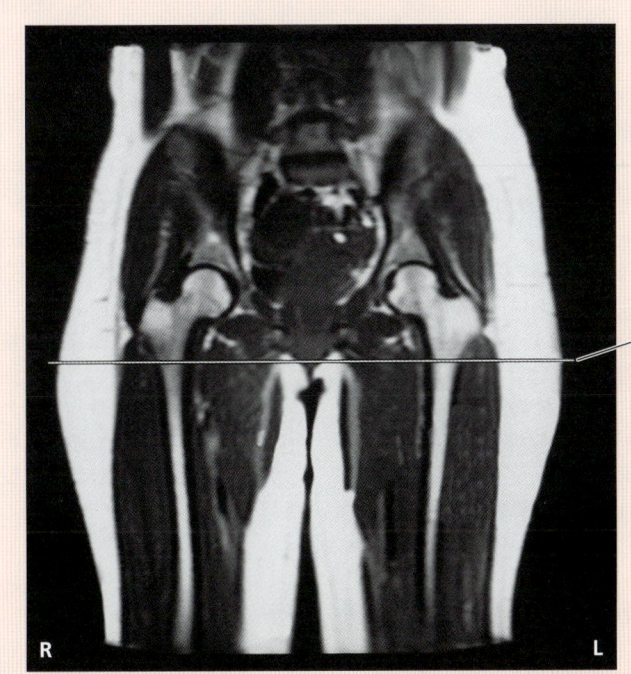

B 断面の位置

(B)

大腿骨

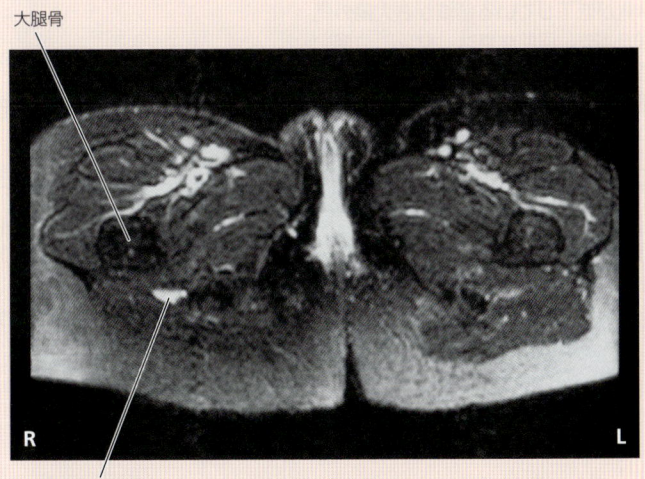

坐骨神経の高信号

症例 9.10　下肢外傷による下垂足

●症例要約

　27 歳の男性が，濡れたタイルの床で滑って右足を左方向にくじいた。その結果，足に痛みが起こり，筋力低下も出現した。救急外来での診察では，**右前脛骨筋と長母趾伸筋の筋力が 0/5，右足外反筋 3/5** で，それ以外の筋は右足内反筋や右腓腹筋も含めてすべて 5/5 であった。右足背に痛覚低下があり，特に**第 1 趾と第 2 趾の趾間に痛覚障害が強かった**（図 9.17）。

●局在診断と鑑別診断

　太字で上に示した症候から病変はどこにあると考えられるか。最も可能性の高い診断名は何か。

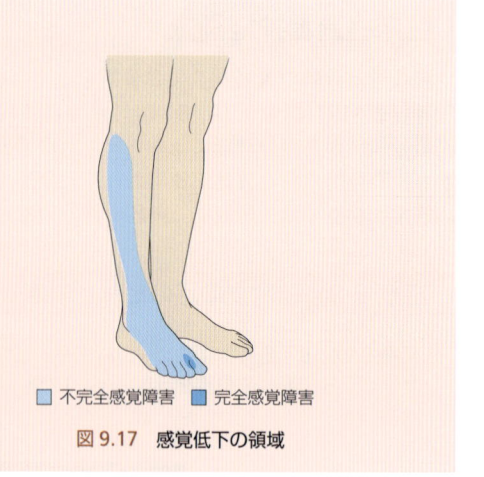

□ 不完全感覚障害　■ 完全感覚障害

図 9.17　感覚低下の領域

考察

　本例の鍵となる症候は以下の通り。

- **右前脛骨筋と長母趾伸筋の筋力低下，右足外反筋の中等度の筋力低下**
- **右足背，特に第 1 趾と第 2 趾の趾間の痛覚低下**

　筋力低下と感覚障害のパターンは，総腓骨神経損傷のパターン（表 9.3，臨床Ⓟ9.1，表 8.1）に一致する。おそらく転倒に起因するものであろう。本例では深腓骨神経（前脛骨筋，長母趾伸筋，第 1 趾と第 2 趾の趾間の感覚）の障害が浅腓骨神経（足外反筋，足背と下腿外側の感覚）の障害よりも重篤であったことに注目してほしい。また，L5 神経根障害との鑑別も必要である。L5 神経根障害では足の内反障害もあらわれる（症例 8.10 と比較すること）。

臨床経過

　受傷 2 日後の筋電図（臨床Ⓟ9.2）では，右前脛骨筋，長母趾伸筋，短趾伸筋，腓骨筋で運動単位活動電位の漸増が極端に減少していて，神経原性変化を示していた。運動神経伝導速度検査では，腓骨頸の直上で右腓骨神経を刺激した時は振幅の低下がみられたが，腓骨頸の直下で刺激した場合には正常振幅であった。したがって腓骨頸での神経損傷が疑われた。その後数カ月で患者の症状は徐々に改善した。

症例 9.11　妊娠後の外側大腿痛としびれ感

●症例要約

　24 歳の女性が出産の 2 日後に，**右大腿外側の灼熱痛としびれ感**を訴えた。症状は歩行で増強する。検査すると，**触覚，痛覚，冷覚が低下している領域が右大腿外側にみとめられた**（図 9.18）。重要な点は，腱反射や筋力に異常がないことである。

●局在診断と鑑別診断

　太字で上に示した症候から病変はどこにあると考えられるか。最も可能性の高い診断名は何か。

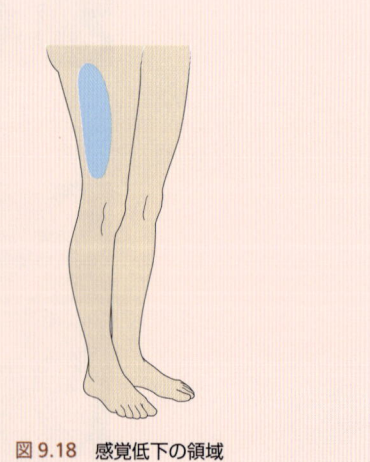

図 9.18　感覚低下の領域

考察

本例の鍵となる症候は以下の通り。

● **右大腿外側の疼痛と異常感覚，および触覚，痛覚，冷覚の低下**

大腿外側に生じる純粋感覚障害は，外側大腿皮神経の機能不全，すなわち異常感覚性大腿神経痛（図 9.5，臨床 ❷9.1）と考えられる。L2, L3 神経根障害を除外する必要があるが，運動異常や腱反射異常がなく背部痛もないことから，神経根障害を支持する所見に乏しい。

臨床経過

患者には，感覚神経の損傷が原因であること，自然軽快が見込まれること，などの説明がなされた。その後の 5 カ月のうちに患者の症状は徐々に改善し，特別の治療を必要としなくなった。

症例 9.12　構音障害，眼瞼下垂，易疲労

● 主訴

35 歳の女性が，増悪する構音障害と筋疲労のために神経内科医を受診した。

● 病歴

患者は看護師で，4 カ月前から，**話が終わりに近づくと発声が困難**になることを自覚している。症状は**仕事が終わる時間帯に最も顕著**であった。また，**仕事が終わる時間帯になると，笑顔をつくることも困難**であった。休息すると症状は消失する。軽度の頸部違和感もあり，**時々頭部挙上が困難**なことがあると感じている。また，**運動の持続が困難**となり，トレーニング室でトレッドミルを使う時など，以前よりも早く息切れするようになった。

● 診察所見

生命徴候：体温＝36.7℃，脈拍＝80，血圧＝90/70。
頸部：正常，血管雑音なし。
肺：清。
心臓：整。
腹部：軟。
四肢：正常。
神経学的検査：

精神状態：清明，見当識正常（×3）。言語は流暢。物品記銘は 5 分後に 3/3 正解。計算正常。

脳神経：視野，視力ともに正常。瞳孔正円同大，対光反射と輻輳反射はともに正常。眼球運動は正常で眼振なし。**長時間，上方視を続けると左に眼瞼下垂が出現する**。顔面の感覚正常。顔面運動に左右差なし。聴力正常。軟口蓋挙上は正常で，舌は正中位。**長い文を音読させると徐々に構音障害が進行する**。

運動系：筋緊張正常。筋線維束性収縮や振戦はない。筋力テストは全身で 5/5。

反射：

協調運動：指鼻検査，踵膝検査，ともに正常。
感覚系：痛覚，温度覚，振動覚，関節位置覚，すべて正常。消去なし。

● 局在診断と鑑別診断

1. 太字で上に示した症候から病変はどこにあると考えられるか。
2. 最も可能性の高い診断名は何か。

症例 9.12　構音障害，眼瞼下垂，易疲労

画像 9.12　反復刺激における漸減。右上肢で尺骨神経を刺激し，右小指外転筋で複合運動活動電位（CMAP）を記録して反復刺激検査を行った（図 9.9，臨床 ❷9.2）。刺激は 3 回/秒の割合で合計 9 回行った。図では，連続する CMAP の振幅が比較できるように，順に右に移動する連続刺激として示されている（1 回の刺激ごとに 3 ミリ秒移動）。最初の CMAP は一番左に，9 回目の CMAP は一番右側に示されている。23％の CMAP 振幅の漸減がみとめられる

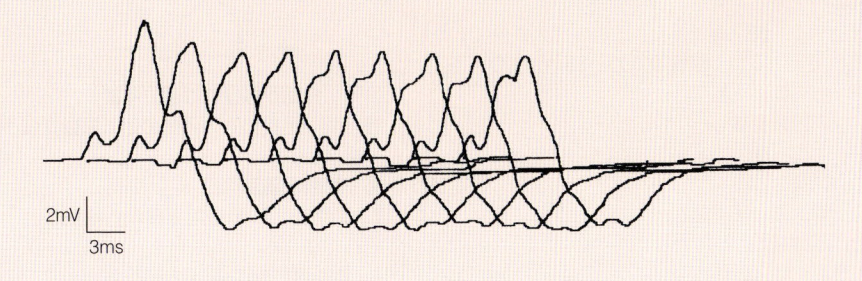

2mV

3ms

考察

本例の鍵となる症候は以下の通り。

- **構音障害，長い会話の終わりに増悪**
- **一日の終わりに笑顔をつくるのが困難**
- **上方視を長時間続けると左眼に眼瞼下垂**
- **一日の終わりに頭部挙上が困難**
- **トレッドミルで筋力低下と息切れ**

1. 構音障害は脳神経障害や上位運動ニューロン疾患で起こることがある（臨床P12.8）。笑顔をつくる時の眼筋障害も同様である（図12.13）。眼瞼下垂の原因には，上眼瞼挙筋を支配する動眼神経（Ⅲ）の病変や，ホルネル症候群（臨床P13.6）が含まれる。同じように，頸部筋，下肢，呼吸筋の筋力低下の場合でも，中枢性病変によることも末梢性病変によることもある。しかし，このような複数筋の筋力低下があるにもかかわらず感覚障害がないことから，ニューロパチーではなさそうである。また，中枢神経系の多巣性病変を示唆するような上位運動ニューロン徴候もない。したがって，神経筋接合部を侵す末梢性病変か，発声筋，眼瞼挙筋，呼吸筋，近位の頸部筋と下肢筋などの筋を侵す末梢性病変が最も疑われる。

2. この感覚障害や腱反射異常を伴わない筋力低下のパターン，そして一日の終わりや筋の反復使用による増悪は，重症筋無力症（臨床P8.1）を最も疑わせる。感覚障害，腱反射異常，上位運動ニューロン徴候を伴わないびまん性緩徐進行性の筋力低下を起こすその他の原因としては，ランバート・イートン症候群や筋原性疾患などがある（臨床P8.1）。

診断のための検査と臨床経過

神経内科医はテンシロン（エドロホニウム）テスト（臨床P8.1）を行って，長文朗読を検査した。構音障害はテンシロン投与後に著明に改善したので，テンシロンテスト陽性と判定した。アセチルコリン受容体抗体価も 1.73 nmol/L（正常は 0.3 nmol/L 以下）で陽性であった。尺骨神経の**反復刺激**（3回/秒）（臨床P9.2）によって，小指外転筋で記録した複合運動活動電位（CMAP）振幅が23%漸減した（画像9.12）。10%以上の漸減があれば異常と考えられるので，重症筋無力症の診断が支持された（臨床P9.2）。呼吸機能検査は正常。胸部CTでは，7×5 cm の分葉性腫瘤が右前縦隔に検出され心膜の右側に進展していたので，胸腺腫と診断された（臨床P8.1）。患者には，抗コリンエステラーゼ剤のピリドスチグミン（メスチノン）が投与され，胸腺腫瘤の外科的摘除術が行われた。腫瘤は病理診断で胸腺腫と確定した。術後，構音障害と易疲労性は完全に軽快した。神経学的検査も正常となり，構音障害はみとめられなくなった。長時間の上方視でも眼瞼下垂は起こらなくなった。

症例 9.13　　全身の筋力低下と腱反射消失

●主訴

70歳の女性が，進行性の筋力低下，歩行困難，息切れを訴えて救急外来を受診した。

●病歴

患者は生来健康に過ごしていたが，約2週間前，間欠的に下痢が起こるようになった。入院の8，9日前，**上下肢に筋力低下**が生じるようになって，何回か転倒した。理学療法に送られたが，筋力低下が進行し，ここ4日間**歩けない**状態にある。足と指先にピリピリ感がある。最終的に**息切れ**が生じるようになったので，病院を受診した。

●診察所見

生命徴候：体温＝36.8℃，脈拍＝74，血圧＝132/74，呼吸数＝20。

簡易呼吸機能検査：**肺活量 1.6 L**（正常は成人女性で約 3.5 L，男性で約 4.5 L）；**陰性吸気力－35 cmH₂O**（正常は－80 cmH₂O 以上）。

頸部：正常，血管雑音なし。

肺：清。

心臓：整，心雑音なし。

腹部：腸音正常，軟，圧痛なし。

四肢：正常，浮腫なし。

神経学的検査：

精神状態：清明，見当識正常（×3）。言語，注意，記憶は正常。

脳神経：視野正常。瞳孔正円同大，対光反射正常。外眼筋運動に異常なし。顔面の感覚は V₁-V₃ すべてで異常なし。顔面筋の筋力が両側で低下。軟口蓋と咽頭の運動に障害あり。肩すくめ運動にも筋力低下あり。舌は正常。

運動系：筋萎縮なし，筋緊張正常。筋力テスト；**両側三角筋 4/5，上腕二頭筋 3/5，上腕三頭筋 4⁻/5，手伸筋群 3/5，指外転筋群 4⁻/5，股関節伸展筋群 3/5，膝屈筋群 4⁺/5，足の背屈筋群 4⁻/5。**

反射：

歩行：**介助がなければ起立不能。**

感覚系：**足首までの両側の足で振動覚低下。**痛覚は異常なし。

●局在診断と鑑別診断

1. 太字で上に示した症候から病変はどこにあると考えられるか。

2. 最も可能性の高い診断名は何か。

考察

本例の鍵となる症候は以下の通り。

- 顔面，軟口蓋，上下肢の筋力低下，歩行不能
- 呼吸障害，肺活量低下と吸気力低下
- 腱反射消失
- 指先と足のピリピリ感，両足の振動覚低下

1. 両側の脳神経領域，上下肢，呼吸筋を侵す筋力低下は，皮質球路や皮質脊髄路を傷害する脳幹病変のような中枢疾患，広汎な分布を示す下位運動ニューロン疾患，びまん性の末梢神経疾患（多発性神経障害，ポリニューロパチー），神経筋接合部疾患，筋疾患でみられる（臨床🅟6.3。全般的な筋力低下〔麻痺〕）。脳神経症状があるので脊髄病変ではなさそうである。脊髄より上の上位運動ニューロンの病変も考えにくい。1 週間以上も続く筋力低下がありながら，腱反射亢進がみとめられないからである。また，腱反射消失と両側遠位の感覚障害があることから，下位運動ニューロン疾患や神経筋接合部疾患，筋疾患の可能性も低い。これらの疾患では感覚障害を伴うことはなく，腱反射が消失するのは通常筋力低下が重篤になってからである（腱反射の減弱は典型的な場合，感覚神経障害による）。したがって，最も疑われる病変局在は，びまん性対称性ポリニューロパチーである。

2. ニューロパチーは多くの原因で起こるが，急性疾患の数日から数週間後に感覚よりも運動優位の障害が進行し腱反射消失を伴う場合には，ギラン・バレー症候群が最も疑われる（臨床🅟8.1）。この疾患は急性炎症性脱髄性ポリニューロパチー（AIDP）ともよばれる。全身性の急速進行性の筋力低下を起こす原因には，重症筋無力症，重金属または有機リン中毒，ジフテリア，ボツリヌス症，ライム多発神経根障害，ポルフィリン症，灰白髄炎（ポリオ），ダニ麻痺症などがあ

る。しかし，これらの疾患とギラン・バレー症候群の鑑別は，臨床症状（臨床🅟8.1）の違いや，神経伝達速度，腰椎穿刺などの診断検査（臨床🅟5.10, 🅟9.2）の結果から，通常容易に行える。

診断検査と臨床経過

脳神経症状からは考えにくいが，患者が高齢で脊椎変性疾患があったことから，脊髄圧迫による進行性筋力低下と感覚障害の可能性を否定するために，緊急で頸椎 MRI 検査が行われた。MRI で脊髄圧迫の所見がなかったので，**腰椎穿刺**が安全に行えることが確認された（臨床🅟5.10）。脳脊髄液の所見は，白血球数 2/mm^3（リンパ球 67％，単球 31％），赤血球数 2/mm^3，グルコース値正常 69 mg/dL，タンパク質値上昇 115 mg/dL（表 5.7）であった。この血球成分の上昇を伴わない CSF タンパク質値の上昇は**タンパク質細胞解離 albuminocytologic dissociation** とよばれていて，神経や神経根に対して自己免疫反応が存在する証拠となる。ギラン・バレー症候群で特徴的にみられる。**神経伝導速度測定**（臨床🅟9.2）では伝達速度が著明に減少していて，CMAP の振幅も若干減少していた。この所見は軸索減少よりも脱髄の存在を示唆しているので，ギラン・バレー症候群の診断が確定した。

患者は免疫グロブリンの静脈内投与を 5 日間受けたが，入院 2 日目までに肺活量が 800 cc に，陰性吸気力が − 20 mmH$_2$O に落ちたので，待機的な気管内挿管が行われた。筋力は徐々に回復し，入院 5 日目までに抜管が可能となり，自発呼吸が可能となった。入院 9 日目に退院となったが，退院までに上下肢の筋力は 4/5 から 4$^+$/5 に回復し，足の振動覚低下も消失した。7 カ月後の外来診察では，神経伝達速度は正常で神経学的検査にも異常はなかった。全身の筋力は 5/5，腱反射 2$^+$，歩行も正常であった。

症例 9.14 　夕食後の奇妙な脱力*

● 症例要約

ある日の夕食後，58 歳の女性に**嚥下障害**と**複視**が出現した。それ以後の数時間，**眼瞼下垂，顔面麻痺，呼吸困難**が進んだので，家族が救急室へ連れてきた。検査では，精神状態は正常だったが，**水平性と垂直性の眼球運動が著明に制限**されていた。瞳孔反応は正常。顔面両麻痺，構音障害，遠位よりも近位に強い両側上下肢の筋力低下，膝蓋腱反射低下（1$^+$）とそれ以外の腱反射の消失，などの所見がみとめられた。感覚系は正常であった。

肺活量が 600 cc（正常成人女性では約 3.5 L）だったので，気管内挿管が行われた。

● 局在診断と鑑別診断

太字で上に示した症候から病変はどこにあると考えられるか。最も可能性の高い診断名は何か。

---

*この症例についてはすでに次の論文で報告されている。
Shapiro BE, Soto O, Shafqat S, Blummenfeld H. 1997. *Muscle and Nerve*, 20：100-102.

考察

本例の鍵となる症候は以下の通り。

- **複視，水平性・垂直性眼球運動制限，眼瞼下垂，顔面両麻痺，構音障害，嚥下障害**
- **上下肢近位の筋力低下**
- **呼吸困難，肺活量減少**
- **腱反射減弱**

感覚障害を伴わない全身の筋力低下は脳幹病変（**臨床 P14.1**），下位運動ニューロン，末梢神経，神経筋接合部，筋の広汎な病変（**臨床 P6.3**，全般的な筋力低下〔麻痺〕）で起こる。遠位よりも近位に優位な筋力低下は筋疾患や神経筋接合部の疾患を疑わせるが，腱反射減弱があるのでギラン・バレー症候群のような急性ポリニューロパチーの可能性も捨てきれない（**臨床 P8.1**）。その他には，上位運動ニューロンの急性病変も考慮すべきだろう。この場合，腱反射が亢進せずに減弱することがあるからである（**表6.4**）。すなわち，多くの疾患が鑑別診断の対象になる。梗塞や出血などの急性脳幹病変，ギラン・バレー症候群のような急速進行性末梢神経疾患，重症筋無力症，重金属・有機リン中毒，ボツリヌス症，ポルフィリン症，灰白髄炎（ポリオ），ダニ麻痺症などである。

臨床経過

患者は挿管された状態で集中治療室に入院した。MRIと同時にMRAが行われたが，脳幹に異常はなく，一般血液検査，CSF所見にも異常をみとめなかった。患者と家族は中毒の可能性を強く否定した。**神経伝導速度測定**では，伝導速度は正常であったが，CMAPの振幅が減少していた（**臨床 P9.2**）。さらに急速反復刺激や強力随意筋収縮でCMAP振幅が2倍から3倍に増加した。このような漸増効果は通常神経筋接合部のシナプス前疾患に特徴的である。例えば，ランバート・イートン筋無力症様症候群やボツリヌス中毒などである（**臨床 P8.1，P9.2**）。

さらにくわしく聞くと，家族は家庭で缶詰を調理に使っていることを認めた。明らかになったところによると，患者は入院当日，夕食に缶詰のトマトソースを使ってスパゲティをつくっていたという。家族から提供された糞便試料と残りのトマトソースを調べてみると，B型ボツリヌス毒素が陽性に検出された。患者はボツリヌス抗毒素の投与を受け，その後長期間にわたり集中治療室での治療を受けることになったが，最終的に完全に回復した。抜管され再び話せるようになった時，その時の状況をこう説明した。穴のあいた缶詰を開けたところ，においがおかしかったので，犬に食べさせようとした。犬が食べようとしなかった（賢明な判断！）ので，生のソースを少々なめてみたところ，まあ大丈夫だろうと思って調理して家族みんなのスパゲティをつくった。幸運にも長時間かけてソースを煮込んだので，毒素は不活化されたらしい。

追加症例

次の項目については他章で関連症例を取り上げている。**神経根障害**（症例 8.1〜8.11）；**対称性遠位型ニューロパチー**（症例 6.5，10.3）；**脳神経ニューロパチー**（症例 12.2〜12.7，13.1〜13.3，13.5）。その他の関連症例については巻末の**症例索引**を検索のこと。

本章のまとめ

1. **腕神経叢**は **C5〜T1** から発し（**図9.2**），**腰仙骨神経叢**は **L1〜S4** から発する（**図9.4**）。
2. 臨床的に最も重要な上肢の神経は，**橈骨神経，正中神経，尺骨神経，腋窩神経，筋皮神経**である。これらの神経の運動・感覚機能を**表9.1**にまとめた。
3. 臨床的に最も重要な下肢の神経は，**大腿神経，閉鎖神経，坐骨神経，脛骨神経，腓骨神経**である。これらの神経の運動・感覚機能を**表9.3**にまとめた。

10 大脳半球と血液供給

喫煙歴と高血圧の既往がある 45 歳の男性が，ぶつぶつと支離滅裂なことをつぶやきながら食堂によろめきながら入ってきて，つまずいて床に転倒した。店長が救急車をよび，その男性は病院に救急搬送された。救急治療室では右顔面と上肢に重篤な筋力低下があった。6 日後，かろうじて聞き取れる言葉をほんの数語話せるのみだったが，簡単な指示には従い，はい／いいえで答えられる質問には正しく答えられた。

大脳皮質のそれぞれの領域は特定の血管の「灌流域」にある。この患者の症状は，そのような灌流域のうちの一つに大脳皮質傷害が起こった時の典型的な症状を示している。このような患者の診断と治療のためには，大脳の機能局在と血液供給を学ぶ必要がある。これが本章のテーマである。

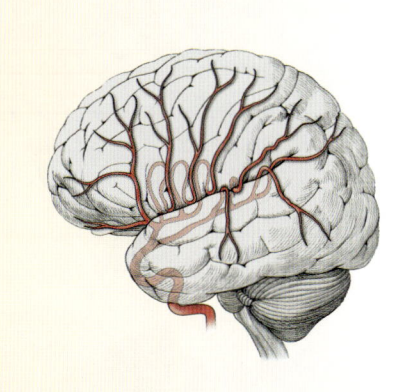

解剖学と臨床の基礎知識

「ヒトの脳」という時に通常まっ先に思い浮かぶ脳領域は大脳半球である。本章では大脳半球の機能解剖学を学ぶ。このために，まず大脳半球の血液供給を学び，ついで血液供給が一時的または永続的に障害された時の臨床像を解剖学的に説明する。脳幹と小脳の血液供給と機能解剖学については第 14 章と第 15 章で述べる。脊髄への血液供給は第 6 章で述べた。脳の血液供給を理解すれば，脳局所解剖学の知識の整理に役立つ。というのも，典型的な場合，空間的に隣接するいくつかの機能系と脳血管領域が重なり合うからである。さらに，脳の血液供給の知識は臨床的にも重要である。これを知っていると，一般的な脳血管障害症候群の病変局在を臨床症状から決定することができるので，正しい診断と迅速な治療の開始が可能となるからである。

大脳皮質の主な機能領野

ここでは，脳梗塞でよく傷害される主な大脳皮質の機能領野について簡単に述べる（図 10.1）。機能領野に関するもっとくわしい情報は，運動系，体性感覚系，視覚系，連合皮質など，それぞれ該当する章を参照してほしい（第 2，6，7，11，19 章）。

体性感覚ホムンクルスの顔面・手領域が半球外側にあるのに対して，下肢領域は大脳縦裂の内部にあることを思い出してほしい（図 6.2）。優位半球（通常は左）

の下前頭回にはブローカ野がある。一次運動皮質の構音領域のすぐ前方にあるので，構音プログラムの企画にはうってつけの場所にある（図 10.1A，図 19.2，臨床 P19.4）。一方，ウェルニッケ野は一次聴覚皮質のすぐ近くの上側頭回にあり（図 12.16），言語処理に関わる。

非優位半球（通常は右）の連合皮質，特に右頭頂葉は，反対側の身体や空間への注意に重要である。反対側半側視野からの情報を受容する一次視覚皮質は，後頭葉の鳥距溝に沿う領域に位置する（図 10.1B，図 11.15）。視放線は視床から視覚皮質へ視覚情報を運ぶ白質路であるが，頭頂葉皮質と側頭葉皮質の下を通る（図 10.1A）。これらの脳葉の梗塞で視放線が障害されると，反対側の視野障害が生じる。

ウィリス動脈輪：前循環と後循環

大脳半球への動脈血は，左右 1 対の**内頸動脈 internal carotid artery** に由来する**前循環系 anterior circulation** と，左右の**椎骨動脈 vertebral artery** に由来する**後循環系 posterior circulation** から供給される（図 10.2）。前循環系の源は，大動脈か腕頭動脈から枝分かれする総頸動脈である（図 4.20A）。頸動脈分岐部で，頸動脈は内頸動脈と外頸動脈に分かれる（図 4.19）。後循環系に血液供給する椎骨動脈は鎖骨下動脈（図 4.20B）から起こり，頸椎横突起の孔（横突孔，

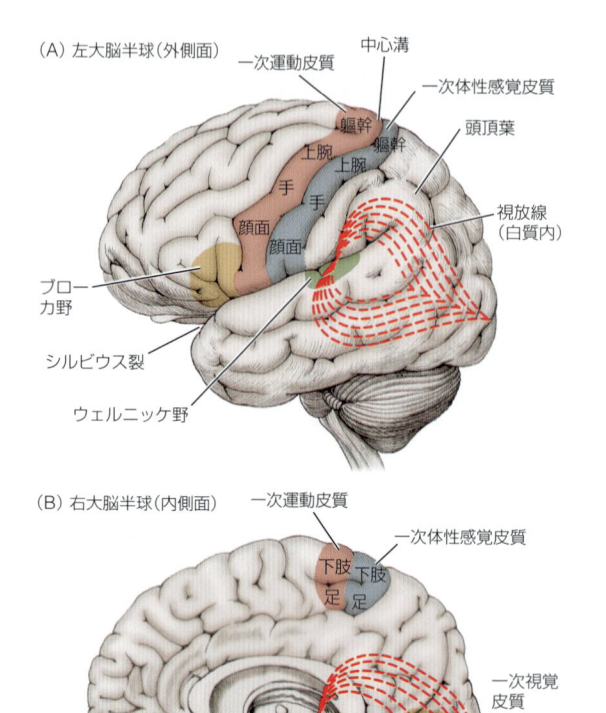

(A) 左大脳半球（外側面）

中心溝
一次運動皮質
一次体性感覚皮質
躯幹
躯幹
上腕
上腕
手
手
顔面
顔面
頭頂葉
視放線（白質内）
ブローカ野
シルビウス裂
ウェルニッケ野

(B) 右大脳半球（内側面）

一次運動皮質
一次体性感覚皮質
下肢足
下肢足
一次視覚皮質
鳥距溝

図 10.1　大脳皮質の重要な機能領野。(A)左大脳半球の外側面。(B) 右大脳半球の内側面

図 10.2B）を上行（図 4.19）して大後頭孔に入り，左右が合流して脳底動脈になる。この前循環系と後循環系は**ウィリス動脈輪 circle of Willis** という吻合輪で会合し，ここからすべての主要大脳血管が起こる（図 10.3）。ウィリス動脈輪によって豊富な側副血行が保証されるが，この動脈輪には解剖学的変異が多く，完全な径の動脈輪をもつ例は全人口の約 34%にすぎない。大脳半球に血液供給する主要血管は前大脳動脈，中大脳動脈，後大脳動脈である。**前大脳動脈 anterior cerebral artery（ACA）**と**中大脳動脈 middle cerebral artery（MCA）**は内頸動脈の終枝である。左右の前大脳動脈は前方で**前交通動脈 anterior communicating artery（AComm）**によって連絡する。前循環系と後循環系は，内頸動脈と後大脳動脈を結ぶ**後交通動脈 posterior communicating artery（PComm）**によって交通し，これによって前循環系と後循環系の血液が合流する。**後大脳動脈 posterior cerebral artery（PCA）**は脳底動脈の頂上から起こり，一方，脳底動脈は左右の椎骨動脈が合流して形成される。後大脳動脈に加えて，椎骨脳底動脈系からは脳幹や小脳へ行く

数本の枝が分枝するが，これについては第 14 章と第 15 章で述べる。

　内頸動脈にはいくつかの区分がある（図 10.2）。この区分は図 4.16A，C，図 4.18B に示すような血管撮影像で明確に観察できる。最初の区分は頸部にある比較的垂直な走行を示す**頸部 cervical segment** である。続いて内頸動脈は側頭骨に入って水平方向に鋭く曲がり**錐体部 petrous segment** になる。次の部分は**海綿静脈洞部 cavernous segment** で，内頸動脈が海綿静脈洞の中で**頸動脈サイホン carotid siphon** ともよばれる S 字型の走行を示す部分である（図 13.11）。続いて前床突起（図 5.2B）を通過して硬膜を貫き，後方に曲がってくも膜下腔に入る。これが**上床部 supraclinoid**（または**大脳部 intracranial**）**segment** である（図 4.16C）。内頸動脈上床部からは小さな枝も出るが，主要な枝は **OPAAM** と記憶するとよい（「OPAAM」が記憶できれば，の話だが）。これは，**O**phthalmic（眼動脈），**P**osterior communicating（後交通動脈），**A**nterior choroidal（前脈絡叢動脈），**A**nterior cerebral（前大脳動脈），**M**iddle cerebral artery（中大脳動脈）の頭文字をとったものである。**眼動脈**は通常，内頸動脈が硬膜を貫いた直後の屈曲部分から出る（図 4.16A，C）。眼動脈は視神経とともに視神経管に入り，網膜への主な血液供給源となる。

　ACA，MCA，PCA の起始部に対してそれぞれ **A1**，**M1**，**P1** という用語が用いられることもある。二次，三次の枝は A2，A3 というようによばれる。

復習問題

図 4.16〜図 4.18 の脳血管撮影や MRA に示されている各構造の名称ラベルを隠して，できるだけ多くの構造の名前を思い出そう。特に，内頸動脈，椎骨動脈，脳底動脈，ACA，MCA，PCA，AComm，PComm を同定しよう。

3 つの主な大脳動脈の解剖と灌流域

　3 つの主な大脳動脈（ACA，MCA，PCA）は，脳表から脳溝内のくも膜下腔へ入り込む数多くの枝を出す。これらの大脳動脈から出る小穿通枝が大脳皮質と白質を含む脳表部分に血液供給する。大脳基底核や視床，内包などの脳の深部構造への血液供給は，脳底部のウィリス動脈輪近くの各大脳動脈起始部から出る小穿通枝によって行われる。ここでは大脳半球の表在構造と深部構造に対する血管支配領域について学ぶ。

復習問題

大脳半球の 3 つの主要な動脈は何か（図 10.2）。大部分の人で前循環系と後循環系から起こる動脈をそれぞれ答えよ。

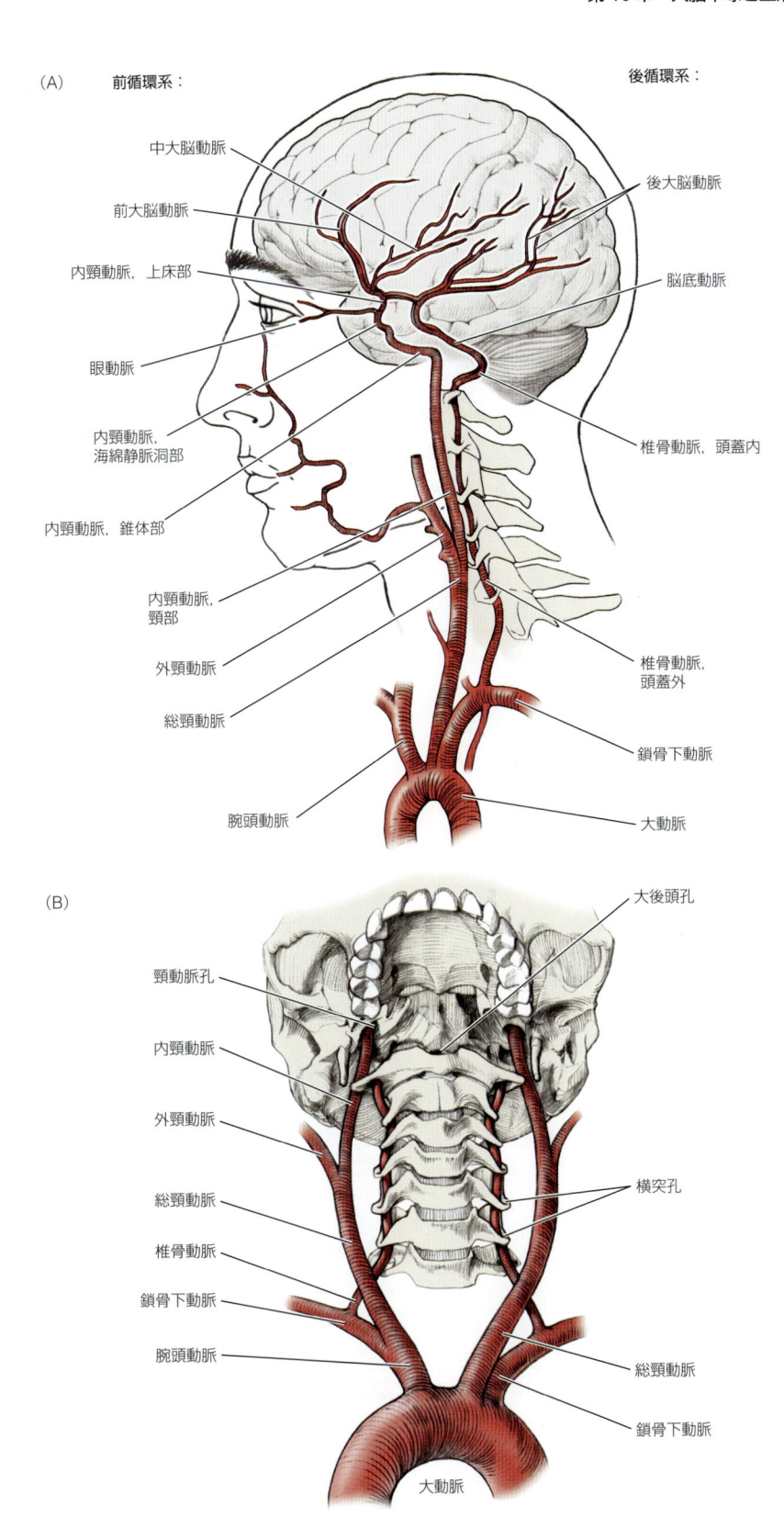

図 10.2　前循環系と後循環系。前循環系は内頸動脈から，後循環系は椎骨動脈から起こる

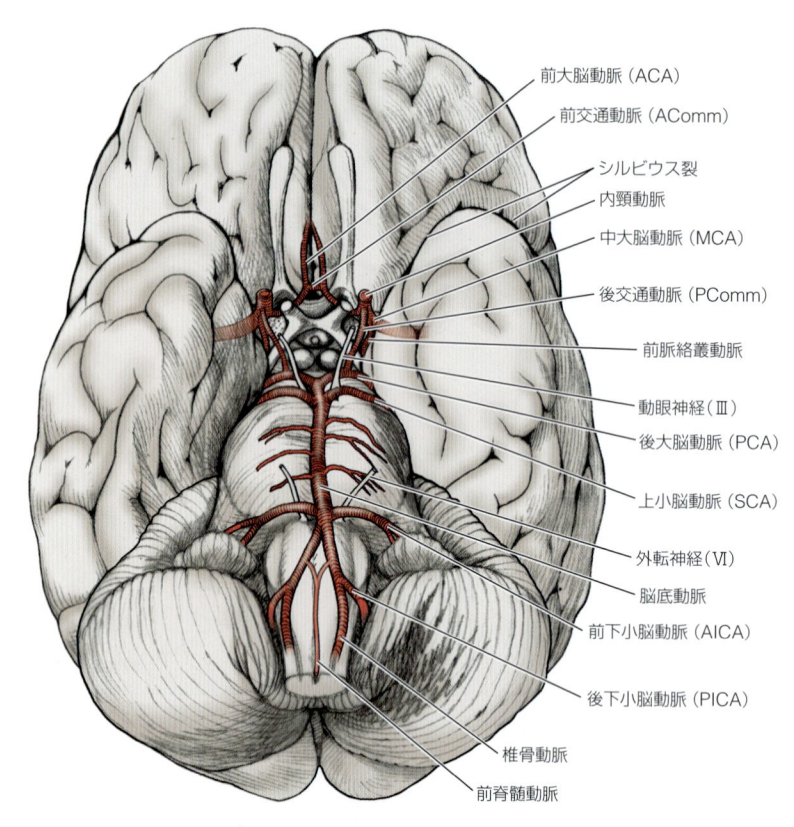

前大脳動脈（ACA）
前交通動脈（AComm）
シルビウス裂
内頸動脈
中大脳動脈（MCA）
後交通動脈（PComm）
前脈絡叢動脈
動眼神経（Ⅲ）
後大脳動脈（PCA）
上小脳動脈（SCA）
外転神経（Ⅵ）
脳底動脈
前下小脳動脈（AICA）
後下小脳動脈（PICA）
椎骨動脈
前脊髄動脈

図 10.3　ウィリス動脈輪とその主枝

▶大脳半球表在構造の血管領域

　前大脳動脈は大脳縦裂を前方に進み，続いて脳梁の上を後方に走る（図 10.4）。通常観察される 2 つの主要な枝は，脳梁周囲動脈と脳梁辺縁動脈である（図4.16C, 図4.18B）。したがって前大脳動脈は，前頭葉から頭頂葉前部に至る脳の前内側面のほぼ全域の皮質に血液を供給する（図 10.5）。通常，この領域には体性感覚皮質の内側部が含まれる（図 10.1B）。

　中大脳動脈は外側方向に走ってシルビウス裂の深部に入る（図 10.3）。シルビウス裂の中で，通常，**上枝superior division** と**下枝inferior division** に分かれる（図 10.6）。この分枝には個人差が大きく，中大脳動脈が 3 本から 4 本の枝に分かれることもある。中大脳動脈の枝はループをつくって島の上を走り，ついで弁蓋部の周囲を走ってこれを乗り越え，シルビウス裂から出て外表面にあらわれる（図4.16A, C, 図4.18B）。上枝は，外側前頭葉を含むシルビウス裂よりも上方の皮質領域を灌流する。この領域には通常ローランド溝周囲皮質も含まれる（図 10.6）。下枝はシルビウス裂よりも下方の皮質領域を灌流し，外側側頭葉や頭頂葉の部分がこの領域に含まれる。このように，中大脳動脈は脳の背外側穹窿部のほとんど全域の皮質に血液供給する（図 10.5）。

復習問題

3 つの主要大脳動脈（ACA, MCA, PCA）の灌流域を下の脳表の図に書き込もう。図 10.1 を参照して，この 3 つの灌流域に梗塞が起こった場合のそれぞれの症状を想像してみよう。このような情報は臨床的に重要である（臨床 P 10.1）。

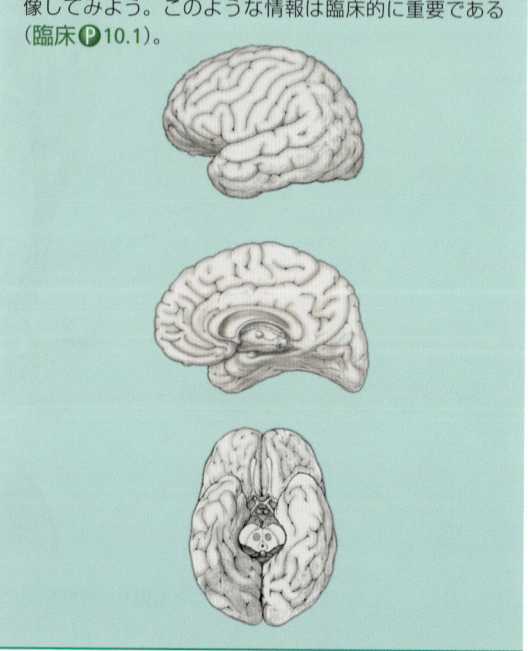

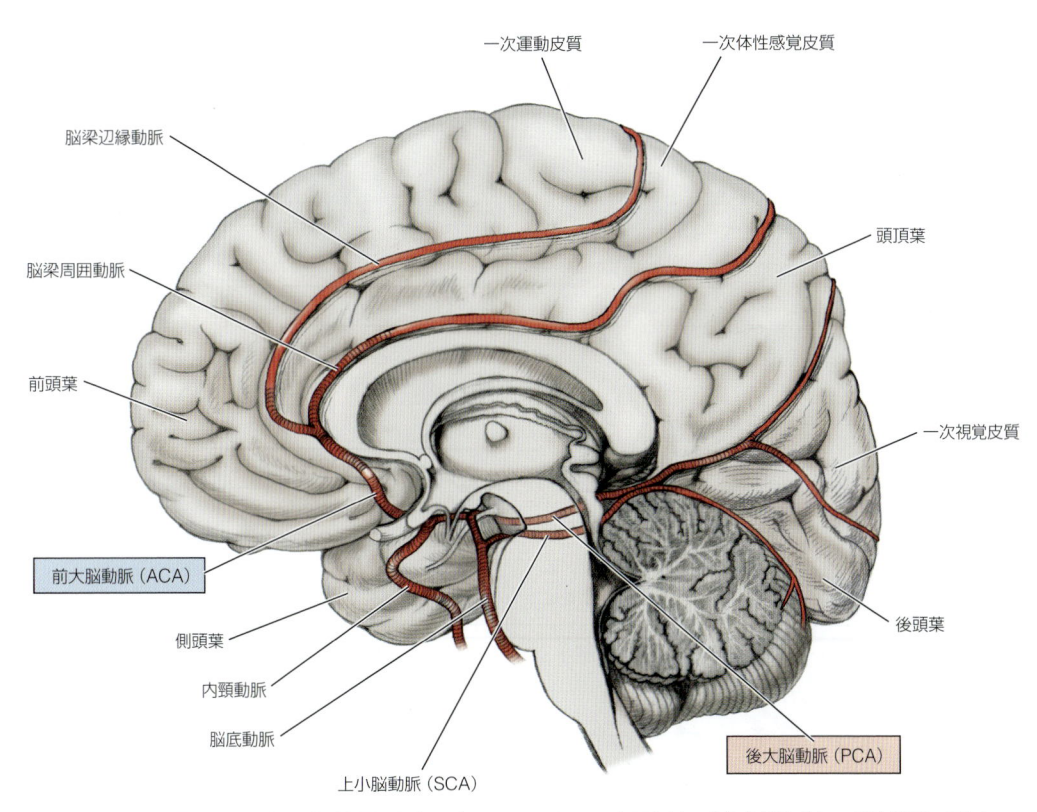

一次運動皮質

一次体性感覚皮質

脳梁辺縁動脈

頭頂葉

脳梁周囲動脈

前頭葉

一次視覚皮質

前大脳動脈（ACA）

側頭葉

後頭葉

内頸動脈

脳底動脈

上小脳動脈（SCA）

後大脳動脈（PCA）

図 10.4 　前大脳動脈（ACA）と後大脳動脈（PCA）。ACA と PCA の主要な枝の走行を簡略化して脳内側面に示した

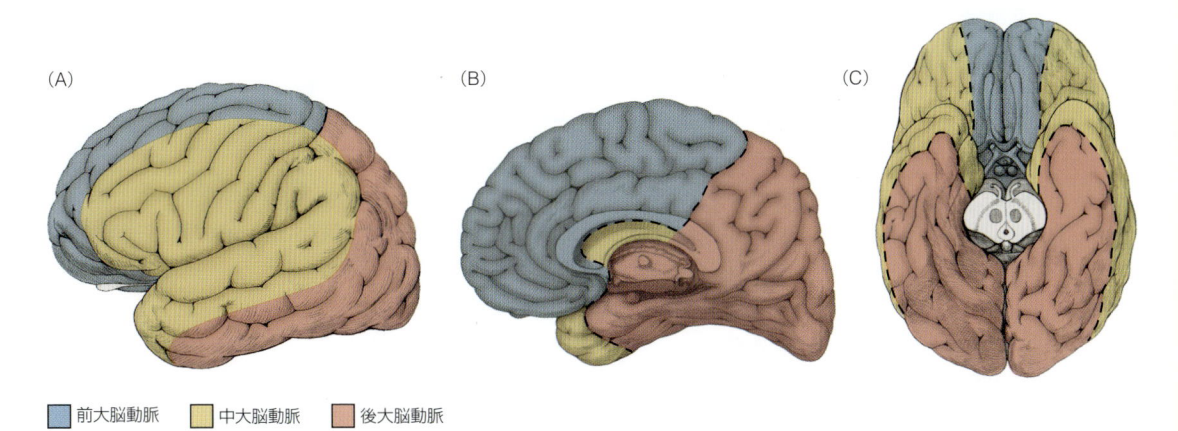

(A) 　　　　　　　　　(B) 　　　　　　　　　(C)

■ 前大脳動脈　　■ 中大脳動脈　　■ 後大脳動脈

図 10.5 　前大脳動脈（ACA），中大脳動脈（MCA），後大脳動脈（PCA）の灌流域。(A) 外側面。(B) 内側面。(C) 下面

後大脳動脈は脳底動脈先端部から起始した後，後方に走って，側頭葉の下・内側面や後頭葉内側面に枝を送る（**図 4.17**，**図 4.18**，**図 10.4**）。したがって，後大脳動脈の灌流域には側頭葉下内側部皮質や後頭葉皮質が含まれる（**図 10.5**）。

▶大脳半球深部構造の血管領域

脳底部の最も重要な穿通血管は**レンズ核線条体動脈 lenticulostriate artery** である。この複数の小血管は，シルビウス裂に入る前の中大脳動脈の起始部から起こ

り（**図 10.7**），前有孔質を貫通して（**図 2.11C**），大脳基底核と内包の広い領域に血液を供給する（**図 10.8**）。高血圧患者ではレンズ核線条体動脈やその他の小動脈に特に狭窄が起こりやすく，ラクナ梗塞の原因となる（**臨床 🅟10.4**）。また破裂も起こりやすく，頭蓋内出血をもたらす（**臨床 🅟5.6**）。

個人的な変異はあるものの，その他の小血管も脳の深部構造に血液を供給する（**図 10.7**，**図 10.8**）。**前脈絡叢動脈 anterior choroidal artery** は内頸動脈の枝である（**図 10.3**）。その灌流域には，淡蒼球の一部，被

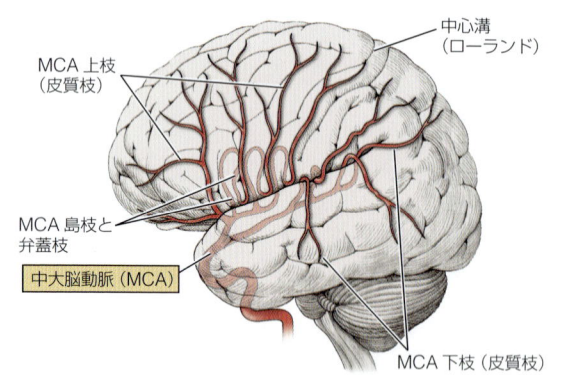

図 10.6　中大脳動脈（MCA）の上枝と下枝。シルビウス裂内部で MCA が分岐して上枝と下枝になる

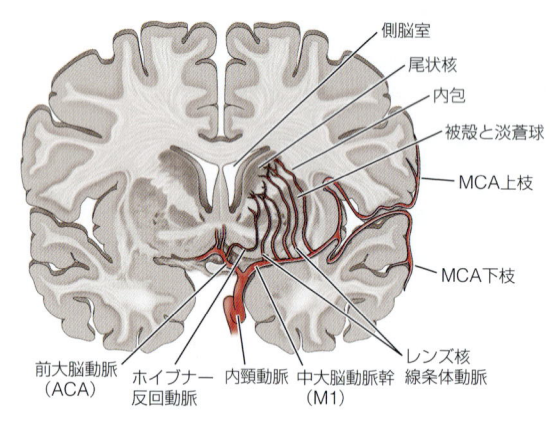

図 10.7　レンズ核線条体動脈。MCA 近位部から起こって大脳基底核と内包に血液供給するレンズ核線条体動脈を示す冠状断。ホイブナー反回動脈は ACA から起こる

殻，視床（外側膝状体の一部を含むこともある），側脳室付近にまでのびる内包後脚の部分（**図 6.9**B）などが含まれる（**図 10.8**，**図 10.9**B）。内包後脚には皮質球路や皮質脊髄路が含まれるので，重要な運動線維がここを通ることを思い出そう（**図 6.9**，**図 6.10**）。したがって，レンズ核線条体動脈や前脈絡叢動脈のラクナ梗塞では反対側の片麻痺が起こることになる。**ホイブナーの反回動脈 recurrent artery of Heubner** は前大脳動脈の起始部から起こり，尾状核頭，被殻前部，淡蒼球，内包に血液を供給する（**図 10.7**〜**図 10.9**）。他にもいろいろな枝が前大脳動脈の起始部から起こり，深部構造に血液を送る。脳底動脈先端部付近の後大脳動脈の近位部から起こる小穿通血管の中に，**視床穿通動脈 thalamoperforator artery** がある（**図 10.8**）（その他にも，視床膝状体動脈や後脈絡叢動脈などがある）。視床穿通動脈は視床に血液を供給し，内包後脚の一部に達することもある。第 14 章で述べるが，脳底動脈先端部から出る小穿通血管は中脳も灌流する（**図 14.21**A）。

主要大脳動脈の表在および深部灌流領域を**図 10.9**

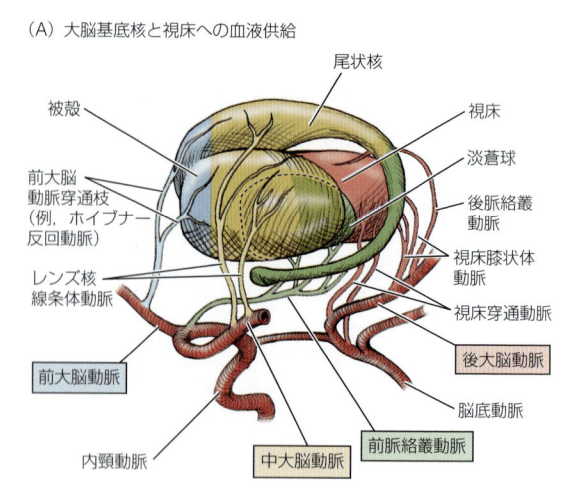

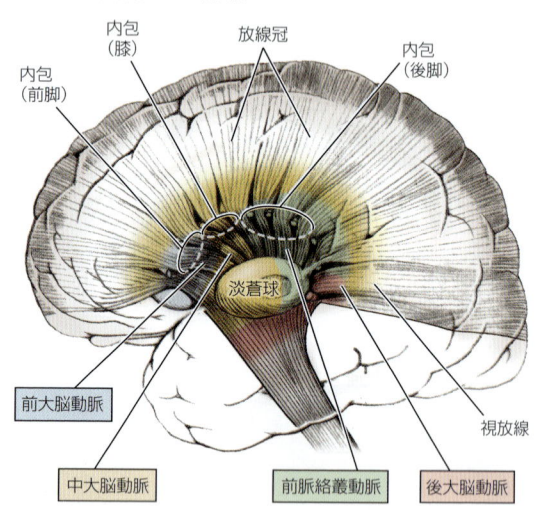

図 10.8　大脳深部への血液供給。（A）大脳基底核と視床への血液供給。（B）内包と淡蒼球への血液供給

の冠状断と軸位断に示す。

> **復習問題**
>
> **図 4.16**B と**図 4.17**B の脳血管撮影像で，下記の動脈を同定しよう。（1）中大脳動脈から起こるレンズ核線条体動脈，（2）前大脳動脈から起こるホイブナー反回動脈，（3）後大脳動脈から起こる視床穿通動脈と後脈絡叢動脈。

臨床ポイント10.1　３つの大脳動脈の臨床症候群

　中大脳動脈（MCA），前大脳動脈（ACA），後大脳動脈（PCA）の各領域の梗塞によってもたらされる古典的な症候群に関する知識は，現在でも神経診断学の土台であり，急性脳血管障害の患者を診断する場合にも重要である。本項では，このような症候群の局在診

(A)

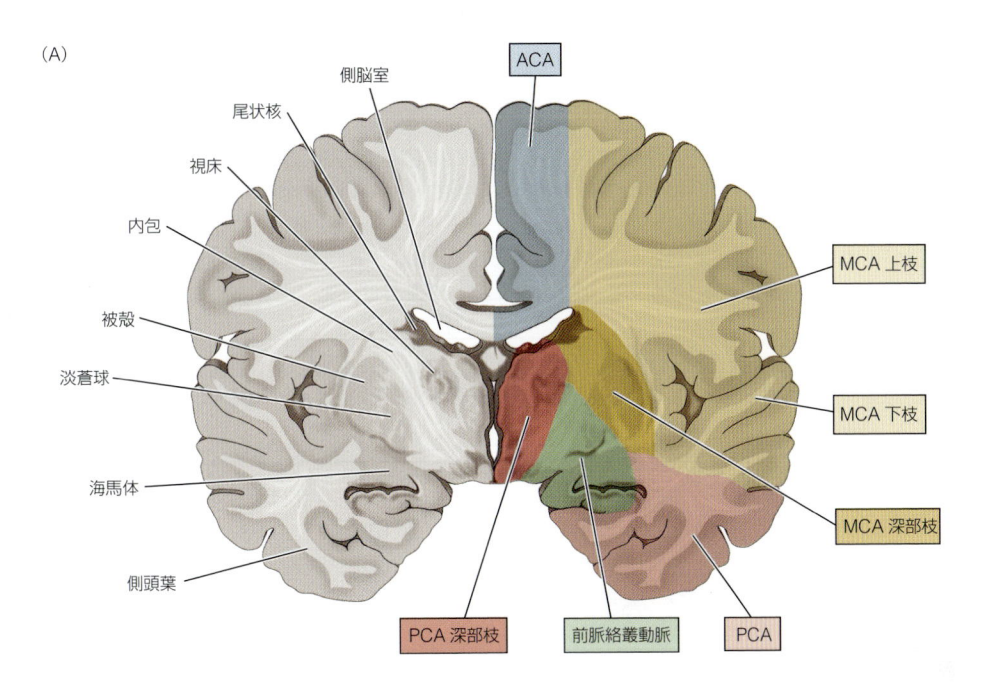

(B)

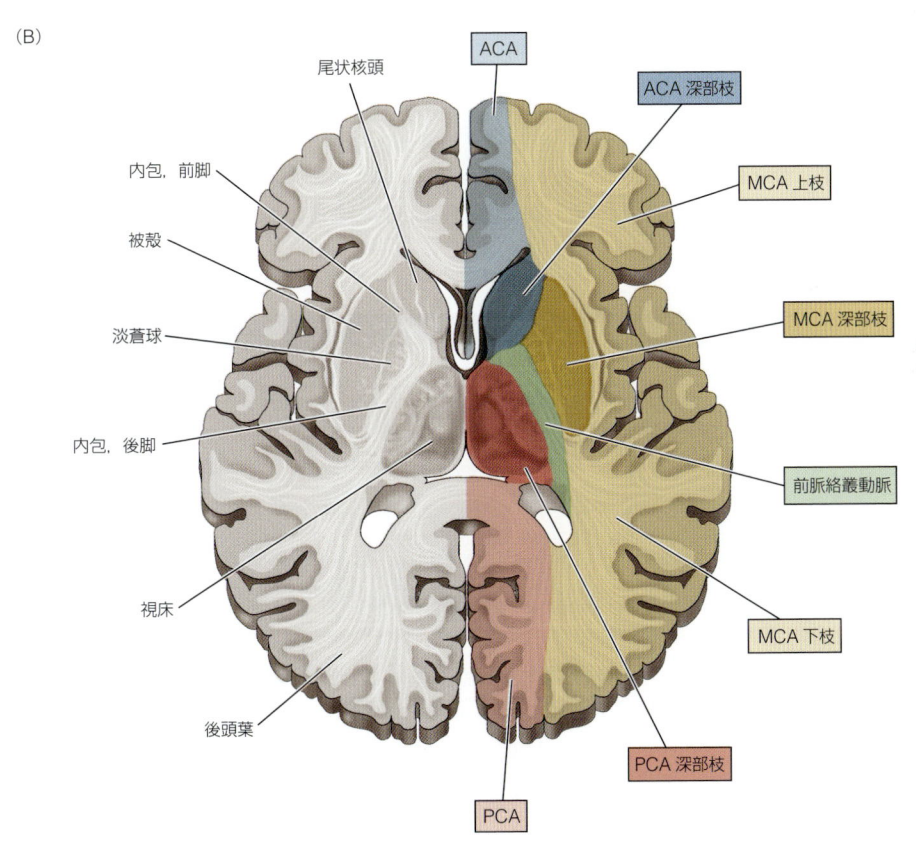

図 10.9　大脳半球の表面と深部への血液供給のまとめ。（A）冠状断。（B）軸位断

断について述べ，血管障害の病態生理や臨床的管理に関する事項は臨床**Ⓟ**10.3，10.4 で述べる。

▶中大脳動脈 middle cerebral artery（MCA）

中大脳動脈の梗塞や虚血の頻度は，前大脳動脈や後大脳動脈の場合よりも高いが，中大脳動脈の灌流域が比較的広いことがその一因である。一般的に MCA 梗塞には 3 つの領域が区別される（図 10.6，図 10.7，図 10.9）。

1. 上枝区域
2. 下枝区域
3. 深部領域

この 3 つの領域すべてを傷害する MCA 近位部の閉塞は，MCA 主幹梗塞とよばれる。左右の MCA 梗塞でみられる最も一般的な症状を表 10.1 にまとめる。MCA 梗塞は比較的頻度が高いので，各領域に関係する症状を知っておくと臨床的に役に立つ。失語，半側無視，半盲，顔面‐上肢や顔面‐上肢‐下肢の感覚運動障害などの症状については臨床**Ⓟ**6.3，7.3，11.2，19.4，19.5，19.9 で述べる。大きな MCA 領域梗塞では，**病変側を向く眼球共同偏位**がみられることが多い（図 13.14，図 13.15）。特に発症直後の急性期にその傾向が強い。

表 10.1 には載っていないその他の組み合わせで梗塞が起こることもある。例えば，上枝と下枝区域の梗塞で深部領域に傷害がない場合とか，上枝区域と深部領域の梗塞などである。さらに部分的な症候群や，複合的な症候群が起こることもある。単一区域の小さな皮質梗塞のこともあり，単麻痺などの限局性障害を起こす（臨床**Ⓟ**6.3，図 6.14E，F）。

MCA やその他の血管の穿通枝の閉塞による深部小梗塞はラクナとよばれる。この型の梗塞については臨床**Ⓟ**10.4 で述べる。特徴的なラクナ症候群（表 10.3）は，臨床所見によって大きな血管領域の梗塞（表 10.1）から鑑別できる。

▶前大脳動脈 anterior cerebral artery（ACA）

ACA 領域梗塞は，典型例では反対側下肢に上位運動ニューロン型の筋力低下と皮質型感覚障害（臨床**Ⓟ**7.3）を起こす。**症状は上肢や顔面よりも下肢に優位である**（表 10.1，図 10.1B）。比較的広汎な梗塞は，少なくとも初期には反対側の片麻痺を起こす。優位側の ACA 梗塞では超皮質性運動性失語（臨床**Ⓟ**19.6）がみられることがあり，非優位側梗塞では反対側の半側無視が生じることがある（臨床**Ⓟ**19.9）。梗塞の大きさにもよるが，前頭葉機能不全の症状が様々の程度で加わる。このような前頭葉機能不全症状には，把握反射，判断力低下，感情平板化，失行，無為，失禁などがある（臨床**Ⓟ**19.11）。補足運動野やその他の前頭葉領域の傷害では，まれに「他人の手症候群 alien hand syndrome」が起こることがある。これは反対側の上肢に半自動的な運動が生じ，随意調節が効かない状態を

表 10.1　MCA，ACA，PCA 領域の主要臨床症候群		
梗塞の位置	**障害領域**	**症状[a]**
左 MCA 上枝		上位運動ニューロン型の右顔面・上肢の筋力低下と非流暢性（ブローカ）失語。右顔面と上肢に皮質性感覚障害が出現することもある。
左 MCA 下枝		流暢性（ウェルニッケ）失語と右視野欠損。右顔面と上肢に皮質性感覚障害が出現することもある。通常運動障害はなく，注意深く検査しなければ最初のうちは錯乱状態しかみとめられないこともある。発症時に軽度の右片麻痺を呈することがある。
左 MCA 深部領域	R / L	上位運動ニューロン型の右純粋運動性片麻痺。広汎な梗塞では，失語などの「皮質性」障害もあらわれる。
左 MCA 基幹部	R / L	上の症状が複合してあらわれる。加えて，右片麻痺，右半身感覚障害，右同名性半盲，全失語。左眼球共同偏位がとくに発症時にあらわれることが多い（右方向への眼球運動に重要な左大脳皮質の領域が傷害されるため）。

表 10.1　続き		
梗塞の位置	障害領域	症状a
右MCA 上枝		上位運動ニューロン型の左顔面・上肢の筋力低下。様々な程度の左半側無視。左顔面と上肢に皮質性感覚障害があらわれることもある。
右MCA 下枝		強い左半側無視。左視野障害や体性感覚障害もよく起こるが，無視のために診断困難なことがある。左側で随意運動や自発運動の開始が減少する運動無視も起こる。しかし，左運動無視の患者でも通常左側の筋力は正常で，時折みせる自発運動や疼痛刺激からの合目的的な逃避で明らかになる。軽度の左側筋力低下もある。とくに発症時には右眼球共同偏位が多い。
右MCA 深部領域		上位運動ニューロン型の左純粋運動性片麻痺。広汎な梗塞では，半側無視などの「皮質性」障害もあらわれる。
右MCA 基幹部		上の症状が複合してあらわれる。加えて，左片麻痺，左半身感覚障害，左同名性半盲，強い左半側無視。右眼球共同偏位がとくに発症時にあらわれることが多い（左方向への眼球運動に重要な右大脳皮質の領域が傷害されるため）。
左ACA		上位運動ニューロン型の右下肢筋力低下と右下肢の皮質性感覚障害。把握反射，前頭葉性行動異常，超皮質性失語があらわれることもある。広汎な梗塞では右片麻痺も起こる。
右ACA		上位運動ニューロン型の左下肢筋力低下と左下肢の皮質性感覚障害。把握反射，前頭葉性行動異常，左半側無視があらわれることもある。広汎な梗塞では左片麻痺も起こる。
左PCA		右同名性半盲。脳梁膨大部に波及すると純粋失読（失書を伴わない失読）。視床や内包に及ぶ広汎梗塞では失語，右半身感覚障害，右片麻痺が起こる。
右PCA		左同名性半盲。視床や内包に及ぶ広汎梗塞では右半身感覚障害や右片麻痺が起こる。

a梗塞の範囲を図 10.1 と比較せよ。

特徴とする。

▶後大脳動脈 posterior cerebral artery（PCA）

　PCA 領域梗塞の典型例では，**反対側の同名性半盲 contralateral homonymous hemianopsia**（表 10.1，図 11.15）が生じる。PCA 全領域には及ばない小梗塞の場合には，もっと小範囲の同名性視野障害が起こる。PCA 近位部から出る小穿通血管の閉塞では，視床や内包後脚の梗塞が起こる。その結果，反対側の感覚障害や片麻痺が起こり，梗塞巣が優位半球（通常は左）

にあれば視床性失語（臨床 Ⓟ19.6）が出現して，MCA梗塞に似た特徴を示す場合もある。左後頭葉と脳梁膨大部を侵す PCA 梗塞は，純粋失読（失書を伴わない失読）を起こす（臨床 Ⓟ19.7）。

脳底動脈先端部（図 4.17B）の PCA 近位部から起こる小穿通血管は中脳に血液供給する。脳幹のこの領域の血管症候群については第14章で述べる（臨床 Ⓟ14.3）。

臨床ポイント 10.2　境界領域脳梗塞

大脳動脈が閉塞すると，その血管によって血液供給される領域に虚血や梗塞が起こり，他の血管支配域に近い領域は比較的傷害を免れる。対照的に，隣接する2本の血管への血液供給が途絶えると，2つの血管支配域の境界の領域が最も虚血や梗塞の危険にさらされることになる。この大脳動脈支配域の間の領域を**境界領域（分水嶺 watershed zone）**という（図 10.10）。血圧低下が激しい時，ACA-MCA と MCA-PCA の両者の境界に両側性の境界領域梗塞が起こることがある。内頸動脈が急激に閉塞した場合や頸動脈狭窄症（臨床 Ⓟ10.5）の患者に突然血圧低下が起こった場合には，ACA-MCA 境界領域梗塞が起こる。両動脈は頸動脈から血液供給を受けるからである（図 10.2）。

境界領域梗塞では上下肢の近位に筋力低下が起こりやすい（「樽の中の人」症候群 "man in the barrel" syndrome）。体幹や四肢近位に相当するホムンクルスの領域が傷害されるからである（図 10.1A）。優位半球の境界領域梗塞では，超皮質性失語症候群が出現することがある（臨床 Ⓟ19.6）。MCA-PCA 境界領域梗塞では，高次視覚処理が障害されることがある（臨床 Ⓟ19.12）。表在領域の境界領域梗塞に加えて，MCAの表在支配域と深部支配域の境界にも境界領域梗塞が生じる（図 10.9）。

臨床ポイント 10.3　一過性脳虚血発作とその他の一過性神経障害

一過性神経障害の診断には困難がつきまとう。症候はあることもないこともあり，症候がある場合には，運動性，体性感覚性，視覚性，聴覚性，嗅覚性，運動感覚性，情動性，認知性など，いずれの症候もとりうる。一過性神経障害の原因を表 10.2 に示す。この中で**最も多い原因**には，一過性脳虚血発作，片頭痛，痙攣発作，心臓不整脈や低血糖のような非神経疾患がある。

本章では脳血管障害による一過性神経障害を主に取り上げる。古典的な定義に従えば，**一過性脳虚血発作 transient ischemic attack（TIA）**とは，24 時間以内に治まる一時的な脳虚血による神経障害のことである。近年，いくつかの理由によって，この概念に変更が加えられている。第一に，一過性脳虚血障害はもっと長く続く場合もあるが，**最も典型的な TIA の持続時間は約 10 分**である。第二に，画像診断技術の進歩や動物実験によって，約 10 分以上持続する虚血は脳領域の永続的な細胞死を起こすことが明らかとなっていることである。実際のところ，1 時間以上続く TIA は通常は小梗塞が原因である。一方で，MRI で小梗塞が検出されるにもかかわらず，1 日以内に症状の完全回復がみられる場合もある。しかし，TIA の概念は現在も有効であり，少なくとももっと大きな虚血性脳障害の危険を示唆する重要な警告信号となる。

TIA は急性冠動脈疾患や不安定狭心症と同じく，**神経学的緊急事態**である。TIA 患者の約 15％では，永続的な神経障害を招く脳血管障害を 3 カ月以内に起こす。しかもこのような血管障害の約半数は最初の 48 時間以内に起こる。したがって，すべての TIA 患者を緊急に入院させて，治療可能な虚血性脳血管障害の原因がないか精査するべきである（次項参照）。

TIA の発症機構がいくつか提唱されていて，状況によってはどの機構も働く可能性がある。第一の可能性は，塞栓による一過性の血管閉塞とその後の血栓溶解の機序である。血栓溶解によって血流が回復するので，永続的な障害が残らない。その他の可能性として，血管壁の局所的な血栓形成や血管攣縮が一過性の血管内腔狭小化を引き起こす機序があげられる。

TIA は，表 10.2 にあげるその他の一過性症状から，臨床的に区別しなければならない。一過性の神経症状が典型的な血管障害パターン（臨床 Ⓟ10.1，第 14 章）に一致し，しかもその患者に血管障害危険因子（臨床 Ⓟ10.4）がある場合には，TIA の疑いがきわめて濃厚になるので，適切な診断治療計画が必要になる。TIAに似た症状を呈するその他の疾患には，局所性痙攣（臨床 Ⓟ18.2）や片頭痛（臨床 Ⓟ5.1）などがある。興味深いことに，低血糖が一過性局所神経障害を引き起こすことがある。特に高齢者に多い。

脳局所徴候を伴わない**一過性意識消失 transient loss of consciousness** は一過性神経障害の特別な例である。最も多い原因は**心原性失神 cardiogenic syncope** で，低血圧（いわゆる「失神」fainting）や不整脈やその他の非神経疾患に基づく血管迷走神経性の一過性発作もこれに含まれる。神経学的な原因は失神全体の 5〜10％以下で，その中には痙攣発作（臨床 Ⓟ18.2），表 14.4 に示すその他の昏睡の原因，またまれに脳幹上行性網様体賦活系（臨床 Ⓟ14.3）を傷害する後循環系の TIA などが含まれる。

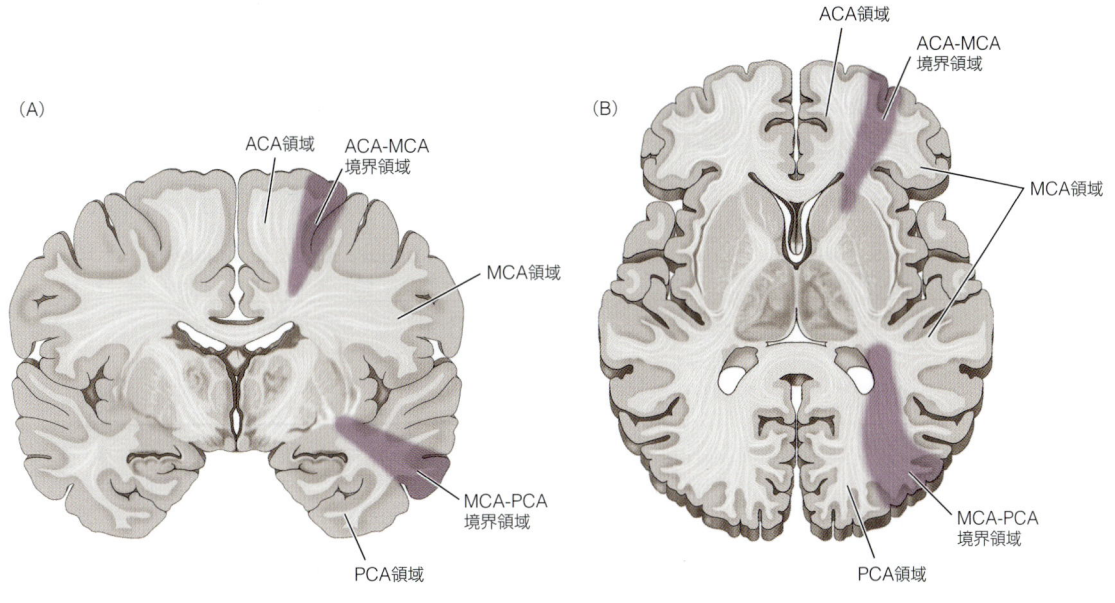

図 10.10　主要大脳動脈の境界領域。（A）冠状断，（B）軸位断。図 10.9 と比較せよ

分類	例
構造的/機械的障害	脊髄，末梢神経の間欠的な圧迫，キアリ奇形，扁平頭蓋底
血管性疾患	一過性脳虚血発作（TIA），片頭痛，動静脈奇形，アミロイド・アンギオパチー
痙攣発作	
CSF 流通関連疾患	第三脳室コロイド囊胞
遺伝性疾患	低 K 血症性・高 K 血症性周期性四肢麻痺，発作性運動失調症
中毒性/代謝性疾患	薬剤性，中毒性，低血糖，カルチノイド，褐色細胞腫
感染性/炎症性疾患	脳炎，多発性硬化症
運動疾患	舞踏病，ジストニー，チック性疾患
精神性疾患	パニック発作，解離性障害，身体化障害
その他の神経疾患	良性発作性頭位めまい，三叉神経痛，ナルコレプシー
その他の非神経疾患	網膜剝離，肩関節脱臼，心臓不整脈，低血圧，低血糖，末梢血管疾患，息こらえ発作

表 10.2　一過性神経障害の鑑別診断[a]

[a] 図 1.1 の図式に従った。

臨床ポイント 10.4　虚血性脳血管障害：発症機序と治療

脳血管障害はアメリカ人の死因の第 3 位に位置づけられ，永久的な身体障害の主原因である。急性期脳血管障害の診断・治療の最近の進歩によって，脳血管障害も心臓救急管理と同じように緊急事態として対処しなければならないことが明らかとなっている。**脳血管障害 stroke** とは，脳内出血やくも膜下出血などの出血性疾患と，脳の虚血性梗塞の両者を意味する。虚血性脳血管障害で血管が脆弱になり破裂すれば，二次的な**出血性梗塞**になる。ここでは虚血性脳血管障害について述べる。非外傷性脳内出血については臨床 Ⓟ5.6 で述べた。

▶**虚血性脳血管障害の発症機序**

虚血性脳血管障害が起こるのは，脳領域への血液供給が長時間にわたって不足して脳組織に梗塞（死）を起こす場合である。虚血性脳血管障害には数多くの発症機序がある。臨床現場では塞栓性梗塞と血栓性梗塞の鑑別が行われる。**塞栓性梗塞 embolic infarct** では，末梢の 1 カ所に物質の塊（通常は凝血塊）ができてこれが血流にのって流れ，脳を養う血管に急につまって血管閉塞が起こる。**血栓性梗塞 thrombotic infarct** では，局所の血管壁に凝血塊ができて血管が閉塞する。通常は動脈硬化性プラークが形成されている血管壁に起こる。一般に塞栓性梗塞は急激に発症し，発症時からすでに最大の障害が出そろっていることが多い。これに対して血栓性梗塞では，もっとゆっくりとした経過をたどるとされている。しかし実際は，臨床所見だけで両者を鑑別することは容易でないことが多い。

大血管と小血管の梗塞の鑑別も重要である。**大血管梗塞**では，中大脳動脈とその主枝のような脳表の大血

管が侵される（臨床⑫10.1）。大血管梗塞の最も多い原因は塞栓であるが，血栓症が原因となることもある。とくに椎骨動脈，脳底動脈（臨床⑫14.3），頸動脈などの近位大血管の場合である。**小血管梗塞**では深部構造を養う小穿通血管が侵される。大脳半球の深部構造には大脳基底核，視床，内包などがある（図10.7，図10.8）。脳幹の深部構造には中脳，橋，延髄の内側部が含まれる（図14.18，図14.20）。小血管梗塞は**ラクナ梗塞 lacunar infarct** とよばれることもある。病理標本で観察すると小さな池や空洞のようにみえることに由来する。

塞栓性梗塞では，将来の再発を防ぐために**塞栓源**の特定が目標となる。最も塞栓になりやすいのは血栓性物質（凝血塊）である。**心塞栓性梗塞 cardioembolic infarct** では塞栓は心臓に由来する。心塞栓性梗塞を起こす状態には心房細動や心筋梗塞，心弁膜疾患などがある。**心房細動 atrial fibrillation** では細動する左心耳に血栓が形成される。**心筋梗塞 myocardial infarction** では梗塞を起こして収縮不良となった心筋部分に血栓が形成される。**心弁膜疾患 valvular disease** や人工弁では弁葉や人工弁の部分に血栓が形成される。**動脈から動脈への塞栓**も起こる。内頸動脈狭窄症（臨床⑫10.5），椎骨動脈狭窄症，脳底動脈の囊状拡張などからの塞栓がその例である。頸動脈や椎骨動脈の**解離 dissection**（臨床⑫10.6）は血栓形成の原因となり，脳への塞栓源となる。また，大動脈弓の動脈硬化性疾患も，潜在的に動脈から動脈への塞栓を起こす可能性がある重要な塞栓源として認められつつある。時には**卵円孔開存症 patent foramen ovale** で，静脈系の血栓性塞栓が右心系から肺を迂回して直接左心系に移行して，脳に塞栓を起こすことがある。

血栓以外の塞栓もまれに脳血管障害を起こすことがある。**空気塞栓 air embolus** は深海のダイバーにみられたり，空気が医原性に循環血液に入ったりして起こる。細菌性心内膜炎の時の**敗血症性塞栓 septic embolus** は真菌性動脈瘤や出血の原因となる。その他にも長管骨や動脈壁損傷の時の**脂肪塞栓 fat embolus（コレステロール塞栓 cholesterol embolus）**，**衰弱性心内膜炎 marantic endocarditis**（非感染性心内膜炎）の時のタンパク質塞栓，頸椎損傷時の**椎間板塞栓 disc embolus**，出産時の**羊水塞栓 amniotic fluid embolus**，凝集血小板による塞栓，循環血液中に入り込んだ異物による塞栓（タルクやその他の不法な静脈注射の混合物など）などがある。

ラクナ梗塞は，通常，慢性高血圧によって引き起こされる**小血管病**に伴う。高血圧では複数の病的過程によって小穿通血管が閉塞する。動脈硬化性疾患，局所血栓形成，小塞栓，**脂肪硝子化 lipohyalinosis** とよばれる血管壁の高血圧性変化などで脳内小血管が閉塞す

る。また，比較的太い血管の壁に血栓やアテローム形成や解離などの異常が生じると，その血管から出る一つかそれ以上の小血管の開口部が閉塞する。数多くの特徴的な**ラクナ症候群 lacunar syndrome** が報告されているが，そのうちの代表的なものを表10.3に示した。これらのラクナ症候群の臨床像は，梗塞巣の局在決定や大血管梗塞との鑑別に役立つ（表10.1）。**純粋運動性片麻痺 pure motor hemiparesis**（表10.3）については，臨床⑫6.3 ですでに述べた（図6.14A）。**運動失調性片麻痺 ataxic hemiparesis** における運動失調（臨床⑫15.2）は，小脳自身の傷害というよりもむしろ固有感覚路や小脳回路の傷害による。**視床ラクナ**は反対側の体性感覚障害を起こすが（臨床⑫7.3，図7.9A），視床痛症候群が続発することがある。**大脳基底核ラクナ**では片側バリズムなどの運動異常が起こることがある（臨床⑫16.1）。比較的まれなラクナ症候群の詳細については巻末の文献を参照してほしい。

皮質性病変と**皮質下性病変**の鑑別は，いわゆる**皮質徴候**の有無に基づいて臨床的に判定される。皮質徴候には，失語（臨床⑫19.6），無視（臨床⑫19.9），同名性視野障害（臨床⑫11.2），皮質性感覚障害（臨床⑫7.3）などがある。しかし，これらの各症状は皮質下性病変でもみられることがある。純粋運動性片麻痺のような典型的なラクナ症候群（表10.3）があれば，皮質下病変の存在が強く疑われる。**大脳半球病変**と**脳幹病変**の臨床的な鑑別については臨床⑫14.3で論じる。

局所神経症状（臨床⑫10.1，10.2，11.3，14.3）に加えて，虚血性脳血管障害は**頭痛 headache** や，まれに**痙攣発作 seizure** を伴うことがある。頭痛（臨床⑫5.1）は虚血性脳血管障害の25～30％に起こる。頭痛が片側性の場合は梗塞巣側に起こることが多いが，例外もある。頭痛は前循環系の梗塞よりも後循環系の梗塞に伴うことが多い。また，頭痛や頸部痛は頸動脈や椎骨動脈の解離（臨床⑫10.6）の場合によく認められる。痙攣発作（臨床⑫18.2）は脳血管障害患者の3～10％に認められ，通常は発症後の時期にあらわれることが多いが，初発症状のこともある。

● 塞栓は，大脳皮質や（比較的まれに）小脳皮質の大血管梗塞の原因となり，急性発症時にはすでに最大限の症状が出現している。

● ラクナは通常，慢性高血圧でみられる小血管梗塞で，深部白質や大脳半球と脳幹の神経核に起こる。

● 血栓症は椎骨動脈，脳底動脈，頸動脈のような近位大血管に起こることがあり，大血管梗塞の原因となることもあれば，小血管梗塞の原因となることもある。

表 10.3　代表的なラクナ症候群

症候群	臨床像	梗塞部位	傷害血管
純粋運動性片麻痺 または 構音障害性片麻痺	一側顔面・上下肢の上位運動ニューロン型筋力低下，構音障害	内包後脚（多い） 橋腹側部（多い） 放線冠 大脳脚	レンズ核線条体動脈（多い），前脈絡叢動脈，PCA の穿通枝 脳底動脈腹側部穿通枝 MCA の小枝 PCA 近位の小枝
運動失調性片麻痺	純粋運動性片麻痺と同じだが，麻痺側に運動失調がある	純粋運動性片麻痺と同じ	純粋運動性片麻痺と同じ
純粋感覚性発作 （視床ラクナ）	反対側顔面・身体の全一次感覚低下	視床 VPL 核	PCA の視床穿通動脈
体性感覚性発作 （視床内包ラクナ）	視床ラクナと純粋運動性片麻痺の複合	内包後脚と，視床 VPL 核か視床体性感覚放線	PCA の視床穿通動脈，またはレンズ核線条体動脈
大脳基底核ラクナ	通常は無症候性，片側バリズムを起こすこともある（臨床 **P**16.1）	尾状核，被殻，淡蒼球，視床下核	レンズ核線条体動脈，前脈絡叢動脈，ホイブナー反回動脈

▶血管障害の危険因子

　虚血性脳血管障害を含めて，血管疾患を生じる危険性が高い患者がいる。病歴をとる時，次のような血管障害危険因子の有無を質問する必要がある。高血圧，糖尿病，高コレステロール血症，喫煙，脳血管障害やその他の血管性疾患の家族歴と既往歴などである（表10.4）。また，心臓病の中には，脳血管障害の重要な危険因子となるものがある。とくに，心房細動，人工弁やその他の弁膜異常，卵円孔開存（前項に既述），重篤な駆出率の低下などである。

　頻度は低いが，凝固系の異常やその他のメカニズムによって，血栓性梗塞や塞栓性梗塞の危険性が高くなる重篤な全身疾患がある（表10.5）。このような凝固系亢進状態では静脈性血栓の危険も高まる（臨床**P**10.7）。

　虚血性脳血管障害は若年者では比較的まれである。主要な脳血管障害危険因子（表10.4）が年齢とともに重なり合って危険性が増大するためと考えられる。実際に若年患者に脳血管障害が発症した場合には，一般的な原因に加えて動脈解離（臨床**P**10.6），卵円孔開存，あるいは表10.5にあげた疾患などを考慮に入れる必要がある。

▶虚血性血管障害と TIA の治療と診断方針

急性管理

　心臓発作と同じように，緊急治療を要する**脳発作 brain attack** として脳血管障害や TIA を管理しようという動きが次第に高まっている。早期発見によって，迅速に治療を開始することができるので，予後がよくなる。病歴と検査で脳血管障害を疑えば，出血を除外するために速やかに脳の画像診断を行うべきである。MRI よりも CT を緊急に行える救急室が多い。たいていは CT で十分である。覚えておいてほしいのは，梗塞が初回の CT で観察されないことが少なくないことである。とりわけ発症数時間以内には検出できない。

表 10.4　主な脳血管障害危険因子

高血圧
糖尿病
高コレステロール血症
喫煙
脳血管障害の家族歴
心臓病（弁膜疾患，心房細動，卵円孔開存，駆出率低下）
脳血管障害またはその他の血管性疾患の既往

しかし，出血はほとんど常に検出できる（第4章）。画像診断を行いながら，同時に，一般血液生化学検査，血球数算定，凝固系検査を行う。臨床的に必要な場合（表10.5），例えば血管危険因子がない若年者の場合などには，凝固系の精密検査を行う。

　CT で出血が否定できれば，血栓溶解剤の**組織プラスミノーゲン活性化因子 tissue plasminogen activator (tPA)** の適応となる。tPA の静脈内投与は，当初，発症 3 時間以内であれば機能的予後の改善が望めるとされてきた。しかし最近では，**発症後 4.5 時間以内**の投与であっても有効と報告されている。それでもやはり，治療開始は早ければ早いほどいいと思われる。tPA は脳内出血や全身出血の危険性も同時に高め，致死的な状態を起こす可能性もある。tPA の投与には標準的な適応と禁忌がある。とくに脳内出血，動静脈奇形（AVM）や動脈瘤，持続する体内の出血，血液検査での血小板異常や凝固異常，難治性高血圧などの証拠や既往などがある場合には禁忌である（詳細は巻末の文献を参照）。tPA の投与後，少なくとも 24 時間は集中治療室で厳重に観察し，その後一般病棟に移す。

　tPA の適応がない脳血管障害患者や TIA の既往がある患者では，抗血小板剤の**アスピリン**を急性投与すると，初期の血管障害再発の危険を減らすことができる。ヘパリンによる抗凝固療法は過去にはよく用いられたが，急性期発作の一般治療としての有効性は証明されていないし，もはや推奨もされていない。静脈内ヘパリン投与による出血性梗塞の危険が高まるので，

表 10.5　凝固系亢進状態を起こす病態
プロテイン S 欠損症
プロテイン C 欠損症
アンチトロンビン III 欠損症
その他の遺伝性凝固因子異常
脱水症
腺癌
手術，外傷，出産
播種性血管内凝固症候群（DIC）
抗リン脂質抗体症候群
血管炎（凝固系亢進に加えて血管壁への作用もある）
側頭動脈炎
原発性中枢神経系血管炎（肉芽腫性血管炎）
SLE
結節性多発動脈炎
ウェゲナー肉芽腫症
その他のリウマチ性疾患
感染症
腫瘍
鎌状赤血球症
多血症
白血病
クリオグロブリン血症
ホモシスチン尿症（動脈硬化の危険因子）

有効性よりも弊害のほうが多いと報告されている。依然としてヘパリンの適応が考慮されるのは，動脈解離や心房細動の患者の塞栓再発予防など，少数の状況にかぎられるが，その場合でも使用するべきではないとする意見がある。まだ確立していないその他の急性期治療として，動脈内血栓溶解療法と機械的血栓摘除術がある。これらの治療法を用いると治療可能時間が発症後 8 時間にまで延長する。これらの治療手技では，閉塞血管にカテーテルを挿入して（図 4.9），血栓溶解剤を血栓に直接投与したり，特殊用具で凝固塊を血管から取り出したりする。さらに，非可逆的細胞傷害への移行を防ぐ「脳保護薬」の開発が進行中である。抗酸化剤，カルシウムチャネル阻害剤，グルタミン酸受容体拮抗薬，炎症を修飾する細胞受容体の拮抗薬などがその例である。狭窄した椎骨動脈，頸動脈，頭蓋内血管に対する血管再建術やステント留置術も，冠動脈で行われている方式にならって試行中である。

　急性期発作の最も有効な治療手段として，全身状態の適切な支持管理を忘れてはならない。水分代謝の是正，脳灌流の維持，低血圧の予防のために輸液を行う。急性脳血管障害では**低血糖**や**高血糖**を迅速に是正しなければならない。これらの病態は，局所組織のアシドーシスと血液脳関門の透過性を亢進させることによって梗塞を悪化させることが知られているからである。適切な看護ケア，深部静脈血栓症の予防，早期離床などはすべて機能予後を改善する。こういう理由で，患者には入院治療が望ましい。とくに集中治療室での治療によって，予後が向上すると報告されている。

診断的評価

　診断の過程は病歴聴取と診察から始まる。病歴聴取の際には忘れずに脳血管障害危険因子の有無を質問する（**表 10.4**）。続いて，以下に述べるように，診断のための検査を行う。**頭頸部の主要血管の血流をドップラー超音波検査，磁気共鳴血管撮影（MRA，図 4.18，図 4.19），CT 血管撮影（CTA）などで検査する。これらの検査は内頸動脈狭窄が疑われる時に特に重要である**。頸動脈内膜除去術が必要となる場合があるからである（**臨床 P 10.5**）。以上の非侵襲的検査を行っても狭窄の程度が不明の場合には，通常の血管撮影が必要になることもある。

　心原性塞栓の可能性を検査する必要がある。心筋虚血や不整脈の有無を調べるために**心電図**をとるとともに，形態的な異常や血栓の有無を調べるために**心臓超音波検査**を行う。24 時間ホルター心電図で不整脈の有無を検査することも行われる。これまでの報告によれば，**心房細動の患者では塞栓性梗塞の危険性が高くなり**，抗凝固薬ワーファリンの経口服用でこの危険は有意に減少する。心筋梗塞の発見のために，急性発作で入院したほとんどの患者で心臓由来酵素の血中濃度測定が行われる。すでに述べたように，若年の脳血管障害患者や，病歴から疑いのある患者では**表 10.5** にあげた比較的まれな疾患についても検査する。

中長期管理

　虚血性脳血管障害の中期の合併症で多いのは，出血性梗塞，痙攣発作，遅発性の浮腫などである。大きな MCA 梗塞の患者では，かなりの浮腫や腫瘤効果が最初の 3，4 日のうちに進展する。脳ヘルニア（**臨床 P 5.4**）や死亡の危険を抑えるために，頭蓋内圧を下げる手段（**臨床 P 5.3**）が講じられる。このような患者に対する治療法の一つとして，**半頭蓋切開術 hemicraniectomy** が研究されている。この手術では，腫脹した部分を覆う頭蓋骨の一部を一時的に除去して，脳ヘルニアの危険が去った後で元に戻す。同様に，大きな小脳梗塞は後頭蓋窩で腫瘤効果を示すので，外科手術による減圧が必要になることがある。

　脳血管障害は重篤な内科疾患に伴って起こることも多いので，多角的な治療方針が求められる。薬剤の副作用の注意深い観察，良質な看護ケア，包括的なリハビリテーション計画などが罹病率や死亡率をかなり減少させる。**脳血管障害後の理学療法**は機能予後に強く影響する。機能的神経画像を用いた研究によれば，梗塞領域が担っていた脳組織の機能は時間を経て他の脳領域によって「引き継がれる」という。この過程は患者によって異なり，数日のうちに急速に進む場合もあれば，約 1 年かけてゆっくりと進む場合もあるらしい。

　脳血管障害再発の頻度を下げるためには，**予防**が最

も重要である。高血圧，喫煙，高コレステロール血症など，改善できる危険因子があれば是正する。ヒドロキシメチルグルタリル-補酵素 A（HMG–CoA）還元酵素阻害剤である**スタチン statin** は，そのコレステロール値降下作用以上に，脳血管障害の危険を減少させる効果がある。例えば，スタチンは炎症を抑え，一酸化窒素合成酵素 NOS の活性を亢進させる。また，**アスピリン**のような抗血小板剤は虚血性脳血管障害再発の危険性を減少させると報告されている。

臨床ポイント 10.5　　頸動脈狭窄症

　動脈硬化性疾患によって頸動脈分岐の直上で内頸動脈の狭窄が起こることが多い（図 4.19B，図 10.2）。内頸動脈の狭窄部に形成された血栓は遠位血管に塞栓を起こし，頸動脈の枝，とくに MCA，ACA，眼動脈などに TIA や梗塞を生じる。このようにして，頸動脈狭窄は反対側の顔面–上肢，顔面–上肢–下肢の筋力低下，反対側の感覚障害，反対側の視野障害，失語，無視など，MCA 領域の症状を起こす。さらに，片側単眼性視力障害，すなわち**一過性黒内障 amaurosis fugax**（臨床 ⓟ11.3）のような眼動脈症状や，反対側下肢の麻痺のような ACA 領域症状もあらわれることがある。

　頸動脈狭窄は診察時にヒュー音，すなわち**血管雑音 bruit** を聴取することで明らかになることがある。血管雑音は心拡張期まで聞こえ，下顎角直下に軽く聴診器をあてるとよく聞こえる（ビデオ 2）。頸動脈狭窄の程度はドップラー超音波法や MRA（または CTA）で非侵襲的に検査できるので，通常の血管撮影が「金科玉条」の検査法として必要になる機会はごくわずかである。

　頸動脈狭窄症は無症候性のこともあるが，頸動脈狭窄症の患者で同側の一過性の単眼視力障害や，反対側に症状を起こす TIA や脳血管障害を伴えば，**症候性頸動脈狭窄症**と診断される。症候性頸動脈狭窄症で最もよく行われる治療法は，**頸動脈内膜除去術 carotid endarterectomy** である。この手術では，頸動脈を外科的に露出して一時的にクランプする。縦方向に動脈切開を加え，内頸動脈内腔の粥状物質を除去することによって狭窄を解消する。脳血管障害や TIA をきたした狭窄度 70% 以上の内頸動脈狭窄の患者について，頸動脈内膜除去術と内科治療の成績が前向き研究で比較検討された。代表的な大規模治験（North American Symptomatic Carotid Endarterectomy Trial）での 2 年以上にわたる経過観察によれば，狭窄側の脳血管障害発生率は内科治療群で 26%，頸動脈内膜除去術群で 9% であった。また，狭窄度が比較的低い（50〜70%）症状群や高度狭窄をもつ無症状群でも手術による改善率が高かったが，狭窄をもつ症状群のほうが有効率は

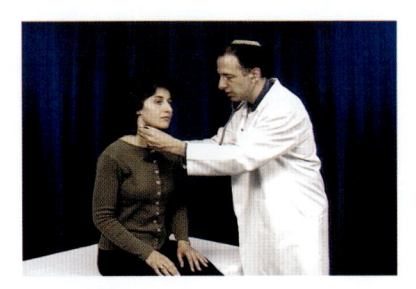

頸動脈聴診（ビデオ 2）

高かった。頸動脈狭窄症に対する**血管再建術とステント留置術**の効果は現在も確定していないが，頸動脈内膜除去術に対する外科的リスクが高い患者にかぎって行われている。

　内頸動脈は徐々に，または突然 100% 閉塞に陥って，ACA 領域，MCA 領域，ACA–MCA 境界領域に梗塞を起こすことがある（臨床 ⓟ10.1，10.2）。**頸動脈閉塞症 carotid occlusion** は，前後の交通動脈によって十分な側副血行が保たれていれば全く無症状のこともある（図 10.2，図 10.3）。閉塞は頸動脈分岐部のすぐ上方で起こることが多く，眼動脈のレベルまで血栓が充満する。この場合には眼動脈は側副血行によって血液供給される。血栓の先端が剥がれ塞栓となって TIA や脳血管障害を起こすことがある。頸動脈狭窄症とは対照的に，100% 頸動脈閉塞の例では頸動脈内膜除去術の適応はない。塞栓を増悪させる危険があることと，頸動脈内膜除去術の効果が証明できないためである。治療法が異なるので，重症頸動脈狭窄症と頸動脈閉塞症の鑑別が非常に重要である。

　頸動脈狭窄症におけるもう一つの梗塞発症メカニズムは，急激な血圧低下によって ACA–MCA 境界領域梗塞が生じることである（臨床 ⓟ10.2）。

臨床ポイント 10.6　　頸動脈解離と椎骨動脈解離

　頭部外傷や頸部外傷，さらには咳やくしゃみなどの軽度の労作でも，頸動脈や椎骨動脈の内壁に小さな亀裂が入ることがある。これが起こると血液が血管壁内に入り込み，**解離 dissection** を生じる。こうなると内膜の一部が弁状に血管内壁に突き出してその下に血栓が形成され，これが遠位血管の塞栓源となる。解離を起こした患者は発症時に破裂音を自覚することがある。**頸動脈解離**では心拍ごとに乱流音を聴取し，同側のホルネル症候群（臨床 ⓟ13.5）や眼痛が生じることがある。**椎骨動脈解離**では後頸部痛や後頭部痛が生じることが多い。頸動脈解離では前循環系の，椎骨動脈解離では後循環系の TIA や梗塞が起こる。解離と虚血性疾患の発症の間には数時間から数週間の遅れがある。診断は通常頸部の MRI/MRA や CTA の所見によ

る。これらの画像検査では，血管壁の不整や狭窄がみとめられ，時には真の血管腔に接して，血管壁内に**偽の血管腔 false lumen** が観察されることがある。解離に対しては，通常血管内ヘパリン投与による抗凝固療法が行われ，その後ワーファリン経口投与による抗凝固療法に切り替えられる。治療継続期間については十分には検討されていないが，多くの場合，数カ月間抗凝固療法を続け，MRA で十分な血流を確認してから中止する。解離では，とくに椎骨動脈解離の場合には，偽性動脈瘤が形成されることがあり，まれに破裂するとくも膜下出血を起こす。

大脳半球の静脈系

動脈系と同じく，脳の静脈系にも表在静脈と深部静脈がある。**表在静脈 superficial vein** が主に**上矢状静脈洞 superior sagittal sinus** と **海綿静脈洞 cavernous sinus** に流入するのに対して，**深部静脈 deep vein** は**ガレン大大脳静脈 great vein of Galen** に注ぐ（**図10.11**）。最終的には，ほぼすべての脳の静脈血が**内頸静脈 internal jugular vein** に集まる。第 5 章で述べたように，脳の主要な静脈洞は硬膜の 2 層の間に挟まれて存在する（**図 5.1**）。

上矢状静脈洞は後方に向かって**横静脈洞 transverse sinus** に注ぐ（**図 10.11A，B**）。左右の横静脈洞はそれぞれ下方に向かって**S状静脈洞 sigmoid sinus** となり，**頸静脈孔 jugular foramen** から頭蓋を出て内頸静脈となる。**海綿静脈洞**はトルコ鞍の両側にある静脈叢で，内頸動脈と脳神経Ⅲ，Ⅳ，V₁，V₂，Ⅵのすべてが海綿静脈洞の内部を通過する（**図 13.11**）。海綿静脈洞は**上錐体静脈洞 superior petrosal sinus** を経て横静脈洞に，また**下錐体静脈洞 inferior petrosal sinus** を経て内頸静脈に注ぐ（**図 10.11A，B**）。脳の深部構造からの静脈血は**内大脳静脈 internal cerebral vein**（**図4.7**），**ローゼンタール脳底静脈 basal vein of Rosenthal** とその他の静脈を経由して，**ガレン大大脳静脈に**流入する（**図 10.11B，D**）。ガレン大大脳静脈は小脳テントの硬膜に入り，これと**下矢状静脈洞 inferior sagittal sinus** が合流して**直静脈洞 straight sinus（sinus rectus）**となる（**図 10.11B，図 4.15A**）。

上矢状静脈洞，直静脈洞，後頭静脈洞が合流する場所を**静脈洞交会 confluence of sinus（torcular Herophili** または単に **torcula** ともいう）とよび，ここからの静脈血は横静脈洞に流入する（**図 10.11A，B**）。静脈洞交会の構造は，上矢状静脈洞からの大部分の血液が右横静脈洞に，直静脈洞からの大部分の血液が左横

静脈洞に注ぐような配置となっていることが多い。

皮質静脈 cortical vein には変異が多いが，かなり変異の少ない主要静脈がある。横静脈洞に注ぐ**ラッベ下吻合静脈 inferior anastomotic vein of Labbe**，上矢状静脈洞に注ぐ**トロラー上吻合静脈 superior anastomotic vein of Trolard**，海綿静脈洞に注ぐ**上中大脳静脈 superior middle cerebral vein** などがその例である（**図10.11C**）。**前大脳静脈 anterior cerebral vein** と**深中大脳静脈 deep middle cerebral vein** は**ローゼンタール脳底静脈**に注ぎ，さらに内大脳静脈と合流してガレン大大脳静脈になる（**図 10.11D**）。

矢状静脈洞血栓症 sagittal sinus thrombosis は**表10.5**にあげた凝固系亢進状態に伴うことが多い。妊娠女性や出産後の数週以内に頻度が高い。静脈流出障害によって通常頭蓋内圧が亢進する（**臨床🅟5.3**）。皮質静脈への後負荷のために傍矢状出血が起こる。さらに，静脈圧上昇によって脳血液灌流が減少して，梗塞を生じる。痙攣発作の頻度も高い。患者は頭痛を訴えるとともに乳頭浮腫を呈することが多く，意識障害を起こすこともある。正常の CT 軸位断や MRI 画像では，上矢状静脈洞は三角形の領域として観察される（**図 4.12，図 4.13**）。静脈洞は正常では静脈内造影剤で充満される（**図 4.4**）が，矢状静脈洞血栓症では中心部に **empty delta sign**（充満欠損像）が認められる。矢状静脈洞血栓症を示唆するもっと軽微な放射線学的徴候には，凝血による上矢状静脈洞の CT 吸収値上昇（**表 4.1**）や MRI の T1 信号増強（**表 4.4**）などがある。矢状静脈洞血栓症が疑われる場合は，これらの放射線学的徴候の有無にかかわらず，磁気共鳴静脈造影（MRV）や通常の血管撮影のようなもっと確定的な検査を行うべきである。治療には通常抗凝固療法が行われるが，出血例での使用については議論の余地がある。痙攣発作（**臨床🅟18.2**）や頭蓋内圧亢進（**臨床🅟5.3**）がある場合には，その治療も行う。

比較的まれではあるが，**静脈血栓症**はその他の静脈洞や深部大脳静脈，あるいは主要皮質静脈にも起こることがあり，当該静脈の領域に梗塞や出血を生じる。

脳表からの大部分の静脈血が流れ込む静脈洞は何か。脳深部からの大部分の静脈血が流れ込む静脈は何か（**図10.11C，D**）。

（A）静脈灌流の全体像

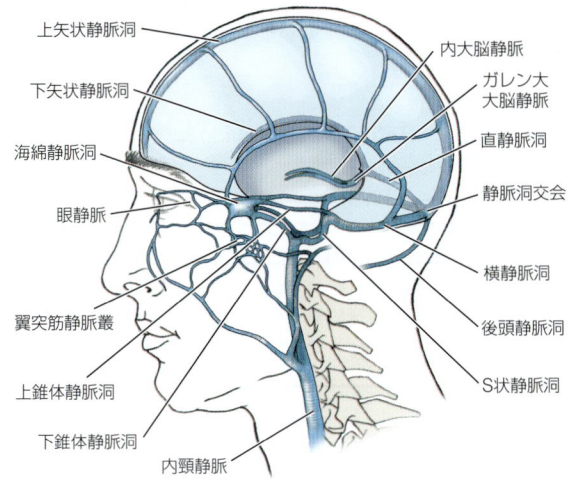

上矢状静脈洞
下矢状静脈洞
海綿静脈洞
眼静脈
翼突筋静脈叢
上錐体静脈洞
下錐体静脈洞
内頸静脈

内大脳静脈
ガレン大大脳静脈
直静脈洞
静脈洞交会
横静脈洞
後頭静脈洞
S状静脈洞

（B）頸静脈孔への静脈灌流

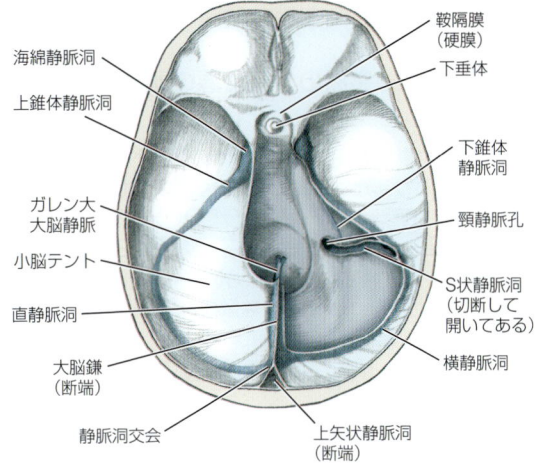

海綿静脈洞
上錐体静脈洞
ガレン大大脳静脈
小脳テント
直静脈洞
大脳鎌（断端）
静脈洞交会

鞍隔膜（硬膜）
下垂体
下錐体静脈洞
頸静脈孔
S状静脈洞（切断して開いてある）
横静脈洞
上矢状静脈洞（断端）

（C）脳表の静脈灌流

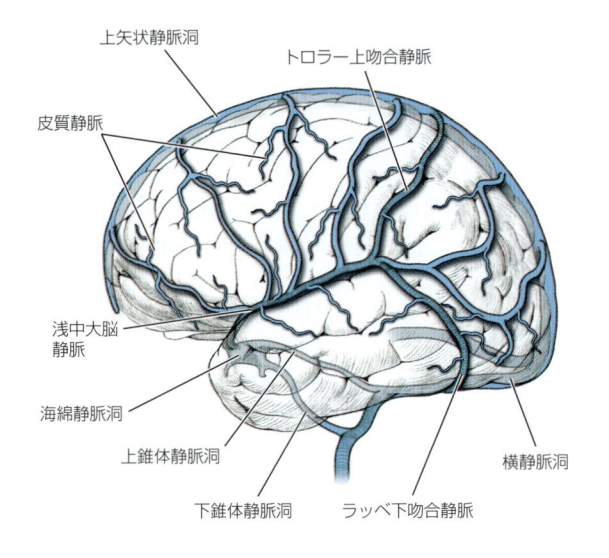

上矢状静脈洞
皮質静脈
浅中大脳静脈
海綿静脈洞
上錐体静脈洞
下錐体静脈洞
トロラー上吻合静脈
ラッベ下吻合静脈
横静脈洞

（D）深部の静脈灌流

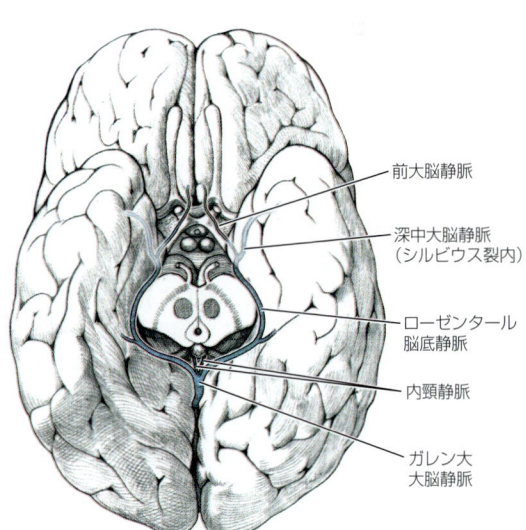

前大脳静脈
深中大脳静脈（シルビウス裂内）
ローゼンタール脳底静脈
内頸静脈
ガレン大大脳静脈

図 10.11　大脳半球の静脈灌流

10

症　例

症例 10.1　突然の人生最悪の頭痛

●症例要約

68 歳の男性に，突然「人生最悪の頭痛」が起こった。既往歴にはびまん性の動脈硬化性疾患があり，冠動脈疾患や末梢血管障害で何回かバイパス手術を受けている。40 年以上にわたる喫煙歴がある。入院当日の朝の午前 10 時，家の廊下を歩いていた時に，突然，これまでに経験したことがなかったような激烈な頭痛が患者を襲った。頭痛は両側の前頭部に始まり，数分で頭部全体と頸部に広がった。嘔気，嘔吐，意識障害，視覚障害はない。

診察所見は，**軽度の項部硬直**以外には異常はない。

●局在診断と鑑別診断

1. このような臨床像を示す症例で疑われる診断名は何か（第 5 章）。
2. その最も一般的な原因は何か。どの血管が最も傷害されるか？
3. 項部硬直の臨床的意義を答えよ。
4. どんな検査を行えばよいか。

考察

1. 以前に経験したことがないような重篤な頭痛が突然起こった場合には，診断が確定するまではくも膜下出血を第一に考慮すべきである（臨床**P**5.1，5.6）。

2. 自然発症のくも膜下出血の原因は，80％の症例では動脈瘤の破裂によるくも膜下腔への出血である。動脈瘤の好発部位は前交通動脈や後交通動脈の起始部，中大脳動脈分岐部などである（図 5.20）。

3. 項部硬直は，くも膜下腔の炎症や感染，出血による髄膜刺激徴候であることが多い（表 5.6）。

4. くも膜下出血を疑った時は緊急頭部 CT 検査を行う。まれにくも膜下出血でも CT に異常が認められないことがあるので，臨床的にくも膜下出血の疑いがある場合には，次に腰椎穿刺（臨床**P**5.10）を行う必要がある。CT で出血が確認された場合には腰椎穿刺は行わない。腰椎穿刺によって動脈瘤壁の圧較差が増大して動脈瘤破裂を助長する可能性があるからである。くも膜下出血の診断が確定した時点で，早急に血管撮影を行って動脈瘤の位置を特定し，迅速に外科的クリッピングや血管内閉塞術などの手術を行わなければならない。

神経画像

緊急に行われた**頭部 CT**（**画像 10.1A**）では，くも膜下腔に高吸収域をみとめ，びまん性くも膜下出血と診断された。出血は大脳縦裂，シルビウス裂，脳幹周囲に広がっていた。また，側脳室に軽度拡張があり，水頭症と考えられた。これは，出血がくも膜下腔の CSF の流れを障害するために起こる（臨床**P**5.7）。ついで**血管撮影**が行われた（**画像 10.1B〜D**）。

1. **画像 10.1B〜D** は，どの血管に造影剤を注入して撮影されたものか。この画像を**図 4.16** の正常血管撮影像と比較してほしい。**画像 10.1** に示した血管名を隠して，どれが内頸動脈，前大脳動脈，中大脳動脈（レンズ核線条体動脈を含む）かを確認しよう。直径約 1 cm の嚢状動脈瘤があることがわかるだろう。

2. 動脈瘤の発生位置はどこか。

考察と臨床経過

1. 左頸動脈に造影剤を注入すると，左内頸動脈と外頸動脈，左中大脳動脈（レンズ核線条体動脈を含む）が造影され，さらに前交通動脈を介して両側の前大脳動脈が造影される。

2. 斜位像（**画像 10.1D**）で観察すると，明らかに前交通動脈の部分に動脈瘤ができていることがわかる。

患者は開頭術を受け（臨床**P**5.11），動脈瘤の外科的クリッピングが行われた。以後，完全に回復した。

関連症例

頭蓋内動脈瘤の治療に，比較的侵襲性の低い方法が用いられる機会が増えている。その方法とは，着脱可能なコイルを血管造影カテーテルで動脈瘤内に充填する方法である（臨床**P**5.6）。その実例を**画像 10.1E，F** に示す。この例は 71 歳の男性で，左内頸動脈付近の腫瘤が，別の理由で撮影された頭部 CT で「偶然」にみつかった。CT 血管撮影とその後行われた通常血管撮影（**画像 10.1E**）で，左後交通動脈（PComm）付近に左内頸動脈から起こる動脈瘤がみとめられた。この患者では動脈瘤は無症候性であったが，出血の危険があったので，神経放射線治療によって金属コイルの動脈瘤内充填が行われた（**画像 10.1F**）。この処置によって動脈瘤内にコイルによる塞栓ができるので，重大な再出血を起こす危険性は解消される。

症例 10.1　突然の人生最悪の頭痛

画像 10.1A～D　動脈瘤破裂によるくも膜下出血。（A）くも膜下出血（SAH）と水頭症を示す頭部 CT 軸位断。（B）脳血管撮影，正面像。（C）脳血管撮影，側面像。（D）脳血管撮影，斜位像

(A)

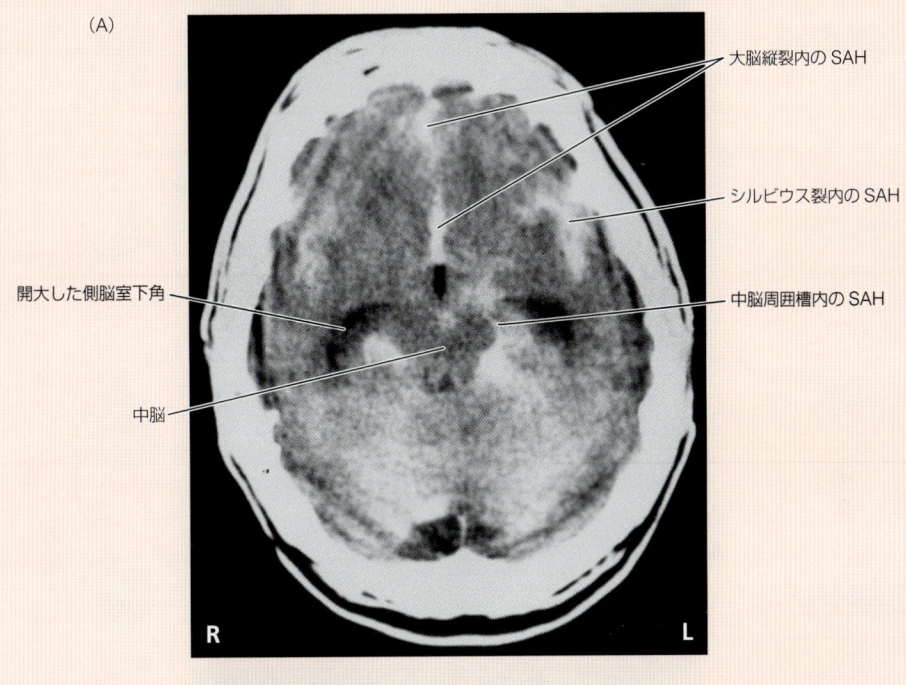

- 大脳縦裂内の SAH
- シルビウス裂内の SAH
- 中脳周囲槽内の SAH
- 開大した側脳室下角
- 中脳

(B)

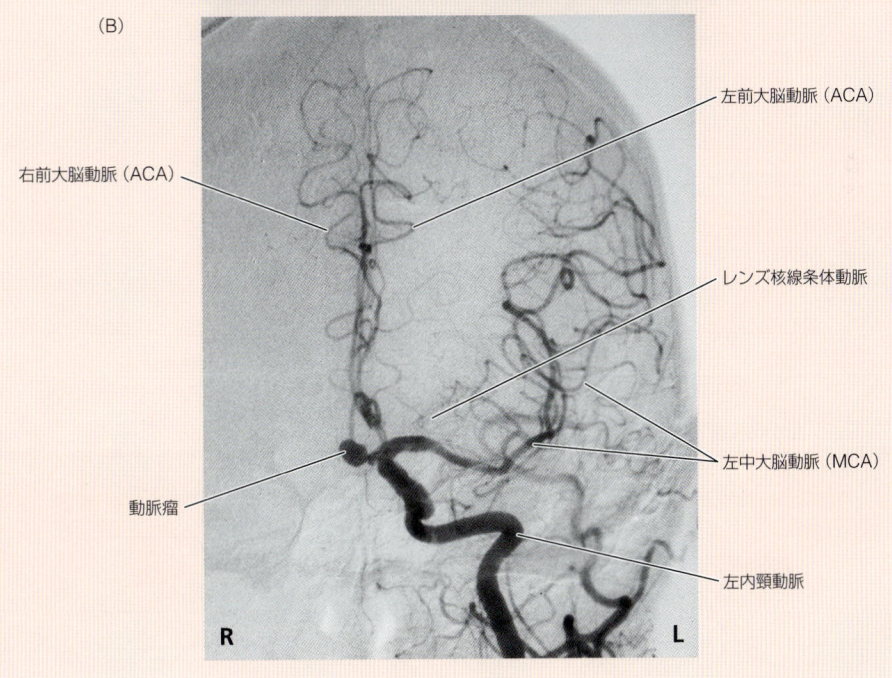

- 左前大脳動脈（ACA）
- 右前大脳動脈（ACA）
- レンズ核線条体動脈
- 左中大脳動脈（MCA）
- 動脈瘤
- 左内頸動脈

症例 10.1　続き

(C)

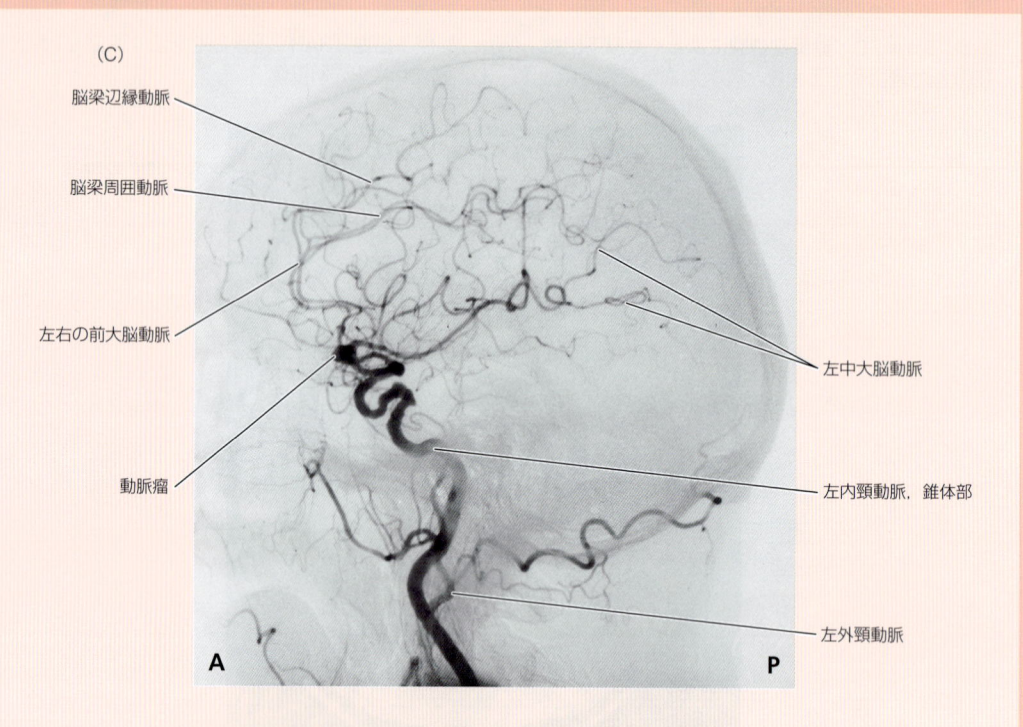

脳梁辺縁動脈

脳梁周囲動脈

左右の前大脳動脈

動脈瘤

左中大脳動脈

左内頸動脈, 錐体部

左外頸動脈

A　　　　　　　　　　　　　　　P

(D)

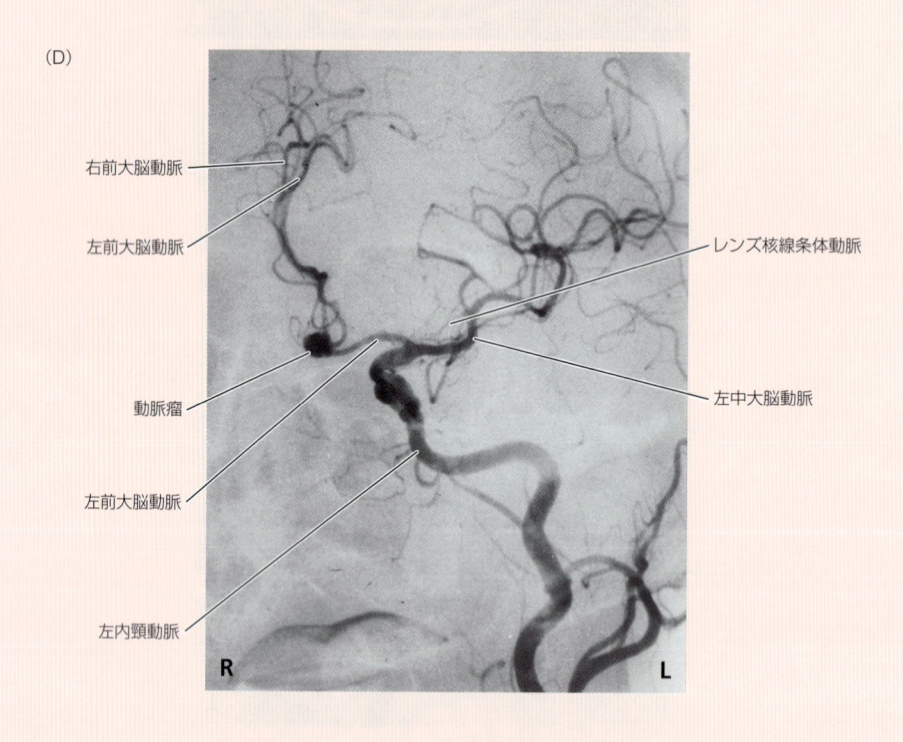

右前大脳動脈

左前大脳動脈

レンズ核線条体動脈

動脈瘤

左中大脳動脈

左前大脳動脈

左内頸動脈

R　　　　　　　　　　　　　　　L

症例 10.1　関連症例

画像 10.1E，F　コイル留置が行われた後交通動脈（PComm）動脈瘤。（E）脳血管撮影，正面像。左内頸動脈に造影剤を注入。（F）コイル留置後の血管撮影像。動脈瘤内への造影剤の流入はもはやみとめられない

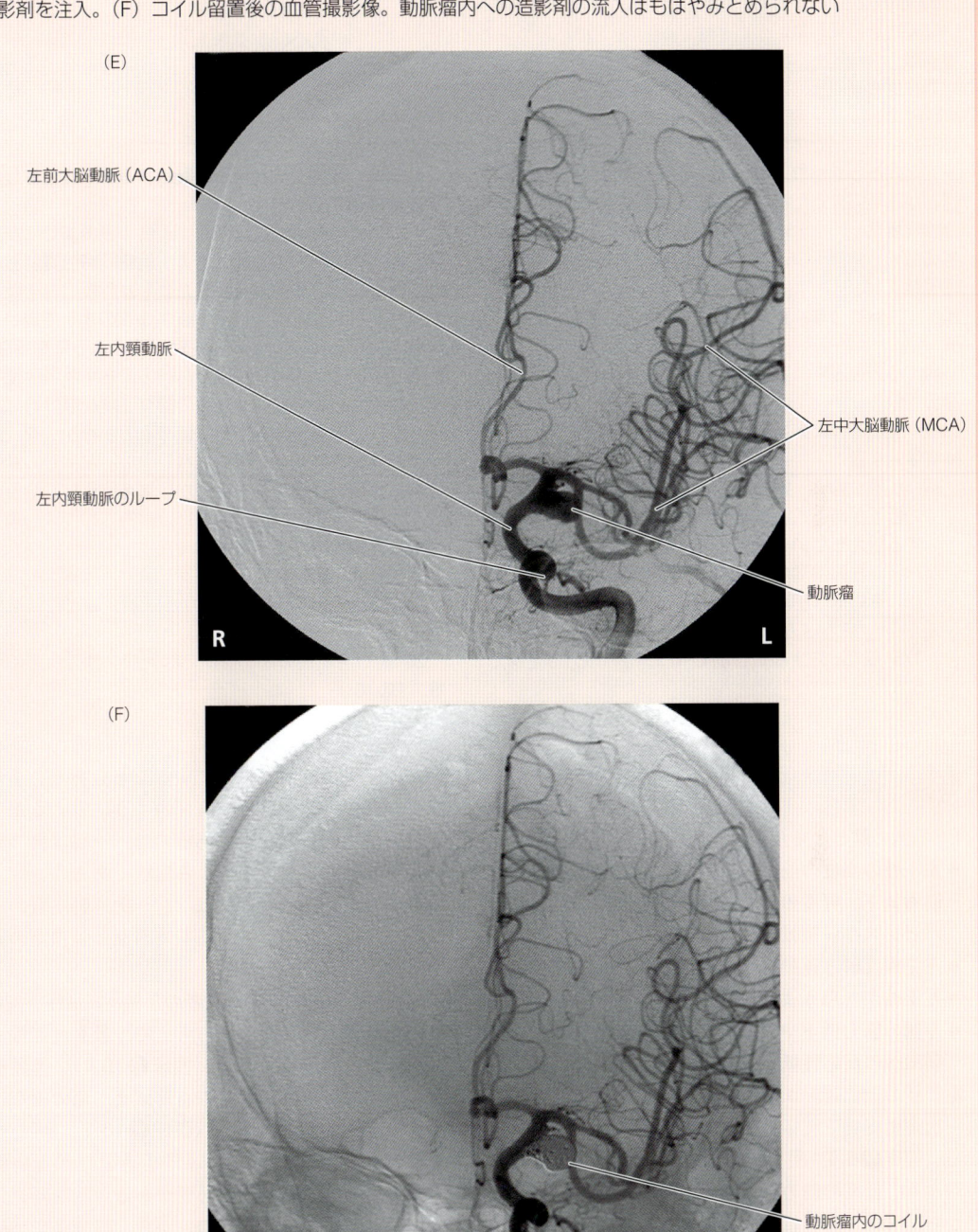

（E）

左前大脳動脈（ACA）

左内頸動脈

左内頸動脈のループ

左中大脳動脈（MCA）

動脈瘤

（F）

動脈瘤内のコイル

症例 10.2　左の下肢脱力と左側の他人の手症候群

●主訴
67 歳の女性が，急に左下肢の筋力低下と左上肢の使いにくさを自覚した。

●病歴
既往歴に高血圧，末梢血管疾患，喫煙歴（1 日 1 箱，40 年）がある。入院当日の朝，朝食後に立ち上がろうとして，突然，足で体重が支えられないことに気づいた。ドアに向かって倒れ，身体の左側に擦過傷を負ったが，何とか電話口までたどりついて救急車をよんだ。

●診察所見
生命徴候：体温＝36.7℃，脈拍＝76，血圧＝140/90，呼吸数＝14。
頸部：血管雑音なく正常。
肺：清。
心臓：心拍数正常，整。
腹部：軟。
四肢：左上下肢に数カ所の擦過傷がある。
神経学的検査：
精神状態：清明，見当識正常（×3）。患者は**左側に筋力低下があることを時々忘れるようで，擦過傷に関する訴えもない**。言語は流暢。
脳神経：**左鼻唇溝がやや浅く，軽度の構音障害がある**が，その他は正常。
運動系：筋力は**左下肢の近位筋と遠位筋がともに1/5～2/5，左上肢近位筋で 4/5**，それ以外は全身で5/5。

反射：

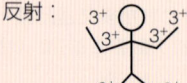

協調運動と歩行：検査せず。
感覚系：**左側で痛覚低下が疑われるが一貫性なし**。

●臨床経過
筋力低下は一時的に増悪し，入院 2 日後までに左上下肢の筋力は 0/5 になった。また，**両側同時触覚刺激に対して左側に消去現象**がみられた。1 カ月後，左上肢の筋力は 3/5 に回復したが，左下肢は 0/5 のままであった。興味深いことに，患者は**左上肢が「思うようにならない」**と感じていた。患者が自覚しないのに左手が勝手に物体をつかもうとし，右手で左手の**握り**を解かなければならなかった。患者は左手がどこにあるのかわからず，左手での随意動作が著しく障害されていた。左手での動作中に何度も**運動が途絶**する。しかし気をそらしてやると，紙を半分に折るような習熟した自動的な動作は，両手を使って行うことができた。

●局在診断と鑑別診断
1. 太字で上に示した症候から，病変はどこにあると考えられるか。
2. 最も可能性の高い診断名は何か。他の疾患の可能性はないか。

考察

1. 本例の鍵となる症候は以下の通り。
- **左下肢の高度の筋力低下，左上肢と顔面の軽度の筋力低下，軽度の構音障害，左下肢腱反射亢進，バビンスキー徴候陽性**
- **左把握反射と運動途絶**
- **左上肢が「思うように動かない」**
- **左側の筋力低下や擦過傷に対する無自覚，左痛覚刺激への反応性低下，左側の触覚消去**

左下肢の上位運動ニューロン型の筋力低下は，右側の一次運動皮質下肢領域の病変や左胸腰髄の病変で起こる（臨床 **P**6.3，図 6.14F）。しかし，軽度の構音障害があり，軽度の筋力低下が左上肢と顔面にもあることから，顔面と上肢に対する皮質球路と皮質脊髄路が傷害されている可能性が示唆されるので，脊髄病変は否定的である。把握反射と運動途絶があるので前頭葉病変が疑われる（臨床 **P**19.11）。左上肢の奇妙な挙動は，補足運動野（図 6.1）の病変でみられることがある他人の手症候群（臨床 **P**10.1）と考えられる。病態失認と反対側無視（臨床 **P**19.9）は非優位側（通常は右）大脳半球の病変で起こる。とくに頭頂葉病変に多

いが，時には前頭葉病変によることもある。また，本患者の左側の障害は一見麻痺のようにみえるが，左手を使う動作が可能な時もあるので，一部は真の麻痺というよりも左運動無視による症状であろう。

最も疑われる**病変部位**は，右一次運動皮質の下肢領域，補足運動野，隣接する右前頭葉と頭頂葉の領域である。

2. 急激な発症様式や患者の年齢，高血圧，喫煙，末梢血管疾患の既往などから考えて，最も可能性の高い診断は塞栓性梗塞である（臨床 **P**10.4）。運動皮質下肢領域や補足運動野を含む右前頭葉内側の梗塞は，右前大脳動脈の閉塞による（臨床 **P**10.1）。可能性としては低いが，同じような時間経過をたどる病態として，出血も考慮に入れる必要がある。時間経過によって症状に改善がみられたことから，脳腫瘍や感染の可能性は低い。

神経画像

入院後すぐに行った頭部 CT スキャンでは，右前大脳動脈梗塞の可能性が疑われた。入院 1 カ月後の**頭部CT**（**画像** 10.2A，B）で右前頭葉内側の低吸収領域が確認され，右前大脳動脈梗塞と診断された（**図** 10.4，

症例 10.2　左の下肢脱力と左側の他人の手症候群

画像 10.2A，B　右前大脳動脈（ACA）領域梗塞。（A，B）下から上のレベルに向かう CT 軸位断。中心溝の位置は上の断面（提示せず）からたどってくることによって決定した（**図 4.12** と比較せよ）

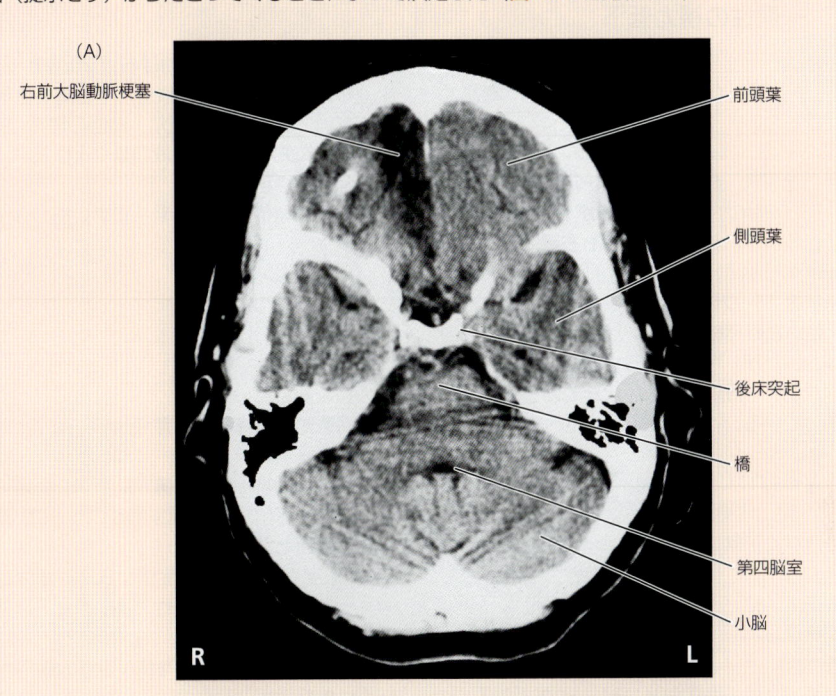

（A）

右前大脳動脈梗塞

前頭葉

側頭葉

後床突起

橋

第四脳室

小脳

R　　L

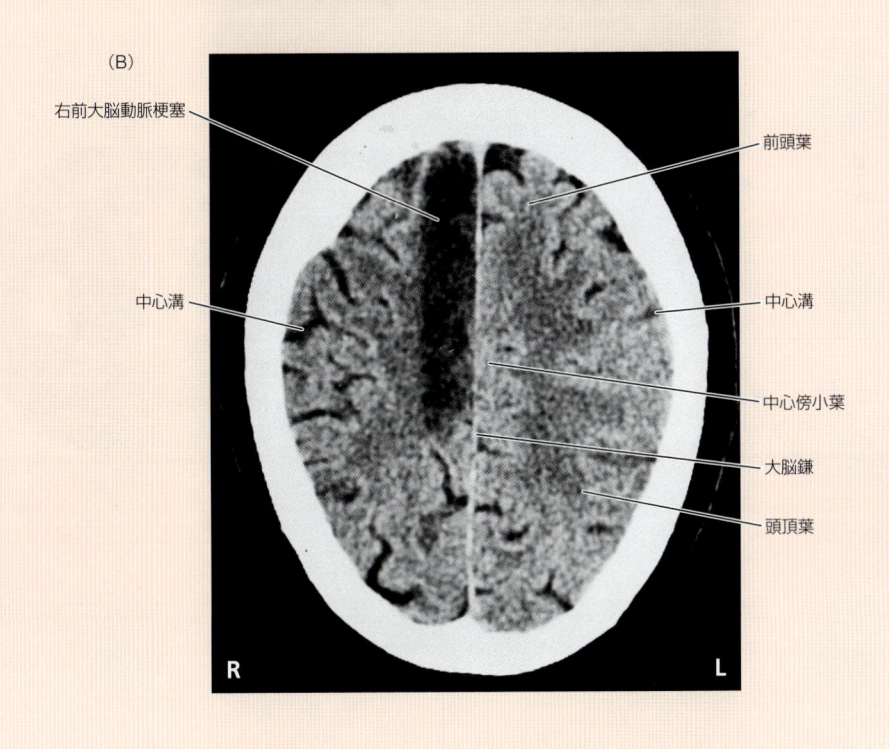

（B）

右前大脳動脈梗塞

前頭葉

中心溝

中心溝

中心傍小葉

大脳鎌

頭頂葉

R　　L

図 10.5, 図 10.9 と比較せよ）。今日だったら，早期発見されていれば，この患者は tPA 治療の適応であった ことだろう。

症例 10.3　一側性の視力低下

●主訴

63 歳の女性が「右眼」の視力低下と頭痛の発作を訴えて眼科医を受診した。

●病歴

既往歴には，糖尿病，高コレステロール血症，冠動脈疾患がある。5～6 週前から，**急に視界が「かすんで揺れる」発作**が起こるようになった。**いつも右眼に起こるように感じ**ていたが，片眼視で確かめようとはしなかった。発作の持続は 15～20 分程度，頻度は 1 週間に 3, 4 回程度で，**強い左眼窩後部痛**を伴った。発作中も人の顔の見分けはついたが，字を読むことはできなかった。他には症状はない。2 日前に発作が起きてからは右の視力低下が持続している。

●診察所見

生命徴候：体温＝37℃，脈拍＝84，血圧＝180/78，呼吸数＝20。
頸部：血管雑音なく正常。
肺：清。
心臓：心拍数正常，整。心雑音なし。
腹部：軟，圧痛なし。
神経学的検査：
　精神状態：清明，見当識正常（×3），言語は流暢。
　脳神経：瞳孔 3 mm，対光反応で 2 mm に収縮（両側）。眼底正常。視力は右眼 20/30，左眼 20/25。視野検査（臨床 ℗11.2）で**右同名性半盲**あり（図 10.12）。眼球運動正常。顔面の触覚，痛覚は正常。顔面に左右差なし。軟口蓋挙上は正常。肩すくめ正常。舌は正中位。
運動系：偏位なし。筋緊張正常。筋力は全身で 5/5。
反射：

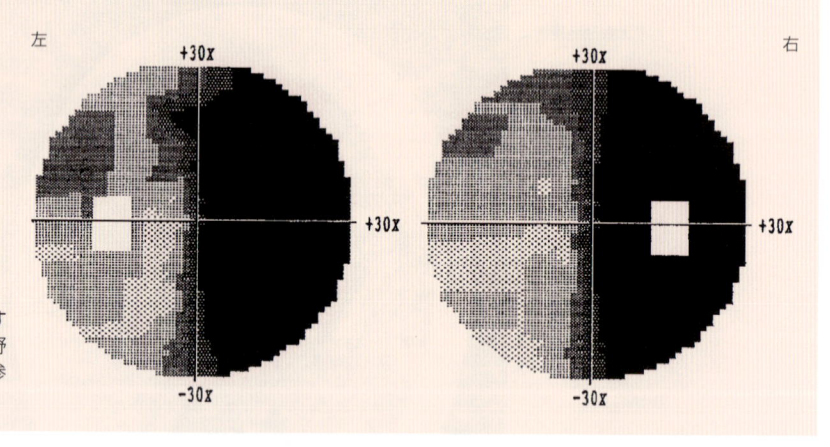

協調運動：指鼻試験，踵膝試験，両側ともに正常。
歩行：正常。
感覚系：痛覚と関節位置覚は正常。両足で痛覚と振動覚が低下（おそらく糖尿病性ニューロパチーによる）。

●局在診断と鑑別診断

1. 太字で上に示した症候から，病変はどこにあると考えられるか。最も可能性の高い診断名は何か。他の疾患の可能性はないか。
2. この患者には静脈内 tPA 治療の適応があるか（臨床 ℗10.4）。

図 10.12　右同名性半盲を示す自動視野測定マップ。自動視野測定に関しては臨床 ℗11.2を参照

考察

本例の鍵となる症候は以下の通り。

- **右同名性半盲**
- **左眼窩後部痛**

第 11 章で述べるように，右同名性半盲は左視索から左一次視覚皮質に至る左大脳半球視覚路のどの部位に病変があっても起こる（図 11.15）。15〜20 分続く一過性の右視力障害の発作が数週間にわたって起こり，その後永続的な障害に移行したことは，TIA（臨床🅟10.3）が前駆した後，脳梗塞（臨床🅟10.4）が起こったことを物語っている。また，患者の年齢や糖尿病，高コレステロール血症，冠動脈疾患の既往などから，脳血管障害が原因である可能性が示唆される。視覚路を前から後ろへたどっていくと，視索と視床の外側膝状体は複数の小血管によって血液供給されている。視索の梗塞はまれであり，外側膝状体の梗塞では隣接する内包の障害により反対側の片麻痺を伴うことが多い。半盲を起こす大きな MCA 梗塞では，視放線全体に梗塞が及ぶことがある。しかし，この場合でも反対側の片麻痺やその他の障害があらわれる。したがって，他の障害を伴わずに半盲だけを起こす原因として最も多いのは，後大脳動脈の閉塞による一次視覚皮質の梗塞である。本患者の左眼窩後部痛も左 PCA 梗塞に矛盾しない（臨床🅟10.4）。PCA 近位部の閉塞の時，小穿通血管に傷害が及んで（図 10.8，図 10.9），視床や内包に梗塞が生じることもある。しかし，本患者では体性感覚障害も運動障害も認められなかったので，PCA の最も近位部には傷害が及んでいないと考えられる。可能性としては低いが，左後頭葉の出血，脳膿瘍，脱髄なども考慮に入れる必要がある。

最も疑われる**病変部位と診断**は，左後大脳動脈梗塞による一次視覚皮質の病変である。

患者には受診の 2 日前から持続する神経症状があったので，tPA 治療の適応はない。現在のこの治療法の適応は，発症後 4.5 時間以内とされている（臨床🅟10.4）。患者が右眼の視力障害を訴えた点に注意してほしい。実際には両眼の視野に障害があっても，このような訴え方をする患者が多い。

臨床経過と神経画像

初回の CT では左後大脳動脈梗塞が疑われたが，数日後の**頭部 MRI**（**画像 10.3A〜D**）で左一次視覚皮質に広がる左 PCA 梗塞の存在が確認された。**画像 10.3A** の T2 高信号領域は，浮腫と壊死による水分含有量の増加を示している。また，T1 強調画像（**画像 10.3C**）でもメトヘモグロビンと思われる高信号領域が認められ，小出血の血液が変化したものである（**表 4.4**）。もっと大きな出血だったら，血腫の存在を示すもっと明確な証拠が T1，T2 強調画像で得られていたであろう。

入院後，診断検査としてホルター心電図，心臓超音波検査（心エコー），頸部血管のドップラー検査などが行われ，塞栓源が探索された（臨床🅟10.4）。これらの検査はすべて陰性だったが，磁気共鳴血管撮影（**MRA**）で脳血管に複数の狭窄部位があることが判明し，びまん性脳内動脈硬化症が疑われた。したがって，本患者では動脈-動脈間の塞栓か，重症動脈硬化による PCA 血栓の可能性が高い。正式にはこの患者は経口で抗凝固薬を投与すべきであったが，最近の成績では，ワーファリンの投与には抗血小板剤に勝る効果はないとされている。したがって，現在の第一選択薬はアスピリンのような抗血小板剤である。患者の右同名性半盲に改善はなかったが，時がたつにつれて視野障害とうまくつきあうことができるようになって，読字が可能になるとともに，右側の物体にぶつからないように特別の注意を払うようになった。

10

症例 10.3　一側性の視力低下

画像 10.3A～D　左後大脳動脈（PCA）領域梗塞。頭部 MRI 像。（A，B）下から上のレベルへ向かう T2 強調画像軸位断。（C）左半球の T1 強調画像傍矢状断。PCA 梗塞内の小出血と思われる高信号領域を示す。（D）同一患者の正常右半球の T1 強調画像傍矢状断。鳥距溝と頭頂・後頭溝の正常位置を示す

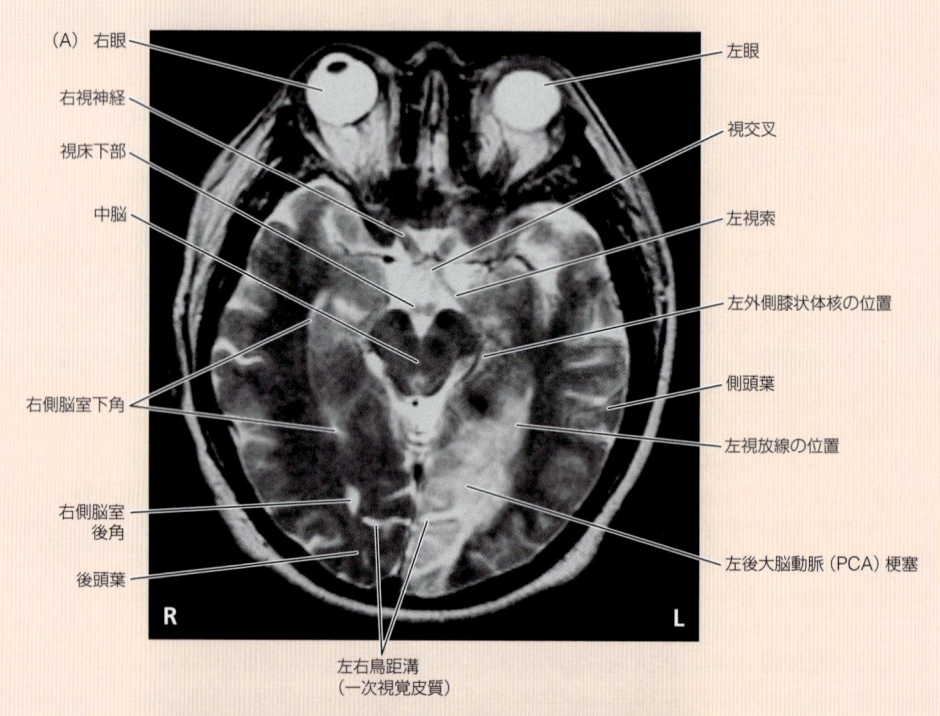

（A）　右眼　　　　　　　　　　　　　　　　　　　　　　　　左眼

右視神経　　　　　　　　　　　　　　　　　　　　　　　視交叉

視床下部　　　　　　　　　　　　　　　　　　　　　　　左視索

中脳　　　　　　　　　　　　　　　　　　　　　　　左外側膝状体核の位置

右側脳室下角　　　　　　　　　　　　　　　　　　　　側頭葉

　　　　　　　　　　　　　　　　　　　　　　　　左視放線の位置

右側脳室
後角

後頭葉　　　　　　　　　　　　　　　　　　　　左後大脳動脈（PCA）梗塞

R　　　　　　　　　　　　　　　　　　　　　　　　L

左右鳥距溝
（一次視覚皮質）

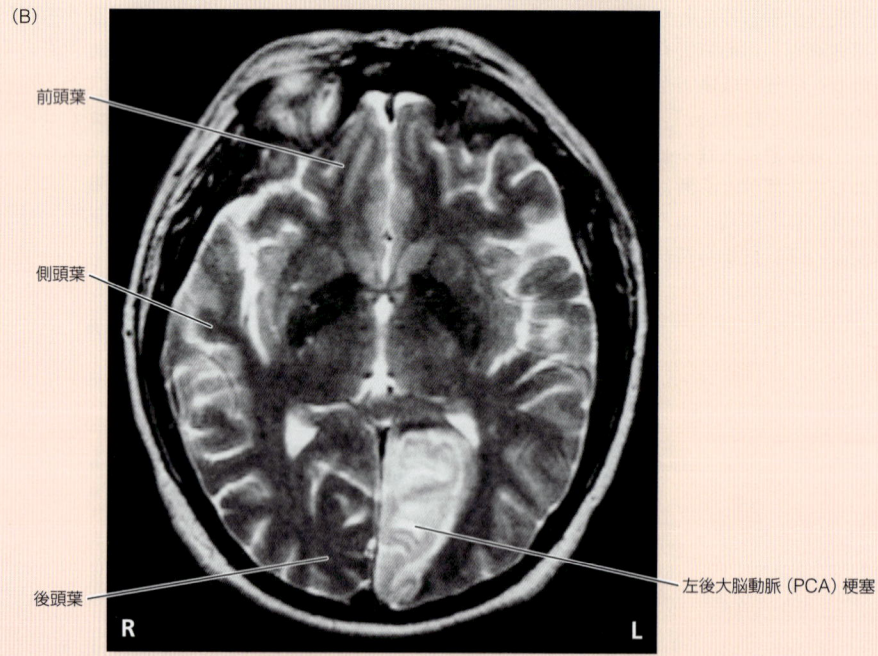

（B）

前頭葉

側頭葉

後頭葉　　　　　　　　　　　　　　　　　　左後大脳動脈（PCA）梗塞

R　　　　　　　　　　　　　　　　　　　　　　　　L

症例 10.3　続き

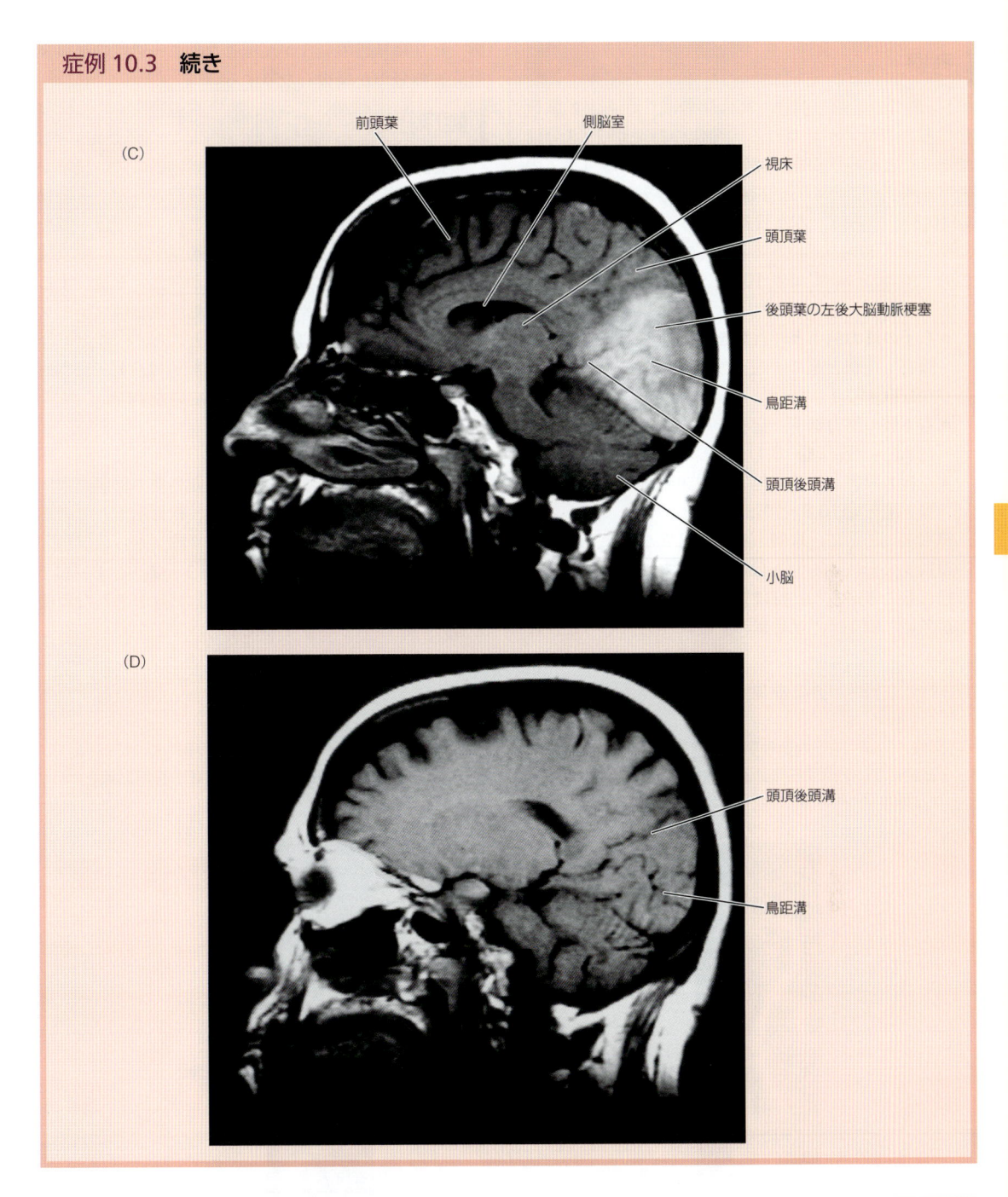

(C)

前頭葉　　　　側脳室

視床

頭頂葉

後頭葉の左後大脳動脈梗塞

鳥距溝

頭頂後頭溝

小脳

(D)

頭頂後頭溝

鳥距溝

症例 10.4　一過性の左霧視と右手脱力のエピソード

● 症例要約

　長い喫煙歴と高血圧の既往をもつ71歳の右利き男性。入院の5カ月前，**右手の脱力と「言葉を混同するような」言語障害の発作**があった。それ以後，**左眼の視界がぼやける**発作が数回起こった。一回の発作の持続は2，3分であった。最終的に，**右下肢が突然脱力**する発作が3回起こり，3回目の発作当日に入院した。検査では**左頸動**脈に高音の血管雑音を聴取した。それ以外に異常はなかった。

● 局在診断と鑑別診断

　1．この患者の一過性神経障害の原因として最も疑われるのは何か。他の可能性はないか。

　2．太字で示したそれぞれのエピソードについて，症状発現に関与する内頸動脈の枝を特定せよ。

考察

1. 患者の年齢や喫煙，高血圧の既往から，動脈硬化性脳血管障害が疑われる。発作の持続が2，3分間であることや症状が血管領域障害に一致する（以下の考察を参照）ことから，TIA が最も考えられる（臨床 P10.3）。さらに，**左血管雑音**の存在は，左内頸動脈狭窄による TIA を示唆する決定的な証拠となる。その他の可能性については**表10.2**を参照のこと。

2. 本例の3つのタイプの発作は，

- **右手の筋力低下と「言葉を混同するような」言語障害**：症状を起こす内頸動脈の枝＝左 MCA 上枝（臨床 P10.1）。
- **右下肢の筋力低下**：症状を起こす内頸動脈の枝＝左 ACA（臨床 P10.1）。
- **左視力障害**：症状を起こす内頸動脈の枝＝左眼動脈（臨床 P10.5, 11.3）。

興味深いことに，本例の特徴とは異なるが，通常の内頸動脈狭窄による TIA は特定の1本の内頸動脈の枝に起こることが多く，ほぼ定型的な発作が反復することが多い。例えば，反対側の上肢に筋力低下，しびれ感，ピリピリ感の発作が反復したり，一過性の単眼視力障害の発作が反復したりする。

臨床経過

頸動脈ドップラー検査で，左内頸動脈に強い狭窄が認められた。この狭窄は MRA で確認された。患者は左内頸動脈内膜除去術を受けた。この手術では，頸動脈の血流を一時的に止めて動脈に切開を加え，動脈硬化性プラークを注意深く除去してから血管を縫合する（臨床 P10.5）。本患者では大きな動脈硬化性プラークが除去され，病理学的に検索したところ，内腔は直径0.1 cm にまで狭窄していた。術後経過は良好で，麻痺や視力障害の発作はその後起こっていない。

関連症例

本例の患者とは異なるが，右内頸動脈の重症狭窄例の典型的な MRA 像を**画像10.4A，B**に示す。この患者には左上肢のしびれ感とピリピリ感，さらには自分の手ではないような感覚の発作が2回あり，1回に5分程度続いた。内頸動脈内膜除去術で除去された別の患者の病理標本を**画像10.4C**に示す。

症例 10.4　関連症例

画像 10.4A，B　内頸動脈狭窄症。左手のしびれ感を訴える TIA 患者の頸動脈の磁気共鳴血管撮影（MRA）。（A）「途絶病変」を示す右頸動脈 MRA 像。頸動脈分岐部直上の右内頸動脈に重篤な狭窄をみとめる。（B）正常血流を示す左頸動脈 MRA 像

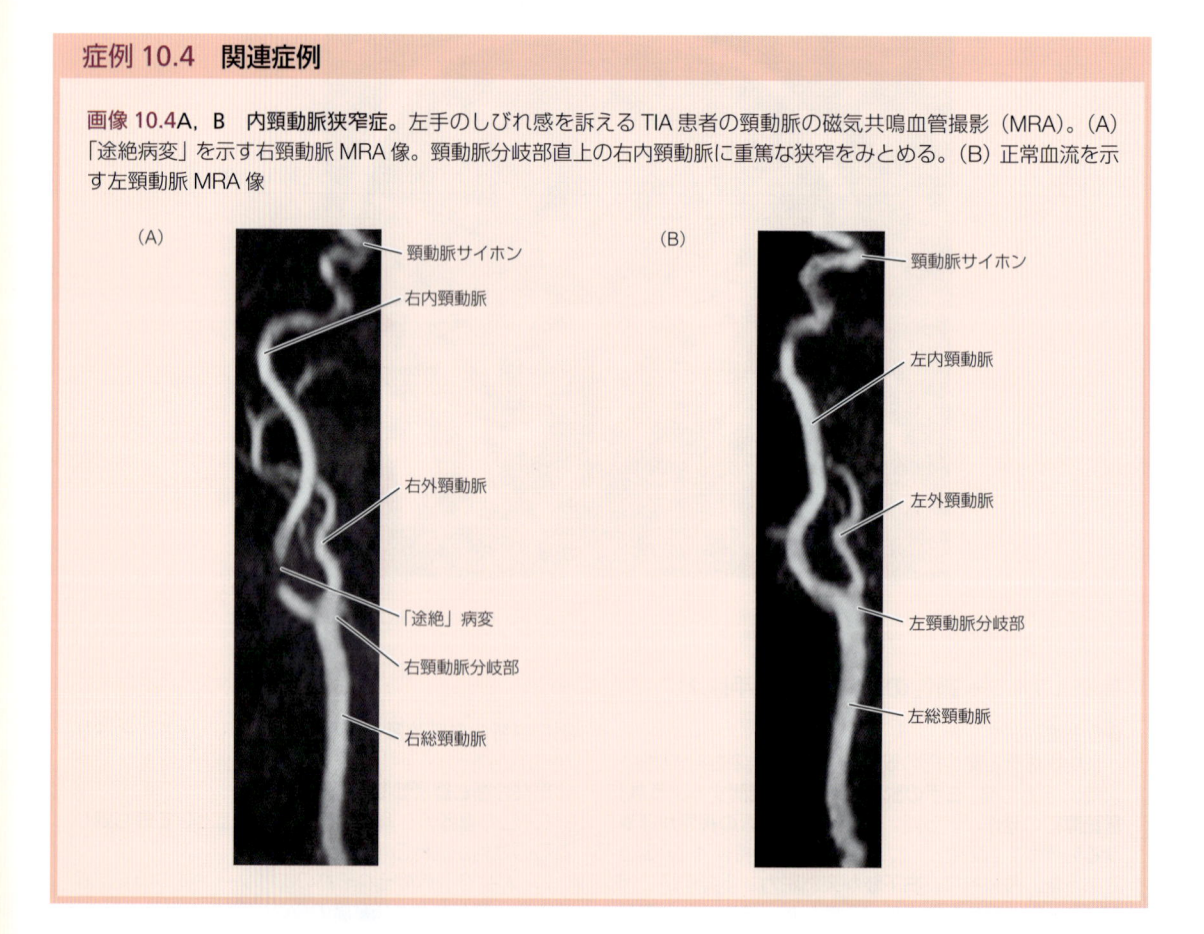

（A）
- 頸動脈サイホン
- 右内頸動脈
- 右外頸動脈
- 「途絶」病変
- 右頸動脈分岐部
- 右総頸動脈

（B）
- 頸動脈サイホン
- 左内頸動脈
- 左外頸動脈
- 左頸動脈分岐部
- 左総頸動脈

症例 10.4　続き

画像 10.4C　動脈硬化による重症内頸動脈狭窄症の連続標本

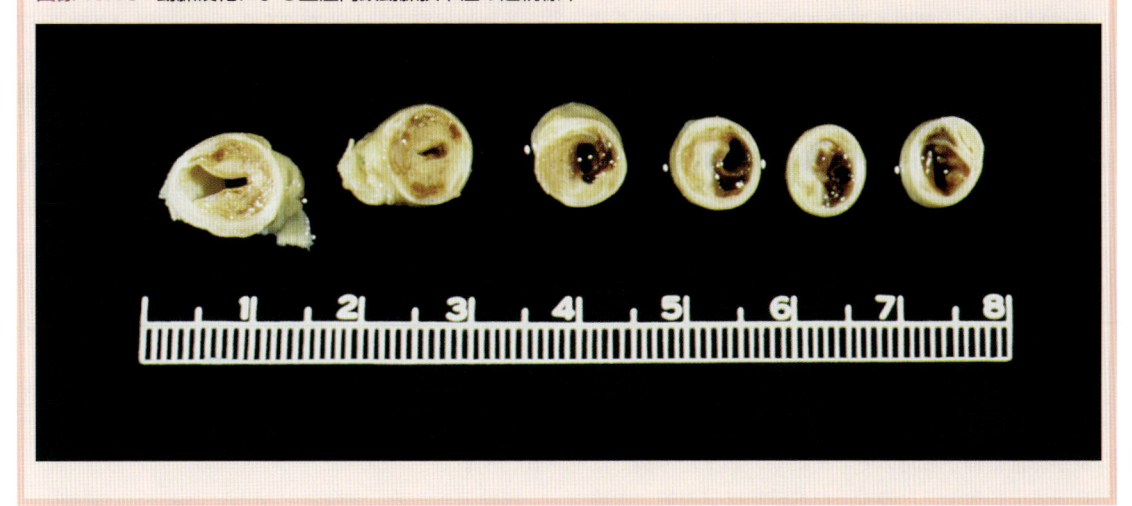

症例 10.5　右顔面と上肢の筋力低下を伴う非流暢性失語

●主訴
　45 歳の男性が右顔面・上肢の筋力低下と発話不能のために救急室に搬送された。

●病歴
　患者には飲酒歴と喫煙歴と高血圧の既往がある。彼は毎朝同じ食堂で朝食をとっていたが，2 日間姿をみせなかった。入院当日，ぶつぶつと支離滅裂なことをつぶやきながら食堂によろめきながら入ってきて，つまずいて床に転倒した。彼が右手を動かせないことに店長が気づき救急車をよんだ。

●診察所見
生命徴候：体温＝36.1℃，脈拍＝88，血圧＝218/116，呼吸数＝16。
頸部：血管雑音なく正常。
肺：清。
心臓：心拍，整。心収縮期雑音なし。S4 奔馬調律。
腹部：軟，圧痛なし。
四肢：浮腫なし。
神経学的検査：
　精神状態：清明。**言語はぶつぶつつぶやくのみで言葉にならない。閉眼と開口以外は指示に従えない。上下肢を挙上するように身振りで指示すると従える。**
　脳神経：瞳孔 3 mm，対光反応で 2 mm に収縮（両側）。視覚刺激に瞬目反応あり（両側）。眼球運動正常。**休止時に右鼻唇溝が浅く，額を除く右顔面に運動減少がある。**

運動系：痛み刺激で軽度屈曲する以外には右上肢に運動なし。右下肢はベッドから挙上できるが，抵抗に抗する運動はできない。左上下肢は抵抗に抗して運動できる。
反射：

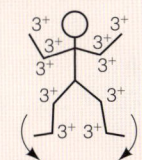

協調運動と歩行：検査せず。
感覚系：四肢をつねるとしかめ面をする。

●初期の臨床経過
　患者の全失語はまもなくブローカ失語に移行した（臨床Ⓟ19.4）。入院 6 日後には，あいかわらず**不明瞭に数語を話す**ばかりであった。**簡単な指示に対して復唱はできないが，従うことはできた。**また，はい/いいえ形式の質問には的確に答えられた。

●局在診断と鑑別診断
　1.　太字で上に示した症候から，病変はどこにあると考えられるか。
　2.　最も可能性の高い診断名は何か。他の疾患の可能性はないか。
　3.　この患者には，急性脳血管障害に対する静脈内 tPA 療法の適応はあるか。

考察

1. 本例の鍵となる症候は以下の通り。

● （額を除く）右顔面の運動減少，右上肢の重篤な筋力低下，右下肢の軽度の筋力低下

● 非流暢性（ブローカ）失語

一側性の顔面と上肢の筋力低下は，通常，反対側運動皮質の顔面・上肢領域の病変で起こる（臨床🅿6.3，図16.14）。この病変局在は，顔筋麻痺のパターンが上位運動ニューロン障害のパターンであったことからも支持される。右側に腱反射亢進が認められなかった点に注意してほしい。しかしこれは急性期の上位運動ニューロン病変では珍しいことではない。痛み刺激に対する微かな上肢の屈曲は部分的な屈曲姿勢（図3.5A）のあらわれであろう。その他の可能性として深部の内包病変も考慮すべきであるが，本例では下肢の麻痺が非常に軽かったので考えにくい。また本例ではブローカ失語を呈したので，左前頭葉皮質の病変が強く示唆される。本患者は最初のうちは全失語を呈していたが，その後ブローカ失語に移行したことに注目しよう。このパターンは，ブローカ中枢とこれに隣接する左前頭葉領域を侵す大きな急性病変によくみられるパターンである（臨床🅿19.4）。視覚刺激に対する瞬目反応を調べることによって視野障害がないことが判明したが，この所見はもっと後方の病変を除外するのに役立つことも覚えておこう。

最も可能性が高い**臨床病変局在**は，左一次運動皮質の顔面・上肢領域，ブローカ中枢，そしてこれらに隣接する左前頭葉皮質である。

2. 患者は高齢ではないが，高血圧と喫煙の既往や傷害の解剖学的分布から考えて，最も可能性が高い診断名は左 MCA 上枝梗塞である（臨床🅿10.1）。可能性としては低いが，左前頭葉に主病変をもつ出血，腫瘍，膿瘍なども考慮に入れる必要がある。

3. 患者が食堂によろめいて入ってくるまでに 2 日間姿をみせなかったので，実際の発症時間は不明である。したがって，発症後 4 時間半以内という基準を満たさないので，tPA 治療の適応はない。

臨床経過と神経画像

救急治療室で行われた CT スキャンで左 MCA 上枝梗塞が明らかとなり，24 時間以上経過していると判断された。患者は入院して，塞栓源の精査が行われた（臨床🅿10.4）。入院 4 日後の**頭部 MRI** で左 MCA 上枝梗塞が確認された（**画像 10.5A，B**）。T2 高信号域の存在は，左 MCA 上枝領域に浮腫と壊死が起こっていて，水分量が増加していることを物語っている（図 10.5，図 10.6，図 10.9，臨床🅿10.1）。反対側の大脳半球とくらべると脳溝が消失しているのがわかるが，腫瘤効果によるものである。梗塞は左前頭葉弁蓋部（ブローカ領域）と前頭葉外側穹窿部の顔面・上肢運動領域に広がっていた。しかし，大脳縦裂の上方にある下肢運動領域や内包後脚には及んでいなかった（図 10.1，図 10.9B）。

頸動脈ドップラー検査や MRA では，左内頸動脈に血量途絶部位が認められた。頸動脈閉塞症と高度狭窄症の鑑別が臨床的にきわめて重要であることから（臨床🅿10.5），通常の血管撮影を実施したところ，頸動脈閉塞症の存在が明らかとなった（頸動脈閉塞の血管撮影所見については**画像 10.10** を参照）。したがって，本患者では，閉塞した左内頸動脈からの塞栓が左 MCA 上枝にとんだ可能性が最も高い。塞栓再発予防のために経口抗凝固剤が投与され，退院した。塞栓性梗塞は（頸動脈閉塞症ではなく）頸動脈狭窄症でも起こることがあり，その場合には内膜除去術の適応となる（臨床🅿10.5）。

すでに述べたように，患者の全失語は速やかにブローカ失語に移行したが，複雑な指示に対してはいくらか理解力の障害もみとめられた。右下肢の筋力は完全に回復し，右上肢の筋力にも改善がみられた。入院 6 日後までに指の伸展が可能となり，右上肢のほとんどの筋を重力に抗して動かすことができるようになった。ただし抵抗に抗する運動はできないままであった。

症例 10.5　　右顔面と上肢の筋力低下を伴う非流暢性失語

画像 10.5A, B　左中大脳動脈（MCA）上枝領域梗塞。T2 強調画像軸位断。A, B は順に下から上の断面を示す

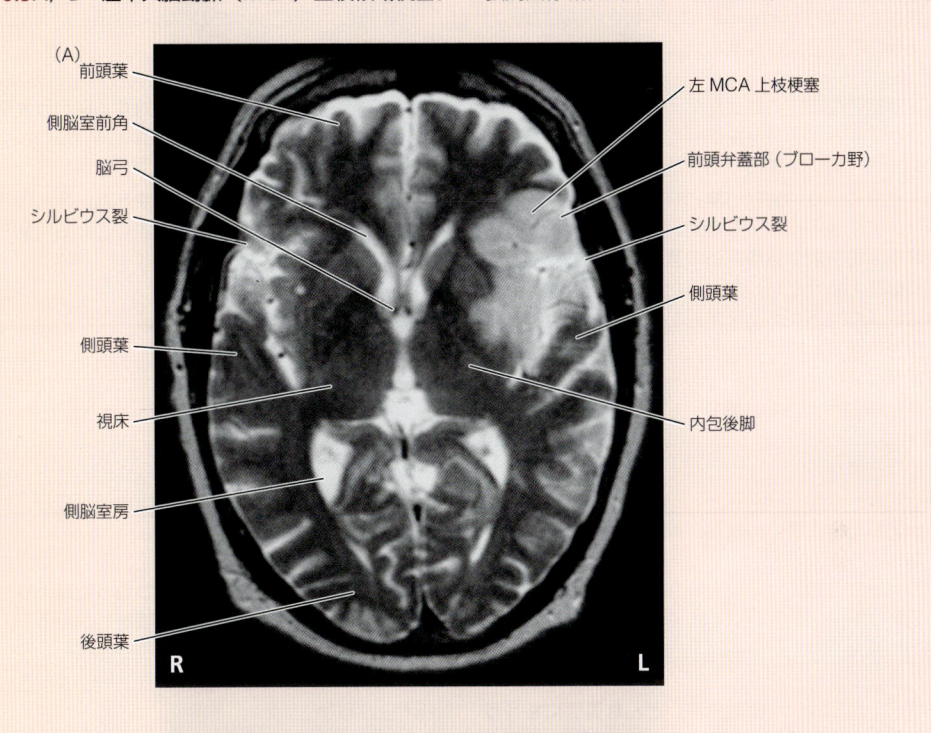

(A)

前頭葉
側脳室前角
脳弓
シルビウス裂
側頭葉
視床
側脳室房
後頭葉

左 MCA 上枝梗塞
前頭弁蓋部（ブローカ野）
シルビウス裂
側頭葉
内包後脚

R　　L

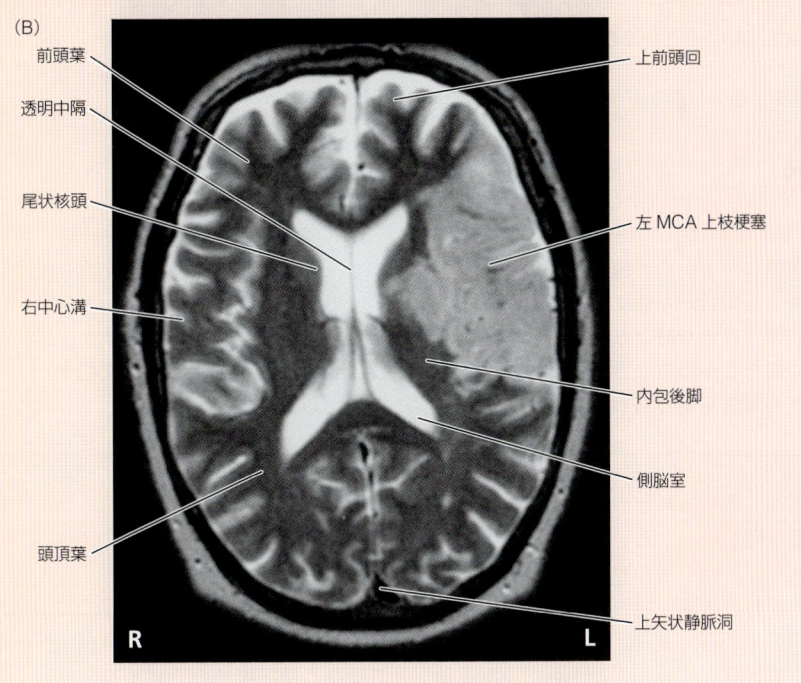

(B)

前頭葉
透明中隔
尾状核頭
右中心溝
頭頂葉

上前頭回
左 MCA 上枝梗塞
内包後脚
側脳室
上矢状静脈洞

R　　L

10

症例 10.6　意味不明の発話

●主訴
　統合失調症の既往がある64歳の右利きの男性が，急に意味不明の独語をくり返すようになった。

●病歴
　患者には統合失調症の既往があって，幻聴や偏執的妄想のために向精神薬の投与を受けたことがある。高血圧の既往もあり，最近，胸痛があった。入院当日の正午にはいつもと変わらない姿が目撃されている。妻が買い物に出かけ，午後4時に帰宅した時，患者は食卓に腰かけて，**意味不明の言葉や見当違いの言葉を何回も話し，妻の質問には答えようともしなかった**。妻は，患者の右手が身体の脇にたれ下がったままであることにも気づいたので，救急車をよんだ。

●診察所見
生命徴候：体温＝36.9℃，脈拍＝67，血圧＝153/82，呼吸数＝20。
頸部：血管雑音なし。
肺：清。
心臓：心拍数正常，整。心雑音，奔馬調律，心膜摩擦音すべてなし。
腹部：軟，圧痛なし。
四肢：足首に軽度の浮腫。
直腸機能：正常。
神経学的検査：
　精神状態：清明。やや興奮気味。**どんな質問にも「うん，うん」とか「わからない」をくり返す。指示に従えず，物品名をいうことができず，復唱も不可能。**時々「今何時？」とたずねたり，「Jillian」とか「lexi」のような意味不明の音節を反復して口にしたりす

る。書字による指示にも従えない。動作の模倣はある程度可能だが，左の視野に提示した時だけ反応がある。
脳神経：瞳孔4mm，対光反応で2mmに収縮（両側）。眼底正常。**視覚刺激に対する瞬目は左側だけに認められる。**眼筋麻痺なし。しかめ面に左右差なし。構音障害なし。
運動系：**右上肢の筋緊張がやや亢進。**四肢の運動は可能で，**右上肢を頭上に挙上することも可能だが，左上肢ほどうまくは行えない。**

反射

協調運動：検査せず。
歩行：介助を必要とせずに，慎重に起立し，数歩歩くことが可能。
感覚系：四肢に痛覚刺激を与えるとしかめ面をして四肢を引っ込める。**右上肢をつねった時よりも左上肢をつねった時のほうが強く顔をしかめる。**

●局在診断と鑑別診断
1. 太字で上に示した症候から，病変はどこにあると考えられるか。
2. 最も可能性の高い診断名は何か。他の疾患の可能性はないか。
3. この患者にtPA治療の適応はあるか。

考察

1. 本例の鍵となる症候は以下の通り。
- **言語理解と復唱に障害がある流暢性失語**
- **視覚刺激に対する瞬目が左側にしか認められない**
- **痛覚刺激を右側に与えた時よりも左側に与えた時のほうが強く顔をしかめる**
- **右上肢の軽度筋緊張亢進と右バビンスキー徴候陽性**

本患者の言語障害は流暢だが意味不明の内容を話し，理解と復唱も強く障害されていることから，ウェルニッケ失語（臨床 P19.5）と考えられる。この症候群の病変はウェルニッケ野を含む左側頭・頭頂葉の領域にある。右側の視野障害も，視放線を傷害する左側頭・頭頂葉病変で説明可能である（図10.1A）。右側の運動がかなり正常に残っていることから，一次運動皮質には病変が直接及んでいないものと考えられる。しかし，右感覚障害，軽度の右上位運動ニューロン徴候，軽度の右側無視の可能性（右上肢を使わない傾向がある）などは，左頭頂葉，左一次感覚皮質に病変が

あって皮質脊髄路に傷害が軽度及んでいることを示している。

最も可能性の高い**臨床局在診断**は，左側頭葉と頭頂葉で，ウェルニッケ野，視放線，体性感覚皮質を含む領域である。

2. 本患者の病変の解剖学的分布から，左MCA下枝領域梗塞が疑われる（臨床 P10.1）。この診断は，患者の年齢や高血圧の既往，心疾患の既往の可能性（胸痛）からも支持される。可能性としては低いが，左側頭・頭頂葉の出血，脳膿瘍，腫瘍なども考慮に入れる必要がある。

興味深いことに，患者には統合失調症の既往もある。統合失調症でも意味不明の会話や，口頭の質問や指示に対する無視が認められることがある。本例では，その他の神経学的所見があったために，精神疾患ではなく神経疾患と診断することが可能であった。しかし，左MCA下枝領域梗塞では感覚・運動障害があらわれないことも多いので，鑑別が困難なことがある。脳の後方病変を検出するには視野検査が重要であることを，もう一度強調しておく。ただし，患者が興

症例 10.6　意味不明の発話

画像 10.6A，B　左中大脳動脈（MCA）下枝領域梗塞。CT 像軸位断。A，B は順に下から上の断面を示す

(A)

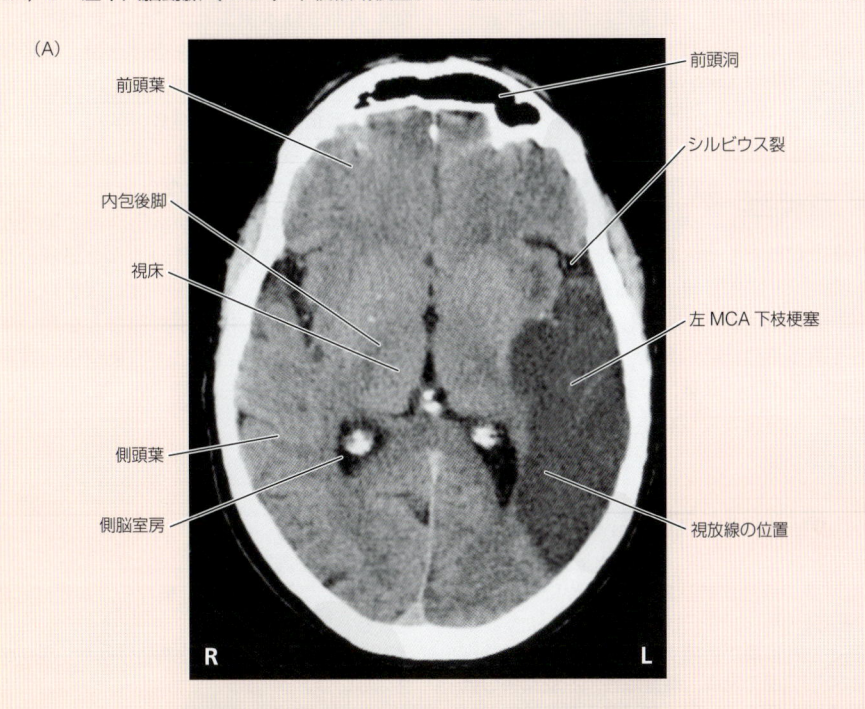

前頭葉
前頭洞
シルビウス裂
内包後脚
視床
左 MCA 下枝梗塞
側頭葉
側脳室房
視放線の位置
R　　L

(B)

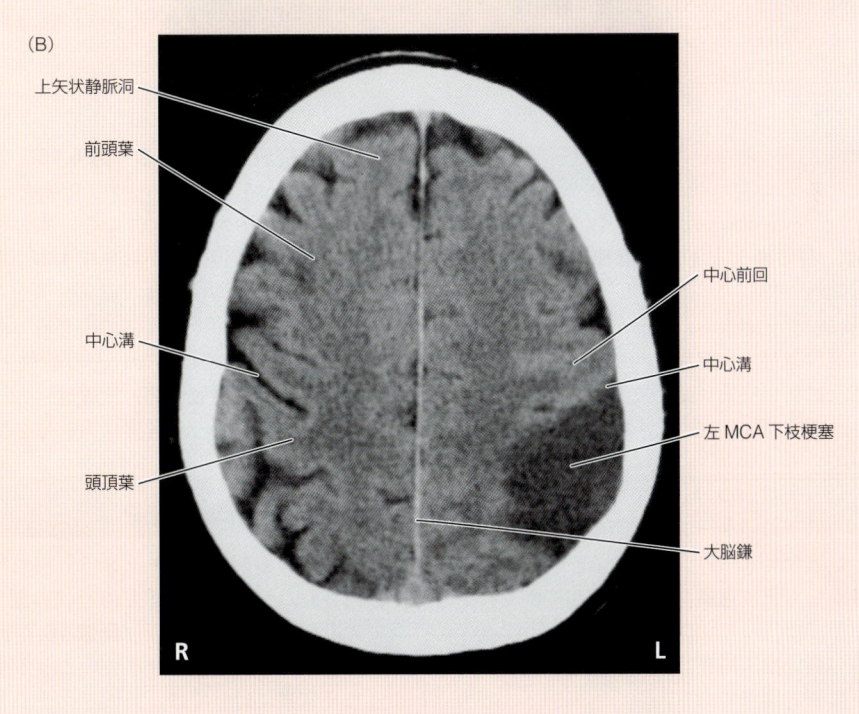

上矢状静脈洞
前頭葉
中心前回
中心溝
中心溝
左 MCA 下枝梗塞
頭頂葉
大脳鎌
R　　L

奮状態にある場合には，瞬目反応を調べてもその解釈は困難になる。

3．患者は発症の4時間前に通常と変わらない姿を目撃されている。したがって，直後に救急室に到着してすべてが迅速に運んでいれば，理論的には4.5時間以内にtPA治療が開始できていたであろう。実際には患者が病院に到着した時にはすでに4.5時間を過ぎていたので，その適応はなかった。

臨床経過と神経画像

　救急室での頭部CTスキャンでは，左側頭・頭頂葉に低吸収域を認め，入院2日後の**頭部CTスキャン**で左MCA下枝領域梗塞の診断が確定した（**画像10.6A，**B）。左側頭葉と頭頂葉の低吸収域で，脳溝が消失していることに注意しよう。梗塞巣はウェルニッケ野（**図10.1A**），視放線，左頭頂葉皮質に広がっていたが，中心前回や内包には及んでいなかった。頭頂葉のMCA上枝領域と下枝領域の境界には変異が多いことを思い出してほしい。例えば下枝領域梗塞では，頭頂葉の病変の広がりは本例より小さいことが多い。

　患者は入院して精査を受けたが，塞栓源はみつからなかった（**臨床 P 10.4**）。入院2日目には右半身の運動がほぼ正常になり，バビンスキー徴候も消失した。失語もいくらか改善した。変動が大きく，時間によって異なるが，了解可能な自発言語を時々話すようになった。言語は流暢だが言語理解の障害が強く，右側の視野障害も残った。このような患者の長期治療計画を立てる時には，降圧剤やコレステロール降下剤，アスピリンのような抗血小板剤などを用いて危険因子を厳重に管理するとともに，作業療法，言語療法などをもり込む必要がある。

症例10.7　構音障害と片麻痺

●症例要約
　高血圧と糖尿病の既往がある84歳の女性に，不明瞭言語と右半身麻痺の発作が2日続けて2回あった。3日目に**構音障害と片麻痺**が持続するようになった。検査では，**額を除く右顔面の麻痺，構音障害，右筋緊張の低下，右上下肢の筋力低下（0/5），右足底反射陽性**などが認められた。その他は正常であった。*

●局在診断と鑑別診断
　1．太字で上に示した症候から，病変はどこにあると考えられるか。
　2．最も可能性の高い診断名は何か。他の疾患の可能性はないか。

* この患者はtPA療法が普及する前に発症したが，現在であれば，タイミングとその他の基準が合致していれば血栓溶解療法の適応であった可能性がある。

考察

1．本例の鍵となる症候は以下の通り。
●構音障害，右顔面と上下肢の麻痺，右バビンスキー徴候陽性
本例の患者には感覚障害も，失語や無視などの皮質徴候もなく，純粋運動性片麻痺と判断される。その病変部位として反対側の皮質球路と皮質脊髄路があげられるが，内包か橋腹側部の病変が最も多い（**臨床 P 6.3，図6.14A**）。構音障害もよく起こり，「構音障害性片麻痺」という名前がつけられている（**表10.3**）。また，顔面筋力低下のパターンは，額に障害が及んでいないので上位運動ニューロン型である。右バビンスキー徴候陽性からも上位運動ニューロン病変が支持される。
　最も可能性の高い**臨床局在診断**は，内包か橋腹側部の皮質球路と皮質脊髄路である。
2．患者の年齢や高血圧と糖尿病の既往から考えて，最も可能性の高い診断は虚血性梗塞である。内包梗塞の最も多い原因はレンズ核線条体動脈の閉塞である。レンズ核線条体動脈はMCA近位部から分枝し，MCA深部領域を灌流する（**図4.16B，図10.7～図10.9**）。このような梗塞をラクナ梗塞とよぶ（**臨床 P 10.4**）。内包のラクナを起こすその他の血管には，前脈絡叢動脈，PCA近位部から分枝する小穿通動脈などがある。橋腹側部の梗塞は，脳底動脈から起こる小さな傍正中穿通枝の閉塞によって生じる（**図14.18～図14.20**）。ラクナ梗塞以外では，可能性としては低いが，左内包後脚，橋腹側部，放線冠，大脳脚の出血，腫瘍，膿瘍，脱髄なども考慮に入れる必要がある（**症例6.4，6.5**と比較せよ）。

臨床経過と神経画像

　救急室での頭部CTスキャンで，左内包の低吸収域が観察されたが，この病変は10日後の**頭部CTスキャン**でより鮮明に観察された（**画像10.7**）。通常のラクナ梗塞は本例の梗塞巣より小さいことが多く，本例のような梗塞巣に対しては「巨大ラクナ」という言葉が用いられることがある。入院後に撮影されたMRAでは，両側MCAの高度狭窄が認められた。血栓か血管壁に沿うアテロームが，左MCAの近位部から起こる何本かのレンズ核線条体動脈を閉塞した可能性が考え

られた（図 4.16B，図 10.7）。本例のような患者には，現在であれば抗血小板剤を投与して危険因子の管理を行うところであるが，試験的な血管内ステント留置術を考慮する医療施設もある。入院中，本例の患者には病状の進展はなかったが，重症右片麻痺が残ったままだった。

症例 10.7　構音障害と片麻痺

画像 10.7　左中大脳動脈（MCA）深部領域梗塞。頭部 CT 軸位断。レンズ核線条体動脈の閉塞によると思われる左内包膝と後脚の巨大ラクナを示す

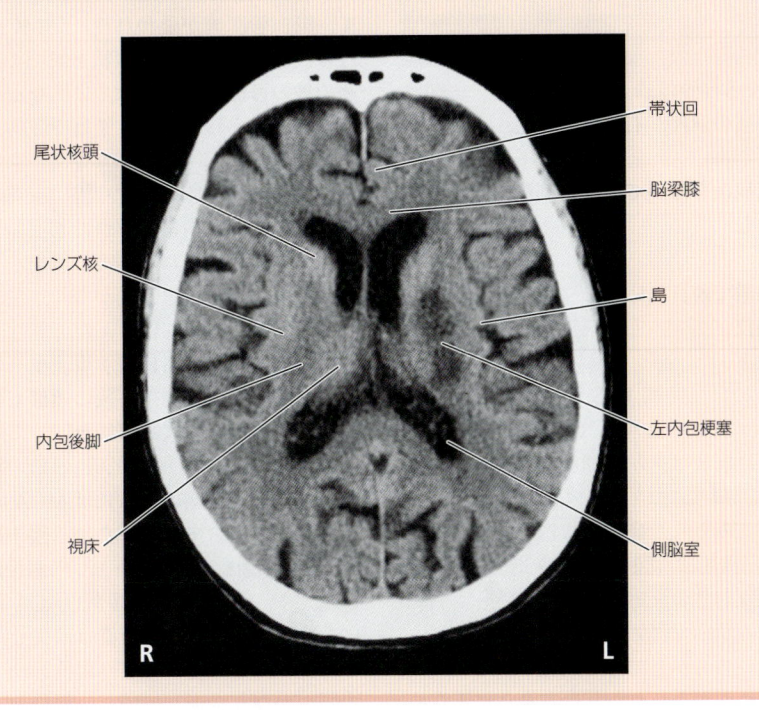

尾状核頭
レンズ核
内包後脚
視床
帯状回
脳梁膝
島
左内包梗塞
側脳室
R　　　　L

症例 10.8　全失語，右片麻痺，半盲

●主訴
　右利きの 63 歳の男性が，**急性発症の言語障害と右顔面・上下肢の麻痺**のために救急室に搬送されてきた。

●病歴
　患者は妻と休暇中であった。ある朝，朝食時にバターを床に落とした。さがそうとして立ち上がった時，突然，**左側にしか眼を向けられなくなって，**いすに座り込んでしまった。**話すことも指示に従うこともできず，右上下肢を動かすこともできなくなった。**妻がすぐに救急車をよんだ。既往歴には高血圧と，7 年前のブタ人工弁を用いた大動脈弁置換術がある。患者は降圧剤とアスピリンを服用していた。

●診察所見
生命徴候：体温＝36.3℃，脈拍＝80，血圧＝150/80。
頸部：血管雑音なく正常。
肺：両側肺底部に捻髪音。
心臓：心拍不整。上部胸骨右縁に強い収縮期－拡張期雑音あり。

腹部：軟，圧痛なし。
四肢：正常。
神経学的検査：
　精神状態：清明だがやや興奮状態。**時々，意味不明の音を発するが発語なし。復唱は不可能。閉眼以外は指示に従えず，質問にも答えない。**
　脳神経：瞳孔 3 mm，対光反応で 2 mm に収縮（両側）。眼底正常。**右側で視覚刺激に対する瞬目なし。左眼球共同偏位の傾向あり。視標追跡では，左方向へは完全に動くが，正中を越えて右へは動かない。右角膜反射低下。右顔面の動きが極端に少ないが，額は比較的障害が少ない。**咽頭反射あり。
　運動系：**右上肢の自発運動なし，痛み刺激に対しても運動なし。右下肢は痛み刺激に対して軽度屈曲するのみ。**左上下肢に合目的な自発運動あり。左上下肢のベッドからの挙上は可能。
　協調運動と歩行：検査せず。

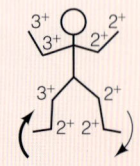

反射：

感覚系：**右下肢が屈曲する以外は痛み刺激に対して右**

半身に反応なし（前述）。左ではしかめ面をして手足を引っ込める。

● **局在診断と鑑別診断**

1. 太字で上に示した症候から，病変はどこにあると考えられるか。

2. 最も可能性の高い診断名は何か。他の疾患の可能性はないか。

考察

1. 本例の鍵となる症候は以下の通り。

- 右顔面と上下肢の麻痺，右腱反射亢進，バビンスキー徴候
- 右下肢の軽度屈曲を除いて，痛み刺激に対する右半身の反応なし
- 全失語
- 右への視覚刺激で瞬目反応なし
- 左眼球共同偏位
- 右角膜反射低下

この不幸な男性には，症例 10.5〜10.7 の 3 人全員の症状が組み合わさって出現している。上位運動ニューロン型の右片麻痺は，左運動皮質全体か皮質球路と皮質脊髄路の病変で起こる（臨床Ⓟ6.3，図6.14A，B）。本例にみられた痛み刺激に対する右下肢の軽度の屈曲は，三重屈曲（図3.5C）のような脊髄の局所回路を介する反射性の反応の一部であろう。右側の痛み刺激に対する反応の欠如は，一部は片麻痺によるものかもしれない。しかし，もし痛覚を感じていたら，左顔面にしかめ面がみられたり，左身体に不愉快を示す運動がみられたりしてもよさそうなものである。したがって，患者には右半身に感覚障害があるものと推測される。おそらく左体性感覚皮質の大きな病変か左視床体性感覚放線の病変，あるいは左視床の病変（臨床Ⓟ7.3，図7.9A）によるものであろう。角膜反射低下（臨床Ⓟ12.4）は，同側の脳幹か三叉神経（Ⅴ），顔面神経（Ⅶ）の病変で起こる。しかし，反対側のテント上病変による体性感覚路の障害でも観察されることがある。全失語（臨床Ⓟ19.6）は大きな優位半球病変で生じる。全失語の患者でも，閉眼のように左右差のない簡単な指示には従えることがあることは覚えておくとよい。右の視覚刺激に対する瞬目反応の欠如は，左視索，視床，視放線，視覚皮質の病変で起こる（図11.15）。病巣側を向く眼球共同偏位（臨床Ⓟ13.15）は，大きな皮質病変が原因で，病巣の反対側へ眼を向けることができなくなる。

最も可能性の高い**臨床局在診断**は，左大脳皮質全体に及ぶ広汎な病変か，広汎な皮質領域と全皮質下経路を傷害する左大脳半球病変である。

2. 患者の年齢や高血圧と心臓病の既往から考え

て，脳血管障害が疑われる。左 MCA 基幹部梗塞であれば，本例のすべての症状を説明できる（表10.1）。その他の可能性としては，広汎な左半球出血や，時間経過から考えにくいが，膿瘍や腫瘍などがある。

臨床経過と神経画像

発症数時間以内に撮られた初回頭部 CT スキャンでは，凝血塊と思われる高吸収域を左 MCA 近位部に認めた。心電図で心房細動があり，左心房で形成された塞栓が左 MCA 基部にとんだ可能性が示唆された。患者の入院当時には血栓溶解療法やその他の緊急治療は行えなかった。入院 1 日後の**頭部 CT スキャン**では，左 MCA 基幹部の高吸収域と同時に，左 MCA 全領域梗塞に一致する広汎な低吸収域が検出された（**画像10.8A〜C**）。梗塞の領域には MCA の表在領域も深部領域もともに含まれていたが（図10.8，図10.9 と比較せよ），視床，側頭葉下部，内側後頭・頭頂葉（PCA領域）や，内側前頭・頭頂葉（ACA 領域）には及んでいなかった。左半球の脳溝は消失し，大脳鎌の下で正中構造がかなり左から右へ偏位し，小脳テント付近で中脳がかなり変形していた。最後の所見は鉤ヘルニアの初期像と思われる（臨床Ⓟ5.4）。

入院 3 日後には，患者は徐々に傾眠傾向になった。CT では左半球の腫脹が進行し，左から右への正中偏位が約 1 cm になり，いくつかの脳底部も膜下槽が消失した。患者は気管内挿管され，浸透圧利尿による脳浮腫軽減の目的でマニトールの静脈内投与が行われた（臨床Ⓟ5.3）。しかし，入院 4 日目に患者の反応はなくなり，両上下肢は伸展姿勢となった（図3.5B）。家族は，患者が以前に延命を望まない旨の意志を書きおいていた遺言を所持していた。そこには「機能予後が期待できない病気に罹患した場合，延命処置を望まない」ことが記されていた。そこで，挿管は抜去され*，疼痛緩和のための投薬がなされた。翌日，家族が見守る中で息をひきとった。（*訳注：わが国では終末期医療の倫理面については依然として多くの議論があり，確定していない）

関連症例

高血圧，発作性心房細動，大動脈弁置換術，脂質異常症の既往がある 86 歳の女性が，午前 11：45，生活

している介護施設で急に右半身の麻痺と言語障害を起こした。経口抗凝固剤は服用していなかった。午後0：30に救急室に到着した時，神経学的には全失語，右視覚刺激に瞬目反応なし，左眼球共同偏位，右顔面麻痺，右片麻痺（筋力0/5），右痛覚刺激に無反応，右バビンスキー徴候陽性などの所見があった。頭部CTスキャンでは明らかな出血巣やその他の急性変化をみとめなかったが，おそらく凝血だろうと思われる高吸収域が左MCA領域にみとめられた。すなわち，この患者には症例10.8の患者によく似た臨床症状があり，左MCA上枝，下枝，深部領域をすべて侵す左MCA基幹梗塞の病像を呈していた（表10.1）。

　症例10.8の患者とは異なり，この患者は緊急血栓溶解療法が可能な病院に搬送された。救急室で初回の診察が終了してからすぐに，患者は静脈内tPAの投与を受け，集中治療室に送られた。入院2日後までに右上肢の筋力は2/5，右下肢の筋力は3/5に回復した。発症後24時間以上経過してから撮影された拡散強調MRI像（DWI）では，左MCA領域に高信号領域が散布性に分布していた（画像10.8D, E）。この所見は左MCA領域の梗塞によるものと考えられたが，おそらくは再灌流によって多くの領域が壊死を免れたものと思われる。患者の症状は回復しつづけ，入院10日後の退院時までには，見当識は完全に保たれ呼称も正常になり，軽度の構音障害，軽度の顔筋麻痺，軽度の右上下肢の麻痺（上肢3/5，下肢4/5）を残すばかりとなった。

症例 10.8　全失語，右片麻痺，半盲

画像 10.8A〜C　重篤な腫瘤効果を示す左中大脳動脈（MCA）基幹部梗塞。CT像軸位断。A〜Cは順に下から上の断面を示す

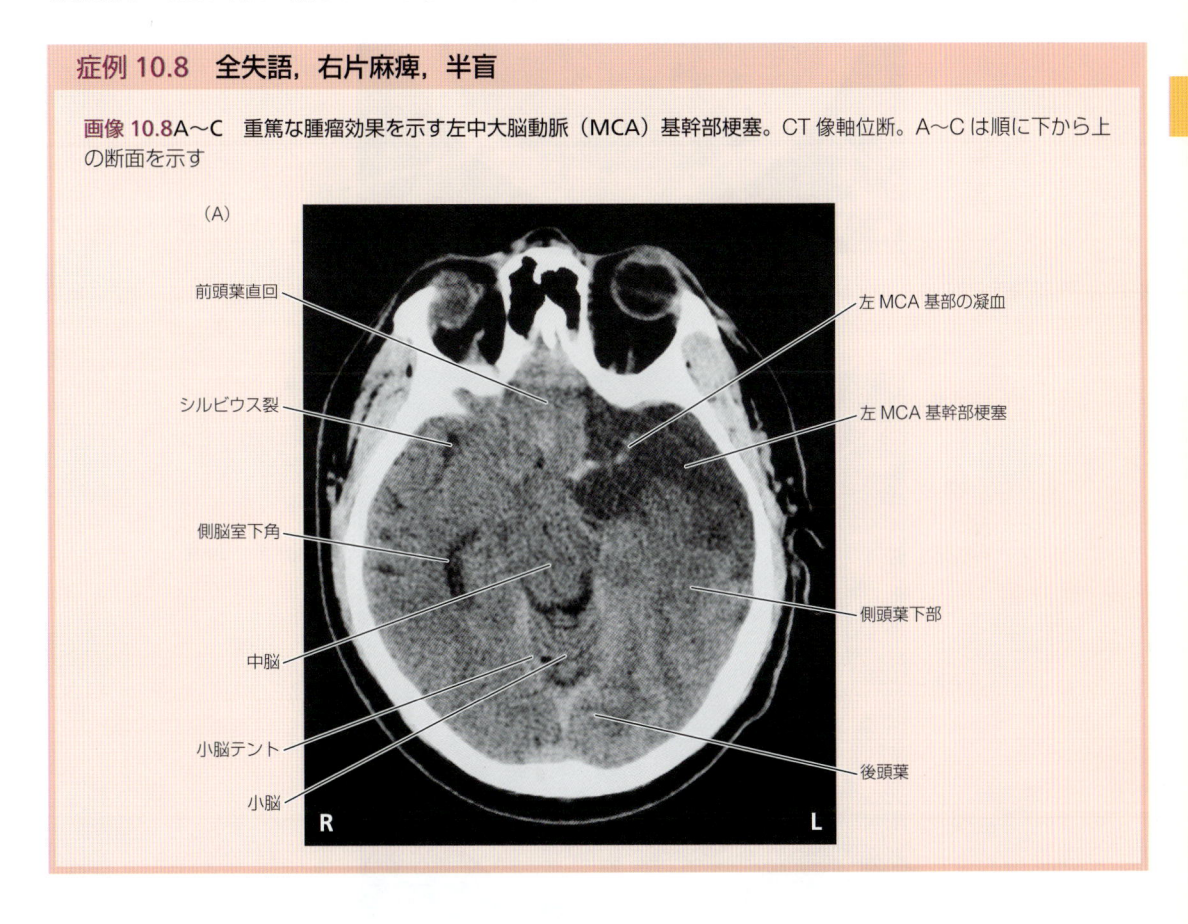

（A）

前頭葉直回
シルビウス裂
側脳室下角
中脳
小脳テント
小脳
R

左MCA基部の凝血
左MCA基幹部梗塞
側頭葉下部
後頭葉
L

10

症例 10.8　続き

(B)

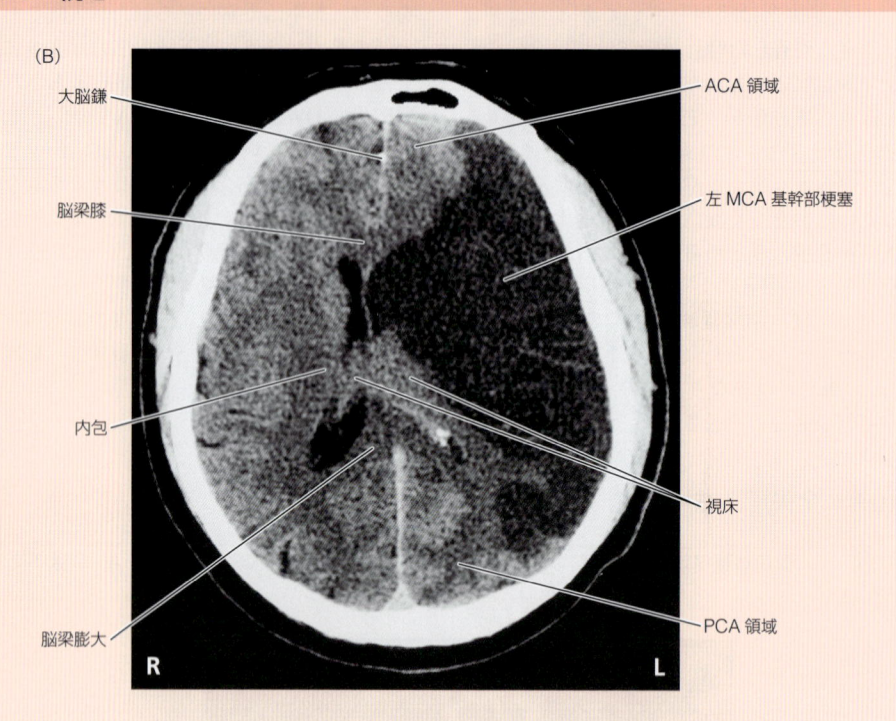

大脳鎌
脳梁膝
内包
脳梁膨大

ACA 領域
左 MCA 基幹部梗塞
視床
PCA 領域

R　　L

(C)

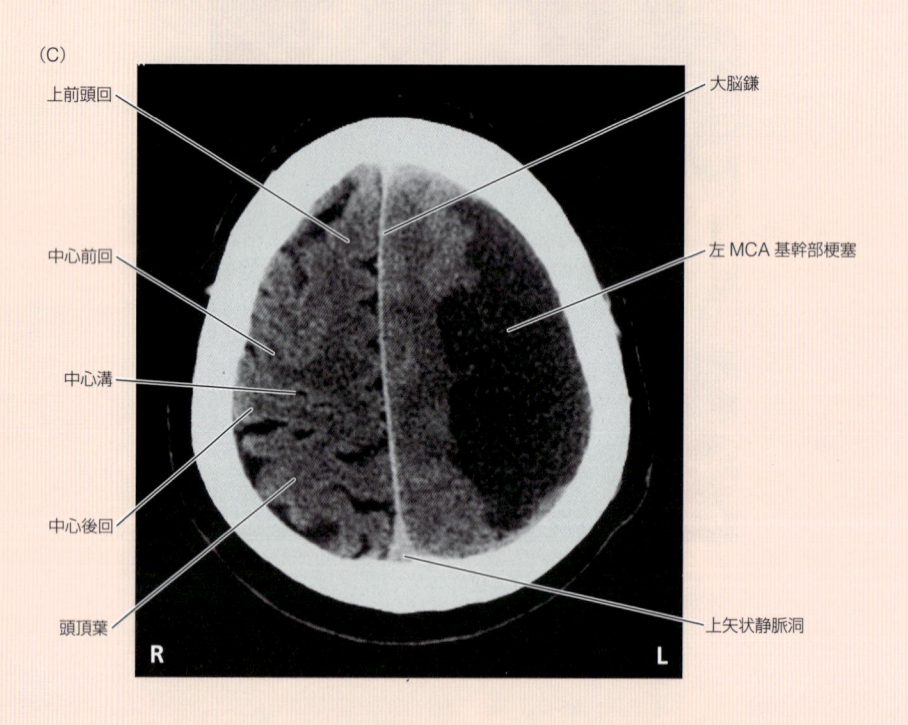

上前頭回
中心前回
中心溝
中心後回
頭頂葉

大脳鎌
左 MCA 基幹部梗塞
上矢状静脈洞

R　　L

症例 10.8　続き

画像 10.8D, E　tPA 治療後の左中大脳動脈（MCA）基幹部閉塞。拡散強調 MRI（DWI）軸位断。D, E は順に下から上の断面を示す。斑状の傷害皮質と正常皮質が観察される

(D)

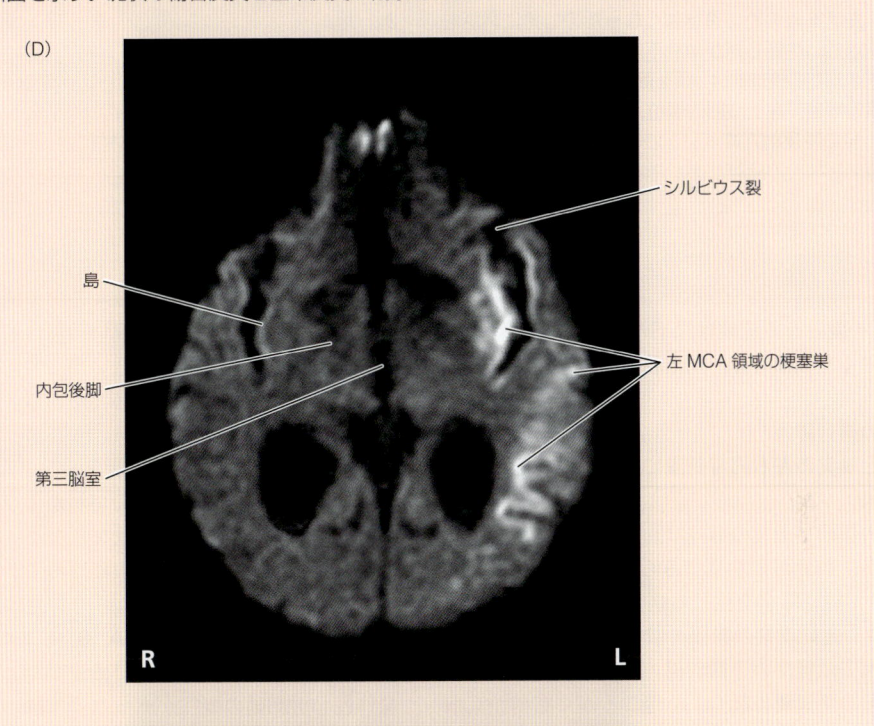

(E)

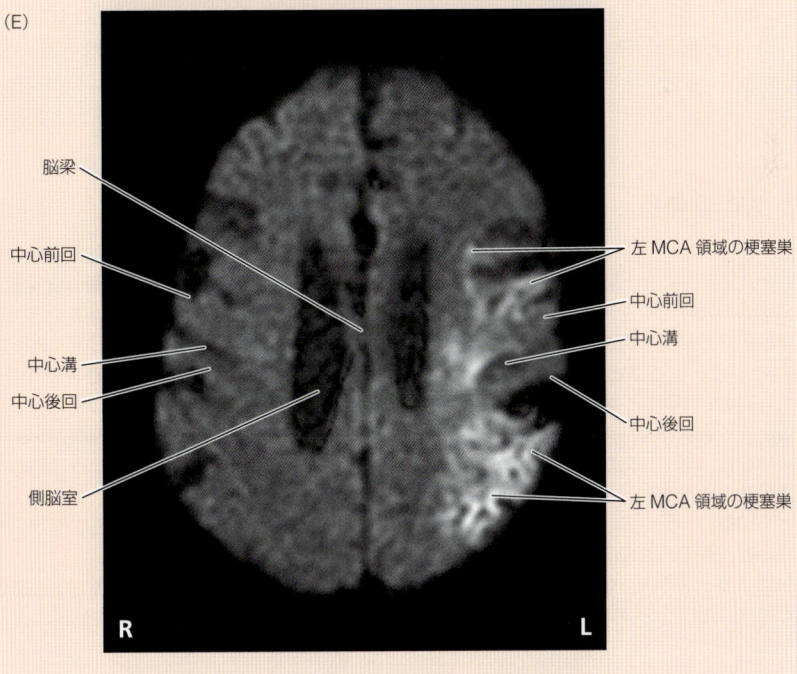

10

症例 10.9　左顔面と上肢の筋力低下

●症例要約

　発作性心房細動の既往がある91歳の右利きの女性が，ある朝，左手を服の袖に通せなくなったので娘に電話をした。電話ごしの話し声がやや不明瞭だったので，娘は救急車をよんだ。検査では，**額を除く左顔面の筋力低下，軽度の構音障害，左上肢回内偏位，左上肢筋力低下（4/5），左上肢の腱反射亢進**（右上肢の腱反射2＋に比べて左では3＋）などの所見があった。さらに，**視覚と触覚**の左右同時刺激で，**左側に時々消去現象**があった。その他の検査は，視野と下肢筋力を含めておおむね正常であった。

●局在診断と鑑別診断

　1．太字で上に示した症候から，病変はどこにあると考えられるか。

　2．最も可能性の高い診断名は何か。他の疾患の可能性はないか。

考察

　1．本例の鍵となる症候は以下の通り。

- ●**額を除く左顔面麻痺，左上肢筋力低下，腱反射亢進**
- ●**軽度の構音障害**
- ●**視覚と触覚の左右同時刺激で左側に時々起こる消去現象**

　一側性の顔面と上肢の麻痺は，通常，反対側運動皮質の顔面・上肢領域の病変でみられる（臨床**P**6.3，図6.14D）。構音障害を生じる病変は数多くあり（臨床**P**12.8），運動皮質の顔面・口領域もその中の一つである。消去は軽度の半側無視（臨床**P**19.9）と考えられ，右頭頂葉病変で最もよく起こるが，右前頭葉病変で観察されることもある。

　最も可能性の高い**臨床局在診断**は，右一次運動皮質の顔面と上肢領域，およびそれに隣接する右前頭葉の領域である。

　2．心房細動の既往，年齢，急性の発症，右MCA上枝領域の解剖学的分布に一致する典型的な臨床像（表**10.1**）から，最も可能性の高い診断は右MCA上枝梗塞である。可能性としては低いが，右前頭葉の出血，感染，腫瘍なども除外する必要がある。

臨床経過

　本例では発症の正確な時間がわからなかったので，tPA血栓溶解療法の適応とはならなかった。初回の頭部CTスキャンでは，右前頭葉にわずかな低吸収域を認めた。4日後の頭部CTスキャンでは，左右を逆にすれば症例10.5（**画像10.5**A，B）とよく似た右MCA上枝梗塞が確認された。すでに述べたように患者には発作性心房細動の既往があった。年齢からみて出血の危険がやや高かったが，血管内ヘパリン投与による抗凝固療法が開始され，その後，経口薬に切り替えられた。抗凝固療法による合併症はなかった。リハビリテーション施設に入所後，左上肢の筋力と機能は一部回復した。

症例 10.10　左半側無視

●症例要約

　左利きの61歳の警備員に**左上肢のピリピリ感が起こり1時間以内に治まった**。これを同僚が聞き医師に伝えた。翌日，食料品店でくじ券を買おうとした際，短時間床に座り込んだという。患者は**どこも悪いところはなかったと話し**，「店員が脳卒中と勘違いして救急車をよんだ」と説明した。診察すると，患者は**自身の異常に気づいておらず**，しきりに帰宅したがった。はっきりとした**左視空間無視**があり，複雑な光景を写した写真をみせると右端に写っているカーテンのことだけを話し，雑誌の記事を読ませると各行の右端の2つの単語を読むだけであった。書かせようとすると，**ページの右端を越えてペンを浮かせて動かすだけ**であった。**左側の視覚刺激に**対して瞬目は起こらず，**右眼球共同偏位の傾向が強く，左鼻唇溝はやや浅かった。左側の自発運動が減少してい**るが，促すと左上下肢ともに4/5の筋力があった。左側の触覚は感知できたが，左右同時に触覚刺激すると左に消去があった。腱反射は左側でやや亢進。*

●局在診断と鑑別診断

　1．手の一過性のピリピリ感の意義は何か。

　2．太字で上に示した症候から，病変はどこにあると考えられるか。

　3．最も可能性の高い診断名は何か。他の疾患の可能性はないか。

---

* この患者の発症はtPA療法が普及する前であったが，もし現在であれば適応となった可能性がある。

考察

1. 本例の鍵となる症候は以下の通り。

- **病態失認，左視空間無視，左右同時触覚刺激での左側の消去，ページの右側で手を動かす書字動作，左側の自発運動減少**
- **右側眼球共同偏位**
- **左側の視覚刺激に対して瞬目反応なし**
- **左側の自発運動減少，やや浅い左鼻唇溝，左腱反射軽度亢進**

持続的障害が発症する前日に，手のピリピリ感の発作が起こったが，これは虚血性脳血管障害の前触れのTIA と考えられる。左手のピリピリ感は右 MCA の血流障害によって起こる。最も多い原因は心原性の塞栓か右頸動脈狭窄症である。その他の一過性神経障害の原因は**表 10.2** にあげてある。

2. 患者にはいろいろな型の無視がみとめられた（第 19 章）。病態失認に加え，視覚刺激と触覚刺激に対する左感覚性無視や，左運動性無視もあった。これらの特徴は非優位半球（通常右）の頭頂葉病変で最もよくみられるが，右前頭葉病変やその他の病変でもみられることもある。右側眼球共同偏位の存在も右半球の前頭葉または頭頂葉病変を支持する。しかし，視覚刺激に対する瞬目反応の低下は，一次視覚路の障害によることが普通で，無視によることは少ない。したがって左側の瞬目反応の低下は，もっと後方に病変が局在していることを物語っている。おそらく，右側頭葉や頭頂葉の下を通る視放線（**図 10.1**A）が傷害されているのであろう。軽度の皮質球路徴候や皮質脊髄路徴候も頭頂葉病変でみられ，とくに急性期にはよくみられる（**臨床 ❷ 10.1**）。

最も可能性の高い**臨床局在診断**は，右側頭・頭頂葉で，視放線を含む領域である。

3. 急性の発症様式や患者の年齢から考えて，最も可能性の高い診断は，TIA が先行した虚血性梗塞である。右側頭・頭頂葉は右 MCA 下枝によって血液供給を受ける（**表 10.1**，**図 10.7**，**図 10.9**）。もう一つの可能性は，最初の発作が局所性痙攣発作の場合である。腫瘍，出血，感染などの症状がそれまで気づかれずに経過してきて，入院当日になって初めて，自覚される程度に強くなったとも考えられる。

臨床経過と神経画像

入院当日の CT スキャンでは，右側頭・頭頂葉に軽度の低吸収域が認められた。10 日後の頭部 CT スキャンでは右 MCA 下枝領域の梗塞が確認され，左右を別にすれば**画像 10.6**A，B（**症例 10.6**）と類似の像を呈した。頸動脈ドップラー検査と MRA で右頸動脈の閉塞か狭窄が疑われた（**臨床 ❷ 10.5**）。そこで通常の**脳血管撮影**が行われた（第 4 章）。右頸動脈への造影剤注入で右総頸動脈の閉塞が確認された（**画像 10.10**A，B）。左頸動脈に造影剤を注入すると，前交通動脈を経由して右 ACA と右 MCA も造影された（**画像 10.10**B）。したがって，患者の右頸動脈はおそらく入院前日に閉塞し，閉塞部位に血栓が形成され，それが右 MCA 下枝に塞栓を起こしたと考えるのが最も妥当であろう。このメカニズムは**症例 10.5** の梗塞の場合と似ているが，**症例 10.4** の頸動脈狭窄症の例とは異なっている。

頸動脈からの塞栓防止のために，血管内，ついで経口による抗凝固療法が行われた。入院 3 日目までに左方視も可能となり，自発運動での左側筋力が正常に復し，腱反射にも左右差がなくなった。左側の視覚刺激に対する瞬目反応は相変わらず減少していて，触覚同時刺激に対する左側の消去も時折（3 回に 1 回）みうけられた。最終的にワーファリンの投与も終了し，1 年後の検査時には，左視野障害（明確な記載なし）以外には異常を認めなかった。

症例 10.10 左半側無視

画像 10.10A, B 右頸動脈閉塞症。(A) 右頸動脈造影で右総頸動脈の閉塞が観察される。(B) 左頸動脈造影。前交通動脈 AComm を経由して右前大脳動脈 ACA と右中大脳動脈 MCA が造影されている。A1＝ACA の最初の区分, AComm の分岐点よりも近位の部分

(A)

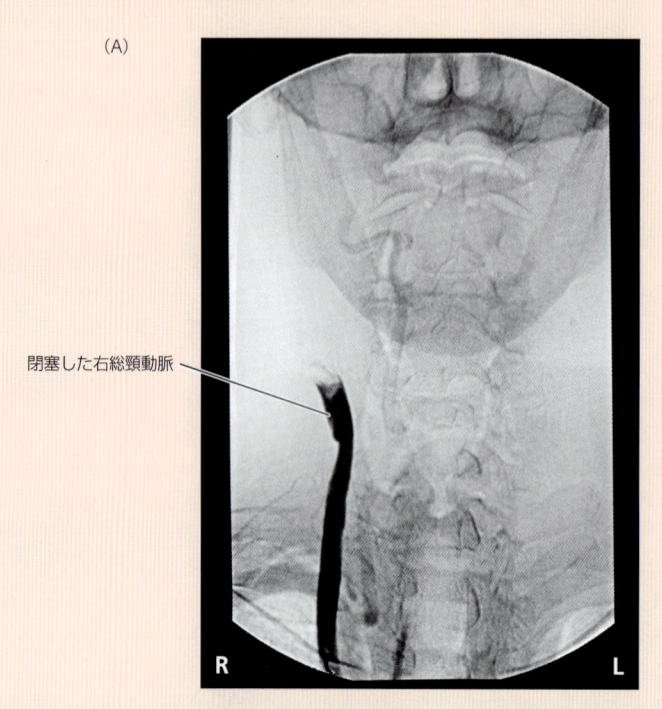

閉塞した右総頸動脈

R　　　　　　L

(B)

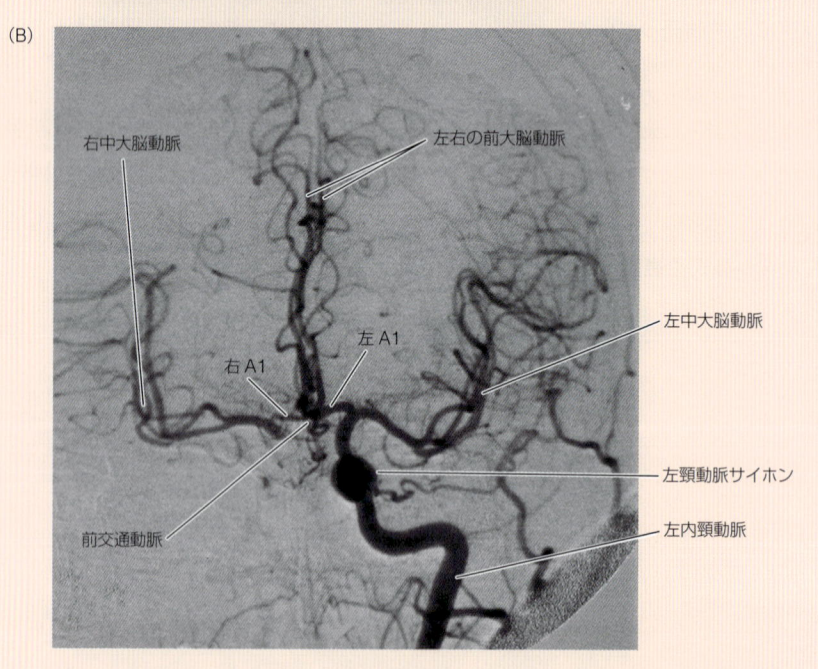

右中大脳動脈

左右の前大脳動脈

左中大脳動脈

右 A1　　左 A1

左頸動脈サイホン

前交通動脈

左内頸動脈

症例 10.11　左半側無視，片麻痺，半盲

●症例要約

　高血圧，甲状腺機能亢進症，心房細動の既往がある 62 歳の女性が，ある朝起床時に，右眼の奥に痛みを感じた。歩いてトイレへ行こうとして，戸口のところで倒れた。**左半身を動かせないことに家族が気づいて救急車をよぼうとしたが，患者自身はどこも悪いところはないと思っていたので，**「誰もよばなくていい」と繰り返した。検査で，**患者の左手を示してそれが何であるか尋ねたところ，**「他人の手」と答えた。それでは誰の手ですか？　と重ねて尋ねたところ，「お医者さんの手です」と答えた。

左側の視覚刺激に対して瞬目反応がなく，正中を越えて左側へ向かう随意的な注視はない。左顔面の下部に強い筋力低下がある。左上下肢の筋力は 0/5 で，左足底反応陽性，左側で痛覚刺激に対する反応が消失。

●局在診断と鑑別診断

　1.　太字で上に示した症候から，病変はどこにあると考えられるか。

　2.　最も可能性の高い診断名は何か。他の疾患の可能性はないか。

考察

　1.　本例の鍵となる症候は以下の通り。

- **病態失認，左半側身体失認**
- **左顔面と上下肢の麻痺，左バビンスキー徴候陽性**
- **左側の視覚刺激に対する瞬目反応の欠如**
- **正中を越えて左側を向く随意的な注視がない**
- **左半身の痛覚刺激に対する反応消失**

　本患者には明らかに右大脳半球の広汎な障害があり，皮質球路と皮質脊髄路全体，視交叉より後部の視覚路，体性感覚系，自己認識や反対側注視に関わる経路に傷害が及んでいる。この病変の広がりは症例 10.8 とほぼ同じであるが，症例 10.8 とは異なり右側の傷害であるために，失語ではなく病態失認と左身体全体の失認が生じたものである。本患者には症例 10.9 と 10.10 にみられたすべての障害があり，それに加えて左片麻痺と左半身感覚障害がある。すなわち，患者には右大脳皮質全体と右皮質下白質全体，またはそのどちらかを含む広汎な病変があると考えられる。

　2.　患者の年齢，急性の発症，高血圧と心房細動の既往から考えて，最も可能性の高い診断は右 MCA 基幹部梗塞である（表 10.1）。右大脳半球の大出血の可能性もある。時間経過からいって可能性は低いが，大きな脳膿瘍や腫瘍なども考慮に入れる必要がある。

初期の臨床経過

　患者は精密検査と治療のために入院した。発症の正確な時間がわからないので，tPA 治療の適応ではないことに注意しよう。入院時の頭部 CT スキャンから急性期の右 MCA 基幹部梗塞が示唆されたが，これは MRI と MRA によって確認された。入院 2 日後，**患者は覚醒困難になり，最終的に右瞳孔は散大，右上肢は屈曲姿勢をとり，右足底反応も陽性**となった。

　1.　新しく出現した太字の症状は臨床的には何という症候群の症状か。病変部位はどこか。

　2.　考えられる原因は何か。

考察

　1.　意識障害，右瞳孔散大，新しく起こった右皮質脊髄路障害の取り合わせは，右経テント性鉤ヘルニア（臨床 Ⓟ5.4）に合致する。この 3 つの所見はそれぞれ，中脳網様体賦活系，右動眼神経，右大脳脚の圧迫（カーノハン現象，臨床 Ⓟ5.4）によるものである。

　2.　右鉤ヘルニアは右頭蓋窩の腫大しつつある占拠性病変によって起こる。本例では，梗塞か出血性梗塞による脳腫脹と浮腫の進行がその原因であると思われる。

臨床経過と神経画像

　緊急頭部 CT スキャンでは，右から左への正中偏位と脚間槽の消失を伴う右半球の進行性の腫脹を認めた。気管内挿管のうえ，過呼吸と血管内マニトールの投与が行われ，一時的に改善した。次の 2 日間，頭蓋内圧 intracranial pressure（ICP）監視と神経学的検査によって反応をチェックしながら，ICP 降下剤を漸増した（臨床 Ⓟ5.3）。しかし，入院 4 日目には右瞳孔散大，ICP 上昇，徐脈と高血圧が出現し（クッシング反応，表 5.3），もはやマニトールに反応しなかった。そこで家族と協議のうえ，半頭蓋切開術という試験的手術（臨床 Ⓟ10.4）が行われた。この手術では，頭蓋骨の大きな断片を一時的に除去して脳圧の軽減を図る（画像 10.11A，B）。入院中の長い紆余曲折の経過を経て，リハビリテーション施設に入所し，その後，家族とともに帰宅した。初診から 2 カ月後の検査では，柔和でやや嗜眠傾向があり，左片麻痺と左半盲が持続していた。しかし，年月を正しくいい，自分の名前を書くことができ，家族の顔がわかった。頭蓋骨片を戻してから頭部 CT スキャンを撮ると，脳腫脹が軽減していた（画像 10.11B）。

10

症例 10.11　左半側無視，片麻痺，半盲

画像 10.11A，B　半頭蓋切開術後の右中大脳動脈（MCA）基幹部梗塞。頭部 CT 軸位断。（A）入院 4 日後，半頭蓋切開術直後の CT 像。右 MCA 領域に大きく腫脹した梗塞巣があり，内部には点状出血と思われる高吸収域がある。梗塞巣を覆う頭蓋骨を除去することで致命的な鉤ヘルニアが予防できる。水頭症予防のために左側脳室に一時的な開窓術が施されている（臨床 **P**5.7）。（B）6 週後。梗塞巣の腫脹は消失し頭蓋骨片が元に戻されている

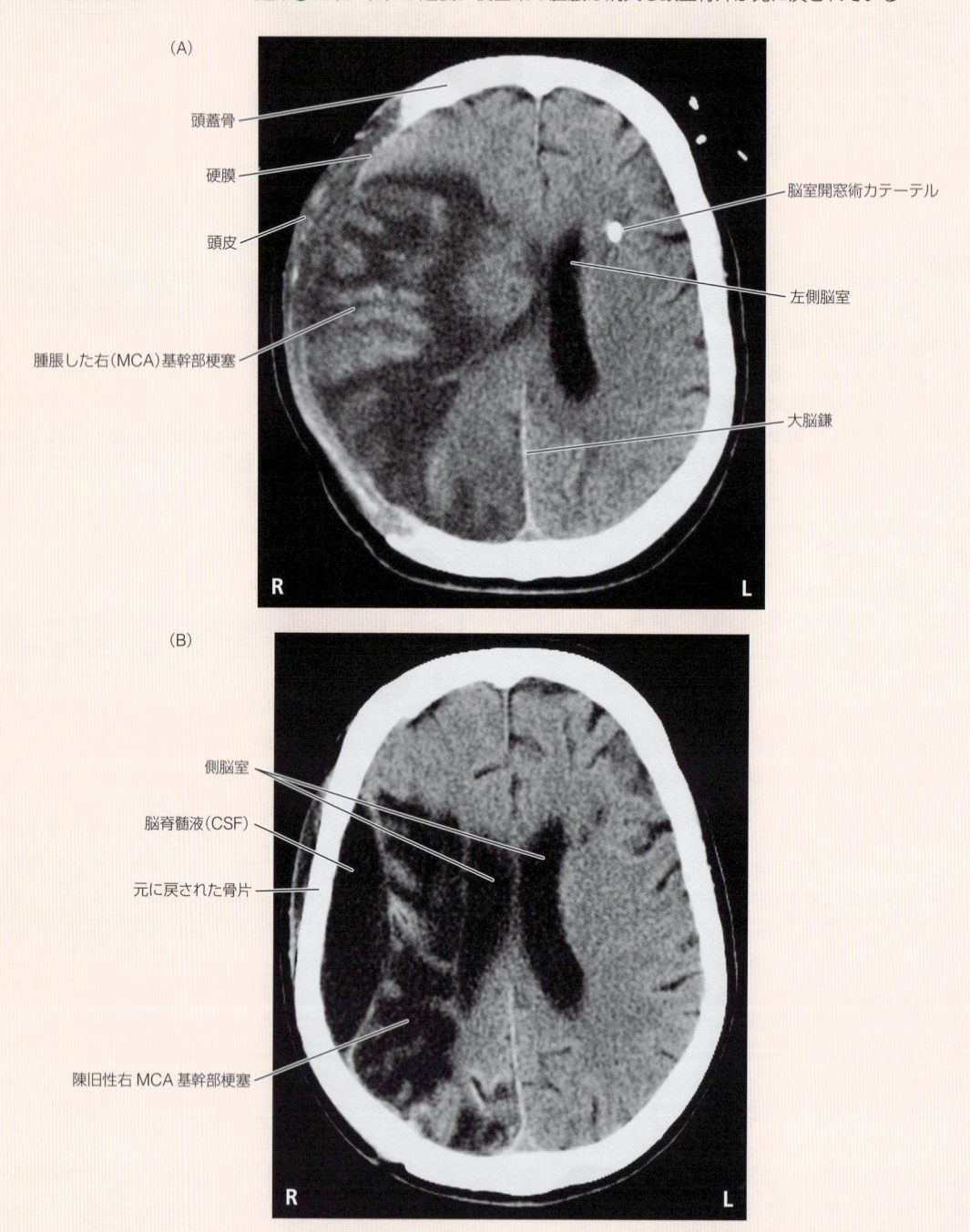

症例 10.12　一側性の上下肢近位筋の筋力低下

●主訴
　ある朝，**左上肢の挙上が困難**になった 52 歳の右利きの女性がかかりつけ医を受診した。

●病歴
　高血圧の既往と長い喫煙歴がある。入院前日の夜，夕食後に左手でコーヒーカップをつかもうとしたが，**左上肢の挙上ができなかった**。その場から離れようとした時，左手が勝手に跳ね上がってコーヒーにぶつかり，床にたたき落としてしまった。その時はあまり深く考えずにそのまま就寝した。翌朝，夫とスーパーマーケットで買い物をしている時，左手をあげて棚に載っている商品を手に取ることができないことに気づいた。そこで帰宅途中，かかりつけの医院に立ち寄った。

●診察所見
生命徴候：体温＝37.4℃，脈拍＝84，血圧＝140/70，呼吸数＝18。
頸部：正常。**右頸動脈に拡張期に及ぶ血管雑音あり。**
肺：清。
心臓：心拍数正常，整。S4 奔馬調律を聴取する。
腹部：正常腸音，軟。
四肢：正常。
神経学的検査：
　精神状態：清明，見当識正常（×3），言語は正常。計算力正常。時計盤描写は正常。

脳神経：**視運動性眼振で左方向急速相の減少**（第 13 章）がある。それ以外は正常。
運動系：手指の巧緻運動正常。右側の筋力は 5/5。**左上肢の筋力は，肩すくめ 4+/5，三角筋 4−/5，上腕三頭筋 4/5，上腕二頭筋 4+/5，手伸筋 5/5，手指筋 5/5。左下肢筋力は，股関節屈曲 4/5，股関節伸展 5/5，大腿内転 5/5，大腿外転 5/5，遠位筋 5/5。**
反射：

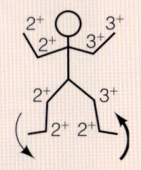

協調運動：筋力低下のために指鼻試験は左上肢で緩徐。
歩行：**左に寄る傾向がある。つぎ足歩行（踵を爪先に接触させるようにして歩く）で左に倒れる。**
感覚系：触覚，痛覚，関節位置覚，振動覚，すべて正常。皮膚書画感覚も正常，左右同時刺激で消去なし。

●局在診断と鑑別診断
　1. 太字で上に示した症候から，病変はどこにあると考えられるか。
　2. 最も可能性の高い診断名は何か。他の疾患の可能性はないか。

考察

　1. 本例の鍵となる症候は以下の通り。
- **左上下肢近位筋の筋力低下，腱反射亢進とバビンスキー徴候を伴う**
- **不安定歩行，左への偏位**
- **視運動性眼振における左方向急速相の減少**
- **右頸動脈血管雑音**

　本患者には，顔面を除く一側性の上下肢近位筋の筋力低下があり，上位運動ニューロン型（臨床 **P** 6.1）の筋力低下である。この筋力低下のパターンは，「樽の中の人」症候群とよばれることもあるが，反対側運動皮質の上肢近位−躯幹−下肢近位領域の病変によって起こる（図 10.1）。この領域の傷害は ACA−MCA 境界領域梗塞が原因となる（臨床 **P** 10.2）。左側に寄る不安定歩行はいろいろな部位の病変でみられるが（臨床 **P** 6.5），右運動皮質の下肢領域の病変でも起こる。視運動性眼振における左方向に向かう急速相は右前頭葉病変で障害される。

　2. 患者には脳血管障害危険因子として高血圧と喫煙の既往があった。一方，右頸動脈血管雑音の存在は右頸動脈狭窄症の存在を疑わせる。この状況下で，血圧が急激に下降したり，例えば血栓形成などによって狭窄が急激に悪化したりすると，右頸動脈の灌流は減少する。したがって，最も可能性の高い診断は右頸動脈の灌流低下による右 ACA−MCA 境界領域梗塞である。この梗塞によって右運動皮質の近位上下肢領域と右前頭葉が傷害されたものと思われる。その他の可能性としては，同様の領域を侵すその他の皮質病変，例えば出血，腫瘍，膿瘍などがあげられる。

臨床経過と神経画像

　かかりつけ医は患者を緊急外来に搬送した。発症から 4.5 時間以上経過していたので血栓溶解療法の適応にはならなかったが，精査と治療のために入院した。拡散強調 MRI（第 4 章）では右 ACA−MCA 境界領域に急性期の梗塞をみとめた（**画像 10.12**）。この所見は 2 日後の通常 MRI で確認された（**画像 10.12B，図 10.10** と比較せよ）。MRA と頸動脈ドップラー検査で，頸動脈分岐部直上の右内頸動脈に高度の狭窄が認められた。そこで，右頸動脈内膜除去術が行われた（臨床 **P** 10.5）。内膜除去術により採取された組織の病理像は，壁在血栓を伴う動脈硬化で，内腔は 90% 狭窄の状態であった。この所見から，血栓によって一時的に動脈閉塞が起こり，遠位の頸動脈領域に境界領域梗塞を生じたものと考えられた。術後，筋力は徐々に回復し，脳血管障害の再発予防のためにアスピリンが投与された。術後 5 週目の診察では，左三角筋と腸腰筋に 4+/5 のごく軽度の筋力低下を残すのみで，その他の筋力は正常に回復した。

症例 10.12　一側性の上下肢近位筋の筋力低下

画像 10.12A, B　右 ACA–MCA 境界領域梗塞。（A）入院当日の拡散強調 MRI 像冠状断。急性右 ACA-MCA 境界領域梗塞がみとめられる。（B）2 日後の T2 強調 MRI 像軸位断。梗塞の診断が確定した

(A)

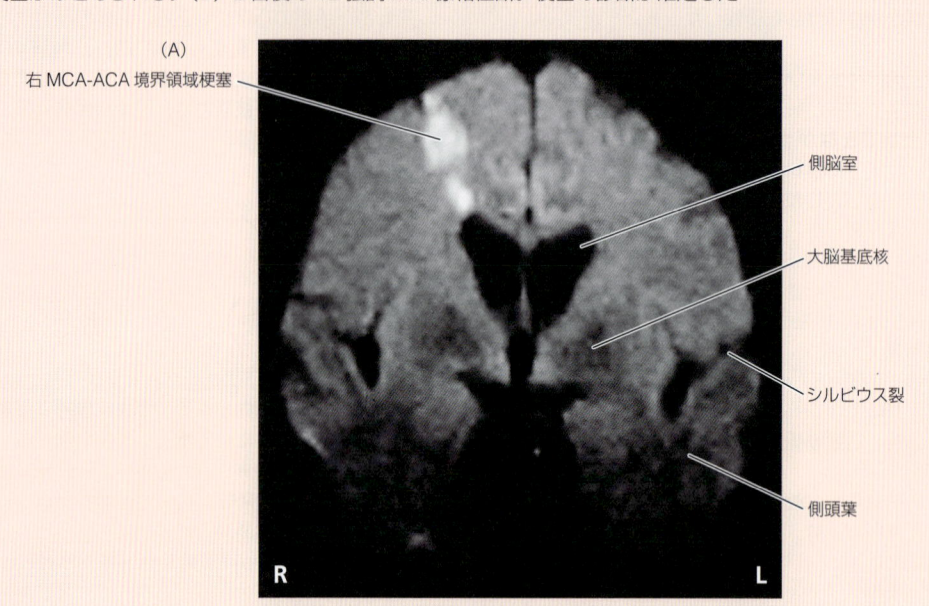

右 MCA-ACA 境界領域梗塞

側脳室

大脳基底核

シルビウス裂

側頭葉

R　　　L

(B)

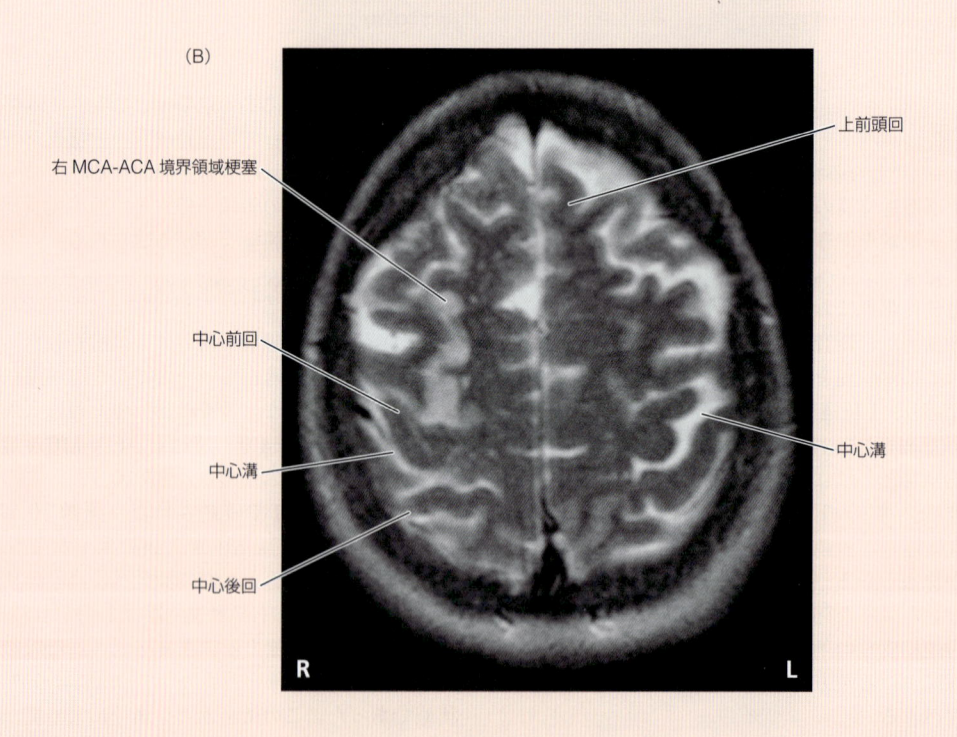

右 MCA-ACA 境界領域梗塞

上前頭回

中心前回

中心溝

中心溝

中心後回

R　　　L

症例 10.13　右前頭部の頭痛と左上肢のしびれ感を訴える胃癌の女性

●主訴

胃癌のために入院した 75 歳の右利きの女性が，右前頭部頭痛とともに左上肢のしびれ感と筋力低下を訴えた。

●病歴

入院 2 週間前に患者は食事が摂れなくなった。一般外科病棟に入院したところ，腹部に大きな腫瘤がみつかり，内視鏡検査による生検で胃癌と判明した。入院当日の夜，**身体を左上肢の上に乗せて奇妙な姿勢で横臥しているところを看護師が発見した。患者は右前頭部頭痛と左上肢のしびれ感**を訴えた。外科の研修医が患者の左半身に筋力低下があることに気づき，神経内科医がよばれた。

●診察所見

生命徴候：体温＝36.3℃，脈拍＝80，血圧＝130/80。
頸部：血管雑音なく正常。
肺：清。
心臓：心拍数正常，整。心雑音なし。
腹部：正常腸音。心窩部に軽度の圧痛を伴う約 15 cm の腫瘤を触れる。
四肢：浮腫なし。
神経学的検査：

精神状態：清明，見当識正常（×3），言語は正常。物品記銘は 5 分後に 1/3 正解，ヒントを与えると 2/3 正解。
脳神経：瞳孔 3 mm，対光反応で 1 mm に収縮（両側）。眼底正常。視野は正常だが，**左右同時刺激で左側に消去あり。**眼球運動は正常だが，**右眼球共同偏位の傾向あり。左顔面の触覚と痛覚が軽度低下。額を除く左顔面の筋力が軽度低下。**聴力正常。咽頭反射正常，軟口蓋挙上正常，構音障害なし。舌は正中位。
運動系：**左回内偏位あり。**右側筋力 5/5。**左上肢筋力は 3/5 から 4/5。**左腸腰筋と大腿四頭筋の筋力は 5/5。**左母趾伸筋 4$^+$/5。**

反射：

協調運動：急速交互反復運動は右で正常。左は検査せず。
歩行：検査せず。
感覚系：**左で触覚，痛覚，温度覚，振動覚，関節位置覚が軽度低下。左右同時刺激で左側にはっきりとした消去がある。左手に立体認知と皮膚書画感覚の低下がある。**

●局在診断と鑑別診断

1. 太字で上に示した症候から，病変はどこにあると考えられるか。
2. 最も可能性の高い診断名は何か。他の疾患の可能性はないか。

考察

1. 本例の鍵となる症候は以下の通り。

● **右前頭部頭痛**
● **顔面を含み上肢に強い左片麻痺，左バビンスキー徴候陽性**
● **左側の触覚，痛覚，温度覚，振動覚，関節位置覚の軽度低下，左の立体認知と皮膚書画感覚の低下**
● **左側の視覚性と触覚性の消去**

顔面を含み，下肢よりも上肢に強い左片麻痺は，通常，運動皮質の顔面・上肢領域の病変で起こる（臨床 **P**6.3，図 6.14D）。バビンスキー徴候は上位運動ニューロン病変の存在を疑わせる。左側の一次感覚と皮質性感覚の障害は，右体性感覚皮質の病変を示唆する。左側無視の存在は，病変が頭頂葉連合皮質か，まれに前頭葉連合皮質に進展したことを示している。右前頭部頭痛には数多くの原因が考えられるが（臨床 **P**5.1），右大脳半球の病変もその一つである。

最も可能性の高い**臨床局在診断**は，右一次運動皮質の顔面・上肢領域，右体性感覚皮質，右頭頂葉連合皮質である。

2. 患者の年齢，急性の発症，癌に伴う凝固系亢進状態（表 10.5）を考え合わせると，最も可能性の高い診断名は虚血性梗塞である。本例の所見は MCA 上枝梗塞と下枝梗塞（臨床 **P**10.1）のどちらかにぴったりと一致するわけではないが，この 2 つの枝の重なり合う灌流領域を侵す梗塞であれば説明できる。同じ領域に起こる出血でも説明可能であろう。その他の可能性としては膿瘍や腫瘍をあげることができるが，とくに患者の病歴を考えると転移性腫瘍を考慮に入れる必要がある。脳腫瘍の約 10％は「脳卒中様」に急激に発症することを覚えておく必要がある。

初期の臨床経過

頭部 CT スキャン（画像 10.13A，B）では，周囲に浮腫を伴う出血巣が右頭頂葉に認められ，中心前回の顔面・上肢領域に広がっていた。最初の印象では転移性脳腫瘍への出血，または出血性梗塞と考えられた。この点を明らかにするために，ガドリニウム造影による MRI と塞栓源特定のための精密検査が計画された。しかし，CT 撮影の直後に左顔面痙攣を伴う意識消失が起こり，**痙攣発作**と考えられた（臨床 **P**18.2）。抗痙攣剤（ジアゼパムとフェニトイン）の血管内投与が行われ改善したが，翌日にはさらに 2 回の短い発作が

あり，**覚醒困難**になった。再度行った頭部 CT スキャンでは出血に変化がなく，**頭部造影 CT**（**画像 10.13**B）でも転移性腫瘍を思わせる造影増強病変を認めなかった。造影 CT 像を注意深く観察すると，上矢状静脈洞に empty delta sign（充満欠損像）が認められた（**画像 10.13**B）。

1．empty delta sign の意義は何か。

2．この段階で可能性のある診断名は何か。これを証明するためにどんな検査を行えばいいか。

考察

1．矢状静脈洞は正常では造影剤が均一に充満する。中央部に比較的黒い領域が存在する場合，おそらくは凝血塊による充満欠損と考えられる（**画像 10.13**B）。後から振り返ってみると，単純 CT 像の矢状静脈洞に高吸収域があるようにみえる（**画像 10.13**A）。

2．この所見から上矢状静脈洞血栓症が強く疑われる（**臨床 🅿10.7**）。上矢状静脈洞血栓症に（特異的ではないが）合致するその他の特徴としては，頭痛，傍矢状出血，意識障害，痙攣発作などがある。empty delta sign はこの診断を示唆する所見ではあるが確定的な証拠とはならないので，磁気共鳴静脈撮影や通常の血管撮影など，精密検査を行う必要がある。

臨床経過と神経画像

磁気共鳴静脈撮影（**画像 10.13**C）では上矢状静脈洞に血流が検出できなかった。正常の MR 静脈撮影像（**画像 10.13**D）と比較すればよくわかる。出血があったにもかかわらず，血栓再発予防の目的のために，少量のヘパリン皮下注による抗凝固療法が行われた。リハビリテーション施設に 3 週間入所し，左上肢筋力と歩行は改善した。最終的に胃癌手術を受けた。

症例 10.13　右前頭部の頭痛と左上肢のしびれ感を訴える胃癌の女性

画像 10.13A，B　右頭頂葉出血と empty delta sign。（A）周辺浮腫を伴う右頭頂葉出血を示す単純 CT 像。（B）造影 CT。充満欠損像 empty delta sign を示す

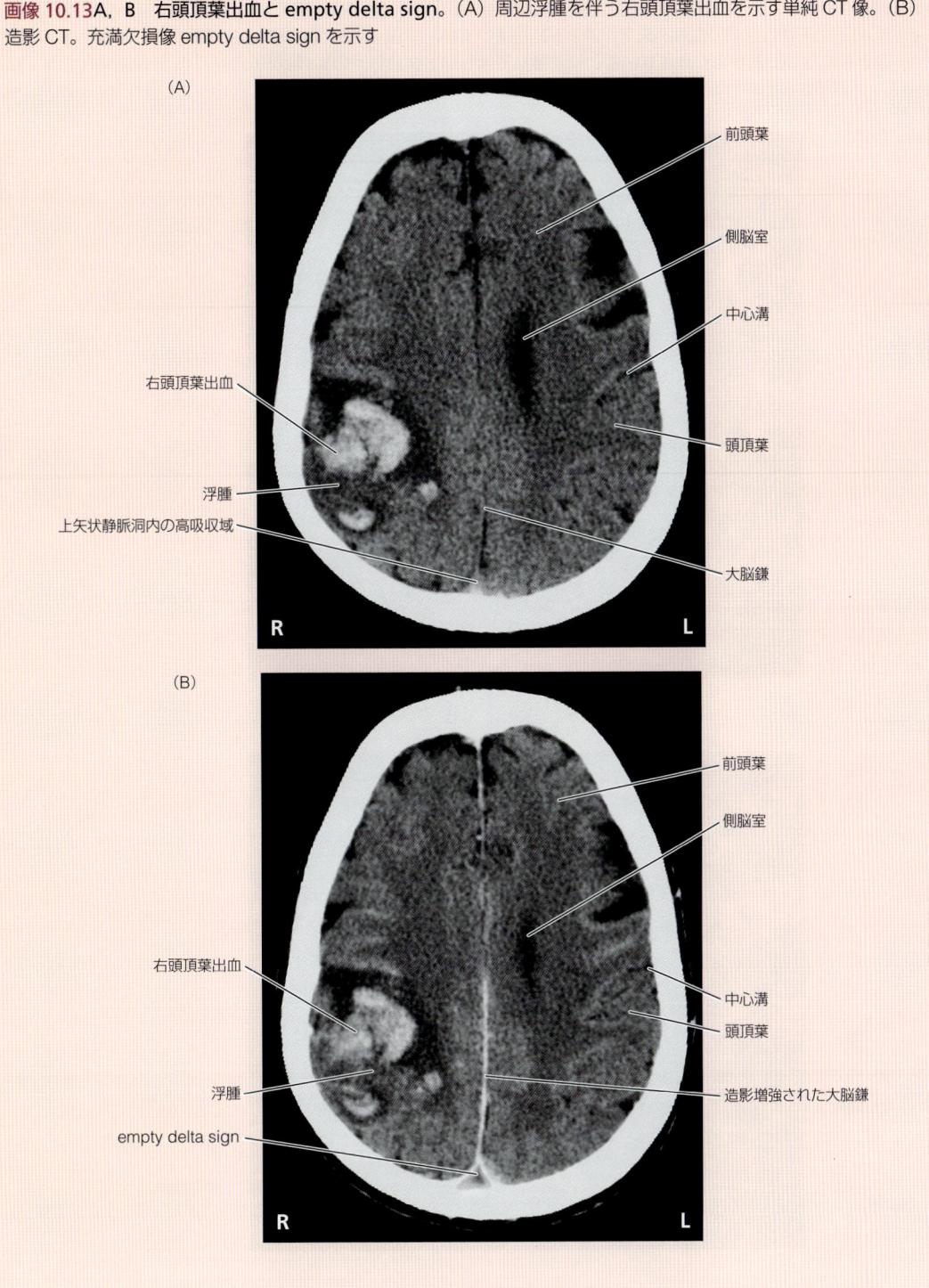

（A）

前頭葉
側脳室
中心溝
頭頂葉
大脳鎌

右頭頂葉出血
浮腫
上矢状静脈洞内の高吸収域

R　　L

（B）

前頭葉
側脳室
中心溝
頭頂葉
造影増強された大脳鎌

右頭頂葉出血
浮腫
empty delta sign

R　　L

10

症例 10.13　続き

画像 10.13C，D　上矢状静脈洞血栓症。磁気共鳴静脈撮影（MRV）。（C）症例 10.13 の MRV 像。血栓症によると思われる上矢状静脈洞の血流消失を示す。（D）正常人の MRV 像。上矢状静脈洞と皮質静脈の正常血流を示す。C，D ともに横静脈洞がよくみえないことに注意してほしい。交会付近の横静脈洞の最初の部分が途切れてみえていて，外側部は描出されていないためであろう。図 10.11 と比較せよ

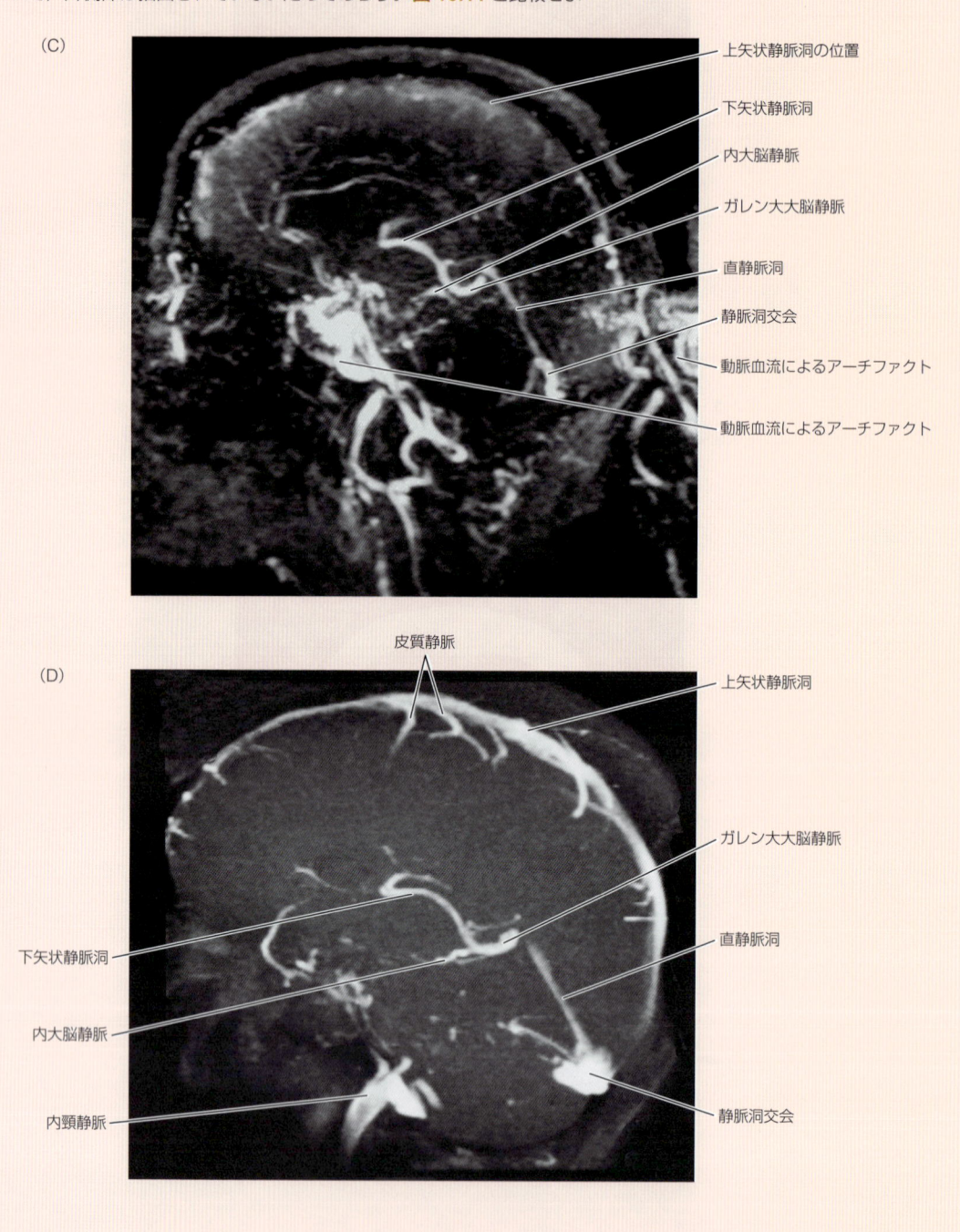

（C）

上矢状静脈洞の位置
下矢状静脈洞
内大脳静脈
ガレン大大脳静脈
直静脈洞
静脈洞交会
動脈血流によるアーチファクト
動脈血流によるアーチファクト

（D）

皮質静脈

上矢状静脈洞

ガレン大大脳静脈

直静脈洞

下矢状静脈洞

内大脳静脈

内頸静脈

静脈洞交会

追加症例

次の項目については他章で関連症例を取り上げている。脳梗塞と TIA（症例 5.5，6.1〜6.3，6.5，7.1，7.2，11.1，13.7，14.1〜14.8，15.1，18.3，19.1〜19.4，19.6，19.8，19.9），動脈瘤（症例 13.1），脳動静脈奇形 AVM（症例 11.5），動脈解離（症例 13.6），頭蓋内出血（症例 5.1〜5.3，5.5，5.6，14.9，19.3，19.4）。その他の関連症例については巻末の症例索引を検索のこと。

本章のまとめ

1. 大脳半球の主要機能を図 10.1 にまとめた。3 つの主要大脳動脈は前大脳動脈（ACA），中大脳動脈（MCA），後大脳動脈（PCA）である。ACA と MCA は前循環系，すなわちウィリス動脈輪の頸動脈領域から起こる。一方，PCA は後循環系，すなわち椎骨脳底動脈系から起こる（図 10.2，図 10.3）。

2. ACA は前頭葉内側部と頭頂葉内側部を灌流する。この領域には体性感覚皮質の下肢領域も含まれる（図 10.4）。PCA は一次視覚皮質を含む後頭葉と側頭葉内側下部に血液を供給する。MCA は大脳半球の外表面全体に血液供給し，その領域には顔面と上肢に対する体性感覚皮質と連合皮質の多くの領域が含まれる（図 10.5）。

3. MCA 領域には次の 3 つの主要領域が区別される（表 10.1）。すなわち，MCA 上枝がシルビウス裂よりも上方の大部分の皮質を灌流し，この領域には前頭葉皮質外側部や中心溝周囲の顔面・上肢領域が含まれる。MCA 下枝はシルビウス裂よりも下方の側頭葉外側部や頭頂-後頭葉の皮質に血液供給する。MCA 深部領域には内包や大脳基底核の大部分が含まれる（図 10.7〜10.9）。

4. ACA にも深部領域があり，大脳基底核前部や内包を含む。一方，PCA の深部領域には視床，中脳，内包後脚の部分が含まれる（図 10.8，図 14.21A）。この 3 つの主要大脳動脈の表在領域と深部領域を図 10.5 と 10.9 に示した。この 3 つの主要大脳動脈とその枝の閉塞による症状を表 10.1 にまとめた。

5. 大脳動脈やその枝の閉塞は，特定の血管領域に脳梗塞を起こす。梗塞は別のメカニズムで発症することもある。全身血圧が低下したり，一つ以上の主要大脳動脈（ACA や MCA など）に血液を供給する親血管（頸動脈など）に閉塞が起こったりすると，これらの血管領域が重なる最も遠位の領域に梗塞を生じる。このような領域を境界領域（分水嶺 watershed zone）（図 10.10）という。

6. 大脳半球の静脈血は，表在性と深在性の大脳静脈を通って流出する。表在性静脈は主に上矢状静脈洞と海綿静脈洞に流れ，深在静脈はガレン大大脳静脈に流入する（図 10.11）。最終的に，脳の静脈血は主に横静脈洞と S 状静脈洞を通って内頸静脈に流れ込む。

10

11 視覚系

視覚路のたった一つの病変が片方の眼ばかりでなく両側の眼に影響し，重篤な機能障害をもたらすことがある。57歳の男性が頭痛のために何度も救急室にやってきた。脈打つような後頭部痛が両側または右側に起こり，頭痛時には，視野にジグザグの形をした線条がみえる。また最近では視覚障害に気づいていて，よく身体の左側の物体にぶつかるようになった。診察すると，両眼の左下 1/4 の視野にある物体がまったくみえなかった。

本章では，網膜から大脳皮質に至る神経伝導路の正常解剖と機能を学ぶ。さらに，この知識を用いて臨床例を正しく診断し，病変の局在を決定する方法を学ぶ。

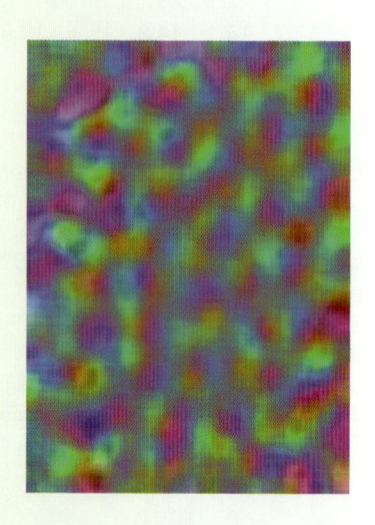

解剖学と臨床の基礎知識

人間は視覚が高度に発達した動物である。ヒトの脳では視覚に関係する領域が他のどんな感覚領域よりも大きい。本章では，網膜から視床外側膝状体核と一次視覚皮質に至る視覚路の解剖を学び，この経路の病変がもたらす症状について述べる（図 11.15）。視覚連合皮質の病変による高次視覚処理の障害については，第19章で述べる。

眼と網膜

光が眼に入って**水晶体 lens** を通過すると，**網膜 retina** に上下・左右ともに逆の像が形成される。上方視野からの情報は網膜下方に投影され，下方視野からの情報は網膜上方に投影される（図 11.1A）。同様に，右側視野からの情報は左右の眼の網膜左半分に投影され，左側視野からの情報は網膜右半分に投影される（図 11.1B）。左右それぞれの眼の中心固視点は**中心窩 fovea** に投影される。中心窩は最も視覚感度が高い網膜領域である。中心窩は中心視野 1〜2° に相当する。比較的小さな領域であるにもかかわらず，中心窩に入った情報は視神経の約 1/2 の線維を伝わり，一次視覚皮質の約 1/2 の細胞に伝えられる。**黄斑 macula** は中心窩を取り囲む約 3×5 mm の楕円形の領域で，やはり視覚感度が高い。黄斑は中心視野 5° の情報を受け取る。

中心窩の約 15° 内側（鼻側）に**視神経乳頭 optic disc** がある。視神経乳頭は，網膜を去る軸索が集まって**視神経 optic nerve** を形成する場所である。視神経乳頭には視覚受容細胞がない。そのため，両眼の固視点の約 15° 外側（耳側），やや下方に小さな盲点ができる（図 11.1C，図 11.2）。両眼の盲点には重なりがないので，両眼視ではまったく問題にはならない。興味深いことに，片眼を閉じても視覚解析経路の働きによって盲点が「埋められる」。したがって，視野検査をしないかぎり，盲点が意識されることはない（図 11.3）。

視覚路を構成する細胞要素については多くの研究がある。ここでは概略を説明する（くわしくは巻末の文献を参照されたい）。網膜には 2 種類の**視細胞 photo-receptor** がある。杆体と錐体である（図 11.4）。**杆体 rod** の数は錐体 cone よりも多く，その割合は約 20：1 である。しかし，杆体は視覚刺激に対する空間解像度と時間解像度が低く，色を感知できない。杆体は主に暗闇における視覚機能を担当し，暗闇では錐体よりもはるかに感度が高い。正常の自然光では，ほとんどの杆体の反応性は飽和状態にある。**錐体 cone** は全体的な数は少ないが，最も視力が高い中心窩に集中して存在する。錐体は空間解像度や時間解像度が比較的高く，色を感知する。

視細胞に加えて，網膜にはその他の数個の細胞層がある（図 11.4）。視細胞は水晶体から最も離れた最外層を形成する。したがって光が視細胞に到達するには網膜の全層を貫かなければならない。しかし，中心窩には視細胞層以外の層がないので，光は歪められるこ

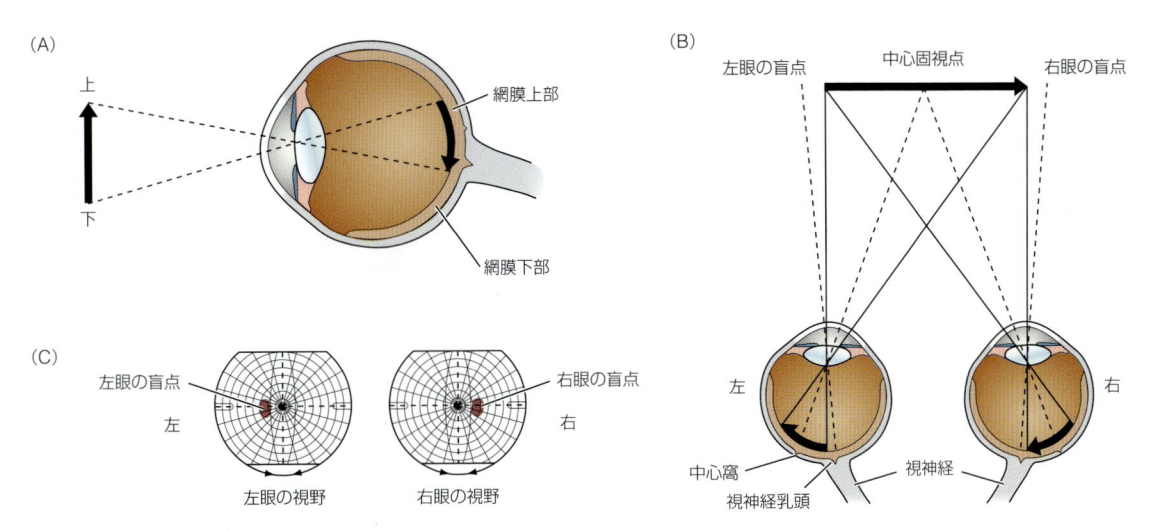

図 11.1　網膜上の像形成。 網膜上の像は上下が逆（A）で左右も逆（B）である。また，視神経頭部（視神経乳頭）には杆体も錐体もないので，両眼の固視点より約15°外側に盲点ができる（C）

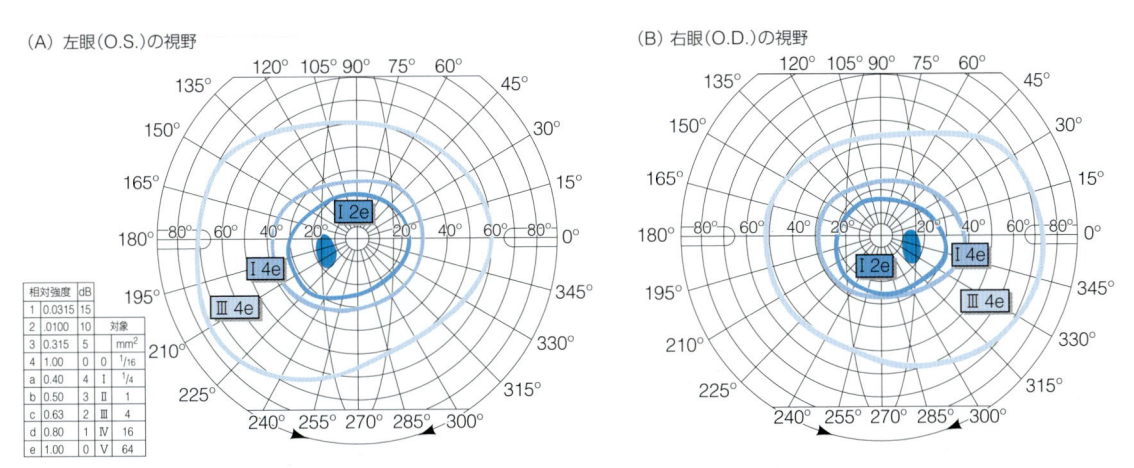

図 11.2　正常視野。 ゴールドマン視野計で測定した視野（臨床Ⓟ11.2）。いろいろな大きさや明るさの対象を用いて測定した。大きく（Ⅲ＝4 mm²）明るい（4e＝相対明度1.00）対象は，小さく（Ⅰ＝1/4 mm²）暗い（2e＝相対明度0.01）対象よりも大きな視野を占める。盲点の位置も示した（Ⅰ2e の対象を使用して測定）

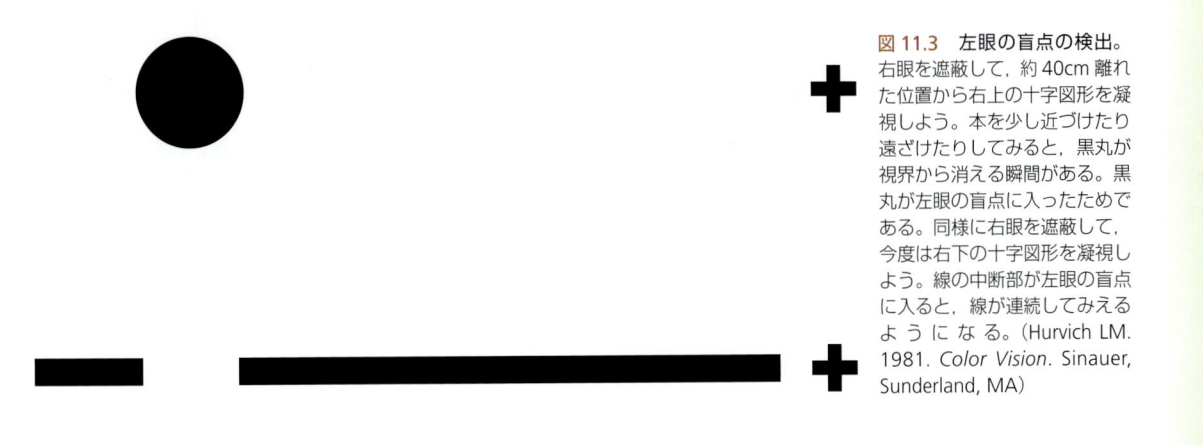

図 11.3　左眼の盲点の検出。 右眼を遮蔽して，約40cm 離れた位置から右上の十字図形を凝視しよう。本を少し近づけたり遠ざけたりしてみると，黒丸が視界から消える瞬間がある。黒丸が左眼の盲点に入ったためである。同様に右眼を遮蔽して，今度は右下の十字図形を凝視しよう。線の中断部が左眼の盲点に入ると，線が連続してみえるようになる。（Hurvich LM. 1981. *Color Vision*. Sinauer, Sunderland, MA）

となく視細胞に到達する。

視覚路のニューロンの**受容野 receptive field** とは，その細胞に興奮や抑制を起こす視野の部分と定義される。視細胞はその受容野の光に反応して，**双極細胞 bipolar cell** に興奮性または抑制性のシナプス伝達を行う。次に双極細胞は**神経節細胞 ganglion cell** にシナプス伝達する。神経節細胞は軸索を視神経に送る（図11.4）。他のニューロンとは違って，視細胞と双極細胞には活動電位の発火がない。その代わりに，情報は受動的な電気的伝導によって細胞の全長を伝わり，「非定型的」なシナプスで細胞間連絡を行う。この非定型的シナプスでは，膜電位に応じて段階的に神経伝達物質が放出される。一方，神経節細胞は実際に活動電位を発火して視神経に情報を伝える。

網膜を貫通するこの直達経路，すなわち垂直性経路に加えて，網膜には**水平細胞 horizontal cell** や**アマクリン細胞 amacrine cell** のような介在ニューロンもある（図11.4）。これらの介在ニューロンは，近くの双極細胞や神経節細胞と側方性の興奮性または抑制性連絡をもつ。したがって，網膜の小さな光のスポットは直接の経路を介して双極細胞や神経節細胞に興奮（または抑制）をもたらし，周辺の双極細胞や神経節細胞に抑制（または興奮）をもたらす。この側方連絡の結果，双極細胞や神経節細胞は**同心円状 center-surround**（concentric）の受容野をもつことになる（図11.5）。

同心円状の受容野をもつ細胞には2種類ある。**オン中心 on-center** 細胞は光によって受容野の中心部が興奮し，周辺部が抑制される。逆に，**オフ中心 off-center** 細胞は光によって中心部が抑制され，周辺部が興奮する。双極細胞から始まって，神経節細胞，外側膝状体細胞，一次視覚皮質の入力ニューロンなど，視覚経路の多くの細胞にはオン中心かオフ中心の同心円状受容野がある。視覚皮質の入力ニューロン以降の視覚処理ニューロンは，もっと複雑な受容野をもつが，この点については後述する。

網膜神経節細胞はさらに**大型細胞 parasol cell**（Pα または A 細胞）と**小型細胞 midget cell**（Pβ または B 細胞）に分類される。前者は大きな細胞体と大きな受容野（樹状突起野）をもち，大まかな刺激や運動に最もよく反応する。一方，後者は小さな細胞体と小さな受容野（樹状突起野）をもち，数も多く，細かな視覚の詳細や色に感受性が高い。大型細胞は大径線維を出し，視床の外側膝状体の**大型細胞層**に投射する（図11.7）。一方，小型細胞は小径線維を出し，外側膝状体の**小型細胞層**に投射する。網膜にはどちらのクラスにも属さない神経節細胞があり，その中にはどんな強度の光にも反応するものがある。大型細胞と小型細胞は，オン中心細胞かオフ中心細胞のいずれかである。

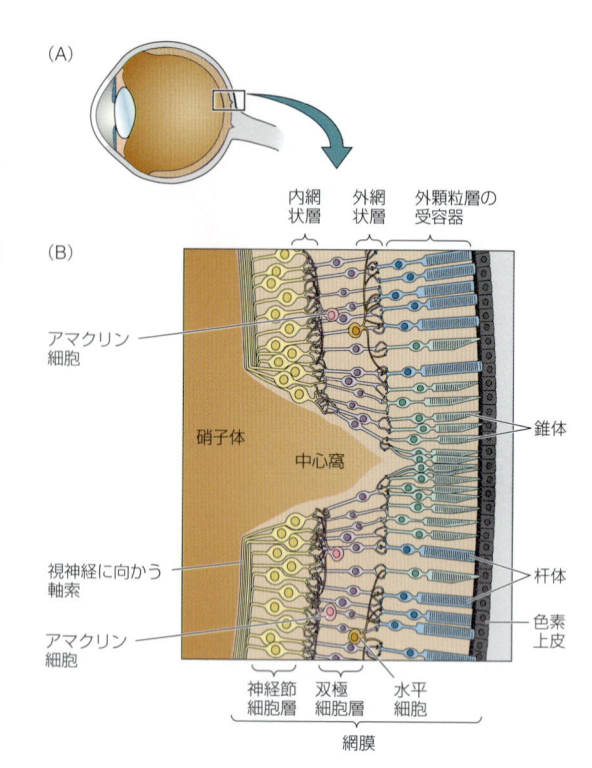

図11.4　網膜。（A）網膜と眼のその他の構造の空間的位置関係。（B）中心窩の拡大図。中心窩では，光が中間層を通らずに直接視細胞（杆体と錐体）に到達する。網膜の主要細胞と細胞層を示す

復習問題

眼の外層から中心に向かって網膜の5つの層の名称を答えよ。それぞれの層について，存在する主要細胞型やシナプスの型を述べよ（図11.4）。

視神経，視交叉，視索

網膜神経節細胞は軸索を視神経*に送る。視神経は蝶形骨の視神経管を通って眼窩尖から出て（図12.3A，C），頭蓋内に入る。**視交叉 optic chiasm** では部分的に左右の線維が交叉する（図11.15）。両眼の網膜の左半部からの線維は左の**視索 optic tract** に入り，網膜の右半部からの線維は右の視索に入る。このようなパターンになるのは，耳側（外側）視野に対応する両眼の鼻側（内側）網膜からの線維が，視交叉で交叉するからである。したがって視交叉の病変は，**両耳側 bitemporal（両外側 bilateral lateral）視野障害 visual**

---

*視神経は実際は神経ではない。網膜双極細胞は一次体性感覚ニューロン（後根神経節細胞）に相当するのに対して，網膜神経節細胞は視床に投射する二次体性感覚ニューロンに相当する。したがって，網膜神経節細胞の軸索がつくる神経路は実際のところ，すべて中枢神経系に属するというべきものである。しかし，この経路の前半部（視交叉よりも前の部分）は慣習的に視神経とよばれているのに対して，近位部（視交叉よりも後ろの部分）は視索とよばれている（図11.15）。

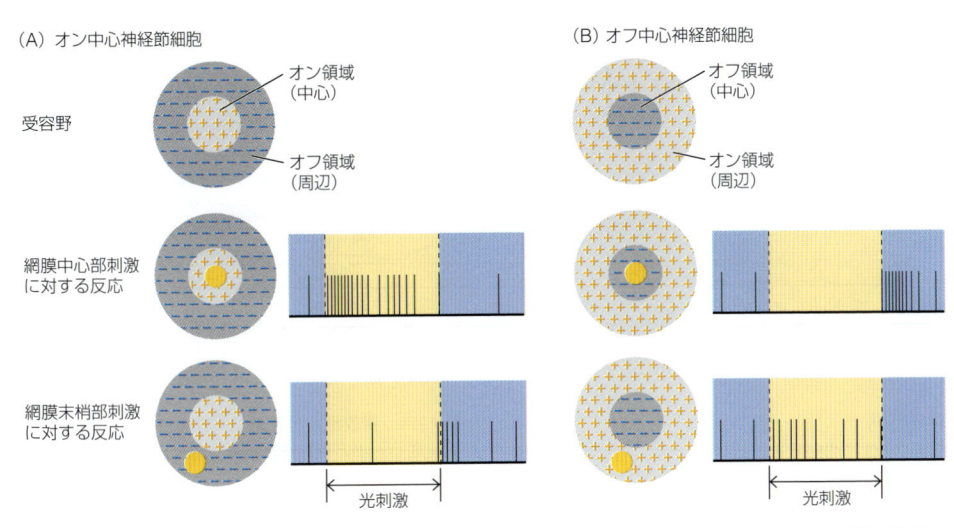

（A）オン中心神経節細胞

受容野

オン領域
（中心）

オフ領域
（周辺）

網膜中心部刺激
に対する反応

網膜末梢部刺激
に対する反応

光刺激

（B）オフ中心神経節細胞

オフ領域
（中心）

オン領域
（周辺）

光刺激

図 11.5　同心円状の受容野をもつ網膜神経節細胞。（A）オン中心細胞の受容野と反応パターン。光刺激の期間と細胞外で記録した活動電位発火パターンを右側に示す。（B）オフ中心細胞の受容野と反応パターン。（Kuffler SW. 1953. Discharge patterns and functional organization of mammalian retina. *J Neurophysiol* 16：37–68）

11

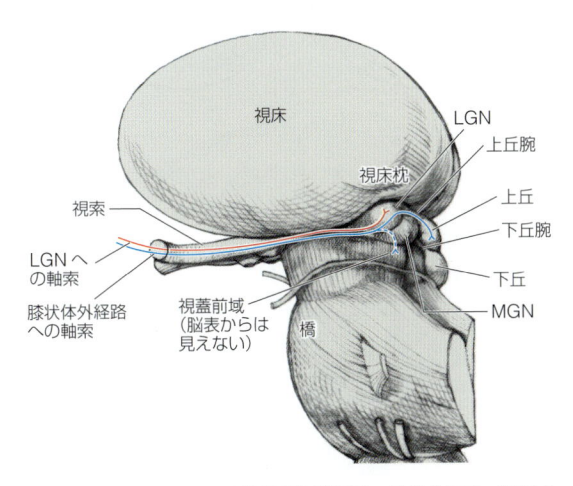

図 11.6　膝状体経路と膝状体外視覚経路。膝状体経路（膝状体有線路）は外側膝状体核（LGN）で中継されて視放線を経由し，一次視覚皮質に至る（図 11.15）。膝状体外経路は上丘腕を通って LGN を迂回して，視蓋前域と上丘で中継される。視蓋前域と上丘からの投射は途中で視床枕を経由して，側頭・頭頂葉連合皮質に至る。この図に示している内側膝状体核（MGN）と下丘は聴覚系の重要な中継核で，第 12 章で述べる

field defect を生じることが多い（図 11.15C）。眼，網膜，視神経の病変は**単眼性視野障害 monocular visual field defect** を生じる（図 11.15A，B）。視交叉で線維が交叉するために，視交叉よりも近位（中枢寄り）の病変（視索，外側膝状体，視放線，視覚皮質）では，通常，**同名性視野障害 homonymous visual field defect** が生じる。同名性視野障害とは左右の眼で視野の同じ部分が欠損することを意味する（図 11.15D，G，H）。

視交叉は脳の腹側面にあり，前頭葉の直下，下垂体のすぐ前に位置する（図 17.2B）。したがって下垂体腫瘍や近傍のその他の病変によって圧迫を受けやすい。視索は中脳の外側を包み込むように走り，視床の外側膝状体核（LGN）に至る（図 11.6）。

外側膝状体核と膝状体外経路

　視索を通る網膜神経節細胞の軸索は視床の**外側膝状体核 lateral geniculate nucleus（LGN）**のニューロンとシナプス形成し，ついでこのニューロンは一次視覚皮質に投射する。視索の少数の線維は LGN を迂回して**上丘腕 brachium of superior colliculus** に入る（図 11.6）。これらの網膜線維は主に**視蓋**や**上丘**に投射する**膝状体外視覚路 extrageniculate visual pathway** を構成する。第 13 章で述べるように，視蓋前域 pretectal area は瞳孔対光反射に重要で，瞳孔を調節する副交感神経核に投射する（図 13.8）。上丘と視蓋前域は視覚刺激の方向に注意を向け眼球を動かすために重要である。そのため上丘と視蓋前域は，この機能に関連する多くの脳幹領域に投射する。また同時に，**視床枕 pulvinar** や視床後外側核（図 11.6，図 7.7，図 7.8 も参照）を経由して，**連合皮質**（外側頭頂葉皮質と前頭前皮質の前頭眼野）にも投射する。このように，網膜-視蓋-視床枕-有線外皮質の経路は視覚の注意や定位に働き，一方，網膜-膝状体-有線皮質の経路は視覚の識別や受容に働く。

　LGN には 6 層が区別され，腹側から背側に向かって，第 1 層から第 6 層まで順に並んでいる（図 11.7）。最初の 2 層は**大細胞層 magnocellular layer** で，網膜の大型細胞からの情報（動きと空間的解析）を中継す

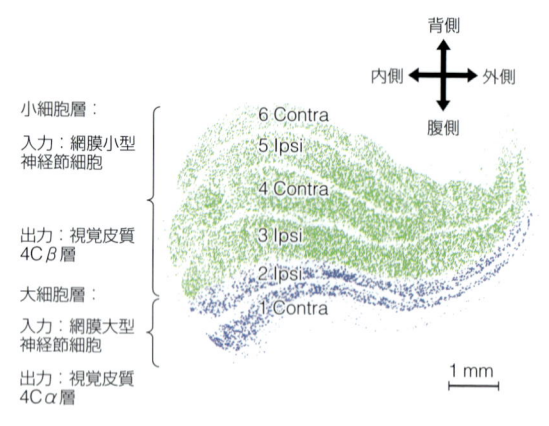

背側
内側 ← → 外側
腹側

小細胞層：

入力：網膜小型
神経節細胞

6 Contra
5 Ipsi
4 Contra

出力：視覚皮質
4Cβ層

3 Ipsi
2 Ipsi

大細胞層：

1 Contra

入力：網膜大型
神経節細胞

出力：視覚皮質
4Cα層

1 mm

図 11.7　外側膝状体核の層構造。外側膝状体核（LGN）は6層からなり，腹側から背側に向かって層番号がつけられている。背側の小細胞性部は網膜小型神経節細胞からの入力を受け，視覚皮質第4Cβ層に線維を送る。腹側の大細胞性部は網膜大型神経節細胞からの入力を受け，視覚皮質第4Cα層に線維を送る。Contra＝反対側の眼の網膜神経節細胞からの入力；Ipsi＝同側の眼の網膜神経節細胞からの入力。（Tim Andrews と Dale Purves, Duke University School of Medicine のご好意により転載）

る。一方，第3層から第6層までは**小細胞層 parvocellular layer** で，小型細胞からの情報（微妙な形や色）を中継する。この2つの LGN を通る経路は，M 経路（M は magnocellular をあらわす）と P 経路（P は parvocellular をあらわす）とよばれることがある。LGN の各層の間にある**層間ニューロン interlaminar neuron**（顆粒細胞ニューロンともいう）も，小型ニューロンと同じく色覚情報を中継するが，その他の機能もあるかもしれない。

　左と右の眼からの情報は，LGN を過ぎてからも分離されている。この分離が維持されるのは，同側網膜からの軸索と反対側網膜からの軸索がそれぞれ LGN の違う層にシナプス結合するからである（**図 11.7**）。LGN の大部分のニューロンは，網膜ニューロンと同じく，オン中心かオフ中心の同心円状受容野をもつ（**図 11.5**）。しかし，LGN ニューロンの中には，**オン／オフ細胞 on/off cell** もあり，とくに大細胞層に多い。この種の細胞はオン刺激に対してもオフ刺激に対しても変化を検出して一過性に発火する。

▌視放線から一次視覚皮質へ

　LGN から出る軸索は白質に入って，側脳室の房と下角の外側をまわって（C字型の側脳室を通過して），後頭葉の一次視覚皮質に至る（**図 11.8**）。これらの軸索は走行中に広い範囲に扇形に広がり，**視放線 optic radiation** となる。反対側網膜と同側網膜に対応する LGN のそれぞれの層（**図 11.7**）から出る軸索が，視放線の中で入り交じる。そのため視放線の病変では反対側視野の同名性欠損が生じる（**図 11.15E〜G**）。

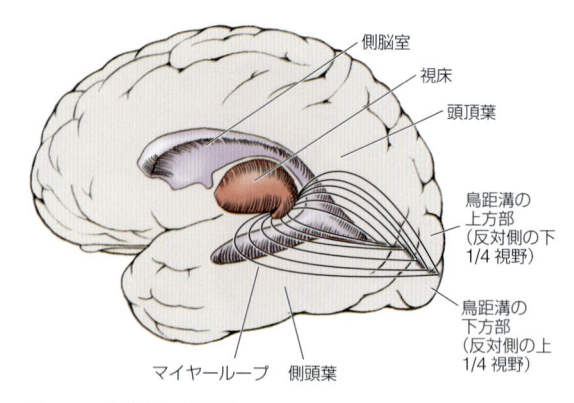

側脳室
視床
頭頂葉
鳥距溝の
上方部
（反対側の下
1/4 視野）
鳥距溝の
下方部
（反対側の上
1/4 視野）
マイヤーループ　側頭葉

図 11.8　視放線。視放線の下方線維（マイヤーループ）は側頭葉を通る。上方線維は頭頂葉を通る

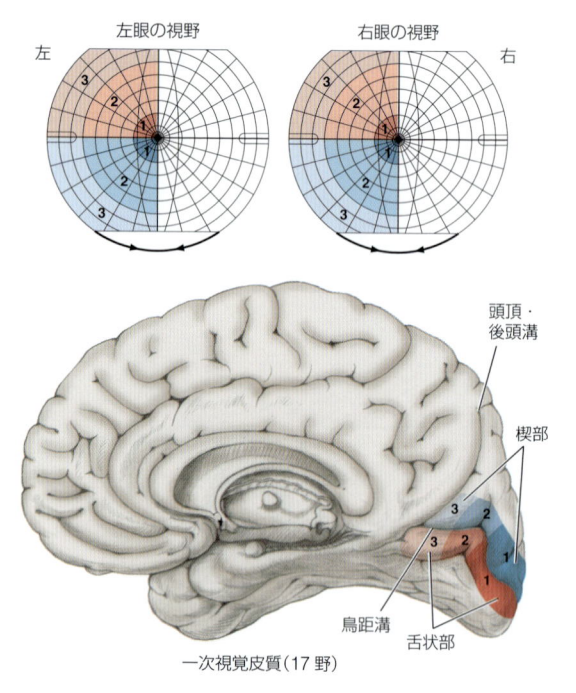

左眼の視野　　右眼の視野
左　　　　　　　　　　右

頭頂・
後頭溝
楔部
鳥距溝
舌状部
一次視覚皮質（17 野）

図 11.9　網膜部位的局在地図。左右の眼の左半側視野は右半球の一次視覚皮質に投影される

　視放線下部の線維は前方に弧を描いて側頭葉内に入り，**マイヤーループ Meyer loop** を形成する（**図 11.8**，**図 11.15**）。視放線下部の線維は網膜下半部からの情報，すなわち上半視野の情報を伝える（**図 11.1A**）。したがって，側頭葉病変では**反対側視野上半分の同名性四分盲 contralateral homonymous superior quadrantanopsia** が起こる（"pie in the sky" 型視野欠損）（訳注："pie in the sky" は「空にあるパイ」すなわち絵空事を意味するイディオムで，楔形の視野欠損をもじったもの）（**図 11.15E**）。それとは逆に，視放線上部は頭頂葉の下を通る（**図 11.8**）。したがって，頭頂葉病変では**反対側視野下半分の同名性四分盲 contra-**

(A)

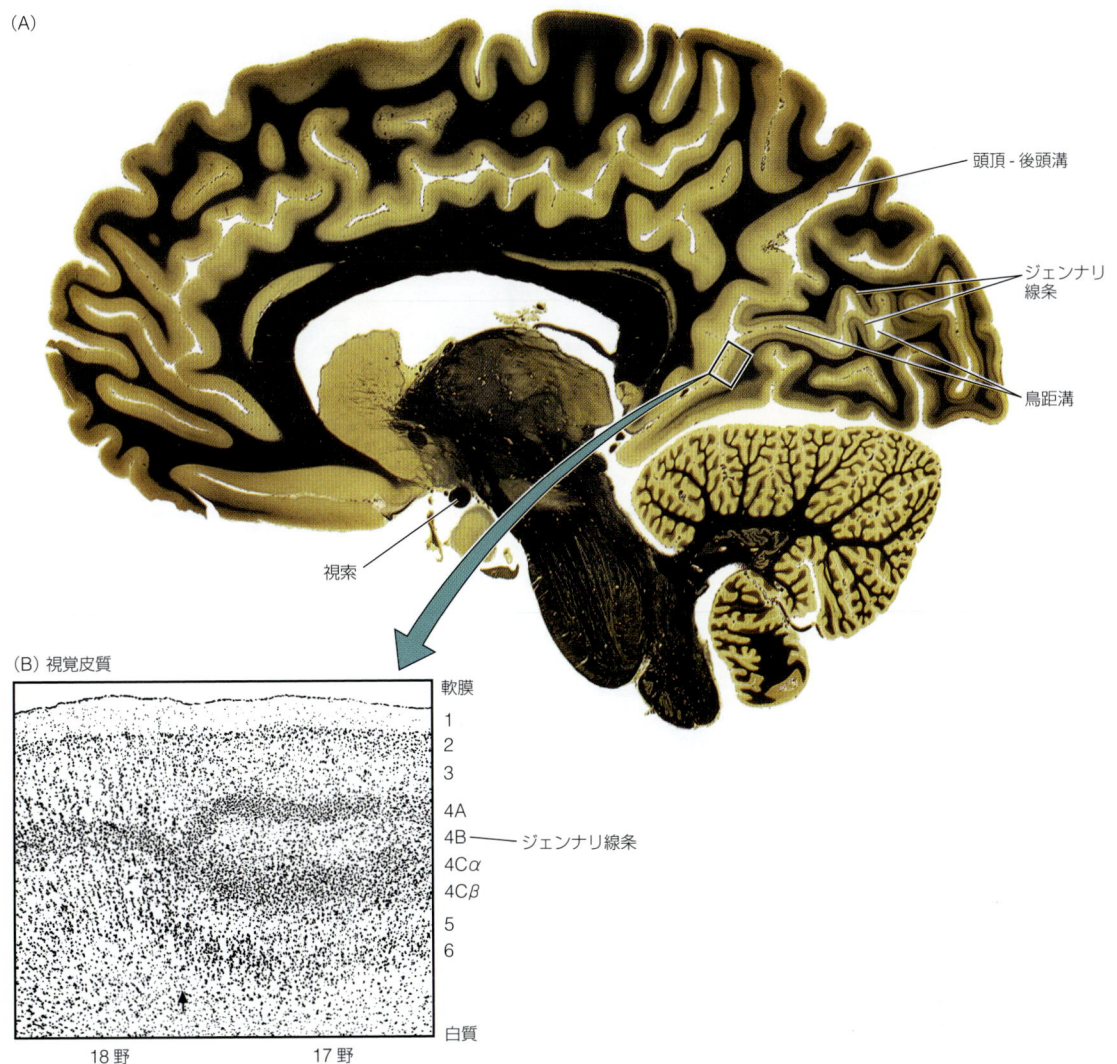

頭頂 - 後頭溝

ジェンナリ
線条

鳥距溝

視索

(B) 視覚皮質

軟膜
1
2
3
4A
4B —— ジェンナリ線条
4Cα
4Cβ
5
6

白質

18 野　　　　17 野

図 11.10　一次視覚皮質（有線皮質）。（A）この傍矢状断のミエリン染色切片では，「有線皮質」の名前の由来であるジェンナリ線条（第 4B 層）がはっきりとみえる。線条は 17 野と 18 野の境界部で急に消失する。（B）17 野と 18 野の移行部（矢印）の拡大図。ニッスル染色の復元像なので，細胞体が黒い点であらわされている。17 野の層構造を図の右側に示す。（A：Nolte J. 1999. *The Human Brain*. 4th Ed. Mosby, St. Louis, MO.　B：Brodmann による図。Kahle W. 1993. *Nervous System and Sensory Organs*：*Color Atlas/ Text of Human Anatomy*. Vol. 3. Thieme, New York）

lateral homonymous inferior quadrantanopsia が起こる（"pie on the floor"「床の上のパイ」型視野欠損）（図 11.15F）。

　一次視覚皮質 primary visual cortex は後頭葉の**鳥距溝 calcarine fissure** の両側にある（図 11.9，図 4.13G, 図 4.15A）。視放線上部の線維は鳥距溝の上側に投射する。視放線下部の線維は鳥距溝の下側に終止する（図 11.8）。したがって鳥距溝上方の病変は反対側下方の四分盲を生じ，鳥距溝下方の病変は反対側上方の四分盲を生じる（図 11.15I, J）。一次視覚皮質には，視覚路の他の多くの部位と同じく，**網膜部位的局在 retinotopical organization** がある。中心窩の領域は後頭極付近に投影され，反対側視野に対応する網膜末梢部は同側性に鳥距溝の前方に投影される（図 11.9）。中心窩は比較的小さな網膜領域であるにもかかわらず，視細胞が最も密集して存在し，視力が最も高い領域である。これを反映して，中心窩に対応する皮質領域は不つり合いなほど広い。一次視覚皮質の約 50% を占めるほどである。

　内側後頭葉の鳥距溝の上と下の部分は，それぞれ楔部 cuneus（「くさび」という意味）と舌状部 lingula（「小さな舌」という意味）とよばれる（図 11.9）。

11

(A)

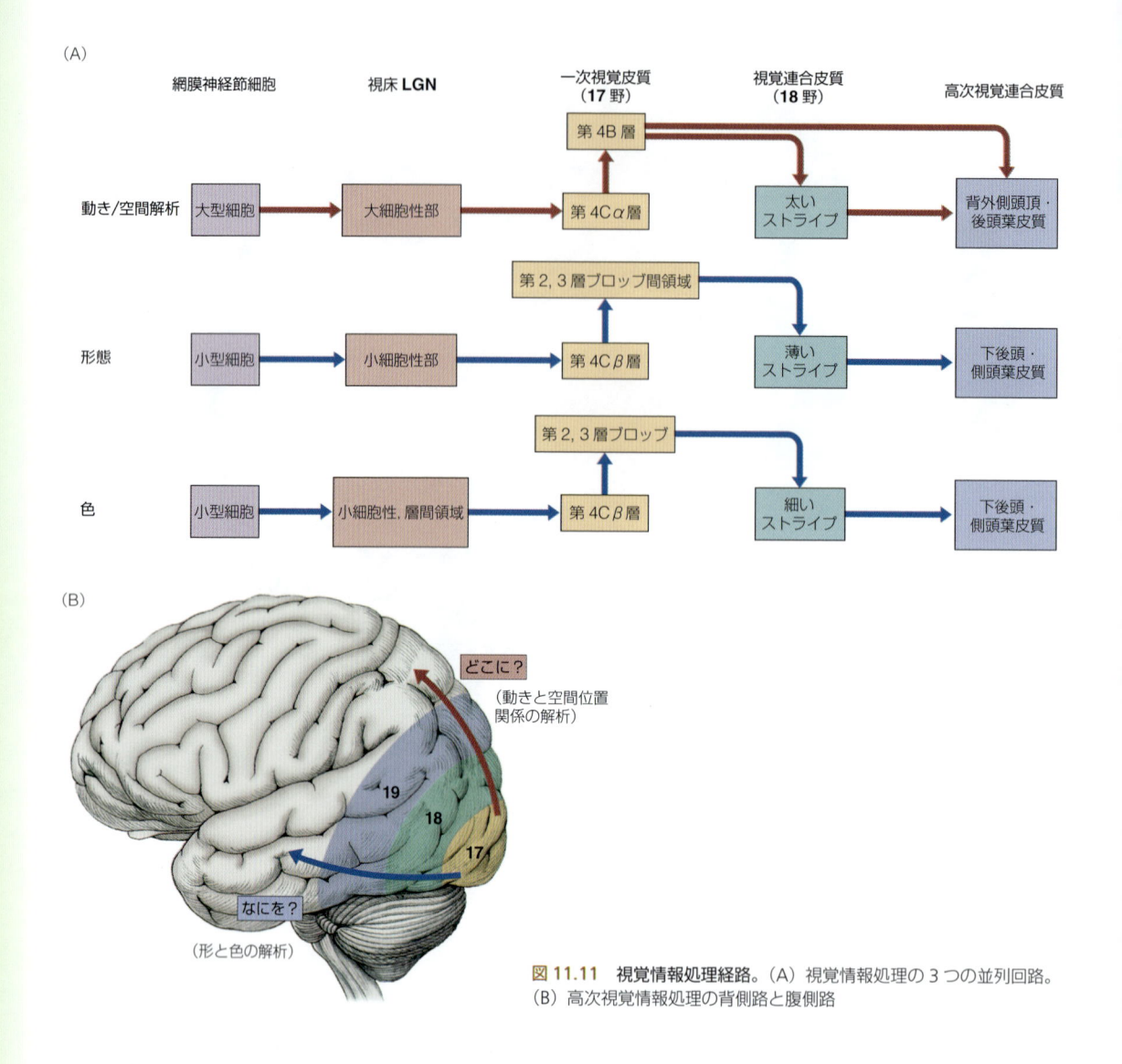

	網膜神経節細胞	視床 LGN	一次視覚皮質 (17 野)	視覚連合皮質 (18 野)	高次視覚連合皮質
			第 4B 層		
動き/空間解析	大型細胞	大細胞性部	第 4Cα 層	太い ストライプ	背外側頭頂・ 後頭葉皮質
			第 2,3 層ブロップ間領域		
形態	小型細胞	小細胞性部	第 4Cβ 層	薄い ストライプ	下後頭・ 側頭葉皮質
			第 2,3 層ブロップ		
色	小型細胞	小細胞性,層間領域	第 4Cβ 層	細い ストライプ	下後頭・ 側頭葉皮質

(B)

どこに？
(動きと空間位置
関係の解析)

19 18 17

なにを？
(形と色の解析)

図 11.11　視覚情報処理経路。(A) 視覚情報処理の 3 つの並列回路。(B) 高次視覚情報処理の背側路と腹側路

線皮質 **striate cortex** ともよばれる。

新皮質での視覚情報処理

大脳皮質の層構造とその機能を復習しよう (**図 2.14**)。一次視覚皮質への大部分の入力は皮質**第 4 層**に終止する。一次視覚皮質の第 4 層は機能的に非常に重要なので,比較的厚く,4A,4B,4Cα,4Cβ の亜層が区別される (**図 11.10**)。第 4B 層には有髄の軸索側枝が密集しているので白っぽくみえる。これが**ジェンナリ線条 stria of Gennari** で,灰白質切片を肉眼で観察しても識別できる。このはっきりした線条 (**図 11.10**) の存在のために,**一次視覚皮質 (17 野)** は有

▶動き,形態,色を解析する並列経路

視覚系では多くの情報経路が並列的に処理される。最も明確になっている 3 つの経路は,**動き,形態,色**を解析する経路である。先に述べたように,これらの経路を通って運ばれる情報は,すでに網膜神経節細胞や LGN で分別されている。また,これらの経路は一次視覚皮質の異なる層に投射する (**図 11.11A**)。LGN の大細胞性部は動きと大まかな空間的特徴を伝え,主に第 4Cα 層に投射する。LGN の小細胞性部は微細な空間的特徴を伝え,主に第 4Cβ 層に終止する。色に関する情報は小細胞性部や層間域で中継されて,皮質**第 2 層,第 3 層**の特殊化した領域である**ブロップ blob** に伝えられる (**図 11.14**)。チトクローム酸化酵素の組織化学染色切片で斑点 (ブロップ) のようにみえるので,

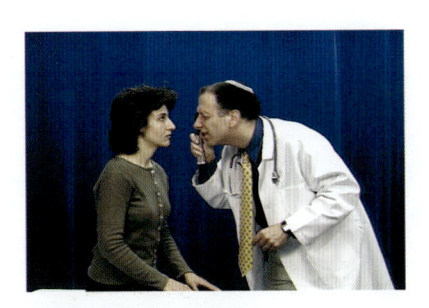

眼底鏡検査（ビデオ 25）

この名前がある。

一次視覚皮質，すなわち 17 野のニューロンは**有線外 extrastriate** 領域である**視覚連合皮質 visual association cortex** に投射する。この視覚連合皮質には 18 野，19 野と，その他の頭頂・後頭葉，後頭・側頭葉皮質の領域が含まれる（**図 11.11A**）。サルでは，ここまで述べてきた 3 つの情報処理経路が，18 野のそれぞれ異なる 3 つの領域に投射することが明らかとなっている。この 3 つの領域はチトクローム酸化酵素の染色パターンで区別される。高活性を示す細いストライプと太いストライプ，それにストライプ間の低活性部（インターストライプ）である。動物でもヒトでも，一次と二次の視覚皮質（17 野と 18 野）から，主に 2 つの高次視覚処理経路が出ることが証明されている（**図 11.11B**）。**背側路 dorsal pathway** は頭頂・後頭葉の連合皮質に投射する。この経路は「**どこに？**」の質問に答える経路で，動きの解析や，物体間あるいは身体-視覚刺激間の空間的関係の解析に関与する。**腹側路 ventral pathway** は後頭・側頭連合皮質に投射する。この経路は「**なにを？**」の質問に答える経路で，形態の解析に関与し，色や顔や文字などの視覚刺激を感知する特殊化した領域がある。高次視覚情報処理のこの 2 つの系列に病変がある場合，どのような症状が起きるかについては第 19 章で述べる。

> **復習問題**
>
> 運動の解析や空間における位置関係の解析は，視覚連合皮質の背側経路と腹側経路のどちらで処理されるのだろう。形や色の解析はどうだろう。（**図 11.11**）

▶眼球優位円柱と方位円柱

1960 年代のヒューベル David Hubel とヴィーゼル Torsten Wiesel の古典的な仕事によって，視覚皮質には**円柱状構造 columnar organization** があることが明らかとなった。LGN と同じく，一次視覚皮質でも反対側眼由来の入力と同側眼由来の入力が分離されている。しかし，左右の眼からの入力は異なる層に終止するのではなくて，大脳皮質の交互の円柱状構造に終止

する。この円柱状構造は約 1 mm の幅があり**眼球優位円柱 ocular dominance column** とよばれる（**図 11.12A**，**図 11.14**）。ヒューベルとヴィーゼルらの研究は，動物の死後の組織にオートラジオグラフィーと組織染色を行って，眼球優位円柱の存在を示した。今日では，神経活動に関連する内在性光学信号 intrinsic optical signal を利用して，生きた動物（ヒトを含む）で眼球優位円柱やその他の皮質活動パターンを画像化することが可能である。**図 11.12A** はその一例であるが，この実験では視覚刺激を与えながら，カメラを脳の軟膜表面に向けて，一次視覚皮質からの光学信号を記録した。右眼への視覚刺激は図の白い領域を活性化し，左眼への視覚刺激は図の黒い領域を活性化した。このようにして交互の縞模様からなる典型的な眼球優位円柱の模様ができる。この交互の縞模様は，それぞれ左右眼からの入力に対応して，活性化の状態が亢進したり低下したりして生じる。

一次視覚皮質の入力層（第 4 層など）にあるニューロンの受容野は，主にオン中心細胞とオフ中心細胞の同心円状受容野である（**図 11.13A**）。しかしこの入力ニューロンは第 4 層の上下のもっと複雑な受容野をもつ他のニューロンに連絡する。**単純細胞 simple cell** は，線状の光や光の縁が受容野の特定の位置にあって，特定の方向をもつ時に反応する（**図 11.13B**）。**図 11.13C** は，隣り合う同心円状受容野をもつ数個の細胞の活動が，方向特異性をもつ一つの単純細胞の受容野に集約されるモデルを示している。神経情報処理の次の段階では，単純細胞の活動が集約されて，**複雑細胞 complex cell** の受容野特性を産み出す。複雑細胞は線状の光や光の縁が特定の方向をもっていれば，受容野のどの位置にあっても反応する。これらの細胞はさらに細かく分類され，さらにはもっと複雑な受容野をもつニューロンも存在する。

単純細胞や複雑細胞やその他のニューロンの方位選択性は，そのニューロンが軟膜から白質に至る同じ皮質円柱に属するかぎり同じである。対照的に，大脳皮質を水平方向に移動すると方位選択性は持続的に変化するので，約 1 mm 移動すれば方位選択性は完全に 180° 回転する（**図 11.14**）。同じ方位選択性をもつ垂直円柱を**方位円柱 orientation column** とよぶ。方位円柱も生体光学画像で観察できる（**図 11.12B**）。

眼球優位円柱と方位円柱はお互いに交叉するので，1 mm^2 の皮質領域にはそれぞれ一揃いの眼球優位円柱と方位円柱が含まれることになる（**図 11.14**）。この機能単位をヒューベルとヴィーゼルは**ハイパーカラム hypercolumn** とよんだ。最近では，視覚皮質には眼球優位円柱と方位円柱以外の機能円柱もあることがわかっている。このような機能円柱には方向選択性や空間頻度に関連するものがあり，おそらくその他の視覚

11

(A)

(B)

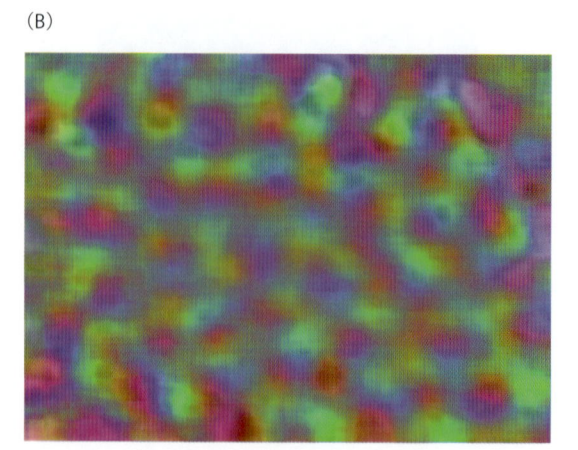

図 11.12　眼球優位円柱と方位円柱を示す内在性光学信号。 脳の軟膜表面上からみた図。（A）眼球優位円柱。マカクザルの左右の眼に一側ずつ視覚刺激を与え，一次視覚皮質から内在性光学信号を記録した。内在性光学信号は組織のオキシヘモグロビン/デオキシヘモグロビン比に相関し，この比は神経活動度を反映する。主に右眼からの入力を受ける領域は白っぽく，左眼からの入力を受ける領域は黒くみえている。ここに示す大脳皮質領域の大きさは 8×5 mm である。眼球優位円柱の幅はヒトでは 1 mm 程度だが，マカクザルでは 400 μm にすぎないことに注意してほしい。（B）方位円柱。異なる方向をもった一連の平行線の配列を左右の眼に同時に提示する。各方向について最も強く反応する特定の領域がある。異なる方位刺激を与えた時に記録された内在性光学信号を，ここでは異なる色で示している。水平線からの角度で表した線の方位と色の関係は以下のとおりである。0° ＝赤色，45° ＝黄色，90° ＝緑色，135° ＝青色。画像の脳領域は（A）の画像と同じである。（Anna Wang Roe, Vanderbilt University のご好意により転載）

(A) 同心円状受容野　　　　(B) 単純細胞の受容野　　　　(C)

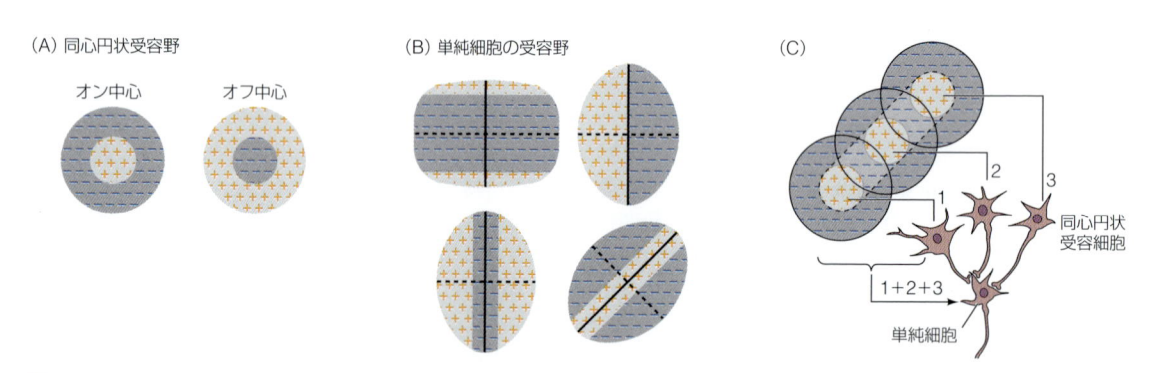

図 11.13　同心円状細胞の入力によって統合される皮質単純細胞の受容野。（A）網膜，外側膝状体核，視覚皮質入力層の同心円状受容細胞の受容野。（B）一次視覚皮質の単純細胞の受容野。正確な受容野は細胞によって異なるが，個々の細胞には必ず興奮と抑制の方位選択性領域がある。（C）同心円状の入力が合成されて，方位選択性をもつ単純性細胞の受容野に統合される機序を説明するモデル。ヒューベルとヴィーゼルによって提唱された。（Hubel DH, Wiesel TN. 1962. Receptive fields, binocular interaction and functional architecture in the cat's visual cortex. *J Physiol*〔Lond〕160：106-154）

受容に関連するものもあるであろう。

臨床ポイント 11.1　視力障害の評価

　視覚障害の病変局在決定と診断には，2 つの主要な段階がある。最初の段階は**視覚障害の性質**を詳細に記録することである。時間経過はどうか。訴えの内容は明るい色の光がみえるというような陽性現象か，それとも視力障害の領域があるというような陰性現象か。第二の段階は，視覚障害がある左右の眼の**視野 visual field** を記載することである。本項では，視覚障害の性質から得られる局在情報について述べる。次項では，特定位置の病変によってもたらされる視野障害のパ

ターンについて述べる。

　他の障害の場合と同じように，視覚障害の評価も詳細な病歴聴取と，もれのない検査に基づいて行われる。このような検査には眼底鏡検査（ビデオ 25）や左右の眼の視力検査，視野検査も含まれる（ビデオ 27）。**視力 visual acuity** は 20/X のように**スネレン Snellen の表記法**で記録することが多い。スネレンの表記法では，被験者が 20 フィート（分子）の距離からみえる最小の視標度数が，正常人では X フィート（分母）の距離からみえることを示している。（訳注：日本では視力検査にランドルト環を用いることが多くスネレン視力表はあまり用いられない。実際には，スネレン視力

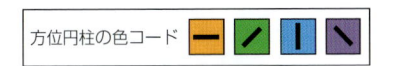

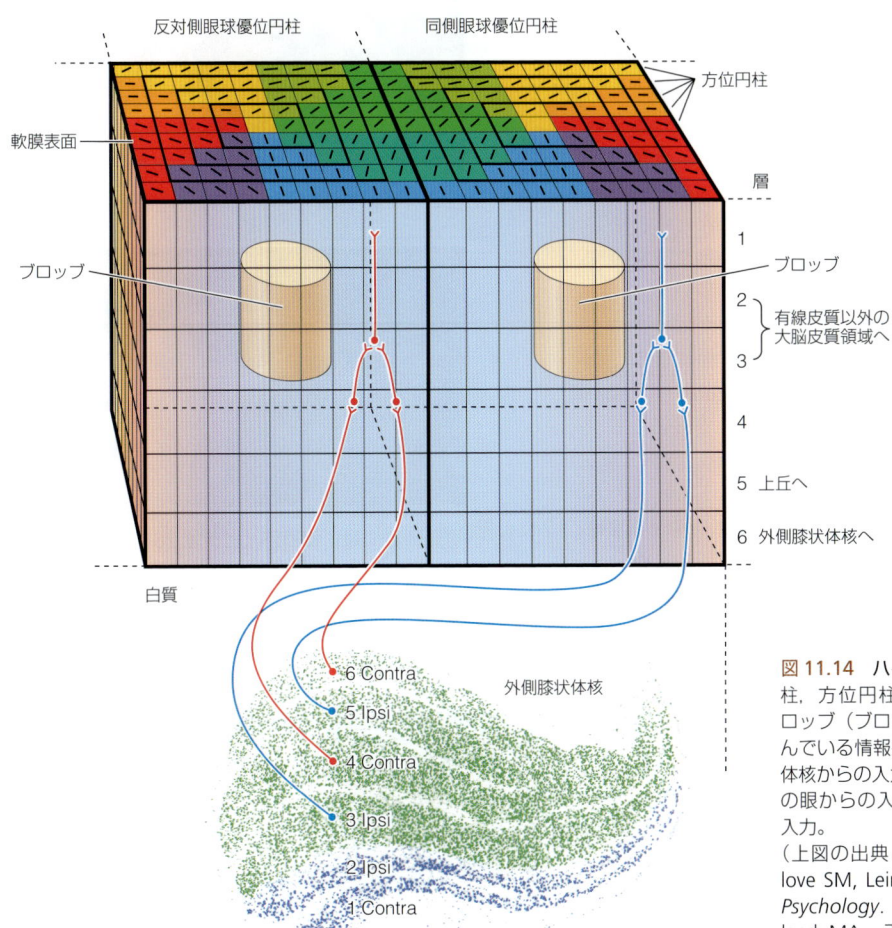

図 11.14 ハイパーカラム。眼球優位円柱，方位円柱，ブロップ，インターブロップ（ブロップ間の領域）を一揃い含んでいる情報処理モジュール。外側膝状体核からの入力も示す。Contra＝反対側の眼からの入力，Ipsi＝同側の眼からの入力。
（上図の出典：Rosenzweig MR, Breedlove SM, Leiman AL. 2002. *Biological Psychology*. 3rd Ed. Sinauer, Sunderland, MA. 下図：Tim Andrews と Dale Purves, Duke University School of Medicine のご好意による）

検査は，20 フィート（約 6 m）の距離で測定し，分子［＝20］が測定距離，分母［＝X］が視標度数をあらわす。20/20＝1.0 以上を健常とする。）視力障害は多くの眼科疾患で起こるが，くわしくは巻末の文献を参照されたい。通常，視野障害は視力に影響しない。

視覚障害が**単眼性 monocular** か**両眼性 binocular** かを区別することは，局在診断に非常に重要である。しかし，患者が「片眼がみえにくい」と訴えても，実際には両眼の左視野や右視野の障害であることが多い。一過性の視力障害を訴える患者でも，一側の眼の遮蔽で改善したことを覚えていることがある。このような場合は単眼性障害の可能性が高い。両者の鑑別は，障害が持続している最中の患者を診察しないとわからない場合も少なくない。同様に，**霧視（かすみ目）"blurred" vision** という言葉も，その内容の具体的な

説明がないとわかりにくい言葉である。角膜疾患から視覚皮質の病変まで，どんな疾患の可能性も考えられる。「かすみ目」が軽度の複視の徴候である場合もある。複視は眼球運動異常の症状である（第 13 章）。

視覚障害をあらわす重要な用語を**表 11.1** に示す。

表 11.1 視覚障害をあらわす用語

用語	定義
暗点	範囲が限定された視覚消失の領域
同名性視野障害	左右の眼の同じ領域に起こる視野障害
屈折異常	矯正レンズの着用で改善する不明瞭な視覚
光視症	明るい，形のない閃光，光の線条，球状の光
閃光感覚（眼閃）	網膜損傷や視神経疾患による光視症
内視現象	自身の眼球の内部に存在する構造がみえること
錯視	視覚受容の歪み，誤った解釈
幻覚	存在しない感覚の受容

視力変化はしばしば陽性現象と陰性現象に分類される。**暗点 scotoma** や **同名性視野障害 homonymous visual field defect** のような陰性現象（表11.1）は，視覚路のいろいろな位置の病変で起こる（図11.15，臨床 ℗11.2）。患者はみえない視野の部分を，濃褐色，紫色，白色の領域と感じることもある。視野障害に気づかず，みえない部分が生理的盲点のように経験されることもある（図11.2）。みえない部分が，正常ではみえないはずの頭部の後ろにあるように感じられる場合もある。このような視野の欠損はほとんど常に中心視覚路の病変の結果として生じるが，黒色や濃褐色や紫色の暗点は網膜病変によることが最も多い。

陽性視覚現象には単純性の場合と形態がはっきりした有形性の場合がある。光，色，幾何学模様のような**単純性視覚現象 simple visual phenomenon** は，眼から一次視覚皮質までのどこに障害があっても起こる。眼科疾患による重要な陽性現象には，網膜剥離の時の閃光や，急性緑内障の時の対象周辺にみえる虹色の**ハロー halo** などがある。陽性現象はその他の多くの眼科疾患でも起こるが，くわしくは他書を参照されたい。片頭痛（臨床 ℗5.1）では，患者が霧視や暗点を訴えることがある。暗点は閃光様であったり，光と影が交錯するギザギザのジグザグ模様であったりすることもあり，後者を**閃輝暗点**とよぶ（英語では「fortification scotoma（要塞化暗点）」というが，中世ヨーロッパの水城の外観に似ていることが名前の由来である）。この典型的な片頭痛の症状は，一次視覚皮質の一過性の機能不全に関係すると考えられている（例えば，ジグザグ線は交互に配置された方位円柱の活性化によるものらしい）。色彩を帯びた拍動する光や動く幾何学模様がみえる患者では，後頭葉性の痙攣発作が疑われる。もっとも後頭葉性痙攣でも片頭痛様の視覚現象が出現することがある。

人や動物や複雑な情景がみえる**有形性幻視 formed visual hallucination**（表11.1）は下側頭-後頭葉の視覚連合皮質の病変で起こる。有形性幻視の一般的な原因には，中毒や代謝性疾患（とくに幻覚剤，抗コリン剤，シクロスポリンなど），アルコールや鎮静剤からの離脱，局所性痙攣発作，複雑型片頭痛，クロイツフェルト・ヤコブ病 Creutzfeldt-Jakob disease やレビー小体病 Lewy body disease のような神経変性疾患，ナルコレプシー，中脳虚血（大脳脚幻覚症；臨床 ℗14.3），精神疾患などがある。注目すべき点は，精神疾患では幻視は幻聴よりも少なく，出現するとしても音を伴うことが多いことである。有形性幻視は**解放現象 release phenomenon** として出現することもある。すなわち，眼疾患や中枢神経疾患の患者で視野の一部や全体に視力障害がある場合に，物体や人や動物が視力障害の領域にみえることがある。とくに病初期に多い。高齢者

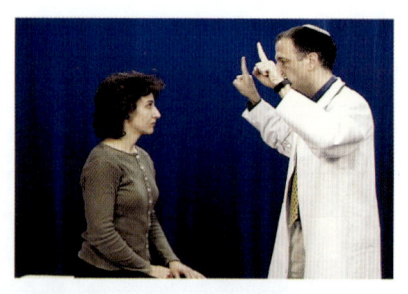

視野（ビデオ 27）

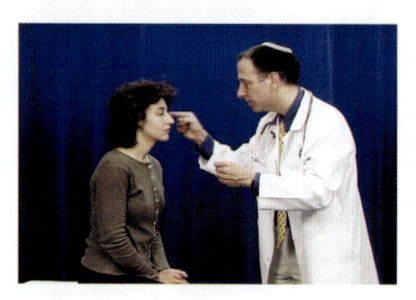

視覚刺激に対する瞬目（ビデオ 28）

の視力障害に伴う幻視はボネット症候群 Bonnet syndrome とよばれる。

臨床ポイント 11.2　視野障害の局在診断

視覚障害の時間経過とその他の特徴，例えば視覚障害が陽性現象か陰性現象か，単純か複雑かなど，視覚障害の性質が確定したら（臨床 ℗11.1），次の段階では視野のどの部分に異常があるかを判定しなければならない。ここでは最初に視野検査の方法を述べ，次に個々の視野障害の病変局在について考察する。

▶視野検査

簡易の**視野検査**は，**対面法 confrontation testing** によってベッドサイドで実施できる（ビデオ 27）。検者は，患者の一方の眼を遮蔽して左右の眼を別々に検査する。患者に検者の眼をみるように指示しながら，検者は指や綿棒などの視標を患者と検者の中間に保持する。このようにして，検者の視野も同時に検査する。検者は患者が正面をみているかどうかを注意深くチェックしながら，視野の四分領域を検査する。指を動かしたり揺らしたりするほうがみえやすいが，軽度の視力低下の領域を検出する感度は低くなる。検査の途中で左右の視野に同時に指を提示して消去を検査する。消去は視覚性無視の徴候である（臨床 ℗19.9）。慣習的に，右眼の視野をページの右側に記録して，自分自身の視野をのぞいているように記載する（図11.1）。非協力的な患者や嗜眠傾向の患者では，**視覚刺激に対する瞬目反応 blink to visual threat** を用いる

視野

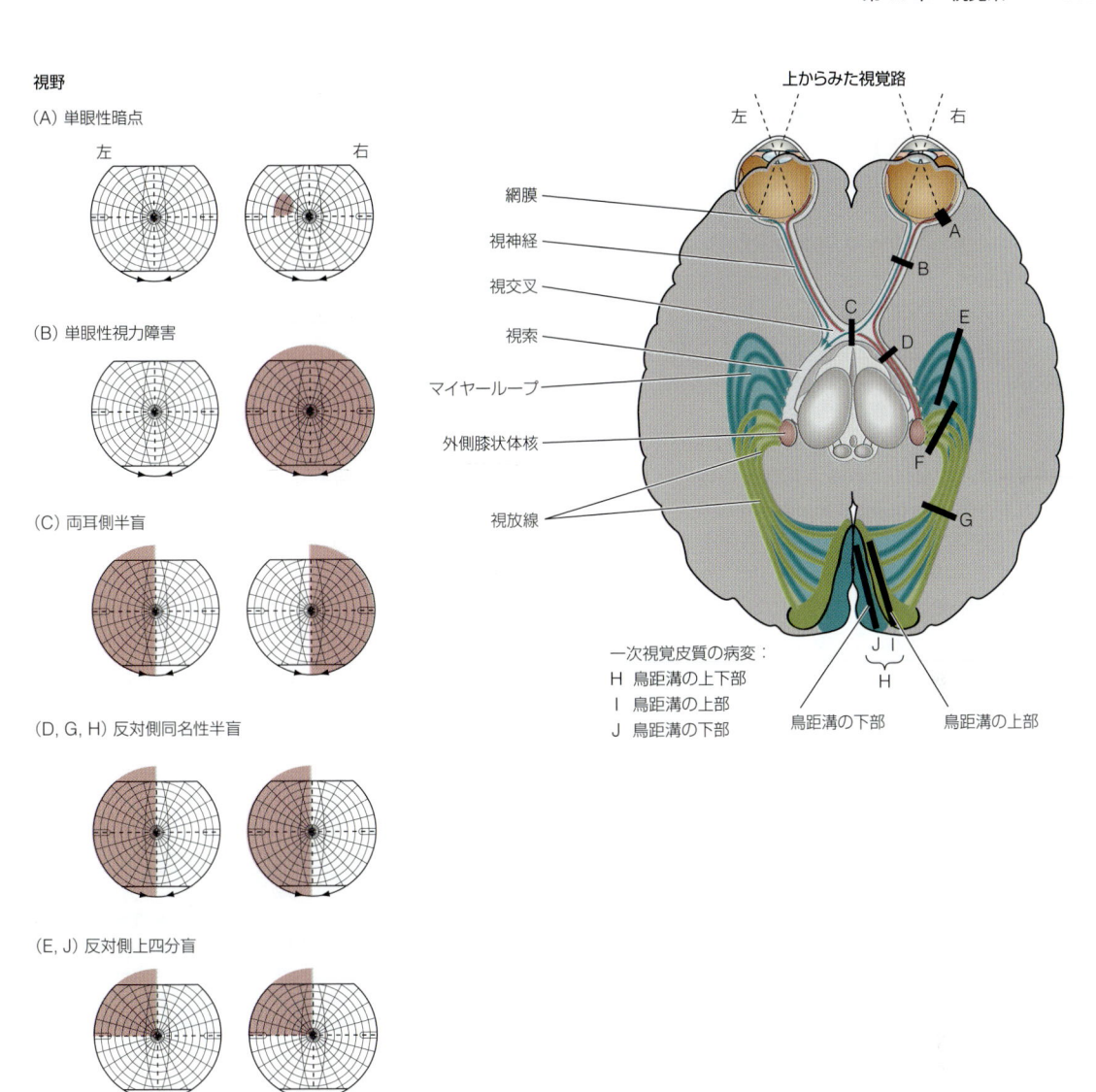

(A) 単眼性暗点

左　　　　　　　右

(B) 単眼性視力障害

(C) 両耳側半盲

(D, G, H) 反対側同名性半盲

(E, J) 反対側上四分盲

(F, I) 反対側下四分盲

上からみた視覚路

左　　　　　　　右

網膜
視神経
視交叉
視索
マイヤールーブ
外側膝状体核
視放線

一次視覚皮質の病変：
H　鳥距溝の上下部
I　鳥距溝の上部
J　鳥距溝の下部

鳥距溝の下部　　　鳥距溝の上部

図 11.15　一次視覚路の病変によって生じる視野異常。（左）いろいろな位置の病変（右図の黒線）に伴う視野欠損を A～J に示す。視覚路は右の図に示す

と，おおまかな視野の範囲が検査できる（ビデオ 28）。
　必要に応じて，もっと**正式な視野検査法**も行われる。**ゴールドマン視野計 Goldmann perimetry** を用いる検査法では，患者の正面のスクリーンに大きさと強度が異なる小さな光を映して視野を検査する（**図11.2**）。正常の視野は鼻側と上方に 60° のひろがりがあり，下方と耳側にはもう少し広い。人の手で行うゴールドマン視野計に加えて，コンピューターで自動化された視野計も普及しつつある。しかし，自動視野計は通常中心 30° の視野しか測定できない。

▶ **視野障害**

　暗点の位置と形，暗点が単眼性か両眼性か，などの情報は視覚路の病変局在を決定するために最も重要な情報の一部である。**図 11.15** は，網膜から一次視覚皮質までの視覚路のどこに病変があれば，どんな症状があらわれるかをまとめたものである。この点についてはすでに述べてきたが，ここでもう一度復習する。網膜病変は**単眼性暗点 monocular scotoma**（**図 11.15**A）を生じ，病変の位置とひろがりに応じた位置，大きさ，形を示す。一般的な原因には網膜梗塞（**臨床 ⓟ11.3**），

11

出血，変性，感染などがある。重篤な病変では網膜全体に傷害が及び，**単眼性視力障害 monocular visual loss** の状態となる（図 11.15B）。網膜疾患以外にも，数多くの眼の病気が単眼性視力障害の原因となる（詳細は他書を参照）。

視神経の病変も単眼性視力障害や単眼性暗点を生じる（図 11.15A，B）。障害の程度は，病変の重篤度に応じて部分的かつ不完全になることもある。一般的な原因には，緑内障，視神経炎，頭蓋内圧亢進，前虚血性視神経ニューロパチー，視神経グリオーマ，シュワン細胞腫，髄膜腫，外傷などがある。

視交叉は下垂体の近傍に位置し（図 17.2B），この領域の病変によって圧迫される。視交叉の傷害は典型的には**両耳側半盲 bitemporal hemianopia** を起こす（図 11.15C）。実際は図に示すよりも左右差が大きいことが多い。この領域の一般的な病変には，下垂体腺腫，髄膜腫，頭蓋咽頭腫，視床下部グリオーマなどがあるが，この領域にはその他にも多くの病変が起こりうる。

視索，LGN，視放線，視覚皮質などの**視交叉後部病変 retrochiasmal lesion** は，通常，**同名性 homonymous** 視野障害を起こす。同名性視野障害とは両眼の同じ視野領域に障害があることを意味する。しかし，両眼からの線維が視索や LGN で完全に混じりあうわけではないので，視交叉後部であってもその前方部の病変では左右の視野障害が完全には一致せず，視覚皮質の病変では完全に一致する傾向にある。

視索病変は比較的まれで，**反対側の同名性半盲 contralateral homonymous hemianopia** を起こす（図 11.15D）。可能性がある病変としては，腫瘍，梗塞，脱髄などがあげられる。

外側膝状体の病変も通常は反対側の同名性半盲を伴う（図 11.15D）が，鍵穴状の扇形視野欠損 sectoranopia のようなもっとまれな視野障害をきたすこともある。可能性がある病変には，腫瘍，梗塞，出血，トキソプラズマ症やその他の感染症などがある。

視放線の病変には梗塞，腫瘍，脱髄，外傷，出血などがある。次項で述べるように，中大脳動脈（MCA）下枝梗塞のような側頭葉病変は，側頭葉内でループ（マイヤーループ；図 11.8）を描くところで視放線下部を遮断する。したがって，側頭葉病変は**反対側の上四分盲 contralateral superior quadrantanopia**（図 11.15E），すなわち「空のパイ」視野欠損を起こす。一方，MCA 上枝梗塞のような頭頂葉病変では，頭頂葉を通過する視放線上部が遮断される（図 11.8）。したがって，頭頂葉病変は典型例では**反対側の下四分盲 contralateral inferior quadrantanopia**（図 11.15F），すなわち「床のパイ」視野欠損が生じる。視放線全体を侵す病変では反対側の同名性半盲が起こる（図 11.15G）。

一次視覚皮質を傷害する病変には，後大脳動脈（PCA）梗塞，腫瘍，出血，感染，後頭極の外傷などがある。鳥距溝の上方を侵す病変で反対側の下四分盲（図 11.15I）が起こるのに対して，鳥距溝の下方を侵す病変では反対側の上四分盲（図 11.15J）が生じる。一次視覚皮質全体を侵す病変は反対側の同名性半盲を起こす（図 11.15H）。比較的小さな病変は，反対側視野の対応する部位に同名性暗点を生じる（図 11.9）。

視覚路の部分的な病変で，**黄斑回避 macular sparing** という現象がみられることがある（図 11.16）。これが起こるのは，視神経から視覚皮質まで，中心窩に対応する部分が中心窩の実際の大きさに比べてかなり大きいためである（例として図 11.9 を参照）。黄斑回避は視覚皮質病変でも起こる。後頭極の黄斑投影部分には，MCA か PCA からの側副血行があるからである（図 10.5）。「黄斑回避」という用語は通常大脳皮質病変に対して用いられるが，その他の病変でも中心視力が比較的保たれることがある。例えば，頭蓋内圧亢進の時にみられるような外部からの視神経圧迫は，**同心円状の視力障害 concentric visual loss**（狭められた視野；図 11.16A）をもたらす。

視覚連合皮質の病変による高次視覚処理の障害については第 19 章で述べる。

> **復習問題**
>
> まず初めに図 11.15 の視野の図をすべて隠そう。脳の図の A～J で示した部位に病変がある場合，それぞれどのような視野になるか描いてみよう。次に，脳の図を隠して，左の図に示した視野障害の一つ一つのパターンについて，可能な責任病巣をすべてあげよ。

臨床ポイント 11.3　視覚路の血液供給と虚血

網膜の血液供給を主に担当するのは，内頸動脈の膝部の直上から起こる**眼動脈 ophthalmic artery** の枝である（図 10.2A）。**眼底鏡 ophthalmoscope** を用いると網膜動脈と静脈が視神経乳頭からあらわれるところがよくみえる（ビデオ 25，図 5.17）。眼動脈とその枝に血流障害が生じる主な原因には次の 3 つがある。(1) **塞栓 embolism**：同側の内頸動脈の狭窄部から動脈硬化組織が剥がれて塞栓を起こすことが多い。(2) **狭窄 stenosis**：糖尿病，高血圧，頭蓋内圧亢進に伴うことが多い。(3) **血管炎 vasculitis**：側頭動脈炎でみられる。

中心網膜動脈閉塞 central retinal artery occlusion は網膜全体の梗塞を起こし，**網膜動脈分枝閉塞 branch retinal artery occlusion** はその枝によって灌流される扇形の網膜部分の梗塞を起こす。網膜動脈には，普通 2 本の主要な枝がある。1 本は網膜の上半分，もう 1 本は下半分に血液供給する。したがって，片眼

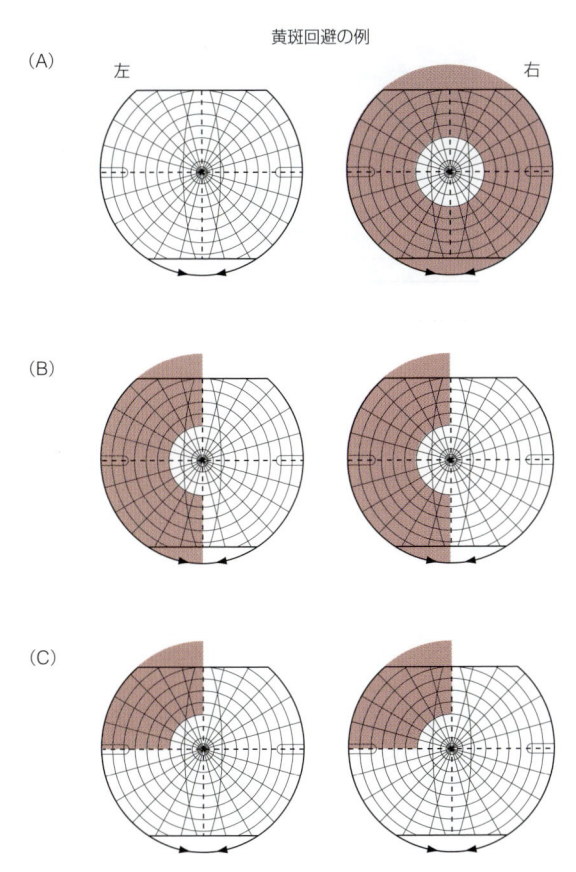

図 11.16　**黄斑回避の例。**（A）慢性頭蓋内圧亢進症や網膜色素変性症などによる「単眼性同心円状視野障害」のパターン。（B）右後大脳動脈梗塞で後頭極が傷害されずに残った場合の「黄斑回避を伴う左同名性半盲」のパターン。（C）右鳥距溝下部の病変で後頭極が傷害されずに残った場合の「黄斑回避を伴う左上四分盲」のパターン

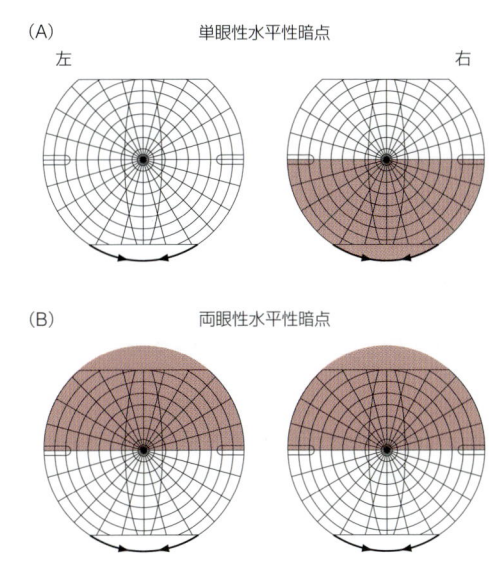

図 11.17　**水平性暗点。**（A）塞栓による右眼動脈閉塞の時の「単眼性水平性暗点」のパターン。（B）舌状回（鳥距溝下部）に血液供給する後大脳動脈（PCA）の枝が両側性に閉塞した時の「両眼性水平性暗点」のパターン

の**水平性暗点 altitudinal scotoma** はこの枝のどちらかの閉塞による（**図 11.17**）。もっと小さな枝の閉塞では小さな単眼性暗点が起こる（**図 11.15A**）。塞栓による一過性の網膜動脈閉塞は，**一過性黒内障 amaurosis fugax** という網膜の一過性虚血発作（TIA）を起こす。患者には約 10 分間，片眼の眼前暗黒感や視力消失が起こり，「窓のブラインド」が降ろされているようだと話す患者もいる。この状態は他の TIA に準じて対処する必要がある（**臨床⑩10.3，10.4**）。網膜梗塞や脳梗塞の警告サインである可能性が否定できないからである。一過性黒内障の原因として多いのは，動脈-動脈塞栓を起こす同側の内頸動脈狭窄症（**臨床⑩10.5**）である。

視神経前部への血液供給が障害されると**前部虚血性視神経ニューロパチー anterior ischemic optic neuropathy（AION）**という状態になる。この疾患は，50 歳以上の患者に突然の視力障害をもたらす原因として比較的多い。視神経前部は眼動脈の枝である**短後毛様体動脈 short posterior ciliary artery** によって血液供給される。AION の一型である動脈炎性 AION は**側頭動脈炎**に伴って起こり，視力障害を防ぐために迅速にステロイド剤で治療する必要がある（**臨床⑩5.1**）。**非動脈炎性 AION** は動脈炎性のものより多い。非動脈炎性 AION の危険因子には，糖尿病，高血圧，高コレステロール血症，眼底鏡での陥凹/乳頭径比 cup-to-disc ratio の減少などがある。おそらく夜間低血圧によると思われるが，通常は起床時に起こることが多く，単眼の無痛性の視力低下を伴う。非動脈炎性 AION の病態生理は動脈硬化に関係しているらしい。現在のところ最も重要な治療は予防的に危険因子を回避することである。

視索や視交叉や視神経の頭蓋内部分は，前大脳動脈（ACA），中大脳動脈（MCA），前後の交通動脈などの近位部から起こる細い多数の枝から血液供給を受ける。したがって，臨床的に重要な梗塞はこれらの部位には起こりにくい。

LGN は，数個の血管から多くの枝によって血液供給される。そのような血管には，前脈絡叢動脈（内頸動脈の枝），視床膝状体動脈，後脈絡叢動脈（後大脳動脈の枝）などがある。外側膝状体の梗塞は通常反対側の同名性半盲を起こすが（**図 11.15D**），先に述べたように，もっとまれな型の視野障害が起こることもある。また，近くの内包後脚や視床体性感覚性放線が傷害されると，反対側の片麻痺や半身感覚障害が起こる（**図 6.9B，図 10.8B**）。

視放線は頭頂葉と側頭葉を走行するが，それぞれ中

大脳動脈の上枝と下枝の梗塞で傷害される（図11.8，図10.1，表10.1）。頭頂葉における視放線上部の傷害では反対側の下四分盲（図11.15F）が，側頭葉のマイヤールーブの傷害では反対側の上四分盲（図11.15E）がそれぞれ起こる。

一次視覚皮質は後大脳動脈（PCA）によって血液供給される（図10.5）。一次視覚皮質全体の梗塞は反対側の同名性半盲を起こす（図11.15H）。小さな梗塞は反対側の小領域の同名性視野障害を起こす（図11.15I, J，図11.16C）。両側のPCAに血液供給する脳底動脈（図10.3）の疾患では，両側PCA領域の虚血や梗塞が起こることがある。両側の水平性暗点（図11.17B）があれば，両側の梗塞やTIAの原因となる椎骨脳底動脈循環不全が強く疑われる。

下後頭・側頭葉の視覚連合皮質（「なにを？」の視覚経路；図11.11B）はPCAによって血液供給される（図10.5）。外側頭頂・後頭葉の視覚連合皮質（「どこに？」の視覚経路）はMCA-PCAの境界領域にある（図10.5，図10.10）。下後頭・側頭葉と背外側頭頂・後頭葉の視覚連合皮質の梗塞は，それぞれ特徴的な高次視覚処理の障害を呈するが，この点については第19章で述べる（臨床Ⓟ19.12）。

臨床ポイント11.4　視神経炎

視神経炎 optic neuritisは視神経の炎症性脱髄性疾患で，疫学的にも病態生理学的にも多発性硬化症と関係が深い（臨床Ⓟ6.6）。多発性硬化症と同じく，発症の平均年齢は30歳代で，45歳以降の発症はめずらしく，男女比は約1：2である。注意深く経過観察すると，視神経炎単独のエピソードをもつ患者の約50％以上が後に多発性硬化症を発症する。

発症時の一般的な症状には，眼痛，とくに眼球運動時の痛みと単眼性の視覚障害がある。視覚障害は，典型的には単眼性の**中心性暗点**（視野の中心の視力障害）や視力低下や色覚障害などである。重症例では片眼の完全失明も起こる。炎症が眼底に及べば，眼底鏡検査で視神経乳頭の腫脹が観察されるようになり，**乳頭炎 papillitis**に移行する。眼底が正常で，完全に**球後神経炎 retrobulbar neuritis**の状態にとどまっていることもある（「球後」は眼球の後ろの意味）。**蒼白視神経乳頭 optic disc pallor**の所見があれば，過去の視神経炎の既往が疑われる。

中心視覚における錐体の機能異常を検出するかなり高感度の方法がある。それは**赤色不飽和化 red desaturation**を検査する方法で，患者に明るい赤色の対象をみせて，左右の眼でどのようにみえるか比較しても

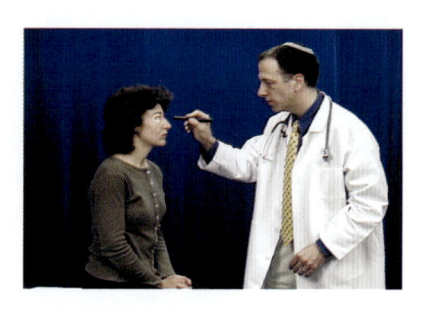

交互点滅対光反射試験（ビデオ30）

らう（ビデオ26）。視神経炎の既往がある患者や現在罹患している患者では，患側眼の像がぼやけてみえることが多い。視神経の機能異常を検出するもう一つの有効な方法は，**交互点滅対光反応試験 swinging flashlight test**を行って**求心性瞳孔異常**をテストすることである（ビデオ30，臨床Ⓟ13.5）。さらに，**視覚誘発電位 visual evoked potential**を行えば，視覚路の伝導異常が証明できる。この検査では，移動する縞模様を患者にみせて，後頭葉上の頭皮に装着した電極で，誘発電位波形を導出する。視覚誘発電位の正常の潜時は115ミリ秒以下である。電位が正常で潜時が延長する場合は，脱髄による伝導遅延が疑われる。

視神経炎の発症は急性のこともあるが，数日から数週かかって徐々に進行することもある。通常，2週間以内に回復しはじめ，6～8週以内にほぼ完全な回復がみこまれるが，回復に数カ月かかる場合もある。症例によっては永続的な視力障害が残ることがあり，とくに反復する例でその傾向が強い。約1/3の例で再発がある。鑑別すべき病態には，網膜動脈閉塞，前部虚血性視神経ニューロパチー，急性緑内障，圧迫性・浸潤性病変などがある。視神経炎単独の場合，高用量静脈内ステロイド治療を行えば，視覚障害の期間を短縮できると報告されている。ただし，長期予後には影響しないとされている。頭部MRIを行って脱髄斑の有無を検討すれば，多発性硬化症への移行の危険性をある程度予想することができる。

典型的な臨床像がある多くの患者では，それ以上の精密検査の必要はない。しかし，45歳以降の発症，眼痛の欠如，両側性の症状，迅速な回復の欠如など，非定型的な特徴があれば，精密検査が必要になる。ガドリニウムによる造影MRIによって，圧迫性や浸潤性の病変を除外する。また，赤血球沈降速度，ライム抗体価，梅毒血清検査，EBウイルス，HIVウイルス，ビタミンB$_{12}$，葉酸などの血液検査，リウマチ性疾患に対する血清検査，必要があれば腰椎穿刺などを行う。

症　例

症例 11.1　片眼の暗点

●症例要約

　67 歳の男性。ある朝起床して浴室の照明をつけた時，**視野の上方に濃紫褐色の点**があることに気づいた。この点は**右目を閉じると消失**した。次の週になっても改善しなかったので眼科医を受診した。初回の診察では，**右頸動脈に軽度の血管雑音**があり，視野検査で**右眼の上鼻側四分視野に暗点**があった（図 11.18）。

●局在診断と鑑別診断

　太字で上に示した症候から，病変はどこにあると考えられるか。最も可能性の高い診断名は何か。他の疾患の可能性はないか。診断のために次に何を行えばよいか。

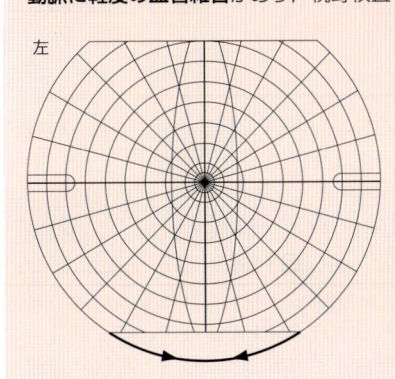
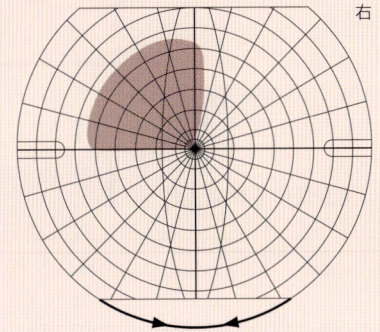

図 11.18　視野。対面法で検査した

考察

　本例の鍵となる症候は以下の通り。

- **右眼の上鼻側四分視野の暗点**
- **右頸動脈の血管雑音**

　本例にみられた単眼性の暗点は，右眼の網膜の病変によって起こる（臨床Ⓟ11.2，図 11.15A）。上鼻側四分視野の視野欠損は，網膜の下耳側部分の病変によって起こる（図 11.1）。患者の年齢や右頸動脈血管雑音の存在から考えて，最も疑われる診断名は，右内頸動脈からの塞栓（臨床Ⓟ10.5）による右網膜動脈の枝の閉塞である（臨床Ⓟ11.3）。その他の可能性には出血などの網膜疾患や，前部虚血性視神経ニューロパチー（臨床Ⓟ11.3）などの視神経の疾患がある。診断のために次に行うべき検査は，眼底鏡による網膜の観察である。

臨床経過

　網膜の精査を行ったところ，右網膜の下耳側部分に蒼白の楔形領域が観察され，右網膜動脈分枝閉塞（臨床Ⓟ11.3）による梗塞巣と考えられた。患者は入院して塞栓危険因子の精密検査を受けた。頸動脈ドップラー検査や MRA で，右内頸動脈に硬い狭窄がみとめられた。患者には右頸動脈内膜除去術が行われ，以後，虚血発作は生じていない。ただし右眼の暗点は持続したままである。

症例 11.2　片眼の視力消失

●症例要約

　39 歳の男性が，ある朝起床して**左目がかすむように感じた。まるですりガラスで覆われているかのようであった。**この状態は数日かけて徐々に増悪し，**左眼の視力がほぼ消失**する程度にまでなった。眼科医受診の予約をしたが，発症 2 週後の診察時までには，患者は視力が 90%正常に戻ったように感じていた。眼痛はないが全般的な頭痛がある。検査では，眼底鏡による観察で，**左視神経乳頭がやや蒼白**であった。対光反射の検査では，**左瞳孔に光を照射した時の両側瞳孔の収縮**が，右眼に照射した時に比べて小さかった。この結果は交互点滅対光反応試験（臨床Ⓟ11.4，13.5）ではっきりと確認された。この患者の視野を図 11.19 に示す。その他の検査は正常であった。

●局在診断と鑑別診断

　1．太字で上に示した症候から，病変はどこにあると考えられるか。

　2．最も可能性の高い診断名は何か。他の疾患の可能性はないか。

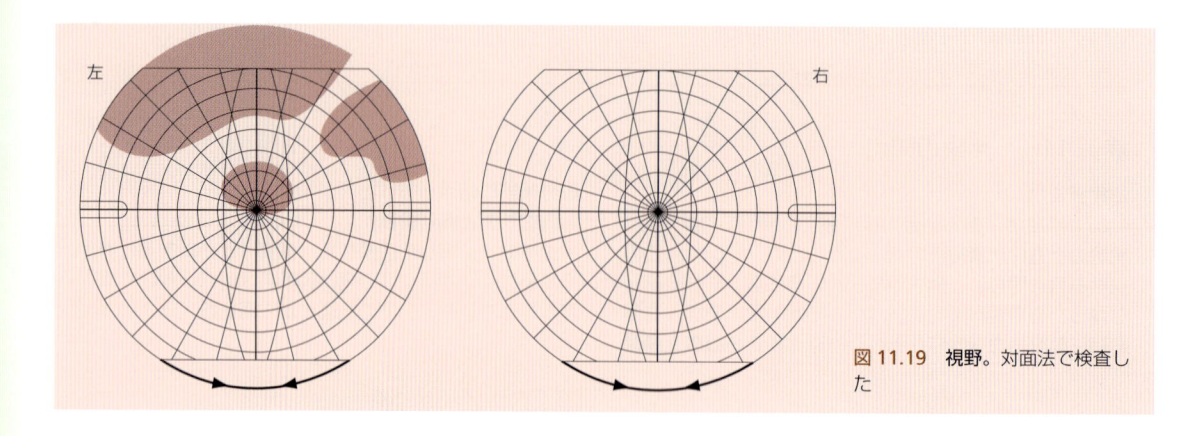

図 11.19 視野。対面法で検査した

考察

1. 本例の鍵となる症候は以下の通り。

- **左眼の単眼性視力障害，後に単眼性中心性暗点にまで改善**
- **左求心性瞳孔異常**
- **左蒼白視神経乳頭**

単眼性視力障害や単眼性暗点は，眼，網膜，視神経など視交叉よりも前方の病変で起こる（臨床Ⓟ11.2；図11.15A，B）。左眼の求心性瞳孔異常（臨床Ⓟ11.4，13.5）もこの病変局在を支持する。眼底鏡検査では，左視神経乳頭を除けば眼や網膜に異常はなかった。視神経乳頭は視神経が網膜に入る入り口の部分である（図11.1）。左視神経乳頭が蒼白であったことから，視神経病変の既往が疑われる。

最も疑われる**臨床病変局在**は，左視神経である。

2. 患者が比較的若年であること，数週以内に改善があったこと，特徴的な中心性暗点の存在などから判断して，最も可能性が高い診断名は左眼の視神経炎である（臨床Ⓟ11.4）。赤色飽和試験はこの患者では行われていないが，もし行われていたら異常な検査結果が得られていたであろう（ビデオ26）。その他の可能性として，小血管性疾患による視神経の虚血性病変（前部虚血性視神経ニューロパチー）も考慮に入れる必要がある。しかしこの病態は糖尿病や高血圧がある高齢者に多い（臨床Ⓟ11.3）。視神経を圧迫したり視神経に浸潤したりする腫瘍性病変（髄膜腫，視神経グリオーマ，リンパ腫，転移性腫瘍）や炎症性疾患（サル

コイド，ライム病）も否定できないが，これらの病態では通常自然寛快はない。

臨床経過

視覚誘発電位（臨床Ⓟ11.4）では，右眼の潜時が104ミリ秒，左眼の潜時が148ミリ秒であった（正常では115ミリ秒以下）。MRIでは視神経の浸潤性病変や圧迫性病変をみとめなかったが，T2高信号領域が脳室周囲に散在していた。この所見は脱髄巣を疑わせる（臨床Ⓟ6.6）。患者にさらにくわしくたずねると，昔の別のエピソードが明らかとなった。5年前，患者には今回と同じような視力障害のエピソードが左眼にあり，数週間で自然に改善した。おそらく，視神経炎のエピソードであろう。この既往によって，蒼白視神経乳頭が今回観察された理由が説明できる。蒼白視神経乳頭が観察されるようになるまでには時間がかかるからである。また，患者には両手の指先にピリピリ感が起こることもあり，スムーズに歩きにくいと感じたこともあった。多発性硬化症の可能性が患者とその家族に説明された（臨床Ⓟ6.6）。2年後に複視，左上下肢の感覚低下，不安定歩行，頻尿が出現したので，最終的に多発性硬化症の診断が確定した。MRIでは新しいT2高信号領域が右延髄にみとめられ，腰椎穿刺で2本のオリゴクローナルバンドが検出された（臨床Ⓟ5.10）。症状は5日以内に自然に消退した。再発寛快を繰り返す多発性硬化症の治療のために，患者にはβインターフェロン療法が開始された（臨床Ⓟ6.6）。

症例 11.3　月経不順と両耳側半盲

●症例要約

　50 歳の女性が数カ月にわたって続く視力障害のために眼科医を受診した。視力障害のため，自動車の運転ができなくなってしまった。既往歴には**長期にわたる月経不順と不妊症**がある。検査では，**両側の耳側視野に視力**障害がみとめられた（**図 11.20**）。

●局在診断と鑑別診断

　太字で上に示した症候から，病変はどこにあると考えられるか。最も可能性の高い診断名は何か。他の疾患の可能性はないか。

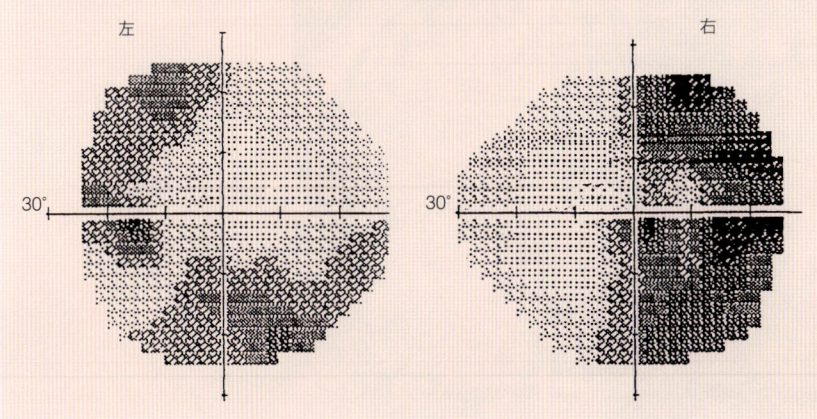

図 11.20　視野。自動コンピューター視野測定装置で検査した

11

考察

　本例の鍵となる症候は以下の通り。

- **両耳側半盲**
- **長期間の月経不順と不妊症**

　両耳側半盲は視交叉の病変で起こる（**臨床 P11.2**，**図 11.15C**）。他の視交叉病変の患者と同様，本例の患者でも，両耳側半盲が完全に左右対称ではなかったことに注意してほしい。月経不順と不妊症の既往は内分泌疾患の可能性を疑わせ，病変が下垂体と視交叉の近くにあることを支持する。最も可能性の高い診断名は下垂体腺腫である（**臨床 P17.1**）。トルコ鞍や鞍上部のその他の腫瘍や腫瘤でも同様の症状が起こる。髄膜腫，頭蓋咽頭腫，視神経グリオーマや視床下部グリオーマ，リンパ腫，サルコイドなどである。

臨床経過と神経画像

　頭部 MRI（**画像 11.3A，B**）では，均質に造影される病変が鞍上部にみとめられ，視交叉を圧迫していた。「硬膜尾」が腫瘤に連続していることに注目してほしい。腫瘤が髄膜由来であることを物語っている。患者は脳外科医に紹介され，腫瘍切除の目的で入院した。手術は右前頭骨と側頭骨からの到達法で行われた。腰槽から髄液を排出することによって側脳室を部分的に縮小させ，前頭葉をそっと持ち上げて腫瘍から分離した。腫瘍は鞍隔膜（**図 5.9**）と蝶形骨前部の硬膜から起こっていた。近くの血管，視神経，下垂体茎を傷つけないように注意して，確認できるすべての腫瘍部分を切除した。病理学的には髄膜腫であった。術後，患者は劇的に改善し，6，7 カ月の間に外側視野障害もほぼ完全に回復した。

症例 11.3　月経不順と両耳側半盲

画像 11.3 A，B　視交叉を圧迫する鞍上髄膜腫を示す頭部 MRI。（A）T1 強調画像冠状断。下垂体のすぐ背側に髄膜腫があって，視交叉を下から圧迫している。（B）ガドリニウム造影後の T1 強調画像冠状断。比較的均一な造影増強効果，髄膜との密接な関係，硬膜表面に沿って徐々に薄くひろがる進展様式（「硬膜尾」）など，特徴的な髄膜腫の所見がみとめられる。（A）と同じく，腫瘍が下から視交叉を圧迫している像が観察される

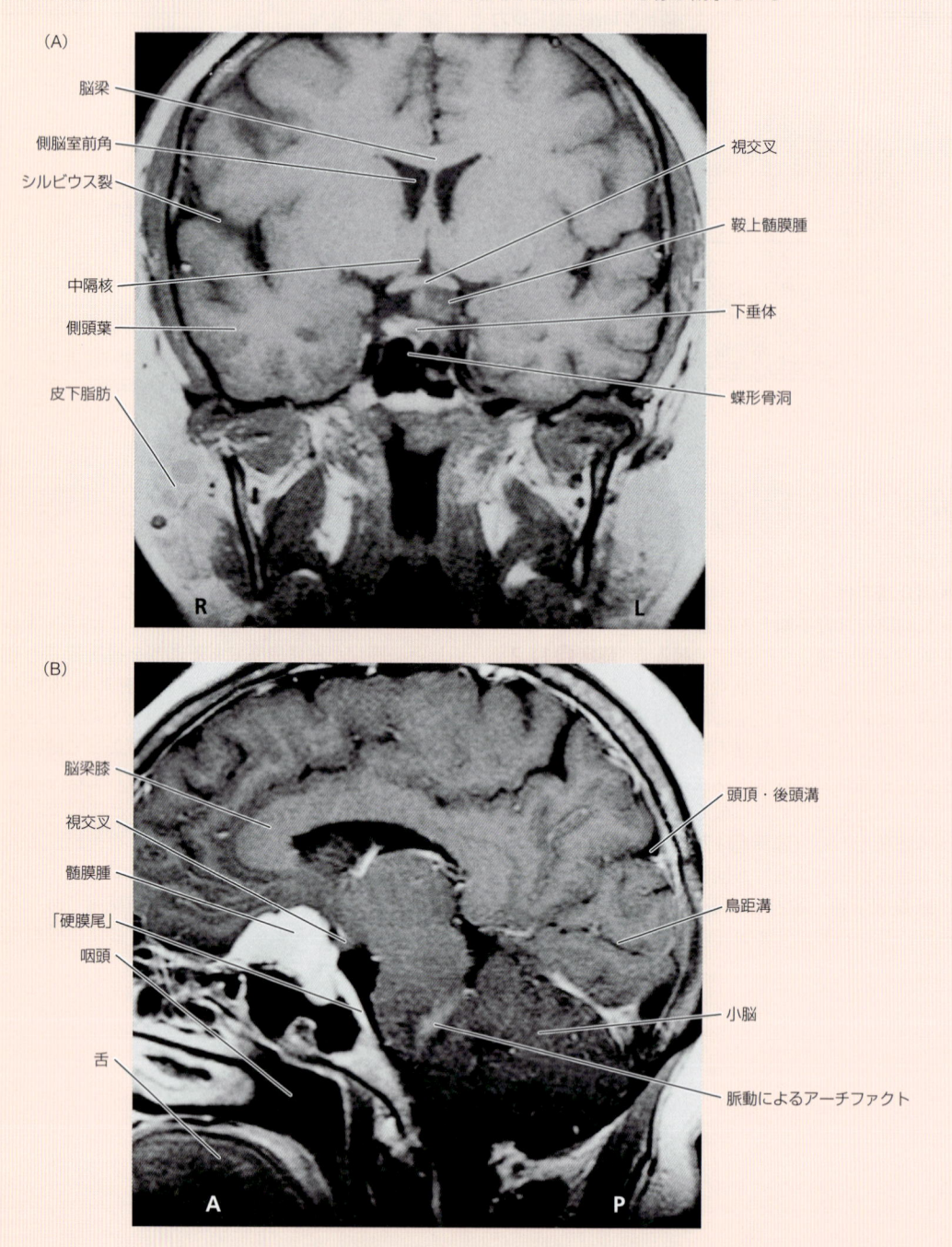

（A）

脳梁
側脳室前角
シルビウス裂
中隔核
側頭葉
皮下脂肪

視交叉
鞍上髄膜腫
下垂体
蝶形骨洞

R　　　　L

（B）

脳梁膝
視交叉
髄膜腫
「硬膜尾」
咽頭
舌

頭頂・後頭溝
鳥距溝
小脳
脈動によるアーチファクト

A　　　　P

症例 11.4　側頭葉腫瘍治療後の半盲

●症例要約

29歳の男性が，**左視野障害の増悪**のために神経眼科医に紹介されてきた。既往歴には，5，6年前からの嗅覚性前兆を伴う複雑部分発作がある。1年前，MRIで左側頭葉腫瘍がみつかった。手術で，腫瘍はオリゴアストロサイトーマと判明した。患者には化学療法と放射線療法

が行われ，最初のうちはよく反応した。現在，検査では**左同名性半盲**がみとめられるのみである（図11.21）。

●局在診断と鑑別診断

太字で上に示した症候から，病変はどこにあると考えられるか。最も可能性の高い診断名は何か。他の疾患の可能性はないか。

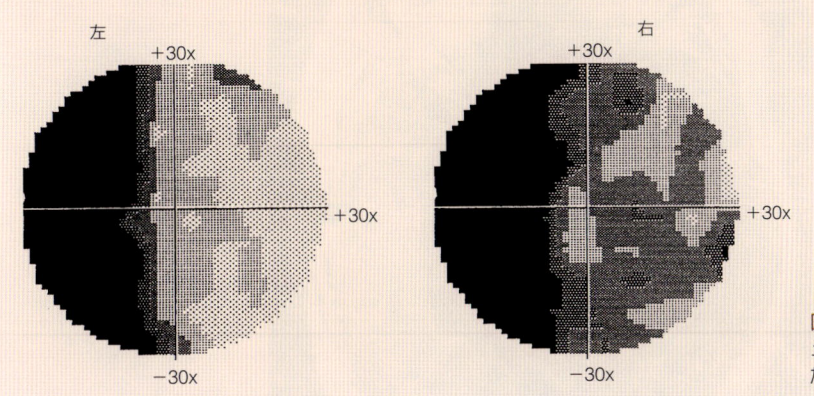

図11.21　視野。自動コンピューター視野測定装置で検査した

考察

本例の鍵となる症候は以下の通り。

●左同名性半盲

左同名性半盲は，視交叉より後部の右側の視覚路のどこに病変があっても起こる。例えば，視索，外側膝状体核，視放線，一次視覚皮質などである（臨床 P 11.2，図11.15D，G，H）。腫瘍の既往から判断して，最も可能性の高い診断名は，上記の右視覚路の1カ所以上を侵す腫瘍再発である。原発腫瘍は左側頭葉であったので，切除腫瘍からかなり離れた部位での再発を考えなければならない。可能性としては低いが，遅発性放射線誘発性壊死，出血，梗塞，脱髄，脳膿瘍なども考慮に入れる必要がある。

臨床経過と神経画像

頭部MRI（**画像11.4A，B**）では，異常に造影増強される領域が，右視索から右外側膝状体核にかけて観察された。患者は入院して高用量のステロイド投与を受けたが，あまり改善しなかった。次の2週間にわたって視力は悪化しつづけたので，再入院のうえ，右側頭葉の造影増強部位の定位的脳生検を受けることになった。生検の結果は悪性アストロサイトーマであった。化学療法が行われたが，悪化の経過をたどり左片麻痺も進行した。最終的に，患者は緩和ケアのためにホスピスに転院した。

症例 11.4　側頭葉腫瘍治療後の半盲

画像 11.4 A, B　右視索を巻き込む腫瘍を示す頭部 MRI。ガドリニウム造影後の T1 強調画像軸位断。（A）と（B）は下から上に向かう隣接する 2 断面

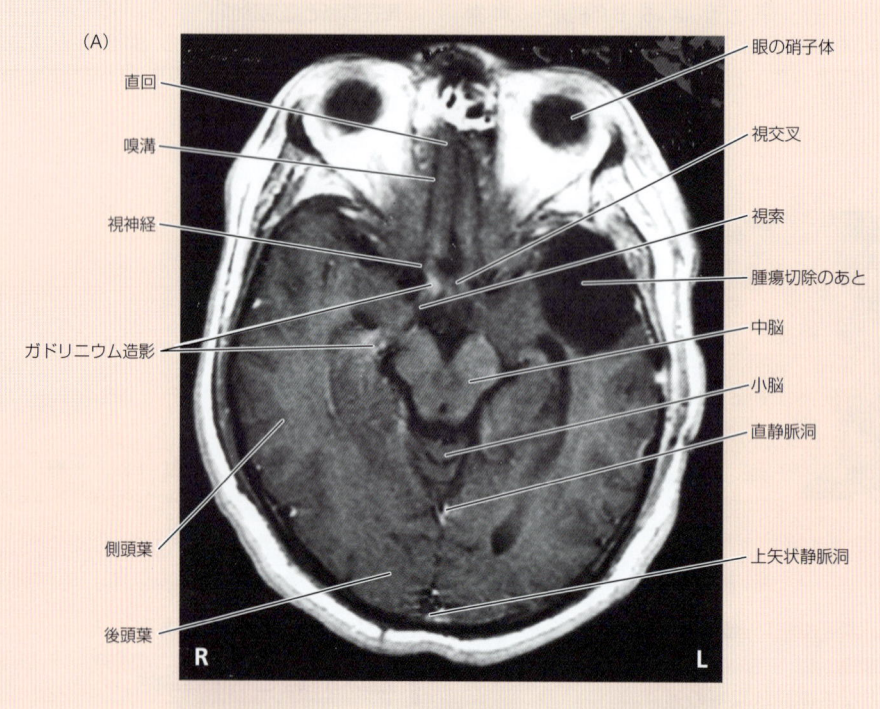

（A）
- 直回
- 嗅溝
- 視神経
- ガドリニウム造影
- 側頭葉
- 後頭葉
- 眼の硝子体
- 視交叉
- 視索
- 腫瘍切除のあと
- 中脳
- 小脳
- 直静脈洞
- 上矢状静脈洞

R　L

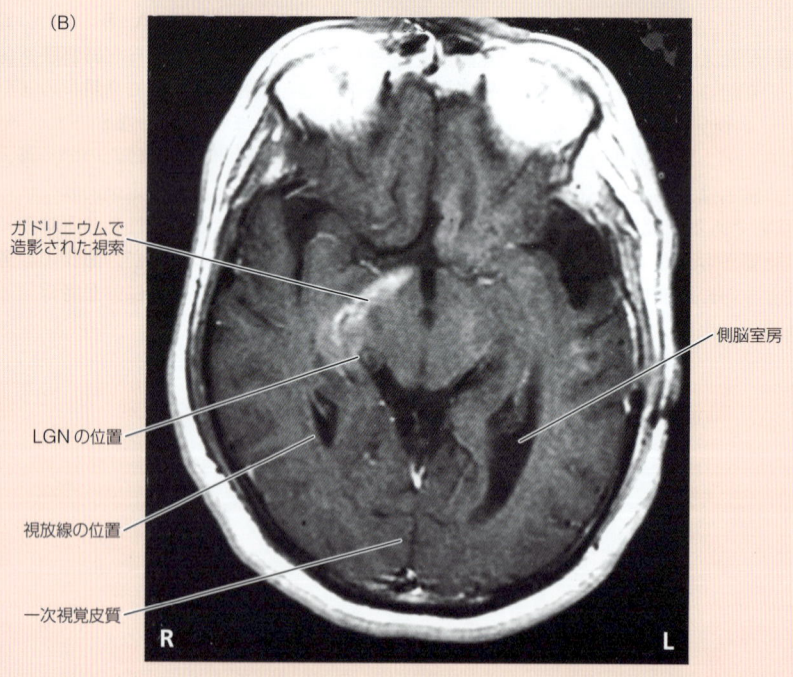

（B）
- ガドリニウムで造影された視索
- LGN の位置
- 視放線の位置
- 一次視覚皮質
- 側脳室房

R　L

症例 11.5　片頭痛後の視力障害が疑われた例

●症例要約

57 歳の右利きの男性が，4 カ月前から続く頭痛を訴えて，数回にわたって救急外来を受診した。**両側か右側の後頭部に拍動痛**があり，視野に**ジグザグの線**があらわれた。頭痛は午後に強いことが多く，非ステロイド性鎮痛剤（ナプロキセン）が有効であった。このような頭痛を経験するのは初めてで，片頭痛の家族歴もない。最近，視野障害のために左側の物体によくぶつかるようになっ

た。神経内科医を紹介され受診した。検査では**左下方の四分盲**（図 11.22）がある以外は正常であった。頭部に血管雑音は聴取しなかった。

●局在診断と鑑別診断

太字で上に示した症候から，病変はどこにあると考えられるか。最も可能性の高い診断名は何か。他の疾患の可能性はないか。

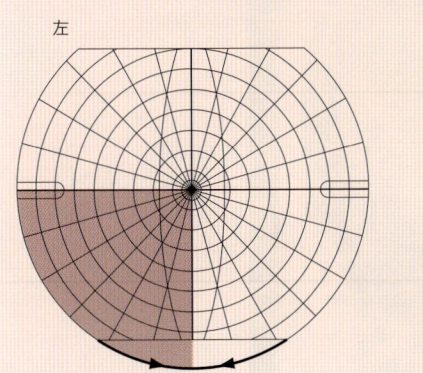

左

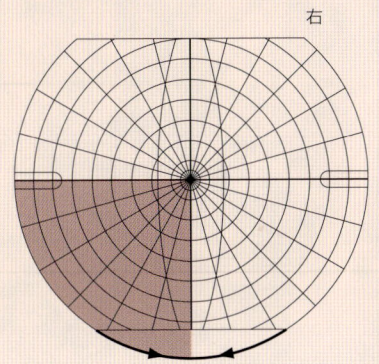

右

図 11.22　視野。対面法で検査した

考察

本例の鍵となる症候は以下の通り。

- 左下四分盲
- 右後頭部頭痛

左下四分盲は，右視放線上部か右鳥距溝上部の病変で起こる（図 11.15F, I）。右後頭部頭痛も右後頭部領域の病変を疑わせる。頭痛の性質が拍動性であることやジグザグ線を伴う閃輝暗点があることは，典型的な片頭痛の特徴に一致する（臨床❷5.1）。しかし，家族歴がない 50 代後半の男性が急に新しく片頭痛を起こすようなことは滅多にないことである。また，頭痛が常に同じ側に起こり，同じ型の視野障害が持続することも，もっと永続的な障害を示唆している。年齢からみて，片頭痛様の頭痛と視野障害の原因として最初に考慮しなければならないのは，グリオブラストーマなどの脳腫瘍か転移性脳腫瘍である。その他の可能性として，出血，梗塞，膿瘍なども考慮に入れる必要がある。注意すべき点は，脳動静脈奇形（AVM）が同じ部位に片頭痛様の頭痛を繰り返して起こすことがあるこ

とである（臨床❷5.1, 5.6）。AVM では出血や虚血や梗塞も起こり，これも局所症状の原因となる。

臨床経過と神経画像

頭部 MRI（画像 11.5A, 11.5B）では，フローボイドによる無信号領域が多発していて，右後頭葉上部の巨大 AVM と考えられた。AVM が主に鳥距溝の上部にあることに注目してほしい。反対側下方の四分視野に障害が生じた理由がよくわかる（図 11.15I）。手術適応決定のために**血管造影**が行われた。右頸動脈への造影剤の注入で，AVM の栄養血管が右 MCA の太く曲がりくねった異常な枝であることが判明した（画像 11.5C）。後循環系への造影剤の注入でも，AVM を栄養する右 PCA の異常な枝が観察された（提示せず）。AVM は数多くの小さな枝によっても栄養されていた。巨大 AVM で複雑な栄養血管をもつことから，手術や塞栓術の適応外と判断された。頭痛は自然に軽快した。その後 4 年間の経過観察では安定した状態を保っている。

症例 11.5　片頭痛後の視力障害が疑われた例

画像 11.5 A, B　右鳥距皮質上部の脳動静脈奇形（AVM）を示す頭部 MRI。T1 強調画像。（A）冠状断。（B）矢状断。黒い部分は AVM のフローボイドを示す

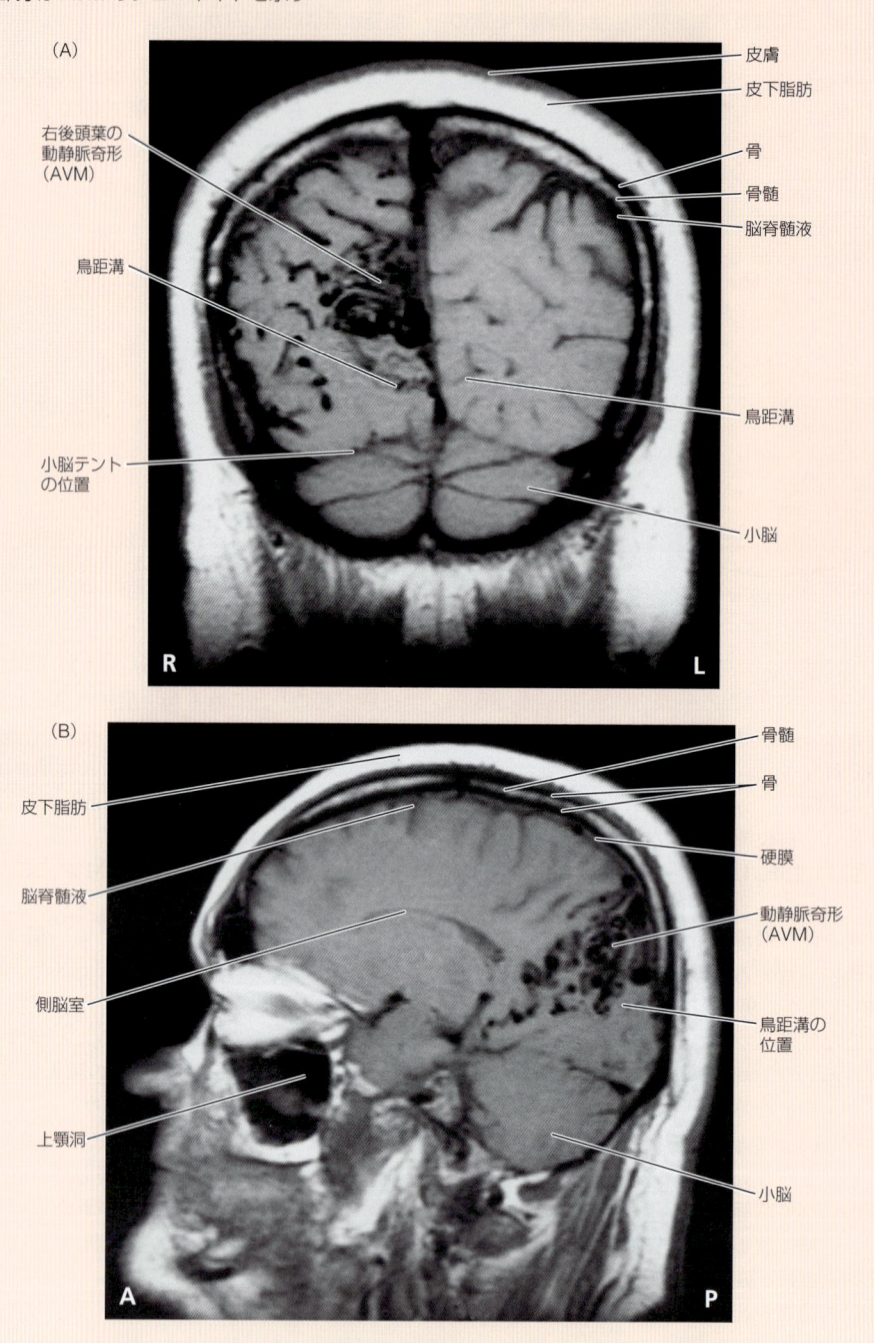

（A）

皮膚
皮下脂肪
骨
骨髄
脳脊髄液

右後頭葉の
動静脈奇形
（AVM）

鳥距溝

小脳テント
の位置

鳥距溝

小脳

R　　　　L

（B）

骨髄
骨
硬膜

皮下脂肪

脳脊髄液

側脳室

上顎洞

動静脈奇形
（AVM）

鳥距溝の
位置

小脳

A　　　　P

症例 11.5　続き

画像 11.5C　右上後頭葉皮質の脳動静脈奇形（AVM）。（C）脳血管撮影，右内頸動脈造影後の側面像。AVM は右中大脳動脈（MCA）の異常な枝によって血液供給されている

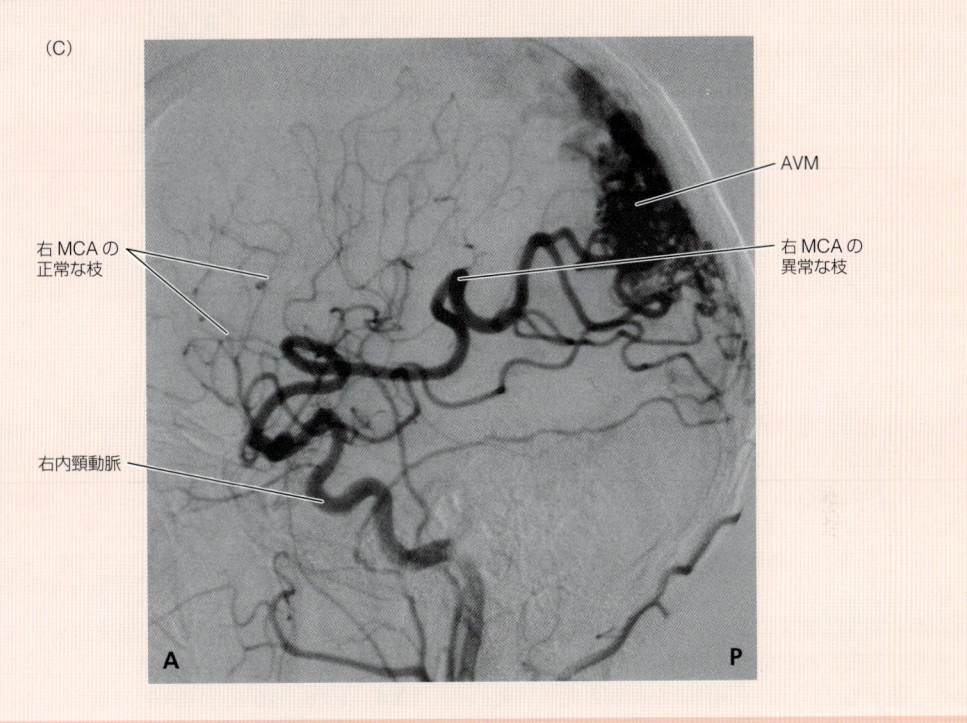

(C)

右MCAの正常な枝

AVM

右MCAの異常な枝

右内頸動脈

A　　　　P

症例 11.6　左眼の急激な視力障害

● 症例要約

心房細動と卵巣癌再発の既往がある 76 歳の女性が，急に「**左側がみえなくなった**」と訴えた。この訴えが起こったのは 5 日前，腹部腫瘍の部分切除術を受けた後で，その時抗凝固薬の服用を一時的に中断していた。視力が低下している**左側**で，**手や腕や「ワッフル」が動き回ってみえる**，とも話した。**左顔面と左上下肢の感覚障**害にも気づいていたが，この症状はすぐに消退した。神経学的検査では**左同名性半盲**が明らかとなった（図 11.23）。

● 局在診断と鑑別診断

太字で上に示した症候から，病変はどこにあると考えられるか。最も可能性の高い診断名は何か。他の疾患の可能性はないか。

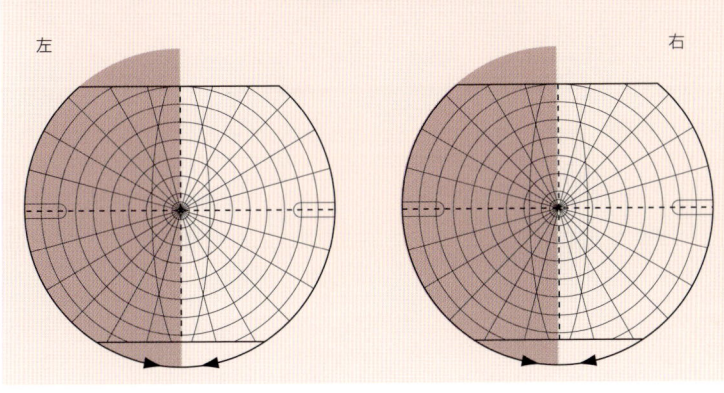

左　　　　　　　　　　　　　　　右

図 11.23　視野。対面法で検査した

考察

本例の鍵となる症候は以下の通り。

- **左同名性半盲**
- **左側幻視**
- **左顔面と上下肢の一時的な感覚障害**

症例 11.4 で述べたように，左同名性半盲は視交叉より後部の右視覚路のどこに病変があっても起こる可能性がある。すなわち，視索，外側膝状体核，視放線，一次視覚皮質である（臨床Ⓟ11.2，図 11.15D，G，H）。この患者では，心房細動に対する抗凝固療法が中断されていた時に突然発症したことから，最も疑われる原因は塞栓性梗塞である（臨床Ⓟ10.4）。視索と外側膝状体核の梗塞はまれである。右視放線の側頭葉と頭頂葉を通る 2 つの部分をともに傷害するような大きな梗塞（図 11.8，図 11.15G）だとしたら，おそらく右中大脳動脈の下枝領域全体に広がり，本例の患者にはみとめられないような重篤な半側無視と感覚障害を起こしていたであろう（表 10.1）。したがって，最も可能性の高い診断名は，右後頭葉の一次視覚皮質の梗塞である。右後大脳動脈（PCA）の塞栓が疑われる（表 10.1）。

後頭葉の脳血管障害のような急性視覚障害の患者では，有形性幻視が視覚低下の領域にみとめられることがある（臨床Ⓟ11.1）。一過性の左顔面と左上下肢の感覚障害は，右側の一次体性感覚皮質か視床の病変で起こる（図 7.9）。右 PCA 障害の疑いがあって他に障害がないことから，最も考えられる説明は，塞栓による右 PCA 近位部の一過性の閉塞であろう。右視床への枝にも閉塞が起こったに違いない（図 10.8，図 10.9）。その後，右 PCA のもっと遠位の枝に傷害がひろがり，視覚皮質への枝に永続的な閉塞が起こったものと考えられる。可能性は低いがその他の原因として考えられるのは，右後頭葉出血，右後頭葉痙攣発作，転移性脳腫瘍，脳膿瘍などである。

臨床経過と神経画像

緊急頭部 CT スキャンが行われたが，出血を含め病変をみとめなかった。最近手術を受けていることから tPA 療法の適応はなかったが，心房細動の既往があるので，静脈内抗凝固療法が行われ，引き続き経口抗凝固療法に切り替えられた。ペースメーカーを装着していたので頭部 MRI は行えなかったが，発症 6 日後の**頭部 CT スキャン**（**画像 11.6A**，**B**）では，右後頭葉皮質内側部に低吸収域がみとめられ，右 PCA 領域梗塞と考えられた。腫瘤効果があり，右側脳室の後角が圧迫されていることに注意してほしい（画像 11.6A）。幻視は数日後には消失したが，左同名性半盲が残った。

追加症例

次の項目については他章で関連症例を取り上げている。**視覚路の病変局在**（症例 5.1，5.2，5.8，10.3，10.4，10.6，10.8，10.10，10.11，14.8，17.2，19.2），**高次視覚処理の障害**（症例 19.5，19.6，19.8，19.9）。その他の関連症例については巻末の**症例索引**を検索のこと。

症例 11.6　左眼の急激な視力障害

画像 11.6 A, B　右後大脳動脈（PCA）梗塞。頭部 CT 像。A, B は下から上へスキャンした断面

(A)

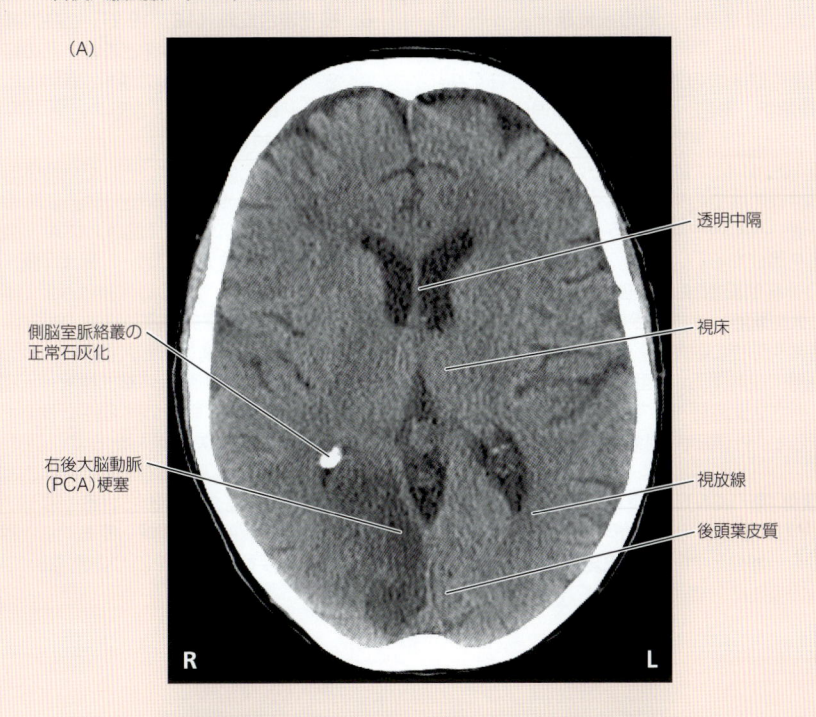

側脳室脈絡叢の
正常石灰化

右後大脳動脈
（PCA）梗塞

透明中隔

視床

視放線

後頭葉皮質

R　L

(B)

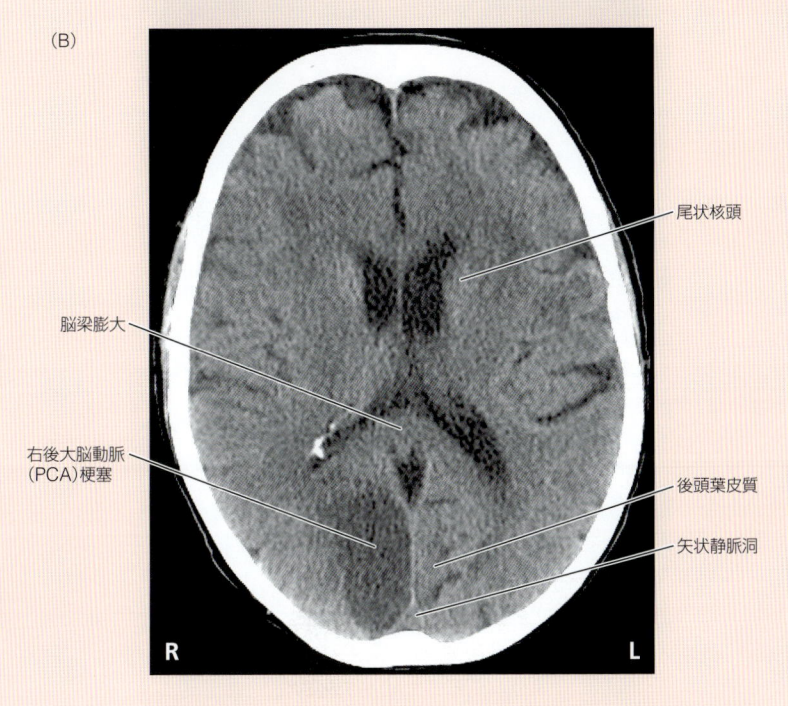

脳梁膨大

右後大脳動脈
（PCA）梗塞

尾状核頭

後頭葉皮質

矢状静脈洞

R　L

本章のまとめ

1. 本章では，網膜から視神経，視索，視床外側膝状体核，視放線，視覚皮質までの**視覚路**を扱った（図11.15）。

2. この視覚路には**3つの並列回路**があり，それぞれ，**動き/空間解析，形態，色彩**の情報処理に関係する（図11.11）。

3. **網膜**（図11.14）には数種類の細胞種がある。視細胞の**杆体**は低照度での感度が高く，**錐体**は空間時間解像度が最も高く色を感知する。**神経節細胞**は網膜の出力層を構成する。

4. 大部分の神経節細胞は大型細胞と小型細胞に分類される。**大型細胞**は大きな受容野をもち，大まかな刺激の特徴や動きに鋭敏に反応し，外側膝状体核の**大細胞性部**に投射する。**小型細胞**は大型細胞より数が多く，小さな受容野をもち，詳細な視覚や色彩に鋭敏に反応し，外側膝状体核の**小細胞性部**に投射する。

5. **外側膝状体核（LGN）**には6層が区別され（図11.7），左右の眼からの入力が異なる層に分離して入る。この分離性入力は**一次視覚皮質（17野）**の**第4層**への投射にも維持されていて，一次視覚皮質に**眼球優位円柱**が形成される（図11.12A）。

6. **視覚連合皮質**（18，19野）と**高次連合皮質**による情報処理は，**背側の「どこに？」の経路**を介して動きと空間的位置関係の解析に関与し，**腹側の「なにを？」の経路**を介して形態と色の解析に関与する（図11.11B）。

7. 一次視覚路の病変は，それぞれ特徴的な**視野障害**を呈する（図11.15）。視交叉より前の病変では単眼性障害が起こる（図11.15A，図11.16A，図11.17A）。視交叉では，外側（耳側）半視野の視覚情報を伝える両眼の鼻側線維が反対側へ交叉する。したがって，視交叉より後方の視覚路は両眼の反対側視野からの情報を伝える。したがって，視索（図11.15D），外側膝状体核，視放線（図11.8），視覚皮質の病変は，両眼の同名性（「同じ名前をもつ」の意味）の視野欠損をもたらす（図11.15D〜J，図11.16B，C）。視交叉自体の病変では両耳側（両外側の）の視野欠損がみられる（図11.15C）。視覚路の基本的解剖学を理解しておくことは，眼疾患や中枢神経疾患の臨床診断や鑑別診断にきわめて重要である。

12 脳幹Ⅰ：表面解剖学と脳神経

41歳の女性が，左耳に受話器をあてた時に何も聞こえないことに気づいた。また1年ほど前から時々，頭を動かすと部屋が微妙に回転しているような感じがあったという。左顔面に痛みがあり，舌の左側で味覚が低下し，左の角膜反射が減弱している。

この患者の症状は，脳神経障害でみられる複雑で多様な障害を示している。本章では脳神経をとりあげ，脳幹における起始核の位置，末梢への走行，そしてその様々な機能を学ぶ。

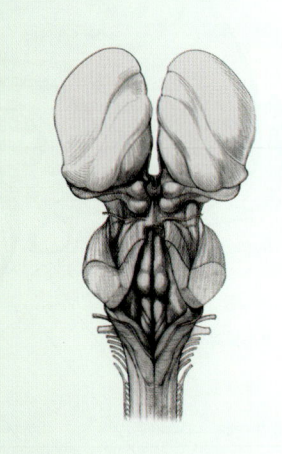

解剖学と臨床の基礎知識

脳幹 brainstem は大脳半球の基底部に位置する緻密な茎状の構造物で，脳とその他の身体部分の間を往き来するほとんどすべての情報が通る（**図12.1**）。この狭い領域は，すべての主要な感覚路，運動路，小脳路，脳神経路の通り道である。しかし，脳幹は情報の通路として働いているだけではない。脳幹には重要な固有の神経核が多数あり，脳神経，意識レベル，小脳回路，筋緊張，姿勢，心機能，呼吸機能など，数多くの重要な機能の調節に関わっている。もし脳が都市だとしたら，脳幹は中央鉄道駅と中央電力供給センターの両者を1カ所に集めたような場所ということができよう。したがって，脳幹のほんの小さな病変でもかなりの障害をもたらすことになり，運動系，感覚系，神経調節系など，複数の機能が障害されることが多い。

脳幹の解剖学に熟知していれば，臨床上の強力な武器になる。脳神経核と神経路の知識を備えていれば，医師は脳幹障害の患者に対して適切な診断を下し，適切な治療法を選択することができる。脳幹の解剖学は非常に複雑でしかも臨床的に非常に重要なので，これを詳細に理解してもらうために，3つの章をあてることにした（第12〜14章まで）。まず本章では，脳幹表面の特徴と各脳神経の経路と機能を述べる。次の第13章では，眼球運動と瞳孔調節に関わる脳神経と中枢路に焦点をあてる。最後に第14章では，脳幹の血管支配とその内部構造を学ぶ。とくに上行路と下行路，網様体，そしてその他の重要な神経核に焦点をあてる。

脳神経を最初に学ぶ時には，どうしても暗記のステップが必要である。しかし，脳神経の知識は臨床的に非常に重要なので，時間がたつにつれて，知らず知らずのうちになじみ深いものになっているであろう。脳神経の番号，名称，主要機能を**表12.1**にまとめた。脳神経が運動機能と感覚機能を同時にもつことに注意しよう。脳神経とその機能を学ぶために，2つの異なるアプローチが役立つ。第一の方法は，**脳神経**を番号順に並べて，それぞれの神経について，その運動機能と感覚機能を学ぶ方法である（**表12.4**）。第二の方法は，異なる感覚性と運動性の**脳神経核**を列挙して，その機能とそこから出る脳神経について学ぶ方法である（**表12.3**）。どちらのアプローチも臨床的に重要なので，3つの脳幹の章では，随所で両方のアプローチを用いて説明することにする。これによって，脳神経の末梢経路と中枢経路を統合的に理解できるようになるであろう。

復習問題

表12.1の右側の2つの列を隠して，各番号の脳神経について，その名称と機能を述べよ。

脳幹の外表面の特徴

脳幹は中脳 **midbrain**，橋 **pons**，延髄 **medulla** からなる（**図12.1**）。後頭蓋窩にあり，吻側端は**中脳−間脳境界部 midbrain-diencephalic junction** である（**図**

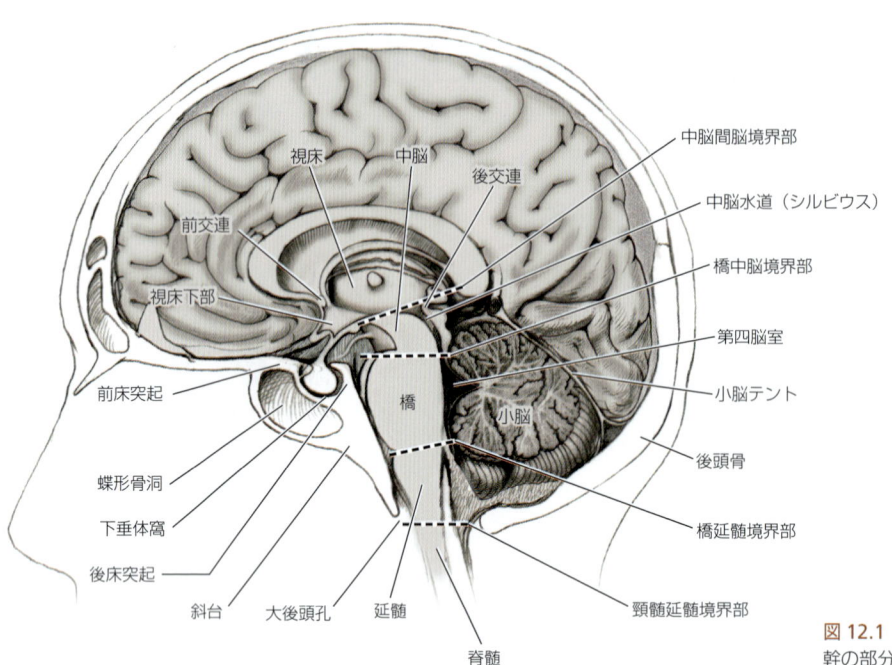

図12.1 脳幹の正中矢状面。脳幹の部分と周辺構造の位置関係

表 12.1 脳神経の名称と機能

脳神経	名称	主機能
I	嗅神経	嗅覚
II	視神経	視覚
III	動眼神経	眼球運動, 瞳孔縮小
IV	滑車神経	眼球運動
V	三叉神経	顔面感覚, 咀嚼筋
VI	外転神経	眼球運動
VII	顔面神経	顔面表情筋, 味覚, 涙液分泌, 唾液分泌
VIII	内耳神経	聴覚, 平衡感覚
IX	舌咽神経	咽頭筋, 頸動脈小体反射, 唾液分泌
X	迷走神経	多くの器官への副交感神経線維, 喉頭筋 (発声), 咽頭筋 (嚥下), 大動脈弓反射
XI	副神経	頭位変換 (僧帽筋と胸鎖乳突筋)
XII	舌下神経	舌の運動

復習問題

図12.1と図12.2Cの中脳, 橋, 延髄について, 吻側, 尾側, 背側, 腹側, 上, 下, 後, 前の各方向を指し示しなさい (図2.4の定義を参照)。この各方向は, 中脳-間脳境界部の上ではどのように異なるか。

12.1)。この境界部は小脳テントのレベルにあり, ここで脳幹は視床や視床下部と連絡する。中脳と橋が連絡するのは**橋中脳境界部 pontomesencephalic junction**で, 橋と延髄が連絡するのは**橋延髄境界部 pontomedullary junction** である。脳幹の尾側端は**頸髄延髄境界部 cervicomedullary junction** で, 大後頭孔と錐体交叉のレベルにある (図12.1, 図12.2A, 図6.8)。小脳が橋と延髄上部の背側に付着している(図12.1)。小脳や視床を「脳幹」に分類する学者もいるが, ここでは一般的な臨床上の使用法に従い, 中脳と橋と延髄だけを脳幹に含めることにする。視床と小脳については, 他章でくわしく述べる (第7章と第15章)。

中脳の背側面には, **上丘 superior colliculus** と **下丘 inferior colliculus** という2つの膨隆部がある (図12.2B)。この2つは一緒になって中脳の**視蓋 tectum**(「屋根」の意味)を形成する。中脳の腹側面は**大脳脚 cerebral peduncle** からできていて, この間に**脚間窩 interpeduncular fossa** がある (図12.2A, 図5.6)。橋の背側に**第四脳室**がある (図12.1)。さらに橋は, 背外側で**上, 中, 下小脳脚 superior, middle, inferior cerebellar peduncle** という太い白質路で小脳とつながっている (図12.2B)。延髄の腹側面には, 橋延髄境界部から**錐体交叉 pyramidal decussation** にかけて, **錐体 pyramid** がある (図12.2A)。延髄は吻側と尾側に分けて考えると理解しやすい。**延髄吻側部 rostral medulla** には錐体のすぐ外側に**下オリーブ核 inferior olivary nucleus** によるはっきりとした隆起がある (図12.2A)。**延髄尾側部 caudal medulla** には下オリーブ核はもはや観察されず, 背側面に**後索 posterior column** と**後索核 posterior column nucleus** がみえる(図12.2B)。

第四脳室の床は, 橋から延髄の吻側1/2に広がる。第四脳室の床にはいくつかの膨隆が認められる。外転神経核と顔面神経線維からなる**顔面神経丘 facial col-**

(A)

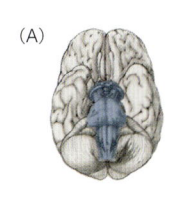
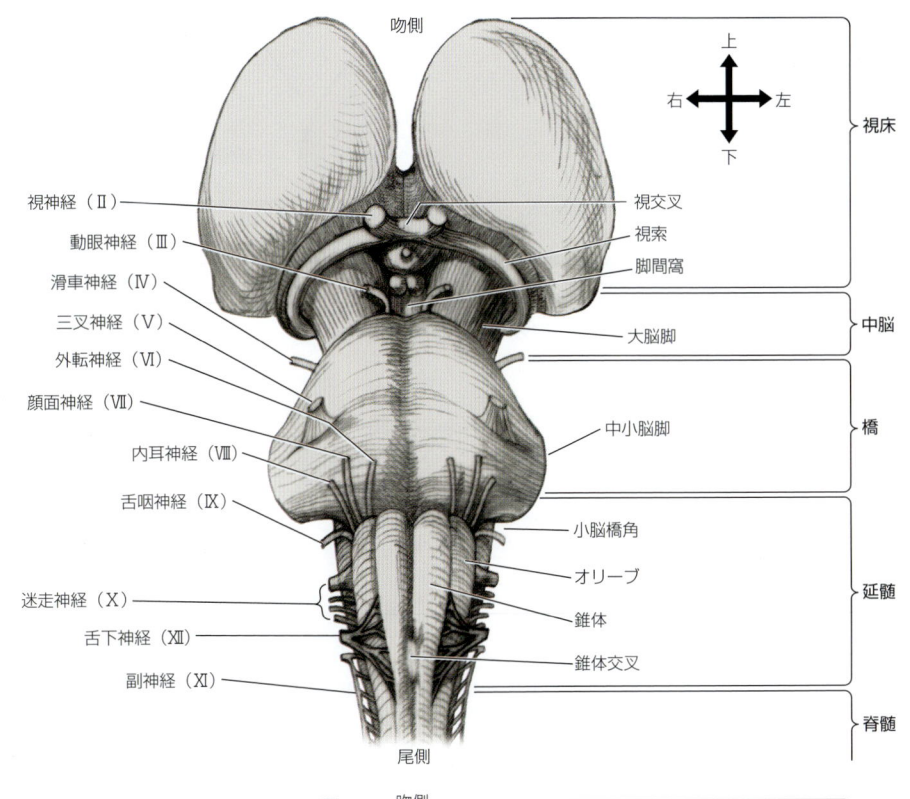

上
右　左
下

視床

吻側

視神経（Ⅱ）
動眼神経（Ⅲ）
滑車神経（Ⅳ）
三叉神経（Ⅴ）
外転神経（Ⅵ）
顔面神経（Ⅶ）
内耳神経（Ⅷ）
舌咽神経（Ⅸ）
迷走神経（Ⅹ）
舌下神経（Ⅻ）
副神経（Ⅺ）

視交叉
視索
脚間窩
大脳脚
中小脳脚
小脳橋角
オリーブ
錐体
錐体交叉

中脳
橋
延髄
脊髄

尾側

12

(B)

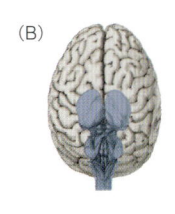
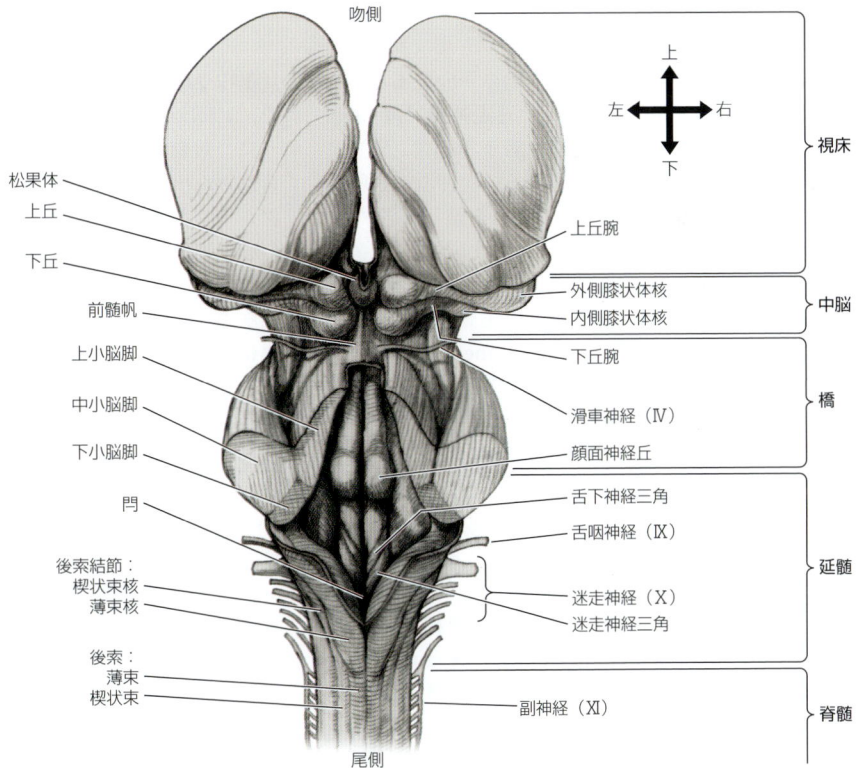

吻側

上
左　右
下

視床

松果体
上丘
下丘
前髄帆
上小脳脚
中小脳脚
下小脳脚
閂
後索結節：
　楔状束核
　薄束核
後索：
　薄束
　楔状束

上丘腕
外側膝状体核
内側膝状体核
下丘腕
滑車神経（Ⅳ）
顔面神経丘
舌下神経三角
舌咽神経（Ⅸ）
迷走神経（Ⅹ）
迷走神経三角
副神経（Ⅺ）

中脳
橋
延髄
脊髄

尾側

図 12.2　脳幹と脳神経の表面解剖学。（A）腹側面。大脳半球は除去してある。（B）背側面。小脳を除去して，第四脳室底を露出している。（C）側面

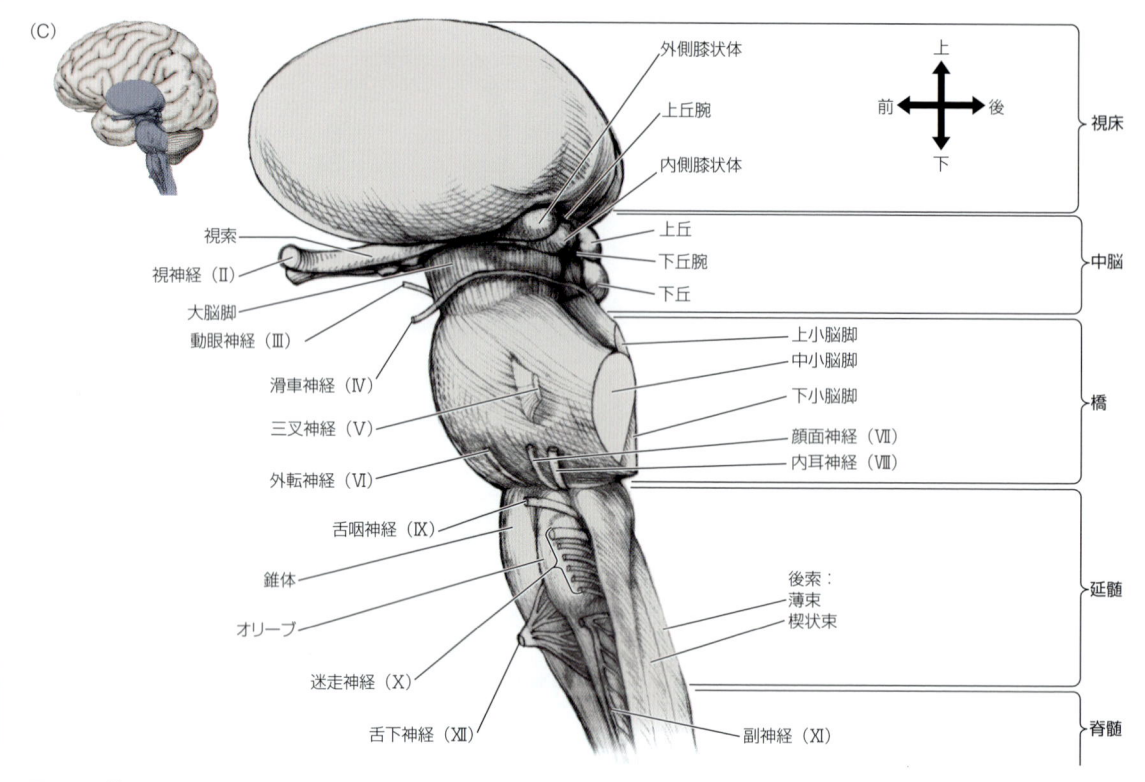

(C)

外側膝状体
上丘腕
内側膝状体
視索
視神経（Ⅱ）
大脳脚
動眼神経（Ⅲ）
滑車神経（Ⅳ）
三叉神経（Ⅴ）
外転神経（Ⅵ）
舌咽神経（Ⅸ）
錐体
オリーブ
迷走神経（Ⅹ）
舌下神経（Ⅻ）
上丘
下丘腕
下丘
上小脳脚
中小脳脚
下小脳脚
顔面神経（Ⅶ）
内耳神経（Ⅷ）
後索：
薄束
楔状束
副神経（Ⅺ）

上 前 後 下

視床
中脳
橋
延髄
脊髄

図 12.2　続き

liculus（図 12.2B，図 14.1C）もその一つである。**舌下神経三角 hypoglossal trigone** と **迷走神経三角 vagal trigone**（図 12.2B）は，それぞれ舌下神経核（Ⅻ）と迷走神経背側運動核（Ⅹ）からなる。第四脳室が吻側で中脳水道に連絡し，中脳を貫くことを思い出そう（図 12.1）。尾側では第四脳室はルシュカ孔（外側に位置する）とマジャンディー孔（内側に位置する）を介してくも膜下腔に連絡する。第四脳室の尾側端は，脊髄中心管への入り口部に相当する **門 obex** である（図 12.2B）。脊髄中心管は正常成人では閉じている。

　言葉で覚えたい人のために，脳神経の名称と番号を記憶する方法がいくつかある（表 12.1）。しかし脳神経を視覚的に記憶する最良の方法は，脳幹それ自体にある。なぜなら，脳神経は吻側から尾側に向かってⅠ〜Ⅻまで，ほぼ順番通りにあらわれるからである（図 12.2）。最初の 2 つの脳神経は脳幹から出るわけではなく，直接前脳に連絡している。**嗅神経 olfactory nerve**（Ⅰ）は **嗅球 olfactory bulb** と **嗅索 olfactory tract** に入る。これらは前頭葉腹側面の **嗅溝 olfactory sulcus** を走行する（図 18.5，図 18.6）。左右の **視神経 optic nerve**（Ⅱ）は視交叉で合流し，視索を形成して中脳を取り巻くようにして走り，視床の外側膝状体に入る（図 11.6，図 11.15）。

　第 3〜12 脳神経は，脳幹の腹側か腹外側から出る（図 12.2A，図 12.2C）。唯一の例外は滑車神経（Ⅳ）で，これは中脳背側から出る（図 12.2B）。後述するように，腹側の正中付近から出る第 3，6，12 脳神経と背側から出る第 4 脳神経は，一つの体性運動性の機能グループを形成する。

　動眼神経 oculomotor nerve（Ⅲ）は中脳の脚間窩から出る（図 12.2A）。動眼神経が後大脳動脈と上小脳動脈の間を走ることに注意してほしい（図 14.18A）。先に述べたように，**滑車神経 trochlear nerve**（Ⅳ）は例外的に中脳の背側から出る（図 12.2B）。第 4 脳神経の線維は脳幹から出る時に交叉するが，これもこの脳神経に特有である。**三叉神経 trigeminal nerve**（Ⅴ）は橋の腹外側から出る（図 12.2A，C）。**外転神経 abducens nerve**（Ⅵ）は橋延髄境界部の腹側から出る（図 12.2A，C）。続いて番号順に，**顔面神経 facial nerve**（Ⅶ），**内耳神経 vestibulocochlear nerve**（Ⅷ），**舌咽神経 glossopharyngeal nerve**（Ⅸ），**迷走神経 vagus nerve**（Ⅹ）も橋延髄境界部と延髄吻側部の腹外側から出る。第 7，8，9 脳神経が脳幹を出る部位は，**小脳橋角 cerebellopontine angle** とよばれる。**副神経 spinal accessory nerve**（accessory spinal nerve）（Ⅺ）は複数の小神経根となって上位頸髄の外側から出る。**舌下神経 hypoglossal nerve**（Ⅻ）は延髄腹側の錐体と下オリーブ核の間から出る（図 12.2A）。

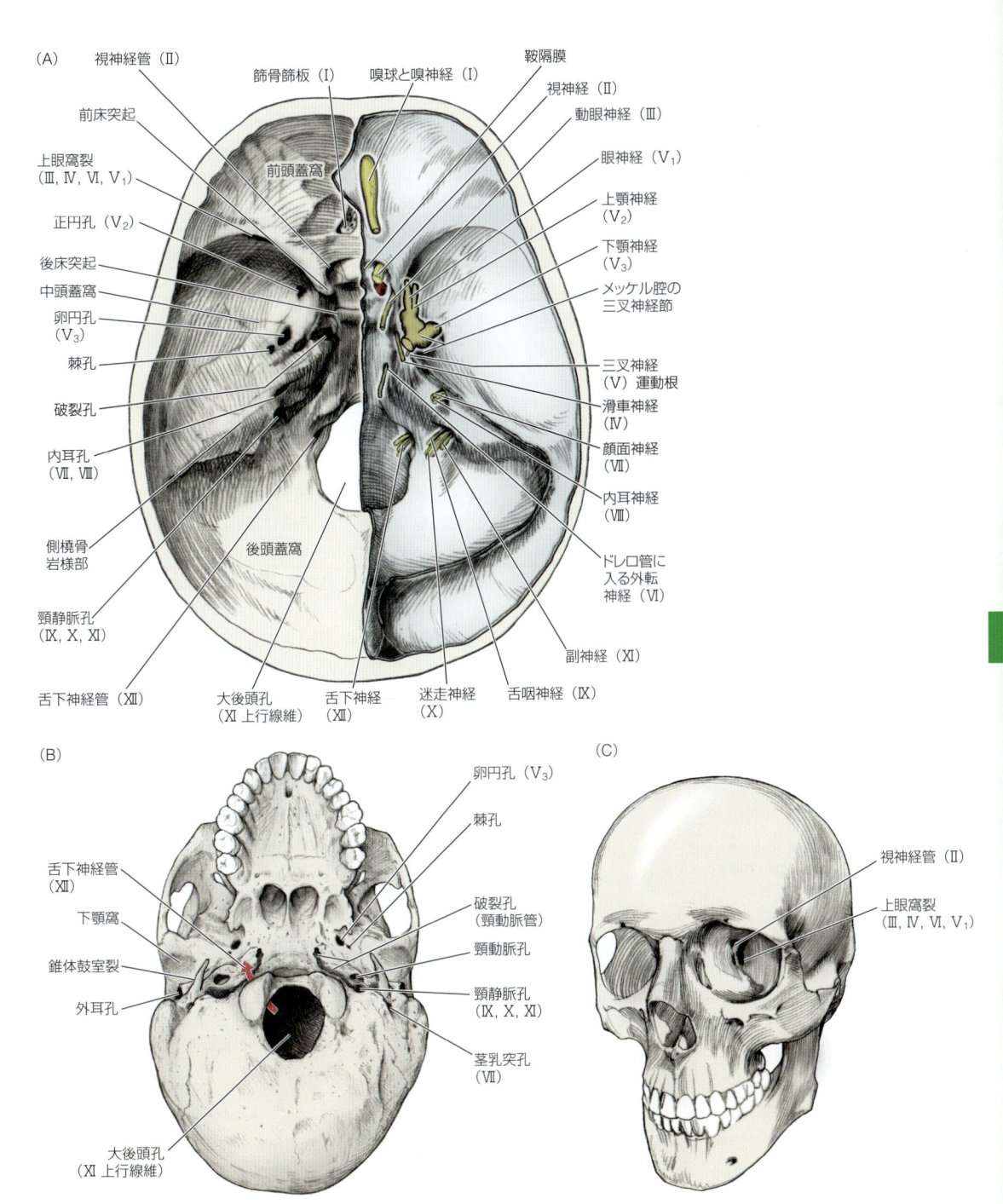

図 12.3　脳神経が通過する頭蓋の孔。（A）頭蓋底の内面を上からみた図。右側に脳神経を，左側に各脳神経が通過する孔を示す。（B）頭蓋底の底面を下からみた図。（C）頭蓋骨と孔の正面像

復習問題

図 12.2A の左側の名称を隠して，各脳神経の番号と名称を答えよ。次に，図 12.2A〜C の残りの名称を隠して，できるだけ多くの構造名を答えよ。

頭蓋の孔と頭蓋からの脳神経の出口

　次項から一つ一つの脳神経の経路を詳細にみていくが，ここでは脳神経が頭蓋から出る孔を簡単に述べることにする（図 12.3，表 12.2）。

　嗅神経は**篩板 cribriform plate** から，視神経は**視神**

経管 optic canal から出る（図 12.3，表 12.2）。数本の脳神経（Ⅲ，Ⅳ，Ⅵ，Ⅴ₁）が**上眼窩裂 superior orbital fissure** を通って眼窩へ出る（図 12.3A，C）。第 3，4，6 脳神経は眼球運動に関与する。第 5 脳神経の眼神経（Ⅴ₁）は眼と顔面上部の感覚を伝える。三叉神経の上顎神経（Ⅴ₂）と下顎神経（Ⅴ₃）は，それぞれ**正円孔 foramen rotundum** と**卵円孔 foramen ovale** から出て，顔面の残りの部分の感覚を伝える（図 12.7）。第 7，8 脳神経は両方とも**内耳孔**を通って頭蓋を離れ，**内耳道 auditory canal** に入る。第 8 脳神経は側頭骨内の深部にある内耳を支配する。第 7 脳神経は**茎乳突孔 stylomastoid foramen** を通って頭蓋外に出て，顔面表情筋に達する（図 12.3B）。第 9，10，11

脳神経が，**頸静脈孔 jugular foramen** を通って頭蓋の外に出る（図 12.3A，B）。最後に，舌下神経（Ⅻ）は**舌下神経管 hypoglossal canal** という独自の孔を通って頭蓋の外に出て，舌の運動を調節する。舌下神経管は大後頭孔のすぐ前方にある。

> **復習問題**
>
> 表 12.2 の右側の列を隠して，各脳神経が頭蓋を出る孔の名称を答えよ（図 12.3）。

脳神経の感覚運動線維構築

脳神経は感覚と運動の両機能に関係していて，脊髄神経に似ている。しかも脊髄と同様，運動性脳神経核が腹側に，感覚性脳神経核が背側に位置している（図 12.4）。しかし，頭頸部の解剖が独特なので，脳神経の感覚機能と運動機能には特殊化がみられる。胎生期には，脳神経核は脳室系に隣接している（図 12.4A）。神経系の成熟に伴って，脳神経核の**3つの運動柱 three motor column** と **3つの感覚柱 three sensory column** が脳幹全長にわたって途切れ途切れにのびるように発達する（図 12.4，図 12.5）。一つ一つの神経核柱は，それぞれ異なる運動・感覚脳神経機能に関係し，表 12.3 のように分類される。図 12.4，図 12.5，表 12.3 ではそれぞれの機能柱を異なる色で表示したが，本章を通してこれと同じ色区分を使用している。この機能柱を内側から外側に向かって一つ一つ詳細にみていこう。

体性運動核 somatic motor nucleus には動眼神経核（Ⅲ），滑車神経核（Ⅳ），外転神経核（Ⅵ），舌下神経

表 12.2　脳神経が頭蓋を出る孔

脳神経	名称	通過する孔
Ⅰ	嗅神経	篩板
Ⅱ	視神経	視神経管
Ⅲ	動眼神経	上眼窩裂
Ⅳ	滑車神経	上眼窩裂
Ⅴ	三叉神経	Ⅴ₁：上眼窩裂
		Ⅴ₂：正円孔
		Ⅴ₃：卵円孔
Ⅵ	外転神経	上眼窩裂ᵃ
Ⅶ	顔面神経	内耳道（茎乳突孔）
Ⅷ	内耳神経	内耳道
Ⅸ	舌咽神経	頸静脈孔
Ⅹ	迷走神経	頸静脈孔
Ⅺ	副神経	頸静脈孔（大後頭孔を通って頭蓋内に入る）
Ⅻ	舌下神経	舌下神経管

ᵃ外転神経は最初，ドレロ管（図 12.3）を通って硬膜を出て，長い距離を走ってから上眼窩裂を抜けて頭蓋の外に出る。

表 12.3　運動柱と感覚柱に含まれる脳神経核の分類

分類	機能	脳幹神経核	脳神経
運動柱			
体性運動性（一般体性遠心性）	外眼筋，内舌筋	動眼，滑車，外転，舌下神経核	Ⅲ，Ⅳ，Ⅵ，Ⅻ
鰓弓運動性（特殊内臓遠心性）	咀嚼筋，顔面表情筋，中耳，咽頭，喉頭，胸鎖乳突筋，僧帽筋上部	三叉神経運動核	Ⅴ
		顔面神経核	Ⅶ
		疑核	Ⅸ，Ⅹ
		副神経核	Ⅺ
副交感神経性（一般内臓遠心性）	頭部，脾曲より上の胸腹部臓器の副交感神経支配	エディンガー・ウェストファル核	Ⅲ
		上唾液核	Ⅶ
		下唾液核	Ⅸ
		迷走神経背側運動核	Ⅹ
感覚柱			
内臓感覚性 （特殊内臓求心性） （一般内臓求心性）	味覚 心呼吸器と消化器機能の制御のための入力	孤束核（吻側部，味覚核） 孤束核（尾側部，心呼吸器核）	Ⅶ，Ⅸ，Ⅹ Ⅸ，Ⅹ
一般体性感覚性 （一般体性求心性）	顔面，静脈洞，髄膜の触覚，温痛覚，位置覚，振動覚	三叉神経核	Ⅴ，Ⅶ，Ⅸ，Ⅹ
特殊体性感覚性 （特殊体性求心性）	嗅覚，視覚，聴覚，前庭感覚（嗅覚と視覚には脳幹感覚神経核がない）	蝸牛神経核，前庭神経核	Ⅷ

(A)

(B)

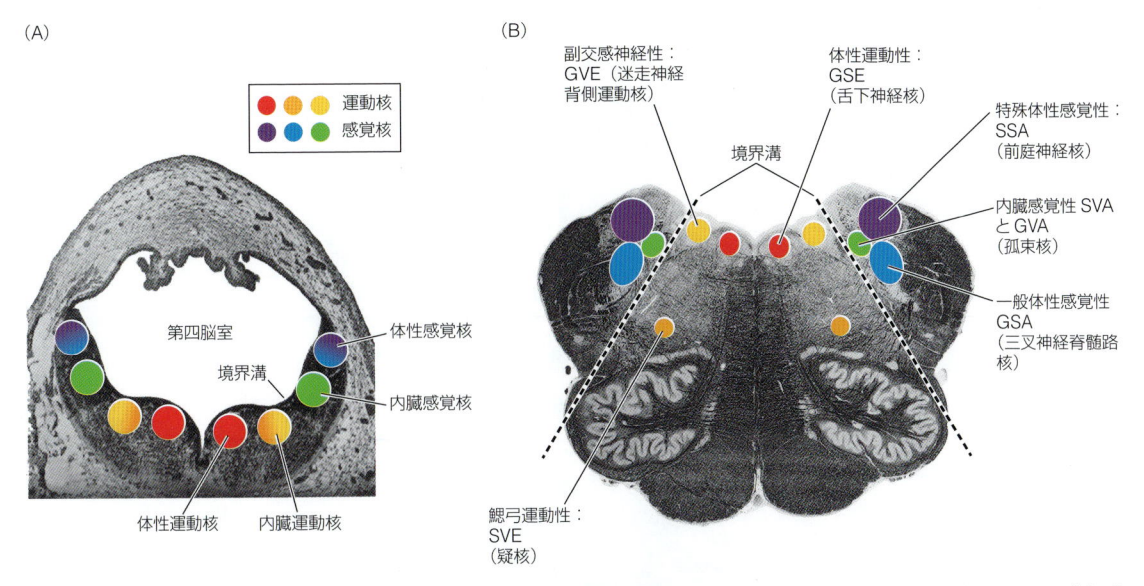

図 12.4　**脳神経核の感覚柱と運動柱の発生**。(A) 胎生 45 日のヒト髄脳の横断面。脳神経核の感覚・運動機能柱の位置を示す。(B) 成人の延髄。機能柱の位置を示す。この断面のレベルで各機能柱に含まれる神経核の例をかっこ内に示した。(A：Tuchman-Duplessis H, Auroux M, and Haegel P.1974. Illustrated Human Embryology. Volume 3. Nervous System and Endocrine Glands. Masson & Company, Paris. B：Martin JH. 1996. *Neuroanatomy：Text and Atlas*. 2nd Ed. McGraw-Hill, New York)

12

核（XII）があり，成熟後もすべて正中付近に位置したままである（**図 12.4**，**図 12.5**，**表 12.3**）。これらの神経核からの線維は，やはり正中付近から脳幹を出る（**図 12.2**）。体性運動核は外眼筋と内舌筋を支配するが，これらの筋群は胎生期の**後頭体節 occipital somite** に由来する。

内臓運動核 visceral motor nucleus（**図 12.4**A）は 2 つの神経核柱に分かれる。鰓弓運動核と副交感神経核である（**表 12.3**）。**鰓弓運動核 brachial motor nucleus** には三叉神経運動核（V），顔面神経核（VII），疑核（IX，X），副神経核（XI）がある（**表 12.3**）。発生過程で，鰓弓運動核は最初のうちは体性運動核のすぐ外側にあるが（**図 12.4**A），徐々に腹外側に移動して被蓋に達する（**図 12.4**B，**図 12.5**）。体性運動核も鰓弓運動核も，ともに横紋筋を支配する。しかし，体性運動核とは異なり，**鰓弓運動核は鰓弓 brachial arch** 由来の筋を支配する。この鰓弓由来の筋には咀嚼筋，顔面表情筋，中耳筋，咽頭筋，喉頭筋などがある。胸鎖乳突筋と僧帽筋上部（副神経支配）は鰓弓というより体節に由来するので，副神経核は体性運動核，または体性運動と鰓弓運動の混合核に分類されることもある。しかし，簡便のために，そして副神経核が疑核とほとんどひと続きで外側に位置していることから，ここでは副神経核を鰓弓運動柱の一部とみなすことにする。

次の神経核柱は，**副交感神経核 parasympathetic nucleus** からなる（**図 12.5**）。この中には，エディンガー・ウェストファル核（III），上唾液核（VII），下唾液核（IX），迷走神経背側運動核（X）が含まれる（**表 12.3**，**図 12.6**）。副交感神経核は横紋筋を支配せず，頭部，心臓，肺，そして脾曲より近位の腸管の分泌腺，平滑筋，心筋を支配する副交感神経節前線維を出す（**図 6.13**）。

さらに外側に目を向けると，感覚神経核も 3 つの神経核柱を構成することがわかる（**図 12.4**，**図 12.5**）。**内臓感覚核柱 visceral sensory column** には一つの神経核，すなわち孤束核しかなく，孤束核は 2 つの亜核に分かれる。吻側孤束核，別名味覚核は，主に顔面神経の味覚性入力を受けるが，第 9，10 脳神経からの入力もある。尾側孤束核は呼吸循環核ともよばれるが，第 9，10 脳神経から心・肺・腸管機能調節に関わる入力を受ける（**表 12.3**）。第 14 章で述べるように，孤束核は睡眠調節など，その他の機能にも関係する。

一般体性感覚核 general somatosensory nucleus，すなわち三叉神経核 trigeminal nucleus は，顔面，副鼻腔，髄膜などの触覚，痛覚，温度覚，位置覚，振動覚を伝える（**表 12.3**，**図 12.4**，**図 12.5**）。これから述べるように，三叉神経感覚核への感覚入力はほとんど三叉神経（V）を経由して来るが，第 7，9，10 脳神経からの感覚入力も少ないながらある（**図 12.7**B）。

定義上，**特殊感覚 special sense** とは，嗅覚，視覚，聴覚，前庭感覚，味覚のことである。脳幹には，嗅覚と視覚の一次感覚神経核はない。脳幹の**特殊体性感覚核 special somatic sensory nucleus** には，聴覚を伝える蝸牛神経核（VIII）と姿勢平衡感覚を伝える前庭神経核（VIII）がある（**図 12.4**，**図 12.5**，**表 12.3**）。味覚

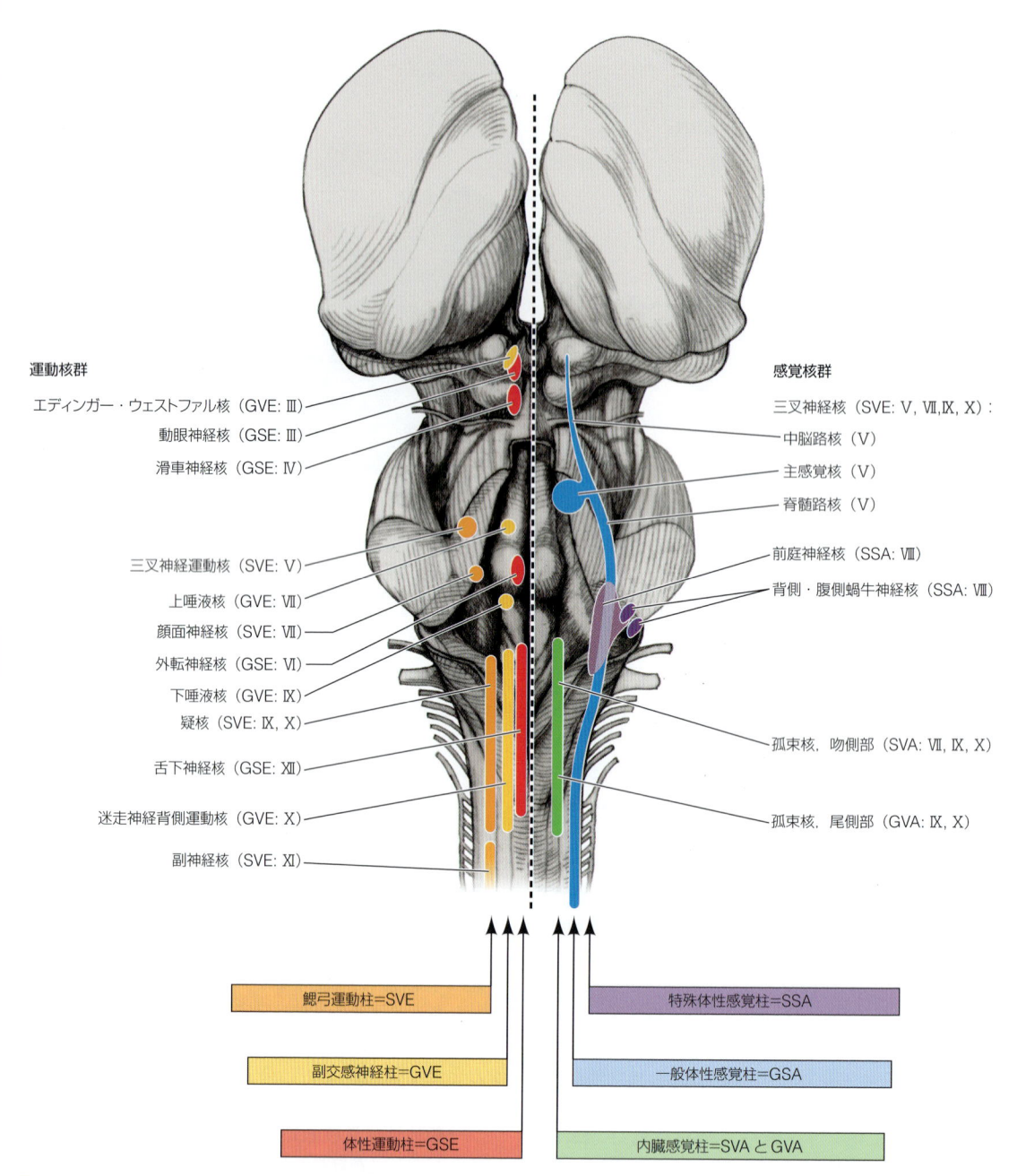

運動核群

エディンガー・ウェストファル核（GVE：Ⅲ）
動眼神経核（GSE：Ⅲ）
滑車神経核（GSE：Ⅳ）

三叉神経運動核（SVE：Ⅴ）
上唾液核（GVE：Ⅶ）
顔面神経核（SVE：Ⅶ）
外転神経核（GSE：Ⅵ）
下唾液核（GVE：Ⅸ）
疑核（SVE：Ⅸ，Ⅹ）
舌下神経核（GSE：Ⅻ）
迷走神経背側運動核（GVE：Ⅹ）
副神経核（SVE：Ⅺ）

感覚核群

三叉神経核（SVE：Ⅴ，Ⅶ,Ⅸ，Ⅹ）：
中脳路核（Ⅴ）
主感覚核（Ⅴ）
脊髄路核（Ⅴ）

前庭神経核（SSA：Ⅷ）
背側・腹側蝸牛神経核（SSA：Ⅷ）

孤束核，吻側部（SVA：Ⅶ，Ⅸ，Ⅹ）

孤束核，尾側部（GVA：Ⅸ，Ⅹ）

鰓弓運動柱＝SVE
副交感神経柱＝GVE
体性運動柱＝GSE

特殊体性感覚柱＝SSA
一般体性感覚柱＝GSA
内臓感覚柱＝SVAとGVA

図 12.5 脳幹の感覚・運動脳神経核の機能柱。縦断模式図。GSA：一般体性求心性，GSE：一般体性遠心性，GVA：一般内臓求心性，GVE：一般内臓遠心性，SSA：特殊体性求心性，SVA：特殊内臓求心性，SVE：特殊内臓遠心性

も特殊感覚の一つであるが，ここでは内臓感覚柱（孤束核）に分類した。

　一般的によく使われるもう一つの分類法は，本書でも時々使用しているが，脳神経機能を一般性か特殊性か，体性か内臓性か，求心性か遠心性かによって分類する方法である。これらの用語を組み合わせて用いると，合計 8 種類のカテゴリーに分類できることになる。例えば，一般体性遠心性（GSE）や特殊内臓求心

性（SVA），といった具合である。しかし，この分類法も結局のところ，上記と同じ 6 つの縦に走る神経核柱（3 つの運動柱と 3 つの感覚柱）に分けることになる（**図 12.5，表 12.3**）。その理由は，（1）体性運動柱には特殊体性と一般体性の区別がないこと，（2）孤束核が特殊内臓性求心性線維と一般内臓性求心性線維の両者を含むこと，による。

　注意して欲しいのは，ほとんどの脳神経核が主とし

表 12.4　脳神経：感覚機能と運動機能

脳神経	名称	機能カテゴリー	機能
Ⅰ	嗅神経	特殊体性感覚性	嗅覚
Ⅱ	視神経	特殊体性感覚性	視覚
Ⅲ	動眼神経	体性運動性	上眼瞼挙筋，上斜筋と外側直筋を除くすべての外眼筋
		副交感神経性	瞳孔括約筋と近見反応に与る毛様体筋への副交感神経支配
Ⅳ	滑車神経	体性運動性	上斜筋；眼球の下制と内旋
Ⅴ	三叉神経	一般体性感覚性	顔面，口，舌前部 2/3，副鼻腔，髄膜の触覚，温痛覚，関節位置覚，振動覚
		鰓弓運動性	咀嚼筋と鼓膜張筋
Ⅵ	外転神経	体性運動性	外側直筋；眼球の外転
Ⅶ	顔面神経	鰓弓運動性	顔面表情筋，アブミ骨筋，顎二腹筋の一部
		副交感神経性	涙腺，舌下腺，顎下腺，その他の唾液腺（耳下腺を除く）への副交感神経支配
		内臓感覚性（特殊）	舌前部 2/3 からの味覚
		一般体性感覚性	外耳孔近くの小領域の感覚
Ⅷ	内耳神経	特殊体性感覚性	聴覚と平衡感覚
Ⅸ	舌咽神経	鰓弓運動性	茎咽頭筋
		副交感神経性	耳下腺への副交感神経支配
		一般体性感覚性	中耳，外耳孔近くの領域，咽頭，舌後部 1/3 の感覚
		内臓感覚性（特殊） 内臓感覚性（一般）	舌後部 1/3 からの味覚 頸動脈小体の化学受容器と容積受容器
Ⅹ	迷走神経	鰓弓運動性	咽頭筋（嚥下）と喉頭筋（発声器）
		副交感神経性	心，肺，脾曲までの消化管への副交感神経支配
		一般体性感覚性	咽頭，髄膜，外耳孔近くの小領域の感覚
		内臓感覚性（特殊） 内臓感覚性（一般）	喉頭蓋と咽頭からの味覚 大動脈弓の化学受容器と容積受容器
Ⅺ	副神経	鰓弓運動性	胸鎖乳突筋と僧帽筋上部
Ⅻ	舌下神経	体性運動性	内舌筋

注）神経核については**表 12.3** と**図 12.5** を参照。

12

て一つの脳神経に線維を出し，一つの脳神経から入力を受けることである（**図 12.5**）。これには 3 つの例外があるが，その 3 つを **SAT**（孤束核 Solitarius，疑核 Ambiguus，三叉神経核 Trigeminal）として記憶しておくとよい。この 3 つはいずれも延髄までのびる長い核である（**図 12.5**）。

復習問題

図 12.5 にならって脳幹の図を描いてみよう。3 つの運動核柱と 3 つの感覚核柱を書き入れよう。それぞれの神経核について，名称と関係する脳神経を答えよ（**図 12.5**，**表 12.3**）。この図をいつでも描けるようにしておくこと。

脳神経の機能と走行

ここからは一つ一つの脳神経を取り上げ，その機能をくわしくみていくことにする。それぞれの脳神経の運動・感覚機能を**表 12.4** に列挙した。**純粋運動性 purely motor** の神経（Ⅲ，Ⅳ，Ⅵ，Ⅺ，Ⅻ）もあれば，**純粋感覚性 purely sensory** の神経（Ⅰ，Ⅱ，Ⅷ）

もあり，**運動・感覚両機能を合わせもつもの**（Ⅴ，Ⅶ，Ⅸ，Ⅹ）もあることに注意してほしい。**表 12.4** の内容は脳神経を理解するためにきわめて重要なので，本章を学習しおえるまでによく覚えておいてほしい。これからそれぞれの脳神経について述べていくなかで，**表 12.4** に記載されている重要事項が何度も登場することになる。

各脳神経の感覚・運動機能に加えて，それぞれの脳神経の全経路を脳神経核から末梢の終末までたどることにしよう。その経路には，頭蓋内の経路，頭蓋からの出口（**表 12.2**），脳神経の分枝，末梢感覚神経節や副交感神経節（**表 12.5**）などが含まれる。また，それぞれの脳神経の解剖と機能を説明するとともに，脳神経の代表的な疾患についても触れることにする。

第 1 脳神経（Ⅰ）：嗅神経

機能カテゴリー	機能
特殊体性感覚性	嗅覚

表 12.5 脳神経：末梢感覚神経節と副交感神経節

脳神経	名称	末梢神経節	神経節の機能
I	嗅神経	なし	—
II	視神経	なし（網膜）	—
III	動眼神経	毛様体神経節	虹彩と毛様体筋への副交感神経支配
IV	滑車神経	なし	—
V	三叉神経	三叉神経節（半月神経節，ガッセル神経節）	顔面，口，副鼻腔，テント上髄膜の一次感覚ニューロンの細胞体
VI	外転神経	なし	—
VII	顔面神経	蝶口蓋神経節（翼口蓋神経節）	涙腺と鼻粘膜への副交感神経支配
		顎下神経節	顎下腺と舌下腺への副交感神経支配
		膝神経節	舌前部2/3からの味覚と外耳付近の感覚に対する一次感覚ニューロンの細胞体
VIII	内耳神経	ラセン神経節	聴覚の一次感覚ニューロンの細胞体
		前庭神経節（スカルパ）	前庭感覚の一次感覚ニューロンの細胞体
IX	舌咽神経	耳神経節	耳下腺への副交感神経支配
		上（頸静脈）咽頭神経節	中耳，外耳孔，咽頭，舌後部1/3の感覚に対する一次感覚ニューロンの細胞体
		下（錐体）咽頭神経節	中耳，外耳孔，咽頭，舌後部1/3の感覚，舌後部の味覚，頸動脈小体からの入力に対する一次感覚ニューロンの細胞体
X	迷走神経	標的器官の神経節	心，肺，脾曲までの消化管への副交感神経支配
		上（頸静脈）迷走神経節	咽頭，外耳，テント下髄膜の感覚に対する一次感覚ニューロンの細胞体
		下（節状）迷走神経節	喉頭感覚，喉頭蓋と咽頭からの味覚，大動脈弓受容器からの反射性入力，その他の胸腹部器官から入力に対する一次感覚ニューロンの細胞体
XI	副神経	なし	—
XII	舌下神経	なし	—

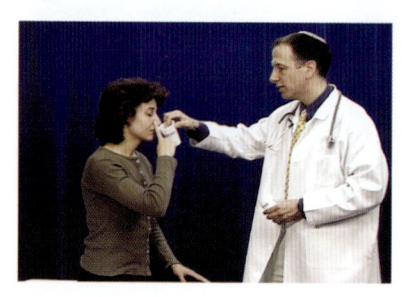

ビデオ 24　嗅覚

　嗅覚刺激は，鼻腔上部の嗅神経上皮にある双極性一次感覚ニューロンの特殊化学受容器によって感知される。これらのニューロンの軸索は短い**嗅神経 olfactory nerve** となって，篩骨**篩板 cribriform plate**（図 12.3A，表 12.2）を貫通し，**嗅球 olfactory bulb**（図 18.5，図 18.6）でシナプス結合する。嗅覚情報を嗅球から中枢に伝える**嗅索 olfactory tract** は，直回と眼窩前頭回の間の嗅溝を走り，嗅覚関連皮質領域に到達する。嗅皮質については，第 18 章でくわしく述べる。嗅球と嗅索はしばしば嗅脳神経（I）とよばれるが，実際のところ，この 2 つは神経ではなく中枢神経系の一部であることに注意してほしい。

臨床ポイント 12.1　無嗅症（I）

　一側性の嗅覚消失，すなわち**無嗅症 anosmia** があっても，反対側の外鼻孔で代償されるので，通常患者は気づかない。したがって，嗅覚検査をする時は，一側ずつ別々に外鼻孔を検査しなければならない（ビデオ 24）。患者は両側性の無嗅症には気づくことが多く，

往々にして味覚低下を訴える。嗅覚が香りの知覚に重要な役割を果たすからである。

　頭部外傷によって，篩骨篩板を貫通するところで嗅神経が傷つけられると，嗅覚の低下が起こる。また，ウイルス感染が嗅神経上皮を傷害することがある。鼻道に閉塞があると嗅覚障害が起こる。両側性の無嗅症は，パーキンソン病やアルツハイマー病などの神経変性疾患の患者でもよくみとめられる。

　嗅溝付近の前頭葉基底部に病変があれば，嗅覚が障害される。この部位に起こる病変には，髄膜腫，転移性悪性腫瘍，脳底部髄膜炎，まれに**サルコイドーシス**（神経系を侵すこともある肉芽腫性炎症性疾患で，多発性脳神経障害を起こす）などがある。臨床 🅿19.11 で述べるように，前頭葉障害は臨床的に検出困難なことがあり，小病変の検出は特に困難である。したがって，前頭葉基底部の病変は，非常に大きくなっても無嗅症以外にほとんど障害を起こさないことがある。嗅溝部の大きな病変（髄膜腫が典型的）が，フォスター・ケネディー症候群 Foster Kennedy syndrome とよばれる状態を引き起こすこともある。これは，無嗅症に加えて，一側眼の視神経萎縮（同側の腫瘍による圧迫）と反対側眼のうっ血乳頭（頭蓋内圧亢進による）を呈する状態である。

第 2 脳神経（II）：視神経

機能カテゴリー	機能
特殊体性感覚性	視覚

　第 11 章で述べたように，視神経は網膜からの視覚

情報を視床の外側膝状体と膝状体外経路へ伝える（**図 11.6**，**図 11.15**，**図 12.2A**）。網膜神経節細胞は実際には中枢神経系の一部なので，視神経は厳密にいうと神経ではなく神経路である。それにもかかわらず，視交叉より前の視覚路の部分は慣習的に**視神経 optic nerve** とよばれ，これより後方は**視索 optic tract** とよばれている。視神経は**視神経管 optic canal** を通って眼窩から頭蓋内へ入る（**図 12.3A**，**C**，**表 12.2**）。視覚路の解剖と疾患については，第 11 章でくわしく述べた。

第 3, 4, 6 脳神経（Ⅲ，Ⅳ，Ⅵ）：動眼，滑車，外転神経

神経	機能カテゴリー	機能
Ⅲ	体性運動性	上眼瞼挙筋，上斜筋と外側直筋を除くすべての外眼筋
	副交感神経性	瞳孔括約筋，近見時の毛様体筋への副交感神経
Ⅳ	体性運動性	上斜筋：眼球下制と内旋
Ⅵ	体性運動性	外側直筋：眼球外転

　外眼筋を制御するこれらの神経については，第 13 章でくわしく述べる。簡単にいうと，外転神経は眼を水平方向に外側に向ける。滑車神経は滑車（眼窩内の滑車様の構造）を通過することによって，眼の頂上を内側に回転し（内旋），眼全体を下方に動かす。第 3 脳神経は上記以外のすべての眼球運動を担う。**動眼神経 oculomotor**（Ⅲ）核と**滑車神経 trochlear**（Ⅳ）核は中脳にあるが，**外転神経 abducens**（Ⅵ）核は橋にある（**図 12.5**，**図 14.3**，**図 14.4C**）。動眼神経が中脳腹側の脚間窩から，滑車神経が背側の下丘蓋から，外転神経が橋延髄境界部の腹側から，それぞれ出ることを確認しておこう（**図 12.2**）。第 3, 4, 6 脳神経はその後，**海綿静脈洞 cavernous sinus** を通り抜け（**図 13.11**），**上眼窩裂 superior orbital fissure** を通って頭蓋から出て（**図 12.3A**，**C**，**表 12.2**），眼窩内の筋に達する。動眼神経には，**瞳孔括約筋**と水晶体の**毛様体筋**に行く副交感神経線維も含まれている。副交感神経節前ニューロンは中脳の**エディンガー・ウェストファル核 Edinger-Westphal nucleus** にある（**図 12.5**）。この節前線維は眼窩内の毛様体神経節でシナプス結合する（**図 12.6**）。副交感神経節後線維は前方に進み瞳孔括約筋と毛様体筋に達する。

　脳神経に含まれるその他の副交感神経線維についても，**図 12.6** にまとめた。

第 5 脳神経（Ⅴ）：三叉神経

機能カテゴリー	機能
一般体性感覚性	顔面，口，舌の前 2/3，副鼻腔，髄膜の触覚，痛覚，温度覚，関節位置覚，振動覚
鰓弓運動性	咀嚼筋と鼓膜張筋

　「三叉」という名称は，この神経が 3 つの主要な枝に分かれることからつけられた。すなわち，**眼神経 ophthalmic division**（V_1），**上顎神経 maxillary division**（V_2），**下顎神経 mandibular division**（V_3）である（**図 12.7**）。三叉神経は顔面の**感覚**支配に関与する。顔面表情筋を支配する顔面神経とは区別する必要がある。三叉神経には細い鰓弓性運動神経根（**図 12.7**）もあり，下顎神経と一緒に走行して，咀嚼筋とその他の小さな筋の調節に与っている。

　三叉神経は橋の腹外側から脳幹を出る（**図 12.2A**，**C**）。その後，**メッケル腔 Meckel cave** という海綿静脈洞のすぐ後方・下外側にある小さな凹みに入る。三叉神経節 trigeminal ganglion はメッケル腔にある三叉神経の感覚神経節で，半月神経節 semilunar ganglion やガッセル神経節 gasserian ganglion ともよばれる（**図 12.7**，**表 12.5**）。眼神経（V_1）は海綿静脈洞の下部を通りぬけて，**上眼窩裂 superior orbital fissure**（**図 12.3A**，**C**，**図 12.7A**，**表 12.2**，**図 13.11**）から頭蓋外へ出る。上顎神経（V_2）は**正円孔 foramen rotundum** から頭蓋外へ出るのに対して，下顎神経（V_3）は**卵円孔 foramen ovale** から出る。この 3 つの神経の頭蓋外への出口は，**Single Room Occupancy**（一人部屋満室），または頭文字をとって **SRO**（上 Superior，正円 Rotundum，卵円 Ovale）と記憶する。V_1，V_2，V_3 の感覚領域を**図 12.7B** に示す。後頭への感覚線維が C2 を経由することを思い出してほしい（**症例 8.2**）。三叉神経は副鼻腔，鼻腔内，口，舌前 2/3 の触覚と痛覚も伝える。また，**テント上硬膜**の痛覚も三叉神経によって伝えられる。一方，後頭蓋窩の硬膜の感覚は迷走神経と上位頸髄神経根の支配である。

▶三叉神経の体性感覚機能

　三叉神経核 trigeminal nucleus（**図 12.8**，**図 12.9**）は，第 5 脳神経とその他の脳神経から**一般体性感覚性**入力を受ける（**表 12.3**）。上述したように，主な入力は，第 5 脳神経によって運ばれる顔面，口，舌の前 2/3，副鼻腔，テント上硬膜からの感覚情報である。少ないながら第 7, 9, 10 脳神経からの入力もあり，外耳の一部の感覚を伝える（**図 12.7B**，**表 12.4**）。さらに，第 9 脳神経は中耳，舌の後方 1/3，咽頭からの感覚を伝える。第 10 脳神経もおそらく咽頭からの感覚伝達に関与すると思われるが，テント下硬膜の感覚も伝え

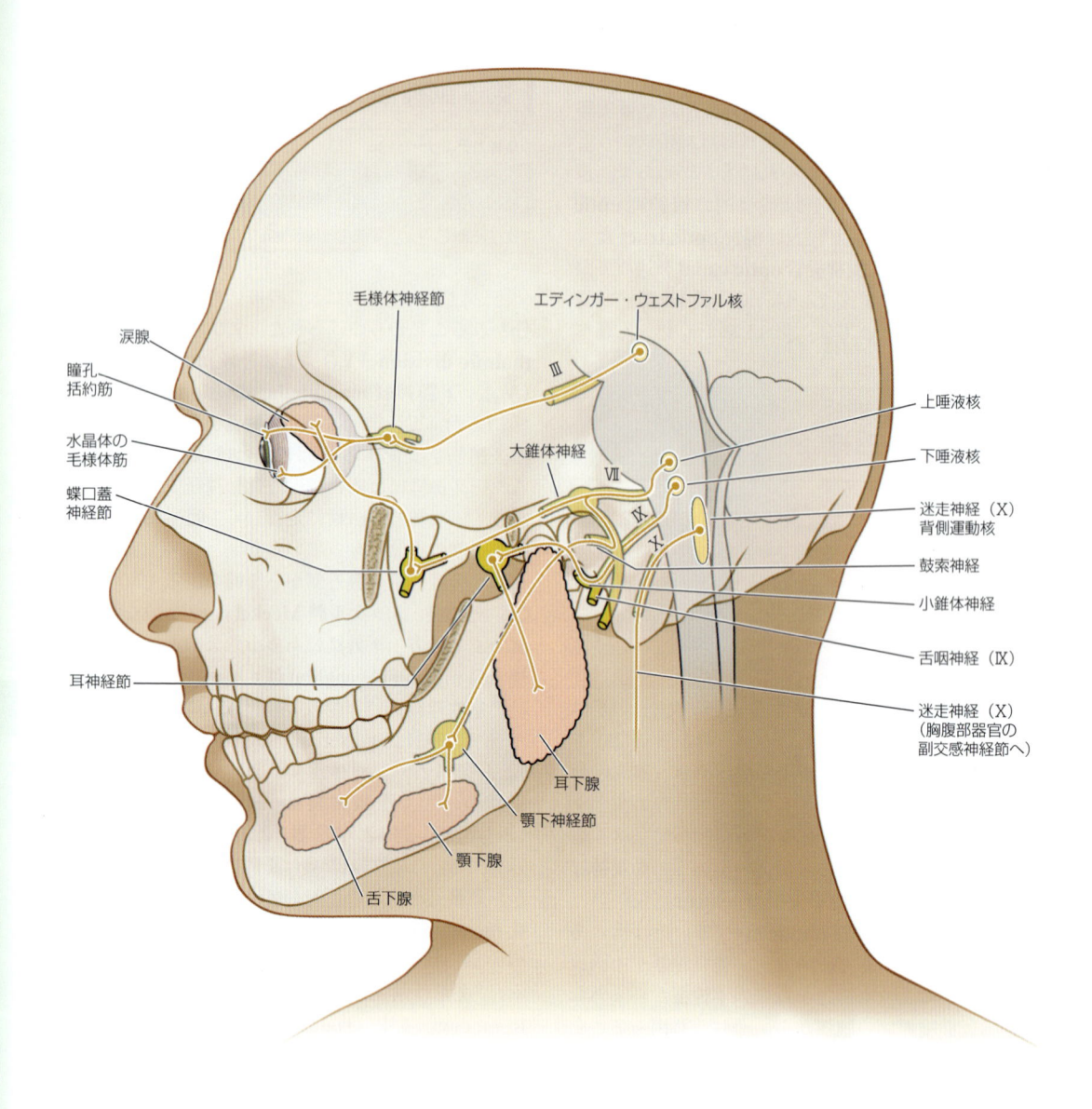

図 12.6　脳神経副交感神経路のまとめ

る（**表 12.4**）。これから述べるように，三叉神経感覚
系は脊髄の後索-内側毛帯系と前側索系によく似てい
る（**表 12.6**）。

　三叉神経核群は，中脳から上位頸髄までのびる 3 つ
の核からなる（**図 12.8**）。すなわち，中脳路核，主感
覚核，脊髄路核である（**表 12.6**）。**三叉神経主感覚核
chief (main or principal) trigeminal sensory nucleus**
と**三叉神経脊髄路核 spinal trigeminal nucleus** は，顔
面と頭部の感覚に関係し，それぞれ後索系と前側索系
に相当する（**図 7.1**，**図 7.2** と **図 12.8** を比較するこ
と。**表 12.6**）。これらの三叉神経核の一次感覚ニュー
ロンは三叉神経節にある（**図 12.8**）。このような一次
感覚ニューロンは他に第 7，9，10 脳神経の末梢性感

覚性神経節にも存在する（**表 12.5**）。

　橋外側にある**三叉神経主感覚核**は，精細触覚や歯の
圧覚を伝える大径一次感覚ニューロン線維からシナプ
ス入力を受ける（**図 12.8**，**図 14.4**B）。この神経核は
構造上も機能上も後索核に似ている（**図 7.1**，**図
14.5**B）。**三叉神経毛帯 trigeminal lemniscus** は脳幹の
反対側へ交叉して，内側毛帯と一緒に視床に向かって
上行する（**図 14.3**）。内側毛帯が後外側腹側核（**VPL**）

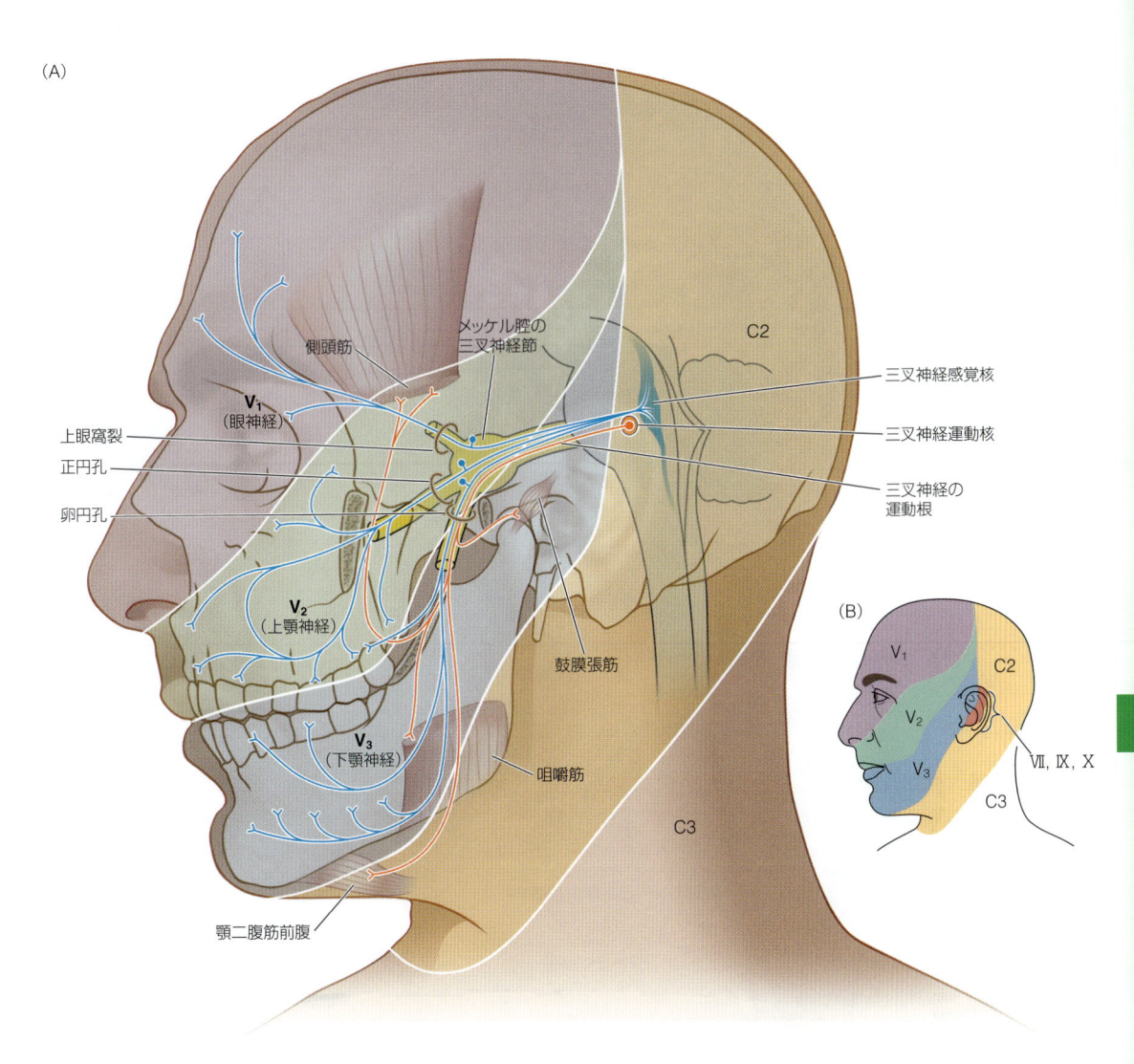

(A)

側頭筋

メッケル腔の
三叉神経節

C2

三叉神経感覚核

V₁
（眼神経）

上眼窩裂

正円孔

卵円孔

三叉神経運動核

三叉神経の
運動根

V₂
（上顎神経）

鼓膜張筋

(B)

V₁

C2

V₂

V₃
（下顎神経）

咀嚼筋

VII, IX, X

V₃

C3

C3

顎二腹筋前腹

図 12.7　三叉神経（V）。（A）三叉神経の感覚線維と運動線維のまとめ。（B）顔面の一般体性感覚情報は三叉神経と顔面神経，副神経，迷走神経によってもたらされる。これらの入力はすべて三叉神経核に運ばれる（図 12.8）。一方，後頭部と頸部の感覚は C2 と C3 の頸髄神経根が伝える。テント上硬膜の感覚支配は三叉神経である（図には示していない）

へ達するのに対して，三叉神経毛帯は**後内側腹側核（VPM）**に到達する。そこから三次感覚ニューロンが一次体性感覚皮質の顔面領域へ投射する。背側三叉神経路（または背側三叉神経視床路）という 2 番目の小さな経路が，三叉神経主感覚核から交叉せずに同側の VPM へ上行する。この経路は，歯を含む口腔内の触圧覚を伝えるらしい。

三叉神経脊髄路核 spinal trigeminal nucleus は橋と延髄の外側部にあり，上位頸髄までのびている（図 12.8）。粗大触覚と温痛覚を伝える中径・小径の一次感覚線維は三叉神経を経由して橋外側に入り，**三叉神経脊髄路 spinal trigeminal tract** を下行して，脊髄路

核でシナプス形成する。図 14.4C と図 14.5A〜C の連続切片で三叉神経脊髄路と脊髄路核の位置を確認しよう。これらの切片を観察すると，三叉神経脊髄路核が脊髄後角の吻側への続きであることが理解できるだろう。同様に，三叉神経脊髄路はリッサウエル路に相当する（図 6.4，図 7.2）。三叉神経脊髄路核の二次性感覚ニューロンは，脳幹を交叉して**三叉神経視床路 trigeminothalamic tract**（または腹側三叉神経視床路）を上行する。三叉神経視床路は脊髄視床路と相同で（表 12.6），両者は一緒になって視床に到達する（図 12.8，図 14.3）。三叉神経視床路の線維は視床の**後内側腹側核（VPM）**でシナプスを形成し，その後，三次

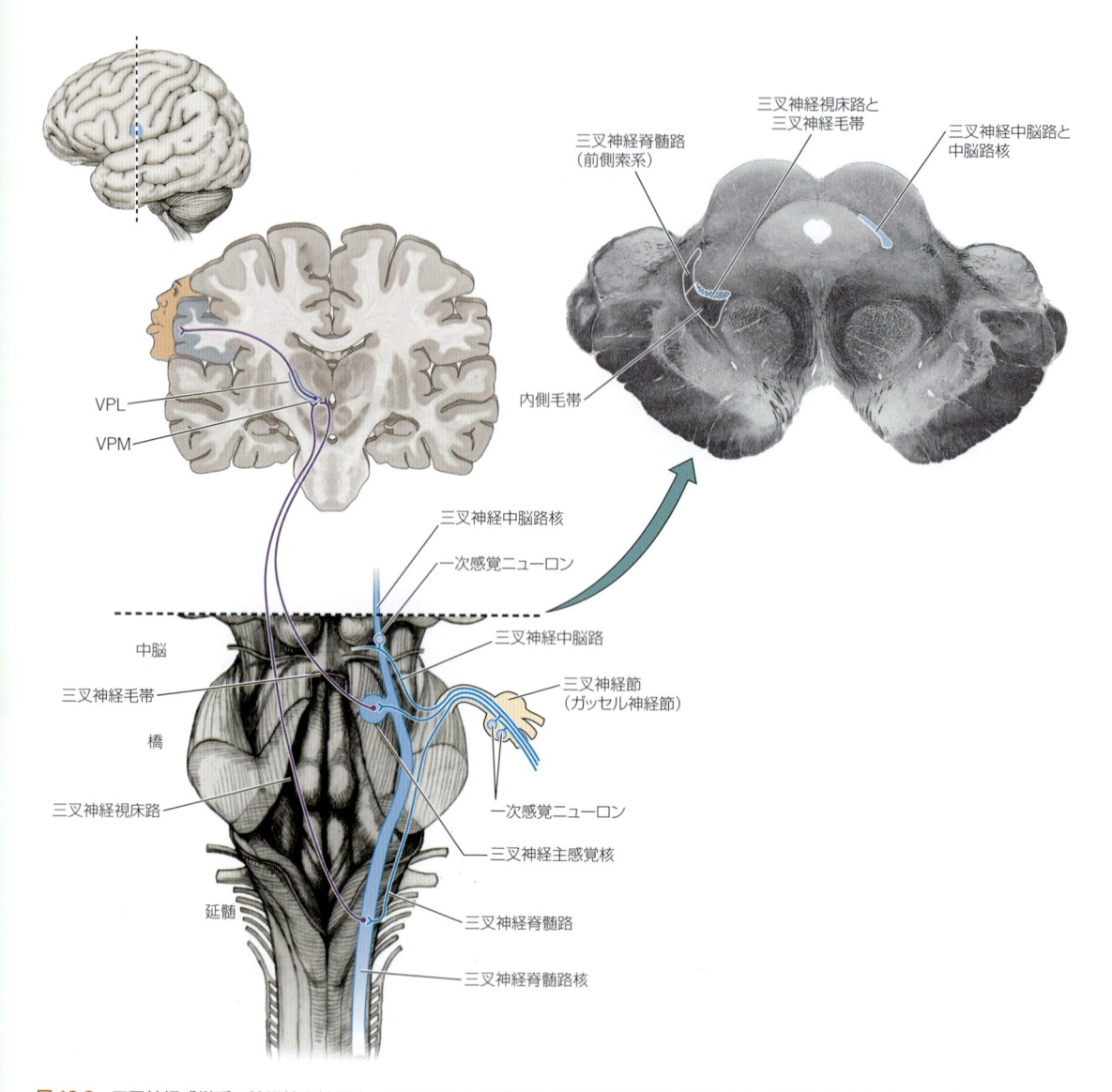

図 12.8　三叉神経感覚系の神経核と神経路。中脳路核，主感覚核，脊髄路核はそれぞれ異なる感覚種を伝える（**表 12.6**）。顔面からの感覚情報はその後，視床 VPM 核を経由して体性感覚皮質に伝わる。（中脳切片は Martin JH. 1996. *Neuroanatomy：Text and Atlas.* 2nd Ed. McGraw-Hill, New York を改変）

感覚ニューロンが内包を通って一次体性感覚皮質へ投射する。脊髄の前側索路と同様，三叉神経脊髄路核から視床髄板内核，網様体核，その他の領域への神経路もあり，顔面痛の情動的側面や覚醒的側面に関係する。

　三叉神経脊髄路と脊髄路核には体部位的局在があり，下顎神経領域が背側に，眼神経領域が腹側に，上顎神経領域がその中間に位置する（**図 12.9**）。さらに，同心円状の「**タマネギの皮 onion skin**」様の局在分布があり，口周囲部が脊髄路核の吻側に，口から離れるにしたがってより尾側に投影される。

　三叉神経中脳路と中脳路核 mesencephalic trigeminal nucleus and tract は，中脳水道周囲灰白質の外側

縁に沿って存在し（**図 14.3**A，B），固有感覚を伝える（**表 12.6**）。三叉神経中脳路核のニューロンは，末梢神経節ではなく中枢神経系に存在する唯一の**一次感覚ニューロン**である（**図 12.8**）。この双極性ニューロンの末梢性突起は咀嚼筋からの固有感覚性入力を伝え，おそらく舌や外眼筋からの固有感覚伝達にも関わるらしい。単シナプス性の**下顎反射**（**臨床 P 12.4**，ビデオ 39）に関わる経路では，三叉神経中脳路核ニューロンの突起が橋に下行して，三叉神経運動核でシナプス結合する（**図 12.7**A）。上行線維と下行線維が三叉神経中脳路を形成する（**図 12.8**，**図 14.3**A，B）。三叉神経中脳路核のその他の中枢経路については確定してい

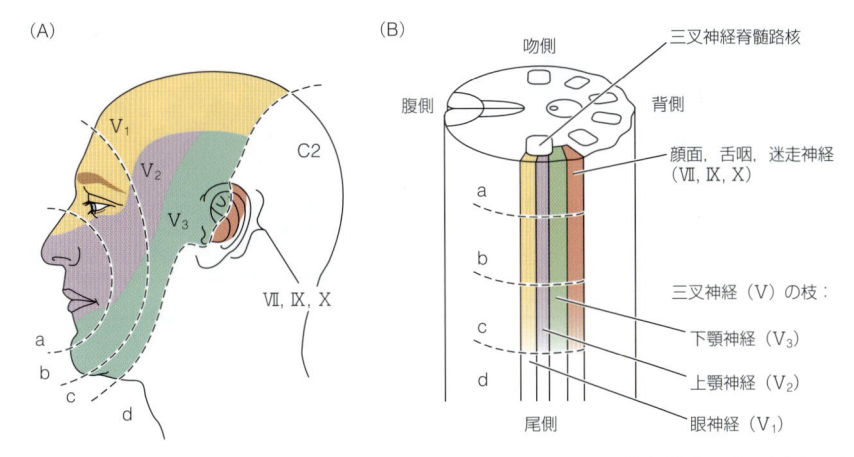

図 12.9　三叉神経脊髄路核の体部位的局在地図。（A）口から始まる同心円状領域（a～d）が（B）に示した三叉神経脊髄路核の吻側から尾側の領域（a～d）に対応することを示す。（B）三叉神経の枝や顔面神経（Ⅶ），舌咽神経（Ⅸ），迷走神経（Ⅹ）が入る三叉神経脊髄路の領域。また，神経核と神経路の吻側から尾側に至る領域（a～d）を示した。この区分は（A）の同心円状の領域（a～d）に対応する

表 12.6　三叉神経と脊髄の体性感覚系の相同性			
神経核	感覚種	視床への主要経路	主要な視床中継核[a]
三叉神経感覚系			
三叉神経中脳路核	固有感覚	—	—
三叉神経主感覚核	精細触覚，歯の圧覚	三叉神経毛帯	VPM
三叉神経脊髄路核	粗大触覚，温痛覚	三叉神経視床路	VPM
脊髄感覚系			
後索核	精細触覚，固有感覚	内側毛帯	VPL
後角	粗大触覚，温痛覚	脊髄視床路	VPL

[a]VPL：後外側腹側核，VPM：後内側腹側核

12

ない。

復習問題

1. 表 12.6 の左から 2 番目の列を隠そう。左の列の各神経核について，関係する感覚種と神経核の位置を述べよ（図 12.8）。
2. 顔面からの体性感覚情報を中継する最も重要な視床核は何か。顔面以外の身体部位からの体性感覚情報を大脳皮質に伝える最も重要な視床中継核は何か。

▶三叉神経の鰓弓性運動機能

　三叉神経運動核 trigeminal motor nucleus は，三叉神経の**鰓弓運動**機能を担っている（図 12.7）。この核は橋の上部から中部にあり（図 12.5，図 14.4B），三叉神経が脳幹を離れるレベルの近くにある。三叉神経の鰓弓**運動神経根**は，メッケル腔の床を三叉神経節に向かって下内側方向に走行し，その後 V₃ に合流して，卵円孔を通って頭蓋を出る（図 12.3A）。この運動神経は，咬筋，側頭筋，内側・外側翼突筋などの**咀嚼筋**（ビデオ 38）や，**鼓膜張筋**，口蓋帆張筋，顎舌骨筋，顎二腹筋前腹などの小さな筋を支配する。三叉神経運動核に対する**上位運動ニューロン**の調節は，主として

両側性である。したがって，運動皮質や皮質球路の一側性病変では，通常下顎運動の異常は起こらない。しかし，両側性の上位運動ニューロン病変は反射亢進を起こすので，下顎反射が亢進する（臨床 🅿12.4）。

臨床ポイント 12.2　三叉神経障害（Ⅴ）

　三叉神経障害は，**三叉神経痛 trigeminal neuralgia**（有痛性チック tic douloureux）を除けば比較的まれである。三叉神経痛の患者には数秒から数分続く短い激痛発作が顔面に起こり，特に V₂，V₃ 領域に多い。発作は普通 35 歳以降に起こる。痛みの発作は咀嚼や髭剃り，顔面の特定の誘発点に触れることなどにより誘発されることが多い。顔面感覚を含めて神経学的検査に異常はない。三叉神経痛の原因はほとんどの患者で不明である。異常血管による三叉神経の圧迫が認められる例があるが，その因果関係は不明である。三叉神経領域の腫瘍やその他の病変を除外するために，MRI スキャンを実施する必要がある。三叉神経痛は多発性硬化症（臨床 🅿6.6）で起こることもある。おそらく，脳幹の三叉神経進入帯の脱髄によるのであろう。三叉神経痛の初回治療にはカルバマゼピンが用いられる

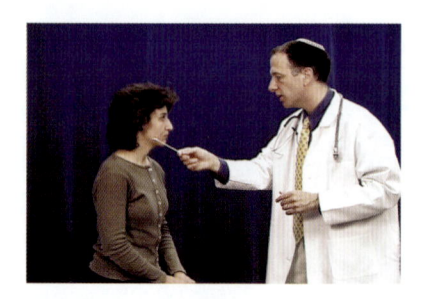

顔面感覚（ビデオ 36）

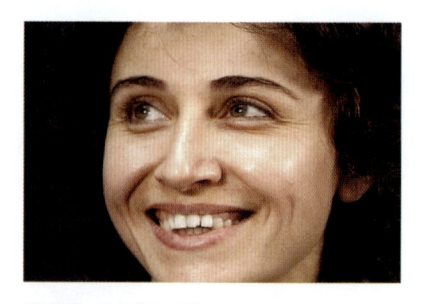

顔面筋（ビデオ 40）

が，オクスカルバゼピン，バクロフェン，ラモトリギン，ピモジドなどが用いられることもある。難治例では，三叉神経節の高周波焼灼術 radiofrequency ablation，ガンマナイフ，サイバーナイフ（臨床Ⓟ16.4），三叉神経の外科的減圧術など，いろいろな治療手技が有効とされている。

三叉神経やその枝の領域の**感覚障害**(ビデオ 36)は，外傷，悪性腫瘍の転移（特に下顎だけにしびれ感がある場合），帯状ヘルペス（臨床Ⓟ8.3），内頸動脈錐体部の動脈瘤（図 4.16C，図 12.3A），海綿静脈洞疾患や眼窩尖疾患（臨床Ⓟ13.7），三叉神経や前庭神経のシュワン細胞腫（臨床Ⓟ12.5），蝶形骨翼髄膜腫（臨床Ⓟ5.8）などが原因となる。脳幹の三叉神経核病変は同側の顔面感覚障害を起こす。一次感覚線維は三叉神経核に入る前には交叉しないからである(図 12.8)。一般的な原因には，梗塞（第 14 章），脱髄，その他の脳幹病変がある。橋や延髄の三叉神経核病変は近接する脊髄視床路（図 7.2，図 14.4C，図 14.5A，B）を巻き込むことが多い。三叉神経脊髄路と脊髄視床路をともに傷害するこの外側脳幹病変は，よく知られている感覚障害のパターンを引き起こす。すなわち，病変と同側の顔面と，反対側の身体に感覚障害が起こる（臨床Ⓟ7.3，図 7.9B）。

第 7 脳神経（Ⅶ）：顔面神経

機能カテゴリー	機能
鰓弓運動性	顔面表情筋，アブミ骨筋，顎二腹筋（後腹）
副交感神経性	涙腺，舌下腺，顎下腺とその他の唾液腺（耳下腺を除く）への副交感神経線維
内臓感覚性（特殊）	舌の前 2/3 からの味覚
一般体性感覚性	外耳孔付近の小領域の感覚

顔面神経の主な機能は顔面表情筋の調節であるが（ビデオ 40），他にも重要な機能がある。主要神経幹は顔面表情を調節する**鰓弓運動性**線維を含むが，**中間神経 nervus intermedius** という小枝は副交感神経線維（涙液分泌と唾液分泌），内臓感覚線維（味覚），一般体性感覚線維を含む（図 12.10，図 12.6，図 12.14）。**顔面神経核 facial nucleus** は鰓弓運動性神経核柱の

中にあり，橋の中で三叉神経運動核よりも尾側にある（図 12.5，図 14.4B，C）。顔面神経束は背側から外転神経核の周囲をまわり，第四脳室底に**顔面神経丘 facial colliculus** をつくる（図 12.2B，図 12.11）。その後，顔面神経は橋延髄境界部から腹外側方向に脳幹を離れる（図 12.2A，C）。上位運動ニューロンによる顔面神経核の制御については，臨床Ⓟ12.3 でくわしく述べる（図 12.13）。簡単にいうと，大脳皮質病変や皮質球路病変は額を除く反対側顔面に筋力低下を起こすが，顔面神経核や脳幹の顔面神経束，そして末梢神経の病変は同側顔面全体の麻痺を起こす。

顔面神経は橋延髄境界部から腹外側方向に脳幹を離れるが，その地点は外転神経（Ⅵ）の外側で**小脳橋角部 cerebellopontine angle** とよばれる領域にある（図 12.2A，C）。その後顔面神経（Ⅶ）はくも膜下腔を貫いて**内耳孔 internal acoustic meatus**（図 12.3A，図 4.13C）に入り，内耳神経とともに**側頭骨錐体部の内耳道 auditory canal** を走行する（図 12.14）。側頭骨の中の顔面神経**膝 genu** のところで顔面神経は後下方に方向を変えて，中耳のすぐ内側の**顔面神経管 facial canal** を下行する（図 12.10，図 12.14）。**膝神経節 geniculate ganglion** は顔面神経膝に位置し，舌の前2/3 の味覚と外耳孔周辺の一般体性感覚を伝える一次感覚ニューロンを含む（表 12.5，図 12.7B）。顔面神経の主部は，**茎乳突孔 stylomastoid foramen** を通って頭蓋骨から出る（図 12.3B，図 12.10）。その後，耳下腺を貫通して 5 本の主要な鰓弓運動枝に分かれて，顔面表情筋を支配する。すなわち，**側頭枝，頬骨枝，頬筋枝，下顎枝，頸枝**である（図 12.10）。それ以外の小さな鰓弓運動枝は**アブミ骨筋 stapedius**（図 12.10，図 12.15），後頭筋，顎二腹筋後腹，茎突舌骨筋を支配する。中耳の筋群を支配する脳神経を記憶するには，「Tensor Tympani（鼓膜張筋）は Trigeminal（三叉神経），Stapedius（アブミ骨筋）は Seventh（第 7 脳神経）」と覚える。鼓膜張筋とアブミ骨筋は中耳の耳小骨の動きを抑える（本章後出の「第 8 脳神経（Ⅷ）：内耳神経」の項参照）ことによって，聴覚信号強度のフィードバック制御に関わる。

顔面神経の**副交感神経**節前線維は**上唾液核 superior**

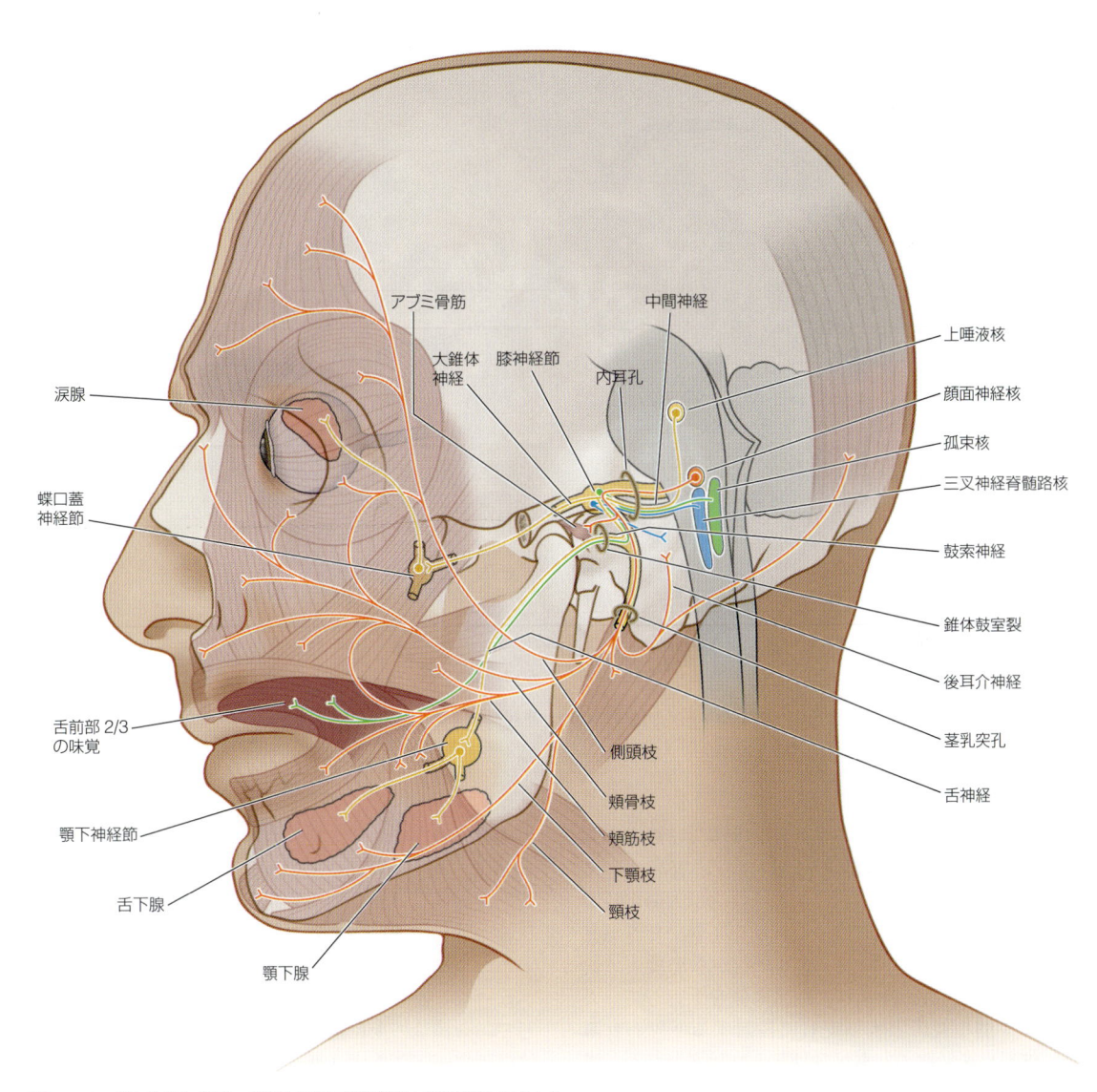

図 12.10　**顔面神経（Ⅶ）**。顔面神経の感覚線維と運動線維のまとめ

salivatory nucleus（図 12.10）から発して，顔面神経主幹から分かれる 2 本の小さな枝の中を通る。**大錐体神経 greater petrosal nerve** は顔面神経膝から分かれて（図 12.14），**蝶口蓋 sphenopalatine（翼口蓋 pterygopalatine）神経節 ganglion** に到達する。ここにある節後副交感神経細胞は涙腺と鼻粘膜に投射する（図 12.10）。**鼓索神経 chorda tympani** は茎乳突孔を出る直前で顔面神経から分かれ，後上方に走って中耳腔を横切り，側頭骨・下顎関節のすぐ後内側にある**錐体鼓室裂 petrotympanic fissure**（図 12.3B，図 12.10）を通って頭蓋を出る。鼓索神経はその後，**舌神経 lingual nerve**（V₃ の枝）と合流し，**顎下神経節 submandibular ganglion**（submaxillary ganglion ともいう）に達する。ここからの副交感神経節後線維は，顎下腺と

舌下腺，さらには耳下腺以外の小さな唾液腺を支配する。唾液の大部分（約 70％）が顎下腺で産生されることを覚えておこう。

舌神経と鼓索神経は，舌の前 2/3 の**味覚**（ビデオ 41）を伝える**特殊内臓感覚**線維も含む（図 12.10）。味覚の一次感覚線維の細胞体は膝神経節にある（図 12.12，図 12.14，表 12.5）。これらの細胞は味覚核ともよばれる**吻側孤束核**の二次感覚ニューロンにシナプス結合する。孤束核は横断面でみると髄鞘化した中心部を細胞体が取り囲んでいて，いかにもおいしそうなドーナツの形をしているので，孤束核を味覚機能と関連づけて覚えるのは容易であろう。舌後部と咽頭からの味覚入力は，第 9，10 脳神経を通って吻側孤束核に入る。上行性の二次神経線維は中心被蓋路（図 12.12，図

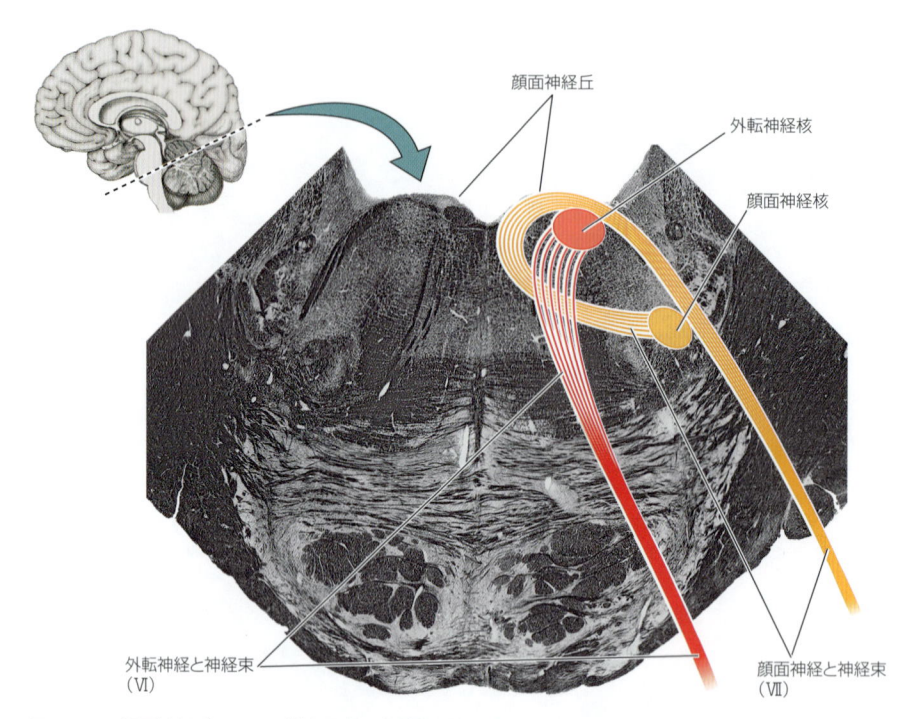

図 12.11　顔面神経丘レベルの橋中下部の軸位断切片。 顔面神経（Ⅶ）の線維が外転神経核（Ⅵ）の周囲を回って脳幹から出る。（脳幹切片は，Martin JH. 1996. *Neuroanatomy：Text and Atlas*. 2nd Ed. McGraw-Hill, New York を改変）

14.3，図 14.4）を通って視床**後内側腹側核 ventral posterior medial nucleus（VPM）**の三次感覚ニューロンに到達する。視床 VPM ニューロンは**大脳皮質味覚野**に投射する。味覚野は中心後回の下縁，体性感覚舌領域のすぐ近傍にあり，頭頂弁蓋から島皮質（図12.12）に広がる。味覚路は主に同側を上行して，おそらく両側の視床と大脳皮質に投射すると思われるが，皮質性味覚路の左右局在はヒトではまだわかっていない。

　最後に，顔面神経の小枝が外耳孔周辺の**一般体性感覚**を伝える。外耳孔周辺の第 7 脳神経感覚領域は，第9，10 脳神経の感覚支配領域に隣接する（図 12.7B）。第 5，7，9，10 脳神経の体性感覚線維はすべて三叉神経核でシナプス結合する（図 12.5，表 12.3）。

> **復習問題**
>
> 顔面神経の鰓弓運動性，副交感神経性，内臓感覚性，一般体性感覚性線維について述べよ。それぞれの機能に関わる神経核の名称を述べよ（図 12.10）。

臨床ポイント 12.3　顔面神経病変（Ⅶ）

　臨床 ❷6.3 で簡単に述べたように，上位運動ニューロン病変による顔筋麻痺と下位運動ニューロン病変による顔筋麻痺の鑑別が臨床的に大変重要である。一次運動皮質・顔面領域の上位運動ニューロンは，反対側橋の顔面神経核の下位運動ニューロンを制御する（図12.13）。また，顔面上部の神経支配については，反対側の運動皮質ばかりでなく同側の運動皮質からも投射線維が下行する。つまり，額と眼輪筋の一部を支配する下位運動ニューロンは，両側の運動皮質の上位運動ニューロンから入力を受けていることになる。結果として，一側性の**上位運動ニューロン病変**の場合には額には障害が起こらず，反対側の眼輪筋にごく軽い麻痺を生じるにすぎない。患者の眼裂は軽度に開大し，強制閉眼でも睫毛が完全に埋もれることはない。上位運動ニューロン病変では，主に反対側の顔面下部に麻痺があらわれることになる（図 12.13，病変 A）。対照的に，**下位運動ニューロン病変**では顔面半分全体に麻痺が起こり，額にも障害があらわれる（図 12.13，病変 B）。上位運動ニューロン型麻痺を示唆するその他の徴候には，手や上肢の筋力低下，感覚障害，失語，構音障害などの隣接構造の傷害による徴候があげられるが，これらは下位運動ニューロン病変では認められない。図 12.13 に示した線維連絡は簡略化しすぎていて正確ではない。正確には，上位運動ニューロンの皮質球線維は主に橋の介在ニューロンに連絡し，この介在ニューロンが顔面神経核の下位運動ニューロンに投射する。

　最もよく知られている顔面神経障害は，**ベル麻痺 Bell palsy** であろう。ベル麻痺では顔面神経のすべて

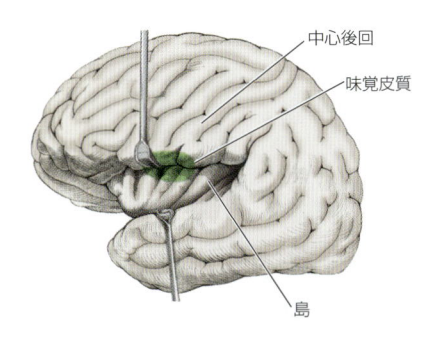

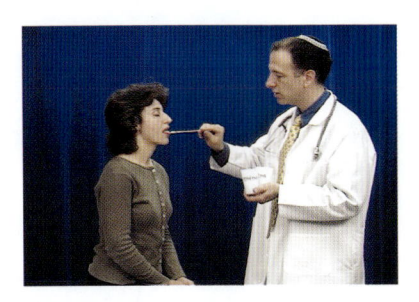

味覚（ビデオ 41）

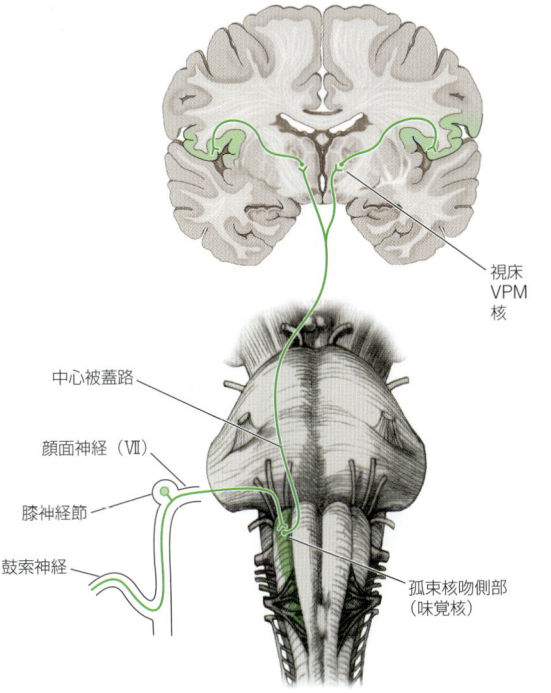

図 12.12　中枢性味覚路

の部分が数時間から数日のうちに傷害されて，その後徐々に回復する。原因は不明だが，ウイルス性や炎症性の機序が想定されている。最も劇的な特徴は下位運動ニューロン型の一側性顔面麻痺で，軽症のこともあれば重症のこともある（図 12.13，病変 B）。診断は病歴と検査所見に基づいてなされる（ビデオ 40，41）。最初の訴えは耳介後部痛であることが多いが，第 7 脳神経の一般体性感覚線維の障害によるものであろう（図 12.7B）。アブミ骨筋の筋力低下によって聴覚過敏も起こる（図 12.10，図 12.15）。また，患者には，副交感神経障害による涙液減少のために（図 12.10），乾燥眼（ドライアイ dry eye）が起こりやすい。神経学的検査では下位運動ニューロン型の一側性顔面麻痺が明らかで，同側舌の味覚障害を伴うこともある（マスタードや砂糖を綿棒につけて検査する。ビデオ 41）。ベル麻痺ではその他の検査は正常である。手の麻痺，

感覚障害，構音障害，失語などがあれば上位運動ニューロン病変を疑う。典型的な臨床例では，画像検査は通常正常である。しかし，ほとんどの医師が構造的な病変を除外するために MRI 検査をしたり，血球数算定や血糖値，ライム抗体値を検査したりする。

　ベル麻痺の治療法には議論が多い。しかし，最近のデータでは，発症後すぐにステロイド剤 10 日間の経口投与のコースを行うと完全回復の可能性が高くなると報告されている。ベル麻痺の治療に抗ウイルス剤が有効かどうかはまだ確定していない。不完全な閉眼や涙液分泌減少があると，角膜潰瘍の危険がある。そこでこのような患者には，潤滑用点眼液を投与するとともに，夜間，眼裂をテープでとめて閉じておくように指導する。ベル麻痺の患者の約 80％が 3 週間以内に完全に回復するが，後遺症として様々な程度の麻痺が残ることがある。回復過程で，顔面神経の再生線維が本来とは異なる対象と連絡を形成することがある。例えば，副交感神経線維（図 12.6）の異常再生によって，「ワニの涙」現象が起こる。これは患者が食物をみた時に，唾液分泌ではなくて涙液分泌が起こる現象である。顔面神経の異なる運動神経線維が異常に再生すると異常共同運動 synkinesis が起こる。例をあげると，一側の眼を閉じようとすると，眼輪筋と一緒に同側の広頸筋が軽度収縮するような現象である。

　下位運動ニューロン型の両側性顔面麻痺の場合，またはこの型の麻痺が再発する場合，精密検査が必要となる。腫瘍やその他の浸潤性疾患を除外するために造影 MRI が行われる。また，腰椎穿刺（臨床 P5.10）や，ライム病，サルコイドーシス，HIV の検査なども行われる。顔面神経障害は上述の原因以外でも起こることがあり，頭部外傷，特に側頭骨錐体部の骨折が原因となることがある。上位運動ニューロン病変による顔面麻痺については，臨床 P6.3 で述べた。また，脳幹病変が顔面神経核や脳幹を出る神経束を傷害する場合もある（図 12.11，臨床 P14.3）。

臨床ポイント 12.4　角膜反射と下顎反射（V，VII）

　角膜反射 corneal reflex は，両側の角膜を綿棒で

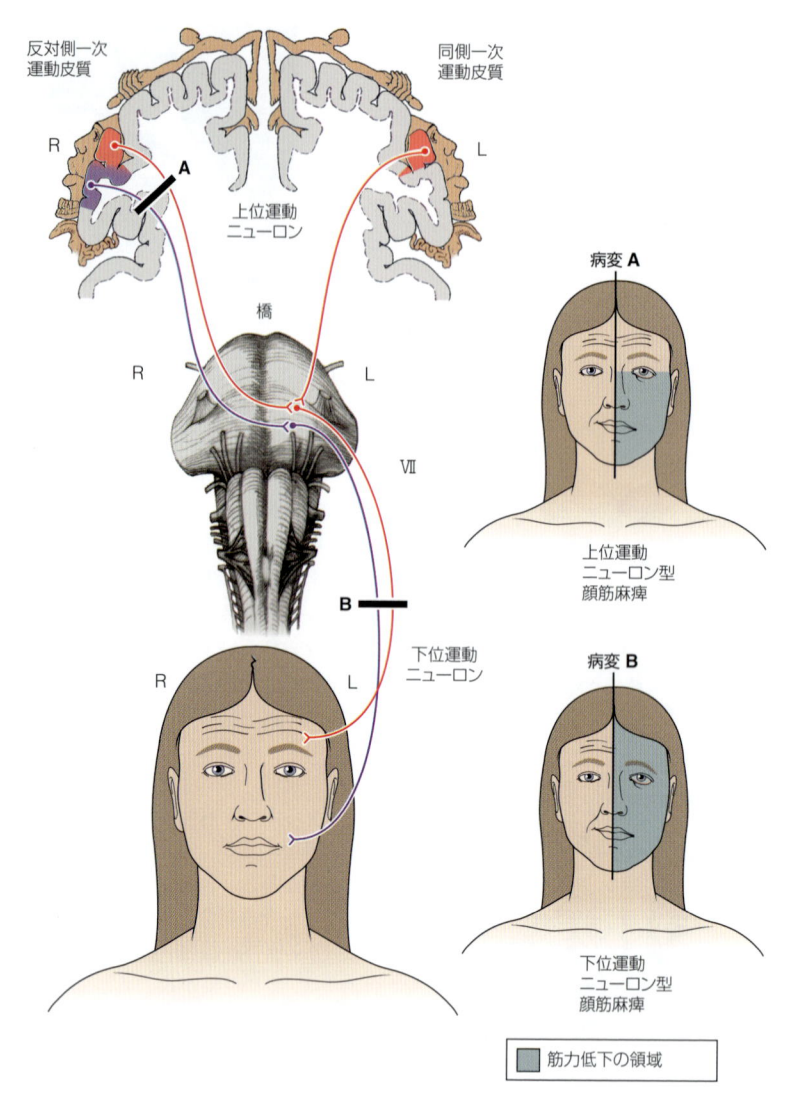

図 12.13　上位運動ニューロン型と下位運動ニューロン型の顔筋麻痺。顔面上部の運動は両側皮質からの支配を受ける。上位運動ニューロン病変（病変 A）では健側大脳皮質によって機能が代償されるので，顔面上部に麻痺は起こらない。下位運動ニューロン（病変 B）では一側の顔面全体が麻痺する

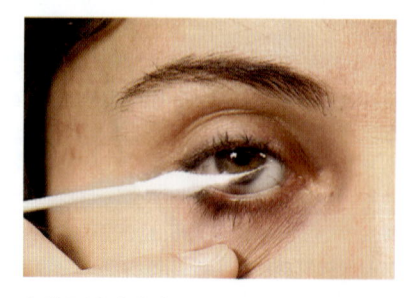

角膜反射（ビデオ 37）

そっとこすると閉眼する反応である（ビデオ 37）。この反射には単シナプス経路と多シナプス経路がともに関与する。求心路は，眼神経（三叉神経 V_1）を通って三叉神経主感覚核と脊髄路核に入る。遠心路は顔面神経を通って眼輪筋に至り，閉眼を引き起こす。三叉神経感覚路，顔面神経，そして両者の連絡路の病変は同側の角膜反射の減弱をもたらす。角膜反射は高位中枢からの入力によっても影響される。したがって，感覚運動皮質やその連絡路の病変が，病変と反対側の眼に角膜反射の低下をもたらすことがある。

　瞬目反応は目に接近する物体によっても引き起こされるので，角膜反射を検査する時には，急激な視覚刺激ではなくて触覚が刺激となるように注意を払う必要

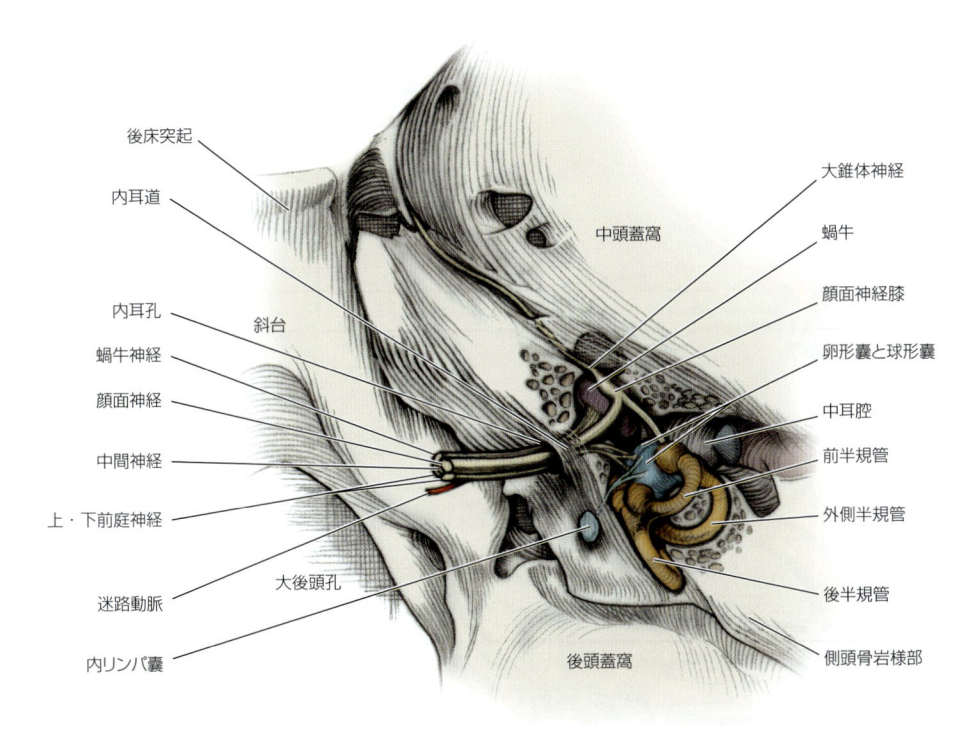

後床突起
内耳道
内耳孔
蝸牛神経
顔面神経
中間神経
上・下前庭神経
迷路動脈
内リンパ嚢
斜台
大後頭孔
中頭蓋窩
後頭蓋窩
大錐体神経
蝸牛
顔面神経膝
卵形嚢と球形嚢
中耳腔
前半規管
外側半規管
後半規管
側頭骨岩様部

図 12.14　上から見た右側の内耳道と内耳構造

がある。視覚刺激による瞬目の場合（ビデオ 28），反射求心路は視神経（II）であるが，角膜反射では三叉神経（V）である。

下顎反射 jaw jerk reflex は，半開口位で顎を叩くと，顎が反応的に前に動く反射である。この反射の単シナプス経路は，三叉神経中脳路核の一次感覚ニューロン（図 12.8）によって構成される。このニューロンは橋に線維を送り三叉神経運動核でシナプス結合する。正常人では下顎反射はみられないか，あってもごくわずかである（ビデオ 39）。筋萎縮性側索硬化症（ALS）（臨床 **P**6.7）やびまん性白質病変などの両側上位運動ニューロン病変では，下顎反射は亢進する。

第 8 脳神経（VIII）：内耳神経

機能カテゴリー	機能
特殊体性感覚	聴覚と前庭感覚

　内耳神経は，聴覚や前庭感覚などの**特殊体性感覚**を内耳から中枢へ伝える。内耳神経は橋延髄境界部で顔面神経のすぐ外側から脳幹を離れる。この領域を**小脳橋角部 cerebellopontine angle** とよぶ（図 12.2A，C）。その後，くも膜下腔を貫いて顔面神経とともに**内耳孔**（図 12.3A）に入り，**側頭骨錐体部の内耳道**を走行して蝸牛と前庭器官に到達する（図 12.14，図 4.13C）。本項では，内耳神経（VIII）の聴覚機能と前庭機能を順番にみていくことにする。

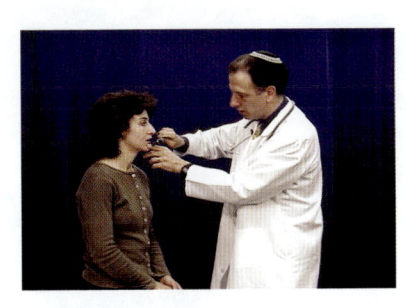

下顎反射（ビデオ 39）

▶聴覚路 auditory pathway

　音波は**鼓膜 tympanic membrane** から中耳に伝達され，そこで耳小骨（**ツチ骨 malleus，キヌタ骨 incus，アブミ骨 stapes**）によって増幅されて**卵円窓 oval window** に到達する（図 12.15）。大きな音に反応する時，ツチ骨の動きは鼓膜張筋の働きによって弱められ，アブミ骨の動きはアブミ骨筋の働きによって弱められる。振動は卵円窓から内耳に伝えられる。**内耳 inner ear** は**迷路 labyrinth** ともよばれ，**蝸牛 cochlea，前庭 vestibule，半規管 semicircular canal** からなる（図 12.15）。迷路は緻密骨で縁取られた**骨迷路 bony labyrinth** でできていて，その中に**膜迷路 membranous labyrinth** を含んでいる。骨迷路には**外リンパ perilymph** という液体が充満していて，その中に膜迷路の構造がつり下げられている。興味深いことに，外リンパは細い外リンパ管を通じてくも膜下腔と交通してい

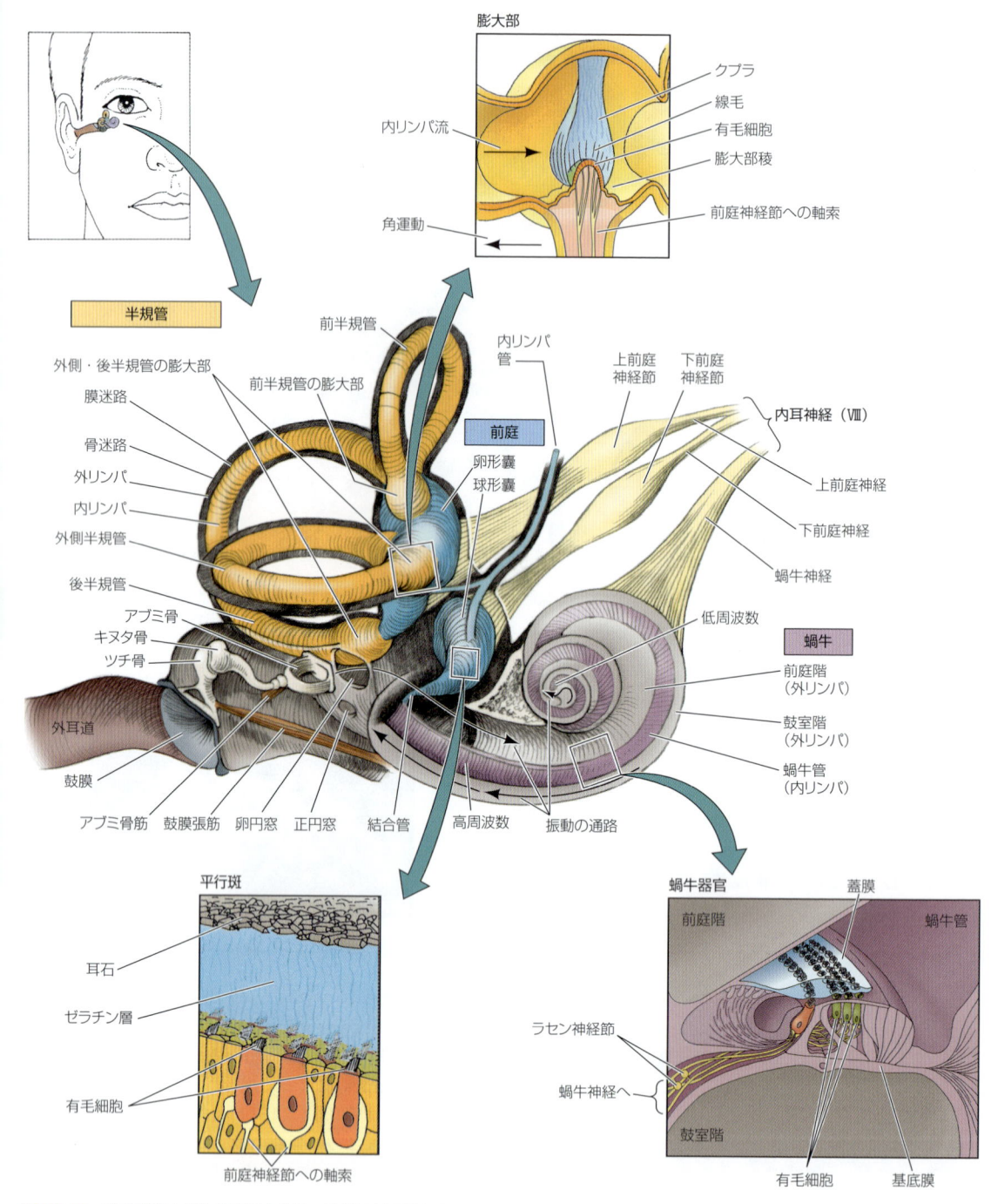

膨大部

- クプラ
- 線毛
- 有毛細胞
- 膨大部稜
- 前庭神経節への軸索

内リンパ流

角運動

半規管

前半規管

内リンパ管

外側・後半規管の膨大部
膜迷路
骨迷路
外リンパ
内リンパ
外側半規管
後半規管
アブミ骨
キヌタ骨
ツチ骨
外耳道
鼓膜

前半規管の膨大部

前庭

卵形嚢
球形嚢

上前庭神経節
下前庭神経節

内耳神経（Ⅷ）

上前庭神経
下前庭神経
蝸牛神経

低周波数

蝸牛

前庭階（外リンパ）
鼓室階（外リンパ）
蝸牛管（内リンパ）

アブミ骨筋　鼓膜張筋　卵円窓　正円窓　結合管　高周波数　振動の通路

平行斑

耳石
ゼラチン層
有毛細胞

前庭神経節への軸索

蝸牛器官

前庭階
ラセン神経節
蝸牛神経へ
鼓室階

蓋膜
蝸牛管
有毛細胞
基底膜

図 12.15　前庭器官と蝸牛器官のまとめ。音波は外耳孔から入り機械的に中耳，蝸牛へと伝達される。ここで有毛細胞の働きで神経信号に変換され，これを蝸牛神経が中枢に伝える。半規管膨大部は角加速度を，耳石器（卵形嚢と球形嚢）の平行斑は直線加速度と頭位をそれぞれ検出し，これらの情報を前庭神経に伝える。（Rosenzweig MR, Breedlove SM, Leiman AL. 2002. *Biological Psychology*. 3rd Ed. Sinauer, Sunderland, M. A）

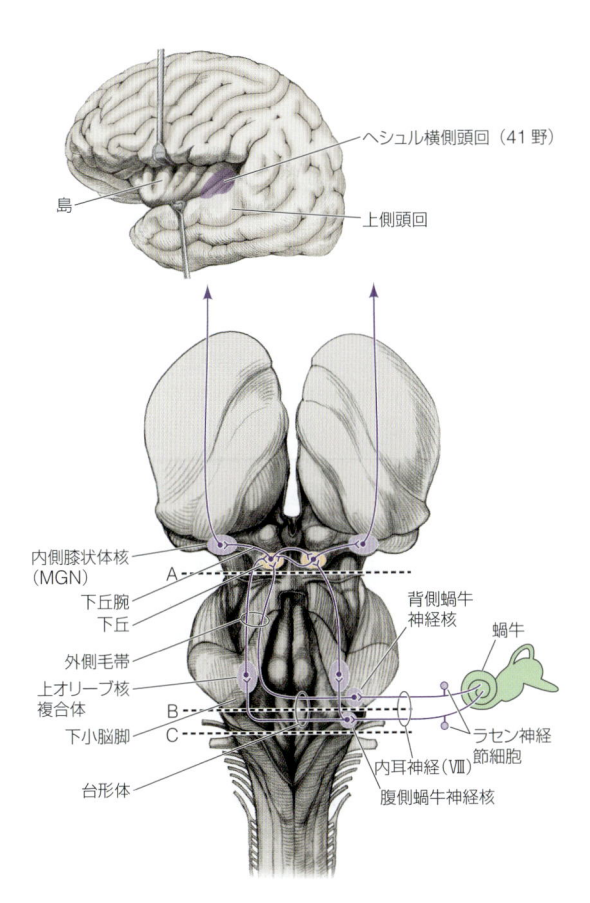

図 12.16　**中枢性聴覚路**。蝸牛神経から聴覚皮質までの主要神経核と神経路を示す。図 12.17 の各切片のレベルも示す

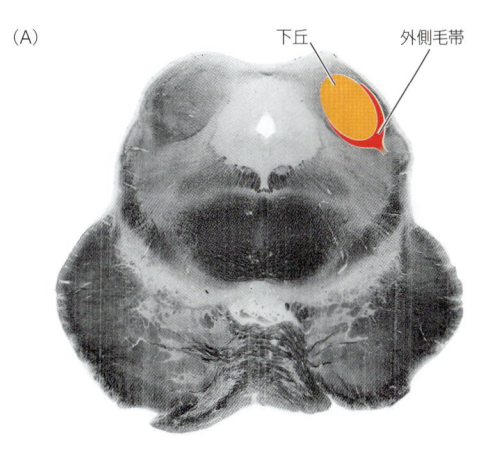
(A)

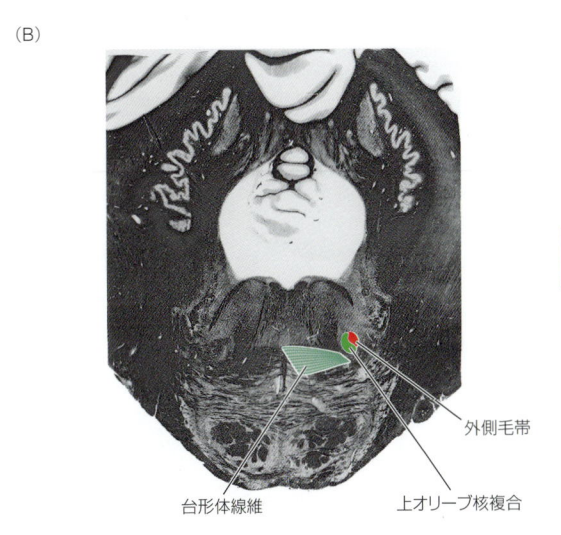
(B)

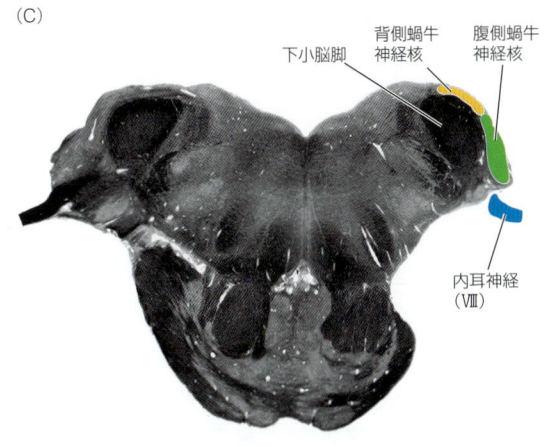
(C)

る（図示せず）。膜迷路には，外リンパとは少々含有イオン構成が異なる**内リンパ endolymph** という液体が充満している。膜迷路には，**蝸牛管 cochlear duct**, **卵形嚢 utricle**, **球形嚢 saccule**, **半規管**が含まれる（図 12.15）。

卵円窓からの振動波は**前庭階 scala vestibuli** に達し，カタツムリ状の蝸牛に沿ってその尖端まで到達する。そこで前庭階は**鼓室階 scala tympani** に連絡し，圧波は最終的に中耳壁の**正円窓 round window** に戻って消失する。振動は蝸牛管（中間階）にも伝えられ（図 12.15 の右下の挿入図），そこで**有毛細胞 hair cell** の機械受容器である線毛が，硬い**蓋膜 tectorial membrane** に対する**基底板 basilar membrane** の相対的な動きで活性化される。有毛細胞は一次感覚ニューロンの終末との間に興奮性シナプスを形成する。この双極性感覚ニューロンの細胞体は**ラセン神経節 spiral ganglion** にある。ラセン神経節は蝸牛の骨軸の中にあり，軸索を蝸牛神経に送る（図 12.14, 図 12.15）。蝸牛の有毛細胞と支持細胞は**コルチ器 organ of Corti** とよばれる。コルチ器の全長に沿って，その部位の太さと硬さによって規定される**音階局在性（周波数局在性）**

図 12.17　**聴覚路を示す脳幹切片**。切片のレベルは図 12.16 に示したとおり。
(A) 中脳下丘，(B) 橋尾側部，上オリーブ核と台形体のレベル，(C) 橋吻側部，蝸牛核に入る蝸牛（聴）神経を示す。ヒト脳幹の髄鞘染色切片（A と B は，Martin JH. 1996. *Neuroanatomy : Text and Atlas*. 2nd Ed. McGraw-Hill, New York より改変。C は The University of Washington Digital Anatomist Project による）

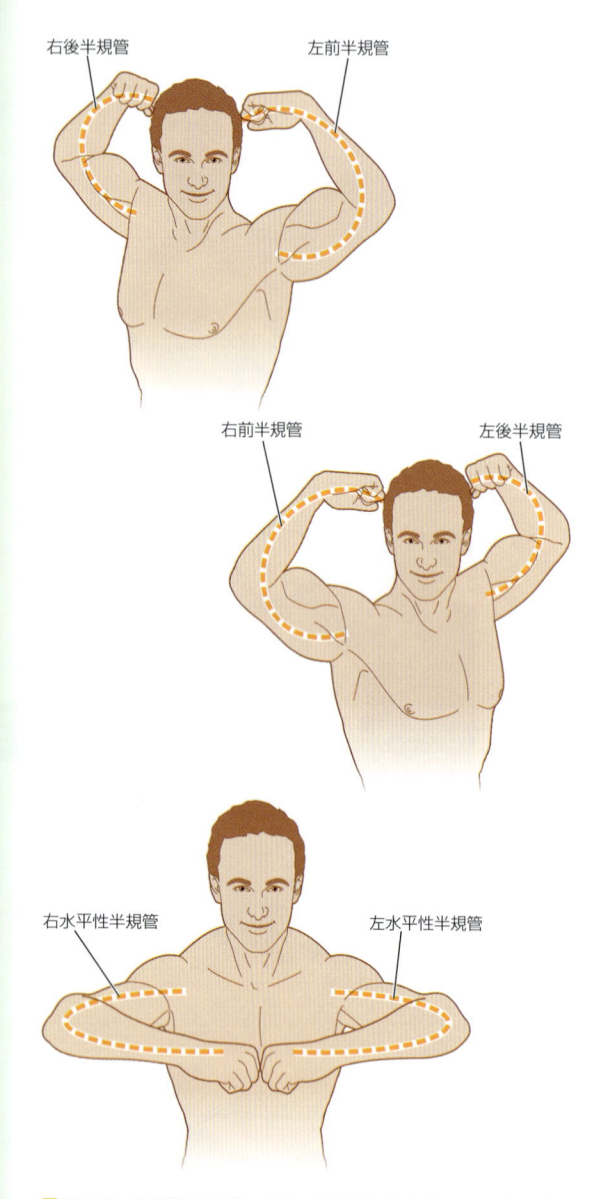

右後半規管　　　　　　　　　左前半規管

右前半規管　　　　　　　　　左後半規管

右水平性半規管　　　　　　　　左水平性半規管

図 12.18　半規管の方向。ボディビルダーがとる３つのポーズを
思い浮かべれば、半規管の位置関係がよくわかる

tonotopic representation がある。高周波音は卵円窓
付近の有毛細胞を活性化し、低周波音は蝸牛頂付近の
有毛細胞を活性化する（図 12.15）。
　蝸牛神経核から一次聴覚皮質まで、聴覚路を中枢方
向にたどってみよう（図 12.16，図 12.17）。聴覚情報
はこの全経路で音階局在的に配置されている。ラセン
神経節の一次感覚ニューロンは内耳神経（蝸牛神経）
に軸索を送り、背側・腹側蝸牛神経核 dorsal and ven-
tral cochlear nucleus に達する。これらの蝸牛神経核
は橋延髄境界部で下小脳脚の外側面を取り巻くように
存在する（図 12.16，図 12.17C）。その後、聴覚路は
両側の脳幹を上行し、一連の中継を経て下丘、内側膝

状体核、そして最終的に聴覚皮質に到達する。左右の
耳からの聴覚情報は複数のレベルで交叉して脳幹の両
側を上行するので、蝸牛神経核よりも近位の中枢神経
病変では、一側性の難聴は認められない。
　背側蝸牛神経核からの線維は下小脳脚の背側を通過
して、橋被蓋で交叉して反対側の外側毛帯 lateral
lemniscus を上行する（図 12.16，図 12.17A，B）。
外側毛帯は橋と下部延髄の重要な上行性聴覚路で、下
丘に到達する。腹側蝸牛神経核の多くの線維は下小脳
脚の腹側を通過して、両側性に橋の上オリーブ核複合
superior olivary nuclear complex にシナプス結合す
る（図 12.16，図 12.17B）。上オリーブ核には空間内
で音源の水平方向の位置を決める機能があるらしい。
このレベルでの交叉性聴覚線維は、台形体 trapezoid
body という白質構造を形成する（図 12.16，図
12.17B）。内側毛帯が直角に台形体を貫く（図 14.4C）。
　上オリーブ核複合からの線維は、両側性に外側毛帯
を上行して、中脳の下丘 inferior colliculus に達する
（図 12.16，図 12.17A）。下丘レベルで交叉する線維
には中脳水道の腹側を通るものと背側を通るものがあ
る。下丘からの線維は下丘腕 brachium of inferior
colliculus を通って上行して、視床の内側膝状体核
medial geniculate nucleus に達する。内側膝状体核は
中脳の上丘のすぐ外側に位置する（図 11.6，図 12.16，
図 14.3A）。この視床中継核から、聴覚情報は聴放線
auditory radiation（図 6.9B）を通って一次聴覚皮質
に達する。一次聴覚皮質 primary auditory cortex（ブ
ロードマン 41 野）はヘシュル横側頭回 Heschl trans-
verse gyrus にある。脳標本のシルビウス裂を開いて
上側頭回のすぐ内側の側頭葉上面を観察すると、この
直線状の指の形をした脳回がみえる（図 12.16，図
4.15D）。隣接する側頭葉と頭頂葉の皮質が聴覚連合
皮質で、ここにはウェルニッケ野も含まれる。ウェル
ニッケ野については第 19 章で述べる。上述の核群に
加えて、聴覚路にはいくつかの小さな核がある。台形
体核や外側毛帯核などがその例である。
　すでに述べたように、聴覚情報は脳幹の複数の地点
で両側に交叉するので、蝸牛神経核より近位の中枢神
経病変では一側性の難聴は起こらない。しかし、脳幹
と視床を上行して聴覚皮質に達する聴覚路は、反対側
の耳からの線維が優位である。聴覚皮質の異常放電に
よって生じる聴覚発作では、飛行機や列車の音が聴覚
皮質病変と反対側から聞こえることが多い。聴覚皮質
の両側性病変では皮質聾が起こる（臨床 P19.7）。
　脳幹から蝸牛への遠心性フィードバック線維が内耳
神経を通り、いろいろな強度の音に反応する有毛細胞
の感受性を調節する。前庭有毛細胞の制御にも同様の
フィードバック神経路が存在する。このような遠心性
線維が少数含まれているので、内耳神経は純粋感覚神

経とはいえないかもしれない。さらに，腹側蝸牛神経核からの反射路が顔面神経核と三叉神経運動核に達し，アブミ骨筋や鼓膜張筋を収縮させる。これらの筋は大きな音に対する中耳の反応を減弱させる。

復習問題

図 12.16 と図 12.17 で，蝸牛神経から聴覚皮質まで聴覚路をたどってみよう。

▶前庭路 vestibular pathway

　前庭神経核 vestibular nucleus は，頭部の動きに反応して姿勢，筋緊張，眼位を調整するために重要である。したがって，前庭神経核が小脳や脳幹運動系や脳幹眼球運動系と相互に密接な線維連絡をもつとしても，驚くにはあたらない。また，視床を経由して大脳皮質に至る上行路が頭位の感覚を伝え，これが頭頂葉連合皮質で視空間情報や触覚空間情報と統合されて解析される。

　半規管（図 12.14，図 12.15）は 3 つの直交軸のまわりの回転角加速度を検出する。三半規管の空間的位置関係は，3 つのポーズをとるボディビルダーの腕の位置を想像すれば覚えられる（図 12.18）。

　この 3 つの軸のいずれかのまわりを回転する頭部の動きは，膨大部 ampullae（図 12.15 の右上の挿入図）を通過する内リンパの動きを引き起こす。このリンパ流はゼラチン状の小帽（クプラ cupula）を変形させるが，機械受容器である有毛細胞の線毛がこの小帽の中に埋まっている。有毛細胞は各膨大部の内部にある膨大部稜 crista ampullaris という隆起に存在する。有毛細胞は双極性一次感覚ニューロンの終末を興奮させる。この一次感覚ニューロンの細胞体はスカルパの前庭神経節 vestibular ganglion of Scarpa にあって，前庭神経に軸索を送る（図 12.15）。卵形嚢と球形嚢には膨大部稜に似た平衡斑 maculae という構造があるが，この構造は角加速度よりも直線加速度と頭部回転角を検出する（図 12.15 の左下の挿入図）。平衡斑には耳石 otoliths という石灰化した結晶がゼラチン様層の上に載っている。このゼラチン様層に機械受容器である有毛細胞が埋まっている。重力や直線加速度をもたらすその他の原因が耳石を引っ張ると有毛細胞に興奮が起こる。上前庭神経節 superior vestibular ganglion は卵形嚢，球形嚢前部，前・外側半規管からの入力を受ける。下前庭神経節 inferior vestibular ganglion は球形嚢後部と後半規管からの入力を受ける。

　前庭神経節（図 12.15）の一次感覚ニューロンは，半規管と耳石器からそれぞれ角加速度と直線加速度の情報を内耳神経の前庭神経を経由して前庭神経核に伝える。脳幹の両側にはそれぞれ 4 つの前庭神経核 vestibular nucleus があり，橋と吻側延髄の第四脳室底の外側部に位置する（図 12.19）。これらの核は図 14.4C

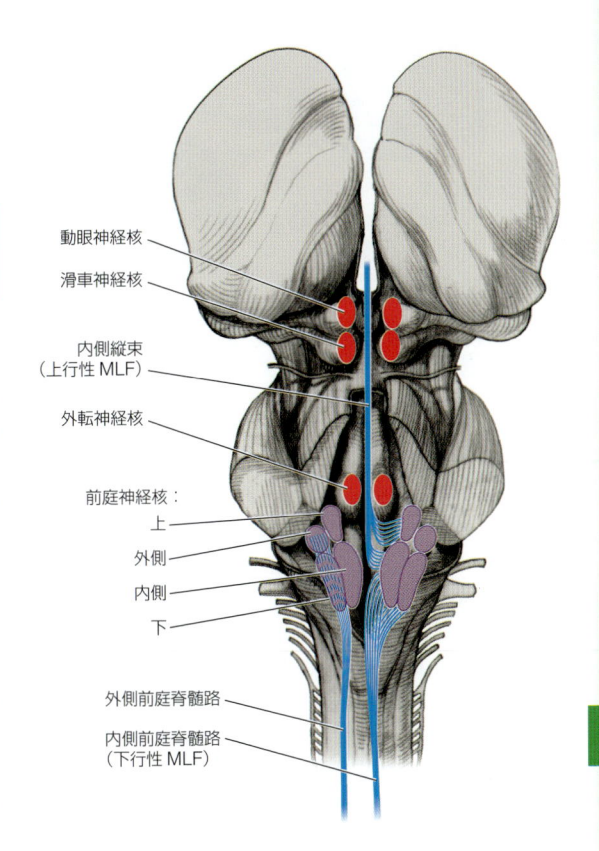

動眼神経核

滑車神経核

内側縦束
（上行性 MLF）

外転神経核

前庭神経核：
　上
　外側
　内側
　下

外側前庭脊髄路

内側前庭脊髄路
（下行性 MLF）

図 12.19　前庭神経核と前庭神経路。小脳や前脳との連絡は示していない

と図 14.5A に示す髄鞘染色標本でも観察される。**外側前庭神経核 lateral vestibular nucleus**（ダイテルス核 Deiters nucleus ともよばれる）からは**外側前庭脊髄路 lateral vestibulospinal tract** が出るが，この神経伝導路はその名とは異なり，内側下行性運動路の一部である（表 6.3）。外側前庭脊髄路は脊髄全長にのびていて，身体の平衡と伸筋群の緊張の維持に重要である（図 6.11D）。**内側前庭脊髄路 medial vestibulospinal tract** は**内側前庭神経核 medial vestibular nucleus** から起こるが，**下前庭神経核 inferior vestibular nucleus** からの線維も加わる。内側前庭脊髄路も内側下行性運動路の一部だが，最下端は頸椎のレベルで終わり，頸位と頭位の調節に重要である。内側前庭神経核は前庭神経核群の中で最大である。下前庭神経核は髄鞘染色標本で比較的容易に同定できる。外側前庭神経核からの線維が脊髄へ下行する際に下前庭神経核を貫くので（図 12.19），下前庭神経核が特徴的な「碁盤の目のような」（「チェックボードのような」）外観を呈するからである（図 14.5A）。

　内側縦束 medial longitudinal fasciculus（MLF） は眼球運動関連核を相互に結ぶと同時に，眼球運動核と前庭神経核を連絡する重要な神経路である（図

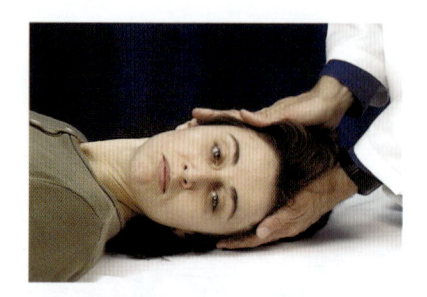

頭位変換眼球検査（ビデオ35）

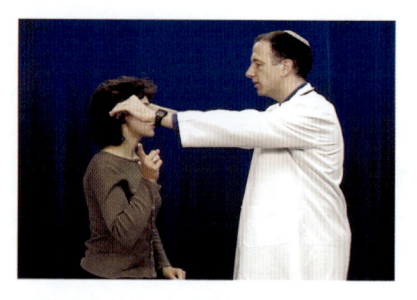

聴覚（ビデオ42）

12.19）。MLFは図14.3〜14.5に示す髄鞘染色切片では，両側の正中付近を走る濃く染まった神経路として観察される。中脳では動眼神経核や滑車神経核のすぐ下に認められ，橋では正中付近の第四脳室底のすぐ下に認められる。**内側前庭神経核**からの線維は，**上前庭神経核 superior vestibular nucleus**からの線維と一緒になってMLFを上行し，動眼神経核，滑車神経核，外転神経核に到達する。この神経路は**前庭眼反射 vestibulo-ocular reflex**に関与する。前庭眼反射では頭位に応じて眼球運動が調節される（ビデオ35）。外転神経核と動眼神経核を相互連絡するMLFの機能については第13章で述べる。もう一つのよく用いられる命名法では，ここでいうMLFを上行性MLFとよび，内側前庭脊髄路を下行性MLFとよぶ（図12.19）。

前庭神経核群と小脳の間には数多くの重要な相反性線維連絡がある。第15章で述べるように，前庭神経核と密に連絡する小脳部分は，片葉小節葉と虫部である。これらの小脳部分は前庭小脳とよばれる。一次前庭感覚ニューロンの少数の線維は前庭神経核を素通りして直接前庭小脳に投射する。

前庭神経核からの上行路は視床の後腹側核で中継されて，**大脳皮質**に到達する。この上行路についてはヒトではまだ確定していないが，前庭感覚に重要な皮質領域の一つは頭頂葉連合皮質のブロードマン5野か，外側側頭・頭頂葉境界部の島皮質後部にあるらしい。

🟢 臨床ポイント12.5　聴力障害（Ⅷ）

一側性の難聴は，外耳道，中耳，蝸牛，蝸牛神経，蝸牛神経核の病変で起こる（図12.14，図12.15）。これまでに強調してきたように，聴覚路は脳幹内に入るとすぐに複数のレベルで交叉する（図12.16）。したがって，蝸牛神経核よりも近位の中枢性病変では一側性の難聴は起きない（高次聴覚処理の障害や幻聴については臨床 Ⓟ19.7，19.13で述べる）。

難聴は**伝音性難聴 conductive hearing loss**と**感音性難聴 sensorineural hearing loss**に分類できる。前者は外耳道と中耳の異常により起こり，後者は蝸牛や蝸牛神経の異常で起こるのが普通である。難聴の有無を調べる時には，まず耳鏡で耳を観察する。聴力はいろ

いろな周波数の音で検査する。指を擦る音，囁き声，懐中時計などを用いる（ビデオ42）。伝音性難聴と感音性難聴は，256 Hzか512 Hzの単純な音叉を用いて鑑別することができる（512 Hzかそれ以上の周波数の音叉が推奨されることもある）。**リンネ試験 Rinne test**では，両側の耳で音の気導と骨導を比較する。**気導 air conduction**の検査では，振動させた音叉を外耳孔のすぐ側に置いて聞こえるかどうかを検査するのに対して，**骨導 bone conduction**は左右の乳様突起の上に音叉を置いて調べる（ビデオ42）。正常人では気導のほうがよく聴こえる。外耳道と中耳の異常は骨導に影響を与えないので，伝音性難聴では骨導のほうが気導よりも感度がよくなる。感音性難聴では，両耳とも気導のほうが骨導よりも感度がよいが（正常の場合と同じ），患側の耳で聴覚が低下する。**ウェーバー試験 Weber test**では，振動させた音叉を前額部の正中にあて，振動が左右のどちらの耳で強く響くかを尋ねる（ビデオ42）。正常では両側で同じ大きさで響く。感音性難聴では患側で小さく聞こえ，伝音性難聴では患側で大きく聞こえる。伝音性障害がある側では，代償的な神経機構や機械的要因が音の受容を高めるからである。左右交互に耳を塞いで一時的に一側性の伝音性難聴の状態をつくり出してやると，この結果を確認することができる。この状態で唇を閉じたまま声を出すと，耳を塞いだ側で大きく聞こえるのがわかるだろう。

難聴の病変局在を決定するために有用なその他の検査には，聴力計検査（オージオメトリー）と聴性脳幹反応がある。蝸牛神経病変が疑われる時は，MRIで耳道を細かく撮像することが必要となる。伝音性難聴の一般的な原因には，外耳道の耳垢，耳炎，鼓膜穿孔，耳小骨硬化などがある。感音性難聴の原因には，大音響への曝露，髄膜炎，聴覚障害性薬剤，頭部外傷，ウイルス感染，メニエール病（臨床Ⓟ12.6），小脳橋角腫瘍，そしてまれに内耳動脈（迷路動脈）梗塞（臨床Ⓟ14.3）などがある。

小脳橋角腫瘍には，聴神経鞘腫（前庭神経シュワン細胞腫），髄膜腫，小脳アストロサイトーマ，皮様嚢種，頸静脈小体，転移性腫瘍などがある。この部位で最も頻度が高い腫瘍は**聴神経鞘腫 acoustic neuri-**

noma で，成人の頭蓋内腫瘍の約 9 ％を占める（表 5.6）。平均発症年齢は 50 歳代で，ほとんど常に一側性である。例外は神経線維腫症 2 型の場合で，腫瘍は両側性で通常青年期や成人早期までに発症する。この緩徐発育性の腫瘍はシュワン細胞とオリゴデンドロサイトの移行領域に発生し，内耳神経が内耳孔に入る地点が好発部位である（図 12.3A，図 12.14）。「聴神経腫」とよばれることもあるが，この用語は誤りである。というのも，腫瘍は実際のところ神経腫ではなくシュワン細胞種であるし，また，聴神経ではなく，必ずといっていいほど前庭神経に由来するからである。腫瘍は最初のうちは内耳道の中で成長するが，その後，小脳橋角に進展してくる（図 12.2A，C）。一般的な初期症状は，一側性の難聴，耳鳴 tinnitus（耳に鈴のような音が聞こえる），身体の不安定などである。二番目にシュワン細胞腫が好発する脳神経は，通常，近くを走行する三叉神経で，顔面に痛みや感覚障害を起こす。三叉神経障害の最初の徴候が軽微な角膜反射の低下であることも多い（臨床Ⓟ12.4）。興味深いことに，前庭神経も顔面神経も内耳道の中で圧迫されるにもかかわらず，真の回転性めまいが主症状になることはほとんどない（ふらつきはよく起こるが）。また，顔面神経障害は通常腫瘍がかなり大きくならないとあらわれない。最終的には，腫瘍の側に顔面麻痺や，時には味覚障害が出現することになる。

　大きな腫瘍では小脳路や皮質脊髄路が圧迫されて，同側の運動失調や反対側の片麻痺が起こる。嚥下障害や咽頭反射異常（Ⅸ，Ⅹ），一側性の眼球運動障害（Ⅲ，Ⅵ）などは非常に大きな腫瘍でないとあらわれない。治療されないまま放置されると，究極的には腫瘍が第四脳室を圧迫して CSF 流出障害を起こし，水頭症，脳ヘルニア，そして死亡の原因となる。適切な臨床診断や MRI 撮影によって，内耳道に限局する初期の段階で聴神経腫瘍を検出することが可能である。治療として外科的切除が行われてきたが，最近ではガンマナイフやサイバーナイフを用いる定位放射線手術に移行しつつある（臨床Ⓟ16.4）。小さな腫瘍は，とくに高齢者の場合は，MRI で経過観察することもある。年齢，腫瘍の位置と大きさ，聴力，患者の希望など，多くの要因を考慮して，定位放射線手術か外科手術かの選択を行う。通常の外科手術では後頭蓋窩へのアプローチが不可欠なので，脳神経外科医と耳鼻咽喉科医の協力が必要となることが多い。外科医は，手術中に顔面神経の機能を損ねないように細心の注意を払う。また小さな腫瘍では，患耳の聴力がある程度残ることもある。シュワン細胞腫はその他の脳神経や脊髄神経根を侵すことがあり，神経根傷害や脊髄圧迫の原因となる。三叉神経鞘腫 trigeminal neurinoma は脳神経のシュワン細胞腫の中で 2 番目に多い。その他の脳神経

のシュワン細胞腫はきわめてまれである。

臨床ポイント12.6　めまい感と回転性めまい（Ⅷ）

　「めまい感 dizziness」は，患者がいろいろな異常感覚をいいあらわす時に使う曖昧な言葉である。病歴聴取で患者が「めまい感」という時には，**真の回転性めまい vertigo**（周囲が回転している感覚）のことか，あるいはその他の意味で使っているのかを判断する必要がある。「めまい感」に含まれるその他の意味には，ふらつき，失神感覚，嘔気，不安定な起立や歩行などがある。真の回転性めまいであれば，その他のめまい感の場合よりも前庭疾患の疑いが強くなる。しかし，ここにあげたそれぞれのめまい感は真の回転性めまいを伴うことも多く，まためまい感が前庭疾患の唯一の症状のことさえあるので，両者の区別が容易でないことも多い。

　前庭路，すなわち迷路から前庭神経，前庭神経核，小脳，頭頂葉へと至る全経路のどこに病変があっても，回転性めまいが起こる。大部分の症例で回転性めまいの原因となるのは内耳の**末梢疾患**で，脳幹や小脳などの**中枢性疾患**が原因となることは少ない。両者の鑑別はきわめて重要である。脳幹血管障害の初期や後頭蓋窩出血などの中枢神経疾患では，重篤な結果を招く恐れがあるので緊急治療が必要となるからである。したがって，回転性めまいの患者の病歴をとる場合には，後頭蓋窩の傷害を示唆する症状がないかくわしく尋ねることが重要である（表 14.6）。例えば，複視やその他の視覚障害，体性感覚障害，筋力低下，構音障害，協調運動障害，意識障害などである（表 14.6）。回転性めまいに伴って上記の症状のどれかがある患者では，診断が確定するまでは後頭蓋窩病変を疑って緊急に治療する必要がある。一般身体的検査では，背臥位，座位，立位で**起立性 orthostatic** 血圧変動と脈拍変化を測定する。背臥位から座位に移行して数分後に，足を自然にぶら下げた状態で測定すると，正常では収縮期血圧が最大 10 mmHg 程度減少し，脈拍は最大 10 回/分程度増加する。変動がかなり大きな場合には，前庭疾患よりも循環血液量減少，抗不整脈薬投与，心臓血管疾患，自律神経疾患などを疑う。また，一般身体的検査の時に耳鏡で鼓膜を観察する。注意深く神経学的検査を行って，回転性めまいの原因となる中枢疾患がないか検索する必要がある。

　バラニー指示試験 Bárány positional testing（ディックスホールパイク指示試験 Dix-Hallpike positional testing）は，回転めまいの原因が末梢性であるか中枢性であるかを鑑別するために役立つ（ビデオ 43）。患者はベッドか診察台に座る。検者に頭を支えてもらいながら，患者は頭を一方向に向けたまま

12

病変の型	眼振の発現時期	適応 （慣れ）	眼振と回転性めまいの特徴
表 12.7　回転性めまいと眼振を起こす末梢性と中枢性原因の鑑別診断			
末梢性 （内耳）	遅延	あり	水平性か回転性，垂直性ではない；方向は変化しない；めまいがある時にかぎって強い眼振が出現
中枢性 （脳幹，小脳）	直後，または遅延	なし	水平性か回転性か垂直性；方向が変化することがある；めまいがなくても強い眼振が出現

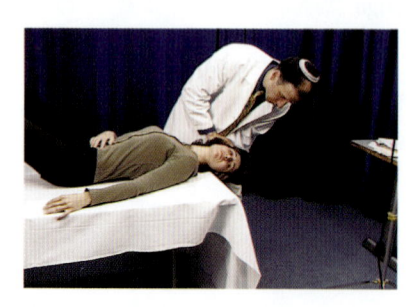

頭位性めまい誘発テスト（ビデオ 43）

体を後方に横たえる。このようにして一方の耳を下にして，頭を台の端よりも外に伸展する。この動作はすばやくかつ丁寧に行う。患者はこの動作中，開眼したままの状態を保ち，回転性めまいが誘発されたかどうかを答える。その間，検者は眼振の有無を観察する。この姿勢変化は，下になった側の耳の後半規管に対して最大刺激となる（上になった側の耳の前半規管もおそらく刺激される）（図 12.18）。ついで反対側の耳についても同様に検査する。

　内耳を傷害する**末梢性病変**では，眼振や回転性めまいの発現までに通常 2～5 秒の遅延がある（**表 12.7**）。眼振は水平性か回転性で，同一姿勢を保持するかぎり，その方向は変わらない。眼振と回転性めまいはその後約 30 秒以内に消退する。同じ検査手技を繰り返すと適応（慣れとか疲労ともいう）が認められ，一回ごとに眼振と回転性めまいの持続時間と強度が減少する。対照的に**中枢性病変**では，眼振と回転性めまいは直後に起こり，適応は認められない傾向がある（**表 12.7**）。中枢性病変でも水平性眼振や回転性眼振が認められることがある。しかし，垂直性眼振，同一姿勢保持での眼振方向の変化，回転性めまいを伴わない著明な眼振などは中枢性病変でのみ観察される特徴で，末梢性病変では認めない。

　回転性めまいの原因となる個々の末梢性疾患と中枢性疾患を簡単に復習しておこう。**良性発作性頭位めまい benign paroxysmal positional vertigo** は，真の回転性めまいの原因の中でおそらく最も頻度が高い。患者には数秒続く短い回転性めまいの発作があり，頭位の変換で誘発される。最初の発作ではめまい感が数時間続くこともあるが，それ以降の発作は短く，頭位を変換しないと起こらないようになる。歩けないほどめ

まいが強いこともある。半規管内（特に後半規管）にある**聴砂 otoconia** とよばれる耳石の残渣が小帽を押す（**図 12.15**，挿入図）ことが，発症メカニズムとして想定されている。就寝時に患耳を下にして横になろうとしたり，患側を向こうとしたりすると，特に症状があらわれやすい。しかし，典型例では，じっと動かずにいるとめまい感は治まる。患耳から頭をそむける動作や起立動作でも症状が起こることがある。**浮遊耳石置換法 canalith repositioning meneuvers**（エプリー法 Epley meneuver や セ モン 法 Semont liberatory meneuver）による治療は耳石残渣の移動に効果的で，多くの患者で有効である。症状は，ブラント・ダロフ法 Brandt–Daroff procedure（患者はベッドの端に腰掛けて，めまいが消失するまで左耳を下にして横向きに体を横たえる，これを左右 10 回ずつ繰り返す）のような適応運動療法や，その他の前庭機能理学療法でも改善する。

　前庭神経や神経節のウイルス感染や原因不明の炎症によって，**前庭神経炎 vestibular neuritis** が起こる。これは単相性の疾患で，強い回転性めまいや時にはふらつきが数日間続き，数週から数カ月にわたって持続する。**メニエール病 Meniere disease** では，回転性めまいの発作が反復し，随伴する難聴や耳鳴が変動したり，段階的に増悪したりする。メニエール病の患者は耳の充満感を訴えることも多い。病因として内リンパ系の過剰な液量と圧が想定されている（**図 12.14**，**図 12.15**）。メニエール病の治療には塩分制限や利尿剤の投与がよく行われるが，コントロール群と比較した効果判定はなされていない。患者によっては外科手術が有効なことがあり，前庭神経切断，内耳破壊術，内リンパ嚢手術（減圧），経鼓膜ゲンタマイシン投与（患側の永続的な前庭機能消失をもたらす）など，複数の外科療法の報告がある。**自己免疫性内耳疾患 autoimmune inner ear disease** も回転性めまいの原因として重要で，メニエール病に似た症状を起こす。**聴神経鞘腫**（前庭神経シュワン細胞腫）も回転性めまいとともに難聴と耳鳴を起こす（**臨床 ⓟ12.5**）。しかし，メニエール病とは異なり，聴神経鞘腫の患者は回転性めまいよりもふらつきを訴えることが多く，軽い発作は通常起こらない。

　回転性めまいを伴うことが多い中枢性疾患には，**椎**

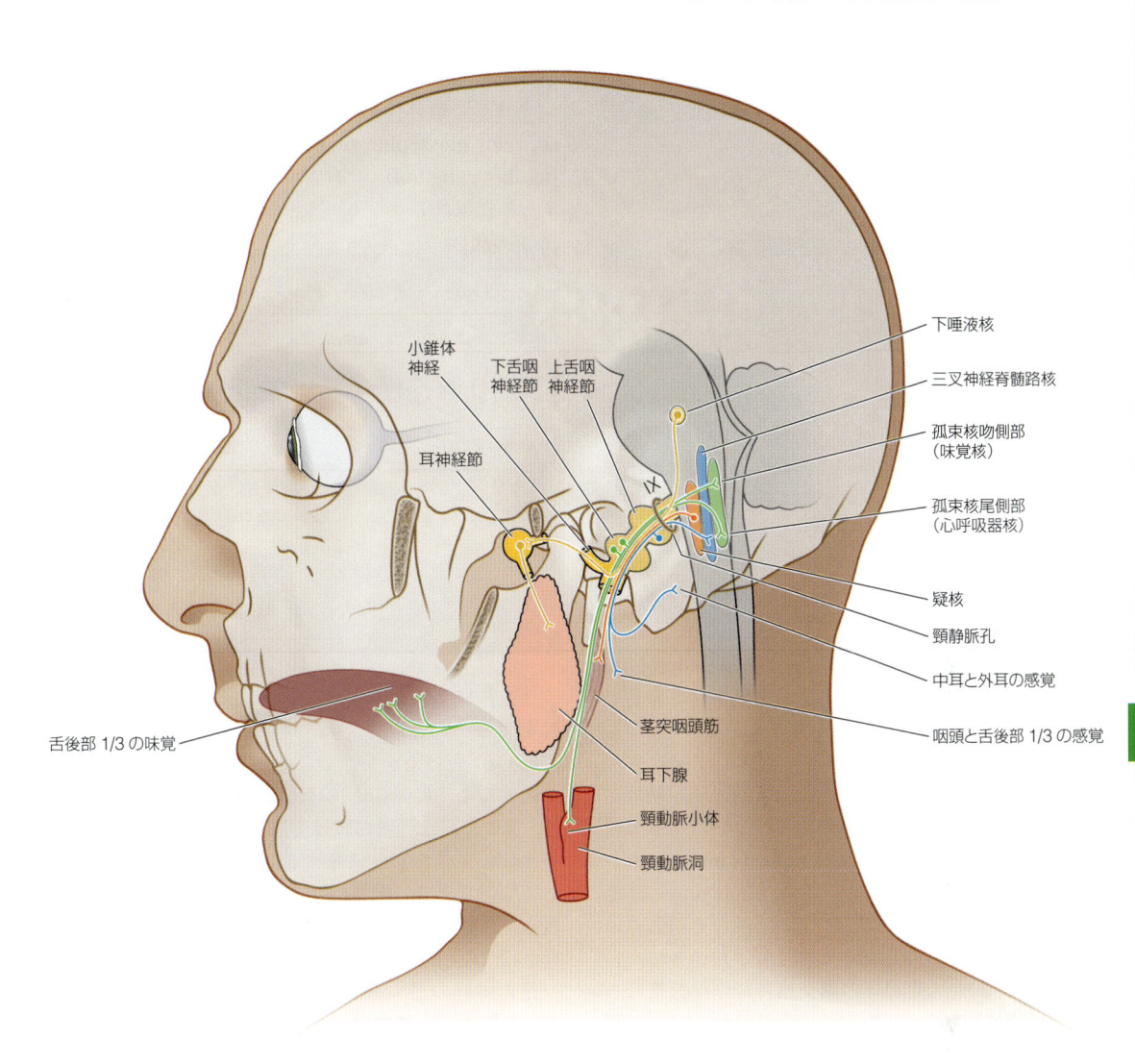

下唾液核

三叉神経脊髄路核

孤束核吻側部
（味覚核）

孤束核尾側部
（心呼吸器核）

疑核

頸静脈孔

中耳と外耳の感覚

咽頭と舌後部 1/3 の感覚

小錐体
神経

下舌咽　上舌咽
神経節　神経節

耳神経節

舌後部 1/3 の味覚

茎突咽頭筋

耳下腺

頸動脈小体

頸動脈洞

図 12.20　舌咽神経（Ⅸ）。舌咽神経の感覚線維と運動線維のまとめ

骨脳底動脈系の虚血・梗塞 vertebrobasilar ischemia/ infarct がある。前庭神経核や小脳の傷害によって回転性めまいが起こり，その他の椎骨脳底動脈疾患の症候を伴う（臨床 🅟14.3, 表 14.6）。緊急の治療を要するので，この疾患の可能性を常に考慮しておくことが重要である。同様に，小脳やまれに脳幹の**小出血**の場合でも，初期症状として主に回転性めまいを訴えることがあるので，重篤な事態に至らないうちにできるだけ速やかに治療を開始しなければならない。最初は嘔気とめまい感だけが起こるが，数時間後に再出血する小脳出血の例があり，「致死的胃腸炎」とよばれてきた。後頭蓋窩の**脳炎，腫瘍，脱髄**が回転性めまいを起こすことがある。また，アルコールや抗痙攣剤など数多くの**薬剤や毒物**が前庭神経核や小脳の機能不全を起こして，他の症状とともに回転性めまいを引き起こす。ゲンタマイシンなどの聴覚毒性薬剤は両側性の前庭機能不全の原因となるので，真の回転性めまいよりもふらつき歩行や動揺視（動揺する視覚の受容）を起こしやすい理由がわかる。貧血と甲状腺疾患でもめまい感が起こるので，回転性めまいを訴える患者で原因不明の場合には，血液検査を行う。回転性めまいを伴うことがあるその他の病態には，非定型的片頭痛，ライム病，梅毒などがある。最後に，痙攣発作（臨床 🅟18.2）が他の症状を伴わずに回転性めまいだけを起こすことはまれである。しかし，運動受容に関係する頭頂葉領域に病変がある痙攣患者では，痙攣の一症状として回転性めまいを訴えることがある。

第9脳神経（IX）：舌咽神経

機能カテゴリー	機能
鰓弓運動性	茎突咽頭筋
副交感神経性	耳下腺への副交感神経線維
一般体性感覚性	中耳，外耳孔付近の領域，咽頭，舌の後 1/3 からの感覚
内臓感覚性（特殊） 内臓感覚性（一般）	舌の後 1/3 からの味覚 頸動脈小体の化学受容器と容量受容器

　舌咽神経という名称は，舌後部と咽頭の感覚を支配するその役割に由来している。しかしその他の機能もある。舌咽神経は上位延髄の腹外側部から数本の小神経根として脳幹を出る。その脳幹を出る地点は，橋延髄境界部の下，内耳神経の直下で，下オリーブ核と下小脳脚の間である（図 12.2A，C）。神経はくも膜下腔を貫いて，**頸静脈孔 jugular foramen** を通って頭蓋を出る（図 12.3A，B，表 12.2）。

　鰓弓運動性線維は一つの筋，**茎突咽頭筋 stylopharyngeus** を支配する（図 12.20）。茎突咽頭筋は発話や嚥下の時に咽頭を挙上し，（迷走神経とともに）咽頭反射に関わる。舌咽神経がその他の咽頭筋支配にも加わっている証拠がある。しかし，大多数の咽頭筋は主に迷走神経によって支配されている（次項）。舌咽神経の鰓弓運動性線維は延髄の**疑核 nucleus ambiguus** から起こる（図 12.20）。ラテン語の "ambiguus" は英語の "ambiguous"（不明瞭な）に相当し，その名のとおり，この核は一般染色標本では見分けがつきにくい（図 14.5A，B）。舌咽神経の**副交感神経節前線維**は，橋の**下唾液核 inferior salivatory nucleus** から出る（図 12.20）。この副交感神経線維は舌咽神経を去って**鼓室神経 tympanic nerve** となり，ついで**小錐体神経 lesser petrosal nerve** に合流して，**耳神経節 otic ganglion** でシナプス結合する。ここから出る副交感神経節後線維は**耳下腺 parotid gland** を支配する。

　舌咽神経の**一般内臓感覚**線維は，**頸動脈小体 carotid body** の容量受容器と化学受容器からの入力を伝える。これらの求心性線維は，**心呼吸器核 cardiorespiratory nucleus** としても知られる延髄の**尾側孤束核 caudal nucleus solitarius** に入る（図 12.20）。舌咽神経の**特殊内臓感覚**線維は舌後方 1/3 の味覚を伝え，**味覚核 gustatory nucleus** ともよばれる**吻側孤束核 rostral nucleus solitarius** に至る（図 12.5，図 12.12，図 12.20）。舌咽神経の**一般体性感覚**機能は，舌の後方 1/3 の部分，咽頭，中耳，外耳孔周辺の領域（図 12.7B）からの触覚，痛覚，温度覚を伝える。舌咽神経には，頸静脈孔の中と直下に 2 つの感覚神経節がある（表 12.5）。一般および特殊**内臓感覚**は，**下舌咽神経節 inferior glossopharyngeal ganglion（岩様部神経節**

petrosal ganglion）の一次感覚ニューロンによって運ばれる。**一般体性感覚**は，下神経節と**上舌咽神経節 superior glossopharyngeal ganglion（頸静脈神経節 jugular ganglion）**の両者の一次感覚ニューロンによって運ばれる。

> **復習問題**
>
> 大錐体神経を出す脳神経は何か。小錐体神経を出す脳神経は何か。（図 12.6）

第10脳神経（X）：迷走神経

機能カテゴリー	機能
鰓弓運動性	咽頭筋（嚥下）と喉頭筋（発声）
副交感神経性	心，肺，脾曲までの消化管への副交感神経線維
一般体性感覚性	咽頭，髄膜，外耳孔付近の小領域からの感覚
内臓感覚性（特殊） 内臓感覚性（一般）	喉頭蓋と咽頭からの味覚 大動脈弓の化学受容器と容量受容器

　迷走神経という名称は，全身の器官に副交感神経線維を送るその曲がりくねった経路をあらわしている（"vagus" とはラテン語で「さまよう」の意味）。本項で述べるように，迷走神経には他にも重要な機能がある。迷走神経は延髄の腹外側部，舌咽神経の直下から，下オリーブ核と下小脳脚の間を通る数本の小神経根として脳幹を出る（図 12.2A，C）。神経はくも膜下腔を貫き，**頸静脈孔 jugular foramen** を通って頭蓋を出る（図 12.3A，B，図 12.21）。

　迷走神経の最大部分を占めるのは**副交感神経線維**で，心臓，肺，脾曲付近までの消化管を支配する（図 6.13，図 12.21）。副交感神経節前線維は延髄の吻側から尾側に位置する**迷走神経背側運動核**から発する（図 14.5A，B）。迷走神経背側運動核は，閂付近で，舌下神経三角のすぐ外側の第四脳室底に**迷走神経三角 vagal trigone** を形成する（図 12.2B）。迷走神経が支配する副交感神経節後ニューロンは，標的器官の内部や近傍に存在する**終末神経節 terminal ganglion** にある。脾曲より遠位の消化管と泌尿生殖系を支配する副交感神経線維は，仙髄の副交感神経核に由来することを思い出してほしい（図 6.13）。

　迷走神経の**鰓弓運動性線維**（図 12.21）は，ほとんどすべての咽頭筋と上部食道筋（嚥下と咽頭反射），そして喉頭筋（発声器）を支配する。迷走神経を通って口蓋，咽頭，上部食道，喉頭の筋へ行く鰓弓運動性線維と，舌咽神経（IX）を通って茎突咽頭筋へ行く鰓弓運動性線維は，**疑核**から出る（図 12.20）。

　反回喉頭神経 recurrent laryngeal nerve という迷走神経の枝（図 12.21）は，胸腔からループをつくって上行し，輪状甲状筋以外の喉頭筋を支配する。輪状

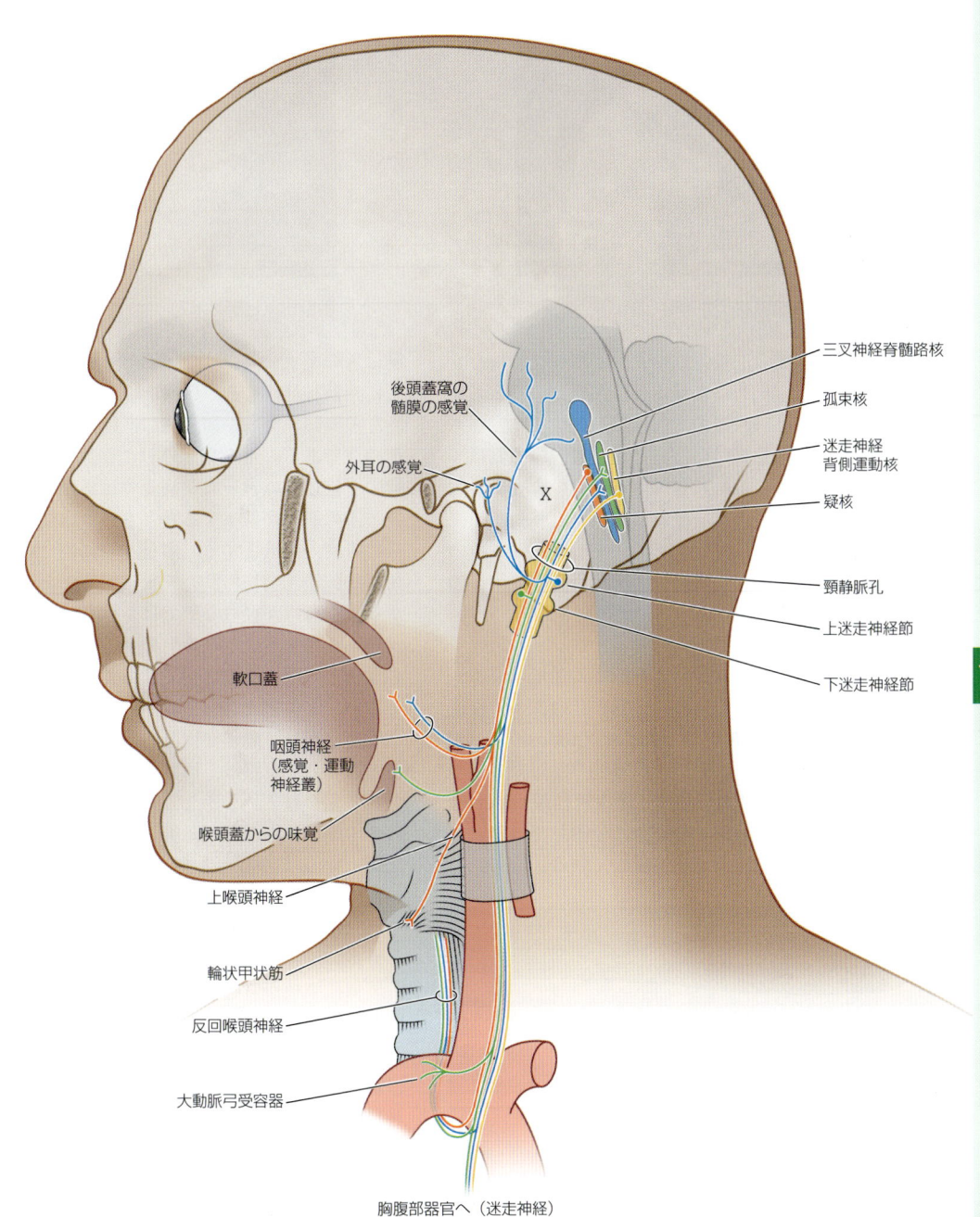

三叉神経脊髄路核

孤束核

迷走神経
背側運動核

疑核

頸静脈孔

上迷走神経節

下迷走神経節

後頭蓋窩の
髄膜の感覚

外耳の感覚

X

軟口蓋

咽頭神経
（感覚・運動
神経叢）

喉頭蓋からの味覚

上喉頭神経

輪状甲状筋

反回喉頭神経

大動脈弓受容器

胸腹部器官へ（迷走神経）

図 12.21　**迷走神経（Ｘ）**。迷走神経の感覚路と運動路のまとめ

甲状筋は**上喉頭神経 superior laryngeal nerve** という別の迷走神経の枝によって支配される。反回喉頭神経の線維は疑核の尾側部から起こる。この線維は脳幹から出た後，しばらく副神経と一緒に走り迷走神経に合流する（次項参照）。この疑核の尾側部から出る線維を副神経に分類して，疑核の尾側部を副神経の頭部核としている教科書もある。しかし，本書ではこの線維を迷走神経として扱う。なぜなら，この線維はほぼ全経路にわたって副神経ではなく迷走神経を走るからである。発声や随意的嚥下運動を調節する疑核への上位運動ニューロン支配は，両側の運動皮質から出る（図6.2）。口蓋だけが例外で，口蓋は反対側の大脳皮質から一側性の支配を受ける（例えば，症例6.5を参照）。

迷走神経の**一般体性感覚**線維（図12.21）は，咽頭，喉頭，後頭蓋窩の髄膜，外耳孔付近の小領域（図12.7B）を支配する。咽頭と喉頭より下の内臓からの

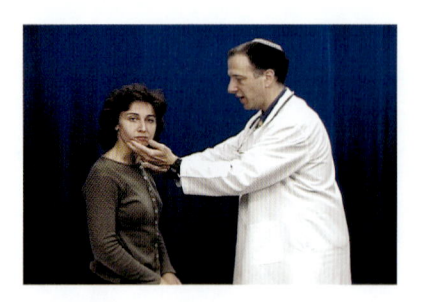

副神経検査（ビデオ 46）

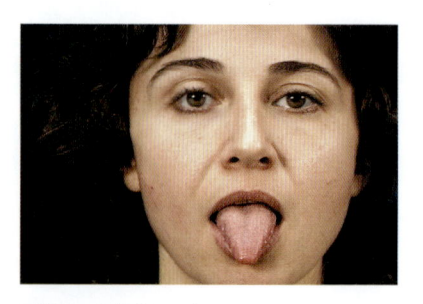

舌挺出（ビデオ 47）

意識にのぼる感覚（一般体性感覚）が脳神経ではなく脊髄神経によって伝えられることに注意しよう。しかし，大動脈弓，心呼吸器系，消化器系の化学受容器や容量受容器からの意識にのぼらない**一般内臓感覚**は，迷走神経を経由して脳幹に運ばれる。このような一般内臓求心性線維の多くは，**尾側孤束核**（心呼吸器核；図 12.5，図 14.5B）に到達する。迷走神経には少数の**特殊内臓感覚**線維も走っていて，喉頭蓋や咽頭後部の**味覚を吻側孤束核**（味覚核）に伝える（図 12.5，図 14.5A）。

一般内臓感覚と特殊内臓感覚を伝える迷走神経の一次感覚ニューロンの細胞体は，頸静脈孔の直下に位置する**下（節状）迷走神経節 inferior（nodose）vagal ganglion** にある（表 12.5）。一般体性感覚線維の細胞体は，下迷走神経節と**上（頸静脈）迷走神経節 superior（jugular）vagal ganglion** の両者に分布している。後者は頸静脈孔の内部か直下に位置している。

> **復習問題**
> 舌咽神経と迷走神経の鰓弓運動性，副交感神経性，一般体性感覚性，内臓感覚性機能を列挙せよ。それぞれの機能に関わる神経核の名称を述べよ（図 12.20，図 12.21）。

第 11 脳神経（XI）：副神経

機能カテゴリー	機能
鰓弓運動性	胸鎖乳突筋と僧帽筋の上部

脊髄副神経という名前が示すように，この神経は脳幹ではなく上位頸髄（C5〜C6）から出る（図 12.2）。**脊髄副神経核 spinal accessory nucleus**（副神経脊髄核 accessory spinal nucleus ともいう）は，脊髄中心灰白質の前角と後角の間から外側に突出する部分で（図 14.5D），**鰓弓運動線維***を副神経に出す。脊髄副神経核から出る小神経根は，脊髄外側の前根と後根の間，歯状靱帯のすぐ背側から脊髄を出て，大後頭孔を上行して頭蓋内に入る（図 12.2A，図 12.3A，B）。副神経はその後再び**頸静脈孔**から頭蓋を出て，**胸鎖乳突筋 sternomastoid muscle** と**僧帽筋 trapezius muscle** 上部を支配する。胸鎖乳突筋は頭部を反対側に向け，僧帽

筋は肩の挙上に関与する（ビデオ 46）。僧帽筋下部は主に頸髄神経根 C3 と C4 によって支配される。

左の胸鎖乳突筋が頭を右に向け，右の胸鎖乳突筋はその逆であることを覚えておこう。したがって，副神経の**下位運動ニューロン病変**では同側の肩すくめや上肢挙上の筋力が低下するとともに，病変側から頭をそむける筋力が低下する。頭を左右に向ける場合，他の頸筋が胸鎖乳突筋の筋力を代償することがある。したがって，麻痺が軽微な例では，検者は反対方向に頭を向けようとする患者に片方の手で抵抗を与えながら，もう一方の手を胸鎖乳突筋にあててその収縮を調べるとよい。**上位運動ニューロン病変**でも，頭部を病変の反対側に向ける動作が困難になる。したがって，頭部側方回転の中枢路は，同側性に脊髄副神経核に投射すると考えられる。しかし，大脳皮質病変で病変の反対側への頭部側方回転が障害されている場合，真の筋力低下というよりむしろ側方注視障害によることが多い。反対側の片麻痺を起こす上位運動ニューロン病変では，片麻痺の側の肩すくめに筋力低下が出現することも多い。

尾側孤束核から起こって迷走神経の近くから延髄外側を出る線維が，頭蓋を出る前の副神経に一時的に合流する。この線維は数 cm 以内の長さを副神経と一緒に走って，再び迷走神経と合流し，最終的に反回喉頭神経となる。前項で述べたように，これらの線維が短距離だけ副神経を走るので，副神経の**頭部神経根**とする教科書もある。しかし，反回喉頭神経線維はその全経路の大部分を迷走神経とともに走るので，機能的には迷走神経の一部と考えてよい。

---

*すでに述べたように，副神経は純粋鰓弓運動性というよりむしろ，体性神経または体性と鰓弓の混合神経に分類されることがある。胸鎖乳突筋と僧帽筋上部が発生学的に体節由来だからである。ここでは脊髄副神経核が外側に位置していて鰓弓運動性細胞柱に連なっていることを重視して，鰓弓運動性のカテゴリーに分類した（図 12.5）。

第 12 脳神経（Ⅻ）：舌下神経

機能カテゴリー	機能
体性運動性	内舌筋

舌下神経は，複数の小神経根を形成して錐体と下オリーブ核の間から延髄腹側を出る（図 12.2A，C）。この神経は独自の孔，**舌下神経管 hypoglossal canal**（舌下神経孔 hypoglossal foramen）から頭蓋を出て（図12.3A，B），口蓋舌筋を除くすべての内舌筋と外舌筋に，**体性運動**線維を送る。口蓋舌筋は迷走神経の支配である（ビデオ 47）。**舌下神経核 hypoglossal nucleus**は延髄の第四脳室底の正中付近にある（図 14.5A，B）。この核は迷走神経背側核のすぐ内側に**舌下神経三角 hypoglossal trigone** を形成する（図 12.2B，図12.4B，図 12.5）。

舌運動を支配する上位運動ニューロンは，一次運動皮質の舌領域にある（図 6.2）。ここからの線維は皮質球路を下行して，舌下神経核に入る前に交叉する。したがって，一次運動皮質や内包の病変では**反対側の舌筋麻痺**が起こる。一方，舌下神経核や神経束，神経自体の病変では**同側の舌筋麻痺**があらわれる。一側性の舌筋麻痺では，舌を突き出すと麻痺側に偏位することを覚えておいてほしい。つまり，舌下神経病変では病変側に舌が偏位することになる。

臨床ポイント 12.7　第 9, 10, 11, 12 脳神経の障害

下位脳神経の末梢性病変は比較的まれである。これらの脳神経障害のほとんどは中枢性病変に伴う（第 14章）。しかし，他のすべての神経と同様，下位脳神経も糖尿病性ニューロパチー，脱髄，運動ニューロン疾患，外傷，炎症，悪性腫瘍，中毒，感染などで傷害されることがある。いくつかの下位脳神経障害を簡単にみていこう。

舌咽神経痛 glossopharyngeal neuralgia は，臨床的に三叉神経痛と類似の疾患であるが，舌咽神経の感覚領域に障害が及び，喉と耳の激しい疼痛発作が特徴である。**反回喉頭神経**（迷走神経の枝）は頸部手術（頸動脈内膜除去術，頸椎椎間板手術，甲状腺手術など）の時に傷害されたり，あるいは心臓手術で左反回神経が大動脈の下を回るところで傷害されたりすることがあり（図 12.21），一側性の声帯麻痺や嗄声が起こる（臨床 P12.8）。胸腔上部でループをつくる反回喉頭神経に肺尖部腫瘍が浸潤すると，パンコースト腫瘍の症状として嗄声を起こす（臨床 P9.1）。**グロームス腫瘍 glomus tumor** は下位脳神経を侵すことがあるまれな疾患である。傍神経節 glomus body は小さな正常上皮様組織で，組織学的に頸動脈小体に似ているが，その機能は不明である。頸動脈小体と同様，舌咽神経の豊富な神経支配を受けるが，頸静脈孔付近に位置し，中耳への舌咽神経の枝に沿って存在する。傍神経節から発生する腫瘍はグロームス腫瘍という名前だけではなく，**頸静脈小体（頸静脈糸球）glomus jugulare** などいろいろな名前でよばれる。頸静脈小体をもつ患者は，頸静脈孔での圧迫により第 9, 10, 11 脳神経の異常を呈することが多い。また，この腫瘍は隣接する舌下神経に進展することが多く，また上方に進展して側頭骨内で第 7, 8 脳神経を傷害することがある。中耳に進展すると，耳鏡で血管に富む腫瘍として観察されることがある。治療には切除を行うが，放射線療法が行われる例もある。

第 9〜12 脳神経の検査法とこれらの脳神経病変の機能的影響については前項で述べたが，臨床 P12.8 でさらにくわしく述べる。

復習問題
1. 左副神経（Ⅺ）の末梢性病変では，どちら側への頭位回転に筋力低下が起こるか。
2. 左舌下神経（Ⅻ）の末梢性病変では，舌挺出時に舌はどちら側に偏位するか。

臨床ポイント 12.8　嗄声，構音障害，嚥下障害，偽性球障害

発声障害と嚥下障害は生活機能をかなり障害するだけでなく，時には死の原因となることさえある。原因としては，上位運動ニューロン病変（皮質球路）から，下位運動ニューロン病変，神経筋接合部疾患，筋自体の病変まで様々であるが，小脳や大脳基底核の機能障害でも起こることがある。それぞれの病態について主な原因をみていこう。

発声異常 voice disorder は，喉頭や声帯 **vocal cord**（正確には声帯ヒダ，または真の声帯）が正常に機能しない場合に起こる。このような機能不全は，機械的因子，神経疾患，筋疾患の結果として起こる。**嗄声 hoarseness** は，通常，非協調的な振動パターンを起こす声帯異常が原因となる。嗄声の原因となる機械的因子とは，声帯の腫脹，結節，ポリープ，悪性腫瘍などである。**気息音 breathiness** は声帯の完全麻痺または不完全麻痺によって起こり，一側または両側の声帯の外転が不完全になるために，声門で空気が漏れる。一般的な用語では気息音のことを「嗄声」とよぶが，これは厳密にいうと正しくない。喉頭筋が迷走神経の鰓弓運動性線維によって支配されることを思い出してほしい。反回喉頭神経は，胸腔上部でループをつくるところ（図 12.21）で傷害されることがあり，頸部や胸部の手術で傷害されたり，肺尖部肺癌によって圧迫されたりする（パンコースト症候群；臨床 P9.1）。発声

異常は，頸静脈小体（臨床 Ⓟ12.7）のように脳幹から出るところで迷走神経を傷害する病変や，延髄の疑核の病変（図12.20，図12.21）でも起こる。疑核を傷害する最も一般的な延髄病変は，外側延髄梗塞（図14.21D，表14.7）である。異常なしわがれ声はパーキンソン病やその他の運動疾患でも聞かれる（臨床 Ⓟ16.2）。痙攣性発声障害 spasmodic dysphonia は喉頭を侵すまれな型のジストニー（臨床 Ⓟ16.1）で，おそらくは大脳基底核回路の機能不全によるものと思われる。声帯病変や声帯運動の異常の評価には**喉頭ファイバースコープ**が最適である。柔軟なファイバースコープを用いると，発声中の声帯を直視することができる。

構音障害 dysarthria は発話における音構成の異常である（ビデオ45）。構音障害と失語を混同してはならない（臨床 Ⓟ19.2）。構音障害が運動性の音構成障害であるのに対して，失語は言語の形成と理解が障害される高次機能障害である。病変によっては両者が共存することもあれば，それぞれ単独で起こることもある。構音障害には軽度の不明瞭言語から理解不可能な言語まで幅広い段階がある。これを起こす病変には構音筋の病変（下顎，口唇，口蓋，咽頭，舌など），神経筋接合部の病変，第5，7，9，10，12脳神経の末梢性または中枢性病変などがある。さらに，運動皮質顔面領域（図6.2），小脳，大脳基底核，脳幹への下行性皮質球路などの機能不全でも構音障害が起こる。構音障害の一般的な原因には，皮質球路を傷害する梗塞や多発性硬化症などの病変（臨床 Ⓟ6.3），脳幹病変，小脳路や大脳基底核路の病変，毒物（アルコールなど），びまん性脳症を起こす疾患，重症筋無力症，そしてその他の神経筋接合部・筋・末梢神経の疾患などがある。まれではあるが重要な原因として，筋萎縮性側索硬化症 ALS（臨床 Ⓟ6.7），ボツリヌス中毒，ウィルソン病などは知っておかなければならない。

嚥下障害 dysphagia は文字通り嚥下の障害である。嚥下障害は食道狭窄や悪性腫瘍やその他の局所病変で起こることもあれば，神経性または神経筋性の障害で起こることもある。神経性や神経筋性の疾患に伴う場合は，構音障害と同じ原因で起こり，両者が共存することが多い（それぞれが単独に起こることもあるが）。嚥下 swallowing の過程は古典的には4つのステージに分けられる。**口腔準備期 oral preparatory phase**（咀嚼によって，嚥下できるように食塊を準備する時期），**口腔期 oral phase**（口舌で食塊を前後方向に送る時期），**咽頭期 pharyngeal phase**（舌根の駆動力と喉頭の上下方向の運動によって，食塊が咽頭を通って押し出される時期），**食道期 esophageal phase**（上食道括約筋の開放，食道蠕動，胃への輸送の時期）である。したがって，嚥下障害の原因となるのは，舌，口蓋，咽頭，喉頭蓋，喉頭，食道の筋の機能障害，第9，10，

12脳神経とその神経核の病変，神経筋接合部の障害，下行性皮質球路の病変などである。

口腔期と咽頭期の嚥下機能の障害や喉頭蓋と喉頭筋による気管入り口の反射的閉鎖の障害は，食物の肺への誤嚥を起こし，食道逆流は胃液の肺への吸引を引き起こす。嚥下機能の障害による**嚥下性肺炎（吸引性肺炎）aspiration pneumonia** は治療困難で，神経疾患における死因として重要である。咽頭の反射機能は**咽頭反射 gag reflex** によって検査する。咽頭後壁を綿棒で擦るとこの反射が誘発される。咽頭反射の反射弓は舌咽神経と迷走神経の感覚・運動線維を介するが，求心路としては舌咽神経が重要で，迷走神経は主に遠心路として働く。咽頭反射に障害があれば咽頭の運動・感覚の障害が疑われるが，咽頭反射の有無で誤嚥の危険性を予測できるわけではない。

軟口蓋機能を簡単に評価する方法は，患者に「あー」といってもらって，ペンライトで**軟口蓋の挙上 palate elevation** を観察することである（ビデオ44）。迷走神経や疑核の一側性病変では，口蓋垂と軟口蓋が正常側へ偏位し，病変側の軟口蓋は異常に低い位置にとどまる。これを**カーテン徴候 stage curtain sign** という。

笑いや泣きにかかわる脳神経核は第7，9，10，12脳神経である。皮質下白質や脳幹の皮質球路病変では，**偽性球障害 pseudobulbar affect** という奇妙な症候群が認められることがある。この症候群の患者は，通常の歓喜や悲しみの感情を伴うことなく，制御不可能な笑いや泣きの発作を起こす。偽性球障害は，脳幹の笑いや泣きの回路に異常な反射性活性化が起こる「上位運動ニューロン」障害と関連がありそうである。このような上位運動ニューロン障害では**情動失禁 emotional incontinence** の状態となる。**偽性球麻痺 pseudobulbar palsy** という用語が，脳幹（球）病変ではなく，皮質球路の上位運動ニューロン線維の病変（したがって「偽性」という）による構音障害と嚥下障害に対して用いられることがある。不可解な笑い発作を起こすもう一つの神経疾患は，**てんかん性笑い発作 gelastic epilepsy** とよばれるまれな痙攣性疾患である。てんかん性笑い発作は視床下部病変（視床下部過誤腫）に伴うことが多いが，側頭葉てんかんでもみられることがある（臨床 Ⓟ18.2）。

▌脳神経の組み合わせ

ここまで脳神経についてかなりくわしく述べてきたが，以上の知識の多くは臨床的にも重要である。脳神経解剖の詳細をしっかりと記憶し，感覚・運動機能の局在的な側面を明確にしておくために，機能的に協同して働く脳神経の組み合わせを整理しておこう。協同して眼筋機能に働く脳神経については，第13章で論じる。

1.　**顔面の感覚・運動支配**：感覚は三叉神経（V）によって伝えられ，顔面表情筋の運動は顔面神経（VII）によって伝えられる。

2.　**舌と口の味覚とその他の感覚運動機能**：舌の前方 2/3 と後方 1/3 は鰓弓由来が異なるので神経支配も異なる。舌の前 2/3 については，顔面神経（VII，鼓索神経）が味覚を，三叉神経（V_3，下顎神経）が一般体性感覚を伝える。舌の後方 1/3 については，味覚も一般体性感覚も舌咽神経（IX）によって伝えられる。喉頭蓋と咽頭の味覚は迷走神経（X）が伝える。歯や副鼻腔，そして口腔内の大部分（咽頭や舌後方 1/3 より上）の一般感覚は，三叉神経（V）によって伝えられる。

3.　**咽頭と喉頭の感覚・運動支配：咽頭反射**では，一般体性感覚を舌咽神経（IX）と迷走神経（X）が伝え，鰓弓運動線維は主に迷走神経が供給する。喉頭には迷走神経が感覚・運動線維を送る。喉頭以下の器官の体性感覚は脊髄神経が運ぶ。

4.　**耳の感覚・運動支配**：中耳と鼓膜内面の一般体性感覚は舌咽神経（IX）が伝え，外耳と鼓膜外面の一般体性感覚は三叉神経（V_3，下顎神経），顔面神経（VII），舌咽神経（IX），迷走神経（X）が伝える（**図 12.7**B）。聴覚と前庭感覚は内耳神経（VIII）が伝える。鼓膜張筋への鰓弓運動支配は三叉神経（V），アブミ骨筋への支配は顔面神経（VII）がそれぞれ担当する。この関係を記憶するために，鼓膜張筋 Tensor tympani も三叉神経 Trigeminal も **T** で始まり，アブミ骨筋 Stapedius も第 7 脳神経 Seven も **S** で始まることを覚えておく。同様に，口蓋帆張筋 Tensor veli palatini が三叉神経支配 Trigeminal で，それ以外の軟口蓋筋は迷走神経支配である。

5.　**髄膜の感覚**：テント上硬膜からの感覚は三叉神経（V）を通り，後頭蓋窩の硬膜からの感覚は迷走神経（X）と上位頸髄神経根を通る。

6.　**一般内臓感覚**：容量受容器や化学受容器からの，意識にのぼらない一般内臓感覚は，舌咽神経（IX）と迷走神経（X）が伝える。前者は頸動脈小体と頸動脈洞からの，後者は大動脈弓と胸腹部器官からの内臓感覚を伝える。

7.　**一側性大脳皮質病変の症状**：顔面下部（VII），軟口蓋（V，X），僧帽筋上部（XI），舌（XII）は主に反対側からの入力を受けるので，皮質病変や皮質球路病変の反対側に筋力低下が出現する。一側性上位運動ニューロン（UMN）病変が眼球運動に与える影響については第 13 章で述べる（**臨床 P13.10**）。一側性の UMN 病変があってもその他の脳神経には片側性の症状は起こらないが，おもしろいことに，一側性の大脳皮質や皮質球路の病変が構音や嚥下のような左右差のない機能に異常を起こす（構音障害と嚥下障害）。

機能別にどの脳神経がどのような組み合わせで働くかについては，臨床例を通してさらに深く理解できるようになるであろう。

> **復習問題**
>
> 1.　各脳神経（I～XII）について，脳幹から出る位置（**図 12.2**）と頭蓋から出る地点（**図 12.3**，**表 12.2**）をそれぞれ答えよ。
> 2.　最後にしっかりと復習しておこう。各脳神経について感覚，運動の要素とすべての関連機能を列挙しよう（**表 12.4**）。

症　例

症例 12.1　　無嗅症と視力障害*

● 症例要約
51 歳の男性。5〜6 週間前から読字が困難になった。かかりつけ医を受診したところ，3 年前から**嗅覚脱失**があったことが判明した。検査で，右視力は 20/20，**左視力は 20/40** であった。**左右どちらの外鼻孔でも，コーヒーと石けんのにおいがわからなかった。**

● 局在診断と鑑別診断
1.　太字で上に示した症候から，病変はどこにあると考えられるか。

2.　最も可能性の高い診断名は何か。他の疾患の可能性はないか。

---

*この症例は *New England Journal of Medicine*（1996. 335：1668-1674）に症例報告した。

考察

1.　本例の鍵となる症候は以下の通り。
- **両側無嗅症**
- **読字障害と左視力障害**

無嗅症は両側嗅粘膜，嗅神経，嗅球，嗅索の病変で起こる（**臨床 P12.1**）。左眼の視力障害は左眼または左視神経の病変を疑わせる（**臨床 P11.2**）。嗅神経障害と視神経障害の並存は前頭葉底面の病変を示唆する。この 2 つの神経は，視神経が視神経管（**図 12.3**A）

症例 12.1　無嗅症と視力障害

画像 12.1A〜C　眼窩前頭部の腫瘤。ガドリニウム造影後のT1強調画像。（A）正常人の冠状断。嗅球と前頭葉，篩板の位置関係を示す。（B，C）症例 12.1 の冠状断。B，Cは順に前から後ろに向かう断面

(A)

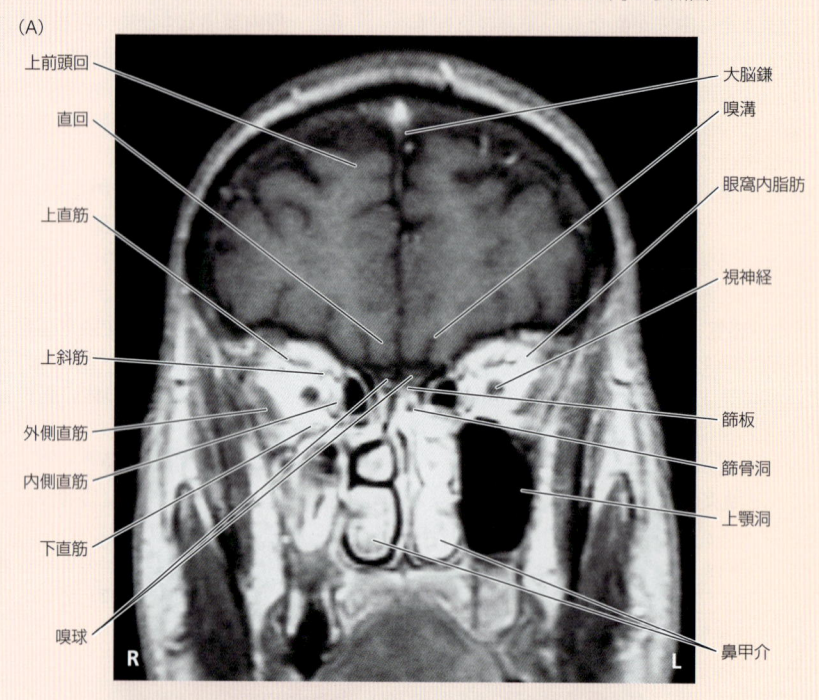

上前頭回 —
直回 —
上直筋 —
上斜筋 —
外側直筋 —
内側直筋 —
下直筋 —
嗅球 —

— 大脳鎌
— 嗅溝
— 眼窩内脂肪
— 視神経
— 篩板
— 篩骨洞
— 上顎洞
— 鼻甲介

R　　　　　L

(B)

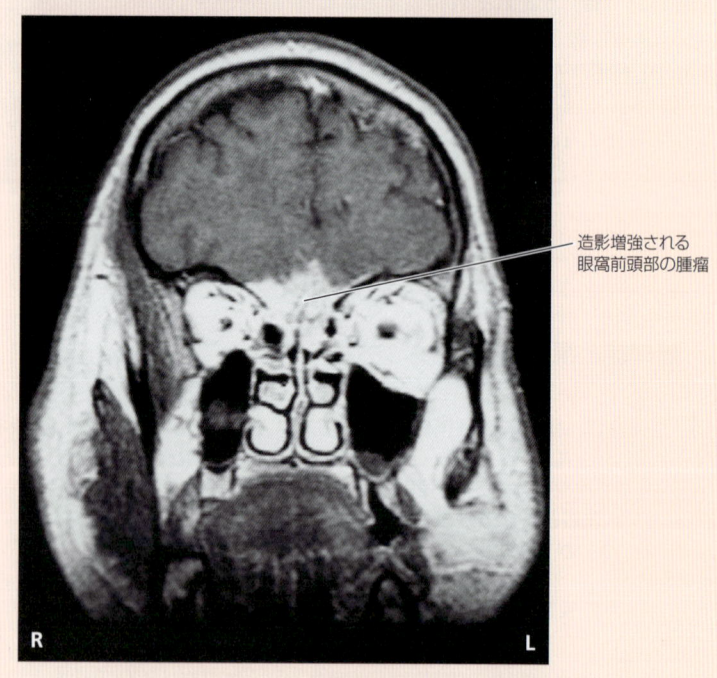

造影増強される
眼窩前頭部の腫瘤

R　　　　　L

症例 12.1　続き

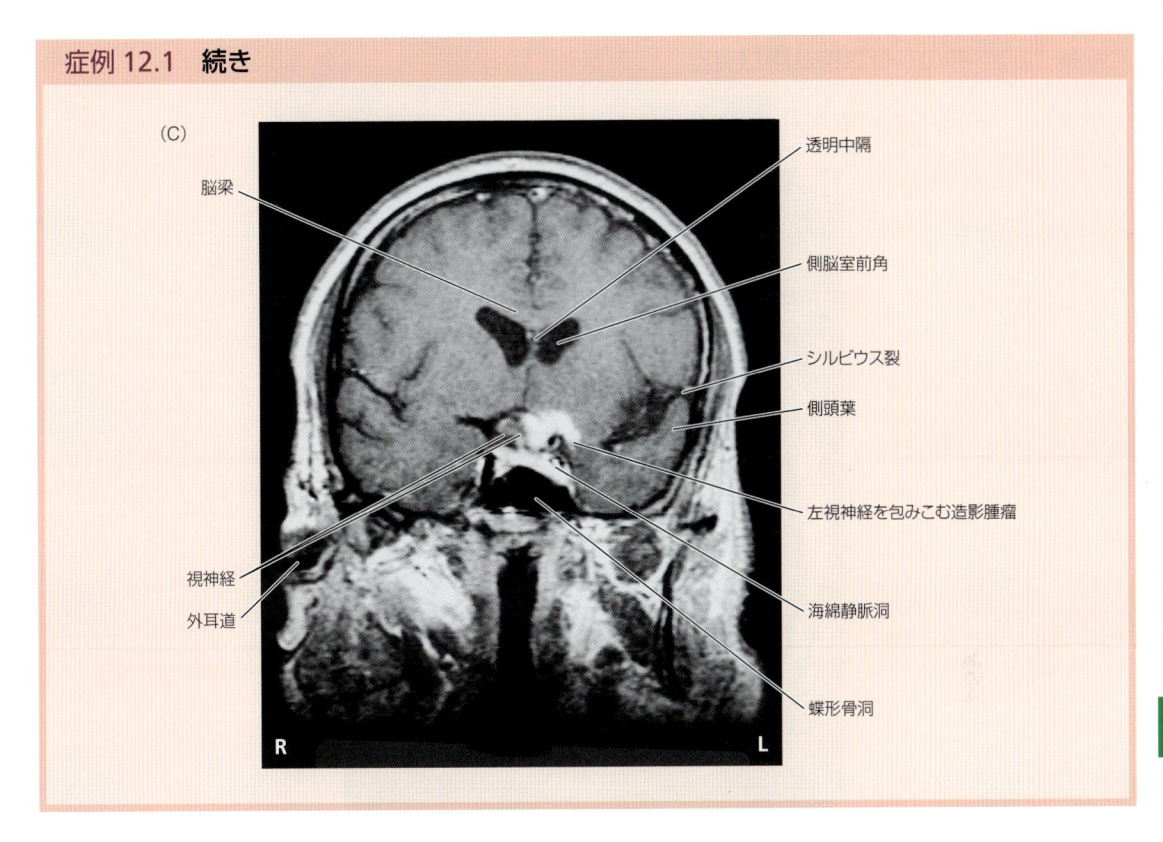

(C)

脳梁

透明中隔

側脳室前角

シルビウス裂

側頭葉

左視神経を包みこむ造影腫瘤

視神経

外耳道

海綿静脈洞

蝶形骨洞

R　　　L

12

から頭蓋を出る前の短い区間，前頭葉底面に沿ってすぐ近くを一緒に走る（**図 18.6**）。無嗅症が診断意義のない偶発的な所見である可能性もある。

　最も可能性の高い**臨床局在診断**は，両側前頭葉眼窩領域である。

　2．遷延性の経過から，髄膜腫などの前頭葉底部の緩徐発育性腫瘍の疑いがある。この領域のその他の腫瘍や慢性炎症性疾患の疑いも捨てきれないが，可能性は低い。

臨床経過と神経画像

　患者は頭部 **MRI** 検査（**画像 12.1**B，**C**）を受けた。**画像 12.1**A は正常 MRI 像で，前頭葉底部の正常構造を示している。画像の名称を隠して，嗅球，嗅溝，直回，篩板の位置を確認しよう。本患者のガドリニウム

造影後の画像を**画像 12.1**B，C に示す。前頭葉底部に，嗅球から硬膜面に沿って増強効果陽性の腫瘤が広がり，篩板をぬけて上鼻道に浸潤していた（**画像 12.1**B）。腫瘤は左視神経を取り囲むように後方に進展していた（**画像 12.1**C）。この外観と病歴から髄膜腫が最も疑われたが，病変の境界が不整で近傍構造へ浸潤する像は髄膜腫としては異例であった。鼻腔から経篩骨到達法によって腫瘤の生検が行われた。興味深いことに，病理所見は非乾酪性肉芽腫で，サルコイドーシスと考えられた（**臨床 P12.1**）。精査の結果は，やはり神経系に限局するサルコイドーシスの診断を支持するものであった。患者にはステロイドが投与された。左眼の視力は回復したが，においはわからないままだった。

症例 12.2　頬のしびれ感と眼球突出

●症例要約

　51 歳の女性。3，4 年前から左眼球突出に気づいていたが，最近増悪してきたので眼科医を受診した。最近になって**左側の頭痛**も出現した。検査では，**左眼球が前方に突出（眼球突出）**し，**左の頬に触覚と痛覚の低下**があった。

●局在診断と鑑別診断

　1．頬の感覚支配はどの脳神経のどの枝によってもたらされるか。この神経が頭蓋から出る孔は何か。

　2．数年にわたる緩徐進行性の左眼球突出，頬の感覚障害，左側頭痛から，考えられる診断名は何か。

症例 12.2　頬のしびれ感と眼球突出

画像 12.2　左正円孔領域の髄膜腫。静脈内ガドリニウム造影後の T1 強調画像軸位断

腫瘍

左側頭葉

視神経

中脳

R

L

考察

1. 本例の鍵となる症候は以下の通り。
- 左頭痛
- 左眼球突出
- 左頬の触覚と痛覚の低下

三叉神経の枝である上顎神経（V_2）が頬の感覚を伝える（図 12.7）。この神経は正円孔から頭蓋を出る（図 12.3，図 12.7，表 12.2）。

2. 病歴と検査から，髄膜腫（臨床Ⓟ5.8）のような緩徐発育性の腫瘍が左正円孔付近にあってV_2領域に感覚障害を起こし，左眼窩に進展して眼球突出を起こしたものと考えられる。

臨床経過と神経画像

患者はガドリニウム造影による**頭部 MRI**（**画像 12.2**）を受けた。MRI では，造影効果を示す腫瘍が脳の外の左正円孔付近にあり（図 12.3A と比較せよ），左眼窩に進展していた。この像から髄膜腫が疑われた（臨床Ⓟ5.8）。腫瘍増大による視力障害の危険があったため，脳神経外科医に紹介された。左前頭・側頭骨の開頭術が行われ（臨床Ⓟ5.11），蝶形骨翼から硬い赤褐色の腫瘍が注意深く切り離され，眼窩から切除された。病理診断で髄膜腫の診断が確定した。術後，患者は回復し自覚症状は消失した。

症例 12.3　下顎のしびれ感と意識消失発作

●症例要約

　24 歳の女性が失神発作を起こして循環器科に入院した。よく聞いてみると，ここ数年の間に 3 回の意識消失発作があったらしい。これらの発作では**数分間反応がなく，その間詳細不明のふるえるような動きがあり，その後錯乱状態が最大 30 分程度続いた**という。さらに全身の症状をくわしく聞いていくと，約 2 年前から左顎にしびれ感があることが判明した。検査を行うと，**左顎と顔面下部に触覚，痛覚，温度覚の低下**がある（図 12.22）。

●局在診断と鑑別診断

　1.　太字で上に示した症候から，病変はどこにあると考えられるか。

　2.　最も可能性の高い診断名は何か。他の疾患の可能性はないか。

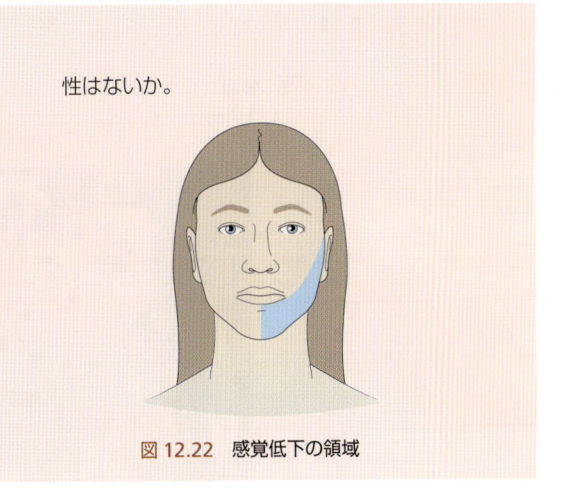

図 12.22　感覚低下の領域

考察

　1.　本例の鍵となる症候は以下の通り。

●**左顎と顔面下部の触覚，痛覚，温度覚低下**

●**ふるえを伴う数分の意識消失発作とその後 30 分以内で終わる錯乱状態**

　本患者の感覚障害は，三叉神経第 3 枝の下顎神経の支配域に一致する（V_3，図 12.7B）。したがって，卵円孔付近の病変か下顎神経の病変が考えられる（図 12.3A，図 12.7A）。短時間の意識消失発作には多くの原因がある（臨床●10.3，表 10.2）。90 ％以上の例が非神経疾患によるもので，一過性の血圧低下（血管迷走神経性失神）や心臓不整脈やその他の内科疾患による。しかし，典型的な心原性失神の場合には，発作後すぐに回復するのが普通である。本例では発作後に錯乱状態がみられたが，このような発作後も持続する異常は痙攣発作（臨床●18.2）や椎骨脳底動脈系の一過性虚血発作（臨床●10.3，14.3），椎骨脳底動脈系の片頭痛（臨床●5.1）などの神経疾患を疑わせる。患者の話にあった「ふるえ」は痙攣の可能性があるが，もちろんもっとくわしい情報がないとはっきりしたことはいえない。この患者の訴えを一つの病変で説明するとすれば，左卵円孔付近の占拠性病変が近傍の左側頭葉内側部に進展して痙攣発作を起こした，と考えることができるだろう。第 18 章で述べるが，側頭葉の辺縁系構造はとくに痙攣発作を起こしやすい領域である。

　2.　卵円孔付近と側頭葉内側部に病変をつくる可能性がある原因疾患には，転移性腫瘍，髄膜腫，三叉神経鞘腫，内頸動脈錐体部の動脈瘤，サルコイドーシスなどがある（臨床●12.1，12.2）。

臨床経過と神経画像

　患者には頭部 MRI と頭部 CT の両者が行われた（画像 12.3A〜C）。画像 12.3A はプロトン密度強調 MRI 画像の軸位断で，メッケル腔の三叉神経の通路にあって，左側頭葉内側部を圧迫する円形の病変が認められる。画像 12.3B はガドリニウム造影後の T1 強調 MRI 画像の冠状断で，造影増強効果をもつ腫瘤が卵円孔から下方へ進展していることがわかる。この腫瘤の「ダンベル様」の形状は，骨の孔を通って進展する様式を示していて，シュワン細胞腫に典型的である（臨床●12.5）。画像 12.3C は軸位断 CT 像で，骨ウィンドウを用いて，腫瘤が左卵円孔付近の側頭骨から浸潤する様子を示している。腫瘤は脳実質の外部にあるので，シュワン細胞腫（三叉神経鞘腫），髄膜腫，巨大動脈瘤の可能性が考えられた。抗痙攣剤の投与が開始され，脳血管撮影が行われたが，動脈瘤は発見されなかった。そこで，左前頭・側頭骨の開頭術が行われ，左側頭葉の下に灰白色の腫瘤がみつかった。10 時間にわたる手術で，近傍の脳神経や血管を傷つけないように細心の注意を払いながら，腫瘤が摘出された。病理組織像はシュワン細胞腫であった。術後，症状は劇的に改善し，痙攣発作も消失したが，左顎のしびれ感は持続した。

12

症例 12.3　下顎のしびれ感と意識消失発作

画像 12.3A〜C　左卵円孔を通って浸潤する三叉神経シュワン細胞腫。（A）プロトン密度強調画像，軸位断。（B）ガドリニウム造影後のT1強調画像，冠状断。（C）骨ウィンドウのCT画像軸位断

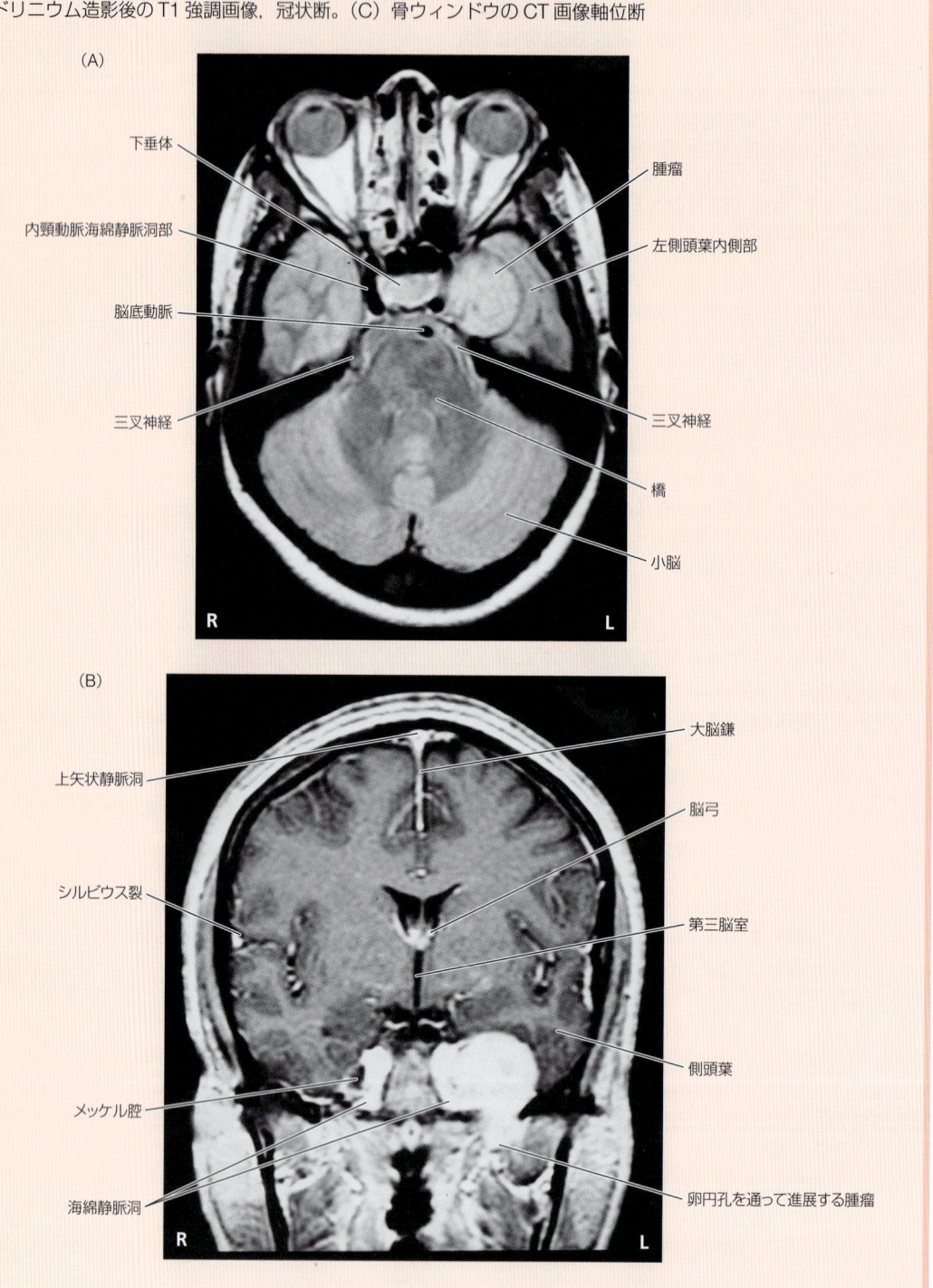

(A)

下垂体
内頸動脈海綿静脈洞部
脳底動脈
三叉神経

腫瘤
左側頭葉内側部
三叉神経
橋
小脳

R　　　L

(B)

上矢状静脈洞
シルビウス裂
メッケル腔
海綿静脈洞

大脳鎌
脳弓
第三脳室
側頭葉
卵円孔を通って進展する腫瘤

R　　　L

症例 12.3　続き

(C)

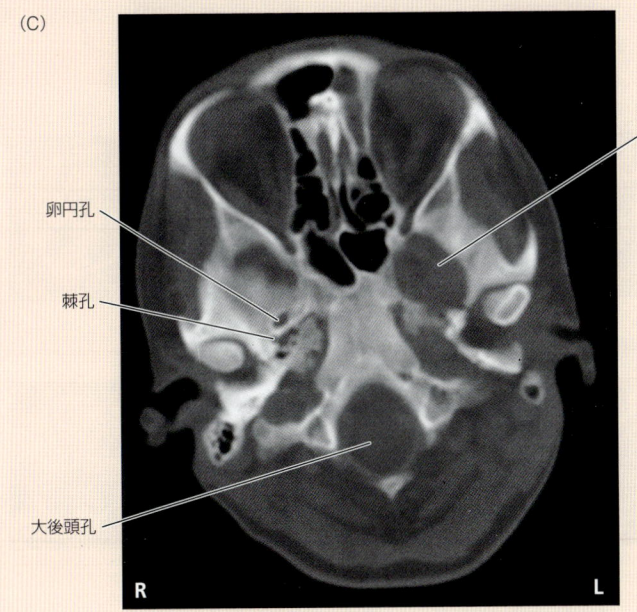

卵円孔を通って進展する腫瘍

卵円孔

棘孔

大後頭孔

R　　L

12

症例 12.4　顔面単独麻痺

●症例要約

　ある晩，26 歳の女性に**左耳介後部痛**が起こった。翌朝，鏡をみた時，**左顔面が垂れ下がっている**ことに気づいた。また，**左耳が大きな音に対して過敏**になった。かかりつけ医を受診したところ鎮痛剤が投与されたが，次の 2 日間に，**左眼**に「**引っ掻かれる**」**ような痛み**を感じるようになったので，救急外来を受診した。検査では，**額を含む左顔面の筋力低下**が顕著であった。味覚検査はしていない。その他の検査は正常であった。

●局在診断と鑑別診断

　1．太字で上に示した症候から，病変はどこにあると考えられるか。

　2．最も可能性のある診断名は何か。他の疾患の可能性はないか。

考察

1．本例の鍵となる症候は以下の通り。

● **左耳介後部痛，聴覚過敏，額を含む左顔面の筋力低下**

● **左眼の引っ掻かれるような痛み**

この患者には下位運動ニューロン型の顔面麻痺（**図 12.13**）と，左側の聴覚過敏，耳介後部痛があった。これらの所見は鰓弓運動機能や一般体性感覚機能を侵す顔面神経の病変で認められる（**表 12.4**，**図 12.7B**，**図 12.10**）。

　左眼の引っ掻かれるような痛みは不明である。しかし，顔面神経病変では副交感神経線維の障害も起こり（**図 12.10**），涙液分泌が減少する。しかも，患者は患側の眼を完全には閉じられないことが多く，とくに睡眠中の閉眼ができないので，角膜乾燥と角膜潰瘍を起こしやすい。

　2．症状の時間経過や耳介後部痛の存在，それにその他の医学的な問題がなかったこと，検査で他の異常がみあたらなかったことなどから，ベル麻痺が最も疑われる。その他の可能性がある疾患については，**臨床 P12.3** を参照してほしい。

臨床経過

　眼科医が精密検査を行ったが，角膜潰瘍は検出されなかった。潤滑性点眼液が投与され，夜間はテープで左眼裂を閉じるように指導された。また，短期間，経口でステロイド剤が投与された。ライム病抗体値，抗核抗体（ANA），性病検査（VDRL）はすべて陰性であった。1 カ月後の診察では顔面麻痺はすっかり消失

症例 12.4　顔面単独麻痺

画像 12.4A〜D　顔面神経管領域の左側頭骨骨折。矢状断の再構成 CT 像。（A）から（D）に向かって順に内側から外側に向かう断面を示す

(A)

蝸牛　　　内耳道（Ⅶ, Ⅷ）

A　　　P

(B)

顔面神経膝の位置　　　半規管

茎様突起　　　骨折

A　　　P

(C)

鼓室の出血（中耳）　　　顔面神経管（Ⅶ）

骨折

A　　　P

(D)

外耳孔　　　顔面神経管（Ⅶ）

顎関節　　　茎乳突孔

A　　　P

していた。耳痛と聴覚過敏も消失した。

関連症例

　額を含む左顔面麻痺の別の例の CT を**画像 12.4A〜D**に示す。患者は 19 歳の女性で，トラックの荷台から転落して後頭部を地面にぶつけたが，その時意識消失はなかった。左下位運動ニューロン型の顔面麻痺に加えて，左鼓膜出血（**表 3.9**）と舌の左側に味覚障害（綿棒にマスタードをつけて検査；ビデオ 41）があった。**画像 12.4A〜D**は CT スキャンの矢状断再構成像で，顔面神経の経路を側頭骨の内側から外側に追うことができる。中耳に出血があり，側頭骨に数個の骨折があることに注意してほしい。退院時には顔面麻痺に変化はなく，その後の経過観察はできていない。

症例 12.5　難聴とめまい感

●主訴

41 歳の女性が，めまい感と進行性の左耳の難聴を訴えて耳鼻咽喉科医を受診した。

●病歴

患者には，1 年前から軽度のめまい感の発作があった。頭を動かすと部屋が回転するような感覚だった。2 カ月前，左耳がかなり聞こえにくいことに気づき，受話器を右耳にあてないと電話ができない状態になった。また，左顔面に痛みがあり，舌の左側で味覚が低下した。6 カ月前に右臀部のメラノーマと転移リンパ節（1 個）の合併切除を受けた既往がある。

●診察所見

生命徴候：体温＝37.3℃，脈拍＝72，血圧＝110/80，呼吸数＝12。

耳：耳鏡検査で外耳道と鼓膜に異常なし。

頸部：正常。

肺：清。

心臓：整，心雑音，奔馬調律なし。

腹部：正常。

四肢：浮腫なし。

皮膚科学的所見：皮膚病変なし。

神経学的検査：

精神状態：清明，見当識正常（×3）。やや不安な様子であるが，その他には異常なし。

脳神経：瞳孔正円同大で対光反射あり。眼底正常。視野正常。眼球運動正常。顔面の触覚は正常だが，角膜反射が左で減弱。顔面に左右差なし。指の摩擦音と囁き声で検査すると，聴力は左耳で著明に低下している。音叉の振動は，音叉を左耳のすぐ近くにかざした時のほうが，音叉の柄を左乳様突起に置いた時よりも大きく聞こえる（気導のほうが骨導よりも長く聞こえる）。味覚検査は行っていない。発声と軟口蓋挙上は正常。胸鎖乳突筋の筋力は正常。舌は正中位。

運動系：筋緊張は正常。筋力は全身で 5/5。

反射：

協調運動：指鼻試験と踵膝試験は正常。

歩行：正常。

感覚系：痛覚，振動覚，関節位置感覚，すべて正常。

局在診断と鑑別診断

1. 太字で上に示した症候から，病変はどこにあると考えられるか。

2. 最も可能性の高い診断名は何か。他の疾患の可能性はないか。

考察

1. 本例の鍵となる症候は以下の通り。

● 左難聴，気導が骨導より長い

● 軽いめまい感の発作

● 左顔面痛，左角膜反射低下

● 舌の左側の味覚低下

患者には感音性難聴があり，左蝸牛か左内耳神経に病変がある（臨床 ⓟ12.5）。めまい感の発作は，迷路，前庭神経節，前庭神経，前庭神経核，小脳，頭頂葉など，前庭感覚路のどこに機能不全があっても起こる（臨床 ⓟ12.6）。しかし，感音性難聴があるので，めまい感の責任病変もおそらく内耳か前庭神経であると思われる。同様に，左顔面痛（V），角膜反射減弱（V₁ またはⅦ：臨床 ⓟ12.4），味覚低下（Ⅶ）もそれぞれの脳神経の末梢病変か左脳幹病変に起因する。一側性の難聴は明らかに脳幹外の病変によるので（臨床 ⓟ12.5），これらの障害を一つの病変で説明するとすれば，第 5，7，8 脳神経のすべてが近接する位置にある小脳橋角（図 12.2A，C）の病変ということになる。

最も可能性の高い臨床局在診断は，左小脳橋角の第 5，7，8 脳神経である。

2. 小脳橋角部の病変で最も多いのは，聴神経鞘腫（臨床 ⓟ12.5）である。本例の患者には最近の黒色腫の既往があるので，転移性腫瘍の可能性も考慮に入れるべきである。とくに，黒色腫は脳転移の頻度が高いのでなおさらである。その他の原因として髄膜腫，皮様嚢腫，グリオーマなどがあげられるが，いずれも可能性は低い。メニエール病（臨床 ⓟ12.6）でも難聴とめまい感が起こるが，本患者の第 5，7 脳神経の症状は説明できない。

臨床経過と神経画像

耳鼻科医はガドリニウム造影頭部 MRI スキャンを申し込み，内耳孔付近の超薄層撮影が行われた（画像 12.5A，B）。T1 強調画像で，左小脳橋角部に造影増強効果陽性の腫瘍が認められた。腫瘍全体は明らかに脳幹の外にあって，側頭骨岩様部の内耳孔に向かう外側方向への突出部があった。この所見は聴神経鞘腫（前庭神経シュワン細胞腫；臨床 ⓟ12.5）に特徴的である。

患者は腫瘍切除のために脳神経外科に入院した。この種の手術ではよくあることだが，脳外科医と耳鼻科医が協力して手術にあたった。横静脈洞のうしろで後頭骨の左側を開頭し，硬膜を開き，小脳を慎重にずら

して腫瘍を露出した。隣接する小脳，橋，第5，7，9，10脳神経，後下小脳動脈の枝などを傷つけないように，注意深く腫瘍を切り取った（図15.2）。腫瘍切除中は顔面神経機能を持続的に監視した。そのために，刺激電極を顔面神経に，筋電図（臨床Ⓟ9.2）の記録電極を眼輪筋と口唇筋に置いて，顔面神経活動を記録した。顔面神経は腫瘍によってかなり曲がりくねった走行をとっていたが，その機能を温存すること

ができた。しかし，内耳神経は完全に腫瘍に巻き込まれていたので，切断せざるを得なかった。このため術後に一側性難聴が残った。病理学的にはシュワン細胞腫であった。術後1，2日間，患者には回転性めまい（臨床Ⓟ12.6）があり休止時に眼振を認めたが，その後消失した。また左顔面に完全麻痺が生じたが，数カ月の経過で改善した。その後は特に変わりなくすごしている。

症例 12.5　難聴とめまい感

画像 12.5A，B　左聴神経鞘腫（前庭神経シュワン細胞腫）。静脈内ガドリニウム造影後の T1 強調画像，軸位断。（A），（B）は順に下から上へスキャンした隣接断面

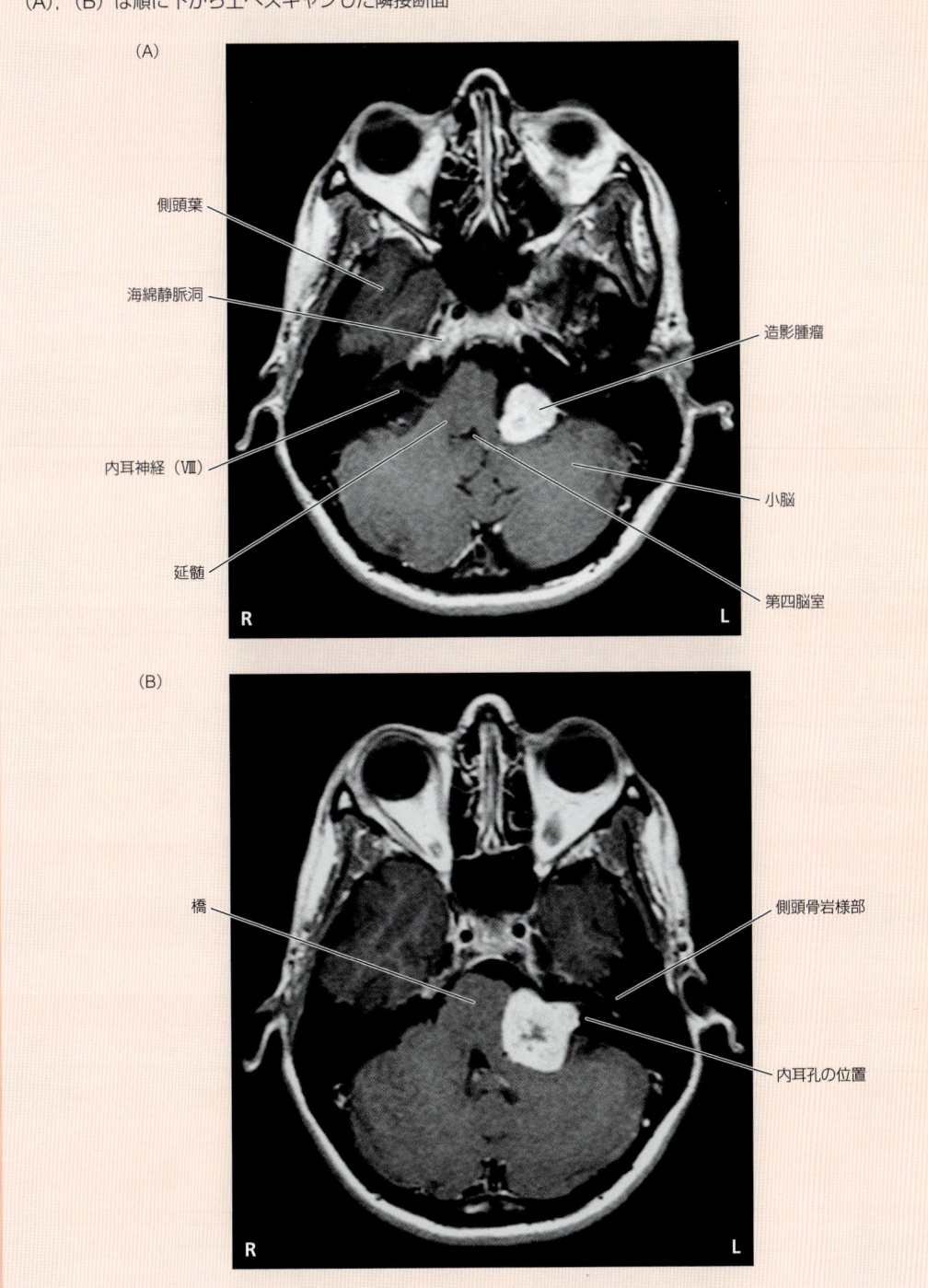

(A)

側頭葉
海綿静脈洞
内耳神経（Ⅷ）
延髄
造影腫瘤
小脳
第四脳室
R
L

(B)

橋
側頭骨岩様部
内耳孔の位置
R
L

12

症例 12.6　頸椎椎間円板手術の後の嗄声

●症例要約

　38歳の会社員女性に左頸部痛と左肩甲部痛が起こり，診察で椎間板ヘルニアと診断された。頸部前方アプローチによる椎間円板除去術と椎体融合術（臨床❷8.5）を受けたところ，頸髄神経根障害が改善した。しかし，術後の回復室で，**声の調子がおかしく，気息音の「嗄声」となっている**ことに気づいた。医師によると「挿管による一時的な症状だろう」ということだった。しかし，そ

の後2カ月の間，気息音が続き，買い付けの仕事に支障が出るようになった。そこで精査のために耳鼻科医を紹介された。神経学的には，気息音以外は正常であった。患者の声は弱い気息音で，喉頭で空気の漏れがあると考えられた。

●局在診断と鑑別診断

　太字で上に示した症候から病変はどこにあると考えられるか。最も可能性の高い原因は何か。

考察

　本例の鍵となる症候は以下の通り。

●気息音（嗄声）

　気息音（嗄声とよくいわれるが厳密には正しくない）は，どんな疾患であっても，発声中の声帯ヒダ（真の声帯）が完全には閉鎖しないような場合に起こる（臨床❷12.8）。声帯の不完全閉鎖は，疑核から迷走神経（X），反回喉頭神経，喉頭筋に至る経路（図12.21）のどこに病変があっても起こる。患者の左頸部の手術歴から，最も可能性の高い診断は反回喉頭神経の伸展損傷か挫滅である。上喉頭神経は輪状甲状筋しか支配していないので，上喉頭神経の損傷は目立った障害を起こさないのが普通である（声楽家で高音発声にわずかな障害が出ることがある）。迷走神経は頸部の深部を走行するので，頸部手術で迷走神経自体が損傷を受けることはまれである。

臨床経過とビデオストロボスコピー画像

　確定診断のために，耳鼻科医は鼻腔や口から喉頭ファイバースコープを挿入して，喉頭のビデオ撮影を

行った（画像12.6A〜J）。ストロボスコープでは，発声振動数とストロボ光を同期させ，わずかに位相を変化させることによって，真の声帯のスローモーション振動画像をつくる。このストロボスコープで観察すると，右声帯の動きは発声中，呼吸中，ともに正常であった。しかし，左声帯は麻痺していて，外転位にとどまったままだった。このように左声帯麻痺によって，発声中の声門閉鎖が不完全となり，気息音を起こしていた。

　反回喉頭神経麻痺は時間経過を経て自然に治癒することもあるが，本例では気息音の程度が強いこと，経過が長いこと，職業上の必要などから，患者自身が早急の治療を望んだ。そこで，ぴったり合うようにシリコンゴム製の補助具が調整されて，左声門傍隙に挿入された。挿入は声帯を直視下で観察しながら，また声質を確かめながら行い，左声帯がかなり内側の位置にくるよう調整して，発声時に左右の声帯が十分接近するようにした。経過観察によって，左反回喉頭神経麻痺が永続的であることが確認された。しかし，この手技によって患者の声は速やかに，また完全に正常に戻った。

症例 12.6　頸椎椎間円板手術の後の嗄声

画像 12.6A〜J　左声帯麻痺。 後頭鏡によるビデオストロボスコープ像。発声（内転）と吸息（外転）のサイクルを示す。（A〜G）発声中，右声帯は内転するが左声帯は動かないので空気の洩れが起こる。（H〜J）吸息中，右声帯は外転するが左声帯は動かない（提供：Michael Goldrich, Robert Wood Johnson Medical School, University of Medicine and Dentistry of New York のご好意による）

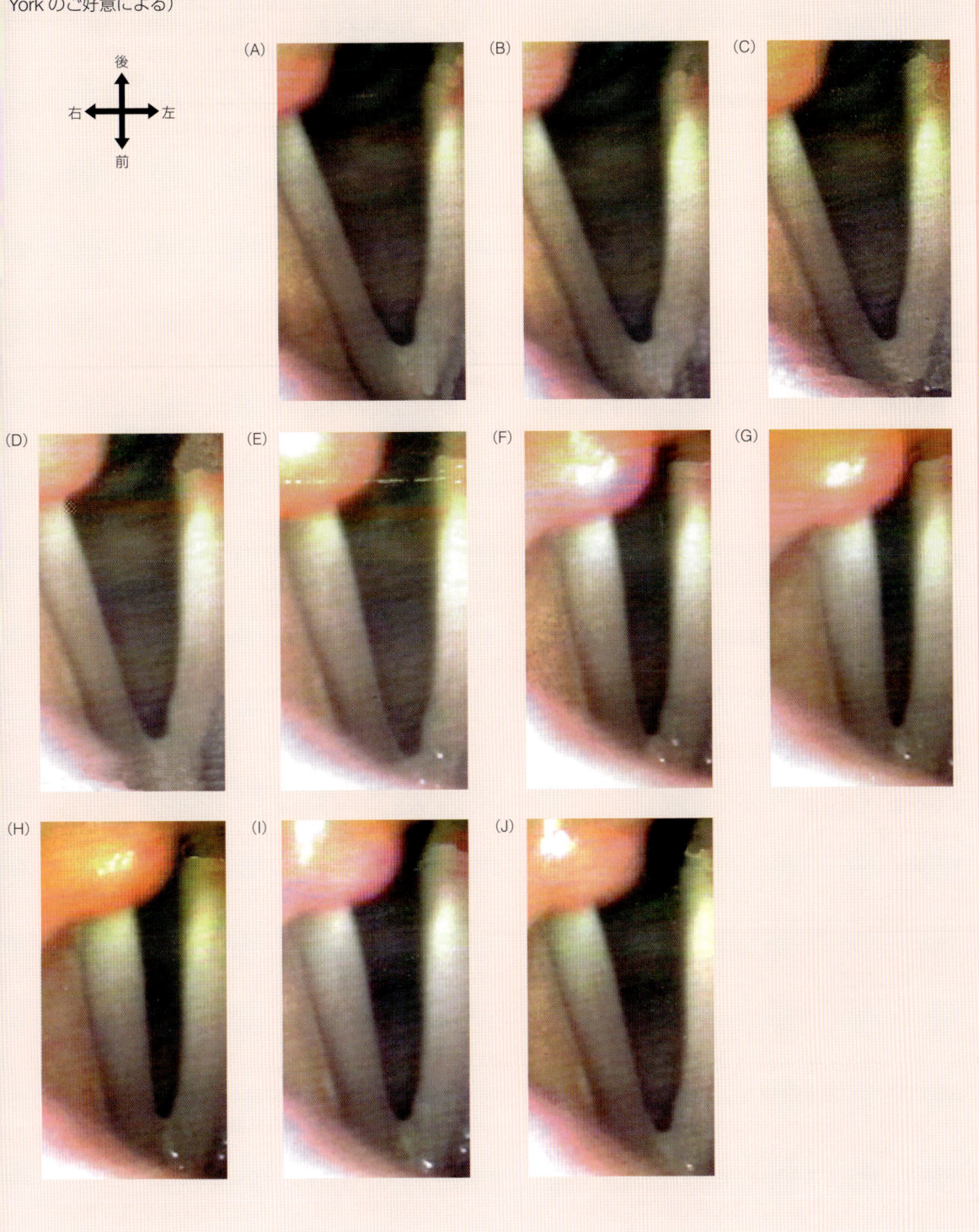

12

症例 12.7　一側性の頸部筋と舌の萎縮を伴う嗄声

●主訴

　34歳の男性。進行性の嗄声，嚥下障害，左胸鎖乳突筋と舌の筋力低下のために，耳鼻咽喉科に紹介されてきた。

●病歴

　受診の4カ月前，患者に持続性の咳と難治性の肺感染症が起こった。その後すぐに，やや大きめの食塊を**飲み込みにくい**ことに気づき，徐々に**声がかすれた**。受診の3週間前，**左耳の難聴と味覚障害**が起こり，軽度の**左頭痛**が生じた。症状発現から4カ月の間に体重が約18 kg減少した。

●診察所見

生命徴候：体温＝36.7℃，脈拍＝84，血圧＝118/86，呼吸数＝18。

頸部：正常，リンパ節腫大なし，腫瘤触知せず。

肺：清。

心臓：整，奔馬調律，心雑音なし。

腹部：軟，圧痛なし。

四肢：正常。

神経学的検査：

　精神状態：清明，見当識正常（×3）。言語正常。詳細に病歴を語る。

　脳神経：瞳孔4 mm，対光反射によって2 mmに収縮

（両側）。視野正常。視神経乳頭正常。眼球運動正常。顔面感覚は触覚，痛覚正常。角膜反射正常。**左鼻唇溝がやや浅い。左耳で指の摩擦音に対して聴力低下**。咽頭反射正常。**口蓋垂は右に偏位し，右軟口蓋挙上。声は嗄声で気息音。左僧帽筋と胸鎖乳突筋に筋線維束性収縮があり，筋力は4/5。舌は左側に萎縮と筋線維束性収縮がある。舌挺出で左に偏位**。喉頭鏡検査で左声帯が麻痺している（症例12.6参照）。

運動系：回内偏位なし。筋力は全身で5/5。

反射：

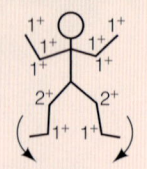

協調運動：指鼻試験と踵膝試験は正常。

歩行：正常。

感覚系：触覚，痛覚，関節位置感覚，すべて正常。

●局在診断と鑑別診断

　1.　太字で上に示した症候から，病変はどこにあると考えられるか。

　2.　この病変局在から考えて，原因となる病態は何か。

考察

1.　本例の鍵となる症候は以下の通り。

- **嚥下障害，左軟口蓋の運動障害，嗄声，左声帯麻痺**
- **左僧帽筋と胸鎖乳突筋の筋力低下と筋線維束性収縮**
- **舌の左への偏位，左側萎縮と筋線維束性収縮**
- **左耳難聴**
- **やや浅い左鼻唇溝**
- **味覚異常**
- **左頭痛**

この患者には左側の多くの脳神経に異常がある。それぞれの異常の一つ一つをとってみれば，すべて小さな脳幹病変で説明できるが，関係しているすべての神経核が一緒に傷害されているとすると，前庭系索，下小脳脚，下行性交感神経路など，隣接構造にも病変が及んでいるはずである（図14.21D）。また，症例12.5と同じく，一側性の難聴は脳幹の外に病変があることを示唆している（臨床Ⓟ12.5）。

　上記の症状を順番にみていくと，咽頭と左口蓋の嚥下筋は左迷走神経で支配される。咽頭反射には舌咽神経も加わる。喉頭も迷走神経支配なので，嗄声（気息音）や左声帯麻痺の原因も左迷走神経病変によるものと考えられる。左僧帽筋と左胸鎖乳突筋の筋力低下と

筋線維束性収縮は，左副神経（XI）の下位運動ニューロン病変を示唆する（臨床Ⓟ6.1）。同様に，舌の左への偏位，左舌の萎縮と筋線維束性収縮は，左舌下神経（XII）の下位運動ニューロン病変を疑わせる。左耳の難聴は，左外耳道，中耳，蝸牛，内耳神経（VIII）などの病変による。左側の浅い鼻唇溝は上位運動ニューロン障害と軽度の下位運動ニューロン障害のどちらでも起こるが，他の所見から考えると左顔面神経（VII）の末梢性病変の可能性が高い。顔面神経障害は味覚異常の原因にもなる。片側の頭痛には多くの原因（臨床Ⓟ5.1）があるが，本例では左側頭部に頭蓋内病変が存在することを支持している。

　すなわち，本例では左側の第7，8，9，10，11，12脳神経を傷害する病変が存在する。ここにあげた脳神経は左の脳幹下部から出て，内耳孔，頸静脈孔，舌下神経管を通って頭蓋を去る（図12.2A，C，図12.3A，B，表12.2）。小脳橋角部の巨大病変であったら，通常三叉神経も傷害されることに注意しよう（臨床Ⓟ12.5，症例12.5）。本例では三叉神経に傷害が及んでいないので，病変はもっと末梢にあることが想像される。

　最も可能性の高い**臨床局在診断**は，左延髄腹外側のすぐ外部にある巨大病変か，左内耳孔や頸静脈孔や舌下神経管のすぐ近傍にある巨大病変である。

　2.　この局在から考えて，可能性のある病変は髄膜腫，シュワン細胞腫，転移性腫瘍，肉芽腫性疾患，グ

ロームス腫瘍（臨床Ⓟ12.7）などである。

臨床経過と神経画像

　ガドリニウム造影**頭部MRIスキャン**が行われた（**画像 12.7**A，B）。**画像 12.7**A は T1 強調画像の軸位断で，左内頸動脈の背後に，左頸静脈孔を埋めつくす造影腫瘍が観察された。この腫瘍が後頭蓋窩に入り込んで，左舌下神経が延髄を出てくも膜下腔を貫くあたりまで伸展していることに注意してほしい。**画像 12.7**B は T2 強調画像の冠状断で，腫瘍が上方に進展して左側頭骨岩様部内に入り，左顔面神経と内耳神経の近くにまで達していることがわかる。これらの所見は左頸静脈グロームス腫瘍（臨床Ⓟ12.7）に一致する。

　患者は当初，放射線療法を受け，それ以後症状の進行はなかった。積極的に言語療法プログラムに参加し，仕事ができる程度に発声と嚥下機能が改善した。

しかし 4 年後，嗄声が増悪し，重篤な左顔面麻痺と乳様突起痛が出現した。腫瘍が増大しつづけていたので，手術が計画された。グロームス腫瘍は血管が豊富で術中に大量出血の危険があったので，術前治療的血管撮影が行われ，神経放射線科医（第 4 章参照）によってできるだけ多くの腫瘍に塞栓が施された。手術は脳外科医と耳鼻科医の二組のチームが協力して行い，長時間の手術のすえ，すべての観察可能な腫瘍が完全に切除された。通常の良性グロームス腫瘍の外見にもかかわらず，病理組織では不幸にも細胞分裂像（活発な細胞増殖を示唆する）と壊死などの悪性所見がみつかった。患者の容態は 1 年後までは安定していた。しかしその後，左耳痛が増悪したので MRI を撮ったところ，腫瘍再発が確認された。再び塞栓術と手術が行われた。しかし，その後間もなく嚥下性肺炎と敗血症を発症して，最初の症状発現から 5 年半後に死亡した。

12

420

症例 12.7　一側性の頸部筋と舌の萎縮を伴う嗄声

画像 12.7A, B　左グロームス腫瘍。（A）ガドリニウム造影後の T1 強調画像，軸位断。（B）T2 強調画像，冠状断

(A)

内頸動脈

内頸動脈
頸静脈孔の腫瘍

内頸静脈

舌下神経の位置

延髄

小脳

(B)

下矢状静脈洞

前大脳動脈

内大脳静脈

中大脳動脈

側頭骨岩様部

後大脳動脈

内耳道（Ⅶ, Ⅷ）

橋

脳底動脈

頸静脈孔から進展する腫瘍

症例 12.8　強制笑い，構音障害，嚥下障害，左半身筋力低下*

●主訴

サクソフォン奏者の 27 歳の男性。構音障害，嚥下障害，左半身筋力低下，強制笑いの発作が増悪したので，救急室を受診した。

●病歴

受診の 2 年半前から，**飲み込む時に左顔面と口に痛みが起こる**ようになった。受診の 1 年前から，感情の変化を伴わない**制御不能の笑いの発作**が起こるようになった。女友達の父親の通夜の席で，笑い発作が止まらなくなったので精神科を紹介された。行動療法を受けたが効果はなかった。受診の 2，3 カ月前からサクソフォンの演奏が困難になるとともに，**言語が不明瞭**になり，時々**食事中にむせる**ようになった。**歩行は不安定で左側の物体にぶつかる，左手でシャツのボタンをはめることが困難，尿意促迫，排尿開始困難**などの症状も自覚するようになった。

●診察所見

生命徴候：体温＝36.7°C，脈拍＝72，血圧＝130/70，呼吸数＝12。

頸部：正常，血管雑音なし。

肺：清。

心臓：整，奔馬調律，心雑音なし（笑い発作のため聴診困難）。

腹部：軟，圧痛なし。

四肢：正常。

神経学的検査：

精神状態：清明，見当識正常（×3）。物品記銘は 5 分後に 3/3 想起可能。言語正常。構成能力正常。抑うつ，不安の存在は否定した。

脳神経：瞳孔 4 mm，対光反射によって 2 mm に収縮（両側）。視野正常。視神経乳頭正常。

眼球運動正常。**左鼻唇溝がやや浅い。**指の摩擦音に対する聴力は両耳で正常。咽頭反射消失。軽度の構音障害あり。1 分間に 1 回程度，制御不能な笑いの発作があるが，感情の変化を伴わない。頭部を左に向ける筋力が低下。舌は正中位で筋線維束性収縮はない。

運動系：**左に軽度の回内偏位。左手で手指タッピングが遅い。左下肢の筋緊張が軽度亢進。**筋力は左三角筋，上腕三頭筋，手伸展，手指伸展，腸腰筋，ハムストリング筋，前脛骨筋，母趾伸筋が 4/5，他はすべて 5/5。

反射：

協調運動：指鼻試験と踵膝試験はやや動作が緩徐だが，運動失調はない。

歩行：**軽度不安定**で，**左下肢の動きが固く少ない。**

感覚系：触覚，痛覚，温度覚，振動覚，関節位置感覚，皮膚書画感覚，すべて正常。

●局在診断と鑑別診断

1. 太字で上に示した症候から，どの神経（**表 12.4**）とどの長経路（第 6，7 章）が病変によって傷害されているか。

2. 単一病変ですべての所見を説明するとすれば，病変は脳のどの領域にあるか。

3. この病変局在からどのような原因が考えられるか。

---

*この症例は Shafqat et al. *Neurology*. 1998. 50：1918-1919 に症例報告されている。

考察

1. 本例の鍵となる症候は以下の通り。

- **左顔面と口部の疼痛発作**
- **感情の変化を伴わない制御不可能な笑いの発作**
- **構音障害，嚥下障害，咽頭反射消失**
- **頭部左方回転の軽度の筋力低下**
- **左顔面・上下肢の筋力低下，筋緊張亢進，腱反射亢進，不安定歩行**
- **尿意促迫，排尿開始困難**

飲み込みによって誘発される顔面痛と口部痛から，最初は三叉神経痛（**臨床 Ⓟ12.2**）などの三叉神経（V）疾患が疑われた。しかし，後から加わった症状は，中枢神経系経路の病変を疑わせるものである。皮質球路の障害を示唆する偽性球障害（**臨床 Ⓟ12.8**），皮質球路と皮質脊髄路病変に合致する上位運動ニューロン徴候を伴う左片麻痺（**臨床 Ⓟ6.3**）などがその例で，排尿障害も排尿調節に関わる下行性神経路の障害による（**臨床 Ⓟ7.5**）と考えても矛盾はない。本患者の構音障害，嚥下障害，咽頭反射消失（IX，X）と副神経の障害は，脳神経障害と長経路の障害が混合した病態であることを支持している。これらの所見から考えられる病変部位は，第 5，9，10，11 脳神経と皮質球路，皮質脊髄路，下行性括約筋調節路である。

2. 脳幹のうち橋と延髄領域の病変であれば，このような多彩な脳神経症状と長経路症状の説明がつく。これらの多くの脳幹構造を侵しながら，その他の神経核や神経路を傷害しないような病変が起こるとしたら，おそらくかなり巨大でありながら部分的な障害しか引き起こさないような種類のものであろう。

3. 多くの脳幹構造を巻き込みながら数年かかって徐々に症状を発現する経過から考えて，脳幹に主病変

がある多発性硬化症の可能性がある（臨床Ⓟ6.6）。その他の可能性としては，脳幹血管奇形（臨床Ⓟ5.6），サルコイドーシスのような肉芽腫性疾患（臨床Ⓟ12.1），脳幹グリオーマや髄膜腫のような緩徐発育性の腫瘍（臨床Ⓟ5.8），などがあげられる。

臨床経過と神経画像

救急室で行った頭部 CT スキャンで腫瘍がみつかり，**MRI スキャン**で確認された（**画像 12.8A**，**B**）。脳の外部の硬膜の近くに巨大腫瘤があってガドリニウムで均一に造影されていることに注意しよう。これらの特徴は髄膜腫を疑わせる（臨床Ⓟ5.8）。腫瘤は橋と左中小脳脚を強く圧迫して変形させていた（**画像 12.8A**）。これほどの変形がありながら症状が比較的軽かったことは，この病変が慢性進行性であったことを物語っている。腫瘤は左海綿静脈洞のすぐ傍のメッケル腔に進展していた（**画像 12.8B**）。おそらく最初の顔面痛はこの病変によって説明できるだろう。患者に

は腫瘍の多段階切除が行われた。まず術前に治療的放射線診断法による腫瘍塞栓術が行われ，続いて脳外科医と耳鼻科医のチームによる 2 回の手術が行われた。患者は術後，最小限の後遺症を残すのみで，劇的に改善した。1 年後の検査では，まれにではあるが強制笑いの発作があり，術後に生じた複視があったが，その他には異常がなかった。再検 MRI では，第四脳神経に密接する小部分を除いて，腫瘍はほぼ完全に摘除されていた（**画像 12.8C**）。

追加症例

次の項目については他章で関連症例を取り上げている。**脳神経の上位・下位運動ニューロン障害**（症例 5.2，5.3，5.7，5.8，6.3，6.5，10.4，10.5，10.11，11.1，11.2，13.1～13.3，13.5，14.1，14.4，14.7，15.4，17.2）。その他の関連症例については巻末の**症例索引**を検索のこと。

症例 12.8　強制笑い，構音障害，嚥下障害，左半身筋力低下

画像 12.8A～C　橋を圧迫する髄膜腫。ガドリニウム造影後の T1 強調画像。（A）矢状断。（B）軸位断。（C）術後1 年の MRI 軸位断

（A）

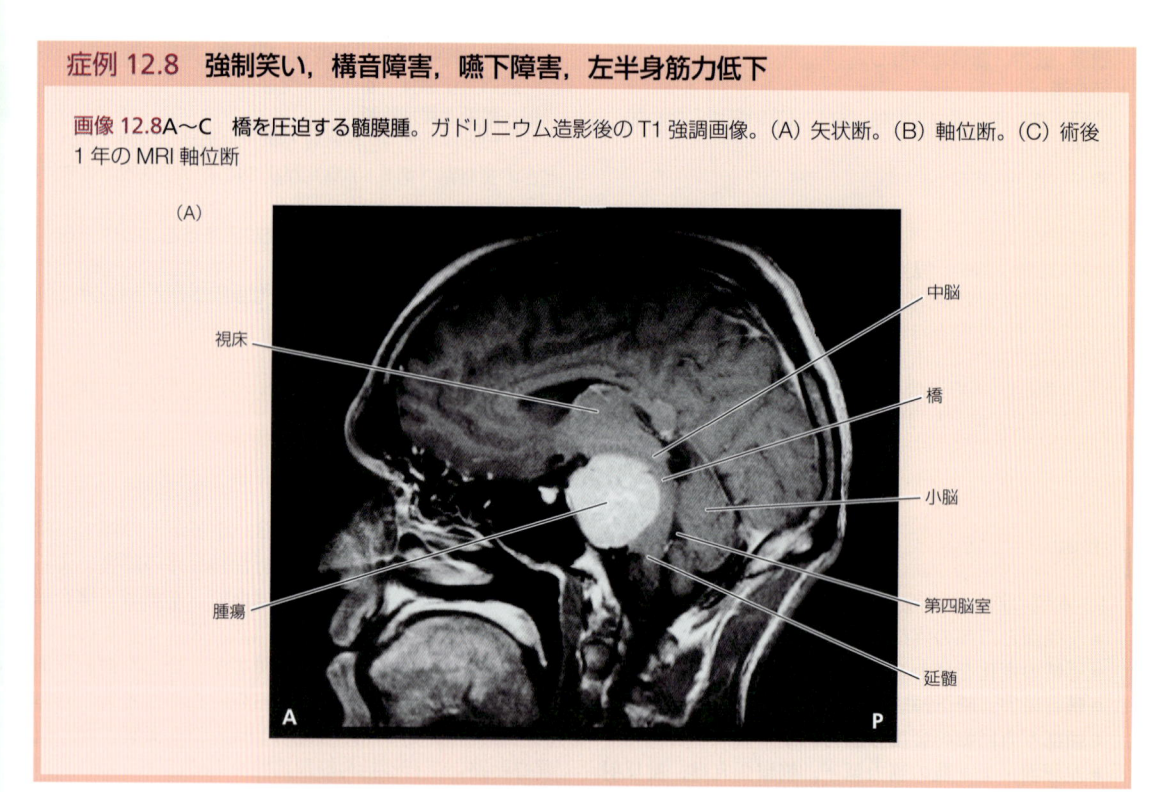

症例 12.8　続き

画像 12.8　続き

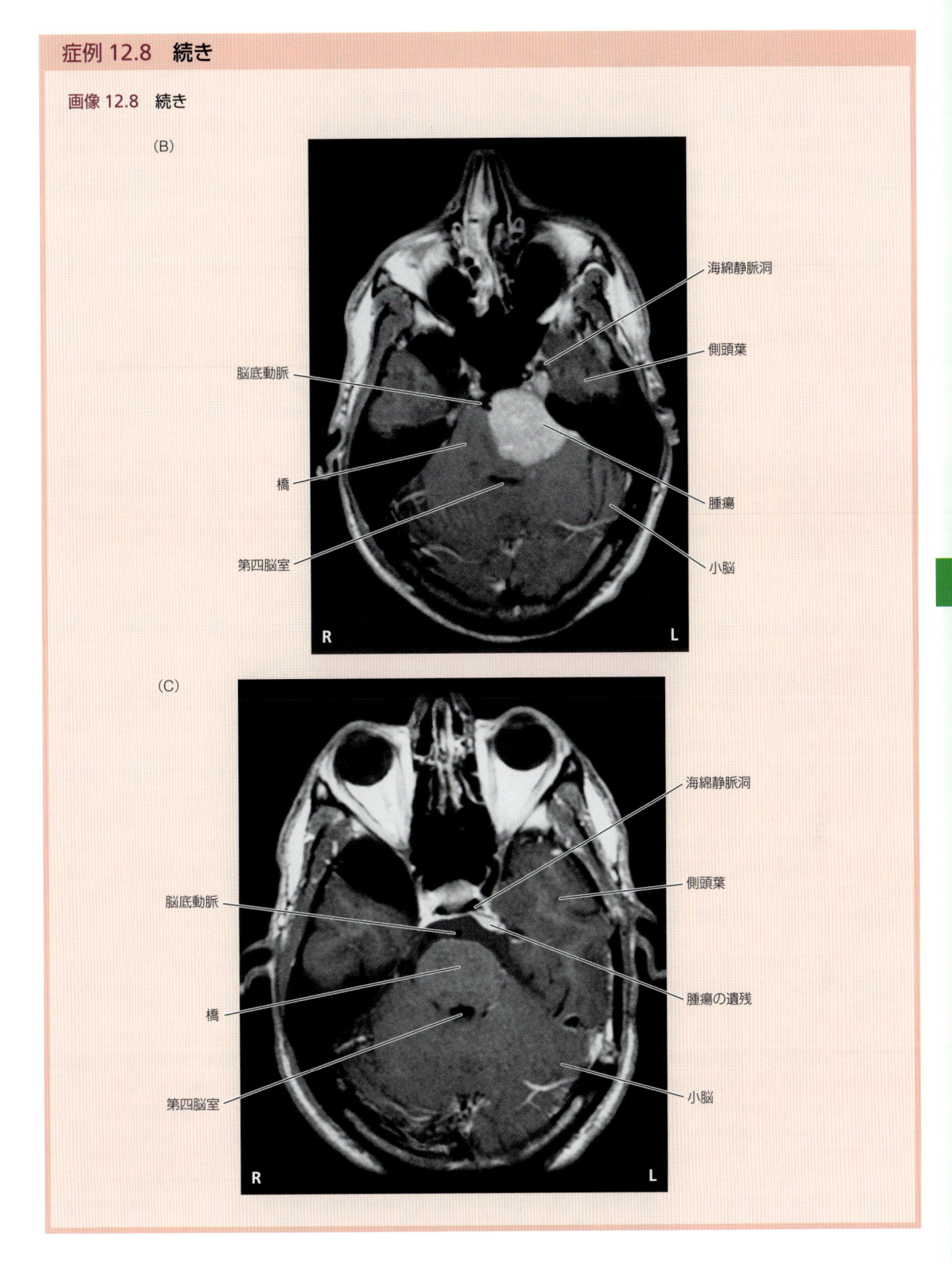

(B)

海綿静脈洞
側頭葉
脳底動脈
橋
腫瘍
第四脳室
小脳
R　　L

(C)

海綿静脈洞
側頭葉
脳底動脈
腫瘍の遺残
橋
第四脳室
小脳
R　　L

12

本章のまとめ

1. 脳幹は，図 12.1 に示すように**中脳，橋，延髄**からなる。**脳神経**（表 12.1）は，吻側から尾側に向かってほぼ番号順に脳幹を離れる（図 12.2）。例外は前脳から起こる第 1，2 脳神経である。それぞれの脳神経は特定の孔を通って頭蓋の外に出るが，それぞれの対応を表 12.2 と図 12.3 にまとめた。

2. 脊髄灰白質と同様，**運動機能を担う脳神経核は腹側に位置し，感覚機能に関与する神経核は背側に位置する**（図 12.4）。

3. 脳幹の長軸に沿って，脳神経核からなる**3 つの運動柱**と **3 つの感覚柱**が走行する（図 12.4，図 12.5）。この神経核柱のそれぞれの機能，神経核，脳神経については表 12.3 にまとめた。一つ一つの神経核は，一つかそれ以上の脳神経の運動・感覚機能に関わる。同様に，一つ一つの脳神経は感覚・運動の両機能に関わることがあり，一つかそれ以上の脳神経核と連絡する（表 12.4）。

4. 脳神経の中には，一次感覚ニューロンか副交感神経節後ニューロンを含有する末梢**神経節**をもつものがある（表 12.5，図 12.6）。

5. **嗅神経（I）**（図 18.5，図 18.6）は篩骨篩板を貫いて**嗅球**でシナプス形成する（図 12.3A）。嗅覚情報はその後，嗅索を経由して嗅皮質に到達する（第 18 章）。

6. **視神経（II）**は視神経管（図 12.3A，C）から頭蓋内に入り，網膜からの視覚情報を外側膝状体核と膝状体外経路に伝える（第 11 章）。

7. **動眼神経（III），滑車神経（IV），外転神経（VI）**は，眼球運動と瞳孔反応（III）に関わるが，第 13 章で述べる。

8. **三叉神経（V）**は顔面，口，頭蓋内テント上の髄膜からの感覚を 3 つの主要な枝によって運ぶ。その枝とは，**眼神経（V₁），上顎神経（V₂），下顎神経（V₃）**である（図 12.7）。これらの枝はそれぞれ上眼窩裂，正円孔，卵円孔を通って頭蓋に入り（図 12.3A，12.7），一次感覚ニューロンがある**三叉神経節**に入る。**三叉神経感覚核**には，固有感覚を伝える**三叉神経中脳路核**，識別性触覚を伝える**三叉神経主感覚核**，温痛覚を伝える**三叉神経脊髄路核**がある（図 12.5，図 12.8，表 12.6）。三叉神経の感覚情報は**三叉神経毛帯**と**三叉神経視床路**を経由して，視床 VPM 核で中継されて大脳皮質に達する（図 12.8，表 12.6）。三叉神経には，第 3 枝を通って咀嚼筋を支配する小さな**運動根**もある（図 12.7）。

9. **顔面神経（VII）**は橋の**顔面神経核**から出る線維によって，顔面表情筋を支配する（顔面の感覚を伝える三叉神経と区別すること）（図 12.11）。顔面神経は内耳神経とともに内耳道を走行し，茎乳突孔から頭蓋を出る（図 12.3B，図 12.10）。顔面神経核の上位運動ニューロン支配は**顔面上部に対しては両**

側性である。したがって一側性の上位運動ニューロン病変では，反対側が代償されるので上部顔面筋に障害が及ばない（図 12.13）。顔面神経には感覚線維もあり，舌の前 2/3 からの味覚を孤束核に伝える線維（図 12.12）や外耳周囲からの体性感覚を三叉神経核に伝える線維（図 12.7B）がある。感覚ニューロンの細胞体は**膝神経節**にある。副交感神経線維は上唾液核から起こって顔面神経に入る。その後，翼口蓋神経節でシナプス形成して涙腺へ行くか，あるいは顎下神経節でシナプス形成して唾液腺（舌下腺と顎下腺）に至る（図 12.6）。

10. **内耳神経（VIII）**は聴覚情報を蝸牛から**背側・腹側蝸牛神経核**へ伝える（図 12.15～図 12.17）。一次感覚ニューロンの細胞体はラセン神経節にある。中枢聴覚路は複数の箇所で正中交叉するので，中枢神経系の一側性病変では臨床的に明らかな一側性の難聴は生じない（図 12.16）。頭位と運動加速度の情報は**半規管**と**耳石器**から起こり，内耳神経の前庭神経によって伝えられる（図 12.15）。一次感覚ニューロンの細胞体は前庭神経節にあり，この情報は脳幹の**前庭神経核**に伝わって，意識にのぼらない姿勢と平衡の調節や眼球運動に影響し，多数の神経路を介して意識にのぼる運動の受容にも影響を与える（図 12.19）。

11. **舌咽神経（IX）**は頸静脈孔から頭蓋を出る（図 12.3A，B，図 12.20，表 12.2）。**疑核**から出る運動線維は茎突咽頭筋を支配する。茎突咽頭筋は発声や嚥下の際の軟口蓋挙上に重要な役割を果たす。頸動脈小体の化学受容器と容量受容器からの感覚線維は，尾側孤束核（心呼吸器核）に連絡する。舌の後方 1/3 からの味覚線維は吻側孤束核（味覚核）に連絡する。舌の後方，咽頭，中耳，外耳からの体性感覚は，舌咽神経を通って三叉神経核に至る。最後に，下唾液核から発する副交感神経線維は耳神経節を経由して耳下腺に至る。

12. **迷走神経（X）**にも多数の機能がある。内臓への副交感神経支配は**迷走神経背側運動核**から発する（図 12.5，図 12.21，図 14.5A，B）。また，**疑核**から起こる運動線維は咽頭筋（嚥下）と喉頭筋（発声）を支配する。大動脈弓からの感覚線維は尾側孤束核に連絡する。咽頭，喉頭，外耳，後頭蓋窩の髄膜からの感覚線維は三叉神経核に連絡する。

13. **副神経（XI）**（図 12.2A，C）は**脊髄副神経核**（図 12.5）から起こり，胸鎖乳突筋と僧帽筋上部を支配する。胸鎖乳突筋を支配するので，副神経の病変では頭部を病変の反対側に向けることが困難になる。

14. **舌下神経（XII）**（図 12.2A，C）は**舌下神経核**（図 12.4，図 12.5）から起こり，内舌筋を支配する。舌下神経病変をもつ患者では，舌を前方に突き出させると舌が病変側に偏位する。

13 脳幹Ⅱ：眼球運動と瞳孔反応

眼球運動の経路が傷害されると，正常視が障害されるばかりでなく，瞳孔や眼瞼の調節にも障害があらわれることがある。48歳の女性が，18カ月にわたって徐々に悪化する左眼の痛みと複視を訴えている。左の瞳孔は散大し，対光反射が消失している。左眼の上方視，下方視，内側視は制限されているが，外側視には異常がない。また，左の上眼瞼は右よりも3mmほど下垂している。

本章では，眼球，眼瞼，瞳孔の運動に関与する脳幹の回路，神経，筋肉について学ぶ。さらに，この経路に機能障害をもたらす病変や病気について学ぶ。

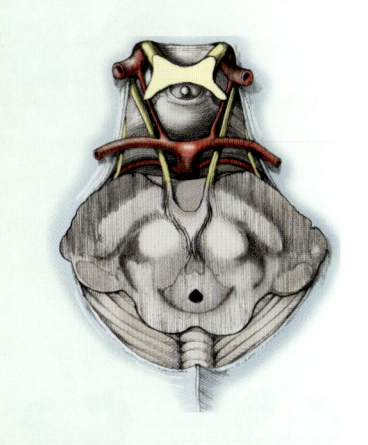

解剖学と臨床の基礎知識

眼球と瞳孔の動きはほとんど無意識に絶えず起こっていて，中心窩に投影される比較的小さな視野の情報を最大限に大きくすることができる。瞳孔と眼球運動の障害は脳幹病変や脳神経病変の警告徴候となることが多いので，注意深く評価しなければならない。本章では，**外眼筋 extraocular muscle** と **内眼筋 internal ocular muscle** の解剖を学ぶ。前者は眼窩内で眼球を動かし，後者は瞳孔の大きさや水晶体の厚さを調節する。ついで，これらの系を侵す代表的な疾患について学ぶ。眼球運動の経路とその傷害は，次の2つのレベルに分けられることが多い。

1. **核性と核下性経路 nuclear and infranuclear pathway** には，第3，4，6脳神経の脳幹神経核，神経核から出る末梢神経，そして外眼筋が含まれる。

2. **核上性経路 supranuclear pathway** とは，第3，4，6脳神経神経核との連絡を介して眼球運動を調節する脳幹と前脳の回路のことである。

本章では，この2つの神経路構成に従って順に説明する。最初に第3，4，6脳神経の末梢経路，これらの脳神経によって支配される筋，脳幹内におけるこれらの脳神経核の局在を述べる。次に瞳孔調節の中枢経路と末梢経路について述べる。ついで，第3，4，6脳神経神経核との連絡を介して眼球運動を調節する中枢性核上性経路について述べる。眼球運動と瞳孔反応の解剖をよく理解しておくと，神経学的検査を行って中枢や末梢の病変局在を決定する場合に役立ち，次に行う

べき検査や治療方針の指針にすることができる。

外眼筋，神経，神経核

眼球運動調節の機械的な仕組みや情報処理は自然が生み出した巧妙な工学システムである。本項で述べる筋，神経，神経核の作用によって，正確で滑らかで急速な眼球運動が，左右連動して協調的に起こることが可能になる。

▶外眼筋

左右それぞれの眼には，6つの**外眼筋 extraocular muscle** がある（図13.1）。**外側直筋 lateral rectus**，**内側直筋 medial rectus**，**上直筋 superior rectus**，**下直筋 inferior rectus muscle** の4つは，それぞれ外側，内側，上方，下方の方向に眼球を動かす（図13.1A）。これらの筋の起始は眼窩尖の総腱輪で，停止は強膜である。眼球運動には，直筋群による単純な水平性と垂直性の眼球運動に加えて，眼軸のまわりに軽度回転させる**回旋**運動もある。回旋運動の均衡を保つために，さらに2つの外眼筋，上斜筋と下斜筋がある（図13.1B）。**上斜筋 superior oblique muscle** の起始は眼窩後内側の蝶形骨で，この筋は前方に向かって**滑車 trochlear** を通過する（図13.1B，D）。滑車とは眼窩の内側上方縁にある線維輪である。この筋の停止は眼球上面で，眼球上極を内側に動かす運動，すなわち**内旋 intorsion** を起こす（図13.1B）。一方，**下斜筋 inferior oblique muscle** には滑車がない。その起始は眼窩

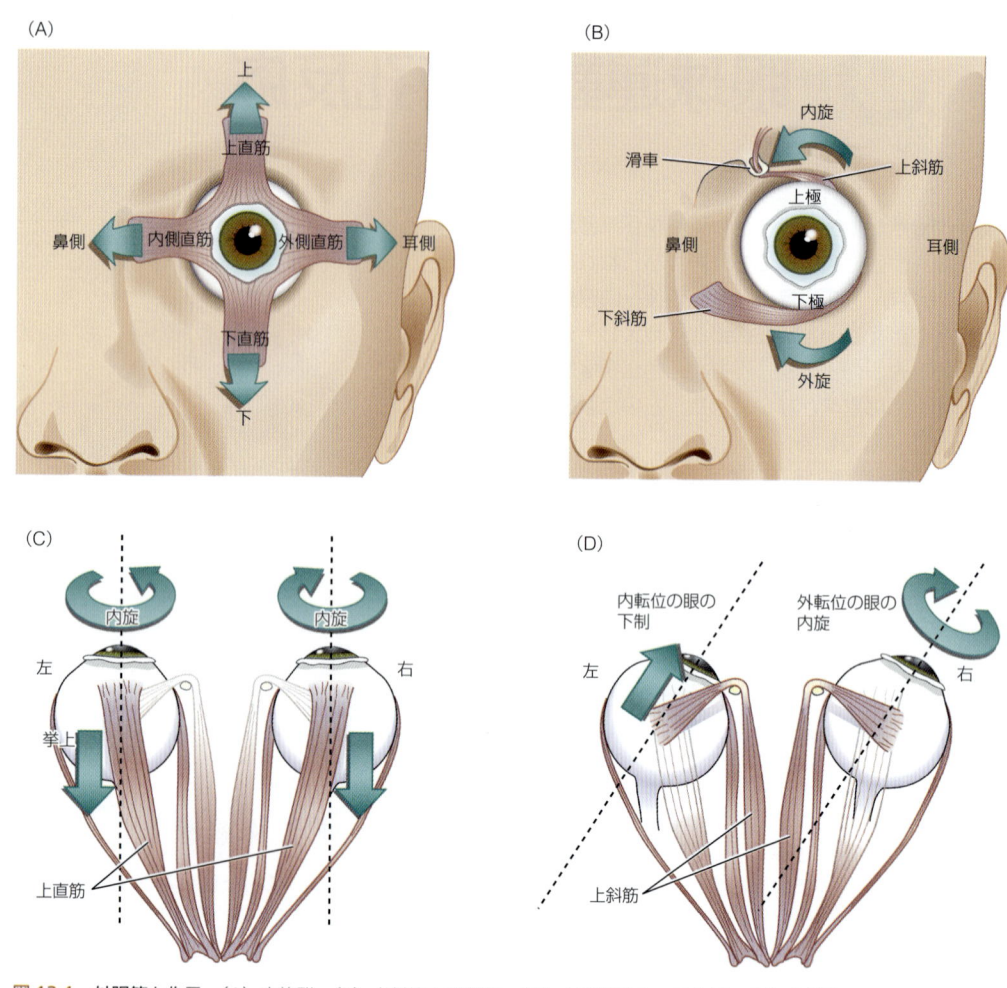

図 13.1　外眼筋と作用。(A) 直筋群。(B) 上斜筋と下斜筋。(C) 上直筋の 2 つの作用。(D) 上斜筋の 2 つの作用

前内側壁で，停止は眼球下面である。下斜筋は眼球上極を外側に動かす運動，すなわち**外旋 extorsion** を起こす。

　外眼筋による眼球運動は，筋が引っ張る方向と眼の主軸の相対的な位置関係によって決まる（図 13.1C，D）。したがって，眼が眼窩内で回転して位置を変えると，外眼筋の作用も変化する（表 13.1）。要するに，眼の位置によって直筋群は回旋運動にも関与するし，斜筋群は垂直性眼球運動に重要な機能を果たすことにもなる。例えば，眼が前方を向いている時は，上直筋は眼軸に対して 23° の角度で眼球を引っ張る（図 13.1C）。したがって上直筋の収縮によって眼球上転と内旋が起こる。逆に，下直筋の収縮は眼球下制と外旋を起こす。眼が 23° だけ**外転**（こめかみに向かう水平方向の運動）位にある時には，眼軸が上直筋の方向と一致するので，上直筋の作用は眼球上転だけになる。眼が**内転**（鼻に向かう水平方向の運動）位にある時には，上直筋の作用は眼球内旋の要素が強くなる。

同様に，図 13.1D に示すように，上斜筋と下斜筋は眼球の垂直運動に関与する。例えば，眼が内転位にある時には（図 13.1D の左眼の位置），眼軸が上斜筋の作用方向に近づくので，上斜筋は眼球を下制する。同じく下斜筋は，とくに眼球内転位では，眼球上転を起こす。一方，眼球外転位（図 13.1D の右眼の位置）では，上斜筋は眼軸と垂直方向に近くなるので主に内旋に働くようになる。また，下斜筋は主に外旋に働くようになる。外眼筋の主要作用を表 13.1 にまとめる。

　本章では外眼筋以外の眼筋についても取り上げる。眼瞼を挙上する**上眼瞼挙筋 levator palpebrae superior**，瞳孔の大きさを調節する**瞳孔括約筋 pupillary constrictor muscle** と**瞳孔散大筋 pupillary dilator muscle**，視対象との距離に応じて水晶体の厚みを調節する**毛様体筋 ciliary muscle** などである。

▶外眼筋神経と神経核

　動眼神経（Ⅲ），滑車神経（Ⅳ），外転神経（Ⅵ）は

表 13.1　外眼筋の作用と神経支配

筋	眼に対する主要作用	コメント	神経支配
外側直筋	外転 （外側への）眼球運動	外転＝耳側	外転神経（Ⅵ）
内側直筋	内転 （内側への）眼球運動	内転＝鼻側	動眼神経（Ⅲ）
上直筋	挙上と内旋	挙上は外転位で増強。内旋は内転位で増強	動眼神経（Ⅲ）
下直筋	下制と外旋	下制は外転位で増強。外旋は内転位で増強	動眼神経（Ⅲ）
下斜筋	挙上と外旋	挙上は内転位で増強。外旋は外転位で増強	動眼神経（Ⅲ）
上斜筋	下制と内旋	下制は内転位で増強。内旋は外転位で増強	滑車神経（Ⅳ）

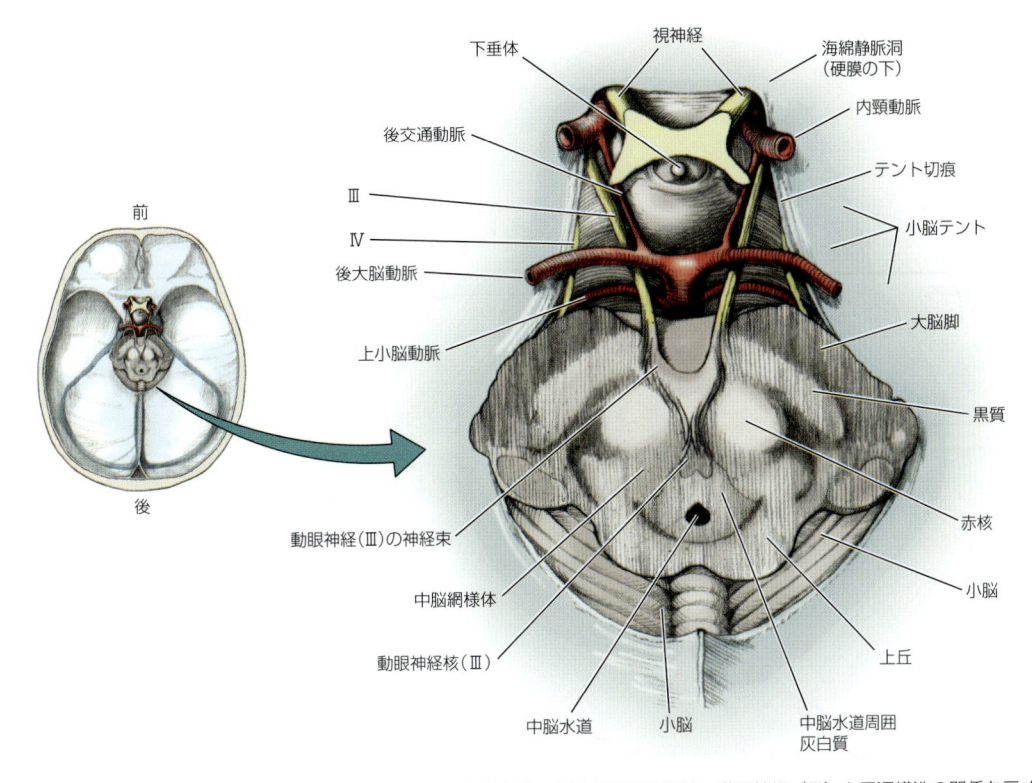

図 13.2　動眼神経（Ⅲ）。前脳を除去して上からみた図。吻側中脳における動眼神経核，動眼神経（Ⅲ）と周辺構造の関係を示す

海綿静脈洞を通過して，次に上眼窩裂を通って眼窩に入る（図 12.3A, C）。**動眼神経（Ⅲ）**は，外側直筋と上斜筋の２つの筋を除くすべての外眼筋を支配する。眼窩に入ってすぐに，動眼神経は２本の主要な枝に分かれる。**上枝**は上直筋と眼瞼の挙上に重要な**上眼瞼挙筋**を支配する。**下枝**は内側直筋，下直筋，下斜筋を支配する。動眼神経は瞳孔括約筋や水晶体の毛様体筋に向かう副交感神経線維も運ぶ（図 12.6）。**滑車神経**は上斜筋を支配し，**外転神経**は外側直筋を支配する（表 13.1）。

　動眼神経（Ⅲ）核と滑車神経（Ⅳ）核と外転神経（Ⅵ）核が，舌下神経（Ⅻ）核とともに，脳神経核の体性運動柱を構成することを思い出そう（図 12.5，表 12.3）。これらの核はすべて脳室系に接して正中近く

に存在し，その線維は正中近くの腹側から脳幹を出る。唯一の例外は背側から出る滑車神経である（図 12.2）。これらの神経核の一つ一つと各神経の頭蓋内経路をさらにくわしくみていこう。

　動眼神経核は上位中脳の上丘と赤核のレベルにあり，中脳水道周囲灰白質のすぐ腹側にある（図 13.2，図 14.3A）。動眼神経の神経束は，脚間窩から，後大脳動脈と上小脳動脈の間を通って第３脳神経として脳幹を出る（図 13.2，図 5.6，図 10.3）。副交感神経節前線維を出す**エディンガー・ウェストファル核 Edinger-Westphal nucleus** は，動眼神経核の背側面にある曲線状の核で，正中の前方で左右が融合してV字の形をとる（図 13.3，図 14.3A）。動眼神経がくも膜下腔を通過するところでは，瞳孔収縮を調節する副

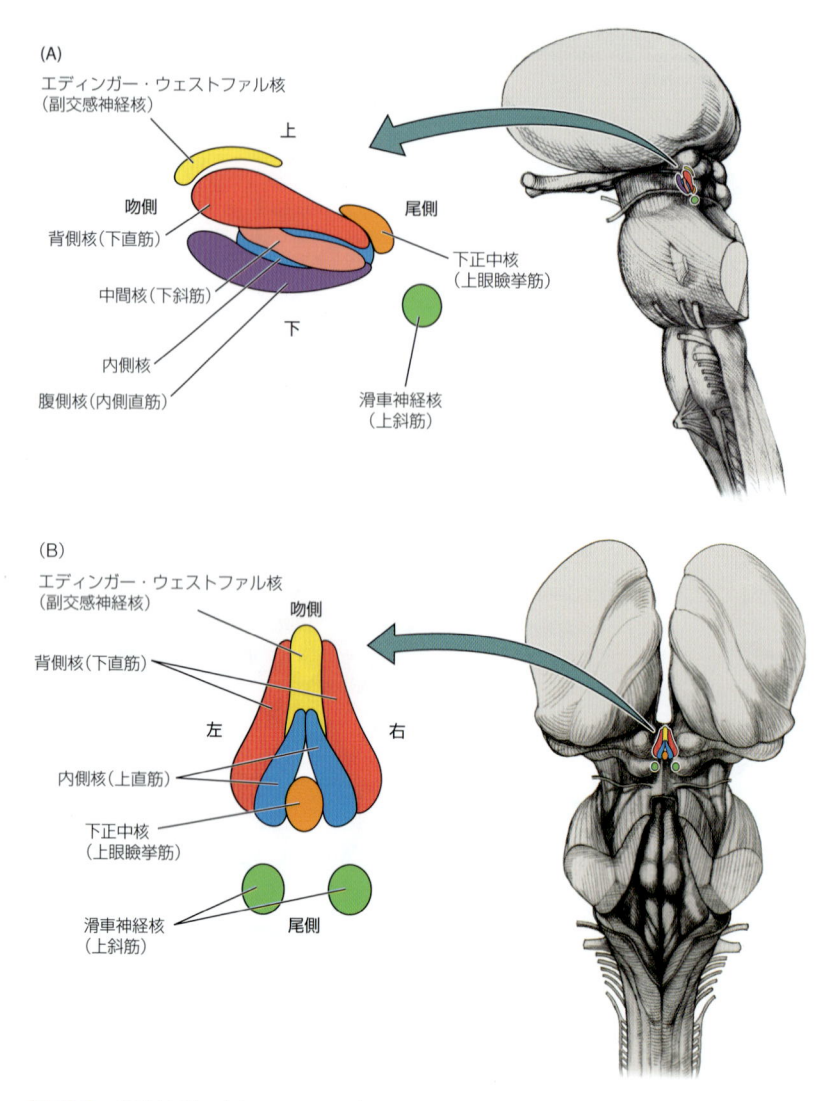

図 13.3　動眼神経核。(A) 左側面。(B) 背面。滑車神経核も示す

交感神経線維は神経の内側部の表層を走るので，動脈瘤，とくに近くを走る後交通動脈の動脈瘤によって圧迫されやすい（**図 13.2**）。すでに述べたように，その後，動眼神経は海綿静脈洞に入り，上眼窩裂を通って眼窩に入る（**図 12.3A, C**）。動眼神経核は実際には数個の亜核からなる（**図 13.3, 表 13.2**）。これらの亜核とその線維連絡は臨床的にはさほど重要ではないが，以下の点は覚えておいてほしい。(1) 一側性の上眼瞼挙筋の筋力低下や一側性の散瞳は，動眼神経核の一側性病変では起こらない。(2) 動眼神経核の病変は反対側の上直筋の障害を起こす。さらに，反対側の上直筋に加えて，動眼神経核の病変は同側の上直筋も侵す。交叉線維が動眼神経核を貫通してから動眼神経束に入るからである。すなわち，動眼神経核の病変では一側性の眼瞼下垂も，一側性の散瞳と対光反射の消失も，

一側性の上直筋麻痺も起こらない。

　滑車神経核は中脳下部の下丘と上小脳脚交叉のレベルに位置する（**図 13.4, 図 14.3B**）。動眼神経核と同じく，中脳水道周囲灰白質のすぐ腹側にあり，内側縦束の線維が腹側の境界となる。滑車神経は脳幹の背側から出る唯一の脳神経である（**図 12.2B**）。また，他のどの脳神経とも異なり，滑車神経は完全に交叉して脳幹を出る（**図 13.4**）。短い距離を尾側に向かい，それ

表 13.2　動眼神経核（Ⅲ）の亜核と機能[a]

亜核	支配筋	支配側
背側核	下直筋	同側
中間核	下斜筋	同側
腹側核	内側直筋	同側
エディンガー・ウェストファル核 （副交感神経核）	瞳孔括約筋と水晶 体毛様体筋	両側
下正中核	上眼瞼挙筋	両側
内側核	上直筋	反対側

[a]亜核を区別する色は図 13.3 と同じである。

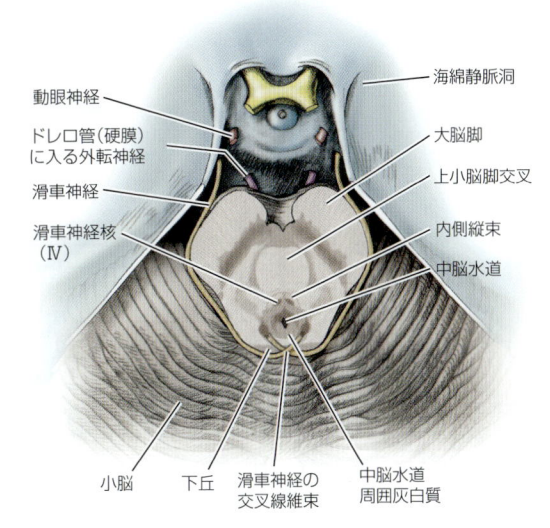

図 13.4　滑車神経（Ⅳ）と外転神経（Ⅵ）。前脳と上位中脳を除去して上からみた図（図 13.2 参照）。中脳尾側部の滑車神経核の位置を示すと同時に，滑車神経（Ⅳ）と周辺構造の位置関係を示す。橋延髄境界部（この図ではみえていない；図 12.2A）から出る外転神経（Ⅵ）の走行もわかる。外転神経は斜台に沿って上行し，硬膜を貫いてドレロ管に入る

から反対側に交叉して前髄帆のレベルで脳幹を出る。この部位は小脳腫瘍で圧迫を受けやすい。滑車神経はかなり細く，頭部外傷による引き裂き損傷で比較的容易に傷害される。この神経は小脳テントの下に沿ってくも膜下腔を走り（図 13.3），ついで海綿静脈洞を通過した後，上眼窩裂を通って眼窩に至る。滑車神経は上斜筋を支配する（図 13.1）。

　外転神経核は橋中下部の第四脳室底にあり，顔面神経丘の下に位置する（図 12.2B，図 12.11）。外転神経線維は腹側方向に走って橋延髄境界のレベルで脳幹を出る（図 12.2A）。その後，外転神経はくも膜下腔の長い経路を走り，橋と斜台の間を上行する（図 12.1）。外転神経はそれから硬膜を出て，硬膜と頭蓋の間の**ドレロ管 Dorello canal** に入る。ドレロ管は錐体床突起靱帯 petroclinoid ligament の下にある（図 12.3A，図 13.4）。さらに側頭骨岩様部の先端を鋭く曲がり海綿静脈洞に至る（図 13.11）。このように垂直方向に長い経路をとるために，外転神経は頭蓋内圧亢進によって下方に牽引され損傷される危険性が高い（臨床 **P** 5.3）。海綿静脈洞を貫いてから上眼窩裂を通って眼窩に入り，外側直筋を支配する（図 13.1）。

臨床ポイント 13.1　　複視

　複視 diplopia（二重視 double vision）は様々な位置の病変で起こる。遠位から近位方向に向かって順番にあげると，（1）筋を巻き込む眼窩骨折のような機械的傷害，（2）甲状腺疾患や眼窩筋炎（眼窩偽性腫瘍）などの外眼筋疾患，（3）重症筋無力症などの神経筋疾患，（4）第 3，4，6 脳神経とその中枢経路の疾患などである。ここからの項では，複視の原因となる第 3，4，6 脳神経とその脳幹神経核の疾患を取り上げて概説する。複視は，核間性眼筋麻痺 internuclear ophthalmo-plegia（INO）（臨床 **P** 13.8），斜偏位 skew deviation（臨床 **P** 13.3），アルコールや抗痙攣剤などの毒性物質の服用など，核上性動眼神経経路の病変でも起こることがある。

　複視の既往がある患者の病歴を聴取する時には，片

目をつぶったり遮蔽したりした時に複視が消失したかどうかを尋ねる。もし消失したのなら，複視の原因が眼球運動異常である可能性が一番に考えられる。眼球共同運動異常が軽度の場合には，患者は複視そのものではなくてかすみ目しか訴えないことがある。単眼性の複視や多重視（3 つ以上の像がみえる）は眼科疾患，視覚皮質の病変，心因性疾患などで起こり，眼球運動異常の症状として起こることはない。また，複視の程度に影響する条件も尋ねるべきである。複視がひどくなるのは近くの物をみた時か遠くの物をみた時か，上下のどちらをみた時か，左右のどちらをみた時か。本章で後述するように，このような情報は複視の原因の局在決定に役に立つ。

　眼球運動検査の結果を記録するには，運動の範囲を第 1 眼位（正面視）からの角度かミリメートルで記載する。一つの外眼筋が正常には動かない場合，**眼球共同運動異常 dysconjugate gaze** の状態となり，複視が生じる。診断に役立つ基本原則は，**正中から離れて注視方向側にずれてみえる像は常に患側眼の像である**，という点である。例えば，右側の物体をみる時に一側の眼が右側に動かないとすると，その動かない眼は右側にずれた第二の像をつくりだす。

　複視の患者の検査には**赤ガラス試験 red glass test** も有効である。赤い透過性のガラスやプラスチックを片眼（通常右眼）にあてて，小さな白色光を患者に直接照射する。すると右眼の像は赤くみえ，左眼の像は白くみえる。光を異なる 9 方向の注視位置に動かし患

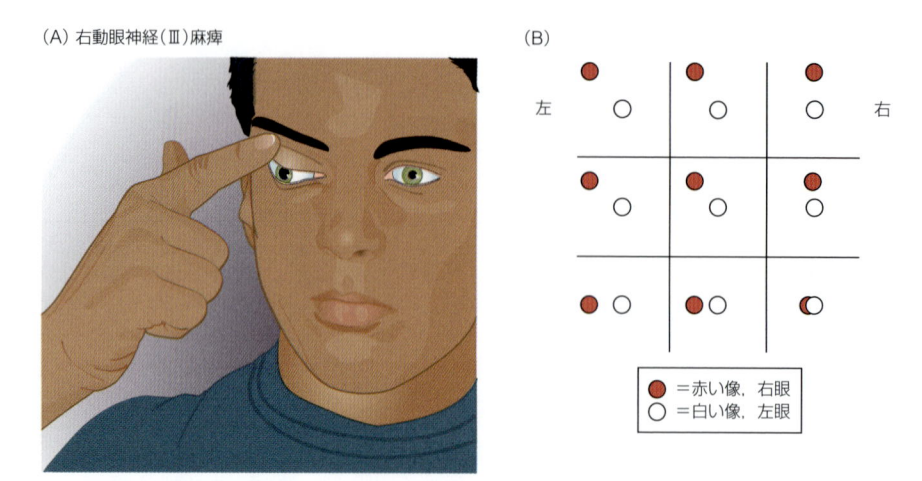

（A）右動眼神経（Ⅲ）麻痺　　（B）

左　　　　　　　　　　右

● ＝赤い像，右眼
○ ＝白い像，左眼

図 13.5　動眼神経（Ⅲ）麻痺。 （A）右動眼神経麻痺の時の眼位。（B）右動眼神経麻痺の時の赤ガラス試験の結果。患者からみえる像として記録してある。赤ガラスは右眼に装着した

者に眼で追ってもらう。患者は白い像と赤い像の位置を答える。正常では注視位置で赤い像と白い像が融合する。異なる原因による複視の患者で行った赤ガラス試験の例を**図 13.5〜図 13.7** に示す。眼球運動の専門家が行うような複視の定量的解析の方法もある。

　一側眼の外側への異常な偏位は**外斜視 exotropia** とよばれ，内側への異常な偏位を**内斜視 esotropia** とよぶ。垂直方向への偏位は，左右のうち上方にある眼をもとにして**上斜視（上転異常）hypertropia** という。軽微な共同運動異常を検出する方法には，フラッシュ光を同時に両眼にあてて角膜からの反射光の位置を左右で比較する方法がある。正常では角膜の反射光に左右差はない。一側の眼に位置異常がある場合，反射光は反対方向にずれる。軽微な眼筋麻痺を検出するもう一つの方法は，**遮蔽試験 cover-uncover test** である。正常では視覚入力が左右の眼を同じ方向に連動して動かす。したがって，麻痺筋側を向かせて眼を遮蔽すると，患眼は少しだけもとの正面視の位置に戻る。眼を遮蔽した時だけにあらわれるこのような軽度の筋力低下を，斜視と区別して**斜位 phoria**（外斜位，内斜位）とよぶ。

　視覚路が発達途上にあるために，小児の先天性の眼筋麻痺は**斜視 strabismus**（共同運動異常）を引き起こす。時間が経つと一方の像が抑制されて**弱視 amblyopia**（片眼の視力低下）となる。このため早期の治療が不可欠である。

臨床ポイント 13.2　動眼神経麻痺（Ⅲ）

　動眼神経が完全に麻痺すると，外側直筋と上斜筋を除くすべての外眼筋が麻痺する。したがって眼球運動は外転，下制，内旋が部分的に残るだけになる（**図 13.1，表 13.1**）。外側直筋と上斜筋を除くすべて筋の

緊張が低下するので，休止時の眼は「**下外側 down and out**」の位置に来るようになる（**図 13.5**A）。さらに，上眼瞼挙筋の麻痺のために，指で上眼瞼を持ち上げないかぎり，閉眼したままとなる（完全眼瞼下垂）。動眼神経の中を走る副交感神経線維の傷害によって，瞳孔は散大し光に反応しない。

　動眼神経の部分的傷害では上記の症状が異なる組み合わせで出現し，麻痺の程度も軽い。例えば，瞳孔異常をほとんど伴わない眼球運動異常や，眼球運動異常をほとんど伴わない瞳孔異常のどちらもが起こりうる。

　動眼神経麻痺の患者の病歴を聴取していると，近くの物をみる時に複視が悪化し，遠くの物をみる時に改善する，と話すのを耳にすることがある。これは輻輳が障害されるためである。動眼神経麻痺患者に赤ガラス試験を行うと**対角複視 diagonal diplopia** の状態を呈することが多い。これは患側眼で上内側方向をみた時に最も像の解離（複視）が強くなる現象である（**図 13.5**B）。赤ガラス試験の結果は，患者がみたとおりに記録されることに注意してほしい。

　動眼神経麻痺を起こす一般的な原因には，糖尿病性ニューロパチーや高血圧，脂質異常症に伴うその他の微小血管性ニューロパチー，剪断力によって神経が傷害される頭部外傷などがある。もう一つの重要な原因は頭蓋内動脈瘤による圧迫である。内頸動脈と後交通動脈 PComm の分岐部の動脈瘤に多い（**図 13.2，図 5.6，臨床 P5.6**）。頻度はやや低いが，PComm-後大脳動脈（PCA）分岐部，脳底動脈-PCA 分岐部，脳底動脈-上小脳動脈 SCA 分岐部の動脈瘤でも圧迫されることがある（**図 5.20**）。動眼神経は，感染，腫瘍，静脈血栓症など，くも膜下腔や海綿静脈洞や眼窩のその他の異常によっても傷害される。脳ヘルニアで小脳テントの縁に側頭葉内側部が押しつけられると，動眼神

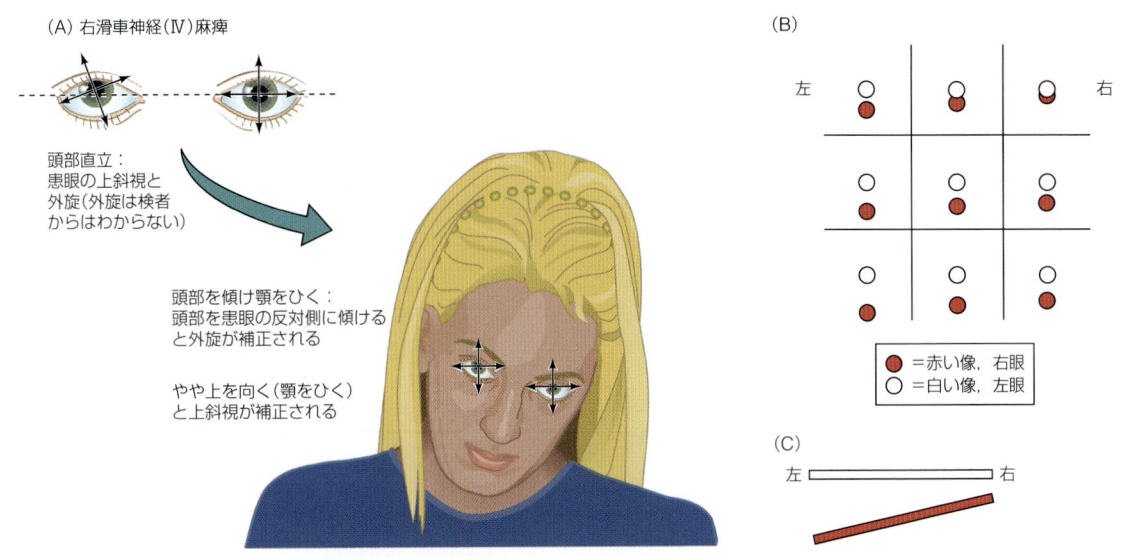

(A) 右滑車神経(IV)麻痺

頭部直立：
患眼の上斜視と
外旋(外旋は検者
からはわからない)

頭部を傾け顎をひく：
頭部を患眼の反対側に傾ける
と外旋が補正される

やや上を向く(顎をひく)
と上斜視が補正される

(B)

左　　　　　　　　　　　　右

● =赤い像，右眼
○ =白い像，左眼

(C)

左　　　　　　　　　　　右

図 13.6　滑車神経（IV）麻痺。（A）右滑車神経麻痺の時の眼位。顎をひいてやや上を向くことで上斜視が代償される。外旋は頭部を患眼の反対側に傾けると代償される。（B）右滑車神経麻痺の時の赤ガラス試験の結果。患者からみえる像として記録してある。赤ガラスは右眼に装着した。（C）右眼に赤ガラスを着けた患者が白い水平線をみた時の像

経も圧迫される（図 13.2，図 5.6）。同側の動眼神経麻痺に加えて，経テント性鉤ヘルニアでは昏睡や片麻痺も起こることを思い出そう（臨床 P5.4）。眼筋麻痺性片頭痛は子どもに多くみられる病態で，可逆性の動眼神経麻痺を起こす。中脳のラクナ梗塞（臨床 P10.4）や，動眼神経核や神経束を侵すその他の梗塞でも，動眼神経麻痺が起こる（図 14.21A，表 14.9，表 13.2）。また，筋疾患や重症筋無力症（臨床 P8.1）のような神経筋疾患で，動眼神経麻痺にみられるような眼球運動異常や眼瞼下垂に似た症状が起こることもある。

> **復習問題**
> 左動眼神経完全麻痺の患者では眼の状態はどのようになるか。この患者で赤ガラス試験を行った場合の予想されるパターンを描け（図 13.5 と比較せよ）。

　動脈瘤が破裂すると，脳内出血を起こして生命を脅かす危険性があるので（臨床 P5.6），動眼神経麻痺の患者では動脈瘤の可能性を常に念頭に置いておかなければならない。動脈瘤は，古くから**瞳孔を侵す有痛性動眼神経麻痺**の原因として知られている。動眼神経麻痺は軽いことも完全なこともある。このような患者は，診断が確定するまでは後交通動脈（PComm）動脈瘤があるものとして対処する必要がある。遅れることなく高解像度の**緊急 CT 血管撮影**（または MRA）を実施し，確定診断が得られない場合には，速やかに 4 血管の通常**血管撮影**を行う。**瞳孔異常を伴わない無痛性の完全動眼神経麻痺**は，動脈瘤が原因となることはまずない（まれな例を除いて）。この状態は通常，糖尿病性ニューロパチーやその他の微小血管性ニューロパ

チーで起こる。動脈瘤がこのような状態をひきおこさない理由は次のように説明できる。副交感神経線維が神経の表層近くを走るので，動眼神経に支配される筋の完全麻痺が起こるのは神経圧迫が非常に強い場合である。その場合には当然瞳孔線維も傷害されているはずである。**瞳孔異常を伴わない部分的な動眼神経麻痺**の場合，特に**痛み**を伴う時は，動脈瘤による動眼神経の部分的圧迫による可能性が残るので，通常は CT 血管撮影が必要となる。

　眼窩内の病変が動眼神経の上枝や下枝を選択的に傷害することがある。上枝の病変は上直筋と上眼瞼挙筋の筋力低下を起こすが，糖尿病性ニューロパチーによる場合よりも，眼窩内や眼窩近傍の腫瘍によることが多い。

臨床ポイント 13.3　滑車神経麻痺（IV）

　滑車神経は眼球の**下制**と**内旋**を起こす。したがって滑車神経麻痺では**垂直性複視 vertical diplopia** が起こる。麻痺が重篤な場合，患眼は**上斜視 hypertropia** の状態になる（図 13.6A）。外旋位をとっている可能性もあるが，通常検者の目にはわからない。（顎をひいて）上を向いたり，**頭を患側眼の反対方向に傾けたり**すると複視が改善することが多い。前者の動作は上斜視を，後者の動作は外旋位を代償するからである（図 13.6A）。また，上斜筋の下制作用が内転位で最も強いことを思い出してほしい（図 13.1D，表 13.1）。したがって，垂直性複視は患側眼が鼻側下方を向いた時に最も強くなり，赤ガラス試験で明らかとなる（図 13.6B）。すなわち，滑車神経麻痺の診断には次の典型

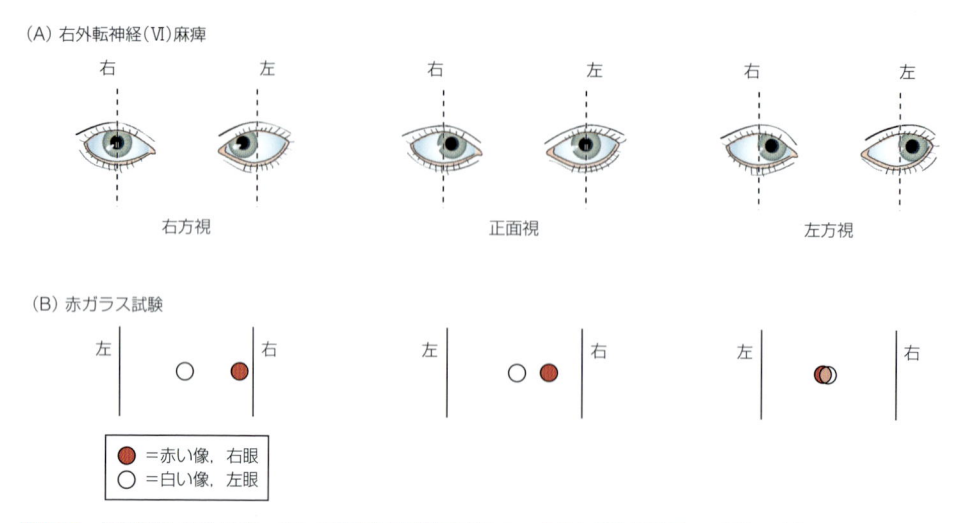

(A) 右外転神経（Ⅵ）麻痺

右　　　左　　　　　　右　　　左　　　　　　右　　　左

右方視　　　　　　　　　　正面視　　　　　　　　　　左方視

(B) 赤ガラス試験

左　　　右　　　　　　左　　　右　　　　　　左　　　右

● =赤い像，右眼
○ =白い像，左眼

図 13.7　外転神経（Ⅵ）麻痺。(A) 右外転神経麻痺患者の 3 つの異なる注視位置での眼位。(B) 右外転神経麻痺患者に対して同じ 3 つの注視位置で赤ガラス試験を行った時の結果。赤ガラスを右眼に装着し，患者からみえる像として記録した

的な **4 段階**の所見を示せばよい（ビールショウスキーBielschowsky の 3 段階試験＋「見逃されてきた段階」）。

1. 患側眼が上斜視を示す。
2. 患側眼が鼻側を向くと垂直性複視が悪化する。
3. 頭を患側眼の反対方向に傾けると垂直性複視が改善する。
4. 下方視で垂直性複視が悪化する。

診断に有用なもう一つの検査は，患者に水平線（またはペン）をみせることである。滑車神経麻痺の患者では 2 本の線がみえて，そのうちの下の線が傾いてみえる（図 13.6C）。この 2 本線によってつくられる矢頭は患側の眼の方向を指す。

眼球運動異常とそれを代償するための頭位の関係は容易に記憶できる。すなわち，**代償的な頭位の方向は傷害筋の正常作用の方向に一致する**。例えば，右滑車神経麻痺の患者は頭が下を向き左に傾く。右滑車神経の正常作用は眼の下制と内旋である。

滑車神経は頭部外傷で最も傷害されやすい脳神経であるが，それは滑車神経が長い経路を走行し，しかも直径が細いので挫滅損傷に弱いためであろう。くも膜下腔や海綿静脈洞や眼窩で滑車神経を傷害するその他の原因には，腫瘍，感染，動脈瘤などがある。原因がわからない例も多いが，そのような例では神経の微小血管病変が関係している可能性がある。とくに糖尿病患者の場合にその可能性が高い。中脳内部や視蓋付近（松果体や小脳前部）の血管性疾患や腫瘍性疾患でも，滑車神経核や神経束が傷害されることがある。興味深いのは，上斜筋の筋力低下の原因の中では比較的多い，**先天性滑車神経麻痺**である。この疾患では，軽く斜めの頭位をとるだけでその他には全く症状がないま

ま長年を経過することが多いが，後年，代償不全の状態になって成人期に複視を起こす。

垂直性複視を起こすその他の原因には，外眼筋疾患，重症筋無力症，上直筋麻痺を起こす動眼神経上枝の病変，斜偏位などがある。**斜偏位 skew deviation** は「核上性の原因による左右垂直性眼位の不一致」と定義される。滑車神経麻痺とは違って，斜偏位ではどの方向を注視しても垂直性眼位の不一致があまり変化せずに認められる（絶対的ではないが）。斜偏位を起こすのは小脳・脳幹の病変が多いが，例外的に末梢の内耳の病変が原因となることもある。

斜頭位 head tilt を起こすその他の原因には，小脳病変，髄膜炎，初期の小脳扁桃ヘルニア，斜頸などがある。昔の写真があれば，斜頭位が昔からのものか最近出現したものかを判定するのに役に立つ。

復習問題

左滑車神経完全麻痺の患者では眼の状態と頭位はどのようになるか。この患者で赤ガラス試験を行った場合の予想されるパターンを描け（図 13.6 と比較せよ）。

臨床ポイント 13.4　外転神経麻痺（Ⅵ）

外転神経の病変は**水平性複視 horizontal diplopia** を起こす。内斜視 esotropia（臨床 🅟 13.1）を呈する患者もいる。動眼神経麻痺とは対照的に，患者は，近くの物体をみる時に複視が改善し，遠くの物体をみる時に悪化する，と話す。検査では，患眼の正常な外転が不可能となる（図 13.7A）。軽症麻痺では，外側視で**強膜が完全には隠れない**だけのこともある。複視は患眼を外転しようとすると悪化するが，これは赤ガラス試験で確認できる（図 13.7B）。頭を患眼に向けて複視

を代償しようとする患者もいる。軽度の外転神経麻痺は，両側の水平衝動性眼球運動を検査することによって検出できることがある（ビデオ 33）。軽度の外転神経麻痺では患眼の外転に軽度の遅れが出る。また，患眼を外転させて遮蔽試験を行っても検出できることがある（臨床 Ⓟ13.1）。

復習問題

左外転神経完全麻痺の患者が正面視した場合，眼の状態はどのようになるか。この患者で赤ガラス試験を行った場合の予想されるパターンを描け（図13.7と比較せよ）。

外転神経は斜台に沿って，また側頭骨岩様部の急峻な隆起をこえて長い経路を走るので（図 13.4，図 12.1，図 12.2A，図 12.3A），頭蓋内圧亢進による下方への牽引によってとくに損傷を受けやすい（臨床 Ⓟ 5.3）。したがって，テント上腫瘍やテント下腫瘍，偽性脳腫瘍，水頭症などの頭蓋内病変の際に，外転神経麻痺が重要な初期徴候となる。頭蓋内圧亢進に伴う外転神経麻痺は，一側性のことも両側性のこともある。外転神経は，くも膜下腔や海綿静脈洞や眼窩内のその他の病変でも傷害される。一般的な原因には，頭部外傷，感染，腫瘍，炎症，動脈瘤，海綿静脈洞血栓症などがある。動眼神経麻痺や滑車神経麻痺と同様，外転神経麻痺でも原因不明なことが多い。おそらく，糖尿病でみられるような微小血管の障害が一因であろう。

橋で外転神経束を傷害する橋梗塞やその他の病変は（図 12.11），末梢性外転神経麻痺に似た同側眼の外転障害を起こす。しかし，橋の外転神経核の病変は，単に外転麻痺を起こすだけでなく，病変方向への水平注視麻痺を起こす。本章後半の「眼球運動の核上性調節」の項で述べるように，**注視麻痺 gaze palsy** では，両眼の一方向への運動が障害される（図 13.13B，病変 2）。また，顔面神経丘では外転神経核のすぐ近くを顔面神経が走るので，外転神経核病変はしばしば顔面神経を傷害して同側の顔面麻痺を起こす（図 12.11，表 14.8）。

水平性複視のその他の原因には，重症筋無力症，甲状腺疾患に伴う外眼筋疾患，腫瘍，炎症，眼窩外傷などがある。水平注視と輻輳の核上性障害については，本章の後半で述べる。

瞳孔とその他の眼の自律神経路

瞳孔は副交感神経路と交感神経路の両者によって調節される。瞳孔収縮に関係する**副交感神経路**を図13.8（図 12.6 も参照）に示す。一側眼に入る光は網膜神経節細胞を活性化する。網膜神経節細胞の軸索は視交叉で交叉する線維もあるので，左右の視索に入る。膝状体外経路の線維は外側膝状体を素通りして上丘腕に入り，中脳のすぐ吻側の**視蓋前域**に至る（図 13.8，図 11.6）。そこでシナプス形成した後，軸索は両側性に

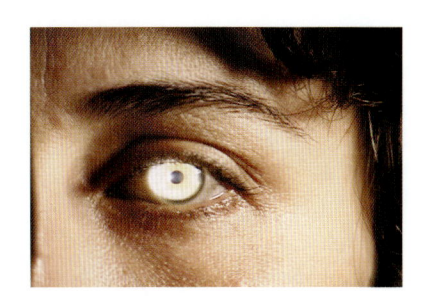

瞳孔対光反射（ビデオ 29）

エディンガー・ウェストファル核 Edinger-Westphal nucleus に至る。エディンガー・ウェストファル核には副交感神経節前ニューロンがある。視蓋前域からの交叉線維の中には**後交連**を通るものもある（図 13.8，図 12.1）。エディンガー・ウェストファル核は動眼神経（III）核のすぐ背側・前方の正中付近にある（図 13.3，図 14.3A）。副交感神経節前線維はエディンガー・ウェストファル核を出て両側の動眼神経を走行し，眼窩内の**毛様体神経節 ciliary ganglion** に到達する（図 13.8）。ここからの副交感神経節後線維が**瞳孔括約筋 pupillary constrictor muscle** に達し，瞳孔を小さくする。一方の眼に照射された光が同じ眼に対して**直接反応 direct response** を起こし，反対側の眼に**共感性反応 consensual response** を起こすことを覚えておこう（ビデオ 29）。情報が複数のレベルで交叉するからである。

調節反応 accommodation response（ビデオ 31）の場合にも両側瞳孔の収縮が起こるが，この反応はやや異なる神経回路を経由する。この反応が起こるのは対象物が遠くから近くに近づいてくる時で，次の 3 つの要素からなる。

- 瞳孔収縮
- 水晶体の毛様体筋の調節
- 眼の輻輳

調節反応の始まりは，視覚信号が中継を経て**視覚皮質**（図 13.8）に到達することがきっかけとなる。ここから，まだ明らかとなっていない経路を介して視蓋前域核が再び活性化され，図 13.8 に示す副交感神経路が両側の瞳孔を収縮させる。水晶体の**毛様体筋 ciliary muscle** は，瞳孔反応と同じ副交感神経路の働きによって収縮する。水晶体は正常では水晶体提靱帯に引っ張られて緊張していることを覚えておこう（図 13.9A）。毛様体筋は（瞳孔括約筋のように）括約筋として働くので，収縮状態では水晶体提靱帯が弛緩して，水晶体の形が丸く両凸型になる（図 13.9B）。輻輳のメカニズムについては後述する。

瞳孔散大をもたらす**交感神経**の経路を図 13.10 に示す。視床下部神経核（第 17 章）からの下行性交感神

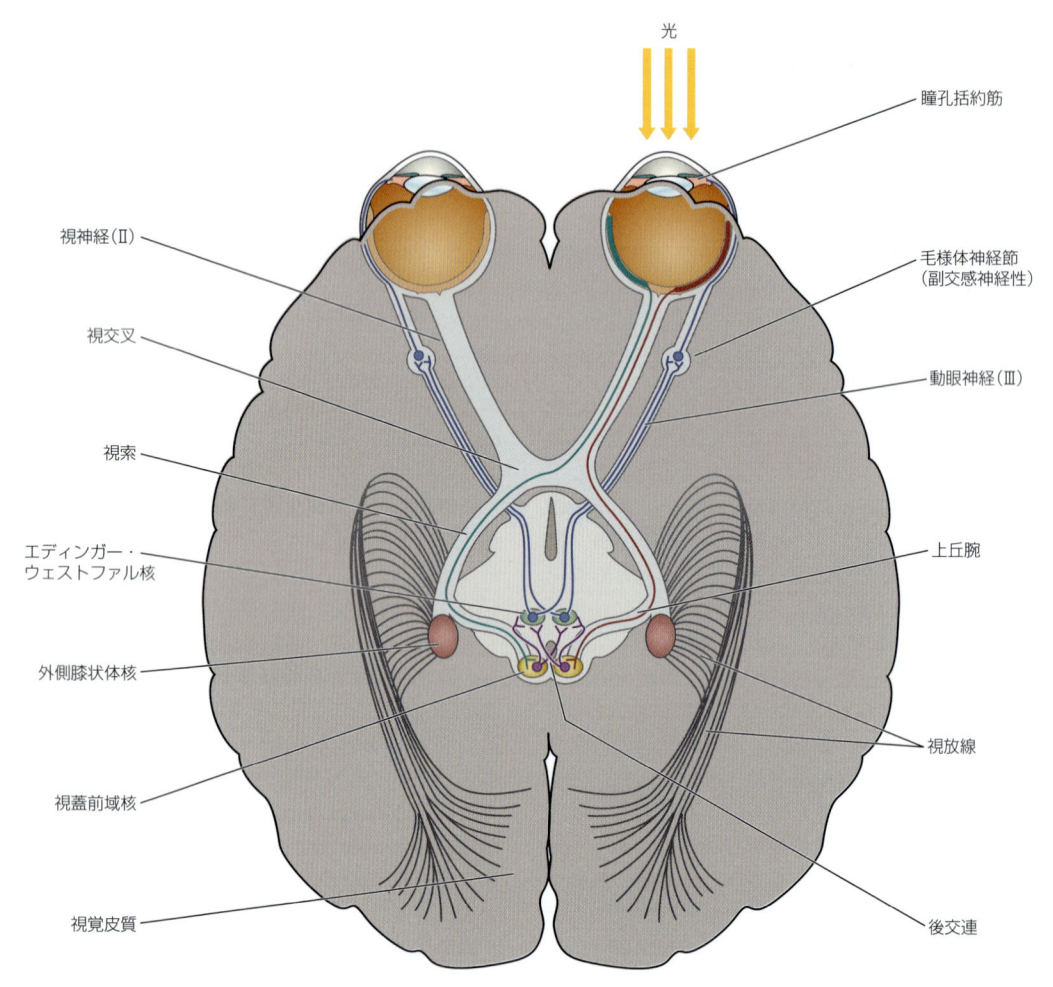

光

視神経（Ⅱ）

視交叉

視索

エディンガー・
ウェストファル核

外側膝状体核

視蓋前域核

視覚皮質

瞳孔括約筋

毛様体神経節
（副交感神経性）

動眼神経（Ⅲ）

上丘腕

視放線

後交連

図 13.8　瞳孔収縮を起こす副交感神経路

経路は脳幹と頸髄の外側を通り，胸髄の T1 と T2 のレベルに達する。この経路は脳幹では脊髄視床路とほぼ同じ位置を占めると考えられている（図 13.10，図 7.2）。その理由は脊髄視床路の病変がホルネル症候群（臨床 ❷13.5，13.6）をよく伴うからである。この下行性交感神経路は，上位胸髄の**中間外側細胞柱**にある交感神経節前ニューロンを活性化する（図 13.10 の挿入図，図 6.12B，図 6.13）。交感神経節前ニューロンの軸索は T1 と T2 の前根を通って脊髄を離れ，肺尖部をかすめるようにして走り，**白交通枝 white ramus communicans** を通って**椎傍交感神経鎖 paravertebral sympathetic chain** に合流する。この軸索は上行して**上頸神経節 superior cervical ganglion** でシナプス形成する。ここから出る交感神経節後線維が内頸動脈壁に沿って頸動脈神経叢 carotid plexus を形成しながら上行して，海綿静脈洞に到達し，最終的に**瞳孔散大筋 pupillary dilator muscle** に至る（図 13.9A，図 13.10）。

この交感神経路は平滑筋の**上瞼板筋 superior tarsal**

muscle（ミュラー Müller 筋）の調節にも重要である。この筋は上眼瞼を挙上し，交感神経緊張状態で目を見開くことに関わる。同じく開眼に働く上眼瞼挙筋が動眼神経によって支配される横紋筋であることを思い出してほしい。図 13.10 に示す交感神経線維は，顔面や頸部の皮動脈や汗腺とともに，平滑筋の**眼窩筋（ミュラー Müller 筋）**も支配している。この筋は眼窩内で眼球が陥没しないように防いでいる。ホルネル症候群ではこれらの多くの交感神経機能が障害される（臨床 ❷13.5，13.6）。

復習問題

空欄を埋めよ。副交感神経節前線維は中脳の＿＿＿核から出て，＿＿＿神経を通り，＿＿＿神経節のニューロンに至る。次に副交感神経節後線維は虹彩の瞳孔＿＿＿筋に投射する（図 13.8）。

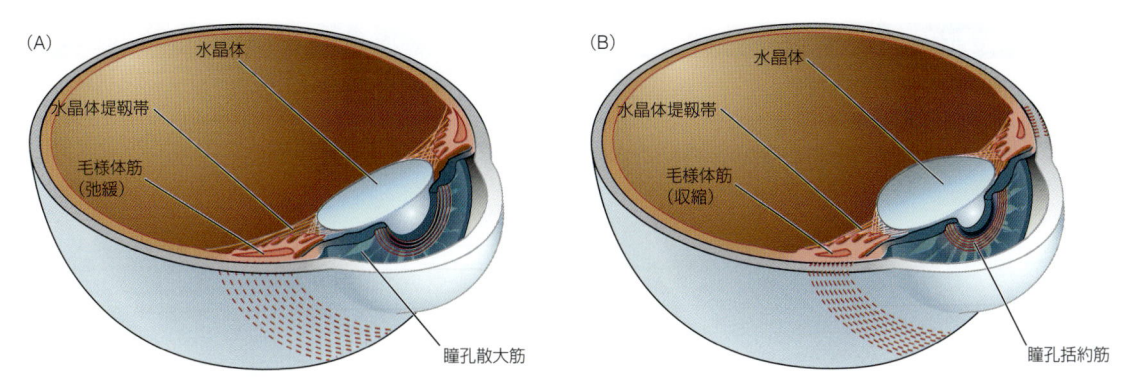

図 13.9　毛様体筋と瞳孔筋の作用。（A）遠い対象をみる時，毛様体筋と瞳孔括約筋は弛緩する。（B）近い対象をみる時，毛様体筋と瞳孔括約筋は収縮する

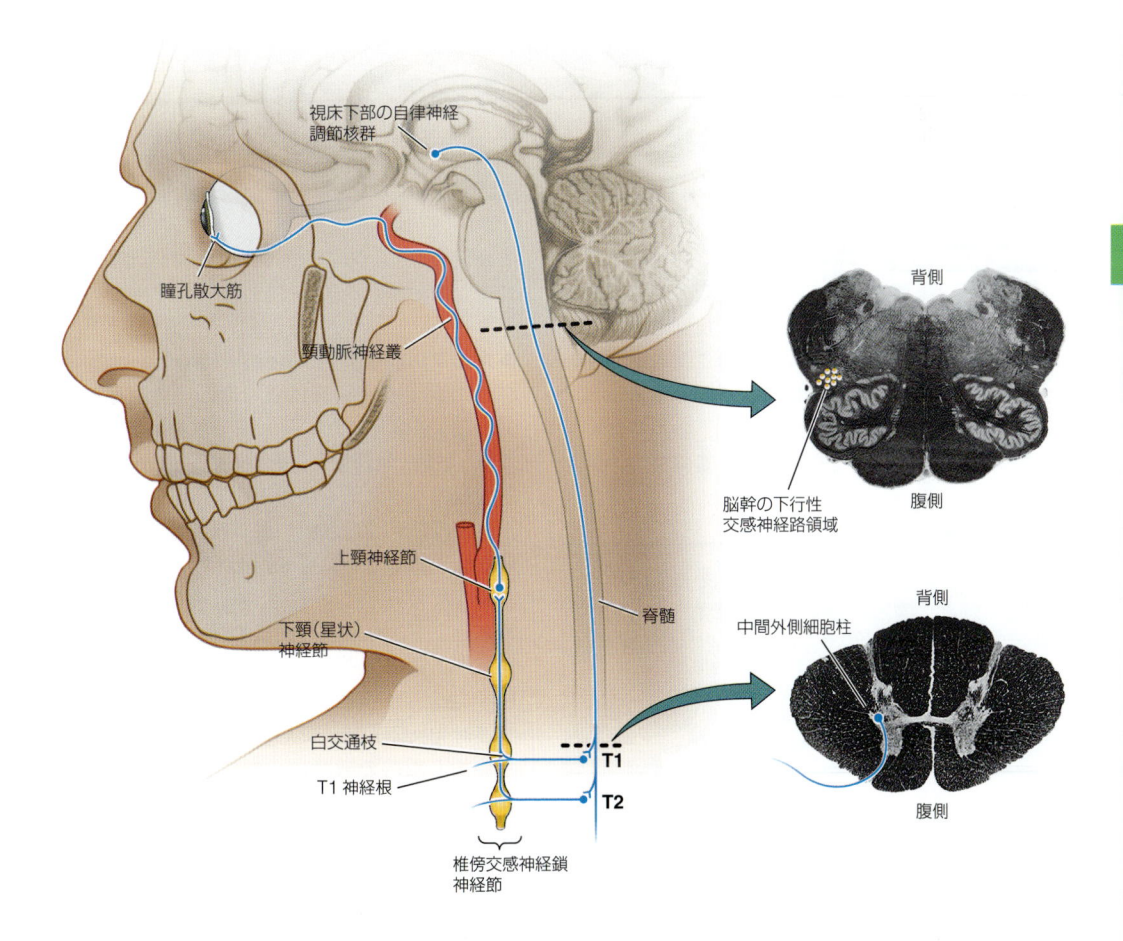

図 13.10　瞳孔散大を起こす交感神経路。（組織切片の出典：［上］Martin JH. 1996. *Neuroanatomy：Text and Atlas.* 2nd ed. McGraw–Hill, New York,［下］DeArmond SJ, Fusco MM, Maynard MD. 1989. *Structure of the Human Brain：A Photographic Atlas.* 3rd Ed. Oxford, New York）

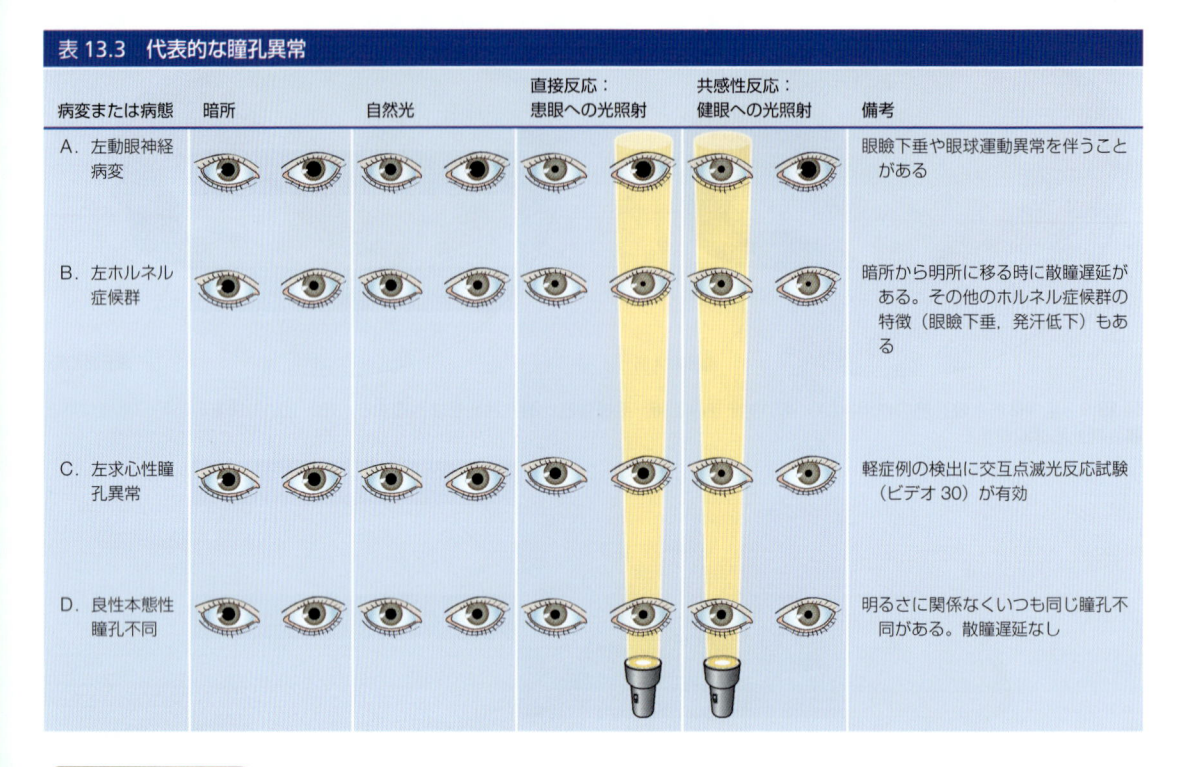

表 13.3　代表的な瞳孔異常

病変または病態	暗所		自然光			直接反応：患眼への光照射	共感性反応：健眼への光照射		備考
A. 左動眼神経病変									眼瞼下垂や眼球運動異常を伴うことがある
B. 左ホルネル症候群									暗所から明所に移る時に散瞳遅延がある。その他のホルネル症候群の特徴（眼瞼下垂，発汗低下）もある
C. 左求心性瞳孔異常									軽症例の検出に交互点滅光反応試験（ビデオ 30）が有効
D. 良性本態性瞳孔不同									明るさに関係なくいつも同じ瞳孔不同がある。散瞳遅延なし

臨床ポイント 13.5　瞳孔異常

瞳孔異常は，末梢性病変，中枢性病変，交感神経病変，副交感神経病変，虹彩筋の疾患，視覚路の疾患においても生じる。瞳孔異常は両側性のことも一側性のこともある。一側性の場合には**瞳孔不同 anisocoria**，すなわち瞳孔径に左右差が生じる。以下の項では重要な瞳孔異常を取り上げ，その解剖学的基盤について述べる。

復習問題

空欄を埋めよ。交感神経系を調節する線維は視床下部から起こって脳幹と脊髄の（内側　外側）を下行し，＿＿＿細胞柱の交感神経節前ニューロンに到達する。節前線維は＿＿＿＿＿＿＿の前根から出て，交感神経鎖を上行して＿＿＿＿＿＿神経節のニューロンにシナプス形成する。ついで交感神経節後線維は頸動脈神経叢を上行して最終的に虹彩の瞳孔＿＿＿筋に到達する（図 13.10）。

▶動眼神経病変

動眼神経麻痺の項で先に述べたように（臨床 **P** 13.2），エディンガー・ウェストファル核から瞳孔括約筋に至る遠心性副交感神経路（図 13.8）に病変があると，**瞳孔収縮障害**が生じるので一側性の**散瞳**をきたす。完全麻痺の場合には，瞳孔は非常に大きくなって，慣用的に"blown pupil"（「開ききった瞳孔」）と呼ばれることがある。瞳孔不同は暗室で観察するよりも自然光で観察した時のほうがわかりやすい（**表 13.3**，病態 A）。患眼に光を照射すると直接反応は低下してい

るか消失している。反対眼に照射すると共感性反応は低下しているか消失している。

▶ホルネル症候群 Horner syndrome

この重要な症候群は眼や顔面への交感神経路（**図 13.10**）が傷害されて起こる。古典的な症候群は**眼瞼下垂，縮瞳，無汗症**と，その他の軽微な症状からなる。上眼瞼の下垂である**眼瞼下垂 ptosis** は，上眼瞼のミュラー平滑筋（上瞼板筋）の脱神経支配によって起こる。瞳孔径が縮小する**縮瞳 miosis** は，瞳孔散大筋への交感神経支配の異常によって，**瞳孔の散大が障害**されるために起こる。動眼神経病変の場合とは違って，瞳孔不同は明所よりも暗所ではっきりする（**表 13.3**，病態 B）。注意深く観察すると，瞳孔には直接対光反応も共感性対光反応も残っていることがわかる。しかし，光を除去した時の散瞳は正常瞳孔に比べると患眼で遅れ，瞳孔径も小さい。**毛様体脊髄反射 ciliospinal reflex** を検査すると診断に役立つことがある。この検査では，頸部をつねると交感神経遠心路が活性化されて正常側の瞳孔が散大するが，ホルネル症候群がある患側では散大が起こらない。**無汗症 anhidrosis** とは一側の顔面と頸部で発汗が低下する状態をいうが，これも脱交感神経支配によって起こる。この所見を簡単に検出する方法は指で皮膚をこすることである。患側では肌の湿り気が減少するために平滑な感じがする。

ホルネル症候群は，**図 13.10** に示す交感神経路のどこに病変があっても起こる。したがって，**ホルネル症**

候群を起こす病変局在には以下のような部位がある。

1. 外側視床下部と外側脳幹（例：梗塞や出血；**臨床🅟14.3**）
2. 脊髄（例：外傷）
3. 第1，第2胸髄神経根（例：肺尖部腫瘍［パンコースト腫瘍］や外傷，**臨床🅟9.1**）
4. 交感神経鎖（例：腫瘍や外傷）
5. 頸動脈神経叢（例：頸動脈解離；**臨床🅟10.6**）
6. 海綿静脈洞（例：血栓症，感染，動脈瘤，腫瘍；**臨床🅟13.7**）
7. 眼窩（例：感染や腫瘍；**臨床🅟13.7**）

　上頸神経節（**図13.10**）よりも近位の病変を**節前病変**というが，節前病変はヒドロキシアンフェタミン点眼によって**節後病変**と鑑別できる。この点眼によってノルアドレナリンの放出が刺激されるので，節前病変では瞳孔散大が起こるが，節後病変では起こらない。また，節後病変では無汗症は起こらない。汗腺支配の交感神経線維は，上頸神経節に入る前に眼窩交感神経路から分かれるからである。橋の広汎な両側性病変は**橋性瞳孔 pontine pupil**を伴うことがある。この状態では両側の瞳孔は縮小しているが光に反応する。この瞳孔径の縮小はおそらく下行性交感神経路の両側性傷害によるものであろう。

▶求心性瞳孔異常（マーカスガン瞳孔 Marcus Gunn Pupil）

　この状態では，患眼の直接対光反応は低下するか消失するが，反対側眼への光照射の際の患眼の共感性対光反応は正常である（**表13.3**，病態C）。求心性瞳孔異常は視神経，網膜，眼の病変のために，**光に対する患眼の感受性が低下**して引き起こされる。視交叉や視交叉のすぐ後方の病変は両眼からの入力を減少させる（**図13.8**）ので，通常，マーカスガン瞳孔を起こさない*。求心性瞳孔異常を検出する方法には，**交互点滅対光反応試験 swinging flashlight test**がある（ビデオ30）。2，3秒ごとに交互に左右の眼に光を点滅させて照射する。点滅光を正常眼から患眼に移動させた時に光に反応して患側の瞳孔が散大すれば，求心性瞳孔異常が明らかとなる（**表13.3**，病態**C**）。求心性瞳孔異常と**瞳孔動揺 hippus**を混同してはならない。瞳孔動揺は光に反応して瞳孔径が短時間動揺する正常な反応である。視神経や網膜の疾患では瞳孔不同が起こらないことも強調しておかなければならない。一側性に求心性の障害があっても，複数のレベルで線維の交叉が

---

*視索病変（まれだが）でも，反対側の求心性瞳孔異常を伴うことがあると報告されている。また，特殊検査（光を一度に網膜の半分に照射する）を行うと，視交叉の後方の病変でも，両眼の同側半網膜の求心性瞳孔異常を検出できることがある。

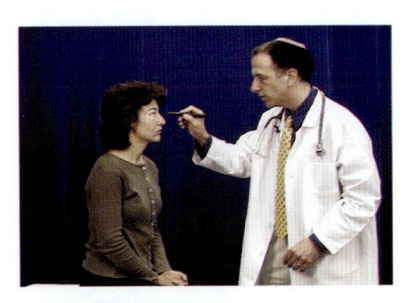

交互点滅対光反応試験（ビデオ 30）

あるので（**図13.8**），共感性対光反応によって両側の瞳孔が収縮したり散大したりする（**表13.3C**）。

▶良性（本態性，生理的）瞳孔不同

　0.6 mm以下の軽度の瞳孔径の左右差は一般人口の20％にみられる。この左右差は検査をするたびに変化し，時には数時間以内に変化することもある。瞳孔散大の遅れ，光照射による左右差の変化，眼球運動異常など，その他の異常所見を伴わない（**表13.3D**）。

▶薬理学的縮瞳と散瞳

　多くの薬剤が瞳孔の大きさに影響を与えるので，診断，とくに昏睡患者の診断の際に混乱のもとになる。オピエート剤は両側のピンポイント（点状）瞳孔を起こし，バルビツレート剤の過量投与は橋性瞳孔に似た両側の縮瞳を起こす。スコポラミンやアトロピンなどのムスカリン受容体拮抗薬のような抗コリン剤は，瞳孔散大を起こす。一側眼だけに点眼すると瞳孔散大は一側性になり，鉤ヘルニアと紛らわしくなる。抗コリン剤の投与が疑われる時は，1％ピロカルピン液の点眼が判定に有効である。副交感神経系の病変では瞳孔が収縮するが，薬理学的なムスカリン受容体の遮断に対しては効果がない。一般的に急性脳幹障害の診断と治療に遅延があってはならないが，病歴聴取の際には忘れずに薬剤服用について質問し，薬剤中毒スクリーニング検査も行う。瞳孔不同が微妙ではっきりしない患者では，コカイン，ヒドロキシアンフェタミン，各濃度のピロカルピン液などの点眼による薬理試験が診断の確定に役立つことがある（詳細は巻末の文献を参照）。

▶対光−近見解離 light-near dissociation

　対光−近見解離では，調節反応に比べて対光反応の縮瞳の程度が小さい（ビデオ29，31）。この違いを起こすメカニズムは明らかではなく，おそらく疾患によって異なるのであろう。対光−近見解離の古典的な例に，神経梅毒に伴う**アーガイル・ロバートソン瞳孔 Argyll Robertson pupil**がある。アーガイル・ロバー

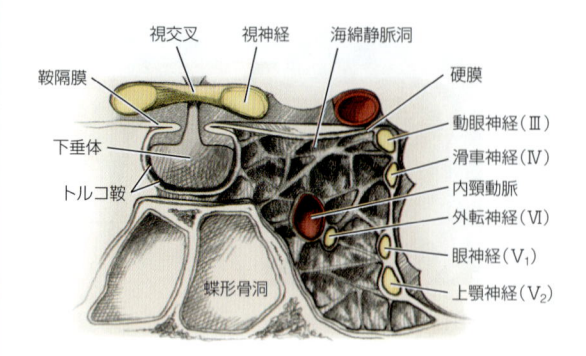

図 13.11　海綿静脈洞。海綿静脈洞を通る冠状断。重要な神経と血管の位置を示す。前からみた図

トソン瞳孔では対光-近見解離に加えて，瞳孔は小さく不整形である。対光-近見解離は糖尿病やアディー症候群の強直性瞳孔（次項）でも観察され，パリノー症候群（**臨床 P13.9**）の部分症状でもある。パリノー症候群は中脳背側の圧迫によって起こる。

▶筋強直性瞳孔 myotonic pupil（アディー症候群 Adie syndrome）

この疾患の特徴は，毛様体神経節や副交感神経節後ニューロン（**図 13.8**）の変性のために，瞳孔が中等度散大して対光反応が不良になることである。調節反応では瞳孔はある程度収縮するが，いったん収縮すると縮瞳したままで散瞳に時間がかかる。この状態を筋強直性瞳孔とよんでいる。原因は不明である。

▶中脳性瞳孔偏位 midbrain corectopia

この比較的まれな状態では，中脳病変によって不思議な瞳孔異常が起こる。瞳孔は中心からはずれた不規則な形となる。

臨床ポイント 13.6　眼瞼下垂

開眼は横紋筋である上眼瞼挙筋（Ⅲ）と上眼瞼のミュラー平滑筋（交感神経）の作用によって行われる。前額の前頭筋（Ⅶ）が補助的に働く。**閉眼**は眼輪筋（Ⅶ）の働きによる。

眼瞼下垂 ptosis，上眼瞼の下垂は，**臨床 P13.5** で述べたホルネル症候群でみられる。一側性か両側性の眼瞼下垂を起こすその他の原因には，上眼瞼挙筋を侵す動眼神経麻痺，重症筋無力症，加齢に伴う皮膚皺壁の増加（偽性下垂）などがある。ホルネル症候群の時の眼瞼下垂は通常比較的軽度だが，動眼神経病変による場合には軽いことも，完全に閉眼してしまうほど重いこともある。重症筋無力症の時の下垂は，典型的には「疲労性」の性格があり，上方視を長時間続けると増悪する（**臨床 P8.1**）。意識障害を伴わない両側性の眼瞼下垂，すなわち閉眼の原因には，非優位側の頭頂葉の

脳血管障害，重篤な神経筋疾患，動眼神経核背側部の下正中核を侵す病変（**図 13.3**，**表 13.2**），片頭痛や髄膜刺激の時の光過敏に伴う随意的閉眼などがある。

顔面神経病変や上位運動ニューロン病変による眼輪筋の筋力低下は（**図 12.13**），眼裂の開大を起こすので，反対側の眼瞼下垂と間違われることがある。虹彩と眼瞼の位置関係を注意深く観察すれば鑑別は可能である。眼瞼下垂では患側の上眼瞼が虹彩よりも下にかかるが（**図 13.5A**），眼筋麻痺では主に患眼の下眼瞼がたるむために眼裂が開大する（**図 12.13**）。

海綿静脈洞と眼窩尖

ここでは海綿静脈洞と眼窩尖について簡単に述べる。第 3，4，6 脳神経のすべてがこの部位を通過し，この部位の病変によって眼球運動障害を含む特徴的な症候群が引き起こされるからである（**臨床 P13.7**）。**海綿静脈洞 cavernous sinus** は下垂体の両側にある静脈性類洞の集合体で，眼と大脳皮質表面の静脈血を集めて，最終的に数個の経路を経由して内頸静脈に注ぐ（**図 10.11A，B**）。他の静脈洞と同じく硬膜の骨膜層と髄膜層の間にある。海綿静脈洞は，頸動脈サイフォン carotid siphon と重要な数本の脳神経を取り囲む（**図 13.11**，**図 12.3A**，**図 13.2**，**図 13.4**）。頸動脈の最も近くを走る**外転神経（Ⅵ）**と，海綿静脈洞の外側壁内を並んで走る**動眼神経（Ⅲ）**，**滑車神経（Ⅳ）**，**眼神経（V₁）**である（**図 13.11**）。これらの神経は前方に走って，上眼窩裂を通って眼窩尖に入る（**図 12.3A，C**）。**上顎神経（V₂）**は海綿静脈洞の下部をかすめるようにして走り，しばしば海綿静脈洞内の短い距離を走った後，正円孔を抜けて頭蓋を出る（**図 12.3A**）。瞳孔散大筋へ向かう途中で頸動脈神経叢を通る**交感神経線維**（**図 13.10**）も海綿静脈洞を貫く。

視神経は海綿静脈洞の直上にあり，視神経管を通って眼窩尖に入る（**図 12.3A**，**図 13.2**）。**眼窩尖 orbital apex** は眼窩の最尾部で，眼窩のほぼすべての神経，動脈，静脈がいったんここで収束して，その後，視神経管や上眼窩裂を通って頭蓋腔と連絡する（**図 12.3C**）。海綿静脈洞や眼窩尖の病変がどのように多発性脳神経障害を引き起こすかを理解するために，両者の構造をよく知っておくことが重要である（**臨床 P13.7**）。

臨床ポイント 13.7　海綿静脈洞症候群（Ⅲ，Ⅳ，Ⅵ，V₁）と眼窩尖症候群（Ⅱ，Ⅲ，Ⅳ，Ⅵ，V₁）

海綿静脈洞や眼窩尖の病変は，ここを通る個々の神経を単独で傷害することもあれば，すべての神経を傷害することもある（**図 13.11**）。海綿静脈洞全体を侵す病変は全外眼筋麻痺を起こし，通常瞳孔は固定し散大する。眼神経（V₁）の傷害や様々な程度の上顎神経

（V₂）の傷害は，該当する三叉神経領域に感覚障害をもたらす。眼窩の交感神経線維が傷害されるためにホルネル症候群が出現することもあるが，動眼神経の麻痺症状のために検出されにくい（暗所でホルネル症候群が明確に検出できることがある。**表 13.3**）。眼窩尖の病変でも海綿静脈洞病変と同じ症状を呈するが，以下のような相違点がある。眼窩尖病変は視神経を傷害して視力障害を起こすことが多く，また，眼窩内での腫瘍効果によって眼の前方突出や隆起を伴うこともある。さらに，上顎神経（V₂）は正円孔を通って頭蓋から出るので，眼窩尖症候群では傷害されない（**図12.3**）。海綿静脈洞病変でも眼窩尖病変でも，傷害がさほど強くない例では，ここにあげた神経障害が部分的にあらわれることが多い。海綿静脈洞と眼窩尖はすぐ近くに接しているので，一つの病変が両者にまたがることもある。両者の病変で静脈灌流が障害されると眼窩内の静脈が拡張する。

　海綿静脈洞症候群の原因には，転移性腫瘍，鼻咽頭腫瘍の直接進展，髄膜腫，下垂体腫瘍と下垂体卒中，海綿静脈洞内の内頸動脈の動脈瘤，海綿静脈洞-頸動脈海綿静脈瘻，海綿静脈洞血栓症を起こす細菌感染症，無菌性血栓症，特発性肉芽腫症性疾患（トロサ・ハント症候群 Tolosa-Hunt syndrome），アスペルギルス症やムコール症などの真菌感染症などがある。海綿静脈洞の動脈瘤や動静脈瘻では，外転神経が頸動脈の最も近くを走るので，最初に傷害されることが多い（**図13.11**）。下垂体卒中（**臨床 ⓟ17.3**）では下垂体内に出血が起こるが，下垂体腫瘍に伴うことが多く，隣接する海綿静脈洞に波及する。眼窩尖症候群の原因には，転移性腫瘍，眼窩蜂巣織炎（細菌感染症），特発性肉芽腫症性疾患（眼窩筋炎，偽性腫瘍），アスペルギルス症などの真菌感染症などがある。海綿静脈洞症候群と眼窩尖症候群はできるだけ早くみつけ，早急に診断し治療することが求められる。造影 MRI や腰椎穿刺でも診断がつかず症状が進行する場合には，緊急眼窩切開術による生検が必要になる。

眼球運動の核上性調節

　眼球運動の核上性調節の神経回路は脳幹と小脳から前脳までのび，最終的な出力部位である第 3，4，6 脳神経の神経核に作用する。少なくとも 3 つの脳幹回路が，核上性調節系からの情報を出力核に伝えて，以下の眼球運動を調節する。
- 水平性眼球運動
- 垂直性眼球運動
- 両眼離反運動（非共同性眼球運動）

まずは，この 3 方向の眼球運動を産み出す脳幹経路について述べる。次に，これらの眼球運動の一つ一つについて，大脳皮質，大脳基底核，小脳，前庭神経核

などを含む比較的大規模な回路が，異なる目的をもつ異なるタイプの眼球運動をどのようにして産み出すかをみていくことにしよう。ここでいう異なるタイプの眼球運動とは，以下にあげる運動のことである。
- **衝動性眼球運動 saccade** は，速度が 700°/秒にまで達する急速眼球運動である（ビデオ 33）。対象物を視野にとらえる働きがある。衝動性眼球運動の時間中，視力は一時的に抑制される。衝動性眼球運動は随意的に容易に遂行できる唯一の眼球運動である。もちろん反射によっても起こる。
- **滑動追従運動 smooth pursuit** は，随意的に行うことができない運動で，速度はせいぜい 100°/秒までである（ビデオ 32）。動く物体を追いかける眼球運動である。
- **両眼離反運動（非共同性眼球運動）vergence eye movement** は，対象が検者に近づく，または検者から遠ざかる時に両眼の像を 1 つの像に融合しつづけるための眼球運動である（ビデオ 32）。速度は約 20°/秒である。
- **反射性眼球運動** には，視運動性眼振（ビデオ 34）や前庭眼反射（ビデオ 35）が含まれる。**眼振 nystagmus** は律動的な反射性眼球運動で，一方向への緩徐な眼球運動とそれを中断する反対方向への急速衝動性運動の反復からなる。

▶水平性眼球運動の脳幹回路

　水平性眼球運動は外側直筋と内側直筋の働きによって可能となる（**図 13.12**）。前者は外転神経核，後者は動眼神経核によって支配される。第 12 章で述べたように，**内側縦束（MLF）**が動眼神経核，滑車神経核，外転神経核，前庭神経核を相互に連結する（**図12.19**）。正常の眼球は MLF での連結によって左右一緒に動くので，すべての方向に眼球共同運動が起こる。例えば，水平性眼球運動の時には，**図 13.12** に示す MLF での連結によって，外転神経核と動眼神経核の作用が協調する。外転神経核は同側の眼の外転を調節するだけではなく，この回路を通してそれ以上の働きをする。実際上，外転神経核は**水平注視中枢 horizontal gaze center** として働き，神経核の同側方向へ向かう**両眼の水平運動**を調節する（**図 13.12**）。外転神経核には同側の外側直筋に投射するニューロンと，MLF を経由して反対側の動眼神経核に投射するニューロンがある。後者は反対側の内側直筋を動かす。

　橋被蓋の外転神経核の近くには，**傍正中橋網様体 paramedian pontine reticular formation（PPRF）**というもう一つの重要な水平注視中枢がある。これは大脳皮質やその他の経路からの入力を外転神経核に伝え，側方水平性注視（**図 13.12**）を引き起こす。本章で後述するように，前庭神経核も MLF を介して眼球

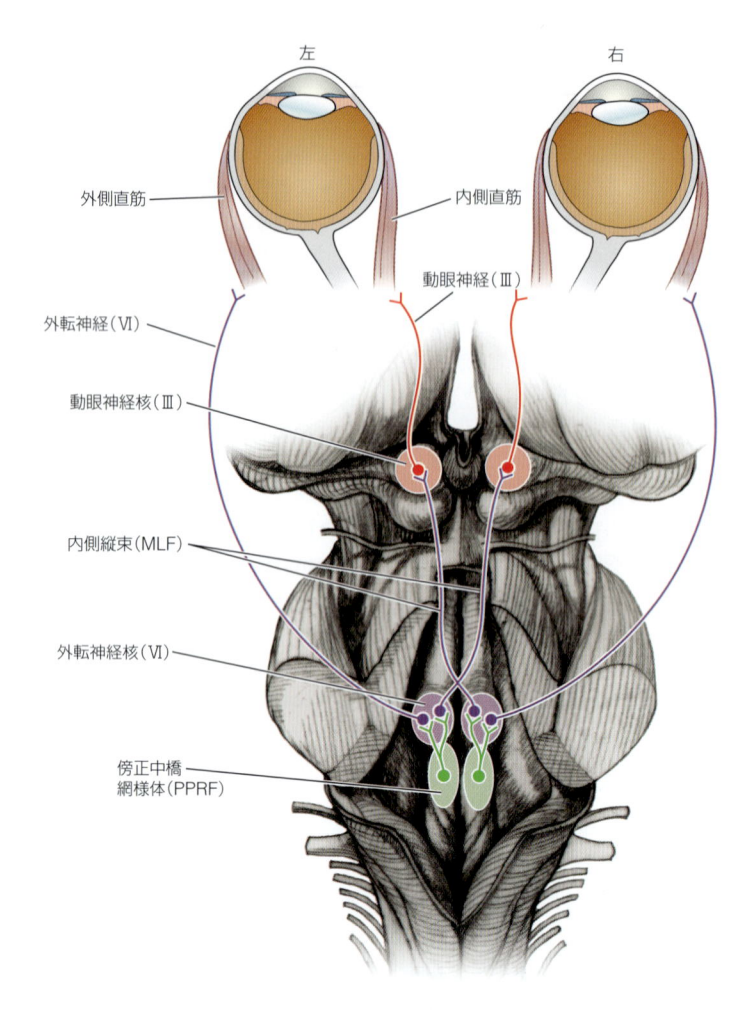

左　　　　　　右

外側直筋

内側直筋

動眼神経（Ⅲ）

外転神経（Ⅵ）

動眼神経核（Ⅲ）

内側縦束（MLF）

外転神経核（Ⅵ）

傍正中中橋
網様体（PPRF）

図 13.12　水平性眼球運動を調節する脳幹神経路

運動神経核と連絡し，前庭眼反射を引き起こす。

臨床ポイント 13.8　**水平視に障害を起こす脳幹病変**

図 13.13 をみれば，異なる脳幹病変がどのように水平性眼球運動を障害するかがわかるであろう。外転神経の病変は同側眼の外転を障害する（図 13.13，病変Ⅰ；臨床 ●13.4）。外転神経の病変は外転神経核の病変とは異なるので，区別して考えなければならない。後者では MLF を介する連絡のために，両眼の同側への**側方注視麻痺 lateral gaze palsy** が出現する（図 13.13，病変 2）。同様に，PPRF の病変でも同側への側方注視麻痺が生じる（図 13.13，病変 3）*。

MLF の病変は内側直筋への入力を遮断する。したがって，病変側の眼は水平注視で完全には内転しない（図 13.13，病変 4）。さらに，理由は不明だが反対眼に眼振があらわれる。おそらく眼球位置を戻して左右の眼球を整合させようとするメカニズムが働くためで

あろう。この MLF 病変による古典的な神経学的症候群は**核間性眼筋麻痺 internuclear ophthalmoplegia（INO）**とよばれている。定義上は MLF 病変の側がINO の側である。上行性 MLF は外転神経核を出てからすぐに交叉するので（図 13.13），INO の側は内転障害の側に等しい。INO では水平注視における患側の眼球内転に障害があるが，輻輳における内転には障害がないことが多い。輻輳のための動眼神経核への入力（次項）は視蓋前域核から発するので，尾側 MLF を通らないためである。INO の一般的な原因には，多発性硬化症の脱髄斑，橋梗塞，MLF を侵す腫瘍などがある。両方向の水平性衝動性眼球運動を検査した時に患眼の内転に軽度の遅れがあることで，初めて軽微な

---

*興味深いことに，前庭神経核は外転神経核と PPRF の両者に直接投射する。したがって，PPRF 病変による水平性注視麻痺は頭位変換眼球手技（ビデオ 35）や冷水温度試験などの前庭感覚入力によって代償される（外転神経核病変による水平性注視麻痺では代償されない）。

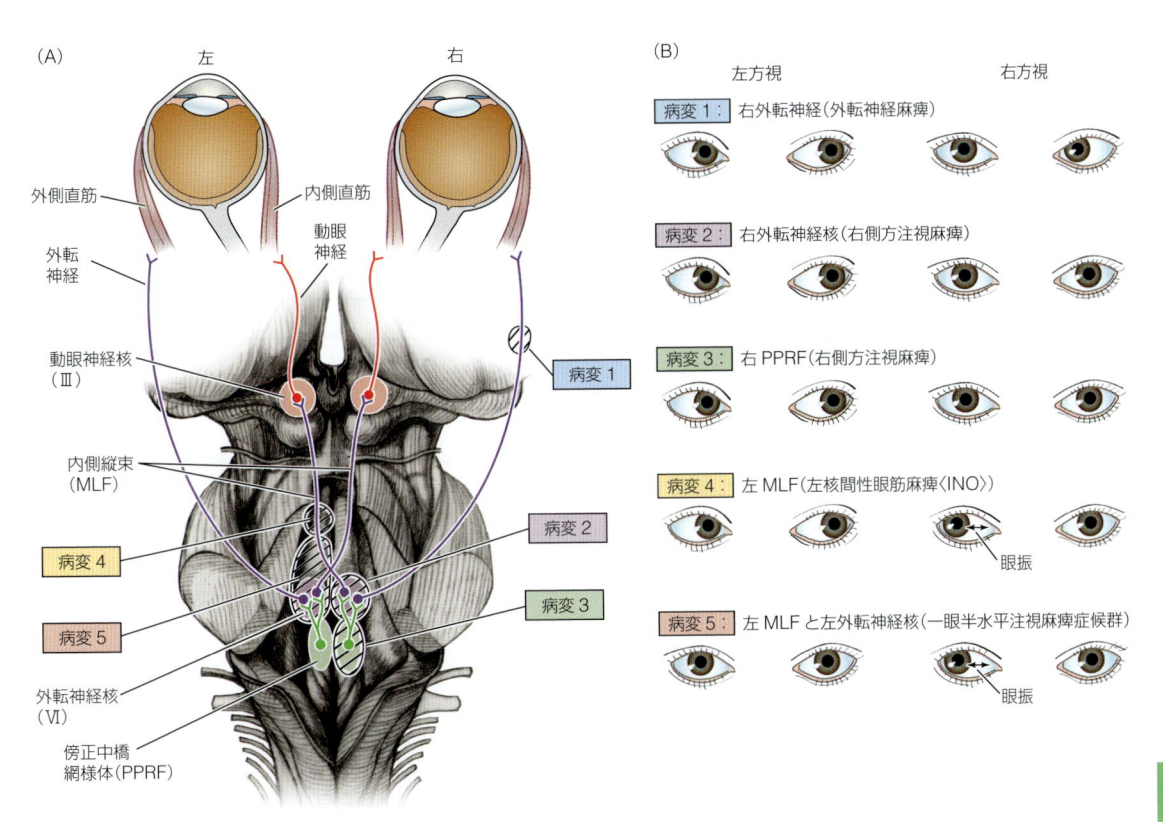

図 13.13　水平性眼球運動の脳幹経路の病変とその症状。（A）病変位置。（B）各病変（A）がある場合の左方視と右方視の眼球運動

INO がみつかることがある（ビデオ 33）。

　最後に，MLF に加えて近傍の外転神経核か PPRF を同時に侵す病変の場合には，同側 INO と同側の側方注視麻痺の組み合わせが起こる（図 13.13，病変 5）。同側の眼は左右どちらにも動かず，反対側の眼は半分の運動を失い，外転しかできなくなる。この状態は**一眼半水平注視麻痺症候群（ワンアンドハーフ症候群）one-and-a-half syndrome** という絶妙な名前でよばれている。

> #### 復習問題
> 1. 図 13.13B を隠そう。図 13.13A のそれぞれの病変について，左方視と右方視での予想される眼位を述べよ。
> 2. 図 13.13B の各見出しを隠そう。図に示された眼球運動異常を起こすのは，どの部位のどちら側に病変がある場合か。

▶垂直性眼球運動と両眼離反運動の脳幹回路

　垂直性眼球運動には上直筋と下直筋，上斜筋と下斜筋が働く（図 13.1，表 13.1）。垂直性眼球運動を調節する脳幹中枢は，**吻側中脳網様体**と**視蓋前域**にある。この領域の**腹側部**は**下方視**に関係し，**背側部**（後交連の近くの部分）は**上方視**に関係する。下方視に関係すると考えられている重要な核に，**内側縦束吻側間質核**

rostral interstitial nucleus of MLF がある。その他，垂直性眼球運動に関与するこの領域の小さな核には，ダルクシェーヴィチ Darkschewitsch 核とカハール Cajal 間質核がある。梗塞や腫瘍など（次項参照），垂直性眼球運動中枢の背側部の病変は上方視障害を起こす。一方，腹側部の病変は下方視障害を起こす。進行性核上性麻痺（PSP）（臨床 🅟16.2）では，垂直性眼球運動障害と中脳萎縮を伴う。また，閉じ込め症候群（臨床 🅟14.1）では，広汎な橋病変が両側の皮質脊髄路と外転神経核を傷害するので，身体の運動とともに水平性眼球運動も障害される。しかし，中脳の垂直性眼球運動中枢は正常に残ることがあるので，垂直性眼球運動だけで意思の疎通を図れることがある。

　瞬目反応を除くと，垂直性眼球運動は正常では上眼瞼の動きに連動する。この連動運動は，中脳の垂直性眼球運動神経核の近くに分布する **M グループニューロン**の働きによると考えられている。パリノー症候群では眼瞼異常もみとめられるが（次項），この眼瞼異常はおそらく吻側中脳の M グループニューロンの傷害によるのであろう。

　眼球の**輻輳 convergence** は内側直筋の，**開散 divergence** は外側直筋の働きによって行われる。**両眼離反運動**を調節する脳幹中枢の正確な解剖学的位置は不明だが，中脳網様体には輻輳か開散のどちらかを受けも

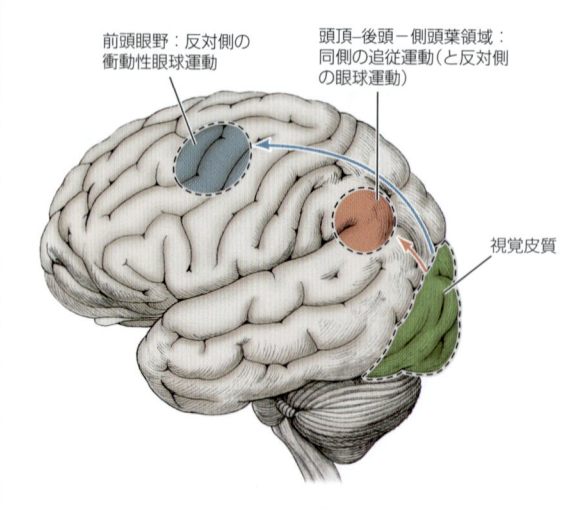

前頭眼野：反対側の
衝動性眼球運動

頭頂-後頭-側頭葉領域：
同側の追従運動（と反対側
の眼球運動）

視覚皮質

図 13.14　眼球運動調節に重要な大脳皮質領域

つニューロン集団が別々に分布するらしい。両眼離反運動は先に述べた調節反応経路の一部で，後頭葉皮質と頭頂葉皮質の視覚路からの下行性入力によって調節を受ける。

臨床ポイント 13.9　　**パリノー症候群**

　垂直性眼球運動を調節する脳幹回路の臨床的側面は前項と **臨床 P13.3** で述べた。本項では垂直性眼球運動障害を伴うもう一つの症候群を取り上げる。**パリノー症候群 Parinaud syndrome** は眼異常を呈する症候群で，中脳背側と視蓋前域を圧迫する病変でよくみられる。パリノー症候群を構成する 4 つの症候は以下のとおりである。

1. **垂直注視障害，とくに上方視障害**：おそらくは垂直注視中枢背側部の圧迫による（前項参照）。
2. **大きな不整瞳孔**：光に反応しないが近見調節反応は残る。この **対光-近見解離**（**臨床 P13.5**）が起こるのは，後交連を含む背側路を通ってエディンガー・ウェストファル核に至る視索線維（**図 13.8**）が傷害されるのに対して，視覚皮質からの下行線維は異なる経路をとるので比較的傷害されずに残るためであろう。
3. **眼瞼異常**：両眼瞼の後退（コリエー徴候 Collier sign），すなわち「まくり上がった眼瞼」から両側眼瞼下垂まで，様々な状態がみられる。
4. **輻輳障害**と時折みられる**輻輳後退眼振 convergence-retraction nystagmus**：後者は眼球が眼窩内で律動的に輻輳と後退をくり返す現象で，とくに上方視をしようとする時に観察される。

　パリノー症候群の一般的な原因は，松果体腫瘍（**臨床 P5.8**）と水頭症（**臨床 P5.7**）である。多発性硬化症や中脳，視蓋前域の血管障害も原因となる。水頭症は第三脳室の松果体上陥凹（**図 5.11**）の拡張を招き，中脳の丘板（視蓋）を下方に押しつける。こうして水頭症では，とくに小児の水頭症では，**落陽現象 setting-sun sign** が観察されることになる。これは両側外転神経麻痺（**臨床 P13.4**）のために眼球が内転し，パリノー症候群のために下方に偏位する現象である。同じような下方，内側への眼球偏位は「鼻先をみる寄り眼 peering at tip of nose」ともよばれ，**視床出血**でみられるが，そのメカニズムは不明である。

▶前脳による眼球運動制御

　大脳皮質から複数の並列経路が下行して脳幹の眼球運動回路を制御する。ここでは比較的よくわかっている少数の経路について述べる。脳幹の水平性，垂直性，輻輳性眼球運動中枢へ下行する皮質線維の経路には 2 通りある。一つは直接経路（既述）で，もう一つは中脳の**上丘**で中継される間接経路である。

　眼球運動を制御する大脳皮質領域として最もよく知られているのは，**前頭眼野 frontal eye field** である（**図 13.14**）。動物実験のデータによれば，この領域はブロードマン 8 野に相当する（**図 2.15**）。しかし，最近の機能画像による研究によれば，ヒトの前頭眼野はもっと後方の領域にあるらしい。すなわち，上前頭溝と中心前溝の境界の領域で，ブロードマン 6 野に相当する。運動前皮質や前頭前皮質と前頭眼野の間には，機能的な重なりがあると考える研究者もいる（**図 19.11A**）。運動前皮質が眼球運動に，前頭前皮質が注意集中に関係すると考えられるからである。前頭眼野は反対側の PPRF（**図 13.12**）との線維連絡を介して，**反対方向への衝動性眼球運動 saccade** を引き起こす。もっと後方の**頭頂-後頭-側頭葉皮質**（**図 13.14**）の領域は，前庭神経核や小脳や PPRF との線維連絡を介して，主に**同側方向への滑動追従運動 smooth pursuit** を起こす。前庭神経核や小脳に関係する経路については，反射性眼球運動の項で述べる。頭頂-後頭-側頭葉皮質は反対方向への眼球運動にも関与する。眼球運動の皮質性下行性制御は，一次視覚皮質や視覚連合皮質に入る**視覚入力**によっても強い影響を受ける（**図 13.14**）。

　大脳基底核も眼球運動の調節性制御に関わる。大脳基底核の機能異常では，特徴的な眼球運動障害がみられる（第 16 章）。

臨床ポイント 13.10　　**健側を向く眼球偏位と患側を向く眼球偏位**

　大脳半球の病変では通常反対方向への眼球運動が障害されるので，眼は**病変側を向く傾向**にある。眼球共同偏位の典型例では，皮質病変の反対側の片麻痺を伴

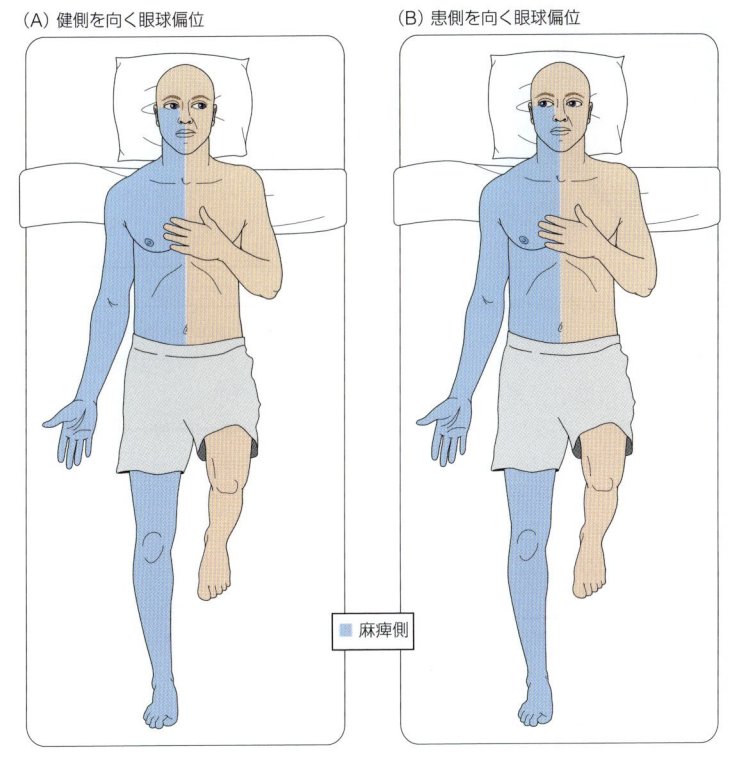

(A) 健側を向く眼球偏位　　　　　(B) 患側を向く眼球偏位

■ 麻痺側

図 13.15 健側を向く眼球偏位と患側を向く眼球偏位。(A) 健側を向く眼球偏位，例えば皮質脊髄路と前頭眼野を侵す左大脳皮質病変で起こる。(B)患側を向く眼球偏位，例えば皮質脊髄路と PPRF を侵す左橋病変で起こる

13

う（皮質脊髄路の傷害）。したがって，**眼は麻痺側の反対を向く**（図 13.15A）。

　眼が麻痺側を向く病態もある。この状態は**患側を向く眼球偏位 wrong-way eyes** とよばれる（図 13.15B）。患側を向く共同偏位の原因には**大脳皮質の痙攣性活動**がある。この状態では前頭眼野（図 13.14）の活性化によって反対方向への眼球運動が起こり，同時に運動連合皮質などの病変による反対側の運動異常や運動低下が起こる。また，理由はよくわからないが，**視床出血**のような大きな病変では，内包の皮質脊髄路が傷害されて反対側の麻痺が起こると同時に，眼が麻痺側を向くことがある。患側を向く眼球偏位を起こす視床領域の病変は深昏睡を伴うことが多い。最後に，**橋底部と橋被蓋**（図 13.13：病変 2，3，図 14.21C：表 14.8）の病変でも，皮質脊髄路傷害による反対側片麻痺と，外転神経核や PPRF 傷害による同側注視麻痺のために，患側を向く眼球偏位が生じる。

▶ 随意眼球運動と反射性眼球運動の小脳性・前庭性・脊髄性制御

　小脳，前庭神経核，頸髄の固有受容装置は進行中の随意眼球運動に影響を与え，いくつかの反射性眼球運

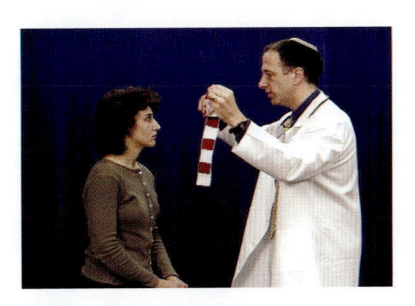

視運動性眼振（ビデオ 34）

動に関与する。2 つのよく知られている反射性眼球運動は視運動性眼振と前庭眼反射である。水平性の**視運動性眼振 optokinetic nystagmus（OKN）**は，縦縞（OKN ストリップとよぶ）が入った太いリボンを患者の眼前で水平方向に動かすことによって誘発できる（ビデオ 34）。眼には，縦縞の運動方向に向かう滑動追従運動と，像を固定するための反対方向への（修正性）衝動性眼球運動があらわれ，これが交互にくり返される。OKN は「列車眼振」ともよばれる。乗客が窓から外の景色を眺める時，その人の眼にこの動きが観察されるからである。

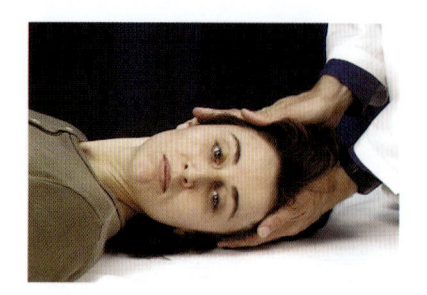

頭位変換眼球反応検査（ビデオ 35）

OKN の**緩徐相 slow phase**（滑動追従運動期）には同側の後方連合皮質（**図 13.14**）が関わっていて，PPRF や外転神経核（**図 13.12**）に投射する前庭神経核や小脳片葉小節葉とこの中枢の間の線維連絡が重要な役割を果たす。**急速相 acute phase**（衝動性眼球運動期）は，最終的に反対側の PPRF（**図 13.12**）に投射する前頭眼野の働きによって起こる。したがって，前頭葉皮質病変や衝動性眼球運動経路の病変が OKN の急速相を障害するのに対して，緩徐相は滑動追従運動経路の病変によって障害される。このように，OKN 検査は眼球運動経路の軽微な機能異常を検出するために有用である。OKN は垂直方向にも誘発できる。

前庭眼反射 vestibulo-ocular reflex（VOR） は頭位変換や身体運動の時に視標を眼にとらえる反射である。前庭神経核，とくに内側前庭神経核からの入力は MLF を通って眼球運動神経核を調節する（**図 12.19**）。前庭眼反射の意義は，固定した指をみながら頭を左右に動かしてみるとわかる。指は比較的動かずに静止してみえるだろう。今度は頭を動かさないようにして，同じ速さで指を左右に動かして先ほどの像と比較してみよう。昏睡のために固視ができない患者では，VOR を産み出す脳幹回路の統御は，**頭位変換眼球検査 oculocephalic maneuver**（ビデオ 35）で「人形の目」現象を調べるか，**冷水温度試験**（第 3 章の昏睡検査法の項参照）で調べることができる。覚醒状態の正常人では，小脳片葉小節葉と虫部結節（前庭小脳；第 15 章）に関係する小脳回路が VOR に打ち勝って固視を可能にする。したがって，覚醒状態の正常人では，頭位変換眼球反応検査を行っても「人形の目」が誘発されない。同様に，固視は温度試験による眼振誘発を抑制する。**VOR 抑制試験**では，患者に頭部を動かしてもらい，頭部と一緒に動く物体を凝視させる（例えば，患者にストローをくわえてもらって，左右に頭を振りながらストローの反対側の先端を凝視するように指示する）。眼振があれば小脳の機能不全が疑われる。

固有感覚性入力もまた像を眼にとらえるために役立つ。とくに頭部や頸部の運動の際に機能している。

症　例

症例 13.1　複視と一側の眼痛

●主訴
48 歳の女性。**左眼の痛みと間欠的な複視**が起こり，ひどくなってきたので救急外来を受診した。

●病歴
約 4，5 年前から**左前頭部と左の眼の奥に痛み**が起こるようになり，最初は間欠的だったが，その後ほぼ毎日起こるようになった。MRI 検査は正常で，群発頭痛と診断された。頭痛は続いたが，イブプロフェンが有効であった。受診の 1 年半前から，間欠的に**左眼瞼下垂と左瞳孔の散大**が起こるようになった。また，**左眼が時々左側に偏位する**ことを自覚するようになり，このため複視が起こるようになった。この患者は事態を冷静に観察する人で，**右を向いた時に複視が増強する**ことにも気づいている。交互に左右の眼を隠すと 2 つの像は重ならないという。実際，**左眼の像は右側にあって，右眼の像よりもやや上方にずれていた**。これらの間欠的な症状が徐々に持続するようになり，頭痛も 1 日に 12 錠のイブプロフェンを服用しても治らなくなった。そこで患者は救急外来を受診した。

●診察所見
生命徴候：体温＝37.1℃，脈拍＝78，血圧＝180/90。
頸部：正常，血管雑音なし。

肺：清。
心臓：整，心雑音なし。
腹部：軟，圧痛なし。
神経学的検査：
　精神状態：清明，見当識正常（×3）。言語は流暢，呼称と復唱は正常。語銘記では 5 分後に 3/3 語の想起可能。
　脳神経：視野正常。眼底正常。右瞳孔 4 mm，直接および共感性対光反射，調節反射は正常（ともに 3 mm に縮小）。**左瞳孔 6 mm，直接および共感性対光反射，調節反射はすべて消失。左眼球の上転，下転，内転に制限あり。**左眼球の外転は正常。右眼球運動に制限なし。**左眼瞼下垂あり**，左眼裂 6 mm，右眼裂 9 mm。角膜反射に異常なし。顔面感覚正常。左眼瞼下垂を除けば顔面に左右差なし。軟口蓋と舌の運動は正常。
　運動系：偏位なし。筋緊張正常。筋力は全身で 5/5。
　反射：

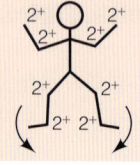

協調運動：指鼻試験と踵膝試験は正常。
歩行：検査せず。
感覚系：触覚，痛覚，振動覚，関節位置覚はすべて正常。皮膚書画感覚も正常。消去なし。

●局在診断と鑑別診断
　1.　太字で上に示した症候から，病変はどこにあると考えられるか。
　2.　最も可能性の高い診断名は何か。他の疾患の可能性はないか。

考察

　1.　本例の鍵となる症候は以下の通り。
- 左前頭部と眼窩後部の頭痛
- 左眼が左側へ偏位する自覚症状，左眼の像が右眼の像よりも右上方にずれることによる複視，右を向いた時に増強する複視
- 左眼球の上転・下転・内転制限と左眼瞼下垂，左側の散瞳と対光・調節反射の消失

本例の患者の複視と検査所見は動眼神経（Ⅲ）麻痺に一致する（臨床 P13.2，図 13.5）。左瞳孔は散大し反応性がなかった。左眼球の上転・下転・内転は制限されていたが，完全消失ではなかったので，部分的な動眼神経麻痺と思われる。また，休止期の眼位の異常については記載がない。頭痛には数多くの原因がある（臨床 P5.1）。しかし，頭痛が起こる側が一定していれば，その側の頭蓋内異常が真っ先に疑われる。
　最も可能性の高い臨床局在診断は，左動眼神経（Ⅲ）である。
　2.　有痛性の動眼神経麻痺は，診断が確定するまでは動脈瘤として扱わなければならない。動眼神経麻痺を起こす最も一般的な動脈瘤は，後交通動脈 PComm が内頸動脈から分枝する部位に起こる（図 5.20，図 13.2，臨床 P5.6）。内頸動脈，後大脳動脈，上小脳動脈の動脈瘤の可能性も考慮する必要がある。動眼神経麻痺のその他の原因については，臨床 P13.2 を参照

してほしい。

臨床経過と神経画像

　頭部 CT（提示せず）では，後床突起（図 12.3A）の左縁近くに卵円形の直径約 1 cm の腫瘤がみとめられ，造影剤で増強された。この時点ではまだ CT 血管撮影（CTA）が普及していなかったので，通常の脳血管撮影が行われた（画像 13.1）。脳血管撮影では，PComm が内頸動脈から分枝する部位に径 1.2 cm の動脈瘤が観察された（図 4.16C と比較してほしい）。PComm 自身は血管撮影で描出されなかった。動脈瘤にははっきりとわかる頸があり，動脈瘤の膨らみは動眼神経の走行に沿って後方を向いていた。患者は手術室で前頭側頭骨の開頭術を受けた。左の前頭葉と側頭葉を注意深くよけて，左内頸動脈を露出した。手術用顕微鏡で動脈瘤の頸部を確認した。動脈瘤の膨らみは，小脳テント切痕の下で後下方に突出していた。小さな PComm 動脈が動脈瘤頸のすぐ近くの内頸動脈から出ていた。脳外科医は，PComm のような小動脈を閉塞させないように気をつけながら，注意深く動脈瘤頸にクリップをかけた。直後に動脈瘤の膨らみの緊張が減少したので，小ハサミで安全に切開し，凝血を除去した。この結果，周囲構造への圧迫が減少した。術後の経過はきわめて良好である。手術 1 週間後，左の瞳孔反応は消失したままだったが，眼球運動はほぼ正常に復し，複視はなく，頭痛もない状態になった。

症例 13.2　糖尿病患者の水平性複視

●症例要約
　糖尿病の既往がある 54 歳の男性。ある朝起きてみると，左側を向くと増強し右側を向くと軽減する水平性の複視があった。最初，左眼窩周囲に痛みがあったが，数日後に消失した。診察では，左眼の外転が不完全であった。左眼は正中をこえてやや左方向に動くが，強膜が完全に隠れることはなかった。右側を向く時には右眼の強

膜は完全に隠れた。患者には左方視で増悪する水平性の複視があったが，垂直性眼球運動は正常であった。
●局在診断と鑑別診断
　1.　太字で上に示した症候から，病変はどこにあると考えられるか。
　2.　最も可能性の高い診断名は何か。他の疾患の可能性はないか。

考察

　1.　本例の鍵となる症候は以下の通り。
- 水平性の複視，左方視で増悪，左眼の外転が不完全

本例の患者には，左外側直筋の機能不全による水平

性眼球共同運動異常と複視がある（図 13.1，図 13.7，図 13.13）。左眼の外転不全の原因には，左外転神経（Ⅵ）機能不全，外側直筋の機能不全，眼窩の機械的問題などが考えられる。
　2.　糖尿病の既往があることやその他に随伴症状がないことなどから，微小血管疾患による外転神経単麻

痺が最も可能性の高い診断名である。外転神経麻痺や水平性複視のその他の原因については，臨床 **P**13.1 と 13.4 で述べた。

臨床経過

頭部 CT は正常であった。2 週間後の経過観察では著変がなかったが，2 カ月後には複視が軽減し，左方視で強膜がほぼ完全に隠れるようになった。3 カ月後の検査所見は正常で，自覚症状もほぼ消失し，左側の遠くをみる時に時折複視が一過性に出現する程度になった。症例 5.7 を復習して，外転神経麻痺を起こすもう一つの重要な原因を思い出してほしい。

症例 13.1　複視と一側の眼痛

画像 13.1　左後交通動脈（PComm）動脈瘤。左内頸動脈から造影剤を注入して撮影した脳血管撮影。側面像

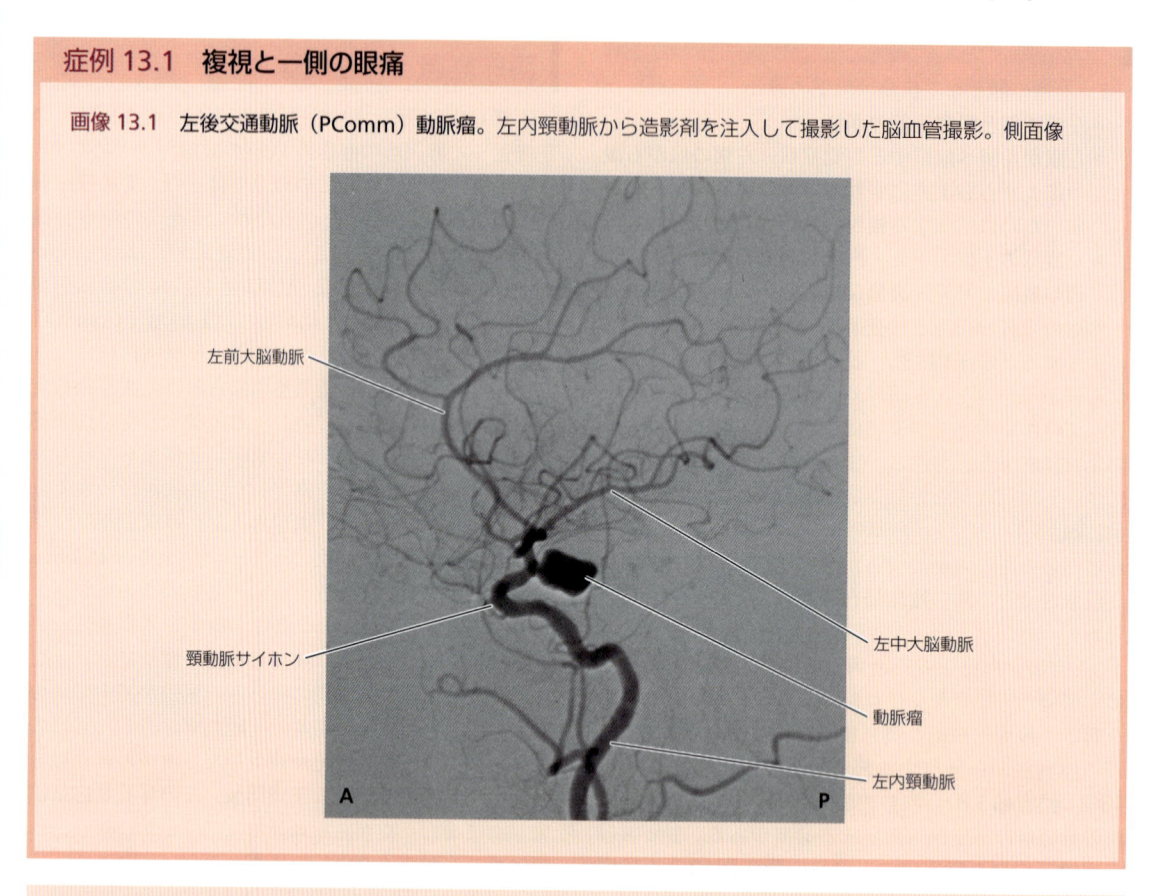

左前大脳動脈
頸動脈サイホン
左中大脳動脈
動脈瘤
左内頸動脈
A　　　P

症例 13.3　垂直性複視

●症例要約

74 歳の男性。ある朝起床した時に**垂直性複視**に気づいた。複視は，どちらかの眼を隠すと消失し，日内変動はなかった。頭部外傷の既往はない。既往歴には高血圧があるだけで，他には特記すべきことはない。検査では**右上斜視**があり，**内側視で右眼の下制が不完全**である。右眼に赤ガラスをつけて赤ガラス試験を行ったところ（図 13.16），**垂直性複視**があり，**右眼の像が左眼の像よりも下にできる**ことが判明した。複視は**下方視と左方視で増悪**し，**左側に頭を傾けると改善**した。

●局在診断と鑑別診断

1.　太字で上に示した症候から，病変はどこにあると考えられるか。

2.　最も可能性の高い診断名は何か。他の疾患の可能性はないか。

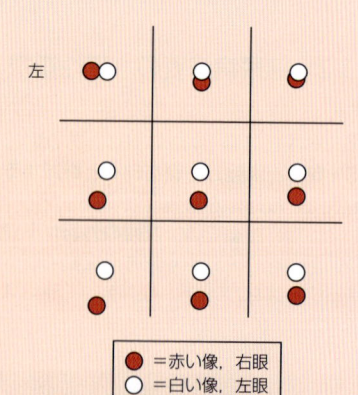

左

●＝赤い像，右眼
○＝白い像，左眼

図 13.16　赤ガラス試験の結果。赤ガラスを患者の右眼に装着した。結果は患者の眼からみえる像として記録してある

考察

1.　本例の鍵となる症候は以下の通り。

●**右上斜視，下方視と左方視で増悪し，右に頭を傾けても増悪する複視**

本患者の所見は右滑車神経麻痺に矛盾しない（臨床 🅟13.3，図 13.6）。上斜筋そのものの疾患の可能性も否定できない。

2.　本患者の滑車神経単麻痺の原因として最も考えられるのは，症例 13.2 と同様，微小血管障害による特発性ニューロパチーである。滑車神経麻痺や垂直性複視を起こすその他の原因については，臨床 🅟13.1，13.3 を参照してほしい。

臨床経過

頭部 CT は正常であった。テンシロンテスト（臨床 🅟8.1）は陰性で，ヘモグロビン A_{1C}（平均血中グルコース値の指標）は境界域高値の 7.7％まで上昇し，糖尿病が疑われた。最初，患者は複視の軽減のために右眼の眼帯をつけるように指導され，日常生活には支障がなくなった。徐々に改善し，3 カ月後には眼帯の必要がなくなり，複視を自覚するのは下方視が必要な読書の時だけになった。

症例 13.4　左眼痛と水平性複視

●**症例要約**

元来健康であった 27 歳の男性が，1 週間前から徐々に悪化する左頭痛，左眼痛，水平性複視を訴えて救急外来を受診した。受診の 1 週間前の朝，起床時に強い左前頭部頭痛を自覚した。その 2 日後，頭痛は左眼に移動し，右方視で水平性複視が出現するようになった。かかりつけ医を受診して MRI 検査を受けたところ，異常なしと診断された。症状が持続するので，精査のために救急外来を受診し，神経内科レジデントの診察を受けた。検査では，**左眼球結膜に軽度の発赤**があり，**右方視で左眼**に内転制限があった。**右方視で水平性複視と左眼痛があり，左眼を遮蔽すると最も右側の像が消失した。左方視でもごく軽度の水平性複視が起こり，左眼を遮蔽すると最も左側の像が消失**した。

●**局在診断と鑑別診断**

1.　患者の症状と神経学的所見から，水平性眼振の病変はどこにあると考えられるか（臨床 🅟13.1，13.4）。

2.　左眼球結膜の疼痛と発赤から，可能性のある診断名は何か。

考察

1.　本例の鍵となる症候は以下の通り。

●**右方視：左眼痛と内転制限，水平性複視，左眼遮蔽で最も右側の像が消失**

●**左方視：軽度の水平性複視，左眼遮蔽で最も左側の像が消失**

●**左眼球結膜の疼痛と発赤**

検査では左眼の水平性眼球運動が，右側優位に，両側性に障害されていた。左の内側直筋と外側直筋に比較的限定された障害は，脳神経や中枢神経の病変では説明がつかない（図 13.1，表 13.1，臨床 🅟13.1，13.4）。また，眼球運動で増悪する眼痛は，眼窩内の機械的な原因を疑わせる。一つの可能性は左外側直筋の運動を制限するような病変である。この病変のために，右方視で左外側直筋の伸展が阻害され，左方視でその収縮が障害されている可能性がある。

2.　鑑別診断には，眼窩外傷（ただし病歴からは否定的である），甲状腺疾患（疼痛の存在と亜急性の発症様式が合致しない），重症筋無力症（この疾患も疼痛を起こさない）などが含まれるが，疼痛と発赤の存在から考えてもっと可能性が高いのは，眼窩蜂巣織炎，眼窩リンパ腫，眼窩筋炎（眼窩偽性腫瘍），サルコイドーシス，トロサ・ハント症候群 Tolosa-Hunt syndrome，真菌感染症，海綿静脈洞血栓症などの，感染性，炎症性，腫瘍性疾患である。

臨床経過と神経画像

患者は救急室で頭部 CT スキャン検査を受けた。また，腰椎穿刺（臨床 🅟5.10）も行われたが，髄液所見は正常であった。CT スキャンを詳細に検討すると，左外側直筋に軽度の肥厚がみとめられた。患者は入院して，ガドリニウム造影による頭部 MRI 検査を受けた（画像 13.4）。MRI では左外側直筋に肥厚と増強効果がみとめられ，眼窩筋炎（眼窩偽性腫瘍）と診断された。眼窩筋炎は比較的まれな外眼筋の炎症性疾患である。経口ステロイド剤による治療が開始され，退院となった。1 週間後の外来診察では症状の改善がみられた。しかし，医療保険の関係で，その後の経過観察はされていない。

13

症例 13.4　左眼痛と水平性複視

画像 13.4　左外側直筋を侵す眼窩偽性腫瘍。 ガドリニウム造影後のT1強調画像軸位断。眼窩偽性腫瘍と思われる左外側直筋の異常な造影増強と肥厚を示す

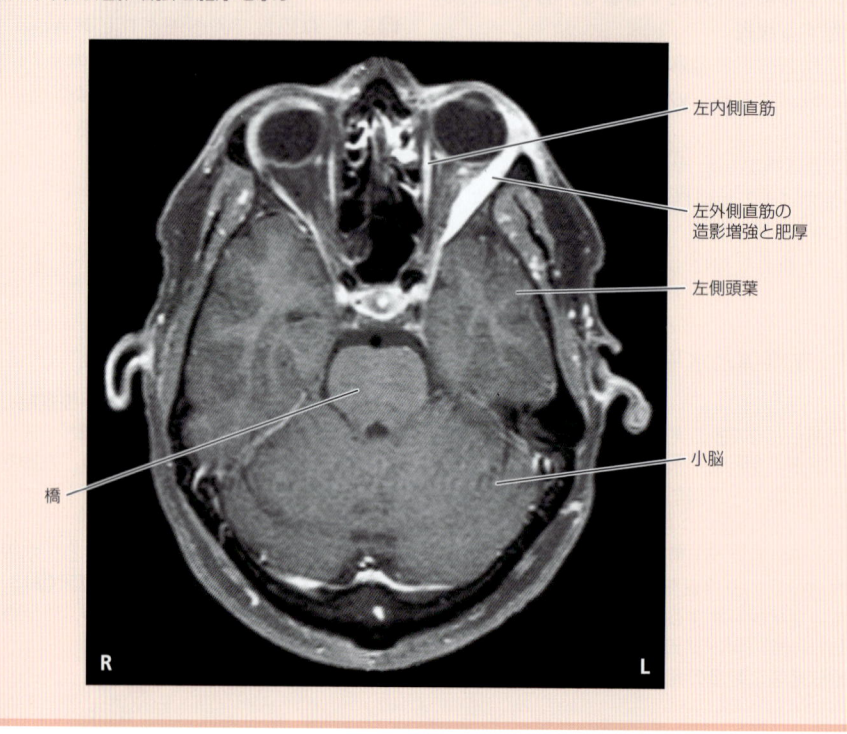

左内側直筋

左外側直筋の
造影増強と肥厚

左側頭葉

小脳

橋

R　　　L

症例 13.5　片側頭痛，外眼筋麻痺，前額部しびれ感

●主訴

　下垂体腺腫の既往がある24歳の女性に，突然，強い頭痛と左前額部，頬のしびれ感が起こり，左眼球を動かすことができなくなった。

●病歴

　患者は2年前，クッシング症候群（臨床Ⓟ17.1）と診断され，下垂体腺腫の手術を2回受けた。入院の2週間前までは健康に過ごしていたが，その頃から**左前頭部頭痛**を自覚するようになり，とくに左眼と鼻の周囲に痛みが強かった。MRIで下垂体腺腫の再発と診断され，放射線療法が考慮された。しかし，入院の2日前，**水平性複視**が起こり，内分泌専門医が**左外転神経麻痺**に気がついた。患者は他院に入院し，腫瘍縮小の目的でステロイドの投与を受けた。しかし，翌日，急に頭痛が悪化すると同時に，**左前額部と頬に痛みとしびれ感があらわれ，左瞳孔が散大して無反応になり，左眼の眼球運動がほぼ消失**した。そこで，精査と治療のために，ただちに三次救急センターに搬送された。

●診察所見

一般状態：疼痛のために泣き顔で不安気な若い女性。
生命徴候：体温＝36.1℃，脈拍＝92，血圧＝172/112。
頸部：正常，血管雑音なし。
肺：清。
心臓：整，心雑音なし。
腹部：正常。
神経学的検査：
　精神状態：清明，見当識正常（×3）。
　脳神経：右瞳孔3mm，対光反射で2mmに収縮。**左瞳孔6mm，対光反射は直接反応，共感性反応ともに消失**。視野正常。眼底正常。右の眼球運動は正常。

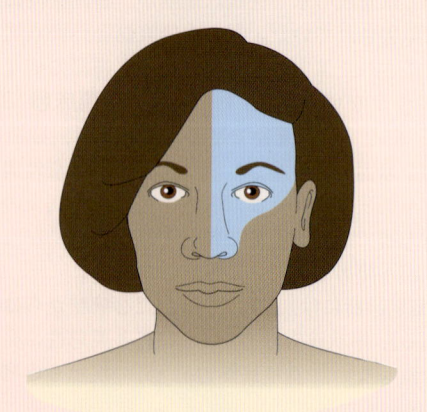

図13.17　感覚低下の領域

左の眼球運動は全消失し左眼瞼下垂が著明。全方向の注視で複視が出現。**左前額部，眼瞼，左鼻稜，上頬部で痛覚が軽度低下**（図 13.17）。左眼瞼下垂を除いて，顔面に左右差なし。肩すくめ正常。舌は正中位。

運動系：回内偏位なし。筋力は全身で 5/5。

反射：検査せず。

協調運動：指鼻試験は正常。

歩行：検査せず。

感覚系：顔より下では，触覚と痛覚は正常。

●局在診断と鑑別診断

1. 太字で上に示した症候から，病変はどこにあると考えられるか。

2. 下垂体腺腫の既往と急激な発症から考えて，最も可能性の高い診断名は何か。他の疾患の可能性はないか。

考察

1. 本例の鍵となる症候は以下の通り。

● 当初の**左外転神経麻痺**から，**全外眼筋麻痺，眼瞼下垂，無反応の瞳孔散大へ進展**

● **左前額部，眼瞼，鼻稜，上頬部の疼痛，異常感覚，痛覚低下**

本例の患者には左第 3，4，6 脳神経および眼神経（V_1）の障害があり，左海綿静脈洞症候群を呈している（臨床 Ⓟ13.7，図 13.11）。視神経の異常を伴っていないので眼窩尖の病変ではなさそうである。興味深い点は，今回の初発症状が外転神経麻痺であったことで，左海綿静脈洞の内部で，内側から外側に広がって行く病変が疑われる（図 13.11）。

最も可能性の高い**臨床局在診断**は，左海綿静脈洞である。

2. 本例の患者には下垂体腺腫再発の既往がある。しかし，患者の症状の進行がきわめて急激であるので，腫瘍の海綿静脈洞への波及では説明できない。急激な症状の悪化は腫瘍内の出血，すなわち下垂体卒中と考えれば説明がつく（臨床 Ⓟ17.3）。興味深いことに，下垂体卒中は腺腫の既往がない患者に起こることも多い。その他の可能性としては，頸動脈海綿静脈洞部の動脈瘤や瘻孔，海綿静脈洞血栓症，感染などが考えられる（臨床 Ⓟ13.7）。

臨床経過と神経画像

患者が搬送された三次救急センターでは，緊急 MRI スキャンがいつでも撮影できる状況にあった。下垂体や海綿静脈洞領域の解像度は，CT よりも MRI のほうが格段に高いので，緊急 MRI スキャンが行われた（**画像 13.5A，B**）。**画像 13.5A** は T1 強調画像の冠状断で，下垂体窩から左海綿静脈洞に広がる広汎な出血がみとめられる。視索が傷害を免れていることに注意してほしい。もっと前方の視神経にも傷害は及んでいなかった（提示せず）。**画像 13.5B** は T2 強調画像の軸位断で，やはり出血の存在を示している。**画像 13.5B** では三叉神経がみごとにとらえられていて，左右のメッケル腔に入って行くところがみえる（図 12.3A と比較してほしい）。三叉神経節を取り巻くメッケル腔の髄液が，T2 強調画像で白く写っている。

以上の所見から，患者は手術室で経蝶形骨洞到達法（臨床 Ⓟ17.1）によって血腫と下垂体腺腫の除去手術を受けた。左海綿静脈洞から血腫が取り除かれ，止血用充填剤が挿入された。手術翌日には左眼球運動がやや改善し，瞳孔反応も軽度回復したので，自宅近くの病院に転院した。

13

症例 13.5　片側頭痛，外眼筋麻痺，前額部しびれ感

画像 13.5A，B　左海綿静脈洞症候群を起こした下垂体卒中。（A）T1 強調画像，冠状断。下垂体窩から左海綿静脈洞に広がる出血を示す。（B）T2 強調画像，軸位断。やはりメッケル腔付近の左海綿静脈洞の出血を示す

（A）

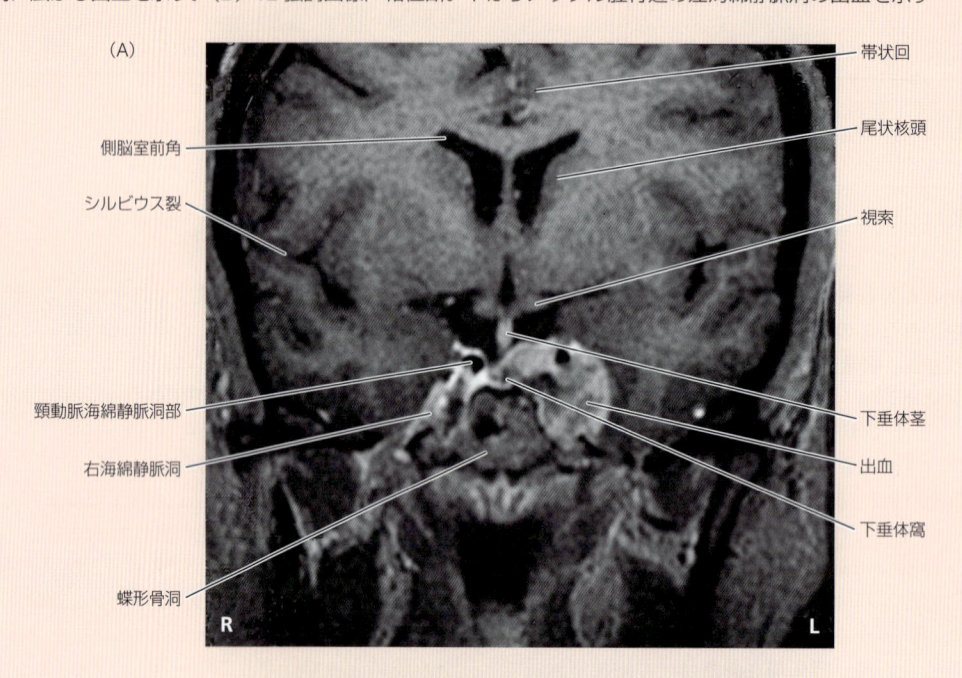

側脳室前角
シルビウス裂
頸動脈海綿静脈洞部
右海綿静脈洞
蝶形骨洞

帯状回
尾状核頭
視索
下垂体茎
出血
下垂体窩

（B）

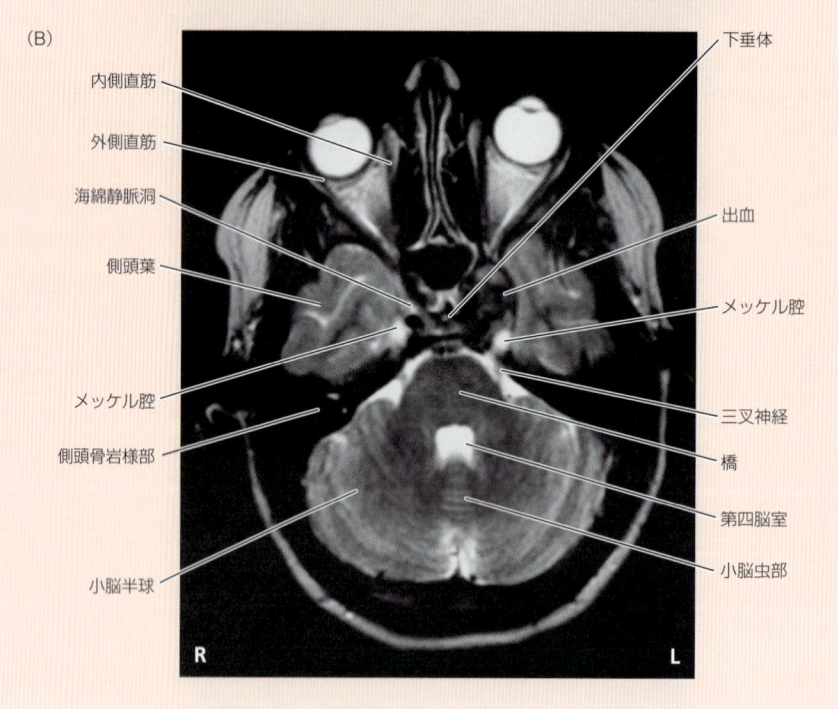

内側直筋
外側直筋
海綿静脈洞
側頭葉
メッケル腔
側頭骨岩様部
小脳半球

下垂体
出血
メッケル腔
三叉神経
橋
第四脳室
小脳虫部

症例 13.6　眼瞼下垂，縮瞳，発汗低下

●症例要約

17 歳の男性が酩酊中に姉と口論になり，姉に散弾銃で頸部を撃たれた。救急室に搬送され左気胸（虚脱肺）の治療が行われた。救急医が瞳孔不同に気づき，神経内科医がよばれた。診察すると，左鎖骨直上の頸基部に射入創があった（**図 13.18**）。頸部の腫脹はない。右瞳孔は **4 mm で，対光反応で 3 mm に収縮する。左瞳孔は 2 mm で，1.5 mm に収縮する。左眼瞼は右にくらべて 3 mm 下垂している。左前額を触ると，右よりも平滑で発汗低下が疑われる。右頸部をつねると右瞳孔は散大する（毛様体脊髄反射）。左頸部をつねっても左瞳孔に変化はない。**その他の検査は正常。

●局在診断と鑑別診断

1. 太字で上に示した症候から，病変はどこにあると考えられるか。

2. 最も可能性の高い診断名は何か。その他の疾患の可能性はないか。

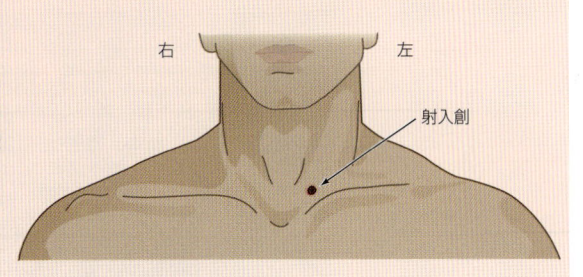

図 13.18　射入創の位置

考察

1. 本例の鍵となる症候は以下の通り。

- **左眼瞼下垂**
- **小さな，反応性のある左瞳孔，毛様体脊髄反射低下**
- **左顔面の発汗低下**

この患者はホルネル症候群を呈している（**臨床 P 13.5，13.6**）。ホルネル症候群は，眼へ行く交感神経路のどこに病変があっても起こる（**図 13.10**）。しかし，貫通性頸部外傷の病歴があるので，おそらく交感神経鎖か頸動脈神経叢の交感神経線維に病変があるのであろう。射入創が頸部下部（**図 13.18**）にあるので，頸動脈神経叢の交感神経線維が直接傷害された可能性は低いと考えられる（**図 13.10**）。また，発汗障害は節前線維病変に多い。しかし，頸動脈が頸部下部で損傷されて頸動脈解離（**臨床 P 10.6**）が起こり，これが上方に進展してホルネル症候群を起こした可能性もある。他に神経所見がないので上位胸髄神経根や脊髄の病変の可能性は低い。ただし気胸の出現は，銃弾が肺尖部を貫通したことを物語っている。

2. 本例のホルネル症候群の原因として考えられるのは，頸部交感神経鎖への直接の外傷性損傷か（**図 13.10**），頸動脈解離（**臨床 P 10.6**）である。

すなわち最も可能性の高い**臨床局在診断**は，頸部下部や肺尖部近くの左交感神経鎖か，左頸動脈神経叢である。

臨床経過と神経画像

頸動脈解離の可能性があったので，脳血管撮影が行われた（**画像 13.6**A；鉄製の銃弾があると MRI/MRA は危険である。当時はまだ CT 血管撮影が普及していなかったが，もし行われていたとしても陰影アーチファクトのために読影は困難であっただろう）。頸動脈解離はみとめなかった。銃弾はやや下方に向かう経路をとり，T1 と T2 の神経根の出口のレベルで，頸動脈の背後に留まっていた。したがって，頸部の弾道によって下位頸髄や上位胸髄の交感神経幹が損傷された可能性が最も考えられた。頸動脈のすぐ近傍にあるため，銃弾は除去せずに観察することになった。受傷の状況から，社会福祉的なサポートと精神科医によるケアを受けることになった。1 カ月後の経過観察では，患者の状態はおおむね良好であったが，左眼瞼下垂と縮瞳には基本的に変化がなかった。

関連症例

画像 13.6B は，眼瞼下垂と縮瞳を示した別の患者の頸部 MRI である。この 43 歳の女性は，交通事故の際に車輪の鉄のホイールで頭部を打撲した。その後著変なく過ごしていたが，2 週間後に右眼痛と眼瞼下垂，縮瞳が出現した。**画像 13.6**B の T1 強調 MRI 画像では，解離した頸動脈の偽性血管腔（**臨床 P 10.6**）に白い三日月型の凝血（**表 4.4**）が観察された。塞栓予防のために，数カ月間の抗凝固療法が行われた。

13

症例 13.6　眼瞼下垂，縮瞳，発汗低下

画像 13.6A　交感神経幹領域の鉄製銃弾。大脳弓から造影剤を注入して撮影した脳血管撮影像。左前斜位。射入口から最終停滞部位までの鉄製銃弾の弾道は，左 T1 と T2 の神経根領域と，胸部と頸部の交感神経幹の間を貫いている（**図 13.10** と比較せよ）

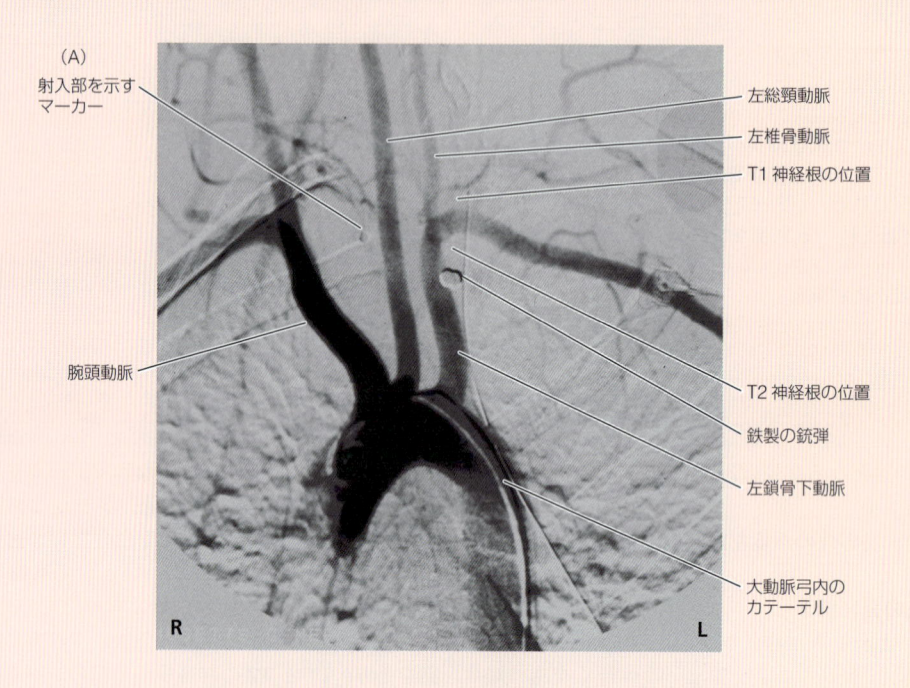

(A)

射入部を示すマーカー

腕頭動脈

左総頸動脈

左椎骨動脈

T1 神経根の位置

T2 神経根の位置

鉄製の銃弾

左鎖骨下動脈

大動脈弓内のカテーテル

R　　　　L

画像 13.6B　右頸動脈解離。頸部と頭蓋底を通る T1 強調画像軸位断。右頸動脈解離と思われる右内頸動脈内の三日月型の血液像を示す

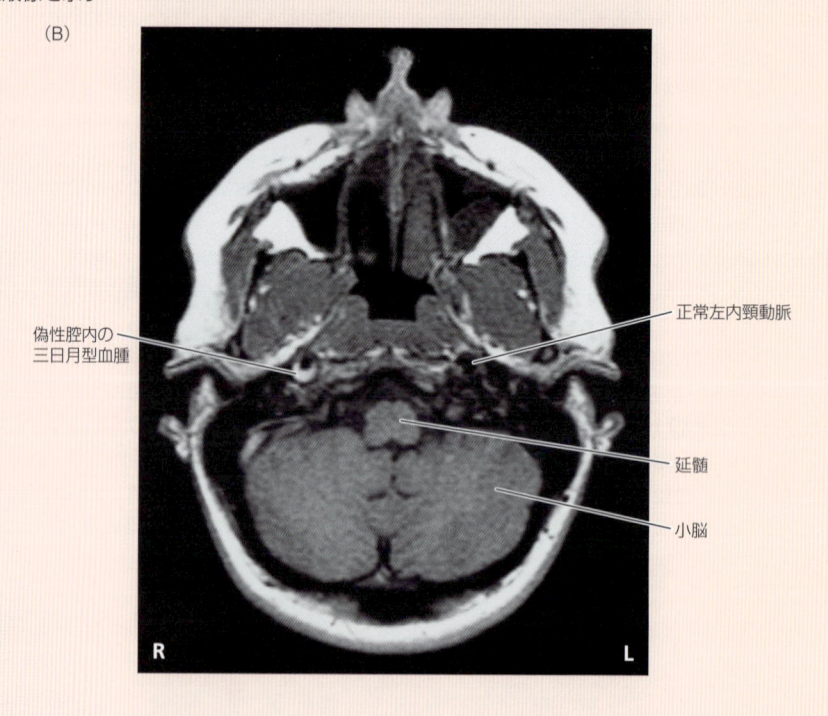

(B)

偽性腔内の三日月型血腫

正常左内頸動脈

延髄

小脳

R　　　　L

症例 13.7　患側を向く眼球偏位

●症例要約

　糖尿病の既往がある 71 歳の男性が，通りで倒れて立ち上がれなくなったので，救急車で救急室に搬送された。診察では，意識はあるが**嗜眠的**で，**右側眼球共同偏位**があり，**両眼ともに正中より左に眼球を動かすことができなかった。また，右顔面下部に筋力低下があり，右上下肢の筋力は 2/5 で，右側の足底反応が陽性であっ**た。その他の検査には異常はなかった。

●局在診断と鑑別診断

　1．太字で上に示した症候の組み合わせは，どこの病変で起こるか。

　2．患者の年齢と経過から，最も可能性の高い診断名は何か。その他の可能性はないか。

考察

　1．本例の鍵となる症候は以下の通り。

- ●嗜眠
- ●右眼球共同偏位，両眼を正中より左に動かすことができない
- ●**右顔面と右上下肢の筋力低下，右足底反応陽性**

　本例の患者には左水平性注視麻痺と右片麻痺があって，いわゆる患側を向く眼球偏位（臨床Ｐ13.10，図 13.15）の状態であった。患側を向く眼球偏位は，片側大脳皮質の進行中の痙攣活動，視床領域の病変，皮質脊髄路（反対側筋力）と外転神経核（同側への注視）を侵す橋病変などで起こる。患者には嗜眠傾向があったので，脳幹網様体賦活系の軽度の機能異常が疑われる（第 14 章）。視床付近の病変で患側を向く眼球偏位がみられる場合は，通常患者は深昏睡の状態にあるが，本例の患者とは状況が異なる。

　2．患者の年齢と糖尿病の既往から，最も可能性が高い診断名は，左皮質脊髄路と皮質球路，および左外転神経核（または PPRF）を侵す左橋梗塞である。出血の可能性もある。もう一つの可能性は，左大脳半球に進行中の痙攣活動（局所痙攣重積）があって右眼球共同偏位と右片麻痺が起こっている場合であるが，病歴からは考えにくい。

臨床経過と神経画像

　CT スキャンで脳底動脈の先端に高吸収域がみとめられたので，動脈内血栓溶解療法（臨床Ｐ10.4）の目的で緊急血管撮影が行われた。しかし，血管撮影では脳底動脈の血流は良好だったので，高吸収域は血栓ではなく石灰化によるものと判断された（表4.1）。そこで患者は入院して，塞栓源の精査が行われた（臨床Ｐ10.4）。MRI（画像13.7）では左橋に T2 高信号領域がみとめられ，脳底動脈の穿通枝の梗塞と診断した（臨床Ｐ14.3，図 14.21C，表14.8）。患者には発作性心房細動があったので，経口抗凝固剤の慢性投与が開始され，リハビリテーション施設に転院した。しかし，4 カ月後の診察では，筋力 3/5 の重症右片麻痺と左水平性注視麻痺の状態が続いていた。

13

症例 13.7　患側を向く眼球偏位

画像 13.7　左内側橋底部と被蓋の梗塞。T2 強調画像軸位断。左橋の皮質脊髄路，PPRF，そしておそらく外転神経核の領域に梗塞が観察される

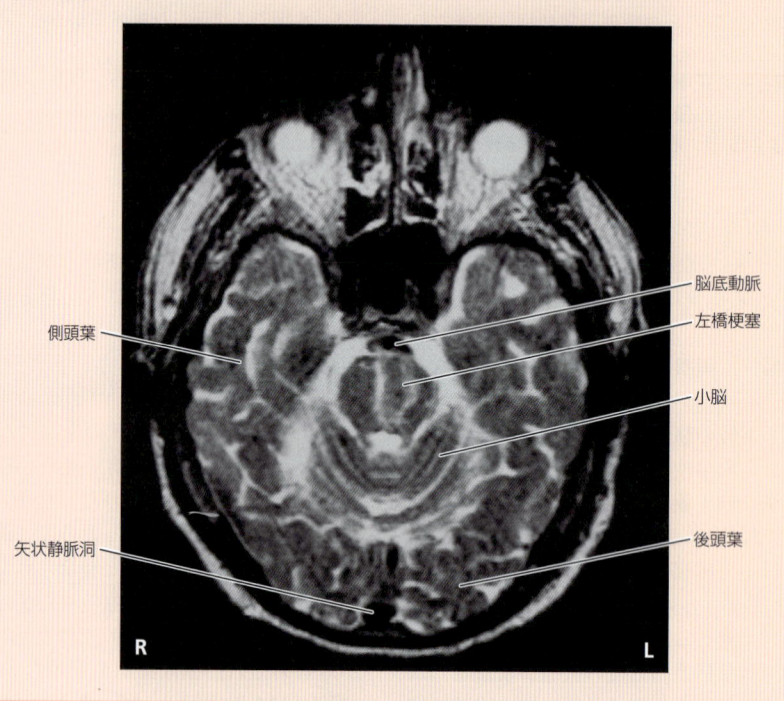

脳底動脈

左橋梗塞

側頭葉

小脳

矢状静脈洞

後頭葉

R　　　　　L

症例 13.8　多発性硬化症患者の水平性複視

●症例要約

25 歳の女性が，2 年前に多発性硬化症を発症し，四肢の筋力低下と感覚異常の再発寛解をくり返した。診察の 2 週間前，水平性複視が起こるようになった。以前の診察所見と比較して新しく出現した所見は，**右への水平性注視麻痺**であった。この異常のために，**左眼は正中を越えて内転することができず，右眼は外転で注視終末眼振が出現し持続した**。対照的に，輻輳検査を行うと，左眼は正中を越えて内転することが可能だった。左への水平性注視に異常はなかった。

●局在診断と鑑別診断

1. 左水平性側方視，右水平性側方視，輻輳における患者の眼位を描け。
2. 病変はどこにあるか。左右どちらにあるか。
3. 最も可能性の高い原因は何か。

考察

1. 本例の鍵となる症候は以下の通り。

● **左眼は正中を越えて内転できない**

● **右眼には，外転で持続性の注視終末眼振が出現する**

左方視と右方視におけるこの患者の眼位は，**図 13.13B**，病変 4 に示されている。輻輳は正常。

2. これらの所見は左 MLF の病変による左 INO（**図 13.13A**，病変 4）である。

3. 病歴から考えて，最も可能性が高い診断名は左 MLF に生じた多発性硬化症の脱髄斑である（**臨床 Ⓟ 6.6**）。

初期の臨床経過と神経画像

頭部 MRI では，第四脳室底に沿った左 MLF の領域に，T2 高信号領域が新たにみとめられた（**画像 13.8A，B**）。

症例 13.8　続き

　その後数日中に，左への水平性注視にも異常があらわれるようになった。このため，**左方視では両眼ともに正中を越える運動が不可能**となった。右方視では**左眼の内転障害**が持続した。したがって，唯一の水平性眼球運動は**右眼の外転**だけになり，以前と同様，**注視終末眼振**がみとめられた。

●**局在診断と鑑別診断**

　1．左水平性注視と右水平性注視における患者の眼位は，増悪後どうなったか。

　2．今回の病変はどこにあるか。

考察

　1．本例の鍵となる症候は以下の通り。

● **左方視で両眼ともに正中を越える運動が不可能**
● **左眼の内転障害**
● **右眼外転時の注視終末眼振**

左方視と右方視における患者の眼位は，図 13.13B，病変 5 に示されている。

　2．今回の所見は左 INO と左水平性注視麻痺の合併からなり，一眼半水平注視麻痺症候群 one-and-a-half syndrome とよばれる状態である（臨床🅟13.8）。左 MLF の脱髄斑が広がって左外転神経核か PPRF を傷害したものと考えられる（図 13.13A，病変 5）。

臨床経過

　患者はステロイドの投与を受け，眼球運動と複視は徐々に改善した。経過観察で，眼球は全方向に完全に動かすことができるようになった。しかし，右方向への衝動性眼球運動検査では，右眼は迅速に右に動くのに対して，左眼の右への運動は遅く，右眼よりも遅れた。これは軽度の INO を検出する検査法で（臨床🅟13.8），本例の患者でも後遺症の検出に有効であった。

13

症例 13.8　多発性硬化症患者の水平性複視

画像 13.8A, B　左 MLF の脱髄斑。プロトン密度強調画像，軸位断。下（A）と上（B）のレベルの断面。第四脳室底に沿って左 MLF の領域に高信号の脱髄斑がみえる

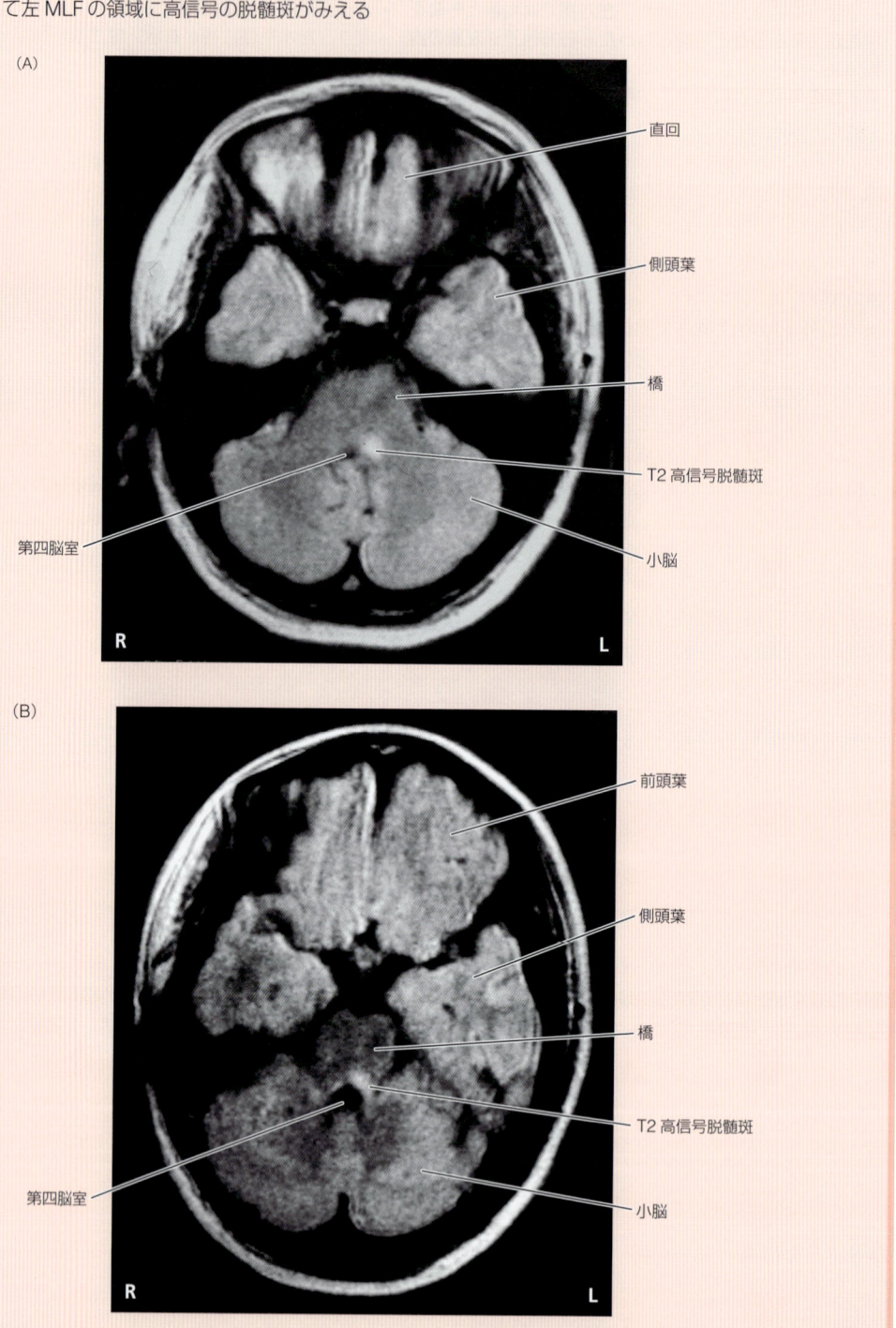

(A)

- 直回
- 側頭葉
- 橋
- T2 高信号脱髄斑
- 小脳
- 第四脳室
- R
- L

(B)

- 前頭葉
- 側頭葉
- 橋
- T2 高信号脱髄斑
- 小脳
- 第四脳室
- R
- L

症例 13.9　頭痛と上方視障害

●症例要約

　23 歳の宇宙工学技師。3 週間前から軽度の**頭痛**と上方視困難が起こるようになったので家庭医を受診した。診察では，**両側瞳孔の直径は約 6 mm** で，**対光反応は痕跡程度**であったが調節反応は正常であった。水平面より上の**上方視が不可能**であったが，それ以外の眼球運動は正常であった。上方をみようとする時や，眼の開閉の後な

どには，**上眼瞼の後退**と両眼の**輻輳後退眼振**が出現した。その他の検査は正常であった。

●局在診断と鑑別診断

　1．太字で上に示した症候から判断すると，この患者の眼球運動にみられる症候群は何か。この症候群の一般的な病変部位はどこか。

　2．最も可能性の高い診断名は何か。その他の可能性はないか。

考察

　1．本例の鍵となる症候は以下の通り。

- 頭痛
- **瞳孔散大，痕跡程度の対光反応と正常調節反応（対光–近見解離）**
- **上方視障害**
- **眼瞼後退，輻輳後退眼振**

　この患者は古典的なパリノー症候群を呈している（臨床 ⓟ13.9）。パリノー症候群の一般的な原因は，中脳背側と視蓋前域の圧迫や病変である。上方視制限は，おそらく垂直性注視中枢・上方視領域の機能不全によるものであろう。垂直性注視中枢は吻側中脳網様体の背側部に位置する。対光–近見解離の機序は以下のように考えられる。すなわち，視索からエディンガー・ウェストファル核に至る線維は後交連を含む背側路を通るので，本例の病変によって傷害を受ける。一方，視覚皮質からの下行線維は別の経路をたどるので，比較的傷害を免れる（臨床 ⓟ13.5，図 13.8）。パリノー症候群に伴う輻輳，眼瞼異常の責任病巣も吻側中脳–視蓋前域にある。本例の患者でみられたような頭痛には多くの原因があるが（臨床 ⓟ5.1），この頭痛の存在も頭蓋内病変の存在を示唆している。

　2．徐々に進行するパリノー症候群の存在から考えて，最も考えられるのは，松果体領域の腫瘍（臨床 ⓟ5.8）が増大して背側中脳を圧迫した可能性である。頭蓋縫合が閉鎖する前の小児では，水頭症の主症状とし

てパリノー症候群が出現することがある。しかし，成人では，パリノー症候群を生じるほどの重症水頭症であれば，頭蓋内圧も高度に亢進して意識障害を起こしているはずである（臨床 ⓟ5.3）。しかし，本例では意識障害がなかった。したがって，最も可能性の高い診断は，松果体領域の原発性腫瘍である。可能性としては低いが，転移性腫瘍，梗塞，脱髄，感染，血管奇形など，この領域のその他の病態も考慮すべきである。

臨床経過と神経画像

　ガドリニウム造影による**頭部 MRI** で，造影増強される病変が松果体領域に確認され，背側中脳と視蓋前域を高度に圧迫していた（画像 13.9A，B）。脳外科医によって定位的に病変部の生検（臨床 ⓟ16.4）が行われた。病理学的には未確定ではあるが，中等度分化型の松果体細胞腫か松果体奇形腫のいずれかであろうと診断された。患者には数サイクルの化学療法と放射線療法が行われ，その後も増悪と一時的寛解をくり返した。初診から 2 年後の経過観察では，比較的安定した状態を保っている。

追加症例

　次の項目については他章で関連症例を取り上げている。**眼球運動障害と瞳孔反応異常**（症例 5.2〜5.7，10.8，10.10〜10.12，11.2，14.1，14.5〜14.8，15.3，15.4，16.2，16.4，18.3）。その他の関連症例については巻末の**症例索引**を検索のこと。

13

症例 13.9　頭痛と上方視障害

画像 13.9A, B　視蓋を圧迫する松果体領域腫瘍。静脈内ガドリニウム造影後の T1 強調画像。（A）軸位断。松果体領域に造影増強される大きな病変が観察される。（B）矢状断。造影増強される病変が中脳背側と視蓋前域を圧迫している

(A)

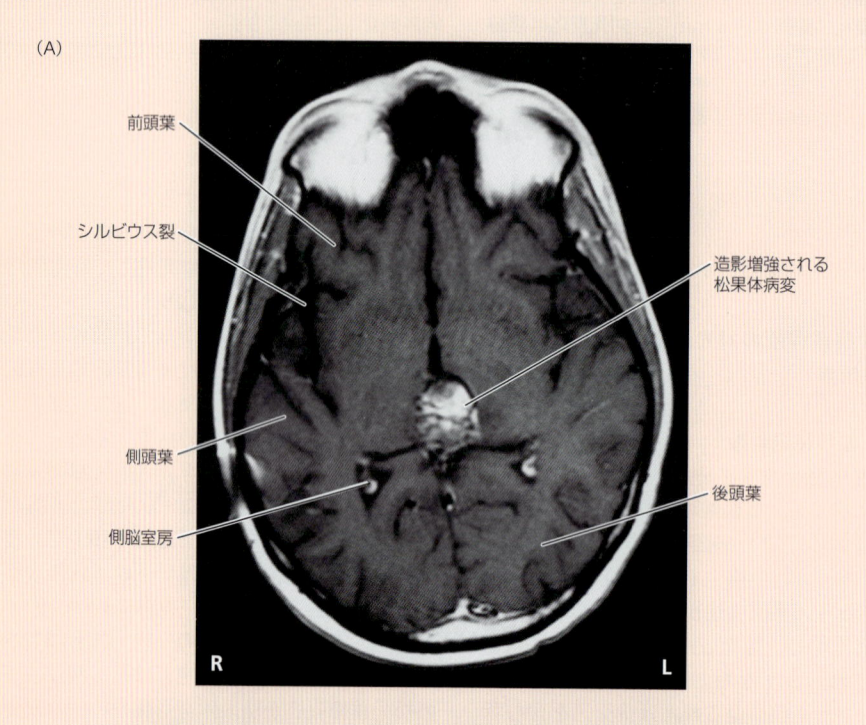

前頭葉

シルビウス裂

造影増強される
松果体病変

側頭葉

側脳室房

後頭葉

R　　　　L

(B)

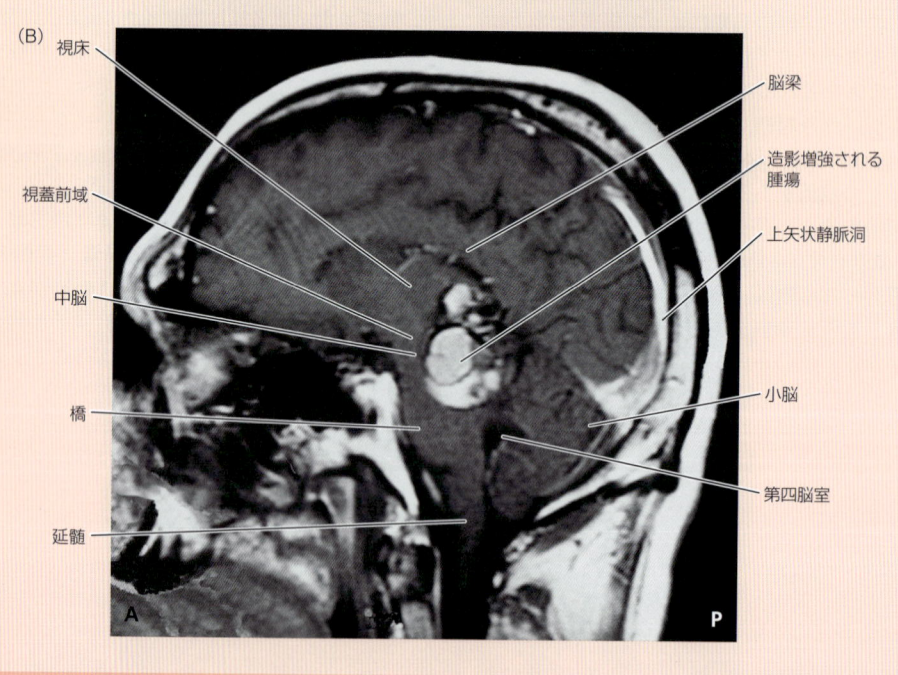

視床

脳梁

視蓋前域

造影増強される
腫瘍

上矢状静脈洞

中脳

橋

小脳

延髄

第四脳室

A　　　　P

本章のまとめ

1. 左右の眼には，それぞれ機能が異なる**6つの外眼筋**がある（図 13.1，表 13.1）。**内側直筋**と**外側直筋**は眼球をそれぞれ内側方向と外側方向に動かす。**上直筋**と**下直筋**，**上斜筋**と**下斜筋**は，眼球の垂直性運動と回旋運動に関わる。

2. 3つの脳神経が眼球運動を支配する。**動眼神経（Ⅲ）**は外側直筋と上斜筋を除くすべての外眼筋を支配する（表 13.1，図 13.2）。動眼神経は上眼瞼を挙上する**上眼瞼挙筋**も支配する。**滑車神経（Ⅳ）**は上斜筋を，**外転神経（Ⅵ）**は外側直筋を支配する（表 13.1，図 13.4）。

3. **動眼神経核**は上丘と赤核レベルの吻側中脳に位置する（図 13.2，図 14.3A）。動眼神経の神経束は中脳腹側から脚間窩に出て，後大脳動脈と上小脳動脈の間を通る。神経はその後，後交通動脈の近くを走る。この部位では動脈瘤や，テント切痕から下方にヘルニアを起こした側頭葉組織によって圧迫を受けやすい。

4. **滑車神経核**は下丘と上小脳脚交叉レベルの尾側中脳に位置する（図 13.4）。滑車神経の神経束は交叉して脳幹の背側から出る。滑車神経は細いので，頭部外傷の時のずれ応力によってとくに損傷を受けやすい。

5. **外転神経核**は顔面神経線維とともに，橋中部の第四脳室底に顔面神経丘を形成する（図 12.11）。外転神経の神経束は，腹側に走って橋延髄境界部で脳幹から出る（図 12.2A）。外転神経はその後，斜台に沿って長い距離を上行し，錐体隆起を乗り越える（図 13.4，図 12.1）。したがって頭蓋内圧亢進による下方への牽引によって損傷を受けやすい。

6. 動眼神経，滑車神経，外転神経（Ⅲ，Ⅳ，Ⅵ）は頭蓋を離れる際に，**海綿静脈洞**（図 13.11）を通り，**上眼窩裂**（図 12.3A，C）から眼窩に入る。これらの神経は海綿静脈洞では三叉神経の第1枝である眼神経（V_1）の近傍を走る。海綿静脈洞や眼窩尖の病変では，眼球運動調節に関わる複数の脳神経が傷害される。

7. 瞳孔は副交感神経と交感神経の両方から調節を受ける。**瞳孔収縮**に関わる**副交感神経路**を図 13.8 にまとめた。副交感神経節前線維は**エディンガー・ウェストファル核**から起こる。副交感神経線維は動眼神経の中を走るので，動眼神経の傷害で異常な散瞳が起こることを思い出してほしい。**瞳孔散大**に関わる**交感神経路**を図 13.10 にまとめた。交感神経路は，脳幹から頸部を上行して眼に至る複数のレベルで傷害される。その結果，**ホルネル症候群**が起こる（臨床 ➋13.5，13.6）。

8. 動眼神経核，滑車神経核，外転神経核に入る眼球運動調節の中枢性経路は，**核上性経路**とよばれる。この経路には脳幹，小脳，大脳基底核，大脳皮質などの広汎な神経回路のネットワークが関与する。水平注眼球運動では**外転神経核**が最終共通経路であり，脳幹の主要な**水平注視中枢**として機能する。外転神経核は内側縦束（MLF）を介して，両側の水平性注視を調節する（図 13.12，図 13.13）。**傍正中橋網様体（PPRF）**はもう一つの重要な**水平注視中枢**で，外転神経核に入力線維を送る。

9. **垂直性注視**は，**吻側 MLF 間質核**を含む吻側中脳や視蓋前域の神経核によって調節される。**両眼離反運動** vergence eye movement の調節は，おそらく中脳網様体の神経核によるものと思われる。**前頭眼野**（図 13.14）からの下行性皮質入力は，交叉して反対側の PPRF に至る。この経路によって反対側への側方水平性注視が起こる。しかし，後方の頭頂-後頭-側頭葉境界領域からの下行性皮質入力は，同側への眼球偏位を起こす傾向にある。

10. **眼振**は，一側への緩徐相と反対側への急速相をもつ律動的な眼球運動である。休止期（視覚性または前庭性入力に変化がない状態）に起こる眼振は異常である。正常眼振は，眼前を移動する風景や縞模様をみることで誘発され，**視運動性眼振（OKN）**とよばれる。前庭性入力は，MLF を介して頭位変換や身体運動中の視標の固視に貢献する。この反応は**前庭眼反射（VOR）**とよばれる。

13

14 脳幹Ⅲ：内部構造と血液供給

22歳の女性がカイロプラクティックの治療を受けている時に首にボキッと音がしたように感じた。帰りぎわ，めまいがして自家用車によろめくように乗り込み，そのまま左側に倒れた。顔の左側にしびれ感とピリピリ感があり，嗄声，左眼の縮瞳，左眼瞼下垂，右半身の感覚低下があった。この患者の症状は脳幹の小さな領域に血液が供給されなくなると様々な障害が起こることを物語っている。第10章では，大脳皮質の機能局在と血液供給について学んだ。

本章では，脳幹神経核の機能と神経路を学ぶとともに，脳幹の各領域への血液供給についてみていこう。

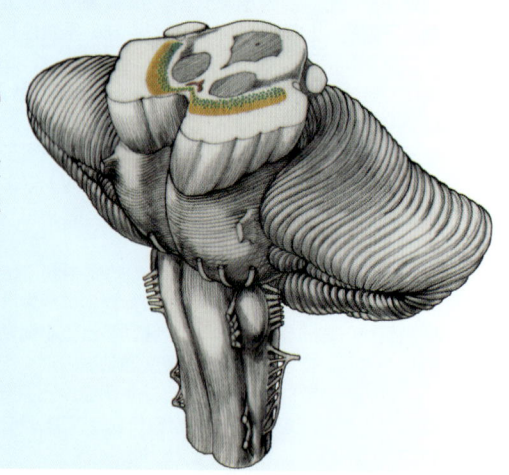

解剖学と臨床の基礎知識

神経系の中で，脳幹ほど医師に畏敬の念を起こさせる部位はない。この脳部位にほんの小さな病変が生じただけで重篤な結果がもたらされることや，大脳半球と脊髄・脳神経に挟まれたこの小さな部位に，精巧で複雑な構造がぎっしりと詰め込まれていることは，驚嘆に値する。あるいは，脳幹が（前脳基底部と同様に）進化上最も古い脳領域に属することが畏敬の念をよびさますのかもしれない。脳幹の起源は，われわれの祖先の爬虫類の単純な脳にさかのぼる。驚きの理由が何であるにせよ，脳幹の解剖学を完全に理解しておくことは，この脳領域によく起こる致死的な疾患を，医師として診断し治療するためにきわめて重要である。

第12，13章では，脳神経機能，眼球運動，瞳孔反応における脳幹の役割について述べた。本章では，重要な神経核や白質神経路を含めて脳幹の内部構造をくわしく述べる。まずこのような構造の概略を学んでから，慣習的な方法に則って，脳幹切片上で，それぞれの位置を確認していくことにする。次に，他章では触れられていない脳幹の構造，特に脳幹網様体とその関連構造についてくわしく述べる。最後に，脳幹の血管分布領域について述べ，近接する特定の構造群が傷害された時にあらわれる特徴的な症候群について述べる。これらの血管症候群を学ぶことは診断上役に立つばかりでなく，脳幹の局所解剖学を能率よく復習することにもなる。

脳幹の主要構造

図14.1に示すように，脳幹の主要構造を単純化してまとめると，4つの機能グループに分けられる。
1. 脳神経核と関連構造
2. 長経路
3. 小脳回路
4. 網様体と関連構造

この機能グループから予想されるように，脳幹病変に伴う症状として多いのは，脳神経異常，長経路障害，運動失調，そして網様体機能不全に関係する意識障害や自律神経失調などの症状である。異なる脳幹病変によって起こる症状を考える時，この4つの機能グループを頭においておくとよい。

脳神経核とその関連構造については第12，13章で，長経路については第6，7章で述べた。小脳経路については第15章で述べる。本章では以上の構造を手短に復習した上で，網様体とその関連構造を取り上げてくわしく述べる。それぞれの機能グループに含まれる構成要素を表14.1に示す。一つ一つの機能グループについて述べる前に，まずは伝統的な手法に従って，これらの構造の位置を脳幹の染色切片上で確認しておこう。

脳幹の切片

脳幹の解剖学を学ぶためには，染色したヒト脳幹の

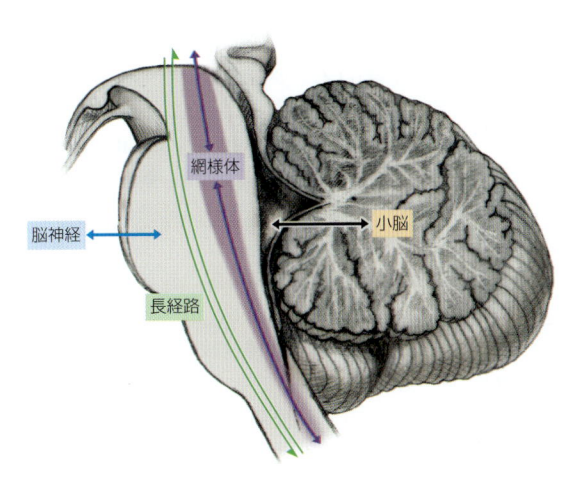

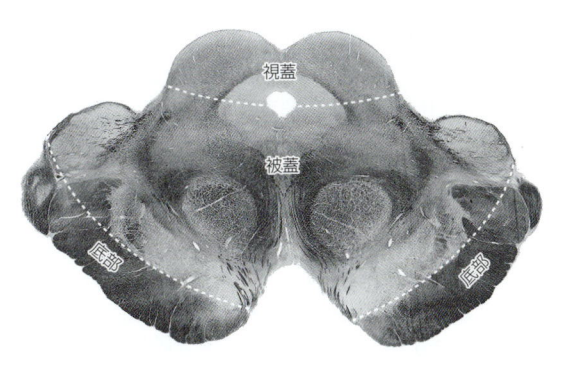

図 14.2 脳幹の底部，被蓋，視蓋。上丘レベルの中脳軸位断。（脳幹標本の出典：Martin JH. 1996. *Neuroanatomy*：*Text and Atlas*. 2nd Ed. McGraw-Hill, New York より改変）

図 14.1 脳幹の主な構成要素

14

表 14.1 脳幹構造のまとめ	
主要機能グループ分類	構成要素
1. 脳神経核と関連構造 （第 12，13 章参照）	体性運動柱（GSE)[a] 　動眼神経核，滑車神経核，外転神経核，舌下神経核 鰓弓運動柱（SVE) 　三叉神経運動核，顔面神経核，疑核，副神経核 副交感神経柱（GVE) 　エディンガー・ウェストファル核，上下唾液核，背側運動核（X) 一般体性感覚柱（GSA) 　三叉神経核群 特殊体性感覚柱（SSA) 　前庭神経核，蝸牛神経核 内臓感覚柱 　孤束核：吻側部（SVA)；尾側部（GVA) 眼球運動に関わるその他の神経核と神経路 　視蓋前域，上丘，内側縦束 MLF，MLF 吻側間質核，輻輳中枢； 　傍正中橋網様体（PPRF)，副舌下神経核 聴覚に関わるその他の神経核と神経路 　上オリーブ核群，台形体，外側毛帯，下丘 脳神経機能に関わるその他の神経核と神経路 　網様体，中心被蓋路
2. 長経路 （第 6，7 章参照）	運動路 　皮質脊髄路・球路，その他の下行性体性運動路，下行性自律神経路 体性感覚路 　後索-内側毛帯系；前側索系
3. 小脳回路 （第 15 章参照）	上・中・下小脳脚 橋核，赤核（小細胞性部），中心被蓋路，下オリーブ核
4. 網様体と関連構造	広汎投射系 　網様体，コリン作動性神経核，ノルアドレナリン作動性神経核，セロトニン作動性神経核，ドーパミン作動性神経 　核，その他の投射核 睡眠調節に関わる神経核 疼痛制御に関わる神経核 　中脳水道周囲灰白質；吻側延髄腹側部 脳幹運動調節系：体性運動，鰓弓運動，自律神経 　姿勢と動作（網様体，前庭神経核，上丘，赤核 [大細胞性部]，黒質，脚橋被蓋核)，呼吸・咳・吃逆・くしゃみ・ 　震え・嚥下，嘔気と嘔吐（化学受容引き金帯)，心拍と血圧を含む自律神経調節，橋排尿中枢を含む括約筋調節

注：ここには，臨床的に重要な神経解剖学的構造を選んであげている。本書が扱わない構造も数多くある。

[a]GSA：一般体性求心性（general somatic afferent)，GSE：一般体性遠心性（general somatic efferent)，GVA：一般内臓求心性（general visceral afferent)，GVE：一般内臓遠心性（general visceral efferent)，SSA：特殊体性求心性（special somatic afferent)，SVA：特殊内臓求心性（special visceral afferent)，SVE：特殊内臓遠心性（special visceral efferent)。

連続切片を詳細に観察するのに勝る方法はない。図14.3〜図14.5 に示した切片は髄鞘染色標本なので，髄鞘が濃く灰白質が薄く染まってみえる。本章では，異なる神経核や神経路，機能系を取り上げるたびに，これらの切片で位置を確認することにする。解剖学の自己学習や復習のためには，隣接切片を観察して，個々の構造や神経路の全体を始めから終わりまでたどることが有効な方法である。

脳幹が中脳，橋，延髄からなることを思い起こそう（図12.1）。脊髄と同じく，脳幹でも運動核は腹側に位置し感覚核は背側に位置する。発生過程で感覚核と運動核は**境界溝 sulcus limitans** によって分けられる（図12.4）。境界溝は大人においても第四脳室の外側壁に沿って観察され，腹内側の**運動核**と背外側の**感覚核**の境界となっている。

脳幹の区分を示すために使われるもう一組の解剖用語は，「視蓋」「被蓋」「底」という用語である（図14.2）。**視蓋 tectum** はラテン語で「屋根」の意味で，中脳だけに存在する構造である。中脳水道の背側に位置する上丘と下丘からなる。**被蓋 tegmentum** は「被い」の意味で，中脳では中脳水道の腹側の部分，橋と延髄では第四脳室の腹側部分を指す。被蓋には，本章で述べる主要脳幹核や網様体が集中して存在する。**底 basis** は最も腹側の部分で，皮質脊髄路や皮質球路を形成する神経線維の大きな密集地帯である。

脳幹の全体的な構造を理解するために，吻側から尾側に向かってさっと脳幹の切片をみていこう。ここにあげる多くの構造の機能については，別にくわしく述べることにする。**中脳 midbrain** は比較的小さく，ほとんどの軸位断面は吻側の**上丘 superior colliculus**（図14.3A）か尾側の**下丘 inferior colliculus**（図14.3B）のどちらかを含む。この2つの断面の違いは，上丘を通る断面には**動眼神経核 oculomotor nucleus** や**赤核 red nucleus** が含まれる（図14.3A）のに対して，下丘を通る断面では**滑車神経核 trochlear nucleus** と**結合腕 brachium conjunctivum**（上小脳脚の交叉）が含まれることである（図14.3B）。中脳のその他の特徴的な構造には，中脳水道，中脳水道周囲灰白質，中脳網様体，内側毛帯，前側索路，**大脳脚 cerebral peduncle**（＝黒質＋脳脚底［図14.3]）などがある。

橋 pons を通る切片（図14.4）では，大きく太い中小脳脚が外側に観察できる。この大きな脚が両側の小脳を連絡するようすから"pons"（ラテン語で「橋」を意味する）の名前がついた。橋の腹側は**橋底部 basis pontis** からなり，小脳機能に関係する橋核とともに，皮質脊髄路や皮質球路が含まれる。数多くの重要な神経核や神経路が**橋被蓋 pontine tegmentum** に存在するので，この後で述べることにする。**第四脳室 fourth ventricle** が橋被蓋と小脳の境界となる。

中脳と同じく，延髄を通る切片を観察する場合には吻側か尾側かをみわける必要がある。吻側延髄 rostral medulla の切片では，第四脳室に加えて下オリーブ核も観察できる（図14.5A）。尾側延髄 caudal medulla では，もはや下オリーブ核も第四脳室も観察されず，後索と後索核が出現する（図14.5B）。延髄の切片で観察されるその他の特徴的な構造には，下小脳脚，錐体路，前側索路，内側毛帯などがある。延髄と脊髄の境界は**錐体交叉 pyramidal decussation**（図14.5C）が目印になる。上位頸髄には**副神経核 accessory spinal nucleus**（図14.5D）がある。

ここまで脳幹の全体的な構築を学んできた。ここからは4つの主要な機能グループ（表14.1）の一つ一つについて，さらにくわしくみていくことにしよう。

脳神経核と関連構造

第12章で論じたように，脳神経運動核は境界溝の腹側に，感覚核は境界溝の背側に位置している。この配置は脊髄と同じである（図12.4）。縦走する3つの運動核柱と3つの感覚核柱については，第12章と第13章で述べた（図12.5，表12.3，表12.4）。ここではこれらの核についてもう一度手短に復習し，脳幹切片上でその位置を確認しよう。本章の後半で論じるが，脳幹梗塞の病変局在を決定するには，脳幹でのこれらの核の位置を知っておくことが必要不可欠となる。

体性運動核 somatic motor nucleus（GSE）には，動眼神経核，滑車神経核，外転神経核，舌下神経核があり，これらはすべて正中付近にある。**動眼神経核 oculomotor nucleus**（Ⅲ）は吻側中脳にあり，**滑車神経核 trochlear nucleus**（Ⅳ）は尾側中脳にある。両神経核はともに中脳水道周囲灰白質のすぐ腹側にある（図14.3A，B）。動眼神経核と滑車神経核の腹側の境界となるのは**内側縦束 medial longitudinal fasciculus（MLF）**で，この2つの神経核と外転神経核や前庭神経核を相互に連絡する。橋の中部から下部にかけて，**外転神経核 abducens nucleus**（Ⅵ）が第四脳室の床の顔面神経丘の形成に関わる（図14.4C）。第13章で述べたように，その他にも眼球運動の核上性調節に重要な脳幹領域があり，傍正中橋網様体（PPRF，図13.12），内側縦束（MLF）吻側間質核，輻輳中枢などがその例である。**舌下神経核 hypoglossal nucleus**（Ⅻ）は延髄の第四脳室の床にある舌下神経三角を形づくり（図14.5A，図12.2B），尾側延髄まで縦にのびるソーセージの形をしている（図14.5B）。これらの切片からわかるように，3つのソーセージ形の核がお互いに密接して延髄の脳室底や中心管に沿って走行する。この3つの核とは，内側から外側に向かって順に，舌下神経核，迷走神経背側運動核，孤束核である（図14.5A，B，図12.5）。

(A)

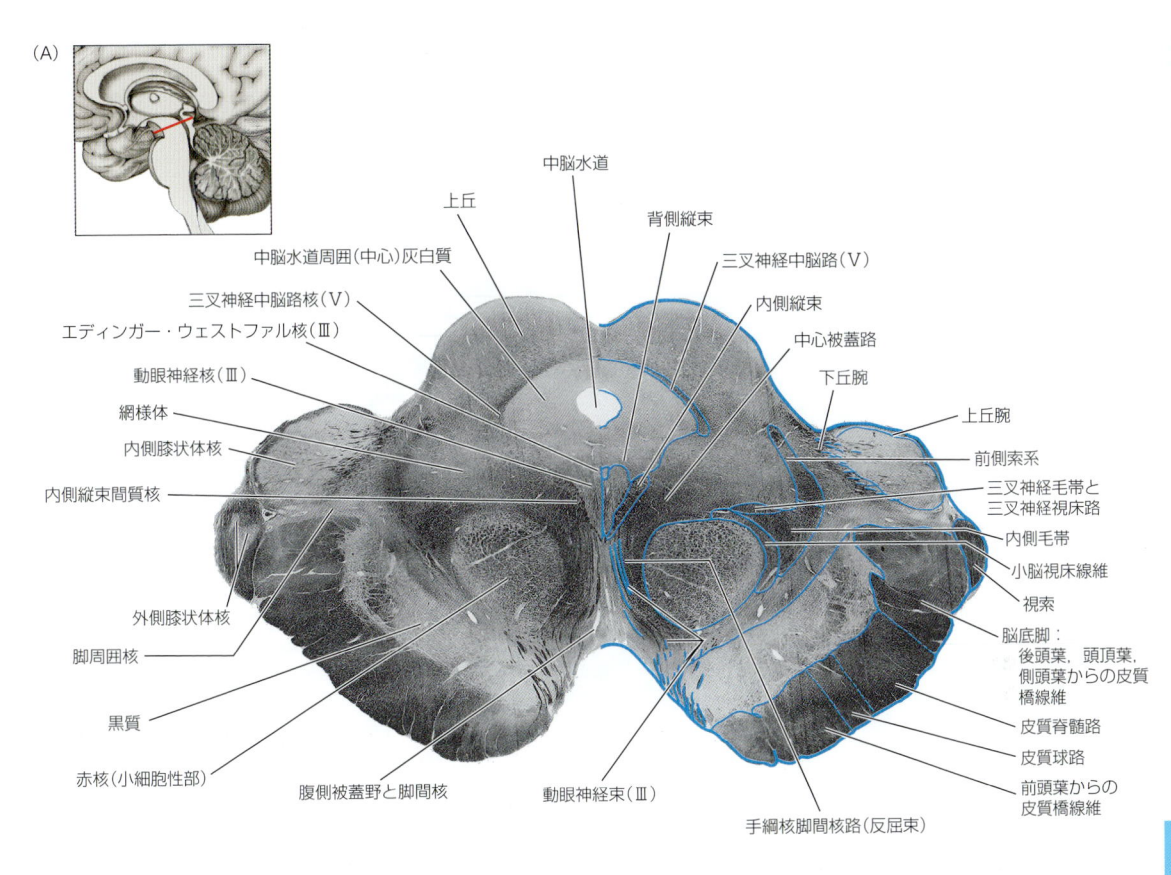

(B)

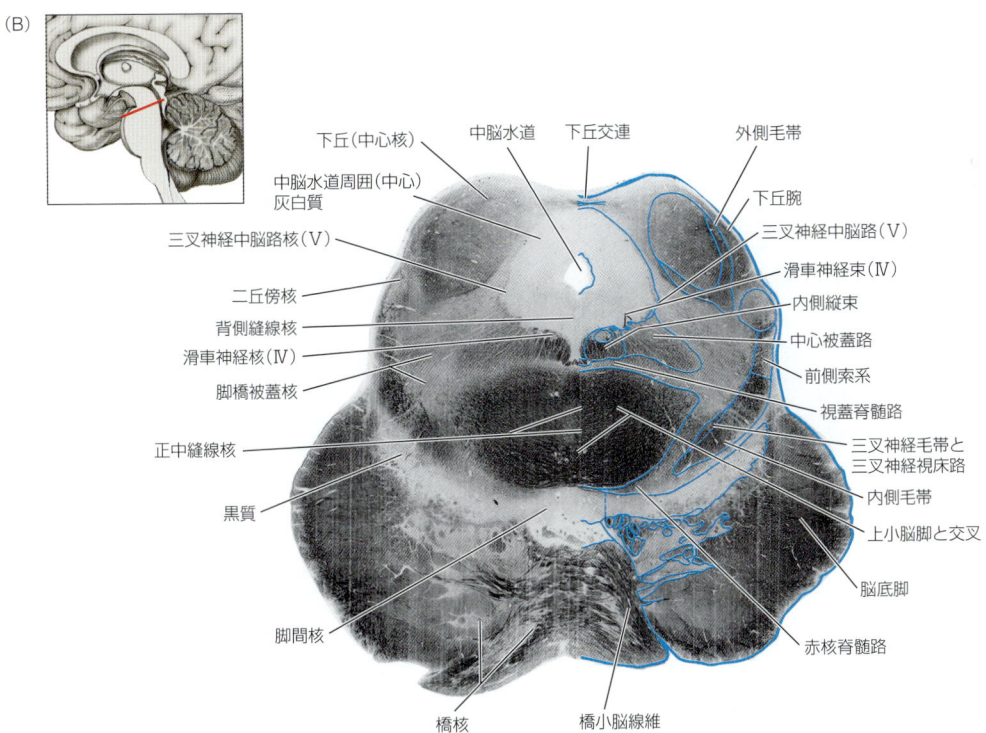

図 14.3 **中脳の髄鞘染色切片**。それぞれの軸位断面の位置を挿入図に示す。（A）吻側中脳（×3.1）。（B）尾側中脳（×3.0）。（Martin JH. 1996. *Neuroanatomy：Text and Atlas*. 2nd Ed. McGraw-Hill, New York）

(A)

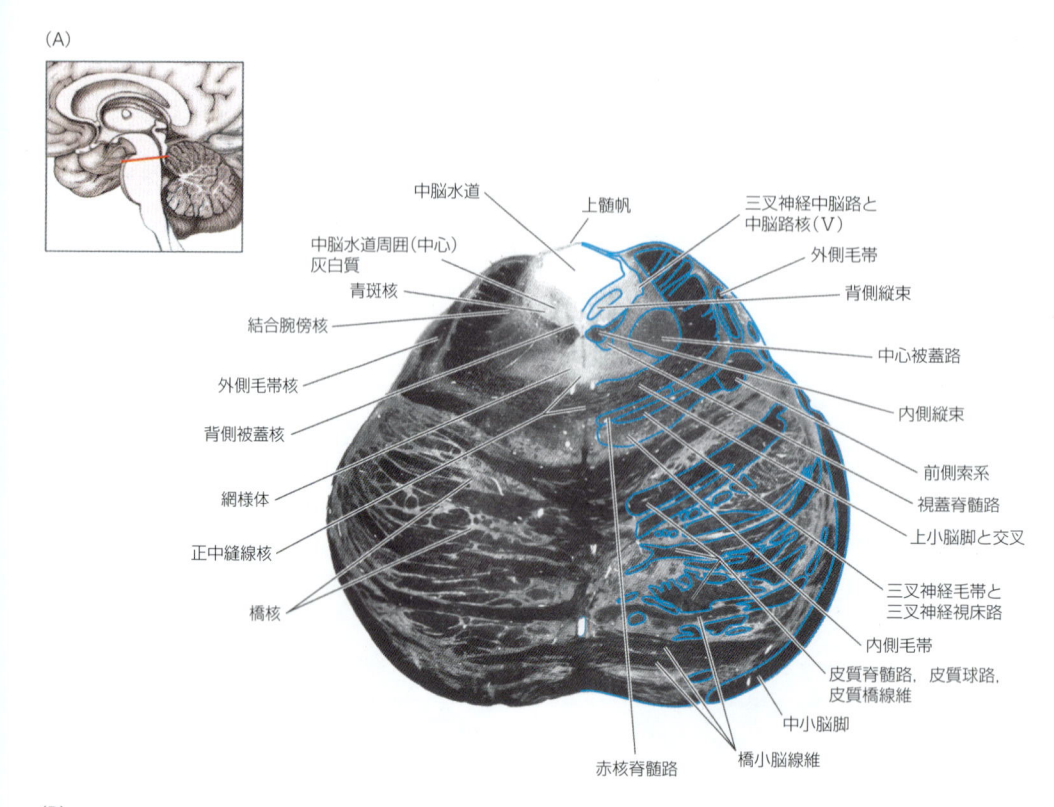

(B)

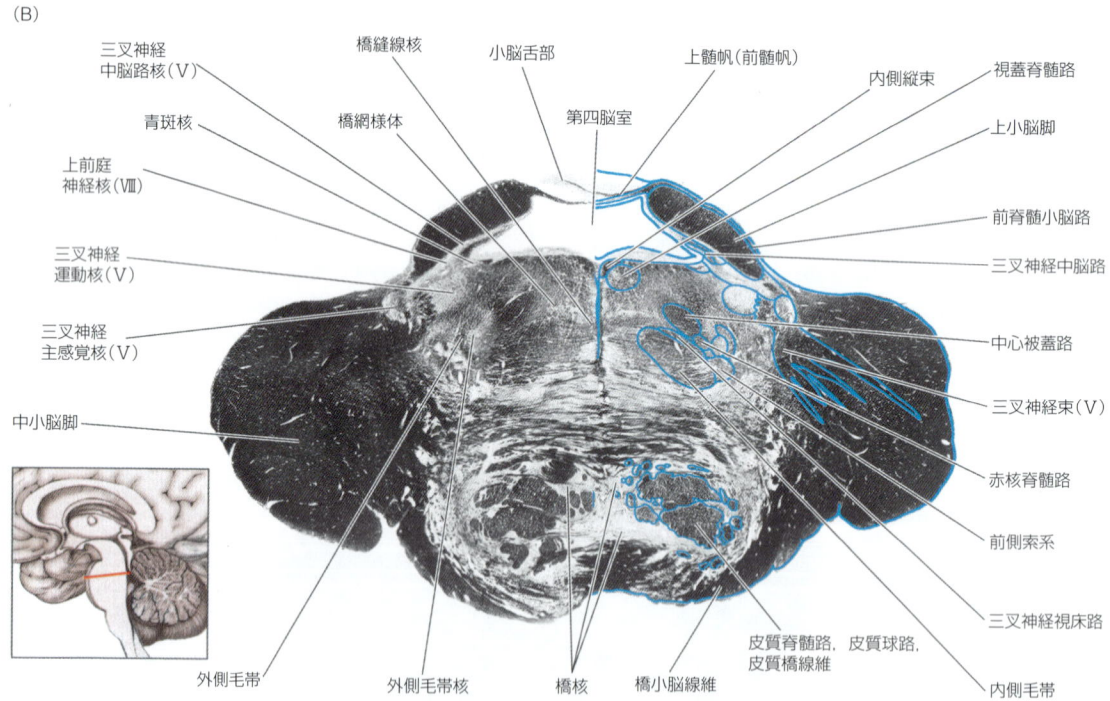

図 14.4　橋の髄鞘染色切片。それぞれの軸位断面の位置を挿入図に示す。（A）橋中脳境界部（×3.3）。（B）吻側・中部橋（×3.3）。（C）尾側橋（×3.0）。（A：University of Washington Digital Anatomist Project, B：DeArmond SJ, Fusco MM, Maynard MD. 1989. *Structure of the Human Brain：A Photographic Atlas.* 3rd Ed. Oxford, New York. C：Martin JH. 1996. *Neuroanatomy：Text and Atlas.* 2nd Ed. McGraw-Hill, New York）

(C)

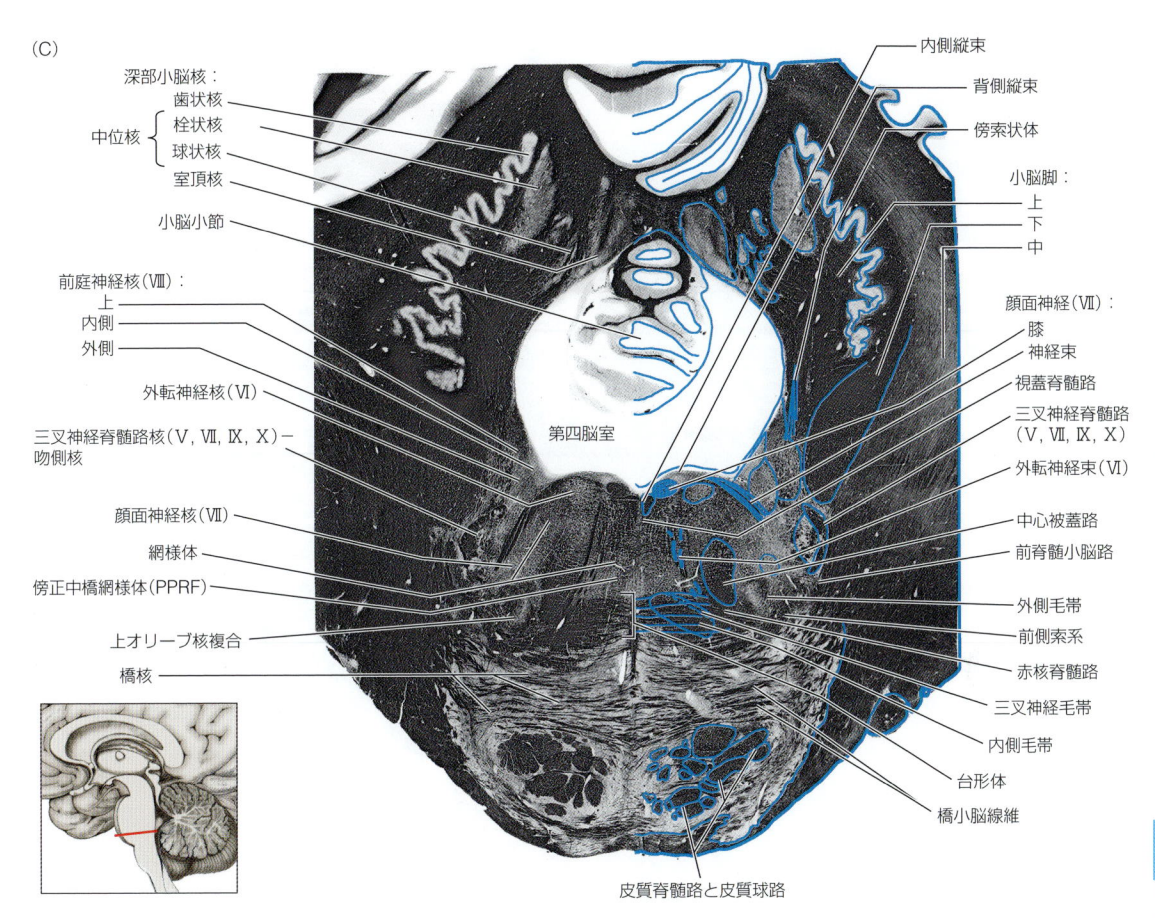

図 14.4　続き

鰓弓運動核 branchial motor nucleus（SVE）には，三叉神経運動核（Ⅴ），顔面神経核（Ⅶ），疑核（Ⅸ，Ⅹ），副神経核（Ⅺ：脊髄副神経核，副神経脊髄核ともよばれる）がある。鰓弓運動核は，最初のうち体性運動核のすぐ外側にあらわれるが，徐々に腹外側方向に移動して被蓋に達することを思い出してほしい（**図 12.4**）。**三叉神経運動核 trigeminal motor nucleus** は橋上中部にあり，三叉神経が脳幹から出るレベルあたりで，三叉神経主感覚核のすぐ腹側に位置している（**図 14.4B**）。**顔面神経核 facial nucleus** はさらに尾側の橋被蓋にあり（**図 14.4C**），そこから出る神経線維は顔面神経丘内にループをつくって走る。**疑核 nucleus ambiguus** は，周囲の脳幹組織から区別して同定することが困難である（**図 14.5A，B**）。この核は，橋の顔面神経核を引き継ぐような形で，延髄を縦に走る。**副神経核 spinal accessory nucleus**（脊髄副神経核，副神経脊髄核）は，その名のとおり，脳幹ではなく頸髄の上位 5 つの髄節にある（**図 14.5D**）。これは脊髄灰白質の前角と後角の間から外側に突出する核である。副神経核を鰓弓運動性（SVE）というよりむしろ体性運動性（GSE），または混合性（GSE＋SVE）に分類す

る研究者もいる。

副交感神経核 parasympathetic nucleus（GVE）にはエディンガー・ウェストファル核（Ⅲ），上唾液核（Ⅶ），下唾液核（Ⅸ），迷走神経背側運動核（Ⅹ）がある。**エディンガー・ウェストファル核 Edinger–Westphal nucleus** は V 字型の帽子の形をしていて，正中で融合し，動眼神経核の背側・吻側面を弯曲して覆っている（**図 14.3A，図 13.3**）。**上・下唾液核 superior and inferior salivatory nucleus** は橋被蓋にあるが（**図 12.5**），標準的な染色切片では明瞭でない*。**迷走神経背側運動核 dorsal motor nucleus**（Ⅹ）は延髄吻側部から尾側部にかけて，舌下神経核のすぐ外側にある（**図 14.5A，B**）。この核は，舌下神経三角のすぐ外側の第四脳室の床に，**迷走神経三角 vagal trigone** を形成する（**図 12.2B**）。

脳神経（Ⅴ，Ⅶ，Ⅸ，Ⅹ）からの**一般体性感覚 gen-**

---

*「上唾液核と下唾液核」という名称を使うべきではないと考えている研究者もいる。第一の理由は機能が限定されすぎることである。これらの核は唾液腺の副交感神経支配以外にも，涙腺や鼻腔粘膜の分泌腺，脳血管などを支配する。しかし，現在のところ，唾液核という名称は広く使用されている。

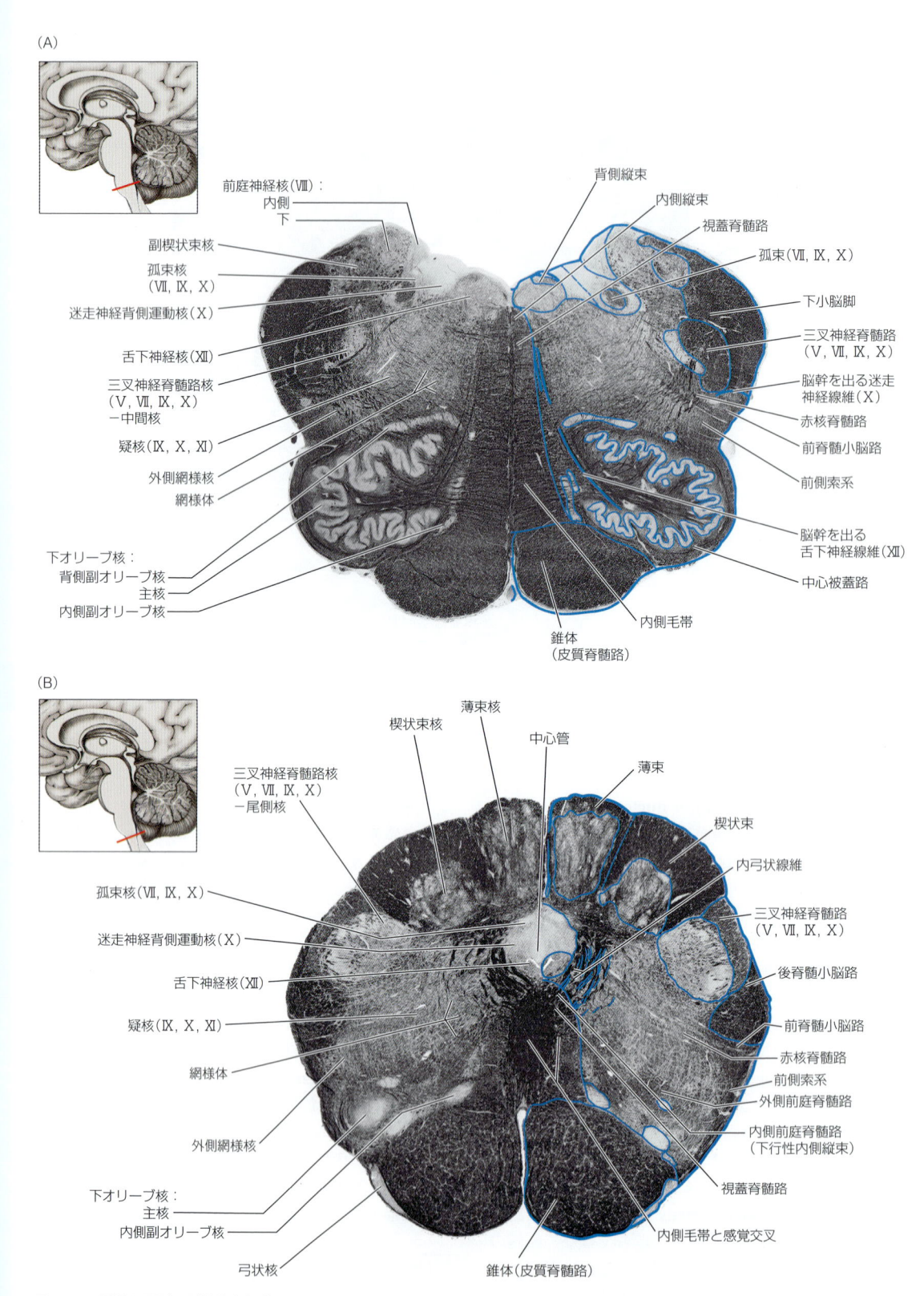

(A)

前庭神経核(Ⅷ)：
内側
下
副楔状束核
孤束核
(Ⅶ, Ⅸ, Ⅹ)
迷走神経背側運動核(Ⅹ)
舌下神経核(Ⅻ)
三叉神経脊髄路核
(Ⅴ, Ⅶ, Ⅸ, Ⅹ)
－中間核
疑核(Ⅸ, Ⅹ, Ⅺ)
外側網様核
網様体
下オリーブ核：
背側副オリーブ核
主核
内側副オリーブ核

背側縦束
内側縦束
視蓋脊髄路
孤束(Ⅶ, Ⅸ, Ⅹ)
下小脳脚
三叉神経脊髄路
(Ⅴ, Ⅶ, Ⅸ, Ⅹ)
脳幹を出る迷走
神経線維(Ⅹ)
赤核脊髄路
前脊髄小脳路
前側索系
脳幹を出る
舌下神経線維(Ⅻ)
中心被蓋路
内側毛帯
錐体
(皮質脊髄路)

(B)

三叉神経脊髄路核
(Ⅴ, Ⅶ, Ⅸ, Ⅹ)
－尾側核
孤束核(Ⅶ, Ⅸ, Ⅹ)
迷走神経背側運動核(Ⅹ)
舌下神経核(Ⅻ)
疑核(Ⅸ, Ⅹ, Ⅺ)
網様体
外側網様核
下オリーブ核：
主核
内側副オリーブ核
弓状核

楔状束核
薄束核
中心管
薄束
楔状束
内弓状線維
三叉神経脊髄路
(Ⅴ, Ⅶ, Ⅸ, Ⅹ)
後脊髄小脳路
前脊髄小脳路
赤核脊髄路
前側索系
外側前庭脊髄路
内側前庭脊髄路
(下行性内側縦束)
視蓋脊髄路
内側毛帯と感覚交叉
錐体(皮質脊髄路)

図 14.5　延髄と頸髄の髄鞘染色切片。それぞれの軸位断面の位置を挿入図に示す。（A）吻側延髄（×5.0）。（B）尾側延髄（×6.9）。（C）頸髄延髄境界部（×9.6）。（D）吻側頸髄（C2）（×12.6）。（A〜C：Martin JH. 1996. *Neuroanatomy：Text and Atlas.* 2nd Ed. McGraw-Hill, New York., D：University of Washington Digital Anatomist project）

(C)

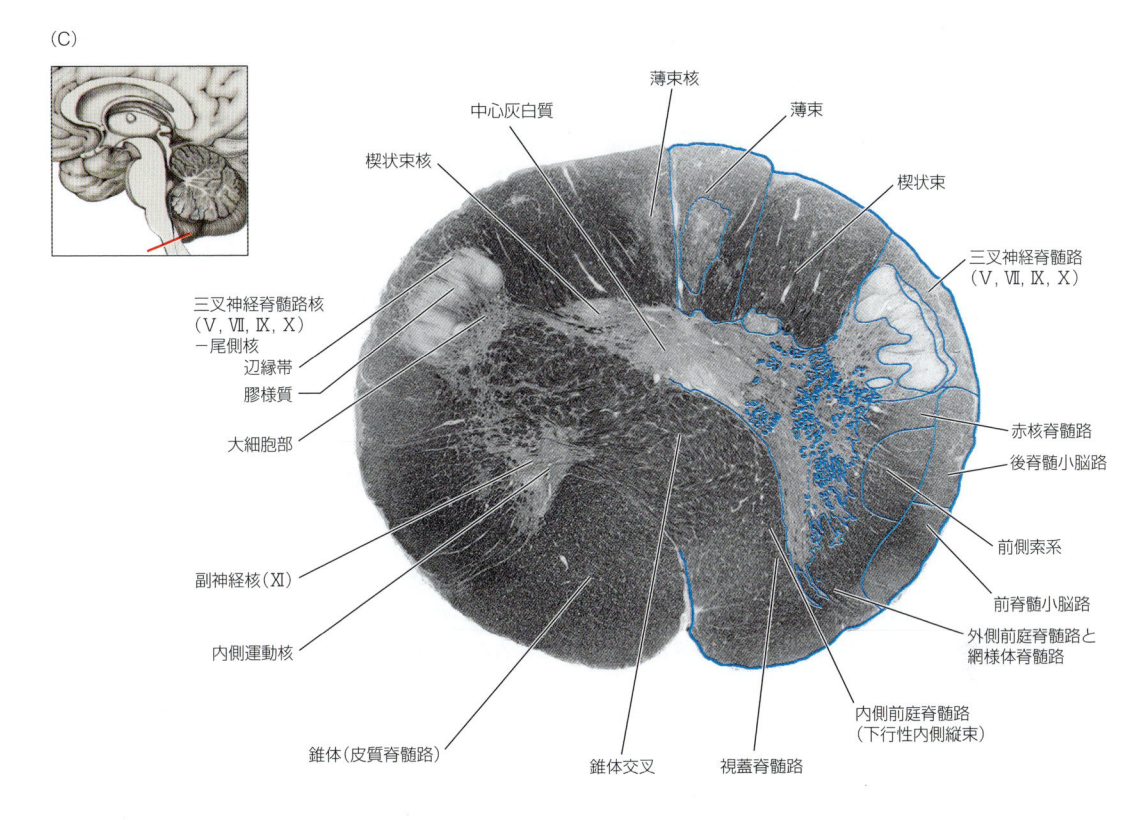

(D)

14

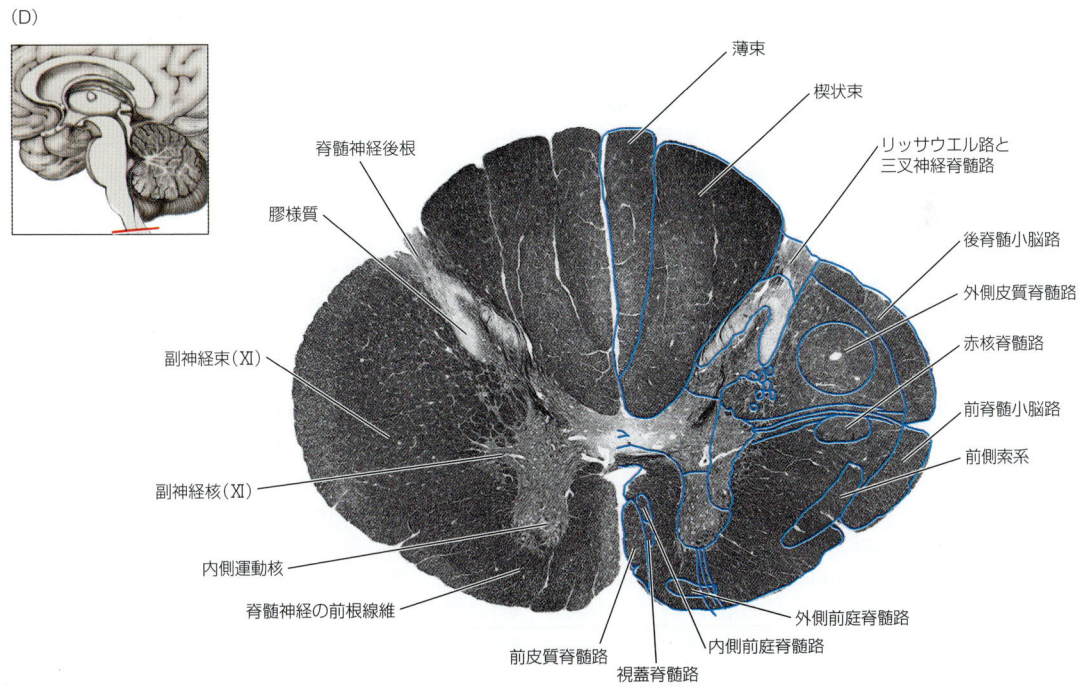

図 14.5　続き

eral somatic sensory（GSA）入力は，すべて三叉神経核群に入る。三叉神経核群 trigeminal nuclear complex（図 14.3〜図 14.5）は，中脳から上位頸髄にわたって分布する 3 つの核からなる。三叉神経中脳路核，主感覚核，脊髄路核である（表 12.6）。**三叉神経中脳路と中脳路核 mesencephalic trigeminal nucleus and tract** は固有感覚の伝達に関わり，中脳水道周囲灰白質の外側縁に沿って分布する（図 14.3，図 14.4A）。**三叉神経主感覚核 chief（main, principal） trigeminal sensory nucleus** は橋上中部の三叉神経運動核のすぐ背外側にある（図 14.4B）。**三叉神経脊髄路と脊髄路核 spinal trigeminal tract and nucleus** は橋外側から延髄外側にかけて分布する（図 14.4C，14.5A〜C）。図 14.5C, D をみれば，三叉神経脊髄路核が脊髄後角の吻側への延長であることが容易に理解されよう。両者は同じような構造をしていて，それぞれ顔面と身体の温痛覚伝達に関与することを思い出してほしい（表 12.6）。同様に，主感覚核（図 14.4B）は後索核（図 14.5B）と相同で精細識別性触覚に関わる。

復習問題

図 14.3〜図 14.5 の名称ラベルと挿入図を隠そう。各切片について脳幹のレベルを特定し，できるだけ多くの名称を答えてみよう。これらの構造については，以後の考察でもう一度述べられている。

聴覚と前庭感覚（Ⅷ）を伝える**特殊体性感覚 special somatic sensory（SSA）**入力は，それぞれ蝸牛神経核と前庭神経核に到達する。**背側・腹側蝸牛神経核 dorsal and ventral cochlear nucleus** は，橋延髄境界のレベルで下小脳脚の外側面を包み込む（図 12.17C）。聴覚路は脳幹に進入した後，複数のレベルで正中交叉するが，この点については第 12 章で述べた。蝸牛神経核からの神経線維の多くは橋尾部の台形体で交叉する（図 14.4C，図 12.16，図 12.17B）。橋の**上オリーブ核群 superior olivary nuclear complex**（図 14.4C）でシナプスする線維もある。聴覚情報は**外側毛帯 lateral lemniscus**（図 14.3B，図 14.4）を上行して，**下丘 inferior colliculus** に到達する（図 14.3B）。そこから，線維は**下丘腕 brachium of inferior colliculus** を経由して視床の**内側膝状体核 medial geniculate nucleus** に到達する。内側膝状体核は中脳の上丘のすぐ外側にある（図 14.3A）。聴覚情報はそこから聴放線を通って一次聴覚皮質に達する（図 12.16）。

橋と吻側延髄の第四脳室外側底には，脳幹の両側にそれぞれ 4 つの**前庭神経核 vestibular nucleus** がある。すなわち上，下，内側，外側前庭神経核である（図 14.4B, C，図 14.5A，図 12.19）。第 12 章で述べたように，前庭神経核は頭部の位置と加速度に関する感覚を視床後腹側核を経由して大脳皮質に伝える。しかし，前庭神経核の機能は小脳（第 15 章）や局所脳幹回路と，より密接に関連しているので，ほとんど意識にのぼらない。つまり，内側・外側前庭脊髄路（図 6.11D）は姿勢と筋緊張に関係し，それぞれ主として内側と外側前庭神経核から起こる。内側前庭神経核は前庭神経核の中で最大である（図 14.5A）。下前庭神経核も比較的同定しやすい。なぜなら外側前庭神経核の線維が下前庭神経核を貫くので，髄鞘染色標本で観察すると下前庭神経核が特徴的な「チェックボード」のような外観を呈するからである（図 14.5A）。

本項の初めに述べたように，**内側縦束（MLF）**は外眼筋運動に関係する核と前庭神経核を連絡する重要な経路である（図 12.19）。MLF は高度に髄鞘化した神経路として，両側の正中近くに観察される。橋正中部の第四脳室底直下（図 14.4）や，中脳の動眼神経核や滑車神経核の直下に観察できる（図 14.3）。内側前庭神経核から出た神経線維には，主に上前庭神経核に由来する線維も加わり，MLF を上行して動眼神経核や滑車神経核，そして外転神経核に達する。これが前庭眼反射を仲介する経路である（第 13 章）。最後に，第 15 章で述べるが，前庭神経核は小脳との間に豊富で重要な相反性の線維連絡をもつ。小脳の中でも特に下小脳虫部や片葉小節葉との結びつきが強い。

すべての**内臓求心性線維 visceral afferent** は，特殊求心性線維も一般求心性線維も，迷走神経背側運動核のすぐ外側にある**孤束核 nucleus solitarius**（図 14.5A, B）に入る。髄鞘染色標本で観察すると，孤束核が特徴的な外観を示すことに注意してほしい。すなわち，中心部の濃く染まる孤束路が，薄く染まるチューブ様の形をした孤束核（断面ではドーナッツ様）に取り囲まれる像が観察される。味覚を伝える**特殊内臓求心性線維 special visceral afferent（SVA）**（Ⅶ, Ⅸ, Ⅹ）が味覚核ともよばれる吻側孤束核に達するのに対して，心呼吸器系（と胃腸管系）からの**一般内臓求心性線維 general visceral afferent（GVA）**（Ⅸ, Ⅹ）は心呼吸器核としても知られている尾側孤束核に到達する。第 12 章で述べたように，味覚路は**中心被蓋路 central tegmental tract**（図 12.12，図 14.3，図 14.4）を通って吻側方向に走り，視床後内側腹側核（VPM）に達して，そこから頭頂弁蓋と島にある大脳皮質味覚野に投射する。

長経路

脳幹を通る主な長経路については第 6, 7 章で述べた。主要な下行運動路は図 6.11 と表 6.3 にまとめた。中脳の大脳脚では**皮質脊髄路**と**皮質球路**が中央 1/3 の部分を通ることを思い出してほしい（図 14.3，図 6.10B）。大脳脚のその他の部分には，主に小脳回路に

関係する皮質橋線維が走行する（第 15 章）。皮質脊髄路線維は中脳の大脳脚からひき続いて橋底部（図14.4）を通過し，延髄腹側部で錐体を形成する（図14.5A，B）。錐体交叉は頸髄延髄境界部で起こり（図14.5C），外側皮質脊髄路となる（図 14.5D）。

　主要な上行性体性感覚路を図 7.1，図 7.2 と表 7.1にまとめた。後索の軸索が振動覚，関節位置覚，精細触覚を伝え，後索核のニューロンにシナプス結合することを思い出そう。後索核には，内側にあって下肢からの感覚を受け取る薄束核と，外側にあって上肢からの感覚を受け取る楔状束核がある（図 14.5B〜D）。後索核からの線維は内弓状線維を形成して反対側に交叉し（図 14.5B），以後，内側毛帯（図 14.3，図 14.4，図 14.5A）として脳幹を上行し，視床の後外側腹側（VPL）核（図 7.1）に到達する。脊髄視床路を含む前側索系は温痛覚と粗大触覚を伝える。前側索系は脳幹ではなく脊髄で交叉し，脳幹では外側の比較的一定した位置を上行する（図 14.3〜図 14.5）。

　臨床的に重要なもう一つの下行路は下行性交感神経路で，前側索系のすぐ近くの脳幹外側を通る（図13.10）。この経路の傷害がホルネル症候群を引き起こすことを思い出そう（臨床 P13.5）。

臨床ポイント 14.1　閉じ込め症候群

　運動機能を喪失しながら感覚や認知が正常な患者に対して，「閉じ込め "locked-in"」という言葉が用いられる。原因としてよくあるのは，両側性に皮質脊髄路と皮質球路を傷害する橋腹部の梗塞（臨床 P14.3）である。脊髄と脳神経には大脳皮質からの入力がないので患者は動けない。しかし，感覚路と脳幹網様体賦活系は傷害されない。したがって患者は，周囲のすべての状況を完全に知り，感じ，聞き，理解することができる。この状態は昏睡によく似ているが，昏睡とは注意深く区別する必要がある。昏睡については本章の後半で述べる（臨床 P14.2）。

　第 13 章でみたように，垂直性眼球運動と眼瞼挙上は吻側中脳の被蓋領域に調節の中枢がある。一方，水平性眼球運動は橋の神経回路の働きによる（図13.12）。したがって，閉じ込め症候群では垂直性眼球運動と開眼は障害されないことが多い。このように本症候群の患者は眼球運動による意思の疎通が可能である。閉じ込め症候群の患者のために，眼球運動を基盤にした特別なコンピューター・インターフェースが開発されている。フランス人編集者のジャン＝ドミニック・ボービーは閉じ込め症候群に罹患してから，眼球運動で一度に一文字ずつ協力者に示して，1 冊の本を書き上げた（"Le scaphandre et le papillon" 『潜水服は蝶の夢を見る』）。予後は通常不良である。患者の約60％が最終的に呼吸器感染症か麻痺による合併症で

亡くなる。しかし，何年も経って一部の運動機能を回復する患者もいれば，ごくまれにほぼ完全寛解に至る患者もいる。

　両側性の腹側橋梗塞に加えて，出血，腫瘍，脳炎，多発性硬化症，橋中心髄鞘崩壊など，その他の腹側橋病変でも閉じ込め症候群が起こることがある。もっとまれに中脳の大脳脚の両側性病変や内包病変も原因となることがある。さらに，閉じ込め状態は，運動ニューロン（臨床 P6.7），末梢神経，筋，神経筋接合部などの重篤な病変でも起こることがある（臨床 P8.1）。

小脳回路

　小脳については第 15 章でくわしく述べるが，ここでは特に小脳回路に関係する脳幹構造を取り上げて，簡単に述べることにする。第 15 章で述べるように，小脳回路の病変は，運動失調 ataxia とよばれる非協調的で動揺性の特徴的な運動異常を起こす。典型的な場合，運動失調は病変の同側に起こる。なぜなら小脳回路は 2 回交叉してから下位運動ニューロンに到達する傾向にあるからである。

　小脳は小脳脚という 3 つの太い白質路で脳幹につながっている（図 15.3）。上小脳脚 superior cerebellar peduncle は主に小脳の出力系を含む（図 14.4）。上小脳脚交叉は中脳の下丘のレベルで起こる（図 14.3B）。小脳出力系線維はその後，吻側に向かい中脳の上丘のレベルで赤核 red nucleus に達する（図 14.3A）。その他の線維はさらに吻側に向かって視床の外側腹側核（VL）で中継されて，一次運動皮質や運動前皮質に影響を及ぼす。中小脳脚 middle cerebellar peduncle は小脳脚の中で最大である（図 14.4B，C）。ここには，橋底部に散在する橋核 pontine nucleus から起こって小脳へ入力する線維が密に走る（図 14.4）。橋核には大脳皮質の皮質橋線維からの入力がある（図 14.3）。下小脳脚 inferior cerebellar peduncle には，主として脊髄から小脳に向かう入力線維が走行する（図 14.5A）。

　橋核に加えて，小脳回路に関与する脳幹の核が他にもある。ここでは，そのいくつかをあげるにとどめよう。上に述べたように，赤核には上小脳脚からの入力がある（図 14.3A）。赤核の吻側部（小細胞性部）からの線維は，中心被蓋路（図 14.3B，図 14.4）を経由して延髄吻側の下オリーブ核（図 14.5A）に至る。次に下オリーブ核が下小脳脚を経由して小脳に線維を送り返す。この小脳‐脳幹‐小脳の回路が途中で中断されると，まれにではあるが，口蓋ミオクローヌスという特徴的な運動異常が起こる。これは口蓋の持続的で律動的な舌打ち様の運動を特徴とする。さらに，先に述べたように，前庭神経核には小脳との密接な線維連絡がある。

14

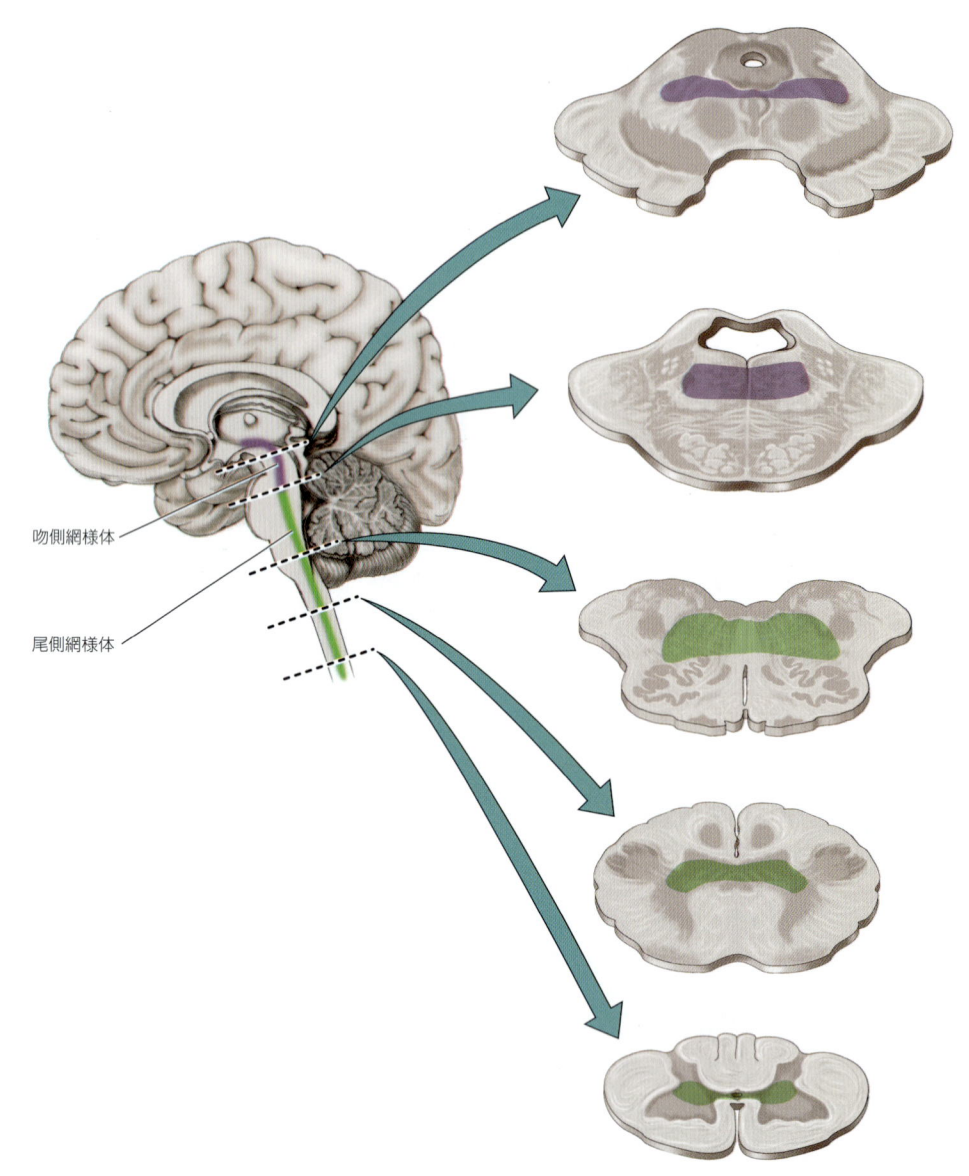

図 14.6　脳幹網様体。複数の脳幹レベルにおける網様体の位置を示す。網様体は尾側では脊髄中間帯から出現し，吻側では視床下領域と視床下部外側野までのびる

吻側網様体

尾側網様体

網様体と関連構造

　網様体 reticular formation は脳幹中心部に存在する神経核群で，脳幹全域に分布する（**図 14.6**）。吻側は間脳の核に続き，尾側は脊髄の中間帯に続く。簡略化していうと，この吻側と尾側への広がりが網様体の2つの主要な機能を物語っている。つまり，中脳と橋上部の**吻側網様体**は間脳の核と共同して前脳の意識覚醒状態を維持する。一方，橋と延髄の**尾側網様体**は脳神経核や脊髄と共同して多くの重要な運動，反射，自律神経機能を遂行する。もちろん多くの例外はあるが，この吻側と尾側に分ける単純な分類法は，学習す

る上でも臨床的にも有用である。
　網様体は**脳幹被蓋**にあるが（**図 14.2**），どの神経核を網様体に含めるかについては異論がある。歴史的には，「網のような」とか「メッシュのような」という意味の「網様」という言葉がこの脳領域の名前として最初に使われだしたのは，1800 年代の後半であった。通常の組織標本で観察するかぎり，網様体には明確な区切りがないからである。また，後で簡単に触れるが，網様体のニューロンの中には非常に広汎な投射様式をもつものがあり，網様体全体が広い領域にびまん性に構築されている印象を与える。しかし，時代を経てもっと精細な技術が用いられるようになると，網様体

にはきわめて整然とした投射パターンをもつ特異的な神経核が数多くあることがわかってきた。例えば，次に述べるように，脳幹被蓋にはアセチルコリン，ドーパミン，ノルアドレナリン，セロトニンなどの特異的な神経伝達物質をもつ神経核がある。さらに，脳神経核の中には上・下唾液核や疑核のように網様体に埋もれたようにして存在する核もあるし，一方，はっきりと区別できる亜核が存在する領域もある（例えば，吻側延髄の内側部にある大細胞性網様核）。網様体ときわめて密接な関係をもつが，網様体とは明確に区別される領域もあり，中脳の中脳水道周囲灰白質と延髄の化学受容器引き金帯 chemotactic trigger zone（CTZ）（最後野）がその例である。前者は疼痛制御に関わり，後者は催吐作用に関連する。

このように現代では，「網様体」という言葉の適用範囲がより限定的になってきている。その代わりに脳幹被蓋の神経核をより特異的な名称でよぶことが多い。今日，「網様体」という名称が適用されるのは，あまりよく知られていない神経核が分布する脳幹被蓋の領域にかぎられる。本項では，脳幹被蓋の特定された多くの神経核群を単に関連構造とよぶことにする（**表 14.1**）。吻側網様体（主に覚醒）と尾側網様体（主に反射と運動），そして関連構造の機能を以下に述べる。

意識系

脳と脊髄の主要機能は「系（システム）」という言葉であらわされることが多い。例をあげると，運動系，感覚系，辺縁系などである。ここでは，意識に関連する機能を表現する場合にも，「系」をつけることにしよう。他の「系」と同じく，「**意識系 consciousness system**」も脳の皮質性，皮質下性の回路から構成されていて，これが意識の主要機能を遂行する。具体的には，意識系は主として内側と外側の前頭頭頂葉連合皮質（第 19 章）と，上位脳幹と間脳の覚醒回路（**図 19.14**）から形成される。

意識は**意識内容**と**意識レベル**に分けて考えることができる。前者は感覚，運動，記憶，情動機能に関与する系（本書の他章で述べている）の活動による。意識系は意識レベルを調節するが，その他の系は意識系が働きかける基質や内容を提供する（巻末「おわりに」の図を参照してほしい）。意識レベルの調節には少なくとも 3 つの過程がある。この過程は，頭文字をとって AAA と覚えておくとよい（清明度 Alertness，注意 Attention，認識 Awareness）。最初の**清明度 alertness**の過程は，脳幹・間脳の覚醒回路と大脳皮質の正常な活動を基盤とする。2 番目の**注意 attention**の過程には，清明度と同じ脳領域の多くが関与するが，前頭頭頂連合皮質やその他の系による処理も必要である。これらの領域に関しては第 19 章で述べる。3 番目の最も

よくわかっていない過程は，主観的で個人的な**認識 awareness**の経験をうみだす過程である。この過程はおそらく脳の異なる部位から起こる感覚，運動，情動，記憶などの多くの高次情報を，一つの認知の状態に統御する脳の活動によるものであろう。この認知の状態は，後々まで記憶に残る可能性がある。

ここでは，清明度と行動的覚醒に関わる広汎投射系に焦点をあてることにして，意識の高次処理（注意と認知）に関する議論は第 19 章に譲る。1930 年代から 1940 年代の動物実験やヒトの症例研究から，吻側脳幹網様体や内側間脳の病変が昏睡を引き起こすこと，同部位の刺激が深麻酔からの行動的・電気生理学的覚醒をもたらすことが明らかとなった。モルッツィ Moruzzi とマグーン Magoun は，この脳領域を上行性網様体賦活系 ascending reticular activating system（ARAS）と名づけた。その後，この系がすべて上行性というわけではなく（下行性の皮質性制御も重要である），すべてが網様体から発するわけでもないことが明らかとなった。しかし，限局性病変で昏睡が起きる可能性がある上位脳幹-間脳境界部の「危険領域」の概念は，現在でも臨床的に有用である。もっとも，正常に意識を維持するために，一つの「上行性網様体賦活系」が単独で働いているわけではなく，複数の覚醒系が相互連絡しながら並行して活動していると考えられている。

脳部位のどこに病変があると昏睡が起こるか。昏睡が起こるのは，古典的には，**上位脳幹網様体と関連構造**の機能不全，または広汎な**両側大脳皮質**の機能不全によるとされている（**臨床❷14.2**）。その他の脳幹領域の病変は典型的には意識レベルに影響しない。例えば，橋下部や延髄などの尾側脳幹（**図 14.6**）の病変では意識障害は起こらない。同様に，網様体を侵さない腹側延髄や橋の病変では，閉じ込め症候群（**臨床❷14.1**）の場合のように意識は通常保たれる。しかし，**視床の両側性病変**，特に内側部や髄板内核領域を侵す病変でも，昏睡が起こることがある。

次項で述べるが，上位脳幹，間脳，前脳基底部の**複数の並列回路**が清明度の維持に関わっている。すなわち，この皮質下覚醒系には以下の構造が含まれる。（1）**上位脳幹**の**ノルアドレナリン，セロトニン，ドーパミン**含有ニューロン群。これらは前脳の大脳皮質と皮質下構造に投射する。（2）上位脳幹の**アセチルコリン**含有ニューロンと，おそらく**グルタミン酸**を含有する**橋中脳網様体**ニューロン。これらは視床，視床下部，前脳基底部に投射し，ついでこれらの皮質下構造は大脳皮質に広汎投射して覚醒に働く。（3）**ヒスタミン**と**オレキシン**を含有し，大脳皮質と皮質下に投射する**後部視床下部**ニューロン。（4）前脳基底部の**アセチルコリン**含有ニューロン。大脳皮質に投射する。（5）**視床**

14

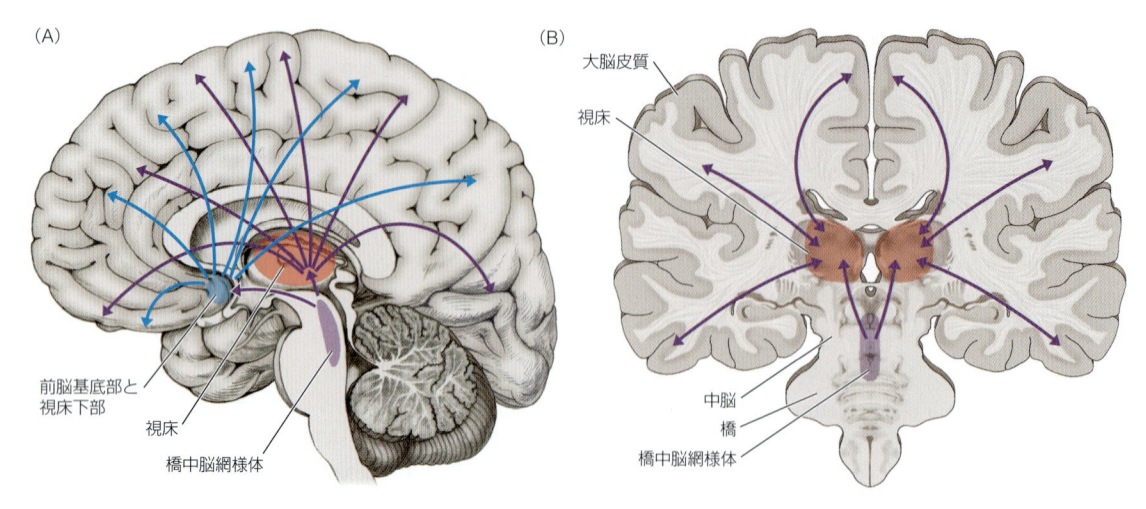

図 14.7　橋中脳網様体の覚醒回路。（A）正中矢状断面。（B）冠状断面。大脳皮質への広汎投射系は，視床髄板内核を経由する橋中脳網様体からの出力や，前脳基底部，視床下部からの出力から起こる

髄板内核吻側部とその他の**視床内側核群**のニューロン。おそらくグルタミン酸を含有し，大脳皮質に投射する。このうちの一つ，橋中脳網様体の投射を**図 14.7**に示す。橋中脳網様体は視床，視床下部，前脳基底部への投射によって覚醒に関与する。ついで，これらの構造は大脳皮質に広汎に投射する（**図 14.7**）。このような解剖学的構成は，大脳皮質の両側性の広汎な病変や上位脳幹-間脳賦活系の病変が昏睡を起こす理由を説明する。

　この行動的覚醒や清明度の系は何によって活性化されるのだろう。網様体や関連構造は感覚系からの入力，特に痛覚伝達に関わる前側索系の脊髄網様体路からの入力を受ける（**図 14.8，図 7.2**）。また，連合皮質や辺縁皮質は橋中脳網様体（と視床髄板内核）に投射する。したがって認知の過程や情動は，それぞれの系を介して清明度の亢進に働く。外側視床下部後部も覚醒系に投射して，これを活性化する。注意メカニズムに働くその他の神経回路には，上丘，小脳，大脳基底核，視床網様核などが含まれるが，これらについては第 19 章で述べる。

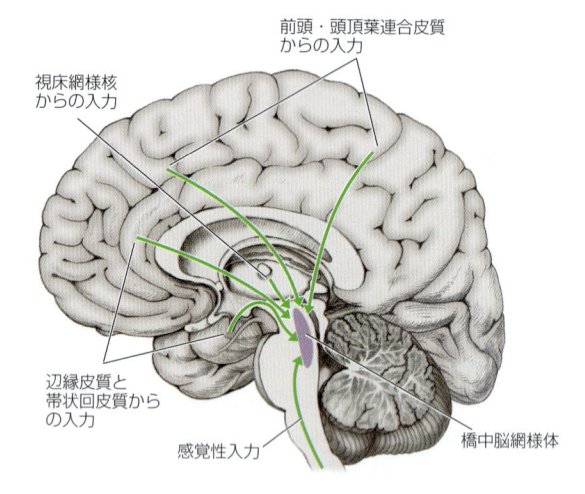

図 14.8　橋中脳網様体と関連構造への主な入力

脳幹と前脳の広汎投射系：意識と注意とその他の機能

　神経系のほとんどの伝導路は，一つの構造からその他のかぎられた数の構造へ投射する。対照的に，**びまん性（広汎性）投射系**とよばれる神経伝導路があり，一つの領域から多くの構造または神経系全域に投射する（**表 14.2**）。興味深いことに，上行して前脳を支配する脳幹投射系の多くが吻側脳幹網様体（中脳や橋吻側部）に源を発するのに対して，脳幹，小脳，脊髄への投射は橋尾側部や延髄から起こる。さらに広汎投射系には，脳幹以外の視床下部（ヒスタミン）や前脳基底部（アセチルコリン）から発するものもある。これらのすべての投射系は覚醒意識状態の維持や，注意，睡眠-覚醒サイクル，情動バランスなどの調節にきわ

復習問題

次の病変のうち，一般的に昏睡を起こすのはどれか。起こさないのはどれか。
1. 片側前頭葉
2. 両側橋中脳網様体
3. 両側橋底部
4. 両側延髄網様体
5. 両側大脳皮質のびまん性領域
6. 両側視床
（正解：2，5，6）

表 14.2　神経系の広汎投射系

投射系	細胞体の所在	主な標的	神経伝達物質受容体[a,b]	機能[c]
網様体	中脳と吻側橋	視床髄板内核, 視床下部, 前脳基底部	不明（グルタミン酸？）	清明度
髄板内核	視床髄板内核	大脳皮質, 線条体	（グルタミン酸？）	清明度
視床正中核	視床正中核	大脳皮質	（グルタミン酸？）	清明度
ノルアドレナリン	橋：青斑核と外側被蓋野	CNS 全域	α_{1A-D}, α_{2A-D}, β_{1-3},	清明度, 情動発揚
ドーパミン	中脳：黒質緻密部と腹側被蓋野	線条体, 辺縁系皮質, 扁桃体, 側坐核, 前頭前皮質	D_{1-5}	運動, 発動, 作業記憶
セロトニン	中脳・橋・延髄の縫線核	CNS 全域	$5-HT_{1A-F}$, $5-HT_{2A-C}$, $5-HT_{3-7}$	清明度
ヒスタミン	視床下部：隆起乳頭, 体核, 中脳：網様体	全脳	H_{1-3}	清明度
オレキシン(ヒポクレチン)	後部視床下部外側野	全脳	OX_1, OX_2	清明度, 食事摂取
アセチルコリン	前脳基底部：マイネルト基底核, 内側中隔核, 対角帯核	海馬を含む大脳皮質	ムスカリン性（M_{1-5}）ニコチン性	清明度, 記憶
	橋中脳領域：脚橋被蓋核と背外側被蓋核	視床, 小脳, 橋, 延髄	ムスカリン性（M_{1-5}）, ニコチン性	清明度, 記憶

[a]ここにあげた神経伝達物質を放出するニューロンの多くは, 多種のペプチドも放出する。これらのペプチドも神経修飾機能を果たすと考えられる。

[b]ここにあげた受容体亜型のうちクローニングされたものもあり, また, 常に新しい亜型がつけ加えられている。

[c]ここに列挙した機能はかなり簡略化している。くわしくは本文と巻末の文献を参照されたい。

めて重要である。次項からは主要な広汎投射系について述べるが, この中には神経伝達物質が同定された系もあれば未同定の系もある。

第2章で述べたように（表2.2）, 神経伝達物質には大別して2種類の機能がある。一つは, ミリ秒単位で働く速い興奮性または抑制性シナプス後電位によってニューロン間の連絡を仲介する機能である。中枢神経系の代表的な興奮性神経伝達物質と抑制性神経伝達物質は, それぞれグルタミン酸と γ-アミノ酪酸（GABA）である。第二の機能は**神経修飾 neuromodulation** で, 通常もっと遅い反応である。神経修飾には広い範囲の細胞メカニズムが含まれ, シナプス伝達や神経成長などを制御するシグナルカスケードに作用する。神経修飾は, ニューロンに生じるシグナル伝達特性を促進したり抑制したりする。アセチルコリン, ドーパミン, ノルアドレナリン, セロトニン, ヒスタミンなどのびまん性投射系の神経伝達物質は, 中枢神経系では主として神経修飾的な役割を果たしている。さらに, 多くのペプチドや小分子, そして未同定の神経修飾物質も機能しているであろう。特異受容体の存在によって, これらの神経伝達物質は神経シグナル伝達に対して促進的か抑制的に働くことができる。神経伝達物質の中には異なるシナプスや異なる受容体に対して促進的にも抑制的にも働くことができるものがある。これらの伝達物質の機能上の効果は, 修飾される脳領域にもよる。そのような効果には, 意識レベル, 睡眠-覚醒サイクル, 情動状態, 運動行動, そしてその他の多くの機能に対する効果が含まれる。この神経修飾作用の詳細を述べることは本書の意図するところではない（詳細については巻末の文献を参照のこと）。その代わりに

ここでは, これらの神経伝達物質系の解剖学的分布とその最もよく知られている機能的意義に焦点をあてることにする。

橋中脳網様体の大きな病変とは異なり, 本項で取り上げる個々の神経伝達物質投射系の病変や薬理学的な遮断では昏睡を生じることはない。いくつかの神経伝達物質系では, とくにアセチルコリンやヒスタミンの経路では, その病変や遮断によって強い錯乱や傾眠が起こるが, 昏睡は起こらない。したがって, 正常の覚醒状態はたった一つの投射系の働きで保持されているわけではなさそうである。むしろ, 並列的な複数の解剖学的経路や神経伝達物質経路が正常に機能することが, おそらく覚醒維持に必要なのであろう。そのような経路には, 橋中脳網様体とその他の脳幹投射系, 両側視床髄板内核, 両側大脳皮質などが含まれる。これから考察するように, ここで述べる個々の神経伝達物質系は実際のところ注意機構, 記憶, 情動状態に重要な役割を果たしている。

脳幹網様体と視床

すでに述べたように, **橋中脳網様体 pontomesencephalic reticular formation** は視床の**髄板内核**に投射する（図14.7）。この投射の神経伝達物質はまだ確定してはいないが, この経路の多くのニューロンはグルタミン酸を含有する。視床髄板内核は大脳基底核と密な相反性線維連絡をもつ（表7.3, 図7.7）。しかし, この線維連絡に加えて, 髄板内核, とくに**吻側髄板内核**（外側中心核, 中心傍核, 内側中心核）は大脳皮質に広汎に投射する（図7.8）。この広汎投射は, **視床正中核群**（図7.6, 表14.2）などその他の視床からの広汎投

(A)

内側中隔核と対角帯核

脳弓（海馬体へ）

視床

マイネルト基底核

脚橋核と背外側被蓋核

背外側被蓋核
脚橋核

(B)

内側中隔核　対角帯核　マイネルト基底核

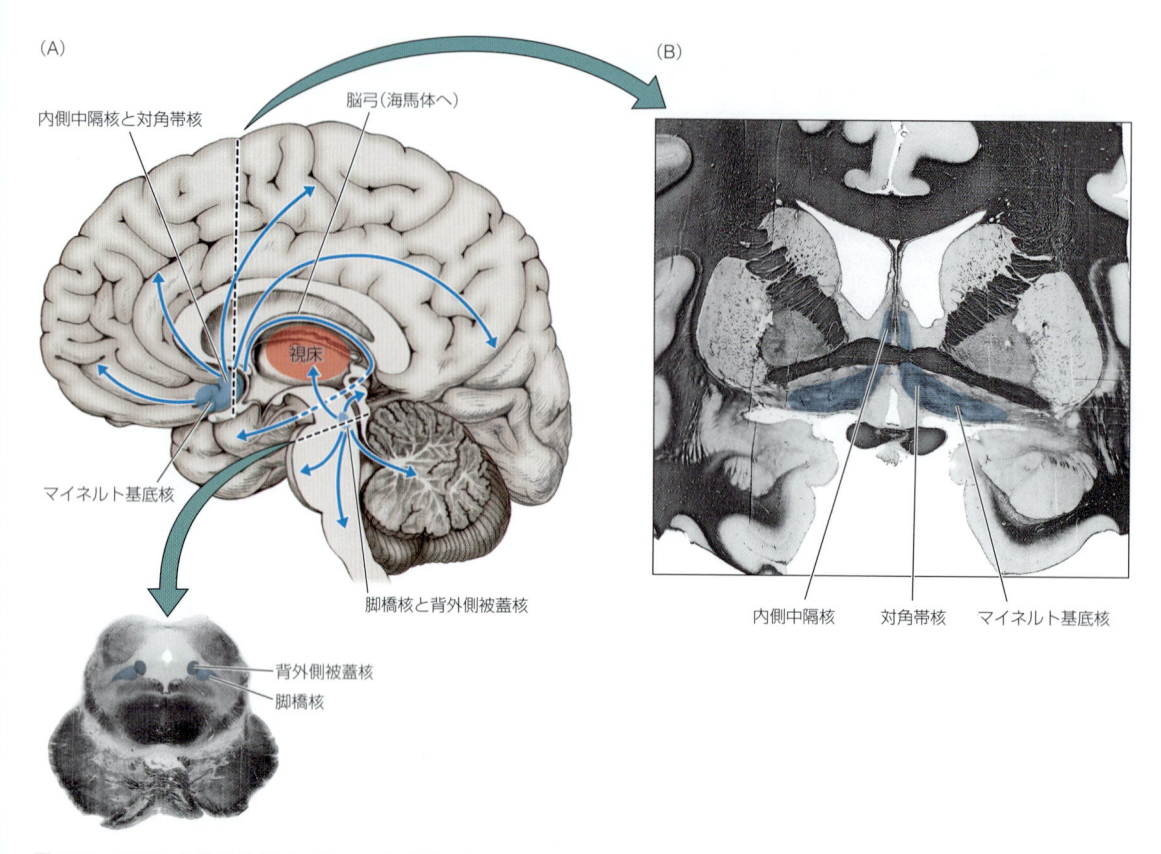

図 14.9　コリン作動性投射系。表 14.2 も参照。(A と B の切片は，Martin JH. 1996. *Neuroanatomy : Text and Atlas*. 2nd Ed. McGraw-Hill, New York を改変)

射とともに，正常清明度の保持に重要であると考えられている。橋中脳網様体からは，髄板内核ばかりでなく **視床下部や前脳基底部**（**図 14.7**）にも投射がある。これらの領域からの広汎投射も，橋中脳網様体による覚醒機能に貢献している。

アセチルコリン acetylcholine

　アセチルコリンは末梢神経系の代表的な遠心性神経伝達物質で，神経筋接合部や節前性自律神経シナプス，節後性副交感神経シナプスで働く（第 6 章）。コリン作動性ニューロンは中枢神経系ではもっとかぎられた役割を果たしていて，神経伝達というよりむしろ主に神経修飾に働く（中枢神経系の代表的な興奮性神経伝達物質がグルタミン酸であることを思い出してほしい）。広汎に投射する神経修飾性のコリン作動性ニューロンは，主に 2 つの脳部位に存在する（**図 14.9**）。脳幹の橋中脳領域と前脳基底部である。脳幹コリン作動性投射系のニューロンは主に **脚橋被蓋核 pedunculopontine tegmental nucleus** と **背外側被蓋核 laterodorsal tegmental nucleus** に存在する（**図 14.9**）。これらの核は中脳と橋の境界のレベルで，それぞれ網様体と中脳水道周囲灰白質の外側部に位置する。この

領域からのコリン作動性投射は髄板内核を含む視床に向かうが，今度はそこから大脳皮質に広汎に投射する（**図 14.7**）。アセチルコリンは異なる視床部位に対して異なる機能を及ぼす。おそらく覚醒維持に関与していると思われるが，それに加えて，脚橋被蓋核は運動機能に関与するので中脳運動領域とよばれることもある。動物でこの領域を電気刺激すると協調的な運動を引き起こすことができる。脚橋被蓋核と背外側被蓋核は大脳基底核，視蓋，深部小脳核，橋，延髄，脊髄と密接な線維連絡をもつので，解剖学的にも理解できる。

　視床へのコリン作動性入力は，通常視床から大脳皮質への興奮性投射を促進することによって，間接的に覚醒状態の維持に貢献する。しかし，脳幹から大脳皮質への直接のコリン作動性入力は，全くといっていいほどない。その代わりに，そのような入力は主に前脳基底部から来る（**図 14.9**）。**マイネルト基底核 nucleus basalis（of Meynert）** には大脳皮質のほぼ全域に投射するコリン作動性ニューロンがある。海馬体へのコリン作動性投射は **内側中隔核 medial septal nucleus** とブローカの **対角帯核 nucleus of diagonal band**（of Broca）から起こる。大脳皮質や海馬へのコリン作動性の効果は通常促進的である。海馬へのコリン作動性

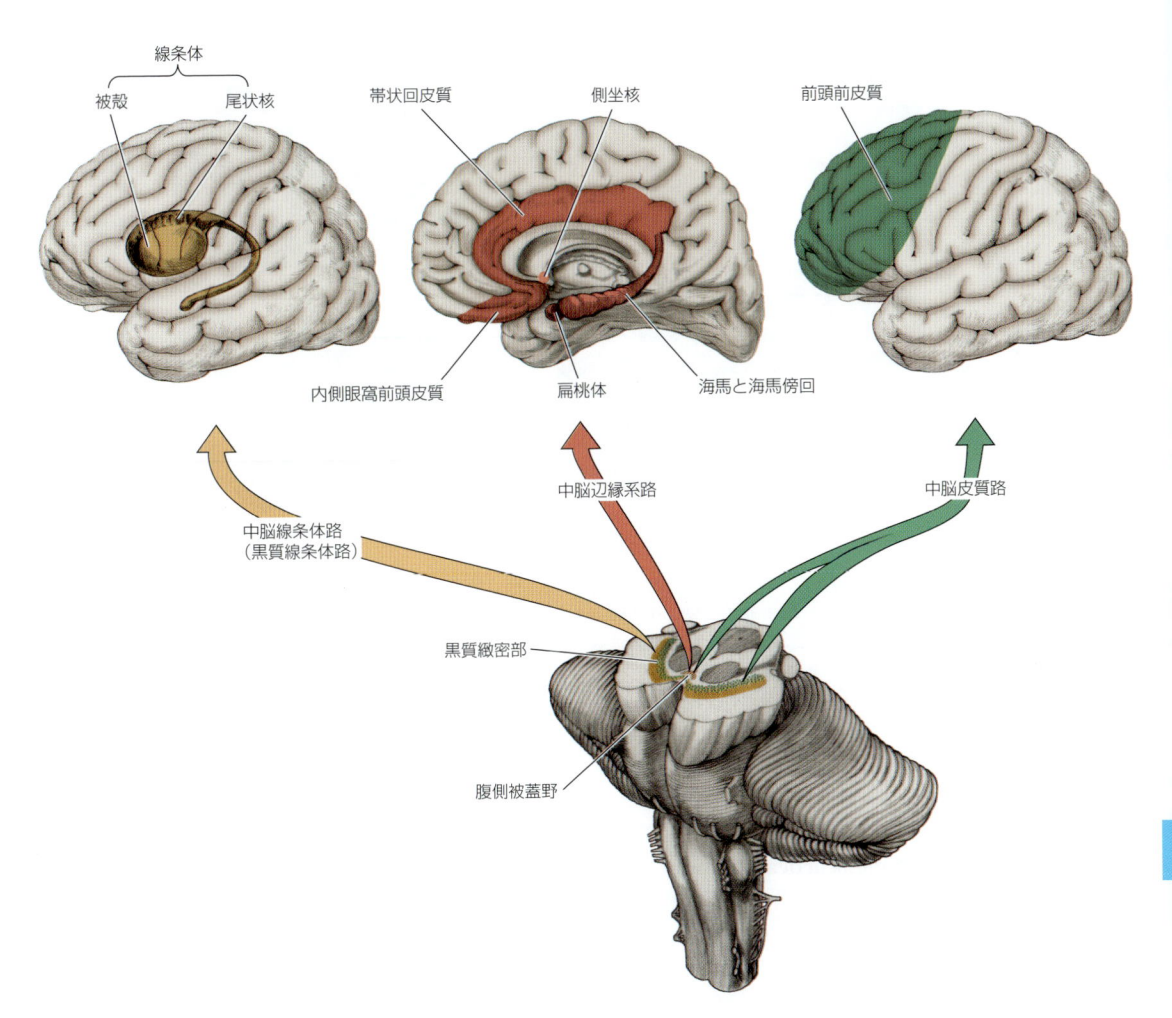

図 **14.10** ドーパミン作動性投射系。**表 14.2** も参照

投射は，海馬 θ リズムという律動的な振動を産み出す。このリズムが海馬の記憶機能に関係すると推測されている。

　長経路投射系のコリン作動性ニューロンに加えて，中枢神経系には短経路の局所神経回路で働くコリン作動性介在ニューロンもある。このようなコリン作動性介在ニューロンは線条体（**図 16.7**）と，もっとかぎられた数ではあるが大脳皮質にある。内側手綱核から脚間核へのコリン作動性投射もある。

　古典的には，中枢神経系の主要なコリン作動性受容体は**ムスカリン性 muscarinic** 受容体である（**表 14.2**）。しかし，**ニコチン性 nicotinic** 受容体も中枢神経系で重要な役割を担っている。中枢神経系におけるアセチルコリンの主要な機能は，注意，記憶，学習への関与である。中枢コリン性伝達を薬理学的に遮断すると，せん妄（**臨床 ⓟ14.2，19.15**）と記憶障害が起こる。アルツハイマー病における記憶障害のメカニズムの一つとして，前脳基底部のコリン作動性ニューロ

ンの変性があげられる（**臨床 ⓟ19.16**）。運動疾患では線条体ニューロンのコリン作動性伝達が遮断されることがあるが，その効果については第 16 章で述べる。

ドーパミン dopamine

　ドーパミンを含有するニューロンは主に中脳腹側部にある。すなわち，**黒質緻密部 substantia nigra pars compacta** とその近傍の**腹側被蓋野 ventral tegmental area** である（**図 14.3，図 14.10**）。従来，この中脳の核群から 3 つの投射系が起こるとされてきた。**中脳線条体 mesostriatal**（黒質線条体）路は主に黒質緻密部から起こり，尾状核と被殻に投射する。この神経路の機能不全はパーキンソン病などの運動疾患の原因となる。パーキンソン病ではドーパミン作動薬が治療に用いられる（**臨床 ⓟ16.2**）。

　中脳辺縁系路 mesolimbic pathway（**図 14.10**）は主として腹側被蓋野から起こり，側頭葉内側部，扁桃体，帯状回，側坐核などの辺縁系領域（第 18 章）に

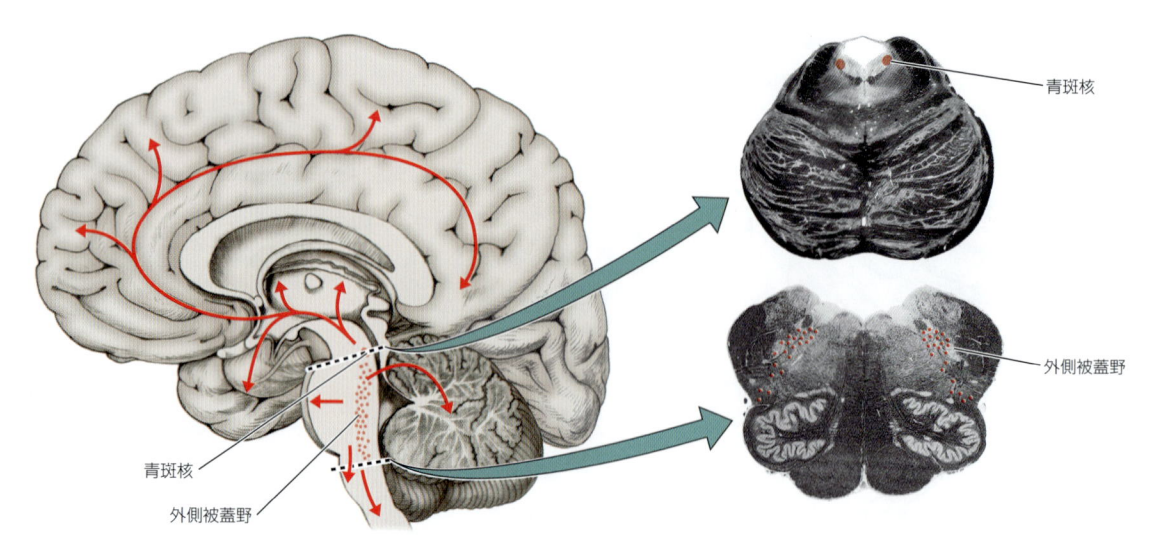

青斑核

青斑核

外側被蓋野

外側被蓋野

図 14.11　ノルアドレナリン作動性投射系。表 14.2 も参照。（脳幹切片：［上］University of Washington Digital Anatomist Project, ［下］Martin JH. 1996. *Neuroanatomy : Text and Atlas*. 2nd Ed. McGraw-Hill, New York）

投射する。中脳辺縁系路は主に報酬回路や嗜癖に関与する。また，中脳辺縁系路の過活動は，妄想に代表される統合失調症の「陽性」徴候（臨床 **P**18.3）の発現に重要と考えられている。妄想などの陽性徴候はドーパミン拮抗薬によく反応する。

　最後に，**中脳皮質路 mesocortical pathway**（図 **14.10**）は主として腹側被蓋野（と黒質近辺に散在するドーパミン作動性ニューロン）から起こり，前頭前皮質に投射する。この系は前頭葉機能（第 19 章）に関与することが示唆されていて，作業記憶や運動開始における注意に関係するとされる。ドーパミン作動性中脳皮質路の傷害がパーキンソン病の認知障害や寡動（臨床 **P**16.2），そして統合失調症の「陰性」徴候（臨床 **P**18.3）に重要な役割を果たしている可能性がある。黒質緻密部や腹側被蓋野からのドーパミン作動性投射系に加えて，もっと局所的に働くドーパミン作動性ニューロンが網膜，嗅球，視床下部（プロラクチンの分泌を抑制する；第 17 章），延髄などにある。

ノルアドレナリン noradrenalin

　ノルアドレナリンを含有するニューロンは，かつては吻側橋の第四脳室付近に位置する**青斑核 locus ceruleus**（「青い点」という意味）だけに分布すると考えられていた（図 **14.4**A，図 **14.11**）。しかし，青斑核と同じような投射をするノルアドレナリン作動性ニューロンは，橋と延髄の**外側被蓋野 lateral tegmental area** に散在している。青斑核と吻側の外側被蓋野からの上行性ノルアドレナリン作動性投射は前脳全体に到達する（図 **14.11**）。

　ノルアドレナリンの作用は大脳皮質では興奮性のこ

とも抑制性のこともあるが，視床では通常興奮性である。よく知られている受容体のタイプを**表 14.2** に示す。上行性ノルアドレナリン作動性投射系の機能には，注意，睡眠-覚醒状態，情動の修飾などがある。注意欠陥・多動性障害の治療にノルアドレナリン作動性神経伝達を亢進させる薬剤が用いられる。青斑核ニューロンの発火は覚醒状態で増加し睡眠中は劇的に減少する。しかし，青斑核の病変では傾眠は起こらない。一方，日中の過剰な眠気を特徴とするナルコレプシーという睡眠障害では，ノルアドレナリン作動薬に反応する場合が多い。ノルアドレナリンはセロトニンとともに，疼痛の中枢性制御（第 7 章），うつ病や躁うつ病などの情動障害，強迫神経症などの不安障害（臨床 **P**18.3）などでも重要である。

　青斑核と外側被蓋野は，小脳，脳幹，脊髄にもノルアドレナリンを供給する。尾側橋と延髄の外側被蓋野ノルアドレナリン作動性ニューロンは，血圧調節などの交感神経機能に関与する。ノルアドレナリンに加えて，関連カテコールアミンであるアドレナリンも少数の脳幹ニューロンに含まれる。これらのニューロンの機能は確定していないが，やはり血圧調節に関係している可能性がある。

セロトニン serotonin

　セロトニンは中脳，橋，延髄の**縫線核 raphe nucleus** ニューロンに含まれる（図 **14.12**）。raphe はギリシャ語で「縫い目」の意味で，この核が位置する脳幹領域の正中部が縫い目のようにみえることから名づけられた（図 **14.3**B，図 **14.4**）。中脳や吻側橋の**吻側縫線核 rostral raphe nucleus** は，大脳皮質，視床，

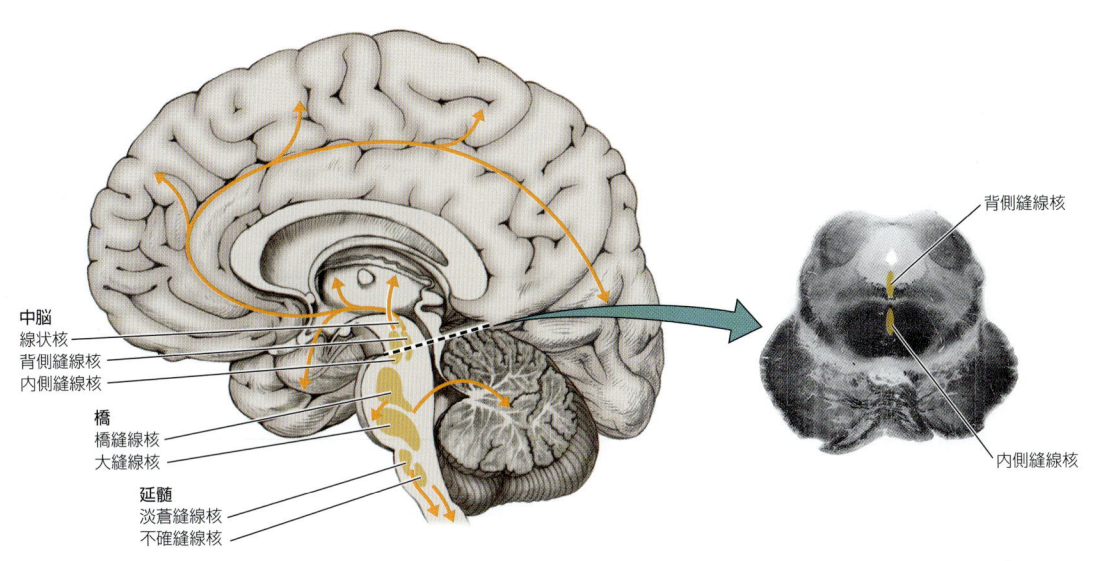

図 14.12　セロトニン作動性投射系。表 14.2 も参照。（脳幹切片は Martin JH. 1996. *Neuroanatomy : Text and Atlas*. 2nd Ed. McGraw–Hill, New York を改変）

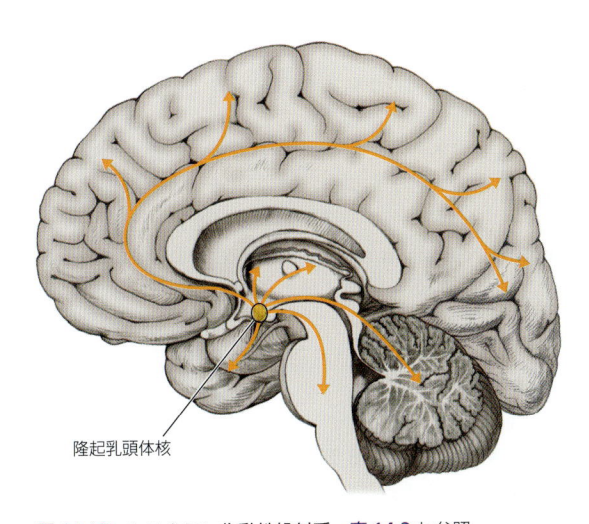

図 14.13　ヒスタミン作動性投射系。表 14.2 も参照

大脳基底核を含めて前脳全体に投射する（**図 14.12**）。セロトニンには興奮性効果も抑制性効果も報告されているが，同一の構造内でも両方の機能を及ぼすことがある。セロトニン作動性神経路は，うつ病，不安症，強迫症，攻撃行動，摂食障害など，いくつかの精神疾患（**臨床 P18.3**）に関与すると信じられている。また，ノルアドレナリン作動性ニューロンと同様，セロトニン作動性ニューロンの発火頻度は睡眠中に劇的に減少するので，覚醒に関わるらしい。尾側橋や延髄の**尾側縫線核 caudal raphe nucleus** は，小脳，延髄，脊髄に投射する。脊髄と延髄への投射は疼痛制御（**図 7.5**），呼吸，発熱調節，運動調節に関わる。**小児突然死症候群 sudden infant death syndrome（SIDS）**の

発症に，セロトニン作動性ニューロンの障害が関係している可能性が示唆されているが，おそらく過換気に対する反応性の意識障害が一因であろう。少数のセロトニン作動性ニューロンは，縫線核以外にも，最後野，尾側青斑核，脚間核周辺などの脳幹領域や脊髄に認められる。

ヒスタミン histamine

　ヒスタミンは主に視床下部後部の**隆起乳頭体核 tuberomammillary nucleus** に分布するが（**図 14.13**），中脳網様体にもヒスタミン作動性ニューロンが少数散在する。身体の大部分のヒスタミンは神経組織外の肥満細胞に含有されていて，免疫反応やアレルギー反応に関わっている。神経系でヒスタミン含有ニューロンが発見されたのは比較的最近のことである。隆起乳頭体核から前脳へのびまん性ヒスタミン作動性投射は，清明状態の維持に重要であるらしい。ヒスタミンは視床ニューロンには興奮性に働き，大脳皮質ニューロンには興奮性にも抑制性にも働く。アレルギーの治療に用いられる抗ヒスタミン剤は，中枢のヒスタミン受容体を遮断することによって眠気をもたらすと考えられる。

その他の投射系

　ここにあげた投射系以外にも，覚醒，情動調節，記憶などの機能に関係すると思われる神経修飾系・投射系が数多く報告されているし，まだ明らかになっていないものもある。これにはペプチドや小分子性の神経伝達物質がある。**オレキシン orexin**（ヒポクレチンともいう）というペプチドは，後部視床下部の外側部の

ニューロンで産生される（図14.15）。オレキシン含有ニューロンは主な脳幹覚醒系のすべての領域に投射するとともに，大脳皮質にも投射して覚醒状態を促進する。**アデノシン adenosine** は清明維持機構に働くもう一つの重要な伝達物質の候補である。アデノシン受容体は視床と大脳皮質の両者に存在するが，アデノシンはこれらに対して通常抑制的に働く。神経系におけるアデノシンの供給源はまだよくわかっていない。興味深いことに，アデノシン含有量には日内変動があって，入眠直前に最大となる。カフェインの覚醒効果は一つにはアデノシン受容体の遮断によると考えられる。

抑制性神経伝達物質である **GABA** は神経系全域に分布する。抑制性局所介在ニューロンを介する役割についてはよく知られているが，GABA は長経路の抑制性投射にも関与する。例えば，前脳基底部から広汎皮質領域への投射にも GABA 作動性投射がある。また，視床網様核の GABA 作動性ニューロンは他の視床核や吻側脳幹網様体へ投射する。このような GABA 投射系は，神経系の情報流通の制御や，睡眠-覚醒の基盤となる動揺性の電気生理的活動の制御にきわめて重要な役割を果たすと考えられている。これから簡単に述べるが，もう一つの重要な GABA 投射系として，視床下部ニューロン，とくに視索前野腹外側部のニューロンがあげられる。このニューロンは，セロトニン作動性，ノルアドレナリン作動性，ヒスタミン作動性，コリン作動性の各覚醒系を阻害して深睡眠を促す。

復習問題

表14.2の一番左の列を除くすべての列を隠そう。それぞれの広汎投射系について，細胞体が存在する部位と投射の主要な標的を述べよ。

睡眠-覚醒サイクルの解剖学

睡眠-覚醒サイクルには神経回路の複雑な相互作用が関係するが，その回路の多くは脳幹にある。成人の睡眠には5つのステージがある（図14.14）。正常の睡眠は**ノンレム睡眠 nonREM**（non-rapid eye movement）のステージ1から始まり，ステージ4まで睡眠が深くなる。ノンレム睡眠の次に**レム睡眠 REM**（rapid eye movement）の時間が来る。典型的には多くの夢はこのレム睡眠の時間中にみられる。一晩にこのサイクルを数回くり返す（図14.14）。レム睡眠は「逆説睡眠」とよばれることもある。これは，レム睡眠がステージ4よりも深い睡眠でありながら，一見覚醒状態によく似ているからである。例えば全身の筋緊張や脳幹のモノアミン性神経伝達はレム睡眠で最低レベルとなる。一方，レム睡眠の脳波（EEG；第4章）は一見覚醒状態に似ていて（低振幅速波の混合），ノンレム睡眠のステージ3，4の脳波は昏睡の脳波に似る（高

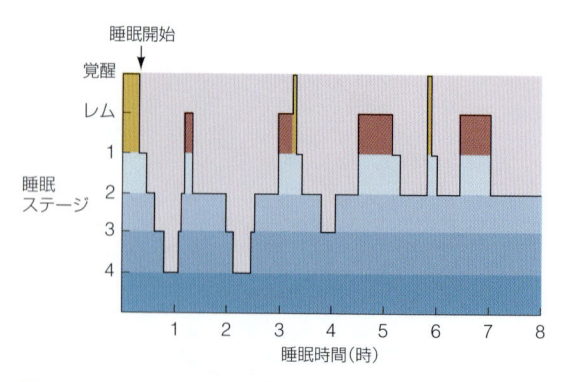

図14.14　睡眠ステージ。 脳波，外眼筋運動，身体運動，筋緊張，呼吸など，複数のパラメータを用いた終夜睡眠ポリグラフ。異なる睡眠ステージがスコア化されて記録されている

振幅徐波）。またノンレム睡眠からの覚醒はステージ3，4のレム睡眠からの覚醒よりも容易である。

睡眠は，かつて考えられていたような，神経系の刺激低下から生じる単なる受動的な過程ではない。神経回路が共同して働くことによって睡眠が産み出されるが，そのような回路には，本章でこれまでに述べてきた多くの神経回路が含まれる。ネコでの古典的な実験で中脳切断が昏睡を起こすことから，覚醒維持に網様体が重要であることは明らかである。しかし興味深いことに，ネコで下位橋レベルを切断すると睡眠が減少する。この結果から，**延髄睡眠促進領域 sleep-promoting regions in medulla** の存在が示唆され，その後，その本体が延髄網様体と孤束核にあると推定されるようになった（図14.15A）*。実際，延髄の特定領域の病変は，視床下部前部や前脳基底部の病変と同様，顕著に睡眠を減少させる。これらの領域はノンレム睡眠の促進に特に重要である。例えば，視床下部前部の **腹外側視索前野 ventrolateral preoptic area（VLPO）** とその近傍にある GABA 作動性ニューロンは，視床下部後部のヒスタミン作動性ニューロンに抑制性線維を送る（図14.15A）。同時に脳幹のセロトニン作動性，ノルアドレナリン作動性，ドーパミン作動性，コリン作動性の覚醒系にも抑制性線維を送っている。GABA とともにペプチドのガラニンがこの抑制経路に働く。このように，VLPO は前脳に投射する上行性賦活系（図14.15A）を抑制することによってノンレム睡眠を促進する。

第一次世界大戦の前後に「嗜眠性脳炎」が大流行した時期があった。この病気の患者は長時間眠り，死亡することもあった。コンスタンチン・エコノモ卿 Constantin von Economo はこの病気の患者の脳を調べ，後部視床下部の傷害を発見した。もっと最近では，後部視床下部外側野に**オレキシン**というペプチド（**ヒポ**

---

*脳幹のこの睡眠促進領域の正確な位置は，電気生理学的には確定していない。

(A)ノンレム睡眠

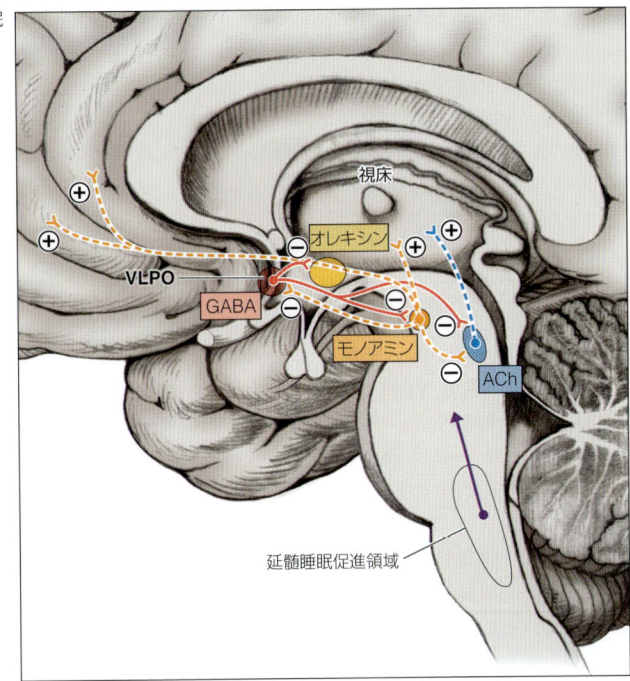

(B)レム睡眠

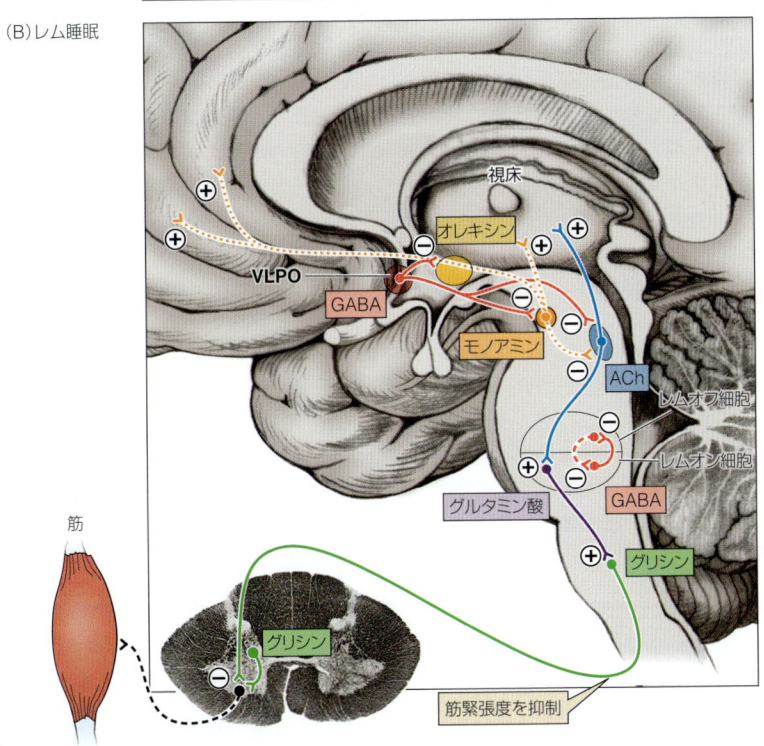

図 14.15　睡眠調節に重要な脳幹回路。（A）ノンレム睡眠の間，視床下部前域の視索前域腹外側部の GABA（および ガラニン）作動性ニューロンは，後部視床下部のオレキシン含有ニューロンを含む上行性賦活系のニューロンや，ヒス タミン（隆起乳頭体核，図示していない），セロトニン，ノルアドレナリン，ドーパミンなどのモノアミン作動性ニュー ロン群，そして脳幹コリン作動性ニューロン（ACh）を抑制する。延髄の特定領域もノンレム睡眠の促進に関わる。 （B）レム睡眠の間，モノアミン性の神経伝達物質，とくにノルアドレナリンとセロトニンが減少する。この減少によっ て視床へのコリン性入力が増加し，脳波上の覚醒波が増加する。橋回路には，相互抑制的なレムオン細胞とレムオフ細 胞が含まれ，レム夢幻状態で筋緊張亢進を抑制するニューロンも含まれる。（脊髄切片：DeArmond SJ, Fusco MM, Maynard MD. 1989. *Structure of the Human Brain：A Photographic Atlas*. 3rd Ed. Oxford, New York）

クレチンともいう）を産生するニューロンがみつかっている。VLPOとは違って，オレキシン含有ニューロンは脳幹と視床下部の覚醒系を興奮させ，覚醒状態の維持にきわめて重要である。VLPOはオレキシン含有ニューロンを抑制するので，オレキシン含有ニューロンの活動は睡眠中に減少する。この活動低下によって，脳幹と視床下部の覚醒系の活動はさらに抑えられることになる（図 14.15A）。

異なる脳幹回路がレム睡眠の調節に関係すると考えられている（図 14.15B）。数種類の**レム・オン細胞 REM-on cell**が橋網様体に存在する。レム睡眠中に，橋の**GABA作動性レム・オン細胞**とVLPOのニューロンがモノアミン性神経伝達を抑制する。とくに青斑核と外側被蓋野からのノルアドレナリン（NA）の放出と，縫線核からのセロトニン（5-HT）の放出が抑制される（図 14.15B）。オレキシン含有ニューロンの活動も減少する。**ノルアドレナリン作動性とセロトニン作動性**ニューロンの発火はノンレム睡眠がステージ1から4に進行するにつれて減少する。そしてレム睡眠中，これらの細胞はほぼ活動停止の状態にある。この活動停止によって，脚橋核と背外側被蓋核のコリン作動性ニューロンの抑制が解かれて，レム睡眠中に視床へのコリン作動性伝達が増強する（図 14.15B）。この活性化状態の変化が基盤となって，覚醒状態に近い脳波活動がレム睡眠中に出現すると考えられている。また，脳幹コリン細胞は橋から視床と大脳皮質へ波及する間欠的な覚醒波を産み出す。この覚醒波はPGO波（橋-膝状体-後頭葉 pons-geniculate-occipital）とよばれ，夢の中の視覚イメージや急速眼球運動の発現に関係すると考えられている。

脳幹コリン作動性ニューロンは橋のもう一つのレム・オン細胞を活性化して，レム睡眠の間，筋緊張を著明に低下させる（図 14.15B）。この**グルタミン酸作動性レム・オン細胞**と思われる細胞は橋網様体にあって，延髄と脊髄の抑制性伝達物質であるグリシンの回路を活性化する。その結果，下位運動ニューロンに抑制がかかって，筋緊張が著明に低下することになる（図 14.15B）。この系に病変があったり機能不全が起こったりすると（パーキンソン病やその他の関連疾患で前駆症状としてみとめられることがある），レム睡眠時の正常な運動抑制が消失するので，夢をみている際に複雑な活動が起こることになる。この複雑な活動を**レム睡眠行動異常 REM sleep behavioral disorder**とよぶ。レム睡眠中は筋緊張が低下するが，レム睡眠の間，急速眼球運動 rapid eye movement（ここからレム REM の名前がついた）や短い四肢の運動のような，短時間の運動相が出現する。このような相性の運動は覚醒期にも起こり，橋網様体のニューロンによって活性化される。

セーパー Saper らは睡眠と覚醒の間やレム睡眠とノンレム睡眠の間では「切り替えスイッチ flip-flop switch」の機構が働いて，急速で完全な移行があると提唱している。この用語は電気回路用語からの借用で，2つのシステムが相互にお互いを抑制するのでオン-オフの状態がはっきりと切り替わる機構を指している。このような相互抑制回路の例として，VLPOとモノアミン作動性覚醒系の関係（図 14.15A）やレム・オン細胞とレム・オフ細胞の関係（図 14.15B）があげられる。

その他の多くの伝達物質，ペプチド，液性因子，内分泌性因子なども睡眠を調節し，また睡眠によって調節される。オレキシン含有ニューロンの近くにメラニン凝集ホルモンを含有するニューロンがみつかっている。このニューロンはオレキシン含有ニューロンとは反対の活動パターンを示し，活動性はレム睡眠で最も高く覚醒期で最も低くなる。視床下部の視交叉上核（図 17.3）は網膜からの入力を受け，サーカディアンリズムを設定するとともにそれを明暗サイクルに適合させるために重要である。多くのホルモン濃度には日内変動がある。多くの体内の化学物質が睡眠促進物質として働く可能性があるが（例えばアデノシンについては既述），どれが最も重要かについては現在のところ一致した見解はない。

最近の最もめざましい研究成果の一つに，ナルコレプシーという睡眠障害の動物やヒトで，後部視床下部外側野のオレキシン（ヒポクレチン）含有細胞が減少しているという発見がある。**ナルコレプシー narcolepsy**の特徴は，覚醒状態から容易に直接レム睡眠に移行する傾向があることだが（図 14.14 の正常な睡眠ステージと比較してほしい），次の4つの古典的な臨床所見を伴う。

1. 睡眠発作（日中の過剰な眠気）
2. 情動脱力発作（カタプレキシー）（覚醒状態からの突然の筋緊張低下で，情動刺激に反応して起こることも多い）
3. 入眠時幻覚と覚醒中の夢幻体験
4. 睡眠麻痺（覚醒しているが，そのまま数分間動けない状態）

オレキシンは覚醒系（図 14.15）を刺激することによって覚醒状態を維持するが，オレキシンの減少によって「切り替えスイッチ」が不安定な状態になるので，レム睡眠への移行，レム睡眠からの離脱が反復して起こるのだろうと想像されている。ヒポクレチン/オレキシンの発見は，研究の進展によって，いずれは睡眠現象が細胞生物学的・分子生物学的に解明され，治療法が確立される日も遠くないと期待させてくれるものである。

表 14.3　昏睡と関連状態

解剖（図 14.16）	大脳皮質	間脳−上位脳幹覚醒系	脳幹反射と運動系	脊髄回路
検査される機能	刺激に対する合目的的反応？	行動的覚醒，睡眠-覚醒サイクル？	脳幹反射？	脊髄反射？
意識障害の状態				
脳死	なし	なし	なし	あり
昏睡	なし	なし	あり	あり
植物状態	なし	あり	あり	あり
最小意識状態	時にあり	あり	あり	あり
昏迷，感情鈍麻，嗜眠，せん妄	時にあり	様々	あり	あり
痙攣重積状態	様々	様々	あり	あり
無動性無言，無為，カタトニー	時にあり	あり	あり	あり
睡眠，正常と異常	時にあり	あり	あり	あり
意識障害の類縁状態				
閉じ込め症候群	なし[a]	あり	あり	あり
解離性障害，身体化障害	時にあり	あり	あり	あり

[a]閉じ込め症候群の患者の中には，随意下の垂直性眼球運動，瞬目などの微細運動が保たれている者もいる。Blumenfeld H. 2009. The neuro-logical examination of consciousness. In *The Neurology of Consciousness*, S laureys and G Tononi(eds.), Chapter 2, pp.15-30. Elsevier, LTD を承諾を得て改変。

復習問題

下にあげる脳幹神経伝達物質系のうち，ノンレム睡眠で最も強く不活性化されるのはどれか。レム睡眠ではどれか。（図 14.15）
ACh
ノルアドレナリン
5-HT

臨床ポイント 14.2　　**昏睡と関連疾患**

プラムとポズナーの古典的な定義によると，**昏睡 coma** とは「閉眼状態で臥床した患者にみられる覚醒していない，反応性のない状態」である。昏睡を脳挫傷や失神のような一過性意識消失から区別する最短の持続時間は 1 時間である。昏睡を起こす可能性があるのは，次の 2 つの脳部位の機能不全である。（1）両側大脳皮質の広汎領域，または（2）上位脳幹−間脳賦活系（または 1，2 の両者）である。昏睡をよく理解するためには，類似の状態と比較することが最善の方法であろう（図 14.16，表 14.3）。

▶昏睡とその他の意識障害

脳死は昏睡の究極の非可逆的な形といえるかもしれない。第 3 章で述べたように，脳死判定の基盤は前脳と脳幹の機能消失を臨床的に証明することであり，この中には脳幹反射の消失も含まれる（図 14.16A，表 14.3）。脳死では脊髄反射だけは残存していてもよい。脳死の確定診断のために脳波を用いる場合には，振幅が 2 マイクロボルト以下の「脳の電気的無活動」，すなわち平坦脳波を基準とする。脳死では脳への血流や代謝も同様にかぎりなく 0 に近くなる。

昏睡では，大脳皮質や間脳−上位脳幹覚醒系の機能が強く障害される（図 14.16B）。脳死とは違って，昏睡では多くの単純な脳幹反射がみられ，時には複雑な脳幹反射活動が残ることもある。しかし，大脳皮質の働きによる心理学的に意味のある合目的的な反応は欠如する（表 14.3）。例えば，昏睡患者では反射性眼球運動（例えば前庭眼反射，第 3 章「昏睡検査法」の項参照）や呼吸運動，姿勢反射（図 3.5）などが認められることがある。しかし，（反射ではなく）合目的的な痛み刺激からの逃避動作や，痛み刺激の場所をもう一方の手で触って示すなど，意思の発露による反応は昏睡では起こらない。

昏睡では，典型的には脳代謝は少なくとも 50％減少するが，このデータは大脳皮質機能の欠如によく合致する。昏睡は皮質性病変でも皮質下病変でも起こるが，いったん昏睡になると，大脳皮質も皮質下性覚醒系もともに活動が低下する（図 14.16B）。両者の構造の間には非常に緊密な線維連絡があるからである。脳波（第 4 章）は昏睡では通常異常であるが，多くの異なるパターンをとる。高振幅徐波から群発−平坦脳波 burst−suppression，三相波，紡錘波，α 波（正常覚醒状態のパターン）に至るまで様々である。昏睡における最も典型的な異常脳波は単調で時間変動に乏しい脳波で，異なる睡眠ステージで変動する正常人の睡眠脳波（図 14.14）とは対照的である。**睡眠**と昏睡の違いは（表 14.3），昏睡患者が刺激によっても覚醒しないことと，すでに述べたように睡眠時のような周期的変動が昏睡患者にはみられないことである。

昏睡は通常は永続的な状態ではない。発症後 2〜4 週間以内にほぼすべての患者が死亡するかあるいは意識レベルが改善する。昏睡の原因となる最初の破滅的な脳傷害（外傷か無酸素症が最も多い）に続いて，厄介な状態に移行する患者もいる。すなわち，睡眠覚醒サイクルとともに，その他の脳幹・間脳を介する原始

482

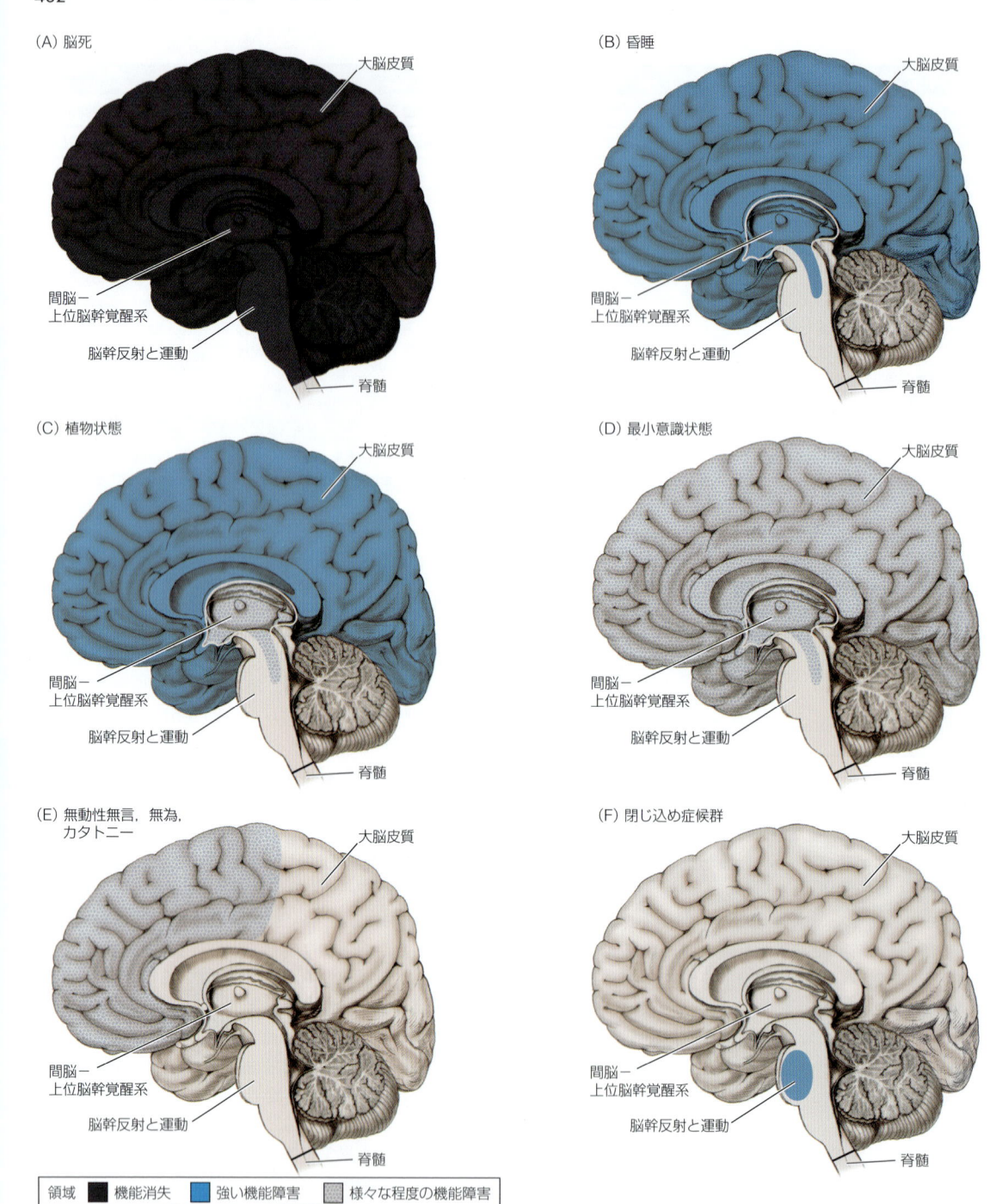

(A) 脳死　　　　　　　　　　　　　　　　大脳皮質

間脳－
上位脳幹覚醒系

脳幹反射と運動

脊髄

(B) 昏睡　　　　　　　　　　　　　　　　大脳皮質

間脳－
上位脳幹覚醒系

脳幹反射と運動

脊髄

(C) 植物状態　　　　　　　　　　　　　　大脳皮質

間脳－
上位脳幹覚醒系

脳幹反射と運動

脊髄

(D) 最小意識状態　　　　　　　　　　　　大脳皮質

間脳－
上位脳幹覚醒系

脳幹反射と運動

脊髄

(E) 無動性無言，無為，
　　カタトニー　　　　　　　　　　　　大脳皮質

間脳－
上位脳幹覚醒系

脳幹反射と運動

脊髄

(F) 閉じ込め症候群　　　　　　　　　　　大脳皮質

間脳－
上位脳幹覚醒系

脳幹反射と運動

脊髄

領域　■ 機能消失　　■ 強い機能障害　　■ 様々な程度の機能障害

図 14.16　昏睡と関連疾患に関係する脳領域。（A）脳死：すべての大脳皮質，皮質下，脳幹機能が非可逆的に消失する。脊髄反射を除いて，すべての反応性が失われる。（B）昏睡：大脳皮質機能と間脳-上位脳幹賦活系に強い障害がある。患者は閉眼して覚醒せず，合目的的な反応もないが，脳幹反射機能は保たれている。（C）植物状態：大脳皮質機能は強く障害されているが，間脳-上位脳幹賦活系の機能は幾分残っている。昏睡と同じく，患者は常に意識がない状態で合目的的な反応もないが，自発的に，または刺激に反応して開眼し，原始的な定位反応と睡眠覚醒サイクルを示す。（D）最小意識状態：大脳皮質機能と間脳-上位脳幹賦活系の障害の程度はいろいろである。脳機能障害の重症度に応じて，患者には障害とともに多少の合目的的な反応がある。（E）無動性無言，無為，カタトニー：前頭葉機能とドーパミン投射系の障害により，著しい感情鈍麻と反応発動の障害が起こる。（F）閉じ込め症候群：皮質脊髄路と皮質球路の運動出力を障害する橋底部の病変を例示する。感覚機能と意識は保たれている。（Blumenfeld H. 2009. The neurological examination of consciousness. In *The Neurology of Consciousness*, S Laureys and G Tonoi〈eds.〉, Chapter 2, pp.15-30. Elsevier, Ltd. から許可を得て改変）

的な定位反応や反射は回復するが，意識がないままの状態である。このような状態を **植物状態 vegetative state** とよぶ（図 **14.16C**，表 **14.3**）。植物状態は認知症の末期や，神経変性疾患，先天性疾患でも起こることがある。この状態が 1 カ月以上続くと **遷延性植物状態 persistent vegetative state** とよばれるようになる。非外傷性の原因で植物状態が 3 カ月以上続く場合や，外傷後に植物状態が 12 カ月以上続く場合には，回復の可能性はきわめて低い。

昏睡の場合と同じく，植物状態の患者は刺激に対して意味のある反応を示さない。また，50% 以上脳代謝が減少することからも明らかなように，大脳皮質機能はびまん性に障害される。しかし，植物状態の患者は，実際のところ刺激に反応して開眼するし覚醒もする。そして聴覚刺激や触覚刺激の方向に眼や頭を向けるが，これらはおそらく脳幹と間脳の経路が介在する反応であろう。植物状態の患者は理解できない音を発したり手足を動かしたりするが，意味のある言葉や身振りを示すことはなく，合目的的な動作をすることも，視覚刺激を追跡することもない。また，失禁状態である。

視標追跡の出現は，**最小意識状態 minimally conscious state**（MCS）（図 **14.16D**，表 **14.3**）への回復を示す初期徴候であることが多い。最小意識状態は植物状態からの回復期に起こることもあれば，病気の一次症状としてあらわれることもある。最小意識状態の患者には，ごくわずかな反応性がいろいろな程度に認められる。簡単な指示に従えるとか，簡単な言葉を発する，対象に向かって手をのばし手でつかむ，などである。定義上，最小意識状態の患者は意味のある言語性・非言語性の意思疎通ができないし，また物を機能的に扱うこともできない。植物状態や最小意識状態の具体的な臨床診断基準は，米国神経学会を含む多学会共同作業部会 multisociety task force（MSTF）によって確立している（さらに知りたい人は巻末の文献を参照のこと）。過去には植物状態や類似の状態に対して「昏睡性覚醒症 coma vigil」や「失外套症候群 apallic syndrome」という言葉が用いられていたが，不正確なために今日では一般的には使われていない。興味深いことに，機能的 MRI を用いる最近の革新的な研究によって，植物状態であっても，ある種の指示に従う能力が残っている患者がいることが報告されている。例えば，「テニスをしているところを想像してみて」とか，「家の中を歩いているところを想像してみて」というような指示に正常対照者と同じような反応を示す。この研究方法を用いれば，将来的に予後の予測が容易になる可能性があり，またかぎられた植物状態の患者では限定的な意思疎通も可能になるかもしれない。

昏睡と完全な覚醒状態の間で，意識レベルは広く連続的に変化する。この連続的な意識レベルの変化の諸段階をあらわすために，定義が曖昧な多くの用語が用いられている。**嗜眠，知覚鈍麻，昏迷，半昏睡** などである。これらの用語にも定義はあるが，これらの用語を単独で用いて詳細を省略すると，他の医師が診療録を読んだり経過を追跡しようとしたりする時に混乱を招く。したがって，第 3 章（「昏睡検査法」の項）で述べたように，患者の清明度を記録する場合には特定の刺激に対して患者がどのように反応したかを具体的に記載すべきである。例えば，爪床や眼窩上隆起を押さえた時に，短時間開眼し，呻き声をあげ，検者を払いのけてから再び無反応な状態に戻るようなことがあれば，その患者は昏睡ではない。意識障害の内容と具体的な反応性を記録しておくことは，この種の患者の変化を追うために最も実用的な方法である。類縁の清明度，注意，認知の異常には，**せん妄 delirium**（全般的な錯乱状態）や **認知症 dementia** があるが，これらについては第 19 章でさらにくわしく述べる（臨床Ⓟ **19.14～19.16**）。

深刻な無気力の諸段階は，究極的には昏睡や植物状態に似る。この状態には無動性無言，無為，カタトニー（緊張病）が含まれる（図 **14.16E**，表 **14.3**）。これらの状態では，運動や認知活動の開始に重要な前頭葉，間脳，上行性ドーパミン作動性投射の神経回路などに共通して機能異常が認められる（図 **14.10**）。**無動性無言 akinetic mutism** の患者は完全に覚醒しているようにみえ，しかも植物状態の患者とは異なって検者を追視する。しかし，通常は検者の指示に反応することはない。本質的には意識の障害ではなくて運動の発動に障害があるので，最小意識状態とも異なる。無動性無言は **無為 abulia** の究極の形とみなすこともできる。無為は前頭葉病変によって起こることが多く，患者は通常受動的に坐ったままで，時折長時間たってから質問や指示に応えることがある。無為や無動性無言の患者の中にはドーパミン作動薬に反応する場合がある。無為については第 19 章でさらにくわしく論じる（臨床Ⓟ **19.11**）。**カタトニー catatonia** は類似の無動性の状態で，統合失調症の進行例でみられることがある。やはり，前頭葉やドーパミン経路の機能異常が示唆されている。その他にも，似たような無動性–無気力な状態は，進行したパーキンソン症候群（臨床Ⓟ **16.2**），重篤なうつ病，向精神薬による悪性症候群などで認められる。

昏睡の鑑別診断で忘れてはならないのが **痙攣重積状態 status epilepticus** である（臨床Ⓟ **18.2**）。痙攣重積状態とは持続的な痙攣活動を意味する。痙攣活動は臨床上明白なことが多いが，ごく軽微な筋のぴくつきしか認められないこともあれば，異常な運動がまったく起こらないこともある。無作為に昏睡患者の脳波を測

14

表 14.4　昏睡の重要な原因[a]

頭部外傷
脳幹虚血
びまん性無酸素脳症
心肺停止
頭蓋内出血
痙攣重積状態（または発作後状態）
水頭症
びまん性脳浮腫
薬剤またはエタノール中毒
電解質異常（例：高 Na^+, Ca^{2+}, Mg^{2+}）
低血糖
甲状腺機能低下症
副腎機能不全
チアミン欠乏症
肝不全
腎不全
髄膜炎
脳炎
脳膿瘍
頭蓋内腫瘍
神経変性疾患末期
先天性代謝異常
遺伝性内因性ベンゾジアゼピン産生
心因性無反応

[a] 図 1.1 の方式に従った。

表 14.5　昏睡における典型的な瞳孔異常

昏睡の原因	瞳孔の外観
中毒性・代謝性疾患	正常（通常）
中脳病変または一過性脳ヘルニア	一側性または両側性の「開ききった」瞳孔[a]
橋病変	両側性の縮瞳，光に対する反応はある
オピエート過量摂取	両側性のピンポイント瞳孔

[a] 散大した瞳孔で，光に反応しない。

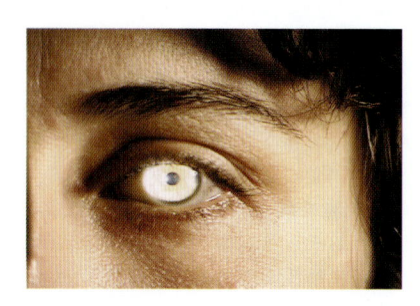

瞳孔対光反射（ビデオ 29）

定した研究によれば，20％もの症例で非顕性の痙攣重積状態があったという。したがって，昏睡の原因が不明であったり痙攣発作の既往があったりする場合には，迅速に脳波検査を行って，必要があれば抗痙攣剤による治療を開始しなければならない。

臨床 **P**14.1 で述べた**閉じ込め症候群 locked-in syndrome** も昏睡と間違われやすい（**図 14.16F**，**表 14.3**）。しかし，昏睡とは異なり，患者には意識があり垂直性眼球運動や瞬目で意思の疎通が可能である。**精神疾患**の患者の中には，いかにも昏睡と思われるような場合がある。カタトニーや重症うつ病に加えて，重篤な情動性外傷でよくみられる**解離症 dissociative state** でも，無反応の状態となることがある。転換性障害，身体化障害，虚偽性障害などの**身体症状症 somatiform disorder** でも，昏睡に似た状態となることがあり，「偽性昏睡」と称される。注意深く神経学的検査（第3章）を行うことによって鑑別できることが多いが，診断に苦慮する場合もある。

臨床 **P**10.3 で述べたように，**一過性意識消失**は通常心臓やその他の内科的な異常によって起こり，痙攣発作や脳幹虚血などの神経疾患が原因となることは，はるかに少ない。

▶昏睡患者への臨床的アプローチ

昏睡は神経学的な緊急事態である。それは，昏睡の原因の多くが迅速に治療されれば回復可能であるが，時間がたてばたつほど重篤な非可逆的な障害をもたらすからである。昏睡の重要な原因を**表 14.4** に示す。

すでに述べたように，昏睡は両側大脳皮質の広汎な病変か脳幹–間脳機能不全，あるいはその両者で起こる。両側大脳皮質機能障害の最も多い原因は，全身性の無酸素症，その他の中毒性/代謝性疾患，頭部外傷などである。両側性の虚血性梗塞も昏睡の原因となるが，一側ずつ順に起こることが多い。昏睡の原因となる脳幹機能障害は，大脳皮質や小脳の腫瘍による外からの圧迫や，梗塞や出血のような脳幹内の病変による。

他のどの緊急事態とも同じであるが，昏睡患者に対して最初に行うべき処置は，**気道の確保と循環機能の保持**である。臨床上の必要があれば気管内挿管と心肺蘇生を開始する。迅速な静脈確保も必要である。検査結果が明らかになっていない場合でも*，緊急にビタミン B_1，デキストロース，ナロキソンの静脈内投与を行う。昏睡の原因のうち，ビタミン B_1 欠乏症，低血糖症，オピエート中毒は容易に治療できるからである。これらの診断が確定すれば，用量を増加して投与する。ベンゾジアゼピンの過剰摂取が疑われる場合には，フルマゼニル flumazenil を投与する。続いて，病歴聴取，診察，そして血液検査やその他の診断検査などを含めて精密検査を行い，治療可能な昏睡の原因がないか検討する。

昏睡患者では，昏睡に関する多くの有用な情報は**神経学的検査**から得られる。このような検査は数分のうちに完了できるものである。例えば，瞳孔の大きさと

---

*昏睡の小児の中には，未診断の先天性代謝障害が隠れていて，デキストロースの投与で悪化する場合がある。小児では血糖検査で低血糖が証明されるまでは，デキストロースの投与をひかえるほうがよい。

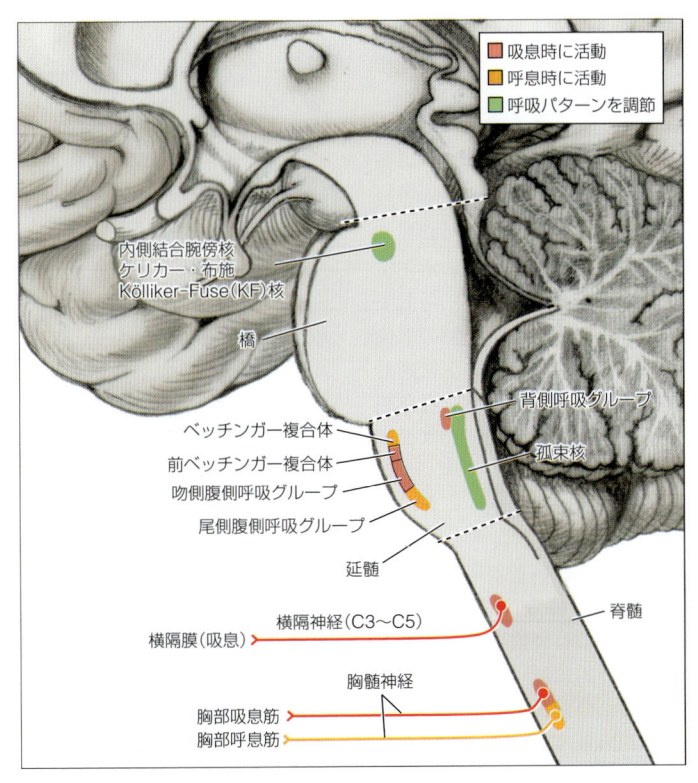

凡例:
- 吸息時に活動
- 呼息時に活動
- 呼吸パターンを調節

内側結合腕傍核
ケリカー・布施
Kölliker-Fuse(KF)核

橋

背側呼吸グループ

ベッチンガー複合体
前ベッチンガー複合体
吻側腹側呼吸グループ
尾側腹側呼吸グループ

孤束核

延髄

脊髄

横隔神経(C3〜C5)
横隔膜(吸息)

胸髄神経

胸部吸息筋
胸部呼息筋

図 14.17　呼吸調節に関わる脳幹領域。大脳基底核と視床を通る冠状断面

14

反応性（ビデオ 29）は，昏睡の原因（**表 14.5**）を知る手がかりとなる。多くの例外はあるものの，昏睡の原因が中毒性か代謝性の場合には，瞳孔の大きさは正常で反応性も良好である。大小不同があるか両側性の散瞳があって，反応性に乏しい（「開ききった」）瞳孔の場合には，中脳圧迫か経テント性ヘルニアが疑われる（**臨床 ❷5.4**）。両側性の縮瞳で反応性のある瞳孔は，橋病変でよく観察される。両側性のピンポイント pinpoint 瞳孔はオピエート中毒でみられる。ここで，第 3 章の「昏睡検査法」の項をもう一度読み直すことをお勧めする。その情報は本章の症例を理解するのに（もちろん診療にも）役立つからである。

　血液検査を行えば，昏睡の原因となる多くの中毒性・代謝性疾患が明らかになる（**表 14.4**）。次に，脳神経外科的な治療や脳血管障害の治療が適切に開始できるように**緊急頭部 CT スキャン**を行う。特に局所神経所見があったり，その他の脳内病変の証拠があったりする場合には必須である。頭部 CT スキャンでヘルニアの危険性が除外できれば，原因不明の昏睡患者に対して腰椎穿刺を行って，髄液検査を実施する（**臨床 ❷5.10**）。さらに，これらの検査を行っても昏睡の原因が不明の場合には，すぐに脳波検査を行うべきである。軽微な痙攣重積状態がみつかれば，治療可能である。

　昏睡の予後は原因によって異なる。びまん性の無酸素脳症では予後判定指針がレビー Levy らによって報告されていて，発症後の時間経過とその臨床像をもとにして予後の予測がある程度可能である（くわしくは巻末の文献を参照）。薬物中毒の場合，昏睡期間中の生命機能の管理が十分であるかぎり，完全に回復する。

網様体：運動系，反射，自律神経系

　本章ではここまで清明度・注意・意識の制御に関わる網様体機能を重点的にみてきた。しかし，網様体の多くの神経回路，特に尾側網様体の回路は，運動，反射，自律神経の機能に重要な役割を果たしている。この中には呼吸や循環調節のような基本的な「生命維持活動」も含まれる。

　呼吸の調節のために，調節系のネットワークが複数のレベルで働いている。呼吸リズムは自動的に刻まれるが，このリズムは通常は**延髄**の神経回路の支配下にある。呼吸リズムにおける延髄の重要性は，実験動物の脳幹を橋延髄境界部かその上で切断しても呼吸が続くという観察から明らかになった。しかし，神経系の他の領域も呼吸パターンに強い修飾作用を及ぼす。前頭葉を介する随意調節が一時的に呼吸リズムを調整することもある。呼吸に関わる重要な脳幹領域を**図 14.17** に示す。呼吸調節回路には数多くの入力があるが，その中には血中酸素濃度と pH に対する化学受容

器や肺の伸展受容器からの入力が含まれ，その多くは**孤束核**の心呼吸器部に投射する。さらに，延髄の化学受容器ニューロンを含め，中枢神経系ニューロンからの入力もある。延髄の化学受容器ニューロンはセロトニンを含み呼吸を促進する。延髄の**前ベッチンガー複合体 pre-Bötzinger complex** が呼吸のペースメーカーと考えられてきたが，延髄のその他の多くの神経核も呼吸リズムの生成に関与している。**図14.17**に示すように，吸息期に活動するものもあれば呼息期に活動するものもある。これらの神経核は最終的に脊髄の下位運動ニューロンに投射する。頸髄**C3～C5**の下位運動ニューロンからは**横隔神経**遠心性線維が出て，吸息期に横隔膜を収縮させる。一方，胸髄の下位運動ニューロンは胸部の吸息筋と呼息筋を調節する。

延髄病変は呼吸回路を破壊して**呼吸停止**や死をもたらす。中枢神経系の病変では，他にも異常な睡眠パターンがみられることがある。延髄病変が尾側から吻側に移るにつれて，呼吸停止ではなく**失調性呼吸 ataxic respiration**が出現する。これは大変不規則な予後不良の呼吸パターンで，最終的に呼吸停止に至る。吻側橋の病変（三叉神経運動核の背側にある内側結合腕傍核〈ケリカー・布施〉Kölliker-Fuse 核；**図14.17**）では**無呼吸性呼吸 apneustic respiration**という奇妙な呼吸パターンが出現する。これは深吸気の間，2, 3秒の短い無呼吸期が認められるものである。他の領域の病変でも起こることがあるが，中脳病変は**中枢性神経因性過換気 central neurogenic hyperventilation** を起こす。最後に，**チェーン・ストークス呼吸 Cheyne-Stokes respiration** では，呼吸が1回ごとに徐々に深くなっていき，その後徐々に浅くなって，無呼吸になる。このサイクルがくり返され，呼吸は再び徐々に深くなって，持続的に漸増-漸減のパターンを示す。この呼吸パターン自体は典型的には危険なものではない。チェーン・ストークス呼吸は通常は橋上部かそれより高位の両側性病変（大脳皮質病変の場合もある）でみられるが，登山家や心不全のような全身疾患でも観察されることがある。

同様に，**心拍数と血圧**も神経回路によって調節されている。この調節は神経系の複数のレベルで起こる。尾側**孤束核**は心呼吸器核としても知られているが，近傍の延髄網様体と同じく，この核への入力もやはり重要である。孤束核は頸動脈小体や大動脈弓の容量受容器からの入力を受ける。前者は舌咽神経，後者は迷走神経を経由する（**図12.20**, **図12.21**）。心拍数と血圧の調節に関与する回路の多くは，その後，孤束核から直接，脳幹と脊髄の副交感神経や交感神経の節前ニューロンに投射する（**図6.13**）。**吻側延髄の腹外側部**にある交感神経節前ニューロンは脊髄中間外側細胞柱の交感神経節前ニューロンに投射するが，この経路は正

常血圧の維持に重要である。この経路を遮断すると**脊髄ショック**でみられるような血圧低下が起こる（**臨床♥7.2**）。興味深いことに，孤束核の心呼吸器核からは吻側方向への投射もあり，吻側橋の結合腕傍核（**図14.4A**）で中継されて前脳に至る。孤束核から**辺縁系**（第18章）への入力は，例えば循環呼吸機能の変化に対する情動反応をひき起こすために重要であり，不安発作の引き金としての役割が想定されている。反対方向への情報の流れもある。辺縁系の活動による情動が脳幹網様体への投射を介して自律神経機能に強く影響する。このようにして情動体験によって，心臓の鼓動は高まり手のひらは汗ばむ。

網様体は多くの複雑な運動課題の遂行にも関与している。実験動物で脳幹を高位の脳から切離しても依然として多くの運動課題が実行可能で，刺激の方向を向き，姿勢を保持し，自発的な動作や呼吸も可能である。**脳幹から発する運動系**については第6章で述べたが，これには網様体脊髄路，前庭脊髄路，視蓋脊髄路，赤核脊髄路などがある（**図6.11**）。さらに，黒質や脚橋被蓋核も大脳基底核回路で重要な役割を果たし，網様体の一部は小脳機能に関与する。

異常な**屈曲（除皮質）姿勢**と**伸展（除脳）姿勢**（**図3.5**）は，大部分が脳幹回路の働きによる。脳神経核の近傍の網様体領域は，動作を協調させるために重要であり，さらに脳神経が関係する角膜反射や眼球運動やその他の多くの反射を仲介するためにきわめて重要である（第12, 13章）。**咳漱，吃逆，くしゃみ，欠伸，震え，嘔気・嘔吐，嚥下，笑う，泣く**などの行動はすべて橋・延髄網様体の神経回路の働きによるところが大きい。脳幹に病変があると，これらの行動が消失したり異常になったりする。例えば，橋梗塞の患者で異常な自発性の震えが起こることがあり，中脳病変では吃逆を伴うことがある。また，下行性白質路の病変で異常な**偽性球麻痺性の強制泣き・笑い**が起こることがある（**臨床♥12.8**）。

最後野 area postrema は延髄の第四脳室の尾側外側壁に沿って存在するが，**化学受容器引き金帯 chemotactic trigger zone**（**CTZ**）（**図5.15**）とよばれる領域を含んでいる。この領域では血液脳関門が不完全なので，血流中の内因性物質や外来性毒素が容易に入ってきて，嘔気・嘔吐の引き金をひく。嘔気と嘔吐を引き起こすもう一つの回路は，催吐剤に反応して胃と小腸壁の細胞からセロトニン（5-HT）が放出されることで活性化される。求心性線維の終末が5-HTによって刺激され，興奮が迷走神経を通って脳幹の孤束核に送られる。迷走神経の求心性線維は隣接する最後野にも投射する。前庭系・小脳の異常による嘔気・嘔吐や頭蓋内圧亢進の時の嘔気・嘔吐には，最後野や孤束核の活性化も関与している可能性があるが，そのメカニズム

(A)

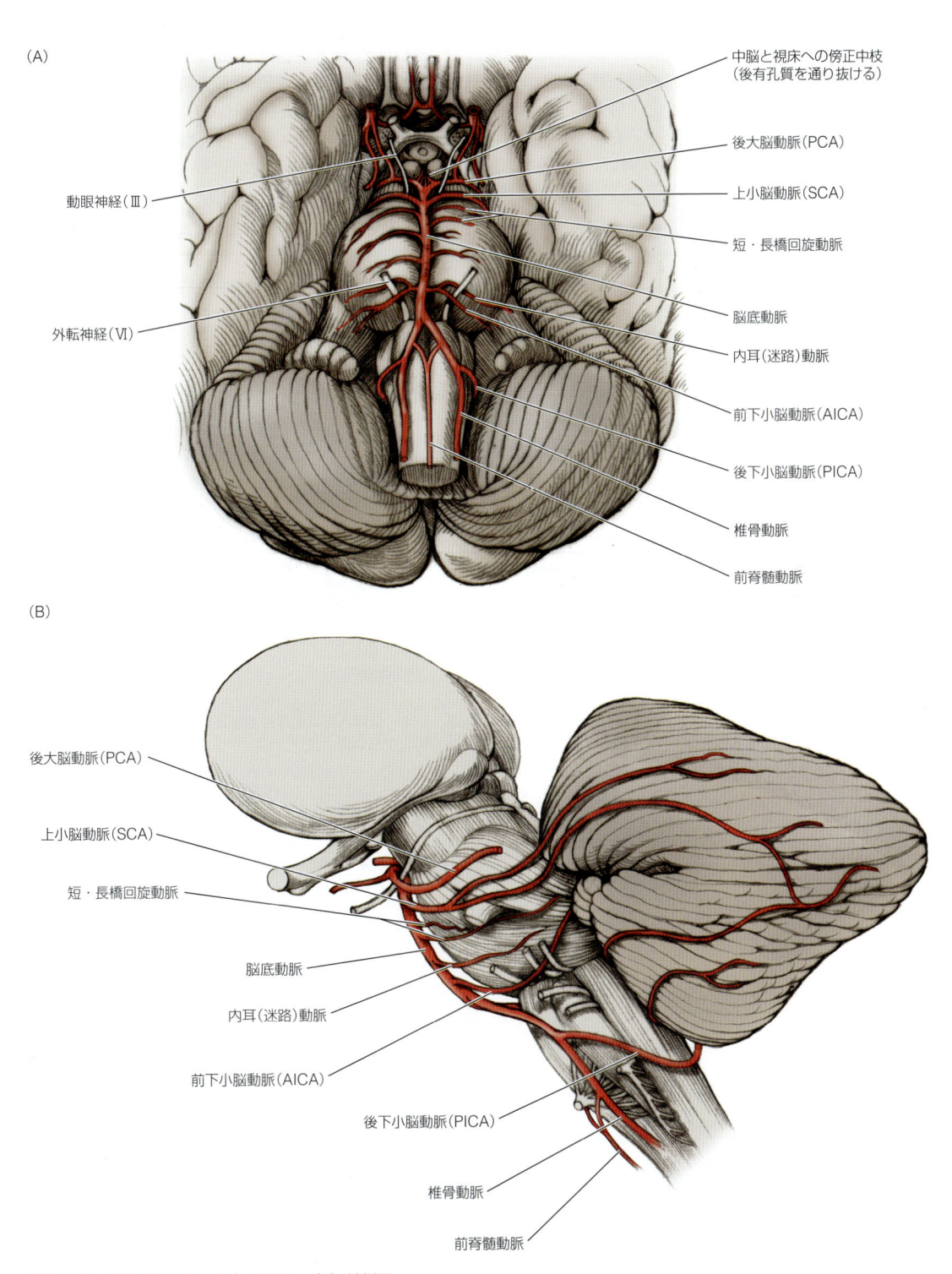

中脳と視床への傍正中枝
（後有孔質を通り抜ける）

後大脳動脈（PCA）

上小脳動脈（SCA）

短・長橋回旋動脈

脳底動脈

内耳（迷路）動脈

前下小脳動脈（AICA）

後下小脳動脈（PICA）

椎骨動脈

前脊髄動脈

動眼神経（III）

外転神経（VI）

(B)

後大脳動脈（PCA）

上小脳動脈（SCA）

短・長橋回旋動脈

脳底動脈

内耳（迷路）動脈

前下小脳動脈（AICA）

後下小脳動脈（PICA）

椎骨動脈

前脊髄動脈

図 14.18　脳幹血管支配。（A）腹側面。（B）外側面

14

はまだ不明である。

　橋排尿中枢とその他の網様体領域は，括約筋コントロールの維持に関与する（**図**7.11）。第 7 章で述べたように，**中脳水道周囲灰白質**は脳幹・脊髄のその他の領域と共同して痛覚伝達の制御に関わっている（**図**7.5）。

脳幹の血液供給

　後頭蓋窩の脳構造への血液供給は椎骨脳底動脈系から行われる（**図 14.18**，**図 10.2**）。1 対の**椎骨動脈 vertebral artery** が頸根部の鎖骨下動脈から起こり，C6〜C2 の頸椎横突孔を上行する。そこから第 1 頸椎の外側面を迂回して硬膜を貫通し，**大後頭孔 foramen magnum** から頭蓋内に入る。左右の椎骨動脈は延髄の腹側面を上行し，橋延髄境界部で合流して 1 本の**脳底動脈 basilar artery** になる（**図 14.18**A）。脳底動脈はさらに橋の腹側面に沿って吻側方向に走行し，橋中脳境界部で 2 本の**後大脳動脈 posterior cerebral artery** に分岐する。この後大脳動脈は**後交通動脈 posterior communicating artery（PComm）**によって前循環系の内頸動脈とつながる。

　椎骨脳底動脈系からは多くの枝が出て，脳幹と小脳に血液を供給する。さらに，視床の大部分や，後頭葉と側頭葉の下内側部も脳底動脈の先端から分かれる後大脳動脈から血液供給を受ける。椎骨脳底動脈系の大きな枝には，**後下小脳動脈 posterior inferior cerebellar artery（PICA）**，**前下小脳動脈 anterior inferior cerebellar artery（AICA）**，**上小脳動脈 superior cerebellar artery（SCA）**，**後大脳動脈 posterior cerebral artery（PCA）**がある（**図 14.18**）。3 種類（ACA，MCA，PCA）の大脳動脈があるのと同じく，小脳動脈にも 3 つの動脈（PICA，AICA，SCA）があることを覚えておこう。

　PICA は延髄のレベルで椎骨動脈から分かれ，延髄外側部と小脳下部を取り巻くように走って，これらの構造に血液を供給する（**図 14.18**B）。**AICA** は尾側橋

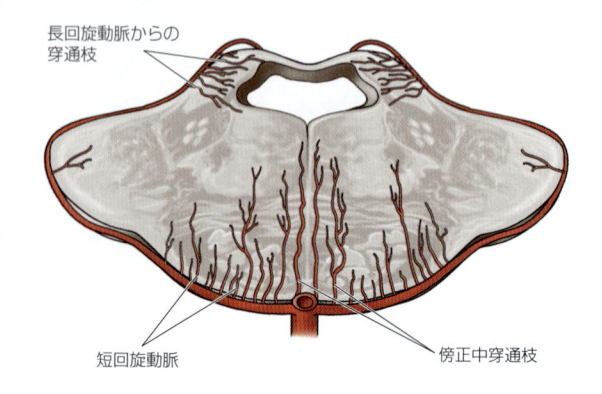

図 14.19　**脳幹内部に血液供給する穿通血管**。脳幹の穿通血管には，傍正中枝や短・長回旋動脈からの穿通血管が含まれる

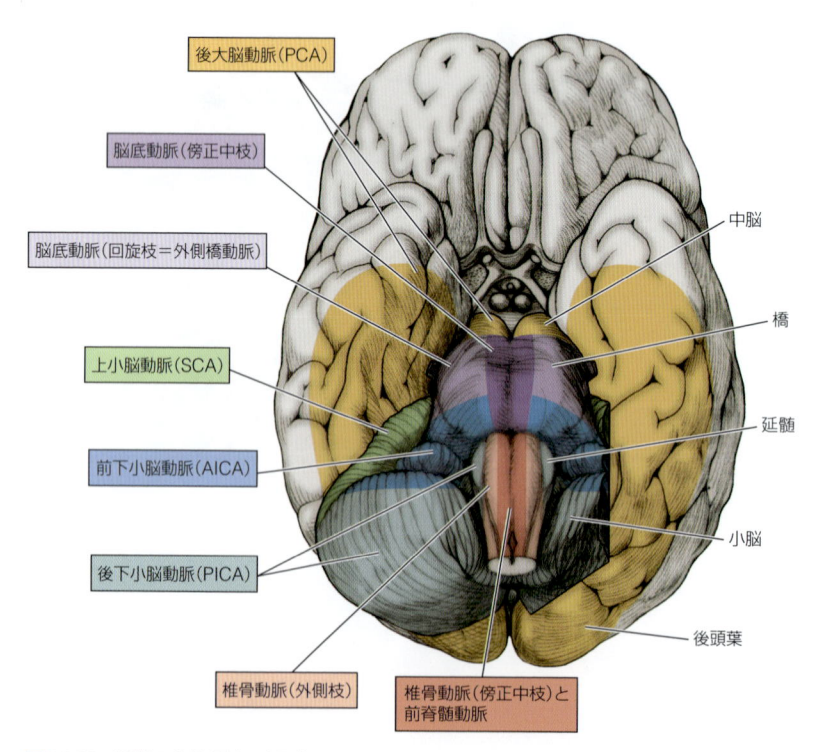

図 14.20　**脳幹の血管領域，表面像**

14

のレベルで，椎骨動脈が合流する直後の脳底動脈近位部から出て，尾側橋の外側部と小脳の小部分に血液を供給する。**SCA** は吻側橋のレベルで脳底動脈の先端付近から出て，小脳上部と吻側橋の背外側部の小部分に血液供給する。**PCA** も脳底動脈の先端部から出るが，SCA よりもさらに先の部分から起こる。動眼神経（Ⅲ）が通常 SCA と PCA の間を走行することを思い出してほしい（図 **14.18**A）。PCA は中脳のまわりを回って中脳に血液供給するとともに，視床の大部分，後頭葉内側部，側頭葉下内側部にも血液を送る。小脳への血液供給は第 15 章でさらにくわしく述べる。

これらの主要動脈からは数種類の小枝が起こり，脳幹に血液を供給する（図 **14.19**）。**傍正中枝 paramedian branch** は正中部に血液供給するが，個々の枝は右か左の傍正中領域に血液を送る。これらの枝は脳幹腹側面から内部に向かって様々の長さで入り込むが，脳室に達するほど長い枝もある。**短回旋枝 short circumferential artery** と **長回旋枝 long circumferential artery**（PICA と AICA もこれに含まれるが，その他にも小さな枝がある）は，脳幹の外側部を養う穿通枝を出す（図 **14.19**）。

脳幹の主な血管支配領域を図 **14.20** と図 **14.21** に示す。**延髄内側部 medial medulla** の血液供給は，尾側部は前脊髄動脈の傍正中枝によって，吻側部は椎骨動脈の傍正中枝によって行われる（図 **14.21**D）。前脊髄動脈が両側の椎骨動脈から起こって延髄腹側面を下行し（図 **14.18**A），頭蓋から出て脊髄腹側部に血液を送ることを思い出してほしい（図 **6.5**）。**延髄外側部 lateral medulla** は椎骨動脈と PICA から出る穿通枝によって血液供給される（図 **14.20**，図 **14.21**D）。**橋内側部 medial pons** は脳底動脈の傍正中枝によって養われる（図 **14.20**，図 **14.21**B，C）。**橋外側部 lateral pons** は脳底動脈の回旋枝によって養われる。もっと尾側の橋外側部は AICA によって血液供給される（図 **14.20**，図 **14.21**C）。内耳は内耳（迷路）動脈 internal auditory（labyrinthine）artery から血液供給される（図 **14.18**A）。この動脈は通常は AICA の枝であるが，脳底動脈から直接枝分かれすることもある。吻側の橋外側部は主に外側**橋動脈 pontine artery** とよばれる脳底動脈の短回旋枝から血液を受ける（図 **14.18**）。変異に富む小領域である**橋上背外側部**は SCA から血液供給を受けるが（図 **14.20**，図 **14.21**B），この動脈は脳幹よりむしろ小脳上部に主に血液を供給している。**中脳 midbrain** は脳底動脈の先端部から起こる穿通枝と PCA の近位部から血液供給を受ける（図 **14.18**，**14.20**，図 **14.21**A）。**視床**への動脈も主に脳底動脈の先端部と PCA の近位部から起こることを思い出してほしい（図 **10.8**A）。脳底動脈の先端部から起こる傍正中枝は脚間窩に入り，中脳と視床の内側部に血液を

供給する（図 **14.18**A）。これらの枝は共通幹から分岐することもあって，いわゆるパーチェロン Percheron の動脈を形成して，両側の中脳と視床の内側部に血液を送る。パーチェロンの動脈が分岐前の部分で閉塞すると，両側性の内側中脳・視床梗塞を起こすことになる。

表 **14.7**〜表 **14.9** は，それぞれの主な血管支配領域に含まれる重要な構造を列挙したものである。これらの血管支配領域に関連する臨床症候群については，次項で述べる。

脳幹は意識と生命機能維持に非常に重要なので，医師は後循環系の主な血管症候群をよく知っておくことが必要である。最初に椎骨脳底動脈疾患の一般的な特徴について述べ，次に個々の血管症候群についてみていくことにしよう。

臨床ポイント 14.3　**椎骨脳底動脈疾患**

▶ 後循環系疾患の一般的な特徴

第 10 章で述べたように，梗塞には多くの発症メカニズムがある。**塞栓症 embolism** は心臓に塞栓源があることが多い。局所の**血栓症 thrombosis** は動脈硬化による血管狭窄部位に形成される。**ラクナ性疾患 lacunar disease** は慢性高血圧を基盤にして小血管が閉塞することによって起こることが多い。これらのメカニズムや第 10 章で論じたその他のすべての機序（臨床 **P 10.4**）は後循環系でも起こり，椎骨動脈や脳底動脈とその枝が侵される。椎骨脳底動脈系は脳幹を含む後頭蓋窩の構造に血液供給するので，椎骨脳底動脈虚血の警告信号があればかなり重篤な前兆である。したがって，このような症状があれば，生命を脅かす脳幹梗塞や昏睡，そして死を避けるために，緊急の医学的監視の対象とすべきである。一般的な**椎骨脳底動脈虚血の警告信号**を表 **14.6** に示す。これらの警告信号を出すのは，脳幹の特定の解剖学的構造（図 **14.1**）（脳神経核やその相互線維連絡，感覚・運動の長経路，小脳回路，脳幹網様体賦活系など）の虚血か，後頭葉の虚血（PCA 領域）である。

復習問題

表 **14.6** の右の列を隠そう。一般的な椎骨脳底動脈疾患の各症状について，虚血に陥っていると思われる構造をあげよ。

患者の病歴から得られるこれらの手がかりに加えて，神経学的検査による所見も脳幹の虚血と大脳半球の虚血を鑑別するために有用である。大脳半球よりむしろ**脳幹障害**を強く疑わせる所見には，**交叉徴候 crossed sign** や脳神経異常がある。交叉徴候とは，感覚低下や筋力低下が一側の顔面と反対側の身体にあらわれる現象である。脳神経異常の中でも，**眼球共同運**

(A)

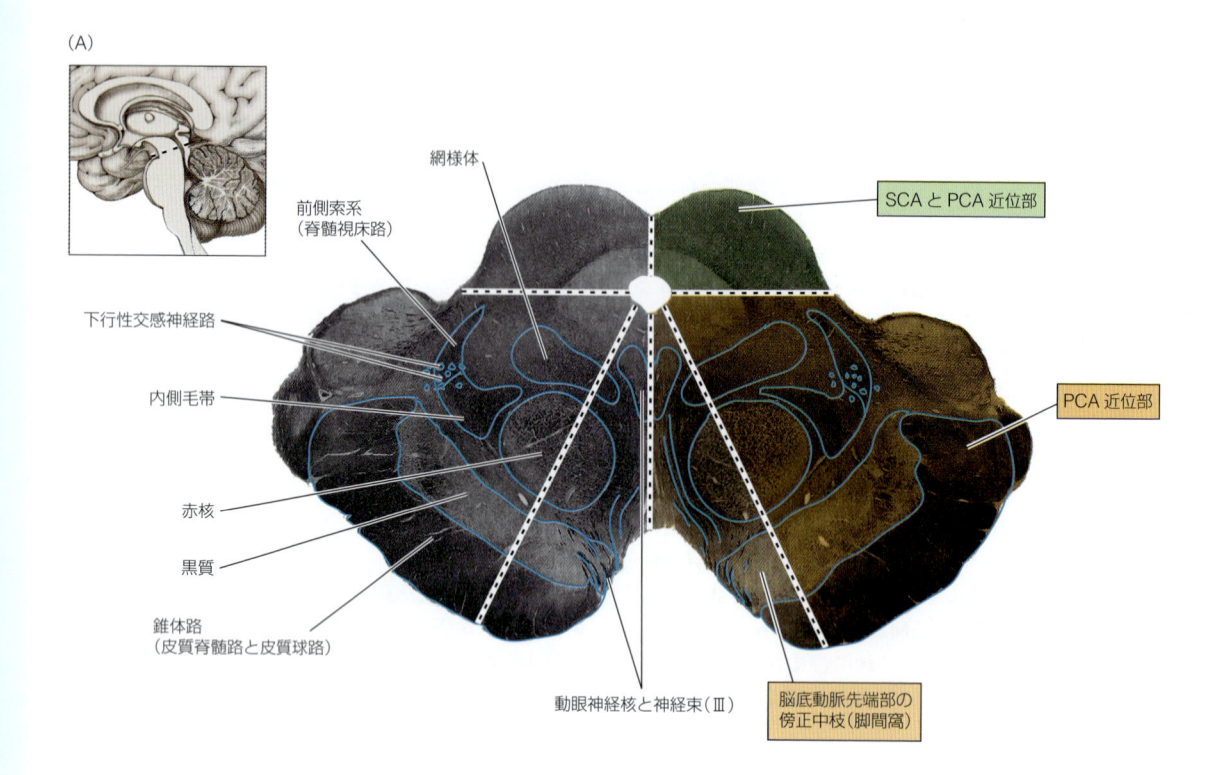

網様体

前側索系
（脊髄視床路）

SCA と PCA 近位部

下行性交感神経路

内側毛帯

PCA 近位部

赤核

黒質

錐体路
（皮質脊髄路と皮質球路）

動眼神経核と神経束（Ⅲ）

脳底動脈先端部の
傍正中枝（脚間窩）

(B)

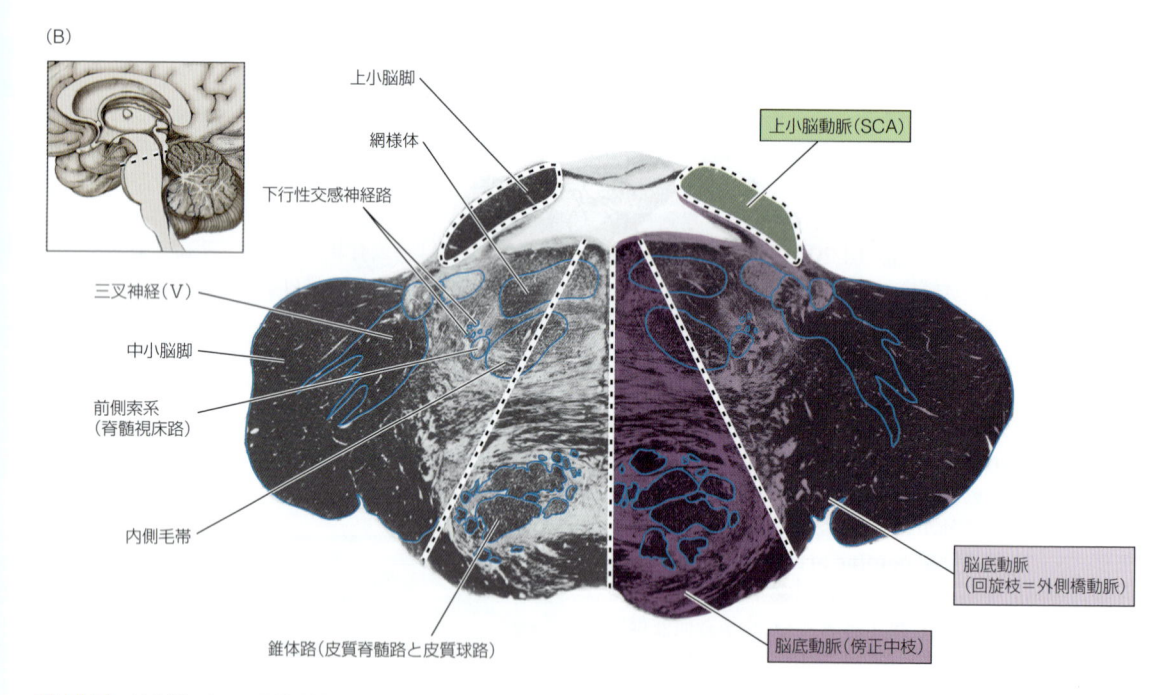

上小脳脚

網様体

上小脳動脈（SCA）

下行性交感神経路

三叉神経（V）

中小脳脚

前側索系
（脊髄視床路）

内側毛帯

錐体路（皮質脊髄路と皮質球路）

脳底動脈
（回旋枝＝外側橋動脈）

脳底動脈（傍正中枝）

図 14.21　軸位断における脳幹血管領域。各断面のレベルを挿入図に示す。（A）中脳（×3.1）。（B）吻側橋（×3.4）。（C）尾側橋（×3.5）。（D）延髄（×5.1）。（A, C, D の脳幹切片：Martin JH. 1996. *Neuroanatomy：Text and Atlas.* 2nd Ed. McGraw-Hill, New York. B：DeArmond SJ, Fusco MM, Maynard MD. 1989. *Structure of the Human Brain：A Photographic Atlas.* 3rd Ed. Oxford, New York）

(C)

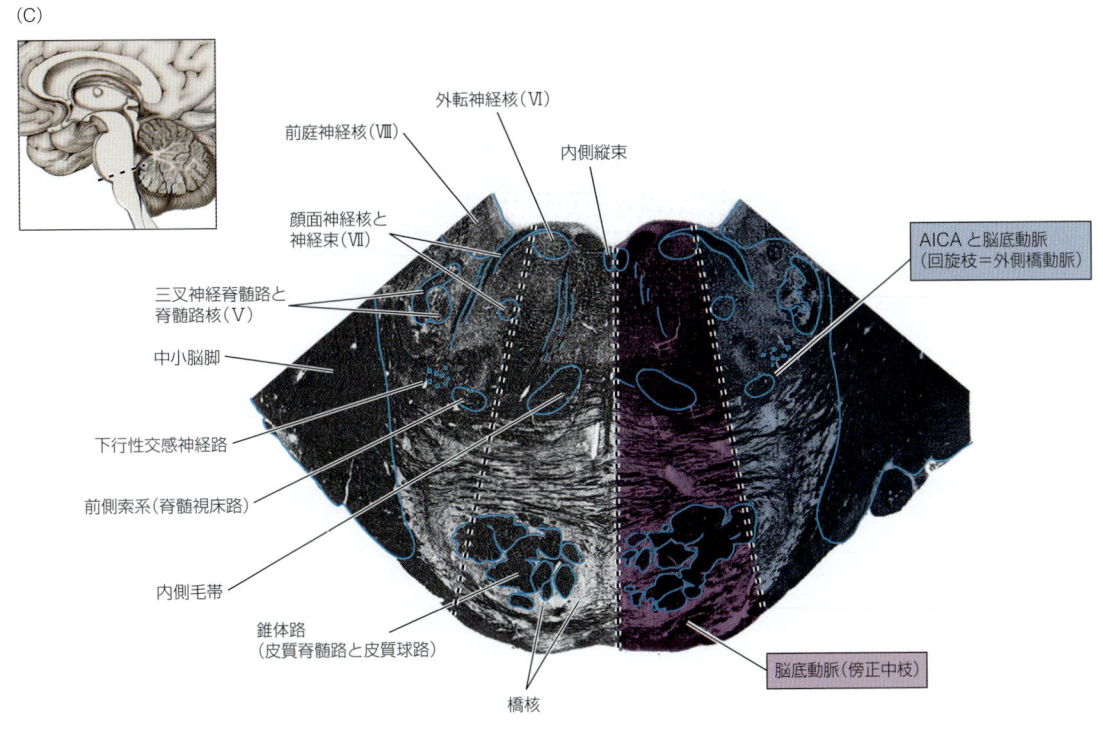

- 外転神経核（VI）
- 前庭神経核（VIII）
- 内側縦束
- 顔面神経核と神経束（VII）
- 三叉神経脊髄路と脊髄路核（V）
- 中小脳脚
- 下行性交感神経路
- 前側索系（脊髄視床路）
- 内側毛帯
- 錐体路（皮質脊髄路と皮質球路）
- 橋核
- AICA と脳底動脈（回旋枝＝外側橋動脈）
- 脳底動脈（傍正中枝）

(D)

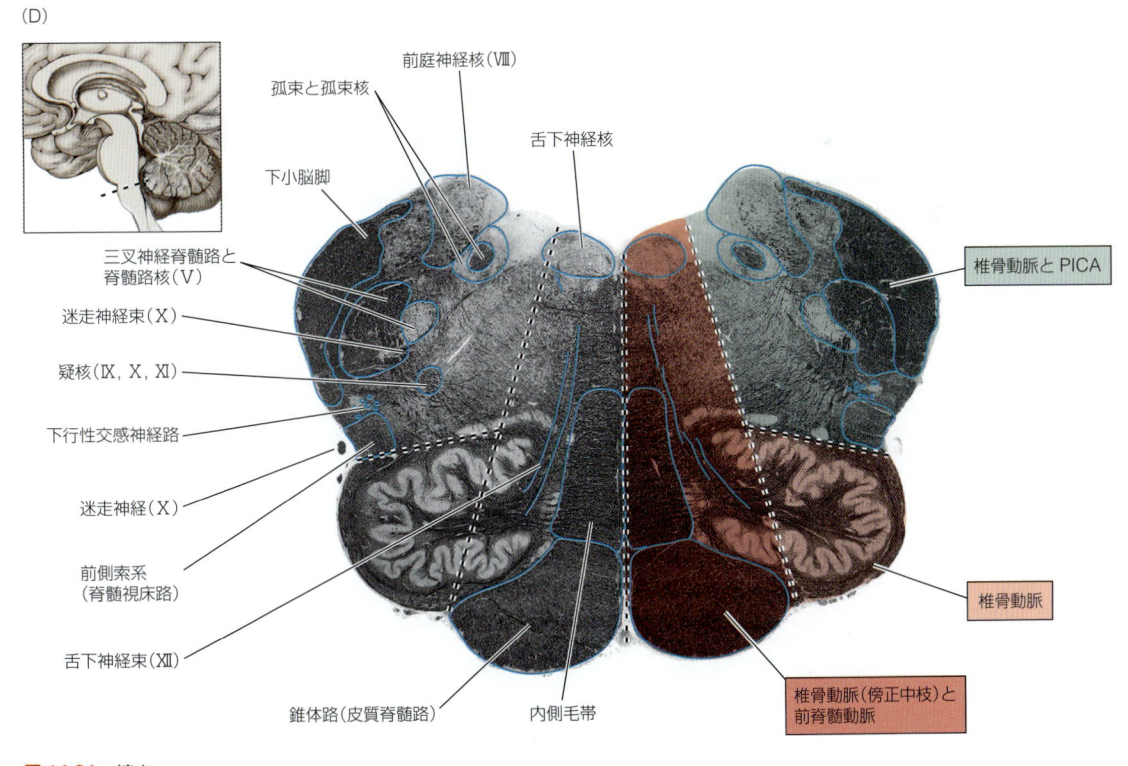

- 孤束と孤束核
- 前庭神経核（VIII）
- 舌下神経核
- 下小脳脚
- 三叉神経脊髄路と脊髄路核（V）
- 迷走神経束（X）
- 疑核（IX，X，XI）
- 下行性交感神経路
- 迷走神経（X）
- 前側索系（脊髄視床路）
- 舌下神経束（XII）
- 錐体路（皮質脊髄路）
- 内側毛帯
- 椎骨動脈と PICA
- 椎骨動脈
- 椎骨動脈（傍正中枝）と前脊髄動脈

図 14.21　続き

表 14.6　椎骨脳底動脈虚血の一般的な警告徴候

症状	虚血に陥った構造
めまい感（回転性めまい），嘔気	前庭神経核，小脳，内耳
複視，眼球共同運動障害	核上性，核下性眼球運動路（第 13 章）
霧視やその他の視覚障害	眼球運動路，視覚皮質
協調運動障害（運動失調）	小脳，小脳路
不安定歩行	小脳路；感覚・運動長経路
構音障害，嚥下障害	皮質球路，脳幹脳神経核
しびれ感，ピリピリ感，とくに両側性，口周囲	体性感覚長経路，三叉神経系
片麻痺，四肢麻痺	皮質脊髄路
傾眠	橋中脳網様体，両側視床
頭痛	
後頭部痛	後頭蓋窩髄膜と血管（Xと頸髄神経根）
前頭部痛	テント上髄膜と血管（V：V₁が多い）
びまん性	テント上，テント下髄膜と血管

表 14.7　延髄の局所血管症候群

部位	症候群名[a]	血管支配	構造	病変による臨床症状
延髄内側部 （図 14.21D）	延髄内側症候群	椎骨動脈と前脊髄動脈の傍正中枝	錐体路	反対側上下肢麻痺
			内側毛帯	反対側位置覚・振動覚低下
			舌下神経核，神経束（XII）	同側舌麻痺
延髄外側部 （図 14.21D）	ワレンベルク症候群 （延髄外側症候群）	椎骨動脈 （PICA より多い）	下小脳脚，前庭神経核	同側運動失調，めまい，眼振，嘔気
			三叉神経核，神経路	同側顔面温痛覚低下
			脊髄視床路	反対側身体温痛覚低下
			下行性交感神経路	同側ホルネル症候群
			疑核	嗄声，嚥下障害
			孤束核	同側味覚低下

[a] 表 14.7〜表 14.9 にあげた人物名がついた症候群（ウェーバー症候群，クロード症候群など）は，その意味する内容が歴史的に変化してきたので記憶する必要はない。

表 14.8　橋の局所血管症候群

部位	症候群名[a]	血管支配	構造	病変による臨床症状
橋腹側内側部 （図 14.21B，C）	構音障害・片麻痺（純粋運動性片麻痺）	脳底動脈傍正中枝，腹側領域	皮質脊髄路と皮質橋路	反対側顔面・上下肢麻痺，構音障害
	失調性片麻痺	同上	皮質脊髄路と皮質橋路	反対側顔面・上下肢麻痺，構音障害
			橋核と橋小脳線維	反対側運動失調（時に同側）
橋腹側内側部と被蓋 （図 14.21C）	フォヴィル症候群	脳底動脈傍正中枝，腹側と背側領域	皮質脊髄路と皮質橋路	反対側顔面・上下肢麻痺，構音障害
			顔面神経丘	同側顔面麻痺，同側水平注視麻痺
	橋性患側視	同上	皮質脊髄路と皮質橋路	反対側顔面・上下肢麻痺，構音障害
			外転神経核と PPRF	同側水平注視麻痺
	ミヤール・ギュブレール症候群	同上	皮質脊髄路と皮質橋路	反対側顔面・上下肢麻痺，構音障害
			顔面神経束	同側顔面麻痺
	その他の領域	同上	内側毛帯	反対側位置覚・振動覚低下
			内側縦束（MLF）	核間性眼筋麻痺（INO）
尾側橋外側部 （図 14.21C）	AICA 症候群	AICA	中小脳脚	同側運動失調
			前庭神経核	めまい，眼振
			三叉神経核と神経路	同側顔面の温痛覚低下
			視床脊髄路	反対側身体の温痛覚低下
			下行性交感神経路	同側ホルネル症候群
	その他の領域	迷路動脈	内耳	同側難聴
吻側橋背外側部 （図 14.21B）	SCA 症候群	SCA	上小脳脚と小脳	同側運動失調
			その他の外側被蓋構造（様々）	外側被蓋の様々の症状（AICA 症候群と同じ）

[a] 表 14.7〜表 14.9 にあげた人物名がついた症候群（ウェーバー症候群，クロード症候群など）は，その意味する内容が歴史的に変化してきたので記憶する必要はない。

表 14.9　中脳の局所血管症候群				
部位	症候群名[a]	血管支配	構造	病変による臨床症状
中脳腹側部 （図 14.20A）	ウェーバー症候群	PCAと脳底動脈先端部の枝	動眼神経束	同側動眼神経麻痺
			大脳脚	反対側片麻痺
中脳被蓋[b] （図 14.20A）	クロード症候群	PCAと脳底動脈先端部の枝	動眼神経束	同側動眼神経麻痺
			赤核，上小脳脚線維	反対側運動失調
中脳腹側部と被蓋[b] （図 14.20A）	ベネディクト症候群	PCAと脳底動脈先端部の枝	動眼神経束	同側動眼神経麻痺
			大脳脚	反対側片麻痺
			赤核，黒質，上小脳脚線維	反対側運動失調，振戦，不随意運動

[a] 表 14.7〜表 14.9 にあげた人物名がついた症候群（ウェーバー症候群，クロード症候群など）は，その意味する内容が歴史的に変化してきたので記憶する必要はない。
[b] 中脳網様体を侵す背側の梗塞では意識障害が起こる。

動異常 dysconjugate gaze，患側を向く眼球偏位 wrong-way eyes（図 13.15），瞳孔異常，眼振（第 13 章）などの眼球運動障害が，脳幹障害に特に特徴的である。脳幹よりも**大脳半球障害**を強く疑わせる所見は，失語，半側無視，半盲，痙攣発作などである。状況によっては脳幹と大脳半球障害が同時に存在することがあることを覚えておく。特に脳底動脈の先端部で PCA に障害が生じた時などである（図 14.18，図 14.20）。

　いったん脳幹障害を疑ったら，病変の局在をさらに中脳か橋か延髄に特定するために，おおざっぱな基本原則を知っておくと役に立つ。**中脳の機能不全**の徴候には動眼神経麻痺，一側または両側の散瞳，運動失調，屈曲（除皮質）姿勢，意識障害などがある。**橋の機能不全**の徴候には，両側バビンスキー徴候陽性，全身筋力低下，口周囲のしびれ感（図 12.9），「塩胡椒」（ピンと針）様の顔面のピリピリ感，両側視野の上部または下部の視力障害や霧視（通常は脳底動脈から両側 PCA への血流障害が原因である），不規則呼吸（本章で既述），眼球沈下運動 ocular bobbing（眼球が急速に下方に動き，ついでゆっくり元に戻る運動をくり返す），震え，口蓋ミオクローヌス（中心被蓋路；本章で既述），外転神経麻痺や水平性注視麻痺，縮小し反応性のある両側の瞳孔（下行性交感神経線維の障害），伸展（除脳）姿勢，意識障害などがある。**延髄の機能不全**の徴候には，回転性めまい，運動失調，眼振，嘔気，嘔吐，呼吸停止，自律神経失調，吃逆などがある。次項では，異なる脳幹領域に起こるそれぞれの血管症候群について，さらにくわしく述べる。

　椎骨脳底動脈疾患の治療は，前循環系の虚血性血管障害の治療と同様で，虚血の成因によって異なる（臨床🅟10.4）。前循環系の障害と同様，一過性脳虚血発作（TIA）が虚血性梗塞の警告となることがある（臨床🅟10.3）。初回虚血発作の患者については，臨床🅟10.4で述べたような評価を行って，虚血のメカニズムを探る必要がある。心房細動や人工心臓弁を基礎にもつ血栓塞栓症の治療には抗凝固剤を用いる。臨床🅟

10.6 に述べたように，軽微な頭頸部外傷に伴うことが多い**椎骨動脈解離 vertebral dissection** も塞栓源として重要であり，通常抗凝固剤で治療する。拡張性や紡錘状の脳底動脈瘤（図 5.20）に血栓ができて，末梢枝に間欠的に塞栓症を起こすこともある。もっと多いのは，動脈硬化によって**椎骨動脈狭窄 vertebral stenosis** や**脳底動脈狭窄 basilar stenosis**（脳底動脈不全）が起こることである。この状態では，血圧変化に敏感に反応して，軽微な脳幹徴候が漸増漸減して出現する。椎骨・脳底動脈狭窄と小血管のラクナを鑑別することが非常に重要である。後者も漸増漸減する症状を起こすことがあるが，大血管の狭窄は伴わない。

　椎骨動脈血栓症 vertebral thrombosis，そして特に**脳底動脈血栓症 basilar thrombosis** は，広汎な脳幹梗塞の原因となりかねないので，生命を脅かす危険がある。その他の急性脳血管障害（臨床🅟10.4）の場合と同じく，発症後 4.5 時間以内であれば，出血の危険はあるものの，血栓溶解剤 tPA の全身投与が有効である。侵襲的な神経放射線技術を用いて血栓部位に局所的に血栓溶解剤を動脈内投与することも，試験的に行われていて有効性が確認されている。tPA 療法の適応がない患者では，アスピリンのような抗血小板剤が急性投与される。また，降圧剤は注意深く使用するか，または低灌流を増悪させる危険があるので用いないようにする。椎骨・脳底動脈狭窄の難治例や進行例では，ヘパリンによる抗凝固療法もよく行われるが，無作為抽出試験では効果がないと判定されている。頸動脈狭窄の場合（臨床🅟10.5）とは異なり，椎骨・脳底動脈狭窄では内膜剥離術の成功例はないが，実験的に血行再建術が行われ，成功例もあるようである。最後に，前循環系の血管障害の場合（臨床🅟10.4）と同じく，患者を多角的に治療することが必要で，急性期でも回復期でも併存する疾病や合併症を見落とさないように万全の注意を払う。

椎骨脳底動脈領域の臨床症候群

　この項では**後循環系の特定領域**の梗塞に焦点をあて

る（表 14.7〜表 14.9）。臨床的に重要であるということに加えて，これらの血管支配領域や，各領域の梗塞で侵される解剖学的構造を復習することによって，脳幹の局所解剖学をもう一度包括的に学ぶことができる。本章と前の 2 つの章で得た知識が，より確かなものになるであろう。これらの局所症候群について述べたあとで，多巣的または両側性の脳幹症候群について述べることにする。すなわち，脳底動脈血栓症，脳底動脈先端症候群，橋出血などである。

ここで取り上げた局所性の脳幹血管症候群（表 14.7〜表 14.9）の中で，頻度が高いのは次の 2 つである。すなわち，通常は椎骨動脈の血栓によって起こる延髄外側症候群と，ラクナ性病変によることが多い橋底部内側梗塞である。延髄内側症候群と SCA 症候群はそれほど多くない。ここにあげたその他の症候群は，単独で起こることは比較的少ない。

脳幹の尾側から吻側に向かって順々に述べることにする。まず延髄の血管症候群を表 14.7 に示す（図 14.21D）。延髄内側症候群 medial medullary syndrome は前脊髄動脈や椎骨動脈の傍正中枝の閉塞が原因となる。錐体路の梗塞は顔面を除く反対側の上下肢に上位運動ニューロン型の筋力低下を起こす（図 6.14C）。反対側の顔面にも筋力低下が出現することがあるが，通常上下肢の筋力低下よりも頻度は低い。脳幹から出るところで舌下神経束が梗塞に巻き込まれたり，梗塞が延髄腹側から背側方向に広がって舌下神経核に及んだりすることによって，同側の舌に麻痺が出ることも多い。また，梗塞がやはり背側に広がって内側毛帯を巻き込めば，反対側に振動覚と関節位置覚の低下が起こる。

延髄外側症候群 lateral medullary syndrome はワレンベルク症候群 Wallenberg syndrome ともよばれるが，比較的頻度が高い脳幹梗塞である。この症候群は学生が是非とも覚えておかなければならない症候群である。というのは，臨床的に重要であるという理由に加えて，この症候群の古典的な臨床像や傷害される解剖学的な構造を理解しておくと，他のすべての脳幹症候群の理解が容易になるからである。この症候群の主病変は外側被蓋であるため，通常運動障害は顕著ではなく，予後もよい。延髄外側症候群の原因は塞栓よりも血栓が多い。最も多いのは椎骨動脈の血栓症で，PICA 単独の血栓症によることは比較的少ない。

延髄外側症候群の患者にとって，日常生活で最も問題になるのは，下小脳脚の梗塞による同側の運動失調と，前庭神経核の梗塞による回転性めまいである（図 14.21D）。不安定歩行，水平性・回転性眼振，嘔気，嘔吐などもよくある随伴症状である。同側の顔面（三叉神経脊髄路と脊髄路核）と反対側の身体（脊髄視床路，図 7.9B）に温痛覚低下が認められることが多い。

症例によっては顔面感覚障害が反対側に起こることもあり，おそらく交叉線維の傷害によるものであろう。時には同側顔面に異常感覚や感覚過敏が起こることもあり，特に発症後まもない時期によく観察される。その他の非定型的な例では，反対側の身体上部または下部に限定して感覚障害がみられることがある。おそらく脊髄視床路が部分的に傷害されるためであろう。下行性交感神経線維は脳幹の外側被蓋を下行する時に脊髄視床路の近くを通るが，傷害が及ぶと同側のホルネル症候群（臨床 ⓟ13.5，図 13.10）を起こす。これは，眼瞼下垂，縮瞳，そして頻度は低いが発汗低下を起こす症候群である。梗塞によって，疑核が傷害されたり，脳幹から出るところで迷走神経束が傷害されたりすると，ため息様の嗄声や嚥下障害が起こる（臨床 ⓟ12.8）。咽頭反射は病変側で低下することが多く，喉頭鏡で観察すると声帯麻痺が認められる。最後に，味覚検査で同側の味覚低下がみつかることがあり，孤束核の傷害が証明される。すでに述べたように運動異常は一般的ではない。しかし，同側顔面の筋力低下を示す例があり，顔面神経線維が橋延髄境界部から出る前に，尾側方向にループ状に延髄まで入り込んでそこで傷害されるものと思われる。さらに梗塞がもう少し内側まで広がって錐体路にまで達すると，反対側に片麻痺があらわれ，時には延髄内側と外側の梗塞が合併することもある。延髄外側梗塞では，まれではあるが興味深い症状が出現することがある。垂直方向の方向づけができないために，突然，全世界が上下逆さまか斜めになったように感じる患者がいる。

延髄外側症候群と同じ臨床所見の多くが AICA 症候群や，時には SCA 症候群など，その他の外側脳幹被蓋病変でも起こる（表 14.8，図 14.21B，C）。嗄声や味覚障害があれば，病変が橋ではなく延髄にあることがわかる。さらに，同側に難聴があれば，延髄外側症候群ではなく AICA の障害が疑われる。

橋の血管症候群を表 14.8 に列挙する（図 14.21B，C）。延髄外側症候群と同じく，橋内側症候群 medial pontine syndrome も比較的頻度が高く臨床的に重要である。左右の橋傍正中穿通枝は正中近くを走る傾向にあるため（図 14.19），一側性の傍正中橋梗塞は正中に比較的明瞭な境界をもつことが多い。通常は慢性高血圧による小血管の脂肪硝子化 lipohyalinosis を基礎にもつラクナ梗塞であるが，微小塞栓や小血管血栓によることもある。また，脳底動脈壁から分枝するところで，小穿通血管が動脈硬化によって閉塞することが原因となることもある。脳底動脈狭窄も傍正中橋梗塞の原因となり脳底動脈血栓症に前駆することがある。したがって，この破滅的な結果を招かなくて済むように，このような患者では磁気共鳴血管撮影法（MRA），経頭蓋ドップラー法，通常の血管撮影法などで脳底動

脈を検査することが必要である。両側性の梗塞も起こる。特に脳底動脈血栓症の場合に多い。

　橋傍正中域梗塞では，橋の腹側面から第四脳室までの病変の広がりは千差万別である。最も多い病変は一側の**橋底部傍正中域 paramedian basis pontis** に限局する（**図 14.21**B，C）。皮質脊髄路や皮質球路の梗塞は，反対側の顔面と上下肢の筋力低下や構音障害などのラクナ症候群を呈する。このような状態は構音障害性片麻痺とか純粋運動性片麻痺などとよばれる（**図6.14**A）。構音障害性片麻痺は内包後脚のラクナ梗塞でもよくみられることを思い出してほしい（**表10.3**）。橋核や橋核小脳線維が傷害されると，通常反対側（片麻痺と同じ側）に運動失調があらわれ，失調性片麻痺という症候群になる（**表 14.8**）。主に橋底部傍正中域の梗塞でみられる非定型例では，構音障害-巧緻運動障害症候群 dysarthria-clumsy hand syndrome を呈する。これは，構音障害とともに，下肢よりも上肢に強い運動障害を伴う症候群である。

　橋梗塞が第四脳室に向かって広がり被蓋に及べば，**内側橋底被蓋**梗塞 **medial pontine basis and tegmentum** infarct になる（**表 14.8**）。橋底部と顔面神経丘（**図14.21**C）がともに傷害されれば，同側の顔面麻痺と水平性注視麻痺（外転神経核や傍正中橋網様体〈PPRF〉の病変），反対側の片麻痺が起こる（フォヴィル症候群 Foville syndrome）。同側の水平性注視麻痺と反対側の片麻痺の組合せは「患側を向く眼球偏位 wrong-way eyes」になることを思い出そう（**臨床Ⓟ13.10**，**図13.15**）。「患側を向く眼球偏位」が橋病変によって起こることが理解できる。もう少し外側の梗塞で，橋底部と顔面神経束を侵すが外転神経核に傷害が及ばない場合には，同側の顔面麻痺と反対側の片麻痺が起こる（ミヤール・ギュブレール症候群 Millard–Gubler syndrome）。橋の傍正中梗塞で傷害される可能性があるその他の橋被蓋の領域には，内側毛帯（反対側の振動覚と関節位置覚の低下を起こす）や内側縦束（MLF）（核間性眼筋麻痺を起こす）などがある（**図 13.13**）。

　AICA 梗塞では主に尾側橋の外側部が傷害される（**表 14.8**，**図 14.21**C）。先に述べたように，その結果として起こる外側脳幹被蓋症候群は，延髄外側症候群と共通する点もあるが相違点もある（嗄声や味覚障害の存在は橋病変ではなく延髄病変を疑わせる）。迷路動脈は脳底動脈から直接分枝することもあるが，通常は AICA の枝である。したがって，同側の運動失調，回転性めまい，眼振，同側顔面と反対側身体の温痛覚低下，同側のホルネル症候群などの外側被蓋症候群に加えて，AICA 梗塞では一側性の難聴をきたすことがある。AICA 梗塞や脳底動脈狭窄の患者では，耳にうなり声が聞こえるような TIA を経験することもある。

　吻側橋の外側部に単独で梗塞が起こることはまれだ

が，おそらく複数の外側橋動脈が血液供給しているためであろう（**図 14.18**，**図 14.20**）。**SCA 梗塞**（**表14.8**，**図 14.21**B）は主に小脳の上部を侵すので，同側の運動失調が起こる（第 15 章参照）。吻側橋の外側部も様々な程度に傷害されるので，外側被蓋症候群の一部が出現することがある。

　中脳の血管症候群を**表 14.9**に列挙する（**図14.21**A）。**中脳梗塞**は脳底動脈先端部や PCA 近位部から出る穿通血管の閉塞によって起こる。この領域の梗塞は脳底動脈先端部の塞栓で起こることが多く（脳底動脈先端症候群 top-of-basilar syndrome），他の部位にも複数の梗塞巣を生じるが，梗塞が中脳だけに起こることもある。中脳症候群は，底部や被蓋またはその両者など，異なる領域の症候群がそれぞれ別個に記載されてきた。中脳底部の大脳脚の梗塞は反対側の片麻痺，動眼神経核と神経束の梗塞は同側の動眼神経麻痺，赤核と上小脳脚（交叉より上）の梗塞は反対側の振戦と運動失調をそれぞれ起こす。中脳網様体に波及する大きな中脳梗塞では意識障害が起こるが，そのような梗塞の場合には他の血管領域にも傷害が及んでいる可能性がある。

　これまでに述べてきたような特定の領域（**表 14.7〜表 14.9**）ばかりでなく，後循環系の梗塞が複数の血管支配域に起こることがある。**脳底動脈血栓症**では，橋の複数の領域や，小脳，中脳，視床，後頭葉など，脳底動脈によって血液供給されているその他の領域に，両側性に破壊的な梗塞が生じることがよくある。脳底動脈血栓症の成因は，通常，動脈硬化によって脳底動脈に狭窄が起こりそこに血栓が形成されることである。患者は多発性脳神経障害，長経路徴候，昏睡を呈することが多く，概して予後は悪い。

復習問題

図 14.21 の左側に示している名称ラベルを隠そう。下にあげるそれぞれの脳幹領域と血管支配域について，傷害される構造と予想される症状を述べよ。

14.21A：中脳腹側部と被蓋（PCA と脳底動脈先端部の枝）（**表 14.9**）

14.21B，C：橋底部内側部（脳底動脈傍正中枝，腹側域）（**表 14.8**）

14.21C：橋下部外側部（AICA）（**表 14.8**）

14.21D：延髄内側部（椎骨動脈と脊髄動脈の傍正中枝）（**表 14.7**）

14.21D：延髄外側部（椎骨動脈と PICA）（**表 14.7**）

　脳底動脈先端症候群 top of basilar syndrome は，通常脳底動脈の遠位に塞栓が生じることで起こり，やはり複数の動脈支配域に梗塞巣をもたらす。臨床的な特徴は，視覚皮質の梗塞による視覚障害，視床内側部や側頭葉内側部の両側性の梗塞による記憶障害，中脳の動眼神経核と神経束の梗塞による眼球運動異常，中脳

496

網様体の梗塞による傾眠，せん妄，いきいきとした幻視（「大脳脚幻覚症」），小脳梗塞による運動失調などである。注意すべきことに，皮質脊髄路障害は脳底動脈先端症候群では比較的軽いことが多い。塞栓が脳底動脈を上行して先端部に向かう時，多くの橋の穿通動脈を閉塞して**脳底動脈スクレープ症候群 basilar scrape syndrome** とよばれる一連の一過性障害を起こすことがある。

　脳幹のもう一つの重要な血管症候群は**橋出血**である

る。最も多いのは慢性高血圧のために小穿通血管が脆弱となっている場合である（臨床**P**5.6）。橋出血が起こりやすいのは脳底動脈の傍正中枝で，被蓋と橋底部の境界に出血する。小さな出血では比較的障害も軽いが，橋出血は大きくしかも両側性に起こる傾向があり，破滅的な両側性の脳神経異常，長神経路徴候，昏睡を起こすので，予後は不良である。その他の脳幹領域に出血することは比較的まれで，通常は高血圧よりもむしろ血管奇形が原因となる。

症　例

症例 14.1　顔と反対側身体のしびれ感，嗄声，ホルネル症候群，運動失調

●主訴

　22 歳の女性。カイロプラクティックで頸部の処置を受けた後，急に左後頸部痛，回転性めまい，運動失調，左顔面のしびれ感，嗄声が起こった。

●病歴

　患者はそれまで健康に暮らしていたが，4 カ月前に自動車事故で頸部を損傷した。その後，頸部痛のために毎日カイロプラクティックに通うようになった。入院当日，頸部に「プツンと切れる音」がして，急に**左後頸部痛**が増悪したように感じた。カイロプラクティックの診療所から帰ろうとした時，**めまい感**と**嘔気**があり**よろめくようにして車まで行き左側に倒れた。視覚が縦にも横にも揺れるような感覚（動揺視）**があったが，複視はなかった。2 回嘔吐し，帰宅した時，夫が彼女の**嗄声**に気づいた。**左顔面にしびれ感とピリピリ感**があることに気づいている。しばらく横になっていたが改善しないので救急外来を受診した。

●診察所見

生命徴候：体温＝35.6℃，脈拍＝60，血圧＝126/84。
頸部：血管雑音なし。
肺：清。
心臓：心拍整，心雑音なし，奔馬調律なし。
腹部：軟，圧痛なし。
四肢：正常。
神経学的検査：
　精神状態：清明，見当識正常（×3）。言語は正常。月の名前の順唱，逆唱に誤りなし。物品記銘検査は 4 分後に 3/3 正解。
　脳神経：**左瞳孔 2.5 mm，対光反射で 2 mm に収縮。**右瞳孔 3.5 mm，対光反射で 2 mm に収縮。視野障害なし。**右向きの水平性眼振と反時計回りの回転性眼振あり，右への側方視で増悪する。視野が前後に動くと感じている（動揺視）。**眼球運動正常。**左眼瞼下垂。左三叉神経の眼神経領域，上顎神経領域，下顎神経領域に温痛覚低下**（図 14.22）。**左角膜反射低下。**顔面に左右差なし。味覚検査せず。聴力正常。**嗄声あり。左軟口蓋の挙上が不良で左咽頭反射が減弱。**胸鎖乳突筋と僧帽筋の筋力は正常。舌は正中位。
運動系：偏位なし。筋力テスト：全身で 5/5。

反射：

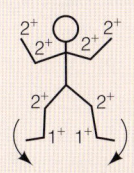

協調運動：**左指鼻試験は軽度失調性。左足趾タッピングはリズム不整（リズム異常）。**
歩行：めまい感のために起立不能。
感覚系：**頸部以下の右上下肢と軀幹に温痛覚低下あり**（図 14.22）。精細触覚，振動覚，関節位置覚はすべて正常。

●局在診断と鑑別診断

　1.　太字で上に示した症候から，病変はどこにあると考えられるか。
　2.　頸部運動後の急性発症と頸部痛から考えて，最も可能性のある診断名は何か。他の疾患の可能性はないか。

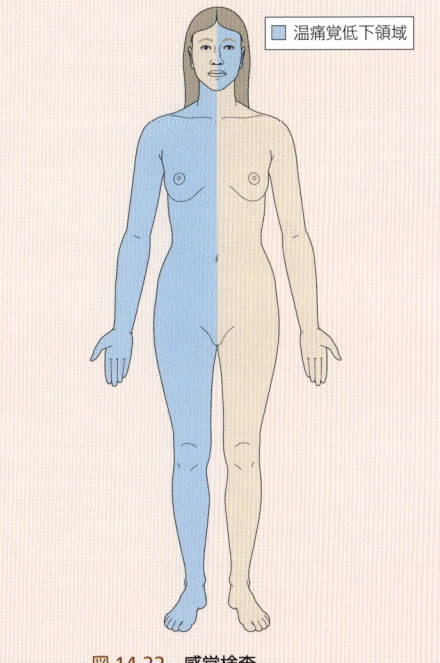

図 14.22　感覚検査

凡例：■ 温痛覚低下領域

14

考察

　1.　本例の鍵となる症候は以下の通り。
- 左後頸部痛
- 不安定歩行と左側への転倒
- 左運動失調とリズム異常
- 右向き眼振を伴うめまい感と嘔気
- 左顔面の温痛覚低下
- 左角膜反射低下
- 頸部以下の右上下肢と軀幹の温痛覚低下
- 左眼瞼下垂，対光反射陽性の縮瞳
- 嗄声，左軟口蓋の挙上不良，左咽頭反射の減弱

本例では延髄外側症候群，すなわちワレンベルク症候群の臨床的特徴をすべて備えている。この特徴的な症候群で傷害される延髄外側の構造とそれに対応するそれぞれの障害について復習しよう（**図 14.21D**，**表 14.7**，**図 7.9B**）。

2. 延髄外側症候群は，椎骨動脈か PICA の血栓症による延髄外側部の梗塞が原因である。椎骨動脈の血栓によることが多く，PICA 単独の血栓のほうが少ない（**臨床 ❷14.3**）。本例の患者は最近頸部の処置を受けていて，頸部痛があり，若く，血管障害の危険因子がない。したがって椎骨動脈の解離が最も疑われる（**臨床 ❷10.6**）。本例の延髄外側症候群の原因としては，血管奇形への出血，膿瘍，脱髄疾患なども考えられるが，その可能性は低い。

したがって，最も可能性の高い**臨床病変局在**と診断は，左延髄外側梗塞による左延髄外側症候群で，基礎疾患として左椎骨動脈解離が考えられる。

臨床経過と神経画像

初回の頭部 CT と通常 MRI スキャンでは，梗塞巣は検出できなかった（**画像 14.1A**）。しかし，入院当日の拡散強調 MRI で左延髄外側梗塞が疑われ（提示していない），5 日後の通常 MRI で確認された（**画像 14.1B**）。入院当日に行った MRA では左椎骨動脈に血流欠損が認められた。椎骨動脈を通る T1 強調 MRI 軸位断で，左椎骨動脈壁の肥厚部に高信号領域を認め，左椎骨動脈解離による壁内血栓が疑われた（**画像 14.1C**）。患者は 1 週間，ヘパリン血管内投与による抗凝固療法を受け，その後ワーファリン治療に切り替えられた。初診の 11 日後には，患者には嘔気，めまい，眼振はなく，歩行もかなり改善した。つぎ足歩行を行わせるとやや左に片寄る程度であった。左ホルネル症候群，左顔面と右身体の軽度の痛覚低下，ごく軽微な左上下肢の運動失調などが残存している。

症例 14.1　顔と反対側身体のしびれ感，嗄声，ホルネル症候群，運動失調

画像 14.1A～C　椎骨動脈解離による左延髄外側梗塞。脳と頸椎の MRI 画像軸位断。（A）入院時の T2 強調画像では梗塞は認められないが，左椎骨動脈のフローボイドが欠如している。（B）入院 5 日後の T2 強調画像。梗塞と考えられる高信号領域が延髄外側に観察される〈**図 14.21D**〉と比較せよ）。（C）入院当日の頸部 T1 強調画像。左椎骨動脈の壁が肥厚していて高信号となっている。左椎骨動脈の解離と凝血と思われる（**表 4.4**）

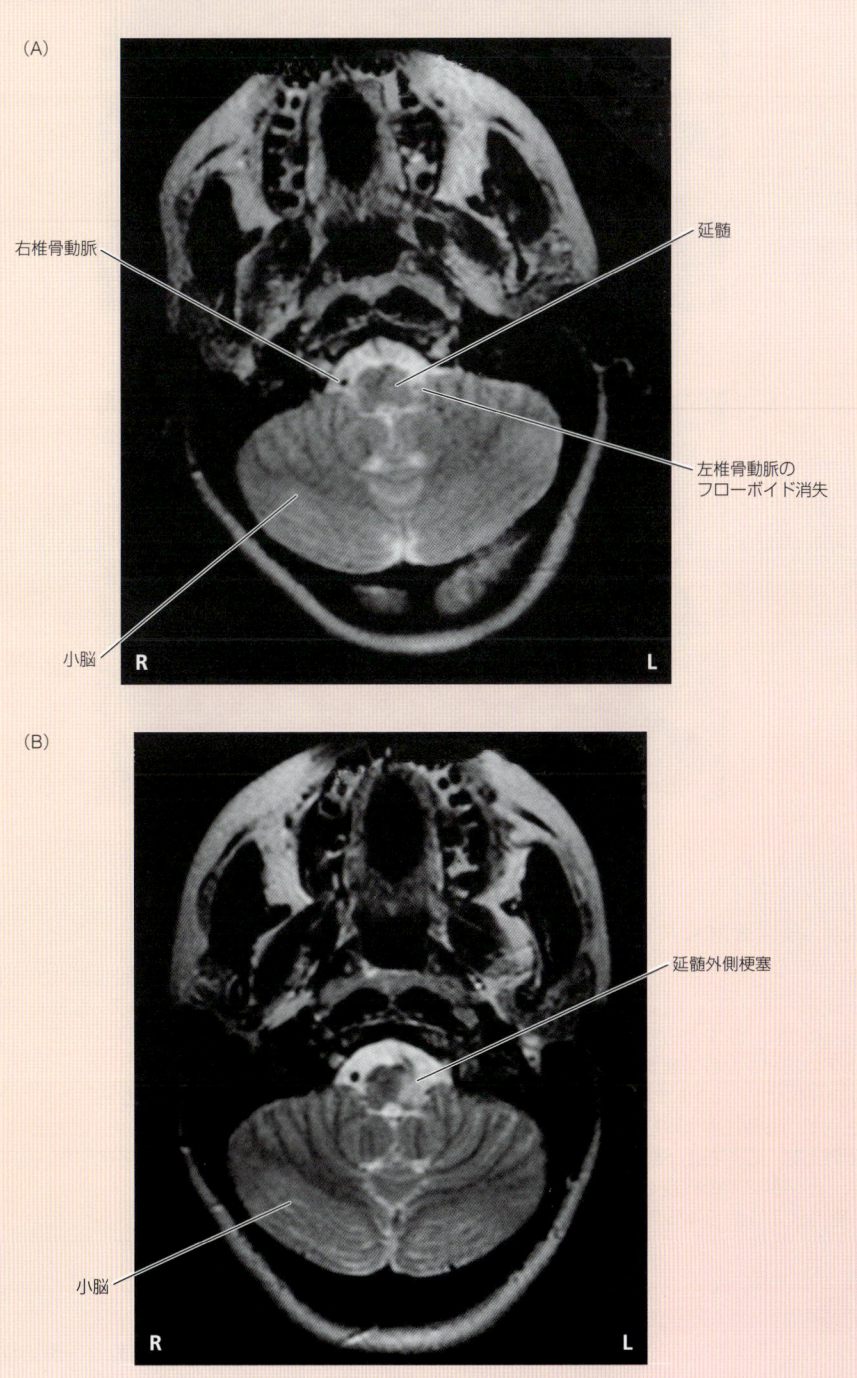

（A）

右椎骨動脈
延髄
左椎骨動脈の
フローボイド消失
小脳
R　　　L

14

（B）

延髄外側梗塞
小脳
R　　　L

症例 14.1　続き

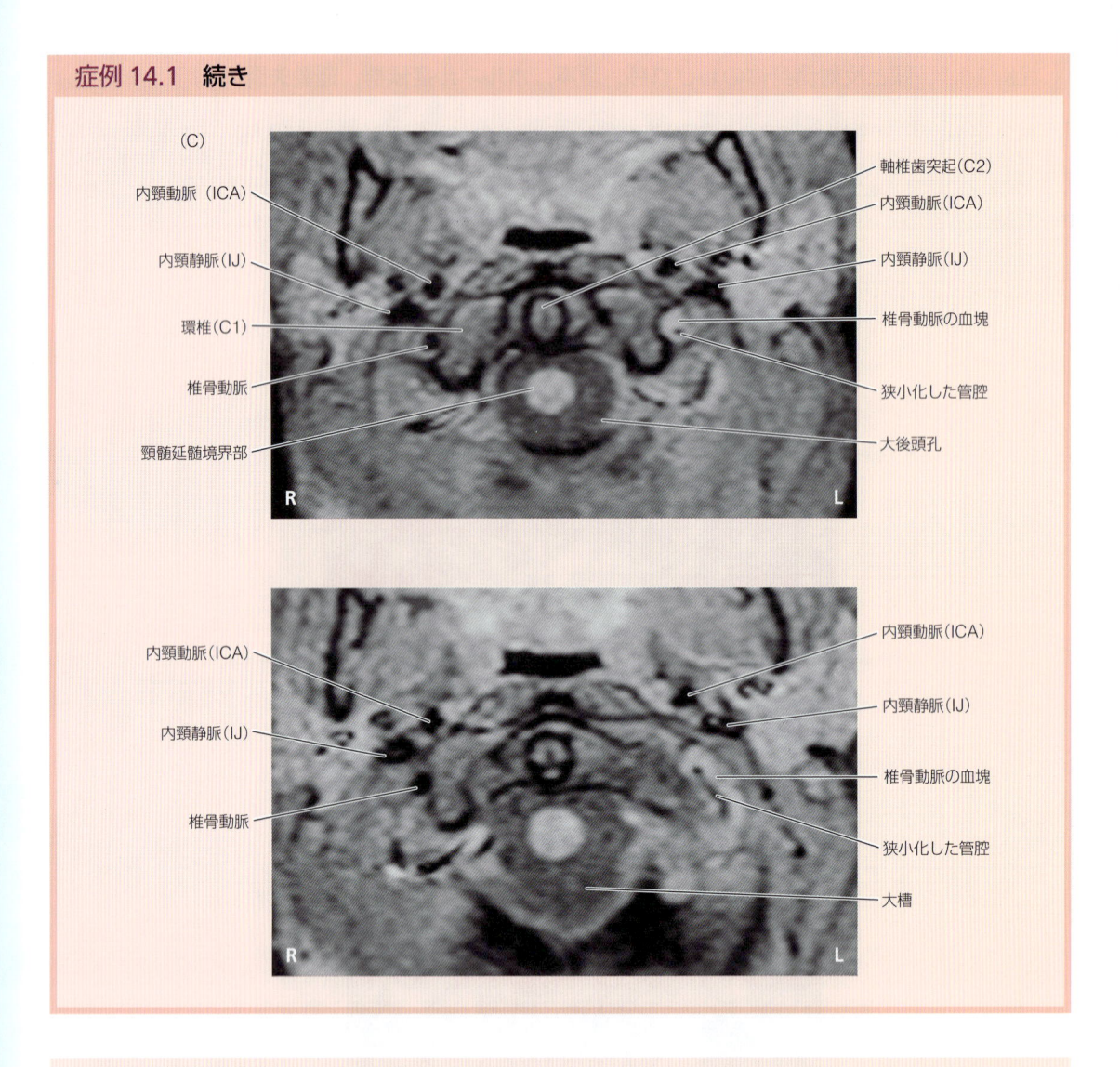

(C)

内頸動脈（ICA）
内頸静脈（IJ）
環椎（C1）
椎骨動脈
頸髄延髄境界部

軸椎歯突起（C2）
内頸動脈（ICA）
内頸静脈（IJ）
椎骨動脈の血塊
狭小化した管腔
大後頭孔

R　L

内頸動脈（ICA）
内頸静脈（IJ）
椎骨動脈

内頸動脈（ICA）
内頸静脈（IJ）
椎骨動脈の血塊
狭小化した管腔
大槽

R　L

症例 14.2　顔面を除く片麻痺

●症例要約

　喫煙歴と高コレステロール血症の既往がある 53 歳の男性が，ある朝 7 時に空港から家まで運転している時，**口周囲と上下肢にピンと針で刺すような感覚**を自覚し，これが 1 時間続いた。そのまま帰宅したが，10 時頃，犬を散歩させている時に再び同じ症状が起こった。同時に**歩行が困難**となって，**右上下肢がうまく動かず，筋力も低下**した。救急外来での検査では，**右上下肢の筋緊張が低下し，筋力は 3/5 から 4/5** であった。**右足底反射が陽性，右上下肢で振動覚と関節位置覚が低下**。休止時に**右鼻唇溝がやや浅い**が，笑い顔に左右差なし。舌は正中位。

●局在診断と鑑別診断

　1．太字で上に示した症候から，病変はどこにあると考えられるか。
　2．最も可能性のある診断名は何か。他の疾患の可能性はないか。

考察

1．本例の鍵となる症候は以下の通り。
　●**右上下肢の 3/5 から 4/5 の筋力低下と右バビンスキー徴候**
　●**右鼻唇溝がやや浅い**
　●**右半身の異常感覚と振動覚・関節位置覚の低下**

　顔面を除く右上下肢の上位運動ニューロン型の筋力低下は，左延髄か右頸髄の病変で起こる（臨床●P6.3，図 6.14C）。同様に，右半身の異常感覚と振動覚・関節

症例 14.2　顔面を除く片麻痺

画像 14.2A，B　左延髄内側梗塞。脳の拡散強調 MRI 画像。(A) 延髄を通る軸位断。(B) 冠状断

(A)

延髄

第四脳室

延髄内側梗塞

小脳

R　　L

(B)

中脳

橋

延髄内側梗塞

延髄

脊髄

小脳

R　　L

位置覚の低下も内側毛帯を傷害する左脳幹の病変（**図7.9C**）や後索を侵す右頸髄の病変（**図 7.10E**）で起こる。右顔面に軽度の筋力低下があったことから脊髄病変の可能性は低そうである。しかし，これ以外には顔面の障害がほとんどなかったことから，顔面神経が脳幹から出るレベル（橋延髄境界部）より上に病変が存在することもなさそうである。なぜなら，その場合には顔面にもっとはっきりとした症状が出ると予想され

るからである。したがって，最も疑われる病変部位は延髄内側部で（**表 14.7**，**図 14.21D**），延髄錐体の左皮質脊髄路と左内側毛帯に病変が及んでいると考えられる。舌（舌下神経支配）に運動障害がないことは興味深いが，延髄内側症候群の文献によると，舌の麻痺は 50％以下の症例にしか認められていない。

最も可能性の高い**臨床局在診断**は，錐体と内側毛帯を含む左延髄内側で，舌下神経核と舌下神経束を含ま

ない領域である。

2. 患者の年齢や，喫煙と高コレステロール血症の既往など血管障害の危険因子が存在することから，最も可能性の高い診断名は左延髄内側梗塞である。これは通常，椎骨動脈か前脊髄動脈の傍正中枝の閉塞による（臨床 P14.3，表14.7，図14.21D）。本患者に認められた右側の口周囲の「ピンと針」様の異常感覚は，虚血による三叉神経脊髄路か三叉神経視床線維の傷害を示唆する（図12.8，図12.9）。この症状は橋虚血で認められることが最も多いが，延髄内側症候群で観察されることもある。

臨床経過と神経画像

通常の MRI では最初異常を認めなかったが，拡散強調 MRI で左延髄内側梗塞が検出された（画像14.2A，B）。数日後には通常 MRI でも検出できるようになった。患者は入院して，MRA，心エコー検査，ホルター心電図などの精密検査を受けたが塞栓源は特定できなかった（臨床 P10.4）。しかし，脳底動脈に移行する直前の左椎骨動脈遠位部に，不規則な信号欠損部が存在することが MRA で明らかとなった。椎骨動脈解離（臨床 P10.6）や椎骨動脈狭窄（臨床 P14.3）の可能性が考えられたが，当時はまだ CT 血管撮影が普及していなかったので，通常の椎骨動脈血管撮影が行われた。血管撮影によって，左 PICA 分岐部のすぐ先の椎骨動脈遠位部に閉塞があることが確認されたが，解離は検出されなかった。したがって，本例の延髄内側梗塞の原因は，左椎骨動脈の遠位部から分岐する傍正中枝の閉塞と考えられる（図14.21D）。椎骨動脈の閉塞は不明の塞栓源からの塞栓か，動脈硬化性に狭窄した椎骨動脈に形成された血栓によって引き起こされたものであろう。今日であればアスピリンの適応と考えられるが，その時は経口ワーファリンによる抗凝固療法が行われた。筋力低下は徐々に改善した。その後，リハビリテーション施設に転院して，治療を続行中である。

症例 14.3 構音障害と片麻痺

●症例要約

糖尿病，高血圧，高コレステロール血症の既往がある48歳の男性。入院前日の朝，起床時に右上下肢に奇妙な「しびれ」感があった。「しびれ」の内容をくわしく聞くと，**右手をのばして物に触ったり物をつかんだりすることが困難**と話した。歩行障害もあり，**右足を引きずる。**妻によると，**言語が不明瞭で顔も歪んでいる**という。症状が徐々に増悪したので，翌日，患者は救急室を受診した。検査すると，**右顔筋麻痺**と軽度の**構音障害**（以前とは話し方が違うことを，妻が確認した）がある。**また，右上下肢には 2/5 から 4/5 の筋力低下**がある。筋力低下のために歩行困難。その他には異常はない。

●局在診断と鑑別診断

1. 太字で上に示した症候から，病変はどこにあると考えられるか。

2. 最も可能性のある診断名は何か。

考察

1. 本例の鍵となる症候は以下の通り。
- **構音障害**
- **右の顔面と上下肢の筋力低下**

本例の障害は，構音障害性片麻痺か純粋運動性片麻痺である（臨床 P6.3，図 6.14A）。最も可能性の高い**臨床局在診断**は，左内包後脚（表10.3，症例10.7）か，左橋底部の皮質脊髄路と皮質球路である（表14.8，図14.21B，C）。

2. 本例では，患者に血管障害危険因子があることから，左内包か左橋底部の梗塞の可能性が最も高い。1 日かけて症状がゆっくり進行したので，漸減漸増を示す小血管梗塞かラクナ梗塞（臨床 P10.4）の可能性が高い。しかし，患者が比較的若いので，脱髄，出血，脳膿瘍，腫瘍などのその他の疾患も考慮すべきであろう。

臨床経過と神経画像

患者は精査と治療のために入院した。最初の頭部 CT では異常が認められなかったが，**頭部 MRI** では左橋底部に梗塞巣が認められた（画像14.3）。頭頚部の MRA では，脳底動脈とその他の血管の血流は正常であった。心エコー検査とホルター心電図に異常はなかった。血管障害の再発予防のために，患者にはアスピリンが投与され，理学療法施設に転所した。外来での経過観察では，筋力が回復し歩行も可能となった。構音障害も完全に消失した。しかし 4 年後に診察した時点では，右上下肢の筋力低下（4/5）が残っていた。症例 6.5，症例 13.7 と，本例を比較してみよう。

症例 14.3　構音障害と片麻痺

画像 14.3　左橋底部梗塞。橋を通る拡散強調 MRI 画像（DWI）軸位断。急性梗塞を示す

側頭葉

小脳テント

後頭葉

橋底部梗塞

第四脳室

小脳

R　　　　　　　　　L

14

症例 14.4　一側顔面のしびれ感，難聴，運動失調

●主訴

　自動車整備士の 56 歳男性。1 カ月前から複視ととも
にふらつく発作があったが，**右顔面のしびれ感，難聴，
右半身の巧緻運動障害**が急に起こり，持続した。

●病歴

　既往歴に重症高コレステロール血症と喫煙歴がある。
入院の約 1 カ月前から，**ふらつき，嘔気，不安定**（「酔っ
払ったようにふらつく」と患者は話した），**右側の像が左
よりも高い位置にみえる斜複視，口周囲しびれ感，全般**

性頭痛からなる**一過性の発作**が起こるようになった。発
作は起立や歩行で誘発され，5，6 分続き，1 日に 4，5
回起こった。時が経つにつれて発作は徐々に減少し，ほ
とんど起こらなくなった。

●初回局在診断，鑑別診断，処置

　1. 太字で上に示した症状から，脳のどの領域に障害
があると考えられるか。

　2. 患者の病歴から最も考えられる診断名は何か。次
に何をすべきか。

考察

　1. 症状からは脳幹機能障害の疑いが強く，おそら
く橋に病変があると思われる（**臨床 P14.3**, **表 14.6**）。
本例のそれぞれの症状と病変部位を**表 14.6** で復習し
よう。

　2. 血管障害の危険因子の存在や，血圧を低下させ

る状況（起立）での発作の誘発などから考えて，最も
可能性の高い診断名は，椎骨脳底動脈系の TIA であ
る。おそらくは脳底動脈狭窄によるものであろう。こ
の状態は潜在的に生命の危険を警告する状況であるた
め，MRA の実施と治療開始のために緊急入院が必要
となる。

症例 14.4　続き

●病歴の続き

患者は医療機関を受診しなかった。入院3日前の金曜日の夜，患者に急に**右顔面のしびれ感，右側の難聴，不明瞭言語，右手の巧緻運動障害（時々物を落とす），不安定歩行**が出現した。月曜日に仕事に出た時，自動車整備の作業が困難であったため，救急外来を受診した。

●診察所見

生命徴候：体温＝35.9℃，呼吸数＝14。
起立性検査：
　　臥位：脈拍数＝80，血圧＝130/80。
　　立位：脈拍数＝88，血圧＝122/76。
頸部：正常，血管雑音なし。
肺：清。
心臓：心拍整，心雑音なし。
腹部：軟，圧痛なし，腸音正常。
四肢：正常。
神経学的検査：
　　精神状態：清明，見当識正常（×3）。呼称，復唱正常。軽度の注意力低下がある。例えば，月名の逆唱時に11月（November）をとばす。物品名記銘は5分後に1/3正解，ヒントを与えると3/3正解。
　　脳神経：両側とも瞳孔4mm，対光反射で2.5mmに収縮。眼底正常。眼球運動は正常だが微細な**水平性眼振**（急速相を特定できず）がある。**右顔面V$_2$とV$_3$領域に触覚と痛覚の低下がある。右角膜反射低下。**

顔面に左右差なし。**右側で聴力低下。ウェーバーテスト**（臨床**P**12.5）では，左側で大きく聴こえる。**言語はやや不明瞭。**軟口蓋の挙上は良好。肩すくめや胸鎖乳突筋の筋力は正常。舌は正中位。
運動系：偏位なし。筋緊張正常，筋力テストは全身で5/5。
反射：

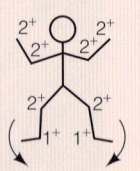

協調運動：**指鼻試験で右に軽度の測定障害。右の指タッピングと足タッピングでは，やや遅くリズム異常がある。**
歩行：**やや足幅が広い。つぎ足歩行は不安定なため2，3歩しか進めない。**検査での起立・歩行では，発作時の症状を認めない。
感覚系：触覚，痛覚，振動覚，関節位置感覚はすべて正常。

●局在診断と鑑別診断

1. 太字で上に示した症候から，病変はどこにあると考えられるか。傷害されている血管は何か。
2. 最も可能性のある診断名は何か。

考察

1. 本例の鍵となる症候は以下の通り。
- **右側の聴力低下，ウェーバーテストでも右側の聴力低下が証明される**
- **右顔面V$_2$，V$_3$領域の触覚と痛覚の低下，右角膜反射低下**
- **右測定障害とリズム障害，不明瞭言語，水平性眼振，足幅が広い不安定歩行**

本患者の所見は右側の尾側橋外側症候群によく合致しているので，右AICA梗塞が最も疑われる（表14.8，図14.21C）。ウェーバーテストによって感音性と判定される難聴（臨床**P**12.5，ビデオ42）は，迷路動脈の灌流障害によると考えられる（図14.18A）。右顔面の感覚障害は右三叉神経核と神経路の梗塞によるものだろうし，右上下肢の運動失調，歩行失調，不明瞭言語，眼振は右中小脳脚と前庭神経核の障害によるものであろう（図14.21C）。患者には軽度の注意力障害もあった。この症状は多くの非特異的な原因から起こるが，脳幹虚血も原因となる（臨床**P**19.14）。

最も可能性の高い**臨床局在診断**は，右尾側橋外側部のAICA領域である。

2. 本例の患者には血管障害の危険因子があって，前兆となる一過性のエピソードもあったので，右AICA領域梗塞が最も疑われる。

臨床経過と神経画像

患者は入院して精密検査を受けた。**MRI**ではAICA灌流域の右尾側橋外側部に梗塞を認めた（**画像14.4A**，図14.21Cも参照）。MRAでは椎骨脳底動脈系全体に著明な血流低下を認めた（**画像14.4B**）。この所見から，患者には長期にわたって後循環系の血流障害があったことが示唆され，MRAでは検出できない副側血行が発達して脳幹に血液供給していたものと推察された。この微妙な状態で，AICAに動脈-動脈間の塞栓や血栓が起こると右AICA領域に梗塞が出現することになる。

今日の基準からみれば，本例はアスピリンの適応と思われるが，その当時はワーファリンの投与が行われた。5日後の退院時には，眼振はなく，右難聴も改善し，顔面の感覚障害は口の右側の小領域にわずかに残るばかりとなった（図12.9）。つぎ足歩行が可能となり，右手足の運動失調も完全とはいかないまでも減少した。さらに，注意力散漫（おそらく椎骨脳底動脈系

の低灌流を反映するのであろう）も正常に復した。

　5 日後，嘔吐が出現して摂食不良となったので，救急治療室を受診した。起立時に再びふらつきが起こるようになったが，その他に症状はなかった。診察所見は起立検査以外には変化はなかった。起立検査では，臥位で脈拍数 76，血圧 147/98 が，立位で脈拍数 110，血圧 124/98 に変化した（心拍数 10 回/分以上の増加，収縮期血圧 10 mmHg 以上の低下は異常）。血液検査でワーファリンが有効濃度にあることが確認され，起立

性低血圧の原因となるような出血を認めなかった。輸液と経過観察のため再入院となった。再び改善して徐々に起立性障害も消失したので退院となった。患者は禁煙するとともに毎日散歩するようになり，コレステロール制限食を始めた。1 カ月後と 4 カ月後の診察では，自覚症状はなく，右口唇周囲の小領域の痛覚低下と，右手指や足趾タッピングでのごく軽度のリズム異常を残すのみとなった。

14

症例 14.4　一側顔面のしびれ感，難聴，運動失調

画像 14.4A，B　右 AICA 梗塞と脳底動脈不全症。（A）橋を通る T2 強調 MRI 画像軸位断。右前下小脳動脈（AICA）梗塞と思われる高信号領域が右橋背外側部と中小脳脚に観察される（**図 14.21**C と比較せよ）。（B）MRA 画像。椎骨動脈と脳底動脈の血流が認められない。脳底動脈の高度の狭窄が疑われる

（A）

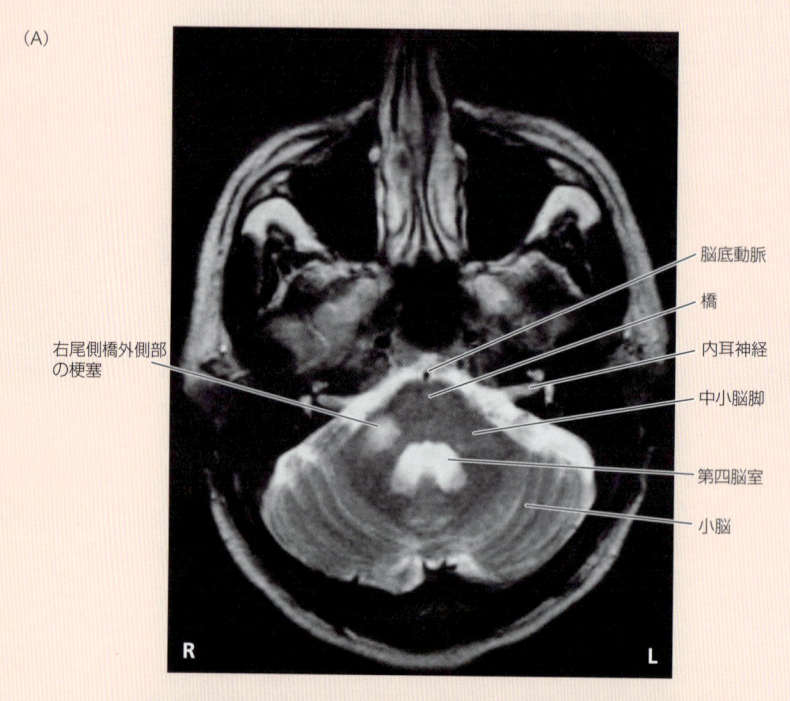

脳底動脈
橋
内耳神経
中小脳脚
第四脳室
小脳

右尾側橋外側部
の梗塞

R　　　L

（B）

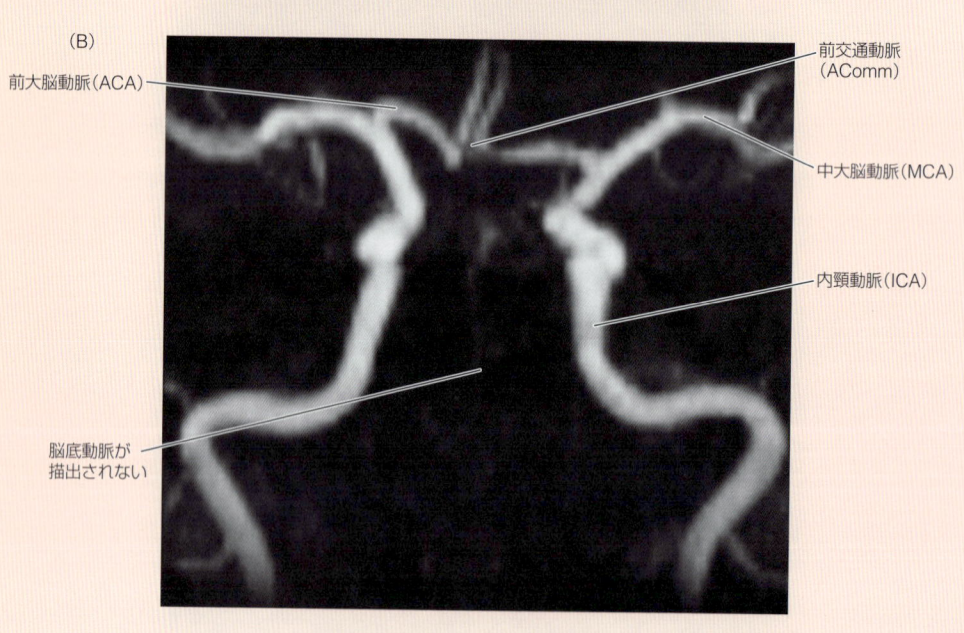

前交通動脈
（AComm）

前大脳動脈（ACA）

中大脳動脈（MCA）

内頸動脈（ICA）

脳底動脈が
描出されない

症例 14.5　閉じ込め

●症例要約

クローン病の既往がある 52 歳の女性。ショッピングセンターを歩いていて，急に汗ばんで左顔面に「奇妙な感じ」がしたのでうずくまった。夫が患者の「**左眼の焦点が定まっていない**」ことに気づいた。近くの病院を受診したところ，初回の検査で**不明瞭言語**を指摘された。

言語の理解は良好。**左顔面と上下肢に感覚低下**があり，**運動失調**もあった（左右差の記載なし）。精査の目的で入院した。

●局在診断と鑑別診断

太字で上に示した症候から，病変はどこにあると考えられるか。病歴から最も疑われる診断名は何か。

考察

症状からは脳幹機能不全が強く疑われる。おそらくは椎骨脳底動脈系の異常が原因であろう（**臨床 ⓟ 14.3**，**表 14.6**）。これらの症状の一つ一つについてその病変局在を**表 14.6** で復習しておこう。クローン病などの炎症性腸疾患では凝固系亢進状態になることがあるので注意が必要である。したがって，椎骨脳底動脈系の初期の血栓症が強く疑われる。

症例 14.5　続き

●病歴

その夜の 9 時に，急に**呼吸停止**となったので気管内挿管が必要になった。その時，除脳姿勢（**図 3.5B**）であった。翌朝，三次救急センターに搬送された。診察時の所見は，挿管されている状態で，**四肢は動かせない**。しかし，覚醒していて**瞬目と垂直性眼球運動でハイ/イイエの質問に適切に答えることができる。水平性眼球運動はなく，頭位変換眼球検査を行っても観察されない**。随意性の垂直性眼球運動は可能である。**眼球沈下運動** ocular bobbing（急速相が下向きで緩徐相が上向き）と，**左眼**が右眼よりも高い位置にある斜偏位 skew deviation を認めた。指示に従って四肢を動かすことができない。痛覚刺激で**左上肢は動かさず，右上肢は伸展（除脳）姿勢**になり，**下肢は三重屈曲位をとる**（**図 3.5C**）。腱反射は**消失**し，**両側足底反射が陽性**である。

●局在診断と鑑別診断

1. 太字で上に示した症候から，病変はどこにあると考えられるか。
2. 最も可能性のある診断名は何か。他の疾患の可能性はあるか。この臨床症候群は何とよばれるか。

考察

1. 本例の鍵となる症候は以下の通り。
- **呼吸停止**
- **水平性眼球運動消失**
- **眼球沈下運動と斜偏位**
- **瞬目と垂直性眼球運動によってハイ/イイエの質問に適切に返答できる**
- **自発運動なし，除脳姿勢，三重屈曲位，両側バビンスキー徴候陽性**

呼吸停止で発症していることから延髄障害が疑われる（**図 14.17**）。その他の症状は，水平性眼球運動の欠如，眼球沈下運動，斜偏位，伸展姿勢を伴う両側上位運動ニューロン型の麻痺を含めて，すべて両側橋の高度の障害を示唆している（**臨床 ⓟ 14.3**，**図 14.21B，C**）。意識と垂直性運動障害に障害がないので，中脳には異常がないと考えられる。

2. 本例の臨床像は閉じ込め症候群に合致する（**臨床 ⓟ 14.1**）。広汎な両側橋梗塞が主病変で，おそらくそれに延髄梗塞が加わっているものと考えられ，中脳には病変が及んでいないものと思われる。

臨床経過と神経画像

MRI で広汎な両側橋梗塞がみとめられ，梗塞巣は延髄にまで広がっていた（**画像 14.5A，B**）。中脳には（中脳網様体を含めて）異常はなかった（**画像 14.5C**）。**症例 14.4** の患者と同じく（**画像 14.4B**），MRA では椎骨脳底動脈系の血流が観察できなかった。椎骨脳底動脈系の血流欠如から，本患者には脳底動脈血栓症があったことが示唆される。しかし，**症例 14.4** の患者とは異なり，側副血行から脳幹への十分な血液供給がなかったものと考えられる。血管内へヘパリン投与による抗凝固療法を受けたが，入院中は目立った改善はなかった。最終的には左上肢も除脳姿勢となった。患者と家族は人工呼吸器装着の継続を希望したが，心停止の際には心肺蘇生を行わないよう要望した。言語療法士が絵や文字カードなどを使用して効率よく意思の疎通が図れるように工夫した。その甲斐もあって，患者は依然として意思の疎通が可能である。しかし，上下に目を動かすことと瞬きをすること（上眼瞼挙筋）以

14

508

外は，全く動けなくなってしまった。その後，何回か重症感染症に罹患したが，その都度抗生剤で改善した。発症から2カ月半後の直近の診察では著変はなかった。

関連症例

閉じ込め症候群（臨床**P**14.1）は，通常，両側橋腹側部病変で起こるが，まれにその他の病変で起こることがある。例えば，**画像 14.5D～F** は急に動けなくなった56歳の数学教授のMRIスキャンである。ここに提示した症例とは異なり，水平性眼球運動と垂直性眼球運動はともに保持されていた。MRAでは脳底動脈上部の血流が途絶し，MRIで両側大脳脚の梗塞が認められた（**画像 14.5F**）。中脳被蓋と橋にはほとんど異常を認めないので，意識が保持され，水平性眼球運動と垂直性眼球運動がともに正常であった理由がわかる。その後1年半は閉じ込め症候群の状態のままで，

眼球運動による意思の疎通が可能であったが，最後には重症肺感染症で亡くなった。

動脈硬化性の脳底動脈狭窄とこれに伴う脳底動脈血栓症は，生命を脅かす神経学的緊急事態で，救急治療を要する。ここで述べた閉じ込め症候群の2例は，本章で扱うその他の症例とともに，脳底動脈不全が潜在的に悲惨な結末をもたらす状態であることを物語っている。**画像 14.5G** は脳底動脈血栓症で亡くなった患者の病理組織標本である。この患者は67歳の男性で，2日間で徐々に意識障害，脱力，四肢麻痺の状態になり，ついには昏睡となって眼球運動も消失した。MRIでは橋，中脳（網様体も含む），視床，小脳（これらすべては脳底動脈によって血液供給される，**図 14.18**，**図 14.20**）に広汎な梗塞を認めた。死後の剖検では，脳底動脈の重篤な動脈硬化性狭窄（**画像 14.5G**）と随伴する血栓が観察された。

症例 14.5 閉じ込め

画像 14.5A～C 閉じ込め症候群を起こした両側橋底部梗塞。T2 強調 MRI 画像軸位断。(A) 吻側延髄の小さな両側性高信号領域。梗塞巣を示す。(B) 皮質脊髄路と皮質球路を傷害する大きな両側性橋梗塞。(C) 中脳網様体を含めて中脳には異常がない。意識障害がない理由がわかる

(A)

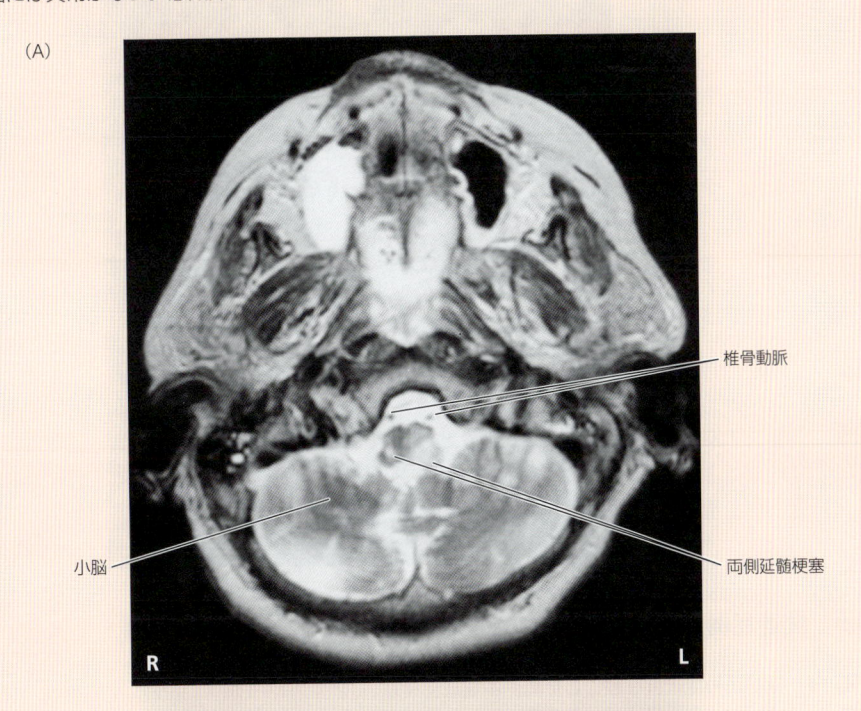

椎骨動脈

小脳

両側延髄梗塞

R　L

(B)

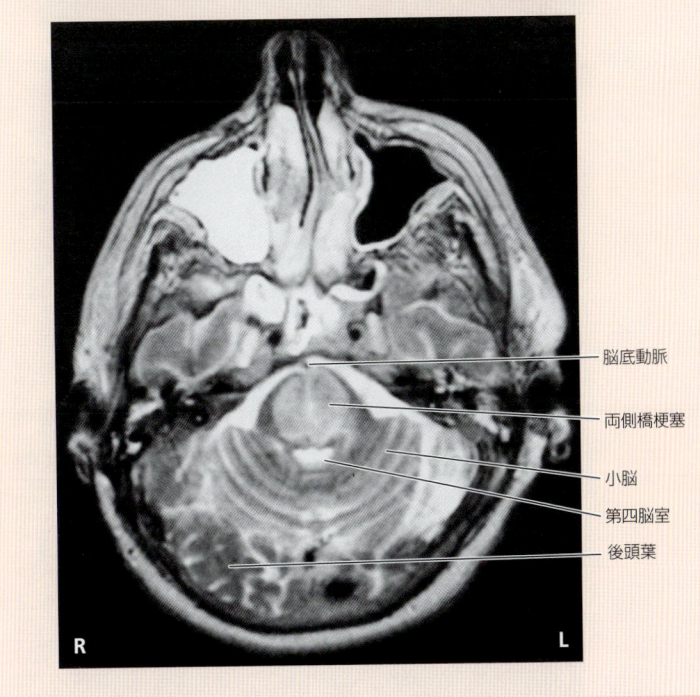

脳底動脈

両側橋梗塞

小脳

第四脳室

後頭葉

R　L

14

症例 14.5　続き

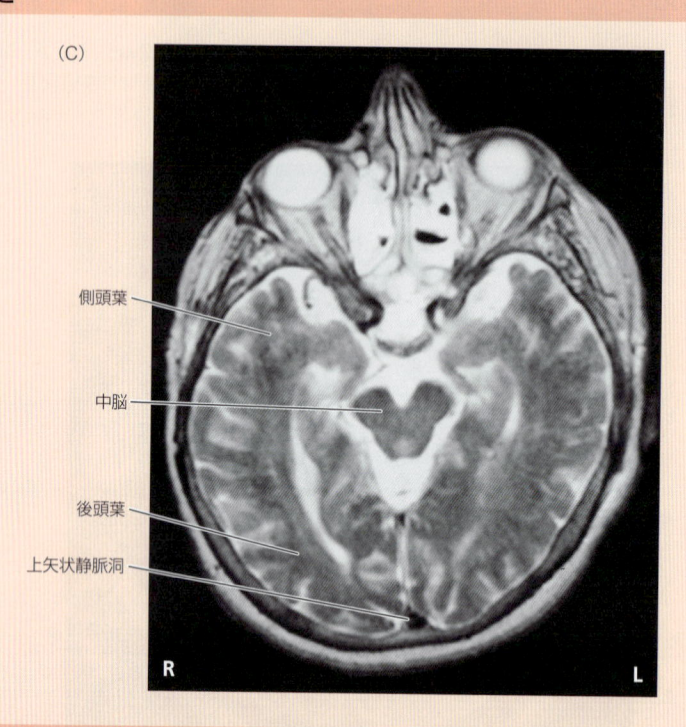

(C)

- 側頭葉
- 中脳
- 後頭葉
- 上矢状静脈洞

R　　　L

症例 14.5　関連症例

画像 14.5D～F　閉じ込め症候群を起こした両側中脳底部梗塞。T2 強調 MRI 画像軸位断。（D）延髄。（E）橋。（F）中脳。梗塞と思われる T2 高信号領域が両側の大脳脚に認められる

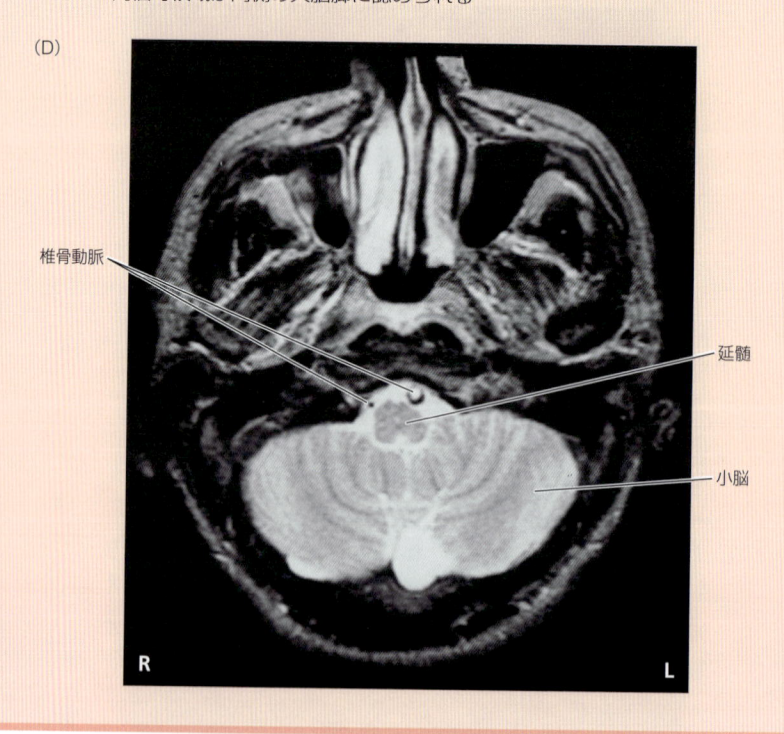

(D)

- 椎骨動脈
- 延髄
- 小脳

R　　　L

症例 14.5　続き

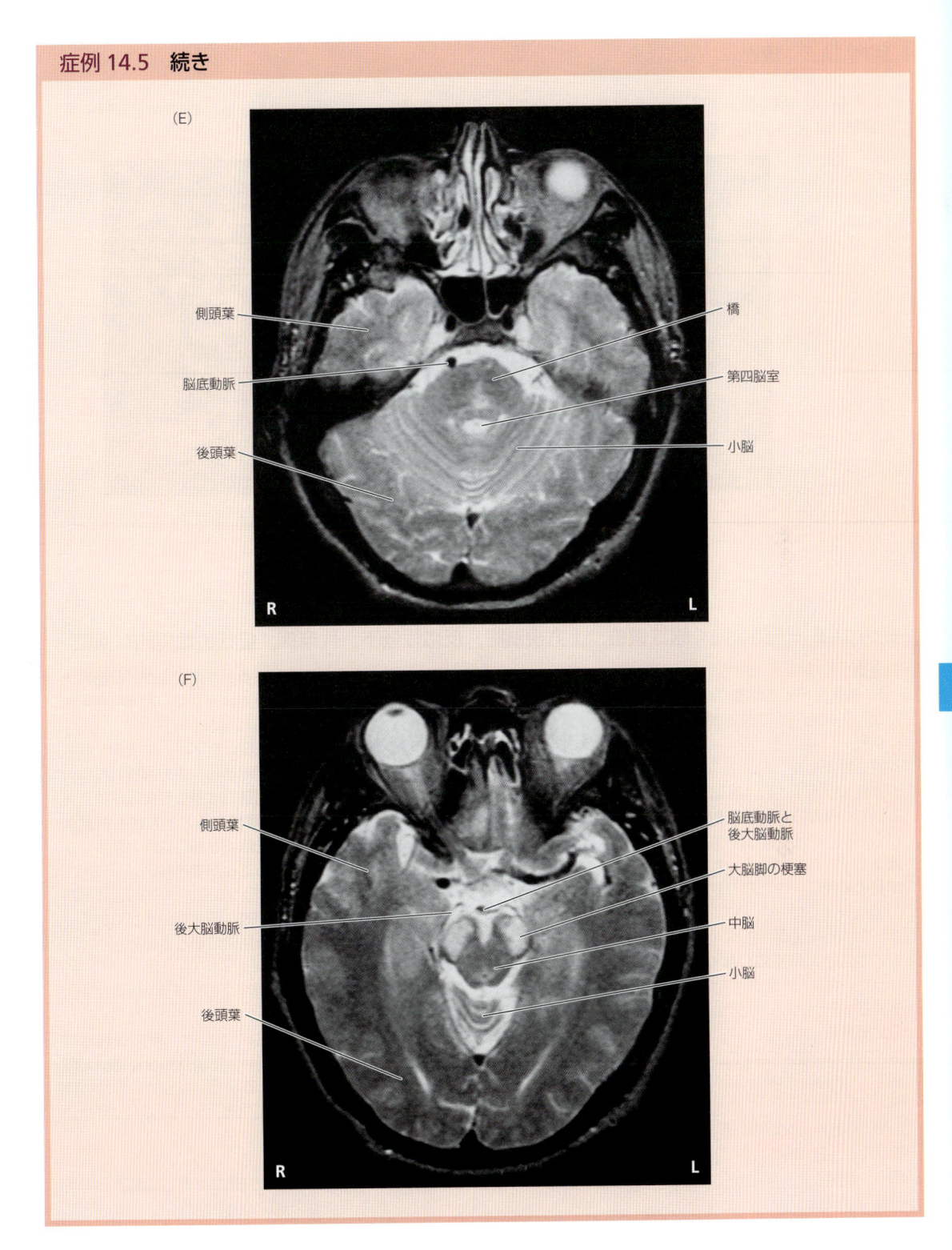

(E)

側頭葉 ——— 橋

脳底動脈 ——— 第四脳室

後頭葉 ——— 小脳

R　　　　　　　L

(F)

側頭葉 ——— 脳底動脈と後大脳動脈

後大脳動脈 ——— 大脳脚の梗塞

—— 中脳

後頭葉 ——— 小脳

R　　　　　　　L

症例 14.5　続き

画像 14.5G　脳底動脈狭窄。脳底動脈血栓症で死亡した患者の病理標本。動脈硬化による強い狭窄が脳底動脈中部に認められる（矢印）。脳底動脈血栓症を起こした

(G)

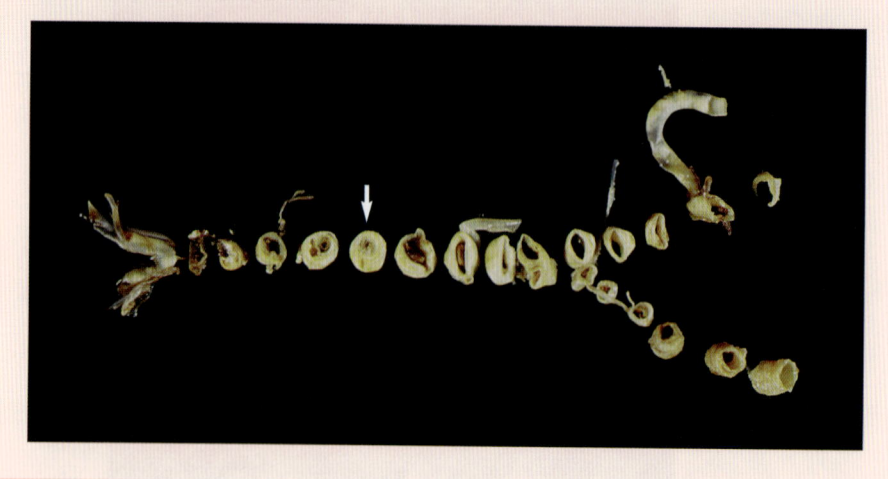

症例 14.6　患側を向く眼球偏位，上方視制限，反応性低下，片麻痺，症状の驚異的な回復

●主訴
　53 歳男性が，急性発症の**反応性低下**と左半身麻痺のために，救急外来に搬送された。

●病歴
　既往歴に喫煙，高血圧，脂質異常症（高トリグリセリド血症）がある。日本艦船で料理長をしていた。入院の 4 日前，**両側の前頭部痛と眼窩後部痛**があった。入院当日の午前 10 時，頭痛が増悪するとともに**全身の筋力が低下**して，嘔気が起こった。午前 10 時半，**一過性に右半身の麻痺**が生じたので船医を受診した。しかし，昼食の時間が迫っていたので，仕事に戻らなければならなかった。午後 2 時，突然，**霧視，構音障害，歩行困難**が起こり，急速に**反応しなくなって左半身麻痺**の状態となった。幸運にも船が大都市に停留していたので，患者は発症 30 分以内に救急治療室に緊急移送された。

●診察所見
生命徴候：体温＝36.7℃，脈拍＝84，血圧＝170/90。
頸部：血管雑音なく正常。
肺：清。
心臓：心拍整，心尖部に最強の心収縮期雑音 2/6 を聴取。
腹部：軟，圧痛なし。
四肢：正常。
神経学的検査：

精神状態：嗜眠。声をかけると覚醒するが，反復刺激しないと反応しない。日本語を話す。簡単な指示に正しく応答し，動作の真似ができる。

脳神経：瞳孔 3 mm，対光反射で 2 mm に収縮。視覚刺激に対して両眼とも瞬目する。**左方眼球共同偏位**があり，**右方向への眼球運動は頭位変換眼球検査を行っても両眼ともに制限がある。上方視も軽度制限**。角膜反射正常。額を除く**左顔面に筋力低下**。指示に従って**舌を挺出することができない**。

運動系：右上下肢の筋力は正常で，合目的的な運動がある。**左上肢には合目的的な運動がかすかにある。左下肢は痛覚刺激で三重屈曲位をとるのみ**。

足底反応：**両側とも陽性**。

その他の反射，協調運動，歩行，感覚検査：検査せず。

　検査が終わりに近づくにしたがって，**反応が鈍くなり，震えるような運動が出現し，左よりも右に強い両側性の伸展姿勢**（図 3.5B）をとるようになった。緊急に挿管され，午後 3 時（発症 1 時間後）に頭部 CT と緊急血管撮影が行われた。

●局在診断と鑑別診断
　太字で上に示した症候から，病変はどこにあると考えられるか。最も可能性の高い診断名は何か。

考察

本例の鍵となる症候は以下の通り。

- 両側の前頭部痛と眼窩後部痛
- 嘔気
- 霧視
- 全身の筋力低下，歩行障害，一過性の右半身麻痺，額を除く左顔面と上下肢の筋力低下（左下肢の三重屈曲位と両側のバビンスキー徴候を伴う），左よりも右に強い両側性伸展姿勢への移行
- 進行性の反応低下
- 構音障害，舌挺出不能
- 右水平注視麻痺，上方視制限
- 震え

本例の症候は，両側の椎骨脳底動脈の灌流領域に漸増漸減する機能異常が起こり，その後急激に悪化したことを示している（臨床Ⓟ14.3，表14.6）。霧視は後頭葉病変によるものか，あるいは複視に伴う症状と思われる。右，左，右と交互に変化する片麻痺と両側のバビンスキー徴候は，脳底動脈狭窄による両側橋底部の障害の可能性を強く示唆する。初診時の患側を向く眼球偏位（左片麻痺と左方視）（表14.8，臨床Ⓟ13.10，図13.15，症例13.7）は，右橋被蓋への病変の進展を物語っている（図14.21C）。上方視制限と意識障害は中脳被蓋の障害を示している。震えは橋の機能不全に特徴的で，頭痛，嘔気，構音障害も虚血による脳幹機能不全を示している（臨床Ⓟ14.3，表14.6）。本例の患者には血管障害の危険因子があるので，全体像として最も可能性が高いのは，おそらく脳底動脈狭窄を基盤にした脳底動脈血栓症である。

臨床経過と神経画像

初回の頭部 CT では梗塞も出血も検出できなかった（画像14.6A）。興味深いことに，60〜70 ハウンスフィールド単位（HU）の高吸収域が脳底動脈内に認められ，凝血塊と考えられる（表4.1）。血管内ヘパリン投与が開始され，脳底動脈血栓症に対する試験的治療のために，緊急血管撮影が実施された（画像14.6B）。左椎骨動脈に造影剤を注入すると AICA 分岐部のすぐ遠位の脳底動脈近位部で血流が途絶え，注入を続けると反対側の右椎骨動脈に逆流した（画像14.6B）。血栓溶解剤であるウロキナーゼをカテーテルから直接，脳底動脈の閉塞部位に注入した。その結果，脳底動脈の狭窄部位を塞いでいた血栓の溶解に成功した（画像14.6C）。血栓溶解後，造影剤は反対側（右）の椎骨動脈に逆流することなく，脳底動脈の遠位方向に流れ続け，遠位脳底動脈，PCA，SCA への血流が回復した（画像14.6C）。頭部 CT でも脳底動脈内の 40 HU の高吸収域（表4.1）は消失した（症例13.7 と比較せよ）。

その夜の検査では，患者は清明で，指示に従うことができ，右方視と上方視が軽度障害されているのみであった。左側に伸展姿勢があり，右側に合目的的な運動が観察され，両側の足底反応が陽性であった。翌日，右眼に軽い外転障害がある以外には，眼球運動は正常で，左側の筋力は 4 + /5，両側の足底反応が疑陽性であった。抗凝固薬がヘパリンからワーファリンに変更され，退院（発症 2 週間後）直前の MRA では，脳底動脈の中部に限局性狭窄が持続していた。MRI では梗塞がみとめられなかった。退院までに神経学的検査はすべて正常になり，何の障害もなく，歩いて退院した。

14

症例 14.6　患側を向く眼球偏位，上方視制限，反応性低下，片麻痺，症状の驚異的な回復

画像 14.6A〜C　動脈内血栓溶解療法で治療された脳底動脈血栓症。（A）入院時の頭部 CT 像。脳底動脈に高吸収域があり，血栓が疑われる。梗塞も出血も認めない。（B）左椎骨動脈に造影剤を注入して血管撮影を行った。前下小脳動脈（AICA）より先の脳底動脈が描出されない。左前斜位像。（C）動脈内血栓溶解療法後の血管撮影。脳底動脈の遠位領域まで血流が回復している。AICA 分岐部のすぐ遠位に脳底動脈中部の狭窄がある。B と同じく，左椎骨動脈に造影剤を注入した後の左前斜位像

(A)

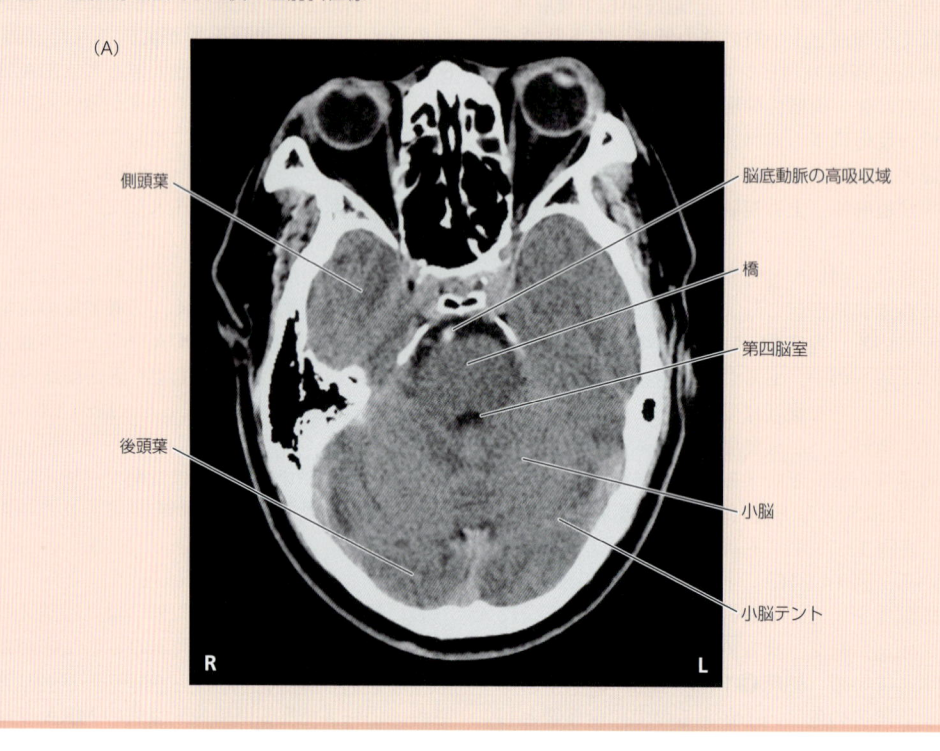

症例 14.6　続き

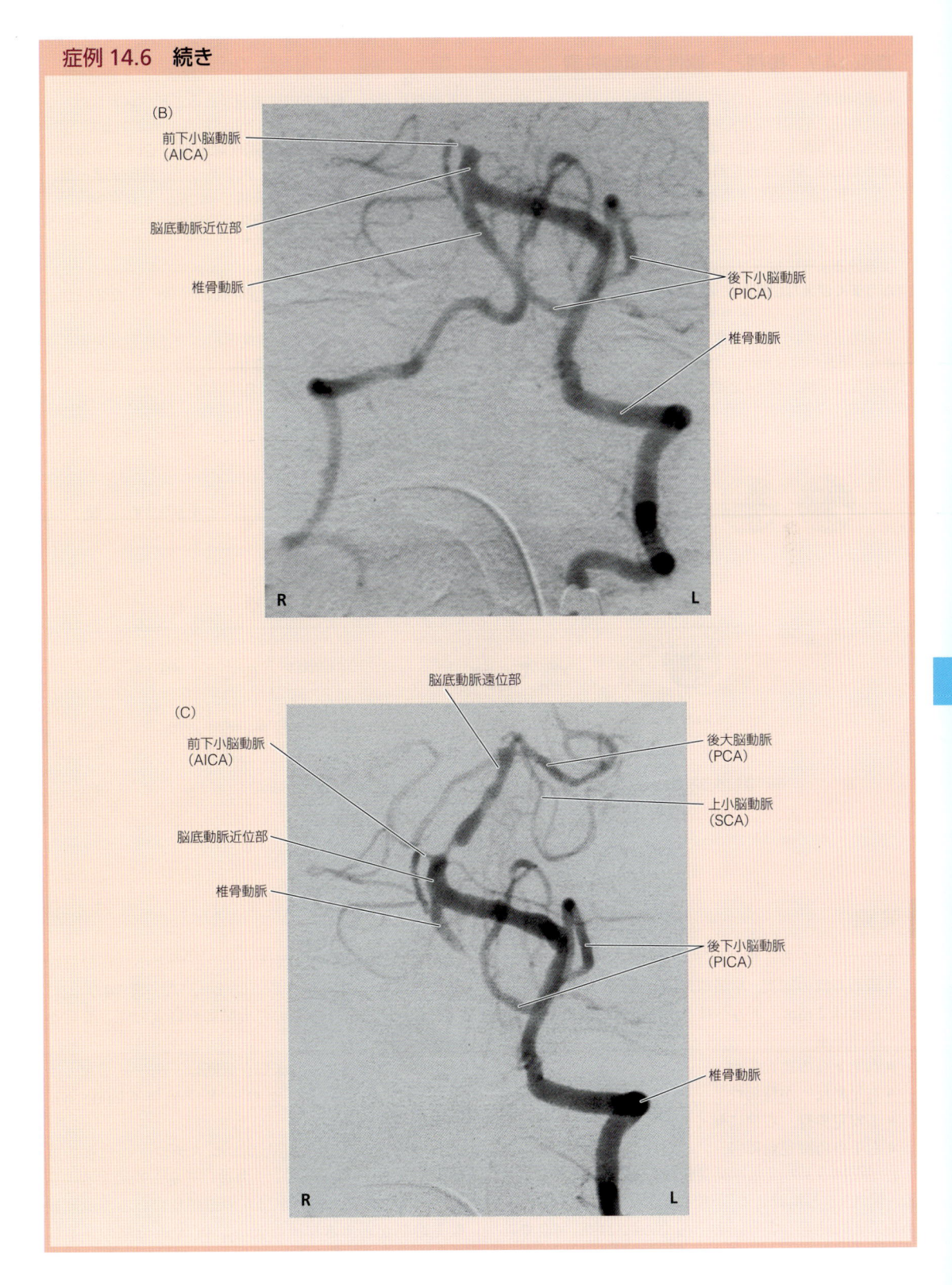

(B)

前下小脳動脈
（AICA）

脳底動脈近位部

椎骨動脈

後下小脳動脈
（PICA）

椎骨動脈

R　　　　　　　L

脳底動脈遠位部

(C)

前下小脳動脈
（AICA）

後大脳動脈
（PCA）

上小脳動脈
（SCA）

脳底動脈近位部

椎骨動脈

後下小脳動脈
（PICA）

椎骨動脈

R　　　　　　　L

14

症例 14.7　複視と一側性の運動失調

●症例要約

　高血圧と高コレステロール血症の既往がある 72 歳の男性。ある晩，テレビをみている時に，**画面に映る人の顔が急に 2 つになって斜めにずれてみえるようになった。一側の眼を遮蔽すると複視は消失する。**妻に気づかれないようにそっとベッドに向かったが，翌朝，複視が残ったままなのに加えて，**歩行が不安定になって右側によろけるようになった。**歩行器を使おうとしたが，**右手がうまく使えない**ことに気づいた。例えば，右手でテーブルの上のクレジットカードをつまみあげることが困難である。診察すると，**左眼は上方に 1 mm，内転は 2 mm，下方へは 3 mm** しか動かない（**図 14.23**B）。左眼の外転は正常。**図 14.23**D に示すように右眼で赤ガラス試験をすると，斜め方向に**複視**があることが判明した。**左眼瞼下垂あり，眼裂は左 4 mm，右 9 mm であった（図 14.23**C）。左瞳孔はやや不規則な形をしているが（**図 14.23**A），対光反射は正常であった。**指鼻試験と踵膝試験で右側に軽度の運動失調をみとめ，不安定歩行があり，右側に傾く。右足底反応が疑陽性である。**その他の神経学的検査は正常であった。

●局在診断と鑑別診断

　1.　**図 14.23** にまとめた眼球運動異常の原因は何か（臨床**P**13.1，13.2）。

　2.　このような眼球運動異常と右側の運動失調を起こすのは，脳のどの領域の病変か。

　3.　最も可能性のある診断名は何か。

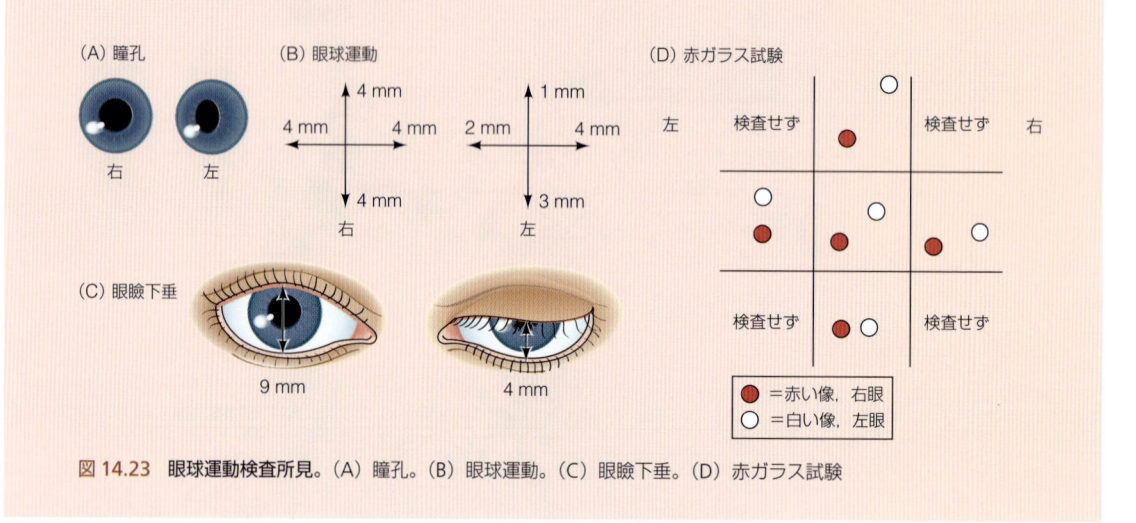

（A）瞳孔　　　（B）眼球運動　　　（D）赤ガラス試験

図 14.23　眼球運動検査所見。(A) 瞳孔。(B) 眼球運動。(C) 眼瞼下垂。(D) 赤ガラス試験

考察

本例の鍵となる症候は以下の通り。

- **斜め方向の複視，左眼球運動制限（上方に 1 mm，内転は 2 mm，下方へは 3 mm，外転は正常），左眼瞼下垂**
- **右上下肢の運動失調**
- **右足底反応が疑陽性**
- **不安定歩行，右側に傾く傾向**
- **右手の巧緻運動障害**

1.　**図 14.23** の眼球運動異常は左動眼神経麻痺である（図 13.5 と比較せよ）。瞳孔が散大せずに不整形であることに注意しよう。おそらくこれは中脳病変でみられることがある中脳性瞳孔偏位 corectopia によるものであろう（臨床**P**13.5）。反対側の眼の挙上が正常であったことから，病変は動眼神経核全体というより中脳の動眼神経束を傷害したものと考えられる（上直筋を支配する線維は反対側に投射する：**表 13.2，図 13.3**）。

　2.　右半身の運動失調は，左中脳の上小脳脚線維の傷害によると考えられる（**図 14.21**A，**表 14.9**）。軽微な右足底反応は中脳の左大脳脚の軽度の傷害を疑わせる。

　最も可能性の高い**臨床局在診断**は，動眼神経束と上小脳脚線維である（クロード症候群 Claude syndrome：**表 14.9**）。

　3.　本例では，高血圧と高コレステロール血症の既往がある 70 歳代の男性に，急性に発症したことから，最も可能性の高い診断名は左中脳梗塞である。脳底動脈先端部から出る穿通血管か左 PCA 近位部の閉塞によるものと思われる（**図 14.18**A，**図 14.21**A）。可能性は低いが，この部位への小出血も否定できない。

臨床経過と神経画像

　MRI では，中脳被蓋に T2 強調画像でやや高信号の領域を認めた（提示せず）。拡散強調 **MRI** によって，左内側中脳被蓋の急性梗塞巣が確認された（**画像 14.7**A，B：**図 14.21**A と比較のこと）。患者は精査のために入院した。MRA では異常を認めないが，ホルター心電図で発作性の心房細動が観察され，心エコー検査で左房拡張が検出された。ワーファリンによる抗凝固療法が開始されて退院した。退院時には左動眼神経麻痺が持続し，右側に軽度の運動失調が残っていた。

関連症例

　画像 14.7C はやや大きな中脳梗塞例の MRI である。梗塞は右中脳被蓋と右大脳脚に広がっていて，右動眼神経麻痺と左運動失調，左片麻痺を呈していた（ベネディクト症候群 Benedikt syndrome）（**表 14.9**，**図 14.21**A）。**症例 14.7** とこの関連症例を**症例 13.1** と比較しよう。

14

症例 14.7　複視と一側性の運動失調

画像 14.7A，B　動眼神経束と上小脳脚を傷害する左中脳梗塞。拡散強調 MRI 画像。(A) 中脳を通る軸位断。(B) 冠状断

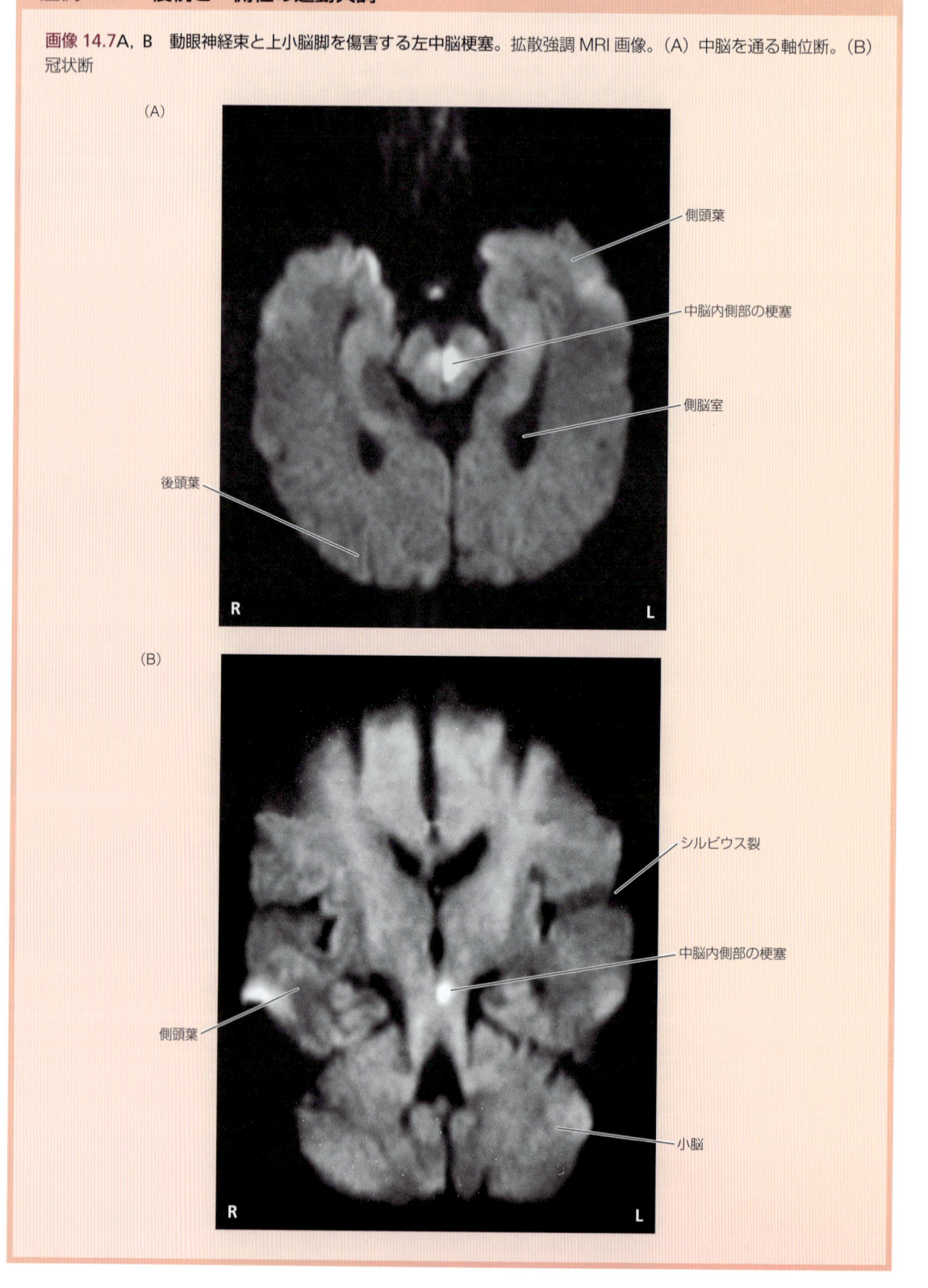

(A)

側頭葉

中脳内側部の梗塞

側脳室

後頭葉

R　　　　　L

(B)

シルビウス裂

中脳内側部の梗塞

側頭葉

小脳

R　　　　　L

症例14.7　関連症例

画像14.7C　大脳脚，中小脳脚，赤核，動眼神経束を侵す右中脳梗塞。中脳を通るT2強調MRI画像軸位断

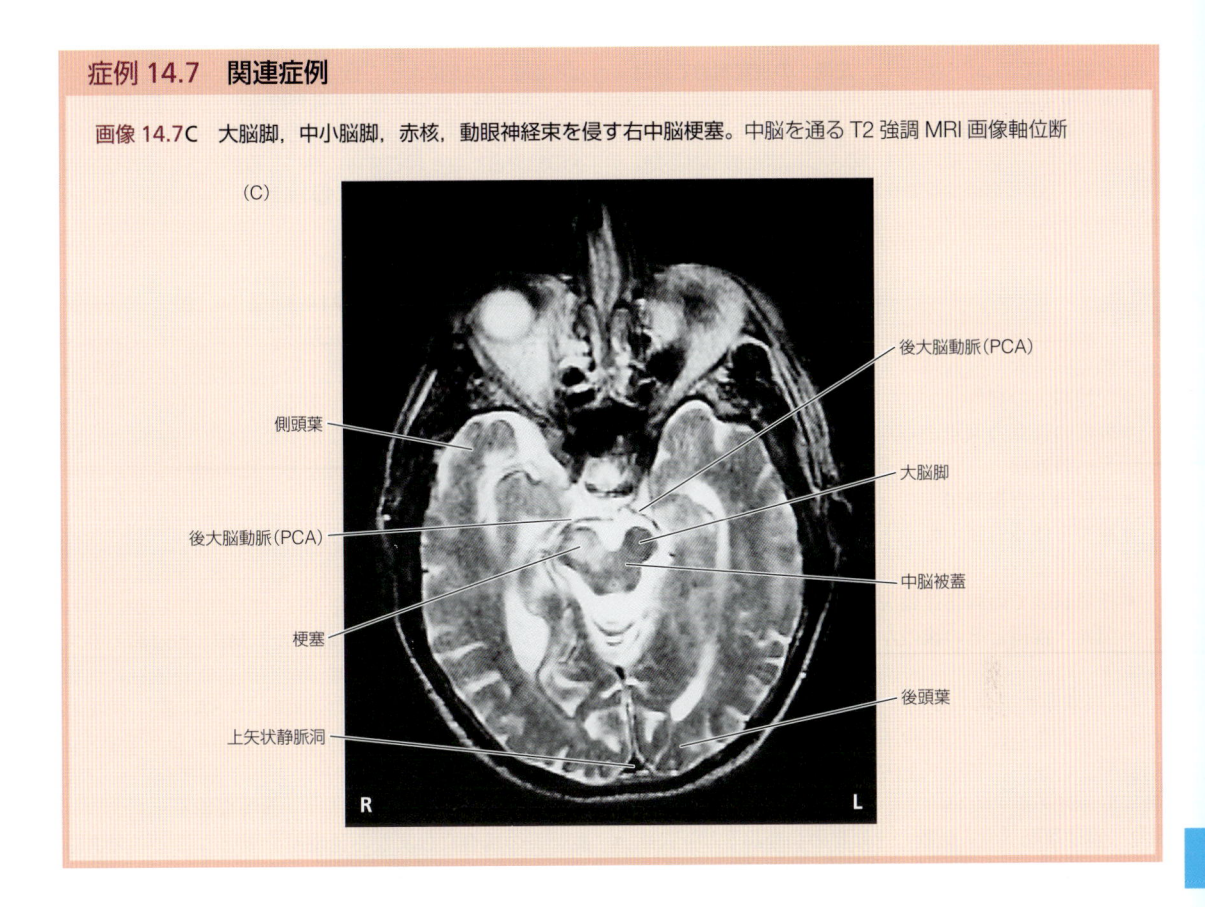

(C)

側頭葉

後大脳動脈（PCA）

梗塞

上矢状静脈洞

後大脳動脈（PCA）

大脳脚

中脳被蓋

後頭葉

R　　L

14

症例14.8　間欠的な記憶障害，複視，閃光，傾眠

● 症例要約

会社を退職した60歳の女性が，2カ月前から**記憶障害，閃光，霧視，複視**を訴えている。徐々に増悪するため，かかりつけ医から紹介されて救急室を受診した。既往歴に，抗カルジオリピン抗体価の上昇（IgG 2407，IgM 38，IgA＜10）を示す抗カルジオリピン（抗リン脂質）抗体症候群（凝固系亢進を呈する状態の一つである：**表10.5**），妊娠3カ月での流産，左鎖骨下動脈狭窄，レイノー現象などがある。ワーファリンによる治療歴もあったが，患者自身の要望でアスピリンの服用に変更していた。また，片頭痛様の閃光（**臨床 P5.1**）がみえる1～2分の短い発作が長期間にわたって存在し，患者は「目の前で爆竹が破裂したような」感覚と表現した。その他にも心窩部痛，胸痛，背部痛などの多くの不定愁訴があり，線維性筋痛症か心的要因によるものと診断されていた。家族・親戚に片頭痛の人が多くいる。入院の2カ月前に妹が亡くなり，その後まもなく，数分間続く**記憶障害の発作**が反復するようになり，その他の症状も増悪した。患者の説明はやや曖昧でとらえどころがなかったので，医師は最初のうち，精神的な問題によるものと判断していた。記憶障害の内容は，妹が埋葬されたのか火葬されたのかを忘れる，最近結んだ不動産取引のことを忘れる，などである。

入院当日，新しく別の症状が出現したので，患者はかかりつけ医を受診した。すなわち，数日前から立つことも歩くこともできないくらいに**眼がかすみ，物が二重にみえる**ようになったためである。初回診察時，患者は清明で流暢に話すが，**軽度の注意力減退**が認められた。数字順唱で5/7正解，物品記銘は3分後に2/3正解であった。**右瞳孔が4mm**と軽度散大し，対光反射は遅く**2.5mmに収縮**する。左瞳孔は3mm，対光反射は迅速で2mmに収縮する。**両眼に上方視制限**がある。さらに，**右眼の内転にも制限**があり，**右に眼瞼下垂**がある。その他の検査は正常であった。

かかりつけ医が患者を救急外来に紹介し，そこで神経内科医が診察した。しかし，到着までに眼球運動異常は改善し軽度の瞳孔不同を残すばかりであった。精査入院となった翌朝，再び，両側上方視制限，右眼瞼下垂，右眼内転制限，軽度の右瞳孔散大の状態となった。血管内ヘパリン投与による抗凝固療法が開始された。しかし，その後の数日中に，**漸増漸減する傾眠とせん妄の状態**になり，時には覚醒しないこともあった。集中治療室に移送されているにもかかわらず，起き上がろうとして静脈ラインをすべてはずし，ホールのトイレまで歩いて行こうとすることもあった。眼球運動異常は持続し，それに加えて，**指鼻試験で両側の運動失調**（覚醒している時は

十分協力的であった）があり，**左側への視覚刺激で瞬目が減少するようになった。**
● **局在診断と鑑別診断**
1. 本例の眼球運動異常はどのようにまとめられるか。
2. このような眼球運動異常や意識障害，運動失調は，どの部位の病変によってもたらされるか。
3. 凝固系亢進の病歴，左視野障害の出現，記憶障害のエピソードなどから考えて，どの血管症候群がこの症状の組み合わせを起こす可能性があるだろうか（責任血管を同定してみよう）（臨床 Ⓟ14.3）。

考察

本例の鍵となる症候は以下の通り。
● **記憶障害の発作**
● **軽度の注意力減退から，漸増漸減する傾眠とせん妄への進展**
● **両側の上方視制限**
● **複視を伴う右眼内転・上転制限，右瞳孔散大，右眼瞼下垂**
● **指鼻試験での両側運動失調**
● **閃光・霧視とその後の左視覚刺激に対する瞬目減少**

1. 眼球運動異常の要約：患者には両側上方視制限があった。さらに，右眼瞼下垂，右瞳孔散大と対光反射減弱，右眼内転制限，上方視制限は，すべて右動眼神経麻痺に矛盾しない。
2. 眼球運動異常，傾眠，せん妄の病変局在：中脳被蓋（図 14.21A）の病変による徴候は，(1) 吻側中脳の吻側 MLF 間質核の傷害による垂直視異常（第 13 章「垂直性眼球運動」の項参照），(2) 右動眼神経核か神経束の傷害による右動眼神経麻痺（右動眼神経核の病変も，同側の上直筋への線維と反対側への交叉線維を傷害して，両側上方視制限の原因となりうる；表13.2；図 13.3），(3) 網様体（臨床 Ⓟ14.2）の傷害による傾眠とせん妄，(4) 上小脳脚の傷害による両側の運動失調，である。
3. 血管病変の特定と診断：凝固系亢進の病歴から判断すると血栓塞栓症の可能性が高い。上記の症状を起こす中脳被蓋は，脳底動脈先端部と PCA 近位部から出る小穿通血管によって血液供給される（図14.18A，図 14.20，図 14.21A）。左視野障害は右 PCA 支配下の右後頭葉梗塞で説明できる。さらに，記憶障害のエピソードは両側視床内側部や側頭葉内側部のTIA 症状と考えることができる（臨床 Ⓟ18.1）。両者とも PCA によって血液供給される（図 10.5，図10.8）。したがって，上記のすべての症状は，脳底動脈先端部と PCA 近位部の血管異常で説明が可能で，このような病態を脳底動脈先端症候群 top of basilar

syndrome とよぶ（臨床 Ⓟ14.3，図 14.18）。脳底動脈先端症候群は，通常，脳底動脈先端部の塞栓か血栓で起こる。可能性は低いが，もっと近位部の脳底動脈血栓症も考慮に入れるべきである。もっとも，この場合には，本例では観察されなかった皮質脊髄路障害，水平注視麻痺，固有感覚障害など，橋の機能異常が出現することが多い。

臨床経過と神経画像

すでに述べたように，患者には抗凝固療法が行われたが，症状の漸増漸減が続いた。MRI と頭部 CT スキャンでは，脳底動脈先端部から出る血管領域に両側性多発脳梗塞が認められた（画像 14.8A，B）。すなわち，中脳被蓋，両側視床内側部，右後頭葉などである。免疫疾患の既往があることから，中枢神経系血管炎（表 10.5）の可能性も考慮して，血管撮影を実施した。血管炎の場合には異なる治療が必要となるからである（免疫抑制療法）。血管撮影では血管炎を示唆する所見を認めなかった。しかし，脳底動脈先端部に充盈欠損像があり，心臓などの遠隔で形成された血栓が塞栓を起こしたか，あるいは可能性は低いが，局所で血栓が形成されたものと推察される（画像 14.8C，D）。注目すべきことに，PCA は脳底動脈からは造影されていない（図 4.17B と比較せよ）。しかし，内頸動脈から造影剤を注入すると（提示せず），後交通動脈を経由してPCA が造影された。ただし右 PCA の遠位部は造影されないままであった。この結果から，本例の中脳・視床梗塞は，脳底動脈先端部と PCA 近位部から出る小穿通血管が閉塞して起こったものと考えられる（図14.18A）。一方，右後頭葉梗塞はおそらく，脳底動脈先端部領域からはがれた塞栓が右 PCA の遠位部を閉塞したものであろう（図 14.20）。

入院中，最初は先に述べたように漸増漸減の経過をたどっていたが，その後右片麻痺を発症して昏睡に陥った（臨床 Ⓟ14.2）。1 週間後，再び刺激と指示に反応しはじめた。MRA では，脳底動脈遠位からの血流がやや回復していた。最終的に，ワーファリン治療を行いながら，リハビリテーション施設に転院した。

症例 14.8　　間欠的な記憶障害，複視，閃光，傾眠

画像 14.8A，B　脳底動脈先端症候群による梗塞。CT 画像軸位断。（A）梗塞と考えられる中脳被蓋と右後頭葉の低吸収域。（B）A よりもやや上のレベルの断面。両側視床内側部と右後頭葉の梗塞を示す

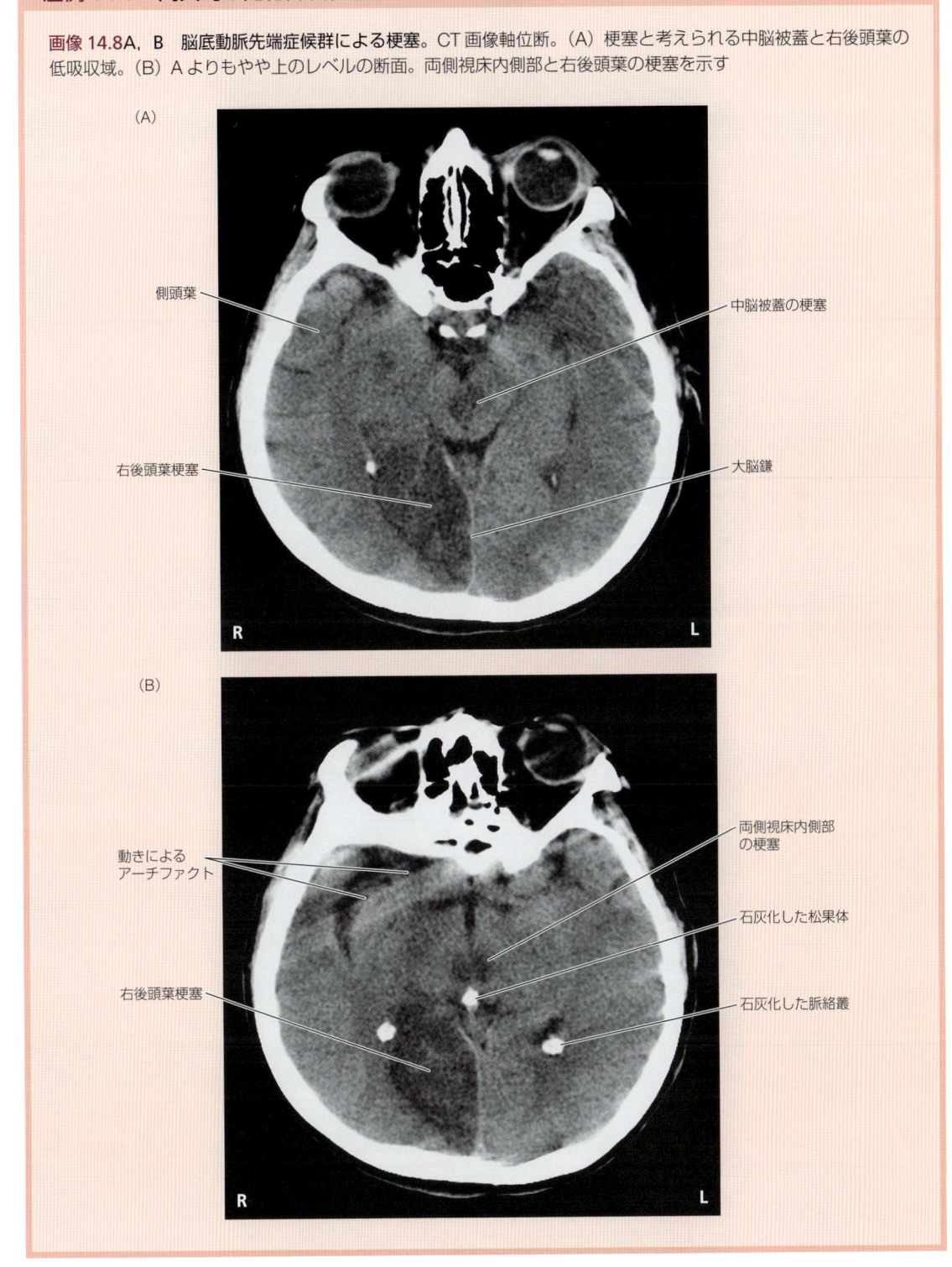

症例 14.8　続き

画像 14.8C, D　脳底動脈先端症候群。左椎骨動脈に造影剤を注入して行った血管撮影像。（C）左側面像。脳底動脈の遠位部と両側の後大脳動脈（PCA）が造影されない。（D）正面像（**図 4.17** と比較せよ）

(C)

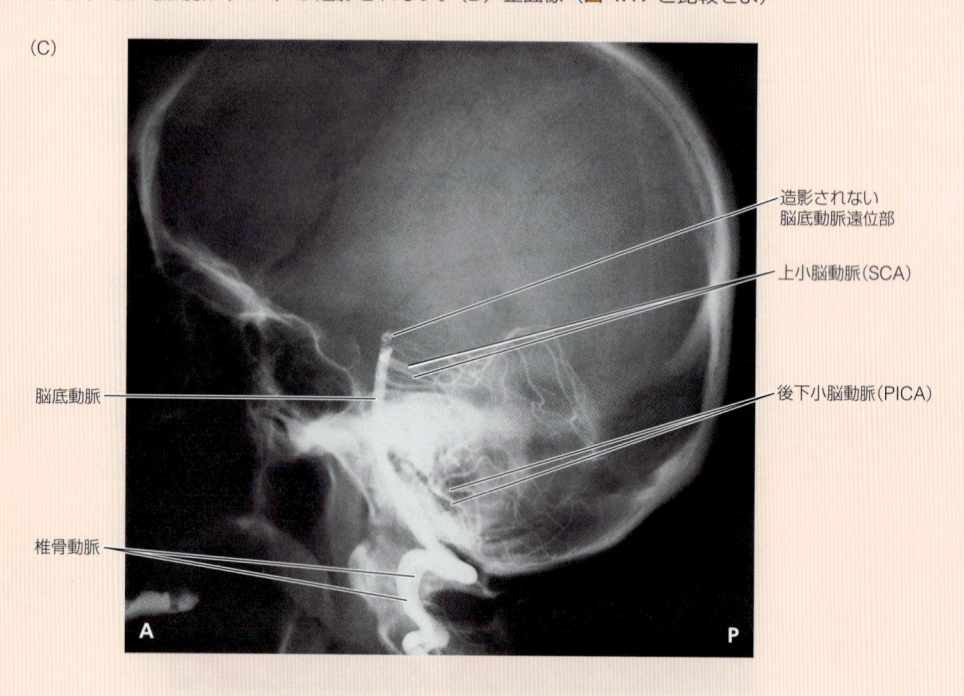

造影されない
脳底動脈遠位部

上小脳動脈（SCA）

脳底動脈

後下小脳動脈（PICA）

椎骨動脈

A　　　P

(D)

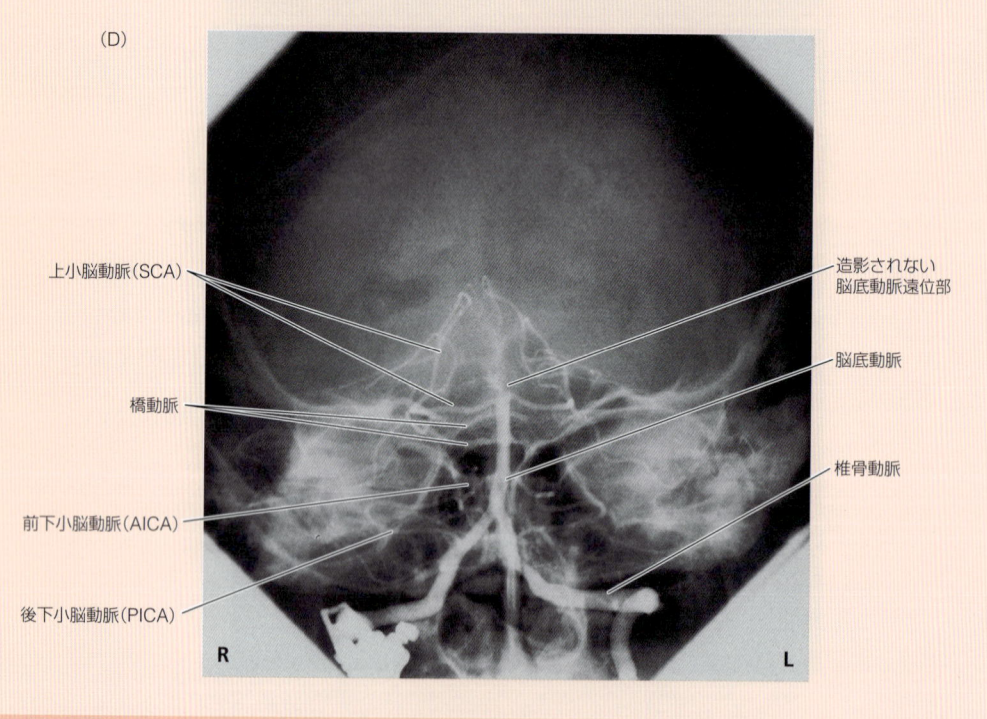

上小脳動脈（SCA）

造影されない
脳底動脈遠位部

橋動脈

脳底動脈

前下小脳動脈（AICA）

椎骨動脈

後下小脳動脈（PICA）

R　　　L

症例 14.9　難治性の吃逆

●症例要約

初診の 2 週間前，50 歳の女性に鼻汁を伴う**両側眼窩後部痛**が起こった。副鼻腔炎が疑われ，経口抗生剤の投与を受けたところ症状は改善した。既往歴を見直すと，14 年前に，回転性めまい，眼振，構音障害のエピソードがあったことが判明した。精密検査で異常はなく，当時は MRI がまだ利用できなかった。この既往が判明したので，MRI スキャンの予定が組まれた。しかし，急に**難治性の吃逆**が出現し 5 日間続いたために，MRI 検査を受けることなく，かかりつけ医を受診した。一般身体的所見にも神経学的所見にも異常はなかった。

●局在診断と鑑別診断

普通，吃逆 hiccup，singultus は良性であるが，持続性吃逆は多くの全身疾患や胃腸疾患，さらには中枢神経系病変でも起こる。一般にどの中枢神経領域の病変が吃逆を起こすのだろう。本例の過去の神経症状が現在の症状に関係しているとすると，疑われる診断名は何か。

考察

本例の鍵となる症候は以下の通り。

- 両側の眼窩後部痛
- 難治性吃逆

頭痛の原因は多様であるが，頭蓋内病変でも起こる（臨床Ⓟ5.1）。吃逆は後頭蓋窩，特に延髄の病変で起こる（臨床Ⓟ14.3）。今回の症状が何年も前の脳幹機能障害と関連があるとすると，脳幹，特に延髄の慢性病変か反復性の病変が最も疑われる。可能性がある病態として，脱髄，良性腫瘍，動静脈奇形や海綿状血管腫の反復性小出血，椎骨脳底動脈性片頭痛，血管炎を起こす中枢神経免疫関連疾患（CNS ループス，ベーチェット病，サルコイドーシス等）などがあげられる。

臨床経過と神経画像

頭部 MRI が行われた（**画像 14.9**A，B）。MRI では，吻側橋の背側部の門 obex 付近に，亜急性出血と考えられる T1 高信号域を認めた（**表 4.4**）。経過観察のために短期間入院し，1 カ月後の血管撮影の予約をして退院した。血液が吸収されるのを待って，動静脈奇形の有無を検索するためである。血管撮影では異常がなかったので，海綿状血管腫が最も強く疑われた（臨床Ⓟ5.6）。3，4 カ月後の MRI では出血が吸収されていた（**画像 14.9**B）。海綿状血管腫の治療については議論の余地がある。しかし，この脳領域に再出血した場合に予測される危険性の高さから判断して，外科的切除を行うことにした。後頭蓋窩の長時間に及ぶ精緻な手術によって病変は切除された。病理組織検査によって海綿状血管腫の診断が確定した（臨床Ⓟ5.6）。患者は後遺症を残すことなく完全に回復した。

追加症例

次の項目については他章で関連症例を取り上げている。**脳幹の内部構造と血液供給**（症例 5.2～5.6，10.3，10.11，12.8，13.7～13.9，15.4，18.3）。その他の関連症例については巻末の**症例索引**を参照。

14

症例 14.9　難治性の吃逆

画像 14.9A，B　吻側延髄の門領域の海綿状血管腫。T1 強調 MRI 画像。（A）受診時に撮影された軸位断。亜急性出血と思われる吻側延髄の高信号領域。（B）3〜4 カ月後の矢状断。陳旧性出血と考えられる黒い空洞領域が吻側延髄に認められる

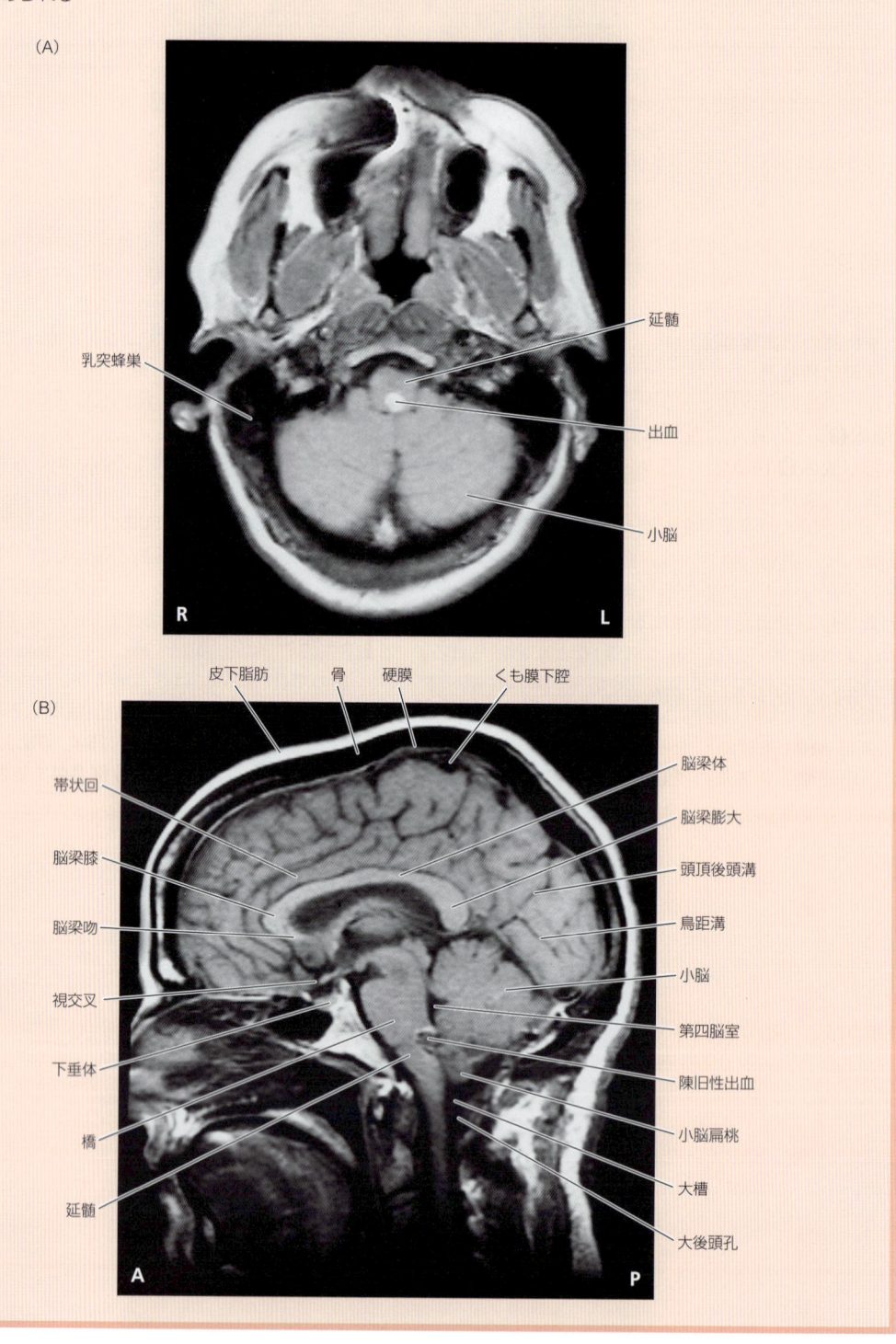

本章のまとめ

　本章では，図 14.1 に示す **4 つの主要な脳幹内部構造** に焦点をあてた。すなわち，脳幹神経核と関連構造，長経路，小脳回路，網様体と関連構造である。復習のために，ここでは 2 つの方式を用いて述べることにする。第一は **機能的アプローチ** である。図 14.3〜図 14.5 に示す脳幹髄鞘染色標本を用いて，機能路と神経核の機能グループを標本上で順々に同定していくことにする。第二は，**局所アプローチ** である。図 14.21 に示す血管灌流域を用いて，局所脳幹梗塞で起こる臨床症状群をみていこう。

1. 機能を復習する手始めに，表 14.1 で **脳神経核の 6 つの機能柱** を思い出そう。さらに，図 14.3〜図 14.5 の脳幹切片で，それぞれの神経核を同定しながらこの機能柱を追いかけよう（唾液核と蝸牛神経核を除いて，すべての神経核がこれらの切片上に同定できる）（図 12.4，図 12.5）。隣接する脳幹切片を追いかけながら，近接する構造との空間的位置関係にも注意する。

2. 次に，**聴覚路** を追いかけよう。図 12.16 と図 12.17 を参考にして，尾側橋から下丘（図 14.3，図 14.4）の切片上で外側毛帯を追いかける。それぞれの脳幹切片（図 14.3〜図 14.5）で，MLF を同定し，その機能を復習する（図 12.19，図 13.12）。**味覚路** を孤束核から吻側方向に追いかけよう。中心被蓋路を延髄から中脳を通って視床まで追いかける（図 12.12）。

3. 次に，脳幹切片で **長経路**（図 6.11A，図 7.1，図 7.2）を追いかけよう。吻側から尾側へ **皮質脊髄路** を，尾側から吻側へ **後索-内側毛帯** と **前側索（脊髄視床路）** 系をそれぞれ追いかける（図 14.3〜図 14.5）。**小脳回路** は第 15 章でくわしく述べるが，ここでは予備的に，表 14.1 の小脳回路の項にあげた各構造の位置を，図 14.3〜図 14.5 の脳幹染色標本上で確認しておく。

4. **網様体** について，本章では「機能の異なる吻側部と尾側部からなる」と簡単に述べるにとどめた（図 14.6）。**吻側網様体** は中脳と吻側橋に位置するが，主として行動的覚醒と認知的覚醒（表 14.2，図 14.6〜図 14.13）に関係する広汎投射系を含む。橋中脳網様体の病変は昏睡の原因となる。もっと **尾側の橋と延髄** に位置する網様体の回路は，呼吸，心拍，血圧やその他の自律神経機能の調節，さらには運動調節，姿勢，筋緊張，動作，そしてその他の多くの比較的定型的な運動活動に関与する。

5. **脳幹血管症候群** を復習することによって，脳幹内面構造の局所解剖学的な理解が完全なものとなり，臨床医学への理解も深まる。後循環系の主要な血管は図 14.18〜14.21 に示されている。傍正中穿通枝が脳幹の正中部に血液供給するのに対して，外側部は細径の回旋枝（図 14.19）と図 14.18 に示した比較的大きな血管によって血液供給される。

6. 図 14.21 の右半分で，尾側から吻側に向かって各血管領域を同定しよう。名称を隠して，各領域を支配する血管名をあてよう（表 14.7〜表 14.9 にもあげてある）。次に，各領域について，支配血管の閉塞で傷害される可能性のある構造の名前と，傷害時に起こる **臨床症候** をあげよう。延髄，橋，中脳という具合に，一つ一つの血管領域についてこのような検討を続けていくと，精巧な脳幹の解剖とその臨床的重要性が完全に理解できるようになる。

14

15 小　脳

小脳病変は身体と眼に運動障害を起こし，前庭機能を障害して平衡機能障害をもたらす。小脳に病変がある 13 歳の少年が，2 カ月にわたって徐々に悪化する頭痛，嘔気，嘔吐，ふらつきを訴えた。頭痛は夜にひどくなり，主に左後頭部に起こる。神経学的診察によって，両側のうっ血乳頭，眼振，軽度の不明瞭言語，右よりも左に強い不規則な失調性運動が明らかとなった。

本章では，小脳の解剖と機能について，その神経ネットワークを含めて学ぶ。さらに小脳機能が障害された症例を取り上げ，解説する。

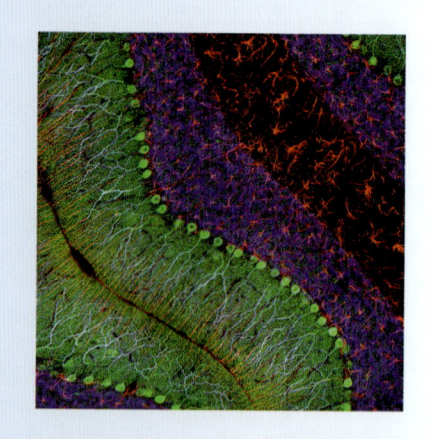

解剖学と臨床の基礎知識

小脳には，多くの脳脊髄領域から，大量の感覚情報やその他の情報が入力する。小脳はこれらの情報を統合して，進行中の運動を平滑で協調的なものにし，運動の企画に関与する。第 16 章で述べる大脳基底核と同様，小脳から下位運動ニューロンへの直接の線維連絡はなく，大脳皮質や脳幹の運動系と連絡することによって運動系に作用する（**図 2.17**，**図 6.6**）。

小脳はそれぞれ特定の機能をもつ異なる領域によって構成される（**表 15.1**）。虫部下部や片葉小節葉は，前庭系との相互作用によって身体平衡や眼球運動を制御する。これらの領域は，虫部のその他の領域とともに，第 6 章で述べた内側運動系（近位躯幹筋）に関与する。もっと外側の小脳領域は外側運動系（遠位四肢筋）を制御する。最後に，最も外側の小脳半球を占める広汎な領域は運動の企画に重要である。

小脳回路は複雑だが，これからみていくように，この異なる小脳領域に留意すれば，小脳病変の症状を比較的容易に理解できる。小脳病変は典型的には不規則で非協調的な運動をもたらす。この特徴的な運動障害を**運動失調 ataxia** という。ほんの 2，3 の簡単な法則が小脳病変の局在決定に役立つ（**臨床 ⓟ15.2**）。

1. 運動失調は小脳病変の同側にあらわれる。
2. 小脳虫部や片葉小節葉などの正中病変は主に不安定歩行（躯幹失調）や眼球運動異常を起こし，強い回転性めまいや嘔気や嘔吐を伴う。
3. 小脳虫部より外側の病変は主に四肢の運動失調を起こす（四肢失調）。

小脳と脳幹とその他の領域には多数の相反性神経連絡があるので，小脳以外の部位の病変でも運動失調が起こる。また，小脳路は，構音，呼吸運動，運動学習のようなその他の機能にも関わっている。さらには高次認知機能にも関わっている可能性がある。

本章では，小脳の全体的な構造から眺めていくことにしよう。ついで，小脳の組織学的な回路と入出力線維連絡について述べる。最後に小脳の血管支配を学び，小脳回路の病変による臨床症状について述べることにする。

表 15.1　小脳の機能領域		
領域	機能	関係する運動路
外側半球	四肢の運動の企画	外側皮質脊髄路
中間皮質	遠位四肢の協調運動	外側皮質脊髄路，赤核脊髄路
虫部と片葉小節葉	近位四肢と躯幹の協調運動	前皮質脊髄路，網様体脊髄路，前庭脊髄路，視蓋脊髄路
	平衡と前庭眼反射	内側縦束

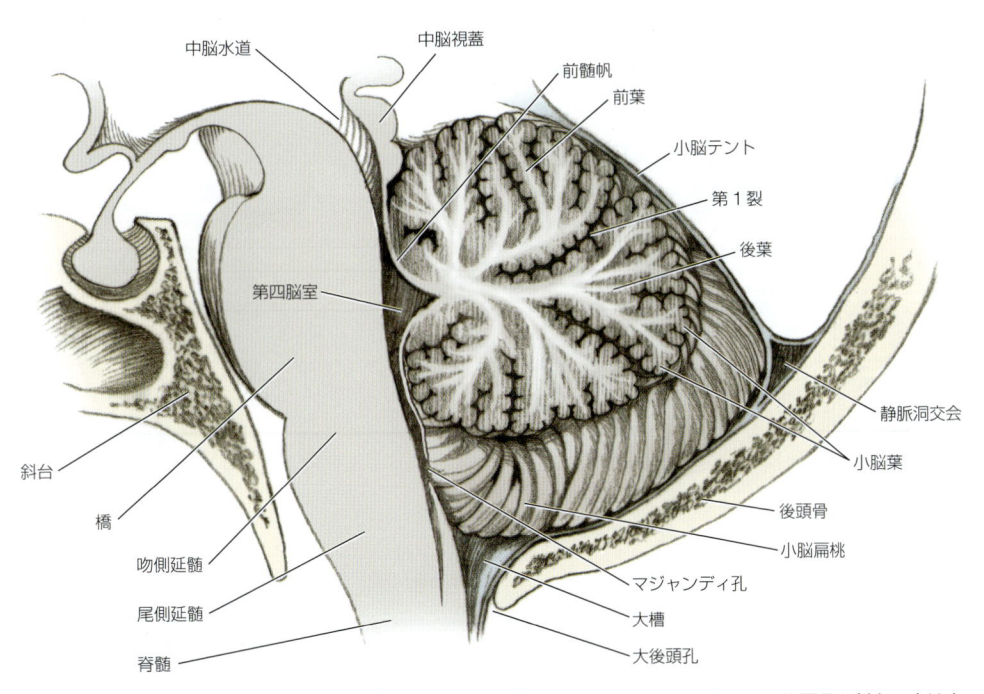

図 15.1　小脳と後頭蓋窩の矢状断。後頭蓋窩には小脳と脳幹がある。後頭蓋窩の境界は下は後頭骨と斜台，上は小脳テントである

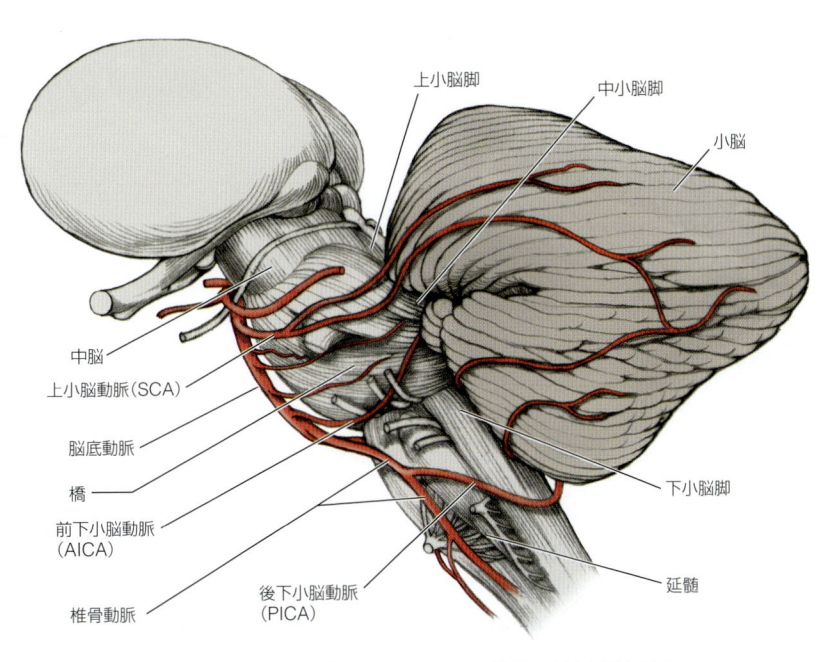

図 15.2　脳幹に付着する小脳の側面像。小脳脚と小脳・脳幹の血管支配を示す

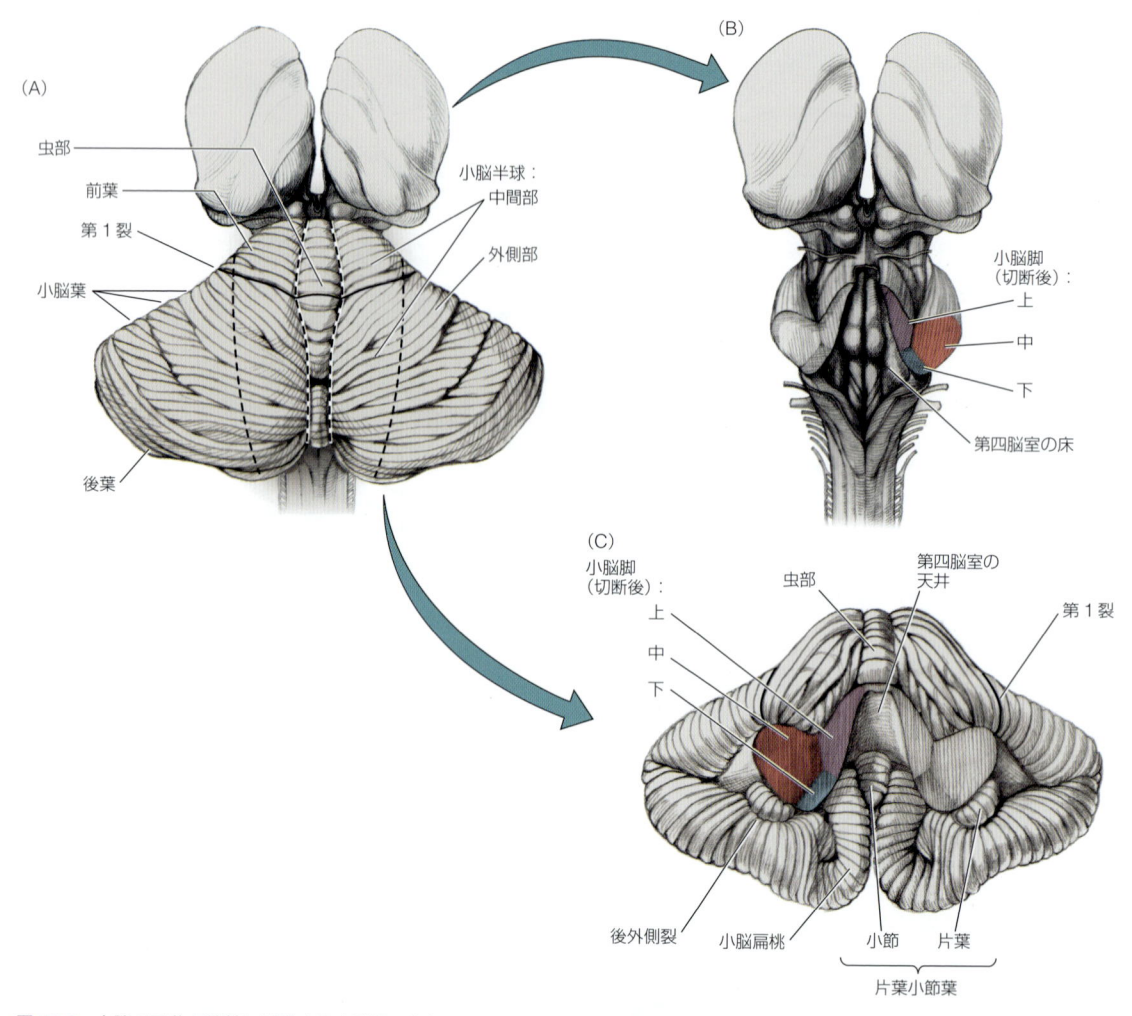

図 15.3　小脳の区分と脳幹に付着する小脳脚。（A）小脳の機能領域を示す背面像。（B）脳幹の背面像。第四脳室の床と大中小の小脳脚がみえるように小脳が取り除かれている。（C）小脳の腹側面。小脳と大中小の小脳脚の腹側面がみえるように脳幹が取り除かれている

小脳葉，小脳脚，小脳核

　小脳は後頭蓋窩で最大の脳部分である（**図 15.1**）。3 つの白質の茎（脚）で橋や吻側延髄の背面に付着していて，第四脳室の屋根となっている（**図 15.1**，**図 15.3**）。小脳は正中部の**虫部 vermis**（「虫」のような外観から名づけられた）と 2 つの大きな**小脳半球 cerebellar hemispheres** からなる（**図 15.3A**）。多くの裂があるが，最も深い裂を**第一裂 primary fissure**（**図 15.1**，**図 15.3A**）といい，小脳を**前葉 anterior lobe** と**後葉 posterior lobe** に分ける。小脳を小脳脚（**図 15.2**）で切って脳幹から切り離すと，小脳の腹側面が観察できる（**図 15.3C**）。腹側下面では，**後外側裂 posterolateral fissure** が後葉と**片葉小節葉 flocculonodular lobe** を分ける。片葉小節葉は前庭系と密接な線維連絡をもつ小脳領域である。左右の**片葉 flocculi** は細い脚で正中部の小節につながっている（**図 15.3C**）。**小節 nodulus** は小脳虫部の最も下方の領域である。小脳下面のもう一つの重要な特徴的構造は，**小脳扁桃 cerebellar tonsil** である（**図 15.1**，**図 15.3C**）。大脳や小脳の腫瘍性病変や，高度の頭蓋内圧亢進による脳拡大の時に，小脳扁桃がヘルニア（**臨床 ◍5.4**）を起こして大後頭孔に入り込むことがある（**図 15.1**，**図 5.18**）。この場合，延髄が圧迫されて，延髄呼吸中枢の障害のために死に至ることがある。

　正中矢状断では（**図 15.1**），中心部の**小脳白質**と皮質灰白質の美しい枝分かれのパターンが観察される。これは「生きている木」という意味の「活樹」"arbor vitae"（ラテン語）という言葉でよばれている。小脳表面を内側から外側に向かって走る一つ一つの小さな隆起は，脳回ではなく**小脳葉 folia**（folia は「葉」の意味）とよばれている（**図 15.1**，**図 15.3A**）。

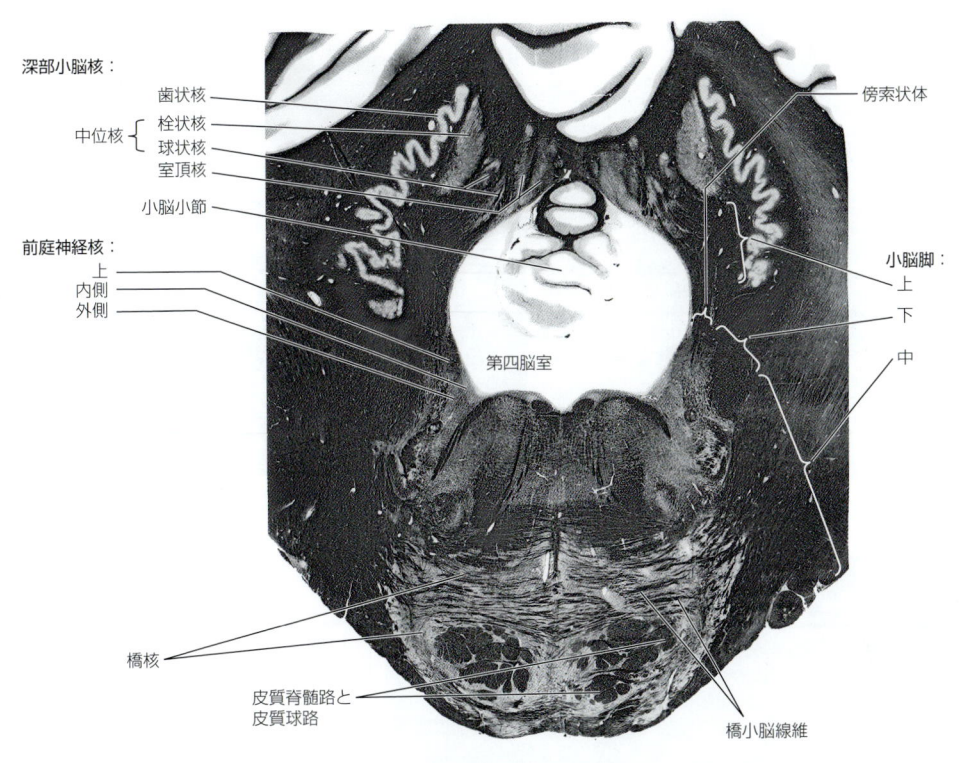

図 15.4　深部小脳核と関連構造。橋と小脳を通る横断面。深部小脳（屋根）核（歯状核，栓状核，球状核，室頂核），前庭神経核，傍索状体，皮質脊髄路と皮質球路線維，橋核，橋核小脳線維，小脳脚を示す（**図 14.4C** も参照）。(Martin JH. 1990. *Neuroanatomy：Text and Atlas*. 2nd Ed. McGraw-Hill, New York)

15

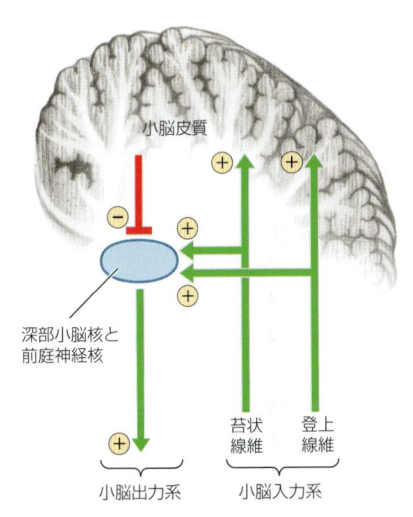

図 15.5　小脳の入力系と出力系の模式図。前庭神経核は小脳ではなく脳幹に位置しているが，虫部下部や片葉に対してもう一つの深部小脳核のように働くことに注意

小脳を脳幹から切り離すと（**図 15.3**B，**C**），3 つの**小脳脚 cerebellar peduncle**（上，中，下）があらわれ，第四脳室の側壁となっていることがわかる。**上小脳脚 superior cerebellar peduncle** は主に小脳からの

出力系からなり，**中小脳脚 middle cerebellar peduncle** と **下小脳脚 inferior cerebellar peduncle** は主に小脳への入力性線維を含んでいる。上小脳脚は中脳の下丘のレベルで交叉する（**図 14.3**B）。この交叉には数多くの線維が集合するので，上小脳脚は別名，**結合腕 brachium conjunctivum** とよばれる。中小脳脚は橋と密接な線維連絡をもつので，**橋腕 brachium pontis** ともよばれる。下小脳脚の別名は，「ヒモ状の構造」という意味の**索状体 restiform body** である。

小脳は，入出力連絡に基づいて 3 つの機能領域に分類される（**図 15.3**A，**C**，**表 15.1**）。内側から外側に向かって以下のような構成をとる。

1. **虫部と片葉小節葉**は，それぞれ近位躯幹筋の調節と前庭眼反射調節に重要である。

2. **半球中間部 intermediate part** は主に上下肢の遠位筋の調節に重要である。

3. 小脳の最大部分は**半球外側部 lateral part** で，四肢の運動プログラムの企画に関係する。興味深いことに，一側の半球外側部の広汎な領域を切除してもほとんど重篤な障害を残さない。

深部小脳核と前庭核の構成も，この内外側の機能組織構築によく合致している（**図 15.4**）。小脳からのす

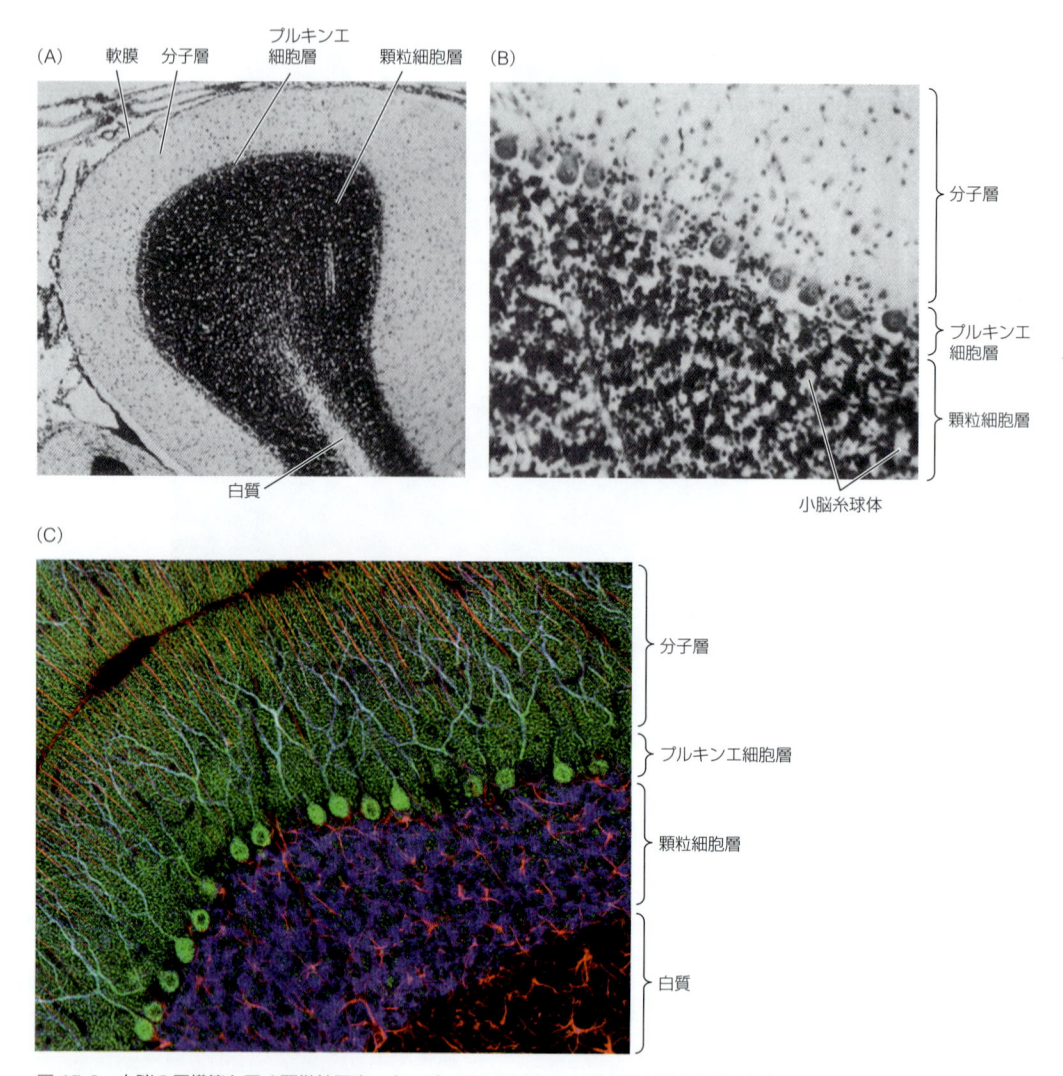

図 15.6　小脳の層構築を示す顕微鏡写真。(A, B) マカクザルの小脳皮質小脳葉を通る切片。細胞体を示すニッスル染色（A：×20，B：×50）。(C) ラット小脳皮質の共焦点レーザー顕微鏡画像（×75）。三重免疫蛍光染色。イノシトール 1,4,5-トリホスフェート受容体（緑）は主にプルキンエ細胞に局在し，微小管関連タンパク質 2（MAP2）（青）は主にプルキンエ細胞の樹状突起と顆粒細胞層に局在する。グリア線維酸性タンパク質（GFAP）（赤）はアストロサイトに局在する。(A, B：Parent A. 1996. *Carpenter's Human Neuroanatomy*. 9th Ed. Williams & Wilkins, Baltimore. C：Tom Deerinck and Mark Ellisman, National Center for Microscopy and Imaging Research のご好意による)

べての出力はこれらの神経核で中継される（図 15.5）。また，小脳への入力線維は小脳皮質に到達する途中でその側副線維をこれらの神経核に投射する。**深部小脳核 deep cerebellar nucleus**（屋根核 roof nucleus）は，外側から内側に向かって次の神経核からなる。歯状核 dentate nucleus，栓状核 emboliform nucleus，球状核 globose nucleus，室頂核 fastigial nucleus である（図 15.4）。記憶法は，"Don't Eat Greasy Foods"（きたない食べ物を食べるな；Dentate, Emboliform, Globose, Fastigial）。**歯状核**は深部小脳核の中で最大で，半球外側部からの投射を受ける。**栓状核**と**球状核**は合わせて**中位核 interposed nucleus** とよばれ，半球中間

部からの入力を受ける。興味深いことに，電気生理学的実験によれば，歯状核は随意運動の直前に活動が増し，中位核は運動中か運動に関連して活動が増えると報告されている。**室頂核**は虫部からの入力と，片葉小節葉からの少数の入力を受ける。虫部下部と片葉からの大多数の線維は**前庭神経核 vestibular nucleus**（図 12.19，図 15.4）に投射する。したがって，前庭神経核は小脳ではなく脳幹に位置しているものの，ある意味，もう一つの深部小脳核として機能する。

小脳の組織学的回路

小脳皮質では 3 層が区別される（図 15.6）。**顆粒細**

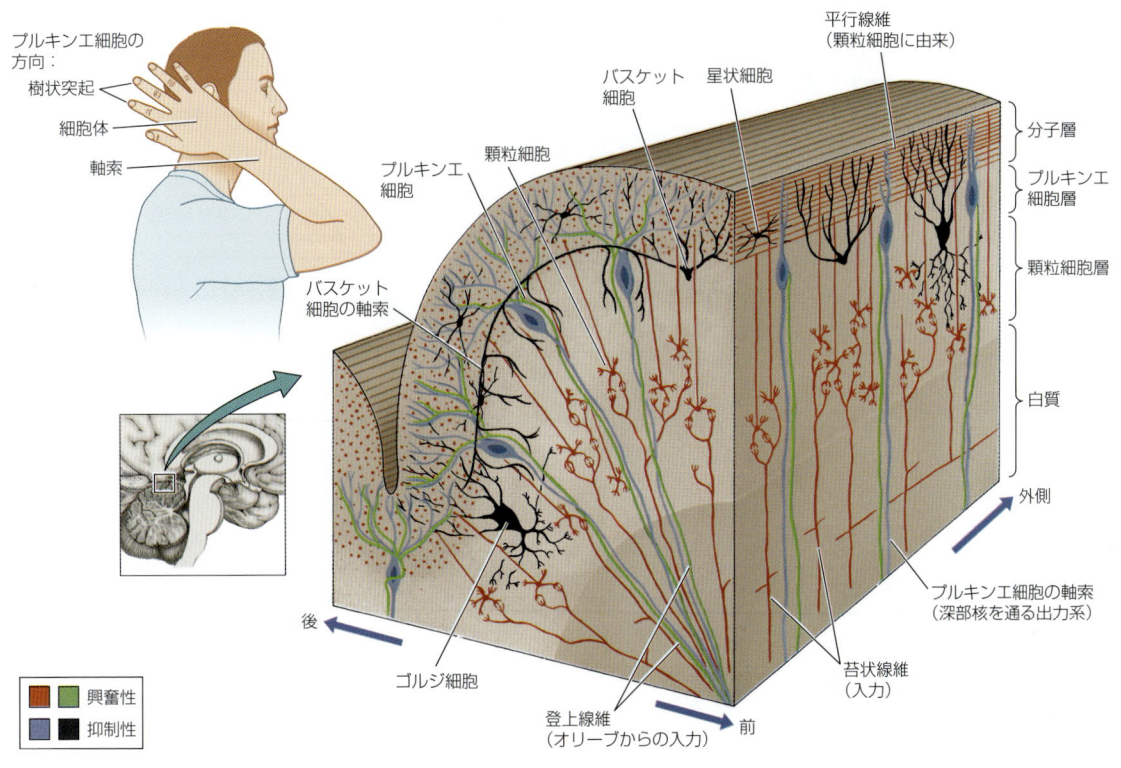

図 15.7　小脳皮質の組織学的回路のまとめ。入力は苔状線維と登上線維を通って入り，出力はプルキンエ細胞の軸索を通って出る。興奮性ニューロンには顆粒細胞と，苔状線維や登上線維を出すニューロンがある。抑制性ニューロンには星状細胞，バスケット細胞，ゴルジ細胞，プルキンエ細胞が含まれる

15

胞層 granule cell layer には小型の**顆粒細胞 granule cell** がぎっしりつまっているので，その他の神経系のニューロンの合計に匹敵するほどの細胞数がある。**プルキンエ細胞層 Purkinje cell layer** には，フラスコ型の大きな細胞質をもつ**プルキンエ細胞 Purkinje cell** が存在する。**分子層 molecular layer** は無髄の顆粒細胞軸索やプルキンエ細胞の樹状突起，少数の種類の介在ニューロンからなる。

　小脳には主として**2 種類のシナプス入力**がある（**図 15.5**，**図 15.7**）。**苔状線維 mossy fiber** は多くの脳領域から起こるが，その詳細については「小脳入力系」の項で説明する。苔状線維は小脳白質を上行して顆粒細胞の樹状突起に興奮性シナプスを形成する。ついで顆粒細胞は分子層に軸索を送り，これが 2 つに分岐して**平行線維 parallel fiber** となり，小脳葉に平行に走る（**図 15.7**）。平行線維は，見事な扇形をなすプルキンエ細胞の樹状突起樹に垂直に交わる。この平行線維は，その走行中に，多くのプルキンエ細胞に対して興奮性シナプスを形成する。**小脳皮質からのすべての出力**はプルキンエ細胞の軸索から小脳白質に向かって運ばれる。プルキンエ細胞は深部小脳核と前庭神経核に対して抑制性シナプスを形成する。これらの神経核は，小脳からの出力情報を興奮性シナプスによって他の脳領

域へ伝える（**図 15.5**）。

> **復習問題**
>
> 1. **表 15.1** の右側の 2 つの列を隠そう。**図 15.3** と**表 15.1** の左側の列に示す小脳の各領域について，主要機能と作用する運動路をあげなさい。
> 2. 外側から内側に向かって深部小脳核を列挙しなさい。**表 15.1** の左側の列に示す小脳の各領域について，どの深部小脳核から出力が出るかを述べなさい。

　小脳皮質へのもう一つのシナプス入力は**登上線維 climbing fiber** によって伝えられる。登上線維はもっぱら反対側の下オリーブ核（**図 14.5A**）のニューロンから起こる。この線維はプルキンエ細胞の細胞体と近位の樹状突起樹を包み込むように走り（**図 15.7**），強力な興奮性シナプスを形成する。1 本の登上線維は約 10 個のプルキンエ細胞と連絡する。しかし，一つ一つのプルキンエ細胞はたった 1 本の登上線維で興奮させられる。登上線維入力はプルキンエ細胞の反応に対して強力な修飾作用をもっていて，平行線維からのシナプス入力に対するプルキンエ細胞の反応性を低く維持している。

　小脳皮質にはいくつかの種類の抑制性介在ニューロンが存在する（**図 15.7**，**図 15.8**）。バスケット細胞と

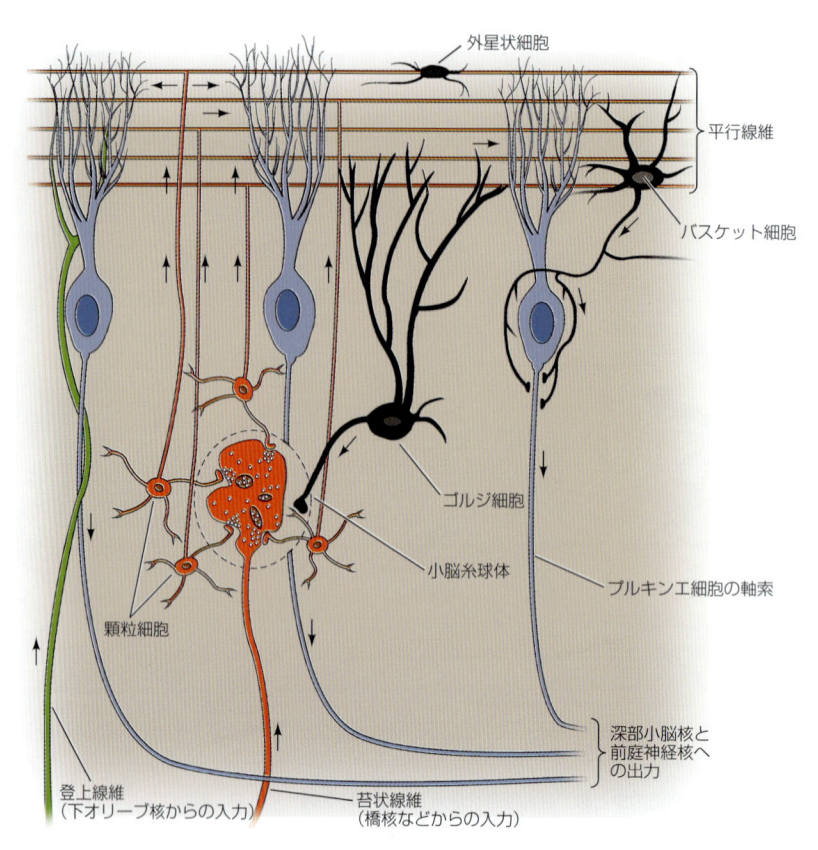

外星状細胞

平行線維

バスケット細胞

ゴルジ細胞

小脳糸球体

プルキンエ細胞の軸索

深部小脳核と
前庭神経核へ
の出力

顆粒細胞

登上線維
（下オリーブ核からの入力）

苔状線維
（橋核などからの入力）

図 15.8　小脳糸球体を示す小脳回路の拡大図。小脳糸球体におけるシナプスには，苔状線維終末からの興奮性
入力とゴルジ細胞軸索終末からの興奮性入力を受ける顆粒細胞樹状突起がある

星状細胞は分子層にある。これらの細胞は顆粒細胞の
平行線維からのシナプス入力で興奮する。ついでこれ
らの細胞の神経突起は平行線維と直交して吻尾方向に
走り，近隣のプルキンエ細胞に対して側方抑制をかけ
る。星状細胞の軸索はプルキンエ細胞の樹状突起に終
止するが，バスケット細胞の線維はプルキンエ細胞の
細胞体を籠状に取り囲み，これを強力に抑制する。**ゴ
ルジ細胞 Golgi cell** は顆粒細胞層に存在する。

　ゴルジ細胞は分子層にある顆粒細胞の平行線維から
興奮性入力を受ける。ついでゴルジ細胞は顆粒細胞の
樹状突起に対して**フィードバック抑制**する。この
フィードバック抑制は，顆粒細胞への興奮性入力の持
続を短くする傾向にある（信号の時間解像度を高め
る）。一方，近隣のプルキンエ細胞に対する星状細胞と
バスケット細胞からの抑制性の側方連絡は，プルキン
エ細胞に入る興奮性入力の空間的広がりを狭める傾向
にある（信号の空間解像度を高める）。

　複雑なシナプス相互作用が顆粒細胞層の特殊な領域
で行われる。この領域を**小脳糸球体 cerebellar glom-
erulus** という（図 15.8）。小脳糸球体は顆粒細胞間の
白く抜けた小領域として観察される（図 15.6）。この
領域では，軸索や樹状突起が一つのグリア鞘に被覆さ

れている。小脳糸球体には 2 つのタイプの入力（太い
苔状線維終末とゴルジ細胞軸索終末）があり，一つの
タイプのシナプス後細胞（顆粒細胞樹状突起）にシナ
プス結合している（図 15.7）。すなわち，苔状線維が
顆粒細胞を興奮させ，ついで顆粒細胞は抑制性のプル
キンエ細胞を興奮させる。登上線維は直接プルキンエ
細胞を興奮させる。プルキンエ細胞は扇形の樹状突起
樹をもつ。開いた手を頭の後ろで矢状面に保持してみ
よう（図 15.7）。その手掌の方向がプルキンエ細胞の
樹状突起樹の方向に一致する。平行線維は指の間を手
掌の垂直方向に走ると考えるとよい。バスケット細胞
の突起によって 3 次元の空間配置が形成される。バス
ケット細胞の軸索は平行線維と垂直方向に，一本の指
から次の指へと走る。

　小脳皮質の興奮性と抑制性の線維連絡を記憶する単
純な方法として，すべての上行投射線維（苔状線維，
登上線維，顆粒細胞平行線維）は興奮性で，すべての
下行性投射線維（プルキンエ細胞，星状細胞，バスケッ
ト細胞，ゴルジ細胞）は抑制性である，と記憶してお
くとよい。ちなみに，小脳皮質の一部ではないが，深
部小脳核からの出力は興奮性である。

小脳出力系

すでに述べたように，小脳路は 3 つの小脳機能領域を基盤にして構築されている。すなわち半球**外側部**と半球中間部，そして虫部と片葉小節葉である（**表 15.1，図 15.3A，C**）。したがって，小脳外側部の病変では主に遠位四肢筋の協調運動障害が生じ，**内側**病変では主に軀幹失調，姿勢障害，平衡障害，歩行障害が起こる。小脳病変に関するもう一つの重要な原則は，**協調運動障害が病変の同側に起こる**ことである。その理由は，小脳から外側運動系（**表 15.1**）を通って末梢に至る経路が「二重交叉」するからである（**図 15.9B**）。小脳出力が中脳の上小脳脚交叉を通過するところで，最初の交叉が起こる。皮質脊髄路や赤核脊髄路が脊髄へ下行する途中で第二の交叉が起こる（それぞれ，錐体交叉と腹側被蓋交叉；**図 15.9B**）。小脳への入力もこの構成に沿うような配置となっていて，左右の小脳半球は同側上下肢からの情報を受け取る。対照的に，小脳虫部の正中病変は内側運動系の障害を起こす（**表 15.1，表 6.3**）。小脳虫部の病変は通常片側の障害を起こさない。なぜなら，内側運動系は近位軀幹筋を両側性に制御するからである。

小脳出力系を**図 15.9** と**表 15.2** にまとめる。すべての小脳の出力が，プルキンエ細胞から深部小脳核や前庭神経核に運ばれることを思い出してほしい（**図 15.5**）。運動企画に関係する**半球外側部**は歯状核に投射する（**図 15.4，図 15.9A**）。歯状核からの線維は上小脳脚（**図 14.4B**）を通るが，中脳で交叉（**図 14.3B**）して反対側の視床の**外側腹側核 ventral lateral nucleus（VL）**に到達する（**図 15.9A**）。この核に入る線維は**視床束 thalamic fasciculus** とよばれる。視床束の前方部分には大脳基底核からの出力線維が走行し（第 16 章で述べる），吻側 VL（VL$_A$，または VL 吻側部）に終止する。小脳からの出力線維は尾側 VL（VL$_p$，または VL 尾側部）に終止する（**図 7.7，図 16.6〜16.9**）*。次に VL は運動皮質，運動前皮質，補足運動野，頭頂葉に投射して，**皮質脊髄路系**（**図 6.1，図 6.9**）の運動企画に関わる。また，半球外側部からの出力は視床で中継されて前頭前連合皮質に至り，認知機能に

*大脳基底核と同じく，視床前腹側核（VA）と髄板内核に投射する小脳性出力もある（**表 7.3**）。

関与するらしい。歯状核からの出力線維が中脳の赤核を貫く時に（**図 14.3A**），少数の線維が吻側の**赤核小細胞性部**に終止する。赤核には，小脳回路に関係する吻側の大きな小細胞性部と，赤核脊髄路を出す尾側の小さな**大細胞性部**が区別されることを思い出してほしい。次項で述べるが，赤核小細胞性部は下オリーブ核に投射する（**図 15.9A**）。

半球中間部は実行中の四肢遠位部の運動を調節するが，栓状核と球状核（中位核）に投射する（**図 15.4，図 15.9B**）。歯状核と同様，中位核は上小脳脚を経由して反対側の視床 VL 核に投射する。VL は運動皮質と補足運動野と運動前皮質に投射して，**外側皮質脊髄路**に影響を及ぼす。歯状核と中位核から（そして大脳基底核から）の VL 入力には，互いに重なりがない。中位核からは上小脳脚を経由して反対側の**赤核大細胞性部**に投射する線維も出て，赤核脊髄路に作用する。このように半球中間部は外側運動系に関与する（**図 15.9B**）。

小脳虫部と片葉小節葉は，それぞれ主に近位の軀幹運動や前庭眼球運動調節に関わる。虫部は内側運動系（前皮質脊髄路，網様体脊髄路，前庭脊髄路，視蓋脊髄路など；**表 15.1，表 6.3**）との線維連絡によって，近位筋・軀幹筋の運動を調節する。虫部は室頂核に投射する（**図 15.4，図 15.9C**）。

室頂核からの出力線維は，一部は上小脳脚を通るが，多くは**鉤状束 uncinate fasciculus** と**傍索状体 juxtarestiform body** とよばれる神経路を通る。それぞれ上小脳脚と下小脳脚に沿って走る神経路である（**図 15.9C**）。傍索状体（「索状体のすぐ近く」の意味）は第四脳室の外側壁にあって下小脳脚（索状体）のすぐ内側を走り，前庭神経核と小脳を両方向性に連絡する線維を含む（**図 15.4**）。鉤状束（「鉤のように曲がった束」の意味）は上小脳脚をまたいで尾側方向に線維を送り，反対側の傍索状体を経由して反対側の前庭神経核に至る（**図 15.9C**）。

近位軀幹筋の制御に関係する虫部から内側運動系への出力を簡単に復習しておこう（**表 15.2，図 15.9C**）。虫部からの出力は室頂核に到達し，次に上小脳脚を通って小脳を出て反対側に交叉する。この神経路は視床 VL 核に至り，ここで中継されて大脳皮質に到達する。この経路は**前皮質脊髄路**に影響を及ぼす。この同じ経路が**視蓋領域 tectal area** にも線維を送る。虫部-室頂核出力系には，傍索状体を通って小脳を出る経路もある。この経路は同側の網様体と前庭神経核に到達し，それぞれ**網様体脊髄路**と**前庭脊髄路**に影響を及ぼす。

片葉小節葉と虫部下部は主に前庭神経核に投射する（傍索状体を経由する；**表 15.2**）ので，**前庭小脳 vestibulocerebellum** とよばれることもある。小脳と前庭

15

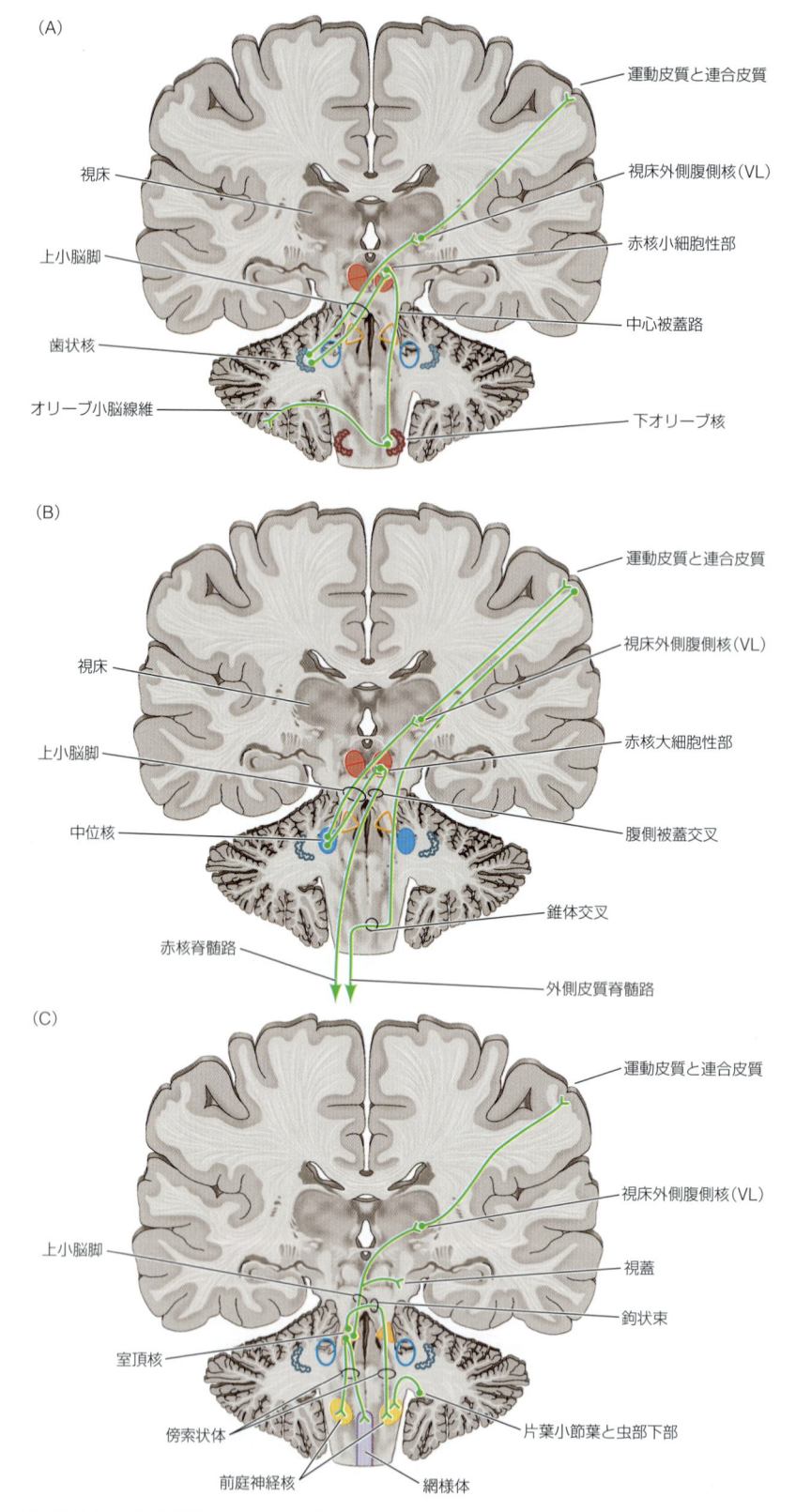

(A)

運動皮質と連合皮質

視床

視床外側腹側核（VL）

上小脳脚

赤核小細胞性部

中心被蓋路

歯状核

オリーブ小脳線維

下オリーブ核

(B)

運動皮質と連合皮質

視床

視床外側腹側核（VL）

上小脳脚

赤核大細胞性部

中位核

腹側被蓋交叉

錐体交叉

赤核脊髄路

外側皮質脊髄路

(C)

運動皮質と連合皮質

視床外側腹側核（VL）

上小脳脚

視蓋

鈎状束

室頂核

傍索状体

片葉小節葉と虫部下部

前庭神経核

網様体

図 15.9　小脳出力系。（A）半球外側部から歯状核を経由する出力。（B）半球中間部から中位核を経由する出力は外側運動系に作用する。小脳−脊髄間の「二重交叉」に注意。（C）小脳虫部と片葉小節葉から室頂核を経由する出力は内側運動系に作用する。片葉小節葉と虫部下部からは前庭神経核への直接投射もあり，平衡や前庭眼球運動の調節に関わる

表 15.2　主な小脳出力路

領域	深部小脳核	小脳脚	主な出力先
半球外側部	歯状核	上小脳脚	視床外側腹側核（VL），赤核小細胞性部
半球中間部	中位核	上小脳脚	VL，赤核大細胞性部
虫部	室頂核	上小脳脚	VL，視蓋
		鉤状束[a]と傍索状体[b]	網様体，前庭神経核
虫部下部と片葉小節葉	前庭神経核	傍索状体[b]	内側縦束（眼球運動路）

[a]鉤状束は上小脳脚とともに走行する。
[b]傍索状体は下小脳脚とともに走行する。

表 15.3　主な小脳入力路

入力路	主な入力の起始	小脳へ投射する細胞	小脳脚
橋小脳線維	大脳皮質	橋核	中小脳脚
脊髄小脳路			
後脊髄小脳路	下肢固有感覚受容器	クラーク背核	下小脳脚
楔状束核小脳路	上肢固有感覚受容器	外楔状束核	下小脳脚
前脊髄小脳路	下肢介在ニューロン	脊髄ニューロン	上小脳脚
吻側脊髄小脳路	上肢介在ニューロン	脊髄ニューロン	上・下小脳脚
登上線維	赤核，大脳皮質，脳幹，脊髄	下オリーブ核	下小脳脚
苔状線維	前庭系	前庭神経節，神経核	傍索状体

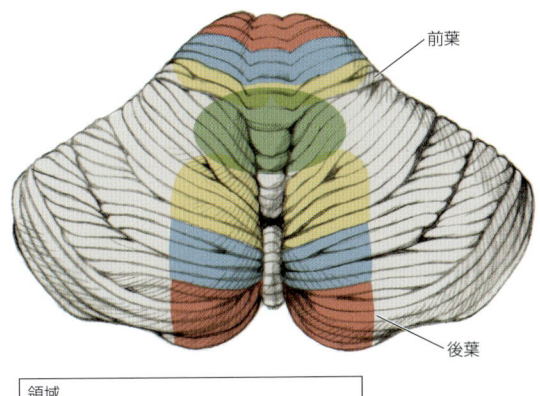

前葉

後葉

領域
■下肢　■上肢
■頭部　■聴覚皮質と視覚皮質からの情報

図 15.10　小脳への多種入力の体部位的局在

復習問題

1. 表 15.2 の深部小脳核をあげている列を隠そう。表 15.2 の左側の列に示す小脳の各領域について，対応する出力小脳核をあげなさい。
2. 図 15.9B の回路を復習し，左小脳半球（中間部か中位核）の病変によって左側（同側）四肢の運動失調が起こることを確認しよう。

神経核の間の相反性線維連絡は**身体平衡**に重要である。また，前庭神経核からの信号は内側縦束（MLF）（図 12.19，図 14.3，図 14.4）やその他の**眼球運動経路**を経由して中継され，前庭眼反射や滑動性追従運動やその他の眼球運動に影響する。虫部下部と片葉小節葉は主に前庭神経核に投射するが，少数の線維は室頂核に至る。

室頂核には直接上位頸髄に投射するニューロンがある。先に，「原則的に小脳と大脳基底核からは下位運動ニューロンへの直接の投射がない」と述べたが，この室頂核からの少数の投射線維はその例外である。

小脳入力系

小脳への入力（表 15.3）は神経系の広汎な部位から起こる。この入力線維の由来は，(1) 大脳皮質のほぼ全域，(2) 前庭感覚，視覚，聴覚，体性感覚を含む多数の感覚種，(3) 脳幹神経核，(4) 脊髄である。小脳への入力には大まかな体部位的局在がある。図 15.10 に示すように，同側の身体部位は前葉と後葉の両者に投影される。登上線維を通る下オリーブ核からの入力を除けば，小脳への入力が苔状線維によって運ばれることを思い出してほしい。さらに，小脳皮質へのほとんどの入力線維は，側副枝を出して深部小脳核にシナプス結合する（図 15.5）。

入力線維の主な由来は，前頭葉，側頭葉，頭頂葉，後頭葉から内包，大脳脚を通って橋に達する**皮質橋線維 corticopontine fiber** である（図 14.3A）。一次感覚皮質と運動皮質，そして視覚皮質の一部からの線維が皮質橋線維の大部分を構成する。皮質橋線維は同側の橋へ下行して，**橋核 pontine nucleus** でシナプス結合する。この核は橋腹側部の散在性の灰白質で，下行性

15

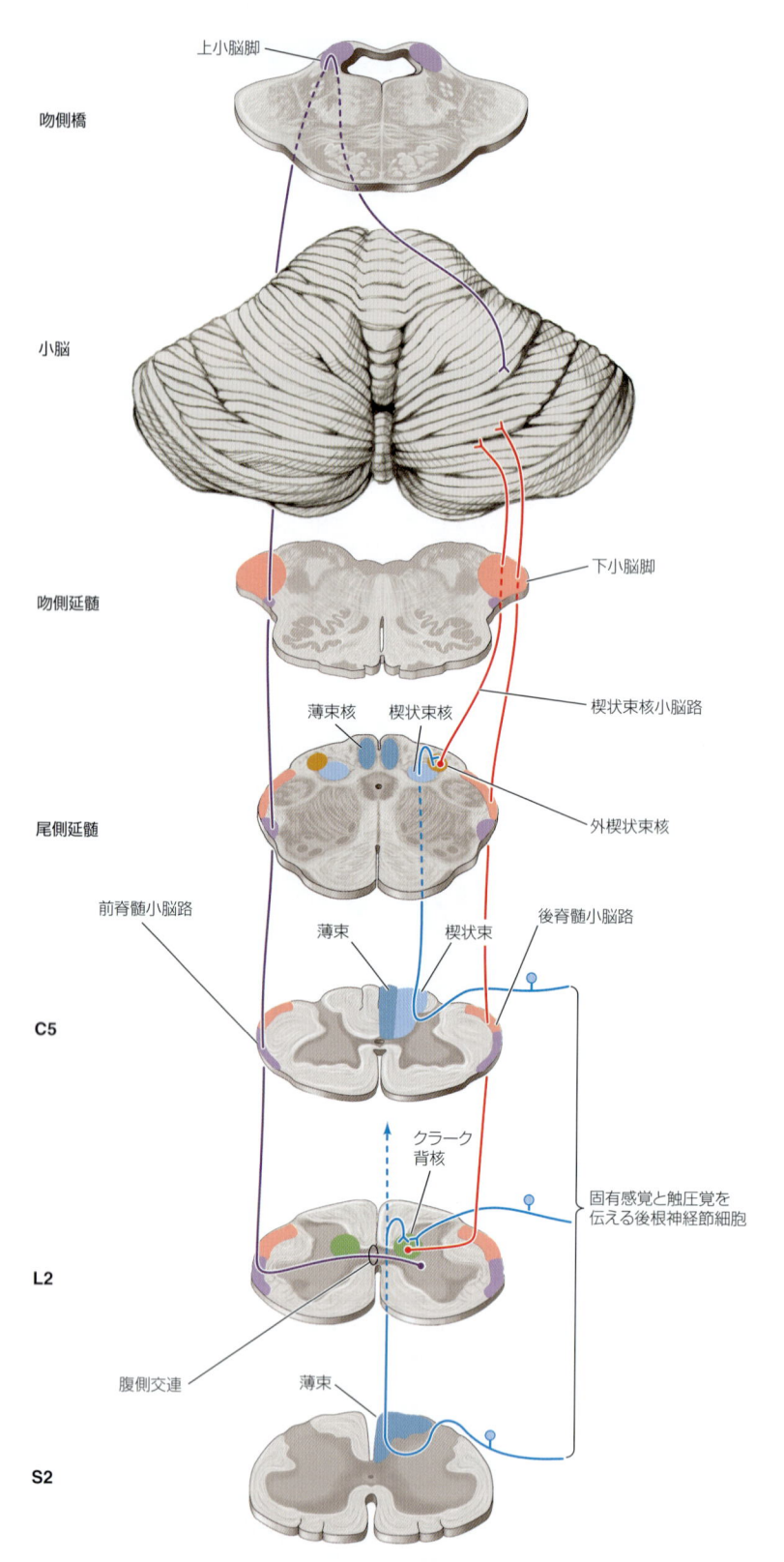

図 15.11　**脊髄小脳路**。後脊髄小脳路，楔状束核小脳路，前脊髄小脳路。吻側脊髄小脳路
は示されていない

皮質脊髄線維と皮質球線維の間に広がっている（**図 15.4**，**図 14.4**）。ついで**橋小脳線維 pontocerebellar fiber** が正中交叉して反対側の中小脳脚に入り，苔状線維となって小脳皮質のほぼ全域に到達する（小節を除く）。

　小脳に入力するもう一つの主な線維成分は**脊髄小脳線維 spinocerebellar fiber**（**図 15.11**，**表 15.3**）で，これには 4 つの経路がある。下肢の情報を伝える**後・前脊髄小脳路 dorsal and ventral spinocerebellar tracts** と，上肢と頸部の情報を伝える**楔状束核小脳路 cuneocerebellar tract** と**吻側脊髄小脳路 rostral spinocerebellar tract** である。これらの脊髄小脳路は 2 種類の異なるフィードバック情報を小脳に伝える。

　1．四肢運動に関する求心性情報は，下肢については**後脊髄小脳路**，上肢と頸部については**楔状束核小脳路**によって小脳に伝えられる。

　2．脊髄介在ニューロンの活動に関する情報は下行性神経路の活動量を反映するものと思われるが，下肢については**前脊髄小脳路**，上肢については**吻側脊髄小脳路**によって運ばれる。

　後脊髄小脳路は脊髄表面近くの側索背側部を上行するが，外側皮質脊髄路のすぐ外側を走る（**図 15.11**，**図 7.4**）。下肢と軀幹からの固有感覚や触圧覚を伝える一次感覚ニューロンの太い有髄軸索は，後根から脊髄に入り薄束を上行する。後索を上行する線維の中に，途中で**クラーク背核 nucleus dorsalis of Clark**（**図 15.11**，**図 6.4D**）にシナプス結合する線維がある。この核は髄内側脊髄灰白質の中間帯を走る長い細胞柱で，C8 から L2 や L3 にのびる。クラーク背核からの線維は同側の後脊髄小脳路を上行する（**図 15.11**）。これらの線維は下小脳脚を通って苔状線維となって同側の小脳半球に達する。後索線維を走る感覚入力とは違って，脊髄小脳求心路の情報は意識にのぼらない。

　この神経路に対応して上肢の感覚を伝えるのは**楔状束核小脳路**である。上肢からの大径線維は楔状束に入り，同側を上行して延髄の楔状束核のすぐ外側にある**外楔状束核 external cuneate nucleus**（**副楔状束核 accessory cuneate nucleus** や **外側楔状束核 lateral cuneate nucleus** ともよばれる）でシナプス形成する（**図 15.11**，**図 14.5B**）。外楔状束核はクラーク背核と相同の核で，上肢からの情報を伝える。外楔状束核から出る楔状束核小脳線維は下小脳脚を上行して同側の小脳に達する。後脊髄小脳路にしても楔状束核小脳路にしても，四肢からの意識にのぼらない情報が同側の小脳に到達することに注意してほしい。これらの経路は進行中の運動に関する急速なフィードバックを小脳にもたらすので，運動の微細な調整が可能となる。

　前脊髄小脳路は，中心灰白質の外縁にある脊髄辺縁細胞とよばれるニューロンや，脊髄中間帯の散在性ニューロンから発する（**図 15.11**）。これらの細胞の軸索は脊髄腹側交連を交叉して前脊髄小脳路を上行する。前脊髄小脳路は後脊髄小脳路のすぐ腹側，前側索系のすぐ外側を走る（**図 7.4**）。これらの線維の大多数は上小脳脚に合流して二度目の交叉をして小脳半球に到達する。結局のところ，経路の出発点と同じ側の小脳に到達することになる（**図 15.11**）。**吻側脊髄小脳路**は脊髄小脳路の中で最も不明な点が多いが，前脊髄小脳路の相同経路として上肢からの感覚を伝えるらしい。この経路は下小脳脚と上小脳脚の両者を通って小脳に入る。前項に述べた出力系の場合と同じく，脊髄小脳路性入力は同側性であるか，または「二重交叉性」であることに注意してほしい。小脳病変によって同側の四肢に運動失調が起こる理由がわかる。

　下オリーブ核複合 inferior olivary nuclear complex からは**オリーブ核小脳線維 olivocerebellar fiber** が起こり，延髄を横切って反対側の小脳に入る（**図 14.5A**）。これらの線維が下小脳脚の大半を占め，登上線維として小脳全体に終止する（**図 15.7**）。赤核小細胞性部は中心被蓋路を経由して下オリーブ核に投射する（**図 15.9A**，**図 14.3〜図 14.5**）。赤核小細胞性部が反対側の歯状核から入力を受けることに注意してほしい。このように，小脳半球外側部−歯状核−反対側赤核小細胞性部−(中心被蓋路)−下オリーブ核−(下小脳脚；交叉)−小脳半球外側部の完全なループが形成される。下オリーブ核複合には大脳皮質やその他の脳幹神経核，脊髄からも入力がある。外側網様核は下オリーブ核のすぐ背側にあり（**図 14.5A**，**B**），下オリーブ核と同様の入力がある。外側網様核も下小脳脚を経由して小脳に投射するが，登上線維ではなく苔状線維を形成する。

　スカルパの**前庭神経節 vestibular ganglion**（**図 12.15**）の一次前庭感覚ニューロンと**前庭神経核 vestibular nucleus** の二次前庭ニューロンは，傍索状体（**図 15.4**）を経由して同側の虫部下部と片葉小節葉に投射する。前庭系と小脳の線維連絡は身体平衡調節や前庭眼反射に重要である。**片葉 flocculus** には網膜像のずれ retinal slip（視標速度と受容像の解離）に関係する視覚性入力もあり，滑動性追従眼球運動の調節に重要である。

　青斑核からの**ノルアドレナリン作動性入力**と縫線核からのセロトニン作動性入力は，小脳皮質全域にびまん性に投射する（**図 14.11**，**図 14.12**）。これらの入力は苔状線維や登上線維を経由しない，神経修飾性の作用をもつと考えられている。

15

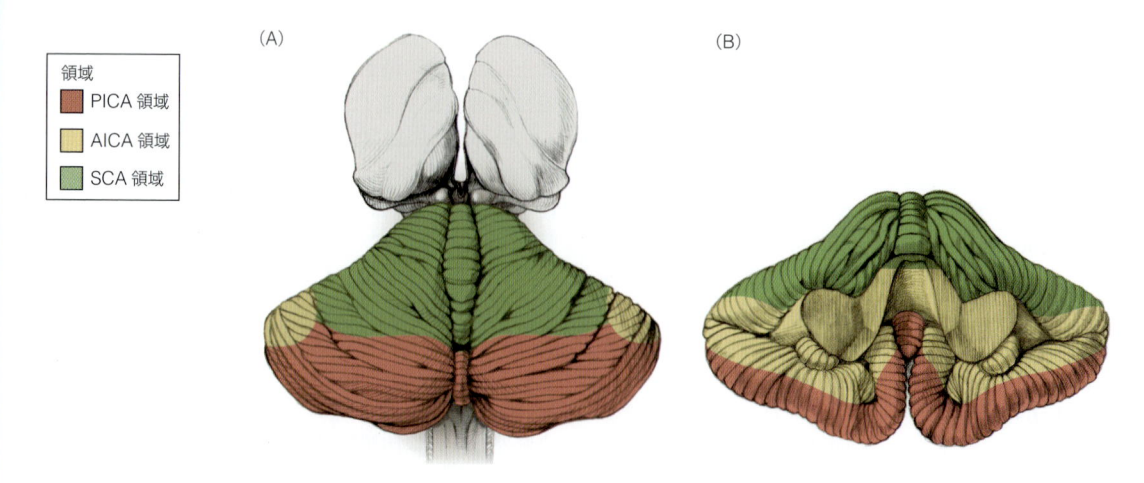

図 15.12　**小脳の血管領域**。小脳表面。上小脳動脈（SCA），前下小脳動脈（AICA），後下小脳動脈（PICA）の灌流域を示す。（A）背面。（B）脳幹をはずした後の腹側面

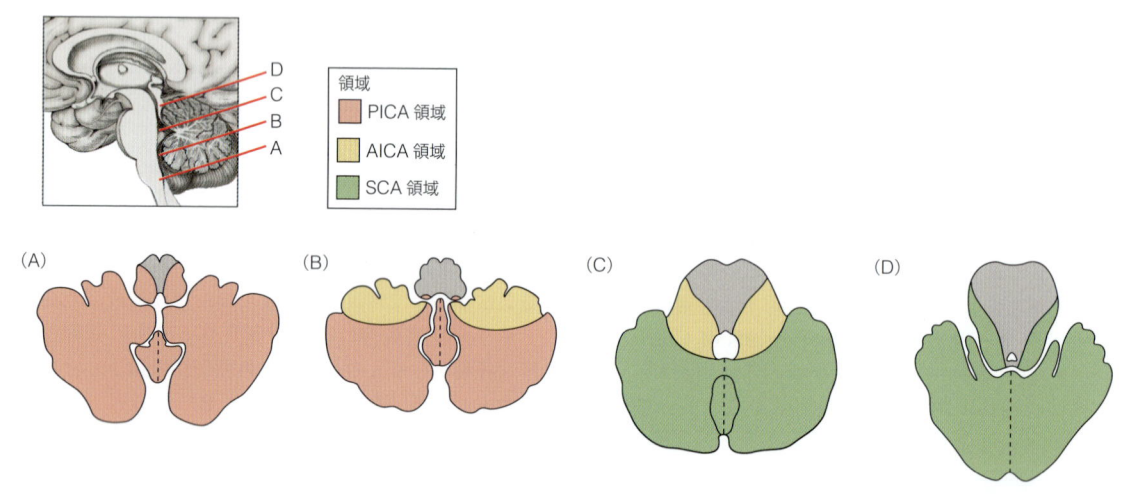

図 15.13　**軸位断面における小脳動脈の灌流域**。（A）尾側小脳と中部延髄。（B）尾側小脳と吻側延髄。（C）中部小脳と中部橋。（D）吻側橋と吻側小脳。PICA：後下小脳動脈，AICA：前下小脳動脈，SCA：上小脳動脈

復習問題

表15.3にあげた4つの脊髄小脳路の一つ一つについて，入力の起始，小脳への投射神経核の位置，小脳脚を述べなさい。

小脳への血液供給

小脳への血液供給は椎骨動脈と脳底動脈の3本の枝が担っている（図15.2）。

1. **後下小脳動脈 posterior inferior cerebellar artery（PICA）**
2. **前下小脳動脈 anterior inferior cerebellar artery（AICA）**
3. **上小脳動脈 superior cerebellar artery（SCA）**

PICA は通常椎骨動脈から起こり，AICA は脳底動脈下部，SCA は後大脳動脈の直下で脳底動脈先端部から起こる（図 15.2，図 14.18）。

これらの動脈は脳幹の周囲を巡りながら，外側延髄と橋の部分，そして小脳に血液供給する。**後下小脳動脈**は，延髄外側部，小脳下半分の大部分，虫部下部に血液を送る（図 15.2，図 15.12，図 15.13A，B）。第14章で述べたが，椎骨動脈の枝も延髄外側の多くの部分に血液供給することを思い出してほしい（図14.21D）。**前下小脳動脈**は橋下部の外側部，中小脳脚，PICA と SCA 灌流域の間の片葉を含む小脳腹側（前）部に血液を供給する（図 15.12，図 15.13B，C，図14.21C）。**上小脳動脈**は橋上部の外側部，上小脳脚，深部小脳核や虫部上部を含む小脳半球上半分の大部分に血液を供給する（図 15.12，図 15.13C，D，図

14.21B）。

臨床ポイント 15.1 　小脳動脈梗塞と小脳出血

小脳梗塞は AICA 領域よりも PICA 領域や SCA 領域に多い。典型的な小脳梗塞の患者は，回転性めまい，嘔気と嘔吐，水平性眼振，四肢運動失調（臨床Ⓟ15.2），不安定歩行，頭痛を呈する。頭痛は後頭部にも前頭部にも起こり，上頸部痛のこともある。また，第14章でみてきたように（臨床Ⓟ14.3），小脳動脈梗塞の重要な臨床症候の多くは，小脳自体よりもむしろ延髄外側部や橋外側部の梗塞の結果であることが多い。このような症候には，三叉神経経路や脊髄視床路の傷害による感覚障害やホルネル症候群などが含まれる（表14.7，表14.8）。内耳動脈は AICA から起こることが多いので（図14.18A），AICA 領域梗塞では一側性の難聴が起こることがある。延髄や橋の外側部の梗塞では，小脳に傷害が及んでいなくても，小脳脚の傷害によって運動失調が生じる。

外側脳幹を侵さずに主として小脳だけを傷害する梗塞は，PICA や AICA の梗塞よりも SCA 梗塞に多い。したがって，一側の（同側の）運動失調があって脳幹徴候に乏しい場合には，SCA 領域梗塞が最も疑われる。PICA や AICA の梗塞では小脳に加えて外側脳幹が侵されることが多い。また，小脳を侵さずに外側橋や延髄に限局する梗塞が起こることもあり，SCA よりも PICA や AICA の領域に多い。梗塞で小脳が傷害を免れるメカニズムとしては，動脈吻合による小脳への血液供給，小脳枝には異常がなく外側脳幹枝が選択的に閉塞した場合などが考えられる。

PICA や SCA 領域の広汎な梗塞は小脳の腫脹をもたらす。その結果，第四脳室が圧迫されて水頭症になる（臨床Ⓟ5.7）。さらに，狭い後頭蓋窩（図15.1）の空間での圧迫は生命を脅かす緊急事態である。呼吸中枢やその他の生命維持に重要な脳幹構造が傷害される可能性があるからである。したがって，広汎な小脳梗塞では，梗塞部分の切除を含めて，後頭蓋窩の外科的な減圧が必要になることがある。梗塞後に小脳白質に出血することもあり，やはり脳幹圧迫の原因となる。繰り返しになるが，回転性めまいの患者に対しては注意深い評価が必要である（臨床Ⓟ12.6）。回転性めまいが広汎な PICA 領域梗塞で起こり，しかも脳幹に傷害が及んでいない場合，重篤な病態が見過ごされる可能性がある。発症数日後に小脳腫脹と後頭蓋窩圧迫が起こって初めて，事態の重大性に気づくことになる。

小脳出血 cerebellar hemorrhage は他の脳領域にみられる自然発症の脳実質内出血と同様，慢性高血圧，動静脈奇形，出血性梗塞，転移性腫瘍などで起こる（臨床Ⓟ5.6）。患者は通常，頭痛，嘔気，嘔吐，運動失調，眼振を呈する。出血が広汎な場合，水頭症の原因

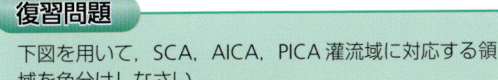

復習問題

下図を用いて，SCA，AICA，PICA 灌流域に対応する領域を色分けしなさい。

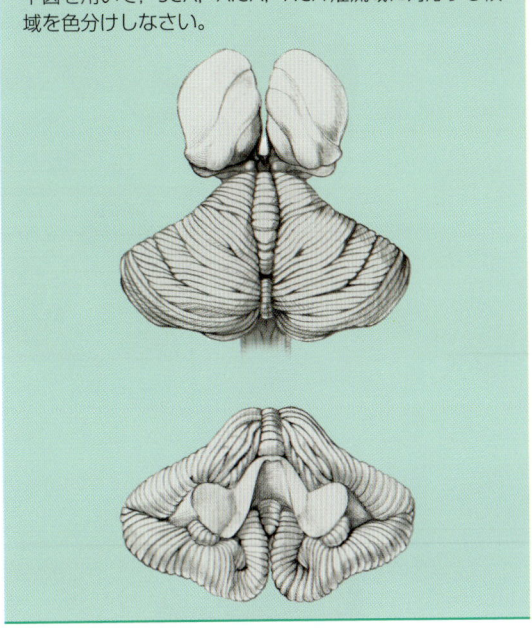

（臨床Ⓟ5.7）となり，外転神経麻痺や意識障害を伴い，最終的に脳幹圧迫から死に至る。最初は嘔気や嘔吐などの胃腸症状だけしかあらわれない小脳出血の例もあり，「致死的胃腸炎」とよばれてきた。したがって，小脳出血では迅速な診断と治療が求められる。水頭症の治療には，脳室開窓術（臨床Ⓟ5.7）が行われる。しかし，この手技を行うと，後頭蓋窩の出血が進展して浮腫が増悪し，上方への経テント性ヘルニアが起こる危険性が増大する。広汎な小脳出血に対しては，外科的な血腫除去と後頭蓋窩の減圧が必要になることが多い。迅速に治療された場合，小脳出血患者の機能予後は良好である。

臨床ポイント 15.2 　小脳病変の臨床所見と局在

本項では小脳病変の臨床像と病変局在について論じる。最初に，運動失調の基本的な定義と病変局在の基本原則について学ぼう。次に，小脳疾患の一般的な症候を説明し，神経学的検査で認められる所見を述べる。小脳疾患の原因については臨床Ⓟ15.1 と 15.3 で述べる。**運動失調 ataxia** という言葉の意味は「秩序がない」ということである。この言葉は，小脳の機能異常の患者でみられるような協同筋と拮抗筋の無秩序な収縮や，異なる関節間で正常な協調がみとめられないバラバラな運動を指している。図 15.14A に示すように，単純な動作であっても平滑な正常の軌道をとろうとすれば，協同筋と拮抗筋が複数の関節で協調して働

15

(A)

(B)

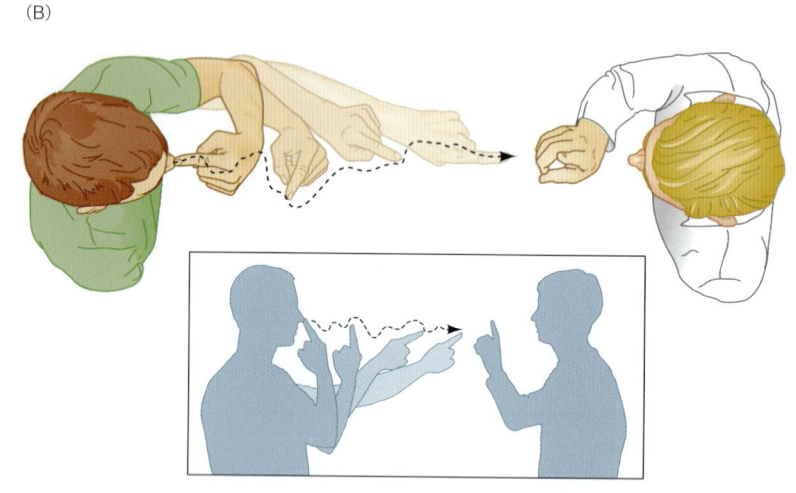

図 15.14 鼻指鼻試験。（A）正常人。（B）四肢運動失調患者。この動作を円滑に正常に行うには，肩，肘，手首を含む複数の関節に対して，協同筋と拮抗筋が協調的に働くことが必要である

くことが必要となる。運動失調では，不規則で波うつような運動経路がみられるが，意図した軌道の周辺を行き過ぎたり過度に修正したり，再び行き過ぎたりしているようにみえる（図 15.14B）。運動失調には，時間的な異常の要素（リズム異常 dysrhythmia）と異常な軌道をとる空間的な要素（測定異常 dysmetria）がある。まずは小脳病変における基本的な病変局在の原則を学ぼう。

▶ **軀幹失調と四肢失調**

小脳虫部の限局性病変では主に内側運動系（表 15.1）が障害される。したがって，そのような病変をもつ患者は，**広い足幅の不安定な「酔っぱらったような」歩行（開脚歩行，酩酊歩行）**となり，その他の検査には異常をみとめないことが多い。この状態を**軀幹**

失調 truncal ataxia という。軀幹失調が重症になると，支持なしでは起立も困難になる。

対照的に，小脳半球中間部と外側部の病変では外側運動系に障害が生じる。したがって，これらの患者には図 15.14B に示すような四肢の運動失調がみとめられ，この状態を**四肢失調 appendicular ataxia** とよぶ。病変が虫部と小脳半球の両方に及ぶために，同一の患者に軀幹失調と四肢失調が共存することも少なくない。興味深いことに，小脳半球外側部（図 15.3）の一側性病変では全く異常がみとめられないことがある。半球中間部，虫部，深部小脳核，小脳脚の病変では症状はもっと重く，長く続く。

▶ **病変局在は運動失調と同側である**

本章の初めに解剖学的概説の項で述べたように，外

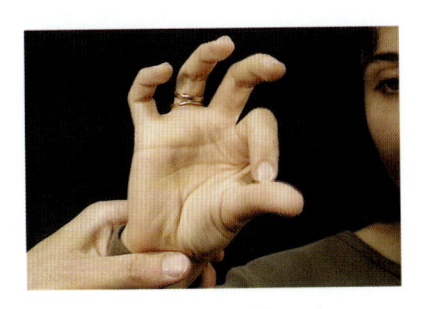

精密手指タッピング（ビデオ 63）

側運動系に関わる求心性と遠心性の小脳線維連絡は同側性であるか，あるいは小脳と脊髄の間で 2 回交叉する（図 15.9B，図 15.11）。したがって，小脳半球の病変では，病変と**同側**の四肢に運動失調が出現する。同様に，小脳脚の病変でも運動失調の側は病変と同側である。一方，内側運動系を侵す小脳病変は躯幹失調を起こすが，これは両側性の機能障害である。それにもかかわらず，躯幹失調の患者では病変側に倒れたりよろけたりする傾向がある。

▶運動失調を起こす小脳以外の病変

　小脳以外の病変でも小脳の入出力路を傷害する場合には運動失調が起こる。**小脳脚や橋の病変**では，小脳半球に病変が及んでいなくても強い運動失調があらわれる。**水頭症**で前頭橋路が傷害される場合や**前頭前皮質の病変**では，小脳性躯幹失調に似た歩行障害が起こることがある。**脊髄疾患**でも同様である。
　運動失調性片麻痺 ataxia hemiparesis は一側性の上位運動ニューロン徴候と運動失調が通常同じ側に出現する症候群で，ラクナ梗塞によることが多い（臨床Ⓟ10.4，表 10.3）。運動失調性片麻痺では，運動失調も片麻痺も通常は病変の反対側にあらわれる。運動失調性片麻痺を起こす病変部位として多いのは，皮質脊髄路と皮質橋線維がともに傷害される可能性がある放線冠，内包，橋である。しかし，前頭葉，頭頂葉，感覚運動皮質などの病変でもみられることがあり，上小脳脚や赤核の線維が傷害される中脳の病変（図 14.3）でも生じることがある。
　後索-内側毛帯系が傷害されて関節位置覚が低下すると**感覚性失調 sensory ataxia** が起こる。感覚性失調の患者は，運動失調に似た四肢の過測定性（オーバーシュート）の運動や，小脳病変患者にみられるような足幅の広い不安定な歩行を示す。しかし，小脳疾患患者とは違って，検査すると関節位置覚の障害が明らかとなる。また，感覚性失調は視覚によるフィードバックでかなり改善し，閉眼や暗闇で増悪する。感覚性失調は通常末梢神経や後索の病変で起こり，病変が片側性であれば病変側に失調があらわれる。しかし，視床，

視床放線，体性感覚皮質の病変で起こることもあり，この場合には病変の反対側に失調が出現する。

▶小脳疾患の症候

　小脳疾患は内側運動系，外側運動系，眼球運動，前庭神経路などの神経回路に障害を及ぼすので，特徴的な症状があらわれ，神経学的検査では特異的な所見が認められる。

小脳疾患の症状

　小脳病変をもつ患者は，嘔気，嘔吐，回転性めまい，不明瞭言語，不安定性，四肢の非協調的な運動を訴えることが多い。頭痛が後頭部，前頭部，上頸部に出現することがあり，通常は病変と同じ側に起こる。小脳扁桃ヘルニア（臨床Ⓟ5.4）の初期には，意識障害，脳幹症状，水頭症，斜頭位（首かしげ）がみられる。斜頭位（首かしげ）は小脳病変が前髄帆（図 12.2B，図 15.1）に広がって滑車神経を傷害する場合にも起こる。

小脳系以外の異常が小脳検査を混乱させる

　小脳疾患が疑われる患者を診察する場合には，まず，上位・下位運動ニューロン徴候，感覚障害，大脳基底核異常の有無を注意深く調べなければならない。これらの小脳以外の系に異常があると，小脳の検査に影響が出る。**上位運動ニューロン**徴候が検査を困難にする理由は，皮質脊髄路病変でも小脳病変でも四肢の運動が遅く不器用になるからである。また，重篤な上位または**下位運動ニューロン**型の筋力低下があると，小脳検査そのものが実施できない。このような場合，わずかな筋力しか必要としない検査が有用である。例えば，示指の先で母指の指節間を反復タッピングさせて，その正確さを観察する（ビデオ 63）。小脳疾患では，示指の先は毎回，母指の異なる点をタッピングする。**関節位置覚の障害**があれば感覚性失調が生じる。しかし，関節位置覚の障害がよほど強くならないと明らかな失調は起きないし，また先にも述べたが，感覚性失調は視覚によるフィードバックで改善するのが普通である。大脳基底核の機能異常に伴うパーキンソン症候群のような**運動疾患**（臨床Ⓟ16.1）では，遅く不器用な運動や不安定歩行などが生じるので，小脳検査の際に混乱が起こる。振戦やジスキネジーなど，その他の運動疾患でも小脳検査の結果を判定することが困難になる。第 16 章では，大脳基底核疾患患者の典型的な検査所見を述べ，小脳疾患とどのように違うかを考察する。

四肢失調の検査

　四肢失調を検出する多くの検査がある。これらの検

15

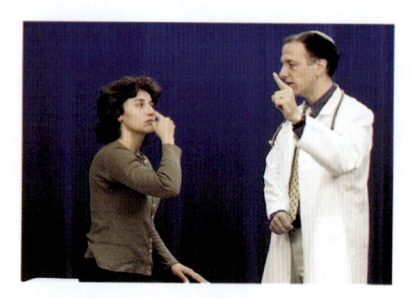

鼻指鼻試験（ビデオ 64）

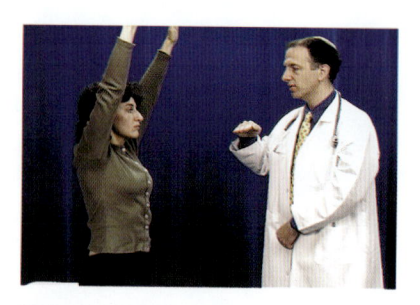

過大測定（ビデオ 66）

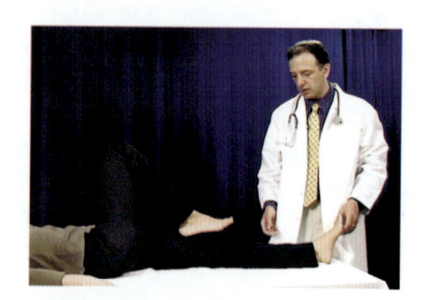

踵膝試験（ビデオ 65）

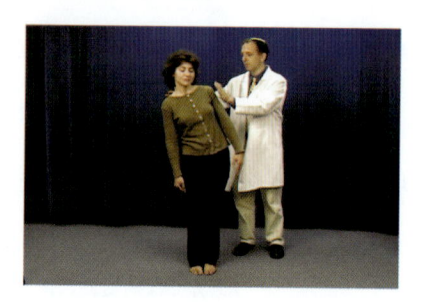

ロンベルクテスト（ビデオ 67）

査については第 3 章で述べた。ほとんどの異常は測定異常とリズム異常の混合である。**測定異常 dysmetria** とは，対象に向かう運動中の異常な過小測定と過大測定（偏示 past pointing ともいわれる）である。**リズム異常 dysrhythmia** とは運動のリズムとタイミングの異常である。運動失調の検査で最もよく知られているのは鼻指鼻試験と踵膝試験である。

鼻指鼻試験（ビデオ 64）では，患者は自分の鼻と検者の指に交互にできるだけはやく触れる（図 15.14）。感度を上げるために，検者は患者が届くぎりぎりの位置に指を置き，患者が自分の鼻に触れるたびに指の位置を変えて検査する。

踵膝試験（ビデオ 65）では，患者は一方の踵を他方のすねに沿ってできるだけ真っすぐに上下させる。踵の下行運動に対する重力の影響を除外するために，この検査は仰臥位で行う。類似の検査には，一方の踵で他方の膝下の同じ点をタッピングする検査法や，指鼻指試験と同じように，患者の一方の足で他方の膝と検者の指を交互に触れさせる検査法などがある。

手指どうし，手と大腿（ビデオ 52），足と床（ビデオ 53）の急速タッピング試験は，リズム異常を検出するよい検査法である。さらに，示指の先で母指の指節間をタッピングする正確さを検査すれば（ビデオ 63），測定異常とリズム異常の両方が確認できる。一方の手を反対の手の手掌と手背で交互にタッピングするような急速交互反復運動（ビデオ 62）の異常は，**反復拮抗運動不能 dysdiadochokinesis**（adiadochokinesis）とよばれている。

過大測定や**指示障害**を検査するには，患者の両手を膝の位置から急に上にあげてもらう，または上にあげた手を急に検者の手の位置までおろしてもらう，などの方法がある（ビデオ 66）。あるいは，広げた患者の両手に上から圧力をかけ，急に手を離す。小脳病変では不規則で高振幅の**姿勢振戦 postural tremor** が起こる。姿勢振戦とは特定の位置を保持するように四肢筋が働く時に起こる振戦である。例えば，両手を左右に広げさせてその位置に保持させると起こる。小脳路の障害でみられるこの特徴的な姿勢振戦は，以前は**赤核性振戦**とよばれていたが，最近では赤核の関与については否定的である。また，対象に向かう運動で起こる四肢失調については先にも述べたが（図 15.14B），**運動時振戦 action tremor**，または**企図振戦 intention tremor** とよぶこともある。振戦については第 16 章でさらにくわしく述べる。小脳疾患では**ミオクローヌス myoclonus** を伴うことも多い。ミオクローヌスは突然起こる急速な運動異常で，これも第 16 章で述べる（臨床❷16.1）。

軀幹失調の検査

軀幹失調の患者は**足幅が広い不安定な歩行**になる。酔っ払いや歩き始めたばかりの幼児の歩行に似ている（臨床❷6.5，表 6.6）。この類似性は単なる偶然の一致ではない。アルコールは小脳機能を障害するし，また幼児では小脳路のミエリン化がまだ完成していない。軀幹失調は，患者に**つぎ足歩行 tandem gait** をしてもらうと明らかになる。つぎ足歩行とは一歩ごとに踵を

表 15.4A　成人期の運動失調の鑑別

急性または再発性運動失調	慢性または進行性運動失調
薬物中毒 　エタノール，抗痙攣剤，その他の薬剤 虚血性脳血管障害 出血性脳血管障害 脳底動脈型片頭痛 良性突発性めまい 転換性障害 脳挫傷後症候群 外傷性血腫 多発性硬化症 感染性または感染後性小脳炎 セリアック病 脳幹脳炎 （ミラー・フィッシャー）ギラン・バレー症候群 ウェルニッケ脳症 トキソプラズマ症 脳膿瘍 脳腫瘍（通常は慢性） 遺伝性発作性運動失調症 代謝性疾患 　ハルトナップ病，メープルシロップ尿症，ピ 　ルビン酸脱水素酵素欠損症 傍腫瘍性症候群（とくに乳癌や卵巣癌）	小脳転移やその他の転移性腫瘍 　肺癌，乳癌，メラノーマ，その他 多発性硬化症 慢性薬物中毒 　アルコール/栄養不良，フェニトイン，水銀，タリウム，トルエン（接着剤，噴霧塗料） 変性疾患 　オリーブ橋小脳位萎縮症，マカド・ジョゼフ病（aSCA-3），歯状核赤核淡蒼球ルイ体萎縮症 　（DRPLA），aSCA-2，5，6，8，17とC型多系統萎縮症を含むその他の遺伝性失調症 セリアック病 進行性多巣性白質脳症（PML） トキソプラズマ症 クロイツフェルト・ヤコブ病 動静脈奇形 傍腫瘍性症候群（とくに乳癌と卵巣癌） ウィルソン病 ビタミンE欠乏症 表 15.4B にあげる疾患群の成人型

aSCA：脊髄小脳失調症。

爪先につけて歩く歩き方で，患者に不安定な姿勢を強いることになる（ビデオ 68）。患者は歩行中，病変の側に倒れたり寄っていったりする。**ロンベルクテスト Romberg test**（ビデオ 67）も軀幹失調を検出するのに役立つ。また，小脳疾患と前庭系や固有感覚系の異常の鑑別にも役立つ（第 3 章）。**揺動 titubation** とよばれる軀幹や頭部の奇妙な振戦も小脳正中部の病変で起こることがある。

眼球運動異常

小脳病変をもつ患者は**眼球測定異常 ocular dysmetria** を呈することがある。眼球測定異常とは衝動性眼球運動で過大測定や過小測定がみとめられる状態である。小脳の変性疾患の中には，**遅い衝動性眼球運動 slow saccade** を呈するものもある。また，とくに片葉小節葉の病変の場合には，滑動追従運動をしようとすると，突発的に衝動性運動が挿入されることがある。**眼振** も出現するが，注視麻痺型の眼振が多い。注視麻痺型の眼振とは，末梢の視標をみようとすると元の眼位の方向に緩徐相が，視標に戻る方向に急速相があらわれる眼振である。末梢性めまいの眼振とは違って，小脳病変による眼振では注視方向によって眼振の方向が変わる（表 12.7）。小脳疾患では垂直性眼振も出現する。

正常人では，前庭眼反射（第 13 章）が視覚入力によって抑制されることが多い。例えば，正常人が列車で新聞を読んでいるとしよう。その列車が駅に着いて，内耳が大きな減速力を感知したとしても，眼が新聞の活字から離れることはない。小脳病変ではこの**正常な前庭眼反射（VOR）の抑制が障害**される。とくに片葉小節葉の病変の場合に多い。このような異常を検査する方法がいくつかある。（1）患者に両手をのばしてもらって，そろえた両手の母指を注視してもらう。次に，母指を注視したまま上半身を回転してもらう。あるいは，（2）ストローをくわえた状態で，患者にストローの先を注視させたまま頭を左右に振ってもらう。あるいは（3）回転椅子で同様の検査を行う。（4）幼児の患者の場合は，抱き上げて左右にゆすり，その間検者の顔をみるようにさせる。正常の人では眼振が生じないが，VOR の抑制に障害がある患者では眼振が出現する。

傍腫瘍性小脳疾患や脳炎やその他の病態では，オプソクローヌス opsoclonus，または眼球粗動 ocular flutter というまれな眼球運動が起こることがある。この状態では，注視の最中に短い動揺性の眼球運動が突発的に起こる。

言語異常

小脳疾患では言語も失調性になる。すなわち，言語速度も言語量も不規則に動揺する。このような言語障害は**断綴性言語 scanning speech**，または**爆発性言語 explosive speech** とよばれる。小脳の機能異常でも，失調性言語ではなく，言語が不明瞭になって理解しにくくなることもある。繰り返しになるがアルコール中毒がそのよい例である。

表 15.4B　小児期の運動失調の鑑別

急性または再発性運動失調	慢性または進行性運動失調
薬物中毒　　抗痙攣剤，その他の薬剤，エタノール	後頭蓋窩腫瘍　　髄芽腫，小脳アストロサイトーマ，上衣腫，血管芽細胞腫，橋グリオーマ
感染性または感染後性小脳炎	先天奇形
脳幹脳炎	ダンディ・ウォーカー症候群，小脳異形成，キアリ奇形
脳底動脈型片頭痛	変性疾患
良性突発性めまい	フリードライヒ失調症，失調・末梢血管拡張症，オリーブ橋小脳萎縮症，マカド・ジョゼフ病
転換性障害	（[a]SCA-3），歯状核赤核淡蒼球ルイ体萎縮症（DRPLA），[a]SCA-6 と 17
脳挫傷後症候群	多発性硬化症
外傷性脳血腫	代謝性疾患
てんかん性偽性失調	βリポタンパク質欠損症，副腎白質ジストロフィー，若年型 GM₂ ガングリオシドーシス，若年
脳腫瘍（通常は慢性進行性運動失調を起こす）	型スルファチドリピドーシス，ハルトナップ病，メープルシロップ尿症，ピルビン酸脱水素酵
遺伝性発作性運動失調症	素欠損症，マリネスコ・シェーグレン症候群，ラムゼイ・ハント症候群，呼吸鎖障害，シーブ
代謝性疾患　　ハルトナップ病，メープルシロップ尿症，　　ピルビン酸脱水素酵素欠損症	ルー（海青）組織球症
神経芽細胞腫症候群	
（ミラー・フィッシャー）ギラン・バレー症候群	
多発性硬化症	
出血性脳血管障害	
虚血性脳血管障害	
川崎病	

[a]SCA：脊髄小脳失調症。

Fenichel, GM. 2009. Clinical Pediatric Neurology：A Signs and Symptoms Approach. 6th Ed. Elsevier：Saunders, Philadelphia を改変。

その他の所見

　小脳疾患では筋緊張がやや低下し，反射が「振り子状」になることがある。これらの所見は，小脳病変によってもっと劇的な異常が起こると目立たなくなることが多い。最近の知見によれば，小脳傷害が多彩な高次認知障害を招く可能性がある。注意，処理速度，運動学習，言語，視空間情報処理などの障害である。しかし，小脳の認知機能への関与は直接的なものではないとする研究者もいて，現在も未解決の研究課題である。

臨床ポイント 15.3　運動失調の鑑別診断

　運動失調は多くの病気で起こる。鑑別診断は患者の年齢や運動失調の時間経過などに基づいてなされる。成人では（表 15.4A），急性運動失調を起こす最も多い原因として毒物摂取，虚血性または出血性脳血管障害などがあげられる。成人の慢性運動失調の原因には，脳血管障害，転移性脳腫瘍，慢性中毒（とくに薬剤やアルコール），多発性硬化症，小脳や小脳路の変性疾患などがある。小児では（表 15.4B），急性失調の最も多い原因は薬物誤飲，水痘性小脳炎，片頭痛などである。小児の慢性進行性失調の原因には，小脳アストロサイトーマ，髄芽腫，フリードライヒ失調症，失調・末梢血管拡張症 ataxia telangiectasia，そしてその他の多くの病態（表 15.4B）がある。遺伝性運動失調症候群の原因遺伝子が数多く同定されている。この症候群は小児でも成人でも脊髄小脳失調症 spinocerebellar ataxia（SCA）とよばれている。ポリグルタミン・トリヌクレオチドリピート（臨床Ⓟ 16.3）をコードする遺伝子に異常がある場合があり，常染色体優性，劣性，伴性の遺伝形式をとる。これらの疾患では運動失調が主要な初期症状であることが多いが，その他にも多くの臨床症状が認められる。傷害される脳領域に応じて，認知症，パーキンソン症候群，舞踏病，皮質脊髄路障害などがあらわれる。

症　例

症例 15.1　急に起こった一側性運動失調

●症例要約

　患者は定年退職後に管理人をしている70歳の男性で，高血圧の既往がある。ある朝，出勤後の午前 7 時に急に嘔気，嘔吐，身体の不安定が生じた。救急治療室を受診した時には，軽度の不明瞭言語，緩徐な舌運動，指鼻試験で左側に測定障害，踵膝試験で左側に測定障害，左反復拮抗運動不能をみとめた。立とうとすると開眼していても左側に転倒する。その他の検査には異常がない。

●局在診断と鑑別診断

　1. 太字で上に示した症候から，病変はどこにあると

考えられるか。

2．最も可能性のある診断名は何か。他の疾患の可能性はないか。

考察

本例の鍵となる症候は以下の通り。

● 左上下肢の運動失調
● 不安定，左側への転倒
● 不明瞭言語
● 嘔気と嘔吐

1．本例の患者には左上下肢の著明な四肢失調があり，左側に倒れるのでおそらく軀幹失調もある。一つの可能性は，左小脳半球から虫部に及ぶ同側の小脳病変である。もう一つの可能性は左小脳脚のどれかに病変があって，そのために左四肢失調と軀幹失調を起こしている場合である。嘔気・嘔吐（小脳前庭回路の障害による）と不明瞭言語も小脳病変でよくみられる症状である（臨床 Ⓟ15.2）。運動失調を起こすその他の病変も考えられるが（臨床 Ⓟ15.2），その場合には片麻痺や脳幹障害などの随伴徴候を伴うのが普通である。

最も考えられる**臨床病変局在**は，左小脳半球と虫部，または左上，中，下小脳脚のいずれかである。

2．患者の年齢，高血圧の既往，急激な発症などから，最も考えられる診断は左小脳の梗塞である。小脳動脈のうち，脳幹症状を伴わない同側の強い運動失調を最も起こしやすいのは，左上小脳動脈（SCA）領域の梗塞である（臨床 Ⓟ15.1）。もう一つの可能性は主に左小脳半球に広がる出血である。可能性としては低いが，その他にも左小脳の膿瘍や**表 15.4** にあげた原因が考えられる。小脳脚に限局する急性病変は考えにくいが，左小脳半球の病変が進展して左小脳脚のどれかを傷害した可能性は考えられる。

臨床経過と神経画像

患者は tPA 治療が適応となる時間までに病院に到着することはできなかったが，精査と治療のために入院した。頭部 MRI（**画像 15.1**A，B）では，左上小脳動脈（SCA）領域に梗塞がみとめられ，左上小脳脚と左小脳半球に広がっていた（**図 15.12**，**図 15.13**C，D と比較してほしい）。塞栓源の検索（臨床 Ⓟ10.4）のために経食道心エコー検査，24 時間ホルター心電図，経頭蓋ドップラー検査，MRA などが行われたが，塞栓源の特定はできなかった。運動失調は徐々に改善し，1 週間後には正常言語で軽度の運動失調を残すだけになり，理学療法士の支持があれば歩けるようになった。原因不明の梗塞患者に対する再発予防のために，アスピリンとワーファリンの無作為化比較試験が行われた（この治験の結果，最終的に，アスピリンにはワーファリンと同等の再発予防効果があることが明らかになった）。

関連症例

画像 15.1C は別の両側上小脳動脈（SCA）梗塞患者の MRI 画像である。冠状断で SCA 領域の輪郭がはっきりとわかり，下方の PICA 領域に及んでいないことがわかる。SCA 領域と PICA 領域の正確な境界には個人差が大きいが，右 PICA もひょっとすれば侵されている可能性がある（**図 15.12** と比較してほしい）。この患者には重篤な椎骨脳底動脈不全があり，最終的には亡くなった。後大脳動脈（PCA）領域にも梗塞があることに注意してほしい（**画像 15.1**C）。脳底動脈の病変を示唆する所見である（臨床 Ⓟ14.3）。

画像 15.1D は両側 PICA 領域梗塞の患者の MRI 軸位断画像である。AICA 領域に梗塞が及んでいないことに注目してほしい（**図 15.13**B と比較してほしい）。後頭蓋窩は小さく狭い空間なので，大きな小脳梗塞が脳幹圧迫やヘルニアを起こす危険が高いことを思い出そう。したがって外科的減圧術の適応となることがある。

症例 15.2　酔っぱらいのような歩行

●症例要約

喫煙歴のある 76 歳の男性。ここ 1 カ月の間に**歩行困難**が増悪してきた。起立すると「頭がボーとした」感じになり，歩くと酔っぱらったような感覚になることを自覚している。「足と身体が別の方向に進もうとしているような感じです」と話す。家族によると，患者はしょっちゅう**よろけて不安定になって**，身体の平衡を失うという。また，軽度の**頭痛**が昼夜を問わず頻回に起こり，増悪している。検査では，**足幅が広い不安定な歩行で左側に倒れやすく，とくにつぎ足歩行をさせると顕著である。注目すべきことに，指鼻試験や踵膝試験では運動失調はみとめず，急速交互反復運動でも異常はなかった。飲酒歴はない。

●局在診断と鑑別診断

1．太字で上に示した症候から，病変はどこにあると考えられるか。

2．最も可能性のある診断名は何か。他の疾患の可能性はないか。

症例 15.1　急に起こった一側性運動失調

画像 15.1A, B　左上小脳動脈（SCA）梗塞。（A）小脳上部と吻側橋を通る拡散強調 MRI 画像軸位断。拡散係数低下を示す白い領域が左小脳脚から左小脳上部にかけて観察され，梗塞巣と思われる。（B）橋上中部と小脳を通る T2 強調 MRI 画像軸位断。梗塞と思われる T2 高信号領域が左小脳半球上部に認められる

（A）

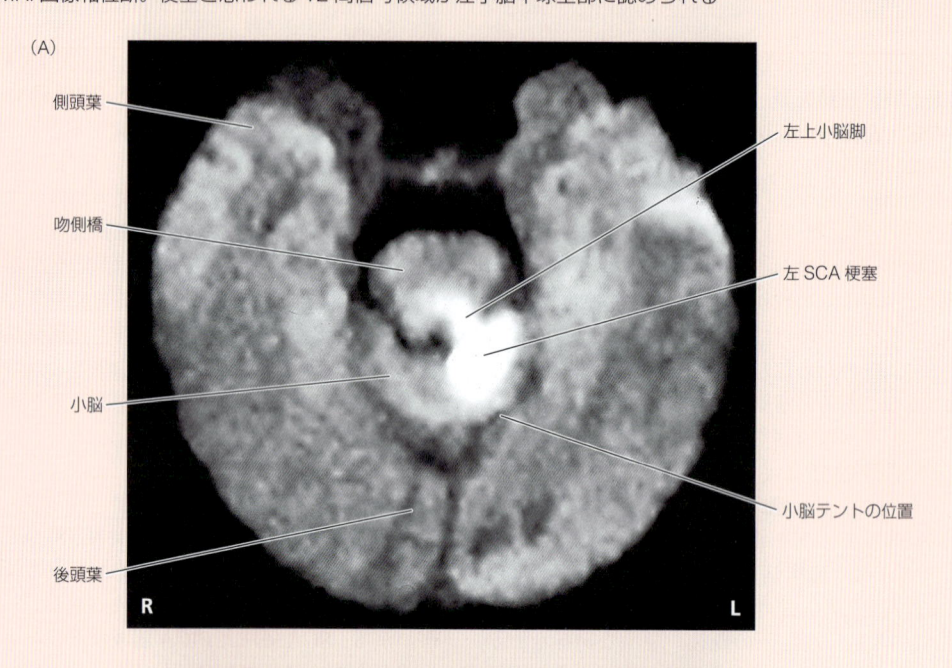

（B）

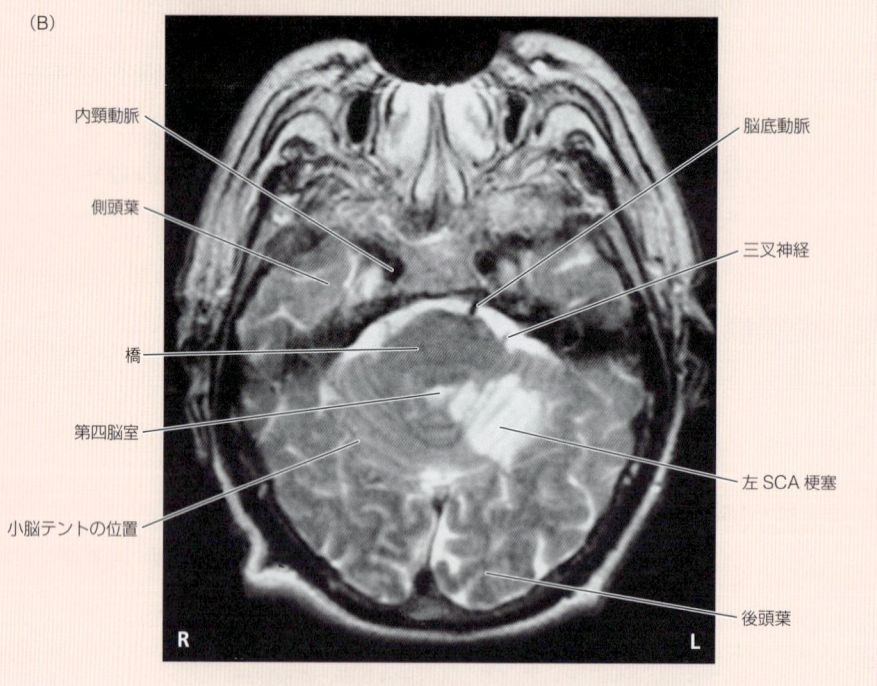

症例 15.1　関連症例

画像 15.1C，D　上小脳動脈（SCA）と後下小脳動脈（PICA）の梗塞。（C）両側 SCA 梗塞患者の T2 強調画像冠状断。（D）両側 PICA 梗塞患者の T2 強調画像軸位断

(C)

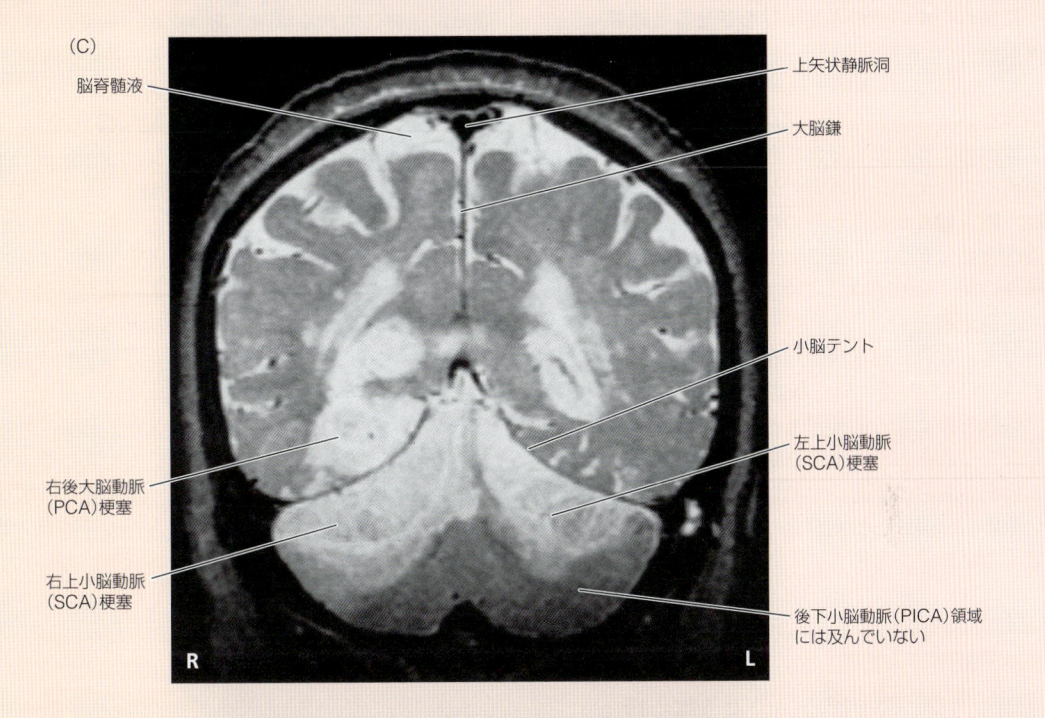

脳脊髄液

上矢状静脈洞

大脳鎌

小脳テント

左上小脳動脈
（SCA）梗塞

右後大脳動脈
（PCA）梗塞

右上小脳動脈
（SCA）梗塞

後下小脳動脈（PICA）領域
には及んでいない

R　　　　L

(D)

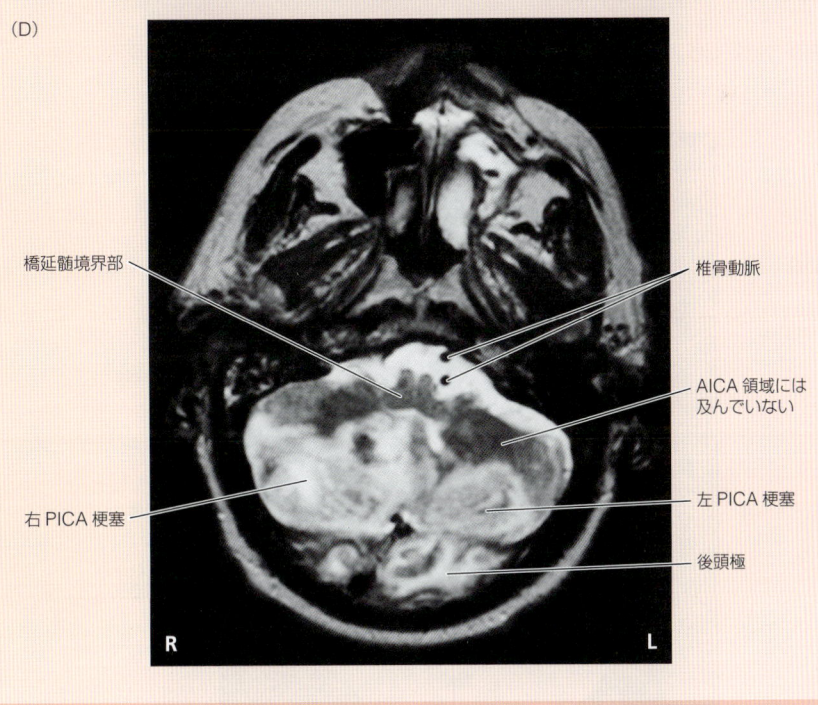

橋延髄境界部

椎骨動脈

AICA 領域には
及んでいない

右 PICA 梗塞

左 PICA 梗塞

後頭極

R　　　　L

15

考察

本例の鍵となる症候は以下の通り。

- **不安定歩行，足幅が広い歩行（開脚歩行）で左側に倒れやすい，つぎ足歩行をさせると顕著**
- **頭痛**

1．この患者には軀幹失調があるが，明らかな四肢失調はない。このような症状は小脳虫部の病変で起こる。本例のような歩行障害を起こす原因には，他にも水頭症や前頭葉・脊髄の病変があげられるが（臨床🅿15.2, 臨床🅿6.5），これらの病変の場合には検査でしかるべき異常がみつかることが多い（必ずというわけではないが）。頭痛があることから，頭蓋内病変が疑われる（臨床🅿5.1）。

最も考えられる**臨床病変局在**は，小脳虫部である。

2．喫煙歴や慢性の発症様式から，肺癌の小脳虫部への転移を強く疑う必要がある。成人の慢性運動失調の原因となるその他の重要な病態には，**表15.4A**にあげる疾患がある。また，すでに述べたように，本例の歩行障害の原因として水頭症や前頭葉・脊髄の病変も考慮する必要がある。

臨床経過と神経画像

造影**頭部CT**（**画像15.2**）では，造影増強効果を示す嚢胞性病変が小脳虫部にみとめられた。神経学的検査では左側に倒れる傾向があったが，病変には明らかな左右差がなかった。この症例から，小脳虫部の病変は歩行障害を主症状とする軀幹失調を起こすが，四肢失調を起こさないことがわかる（臨床🅿15.2）。

入院後，胸部X線検査で左肺尖部に2〜3 cmの腫瘤陰影が発見され，左肺門陰影が膨隆していた。CTガイド下で肺病変の針生検を行ったところ，腺癌と判明した。頭部MRIでは小脳虫部の病変に加えて，左頭頂葉に小さな造影増強領域がみとめられた。外科手術が勧められたが，患者は放射線療法と外来でのステロイド治療を選択した。その結果，左頭頂葉病変は消失し虫部病変も縮小して歩行は改善した。しかし，4カ月後，歩行障害の悪化のために再入院し検査したところ，画像上，虫部病変が拡大していた。後頭蓋窩の減圧と虫部病変の切除が行われた。病理所見は腺癌であった。術後，測定障害が幾分残ったが，それも徐々に改善した。その後の経過観察はされていないが，残念ながら転移性癌で完治は考えにくいので，最終的に亡くなったものと思われる。

症例 15.2　酔っぱらいのような歩行

画像 15.2　小脳虫部の肺癌転移。頭部造影CT軸位断。小脳虫部正中部に造影増強される嚢胞状の肺癌転移がみとめられる

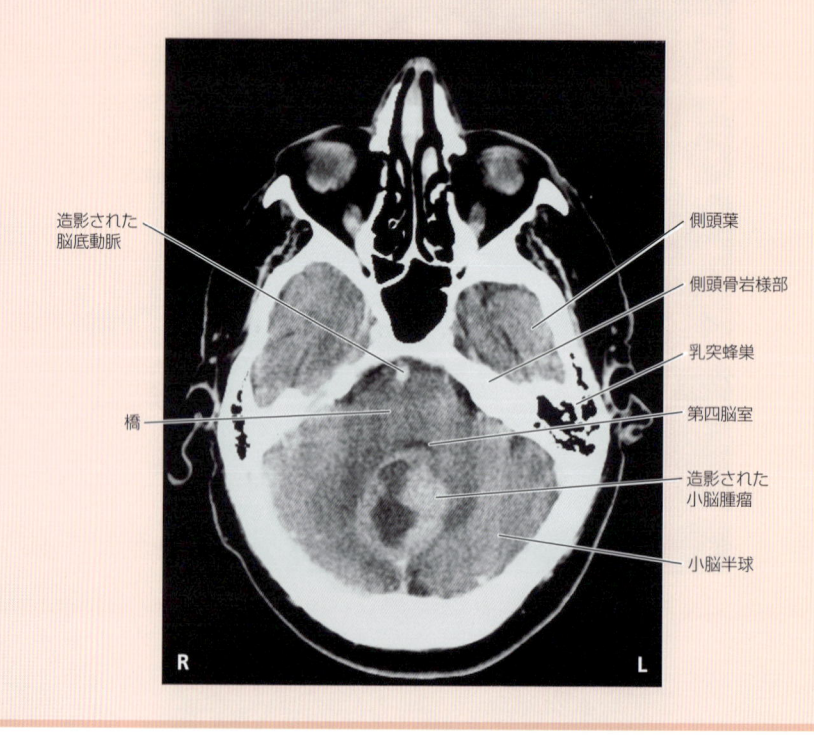

造影された脳底動脈 — 橋 — 造影された小脳腫瘍 — 小脳半球 — 側頭葉 — 側頭骨岩様部 — 乳突蜂巣 — 第四脳室

R　　　　L

症例 15.3　頭痛，嘔気，不明瞭言語，運動失調を起こした少年

●主訴
　13歳の少年が，2カ月前から徐々に悪化する左後頭部の頭痛，嘔気，不明瞭言語，ふらつきを訴えて小児科を受診した。

●病歴
　患者は生来健康であった。2カ月前から頭痛が始まり，最初のうちは副鼻腔炎と診断されていた。頭痛は徐々に悪化し，**主に左後頭部**に起こった。嘔気・嘔吐を伴うことがあったが，視覚変化を伴うことはなかった。頭痛は夜間と早朝に強かった。教師によると，ここ数カ月間，学校で**落ち着きがなく**，新しいことを学ぶことが困難な様子だったという。受診前の1週間，母親が**歩行障害の悪化と軽度の不明瞭言語**に気づき，小児科を受診させることにした。

●診察所見
生命徴候：体温＝36.7℃，脈拍＝90，血圧＝130/88，呼吸数＝16。
頸部：異常なし。
肺：清。
心臓：整，収縮期雑音なし。
腹部：軟，圧痛なし。
四肢：正常。
神経学的検査：
　精神状態：清明，見当識正常（×3）。言語は流暢で復唱，理解は正常。
　脳神経：瞳孔は正円同大，対光反射正常。視野正常。**眼底は両側の視神経乳頭の境界が不鮮明（軽度うっ血乳頭）。**眼球運動は正常だが，**両側側方注視で水平性眼振，下方視よりも上方視で強い垂直性眼振があ**

る。また，**前庭眼反射は固視で完全には抑制されない。**顔面感覚と角膜反射正常。顔面に左右差なし。囁き声に対して両側の聴力正常。**言語はやや不明瞭で，言語速度が不規則**である。軟口蓋の運動と咽頭反射は正常。胸鎖乳突筋，僧帽筋の筋力正常。舌は正中位。
運動系：回内偏位なし。全身の筋力は5/5。
反射：

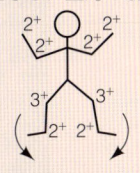

協調運動：**指鼻試験で著明な測定障害。左に強く約5cmずれる。**反復拮抗運動不能もあり，**とくに左側で急速交互反復運動が不正確。踵膝試験では左側に運動失調をみとめ，**右側にはみとめない。
歩行：**足幅が広い（足幅は約60cm），不安定歩行で，左側に寄っていく。**つぎ足歩行は不可能。足の幅を10cmにしてロンベルグテストを行うと，不安定性の増悪なし（開眼していても足を揃えて立つことはできない）。
感覚系：触覚，痛覚，振動覚，関節位置覚はすべて正常。皮膚描画感覚と立体感覚は正常。

●局在診断と鑑別診断
　1. 太字で上に示した症候から，病変はどこにあると考えられるか。
　2. 最も可能性のある診断名は何か。他の疾患の可能性はないか。

考察

　1. 本例の鍵となる症候は以下の通り。
- **右よりも左に強い上下肢の運動失調**
- **足幅が広い不安定歩行（開脚歩行），左側に寄る**
- **不明瞭言語，不規則な言語速度**
- **両側の側方注視で水平性眼振，下方視よりも上方視で強い垂直性眼振**
- **前庭眼反射は固視で完全には抑制されない**
- **左後頭部頭痛**
- **嘔気と嘔吐**
- **注意集中困難**
- **両側うっ血乳頭**

　この患者には複数の症候があり，びまん性の小脳機能不全が疑われる。左側の四肢失調は左小脳半球病変によるが，軀幹失調もあるので虫部病変も疑われる。この患者には失調性言語や，前庭眼反射の抑制障害（臨床 **Ｐ15.2**）を含み小脳疾患に特徴的な眼球運動異常がある。左後頭部頭痛や嘔気，嘔吐も左小脳病変に

一致するが，うっ血乳頭や注意集中困難の存在も考えあわせると，頭蓋内圧亢進状態が強く疑われる（臨床 **Ｐ5.3**）。小脳病変の時の頭蓋内圧亢進は，水頭症による第四脳室の圧迫による可能性が高い（臨床 **Ｐ5.7**）。
　最も考えられる**臨床病変局在**は，広汎な左小脳病変で非交通性水頭症を起こしている場合である。
　2. この小児の緩徐進行性の経過は，小脳アストロサイトーマや髄芽種のような後頭蓋窩腫瘍を疑わせる（臨床 **Ｐ5.8**）。患者の年齢を考えるとアストロサイトーマの可能性が高い。なぜなら，髄芽種は約90%が10歳以内に起こるのに対して，小脳アストロサイトーマは10歳以後の発症がまれではないからである。可能性としては低いが，その他に考えられる原因については，**表15.4B** にあげてある。

臨床経過と神経画像

　頭部 MRI（**画像 15.3A**，**B**）では，小脳に巨大な造影増強腫瘤をみとめ，ほぼ左小脳全体を占める巨大な液貯留嚢胞を伴っていた。このような壁在結節を伴う

症例 15.3　頭痛，嘔気，不明瞭言語，運動失調を起こした少年

画像 15.3A，B　小脳虫部と左小脳半球の小脳アストロサイトーマ。ガドリニウム造影後のT1強調 MRI 画像軸位断。A，B は順に下から上へのスキャン画像。（A）虫部と左小脳半球に囊胞があり壁在結節が造影される。小脳アストロサイトーマの像である。第四脳室が圧排されている（B）非交通性水頭症による側脳室と第三脳室の拡大，脳溝の消失

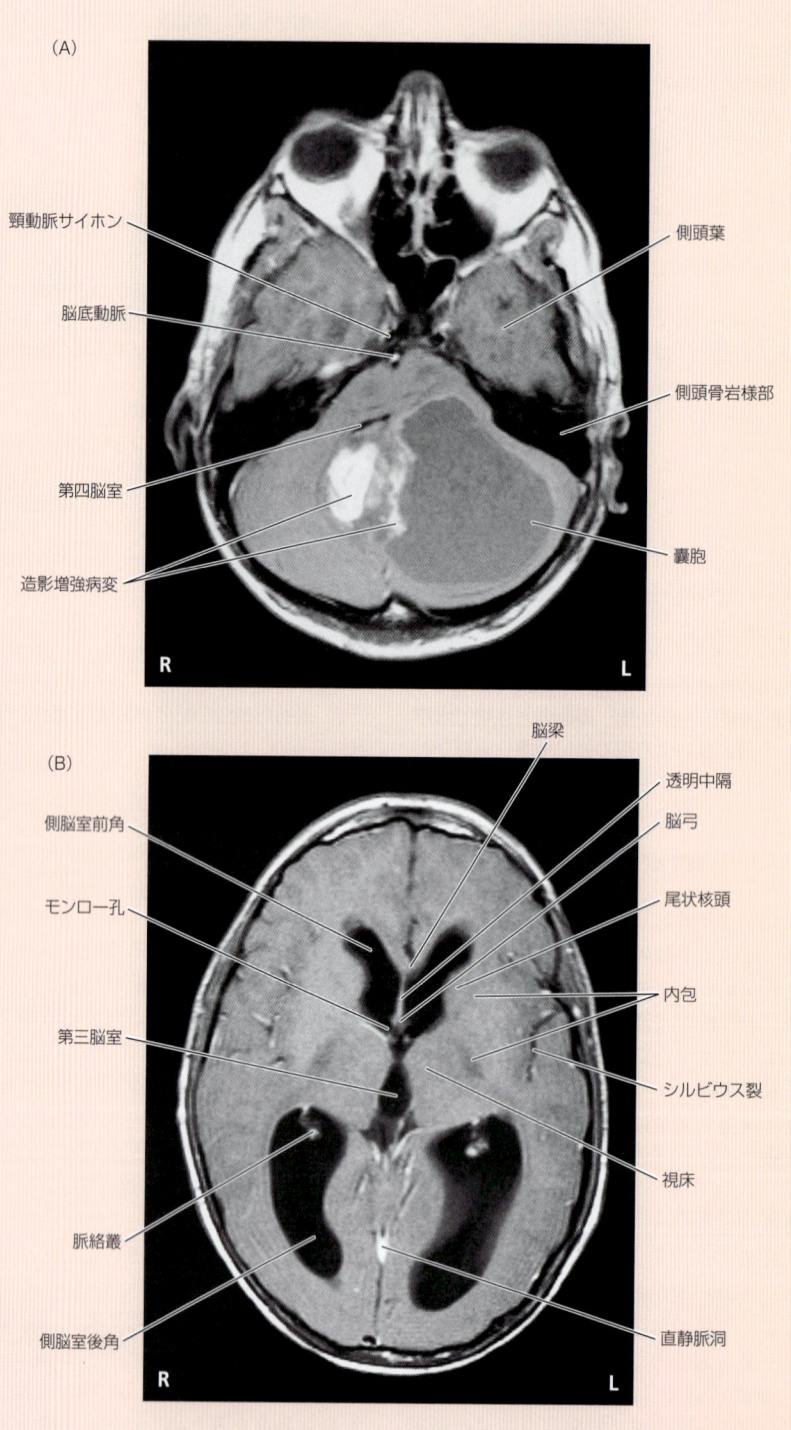

（A）

頸動脈サイホン

脳底動脈

第四脳室

造影増強病変

側頭葉

側頭骨岩様部

囊胞

R　　　L

（B）

脳梁

側脳室前角

モンロー孔

第三脳室

脈絡叢

側脳室後角

透明中隔

脳弓

尾状核頭

内包

シルビウス裂

視床

直静脈洞

R　　　L

囊胞性病変は，小脳アストロサイトーマに典型的である（臨床**Ⓟ**5.8）。第四脳室は圧迫され（画像 15.3A），側脳室と第三脳室が水頭症のため拡張している（画像 15.3B）。患者は病院に入院し，腫脹軽減の目的でステロイド剤が投与された。入院 2 日後に手術が行われた。後頭骨を正中切開し，後頭蓋窩に到達するため骨フラップを一時的に除去し，小脳を覆う硬膜を開いた

ところ，右よりも左小脳に進展する虫部の腫瘍と囊胞が確認できた。観察可能な腫瘍を慎重に切除して囊胞内の液を排液した。病理学的には若年性線維性アストロサイトーマ juvenile pilocytic astrocytoma であった。これは組織学的に良性の病変で髄芽種とは違い，切除だけで完治することが多い（臨床**Ⓟ**5.8）。術後経過は良好だが，右よりも左に強い運動失調が残っている。

症例 15.4　　嘔気，進行性の一側性運動失調，右顔面のしびれ感

●症例要約

　ヘビースモーカーの 72 歳の右利き女性が，数カ月前から増悪する嘔気と嘔吐を訴えて内科医を受診した。消化器検査で食道裂孔ヘルニアが明らかになったので，制吐剤の投与を受けたが，あまり効果はなかった。詳しく病歴をたずねると，約 2 カ月前に書字障害に気づき正確に書けなくなったという。その後，右手でびんの蓋を開けることや，イヤリングをつけることが困難になった。患者によると，「手がいうことをきかなくなった」ようだった。また，立位や歩行がやや不安定になり，凍てついた道で足を滑らせることが以前よりも多くなった。最近では，右顔面が冷たく感じるようになった。ここ 2 カ

月の間に体重が約 1.5 kg 減少し，一度喀血（血痰）があった。頭痛の訴えはない。診察すると，水平性および垂直性の注視終末眼振と右顔面の温度覚低下をみとめた。指鼻試験や踵膝試験で軽度から中等度の運動失調を右側にみとめた。つぎ足歩行をさせると右側に倒れた。その他の検査は正常であった。

●局在診断と鑑別診断

　1．太字で上に示した症候から，病変はどこにあると考えられるか。
　2．喫煙歴と最近の喀血から，最も可能性のある診断名は何か。

考察

本例の鍵となる症候は以下の通り。
- 嘔気と嘔吐
- 右上下肢の運動失調
- 軽度の不安定，つぎ足歩行不可能，右側への転倒
- 水平性および垂直性の注視終末眼振
- 右顔面の異常感覚（冷感），温度覚低下

　1．この患者には右上下肢の四肢失調と，不安定なつぎ足歩行や右側への転倒を伴う軀幹失調がある。これらの所見から右小脳病変が強く疑われる（臨床**Ⓟ**15.2）。小脳疾患では眼振も一般的である。右顔面の温度覚低下は右三叉神経脊髄路か脊髄路核の病変を疑わせる（図 12.8，表 12.6）。右中小脳脚や下小脳脚もこの領域の近くを通るので（図 14.4C，図 14.5A），この領域の病変なら右側の運動失調の説明もつく。嘔気と嘔吐には多くの原因があり，神経学的な病変の場合もあれば，神経以外の病変によることもある。小脳自身や小脳と前庭系の線維連絡，または前庭系自身，化学受容器引き金帯（CTZ）（第 14 章）などがとくに嘔気の責任病巣となる。頭蓋内圧亢進でも嘔気と嘔吐が起こるが（臨床**Ⓟ**5.3），この患者では病歴からも診察所見からも頭蓋内圧亢進を思わせる証拠はない。
　最も考えられる臨床病変局在は，右中小脳脚か下小脳脚，それに右三叉神経脊髄路核である。
　2．長期間の喫煙者にみられる体重減少と喀血は肺

癌の可能性を強く疑わせる。肺癌は通常脳に転移することが多いので，この患者では右小脳脚への転移が最も考えられる。本例の患者で考慮すべきその他の原因としては，可能性は低いが，原発性腫瘍，感染，血管奇形などがあげられる。

臨床経過と神経画像

　内科医はガドリニウム造影による頭部 MRI を行った（画像 15.4A，B）。造影病変が右中小脳脚にみとめられた。この例は，小脳自身の病変でなくても，小脳脚や脳幹やそれ以外の小脳回路に病変があれば運動失調が起こることを示している。本患者の臨床所見は，第 14 章で呈示した AICA 領域の外側橋梗塞の患者と幾分似ている（症例 14.4）。
　右小脳の外側面にもう一つの小さな（5 mm）病変が観察された（提示せず）。胸部 X 線で右傍気管支病変が発見された。CT ガイド下の針生検で，傍気管支病変は肺腺癌と判明。腹部 CT を行うと副腎領域にもう一つの病変があり，子宮頸まで広がっていた。子宮頸の生検でも肺腺癌の転移が確定した。多発性の脳転移があり，主病変が脳幹に及んでいること（画像 15.4A，B）などから，切除手術は断念された。この患者は脳と胸部への放射線療法を受け，ステロイド剤の投与を受けた。最初のうち放射線療法で一時的に悪化したが，その後しばらくの間改善があった。最終的には，終末期癌の緩和ケアのためにホスピスに入院した。

15

症例 15.4 　嘔気，進行性の一側性運動失調，右顔面のしびれ感

画像 15.4A, B 　右中小脳脚への肺腺癌の転移。ガドリニウム造影後の T1 強調 MRI 画像。（A）軸位断。右中小脳脚の肺腺癌転移巣が造影されている。（B）同じ領域の冠状断

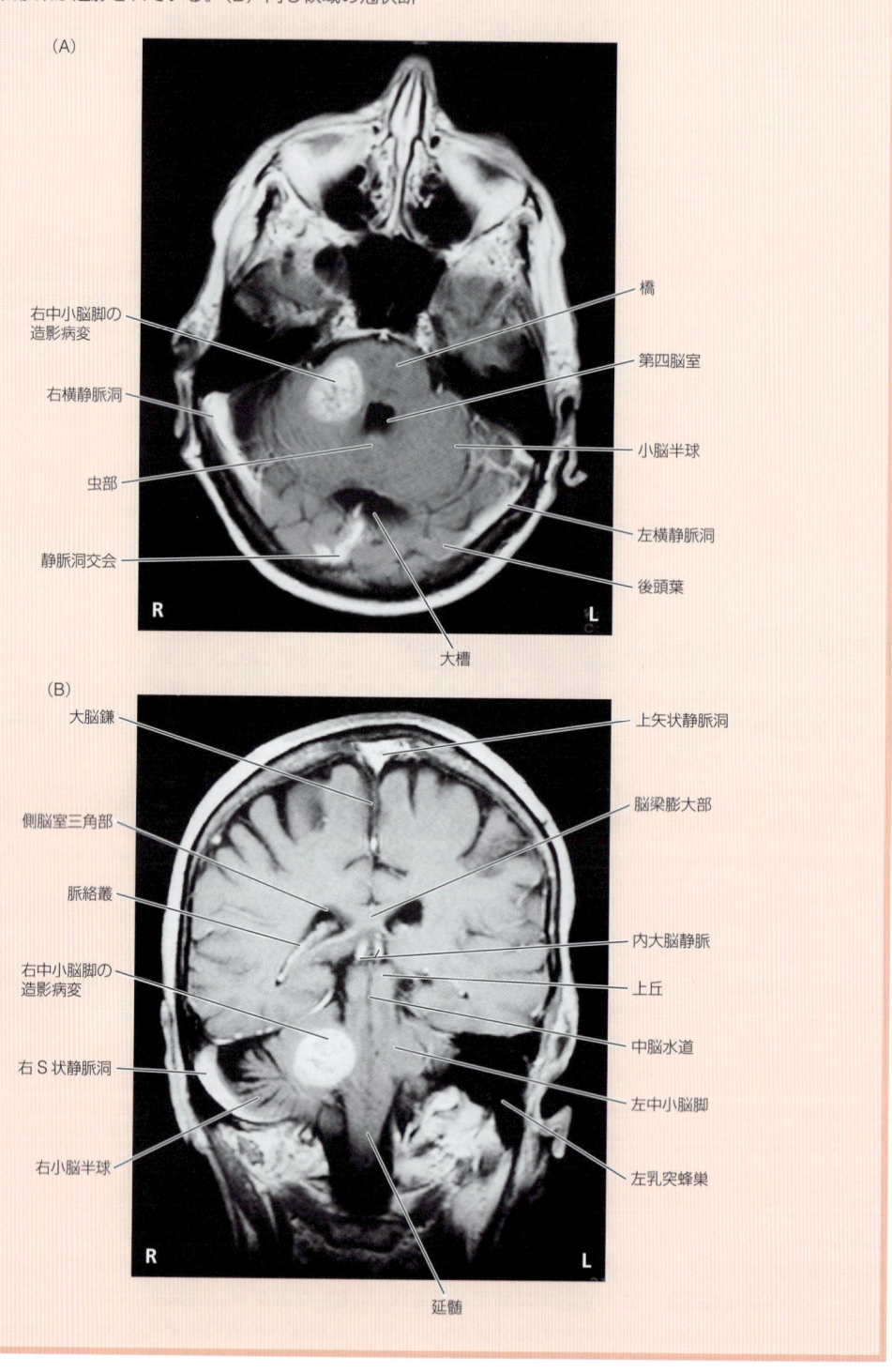

症例 15.5　家族性発症の緩徐進行性運動失調と認知症

●主訴
43 歳の男性。患者と家族の数人に進行性の運動失調，その他の運動異常，認知症があるため，神経遺伝外来で検査された。

●病歴
出生歴や小児期の発達に特記すべき異常はない。大人になって大きな水道会社の簿記係として働き，テニスの名手でもあった。35 歳の時，「うまく動作ができない」ことに初めて気づいた。**協調運動や平衡の維持がうまくいかず**，自転車に乗れなくなった。テニスもやめざるをえなくなった。**歩行は徐々に不安定**になり，転倒したりあちこちに小さな傷をつくったりするようになった。さらに**計算が困難**になり，電話番号を覚えるのが困難になるなど，**記憶障害**が出現しはじめた。会社を解雇され，その後の数年の間に徐々に症状は進行した。

●家族歴
患者は独身である。3 人の兄弟（41 歳の弟，38 歳と35 歳の妹）と数人の姪がいるが，すべて異常なし。父親は 30 歳台で不安定歩行と情緒障害を発症し，家族と疎遠になって，50 歳台で心筋梗塞を発症して亡くなった。父方の祖母は不安定な動揺性歩行となり，忘れっぽくなって，51 歳までに同じことをくり返して話すようになった。67 歳で療養施設に入所し，70 歳で死亡した。父方の祖父は，歩行障害も認知障害もなく，57 歳で心筋梗塞を発症して亡くなった。母方の家族には同じ症状を呈する人はいない。詳細は下の家系図を参照。

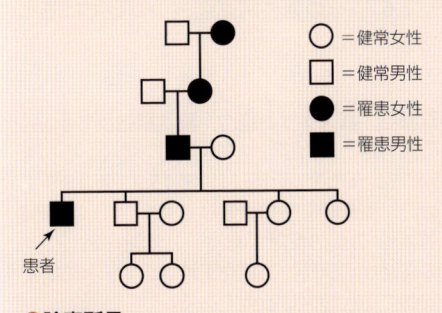

○＝健常女性
□＝健常男性
●＝罹患女性
■＝罹患男性

患者

●診察所見
生命徴候：体温＝37.1℃，脈拍＝82，血圧＝120/80。
一般所見：姿勢，体型に異常はない。
頸部：異常なし。
肺：清。

心臓：整，収縮期雑音なし。
腹部：異常なし。
四肢：正常。
皮膚：病変なし。
神経学的検査：
　精神状態：清明，見当識正常（×3）。言語は，読字，書字，口頭指示の理解を含めてすべて正常。洞察力良好。"world" の綴りを前からも後ろからもいえる。100-7 テストでは間違いが多く，100-7 は正解するが，そこから 7 を引くともうわからなくなる。3 分後に 2/3 の物品を想起。2 つの相交わる五角形の絵の模写ができない。
　脳神経：**全方向への滑動追従眼球運動の途中に衝動運動が挿入される**。その他は正常。
　運動系：両下肢の筋緊張が軽度亢進。診察台から下肢を自然に垂らしていると，**まれに短時間の舞踏病様運動が下肢にあらわれる**。全身の筋力は 5/5。
　反射：

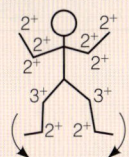

　協調運動：**両側の指鼻指試験で上肢の測定障害があり，急速交互反復運動も不器用**。踵膝試験は実施せず。
　歩行：**足幅が広く，やや動揺性の歩行。つぎ足歩行はやや不安定**。
　感覚系：正常。

●局在診断と鑑別診断
1. 太字で上に示した症候のうちのどれが，下のそれぞれの機能不全の症状か。
a. 小脳機能不全
b. 大脳皮質機能不全
c. 大脳基底核機能不全
2. 発病した家族のメンバーの病気が同じであると仮定すると，患者の家系図からどのような遺伝様式であると推測されるか。
3. 緩徐な進行性や家族歴などから，この患者と家族が罹患しているのはどのような疾患の可能性が高いか（臨床 ℗15.3）。

考察

1. 本例の鍵となる症候は以下の通り。
- 中等度の記憶障害, 注意障害, 計算障害, 描画障害
- 滑動追従眼球運動に衝動運動が挿入される
- 両下肢の筋緊張亢進
- 軽度の舞踏病様運動
- 上肢の測定障害, 拮抗運動不能, 足幅の広い不安定歩行

2. この患者のそれぞれの症候は以下のシステムの機能不全に分類できる。

小脳機能不全: 滑動追従眼球運動への衝動運動の挿入, 測定障害, 拮抗運動不能, 足幅の広い不安定歩行 (臨床 **P**15.2)。

大脳皮質機能不全: 慢性精神状態変化 (臨床 **P** 19.16) を疑わせる記憶障害, 注意障害, 計算障害, 描画障害。下肢筋緊張の亢進は皮質脊髄路機能障害による痙縮が原因かもしれない (臨床 **P**6.1)。

大脳基底核機能不全: 舞踏病様運動。下肢筋緊張の亢進は皮質脊髄路機能障害か, 大脳基底核機能不全による可能性がある (臨床 **P**16.1)。

3. 家族歴から常染色体性優性遺伝形式が考えられる。

4. 患者には緩徐進行性の運動失調と認知症があり, おそらく大脳基底核や皮質脊髄路の障害もある。遺伝形式は常染色体性優性である。このような病態を示す疾患として, 遺伝性脊髄小脳失調症の一型 (臨床 **P**15.3, 表 15.4) のような変性疾患が最も疑われる。

臨床経過と神経画像

初診の当時には, ほとんどの遺伝性脊髄小脳失調症に対する遺伝子検査はまだ行われてはいなかった。ハンチントン病とウィルソン病 (臨床 **P**16.1, 16.3) の遺伝子検査は陰性であった。初診後すぐに, 下の妹に不安定歩行が出現した。患者は臨床的に経過観察された。4 年後, 歩行障害が増悪し, つぎ足歩行ができなくなった。精神状態検査では, 自分の名前がいえたが, 時間と場所に対する失見当識があった。物品記銘テストでは 3 分後に 1/3 しか答えられなかった。その時に行った**頭部 MRI** では, 正常 (**画像 15.5B, D**) に比べて, 強い小脳萎縮があり, 小脳脚と橋にも萎縮がみとめられた (**画像 15.5A, C**)。この間に遺伝子検査が改善し利用できるようになっていた。本例の患者では**CAG リピート**の伸長が認められ, 17 型脊髄小脳失調症 (SCA17) と診断された。この患者と妹は最終診断のあとすぐに療養施設に入所して長期療養を受けている。

追加症例

次の項目については他章で関連症例を取り上げている。**運動失調を伴う脳幹病変** (症例 14.1, 14.4, 14.7);**小児の運動失調** (症例 5.7);**運動失調性歩行** (症例 5.9, 7.6)。その他の関連症例については巻末の**症例索引**を参照のこと。

本章のまとめ

1. 小脳は後頭蓋窩に位置する (図 15.1)。正中の**虫部, 半球中間部, 半球外側部**からなる (図 15.3A)。小脳は**上, 中, 下小脳脚**で脳幹とつながっている。これらの小脳脚は小脳の入出力線維を含む (図 15.3B, C)。

2. 小脳からのすべての出力は深部小脳核と前庭神経核から出る (図 15.4, 図 15.5)。小脳皮質と深部小脳核は 3 つの機能ゾーンに分けられる (表 15.1)。
   - A. **虫部** (室頂核を経由) と**片葉小節葉** (前庭神経核を経由) はそれぞれ近位軀幹筋の調節と前庭眼反射調節に重要である。
   - B. **半球中間部** (**中位核**を経由) は主に上肢と下肢の遠位四肢筋の調節に関わる。
   - C. 小脳の最大部分は半球**外側部** (**歯状核**を経由) で, 四肢の運動プログラムの企画に関わる。

3. 小脳の組織学的回路には, **苔状線維**と**登上線維**を通って運ばれる興奮性入力がある。これらの入力は直接的または間接的に**プルキンエ細胞**にシナプス結合し, このプルキンエ細胞からの出力が深部小脳核や前庭神経核に運ばれる (図 15.5, 図 15.7)。重要な局所小脳ニューロンには**顆粒細胞**と, 抑制性の

ゴルジ細胞, バスケット細胞, 星状細胞がある。

4. 小脳の**入力路**と**出力路**はかなり複雑である。これを図 15.9, 図 15.10, 図 15.11, 表 15.2, 表 15.3 にまとめた。臨床的に最も重要な点は, これらの神経路にも内側-外側の配置があり, 外側運動系へのすべての経路が同側性か**二重交叉性**なので, 小脳病変では同側に障害が生じる点である。

5. **運動失調**は小脳疾患にみられる特徴的で不規則な運動異常である (図 15.14B)。小脳路の解剖学的構築から, 小脳病変局在には以下の原則がある。
   - A. **運動失調**は小脳病変の**同側**にあらわれる。
   - B. 小脳虫部や片葉小節葉の正中病変は主に不安定歩行 (**軀幹失調**) と平衡異常, 眼球運動異常を起こす。
   - C. 半球中間部の病変は主に四肢の運動失調 (**四肢失調**) を起こす。
   - D. 脳幹やその他の小脳以外の病変でも, **小脳回路に病変**があれば運動失調が起こるので, 病変局在を間違える原因となる。
   - E. 小脳と前庭系の間に強力な相反性線維連絡があるので, 小脳病変では**回転性めまい, 嘔気, 嘔吐, 眼振**が起こりやすい。

症例 15.5　家族性発症の緩徐進行性運動失調と認知症

画像 15.5A〜D　脊髄小脳失調症 SCA-17。発症 11 年後の T1 強調 MRI 画像。（A）小脳，橋，中小脳脚の強い萎縮を示す軸位断。（B）A と同じレベルの正常人の MRI 像。（C）同じく強い萎縮を示す矢状断。（D）C と同じレベルの正常 MRI 像

（A）

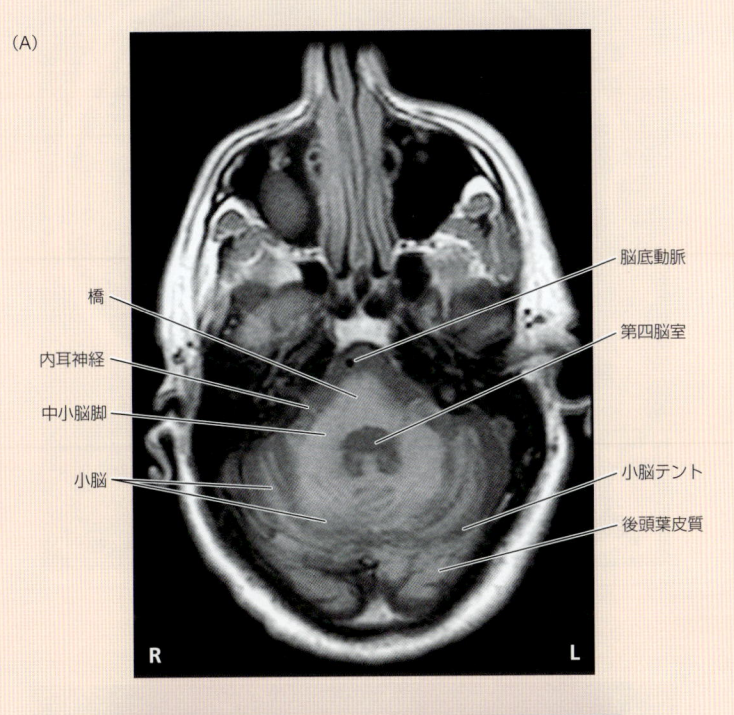

橋
内耳神経
中小脳脚
小脳
脳底動脈
第四脳室
小脳テント
後頭葉皮質
R　　L

（B）

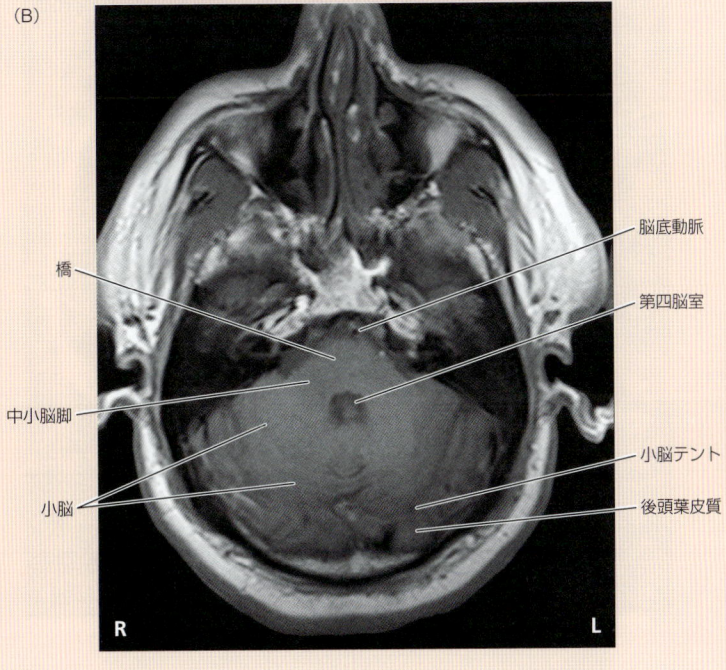

橋
中小脳脚
小脳
脳底動脈
第四脳室
小脳テント
後頭葉皮質
R　　L

15

症例 15.5　続き

(C)

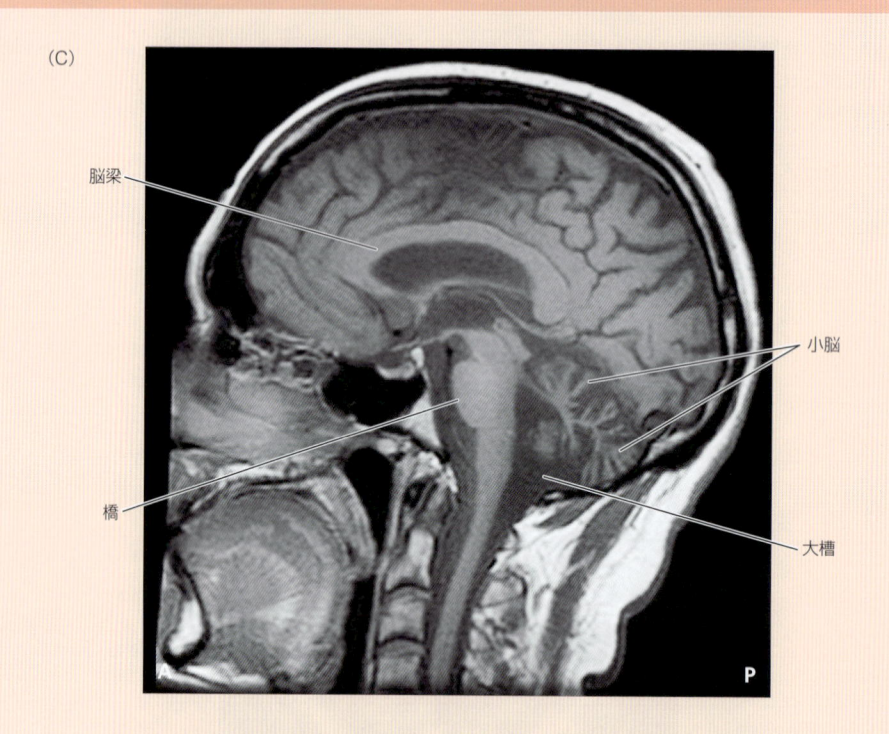

脳梁

小脳

橋

大槽

A　　　　　　　　　　P

(D)

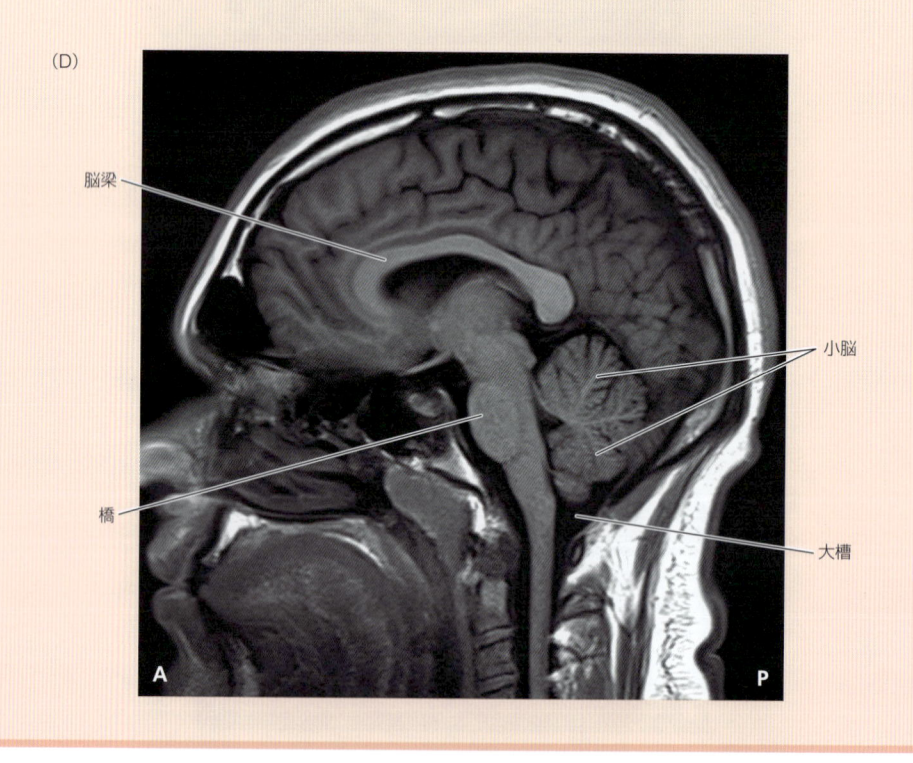

脳梁

小脳

橋

大槽

A　　　　　　　　　　P

16 大脳基底核

35歳の男性とその妻が夫婦間のもめ事のために精神科を受診した。妻によると，夫がここ数カ月間どんどん好戦的になり，頭部，軀幹，四肢に不規則な攣縮様の運動があらわれるようになったという。夫は自分自身の不随意運動に気づいていない。彼の父親と父方の親戚に同様の症状があり，大脳基底核を破壊する重篤な神経変性疾患と診断されている。

本章では，大脳基底核の解剖・神経回路・機能的神経化学を学ぶ。さらに，大脳基底核の傷害によって運動疾患や行動・認知異常などの障害が起こることを，症例にそってみていこう。

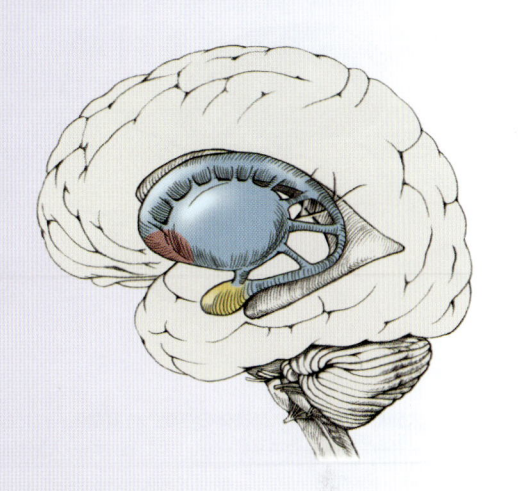

解剖学と臨床の基礎知識

小脳と同じく，大脳基底核も複雑な神経回路に加わって，下行性運動系に作用する（図 2.17，図 6.6）。大脳基底核自身が直接には末梢に投射しないことも小脳と同じである。しかし，大脳基底核疾患でみられる運動異常は小脳病変の場合とは著しく異なっている。大脳基底核病変の患者は運動過多症か運動減少症のいずれかを呈する。**運動過多症 hyperkinetic movement disorder** の代表的な疾患はハンチントン病 Huntington disease で，制御不能な不随意運動のために不規則な攣縮やねじるような運動が起こる。**運動減少症 hypokinetic movement disorder** の代表的な疾患はパーキンソン病 Parkinson disease で，固縮，緩徐運動，顕著な運動開始困難などが特徴である。一人の患者にこの2種類の運動異常が混合してみとめられることもよくある。

次項からは大脳基底核の基本的な3次元構造を学び，ついでその神経回路について述べる。運動過多症と運動減少症の基盤となるメカニズムが理解できるようになるであろう。さらに，情動調節や認知機能や眼球運動など，大脳基底核のその他の機能についても言及する。

大脳基底核の3次元基本構造

大脳基底核は大脳半球の白質内深部に存在する灰白質神経核の集合体である。**大脳基底核 basal ganglion** の主要構成要素は，尾状核，被殻，淡蒼球，視床下核，黒質である（**表 16.1**，**図 16.1**，**図 16.4**）。側坐核や腹側淡蒼球など，辺縁系と大脳基底核回路の両者に関わるようなその他の神経核も，通常は大脳基底核に含まれる。扁桃体を大脳基底核に含める学者もいるが，扁桃体は主に辺縁系の一部として機能する（第18章）。

尾状核と被殻は組織学的にも発生学的にも密接に関係しているので，一つの大きな核とみなすことができ，**新線条体 neostriatum**，あるいは単に**線条体 striatum** とよぶ。大脳基底核へのすべての入力は線条体に入る。尾状核と被殻は，貫通する内包の線維によって分けられるが，ところどころ**細胞間橋 cellular bridge** で結ばれる（**図 16.1A**）。組織切片上では細胞架橋が尾状核と被殻を結ぶ縞模様，あるいは線条の外観を呈する。これが「線条体」の名前の由来である。**尾状核 caudate nucleus** は第5章で述べたC字型構造の一つである。すぐ後で述べるが，尾状核は脳梁や脳弓と同じく，全長にわたって側脳室に沿って位置する。尾状核（caudate は「尾をもつ」という意味）は3つの部分に分けられる。**頭 head**，**体 body**，**尾 tail** であるが，それぞれの境界は明確ではない（**図 16.1**）。扁桃体は側頭葉にあり，尾状核尾の先端のさらに前方に位置する。

被殻 putamen は大脳基底核の外側部分を構成する大きな核である（**図 16.1**）。被殻は前腹側部で尾状核頭部と融合する。この領域は**腹側線条体 ventral striatum** と称され辺縁系回路に重要であるが，線条体の一

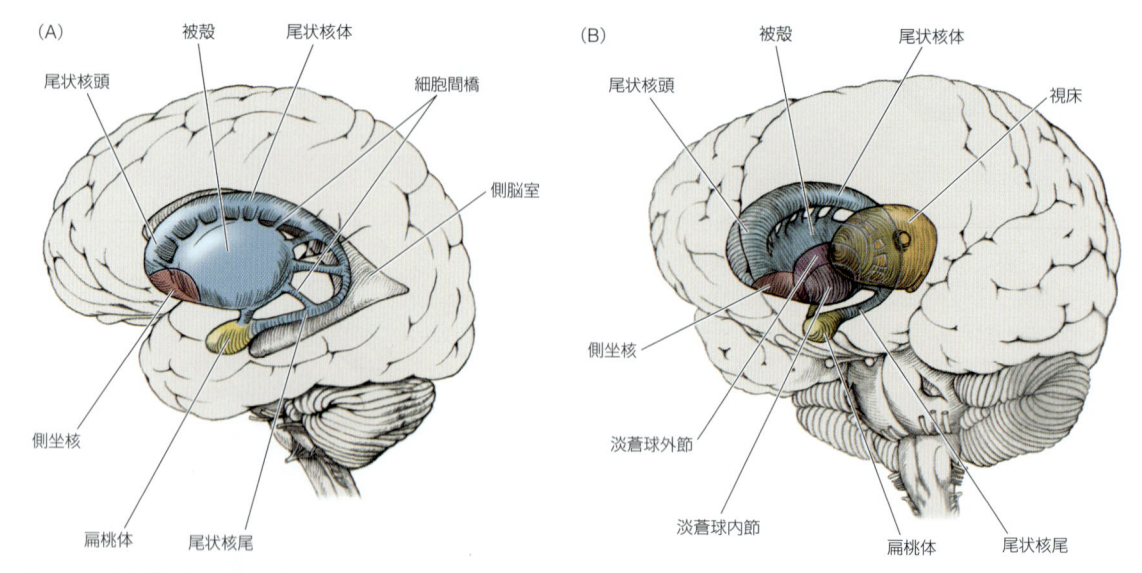

(A)

尾状核頭　被殻　尾状核体　細胞間橋　側脳室　側坐核　扁桃体　尾状核尾

(B)

尾状核頭　被殻　尾状核体　視床　側坐核　淡蒼球外節　淡蒼球内節　扁桃体　尾状核尾

図 16.1　大脳基底核，視床，扁桃体の空間的位置関係。図には視床下核と黒質は示されていない（**図 16.4D** 参照）。（A）左半球の大脳基底核，扁桃体と側脳室を示す側面像。（B）右半球の大脳基底核，扁桃体と視床を示す前側面像

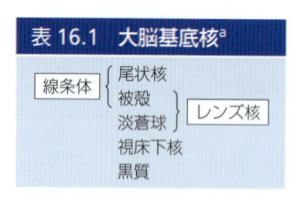

表 16.1　大脳基底核[a]

線条体 ｛尾状核／被殻／淡蒼球｝レンズ核／視床下核／黒質

[a]側坐核と腹側淡蒼球も大脳基底核の一部と考えられている。

部として分類されることが多い。発生学的な近縁性と入出力線維連絡の類似性のためである。腹側線条体の大部分は**側坐核 nucleus accumbens** からなる。

　被殻のすぐ内側に**淡蒼球 globus pallidus**（pallidum）がある。淡蒼球 globus pallidus とは「薄い色の球」という意味で，多くの有髄線維がこの領域を貫通するためにこうよばれている。淡蒼球には**内節 internal segment** と**外節 external segment** がある（**図 16.1B**）。淡蒼球と被殻をまとめて**レンズ核 lenticular（lentiform）nucleus** とよぶ。「レンズのような形をしている」という意味である。実際は，以下の項で述べるように，横に倒れたアイスクリームコーンの形に近いかもしれない。被殻がアイスクリームで，淡蒼球がコーンに相当する。

　大脳基底核とその関連構造の 3 次元構成をよりよく理解するために，この構造を染色脳切片と描画で観察しよう（**図 16.2～図 16.4**）。**図 16.2** の水平脳断面では，外側から内側に向かって順番に以下の構造が同定できる。

- 島
- 最外包
- 前障[*]

- 外包
- 被殻
- 外側髄板
- 淡蒼球外節
- 内側髄板
- 淡蒼球内節
- 内包

　第 6 章で述べたように，**内包は大脳皮質と往き来する神経線維が V 字型に集合した構造である**（**図 16.2**）。**内包前脚**はレンズ核と尾状核頭の間を通り，**内包後脚**はレンズ核と視床の間を通る。皮質球路や皮質脊髄路が内包後脚を通ることを思い出してほしい（**図 6.9**）。**尾状核と視床は常に内包の内側**に位置し，**レンズ核**（被殻と淡蒼球）は**常に外側**に位置する（**図 16.2**）。

　この位置関係をもう一度，**図 16.3** で確認しておく。この図は左外側方向からみた大脳基底核を示している。**図 16.3A** では被殻が最外側にみえていて，淡蒼球を隠している。尾状核と視床は内包のさらに奥にある。**図 16.3B** では被殻を除去して，淡蒼球を露出している。**図 16.3C** では淡蒼球の外節と内節を除去して，内包が完全に露出されている。最後に**図 16.3D** では内包を除去して，尾状核と視床が露出されている。これらの構造と脳室系の位置関係に注意してほしい。尾状核の頭部と体部は側脳室外壁に膨隆をつくり，尾状核尾部は側脳室下角の屋根に沿って走る（**図 16.2，図 16.3D，図 16.4**）。視床は第三脳室の外側壁となり（**図 16.2，図 16.3D，図 16.4D**），側脳室体部の床に沿って存在する。

---

[*]前障の正確な機能は不明であるが，視覚性注意に関係すると考えられている。

(A)

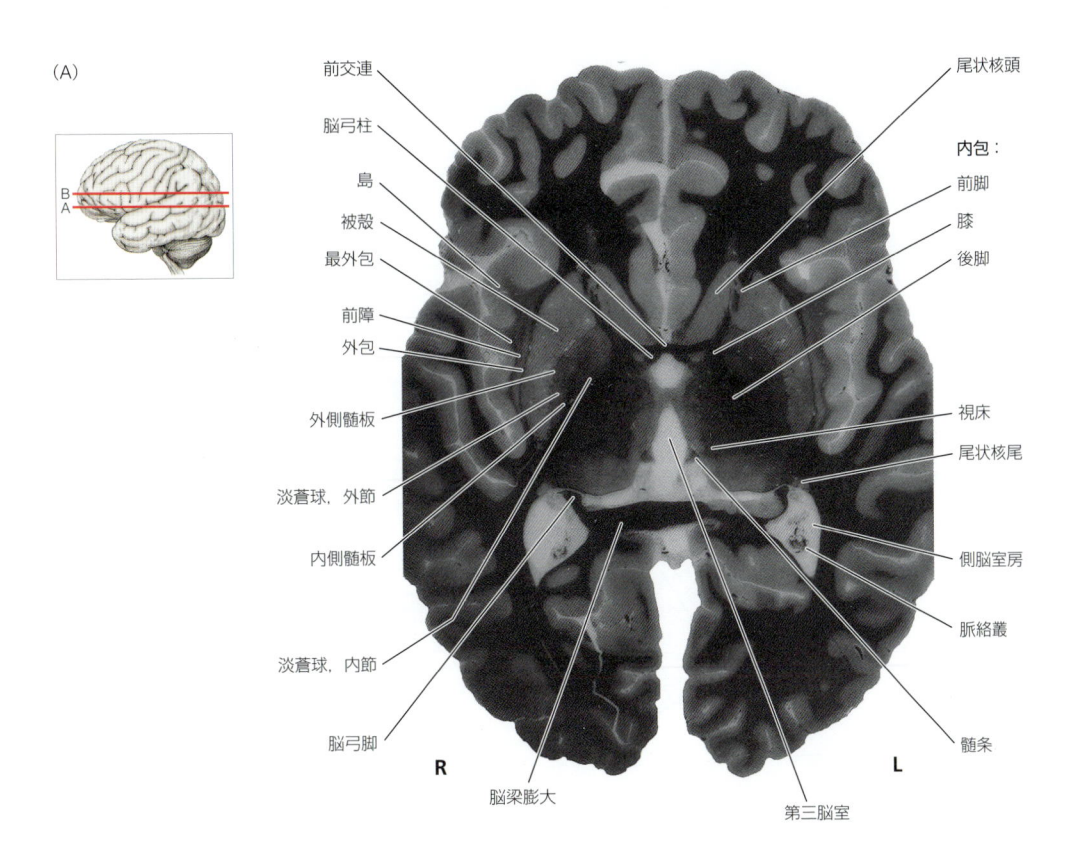

(B)

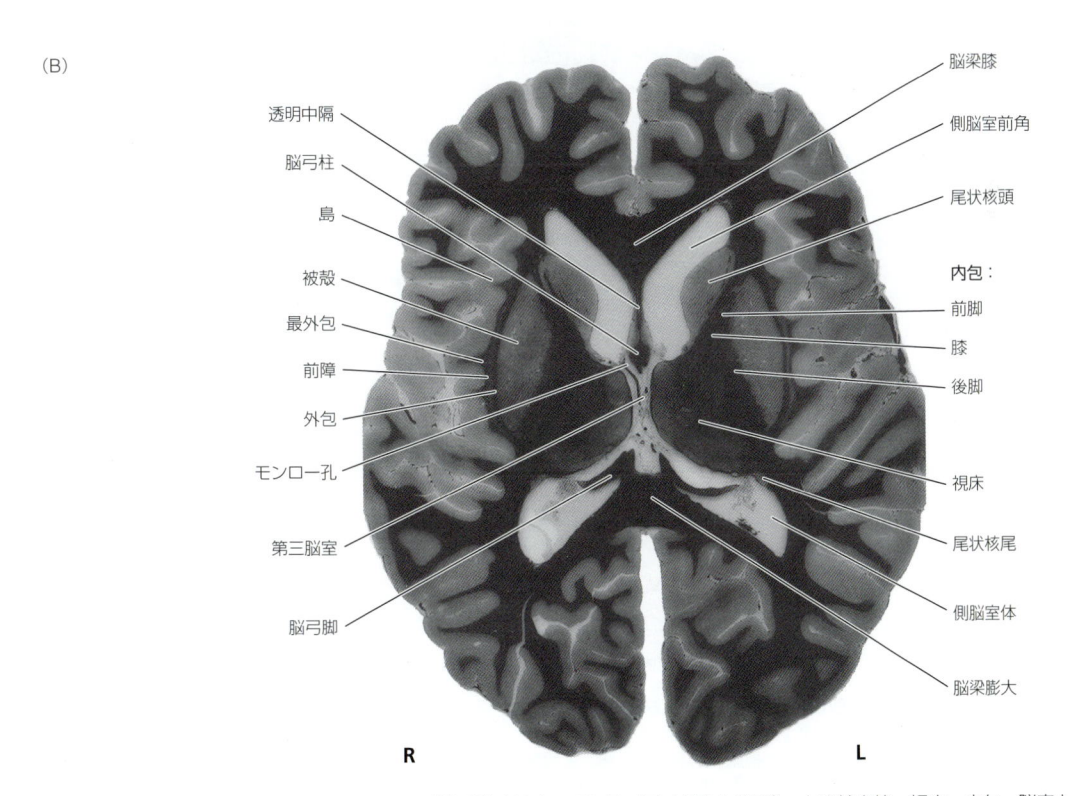

16

図 16.2　**大脳基底核と視床を通る脳の水平断面。**髄鞘が濃く染まっている（ワイゲルト染色）。大脳基底核，視床，内包，脳室とその他の構造の位置関係がわかる。（A）と（B）は下から上へ向かう切片（Walter Reed Army Medical Center, Yakovlev Collection）

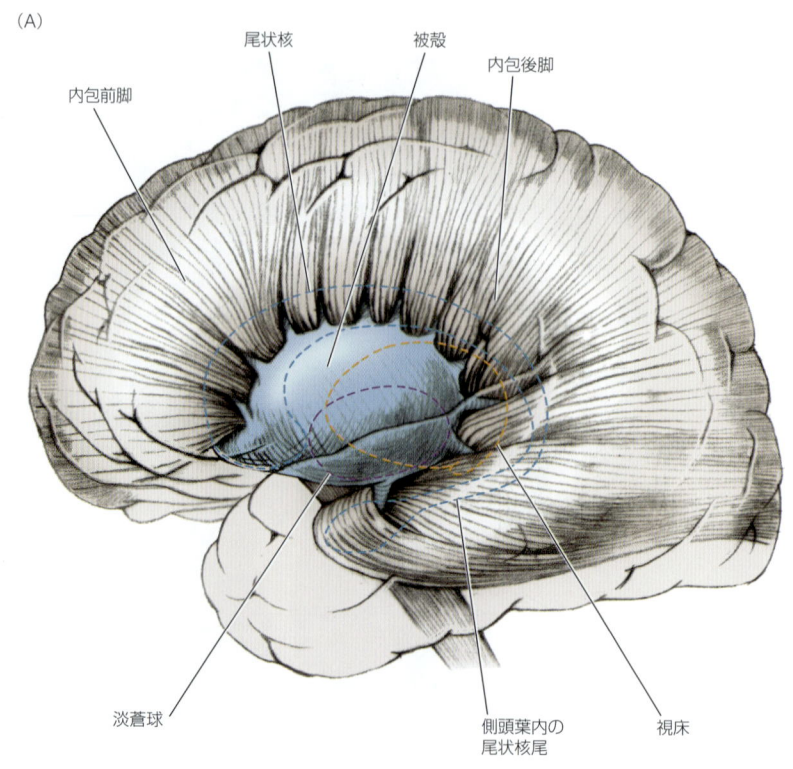

（A）

内包前脚　尾状核　被殻　内包後脚

淡蒼球　側頭葉内の　視床
尾状核尾

（B）

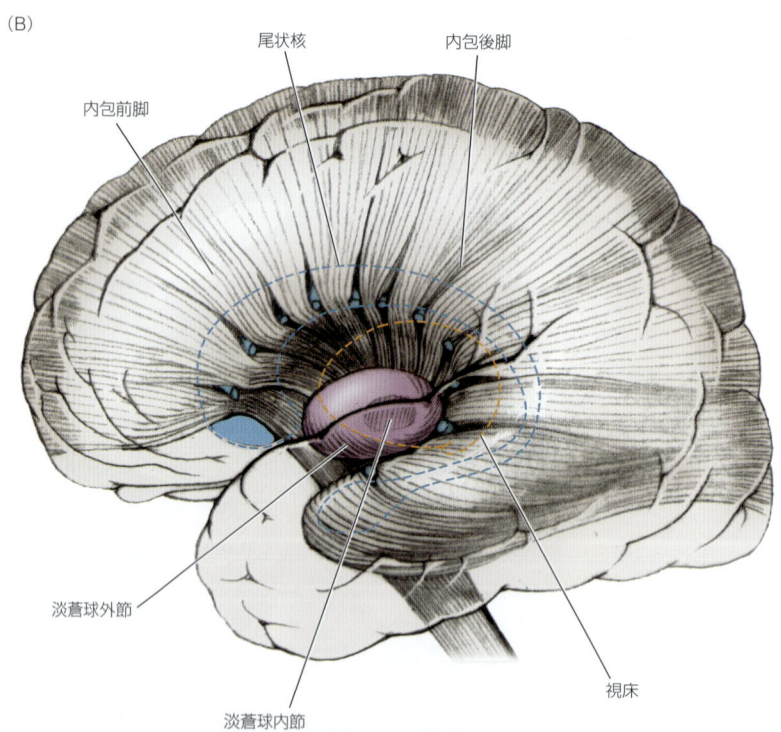

内包前脚　尾状核　内包後脚

淡蒼球外節　視床

淡蒼球内節

図 16.3　内包と側脳室に対する大脳基底核と視床の関係。（A）大脳基底核と視床に対する内包の関係を示す側面像（**図 16.2** も参照）。内包前脚がレンズ核（被殻と淡蒼球）と尾状核の間を走り，内包後脚がレンズ核と視床の間を走る。（B）被殻を取り除いた後の側面像。内側の淡蒼球が露出されている。（C）淡蒼球を取り除いた後の側面像。内包の全貌がみえる。（D）内包を取り除いた後の側面像。側脳室に対する尾状核の位置関係と，側脳室，第三脳室に対する視床の位置関係を示す

(C)

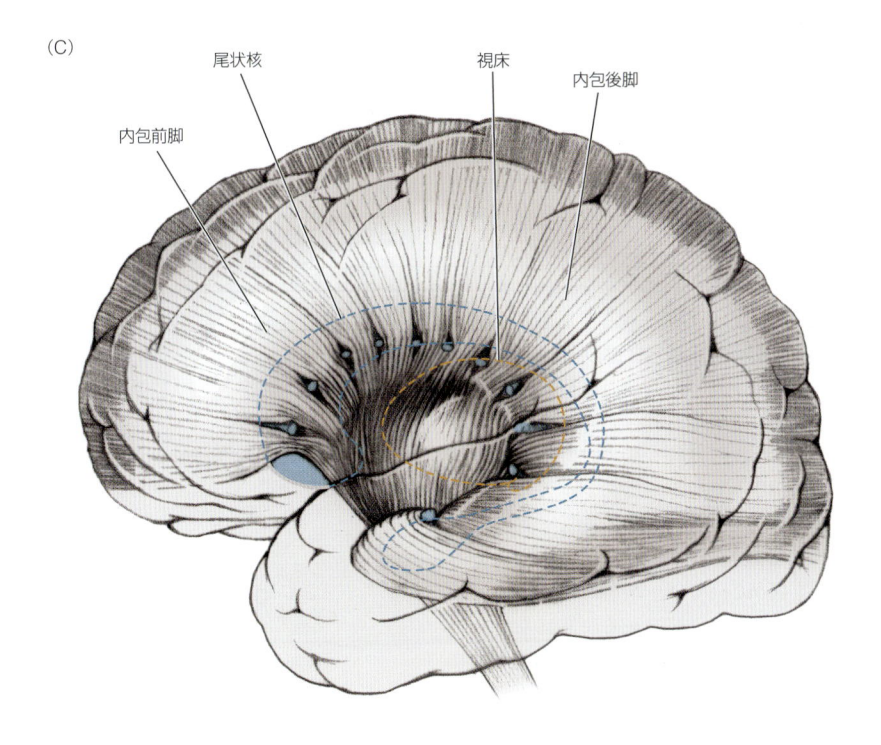

(D)

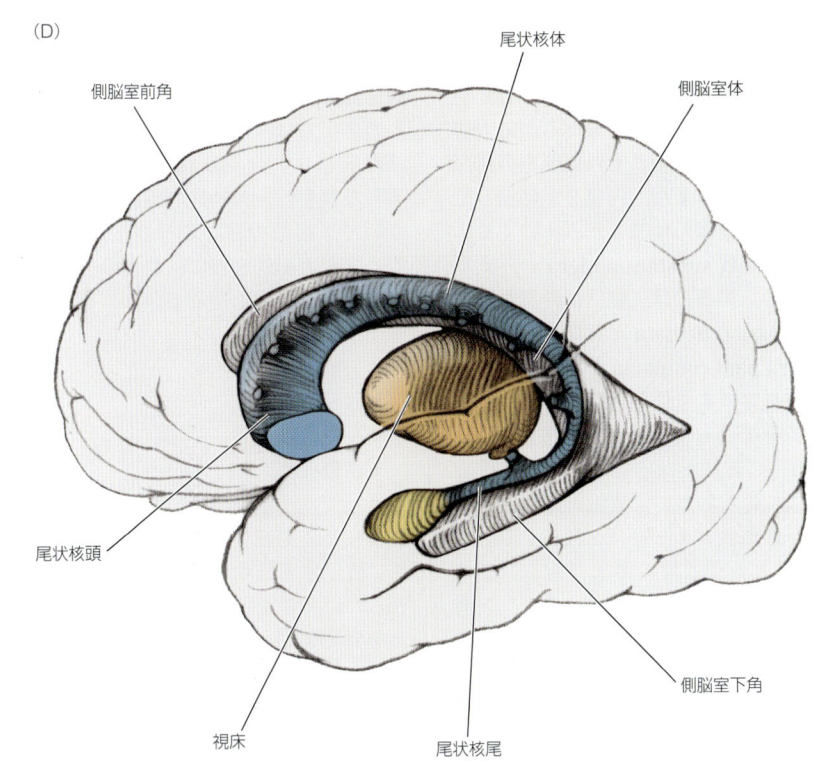

図 16.3　続き

冠状断（図 16.4）でも検討しておこう。図 16.4A（最前方の断面）では尾状核頭，被殻，側坐核がみえる。このレベルでは内包は前脚の一部しかみえない。この断面では内包前脚が尾状核とレンズ核を分けるが，視床はまだみえていないからである。この切片には被殻が含まれているが淡蒼球は含まれていないことに注意してほしい。レンズ核をアイスクリームに見立てて，アイスクリームを横にしてコーンを内側に向けた状態を想像してもらえれば理解できるであろう（図 16.4B，C）。最も前方の断面ではアイスクリーム（被殻）は切断されているが，コーン（淡蒼球）は含まれていない。

最初に淡蒼球があらわれるのは，後方に向かって次の冠状断切片（図 16.4B）である。このレベルでは淡蒼球の外節が観察できる。尾状核頭は側脳室外壁に沿った膨隆部分として観察される。さらに後方に向かって次の切片（図 16.4C）では，淡蒼球内節（アイスクリームコーンの先端部分）がみえるようになり，先に図 16.2 で同定したすべての構造が観察できる。尾状核頭はこの切片でも依然として側脳室外壁の膨隆部分として観察される。視床はまだみえていないので，内包前脚しか確認できない。

最後方の切片（図 16.4D）では淡蒼球が再び小さくなりはじめ，もっと後方の切片（提示せず）では被殻（アイスクリーム）しか観察できない。図 16.4D では，視床がみえているので内包後脚のレベルであることがわかる。内包後脚は視床とレンズ核を分ける。この切片では尾状核の体部と尾部が，それぞれ側脳室の体部と下角の近くにみえている。また，内包を下に追っていくと，中脳に入って大脳脚の始まりがみえてくる。大脳脚のすぐ背側には**黒質 substantia nigra** がみえる（図 14.3A，B も参照）。黒質には，腹側部の**黒質網様部 substantia nigra pars reticulata** と背側部の**黒質緻密部 substantia nigra pars compacta** がある。前者は淡蒼球内節のニューロンによく似た細胞を含有する。淡蒼球内節と黒質網様部はお互いに内包で隔てられているが（図 16.4D），この状況は内包が尾状核と被殻を隔てているのによく似ている。黒質緻密部は濃い色素をもつドーパミン作動性ニューロンを含有する。この色素の存在が黒質という名前の由来である。このドーパミン作動性ニューロンの変性はパーキンソン病の重要な病理変化である。視床の下には紡錘形または葉巻型の**視床下核 subthalamic nucleus** がある（図 16.4D）。視床とは違って，発生学的に視床下核は前脳ではなく中脳に由来する。

第 10 章で述べたように，線条体と淡蒼球は主に中大脳動脈の枝であるレンズ核線条体動脈から血液供給を受ける。しかし，内側淡蒼球は前脈絡叢動脈（内頸動脈の枝）から，尾状核頭とレンズ核前部はホイブナー反回動脈（前大脳動脈の枝）から血液供給されることもある（図 10.7〜図 10.9）。

大脳基底核の線維連絡を学ぶ前に，この時点でもう一度，図 16.1〜図 16.4 を参照しながら大脳基底核の基本構造を復習してほしい。

復習問題

1. 島から内側方向に第三脳室までたどる時，途中で出会う皮質・白質構造を順番にあげなさい。図 16.2 の名称を隠して，同じ手順をくり返してやってみよう。
2. 図 16.2〜図 16.4 で，視床と尾状核頭がどの断面でも内包の内側にあり，レンズ核（被殻と淡蒼球）が内包の外側にあることを確かめよう。
3. 図 16.2 と図 16.4 で，以下の 3 点を確認しよう。
   内包前脚の内側の境界は尾状核頭で外側の境界はレンズ核である。
   内包後脚の内側の境界は視床で外側の境界はレンズ核である。
   内包膝はモンロー孔のレベルにある。
4. 図 16.4A〜D の名称を隠して，できるだけ多くの名称を答えてみよう。

大脳基底核の入力，出力，核内線維連絡

大脳基底核への入力は，ほとんどすべて**線条体**（尾状核，被殻，側坐核）を経由して入ってくる。大脳基底核からの出力は**淡蒼球内節**と，これによく似た**黒質網様部**を通って出て行く。したがって，大脳基底核の入力と出力は，口を内側に向けた漏斗を思い浮かべれば理解しやすい（図 16.4D）。大脳基底核の内部には多彩な興奮性，抑制性の線維連絡が複雑に入り交じっていて，複数の異なる神経伝達物質を使い分けている。また大脳基底核には数個の並列回路があり，それぞれ異なる機能を担っている。それには以下のような機能が含まれる。

- 一般運動調節
- 眼球運動
- 認知機能
- 情動機能

本項では，運動調節に関わる主要経路を学び，運動過多症と運動減少症の発症機構について考察する。ここに提示する簡略化したモデルはすべてを説明してくれるわけではなく，この経路は現在も研究中であることを覚えておいてほしい。次項（表 16.2 も参照）では，大脳基底核のその他の機能に関わる神経回路について簡単に述べる。

▶大脳基底核への入力

大脳基底核への主な入力は，**大脳皮質**全域から線条体に向かう豊富な投射線維である（図 16.5）。運動調節経路で最も重要な入力核は被殻である。線条体への

(A)

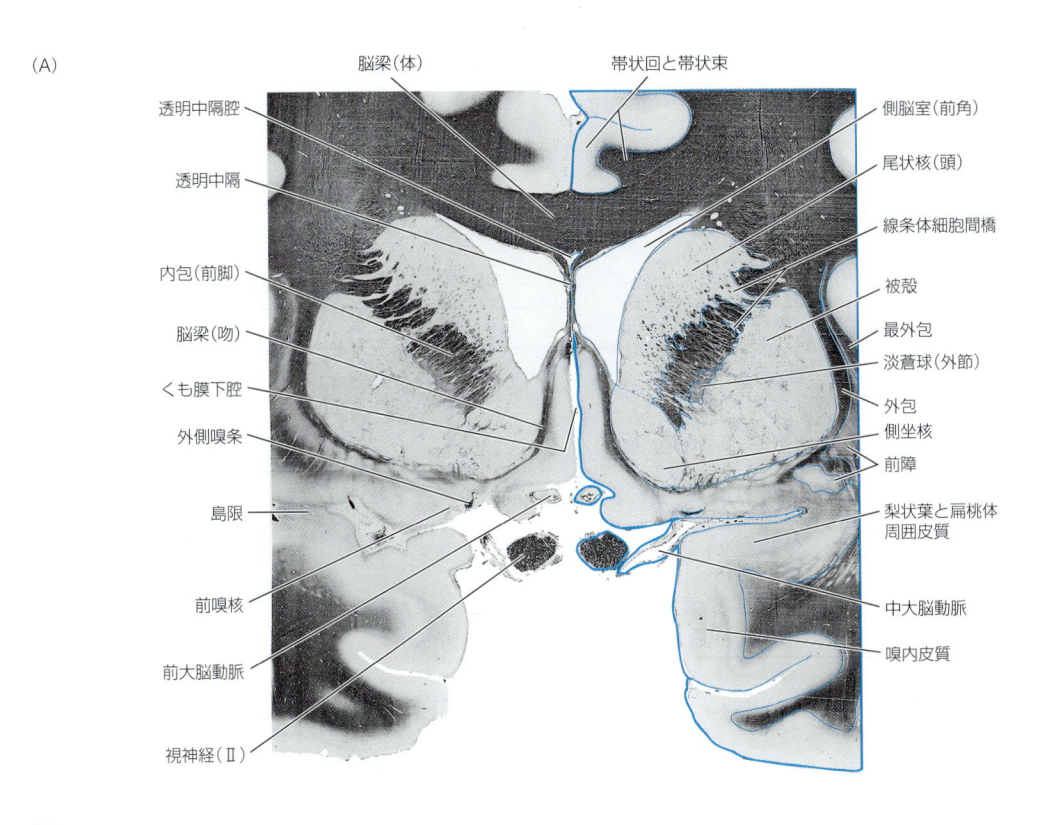

脳梁(体)　帯状回と帯状束

透明中隔腔

透明中隔

内包(前脚)

脳梁(吻)

くも膜下腔

外側嗅条

島限

前嗅核

前大脳動脈

視神経(Ⅱ)

側脳室(前角)

尾状核(頭)

線条体細胞間橋

被殻

最外包

淡蒼球(外節)

外包

側坐核

前障

梨状葉と扁桃体
周囲皮質

中大脳動脈

嗅内皮質

(B)

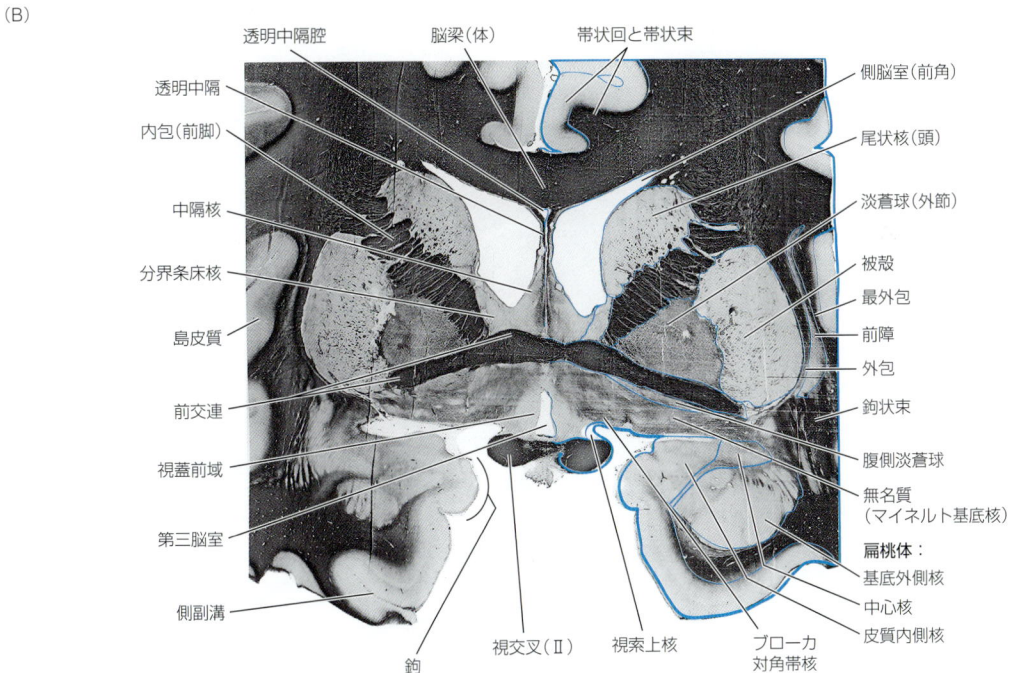

透明中隔腔　脳梁(体)　帯状回と帯状束

透明中隔

内包(前脚)

中隔核

分界条床核

島皮質

前交連

視蓋前域

第三脳室

側副溝

鉤　視交叉(Ⅱ)　視索上核　ブローカ
対角帯核

側脳室(前角)

尾状核(頭)

淡蒼球(外節)

被殻

最外包

前障

外包

鉤状束

腹側淡蒼球

無名質
(マイネルト基底核)

扁桃体:

基底外側核

中心核

皮質内側核

図 16.4　**大脳基底核と視床を通る脳の冠状断面。**ミエリンが濃く染まっている。大脳基底核，視床，内包，脳室とその他の構造の位置関係がわかる。(A〜D) は順に前のレベルから後ろへ向かう断面。(Martin JH. 1996. *Neuroanatomy*：*Text and Atlas*. 2nd Ed. McGraw-Hill, New York)

16

(C)

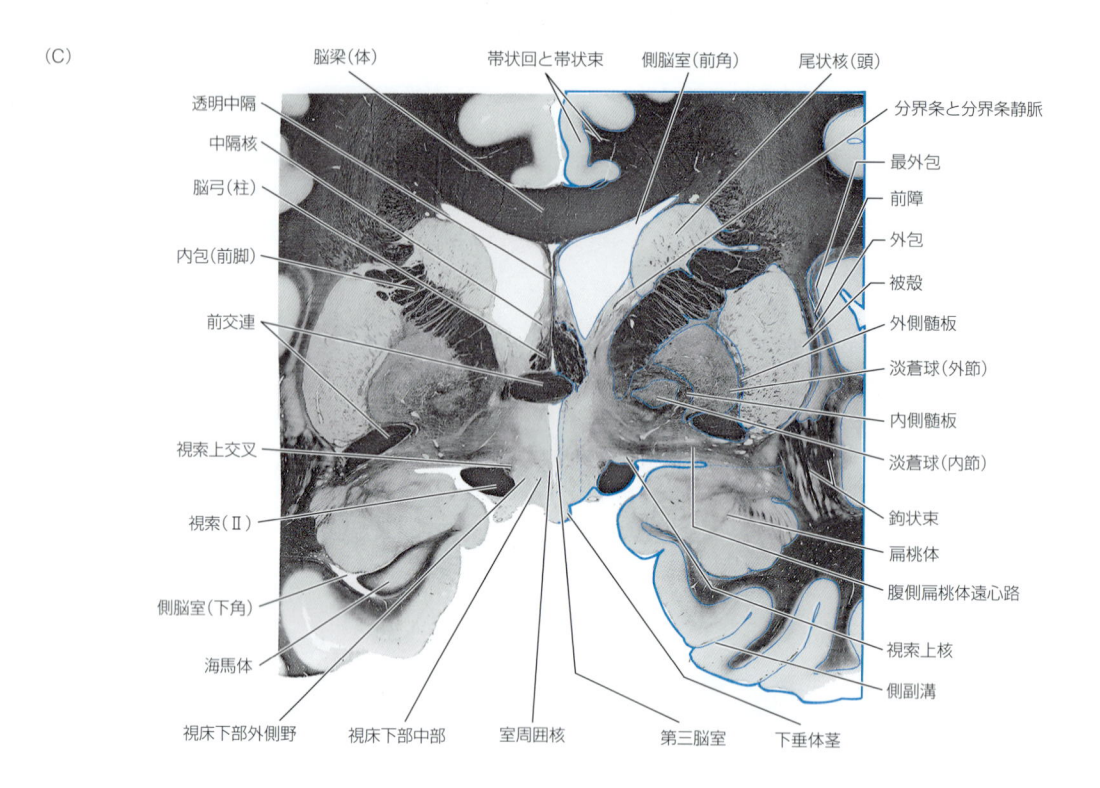

脳梁(体)　帯状回と帯状束　側脳室(前角)　尾状核(頭)

透明中隔
中隔核
脳弓(柱)
内包(前脚)
前交連
視索上交叉
視索(Ⅱ)
側脳室(下角)
海馬体

分界条と分界条静脈
最外包
前障
外包
被殻
外側髄板
淡蒼球(外節)
内側髄板
淡蒼球(内節)
鈎状束
扁桃体
腹側扁桃体遠心路
視索上核
側副溝

視床下部外側野　　視床下部中部　　室周囲核　　第三脳室　　下垂体茎

(D)

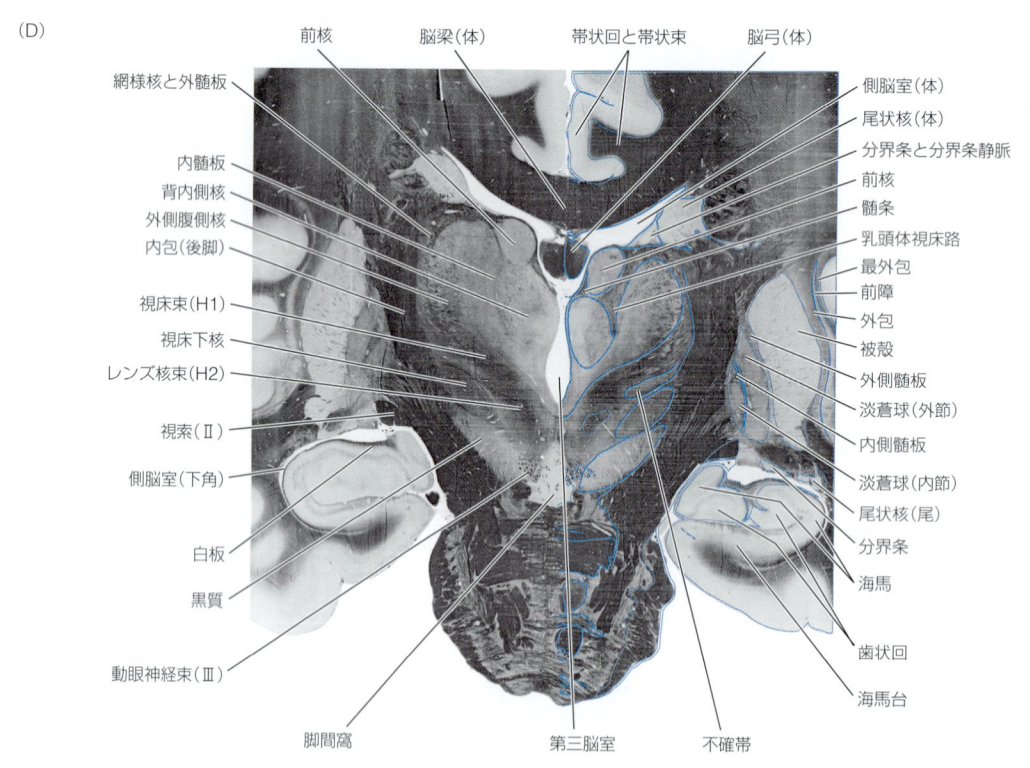

前核　　脳梁(体)　帯状回と帯状束　脳弓(体)

網様核と外髄板
内髄板
背内側核
外側腹側核
内包(後脚)
視床束(H1)
視床下核
レンズ核束(H2)
視索(Ⅱ)
側脳室(下角)
白板
黒質
動眼神経束(Ⅲ)

側脳室(体)
尾状核(体)
分界条と分界条静脈
前核
髄条
乳頭体視床路
最外包
前障
外包
被殻
外側髄板
淡蒼球(外節)
内側髄板
淡蒼球(内節)
尾状核(尾)
分界条
海馬
歯状回
海馬台

脚間窩　　第三脳室　　不確帯

図 16.4　続き

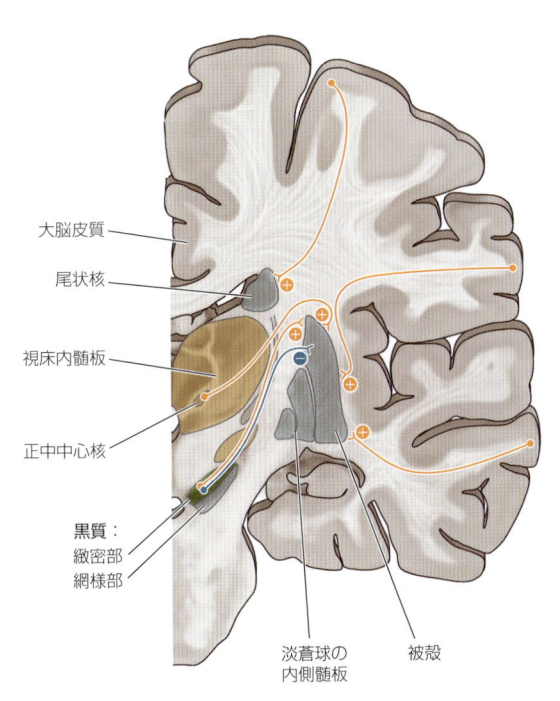

図 16.5　線条体に入る大脳基底核への入力。冠状断面の模式図。大脳皮質からの入力以外はもっぱら被殻に入るように描かれていることに注意。実際は尾状核への入力もある

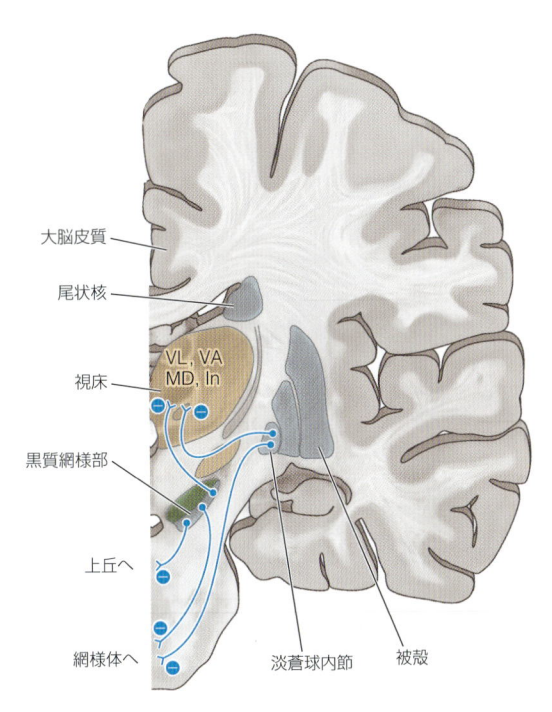

図 16.6　淡蒼球内節と黒質網様部から起こる大脳基底核出力系。冠状断面の模式図。視床核；VL：外側腹側核，VA：前腹側核，MD：背内側核，IN：髄板内核

皮質性入力のほとんどが興奮性で，神経伝達物質として**グルタミン酸 glutamate** を用いる。もう一つの重要な線条体への入力は黒質緻密部から起こる。この**ドーパミン作動性黒質線条体路 dopaminergic nigrostriatal pathway** は，線条体の細胞の違いによって，興奮性に作用する場合もあれば抑制性に作用する場合もある（**図 16.5**，**図 16.7**）。黒質緻密部への入力はまだ明確には解明されていない。しかし，重要な入力源の一つは**ストリオソーム striosome** とよばれる線条体の斑点部のニューロンだろうと考えられている。線条体には，視床の内髄板に埋もれている**髄板内核 intralaminar nucleus** からの興奮性（グルタミン酸作動性）入力もある。髄板内核の中でもとくに**正中中心核 centromedian nucleus** と**束傍核 parafascicular nucleus** からの入力が多い。視床内髄板を淡蒼球の内側髄板（**図 16.5**）と混同しないように注意してほしい。最後に，大脳基底核には脳幹の縫線核に由来する**セロトニン作動性入力 serotonergic input** もある。

▶大脳基底核からの出力

　大脳基底核からの出力は淡蒼球内節と黒質網様部から出る（**図 16.6**）。運動調節についていえば，黒質網様部が頭頸部の情報を伝え，淡蒼球内節はその他の身体部位の情報を伝えるらしい。この出力路は抑制性で，神経伝達物質として*γ*アミノ酪酸（**GABA**）を用いる。主な出力路は，**視床束 thalamic fasciculus** を経由して視床の**外側腹側核（VL）**と**前腹側核（VA）**へ投射する経路である。視床束の前方部は大脳基底核から VL 前部（VL_A）（VL 吻側部 VL_O ともいう）への出力線維を含むのに対して，後方部は小脳から VL 後部（VL_P）（VL 尾側部 VL_C ともいう）への出力線維を含む（記憶法：VL の尾側 **C**audal 部は小脳 **C**erebellum からの入力を受ける）（第 15 章）。視床ニューロンは大脳基底核からの情報を前頭葉全域に伝える。しかし，運動調節に関する情報は主に運動前皮質，補足運動野，一次運動皮質に伝えられる（**図 16.8**）。

　大脳基底核からの出力はその他の視床核にも達する。このような核には**髄板内核**（正中中心核と束傍核）と**背内側核**がある。髄板内核は大脳基底核に線維を送り返す。背内側核は主に辺縁系経路に関わる核である。さらに，淡蒼球内節と黒質網様部は橋延髄**網様体**に投射して，下行性網様体脊髄路に作用する。黒質網様部は**上丘**にも投射して，視蓋脊髄路に影響を与え

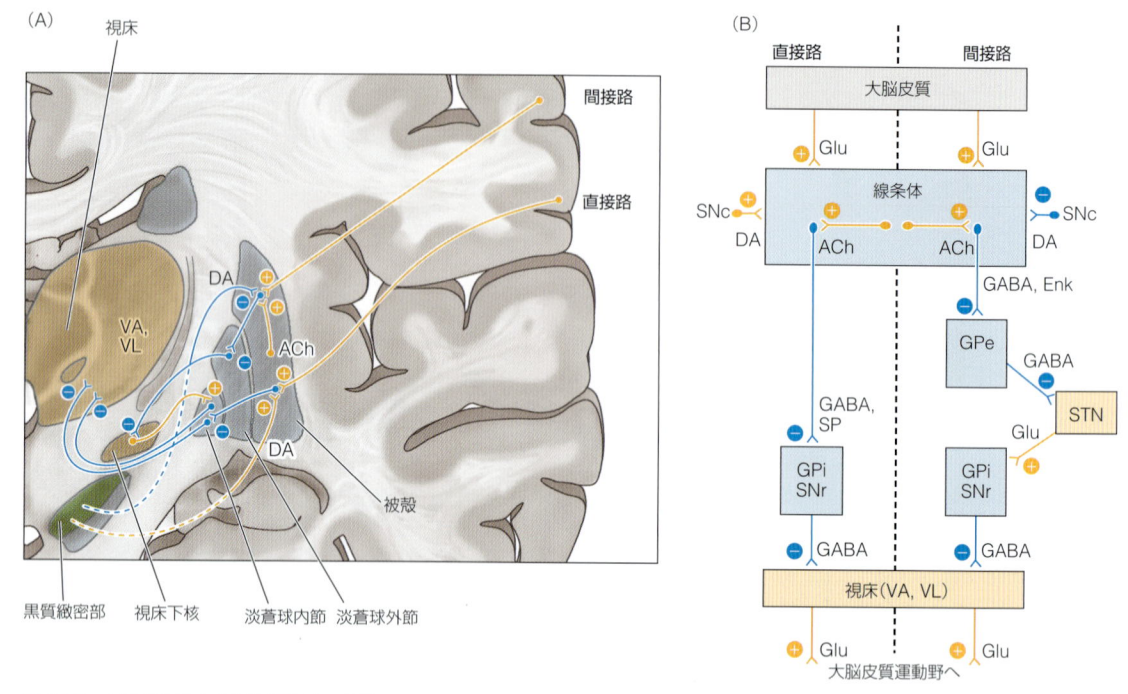

(A) 視床　間接路　直接路　DA　VA, VL　ACh　DA　被殻

黒質緻密部　視床下核　淡蒼球内節　淡蒼球外節

(B) 直接路　間接路　大脳皮質　Glu　Glu　線条体　SNc　DA　ACh　ACh　DA　SNc　GABA, Enk　GPe　GABA　STN　GABA, SP　Glu　GPi SNr　GPi SNr　GABA　GABA　視床 (VA, VL)　Glu　Glu　大脳皮質運動野へ

図 16.7　大脳基底核の内部神経連絡，直接路と間接路を示す。(A) 冠状断面の模式図。線条体は簡略化して被殻だけが描かれているが，尾状核にも同様の線維連絡がある。同じく，ここに描かれている淡蒼球内節の線維連絡は黒質網様部（描かれていない）の線維連絡にもあてはまる。視床から大脳皮質への興奮性入力も示されていない。(B) 直接路と間接路の回路概略図。神経伝達物質；ACh：アセチルコリン，DA：ドーパミン，Glu：グルタミン酸，Enk：エンケファリン，SP：サブスタンス P。神経核；SNc：黒質緻密部，SNr：黒質網様部，GPe：淡蒼球外節，GPi：淡蒼球内節，STN：視床下核，VL：外側腹側核，VA：前腹側核

る。このようにして，大脳基底核は外側運動系（例，外側皮質脊髄路）と内側運動系（例，網様体脊髄路と視蓋脊髄路）の両方に作用する（**表 6.3**）。

▶ 大脳基底核の核内線維連絡

　これらの神経路における興奮性と抑制性の線維連絡を理解すれば，運動過多症と運動減少症の発症機序がわかりやすくなる。大脳基底核の内部には，入力核から出力核に至る 2 つの主要な経路がある（**図 16.7**）。**直接路 direct pathway** は大脳基底核から直接，淡蒼球内節か黒質網様部に連絡する。**間接路 indirect pathway** は，大脳基底核から回り道をしてまず淡蒼球外節に至り，ついで視床下核を経由して最終的に淡蒼球内節か黒質網様部に至る。**図 16.7** では被殻から淡蒼球内節に至る経路だけを簡略化して示しているが，尾状核と黒質網様部が関係する同様の経路もある。

　図 16.7B は，直接路を通る大脳皮質からの興奮性入力が結局のところ視床の興奮をもたらし，視床の興奮が今度は運動皮質や運動前皮質との連絡を介して運動を促進することを示している。一方，間接路の興奮は最終的に視床を抑制するので，視床から大脳皮質へ送り返される線維を介して運動が抑制される（記憶法：**I**ndirect **I**nhibits. 間接路は抑制する）。

　直接路と間接路の主要なシナプスを一つ一つ順番にみていこう。両者の経路の線条体投射ニューロンは主に**抑制性有棘ニューロン inhibitory spiny neuron** で，神経伝達物質として **GABA** を用いる。直接路の有棘線条体ニューロンは淡蒼球内節（と黒質網様部）に投射し，GABA に加えてペプチドの**サブスタンス P** を含む。淡蒼球内節と黒質網様部の視床への出力ニューロンも抑制性で GABA を含む。間接路の線条体ニューロンは淡蒼球外節に投射し，抑制性神経伝達物質の **GABA** とペプチドの**エンケファリン**を含む（記憶法：**E**nkephalin to **E**xternal pallidum，エンケファリンは淡蒼球外節へ）。淡蒼球外節のニューロンは抑制性 GABA 作動性投射を視床下核に送る。視床下核の興奮性ニューロンは**グルタミン酸**を含み，淡蒼球内節と黒質網様部に投射する。直接路と同じく，この 2 つの核から視床への出力も抑制性で GABA 作動性の神経伝達を行う。

　これらの経路（**図 16.7**）の効果を理解する最も簡単な方法は，次のように数式化して覚えることである。すなわち，「直接路の 2 回の抑制性シナプスは結果的に興奮をもたらす」というところを，$(-1)(-1) = +1$ とする。同じく，「関節路の 3 回の抑制性シナプスは結果的に抑制効果をもたらす」は，$(-1)(-1)(-$

表 16.2　大脳基底核を通る 4 つの並列チャネル

皮質性入力の由来	大脳基底核の入力核	大脳基底核の出力核[a]	視床中継核[b]	大脳皮質への出力
運動チャネル 体性感覚皮質，一次運動皮質，運動前皮質	被殻	GPi，SNr	VL，VA	補足運動野，運動前皮質，一次運動皮質
眼球運動チャネル 後部頭頂葉皮質，前頭前皮質	尾状核体	GPi，SNr	VA，MD	前頭眼野，補足眼野
前頭前皮質チャネル 後部頭頂葉皮質，運動前皮質	尾状核頭	GPi，SNr	VA，MD	前頭前皮質
辺縁系チャネル 側頭葉皮質，海馬，扁桃体	側坐核，腹側尾状核，腹側被殻	腹側淡蒼球，GPi，SNr	MD，VA	帯状回前部，眼窩前頭回

Martin JH. 1996. *Neuroanatomy : Text and Atlas*. McGraw-Hill, New York.
[a]GPi：淡蒼球内節，SNr：黒質網様部
[b]MD：背内側核，VA：前腹側核，VL：外側腹側核

1）＝－1 または（－1）（－1）（＋1）（－1）＝－1 とあらわされる。

復習問題

大脳基底核からの投射を受ける 4 つの主要な視床核をあげなさい。それ以外の大脳基底核からの出力を 2 つ答えなさい。大脳基底核の出力核をあげてみよう。大脳基底核からのすべての出力に関わる神経伝達物質は何だろうか。

▶運動過多症と運動減少症

図 16.7 の模式図から，運動過多症と運動減少症の機序がある程度理解できる。**パーキンソン病 Parkinson disease**（臨床 **P**16.2）では黒質緻密部のドーパミン含有ニューロンが変性する。ドーパミンは直接路の線条体ニューロンに興奮性に働くが，間接路の線条体ニューロンには抑制性に働く（図 16.7）。したがって正常では全体として視床に興奮性の効果を与える。ドーパミンが減少すると，直接路と間接路の両者を介して総合的に視床に抑制がかかる。パーキンソン病で運動が減少する理由が理解できるであろう。ドーパミン神経伝達を増強する薬剤はパーキンソン病の症状を改善する。

また，抗コリン剤も有効である。線条体には**無棘ニューロン aspiny neuron** という大型の介在ニューロンがあり，神経伝達物質の**アセチルコリン**を含有する。このコリン作動性介在ニューロンがもっぱら間接路の線条体ニューロンと興奮性シナプスを形成していることを示す証拠がある。間接路のコリン作動性興奮を除くと，全体的に視床抑制が減少する。したがってパーキンソン症候群での抗コリン剤の効果がうまく説明できる（図 16.7）。このモデルではパーキンソン病でよくみられる振戦の説明ができないことに注意してほしい。したがって，このモデルには改善の余地がある。

片側バリズム hemiballismus（臨床 **P**16.1）では，大脳基底核病変の反対側の上下肢に，一側性の投げ出すような激しい運動が起こる。典型的には視床下核の病変でみられる。図 16.7 は視床下核の傷害が淡蒼球内節の興奮低下をもたらし，ついで視床の抑制が低下して最終的に運動過多症が起こる一連の機序を説明してくれる。**ハンチントン病**では，尾状核と被殻の線条体ニューロンが変性する。間接路のエンケファリン含有線条体ニューロンが，少なくとも初期には，特に激しく傷害されることが組織学的に証明されている。このような状態では，淡蒼球外節が抑制から解放されて視床下核を抑制するようになる（図 16.7）。視床下核の抑制は視床下核の病変と同じ効果をもたらすので，ハンチントン病の運動過多症がうまく説明できる。ハンチントン病の進行期には，直接路も間接路も変性し，固縮と運動減少を呈するパーキンソン症候群の状態となる。

復習問題

図 16.7 の抑制性，興奮性経路をたどって，次の 2 点を確認しよう。(1) 直接路への興奮性入力は全体として視床皮質出力の興奮をもたらす。(2) 間接路への興奮性入力は全体として視床皮質出力の抑制をもたらす。

一般運動，眼球運動，認知，情動に関わる大脳基底核並列回路

異なる機能の情報を処理するために，大脳基底核は複数の並列チャネルをもっている。4 つのチャネルがよく知られているが（表 16.2），これ以外のチャネルもあると思われる。それぞれのチャネルは，やや異なる経路を通って前頭葉の異なる領域に投射する（図 16.8）。別の分類法によれば，最初の 3 つのチャネルは**背側線条体路 dorsal striatal pathway** として一つにまとめられ，一方，辺縁系チャネルは**腹側線条体路 ventral striatal pathway** として別個に取り扱われる。臨床 **P**16.1～16.3 でこれからみていくように，大脳基底核疾患では運動系だけではなく，この 4 つの並列

16

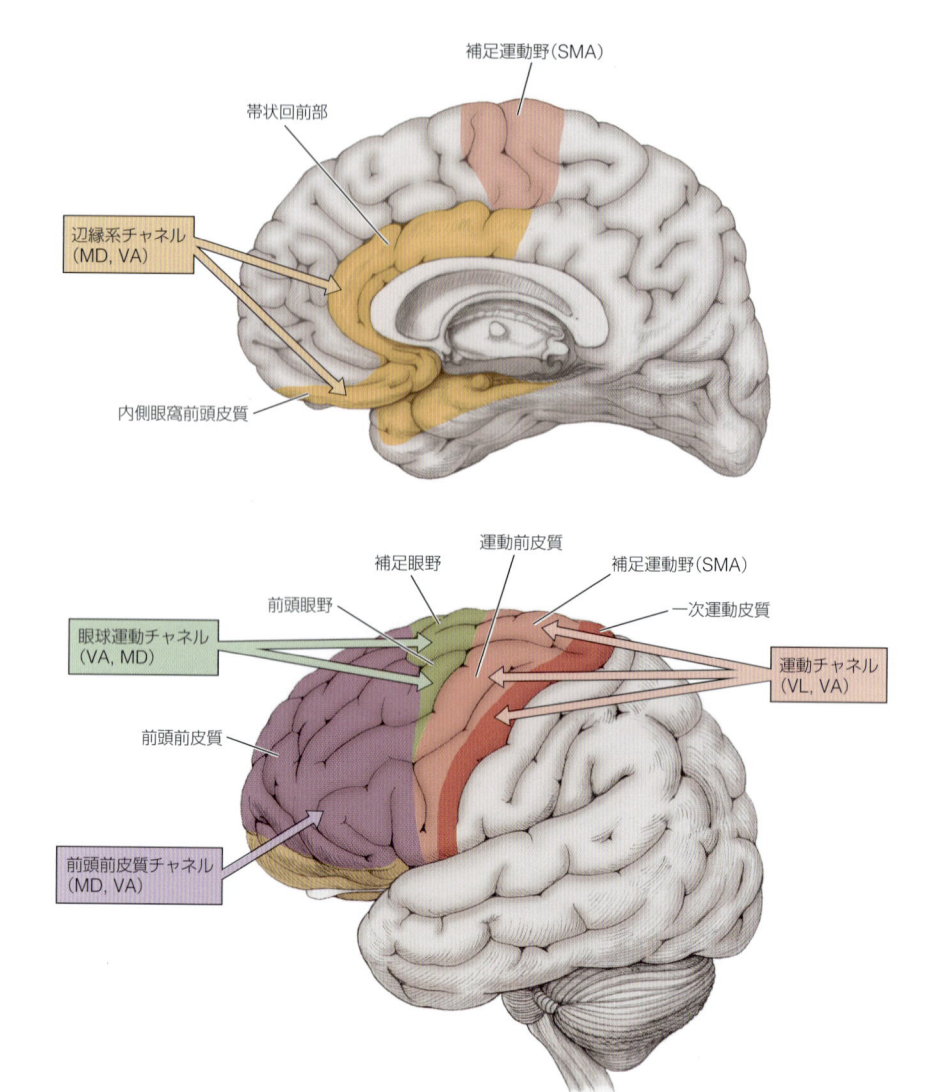

帯状回前部

補足運動野(SMA)

辺縁系チャネル
(MD, VA)

内側眼窩前頭皮質

運動前皮質

補足眼野

前頭眼野

補足運動野(SMA)

一次運動皮質

眼球運動チャネル
(VA, MD)

運動チャネル
(VL, VA)

前頭前皮質

前頭前皮質チャネル
(MD, VA)

図 16.8 大脳基底核を通る 4 つの並列チャネルの前頭葉への出力。**表 16.2** 参照。視床の出力核を示す。視床核；VL：外側腹側核，VA：前腹側核，MD：背内側核

回路のすべてが障害される可能性がある。

　最もよく知られているのは**運動チャネル motor channel** で，前項まではほとんど運動チャネルについて話をすすめてきた。皮質性入力は主に被殻に入り，出力は淡蒼球内節と黒質網様部から出て視床 VL 核と VA 核に達する（**表 16.2**）。運動チャネルは，視床から補足運動野，前頭前皮質，一次運動皮質へと続く（**図 16.8**）。

　眼球運動チャネル oculomotor channel は，運動チャネルとは異なる別の経路で，大脳基底核による眼球運動調節に関わる。この経路の入力核は主に尾状核体である。出力線維は前頭葉の前頭眼野や補足眼野に到達する。これらの領域は，第 13 章で述べたように眼球運動の高次調節に重要である。**前頭前皮質チャネ**

ル prefrontal channel は，おそらく前頭葉が関係する認知機能に重要である（第 19 章）。入力核は主として尾状核頭で，出力は前頭前皮質に達する（**表 16.2**，**図 16.8**）。

　最後に，**辺縁系チャネル limbic channel** は重要な大脳基底核の腹側路で，情動や動機づけ反応の辺縁系調節に関わる。入力は辺縁系皮質，海馬，扁桃体などの主要な辺縁系領域（第 18 章）から起こる。入力核は**側坐核**とその他の腹側線条体領域である。出力核は淡蒼球のすぐ腹側の領域である**腹側淡蒼球 ventral pallidum** で，視床背内側核（MD）と前腹側核（VA）に線維を送る。**背内側核**は辺縁系回路の中で特に重要な核である。これらの視床核からの投射は，**帯状回前部**と**内側眼窩前頭回**の辺縁皮質（**図 16.8**）に到達する。

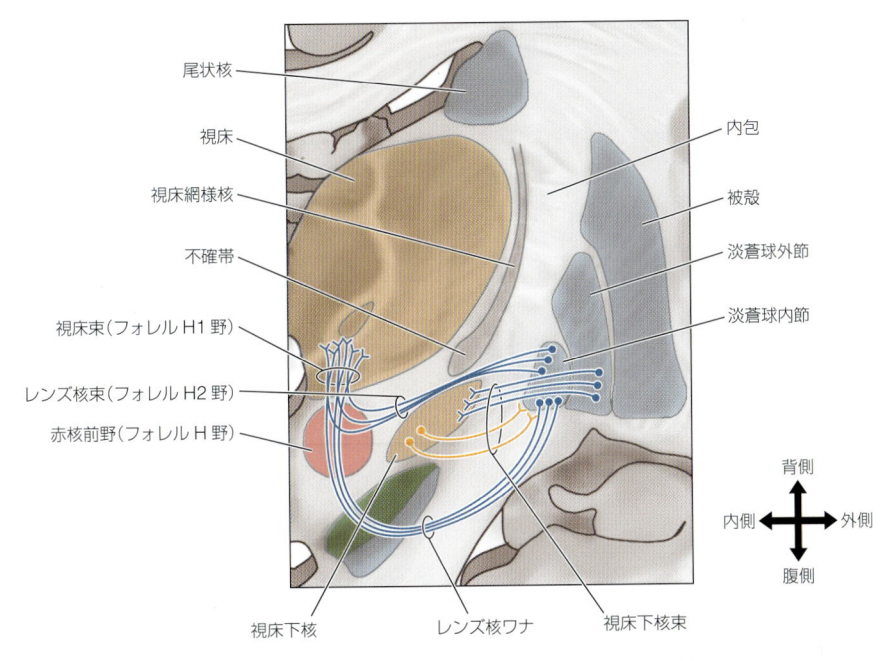

尾状核

視床

視床網様核

不確帯

視床束（フォレル H1 野）

レンズ核束（フォレル H2 野）

赤核前野（フォレル H 野）

内包

被殻

淡蒼球外節

淡蒼球内節

背側

内側　　外側

腹側

視床下核　　レンズ核ワナ　　視床下核束

図 16.9　大脳基底核出力系の用語とフォレル野。大脳基底核と視床を通る冠状断面

大脳基底核を経由する辺縁系チャネルは，多くの神経行動学的疾患や精神疾患（臨床 ⓟ18.3）の発症に中心的な役割を担っているらしい。この経路のもう一つの構成要素は**腹側被蓋野 ventral tegmental area** からのドーパミン作動性投射である。腹側被蓋野は脚間窩の基部にあり，中脳黒質のすぐ背内側に位置する（**図 14.3**A）。腹側被蓋野は側坐核やその他の辺縁系構造，そして前頭葉へのドーパミン入力の供給源である（**図 14.10**）。腹側被蓋野からのドーパミン作動性投射の異常は，統合失調症やその他の精神疾患の病態生理に関係するらしい。また薬物中毒にも重要な働きをしていると考えられている。

復習問題

大脳基底核の 4 つの主要チャネルの名前をあげてみよう。それぞれのチャネルについて，線条体の入力核と出力先の大脳皮質部位を答えなさい。

レンズ核ワナ，レンズ核束，フォレル野

淡蒼球とその関連構造からの出力路にはユニークな名前がついている。これらの用語は神経解剖学の説明に時々出てくるので，ここで簡単に触れておく。関係する構造を**図 16.9** にまとめた。

淡蒼球内節から視床への出力路には 2 つの異なる経路がある。第一の経路は**レンズ核ワナ ansa lenticularis**（「レンズ核のループ」の意味）である。内包の下を腹側方向に回り，次に背側方向の視床に向かう

ループ状の経路（**図 16.9**）から，この名前がつけられている。レンズ核ワナは実際には内包の下内側端を回るところでやや吻側に向きを変え，尾側に戻って視床に入る。淡蒼球が内包の外側，視床が内包後脚の内側にあることを思い出してほしい（**図 16.2**，**図 16.4**D）。

第二の経路は**レンズ核束 lenticular fasciculus** である（**図 16.9**）。レンズ核束の線維はループ状の経路をとらずに内包をまっすぐに貫通する。この線維は次に視床下核の背側，不確帯の腹側を通って上外側方向に向きを変え，視床に入る。**不確帯 zona incerta**（**図 16.4**D，**図 16.9**）は**視床網様核**（**図 7.6**）の下方への延長である。くり返しになるが，視床網様核と脳幹網様体を混同しないようにしよう。レンズ核ワナとレンズ核束は合流して**視床束 thalamic fasciculus** となって視床に入る。視床束には深部小脳核から視床への上行線維も含まれる。ここでもう一度，レンズ核ワナ，レンズ核束，視床束の経路を**図 16.9** で復習しておくとよいだろう。

これらの領域については，別の命名法がスイスの神経内科医で精神科医であるフォレル Auguste H. Forel によって提唱されている。彼の命名には，視床下被蓋の Haubenfelder 野（ドイツ語の "hauben" は「フード」とか「帽子」の意味）とよばれる領域がある。現在では**フォレルの H 野**（H fields of Forel）と略される（**図 16.9**）。**フォレル H1 野**は視床束，**フォレル H2 野**は視床下核の背側のレンズ核束のことである。**赤核前野 prerubral field** または**フォレル H 野**は，レンズ核ワナとレンズ核束が合流する部位である。

16

表 16.3　運動の速さによる運動疾患の分類

動作緩慢, 寡動症	遅い
強剛（固縮）	
ジストニー	
アテトーゼ	
舞踏運動	
バリズム	
チック	
ミオクローヌス	速い
振戦	遅いタイプも速いタイプもある

これまでに述べてきた神経路に, もう一つの名称を加えておこう。レンズ核ワナ, レンズ核束, 視床束に加えて, 視床下核束（**図 16.9**）がある。**視床下核束 subthalamic fasciculus** は間接路の線維を含み, 淡蒼球外節から視床下核への線維と視床下核から淡蒼球内節への線維が通る。

臨床ポイント 16.1　運動疾患

広い意味での異常運動は, 階層的な運動ネットワークのどこに機能不全があっても起こる。階層的な運動回路には, 上位運動ニューロン, 下位運動ニューロン, 小脳回路, 大脳基底核回路, 運動連合皮質が含まれ, 感覚系も関与する。運動疾患の専門家は, 運動異常があればどんな患者であっても診察を依頼されるが, 医師が**運動疾患 movement disorder** という時は, 大脳基底核病変による異常運動を指すことが多い。大脳基底核疾患には他の運動系の疾患とは異なる特徴があり, 大脳基底核病変によって生じる有名な症候群がいくつかある。

大脳基底核以外の病変で生じる障害は, 運動疾患とはいわずに他の名前でよばれることが多い。例えば, 皮質脊髄路の上位運動ニューロン病変でみられる緩徐で不器用で固い運動と腱反射亢進は, **痙縮 spasticity** とよばれる（臨床 P6.1）。小脳回路の病変でみられる不規則で非協調的な運動は運動失調とよばれるが, その他にも多くの名前がある（臨床 P15.2）。一方, 大脳基底核機能不全による異常運動は, 単に「異常な運動」を意味する**ジスキネジー dyskinesia** とよばれることもある。

大脳基底核由来と思われる異常運動の患者を診察する場合には, 小脳系の検査法（臨床 P15.2）の時と同じく, まず, 異常運動の原因となりうる他の系の異常がないか, 慎重に観察する必要がある。上位・下位運動ニューロン徴候, 感覚障害, 運動失調などである（ビデオ 48〜78）。さらに, 異常運動は転換性障害（第3章）などの心理的状況下でも起こることがある。

運動疾患を論じる時には, 大脳基底核をめぐる歴史的背景にも触れておかなければならない。20世紀の初頭には,「錐体路」と「錐体外路」という2つの独立し

た運動系が下位運動ニューロンに収束すると信じられていた。錐体路は今日の皮質脊髄路, または上位運動ニューロン経路とほぼ同義である。錐体外路系は線条体から多シナプス性に下行して脊髄に至る独立した経路と考えられていたが, しかし, これは誤りである。本章ですでに述べたように, 大脳基底核は実際のところ複雑なループからなる神経回路の一部で, 主として運動皮質や運動前皮質への投射によって下行性運動系に影響を及ぼす。それにもかかわらず, 大脳基底核障害による運動疾患は依然として錐体外路疾患とよばれることが多い。

運動疾患で観察される異常運動の中には遅い運動もあれば速い運動もある。静止時に起こることも, 運動によって誘発されることも, また運動中にしかあらわれない場合もある。異常運動について説明する一般的な方法には, 単純化しすぎるきらいはあるが, 運動の速度によって分類する方法がある（**表 16.3**）。振戦のような運動疾患では遅いことも速いこともある。局所性のことも全身性のこともあり, また一側性のことも両側性のこともある。梗塞, 出血, 膿瘍, 腫瘍, 変性のような局所大脳基底核病変による一側性運動疾患の場合は, **運動障害は大脳基底核病変の反対側にあらわれる。**

睡眠中にはほとんどの運動異常は消失する。口蓋ミオクローヌス（口蓋振戦）, 睡眠中の下肢の周期的な運動, そしてある種のチックはまれな例外である。しかし, 運動疾患の一部の要素は睡眠中も持続し, 睡眠の正常ステージを著明に障害するので不眠になる患者もいる。臨床 P6.5 で述べたように, 運動疾患では歩行異常を伴うことが多い。ここでは異なるタイプの異常運動を定義して, その鑑別診断について簡単に述べよう。できれば病変局在についても考察する。しかし, 注意してほしいのは, 正確な病変局在が明らかになっていない運動異常が多いという点である。後続の項（臨床 P16.2, 16.3）では, 個々の症候群をいくつか取り上げてくわしく説明する。さらに, 大脳基底核障害が全身運動ばかりでなく眼球運動や認知や情動の調節にも関わる機序について説明する（**表 16.2**）。

▶運動緩慢, 寡動, 無動

運動緩慢 bradykinesia とは「遅い運動」を, **寡動 hypokinesia** とは「運動量の減少」を, **無動 akinesia** とは「運動の欠如」をそれぞれ意味する。これらの用語は, 慣習的に上位運動ニューロンより高位のレベルの病変にかぎって用いられる。換言すれば, 皮質脊髄路, 皮質球路, 下位運動ニューロン, 筋疾患の病変にこれらの用語が用いられることはない。運動緩慢疾患は, 視床への抑制性大脳基底核出力が増強することによって起こる。**図 16.7** の線維連絡を復習すれば, 複

数の線条体領域の病変が淡蒼球内節や黒質網様部から視床への抑制性出力を間接的に増強させることがわかるであろう。例えば，ドーパミン作動性黒質線条体路の機能低下，線条体から黒質や淡蒼球内節への抑制経路の機能低下，淡蒼球外節から視床下核へ投射する抑制性ニューロンの脱落，などである。大脳基底核障害による運動緩慢と寡動はパーキンソン病と関連疾患の重要な特徴の一つである（臨床Ⓟ16.2）。また，昏睡を伴わない自発運動の低下は，前頭葉（臨床Ⓟ19.11），皮質下白質，視床，脳幹網様体（臨床Ⓟ14.2）のびまん性病変でみられる。これらの状態は，無為や無動性無言など，いろいろな名前でよばれている（表14.3）。うつ病や統合失調症の進行期には著しい精神運動性の遅滞が起こり，その極端な例がカタトニーcatatonia である。

▶強剛

被動運動に対する四肢の抵抗性の増加を**強剛 rigidity** とよぶ。運動緩慢と寡動を起こす疾患では強剛もよくみとめられる。異なる病態で，多くの異なるタイプの強剛がみられる。上位運動ニューロン病変による痙縮では，強剛は運動速度によって変化する。四肢筋が伸展する際，最初は抵抗性の筋緊張が増加するが，それから急に減弱する。これが皮質脊髄路疾患でみられる**折り畳みナイフ様強剛 clasp-knife rigidity** である。対照的に，大脳基底核疾患における強剛は四肢屈曲を通じて持続する傾向にあり，**可塑性強剛 plastic rigidity**，**蝋様強剛 waxy rigidity**，**鉛管様強剛 lead pipe rigidity**（固縮）などの名称がある。可塑性強剛の特殊型として，**歯車様強剛 cogwheel rigidity**（固縮）がパーキンソン病（臨床Ⓟ16.2）で観察される。これは四肢屈曲の時に感知される歯車用の緊張遮断を伴う強剛である。歯車様強剛は振戦が強剛に挿入されることによって起こると考えられている。前頭葉機能不全の患者では，四肢の被動運動に対して能動的に抵抗することがある。この状態を**パラトニー paratonia** または**抵抗症（ゲーゲンハルテン gegenhalten）**といい，強剛との鑑別が問題になることがある。パラトニーは自発的で一貫性がなく，ほとんど随意的であることが鑑別の決め手になる。

▶ジストニー

ジストニー dystonia の患者は，異常な，そしてしばしばねじれたような四肢，軀幹，顔面の姿位をとる。この運動はアテトーゼよりも持続的で遅い運動である（表16.3）。ジストニーは全身性のことも，一側性のことも，局所性のこともある。頸筋を侵す**斜頸 torticollis**，眼周囲の顔筋を侵す**眼瞼痙攣 blephalospasm**，喉頭筋を侵す**痙攣性発声障害 spasmodic dysphonia**，書痙 **writer's cramp** などが局所性ジストニー **focal dystonias** の例である。これらの障害は大脳基底核の機能不全に原因が求められるが，通常，限局病変がみつかることはない。

多くの薬剤が試された結果，ある程度有効な薬剤がみつかっている。罹患筋に少量の**ボツリヌス毒素 botulinum toxin**（ボトックス）を注射すると改善するジストニー患者が多い。この注射は数カ月ごとに反復して行う必要がある。ボツリヌス毒素は，神経筋接合部における節前性のアセチルコリン放出を妨げることによって効果をあらわす。

本態性特発性捻転ジストニー primary idiopathic torsion dystonia は，以前は変形性筋ジストニー dystonia musculorum deformans とよばれていたが，全身性ジストニーを引き起こすまれな遺伝性疾患である。ジストニーは，大脳基底核が傷害されるその他の疾患でもみられる。腫瘍，膿瘍，梗塞，一酸化炭素中毒，ウィルソン病，ハンチントン病，パーキンソン病などがその例である。発作的なジストニー様の姿位はある種の局所性痙攣発作でも観察される。おそらく，痙攣活動が大脳基底核回路に波及することが原因であろう。

ドーパミン拮抗薬は**向精神薬**や**制吐薬**として使用されるが，これを使用すると，急性期にも長期連用後にも，ジストニーやもっと速いジスキネジー（アテトーゼや舞踏病）が起こることが多い。長期連用すると**遅発性ジスキネジー tardive dyskinesia** が起こる。口唇や舌の舞踏病様ジスキネジーが特徴的である。約 1/3 の例では，起因薬剤を中止しても重篤な遅発性ジスキネジーが残る。これらの薬剤の急性反応として起こるその他のジスキネジーは，ジストニーやパーキンソン症候群を含めて，通常可逆的である。ただし，回復に数週間かかることもある。パーキンソン症候群（臨床Ⓟ16.2）は向精神薬や制吐薬などのドーパミン拮抗薬の副作用としてかなり一般的である。したがって，向精神薬治療を行う時には，とくに若年者に投与する場合には，予防的に抗コリン剤を併用することが多い。

迅速な診断が求められる重要な疾患に**ウィルソン病 Wilson disease** がある。これは常染色体劣性遺伝を呈する胆汁からの銅排泄障害で，肝臓と大脳基底核に進行性の変性が起こる。典型的な神経症状には，緩徐発症の構音障害，ジストニー，筋強剛，振戦，舞踏アテトーゼ，顕著な精神障害などがある。両肘を屈曲したまま両手を外転させる特徴的な「羽ばたき wing beating」振戦や，痙笑 risus sardonicus とよばれるひきつり笑いを呈する患者もいる。肝不全も特徴の一つで，とくに 10 歳以下の小児に特徴的である。神経症状があるほとんどすべての患者で，カイザー・フライシャー輪 Kayser-Fleischer rings と血清セルロプラスミン値の低下がみとめられる。カイザー・フライ

シャー輪は褐色の角膜外面への銅沈着で，眼科用スリットランプ検査で観察される。血清セルロプラスミン値は 20 mg/dl 以下になる。疑診例では肝生検が必要になることもある。ペニシラミンや亜鉛のような銅のキレート剤で治療すれば，進行をくいとめることができるので，早期診断が予後の改善に直結する。患者の兄弟・姉妹に対しても，無症候性のウィルソン病の有無を検査する必要がある。

▶アテトーゼ

アテトーゼ athetosis の特徴は四肢，顔面，軀幹のねじるような運動で，もっと速い舞踏運動が混じると**舞踏アテトーゼ choreoathetosis** という状態になる。重要な原因には，大脳基底核を侵す周産期低酸素症，重症新生児黄疸による核黄疸，ウィルソン病，運動失調・末梢血管拡張症，ハンチントン病，向精神薬と制吐薬などがある。また，レボドーパを服用しているパーキンソン病患者（臨床 **P**16.2）は，薬剤服用開始後の一時期に運動過多性のジスキネジーを経験することがある。ジスキネジーの型はアテトーゼからバリズムまで様々である。

▶舞踏運動

舞踏運動 chorea という言葉は文字通り「踊り」を意味する。舞踏運動の特徴はほぼ持続的な不随意運動で，流動的または攣縮様の常に変化する運動である。軽症例では，四肢，顔面，軀幹のそわそわした落ち着きのない運動と間違われることがある。舞踏運動は，それを隠そうとする随意運動の中に挿入されて観察されることが多い。重症例では，激しい「ブレイクダンス」のような振幅の大きい運動が常時起こり，随意運動を中断する。注意をそらされたり，歩行したりすると激しくなる。舞踏運動は四肢の近位にも遠位にも起こり，また軀幹，頸部，顔面，呼吸筋にも起こる。

舞踏運動を起こす代表的な疾患に**ハンチントン病 Huntington disease** がある。この常染色体優性の神経変性疾患については，臨床 **P**16.3 で述べる。舞踏運動に加えて，ハンチントン病の患者には重篤な神経精神障害が起こり，最終的には歩行不能となる。通常，発症後約 15 年で呼吸器感染が原因で亡くなる。舞踏運動を生じるその他の大部分の疾患では，長期予後ははるかによい。**良性家族性舞踏病 benign familial chorea** も常染色体優性の遺伝形式を示すが，舞踏運動は非進行性で認知障害や情動障害を伴わない。

シデナム舞踏病 Sydenham chorea（別名**リウマチ性舞踏病 rheumatic chorea**）は現在では少なくなったが，Ａ型レンサ球菌感染症が抗生剤で治療されない場合に起こる。発症は通常青年期で女性に多い。レンサ球菌感染の約 4 カ月後，そわそわ感と情動不安定が知らないうちに進行して，最初は青年期の正常範囲内の行動と間違われる。数週間で舞踏運動が明らかとなり，その後徐々に治まるが，約 1/5 の患者では後に再発する。衝動行動や強迫行動が続くこともある。シデナム舞踏病の原因は抗レンサ球菌抗体が線条体ニューロンに交叉反応を起こすためだろうと考えられている。しかし，抗ストレプトリジン O 抗体価の上昇は舞踏運動が出現する時期には陰性になっている。シデナム舞踏病の約 1/3 の患者にリウマチ熱が起こるので，患者は抗生剤で治療する必要がある。

若い女性に増えている舞踏運動のもう一つの重要な原因は，**全身性エリテマトーデス systemic lupus erythematosus（SLE）**である。舞踏運動が SLE の初発症状である場合もある。抗核抗体やその他の自己免疫学的血液検査が陽性になることが多く，シデナム舞踏病との鑑別に役立つ。妊娠中に起こる舞踏運動（**妊娠舞踏病 chorea gravidarum**）や経口避妊薬服用中に起こる舞踏運動は，シデナム舞踏病や SLE の初発症状，または再発症状の可能性がある。

舞踏運動は，パーキンソン病治療の際の**レボドーパ**によるジスキネジー様副作用として，あるいは**向精神薬**や**制吐薬**の初期または後期（遅発性）の副作用としてもよく観察される。舞踏運動にはその他にも多くの原因があり，周産期無酸素症，一酸化炭素中毒，甲状腺機能亢進症，副甲状腺機能低下症，電解質・糖質代謝異常，フェニトインなどの薬物や毒物中毒，有棘赤血球舞踏病，ウィルソン病，レッシュ・ナイハン症候群，アミノ酸異常，リソソーム蓄積症などがある。梗塞，出血，腫瘍，膿瘍やその他の局所病変が大脳基底核にあると，病変の反対側に**片側舞踏運動 hemichorea** が起こることがある。

▶バリズム

舞踏運動よりも振幅が大きく，振り回すような，投げ出すような要素をもつ四肢近位筋の運動は**バリズム ballism（ballismus）**とよばれる。最も多いのは**片側バリズム hemiballismus** で，大脳基底核病変の反対側の四肢に一側性に投げ出すような運動がみられる。昔からよく知られている原因は視床下核のラクナ梗塞で，淡蒼球からの視床抑制が減少することによる（**図 16.7**）。しかし，大脳基底核のその他の領域，とくに線条体のラクナでも反対側の片側バリズムが起こることがある。片側バリズムは，通常数日から数週かかって軽微な舞踏アテトーゼ運動にとってかわられる。しかし，この運動は最初のうちはきわめて激しく，ハロペリドールなどのドーパミン拮抗薬が有効なことがある。片側バリズムのその他の原因には，出血，腫瘍，感染，炎症など，大脳基底核を一側性に侵すその他の病変がある。

▶チック

　急いで動作を行おうとする時や，解放感に伴って起こる急激な短い運動を**チック tic** という。**運動性チック motor tic** は通常は顔面や頸部，時には四肢に起こる。**言語性チック vocal tic** は，短いぶつぶついう声，咳の音，わめき声，吠えるような音など様々で，時にはもっと複雑な発声のこともあり，淫らな言葉を話すこともある（汚言 coprolalia）。チック疾患には大きな幅があり，小児期の一度だけの一過性の運動性・言語性チックから，持続性の運動性・言語性チックを特徴とする**トゥレット症候群 Tourette syndrome**（ジル・ド・ラ・トゥレット症候群 Gilles de la Tourette syndrome ともよばれる）まで含まれる。

　トゥレット症候群は男児に多く男女比は約 4：1 である。遺伝様式は不完全浸透性をもつ常染色体優性遺伝である。小児後期に発症し，青年期に自然寛解することが多い。トゥレット症候群の患者やその家族では，注意欠陥・多動性障害（ADHD）や強迫性障害の発病率が高い。MRI やその他の検査では検出できないので，診断は臨床像による。治療で最も重要な点は，疾患の性質を理解させ，決めつけを解消するために，患者や家族や関係者に対してカウンセリングと教育を行うことである。症状は漸増漸減の傾向があり，重症期にはハロペリドールやピモジドのようなドーパミン拮抗薬が有効である。抗ドーパミン薬には長期連用による副作用があるので，効果は低いがクロニジン（中枢性 a_2 受容体拮抗薬）のような代替薬を最初に投与することが多くなってきた。

　トゥレット症候群以外にも特発性のチック病があり，運動性か言語性チックのいずれかを呈する。両者を同時に呈することはない。最後に，脳炎，梗塞，出血，腫瘍などの病変の結果としてチックが出現することがある。しかし，このような患者では，チックに加えて他の異常を伴うことが普通である。

▶ミオクローヌス

　ミオクローヌス myoclonus は突然の速い筋攣縮で，一般的には運動疾患の中で最も速い運動と考えられている（**表 16.3**）。局所性のことも一側性のことも両側性のこともある。ミオクローヌスには多くの原因があり，病変局在も多様である。大脳皮質，小脳，大脳基底核，脳幹などの病変で起こるが，脊髄病変で起こることもある。無酸素脳症，脳炎，中毒性代謝性脳症などの重症患者ではミオクローヌスがよく起こる。若年性ミオクローヌスてんかんや進行性ミオクローヌスてんかんのような痙攣性大脳皮質活動によってもミオクローヌスが起こる。ミオクローヌスは傍腫瘍性疾患としても起こる。とくに，小細胞性肺癌，卵巣癌と乳癌，神経芽細胞腫で多い。また，神経変性疾患の大脳皮質

表 16.4　振戦の分類
静止時振戦
パーキンソン様振戦
小脳疾患（「赤核振戦」）
口蓋振戦
姿勢振戦
本態性振戦
中毒性/代謝性原因
生理的振戦の増強
神経筋疾患
小脳疾患（「赤核振戦」；軀幹と頭部の揺動）
パーキンソン症候群
企図振戦
小脳性四肢運動失調
姿勢振戦を起こすすべての原因，とくに運動終末時
振戦に似るその他の病態
間代
ミオクローヌス
羽ばたき振戦（固定姿勢保持困難）
ジストニー性振戦
筋線維束性収縮
運動性痙攣発作

線条体変性症や，クロイツフェルト・ヤコブ病 Creutzfeldt–Jakob disease のようなプリオン関連疾患（臨床 **P** 5.9），リソソーム蓄積症，びまん性レビー小体病やアルツハイマー病の後期などでもよくみとめられる。

　固定姿勢保持困難 asterixis（asterixis とは「固定姿勢の欠如」という意味）は**羽ばたき振戦 flapping tremor** ともよばれ，中毒性・代謝性疾患でよくみられる短く速い運動である。とくに肝不全でみられることが多く，この場合には「**肝性羽ばたき liver flap**」と称される。「止まれの交通信号」のように，肘をのばして両手を胸部の前方にまっすぐのばし，手掌を正面に向けてもらうと，この運動が誘発できる。この姿勢を保持しようとすると，固定姿勢保持困難の患者では間欠的な短い屈曲運動が両手首に起こる。ミオクローヌスとは違って，固定姿勢保持困難の場合の運動は筋収縮によるものではなく，実際は手伸筋群の収縮中断によるものである。これは筋電図では短い活動静止期として記録されるので，「陰性ミオクローヌス」の名前がある。

▶振戦

　律動的な，または半律動的な動揺性の運動は**振戦 tremor** とよばれる。振戦とミオクローヌスや固定姿勢保持困難との違いは，振戦では協同筋と拮抗筋の両方が活性化されるので両方向性に運動が起こることである。振戦には多くの原因があり，遅い振戦と速い振戦がある。個々の振戦の特徴がわかれば，病変局在と病因について手掛かりが得られる（**表 16.4**）。

振戦の最も単純な分類は，**静止時振戦 resting tremor**，**姿勢振戦 postural tremor**，**企図（失調性）振戦 intention（ataxic）tremor** の３つに分ける方法である。**静止時振戦**は四肢を弛緩させている時に明らかとなる。手を膝の上に置いてもらって，患者の気をそらすと観察しやすい。例えば，関係のない病歴を尋ねたり，反対側の指で細かい動作をしてもらったりして気をそらす。患者が四肢を動かすと振戦は減少したり消失したりする。静止時振戦はパーキンソン病の重要な特徴の一つで，**パーキンソン振戦 Parkinsonian tremor** とよばれることもある。振戦に左右差をみとめることも多く，手や上肢に多いが，下肢や口にあらわれることもある。患者は母指と他の指で何かを丸めているようにみえることから，**丸薬丸め運動 pill-rolling tremor** という表現もある。典型的な静止時振戦の振動数は３〜５Hz である。

対照的に，**姿勢振戦**は四肢を一定の位置に保持する時に明らかとなり，静止時に消失する。例えば，両手を床と平行に保持させる。**本態性振戦 essential tremor** が最も典型的な例で，おそらく運動疾患の中で最も多い疾患である。家族性振戦，良性振戦，老人性振戦などともよばれるが，厳密にはどの名称も正確ではない。本態性振戦の振動数は５〜８Hz である。手と上肢に最も多いが，下顎，舌，口唇，頭部，声帯に起こることもあり，やや頻度は少ないが下肢や軀幹にも起こる。通常は両側性であるが，左右差があることもある。振戦は軽度のこともあるが，機能障害をもたらすこともある。水が入ったグラスをこぼさずにもつことが困難，と訴える患者が多い。手書きも困難になる。ストレスで振戦が増強し，プロプラノロールのようなβアドレナリン拮抗薬が有効である。飲酒によって振戦が一時的に減少することも少なくない。本態性振戦は常染色体優性の様式で家族性に出現することもあるが，孤発例もある。若年成人期から高齢期まで，どの年齢でも発症し，時間をかけてゆっくり少しずつ進行する傾向にある。軽症例では治療の必要はないが，重症例ではβ遮断薬やプリミドンが症状軽減に有効なことがある。極度の重症例には，視床外側腹側核切除術や視床刺激（臨床 **P16.4**）が行われ，有効なことがある。

姿勢振戦は多くの薬剤や代謝異常，アルコール離断，強い恐怖，不安などの様々な状況で起こる。**生理的振戦 physiological tremor** の増強と考えられる振戦もある。生理的振戦は誰にでもあるが，特別な状況にないかぎり観察できない。生理的振戦の振動数は８〜13Hz で本態性振戦よりもやや速く，カフェインで増強する。また，末梢性の神経筋接合部の疾患でも姿勢振戦（と企図振戦）が起こる。パーキンソン病の患者の中には，典型的な静止時パーキンソン振戦に加え

て，姿勢振戦を示す患者がいる。

第15章（臨床 **P15.2**）で述べたように，企図振戦は小脳疾患による四肢失調に特徴的なので**失調性振戦**ともよばれる。企図振戦は，対象に向かって四肢を動かそうとする時に生じ，運動経路の様々な面で起こる不規則で動揺性の運動である。企図振戦（失調性振戦）の振動数は２〜４Hz である。

振戦についてはその他にも多くの用語があり，混乱のもとになっている。**動作時振戦 action tremor** という言葉は，姿勢振戦を意味する場合も企図振戦を意味する場合もある。姿勢振戦を起こす疾患は企図振戦の原因にもなる。**静的姿勢振戦 static tremor** は静止時振戦の意味にも姿勢振戦の意味にも用いられる。企図振戦は**運動時振戦 kinetic tremor** とよばれることもある。運動が終末点に向かうにつれて振戦が増強する時，**終末時振戦 terminal tremor** とよばれるが，これは企図振戦でよくみられる現象である。さらに，四肢が最終地点に到達する際に姿勢振戦が出現して，終末時振戦として観察されることもある。

振戦の話を終える前に，**表16.4** にあげたその他の例を簡単に説明しておこう。失調性（企図）振戦に加えて，小脳病変では別のタイプの振戦が静止時にも姿勢保持時にも起こることがある。**赤核性振戦 rubral tremor** はその名称にもかかわらず，赤核ではなくて近傍の上小脳脚やその他の小脳回路の病変で起こる。赤核性振戦の振動数は２〜４Hz で，通常静止時には振幅は小さいが，四肢をやや外転したり，姿勢を保持したり，運動を開始しようとすると激しくなる。この振戦は多発性硬化症や脳幹梗塞で起こることが多く，ウィルソン病の振戦に似ている。

小脳疾患でみとめられるその他の振戦には，小脳虫部病変に伴う軀幹と頭部の揺動 titubation や口蓋振戦がある。**口蓋振戦 palatal tremor** は，他のほとんどの振戦とは異なり，睡眠中にも持続することでよく知られている。口蓋振戦は以前は**口蓋ミオクローヌス palatal myoclonus** とよばれていたが，現在では振戦に分類されている。口蓋振戦の運動が単相性ではなく二相性だからである。軟口蓋の運動の振動数は１〜２Hz で，顔面に及ぶことがあり，重症例では上肢近位にも広がる。軟口蓋から発する「クリック音」が聞こえるという患者もいるが，これは口蓋帆張筋の収縮によって耳管が不随意に運動するためである。口蓋帆張筋へのボトックス局所注射が有効である。口蓋振戦は典型例では中心被蓋路（**図15.9A**）の病変で起こるが，最も一般的な原因は脳幹梗塞である。多発性硬化症や外傷が原因となることもある。

律動的または半律動的な運動のために振戦と間違われやすいその他の病態には，間代 clonus，ミオクローヌス，羽ばたき振戦（固定姿勢保持困難），線維束性収

縮，局所間代性痙攣などがある。これらの状態は真の振戦とはみなされない。

パーキンソン病と関連疾患

パーキンソン病 Parkinson disease は比較的多い特発性神経変性疾患で，黒質緻密部のドーパミン作動性ニューロンが脱落することによって起こる。特徴的な所見は，左右差がある静止時振戦と動作緩慢，固縮，姿勢保持困難で，レボドーパ治療に反応することが多い。**パーキンソン症候群（パーキンソニズム Parkinsonism）** と **パーキンソン徴候 Parkinsonian sign** という名称はもっと広義に用いられ，パーキンソン病の特徴，とくに動作緩慢と固縮を示すその他の病態を指す。本項では，最初に特発性パーキンソン病について述べ，ついでパーキンソン症候群に関連するその他の病態（表 16.5）について簡単にまとめる。

▶**特発性パーキンソン病**

パーキンソン病 は病因不明の孤発性疾患で世界中にみられる。通常の発症年齢は 40〜70 歳である。65 歳以上の約 1% に発症する。まれな家族性パーキンソン病の例を別にすると，通常は家族歴がない。病理学的には，黒質緻密部の色素含有ドーパミン作動性ニューロンが脱落するので，組織断面を肉眼で観察すると黒質が白っぽくみえる（図 16.10A）。残存するドーパミンニューロンは **レビー小体 Lewy body** という特徴的な封入体を細胞質にもつことが多い。レビー小体はエオジン好性の赤染する封入体で，周辺に薄く染まる暈（かさ）halo をもつ（図 16.10B）。主構成成分はユビキチンと

αシヌクレインである。神経系の他の領域の色素含有ニューロンにも脱落がある。

　診断は臨床所見に基づいてなされる。最初のうち患者は，一方の手が少し使いにくいとか，動きが遅くなったとか，一側に静止時振戦が出現する，などのような軽度の症状を自覚する。その後，特発性パーキンソン病の患者は **静止時振戦**，**動作緩慢**，歯車様**固縮**からなる古典的な三徴を示すようになり，随伴する姿勢

表 16.5　パーキンソニズムの鑑別診断
パーキンソン病
薬剤性パーキンソニズム（ドーパミン拮抗剤）
多系統萎縮症
線条体黒質変性症
シャイ・ドレーガー症候群
オリーブ橋小脳萎縮症
進行性核上性麻痺
（スティール・リチャードソン・オルシェウスキィ症候群）
レビー小体型認知症
大脳皮質基底核変性症
マカド・ジョゼフ病（SCA-3）[a]
歯状核赤核淡蒼球ルイ体萎縮症
若年性ハンチントン病
ウィルソン病
一酸化炭素中毒
MPTP 中毒
エコノモ嗜眠性脳炎
ボクサー脳症
血管性パーキンソニズム
その他の代謝性疾患・神経変性疾患
パーキンソニズム類縁疾患
水頭症
前頭葉機能不全（無為，カタトニー）
甲状腺機能低下症
うつ病

[a]SCA-3：3 型脊髄小脳失調症

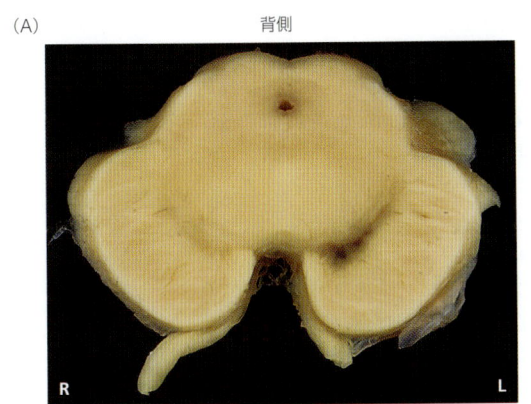

背側

R　　　　L

腹側

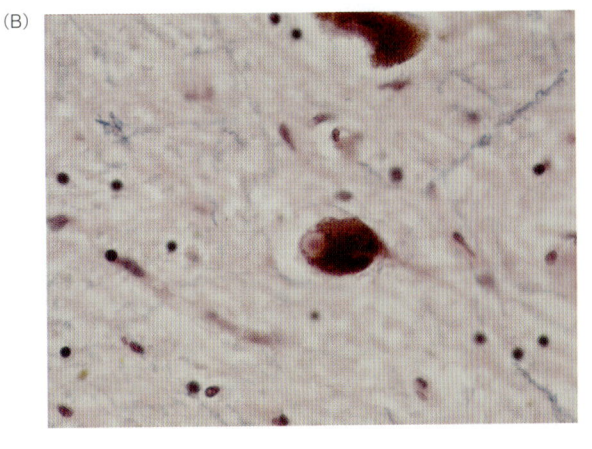

図 16.10　**パーキンソン病の病理変化。**（A）パーキンソン病で亡くなった患者の中脳断面。左よりも右に強い黒質淡明化がみとめられ，黒質緻密部のドーパミン含有色素ニューロンの変性が原因である。（B）別のパーキンソン病患者の黒質の顕微鏡像。典型的なレビー小体が観察できる。レビー小体は特徴的な（ピンクに）濃染する中心部と薄く染まる辺縁部をもち，色素含有ドーパミンニューロンの細胞質に認められる。（A：Nolte J. 1999. *The Human Brain*. 4th Ed. Mosby, St. Louis；Naomi Rance, University of Arizona College of Medicine のご好意による。B：Jean Paul G. Vonsattel, Massachusetts General Hospital, Harvard School of Medicine のご好意による）

16

反応障害のために**歩行が不安定**になる。障害は最初のうちは一側性であるが，後に両側性になる。ただし，両側性の場合でも重症度に明らかな**左右差**があることが多い。ほぼ全例で**レボドーパ治療**が有効である。

以下の場合には特発性パーキンソン病以外の疾患を疑う必要がある。すなわち，レボドーパに反応しない場合，症状に左右差がない場合，静止時振戦がない場合などである（ただしパーキンソン病患者の30％前後は振戦を伴わない）。その他にも，非定型パーキンソン病の特徴がある場合（後述），早い時期から姿勢障害が出現する場合，症状が急速に進行する場合などには別の疾患を考える。パーキンソン病では通常**進行は遅く**，5年から15年の経過で進行し，最終的に重篤な身体障害の状態になって死に至る。晩発性の発症のために，死因はパーキンソン病そのものよりもむしろ他の原因によることが多い。

パーキンソン病の臨床像のうち，とくにくわしく述べておかなければならない特徴がある。「丸薬丸め運動」様の静止時振戦や，歯車様になる筋固縮については**臨床❷16.1**ですでに述べた。パーキンソン病では動作緩慢や寡動による症状が多く出現する。自発的な瞬目回数の減少や顔面表情の減少が特徴的で，**仮面様顔貌 masked face**や**無表情 hypomimia**とよばれている。声は小さくなり（**小声症 hypophonia**），焦ったつぶやき様の話し方になる。眼球衝動運動は遅くなり，滑動性追従運動は壊れてバラバラの衝動運動の寄せ集めになる。書字は小さくなり，**小字症 micrographia**とよばれている。姿勢は前屈みでジストニーを呈する患者もいる。**姿勢反応障害 postural instability**とは反射的姿勢調節の能力が減退するために，身体の平衡を保つことができなくなる現象で，日常生活に支障をきたし，特徴的な**パーキンソン歩行 Parkinsonian gait**の原因となる（**表6.6**）。軽く後方に押すと患者は**後方突進 retropulsion**を示し，平衡を取り戻すために数歩後退するか倒れてしまう。手を使わなければいすから立ち上がれなくなり，歩行の開始が困難になる。いったん歩行を開始すれば，引きずり足の小股歩行になる傾向があり，**加速歩行 festinating gait**とよばれる。時には絶え間なく倒れそうになりながら，前方にすり足で突進する。これを**前方突進 anteropulsion**という。上腕の共振は減少し，**一体的方向転換 en bloc turning**がみとめられることもある。正常では胴体部分をひねって方向転換するが，一体的方向転換ではこれがみとめられない。眉隆起の中央部（眉間）を反復して叩くと正常では瞬目が抑制されるが，この抑制が解除される現象を**マイアーソン徴候 Myerson sign**という。マイアーソン徴候は他の神経変性疾患でもみとめられる非特異的な所見である。

認知症はパーキンソン病の初期症状ではないが，後期に認知症を発症する比率は15〜40％，あるいはそれ以上といわれている。アルツハイマー病とパーキンソン病の合併の場合もあれば，びまん性レビー小体病（後述）のこともあり，この2つでは説明できない場合もある。進行期のパーキンソン病患者では**精神緩慢 bradyphrenia**を呈することがある。この状態では質問に対する反応は遅いが，十分に時間をかければ正しい答えが返ってくる。抑うつや不安も一般的な症状で，とくに進行期のパーキンソン病患者でよくみられる。パーキンソン病のその他の随伴症状には脂漏症 seborrhea や唾液分泌過多 hypersalivation があるが，病因は不明である。興味深いことに，パーキンソン病の初発症状の一つに嗅覚異常（無嗅症 anosmia）がある。おそらく，嗅球や前嗅核（**図18.5**）の変性が関係しているのだろう。

パーキンソン病治療で最も有効な薬剤は**レボドーパ**である。ほとんどの処方には，血液脳関門を通過しない脱炭酸酵素阻害剤である**カルビドーパ carbidopa***も含まれている。末梢組織でレボドーパがドーパミンへ変換される過程をカルビドーパが阻害する。したがってカルビドーパの併用によって，必要とされる中枢神経系でレボドーパの量が増加し，ドーパミンへの変換に利用される。ドーパミンの末梢性の副作用として最も頻度が高いのは胃腸障害と起立性低血圧であるが，これらはカルビドーパによってかなり軽減できる。高用量のレボドーパを使用すると精神病のような精神症状が出現しやすくなる。

パーキンソン病が進行すると，レボドーパ治療に関連する別の問題が生じるようになる。薬の服用後，薬効が切れる時間帯に，厄介な**すり減り現象 wearing off**が起こることがあり，患者はすくんで固まり（freezing），ほとんど動けなくなる。この対極にレボドーパ誘発性ジスキネジーがあり，これも厄介な問題になる。進行期のパーキンソン病患者は，**オンオフ現象 on-off phenomena**を経験するようになる。オンオフ現象ではジスキネジーと無動が比較的急速に交代し，活動できる時間が短くなる。進行期のパーキンソン病患者に起こるこのような変動の発症には2つの要素がある。すなわち，ドーパミン濃度の調節異常と間欠的な投薬に対する生理的反応の異常である。この異常が神経ネットワークを不安定にする。オンオフ現象に対しては，薬剤濃度を長時間維持するような処方に変更することによってある程度対処できる。また，最近，カテコール−O−メチル転移酵素（COMT）阻害剤とモノアミン酸化酵素（MAO）阻害剤が脳へのドーパミン供給を維持し，すり減り現象を軽減すると報告されている。

---

*米国以外の国では，カルビドーパの代わりに末梢ドーパ脱炭酸酵素阻害剤のベンセラジドもよく使用されている。

近年，レボドーパ治療の開始時期をめぐって論争がある。すなわち，パーキンソン病の初期から投与すべきか，他の薬剤が無効になる後期まで待つか，意見が分かれるところである。その他のパーキンソン病治療薬にはメシル酸ベンツトロピン（コゲンチン）やトリヘキシフェニジル（アーテン）のような抗コリン剤がある。抗ウイルス剤であるアマンタジンには抗コリン作用と抗グルタミン酸作用があり，おそらく線条体でのドーパミンの遊離を促進する作用もあると考えられる。ロピニロールやプラミペキソールなどのドーパミン作動薬もよく使用されるようになってきた。セレギリンはドーパミンの分解を阻害することによって働く。セレギリンがパーキンソン病の進行を遅らせる可能性が示唆されたことがあるが，立証されていない。もっと最近では，強力な非可逆的な MAO-B 阻害剤であるラサギリンの有効性が報告されている。パーキンソン病の外科治療については臨床 Ⓟ16.4 で述べる。

ここでもう一度，図 16.7 をみてみると，パーキンソン病の機序が理解できる。線条体へのドーパミン入力が減少すると，大脳基底核からの出力（直接路の出力も間接路の出力も）による視床抑制が増強し，その結果，運動減少症が起こる。さらに，図 16.7 をみればドーパミン作動薬や抗コリン薬の有効性がわかるであろう。しかし，この単純化した図式が不完全であることは覚えておいたほうがよい。例えば，この図ではパーキンソン病でみられる振戦の機序は説明できない。

▶パーキンソニズムを起こすその他の原因

向精神薬や制吐薬として使用される**ドーパミン拮抗薬**にはハロペリドールやプロクロルペラジンなどがあるが，これらの薬剤は固縮や動作緩慢，時には静止時振戦のようなパーキンソン徴候を起こす。パーキンソン病とは違って，発症は通常急激で症状の左右差は少ない。起因薬剤を中止しても症状が数カ月続くことがあるので，亜急性発症のパーキンソン症候群の患者を診察する時には，注意深い医療歴の聴取が必要である。

パーキンソン病以外にも，パーキンソン症候群を伴う神経変性疾患がある（表16.5）。これらの疾患は**パーキンソニズムプラス症候群 parkinsonism plus syndrome** とよばれることがある。これらの疾患でみられるのは非定型パーキンソン症候群で，症状の左右差が少ない，静止時振戦がない，病初期から姿勢調節障害がみとめられる，ドーパミン作動薬に対する反応性が悪い，などの特徴から特発性パーキンソン病と鑑別される。**非定型パーキンソン症候群**を伴う神経変性疾患の中に，**多系統萎縮症 multiple system atrophy（MSA）**としてまとめられる疾患群がある。この中には線条体黒質変性症，シャイ・ドレーガー症候群，オリーブ核橋小脳萎縮症が含まれる。多系統萎縮症では黒質緻密部のドーパミンニューロンが脱落する（図 16.7）。しかし，淡蒼球や黒質網様部に投射する線条体ニューロンも脱落する。したがって，大脳基底核出力核に対する抑制が低い状態に維持されるので，視床抑制が増強された状態，すなわちパーキンソン症候群がみとめられ，たとえドーパミン神経伝達を薬理学的に賦活しても改善はみられない（図 16.7）。パーキンソン病患者に比べて，多系統萎縮症の患者が比較的レボドーパに反応しない理由がわかるであろう。**線条体黒質変性症 striatonigral degeneration（SND）**は非定型パーキンソン症候群を伴うことが多い。**シャイ・ドレーガー症候群 Shy-Drager syndrome** では脊髄の中間外側核細胞柱に著明な萎縮がみとめられる（図 6.4D，図 6.12B）。したがって，シャイ・ドレーガー症候群の患者はパーキンソン症候群とともに，強い起立性低血圧や勃起不全，尿失禁などの自律神経症状（臨床 Ⓟ7.5）を呈する。**オリーブ核橋小脳萎縮症 olivopontocerebellar atrophy（OPCA）**の特徴はパーキンソン症候群と運動失調である。多系統萎縮症のそれぞれ異なる症候群が重なって起こることも少なくない。

パーキンソン症候群を主症状とする重要な神経変性疾患に，**進行性核上性麻痺 progressive supranuclear palsy（PSP）**（別名，**スティール・リチャードソン・オルシェウスキィ症候群 Steele-Richardson-Olszewski syndrome**）がある。この疾患では，上丘，赤核，歯状核，視床下核，淡蒼球のような中脳-間脳境界部周辺の多数の構造に変性が起こる。発病の比較的早い時期から**垂直性眼球運動**の範囲が極端に制限され，上方視，下方視の眼球衝動運動がともに障害される（第13章）。多くの神経変性疾患や正常の老化でも，軽度の上方眼球運動制限がみとめられるので，鑑別が必要である。PSP の患者では，病初期から蝋様の固縮や動作緩慢，転倒傾向などがある。特徴的な「びっくり眼」（眼を見開いて凝視する）を呈する場合もある。パーキンソン病とは違って，PSP の初期には固縮が近位筋に強い傾向がある。例えば，四肢よりも頸部に強い。

レビー小体型認知症 dementia with Lewy body（びまん性レビー小体病 diffuse Lewy body disease ともいう）はパーキンソン症候群と認知症を起こす重要な原因の一つとして広く知られるようになってきた。この疾患ではレビー小体が黒質と大脳皮質に広汎に観察される。比較的病初期から，患者には幻視などの強い精神症状があり，発作性に増悪する傾向がある。**大脳皮質基底核変性症 cortical basal ganglionic degeneration** では，パーキンソン病に似た左右差があるパーキンソン症候群に加えて，四肢のジストニーや，失行（臨床 Ⓟ19.7），他人の手症候群（「私の手や足が独自の意思をもつ」），皮質脊髄路異常などの顕著な大脳皮質症状がみとめられる。

マカド・ジョゼフ病 Machado-Joseph disease（3 型脊髄小脳失調症 spinocerebellar ataxia type 3 ともいう）と歯状核赤核淡蒼球ルイ体萎縮症 dentatorubro-pallidoluysian atrophy（DRPLA）はまれな神経変性疾患であるが，パーキンソン様の症状を伴うことがある。両者とも常染色体優性遺伝の形式をとり，トリプレットリピートの延長が原因である（臨床🅟16.3）。ハンチントン病もトリプレットリピート病であるが，小児期や成人早期に発症するまれな若年型ではパーキンソン症候群が主体となる。ウィルソン病（臨床🅟16.1）も振戦や固縮や動作緩慢を伴うことがある。一酸化炭素中毒の数週間後に遅発性の症状としてパーキンソン症候群が出現することがある。不法薬物使用者が合成麻薬のメペリジン類似薬を摂取する際に，毒物である MPTP を体内に取り込むと，パーキンソン症候群を発症することがある。MPTP は黒質緻密部のドーパミンニューロンを傷害する。

1914 年から 1930 年にかけて，エコノモ嗜眠性脳炎 von Economo encephalitis lethargica の流行があったが，それ以後患者の発生はない。この疾患の後遺症として，多くの患者に重症パーキンソン症候群が起こった。ボクサーはボクサー認知症 dementia pugilistica を発症することがあり，パーキンソン症候群と認知障害がみとめられる。線条体や黒質のラクナ梗塞でも血管性パーキンソン症候群をまれに起こすことがあると思われるが，無症候性のラクナ梗塞が非常に多いので，因果関係を特定することは困難である。病理学的には，ラクナ梗塞が認められるがレビー小体は検出できない。その他にもパーキンソン症候群を起こす多くの原因があるが，これ以上はここでは触れない（詳細については，巻末の文献を参照してほしい）。しかし，ここで述べておきたいのは，水頭症，前頭葉病変（無為），進行期の統合失調症（カタトニー），びまん性皮質下疾患などでは，動作緩慢，固縮，パラトニー，小声症，不安定歩行などが出現して，パーキンソン症候群との鑑別が困難なことがある，という点である。また，重症甲状腺機能低下症やうつ病でも運動の欠如のためにパーキンソン症候群と間違われることがある。

臨床ポイント 16.3　ハンチントン病

　ハンチントン病は常染色体優性遺伝の神経変性疾患で，進行性の舞踏様運動，認知症，精神症状を特徴とし，最終的に死に至る。ハンチントン病の病理学的特徴は線条体の進行性萎縮で，とくに尾状核が傷害されやすい。臨床的には，先にあげた 4 つの大脳基底核機能のすべてに異常があらわれる（表 16.2，図 16.8）。具体的にいうと，身体運動，眼球運動，情動，認知機能の異常である。

　ハンチントン病の全有病率は人口 10 万人に対して約 4，5 例といったところであるが，北部ヨーロッパに祖先をもつ人々の間では高くなる。通常の発症年齢は 30〜50 歳であるが，早発例や晩発例もある。初発症状は，通常，軽度の舞踏運動（臨床🅟16.1）や行動異常である。患者は最初のうちこれらの症状を否定することが多く，家族かその他の周囲の人が気づくようになる。病歴をとると，数年前から異常があったことが明らかになることがある。興味深いことに，ハンチントン病をよく知っている医師は，他の症状が明らかでない段階でも軽度の眼球運動異常に気づくことが多い。この眼球運動異常には，緩徐な衝動運動，滑動性追従運動の障害，ゆっくりとした視運動性眼振（第 13 章）などがあり，頭位変換や瞬目の助けがなければ衝動運動の開始が困難であることが特徴的である。

　臨床🅟16.1 で述べたように，運動異常の初期症状は不器用さと軽度の舞踏運動，そして軽度の攣縮様の動きや落ち着かない動作である。軽症の舞踏運動は自制が可能なので，患者に歩いてもらったり，閉眼して両手を広げ保持してもらったりすると検出しやすくなる。チック，アテトーゼ，ジストニー様姿位のような舞踏運動以外の異常運動も観察される。若年発症のまれな例では，パーキンソン病に似た病像が主体となることがある。

　一般的な精神症状には，抑うつや不安などの感情障害，強迫神経症，衝動的で破壊的な躁病様の行動などがあり，時には精神病を伴う。複数の型の認知障害が出現し，注意力低下（臨床🅟19.14），近時記憶と遠隔記憶がともに障害される記憶障害，失名詞性失語 anomic aphasia（臨床🅟19.6）行為機能の障害（臨床🅟19.11）などがみとめられる。進行期のハンチントン病の患者は重篤な認知症を呈し，意味のある動作がほぼすべて不可能になる。臥床状態になり，話すこともなくなり，呼吸器感染症で亡くなることが多い。初発症状の発症からの平均余命は約 15 年である。

　最も劇的なハンチントン病の病理変化は尾状核の進行性萎縮である。被殻も傷害され，比較的軽度ではあるが側坐核も萎縮する。すでに述べたように，間接路の線条体ニューロンが最初に変性する（図 16.7）。運動過多症が起こる理由がわかるであろう。CT と MRI では尾状核と被殻の萎縮による側脳室の拡大が観察される。この所見は水頭症とは容易に区別できる。正常の冠状断では尾状核頭が側脳室壁に膨隆するが，ハンチントン病ではこの所見が観察できないからである（図 4.14C）。病状が進行すると大脳皮質にも萎縮が及ぶ。

　ハンチントン病の原因遺伝子が染色体上に同定されたのが 1983 年，クローニングされたのが 1993 年で，人類遺伝学における記念碑的な業績である。原因遺伝子は第 4 染色体上にあり，3 塩基 CAG の縦列反復配

列（タンデムリピート）をもつ。正常人ではこの遺伝子の CAG リピートは 34 回以下である。40 回以上の CAG リピートをもつ人はハンチントン病患者か，または将来ハンチントン病を発症するかのどちらかである。CAG リピートの数が多いほど発症年齢は低くなる。ハンチントン病遺伝子はハンチンチン huntingtin というタンパク質をコードする。CAG リピートはハンチンチンタンパク質内の複数コピーのグルタミンをコードする。CAG リピートの数の増加がハンチントン病を発症させる機序については不明であり，解明に向けて現在もさかんに研究が行われている*。この点が明らかになれば，この悲惨な病気に対する治療の手がかりが得られるものと期待される。ハンチントン病遺伝子に加えて，他のいくつかの遺伝子疾患でトリプレットリピートの延長が原因となる疾患がみつかっている。その多くは著しい神経症状を伴う疾患である。

ハンチントン病を疑うのは，典型的な臨床所見がある場合，とくに家族歴が陽性の場合である。遺伝形式は完全な浸透性をもつ常染色体優性遺伝である。しかし，家族歴が不完全か，または親が早死にしたとか，施設に入所していた，というような状況証拠しかない例も少なくない。鑑別診断として，舞踏運動を起こすその他の疾患を考慮する必要がある（臨床 Ⓟ 16.1）。ハンチントン病遺伝子のクローニングによって，ハンチントン病の遺伝子検査ができるようになり発症前診断も可能になった。しかし，この疾患は依然として治らない病気なので，遺伝子検査には多くの倫理的，哲学的問題がついてまわる。したがって，遺伝子検査は，専門のカウンセリングが可能な状況下で，同意がとれた成人にかぎって行うべきである。

ハンチントン病の治療は，現在のところ，対症的に症状の軽減を図る目的で行われ，疾患の進行を変える治療はない。舞踏運動の軽減には，テトラベナジンのようなドーパミン低下剤やドーパミン受容体を遮断する向精神薬がある程度有効である。精神症状はカウンセリングと向精神薬の投与で対処する。将来，分子標的薬剤が発展して，ハンチントン病やその他の変性疾患の治療法が確立することが望まれる。

臨床ポイント 16.4　定位脳手術と深部脳刺激

定位手術はかなり昔からある技術だが，近年，脳外科領域への応用が目覚ましい。この方法を用いると，脳表の基準点をもとに比較的正確に脳内構造の三次元的な位置決めが可能になる。この技術にはいくつかの

---

*近年，ハンチンチンを含むポリグルタミンタンパク質が，転写・スプライシング，DNA 修復関連分子と結合することによって，これらの細胞メカニズムを阻害することが示されている。その他にも，軸索輸送やミトコンドリア機能の障害の機序が想定されている。

応用があるが，ここでは基本概念だけを述べる。

脳定位座標系を決めるために，最初に基準点を患者の頭部におく。定位脳手術に用いられる基準座標系には，患者の頭皮に一連の小さな放射線不透過マーカーを置く，あるいは局所麻酔下に固定フレームを頭蓋に装着する，などの方法がある。基準座標系を装着した患者について，CT または MRI を撮影して，脳と基準座標系の像を得る。外部基準座標系に対する各脳部位の位置をコンピュータープログラムによって計算する。

次に，基準座標系を装着したままの状態で患者を手術室に連れて行く。撮影画像情報をもとに，脳外科医は生検針かプローブの先端を頭蓋の小孔から脳の正確な位置に挿入する。この手技は局所麻酔下に行われる。脳外科領域でのこの定位技術の適用は多岐にわたる。例えば，細いガイドチューブに器具を挿入して，脳深部の病変から**生検 biopsy** をすることができる。定位技術が発達する以前には，侵襲性が高い手術によって生検を行うか，あるいは生検そのものが不可能であった。膿瘍のような液体貯留病変については定位的に排液することが可能になり，治療しやすくなった。外科手術に加えて，定位技術は放射線療法にも適用されている。この方法は**定位放射線手術 stereotactic radiosurgery** として知られているが，「ガンマナイフ」や「サイバーナイフ」のように放射線ビームを脳内の特定の位置に集中照射するために用いられる。

運動疾患の治療では，大脳基底核回路の特定領域に慎重に刺激を与えたり，病変を作成したりするために定位技術が用いられる。**神経刺激法 neurostimulation** は，電気刺激装置を末梢神経，脊髄，大脳皮質，深部脳構造などにセットする技術が向上したこともあって，近年とくに発展してきた分野である。電気刺激の位置によって，慢性疼痛，運動疾患，てんかん，精神疾患などの治療に用いられる。**深部脳刺激法 deep brain stimulation（DBS）** では，大脳基底核や視床のような深部脳構造に電極を置く。DBS はとくに最近，急速の進歩を遂げている機能的脳外科手術である。DBS の普及に伴って，運動疾患の治療に定位的病変作成が用いられないようになってきた。DBS の効果は可逆的で，しかも刺激条件を容易に調節できるからである。

DBS の機序は依然として不明であるが，**脱分極抑制**の機序が想定されている。すなわち持続刺激によって，刺激電極先端付近のニューロンに可逆的な機能不全を起こすのだろうと考えられている。DBS では慢性的に埋め込まれた刺激装置によって刺激が発生し，体外でいつ何時でも操作可能である。これに対して定位脳手術による病変作成では，電極先に病変をつくるために手術室で十分量の電流を流さなければならない。病変を作成した後では装置埋め込みの必要がないの

16

で，特定の患者にとっては感染の危険が減り，費用が抑えられる利点がある。病変作成術は脳部位に基づいた名前でよばれる。最もよく行われるのは，**淡蒼球破壊術 pallidotomy**（淡蒼球内節），**視床破壊術 thala-motomy**（視床 VL$_p$核），**視床下核破壊術 subthala-motomy**（視床下核）である。DBS と病変作成術の直接の比較調査が進行中であるが，今日では DBS のほうがはるかに広く使用されている。

DBS や定位的病変作成術による治療が最も多く行われている運動疾患が 3 つある。薬剤抵抗性のパーキンソン病，ジストニー，本態性振戦である。進行期の**パーキンソン病**では，視床下核や淡蒼球内節を標的にするとオンオフ変動（臨床 🅟16.2）が改善し，「オン」の時間が延長するとともに動作緩慢や固縮が減少する。治療は最初，障害の反対側に対して行われるが，両側性に行うこともある。治療効果の機序は次のように説明できる。すなわち，淡蒼球内節自身の機能低下，または視床下核機能低下を介する二次的な淡蒼球内節の機能低下のために，淡蒼球内節から視床への抑制性出力路が遮断される（図 16.7）。理由はよくわからな

いが，この治療によって薬剤起因性ジスキネジーもかなり改善する。また，大脳基底核から視床への出力を遮断しても障害があまり起こらない理由も不明である。この神経回路をさらに深く解析する必要がある。

難治性の**ジストニー**（臨床 🅟16.1）でも，視床下核や淡蒼球内節の DBS や病変作成が有効である。**本態性振戦**（臨床 🅟16.1）には，視床 VL$_p$核（中間腹側核 VIM ともよばれる）ニューロンの同期性放電が関わっている証拠がある。この核は小脳から大脳皮質への出力の主要中継核であることを思い出してほしい。視床 VIM の DBS や病変作成は，難治性本態性振戦，重症パーキンソン様振戦，多発性硬化症のような，その他の原因による重症振戦の治療に有効である。

もう一つの外科的アプローチとして，パーキンソン病患者の線条体に胎児中脳ニューロンか副腎髄質クロム親和性細胞を移植する方法がある。移植の長期予後についてはまだ明らかではなく，定位脳手術や，特に最近の DBS の普及に伴って，一時の熱狂的な関心は薄れた感がある（訳者注：最近では iPS 細胞や ES 細胞を用いる移植手術の可能性が活発に研究されている）。

症 例

症例 16.1　片側上下肢をばたばたと投げ出すような不随意運動*

●症例要約

　HIV 陽性の 65 歳の男性。**右上下肢に投げ出すような不随意運動**が出現し，1 カ月の経過で徐々に進行したので，歩行や右手の使用が困難になった。診察すると**持続的で激しい，制御不能のばたばたさせるような円運動が右上肢にみとめられ，時折右下肢に攣縮様のぴくっとした動き**があった。患者の歩行は不安定で右側に倒れる。その他の検査には異常がない。

●局在診断と鑑別診断

　1．太字で上に示した症候から，病変はどこにあると考えられるか。

　2．最も可能性のある診断名は何か。他の疾患の可能性はないか。

---

*この患者についてはすでに Provenzale and Schwarzschild (1994) によって報告されている。巻末の文献を参照。

■ 考察

本例の鍵となる症候は以下の通り。

●右上下肢の投げ出すような激しい不随意運動

1．この患者には，片側バリズムか片側舞踏運動（臨床 🅟16.1）と思われる一側性の運動過多症がある。本章の初めと臨床 🅟16.1 で運動過多症と運動減少症について論じたように，運動過多症は反対側の視床下核の機能不全か線条体の間接路ニューロンの機能異常で起こることが多い（図 16.7）。図 16.7 をもう一度見直すと，上記の両病変が淡蒼球内節（と黒質網様部）から視床への抑制性出力を減じるために，視床から運動皮質への興奮性出力が増すことがわかるだろう。

最も疑われるこの患者の**臨床病変局在**は，左視床下

核か左線条体である。

2．患者の年齢から，左視床下核か左線条体のラクナ梗塞が最も疑われる。この領域の小出血の可能性もある。しかし，1 カ月の経過で徐々に進行したことから，梗塞にしても出血にしても，一般的な経過とは言い難い。とくに，患者には HIV 感染歴があるので，他の脳病変も考慮に入れる必要がある。HIV 陽性患者で最もよくみられる頭蓋内腫瘤は，トキソプラズマ症と原発性中枢神経系リンパ腫である（臨床 🅟5.9）。両者とも，視床下核や線条体に発生することがある。

■ 臨床経過と神経画像

　ガドリニウム造影による**頭部 MRI**（画像 16.1）では，左視床下核領域にリング状造影増強病変がみとめ

られた（図 16.4D と図 16.9 を比較してほしい）。臨床像から，経験的に抗トキソプラズマ薬であるピリメタミンとスルファジアジンの投与が開始された（臨床 **P** 5.9）。血清と髄液のトキソプラズマ抗体価が陽性であった。4 週間後，右側の片側バリズムは治まったが，

指鼻試験や踵膝試験で右側に波動状の運動がみとめられた。MRI 検査を反復したところ，治療に反応して病変の縮小が観察された。4 カ月後の MRI 検査では治療に反応して病変がかなり縮小した。均質に造影増強される小さな領域を残すばかりとなった。

症例 16.1　片側上下肢をばたばたと投げ出すような不随意運動

画像 16.1　リング状造影増強をみとめる左視床下核のトキソプラズマ病変。静脈内ガドリニウム投与後の T1 強調 MRI 画像冠状断

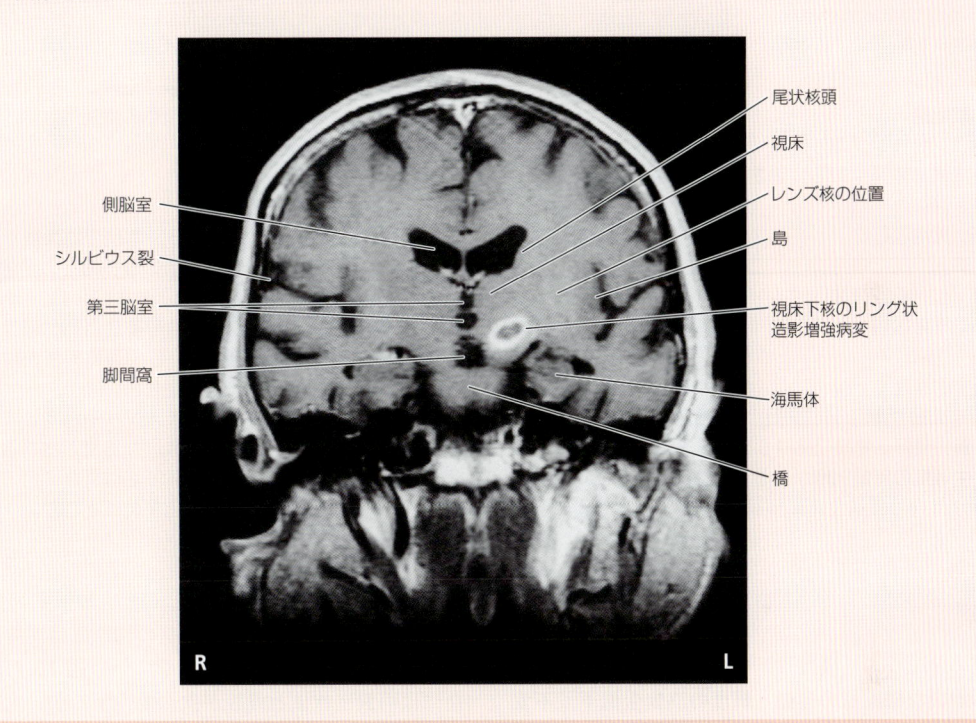

尾状核頭
視床
レンズ核の位置
島
視床下核のリング状造影増強病変
海馬体
橋

側脳室
シルビウス裂
第三脳室
脚間窩

R　　　　　L

16

症例 16.2　不規則な攣縮様運動と夫婦間のもめ事

● 主訴
　最近，攣縮様の運動が出現するようになった 35 歳の男性とその妻が，夫婦間のもめ事のために精神科を受診した。

● 病歴
　妻によると，数カ月間前から，**不規則な攣縮様の運動が夫の頭部，軀幹，四肢にあらわれるようになった**。夜間，夫は睡眠中に歯ぎしりするようになり，急に妻の手を固く握りしめるようなことがあったが，本人は覚えていない。音を立てて飲み込むようなこともあった。夫は**自分自身に不随意運動があるとは思っていない**が，「あってもおかしくない」という。**時々つまずくことには**気がついていて，最近，階段から落下したことがある。

しかし，それがここ数年の歩行障害と関係があるとは思っていない。仕事は小さな会社のセールスマンで，うつ病や知能機能障害，精神疾患の可能性はないという。軍隊時代にはゴルフがうまく，70 後半のスコアで回っていた。受診時には 120 前後を打つようになっていたが，スコアが下がったのは以前よりもゴルフをする回数が減ったため，と説明した。妻はどこかおかしいと感じるようになり受診を勧めたが，聞き入れられなかったので口喧嘩するようになった。

● 家族歴
　妻の家族歴には特記すべきことがない。夫には兄弟がいない。彼の父親は 50 歳の時にハンチントン病で亡くなった（44 歳の時に診断された）。彼の母方の親戚には

患者はいない。下の家系図に詳細を示す。

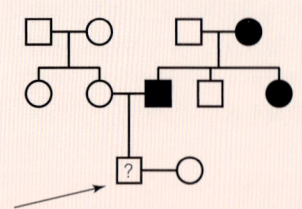

◯ =非罹患女性
□ =非罹患男性
● =女性ハンチントン病患者
■ =男性ハンチントン病患者
? =本例患者

●診察所見
カウンセリングのあとで，精神科医が夫を診察した。
生命徴候：体温＝37℃，脈拍＝76，血圧＝140/80，呼吸数＝16。
頸部：異常なし。
肺：清。
心臓：整，心雑音なし。
腹部：異常なし。
四肢：正常。
神経学的検査：
　精神状態：清明，見当識正常。言語は流暢。注意，計算力良好。物品記銘は5分後に3/3可能。**軽度から中等度の感情鈍麻がある。**受診したことに対する自分自身の感情反応に無関心なところがある。例え

ば，「受診したのなら，受診したのでしょう」といったりする。
脳神経：**眼球衝動運動が中等度に遅延している。**それ以外は正常。
運動系：**顔面，頸部，軀幹，上肢に，時々，短く不規則でそわそわしたような運動がある。四肢の筋緊張は正常かやや低下。**筋力は全身で5/5。
反射：

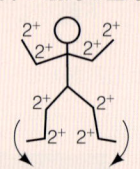

協調運動：指鼻試験と踵膝試験は正常。
歩行：正常。歩行時に不随意運動の増加はない。**つぎ足歩行はやや不安定。**
感覚系：正常。

●局在診断と鑑別診断
1. 太字で上に示した症候から，本例では大脳基底核の4つの並列チャネル（表16.2）のうちのどの回路に異常があるか。
2. 本例の主な運動異常は運動過多症と運動減少症のどちらか。図16.7を参照して，この運動異常を説明できる大脳基底核の病変部位を特定せよ。
3. 本例の患者がその他の家族メンバーと同じ疾患に罹患していると仮定すると，家族歴から推定される遺伝様式は何か。最も可能性のある診断名は何か。どのような遺伝子異常が原因か。脳の傷害部位はどこか。

考察

本例の鍵となる症候は以下の通り。
- **不規則な攣縮様の運動，軽度の筋緊張低下，不安定歩行**
- **眼球衝動運動が中等度に遅延**
- **感情平板化，理屈っぽさ，不随意運動の存在を否定**

1. 異常運動の存在から運動チャネルの障害が疑われる。眼球衝動運動の障害から眼球運動チャネルの障害が疑われる（表16.1）。感情変化や行動の脱抑制もあるので辺縁系チャネルや，ひょっとすると前頭前皮質チャネルにも異常があるかもしれない（臨床**P**19.11）。
2. この患者には，軽度のチックや舞踏運動（臨床**P**16.1）から明らかなように，両側性の運動過多症がある。このような運動過多症は，視床下核や間接路線条体ニューロンの両側性機能不全によって起こる（図16.7）。
3. 家系図から常染色体優性遺伝の様式が疑われる。最も疑われるのはハンチントン病（臨床**P**16.3）である。この疾患は，第4染色体に位置するハンチン

チン遺伝子の**CAG**トリプレットリピートの延長によって生じる。ハンチントン病の初期には間接路の線条体ニューロンが傷害を受けやすい（図16.7）。進行期には両側尾状核と被殻が強く変性するが，大脳皮質にも軽度の変性がみとめられるようになる。

臨床経過と神経画像

精神科医は，この夫婦の夫がハンチントン病の初期であると考えて，神経内科医に紹介した。これは1970年代の話で，当時はまだハンチントン病の遺伝子検査が行われていなかった。バクロフェンによる治療で不随意運動がやや軽減した。

3年後，症状がかなり進行したので精密検査のために入院した。その間，「仕事が遅い」ために，セールスマンとしての仕事を解雇された。その後，新聞配達の仕事も「よく盗まれる」という理由で解雇された。また，最近になって離婚した。診察すると，精神状態はややイライラしていて，速く話すといい加減な話し方になった。また，くり返し意味のない語句を復唱してもらうと誤りが生じた。四肢に頻繁に発作性の不随意運動が出現し，近位筋よりも遠位筋に強かった。歩行はややよたよたしていて，上肢にジストニー様の姿位

がみとめられた。頭部 CT では側脳室が軽度拡大していた。脳波は低電位以外は正常である。

初診の 11 年後，運転免許証の取り消しを契機に自殺願望を口にしたので再入院となった。警官に制止された時に理由がいえず，「ただ，左に曲がろうとした，としかいえなかった」と話した。彼が最後に働いたのは約 1 年前のことで，パートタイムで新聞配達の仕事をしていた。家では一人で生活できていた。診察すると，意識清明で見当識も正常（×3）である。発話は流暢だが，リズムに異常がある。複雑な指示に従える。記憶と計算力は正常である。感情が不安定で，抑圧的で攻撃的で衝動的に振る舞う。例えば，運転できないなら死んでやる，という。自分自身の病気に対する認識が薄く，会話や運動に異常があることを認めようとしない。運動系検査では筋緊張低下と運動維持困難（臨床 Ⓟ 19.14）があり，持続的な舞踏運動様のくねるような動きが舌，上肢，頸部，胴体部分にみとめられる。不随意運動は歩行で悪化し，つぎ足歩行ができない。

今回行われた**頭部 MRI** 検査では，側脳室の外側壁が著明に平坦化している（**画像 16.2**A）。正常の人の MRI 画像（**画像 16.2**B）と比べてみれば一目瞭然である。この所見は，正常では側脳室に突出する尾状核頭（**画像 16.2**B）が，両側性に萎縮していることを示している。大脳皮質にも萎縮があることに注目してほしい。

患者にはハロペリドールなどのドーパミン拮抗薬が投与されたが，効果はなかった。自殺願望がなくなったことを確認してからいったん退院となった。以後，精神科と神経内科の外来で経過観察されている。2 年以内に自宅での生活が不可能になったので，慢性精神疾患療養施設に入所したが，しばらくして亡くなった。

関連症例

画像 16.2C は 2 つの半切脳の冠状断である。右側の脳はハンチントン病患者の脳で（**症例 16.2** とは別の患者の脳である），左側の脳は交通事故で亡くなった正常人の脳である。ハンチントン病患者では尾状核と被殻の萎縮が激しく，側坐核や大脳皮質にも萎縮があることに注意してほしい。

16

584

症例 16.2　不規則な攣縮様運動と夫婦間のもめ事

画像 16.2A，B　ハンチントン病の尾状核頭萎縮。T1 強調 MRI 画像冠状断。（A）尾状核頭の強い萎縮のために側脳室壁が異常に平坦になっている。被殻の萎縮も強い。大脳皮質も軽度に萎縮している。ハンチントン病に特徴的な所見である。（B）比較のために別の患者の同じ断面の正常 MRI 像を示す。正常では尾状核頭の膨隆によって側脳室壁が凸型の形をしていることに注意してほしい

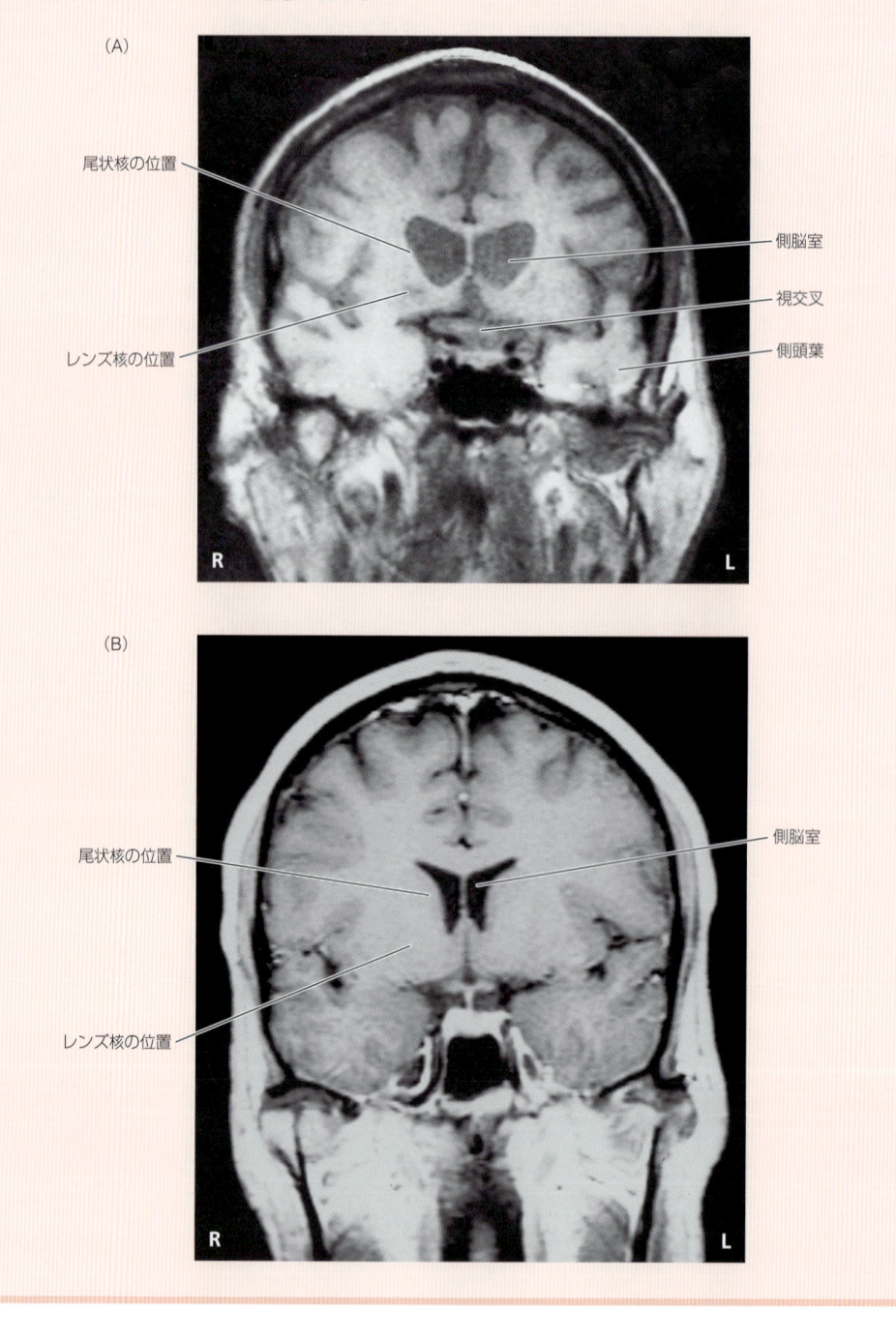

症例 16.2　関連症例

画像 16.2C　ハンチントン病の肉眼病理変化。脳冠状断。右半分の断面はハンチントン病患者の脳で，尾状核と被殻が萎縮している。大脳皮質にも萎縮がある。左側の正常脳と比較してほしい。（Jean Paul G. Vonsattel, Massachusetts General Hospital, Harvard School of Medicine のご好意による）

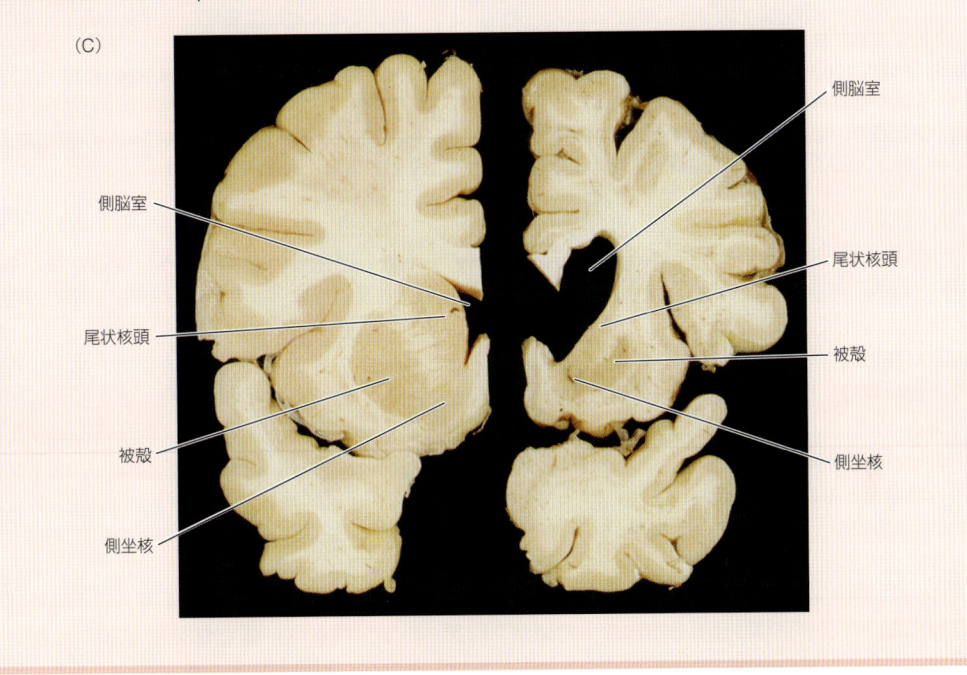

(C)

側脳室

尾状核頭

被殻

側坐核

側脳室

尾状核頭

被殻

側坐核

症例 16.3　片側優位の静止時振戦，固縮，動作緩慢，歩行障害

●主訴

進行性の動作緩慢，振戦，固縮，不安定歩行を呈する 53 歳の右利きの男性。セカンドオピニオンを求められて紹介された。

●病歴

患者は生来健康であったが，10 年前，消防士として勤務している折に，**動作が遅くなり，右手を使うことが困難**になった。この症状は徐々に進行し，2 年後には転職を余儀なくされ，電話会社に勤務しはじめた。その間，**右上下肢に振戦**が時折起こるようになった。神経内科医を受診したところ，パーキンソン病と診断された。**レボドーパとカルビドーパの合剤 (シネメット) を投与され，かなり改善した。**ブロモクリプチン（ドーパミン作動薬）も有効であった。後に，デプレニル（セレギリン）とビタミン E の治験に加わったが，**症状は徐々に悪化しつづけた。**振戦は全身に広がり，徐々に動作緩慢と固縮が進行するとともに，**動作の開始が困難**になっていった。

家族歴にパーキンソン病はない。ドーパミン拮抗薬の服用や，毒物摂取，脳血管障害，脳炎などの既往はない。CT と MRI は正常で，ウィルソン病の血液検査も陰性である。

●診察所見

生命徴候：体温＝36.2℃，脈拍＝80，血圧＝130/80，

呼吸数＝14。

皮膚：やや脂ぎって皮膚が薄い印象がある。外耳道に耳垢蓄積。

頸部：血管雑音なく，異常なし。

肺：清。

心臓：整。心雑音，奔馬調律，心膜摩擦音なし。

腹部：正常腸音，圧痛なし。

四肢：浮腫なし。

神経学的検査：

　精神状態：清明，見当識正常（×3）。言語は正常。物品記銘は 5 分後に 3/3 可能。"world" のスペルを前からも後ろからも正しくいえる。形態の模写は正常。文の書字で**小字症**をみとめる。

　脳神経：**仮面様顔貌**で表情に乏しい。やや**小声症**の傾向あり。

　運動系：頭部と四肢に 4 Hz の振戦があり，**右に強く，静止時に強い。歯車様固縮がとくに右上肢に強い。手指タッピングと急速交互反復運動は両側ともに遅い。**回内偏位なし。筋力は全身で 5/5。

　反射：**眉間反射の消失なし（マイアーソン徴候陽性）。**

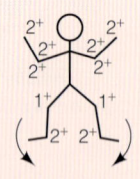

協調運動：指鼻試験と踵膝試験では，動作が遅いが運動失調はない。

歩行：**介助がなければいすから立ち上がれない。遅く固い歩き方で，前屈姿勢，小股歩行，上肢共振減少。足幅は狭い（正常）。方向転換は遅く，身体をひねら**ずに転換する（**一体的方向転換** en bloc turning）。後方に軽く押すと，**2歩後方突進**する。

感覚系：触覚，痛覚，振動覚，関節位置覚はすべて正常。

●**局在診断と鑑別診断**

1. 太字で上に示した症候から判断すると，本患者の疾患は典型的な特発性のパーキンソン病か，それとも非定型のパーキンソン症候群か（臨床 **P**16.1，16.2）。

2. 特発性パーキンソン病の主病変はどこか。主要な神経伝達物質は何か。これらの神経脱落が運動減少症を起こすメカニズムを説明せよ。

考察

本例の鍵となる症候は以下の通り。

● **左右非対称の動作緩慢，歯車様固縮，静止時振戦**
● **小股の前傾歩行，上肢共振減少，一体的方向転換，後方突進**
● **レボドーパ治療が有効**
● **数年の経過をとる緩徐進行性**

1. 本例の患者には，先にあげた特発性パーキンソン病の典型的な中核症状がすべてそろっている（臨床 **P**16.1，16.2）。したがって，特発性パーキンソン病が最も疑われる。レボドーパに対する不応性，初期からの歩行障害，左右対称の症状，静止時振戦がない，垂直性眼球運動障害，起立性低血圧，病初期からの精神症状などの非定型パーキンソン症候群を疑わせる特徴は一切ない。緩徐進行性の経過から，薬物中毒などの急性発症の原因は否定的である。仮面様顔貌，小声症，小字症，マイアーソン徴候など，この患者にみられたその他の随伴症状はすべて，特発性パーキンソン病に特異的という訳ではないが，パーキンソン症候群に合致する。

2. パーキンソン病は黒質緻密部のドーパミン作動性ニューロンの脱落によって起こる。パーキンソン病に典型的な病理変化は図16.10に示すとおりである。正常の黒質のドーパミンニューロンは線条体に投射する。図16.7を見直すと，直接路のドーパミン性興奮の減少と間接路のドーパミン性抑制の減少がともに最終的に淡蒼球内節（と黒質網様部）から視床への抑制性出力を増強するように働くことがわかる。これは続いて視床から運動皮質や運動前皮質への興奮性活動の減少をもたらすので，運動過少症が生じることになる。

オンオフ変動の問題点

この患者の病歴聴取によって，運動過少症に加えてもう一つの問題点が浮き彫りになった。シネメット（カルビドーパとレボドーパの合剤），アマンタジン，ドーパミン作動薬を増量することで症状が幾分改善し

た。しかし，患者の症状は徐々に変動が強くなり，シネメット服用後に「オン状態」となり，次の服用直前に「オフ状態」となった。「オフ状態」の時には，介助なしにいすから立ち上がることができず，歩行は困難で，その場に「すくんでしまう」ことがある。ベッドで寝返りを打つことが困難で，生活用品の使用や排尿便，手洗いに時間がかかり，介助なしにシャツのボタンがはめられない。「オン状態」の時にも，歩行や日常生活動作にある程度の困難があり，四肢すべてに過度の攣縮様運動（ジスキネジー）が起こる。薬剤濃度を一定に維持するような処方，すなわち少量頻回投与を行ったが，徐々に可能な対策はかぎられるようになり，オンオフ現象が増悪した。

シネメット服用後の別の時間帯に検査すると，患者には運動過多性のジスキネジーがありながら振戦はなかった。固縮と動作緩慢は，改善があるものの依然として存在し，左よりも右に強かった。

1. ドーパミン過剰によって，本患者でみられたような運動過多症が起こる機序を説明せよ（図16.7）。

2. 本患者の薬剤治療への反応が思わしくないことから，パーキンソン症候群の運動過多症を改善するために，どのような外科的処置が有効か。その手技が寡動に有効な理由を説明せよ。

考察

1. 黒質線条体投射系のドーパミン減少がパーキンソン病の運動過少症を起こす機序についてはすでに説明した（図16.7）。逆に，直接路と間接路の両方の線条体ニューロンに過剰のドーパミンが作用すると，淡蒼球内節を抑制して視床への抑制性出力が減少する。視床抑制が減少すると，運動皮質や運動前皮質への視床皮質投射系が活性化されて，運動過多症が生じる。

2. 薬剤不応性パーキンソン症候群の治療には，視床下核や淡蒼球内節を標的にした深部脳刺激法（DBS）や定位脳手術が有効である（臨床 **P**16.4）。淡蒼球内節に対するDBSや病変作成は視床への抑制性出力を遮断する（図16.7，図16.9）。したがって，運

動皮質や運動前皮質に投射する視床皮質投射系の興奮性活動が活性化されるので運動過少症が改善する。この手技が運動過多症を起こさない理由はわかっていない。実際，どういうわけか，淡蒼球破壊術によって薬剤関連性の運動過多性ジスキネジーがかなり改善する。近年，難治性パーキンソン症候群の治療に多用されるようになったもう一つの手技は，視床下核刺激装置の植え込みである（臨床 🄿16.4）。視床下核の機能を低下させることによって，淡蒼球内節への興奮性入力が減少することになるので，やはり視床の抑制が軽減されて運動過少症が改善する（図 16.7，図 16.9）。もう一つの方法は視床下核破壊術で，視床下核に対する DBS と同様，淡蒼球内節からの抑制性出力を減少させる。

臨床経過と神経画像

　病歴を詳細に検討した結果，また薬剤への反応によって治療手段がかぎられるようになってきたこともあり，脳外科手術が勧められた。当時はまだ現在ほど DBS が一般的に行われていなかったので，定位的淡蒼球破壊術が行われた。右側にパーキンソン症候が強かったので，左側に手術が行われた。軽い鎮静剤を投与して局所麻酔下に手術が行われた。患者を覚醒状態に維持して，手術中も神経学的検査が行えるようにするためである。定位手術用のフレームを装着して MRI を撮影し，フレームをつけたまま手術室に搬送した。MRI 画像を用いて，フレームを基準にして左淡蒼球の座標を計算した。左前頭骨に小さな穿頭孔をあけ，硬膜を開き，電極を 2 mm ずつ進めて左淡蒼球内節に到達させた。この部位に永続的な病変を作成する前に，高周波刺激電流を通電して電極先端の位置を確認した。この通電によって電極先端周辺の細胞に可逆性の機能不全が起こり，右側の動作緩慢と固縮が劇的に改善した。また，視覚変化や片麻痺も生じなかったので，電極先端が視索や内包の近くにはないことが確認できた（図 16.4D）。そこで，十分量の電流を通電して，電極先端に 70℃ の熱を発生させて永久病変を作成した。

　術後の頭部 MRI を画像 16.3A，B に示す。画像 16.3A では左淡蒼球のすぐ腹側（画像 16.3B 参照）に定位的に作成した病変が観察される。手術の翌日には，患者には右側の振戦がなく，左側の振戦が減少し，約 10 分間の軽度のジスキネジーが 1 回だけあった。固縮もかなり改善した。歩行は速くなり，歩幅も広くなって上肢の振りも増えた。同じ薬剤の服用を続け，手術の 3 カ月後に診察した。症状の改善は持続していて，患者は「いろんなことができるようになった。まっすぐ歩けるし，周りの人から変な眼でみられることもなくなった」と話した。1 日のうち約 14.5 時間が「オ

ン」状態で，2 時間だけ「オフ」状態がある。「オン」状態の時間帯に約 3 回のジスキネジーが起こる。しかしこのジスキネジーも手術前と比べるとかなり軽く，日常生活動作に支障をきたすことはない。診察すると，発話は正常で振戦はない。顔面に軽度の動作緩慢があり，左下肢に軽度のジスキネジー，右側にごく軽度の固縮，左側に中等度の固縮，手指タッピングで軽度の運動遅延がある。容易にいすから立ち上がることができ，歩行も正常であった。

関連症例

　すでに述べたように，DBS は効果が可逆的で刺激条件を柔軟に変更できるので，運動疾患の治療に定位的破壊術が行われることは少なくなった（臨床 🄿16.4）。ここでとりあげた症例よりももっと最近の例として，56 歳の女性のケースを紹介しておこう。この女性は進行期パーキンソン病の患者で，運動疾患専門外来を受診した。9 年前から動作緩慢と固縮が起こり，最初は左側から始まった。振戦もあり，後に歩行障害も出現した。カルビドーパ・レボドーパの合剤（シネメット）を服用していったん症状は改善したが，その後数年にわたっていろいろな薬剤が試された。しかし，最終的に強いオンオフ変動が起こるようになり，日常動作を障害するジスキネジーと全身のすくみが交互に入れ替わった。診察すると，精神状態は正常で，シネメット服用直前には右よりも左に強い動作緩慢と固縮があった。左側に強い振戦がある。シネメットを服用すると激しいジスキネジー運動が起こり，やはり左側に強かった。下顎のジスキネジーのために言葉がうまく話せなかった。

　患者には右側の視床下核を標的にした DBS が行われた（臨床 🄿16.4）。手術室で，局所麻酔下に，患者の頭部に定位手術用フレームが取りつけられた。MRI 撮影の後，フレームをつけたまま手術室に戻された。MRI 上で前交連の中点を同定した（図 4.14C，図 4.15A）。脳定位装置を用いて，視床下核に到達する経路が計画された。標準的なアトラスに従って，前交連中点の 12 mm 外側，3 mm 後方，5 mm 下の点を視床下核に設定した。赤核の位置も MRI で確認し，標的とする視床下核の点が赤核のすぐ吻側のちょうどいい位置にあることを確認した（図 14.3A，図 16.4D，画像 16.1）。もう一度，定位装置を用いて頭皮に切開を加え，頭蓋骨に穿頭孔を開け，標的の 15 mm 上の深さまでカニュラを挿入した。微小電極をガイドカニュラの中を通して標的まで挿入した。電極を背側から腹側へ，視床，不確帯，視床下核，黒質へと進めていくと（図 16.4D），典型的なニューロンの発火パターンが確認された。この発火パターンと刺激電極への反応を参考にして，刺激電極の正しい最終位置を同定した。こ

症例 16.3　片側優位の静止時振戦，固縮，動作緩慢，歩行障害

画像 16.3A，B　進行期パーキンソン病の左淡蒼球破壊術。T1 強調 MRI 画像水平断。A，B は順に下から上へのスキャン画像。（A）定位的に作成した病変が観察できる。（B）この断面を A の断面と比較すると，病変が淡蒼球の腹側縁に沿って存在することがわかる

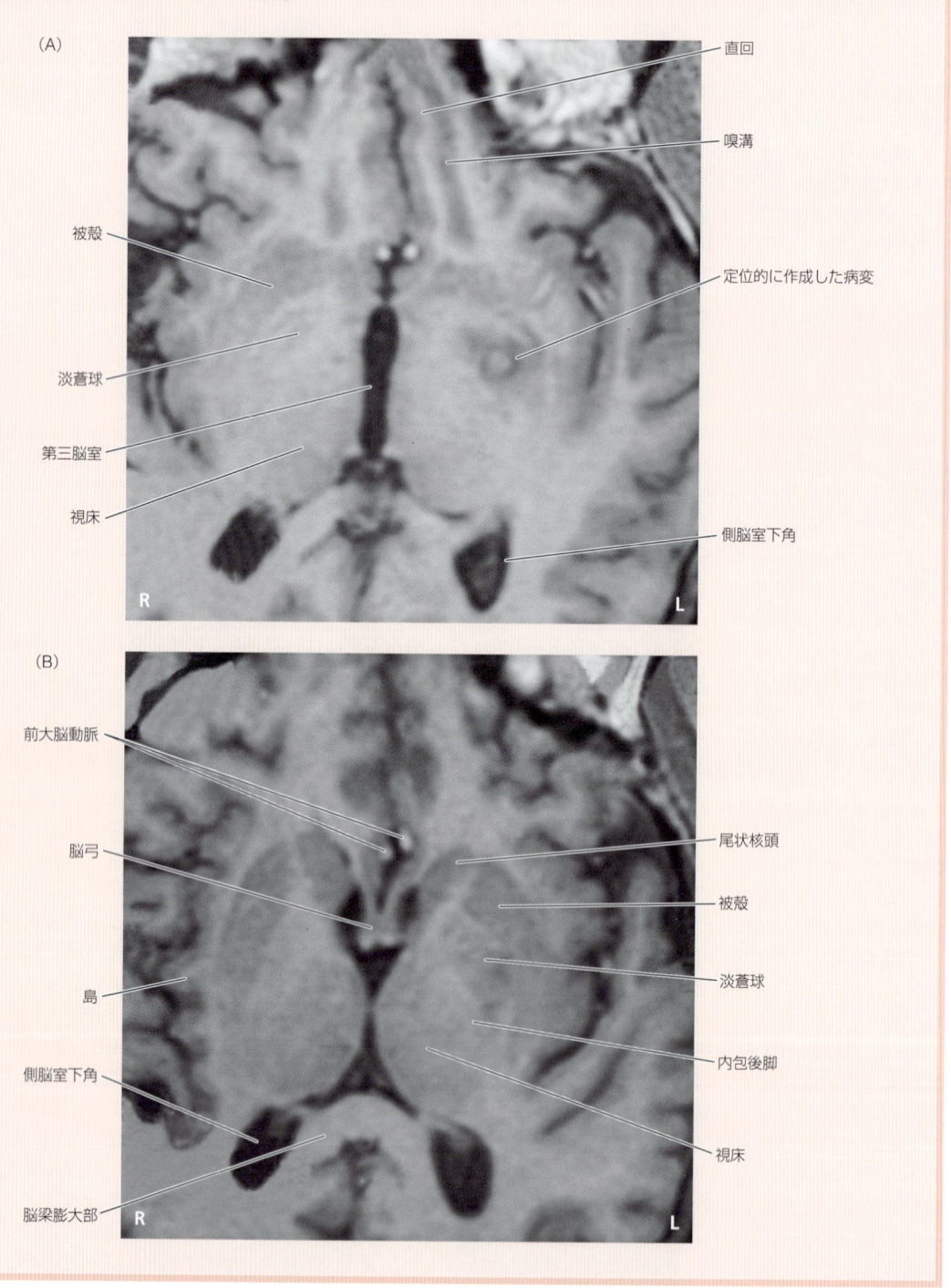

(A)

直回
嗅溝
被殻
定位的に作成した病変
淡蒼球
第三脳室
視床
側脳室下角
R　　L

(B)

前大脳動脈
脳弓
島
側脳室下角
脳梁膨大部
尾状核頭
被殻
淡蒼球
内包後脚
視床
R　　L

症例 16.3　関連症例

画像 16.3C, D　進行期パーキンソン病に対する視床下核刺激。T1 強調 MRI 画像矢状断。C, D は順に外側から内側へ向かう矢状断。(C) 視床を通って視床下核に向かう深部脳刺激（DBS）電極の通過痕を示す。(D) 右視床下核に位置する DBS の電極先端部を示す

(C)

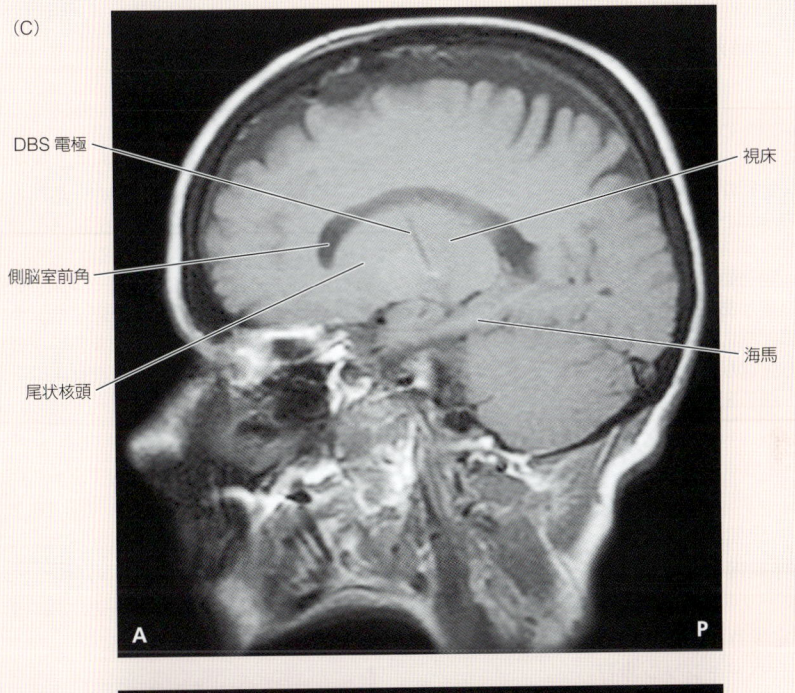

DBS 電極
視床
側脳室前角
海馬
尾状核頭

(D)

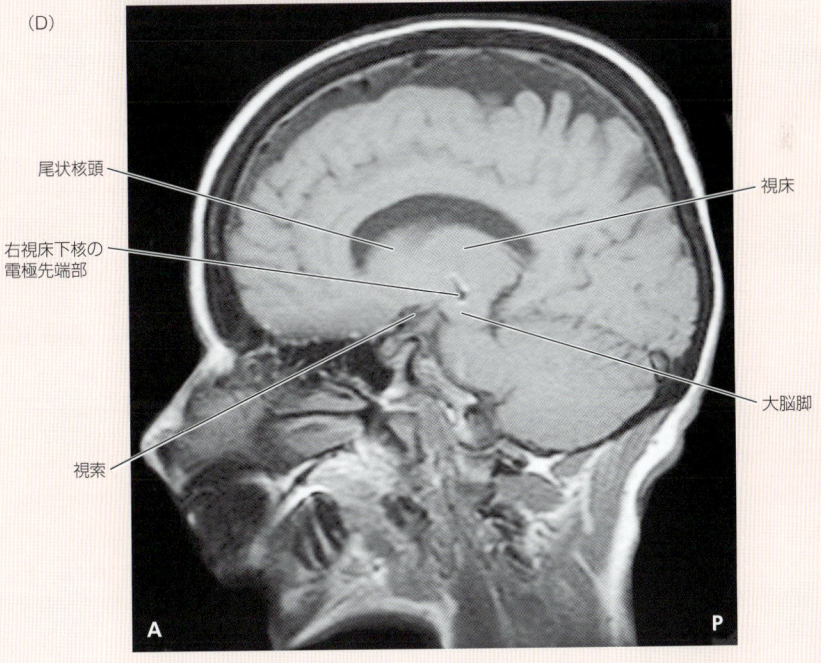

尾状核頭
視床
右視床下核の
電極先端部
大脳脚
視索

の処置の後，**頭部 MRI**（**画像 16.3C，D**）を撮影して，刺激電極の先端が右視床下核にあることを確認した。

電極を装着して6日後，2回目の小手術が行われた。頭蓋骨から外に出した電極を電線につなぎ，この電線を頭皮の下から頸の皮膚の下までくぐらせて，鎖骨下の胸部皮下に置いた刺激発生装置に接続した。手術の数週後に再び運動疾患専門医が刺激条件を設定し調整した。患者の左側の動作緩慢と固縮はかなり改善した。オンオフ変動やジスキネジーも劇的に減少した。

症例 16.4　振戦を伴わない両側性の動作緩慢，固縮，不安定歩行

●症例要約

48歳の女性が徐々に書字とタイプ打ちに困難を感じるようになってきた。「指が固く動きが遅くなっている」と話す。また，**歩行が不安定**になって，数回転倒した。レボドーパとカルビドーパの合剤が投与されたが改善はなかった。発症5年後の診察所見は次の通り。精神状態は正常。**眼球衝動運動は遅く，仮面様顔貌がある。発話は緩徐で構音障害がある。両側性の動作緩慢と固縮がとくに体軸筋や頸部筋に顕著だが，振戦はない。緩徐な動揺性歩行で後方突進がある。**自律神経異常，運動失調，認知症はない。眼球衝動運動は垂直方向には遅いが，上方視と下方視に制限はない。

●局在診断と鑑別診断

1. 太字で上に示した症候から，本患者の疾患は典型的な特発性のパーキンソン病か，それとも非定型のパーキンソン症候群か（**臨床🅿16.1，16.2**）。

2. 最も可能性のある診断名は何か。

3. この疾患ではどのニューロンが変性しているか。その変性が運動減少症を引き起こすメカニズムを説明せよ。**図 16.7**を参照して，この疾患の患者が通常レボドーパ治療に反応しない理由を考察せよ。

考察

本例の鍵となる症候は以下の通り。

- ●両側性の動作緩慢と蝋様固縮
- ●振戦がない
- ●初期の不安定歩行，後期の後方突進を伴う緩徐な動揺性歩行（パーキンソン歩行）
- ●レボドーパ抵抗性
- ●数年の経過をとる緩徐進行性
- ●仮面様顔貌，遅い眼球衝動運動，緩徐な構音障害

1. 両側性の左右対称の症状，振戦の欠如，レボドーパ抵抗性などの特徴は非定型パーキンソン症候群に合致する（**臨床🅿16.2，表 16.5**）。

2. **表 16.5**にあげたほとんどの疾患では，非定型パーキンソン症候群に加えてその他の明らかな異常がある。非定型パーキンソン症候群単独で，その他に明らかな異常がない場合には，線条体黒質変性症（SND）（多系統萎縮症の1型）の可能性がある。もう一つの可能性は薬剤性パーキンソン症候群である。しかし，緩徐進行性の経過からその可能性は低い。仮面様顔貌，遅い眼球衝動運動，構音障害は，ほとんどのパーキンソン症候群でみとめられる非特異的な所見である。結局のところ，最も疑われる診断名は線条体黒質変性症である。

3. 線条体黒質変性症では，特発性パーキンソン病と同じく，黒質緻密部のドーパミンニューロンが脱落する。結果的に，淡蒼球内節や黒質網様部から視床への抑制性効果が増強するので，運動過少症が起こることになる（**図 16.7**）。特発性パーキンソン病では，ドーパミン欠乏はレボドーパ服用によって是正される。服用されたレボドーパは脳内でドーパミンに変換され線条体ニューロンに作用する（**図 16.7**）。しかし，線条体黒質変性症では線条体ニューロンも変性する。したがって，線条体黒質変性症の患者にレボドーパを投与しても，パーキンソン病患者にみられるような改善は通常みとめられない。

臨床経過と剖検所見

構音障害，嚥下障害，両側性の動作緩慢，振戦を伴わない固縮は，持続的に進行した。患者は発症の6年後に淡蒼球破壊術（**臨床🅿16.4**）を受けたが，一時的な効果をみとめただけであった。最終的に臥床状態となり，発症の7年後に吸引性肺炎で亡くなった。

患者の生前の希望に基づいて，家族は剖検に同意した。肉眼的な脳病理所見では黒質に色素脱失があった（**図 16.10A**の左黒質に似る）。また，尾状核，被殻，淡蒼球外節に萎縮が強かった（**画像 16.4 A，B**）。黒質の顕微鏡組織検査では色素含有ニューロンの著明な脱落があり，グリア細胞の増生がみとめられた。正常対照例（**画像 16.4C，D**）と比べると明らかである。しかし，典型的なパーキンソン病の脳とは違ってレビー小体は観察されなかった。正常対照例と比べると，線条体にも著明なニューロン脱落とグリオーシスがあることが明らかである（**画像 16.4E，F**）。淡蒼球外節，視床下核，橋，青斑核，小脳にも軽度の萎縮がみとめられた。これらの所見から，線条体黒質変性症型の多系統萎縮症と診断された。

追加症例

次の項目については他章で関連症例を取り上げてい

る。**運動疾患，運動失調，関連疾患**（症例 5.7，5.9，
10.2，14.1，14.4，14.7，15.1〜15.4，18.5，19.7）。

その他の関連症例については巻末の**症例索引**を参照のこと。

症例 16.4　振戦を伴わない両側性の動作緩慢，固縮，不安定歩行

画像 16.4A，B　線条体黒質変性症の患者の肉眼病理変化。**症例 16.4** の患者の脳冠状断面。A，B は順に前から後ろへ向かう断面。尾状核と被殻を含む線条体に強い萎縮があることに注意。淡蒼球外節にも萎縮がある

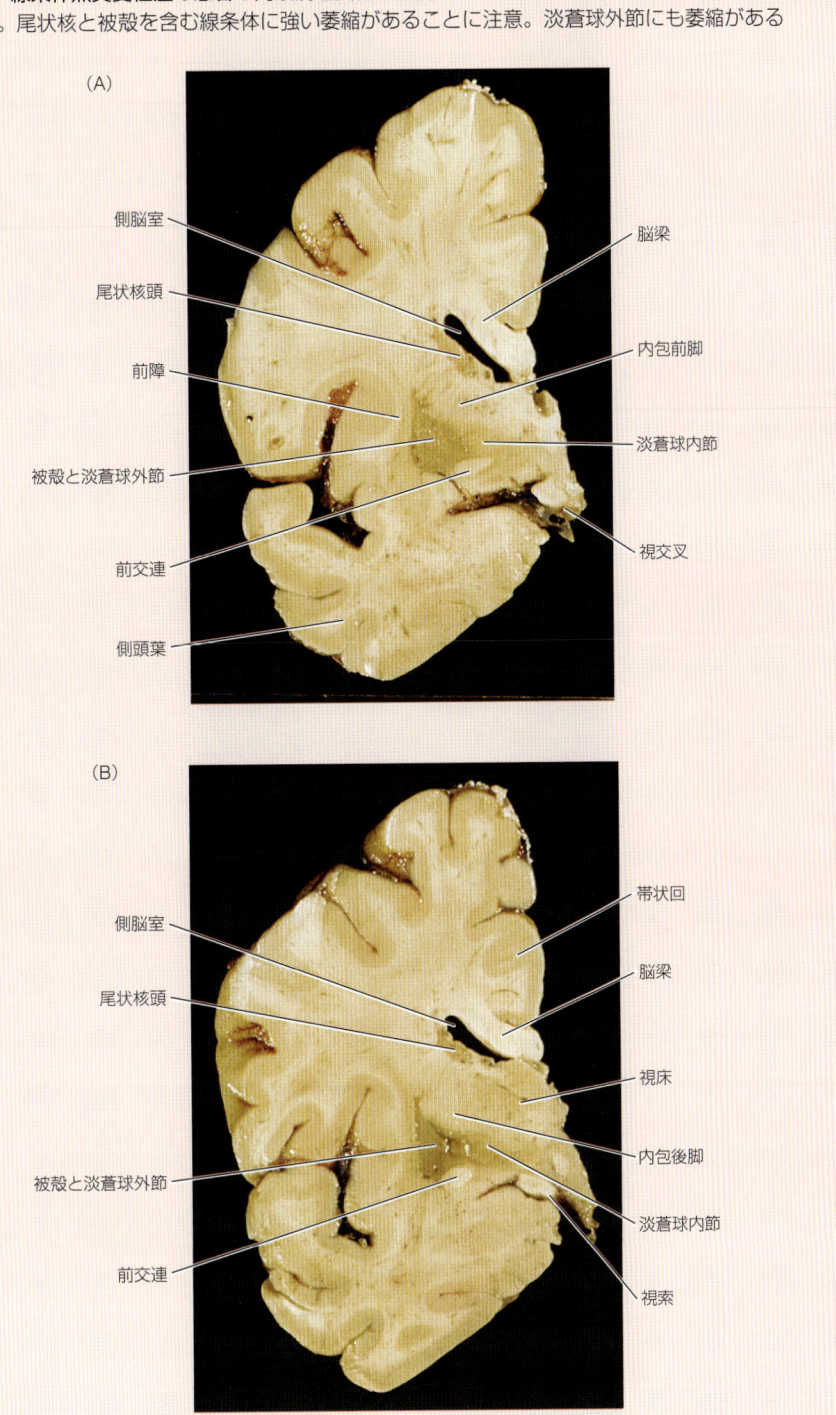

(A)

側脳室
尾状核頭
前障
被殻と淡蒼球外節
前交連
側頭葉

脳梁
内包前脚
淡蒼球内節
視交叉

(B)

側脳室
尾状核頭
被殻と淡蒼球外節
前交連

帯状回
脳梁
視床
内包後脚
淡蒼球内節
視索

16

症例 16.4　続き

画像 16.4C〜F　線条体黒質変性症の患者の組織病理学的変化。（C）正常人の黒質切片。色素含有ドーパミン作動性ニューロンを示す（矢印）。（D）症例 16.4 の黒質切片。ドーパミン作動性ニューロンは観察されない。グリア細胞の増生がある。小さな濃い細胞核はオリゴデンドロサイト（黒矢印），薄く染まる楕円形の核はアストロサイト（白矢印）の核である。（E）正常人の線条体切片。多くのニューロンが染まっている（矢印）。（F）症例 16.4 の線条体切片。神経細胞脱落があり，オリゴデンドロサイト（黒矢印）とアストロサイト（白矢印）のグリア増生が観察される

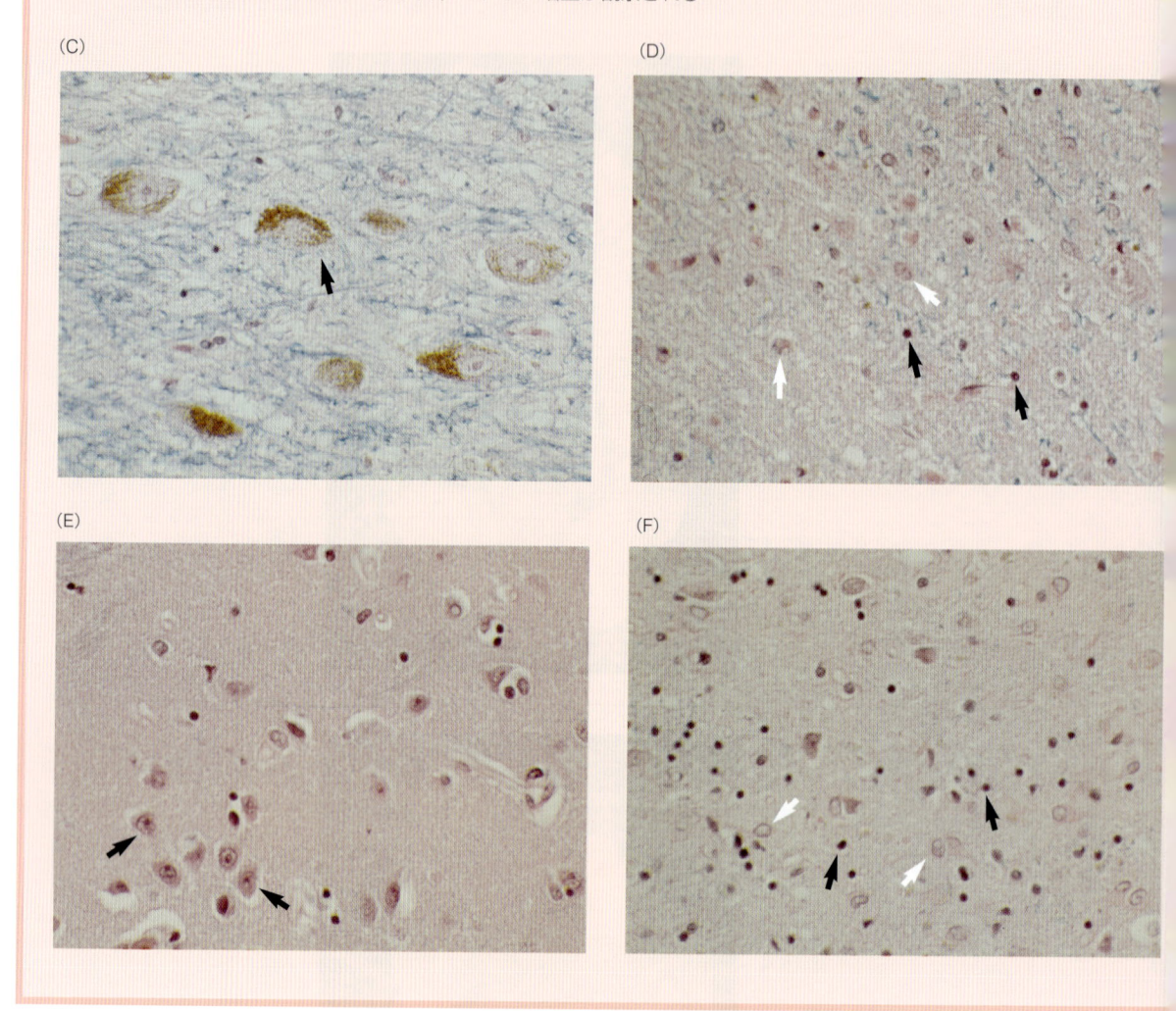

(C)　　　　　　　　　　　　　　　　　　(D)

(E)　　　　　　　　　　　　　　　　　　(F)

本章のまとめ

1. 小脳と同じく，大脳基底核も下行性運動路やその他の機能に影響する複雑なフィードバック回路を形成する。大脳基底核の主要構成要素は，**尾状核，被殻，淡蒼球，視床下核，黒質**である（**表 16.1**，**図16.1**，**図 16.3**）。**線条体**には尾状核と被殻が含まれ，**レンズ核**には被殻と淡蒼球が含まれる。これらの 3 次元的な位置関係は水平断切片（**図 16.2**）と冠状断切片（**図 16.4**）を観察すればよくわかる。水平断切片（**図 16.2**）では**内包**が V 字型の境界となり，内包の内側には視床と尾状核，外側にはレンズ核が位置する。

2. 大脳基底核の主要な入出力線維連絡を**図 16.5～図16.7** に示した。まとめると，運動**皮質**や運動前**皮質**からの入力，**黒質緻密部**からのドーパミン作動性入力，**視床**髄板内核からの入力など，**すべての入力は線条体を経由**して大脳基底核回路に入る（**図16.5**）。視床の前腹側核（**VA**）や外側腹側核（**VL**），およびその他の視床核への出力，脳幹**網様体**や視蓋への出力など，**すべての出力は淡蒼球内節や黒質網様部を経由**して大脳基底核を離れる（**図 16.6**）。

3. 大脳基底核内部の線維連絡は 2 つに分類できる。一つは線条体から出力核に至る**直接路**，もう一つは，視床下核を経由して，回り道して出力核に至る**間接路**である（**図 16.7**）。

4. **図 16.7** に示す大脳基底核内部の線維連絡や神経伝達物質を理解すれば，ハンチントン病のような**運動過多症**やパーキンソン病のような**運動過少症**の発症機序について，理論的な基盤を得ることができる。運動過多症では，大脳基底核から視床への（したがって大脳皮質への）抑制性出力が減少するので，下行性運動路が抑制から解除される。例えば，脳血管障害などの視床下核病変によって片側バリズムが生じる。また，ハンチントン病の初期には間接路の抑制性線条体 GABA ニューロンが脱落する。運動過少症では大脳基底核から視床への抑制性出力が増強するので，運動が比較的減少する。例えば，パーキンソン病では黒質緻密部から線条体に投射するドーパミン作動性ニューロンが変性する。

5. **一般運動機能**に加えて，大脳基底核は**眼球運動，前頭葉運動実行機能，辺縁系経路**にも関わる。大脳基底核を経由するこの 4 つの並列チャネルを**表 16.2**と**図 16.8** にまとめた。一般運動チャネルへの入力は主に被殻から入るが，眼球運動チャネルと前頭前皮質チャネルへの入力はそれぞれ尾状核体と尾状核頭から入る。辺縁系チャネルには側坐核（腹側線条体の一部）や腹側淡蒼球など，腹側の構造が関係する。このように複数の大脳基底核回路が存在するために，大脳基底核疾患の臨床症状として，運動異常に加えて，眼球運動異常や認知障害，精神症状などが生じる。

16

17 下垂体と視床下部

視床下部と下垂体は内分泌機能を複雑かつ巧妙に制御している。しかし，周囲器官との解剖学的位置関係のために，下垂体・視床下部病変では視力障害も起こる。50 歳の女性に視力障害が起こり，数カ月にわたって徐々に悪化した。そのために自動車の運転ができなくなった。彼女にはずっと以前から月経不順と不妊症があった。診察してみると両側の耳側視野に視力障害がある。その他には異常はなかった。最終的に，彼女には視交叉を圧迫する下垂体病変がみつかった。

本章では，視床下部と下垂体の解剖と神経内分泌機能を学び，ついでこれらの構造に病変が起こった時，どのような臨床症状が生じるかを学ぶ。

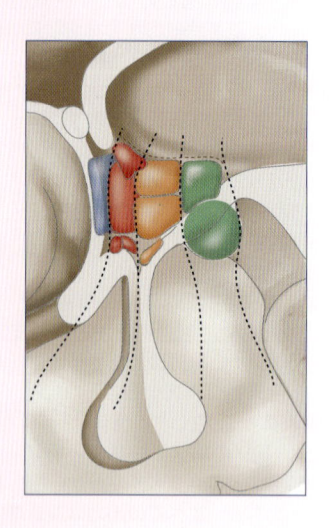

解剖学と臨床の基礎知識

下垂体と視床下部は神経系の中で独特の領域を構成している。両者は通常のシナプス伝達以外に，求心性，遠心性の情報源として液性因子を用いる。下垂体と視床下部は**神経系**と**内分泌系**の間の連結部分となっている。さらに，視床下部は**ホメオスタシス**の中心的な制御器で（記憶法：Hypothalamus Homeostasis），「ホメオスタシス性頭部神経節 homeostatic head ganglion」という愛称もある。視床下部は次の 4 つの系と協調したり，これらの系に重要な調節作用を及ぼしたりすることによって，身体のホメオスタシスを維持する。その系とは以下の通りである。

1. ホメオスタシス機構 **homeostatic** mechanism：空腹，口渇，性欲，睡眠-覚醒サイクルなどを調節する
2. 内分泌調節 **endocrine** control：下垂体を介する
3. 自律神経調節 **autonomic** control
4. 辺縁系調節 **limbic** mechanism（第 18 章）
（記憶法：**HEAL**）

以下の項では，最初に下垂体と視床下部の全体的な解剖学について概説する。次に，視床下部の主要な神経核を取り上げ，上にあげた各機能に対してどのような役割を果たすかを述べる。特に下垂体ホルモンの神経内分泌調節に焦点をあてて，くわしく述べる。最後に，下垂体と視床下部機能不全の臨床像を述べる。

下垂体と視床下部の解剖学概説

下垂体 pituitary（hypophysis）は発生学的に異なる 2 つの嚢に由来する（**図 17.1**）。**下垂体前葉 anterior pituitary** は**腺性下垂体 adenohypophysis** ともよばれるが，咽頭の陥凹の天井にできる表皮外胚葉系細胞の肥厚部分から発生する。これが**ラトケ嚢 Rathke pouch** を形成する。**下垂体後葉 posterior pituitary** は**神経性下垂体 neurohypophysis** ともよばれるが，発生途中の脳室の床が突出して形成される。下垂体前葉に含まれる腺細胞は各種ホルモンを循環血液中に分泌する。下垂体前葉からのホルモン分泌は視床下部の調節を受ける。この調節は，視床下部から放出される因子が特殊化した門脈系を運搬されることによって行われる。下垂体門脈系については後述する（**図 17.5**）。ラトケ嚢の後壁は下垂体前葉の中間部という小部分（中間葉ともいう）を形成する（**図 17.1D**）。内分泌機能という点では，ヒトの中間葉は発達が悪い。下垂体後葉には腺細胞はない。その代わりに，視床下部ニューロンの軸索と神経終末が後葉に分布する。この後葉の神経終末はオキシトシンとバソプレシンを循環血液中に放出する。

視床下部 hypothalamus は間脳の一部で，視床の真下にあることからこの名がついている（**図 17.2A**）。視床下部は第三脳室下部の壁と床をつくっている（**図 17.2A**，**図 16.4C**）。視床下部と視床の境界は，**視床下溝 hypothalamic sulcus** という第三脳室壁の浅い溝である。脳の下面（**図 17.2B**）では，視床下部は視交叉のすぐ後方に観察される（灰白隆起と乳頭体）。視床下

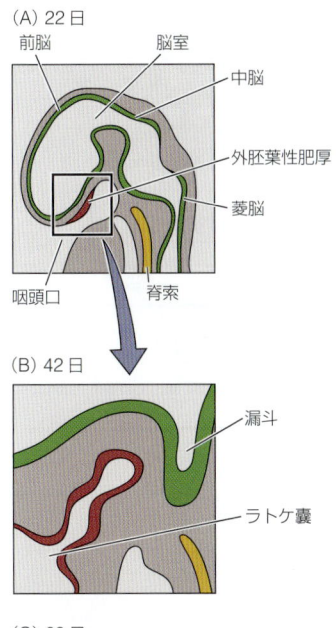

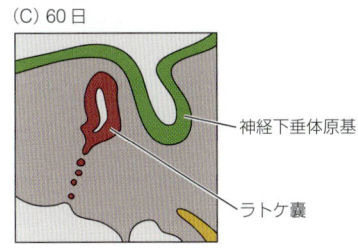

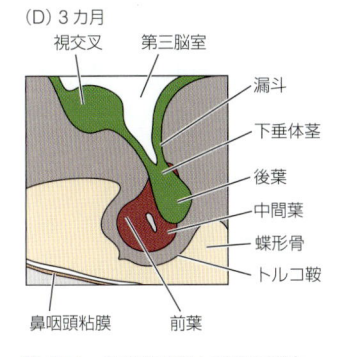

(A) 22 日
前脳　　脳室
中脳
外胚葉性肥厚
菱脳
咽頭口　　脊索

(B) 42 日
漏斗
ラトケ嚢

(C) 60 日
神経下垂体原基
ラトケ嚢

(D) 3 カ月
視交叉　第三脳室
漏斗
下垂体茎
後葉
中間葉
蝶形骨
トルコ鞍
鼻咽頭粘膜　　前葉

図 17.1　下垂体前葉と後葉の発生

部は視交叉の背側にも広がる（図 17.3）。**灰白隆起 tuber cinereum** は「灰色の突出部」という意味だが，視交叉と乳頭体の間にある隆起である。**乳頭体 mammillary body** は後部視床下部にある左右一対の構造である。**漏斗 infundibulum** は「じょうご（漏斗）」の意味だが，灰白隆起から起こって下方に続き**下垂体茎 pituitary stalk** となる（図 17.2A）。下垂体漏斗の前部は軽く隆起していて，**正中隆起 median eminence** とよばれる。正中隆起は視床下部ニューロンから調節因子が放出される部分で，放出された調節因子は門脈を

通って下垂体前葉に運ばれる（図 17.5）。

下垂体は**下垂体窩 pituitary fossa** に存在する（図 12.1，図 12.3A）。下垂体窩は**前床突起**と**後床突起**に挟まれた領域で，この 2 つの突起と蝶形骨の一部が加わって**トルコ鞍 sella turcica** という奇抜な名前の領域を形成する。トルコ鞍とは「トルコのサドル（鞍）」という意味である。トルコ鞍の床の直下には**蝶形骨洞 sphenoid sinus** がある。この位置関係のために，下垂体窩への経蝶形骨到達法による手術が可能となる（臨床 Ⓟ17.1）。下垂体窩の中で下垂体は硬膜に包まれている。下垂体窩の上方を覆う硬膜を**鞍隔膜 diaphragma sella** とよぶ。下垂体茎は鞍隔膜の中央部の円い穴を通って主頭蓋窩とつながっている（図 10.11B）。下垂体窩の両外側は**海綿静脈洞**で境界される（図 13.11）。下垂体やその他のトルコ鞍構造や鞍上構造が，視交叉のすぐ後下方にあることに注意しよう（図 17.2）。したがって，この領域の腫瘍は容易に視交叉を圧迫し，**両耳側半盲 bitemporal hemianopia**（臨床 Ⓟ11.2）などの視野障害を起こす。

復習問題

1. 胎生期のラトケ嚢から生じるのは下記のうちのどちらか。前脳から生じるのはどちらか。
   A. 下垂体前葉
   B. 下垂体後葉
2. 腫瘍による下垂体の腫大は，視覚路のどの構造を圧迫するだろう。

重要な視床下部神経核群と神経路

本項では，視床下部の主要な神経核と，ホメオスタシス，自律神経機能，辺縁系機能に特化した視床下部領域について論じる。視床下部の神経内分泌機能については，次項でくわしく述べる。

▶ 主な視床下部神経核

視床下部の神経核群は，前後方向に 4 つの主要域（図 17.3）があり，冠状断面では 3 つに分かれる（図 17.4）。最内側にある**室周囲核（室周核）periventricular nucleus** は，第三脳室に沿って分布する幅の狭い細胞層である。脳弓線維が視床下部を通って乳頭体に至る過程で，視床下部を**視床下部内側野 medial hypothalamic area** と**視床下部外側野 lateral hypothalamic area** に分ける（図 17.4）。視床下部外側野は**視床下部外側核 lateral hypothalamic nucleus** とその他の小さな核からなる。**内側前脳束 medial forebrain bundle（MFB）**は視床下部外側野を吻尾方向に走る散在性の線維束で，視床下部を含む様々な脳領域を連絡する（図 17.4）。内側前脳束が視床下部外側野を走ることに注意してほしい。

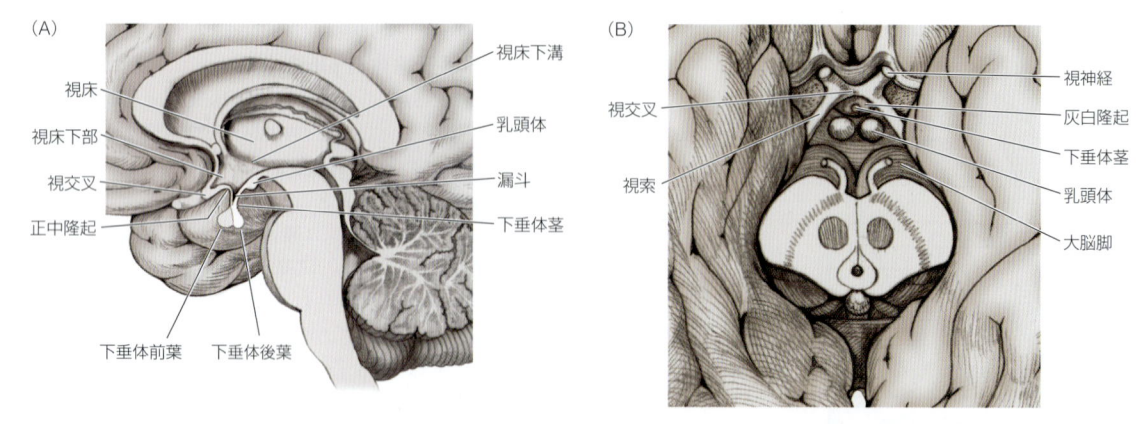

図 17.2　視床下部と下垂体の解剖学的関係。（A）内側面。（B）脳幹と下垂体を除去したあとの下面

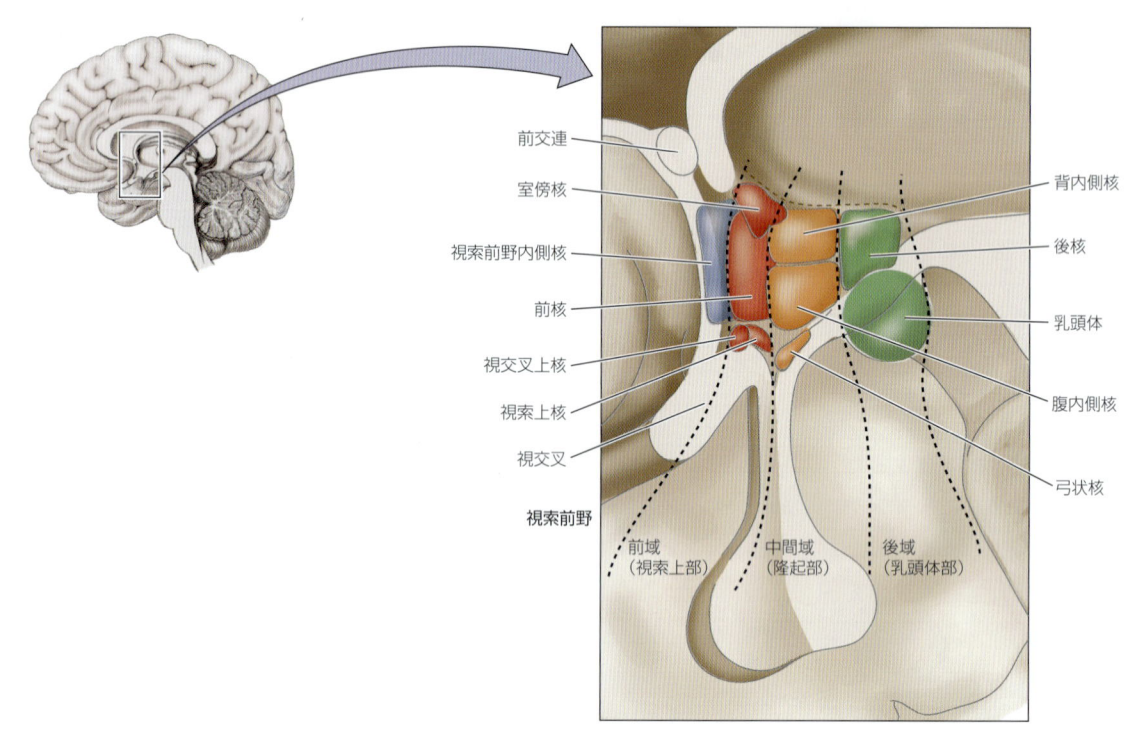

図 17.3　重要な視床下部内側核群。神経核群は前後方向に 4 つの領域に分類される。**表 17.1** も参照のこと

　視床下部内側野はいくつかの異なる核からなり（**表 17.1**, **図 17.3**, **図 17.4**), 前後方向に 4 つの領域に分けることができる。最前方にある**視索前野 preoptic area** が発生学的に終脳に由来するのに対して, 視床下部は間脳に由来する。発生学的由来は別にして, 視索前野は機能的には視床下部の一部である。**視索前野外側核 lateral preoptic nucleus** と**視索前野内側核 medial preoptic nucleus**（**図 17.4**A）は, それぞれ視床下部外側野と内側野の吻側への延長である。残りの視床下部内側野は前後方向に 3 つの領域に分けられる（**表 17.1**, **図 17.3**, **図 17.4**)。**視床下部前域 anterior**

hypothalamic region は視索上部 supraoptic region ともよばれるが, **視床下部前核 anterior hypothalamic nucleus**, **視索上核 supraoptic nucleus**, **室傍核 paraventricular nucleus**, **視交叉上核 suprachiasmatic nucleus** などを含む（**図 17.3**, **図 17.4**B）。視索上核と室傍核のニューロンにはオキシトシンかバソプレシンを含有するものがあり, 下垂体後葉に投射する（**図 17.5**)。視交叉上核は日内リズム（サーカディアンリズム）の「中心時計」である。この核は, 視色素のメラノプシンを含有する特殊な網膜神経節細胞からの入力を受ける。この網膜神経節細胞は, 視交叉から分か

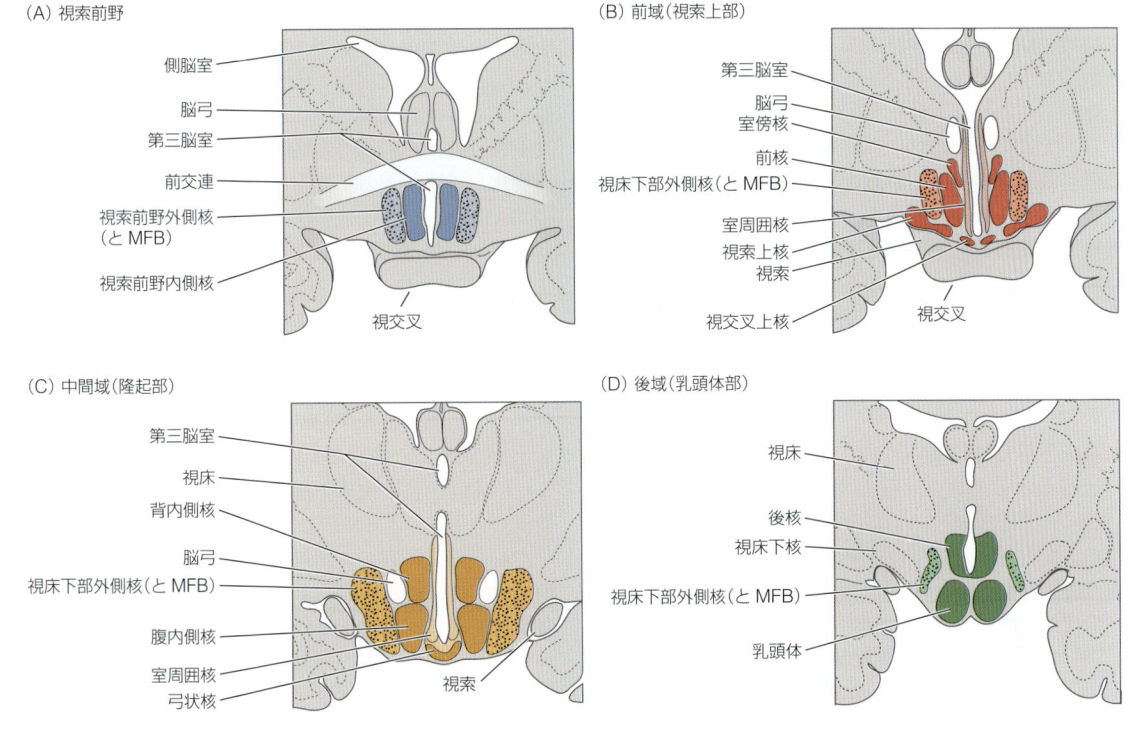

図 17.4　視床下部を通る冠状断切片。4 つの冠状断切片には室周囲核，内側核群，外側核群が示されている。**表 17.1** も参照のこと（Purves D, Augustine GJ, Fitzpatrick D, Katz LC, LaMantia A-S, McNamara JO, Williams SM（eds.）. 2001. *Neuroscience*, 2nd ed. Sinauer, Sunderland, MA）

表 17.1　　重要な視床下部神経核
脳室周囲領域
室周囲核
視床下部内側野
視索前野
視索前野内側核
前域（視索上部）
視床下部前核
視索上核
室傍核
視交叉上核
中間域（隆起部）
弓状核
腹内側核
背内側核
後域（乳頭体部）
乳頭体内側核
乳頭体中間核
乳頭体外側核
視床下部後核
視床下部外側野
視索前野外側核
視床下部外側核

arcuate nucleus，**腹内側核 ventromedial nucleus**，**背内側核 dorsomedial nucleus** などを含む。弓状核は，正中隆起に投射して下垂体前葉を調節する視床下部神経核の一つである。**視床下部後域 posterior hypothalamic region** は**乳頭体部 mammillary region** ともよばれる（**表 17.1**，**図 17.3**，**図 17.4D**）。この領域には**乳頭体内側核 medial mammillary nucleus**，**乳頭体中間核 intermediate mammillary nucleus**，**乳頭体外側核 lateral mammillary nucleus**，**視床下部後核 posterior hypothalamic nucleus** などがある。

> **復習問題**
>
> 視床下部の 4 つの主要機能とは何だろう（記憶法：HEAL を思い出せ）。

▶視床下部による自律神経機能調節

　視床下部からは，自律神経系の交感神経と副交感神経の両者に作用する重要な下行性投射が出る。下行性自律神経線維は主に**室傍核**から出るが，**背内側核**や**外側野**や**視床下部後域**から出る線維もある。下行性自律神経線維は，最初のうちは内側前脳束を通るが，その後はおそらく多シナプス経路を経由して脳幹の背外側や脳室周囲灰白質を通る。最終的に，脳幹と仙髄中間

れる網膜視床下部路を経由して，直接，視交叉上核に昼-夜サイクルの情報を伝える。**視床下部中間域 middle hypothalamic region** は**隆起部 tuberal region** ともよばれるが（**表 17.1**，**図 17.3**，**図 17.4C**），**弓状核**

帯の節前性副交感神経核か，または胸腰髄の中間外側細胞柱の節前性交感神経ニューロンにシナプス結合する（図 6.12，図 6.13）。下行性自律神経路には，視床下部からの神経路の他にも，脳幹の核から出るものもある。孤束核，ノルアドレナリン作動性核群，縫線核，橋延髄網様体がその例である。これらの核の多くには視床下部からの入力がある。

自律神経機能を調整する視床下部への入力には，多くの神経性の入力や液性の入力がある。その重要な入力の一つに，扁桃体と辺縁系領域からの入力がある（第 18 章）。そのような辺縁系領域には，前頭葉眼窩部，島，帯状回前部，側頭葉皮質などがある。

▶視床下部−辺縁系路

辺縁系とその視床下部への線維連絡については第18章でくわしく述べる。ここでは辺縁系と視床下部の間の主な線維連絡について簡単に述べる。辺縁系に属する**海馬体 hippocampal formation** のうち，海馬台からの線維は**脳弓 fornix** を経由して乳頭体に投射する。一方，乳頭体は**乳頭体視床路 mammillothalamic tract** を経由して**視床前核 anterior thalamic nucleus** に投射する。さらに視床前核は辺縁皮質である帯状回に投射する。辺縁系のもう一つの重要な構造である**扁桃体 amygdala** は，2 つの経路によって視床下部と相反性に線維連絡する。すなわち**分界条 stria terminalis** と**腹側扁桃体遠心路 ventral amygdalofugal pathway** である。自律神経機能に対する情動の影響（不安な時には手が汗ばんで胃がムカムカする）や，免疫系を含むホメオスタシスに対する情動の影響（抑うつ患者は感染症にかかりやすい）は，辺縁系−視床下部の相互連絡を介するメカニズムによって容易に説明できる。また，視床下部から辺縁系経路への連絡があることで，ホメオスタシス機能や生殖機能のために，複雑な動機づけや情動のプログラムが働くことが可能になる。

辺縁系−視床下部の相互連絡は，**視床下部過誤腫 hypothalamic hamartoma** の臨床像をみてもわかる。この腫瘍は組織学的には良性腫瘍のような発育を示すまれな腫瘍で，笑いの発作からなる風変わりな痙攣性疾患（笑いてんかん gelastic epilepsy）を起こす。この痙攣性疾患は通常は乳幼児期に始まる。視床下部過誤腫のほとんどの患者では，易刺激性や攻撃性などの情動行動異常や認知障害がみとめられる。内分泌異常も起こり，性腺刺激ホルモン放出ホルモンを分泌する視床下部過誤腫もある。その場合には早熟症となる。

▶その他の局所的な視床下部機能

内分泌機能，自律神経機能，辺縁系機能への関与に加えて，視床下部は，食欲やホメオスタシスのような個体の生存に欠かせない多くの行動の制御に重要である。これらの機能の形態学的な側面は，主として動物を用いた破壊実験や刺激実験で明らかにされてきた。しかし，ヒトでも同様の機能局在を示す証拠が集積しつつある。すでに述べたように，視床下部前域の**視交叉上核**（図 17.3，図 17.4B）はサーカディアンリズムの制御に重要である。また，腹外側視索前野（VLPO）の GABA 作動性ニューロンが覚醒系を抑制してノンレム睡眠の促進に働くことを思い出してほしい。この GABA ニューロンによって抑制される覚醒系には，隆起乳頭体核（TMN）のヒスタミン作動性ニューロン，後部視床下部外側野のオレキシン含有ニューロン，脳幹のセロトニン作動性，ノルアドレナリン作動性，ドーパミン作動性，アセチルコリン作動性ニューロンなどが含まれる（図 14.13，図 14.15A）。したがって，VLPO を含む**視床下部前域**の病変は**不眠**を起こしやすい。逆に，TMN のヒスタミン作動性ニューロンやオレキシン含有ニューロンを傷害する**後部視床下部の病変**では，**過眠**が起こりやすい。視床下部外側野は**食欲**に重要で，視床下部外側野の病変は体重減少を起こす。逆に視床下部内側野，とくに腹内側核は**食欲抑制**に重要なので，視床下部内側野の病変は肥満を起こす。最近，脂肪組織で産生される**レプチン leptin** が発見された。レプチンは視床下部の **Ob 受容体**に結合して食事摂取のフィードバック調節に重要な役割を果たし，食欲を減少させ肥満を防ぐ。レプチンと拮抗する**グレリン ghrelin** は胃粘膜細胞で産生され，視床下部に受容体があり，食欲を刺激する。**口渇 thirst** は視床下部前域の浸透圧受容器が活性化されることによって生じる。循環血液量減少や体温上昇も口渇メカニズムを活性化する。視床下部外側野の病変は飲水量を減少させる。

体温調節には多数の系の関与がある。発汗，体深部と体表の血流を調節する平滑筋機能，震えや粗い呼吸やその他の運動を調節する骨格筋機能，代謝率を調節する内分泌系などである。**視床下部前域**は体温上昇を検知して**熱放散**のメカニズムを活性化するらしい。視床下部前域の病変は高体温をもたらす。対照的に，**視床下部後域は熱保存**に働く。視床下部後域の両側性病変は通常，**変温症 poikilothermia** を起こす。これは環境に応じて体温が変化する状態で，視床下部後域の熱保存のメカニズムと視床下部前域から下行する熱放散の経路がともに傷害されることが原因である。視床下部は性欲やその他の動機づけに関連する複雑な回路にも関与していると考えられている。最近，視床下部で産生されて下垂体後葉から放出されるホルモンであるオキシトシンが，養育行動を亢進させると報告されている。さらに，性成熟と性分化には神経−内分泌シグナルの相互作用が関係しているが，その過程の多くは視床下部の制御を受けているらしい。

表 17.2　下垂体前葉ホルモンと視床下部の放出因子と抑制因子

下垂体ホルモン	視床下部放出因子	視床下部抑制因子
副腎皮質刺激ホルモン（ACTH）	副腎皮質刺激ホルモン放出ホルモン（CRH），バソプレシン，その他のペプチド	－
甲状腺刺激ホルモン（TSH）	甲状腺刺激ホルモン放出ホルモン（TRH）	成長ホルモン抑制ホルモン（GIH，ソマトスタチン）
成長ホルモン（GH）	成長ホルモン放出ホルモン（GHRH）	成長ホルモン抑制ホルモン（GIH，ソマトスタチン）
プロラクチン	プロラクチン放出因子（PRF）と甲状腺刺激ホルモン放出ホルモン（TRH）	プロラクチン放出抑制因子（PIF，ドーパミン）
黄体化ホルモン（LH）	黄体化ホルモン放出ホルモン（LHRH）	－
卵胞刺激ホルモン（FSH）	黄体化ホルモン放出ホルモン（LHRH）	－

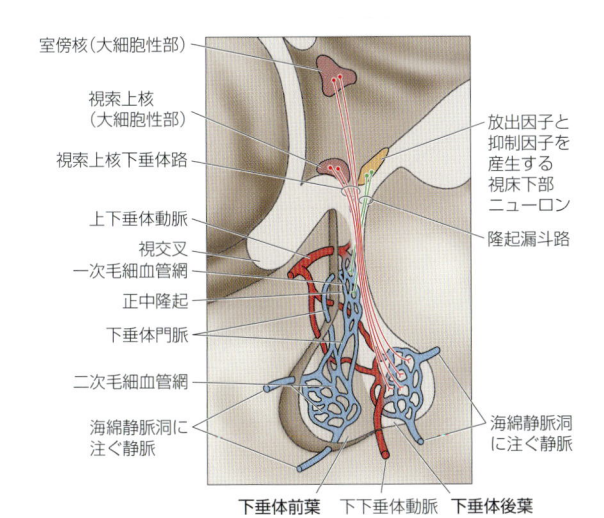

室傍核（大細胞性部）
視索上核（大細胞性部）
視索上核下垂体路
上下垂体動脈
視交叉
一次毛細血管網
正中隆起
下垂体門脈
二次毛細血管網
海綿静脈洞に注ぐ静脈

放出因子と抑制因子を産生する視床下部ニューロン
隆起漏斗路
海綿静脈洞に注ぐ静脈

下垂体前葉　　下下垂体動脈　　下垂体後葉

図 17.5　視床下部による下垂体前葉ホルモンと後葉ホルモンの調節。 抑制因子と放出因子を産生する視床下部ニューロンは正中隆起に投射し，これらの因子はそこから下垂体門脈によって運ばれて下垂体前葉ホルモンの放出を調節する。視索上核と室傍核の視床下部ニューロンは下垂体後葉でオキシトシンとバソプレシンを分泌する

復習問題

視床下部外側野病変と視床下部内側野病変は，体重に対してそれぞれどのように作用するのだろう。視床下部前域病変と視床下部後域病変は，睡眠調節と体温調節に対してそれぞれどのように作用するのだろう。

下垂体と視床下部の内分泌機能

　下垂体前葉は 6 つの重要なホルモンを産生するが，その多くは副腎皮質，甲状腺，生殖腺など，他の身体部位の内分泌系を調節する。この下垂体前葉ホルモンとは，**副腎皮質刺激ホルモン adrenocorticotropic hormone（ACTH），成長ホルモン growth hormone（GH），プロラクチン prolactin，甲状腺刺激ホルモン thyroid-stimulating hormone（TSH），黄体化ホルモ**ン **luteinizing hormone（LH），卵胞刺激ホルモン follicle-stimulating hormone（FSH）**である（**表 17.2**）。中間葉はヒトでは発達が悪いが，プロオピオメラノコルチン（POMC）とメラニン細胞刺激ホルモン（MSH）の 2 つを産生する。臨床的な意義は不明である。下垂体後葉からは 2 つのホルモンが放出される。（1）**オキシトシン oxytocin** と，（2）**バソプレシン vasopressin**（**アルギニンバソプレシン〈AVP〉**または**抗利尿ホルモン〈ADH〉**ともよばれる）である。

　腺細胞からの下垂体前葉ホルモンの分泌は，**下垂体門脈系 hypophysial portal system**（**図 17.5**）を介して視床下部ニューロンの調節を受ける。下垂体には**下下垂体動脈 inferior hypophysial artery** と**上下垂体動脈 superior hypophysial artery** からの血液供給があり，両者とも内頸動脈の枝である。門脈系の最初の毛細血管網は**正中隆起**にある。第三脳室に隣接する視床下部諸核のニューロンが正中隆起に線維を送り，抑制ホルモンや放出ホルモンを分泌する（**表 17.2**）。正中隆起に投射する核には，**弓状核，室周囲核，視索前野内側核，室傍核**の内側小細胞部などがある。

　放出された抑制ホルモンや放出ホルモンは正中隆起の毛細血管網に入り（**図 17.5**，**図 5.15**），**下垂体門脈**によって下垂体前葉に運ばれる。これらのホルモンの大部分はペプチドであるが，例外的にプロラクチン放出抑制因子（PIF）の本態はドーパミンである（**表 17.2**）。下垂体前葉から放出されたホルモンは門脈の第二の毛細血管網に取り込まれて，流出静脈によって海綿静脈洞に運ばれる。海綿静脈洞からの静脈血が主に上・下錐体静脈洞を流れて内頸静脈に到達することを思い出そう（**図 10.11A，B**）。

　下垂体後葉にも毛細血管網があり（**図 17.5**），オキシトシンとバソプレシンを取り込んで体循環に運ぶ。オキシトシンとバソプレシンは視索上核と室傍核のニューロンの細胞体で産生されて，下垂体後葉の神経終末から分泌される。両神経核は両方のホルモンを含有するが，オキシトシンとバソプレシンは異なるニューロンによって含有される。

17

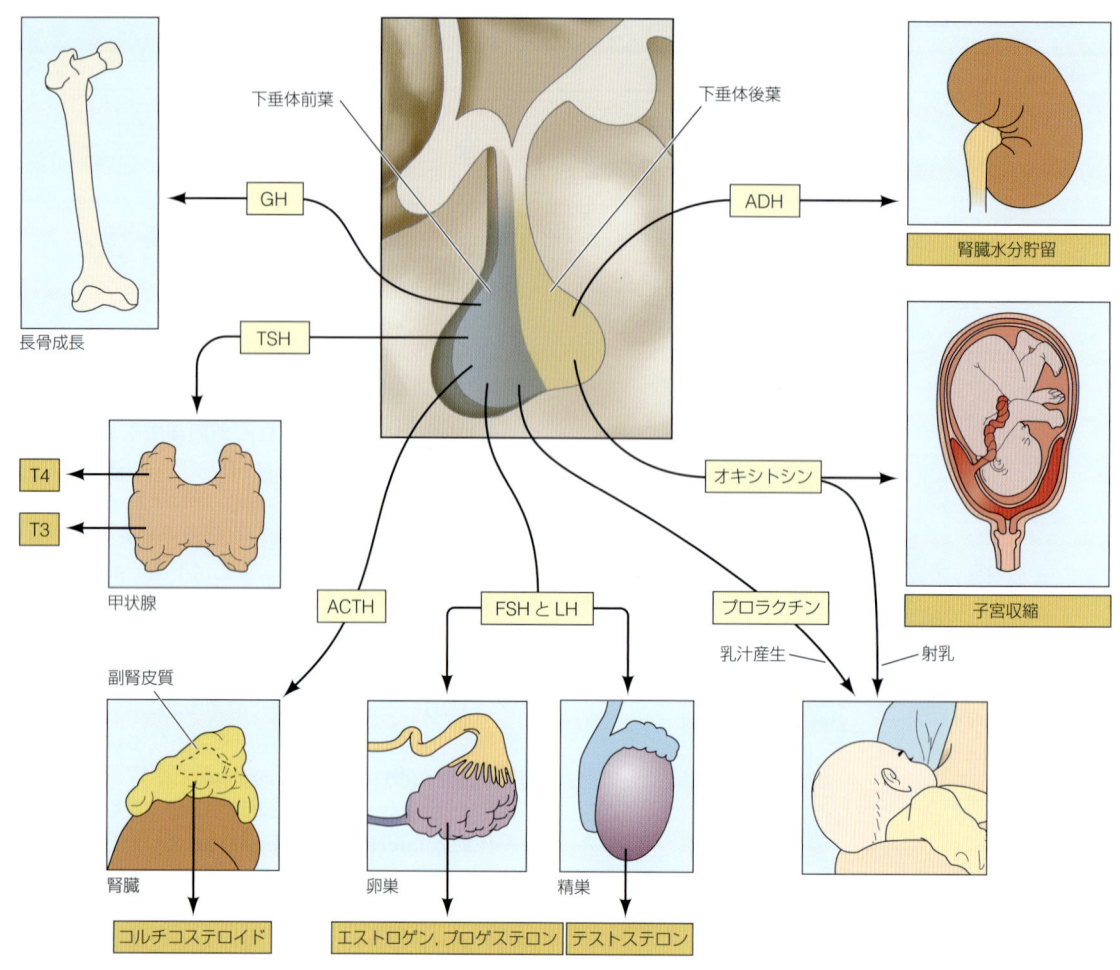

下垂体前葉

下垂体後葉

GH

ADH

長骨成長

腎臓水分貯留

TSH

T4

T3

甲状腺

オキシトシン

子宮収縮

ACTH

FSH と LH

プロラクチン

乳汁産生

射乳

副腎皮質

腎臓

卵巣

精巣

コルチコステロイド

エストロゲン, プロゲステロン

テストステロン

図 17.6　下垂体ホルモン作用のまとめ

　ここで一つ一つの下垂体ホルモンを取り上げ, その最も重要な機能を簡単に復習しよう (図 17.6)。**ACTH は副腎皮質**を刺激して**副腎皮質ホルモン**を産生する。とくに糖質コルチコイドホルモンの**コルチゾール cortisol** と, 比較的少量ではあるが電解質コルチコイドホルモンの**アルドステロン aldosterone** の産生を刺激する。これらのステロイドホルモンは血圧維持, 電解質バランスの調節, 糖の血流への移行促進, など多くの機能に重要である。副腎髄質は節前性交感神経ニューロンの直接の支配下にあり, アドレナリンとノルアドレナリンを放出することを思い出してほしい (図 6.13)。**TSH は甲状腺**を刺激して, **チロキシン thyroxine (T4)** とトリヨードサイロニン triiodothy-ronine (T3) を産生する。この 2 つのホルモンは細胞代謝を促進する。**成長ホルモン**は肝臓や腎臓やその他の器官に働いて**ソマトメジン somatomedin**, 別名**インスリン様成長因子 insulin-like growth factor (IGF)** を分泌させる。このホルモンは長骨やその他の組織の成長を促進する。**プロラクチン**は乳腺に働いて乳汁を分泌させる。**LH と FSH** は, 女性では月経周期と卵子形成に関与する卵巣ホルモンを調節し, 男性では精巣ホルモンの分泌と精子形成を制御する。**オキシトシン**は乳腺平滑筋の収縮を起こし射乳に関与するとともに, 分娩時の子宮収縮にも関係する。**バソプレシン (ADH)** は腎臓における水の再吸収を促進することによって浸透圧調節に関与し, 尿濃縮に働く。

　視床下部-下垂体系 hypothalamic-pituitary axis におけるホルモン分泌は複数の神経内分泌フィードバックループによって調節される。例えば (図 17.7), 視床下部からのコルチコトロピン放出ホルモン (CRH) の分泌と下垂体前葉からの ACTH の分泌は, ともに血流中の循環コルチゾールによってフィードバック抑制を受ける。慢性的に外因性ステロイドの服用を続けると, ACTH 産生が抑えられて副腎萎縮が起こる。外因性ステロイドの投与を突然中止すると, 生命維持に必要なコルチゾールの補給ができなくなる。

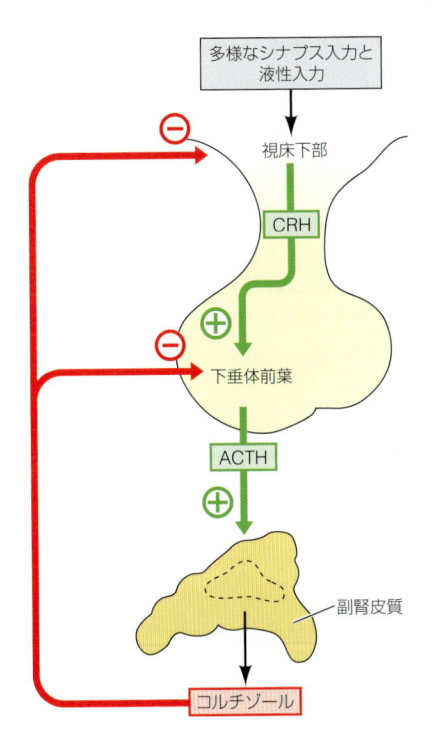

図 17.7　視床下部下垂体系における CRH と ACTH 産生のフィードバック調節

復習問題

下垂体前葉から分泌される 6 つのホルモンと下垂体後葉から分泌される 2 つのホルモンを答えなさい。下垂体前葉ホルモンを放出するのはどのような細胞だろう（腺細胞かニューロンか）。抑制因子と放出因子は視床下部のどの領域から放出され，どのような経路で下垂体前葉に到達するのだろう。下垂体後葉ホルモンを放出するのはどのような細胞だろう。その細胞を有する神経核の名前を答えなさい。

臨床ポイント 17.1　下垂体腺腫と関連疾患

下垂体腺腫 pituitary adenoma は，下垂体前葉の腺上皮細胞から発生する組織学的に良性の緩徐発育性の腫瘍である。発生頻度がかなり高い腫瘍で，成人の頭蓋内腫瘍の約 12％を占める（**表 5.5**）。診断時の平均年齢は 40 歳であるが，青年期や老年期に起こることもある。下垂体腺種は下垂体前葉のどのタイプの細胞からでも発生し，85％の例で一つ以上の下垂体ホルモンを産生する。下垂体腺種によるホルモン産生は正常レベルを超えることが多く，視床下部による正常調節を受けないので，いくつかの内分泌症候群を呈することになる。本項ではこれらの症候群について述べる。直径 1 mm 以下の小さな下垂体**微小腺腫 microadenoma** であっても，顕著な内分泌症候群を起こすことがある。

対照的に，無機能性（ホルモン非分泌性，または「無症候性」）の腺腫の場合は，大きくなって初めて症状が出ることが多い。小さな下垂体腺腫でも，近傍の海綿静脈洞領域を走る痛覚線維を刺激することによって頭痛が生じることがある。しかし，頭痛は大きな腫瘍に伴うことが多い。また，大きな腫瘍が視交叉を圧迫すると**両耳側半盲 bitemporal hemianopia**（臨床 Ⓟ **11.2**）などの視野障害が生じる。治療しないまま放置すると，大きな下垂体腺腫は最終的に水頭症や脳幹圧迫の原因となる。

下垂体腺腫から放出されるホルモンとしてはプロラクチンの頻度が最も高く，全下垂体腺腫の約 50％を占める。ついで成長ホルモン，ACTH の順となる。TSH，LH，FSH 産生腫瘍の頻度ははるかに低く，2 つ以上のホルモンを産生する腫瘍もまれである。無機能性の（「無症候性の」）腺腫の場合は，大きくなって初めて症状が出ることが多い。無機能性腫瘍は下垂体腺腫の約 15％である。

下垂体腺腫の**治療法**には，内科的治療，手術，放射線療法がある。プロラクチン産生腫瘍（プロラクチノーマ）はブロモクリプチンやカベルゴリンなどのドーパミン作動薬によく反応することが多い。ドーパミン作動薬はプロラクチンの放出を抑制して（**表 17.2**），腫瘍を縮小させる。プロラクチン非産生腫瘍に対しては，薬物療法の効果が低いので，通常外科手術が行われる。最近，成長ホルモン産生腫瘍の治療にソマトスタチン類似体のオクトレオチド octreotide が使用されて好成績を収めている。これは成長ホルモンの放出を抑制して（**表 17.2**），腫瘍を縮小させる。外科的切除は速やかな治療効果が期待でき，比較的危険も少ない。薬剤抵抗性のプロラクチン産生腫瘍でも外科手術が行われる。一般的には**経蝶形骨洞到達法 transsphenoidal approach** が主流である。全身麻酔下で，器具を鼻腔から挿入して，蝶形骨洞の屋根から下垂体窩の床に到達する（**図 12.1**）。鞍上部下垂体腫瘍（トルコ鞍の上に進展する）では，腫瘍を十分に除去するために頭蓋内到達法が必要になることも多い。しかし，最近の**内視鏡的脳外科手術**の進歩によって，経蝶形骨洞到達法でも鞍上部の脳底部構造に十分到達できるようになっている。ガンマナイフを用いる放射線療法（臨床 Ⓟ **16.4**）は主に外科治療に反応しない場合か，手術に対するリスクがあって手術ができない患者に行われている。

それぞれのホルモン産生下垂体腺腫の**臨床症状と診断**についてみていこう。プロラクチン産生腫瘍は典型的には，女性で無月経，男性で性腺機能低下，両性で乳汁分泌，不妊，脱毛，性欲減退，体重増加をもたらす。このプロラクチン値上昇による効果の中には，視床下部 LHRH の放出を抑制するために起こる症状が

ある。視床下部 LHRH が抑制されると血中 LH 値と FSH 値が低下する（表 17.2）。正常女性では，この LH と FSH に対するプロラクチンの効果は授乳中の月経再開を遅らせる。他のすべての下垂体腺腫とも共通することだが，頭痛と視覚異常も起こることがある。

血中プロラクチン値上昇には多くの原因があるが，極端に高い値（非妊娠患者で 150 μg/L 以上）の場合はほぼ下垂体腺腫と診断してよい。MRI が診断に有用で，直径 0.5 mm〜1 mm までの微小腺腫は下垂体の形に間接的に影響するため，検出可能である。それより小さい腫瘍は明確な内分泌異常を伴わないかぎり，観察不可能である。視床下部病変でも PIF（ドーパミン）の産生低下によってプロラクチン値が上昇することがある。しかしその場合，典型的な下垂体腺腫の時のような高値を示すことはない。

成長ホルモン産生腺腫は，成人では緩徐進行性の骨・軟部組織の過剰発育を特徴とする**末端肥大症 acromegaly** を起こす。末端肥大症の具体的な特徴は，手足の肥大，肌理の粗い顔面皮膚，下顎の前方突出などである。小児で骨端線閉鎖（思春期）以前に成長ホルモンの過剰分泌が始まれば，**巨人症 gigantism** となる。成長ホルモン過剰状態に伴うその他の一般的な症状には，手根管症候群，関節炎，不妊，高血圧，糖尿病などがある。診断は典型的な臨床症状，IGF-1 値上昇，グルコース摂取後も持続する 2 mg/L 以上の血中 GH 値上昇，MRI 所見などによる。

ACTH 産生腺腫はクッシング症候群を起こす。**クッシング症候群 Cushing syndrome** は糖質コルチコイド過剰による臨床像を特徴とする疾患群の総称で，原因としては内因性コルチゾールの過剰と外来性の糖質コルチコイド剤過剰投与（プレドニゾン，メチルプレドニゾロン，デキサメタゾン，ヒドロコルチゾンなど）が含まれる。**クッシング病 Cushing disease** はクッシング症候群の重要な原因の一つで，ACTH 産生腺腫が原因となる症候群のことである。クッシング症候群の患者は，特徴的な**クッシング様 cushioid** 外観を呈する。丸い「満月様」顔貌や，手足よりも躯幹に脂肪が沈着する中心性肥満などである。したがって，クッシング様外観を呈する患者の体型は，「クモ状」と表現されてきた。糖質コルチコイド過剰によって引き起こされるその他の病態には，にきび（痤瘡），粗毛症，赤紫色皮膚線条，薄くみえる皮膚，青あざ，創傷治癒不良，高血圧，糖尿病，浮腫，免疫抑制，骨粗鬆症，虚血性大腿骨頭壊死，無月経，性欲減退，ミオパチー，易疲労，躁病や神経症やうつ病を含む精神疾患などがある。原発性副腎腺腫や副腎癌によるクッシング症候群は全体の 15％ を占めるにすぎない。残りの 85％ は，下垂体腺腫による ACTH 過剰分泌（70％）や，ACTH を産生する下垂体以外の腫瘍（15％）による。後者の

ような腫瘍は「異所性」ACTH 産生腫瘍とよばれていて，肺癌などでみとめられる。

内因性コルチゾール過剰の原因を特定するために一連の内分泌検査が行われる。ACTH 値が非常に低い場合には副腎疾患を疑う。副腎性のコルチゾール過剰が ACTH 産生にフィードバック抑制をかけるからである（図 17.7）。ACTH 産生腫瘍が疑われる場合には**デキサメタゾン抑制試験**が有用である。この試験の原理は，深夜にデキサメタゾンを投与すると，コルチゾールと同様（図 17.7），正常ではネガティブフィードバックによって血中コルチゾール値や翌朝測定する尿中コルチゾール代謝産物濃度に減少がみられることに基づく。低用量（1〜3 mg）終夜デキサメタゾン抑制試験はコルチゾール過剰産生を検出するための初回スクリーニングテストとして用いられる。低用量試験でコルチゾール産生に抑制がみられない場合，高用量（8 mg）デキサメタゾン抑制試験が有用である。この用量を用いると，ACTH 産生下垂体腫瘍では通常コルチゾール分泌が抑制されるが，異所性 ACTH 産生腫瘍や副腎腫瘍では抑制されない。もう一つの検査法は CRH 投与テスト（図 17.7，表 17.2）で，下垂体腺腫では血漿 ACTH やコルチゾール値が過剰に上昇するが，異所性 ACTH 産生腫瘍や副腎腫瘍では上昇がみられない。MRI も診断に有用である。最後に，以上の検査を行っても診断が確定しない場合，**錐体静脈洞血液採取**を行えば下垂体性と異所性の ACTH 産生を鑑別できることがある。また，錐体静脈洞血液採取を行えば，MRI で検出できないような微小腺腫でも，左右のどちらに腫瘍があるかを正しく判定できることがある。このようにして，正常下垂体組織を残存して，選択的に微小腺腫の側を外科的に切除することが可能になる。

錐体静脈洞血液採取では，カテーテルを大腿静脈から挿入し，X 線監視下で上方に進め，内頸静脈から両側の下錐体静脈洞まで進める（図 10.11A，B）。最初の血液採取で ACTH の基準値を測定する。ACTH 産生下垂体腺腫では，少なくとも左右どちらかの錐体静脈洞の ACTH 値は末梢血の ACTH 値の 2 倍以上となる。ついで静脈内投与量の CRH（図 17.7）を投与して，約 5 分ごとに左右の下錐体静脈洞で ACTH 値を測定する。3 倍の ACTH 値上昇があれば下垂体腺腫と診断してよい。また，ACTH 値の上昇は腫瘍側では反対側の 2〜20 倍となる。

TSH 産生腺腫は甲状腺機能亢進症の原因としてはまれである。**甲状腺機能亢進症 hyperthyroidism** は，グレーブス病 Graves disease（バセドウ病 Basedow），甲状腺炎，中毒性多結節性甲状腺腫，甲状腺癌などの原発性甲状腺疾患によることのほうがはるかに多い。甲状腺機能亢進症の臨床症状は，神経過敏，不眠，体

重減少，振戦，発汗増加，温熱感受性，交感神経緊張状態，排便頻回などである。甲状腺性眼症はバセドウ病では起こるが TSH 産生下垂体腺腫では起こらないことに注意しよう。バセドウ病は甲状腺，皮膚，眼窩部の炎症を特徴とする疾患で，眼球突出を起こし，最終的に外眼筋に線維化が起こる。甲状腺機能亢進症におけるその他の重要な神経障害には，近位筋の筋力低下，振戦，ジスキネジー，認知症などがある。とくに高齢者の甲状腺機能亢進症では多くの症状が欠如して，認知症（臨床 **P**19.16）や抑うつが主体となることがある。TSH 値は原発性甲状腺疾患による甲状腺機能亢進症では完全に下降するが，TSH 産生甲状腺腫では上昇する。

甲状腺機能低下症 hypothyroidism も，自己免疫性甲状腺疾患，ヨード欠乏症，甲状腺機能亢進症に対する以前の外科的摘除術など，原発性甲状腺疾患で起こることが多く，下垂体や視床下部の機能不全が原因となることはまれである。しかし，視床下部病変や下垂体病変が存在する時には，とくに中等大から大型の下垂体腺腫の場合には，TSH 産生に障害が起こることが比較的多く，甲状腺機能低下症の原因となる。原因の如何を問わず甲状腺機能低下症では，嗜眠，体重増加，寒冷不耐性，平滑で乾燥した皮膚，脱毛，抑うつ，便秘が起こる。最終的に，**粘液水腫性昏睡 myxedema coma** や心臓合併症を起こすことになる。その他の重要な神経障害には，ニューロパチー，手根管症候群，筋肉痛，運動失調，認知症などがある。甲状腺機能亢進症と同様，高齢者の甲状腺機能低下症では認知症やうつ病様の臨床像をとることがある。子宮内や小児の甲状腺機能低下症が治療されないまま放置されるとクレチン症となる。クレチン症では精神発育遅滞や短軀，小頭症などが特徴的である。

LH や FSH 産生腺腫は**不妊症**の原因となることが多いが，腫瘍がかなり大きくなって初めて臨床的に検出可能となることがある。興味深いことに，この種の腫瘍ではテストステロン値やエストラジオール値が高くなることもあれば低くなることもあるのに，臨床的にはどちらの場合でも性腺機能が低下する。この腫瘍は大きくなる傾向があるので，往々にして頭痛や視野障害が主症状となる。

トルコ鞍や鞍上部にその他の病変が生じて，内分泌障害を起こし視交叉を圧迫することがある。下垂体腺腫の頻度が最も高いが，この領域にみられるその他の病変としては，頭蓋咽頭腫，動脈瘤，髄膜腫，視神経グリオーマ，視床下部グリオーマ，脊索腫，奇形腫，類表皮嚢胞，皮様嚢腫，ラトケ嚢嚢胞，トルコ鞍空洞症候群 empty sella syndrome，サルコイドーシス，リンパ球性下垂体炎，転移性腫瘍などがある。

最後に，理由は何であれ MRI 検査を受けた患者の最大 10% に**下垂体偶発腫 pituitary incidentalomas** がみつかることは覚えておいたほうがいいだろう。下垂体偶発腫とは，内分泌学的に異常がなく臨床的にも良性の腫瘍で，MRI で「偶然に」みつかる腫瘍のことである。ほとんどは小さい腫瘍なので，一般臨床検査や，必要に応じて内分泌ホルモン値測定を行い，定期的に経過観察する。

臨床ポイント 17.2　尿崩症と不適切 ADH 分泌症候群（SIADH）

尿崩症 diabetes insipidus（DI）は大量の希釈尿が排出される疾患である。この状態は ADH 欠乏（**中枢性または神経性 DI**）か，ADH に対する腎臓の反応性低下（**腎性 DI**）による。DI の症状は強い口渇，多尿，多飲である。飲水可能な患者は大量の水分を摂取して水分出納を維持するが，十分飲水できない患者は急速に脱水になるので，治療しなければ死に至る。多尿の患者で血漿浸透圧の上昇にもかかわらず，尿浸透圧が比較的低いままであれば診断可能である。この状態を検出するためには，監視下でしばらく患者に水分制限をしてもらう。バソプレシンの皮下注射を行うと神経性 DI では尿浸透圧が上昇するが，腎性 DI では変化しない。一般的な神経性 DI の原因には，脳外科手術，頭部外傷，下垂体−視床下部領域（臨床 **P**17.1）や第三脳室の浸潤性・腫瘍性病変などがある。興味深いことに，下垂体後葉病変は，病変が下垂体茎に及んで視索上核と室傍核の視床下部ニューロン（図 17.5）に逆行性変性が起こらないかぎり，DI を起こすことはない。したがって，これらの神経核のニューロンは下垂体後葉以外の部位でもバソプレシンを放出できるらしい。DI の治療には合成バソプレシン類似薬を皮下または鼻腔内に投与する。

不適切 ADH 分泌症候群 syndrome of inappropriate antidiuretic hormone（SIADH）では，過剰な ADH 産生が血清ナトリウム値低下（**低ナトリウム血症**）と，不つり合いな尿浸透圧の上昇をもたらす。注意すべき点は，尿浸透圧上昇を伴う低ナトリウム血症が SIADH に特異的というわけではなく，心不全や肝硬変などの浮腫性疾患や循環血液量減少でもみられることである。SIADH は多くの神経疾患や非神経疾患が原因となるが，その中には頭部外傷や髄膜炎やその他の多くの神経疾患，肺疾患，薬剤の副作用，ADH 産生腫瘍などが含まれる。重篤な低ナトリウム血症では，嗜眠，昏睡，痙攣発作が生じる。低ナトリウム血症の原因が SIADH である場合には，治療として一日水分摂取量を制限する。治療薬にはバソプレシン阻害剤のバプリゾールも用いられる。重症例では高濃度食塩水の輸液も行われるが，低ナトリウム血症の補正を急ぎすぎると**橋中心髄鞘崩壊 central pontine myelin-**

17

olysis を発症する危険性があるので，注意を要する。

同一患者で SIADH と DI を連続して発症する場合がある。例えば，下垂体領域の手術の後で 3 相性の反応が起こることがある。手術後すぐに DI の時期があり，ついで SIADH，最後に再び DI というパターンで，その後徐々に回復する。大規模な出血や梗塞など，その他の頭蓋内疾患の患者でも，発病初期に SIADH を呈することがある。その後脳死に移行する場合には，ADH が分泌されなくなって DI となる。

臨床ポイント 17.3　汎下垂体機能不全症

下垂体や視床下部領域の疾患では，複数の下垂体ホルモンが欠乏することがある。すべての下垂体ホルモンが欠乏するような状態は **汎下垂体機能不全症 pan-hypopituitarism** とよばれる。**ACTH 欠乏症** は低コルチゾール血症を起こし，易疲労，筋力低下，食欲不振，ストレス反応の低下が生じる。ストレス反応の低下は，結果として低血圧，発熱，低血糖，死亡率の上昇を招く。**TSH 欠乏症** は甲状腺機能低下症を起こし（臨床 Ⓟ17.1），**ADH 欠乏** は尿崩症の原因となる（臨床 Ⓟ17.2）。**LH** と **FSH 欠乏症** は，性欲減退，無月経，不妊などの性腺機能低下を招来する。小児の **GH 欠乏症** は小人症となる。女性の **プロラクチン欠乏症** では乳汁分泌が障害され，**オキシトシン欠乏症** では射乳障害が起こる。

汎下垂体機能不全症には複数の原因があるが，原発性下垂体腫瘍とその治療によるものが最も多い。この領域のその他の病変（臨床 Ⓟ17.1）には，大きな無機能性の下垂体腺腫，髄膜腫，頭蓋咽頭腫，視床下部腫瘍，転移性腫瘍，サルコイドーシスやリンパ球性下垂体炎，感染，自己免疫疾患のようなその他の浸潤性病変などがあげられる。まれには，下垂体腫瘍の中に自然に出血して **下垂体卒中 pituitary apoplexy** が起こることがある。下垂体卒中の患者は，突然の頭痛，髄膜刺激徴候，一側性または両側性の海綿静脈洞症候群（臨床 Ⓟ13.7），視力障害，意識障害を呈することが多い。汎下垂体機能不全症は下垂体卒中でよくみられる合併症である。汎下垂体機能不全症のその他の原因には，頭部外傷，手術，放射線療法，下垂体梗塞，分娩後下垂体壊死（シーハン症候群），先天性異常などがある。

汎下垂体機能不全症の治療には欠乏ホルモンの補充が行われる。ACTH 欠乏では，プレドニゾンやヒドロコルチゾンなどのステロイド剤の連日投与が行われ，感染や手術などのストレス状態では用量を増加して用いる。尿崩症の治療には合成 ADH 類似薬を使用し，甲状腺機能低下症の治療には合成甲状腺ホルモンを使用する。性腺機能低下症の治療には，テストステロンかエストロゲン‐プロゲステロンを組み合わせて用いる。不妊症には LH と FSH の補充療法が有効なことがある。小児では成長を促す目的で，また成人では脂肪代謝を改善させ他の系に対しても有益な効果があるので，GH の補充が行われる。

症　例

症例 17.1　満月様顔貌，痤瘡，無月経，高血圧

●主訴
33 歳の女性が，体幹の肥満，尋常性痤瘡（にきび），無月経，高血圧など多彩な症状を訴えて内分泌外来を受診した。

●病歴
3 年前から，**顔面の多毛，痤瘡，腹部を中心とした約 20 kg の体重増加，青あざ，発汗過多，皮膚の線条** などの症状が起こった。受診の 2 年前，**月経が止まり**，投薬を必要とする **高血圧** を発症した。ここ数カ月，**イライラして抑うつ状態** となり，**活気もなくなって階段を昇ることが困難** になった。

●診察所見
全身状態：丸顔（「満月様顔貌」），後頸部に脂肪が沈着する「野牛肩」と細い足を伴う中心性肥満がある。
生命徴候：体温＝36.7℃，血圧＝125/85。
頸部：正常だが肥満あり。甲状腺触知せず。

肺：清。
胸部：腫瘤なし。
心臓：心拍数正常，整。心雑音なし。
腹部：肥満。正常腸音，腫瘤触知せず。
四肢：太鼓バチ状指なし，浮腫なし。
皮膚：赤ら顔で，**顔面多毛，腹部皮膚線条，斑状出血，薄くみえる皮膚** などがところどころに認められる。
外陰部：正常。
神経学的検査：精神状態，脳神経，運動系検査，反射，協調運動，歩行，感覚系はすべて正常。

●診断と初回の局在診断
1.　太字で上に示した症候から，この患者に認められる内分泌症候群は何か。この症候群はどんなホルモンの過剰によって起こるか。
2.　考えられる病変部位はどこか。

考察

本例の鍵となる症候は以下の通り。

● 中心性肥満，顔面多毛，痤瘡，青あざができやすい，発汗過多，赤色調の皮膚と皮膚線条，無月経，高血圧，イライラと抑うつ，活気がない，階段を歩いて昇ることが困難

1.　上記の症状はすべてクッシング症候群に特徴的である（臨床🅟17.1）。外来性の糖質コルチコイド投与がない状態では，副腎皮質からの過剰なコルチゾール産生がクッシング症候群の原因である。

2.　クッシング症候群は下垂体性または非下垂体性の ACTH 分泌亢進か，副腎腫瘍によって起こる。最も多い原因は ACTH 産生下垂体腺腫である（クッシング病）。

症例 17.1　続き

●初回検査結果

尿中コルチゾール値は 410 μg/dL（正常値＜70）。低用量終夜デキサメタゾン抑制試験では尿中コルチゾール値の抑制が不完全であったが，高用量試験では完全に抑制された。血清 ACTH 値は 35 pg/mL（正常 6～86）で，コルチゾール高値にかかわらず正常範囲内。MRI スキャンで下垂体領域が精査されたがほぼ正常であった。

1.　この検査結果から病変局在について何がいえるか。

2.　MRI の結果から診断についてどんなことが考えられるか。

3.　さらに病変の局在を特定するためにはどんな検査が必要か。

考察

1.　尿中コルチゾール値上昇，高用量デキサメタゾン抑制試験のみで抑制という点から，ACTH 産生下垂体腺腫（臨床🅟17.1）の存在が示唆される。高用量デキサメタゾン抑制試験を行うと，異所性の ACTH 過剰産生は通常抑制されないが下垂体性の場合は抑制されることを思い出そう。血清コルチゾール高値にもかかわらず血清 ACTH 値が正常であったことは，ACTH 分泌が正常のフィードバック抑制（図 17.7）から逸脱していることを示唆しているので，ACTH 産生下垂体腺腫を支持する証拠となる。

2.　MRI が正常であったことは，下垂体腫瘍が存在するとしてもおそらく直径 0.5～1 mm 以下の微小腺腫である可能性を示唆している。

3.　錐体静脈洞血液採取（臨床🅟17.1）を行えば，ACTH 過剰が下垂体由来であることを証明できるし，また下垂体の左右どちらの側に腺腫があるかを決定できることも多い。

症例 17.1　続き

●錐体静脈洞血液採取

錐体静脈洞から血液を採取した。カテーテルを大腿静脈から挿入して，大静脈，内頸静脈と進めていって，最終的に左右の下錐体静脈洞に到達した。少量の造影剤を両側のカテーテルから注入し，カテーテルの先端位置を確認した（図 17.8）。下錐体静脈洞の ACTH 基準値は右 573 pg/mL，左 31 pg/mL，末梢血 26 pg/mL であった。CRH 全身投与 15 分後の ACTH 値は右 20,100 pg/mL，左 560 pg/mL，末梢血 255 pg/mL であった。

1.　正常では CRH 産生部位はどこか。産生された CRH が下垂体前葉に到達する経路を答えよ。

2.　この結果から病変部位について何がいえるか。

17

症例 17.1　続き

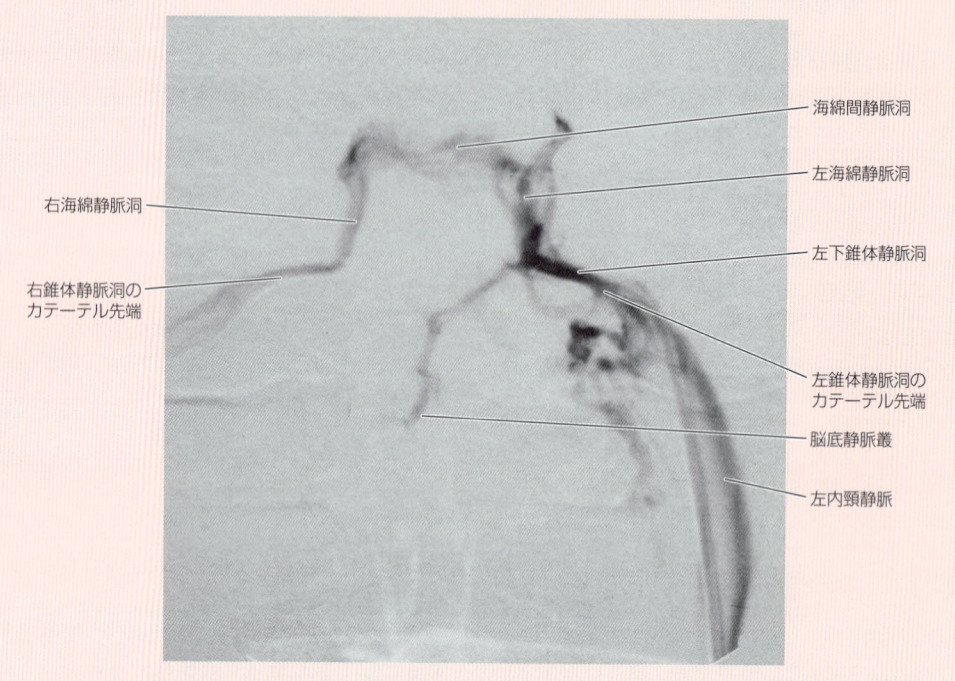

右海綿静脈洞

右錐体静脈洞の
カテーテル先端

海綿間静脈洞

左海綿静脈洞

左下錐体静脈洞

左錐体静脈洞の
カテーテル先端

脳底静脈叢

左内頸静脈

図 17.8　錐体静脈洞から血液採取するための静脈造影。造影剤によって内頸静脈に注ぐ海綿静脈洞と下錐体静脈洞が描出されている。サンプル採取用カテーテルが左右の下錐体静脈洞にみえている

▌考察

1．CRH は視床下部で産生され，下垂体門脈系を経由して下垂体前葉に運ばれる（図 17.5，図 17.7）。

2．末梢血に比べて下錐体静脈洞の ACTH 基準値が

異常高値を示したことから，下垂体からの ACTH 過剰分泌が証明された。CRH に対する反応性に顕著な左右差が認められたことから，下垂体の右半分に ACTH 過剰分泌源があることが判明した。

症例 17.1　続き

●経蝶形骨洞手術

　患者は経蝶形骨洞下垂体手術を受けるために入院した。全身麻酔下に，上口唇下の粘膜を切開して上口唇を上に翻転し，鼻鏡を切開部から挿入して鼻道に進めた。このようにして蝶形骨洞まで到達した。トルコ鞍に対する相対位置は，側面透視 X 線像で確認した。次に蝶形骨洞粘膜を剥いで，蝶形骨洞の骨性の屋根，すなわちトルコ鞍の床を露出した（図 12.1）。小さなドリルと骨切り用用具でこの床に穴をあけ硬膜を露出した。さらに硬膜を切開すると下垂体がある。下垂体は一見したところ腫瘍の明らかな証拠はみいだせなかった。右下垂体前葉から複数個の組織片を採取し，凍結切片による迅速病理組織検査に送ったところ，その一つから微小下垂体腺腫が

みつかった。

　術後経過は，視覚障害もその他の神経障害もなく良好だった。しかし，術後当日の夜から尿量が増加し，8 時間で 2,000 cc の排尿があった。血清ナトリウム値は 134 mM から 146 mM に上昇し（正常 135～145），尿比重は 1.001 と低く，強い口渇を覚えるようになった。

1．多尿，多飲，口渇，尿浸透圧の上昇を伴わない血清浸透圧の上昇などを呈するのは，どのような神経内分泌症候群か。どの下垂体ホルモンが減少すれば，この症候群が起こるか。

2．このホルモンを産生するニューロンの細胞体はどこにあるか。このホルモンが循環血液中に放出されるのはどこか。

考察

1.　この患者は，下垂体手術後の尿崩症（DI）を発症した（臨床 ℗17.2）。DI の原因は ADH（バソプレシン）分泌不全である。

2.　バソプレシンは視床下部の視索上核と室傍核のニューロンで合成され，下垂体茎内を走る軸索を経由して下垂体後葉に運ばれ，そこで血液中に放出される（図 17.5）。

症例 17.1　続き

● 低ナトリウム血症

　患者には合成バソプレシン類似薬であるデスモプレシン（DDAVP）が注射され，尿量は速やかに減少した。翌日には尿崩症も自然に改善したので注射の必要はなくなった。しかし，その後数日間，血清ナトリウム値は 125 mM に下降し（正常 135〜145 mM），尿比重は正常範囲内の 1.020 であった。浮腫や循環血液量減少の徴候はなかった。

1.　低ナトリウム血症で尿浸透圧が正常か高値の場合，どんな神経内分泌症候群が考えられるか。
2.　この病態はどの下垂体ホルモンの過剰で説明できるか。

考察

1.　本患者の低ナトリウム血症は，この時点では術後の不適切 ADH 分泌症候群 SIADH の可能性が最も強い（臨床 ℗17.2）。
2.　この病態は ADH の過剰放出による。

臨床経過

　患者には水分制限が行われ，血清ナトリウム値は徐々に正常に復した。その後すぐに患者は再び DI を呈した（三相反応，臨床 ℗17.2）ので，数カ月間 DDAVP の投与が必要になった。その後，経過は良好で，血清コルチゾール値は正常化し，クッシング様の外観も徐々に改善した。手術 1 カ月後には月経周期も正常に戻った。手術 9 カ月後には，体重も 11 kg 減少し，満月様顔貌も認められなくなった。痤瘡（にきび）は減少し，腹部の皮膚線条も消褪した。イライラや抑うつも消失し，落ち着きを取り戻して活気も出てきた。

症例 17.2　勃起不全，食欲不振，多尿，霧視，頭痛，難聴*

● 主訴

　49 歳の男性。勃起不全，食欲不振，多尿，霧視，頭痛，難聴など，6 カ月前から多彩な症状があり，かかりつけ医を受診した。

● 病歴

　患者には受診の 6〜12 カ月前から **勃起不全** があり，早朝の勃起もなく，性欲も減退した。**易疲労** もあり，1 日の必要睡眠時間は 6 時間から昼寝も含めて 12 時間に増加した。**筋持久力も減退し，寒冷温度に耐えられなくなった。** 受診の 5，6 週間前から頭頂部全体に **頭痛が強くなり，光が眩しく感じられる** ようになった。**難聴** がとくに右側で強くなったので，仕事中，電話の会話が聞き取れなくなった。**目がかすむ。口渇が強くなって一晩に約 4 L 飲水し，16 回前後排尿する** ようになった。**食欲もかなり減退し，食物に関心がなくなった。** 受診前には，3 週間で体重が約 10 kg 減少した。

● 診察所見

生命徴候：体温 = 37.4℃，脈拍 = 80，血圧 = 110/70。
頸部：血管雑音なく正常。
肺：清。
心臓：心拍数正常，整。心雑音，奔馬調律，心膜摩擦音，すべてなし。
正常腸音，圧痛なし。
四肢：浮腫なし。
皮膚：正常。
外陰部：**両側の精巣に軽度の萎縮がある。**
神経学的検査：
　精神状態：清明，見当識正常（×3），言語と記憶は正常。
　脳神経：**右視力 20/200，左視力 20/40**，視野正常。**右で高度の難聴，気導が骨導より良好。** 他には異常なし。
　運動系：筋緊張正常。筋力は全身で 5/5。
　反射：

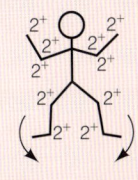

　協調運動：指鼻試験と踵膝試験はともに正常。
　歩行：やや足幅が広い（下肢骨折の後遺症）。
　感覚系：痛覚，温度覚，振動覚，関節位置覚などはすべて正常。

● 下垂体-視床下部異常の局在診断

1.　本患者で認められた下記の症状は，どの下垂体ホルモンの欠乏によるか。
　　a.　多尿，多飲，口渇
　　b.　勃起不全と両側精巣萎縮

c. 寒冷不耐症
d. 易疲労と筋持久力低下
e. 食欲不振と体重減少

2. これらの情報から，病変の局在はどのように推定されるか。食欲不振が起こるのは視床下部のどこに病変

がある場合か。

---

*この患者については，*N Engl J Med* 1994，331（13）：861-868 ですでに症例報告されている。

考察

上に列挙した異常は，次の下垂体ホルモンの欠乏が原因である。

1. a. ADH（バソプレシン）欠乏
   b. LH と FSH 欠乏
   c. TSH 欠乏
   d. TSH か ACTH 欠乏
   e. ACTH 欠乏

2. 本患者は汎下垂体機能不全症の臨床上の特徴を備えている（臨床🅟17.3）。ADH 欠乏の存在は，病変が下垂体茎高位から視床下部にまで及んでいることを示唆している（臨床🅟17.2）。ACTH 欠乏以外にも，視床下部外側野の病変でも食欲不振が起こることがある（臨床🅟17.1）。しかし，食欲不振だけをとってみれば非常に特異性の低い症状で，多くの疾患で生じることを頭に入れておく必要がある。

症例 17.2　続き

●検査所見

下の表の検査を行い，LH，FSH，テストステロン，チロキシン，コルチゾールの低値が確認された。血清ナトリウム値と血清浸透圧の上昇および尿浸透圧の低下は DI に適合する。興味深いことに，プロラクチン値は減少せずに軽度上昇していた。プロラクチン値上昇には多くの原因が考えられるが（例えば本例にみられる甲状腺機能低下症でもプロラクチン値は上昇する），DI の存在からいっても視床下部病変の存在が疑われるので，視床下部病変が PIF（ドーパミン）産生の低下をもたらした可能

性が否定できない（表 17.2，臨床🅟17.1）。成長ホルモンとオキシトシンの濃度は測定されていない。IGF-1（ソマトメジン C）の濃度は正常であった。

●本例におけるその他の異常の局在診断と鑑別診断

上記の神経内分泌異常に加えて，本患者では右側に強い感音性難聴（臨床🅟12.5），視力障害，頭痛，羞明（光過敏）があった。

1. 視床下部-下垂体領域，聴神経，視神経のすべてに共通して存在する空間は何か。

2. 可能性のある診断名をあげよ。

検査結果

検査名	結果	正常範囲	単位[a]
ナトリウム	152	135-145	mEq/L
カリウム	4.5	3.5-5	mEq/L
血糖	92	70-110	mg/100 mL
尿浸透圧	122	50-1200	mosm/kg
血清浸透圧	308	280-296	mosm/kg
コルチゾール（午前8時）	1.7	5-25	μg/100 mL
テストステロン	10	300-1100	ng/100 mL
LH	<1	3-18	mU/mL
FSH	0.3	1-10.5	mU/mL
プロラクチン	24	2-15	ng/mL
チロキシン（T4）	3.0	4-12	μg/100 mL
結合甲状腺ホルモン	0.83	0.83-1.17	—
トリヨードサイロニン（T3）	96	75-195	ng/100 mL
ソマトメジン C	75.6	54-328	ng/mL

[a]mEq：ミリ当量，mU：ミリ単位。

考察

本例の鍵となる症候は以下の通り。

● **右側に強い難聴（気導が骨導よりも良好）**

● **右視力 20/200，左視力 20/40**

● **頭痛と羞明**

1. 視床下部-下垂体領域にも脳神経にもくも膜下腔がある。くも膜下腔に病変があれば，髄膜刺激徴候

である頭痛と羞明の存在も説明できる（**表** 5.6）。本例の汎下垂体機能不全症は視床下部病変か下垂体病変によるものである。確定的な証拠とはならないが，本例の一次的病変が下垂体よりも視床下部にあることを示唆する手がかりがある。DI を呈したこと，プロラクチン値が低下せずにむしろ上昇したことなどである。視神経の障害は，視床下部や下垂体病変が髄液を介して間接的に波及したというよりもむしろ，直接の進展によると考えることもできる。しかし，内耳神経の障害は直接の進展では説明できない。したがって，視床下部や下垂体の病変がくも膜下腔に進展して視神経と内耳神経を障害した，と考えるのが妥当であろう。

2. この領域の病変として考えられるのは，転移性腫瘍と，サルコイドーシスや結核などの慢性炎症性・感染性疾患である。

臨床経過と神経画像

頭部 MRI では，視床下部に造影増強効果を示す大きな腫瘤が認められ，両側の視索に及んでいた（**画像** 17.2A，B）。異常な造影増強効果は透明中隔にもあり，髄液を介して波及した病変と考えられた。入院後，腰椎穿刺（臨床℗5.10）が行われた。CSF 所見は，タンパク質値が上昇 82（正常 15〜45），グルコース値正常，赤血球なし，白血球数増多 18 個（正常＜5），その 93％はリンパ球であった（**表** 5.7，**表** 5.9）。CSF 細胞像からリンパ腫が疑われたが確定的ではなかった。CSF 細胞検査を反復したが確定診断には至らなかった。そこで，右前頭部の定位的なアプローチ（臨床℗16.4）によって，透明中隔の造影増強病変（**画像** 17.2A，B）に対して針生検が行われた。病理所見は B 細胞リンパ腫であった（臨床℗5.8）。HIV 検査は陰性であった。

汎下垂体機能不全症（臨床℗17.3）の治療として，（1）DI に対して合成バソプレシン（DDAVP）鼻腔スプレー投与，（2）副腎機能不全に対してプレドニゾン投与，（3）甲状腺機能低下症に対して甲状腺ホルモン補充療法，（4）勃起不全と性腺機能不全に対してテストステロン投与が行われた。

リンパ腫の治療のために，1 カ月に 1 回の割合でメトトレキセート血管内投与による化学療法サイクルが開始された。反応性はよく，特に副作用もなかった。1 カ月後，右難聴は改善し頭痛も消失した。2 カ月後，視力も回復したので仕事に復帰した。MRI による経過観察では造影効果を示す病変が完全に消失した。2 年後の MRI で，原発位置に造影病変の再発が確認され，橋と延髄に沿う軟膜にも造影効果が認められた。CSF からはリンパ球が証明された。患者に対して，別の化学療法に切り替えて再治療を行ったところ，MRI 上の病変は再び消失した。診断 3 年後の直近の診察では経過は良好である。

17

症例 17.2　勃起不全，食欲不振，多尿，霧視，頭痛，難聴

画像 17.2A，B 視索におよぶ視床下部の造影増強腫瘤。ガドリニウム造影後の T1 強調 MRI 画像冠状断。A と B は後ろから前へと進む断面。

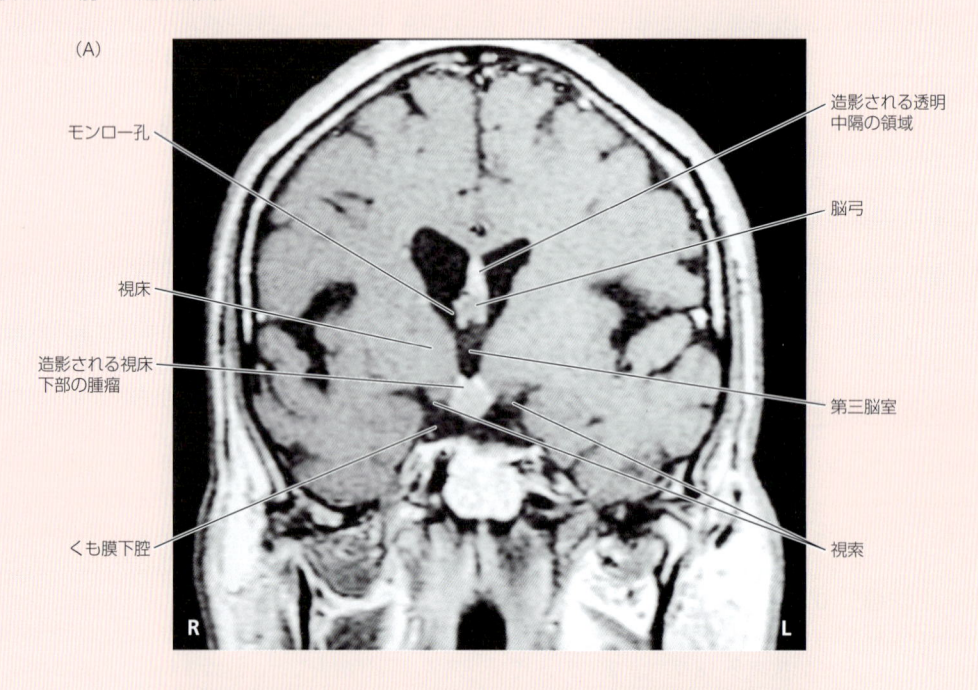

(A)

モンロー孔
造影される透明中隔の領域
脳弓
視床
造影される視床下部の腫瘤
第三脳室
くも膜下腔
視索

R　　L

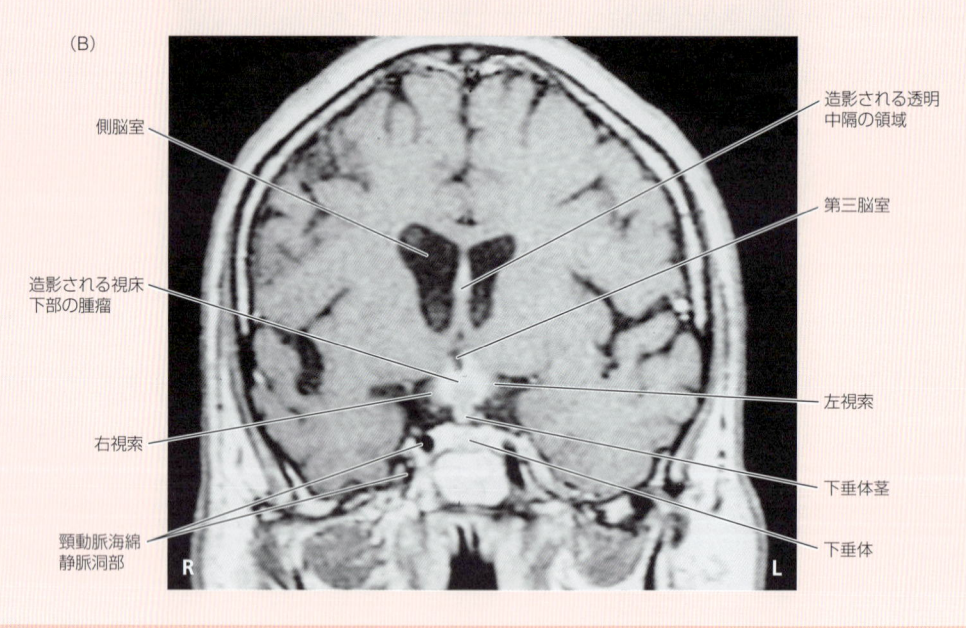

(B)

側脳室
造影される透明中隔の領域
第三脳室
造影される視床下部の腫瘤
左視索
右視索
下垂体茎
頸動脈海綿静脈洞部
下垂体

R　　L

症例 17.3　笑い発作と攻撃行動を示す小児

●症例要約

　4 歳の男児が, いつもと違う笑いの発作と行動異常のために, 小児神経内科医につれてこられた。2 歳の時に**くすくす笑いの発作**が起こるようになった。その発作に引き続いて, 笑い声に伴って**喉がごほごほいうこと**があり, 同時に**眼が上転し左上口唇が歪んだ**。発作の持続は 4 秒から 90 秒前後で, 発作が長い時には, その後, **無反応になり, 四肢が軽く震え, 尿失禁**が起こった。発作の頻度は 1 日に 1〜5 回である。発作の間には, **攻撃的な行動異常が突発的**に起こった。数年の経過で**認知障害**も出現し, 特殊学級に参加するようになった。4 歳になって神経心理学的検査を受けた時, 生後 20 カ月の精神レベルと診断された。神経学的検査では, 多動で室内を飛び跳ね走り回り, 注意の集中が困難であった。その他には異常はない。頭部 MRI は正常であった。

●局在診断と鑑別診断

　1.　一過性の無反応, 眼球上転, 四肢の震え, 尿失禁を起こすのは, 一般的にどのような発作か（臨床Ⓟ18.2）。

　2.　笑いや攻撃のような情動行動に関係するのは脳のどのようなシステムか。

　3.　そのシステムは視床下部とどのように連絡しているのだろう。視床下部の病変が, この患者でみられたような障害を起こすことは可能だろうか。

考察

本例の鍵となる症候は以下の通り。

- **笑い, 眼球上転, 無反応, 四肢の震え, 尿失禁の発作**
- **突発的な攻撃行動**
- **認知障害**

　1.　この患者の一過性の無反応, 眼球上転, 四肢の震え, 尿失禁の発作はてんかん性痙攣発作の特徴に合致する。痙攣発作については第 18 章でくわしく述べる（臨床Ⓟ18.2）。

　2.　やはり第 18 章で学ぶが, 情動行動には辺縁系が重要な役割を担っている。

　3.　視床下部と辺縁系には密な相互線維連絡がある。この線維連絡には, 脳弓による海馬と視床下部の連絡や, 乳頭体から視床を経由して帯状回に至る投射路, 分界条と腹側扁桃体遠心路を通る視床下部と扁桃体の連絡などがある。

　本章の「視床下部-辺縁系経路」の項で述べたように, 視床下部過誤腫は笑い発作を起こすことがあるまれな腫瘍である。この痙攣発作は, 過誤腫組織に発生する異常な電気活動が原因で起こると報告されている。この電気活動は痙攣発作中に他の辺縁系構造に伝播する。視床下部過誤腫の患者は, 痙攣発作の間期に攻撃行動のような行動異常も起こす。おそらく, 辺縁系の慢性的な傷害によるものであろう。同様に, 認知障害は, 異常な痙攣活動によって脳の神経回路が頻繁に攻撃されることによって起こると考えられる。

臨床経過と神経画像

　発作の状況を解析するために脳波 EEG とビデオの同時記録が行われ, 笑い発作であることが確認された。前回の MRI では正常といわれていたが, 実際の画像が手に入らなかったので, 再度**頭部 MRI** が撮影された（**画像 17.3**A, B）。今回は, 右視床下部に微小腫瘤病変が検出され, 視床下部過誤腫と考えられた。腫瘍は右視床下部内側野から第三脳室に進展していて, 右乳頭体を下方に押し下げて変形させていた（**画像 17.3**A）。

　患者には複数の抗痙攣剤が投与されたが, 痙攣発作を完全に抑える薬剤はなかった。不幸なことに, 以後の 10 年以上にわたる経過観察の期間中, 痙攣発作はずっと続き, 定位的放射線手術（臨床Ⓟ16.4）や視床下部過誤腫の通常外科手術を含めてどの治療法も無効であった。性早熟は視床下部過誤腫によくみられる内分泌異常であるが, 本患者には認められなかった。しかし, 視床下部機能不全による甲状腺機能低下症を併発した。

追加症例

　次の項目については他章で関連症例を取り上げている。**トルコ鞍病変**（症例 11.3, 13.5）, **視床下部-自律神経系, 視床下部-辺縁系連絡の障害**（症例 14.1, 18.1〜18.5）。その他の関連症例については巻末の**症例索引**を参照のこと。

17

症例 17.3　笑い発作と攻撃行動を示す小児

画像 17.3A，B　視床下部過誤腫。T2 強調 MRI 画像冠状断。A と B は後ろから前へ進む隣接冠状断

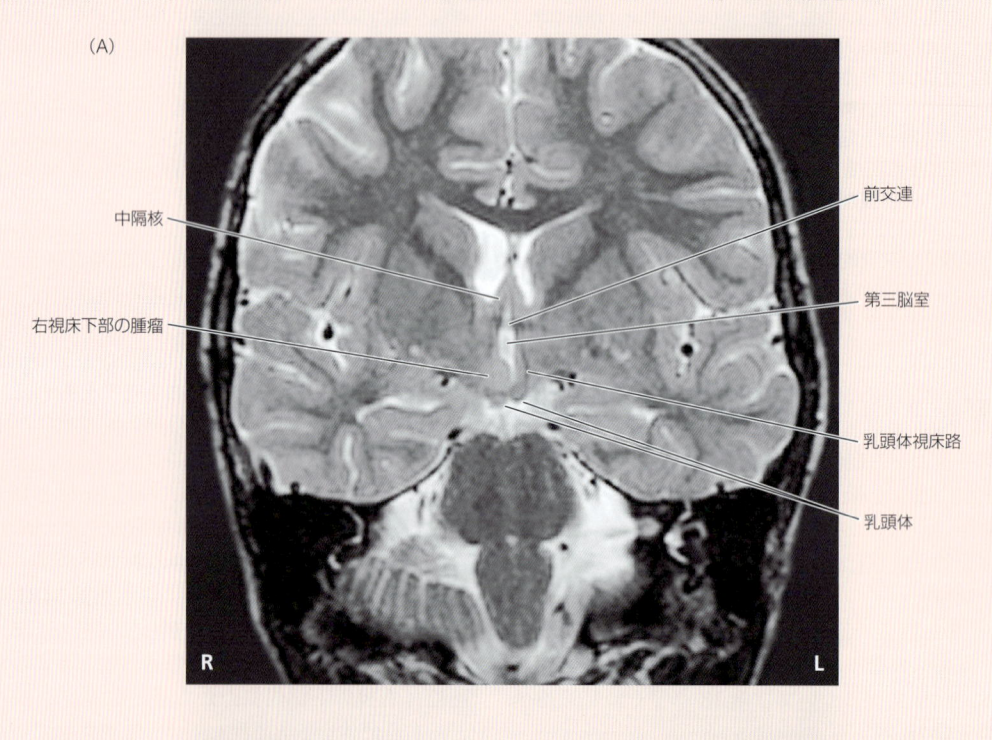

(A)

- 中隔核
- 右視床下部の腫瘤
- 前交連
- 第三脳室
- 乳頭体視床路
- 乳頭体

R　L

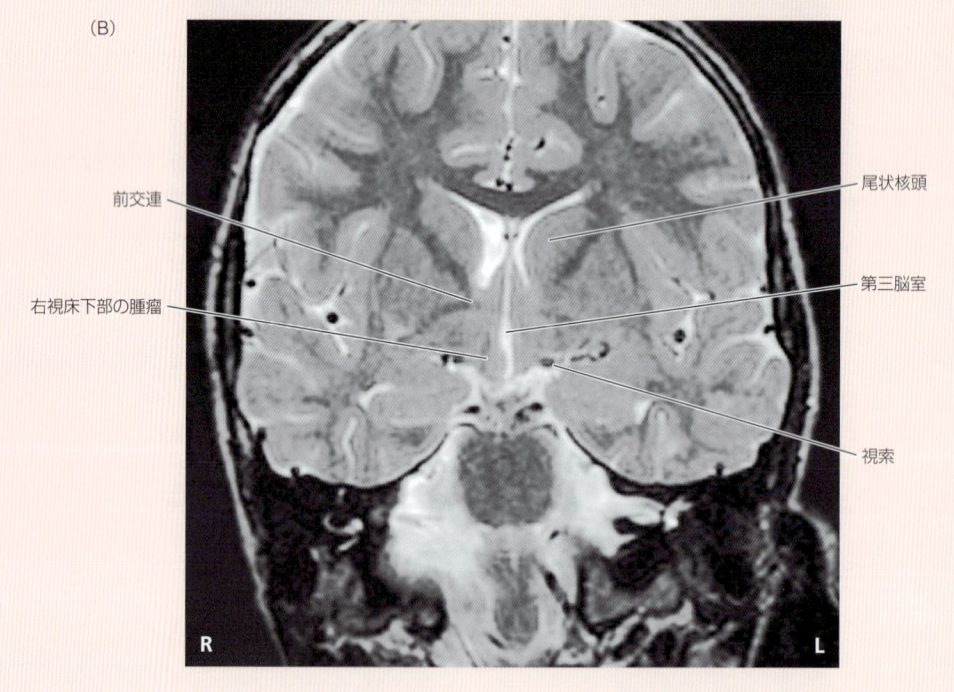

(B)

- 前交連
- 右視床下部の腫瘤
- 尾状核頭
- 第三脳室
- 視索

R　L

本章のまとめ

1. 下垂体と視床下部は，シナプス結合や液性因子によって，神経系をその他の多くの身体系へ結びつける。**下垂体**は下垂体茎によって視床下部底部につながる（**図 17.2**）。下垂体が視交叉の直下に位置することから，下垂体領域の腫瘍は視神経の交叉線維を圧迫して古典的な**両耳側半盲**やその他の視野障害をもたらす（**図 11.15**）。

2. **視床下部**は視床の下に位置し，前後方向に**視索前野，前域（視索上部），中間域（隆起部），後域（乳頭体部）**に分けられる。視床下部は内側から外側に向かって，**脳室周囲部，視床下部内側野，視床下部外側野**にも分けられる（**図 17.3，図 17.4**）。視床下部の**代表的な神経核**を**表 17.1** に列挙した。

3. 多数の複雑なフィードバック回路を介して，視床下部は主に**ホメオスタシス**の調節に関わる多くの神経系や非神経系に作用する。視床下部が関与する機能は以下のとおりである。

   A．食欲，口渇，体温調節，睡眠–覚醒サイクル，性欲などの**ホメオスタシス**調節

   B．**内分泌**調節

   C．**自律**神経系

   D．**辺縁系**（第 18 章）

4. 視床下部の重要な神経核や神経連絡には，以下のものがある。

   A．自律神経機能を調節する**室傍核，背内側核，視床下部外側野と後域**（**図 13.10，図 17.3，図 17.4**）

   B．海馬体から脳弓を通って**乳頭体**に入る辺縁系入力（**図 18.9，図 18.13**）

   C．乳頭体から**乳頭体視床路**を通って視床前核に入る辺縁系入力（**図 18.9**）

   D．**分界条と腹側扁桃体遠心路**を通って扁桃体と視床下部を結ぶ相反性辺縁系神経連絡（**図 18.17**）

   E．**視交叉上核**によるサーカディアンリズムの調節（**図 17.3，図 17.4**）

   F．**視索上核**と**室傍核**から下垂体後葉へのオキシトシンとバソプレシンの放出（**図 17.5，図 17.6**）

   G．**弓状核，室周囲部，視索前野内側核，室傍核**内側小細胞部からの放出因子と抑制因子の分泌による下垂体前葉機能の調節（**表 17.2，図 17.5**）

5. **下垂体は前葉（腺性下垂体）と後葉（神経性下垂体）**からなる。発生学的に，前者は咽頭の天井に由来し（**図 17.1**），後者は間脳に由来する。前葉は内分泌組織でできていて，次の 6 つのホルモンを分泌する。それは**副腎皮質刺激ホルモン（ACTH），成長ホルモン（GH），プロラクチン，甲状腺刺激ホルモン（TSH），黄体化ホルモン（LH），卵胞刺激ホルモン（FSH）**である。後葉は視床下部からの延長である神経組織からできていて，**オキシトシンとバソプレシン**を放出する。前葉ホルモンと後葉ホルモンの機能を**図 17.6** にまとめた。

6. 下垂体前葉ホルモンの分泌は視床下部からの**放出ホルモン**や**抑制ホルモン**によって調節される（**表 17.2**）。これらの調節ホルモンは正中隆起から**下垂体門脈**を経て下垂体前葉に到達する（**図 17.5**）。下垂体後葉ホルモンは視床下部の**視索上核**と**室傍核**にある大型ニューロンの軸索終末から放出される（**図 17.5**）。視床下部–下垂体系は複数のフィードバック回路によって調節される。例として，副腎皮質系の調節機構を**図 17.7** に示した。

17

18 辺縁系：ホメオスタシス・嗅覚・記憶・情動

辺縁系の構造は情動，嗅覚，記憶，衝動，ホメオスタシスを制御する。起床時に，40歳の女性が言葉にはできないような不快なにおい，嘔気，不安発作様の恐怖感を夫に訴えた。次の1週間，まったく同じタイプの発作が何回もあった。発作後の2，3分の間には，反応が鈍くなり，ゆっくりとした口調でその場にそぐわない話をした。

本章でみていくように，辺縁系の異常によって，この患者にみられたような発作的な障害が起こる。本章では，この重要で多様な神経系について学び，辺縁系の障害や機能不全の徴候を学習する。

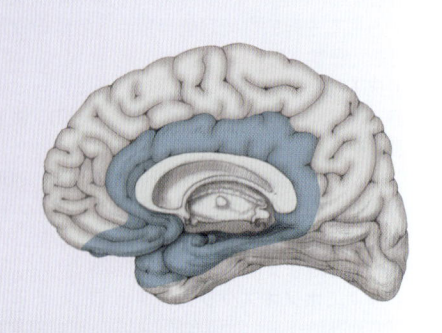

解剖学と臨床の基礎知識

辺縁系には，主に大脳半球の内側・腹側に位置する皮質性と皮質下性の多くの構造が含まれる。これらの構造は進化的に古い起源をもつ脳領域に属し，多くの種では辺縁系の構造が前脳の大部分を占める。高等哺乳類だけが，容積で辺縁系をはるかにしのぐ巨大な新皮質の外套をもっている。

辺縁系の機能もやはり古く，動物界で生存するために重要な役割を果たす。辺縁系機能は次の4つのカテゴリーに集約される。

1. 嗅覚 olfaction
2. 記憶 memory
3. 情動と衝動 emotion and drive
4. 自律神経調節や内分泌調節を含むホメオスタシス機能 homeostatic function including autonomic and neuroendocrine control

これらの機能を，**HOME**（Homeostasis，Olfaction，Memory，Emotion の頭文字）*と記憶するとよい。これからみていくように，辺縁系の多くの構造がこの4つの機能に関わる。辺縁系の多くの要素（**表18.1**）が，多数の相反性線維連絡を含む複雑な回路を形成する（**図18.1**）。しかし，幾分単純化していえば，この4つの機能の一つ一つには，それぞれ中心的な役割を果たす一つの辺縁系構造がある（**表18.2**）。**嗅皮質 olfac-**

*HEAL という記憶法を思い出そう。これは第17章で述べたが，視床下部の機能の記憶法である。辺縁系と視床下部機能には密接な関係がある。

tory cortex が嗅覚に，**海馬体 hippocampal formation** が記憶に，**扁桃体 amygdala** が情動と衝動に，**視床下部**がホメオスタシス維持（第17章）にきわめて重要である。強調しておきたいのは，実際にはこれらの構造の一つ一つは，多くの辺縁系要素が関わる複雑な神経回路に加わって，その機能を発揮していることである。

本章では，最初に辺縁系の基本構造を概観し，主な構造の一つ一つについて簡単に述べる。次に，辺縁系の4つの主な機能カテゴリー（**表18.2**）について，それぞれ中心的な役割を果たしている特定の構造群について論じる。最後に，記憶障害や痙攣発作を含め，辺縁系の重要な疾患について述べる。

辺縁系概説

辺縁系 limbic system には，前脳から脳幹までの多くの構造が含まれる（**表18.1**）。これらの構造のほとんどは大脳半球の内側，腹側の領域に隠れているので，外表面からは容易には観察できない。*Limbus* という単語は，ラテン語で「境界」とか「縁」をあらわす言葉である。**辺縁皮質 limbic cortex**（**図18.2**）は皮質外套のへりを縁取る輪環状の**辺縁葉 limbic lobe** を構成する。辺縁葉は脳梁と上位脳幹-間脳境界部の周囲を取り巻く。この「大辺縁葉」"grand lobe limbique" の概念は，1878年にブローカによって初めて記載された。内側面で観察できる辺縁皮質の主な要素は，**帯状回 cingulate gyrus**（*cingulum* はラテン語で「帯」の

意味）と **海馬傍回 parahippocampal gyrus**（図 18.2A）
である。海馬傍回は，**側副溝 collateral sulcus** によっ
て，その他の側頭葉の領域から分けられている。側副
溝は前方は**嗅脳溝 rhinal sulcus** になる（図 18.2B）。
鉤 uncus は海馬傍回の前内側の突出部である。帯状回
は前方，ついで下方にのびて，梁下回と終板傍回にな
る。後方では帯状回は海馬傍回と合流して峡となる
（図 18.2A）。帯状回と海馬傍回以外の辺縁皮質領域に
は，**内側眼窩前頭回 medial orbitofrontal gyrus**，**側頭
極 temporal pole**，**島皮質前部 anterior insular cortex**
などがある（図 18.2A，C，表 18.1）。辺縁皮質には
共通の表面抗原マーカーがある。例えば，単純ヘルペ
スウイルスは辺縁皮質に好んで感染し，辺縁皮質領域
を主病変とする重症脳炎を起こす（図 18.3）。教科書

表 18.1　辺縁系の主要要素

辺縁皮質
　海馬傍回
　帯状回
　内側眼窩前頭回
　側頭極
　島前部
海馬体
　歯状回
　海馬
　海馬台
扁桃体
嗅皮質
間脳
　視床下部
　視床
　　前核
　　背内側核
　手綱
大脳基底核
　腹側線条体
　　側坐核
　　腹側尾状核と被殻
前脳基底部
中隔核
脳幹

表 18.2　辺縁系機能と中心的な構造（簡略化）

辺縁系機能	中心構造
嗅覚	嗅皮質
記憶	海馬体
情動と衝動	扁桃体
ホメオスタシス；自律神経・神経内分泌調節	視床下部

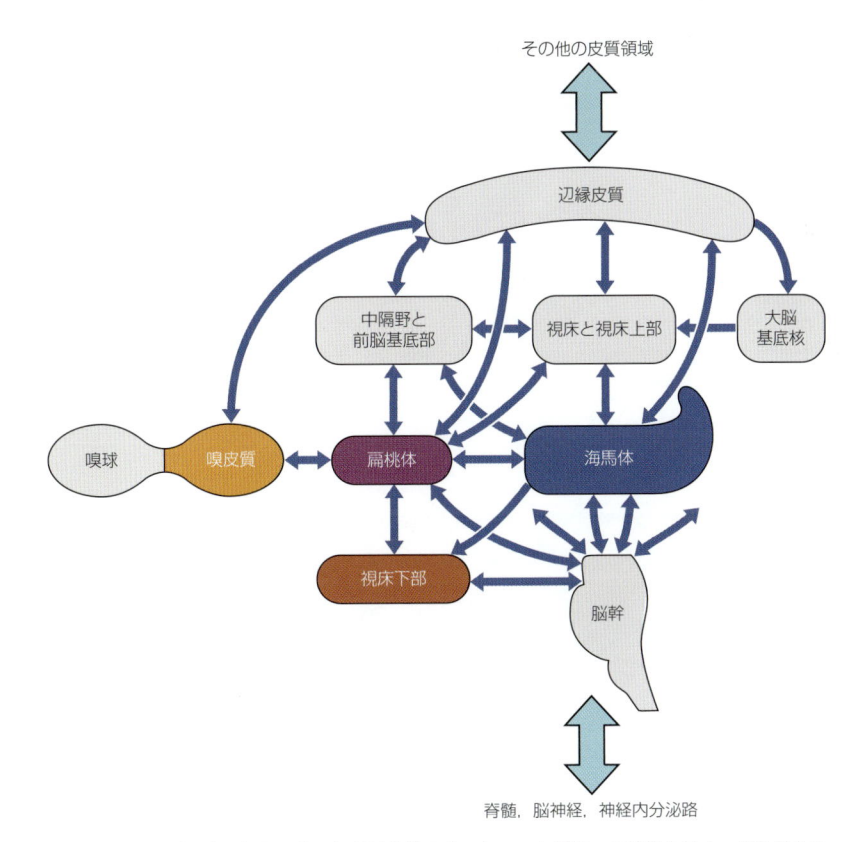

図 18.1　**辺縁系回路の概要**。太い矢印は多数のネットワーク構造への連絡を示す。それぞれの
構造間のその他の線維連絡については省略してある

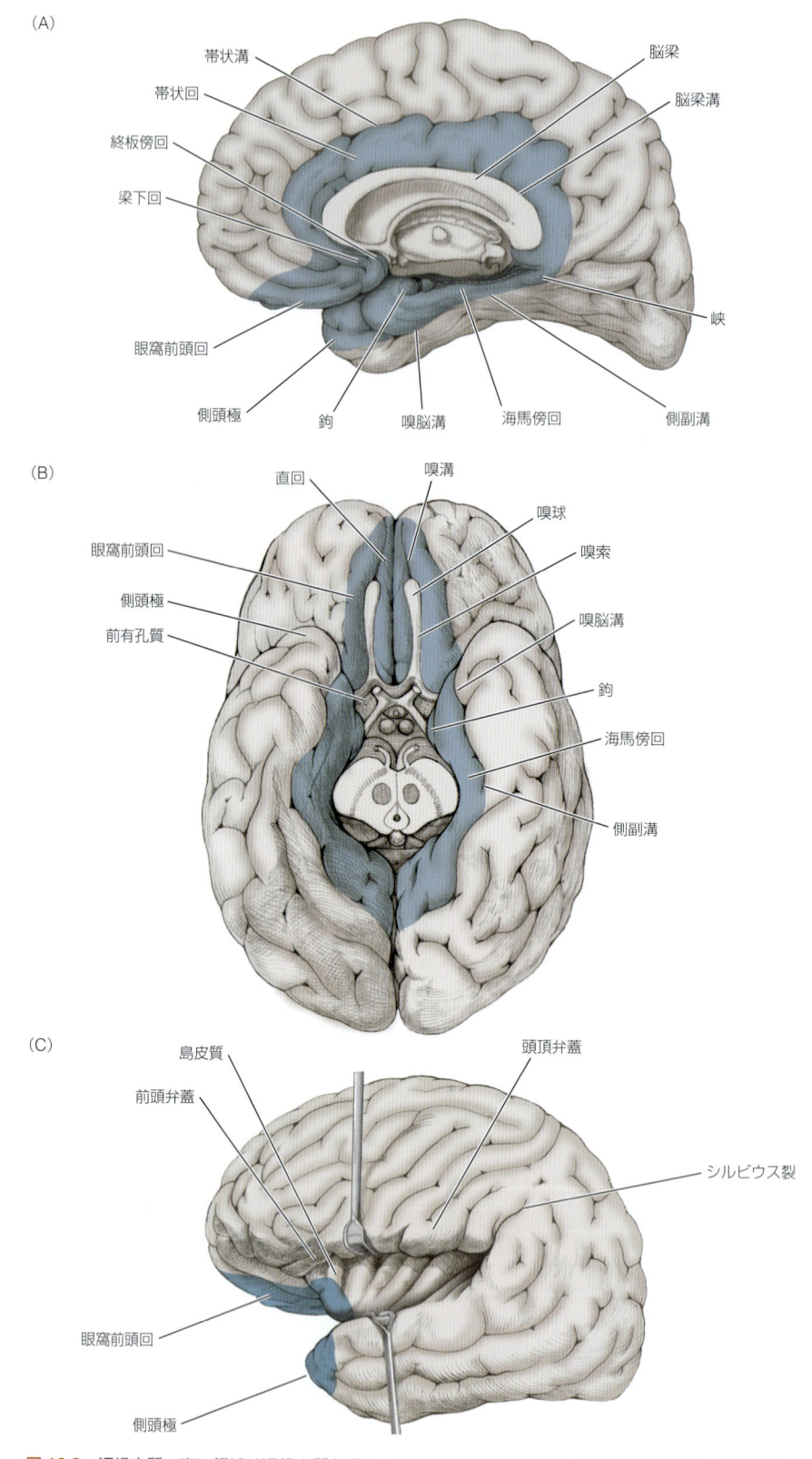

（A）

帯状溝　帯状回　終板傍回　梁下回　眼窩前頭回　側頭極　鈎　嗅脳溝　海馬傍回　側副溝　脳梁　脳梁溝　峽

（B）

直回　嗅溝　嗅球　嗅索　嗅脳溝　鈎　海馬傍回　側副溝　眼窩前頭回　側頭極　前有孔質

（C）

島皮質　前頭弁蓋　頭頂弁蓋　シルビウス裂　眼窩前頭回　側頭極

図 18.2　**辺縁皮質**。青い領域は辺縁皮質を示す。辺縁皮質は傍辺縁皮質，辺縁連合皮質ともよばれる

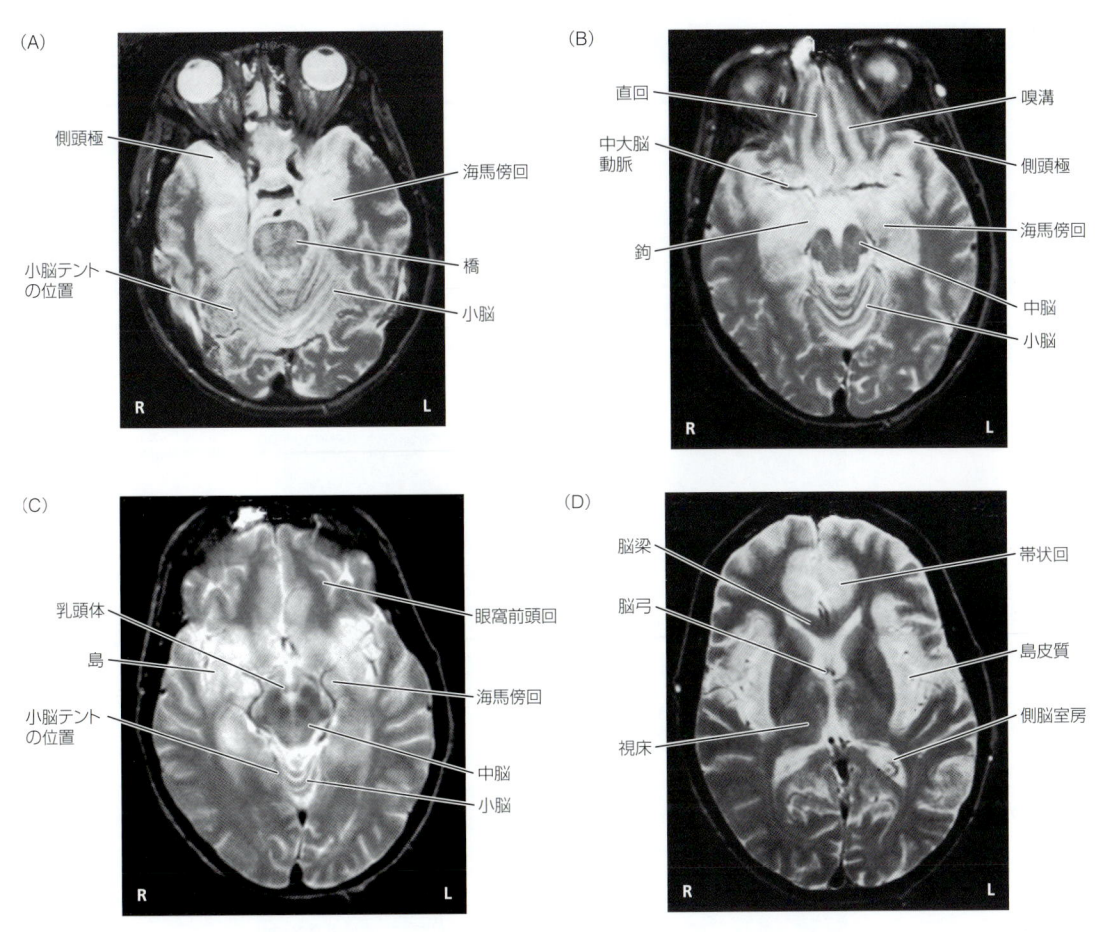

図 18.3　両側性に辺縁皮質を傷害するヘルペス脳炎。ヘルペス脳炎患者の T2 強調 MRI 画像軸位断。A〜D は順に下から上へのスキャン断面

によっては，今ここであげた辺縁系皮質を「傍辺縁皮質」や「辺縁連合皮質」とよんでいるものもある。

　海馬体 hippocampal formation（表 18.1）は，海馬傍回の背内側に続く領域である。側頭葉内側部に埋もれていて，側脳室下角の床を構成する（図 18.8）。海馬体は辺縁系にいくつか存在する C 型構造の一つである。このあとに述べるが，海馬体は辺縁系の記憶機能の中で重要な役割を果たす。

　6 層構造の新皮質とは異なり，海馬体は 3 層構造からなる原皮質である。ヒトの大脳皮質の約 95%は 6 層構造の**新皮質 neocortex**（「新しい皮質」という意味）である（等皮質 isocortex ともよばれる。「同質の皮質」という意味）（表 18.3）。新皮質のタイプ分類については第 19 章で述べる（表 19.2）。系統発生的にもっと古い皮質は，明確な 6 層構造を区別できない皮質で，**不**

等皮質 allocortex（「別の皮質」という意味）とよばれる。不等皮質には，海馬体を含む 3 層構造の**原皮質 archicortex**（「第一の皮質」または「元来の皮質」という意味）と**古皮質 paleocortex**（「古い皮質」という意味）が含まれる。後者は主に**嗅覚野 olfactory area**の梨状葉皮質にみられる（図 18.6）。嗅覚路については次項で述べる。3 層構造と 6 層構造の中間の大脳皮質は**移行皮質 transitional cortex** または**中間皮質 mesocortex**（「中部の皮質」という意味）とよばれる。このタイプの皮質は，例えば海馬傍回や島回前下部の辺縁皮質にみられる（図 18.2）。教科書によっては，移行皮質を中間皮質ではなく古皮質に分類しているものもある。**皮質様領域 corticoid area**（表 18.3）という言葉は，扁桃体，無名質，中隔野など，皮質下核を覆うか皮質下核と混じり合うような単純な皮質領域に対して用いられる。魚類や両生類では，原皮質，古皮質，皮質様領域が大脳半球の大部分を構成する。新皮質が優勢なのは哺乳類だけである。

表 18.3　大脳皮質の分類のための用語

名称	同義語	説明	例
新皮質[a]	等皮質, 新外套	6層構造皮質	大部分の大脳皮質
中間皮質	辺縁皮質, 傍辺縁皮質, 移行皮質	3層構造から6層構造皮質への移行部	海馬傍回, 帯状回, 島回前部, 眼窩前頭回, 側頭極
不等皮質	—	6層より少ない層構造の皮質	原皮質, 古皮質
原皮質	原始外套	3層構造の海馬皮質	海馬体
古皮質	古外套	3層構造の嗅皮質	梨状葉
皮質様領域	—	皮質下神経核と混じり合う単純な皮質領域	扁桃体, 無名質, 中隔野

[a]くわしくは**表 19.2**を参照。

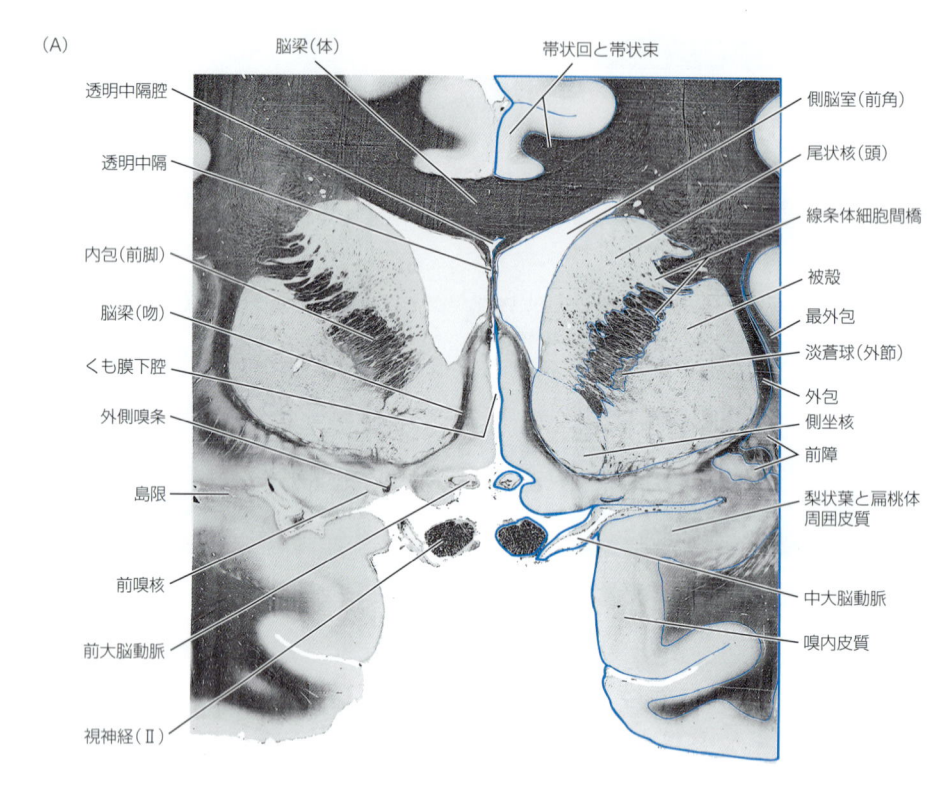

図 18.4　前脳基底部と中隔野を通る脳の冠状断面。髄鞘が濃く染まっている。A〜C は順に前のレベルから後ろへ向かう断面。(Martin JH. 1996. *Neuroanatomy : Text and Atlas.* 2nd ed. McGraw-Hill, New York)

復習問題

表 18.3 の右側の 2 つの列を隠そう。各タイプの皮質について，例をあげて説明しなさい。

扁桃体 amygdala は側頭葉前内側部にある神経核群である。この核群は海馬体の前端と重なり合い，側脳室下角の先端の背側にある（図 18.4B, C，図 18.10）。扁桃体後部と海馬体前部は，側頭葉の内側面の突出部である**鉤**（図 18.2，図 18.4B）の直下にある。扁桃体は 3 つの主要核からなる。**皮質内側核 corticomedial**，**基底外側核 basolateral**，**中心核 central nucleus** である。また，C 型の形状をもつ**分界条床核 bed nucleus of stria terminalis** も，扁桃体の一部と考えられてい

る。辺縁系の情動，自律神経，神経内分泌回路の中で，扁桃体が重要な機能を果たしている。

間脳の構造（表 18.1）は，辺縁系のすべての機能に関係する。そのような間脳構造には，**視床下部**，**視床背内側核**，**視床前核**，**手綱**などが含まれる。

第 16 章で述べたように，**大脳基底核**の腹側部は辺縁系の情報を処理する。大脳基底核への辺縁系入力は，**腹側線条体 ventral striatum** と**側坐核 nucleus accumbens**（図 18.4）に入り，**腹側淡蒼球 ventral pallidum** で中継されて視床**背内側核**に達する（図 16.4D）。視床背内側核は眼窩前頭回皮質や帯状回前部の辺縁皮質に投射する（図 16.8）。

前脳基底部と中隔野は連続していて，一つのカテゴ

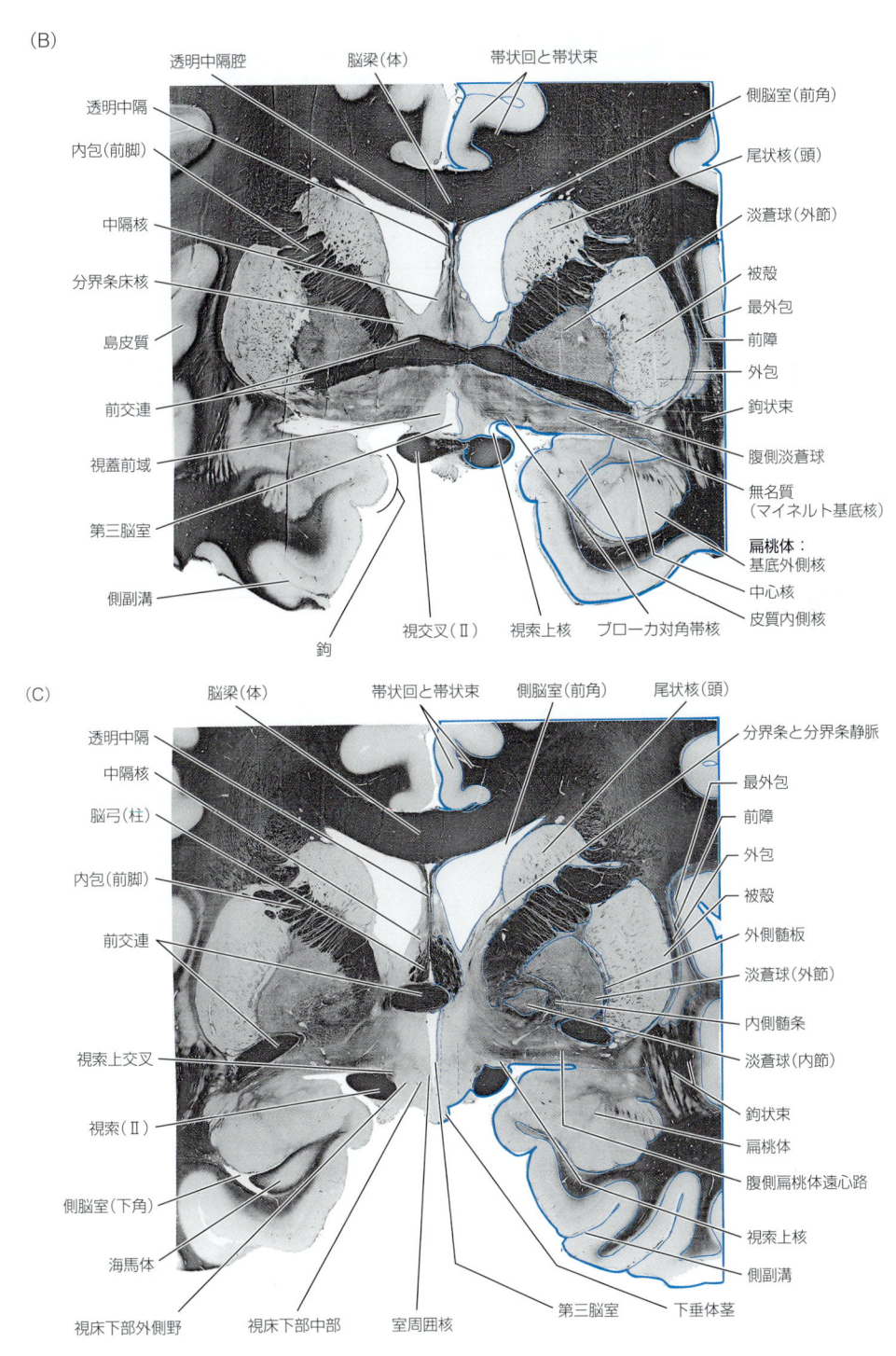

図 18.4　続き

リーにまとめられることもあるが，ここでは別々に述べる。**前脳基底部 basal forebrain** には辺縁系回路に関係するいくつかの構造がある。これらの構造は視床下部のすぐ前外側にあって，前頭葉底部の正中付近に位置する（図 18.4A，B）。これらは前脳の表面にあるが，組織学的には大脳皮質よりも深部灰白質の神経核に似ている。したがって，前脳基底部の神経核や中隔野は，扁桃体と同じく**皮質様**領域である。**無名質 substantia innominata** という言葉は，前脳基底部全体をあらわす場合と，その一部である**マイネルト基底核**

表 18.4　主な辺縁系経路のまとめ

経路	起源	含まれる線維[a] 投射先
脳弓	海馬台	内側・外側乳頭体核, 外側中隔核
	海馬	外側中隔核
	海馬体	視床前核
	内側中隔核	海馬体
	対角帯核	海馬体
乳頭体視床路	内側乳頭体核	視床前核
帯状束	帯状回	海馬傍回
前交連, 前部	前嗅核	反対側の前嗅核
前交連, 後部	扁桃体	反対側の扁桃体
	側頭葉前部	反対側の側頭葉前部
内側嗅条	前嗅核	前交連
	前交連	前嗅核
外側嗅条	嗅球	梨状葉皮質, 扁桃体周囲皮質, 扁桃体皮質内側核
分界条	扁桃体皮質内側核	視床下部
	扁桃体	中隔核
鉤状束（側頭茎）	梨状葉と嗅内皮質	眼窩前頭眼窩皮質
	扁桃体	眼窩前頭回と帯状回皮質
下視床脚	扁桃体, 側頭葉前内側部, 島	間脳内側部
腹側扁桃体遠心路	扁桃体	視床下部, マイネルト基底核, 腹側線条体, 脳幹神経核
	脳幹神経核	扁桃体
内側前脳束	扁桃体, その他の前脳構造	脳幹神経核
	脳幹神経核	扁桃体, その他の前脳構造
髄条	内側中隔核	手綱
手綱核脚間核路（反屈束）	手綱	脚間核
乳頭体被蓋路	乳頭体	脳幹
貫通路	嗅内皮質	歯状回顆粒細胞
白板路	嗅内皮質	海馬錐体細胞

[a] ここでは簡略化してその他の多くの相反性線維連絡については省略してある。

nucleus basalis of Meynert を指す場合がある。マイネルト基底核は前交連のすぐ腹側にある（図 18.4B）。

マイネルト基底核には, 大脳皮質全般に主要なコリン性支配をもたらすコリン作動性ニューロンがある（図 14.9B）。前脳基底部のその他の核には, 前有孔質（図 18.6）のすぐ深部にある嗅結節 olfactory tubercle と, 図 18.4B で確認できる以下の核がある。すなわち, 辺縁系–大脳基底核回路に関係する腹側淡蒼球 ventral pallidum, コリン作動性ニューロンを含むブローカ対角帯核 nucleus of diagonal band of Broca, 視床下部の吻側への延長である視索前野（図 17.3）などである。扁桃体の一部は前脳基底部のすぐ近くに位置している。また, 扁桃体の一部は前脳基底部の中にも存在する。

中隔野 septal region は前脳基底部のすぐ背側にあり, 透明中隔の近くに位置していて, やはり辺縁系経路に加わる（図 18.4B, C）。主な中隔核は梁下回と終板傍回の内部と尾側にあり, 内側中隔核 medial septal nucleus と外側中隔核 lateral septal nucleus とよばれる。内側中隔核にはコリン作動性ニューロンがあり（図 14.9B）, 海馬体に投射して記憶機能の調節に関係する。海馬体からの入力は主に外側中隔核に入り, 出力は主に内側中隔核から出る。外側中隔核から内側中

隔核への豊富な投射があるので, この回路が閉じることになる。側坐核（図 18.4A）は, すでに述べたように大脳基底核–辺縁系回路に関係し, 中隔野に含められることも, 前脳基底部に含められることもある。辺縁系と線維連絡をもつもう一つの近隣の神経核は, 分界条床核である（図 18.4B）。

数多くの脳幹神経核が辺縁系経路と相反性連絡をもち, 辺縁系の一部とみなされる核もある。例えば, 脚間核, 上中心核, 背側被蓋核, 腹側被蓋核, 結合腕傍核, 中脳水道周囲灰白質, 網様体, 孤束核, 迷走神経背側運動核などである。これらの核は, 辺縁系経路を自律神経機能や行動的覚醒のメカニズムと結びつけている。

辺縁系の灰白質構造の間には, 白質経路によって相互に連絡がある。このような白質経路の中には明確な神経路を形成するものもある。これらの経路を表18.4 にまとめ, 以下の項で述べる。

復習問題

図 18.2 と図 18.4 の名称を隠して, できるだけ多くの構造の名前をいってみよう。

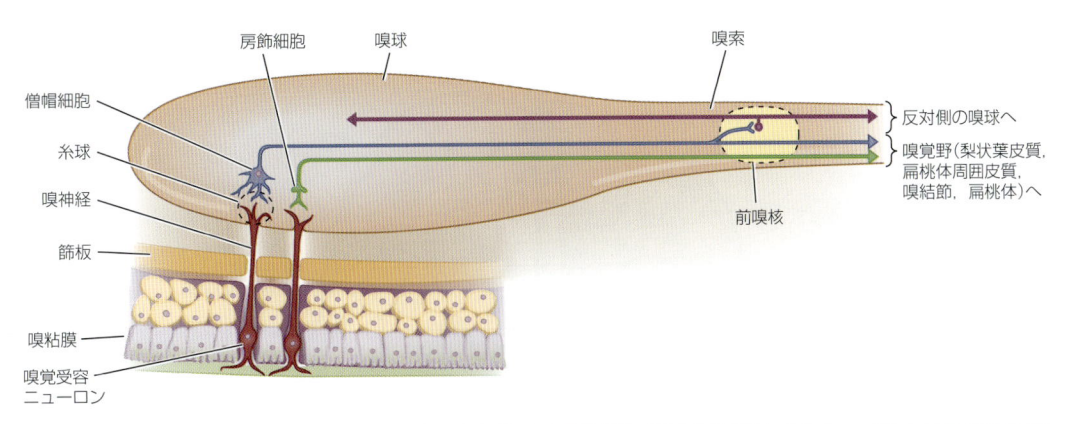

図18.5　嗅神経と嗅球の主要ニューロンと神経路。傍糸球細胞と顆粒細胞（嗅球の代表的な介在ニューロン）は示されていない

嗅覚系

　嗅覚系の構造は，下等脊椎動物では大脳半球の大きな部分を占めるが，ヒトの嗅覚系は比較的小さく，辺縁系の他の領域と比べても小さい。嗅脳 rhinencephalon という言葉は文字通り「鼻の脳」という意味で，かつては多くの辺縁系構造を指す言葉として用いられていた。現在では嗅覚に直接関係する数少ない構造に限定して用いられるようになり，より適切な使われ方をされるようになっている。

　においは外界の嗅覚に関係するとともに，「後鼻臭」とよばれるような感覚によって，味覚にも関係する。**嗅粘膜 olfactory mucosa** の双極性**嗅覚受容ニューロン olfactory receptor neuron** は，最近発見された数百にものぼる嗅覚受容体遺伝子を発現している。たった一つのにおい物質が，通常数個の嗅覚受容体を活性化するので，受容体選択の組み合わせによってほとんど無数の異なるにおいが感知される。嗅覚受容ニューロンの無髄軸索は**嗅神経 olfactory nerve** となって，**篩板 cribriform plate** を通過して**嗅球 olfactory bulb** に至る（図18.5）。嗅球は中枢神経系の一部で，直回と眼窩前頭回の間の**嗅溝 olfactory sulcus** という溝にある（図18.6）。嗅球**糸球 glomerulus**（図18.5）で，嗅覚受容ニューロンは**僧帽細胞 mitral cell** と**房飾細胞 tufted cell** にシナプス形成する。この2種類の細胞は長い軸索をもち，**嗅索 olfactory tract** を通って**嗅皮質 olfactory cortex** に達する。嗅索の側副枝は**前嗅核 anterior olfactory nucleus** をつくる散在性のニューロンにシナプス結合する。前嗅核のニューロンは同側と反対側の嗅球に線維を送り返す。反対側の嗅球への線維は**内側嗅条 medial olfactory stria** と**前交連 anterior commissure** の前部を通る（図18.6，表18.4）。前嗅核の萎縮はアルツハイマー病患者にみられる嗅覚異常の原因かもしれない。嗅球には僧帽細胞と房飾細胞以

外にも，**傍糸球細胞 periglomerular cell** や**顆粒細胞 granule cell** という介在ニューロンがある。

　他の感覚系とは異なる一次嗅皮質の特異な点は，視床で中継されることなく，二次感覚ニューロンからの入力を直接受け取ることである。嗅球の僧帽細胞と房飾細胞は嗅索の**外側嗅条 lateral olfactory stria** を経由して直接一次嗅皮質に投射する（図18.6）。一次嗅皮質は，側頭葉内側面前端の近くにある**梨状葉皮質 piriform cortex** と**扁桃体周囲皮質 periamygdaloid cortex** からなる（図18.4A，図18.6）。梨状葉皮質の名前は，ヒト以外の種で梨状の形をしていることに由来する（*pirus* とはラテン語で「梨」の意味）。扁桃体周囲皮質は扁桃体のすぐ吻背側の小領域である。一次嗅皮質への投射に加えて，嗅索の線維は扁桃体の**皮質内側核 corticomedial nucleus**（図18.4B）にも投射するし，少数の線維は**前有孔質 anterior perforated substance**（図18.6）にある**嗅結節 olfactory tubercle** に投射する。これらの投射は，嗅覚の情緒的な側面や嗅覚による動機づけに重要である。

　一次嗅皮質はいくつかの二次嗅覚野に投射する。**前嗅内皮質 anterior entorhinal cortex** は梨状葉皮質からの投射を受ける。嗅内皮質は記憶に関係するので（次項），においによって鮮明な記憶が呼び覚まされることがあることが容易に説明できるであろう。梨状葉皮質から**眼窩前頭回嗅覚野 orbitofrontal olfactory area** への投射には，直接経路と，嗅内皮質や視床**背内側核 mediodorsal nucleus** で中継される間接経路がある。サルの眼窩前頭回嗅覚野の病変では，嗅覚識別に異常が生じる。梨状葉皮質からは，その他にも**扁桃体基底外側核 basolateral amygdala**，外側視索前野，対角帯核などへの投射がある。興味深い点は，梨状葉皮質から海馬体への直接の投射がないので，海馬体が嗅覚処理にはあまり関与していないと思われる点である。

18

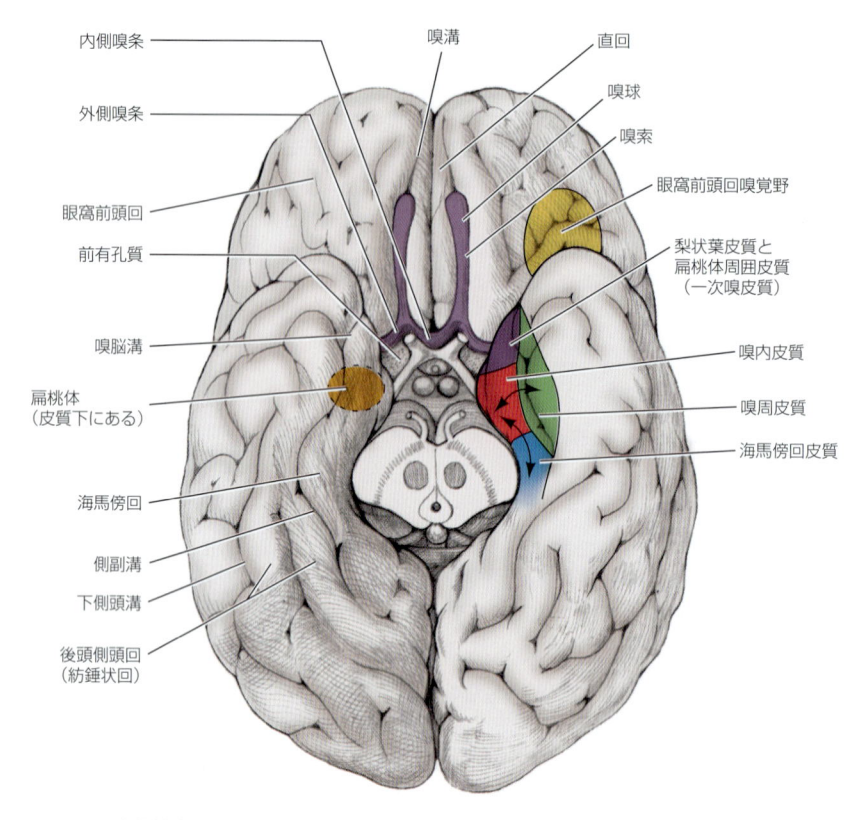

内側嗅条 — 嗅溝 — 直回

外側嗅条 — 嗅球

嗅索

眼窩前頭回 — 眼窩前頭回嗅覚野

前有孔質 — 梨状葉皮質と扁桃体周囲皮質（一次嗅皮質）

嗅脳溝 — 嗅内皮質

扁桃体（皮質下にある） — 嗅周皮質

海馬傍回皮質

海馬傍回

側副溝

下側頭溝

後頭側頭回（紡錘状回）

図 18.6　中枢性嗅覚構造と海馬傍回のその他の要素。底面

復習問題

図 18.5 と図 18.6 を参照して，嗅覚路を下の（1）から（4）までたどってみよう。（1）嗅覚受容ニューロン，（2）僧帽細胞と房飾細胞，（3）一次嗅皮質（梨状葉皮質と扁桃体周囲皮質）とその他の嗅覚領域（嗅結節と扁桃体），（4）眼窩前頭面嗅覚野。

海馬体とその他の記憶に関係する構造

最も魅惑的で重要な脳の機能の一つは記憶をつくる能力であろう。本項では，海馬体と記憶に関係するその他の重要な構造を取り上げ，その解剖について述べる。次項（臨床Ⓟ18.1）では，これらの構造の病変によって引き起こされる記憶障害について論じる。

ヒトと動物の病変の解析によって，記憶の形成には2つの主要な脳領域がきわめて重要な役割を果たすことが明らかになっている。その一つは**側頭葉内側部記憶領域 medial temporal lobe memory area** で，海馬体と隣接の海馬傍回を含む。もう一つは**間脳内側部記憶領域 medial diencephalic memory area** で，視床背内側核，視床前核，乳頭体と，第三脳室を縁取るその他の間脳の神経核群を含む。側頭葉内側部記憶領域と間脳内側部記憶領域の間には相互に神経連絡があり，

またすぐ後で述べるが，多数の神経路によって広汎な皮質領域と連絡して記憶の固定と想起に関係する。したがって，**白質神経回路網**は正常記憶機能に必要な第3の要素といえる。**前脳基底部**も記憶に関係するが，これは主に側頭葉内側部を含む広汎な皮質領域へのコリン作動性投射によるものであろう。しかし，前脳基底部の病変による症状の中には，近くを走る記憶回路からの通過線維（側頭葉内側部と間脳内側部に由来する）が傷害されて生じるものもあると思われる。ここからは側頭葉内側部と間脳内側部の記憶系の解剖をさらにくわしく述べる。さらに，前脳基底部と中隔野からのコリン作動性投射についても簡単に触れる。

▶海馬体と海馬傍回

側頭葉内側部記憶系の最も重要な構造は，**海馬体と海馬傍回**である。冠状断切片で観察すると，海馬体は精巧なS字形または逆S字形をしている（図 18.7，図 18.8）。この外観から，**海馬 hippocampus**（ギリシャ語で「海の馬」の意味）や**アンモン角 cornu Ammonis**（ラテン語で「羊の頭をもつ古代エジプトの神アンモンの角」を意味する）の名前がついた。海馬体の3つの要素は，**歯状回 dentate gyrus**（内側面に歯のような隆起をつくることから名づけられた，図

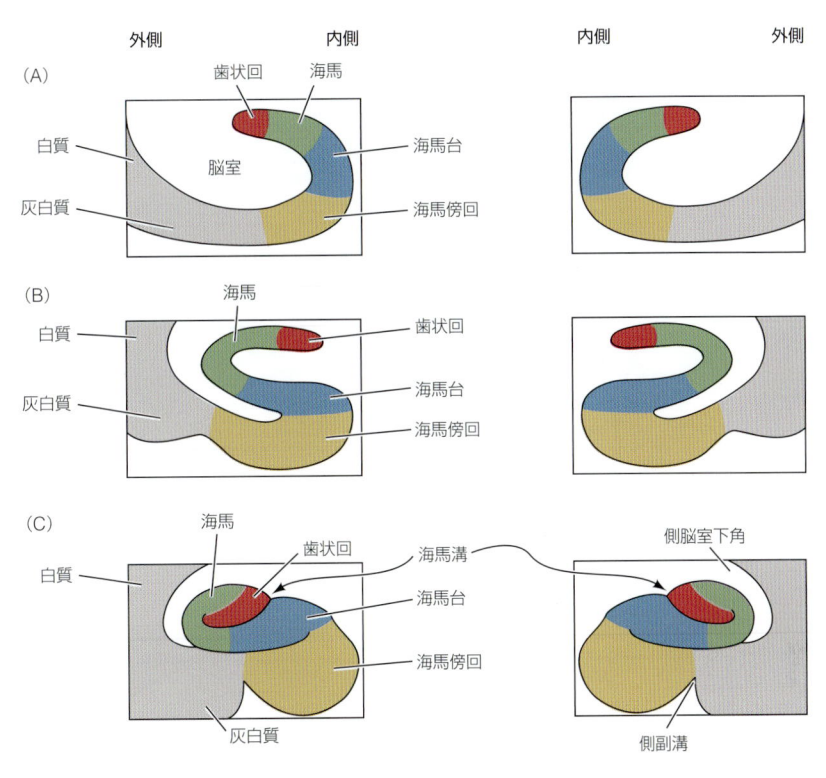

外側　　　　　　　　　内側　　　　　　　　　内側　　　　　　　　　外側

（A）
歯状回　海馬
白質
脳室　　　　　　　海馬台
灰白質　　　　　　　　海馬傍回

（B）
海馬
白質　　　　　　　　歯状回
灰白質　　　　　　海馬台
海馬傍回

（C）
海馬
歯状回　　　　海馬溝　　　　　側脳室下角
白質　　　　　　　　海馬台
海馬傍回
灰白質　　　　　　側副溝

図 18.7　海馬体の発生

18.9），**海馬 hippocampus**，**海馬台 subiculum**（ラテン語で「支持」を意味する）である。「海馬」という言葉をこの3つのすべてを含む意味で用いることもある。発生過程で，側頭葉内側部の3層構造の原皮質が2回折りたたまれる（**図 18.7**）。この2回の折りたたみによって，歯状回と海馬台の軟膜・灰白質面が融合し，海馬台と海馬傍回の脳室・白質面が融合する。

> **復習問題**
> **図 18.7** と **図 18.8** を参照して，海馬体の3つの構成要素の名称を述べなさい。

　歯状回の一次ニューロンは**顆粒細胞 granule cell** とよばれる。歯状回には，軟膜から内部方向に向かって，**分子層 molecular layer**，**顆粒層 granule cell layer**，**多形細胞層 polymorphic layer** の3層が区別される（**図 18.8A**）。これらの層の名前が新皮質の6層の名称と似かよっていることに注意しよう（**表 2.3**）。海馬と海馬台の一次ニューロンは**錐体細胞 pyramidal cell** で，この領域の層構造は**分子層 molecular layer**，**錐体細胞層 pyramidal cell layer**，**多形細胞層 polymorphic layer** の3層構造である（**図 18.8A**）。歯状回と海馬台の分子層はお互いに向き合っていて，その間に**海馬溝 hippocampal sulcus** が形成される。海馬体のすぐ背側にある側頭葉内側部の溝を**脈絡裂 choroid fissure** という（**図 18.8A**，**図 18.9**）。海馬体は前方で最大とな

り，**海馬足 pes hippocampi** または**海馬頭 hippocampal head** とよばれる。海馬体は側脳室下角に沿って後方に向かう曲線を描き，徐々に小さくなって**海馬尾 hippocampal tail** となり，最終的に脳梁膨大部の腹側後方の縁の下を曲がりながら消失する。海馬体の痕跡器官である灰白層 indusium griseum が脳梁の背側面に沿って前方に続く（**図 18.9**）。海馬の層構造は矢状断切片でも観察できる（**図 18.10**）。

> **復習問題**
> **図 18.6** を参照して，海馬体と連合皮質の入出力の中継部位として最も重要な海馬傍回の領域を答えなさい。

　海馬傍回には，海馬体と線維連絡をもついくつかの皮質領域が含まれる。その中で最も重要な領域は**嗅内皮質 entorhinal cortex** である（**図 18.6**，**図 18.8**，**図 18.9**，**図 18.11**）。嗅内皮質（ブロードマン28野，**図 2.15**）は海馬傍回の前部，海馬台のすぐ近くにあり，連合皮質と海馬体の間の最も重要な入出力中継基地として働く。海馬傍回の後部は単に**海馬傍回皮質**とよばれる（**図 18.6**）。海馬傍回の外側は**側副溝**で境界され，側副溝は前方では**嗅脳溝**となる（**図 18.6**）。嗅脳溝の内側壁と外側壁に沿う領域に**嗅周皮質 perirhinal cortex**（ブロードマン35，36野）があり，外側に隣接する後頭側頭回にまで広がる。連合皮質からの入力の約2/3は，隣接する嗅周皮質と海馬傍回皮質で中継され

18

(A)

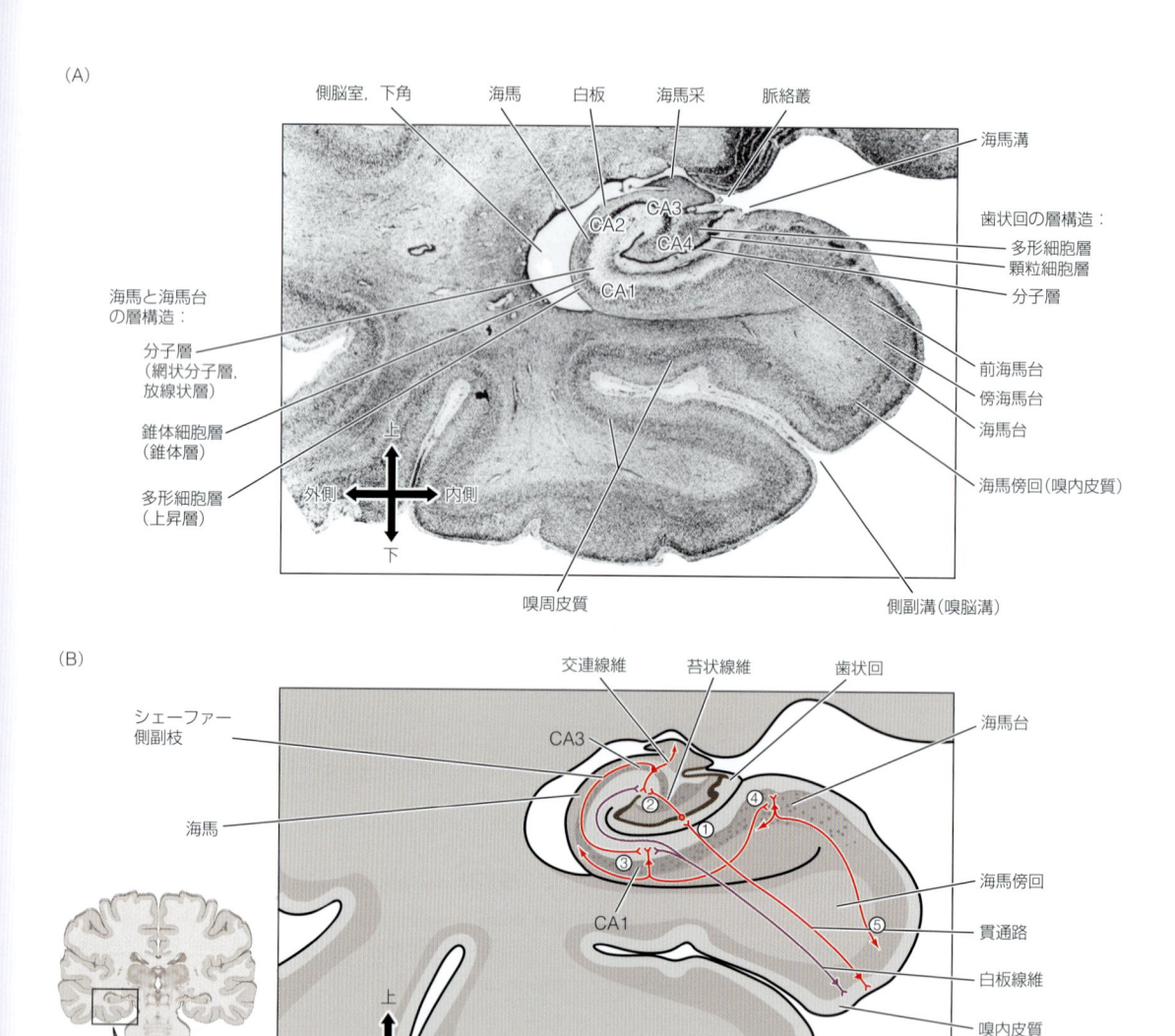

図 18.8　海馬体。（A）海馬と海馬傍回を通る冠状断。ニッスル染色標本。細胞体が濃く染まっている。（B）嗅内皮質から起こって海馬体に入力する貫通路と白板線維を示す模式図。嗅内皮質に主な出力を送り返す海馬内回路や脳弓から出る出力も示されている。（A：Martin JH. 1996. *Neuroanatomy：Text and Atlas*. 2nd ed. McGraw-Hill, New York. 組織切片は David Amaral, University of California, Davis のご好意による）

て嗅内皮質に達する（**図 18.11**，**図 18.6**）。

　完全を期すために，嗅内皮質と嗅周皮質以外の海馬傍回の部分の名前を簡単に述べておこう（**表 18.5**）。（これらの名称の知識は直接臨床に役立つわけではない）。嗅覚の項ですでに述べたように，外側嗅条のすぐそばの嗅皮質の小領域は，梨状葉皮質と扁桃体周囲皮質とよばれる（**図 18.6**）。外側には，嗅内皮質と嗅周皮質の間に，前嗅皮質 prorhinal cortex という皮質領域を区別する場合がある。内側には，嗅内中間皮質（海馬傍回）と 3 層構造の原皮質である海馬台（海馬体）の間に移行帯がある。嗅内皮質から海馬台に向かって順に，傍海馬台 parasubiculum，前海馬台 presubicu-

lum，海馬台と続く（**図 18.8**A）。最後に，海馬傍回ではないが，移行帯部分に分類されることもある海馬台前部 prosubiculum というもう一つの領域にも言及し

表 18.5　海馬傍回の構成要素
梨状葉皮質
扁桃体周囲皮質
前海馬台皮質
傍海馬台皮質
嗅内皮質
前嗅皮質
嗅周皮質
海馬傍回皮質

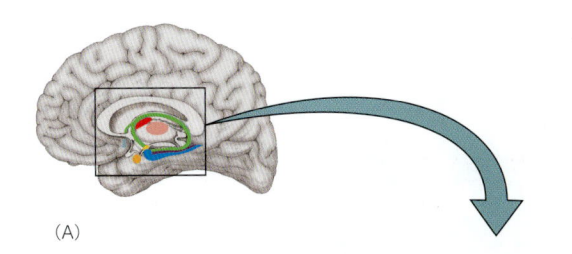

（A）

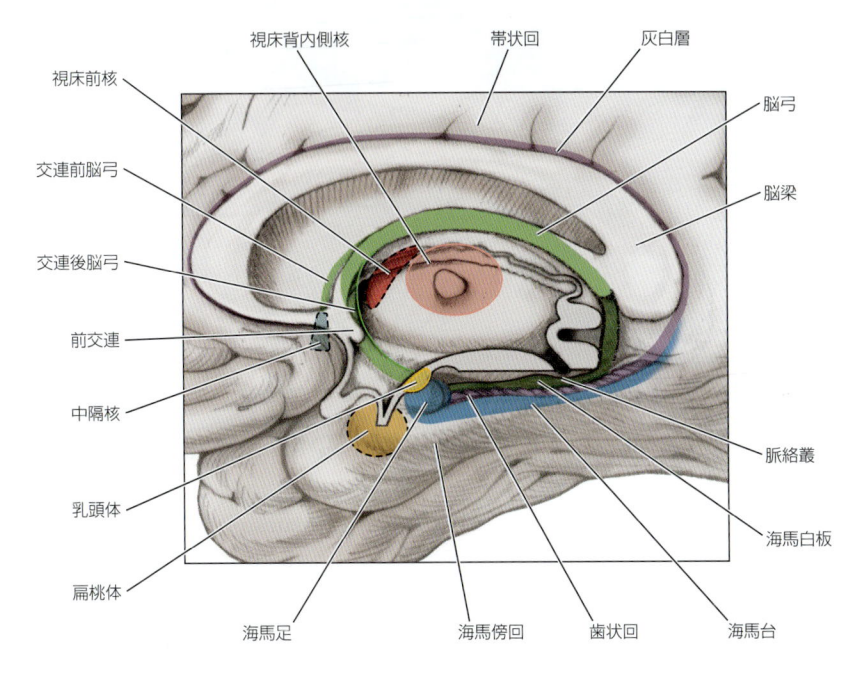

（B）

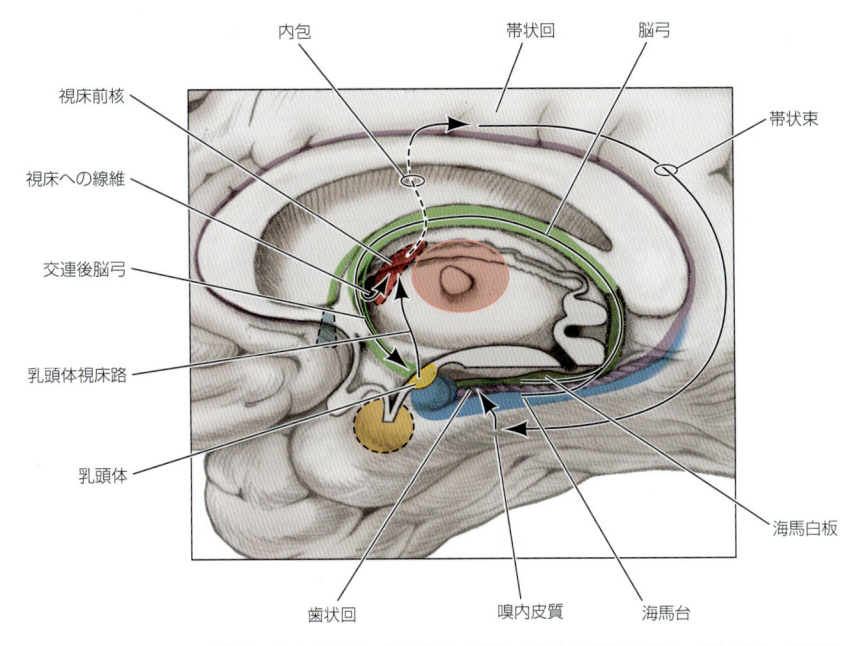

図 18.9　パペッツ回路と関連構造。（A）内側面。海馬回路に関与する主な構造を示す。（B）パペッツ回路は数ある辺縁系回路の一つにすぎないが，辺縁系経路を理解するために格好の神経路である

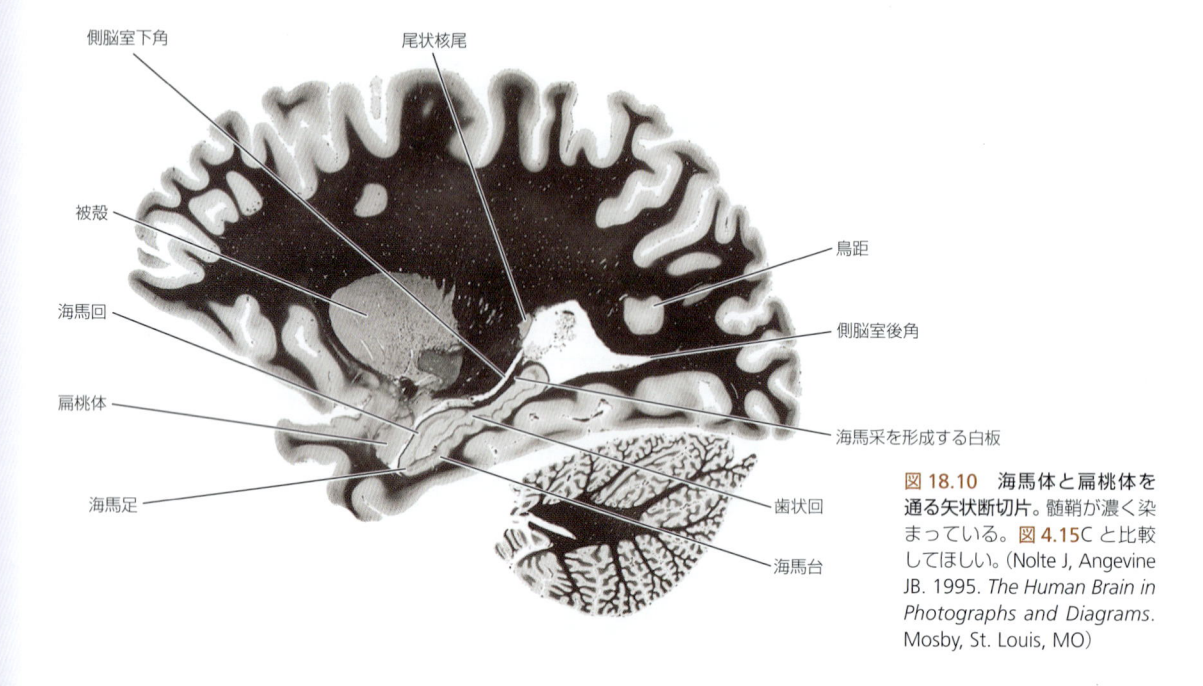

図中ラベル（左上から時計回り）：
側脳室下角　尾状核尾　鳥距　側脳室後角　海馬采を形成する白板　海馬台　歯状回　海馬足　扁桃体　海馬回　被殻

図 18.10　海馬体と扁桃体を通る矢状断切片。髄鞘が濃く染まっている。図 4.15C と比較してほしい。(Nolte J, Angevine JB. 1995. *The Human Brain in Photographs and Diagrams.* Mosby, St. Louis, MO)

ておこう。海馬台前部は海馬台と海馬 CA1 野（次項参照）の間に位置する。

▶海馬体内の神経回路

　海馬体が記憶に対して重要な役割を果たすと考えられているので，海馬体の回路の解明は科学研究の重要課題の一つである。図 18.8B は嗅内皮質から海馬体を通って嗅内皮質に戻る主要な情報流通回路を示している。嗅内皮質の第 2，3 層の錐体細胞は，貫通路と白板線維を通って海馬体に投射する（図 18.8B，シナプス 1）。

　貫通路 perforant pathway という名前は，海馬溝を横切り海馬台を貫いて歯状回顆粒細胞層に至るその経路に由来する。海馬には，CA1-4（CA はアンモン角 cornu Ammonis の略）という錐体細胞層の区分がある（図 18.8A）。**CA4** は歯状回門にある。**CA3** は CA4 に隣接し，その次に **CA2** が続き，**CA1** が海馬台に続く。歯状回の顆粒細胞は**苔状線維 mossy fiber** という軸索を出し，これが CA3 錐体細胞の樹状突起にシナプス結合する（図 18.8B，シナプス 2）。CA3 錐体細胞の軸索は海馬体を離れて脳弓をつくる。しかし，これらの軸索は**シェーファー側副枝 Schaffer collateral** という枝を出して，CA1 錐体細胞の樹状突起にシナプス結合する（図 18.8B，シナプス 3）。CA1 錐体細胞の軸索も脳弓に加わって海馬体を去る。また，CA1 錐体細胞は，海馬台にある次の細胞中継所に投射する（図 18.8B，シナプス 4）。最後に，海馬台の錐体細胞は脳弓に投射するとともに，嗅内皮質深層のニューロンに線維を送り返し，神経回路のループが完成する（図

18.8B，シナプス 5）。

　貫通路に加えて，嗅内皮質のニューロンは**白板線維 alvear pathway** を経由して直接 CA1 と CA3 に投射する（図 18.8B，図 18.11）。貫通路と同じく，白板線維を通る出力も主に CA1 と CA3 から海馬台に至る線維である。以前の研究では，嗅内皮質から CA1 に至るいわゆる**トリシナプス経路**（貫通路）の重要性が強調される傾向にあったが，最近の研究によれば嗅内皮質から CA1 へのモノシナプス性の**直接路**が主要な経路であることが示されている（大脳基底核回路の直接路と混同しないようにしてほしい。図 16.7）。

> **復習問題**
>
> 嗅内皮質から貫通路を経由して海馬体に至り，再び嗅内皮質に戻る神経回路がある。これを構成する 5 つのシナプスを列挙しなさい（図 18.8B）。

　長期増強 long-term potentiation（LTP）という興味深い型のシナプス可塑性が，貫通路－顆粒細胞，苔状線維－CA3，シェーファー側副枝－CA1 の線維連絡で認められている（図 18.12）。これらのシナプスのどれかに高頻度の活動が起これば，当該ニューロン間のシナプス結合力が長期にわたって増強する。とくに，貫通路－顆粒細胞とシェーファー側副枝－CA1 のシナプスでは，シナプス前側とシナプス後側が同時に活動しなければ LTP は誘発されない（苔状線維－CA3 のシナプスにはあてはまらない）。この興味深い特性があるために，これらのシナプスでは**連合機能 associative function** が可能になる。ここでいう連合機能とは，1940 年代に心理学者，ドナルド・ヘッブ Donald Hebb

が提唱した学習則と同様の機能である。**ヘッブ則**によれば，「細胞 A の軸索が（中略）細胞 B を興奮させて反復的かつ持続的に発火させるとしたら，片方または両方の細胞の成長過程や代謝に変化が生じて，B を発火させる A の効率が増強する」。

最初の発見以来，LTP は神経系のその他の領域のシナプスでも認められるようになった。さらに，LTP 以外にも多くのシナプス修飾の存在が知られるようになっていて，その中には興奮性のものもあれば抑制性のものもあり，また短期のものもあれば長期のものもある。LTP やその他のシナプス可塑性の細胞メカニズムは記憶機能に重要な役割を果たしていると考えられるので，現在，重要な研究課題として活発に研究が行われている。

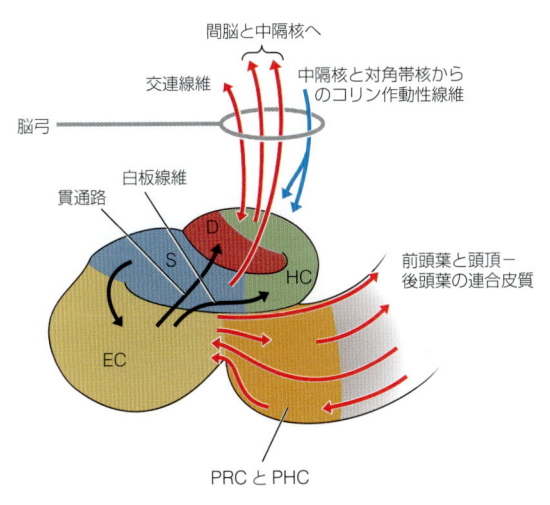

図 18.11　海馬の出入力線維連絡のまとめ。D：歯状回，HC：海馬，S：海馬台，EC：嗅内皮質，PRC：嗅周皮質，PHC：海馬傍回皮質

▶側頭葉内側部記憶系の入出力線維連絡

海馬体への**主要入力**は，前頭葉，頭頂-後頭葉，側頭葉の連合皮質から**嗅内皮質**に到達する（図 18.11）。この情報の大部分は，嗅周皮質や海馬傍回皮質で中継されて嗅内皮質に入る。この入力には多種の感覚運動の高次情報が含まれていて，さらに側頭葉内側部で加工されて記憶として貯蔵されると考えられている。記憶貯蔵の過程そのものは，側頭葉内側部ではなくて連合皮質や一次皮質に送り返されて行われるらしい。その結果，特定の記憶の再活性化が容易になる。海馬体の**重要な出力路**は，したがって，**海馬台から嗅内皮質への投射**と，それに続く嗅内皮質から異種モダリティ連合皮質への投射である（図 18.11）。側頭葉内側部の構造が連合皮質に記憶を貯蔵させ，固定させ，想起させるメカニズムについては，現在のところ不明である。

海馬体から出るもう一つの主要な出力路は**脳弓 fornix** である。脳弓は出力を間脳や中隔核に送る（図 18.13，図 18.11）。この経路については次項でくわしく述べる。**海馬台**は，海馬体から脳弓や嗅内皮質に向かう出力線維の主要供給源である。さらに，海馬台は扁桃体，眼窩前頭回，腹側線条体にモノシナプス性に線維を送る。このように海馬台は海馬の出力構造として重要である。

海馬への入力の中には，**海馬交連 hippocampal commissure** を通って反対側の海馬から来るものもある（図 18.11，図 18.13）。最後に，海馬体には重要な調節性入力がある。この入力は，中隔核と対角帯核の**コリン作動性**ニューロンから起こり，脳弓を通って海馬体に至る。嗅内皮質とその他の大脳皮質にもコリン性入力があり，主にマイネルト基底核に由来する（図 18.4B，図 14.9）。これらのコリン作動性投射系はムスカリン性受容体を活性化し，ニューロンの興奮性の調節やシナプス可塑性の調節に重要であると思われ

18

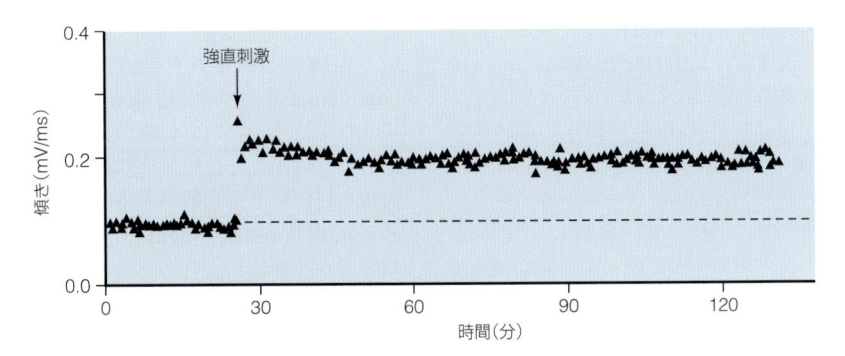

図 18.12　海馬 CA1 領域の長期増強（LTP）。CA1 錐体細胞への入力線維（図 18.8）に 10 秒ごとに試験刺激を与え，細胞外で CA1 の興奮性シナプス後電位 EPSP を記録した。EPSP の傾き（シナプス強度の指標）を縦軸に示す。「強直刺激」の時点で 100 Hz の刺激（1 秒間，通常刺激の 2 倍の強度）を 2 回与えた。この強刺激のあと，EPSP の傾きに持続的な亢進が起こり，数時間続いた。(Nicoll RA, Kauer JA and Malenka RC. 1988. The current excitement in long-term potentiation. *Neuron* 1：97-103)

る。その他にも，脳幹のノルアドレナリン，ドーパミン，セロトニン作動性神経核群から側頭葉内側部に調節性の入力がある（第14章）。

▶脳弓と間脳内側部記憶系

　脳弓 fornix とはラテン語で「弓」の意味で，この白質構造が海馬体から脳室を回って間脳と中隔野に至る経路をよくいいあらわしている（図18.13）。第5章で述べたように，脳には側脳室の曲線に沿ってC字型をした構造がいくつかある。脳弓，脳梁，尾状核がその例である。第5章のまとめと「脳をスクーバダイビングで探検する」の項を読んで，脳弓とこれらの構造の三次元的な位置関係を復習しておこう。

　海馬体からの出力線維は，海馬の脳室面に**白板 alveus** という白質層を形成する（図18.8A，図18.9A，図18.10，図18.13）。これらの線維は内側に向かって**海馬采 fimbria** という細い線維束になる（図18.8A，図18.13）。**脳弓脚 crura**（「足」の意味）は海馬体を離れ，脳梁の下に沿って曲線を描き（図18.9，図16.2），左右が接近して正中近くを走る。左右が正中で接近する部位のあたりで，脳弓は脳弓**体 body** と名前を変える（図18.13，図16.4D）。脳梁の下面の脳弓脚の間を**海馬交連 hippocampal commissure** がつないでいて，片方の海馬から反対側の海馬への線維連絡路となっている。脳弓体は前下方に曲線を描いて走り，脳弓**柱 column** となる（図18.4C，図18.9，図18.13，図16.2）。

　脳弓を前方に走る軸索には3つの主要な標的がある。大多数の線維は**海馬台**から起こり，前交連の背後の**交連後脳弓 postcommissural fornix** を下行して，視床下部の**内側および外側乳頭体核 medial and lateral mammillary nucleus** に至る（図18.9，図18.13）。やや少数の線維が**海馬台と海馬**の両方から起こり，前交連の前の**交連前脳弓 precommissural fornix** を通過して**外側中隔核 lateral septal nucleus** に至る。最後に，脳弓を離れて**視床前核 anterior thalamic nucleus** に終止する線維がある（図18.9）。

　すでに述べたように，脳弓を後方に走る線維もある。主として**内側中隔核 medial septal nucleus** とブローカ対角帯核のコリン作動性ニューロンから起こり海馬体に到達する線維である（図18.11）。この経路は，海馬体から外側中隔核への投射によって影響を受ける。外側中隔核から内側中隔核へ強い投射があるからである。これらのコリン作動性投射は，同じく中隔核から海馬体に向かって脳弓を走る抑制性GABA作動性投射とともに，記憶機能に対して重要な調節作用をもつ。

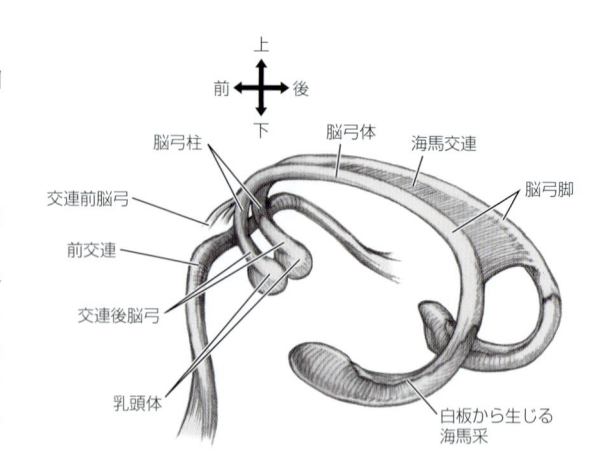

図18.13　脳弓と前交連の三次元構造

図中ラベル：
上／前／後／下
脳弓柱　脳弓体　海馬交連
交連前脳弓
前交連
脳弓脚
交連後脳弓
乳頭体
白板から生じる海馬采

復習問題

図18.13を参考にして，図4.13F〜H，図4.14A〜C，図4.15AのMRI画像の軸位断，冠状断，矢状断を見直して，脳弓の三次元走行を思い描いてみよう。脳弓脚（図4.13G，図4.14A），脳弓体（図4.13H，図4.14B，図4.15A），脳弓柱（図4.13G，図4.14C）を同定し，脳弓と以下の各構造との位置関係を復習しよう。すなわち，海馬，側脳室，第三脳室，脳梁，透明中隔，モンロー孔，前交連，乳頭体である。

　1937年，解剖学者のジェームズ・パペッツ James Papez はいくつかの辺縁系構造が関係する神経回路の存在を報告した。この発見がもとになって，1950年代に入り，辺縁系の概念が発展した。その後，この回路の構造は他にも多くの重要な線維連絡をもつことが明らかになってきたが，**パペッツ回路 Papez circuit** の概念は主要な辺縁系経路を整理して学習するために依然として有用である（図18.9B）。パペッツ回路は，**海馬体**（海馬台）から起こる線維から始まり，これが脳弓を前方に走って両側の内側・外側乳頭体核に至る。ついで内側乳頭体核から**乳頭体視床路 mammillothalamic tract** を通って**視床前核**に投射がある（図16.4D）。視床前核には脳弓からの直接の投射もあることを思い出してほしい（図18.9B）。視床前核は次に**内包**を経由して**帯状回**に線維を送る。最後に，**帯状束 cingulate bundle（cingulum）** というはっきりした白質経路が，帯状回皮質から起こり帯状回の下を通って**海馬傍回**に至る。海馬傍回から**嗅内皮質**と海馬体に投射があり，これで回路のループが完成する。

　すなわち，**側頭葉内側部記憶系**は嗅内皮質を介して主に両方向性の線維連絡によって連合皮質とつながる（図18.11）。**間脳内側部記憶系**はいくつかの経路で側頭葉内側部記憶系と連絡する。脳弓は海馬体を乳頭体や中隔核と結びつけ，視床前核とは直接，または乳頭

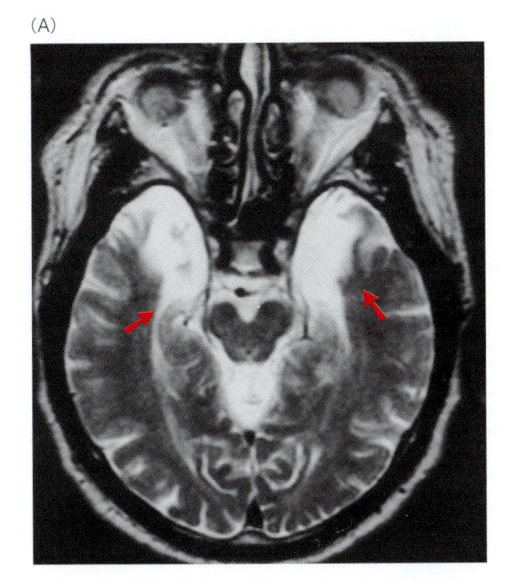
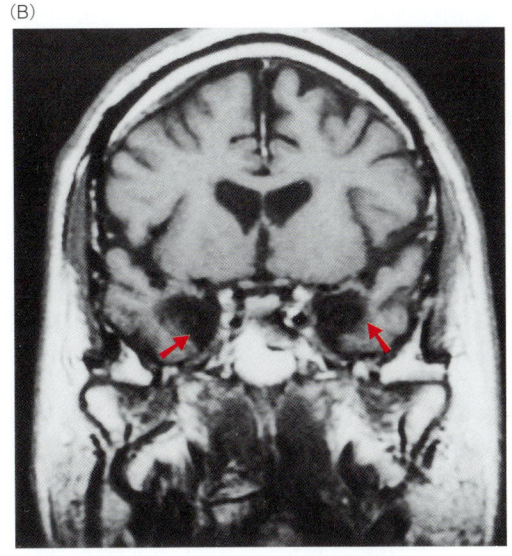

（A）　　　　　　　　　　　　　　　　　　　　（B）

図 18.14　患者 H. M. の MRI 像。患者は両側側頭葉内側部の切除を受けた。（A）T2 強調 MRI 画像軸位断。（B）T1 強調 MRI 画像冠状断。切除領域を矢印で示す。（Corkin S, Amaral DG, Gonzalez RG, Johnson KA, Hyman BT. 1997. H. M.'s medial temporal lesion：findings from magnetic resonance imaging. *J Neurosci* 17（10）：3964–3979）

体視床路を経由して間接的に結びつける。記憶機能に関係するその他の間脳内側部構造には，視床**背内側核**や視床正中核群などがある（**図 7.6**）。これらの間脳内側部神経核群は，聴放線（**図 6.9B**）の近くを走る下視床脚（**表 18.4**）の線維によって側頭葉内側部や島の辺縁系構造と連絡し，腹側扁桃体遠心路（後述）を通る線維によって扁桃体と連絡する。また，間脳内側部の病変で起こる記憶障害には，視床内髄板（**図 7.6**）の傷害も重要であると考えられてきた。個々の間脳内側部神経核の機能的意義や記憶に対する役割については，依然として不明な点が多い。

> **復習問題**
> **図 18.11** と **図 18.6**，**図 18.8**，**図 18.9** を参照して，海馬の主要な入出力線維連絡についてまとめておこう。

臨床ポイント 18.1　記憶障害

　本項では記憶障害について述べるが，まずは有名な健忘の症例を紹介することにしよう。この症例を例にとって，多様な記憶障害の類型を説明し，その後で記憶障害の鑑別診断について述べる。

▶ 患者 H. M.：健忘研究の端緒となった症例*

　1953 年，H. M. というイニシャルの 27 歳の男性が，難治性痙攣発作の治療のために，海馬体と海馬傍回を含む両側側頭葉内側部の切除術を受けた（**図 18.14**）。

*患者 H. M. の生涯については，スザンヌ・コーキン『ぼくは物覚えが悪い　健忘症患者 H・M の生涯』，早川書房，2014 に詳しい。

術後，痙攣発作は軽快したが，患者には重篤な記憶障害が生じた。その他には異常はなかった。患者は新しい事柄を学ぶことができず，新しく経験したことを思い出すこともできなかった。例えば，単語を 3 つか 4 つ書いた紙を渡して覚えるように指示し，即座に答えさせるとすべて正解した。しかし，5 分以内に答えさせた場合には，ヒントを与えても一つも答えられなかった。最初に紙を渡されて覚えるようにいわれたことすら思い出せなかった。対照的に，少年時代の出来事や手術の数年前までの出来事など，昔のことはよく覚えていた。しかし，その時点以降の出来事は思い出せなかった。重篤な記憶障害があるにもかかわらず，H. M. の人格や IQ テストから推測される知能には異常がなかった。しかも，意識的な想起を必要としないある種の課題は学習することができた。例えば，鏡像描画課題を与えると，前日に同じ作業をしたことは思い出せないのに，正常人と同じように日に日に上手になっていった。同様に，あらかじめ "DEFINE" のような単語をみせておいて，次に最初の 3 文字 "DEF-" をみせて単語を選ばせると，その単語をみたことは覚えていないのに，偶然以上の確率で正しい単語を選んだ。

　この手術が H. M. の記憶に選択的ではあるが重篤で永続的な障害をもたらしたことから，記憶における側頭葉内側部の機能的意義が重要な研究課題となった。H. M. は数十年にわたってこのような研究の対象となっていたが，2008 年に亡くなった。彼の死後，Henry Gustav Molaison という彼の名前が公表された。

18

今日，難治性痙攣患者の治療には，一側性の側頭葉内側部切除術が行われる（臨床🅟18.2）。不幸な Henry Molaison の例を経験した後には，側頭葉内側部の両側切除術はもはや行われなくなった。

▶H. M. の例からわかったこと：記憶と記憶障害の分類

患者 H. M. の症例研究とその後に行われた多くの症例研究や動物実験によって，記憶と記憶障害のタイプが定義されるようになった。この分類の多くは H. M. の症例報告から何年もたって確立されてきたものであるが，この区別を理解してもらうために H. M. を例に解説する。

陳述記憶と非陳述記憶

代表的な分類法の一つは，**陳述記憶 declarative memory**（顕在記憶 explicit memory）と**非陳述記憶 nondeclarative memory**（潜在記憶 implicit memory）の区別である。前者は意識にのぼる事実や経験の記憶であるのに対して，後者は意識にのぼらない熟練や習慣やその他の獲得性行動の記憶である（図 18.15）。H. M. は新しい事実や経験を記憶する能力が著しく障害されていた。しかし，彼の行動は無意識のうちに以前の経験によって調整されていた。したがって，H. M. には陳述記憶の重篤な障害があったが，非陳述記憶には異常がなかったといえる。**健忘 amnesia** という言葉は，典型的には陳述記憶障害に用いられる。この選択的な**陳述記憶障害**は，**両側の側頭葉内側部**か**両側間脳内側部**の病変に特徴的である。一側性の病変では通常重篤な記憶障害は生じない。しかし，優位半球（通常左）の一側性側頭葉内側部・間脳内側部の病変では，**言語性記憶 verbal memory** に障害が起こることがある。一方，非優位半球（通常右）の一側性病変では**視空間記憶 visual-spatial memory** に障害が起こることがある。

陳述記憶とは違って，選択的で臨床的に重要な非陳述記憶の障害が特定の病変によって起こることはめったにない（図 18.15）。H. M. の鏡像描画のような**熟練 skill** の学習や**習慣 habit** の学習には，大脳基底核や小脳や運動皮質を含むいくつかの脳領域の可塑性が関係しているらしい。尾状核は明らかに習慣の学習に重要である。興味深いことに，尾状核の病変が強迫神経症の発症に関係する可能性が指摘されている（臨床🅟18.3）。単語完成課題で H. M. が示したような現象を**プライミング priming** とよぶが，プライミングにはいくつかの大脳皮質領域が関係している。**古典的条件づけ classical conditioning** のような単純な連合学習や，**慣れ habituation** と**感作 sensitization** のような非連合学習については動物実験で活発に研究が続けられている。小脳（古典的条件づけ），扁桃体（条件づけ恐怖 conditioned fear），大脳皮質，脳幹神経核，さらに脊髄の関与が示唆されている。

記憶と記憶障害の時間的側面

H. M. は聞いた直後であれば数個の単語を復唱できたが，5分以内に答えさせると1個も思い出すことができなかった。短期の記憶はどのように長期の記憶に変換されて，貯蔵されるのだろうか。少なくとも2種類のメカニズムが働いているらしい（表 18.6）。最初に，異なる時間スケールの情報を神経系に貯蔵するた

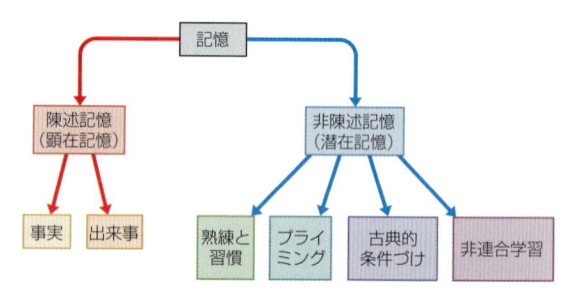

図 18.15　記憶の分類。（Squire LR, and Zola-Morgan S. 1991. The medial temporal lobe memory system. *Science* 253：1380-1385）

表 18.6　時間と空間によって異なる記憶メカニズム			
A. 異なる時間の記憶貯蔵に関係する細胞メカニズム			
数秒から数分	数分から数時間	数時間から数年	
ニューロンの進行中の電気的活動；細胞内 Ca^{2+} やその他のイオンの変化；二次メッセンジャー系の変化	タンパク質リン酸化とその他の共有結合修飾；即時型遺伝子の発現	タンパク質やニューロンの構造変化をもたらすその他の遺伝子転写と翻訳の変化	
B. 異なる時間の陳述記憶貯蔵に関係する解剖学的構造			
1秒以下 （「注意」または「登録」）	数秒から数分 （「作業記憶」）	数分から数年 （「固定」）	数年
脳幹-間脳賦活系；前頭・頭頂葉連合回路；特異的単一モダリティと異種モダリティ皮質	前頭葉連合皮質；特異的単一モダリティと異種モダリティ皮質	側頭葉内側部；間脳内側部；特異的単一モダリティと異種モダリティ皮質	特異的単一モダリティと異種モダリティ皮質

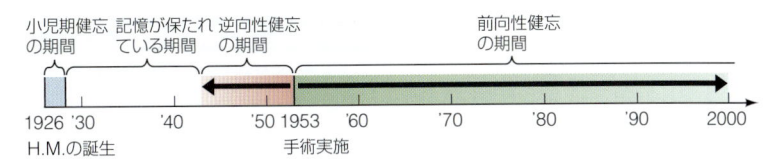

図 18.16　患者 H. M. の前向性健忘と逆向性健忘の時間経過

めに，異なる多様な細胞メカニズムが働く（表18.6A）。第二に，解剖学的に異なる脳領域が異なる時間の記憶を保存するために重要である。異なる時間の陳述記憶に関わると思われる脳領域を表18.6B に示す。

　ベッドサイドで患者を検査する際，検者は数字の逆唱や単語の順唱・逆唱などによって，**即時想起 immediate recall，注意 attention，作業記憶 working memory** を検査する（ビデオ4）。これらの機能は1，2 分以内の時間スケールで働くが，情報がうまく陳述記憶に符号化されるためには，これらの機能に障害があってはならない。しかし，これらは側頭葉内側部や間脳内側部記憶系の働きによる機能ではない（表18.6B）。第19章で述べるように，清明度と注意力は，脳幹-間脳と前頭-頭頂葉神経回路の相互作用を介する機能で，特定の皮質領域に働きかけて，意識下の認知に一つの特別な概念を描き出す。さらに，**作業記憶**は特定の概念を課題遂行の短い間だけ認知の中に保持することに関係する。例えば数学演算のような課題を遂行する場合である。作業記憶は前頭前連合皮質背外側部の働きを必要とする（第19章）。注意力を検査して，新しい情報を記憶する能力に異常がないことが確認できれば，次に**近時記憶 recent memory** を検査する。このためには患者に数個の単語を暗記するように指示して，4，5 分後に思い出してもらう（ビデオ6）。近時記憶は両側の側頭葉・間脳内側部の機能不全によって障害される。次に**遠隔記憶 remote memory** も検査する。遠隔記憶の検査には，昔の住所や学校名などの確認可能な個人情報か，または一般によく知られている最近の出来事を尋ねればよい（ビデオ7）。記憶障害の評価には，以上のようなベッドサイドの簡易テストに加えて，より正確で定量的な神経心理テストも有用である（臨床 Ⓟ19.16）。

　両側の側頭葉内側部と間脳内側部に病変がある H. M. のような患者では，数分以内に事実や出来事を思い出せなくなる。**側頭葉と間脳の内側部の構造**は，陳述記憶が徐々に新皮質に**固定**されていく過程に関係するようである（表18.6B）。この過程を通して，陳述記憶は最終的に側頭葉内側部と間脳内側部の働きによらずに**新皮質**の特定領域の活動によって想起できるようになる。

　前向性健忘 anterograde amnesia は新しい記憶が形成できない障害で，H. M. やその他の同様の患者にみられるように，脳損傷以降の記憶に障害がある（図18.16）。例をあげると，H. M. は手術後，住所を覚えることができず，尋ねられると子どもの頃の住所を答えた。日時を覚えることができず，毎日ニュースをみているにもかかわらず 1950 年代以降のほとんどの出来事を記憶することができなかった。**逆向性健忘 retrograde amnesia** では，脳損傷からさかのぼってそれ以前の記憶に障害が生じる。例えば，H. M. の子ども時代や青年時代の記憶は比較的正常だったが，手術の数年前から以降の記憶はなかった（表18.16）。この陳述記憶の逆向性と前向性健忘の組み合わせは，側頭葉内側部と間脳内側部記憶系の病変に典型例である（脳震盪やその他のびまん性疾患でも認められるが）。

　逆向性健忘の現象からわかることは，数年までの期間の近時記憶は側頭葉内側部と間脳内側部構造の正常な機能に依存するが，遠隔記憶はそうではないということである。逆向性健忘では，受傷直前の記憶が最も強く障害される（ただし，その他のすべての生物現象と同様，通常，時間推移は完全に均一という訳ではない）。可逆的な健忘（次項に述べる）の患者では，治癒過程で逆向性健忘の時間帯が現在に向かって徐々に短くなってくる。要するに，古い記憶は新しい記憶よりも早く回復する。最終的に，このような患者では受傷前の短時間（数時間）の記憶と，改善後に残る前向性健忘の時間の記憶が永久に失われる。

　「短期記憶」と「長期記憶」という言葉が，それぞれ数分以内，数分以上の記憶に対して用いられることがある。これらの用語の使用は適当ではない。いわゆる長期記憶には，両側側頭葉内側部や間脳内側部の病変で障害される近時記憶も含まれるからである。数多くの記憶機能の認知モデルが提唱されているが，本書の扱うところではない。記憶を記載する一般的な方法の一つに，符号化，貯蔵，想起の3段階の過程を設定する方法がある。しかし，このうちのどの過程を取り上げても，その選択的な障害の例を示すことは，ヒトの研究でも動物実験でもかなり困難である。

復習問題

発症前の期間の逆向性健忘と発症後の順向性健忘からなる選択的な顕在（陳述）記憶障害の患者がいるとしよう。2 つの脳領域の両側性病変がこのような所見を起こす。どの脳領域か。

18

▶記憶障害の鑑別診断

表 18.7 にまとめたように，記憶障害には多くの原因がある。便宜的には 3 つに分類される。第一に通常の画像検査で観察できる解剖学的異常に基づく記憶障害，第二に画像検査では観察できない原因，第三に「正常生理学的」な記憶障害である。ここでは，このうちの少数の原因だけを取り上げてくわしく説明する。

頭部外傷による**脳挫傷 cerebral contusion** では，側頭葉前内側部や眼窩前頭回（図 5.21）がよく傷害され，永続的な記憶障害が起こる。対照的に，**脳震盪 concussion**（臨床 P5.5）でも記憶障害を伴うことがあるが，受傷前後の数時間を除けば通常は可逆的である。

脳梗塞 infarct，すなわち**脳虚血 ischemia**（臨床 P10.3，10.4）で記憶障害を生じることがあり，とくに両側の側頭葉内側部や間脳内側部構造の病変でその頻度が高い。側頭葉内側部が後大脳動脈の末梢枝から血液供給されることを思い出そう（図 10.5）。視床内側部は後大脳動脈の近位部から起こる傍正中視床穿通動脈によって養われる（図 10.8，図 10.9）。このように脳底動脈先端部（図 14.18A，臨床 P14.3）の動脈病変は，両側側頭葉内側部梗塞と間脳内側部梗塞のどちらを起こすのにも絶好の位置にある。さらに，両側視床内側部が 1 本の傍正中視床穿通動脈（「パーチェロンPercheron の動脈」）から血液供給されることもある。この動脈は脳底動脈先端部の起始部から少し走った後で分岐する。この領域に両側性梗塞ができる理由の一つである。

心停止などによる**全般性低酸素脳症 global cerebral anoxia** では，重篤な記憶障害が起こることも少なくない。これは海馬が低酸素性傷害にとりわけ脆弱であることと関係している。とくに CA1 には錐体細胞脱落が顕著である。すでに述べたが，**前交通動脈の動脈瘤**が破裂すると前脳基底部が傷害されて，前頭葉病変で認められる症状（臨床 P19.11）に加えて，記憶障害が出現する。このような患者に観察される記憶障害が，前脳基底部，間脳内側部，前頭葉のいずれの傷害によるものなのか，あるいはこれらの組み合わせによるものなのかはわかっていない。

ウェルニッケ・コルサコフ症候群 Wernicke–Korsakoff syndrome はチアミン欠乏症が原因である。アルコール中毒患者で最もよくみられるが，慢性経静脈栄養の患者でも時々起こる。病理学的には，乳頭体や多くの間脳構造，およびその他の血管周辺の神経核に両側性壊死が認められる。急性チアミン欠乏症の三徴は，運動失調，水平注視麻痺や眼振から眼筋麻痺に至る眼球運動異常，錯乱状態である。重症例では昏睡から死に至る。急性期を過ぎると，前向性と逆向性健忘が残るが，おそらく両側性の間脳病変によるものであろう。しかし，ウェルニッケ・コルサコフ症候群の患

者では，健忘に加えて，前頭葉機能不全を思わせるその他の神経精神的な障害（臨床 P19.11）を示すことが多い。判断力，意欲，衝動の制御，連続的な課題遂行などの障害である。間脳内側部や側頭葉内側部に「選択的」な病変がある患者とは違って，ウェルニッケ・コルサコフ症候群の患者では記憶障害の自覚がないことが多く，実際，**作話 confabulation** の傾向がある。質問に対して，覚えていないとはいわずにいい加減な答えを返す。作話は前頭葉の機能不全に基づく脱抑制や自己監視能力の欠如にもおそらく関係するのであろう。

複雑部分発作や全般性強直性間代性**痙攣発作 seizure**（臨床 P18.2）の患者には，発作中や発作後の期間（痙攣発作直後の時間帯）の記憶に障害があることが普通である。発作が重篤でなく，**海馬硬化 hippocampal sclerosis**（臨床 P18.2）のような側頭葉内側

表 18.7　記憶障害の原因

通常画像検査で観察できる解剖学的病変
　両側側頭葉内側部病変
　　手術
　　脳挫傷
　　梗塞（後大脳動脈）
　　海馬硬化（通常，慢性てんかんに伴う）
　　ヘルペス脳炎
　　傍腫瘍性辺縁系脳炎
　　腫瘍
　　サルコイドーシスなどの炎症過程
　両側間脳内側部病変
　　ウェルニッケ・コルサコフ症候群
　　梗塞（視床穿通動脈）
　　ウィップル病
　　腫瘍
　前脳基底部病変
　　前交通動脈瘤破裂
　　腫瘍
　びまん性疾患
　　多発性硬化症
　　その他の多数のびまん性脳疾患（その他の症状も出現する）
通常の画像では観察できない非解剖学的病変[a]
　痙攣発作，電気痙攣治療を含む
　脳震盪
　虚血（両側側頭葉内側部と間脳内側部）
　びまん性無酸素脳症
　一過性全健忘
　アルツハイマー病初期とその他の変性疾患
　びまん性感染性，中毒性/代謝性脳症（付随する症状がある），ベンゾジアゼピンのような薬剤性の脳症を含む
　心因性健忘
　　解離性障害
　　抑うつ
　　転換性障害
　　詐病
「正常」記憶障害
　　小児健忘
　　睡眠中または覚醒直後
　　時間経過による健忘（忘却）

[a]これらの疾患の中には，PET や fMRI のような機能画像で異常が検出できるものもある（第 4 章）。

部病変がないかぎりは，発作の間の記憶には異常がない。難治性うつ病を伴う一部の患者には，**電気痙攣療法 electroconvulsive therapy（ECT）**が有効である。ECT では，麻酔下で痙攣発作が誘発される。通常は数週間かけて複数回行われる。治療期間中，患者には，両側側頭葉・間脳病変の患者と同じような逆向性および前向性健忘が出現する。治療完了とともに健忘は徐々に改善するが，典型的には治療期間前後の逆向性および前向性健忘の期間が残る。

　一過性全健忘 transient global amnesia はかなり不思議な疾患で，患者にはとくに原因もなく他の障害も伴うこともなく，突然，逆向性と前向性健忘が起こる。発作は身体運動の最中や情動ストレス下で起こることが多い。特徴的な点は，健忘の間，患者が何回も同じ質問をくり返すことで，数分前に質問したことも覚えていない。典型的には健忘は約 4 時間から 12 時間続き，発作が終わると完全に回復する。ただし発作発症前後の数時間に関しては永続的な記憶障害が残る。約 85％の患者では発作は 1 回だけで終わる。

　この興味深い症候群の原因は不明である。痙攣発作や一過性脳虚血発作（TIA）のような一般的な一過性神経障害発作（臨床❷10.3）とはいくつかの点で異なっている。痙攣発作は一時的な記憶障害を起こすが，通常は異常運動や反応性低下など，痙攣に伴うその他の症状もあらわれる。複雑部分発作は短い健忘の発作を起こし，他に明らかな行動異常を伴わないことがある。しかし，一過性全健忘とは異なる点がいくつかある。健忘の時間が数分しか続かない，発作型が一定で何回も起こる，脳波異常が検出されることが多い，などである。一過性全健忘の脳波記録ではてんかん性活動が出現しない。TIA でも一時的な記憶障害を呈することがある。しかし，典型的な TIA の持続時間は数分で，数時間に及ぶことは少ない。また，一過性全健忘の既往がある患者の脳血管障害の危険度が一般人口よりも高いというわけでもない。一過性全健忘の機序として片頭痛（臨床❷5.1）に似た現象が関与しているのではないかといわれている。実際，一過性全健忘の患者には片頭痛の既往がよく認められる。一過性全健忘の発作中の機能画像検査では，他の脳領域とともに側頭葉内側部に血流低下やグルコース代謝の低下が観察されている。結局のところ，一過性全健忘の原因は不明のままである。患者によって原因が異なるのかもしれない。しかし，この疾患の特徴が比較的均一であることから考えて，少なくとも大多数の症例では同じ機序によるものだろうと想像される。

　いくつかの神経変性疾患の初期に，とくに**アルツハイマー病 Alzheimer disease**（臨床❷19.16）の初期には，近時記憶の障害が顕著で他に異常が見当たらない場合がある。初期のアルツハイマー病では，両側海馬，側頭葉，前脳基底部が侵されやすいことがその原因であろう（図 19.15）。アルツハイマー病が進行すると，第 19 章で述べるように他の神経行動学的異常も生じるようになる。記憶異常は，多くの病因によって引き起こされるびまん性疾患や多巣性疾患の部分症状としても認められる。これらの疾患には，多発性硬化症，脳腫瘍，脳内出血，梗塞，CNS 感染症，中毒性・代謝性脳症，CNS 血管炎，水頭症などが含まれるが，通常は記憶障害以外にも多くの異常が観察される。このような疾患では，真の記憶障害と注意障害や言語処理障害との区別が困難なことがある。

　心因性健忘 psychogenic amnesia は，解離，抑圧，転換，詐病などのいくつかの状況下で起こる。側頭葉内側部や間脳内側部病変による健忘とは対照的に，心因性健忘の患者は，近時記憶を侵す逆向性健忘と前向性健忘のパターンをとらない。その代わりに，心因性健忘の患者では感情的に特に重要な出来事に対する記憶が損なわれる。心因性健忘では，自分の名前や出生地など自己に関する記憶も失われることがある。側頭葉内側部や間脳内側部病変による健忘では，重篤な認知障害がないかぎり，このような記憶は一般的に保持される。

　「正常生理学的」な記憶障害はいくつかの状況で起こる。**幼児性健忘 infantile amnesia** とは，大人になってから生後 1〜3 年の出来事を思い出せないことをいう。多くのメカニズムが想定されているが，幼児性健忘は髄鞘形成などの中枢神経系成熟過程の進行と関係するのであろう。髄鞘形成は幼児期と小児前期にきわめて活発に行われる。人生のもう一方の時期に起こる**良性老人性失念 benign senescent forgetfulness** は，おそらく何十年もかかって徐々に進行する正常な精神活動の減退に伴う記憶障害であろう。この状態は，重篤な記憶障害が数年で進行するアルツハイマー病やその他の認知症とは区別して考える必要がある。

　睡眠から覚醒した直後には夢を覚えているが，数分後には忘れてしまうというような現象も「正常」な記憶障害の例である。同様に，深い眠りからさめて電話すると，翌日にはその内容を思い出せないということもよく経験することである。最後に，時が経つと正常では**忘却 forgetting** の過程が起こって，記憶は徐々に曖昧になり最終的に忘れ去られる。

扁桃体：情動，衝動，その他の機能

　扁桃体 amygdala（ギリシャ語で「アーモンド」の意味），または**扁桃体核群 amygdaloid nuclear complex** は，側頭葉前内側部に位置する神経核群で，海馬と側脳室下角の先端のすぐ背側にある。3 つの主要核からなる。すなわち，**皮質内側核 corticomedial nucleus**，**基底外側核 basolateral nucleus**，**中心核**

18

(A)

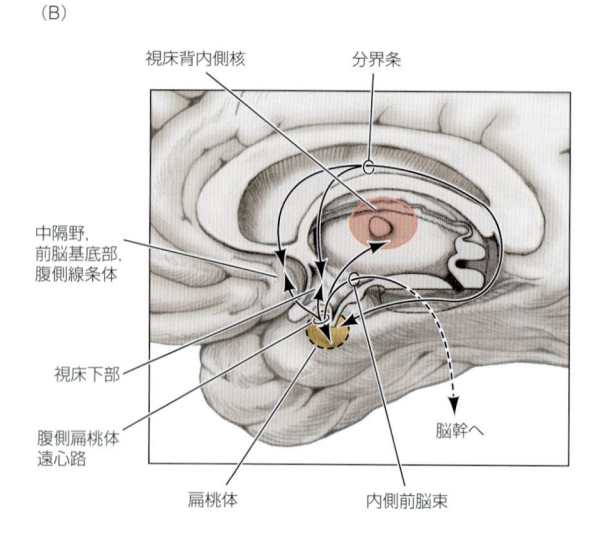

眼窩前頭回や帯状
回皮質との連絡

鉤状束　海馬体

多くの皮質領域との連絡

扁桃体

(B)

視床背内側核　　分界条

中隔野,
前脳基底部,
腹側線条体

視床下部

腹側扁桃体
遠心路

扁桃体　　内側前脳束

脳幹へ

(C)

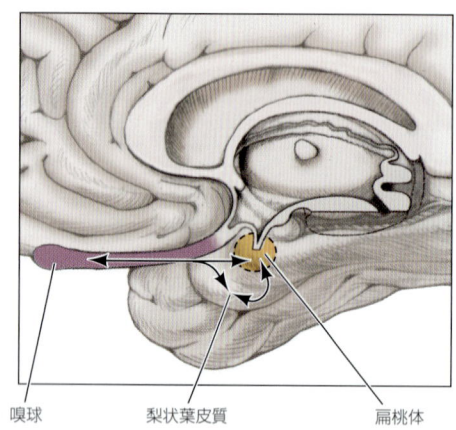

嗅球　　梨状葉皮質　　扁桃体

図 18.17　扁桃体の入出力連絡。(A) 大脳皮質性連絡。(B) 皮質下連絡。
(C) 嗅覚性連絡

central nucleus である（図 18.4B, 図 18.6, 図 18.10）。
分界条床核 bed nucleus of stria terminalis も扁桃体
の一部とみなされている（図 18.4B）。ヒトでは**基底外
側核**が最大で，多様な皮質領域や前脳基底部，内側視
床との直接・間接の線維連絡は，主にこの核がうけ
もっている。もっと小さな**皮質内側核**は皮質様の構造
をもつことからその名前がついている。側頭葉の内側
面に位置していて，前脳基底部や嗅覚野の近くにある
（図 18.4A, B）。皮質内側核の主な線維連絡は，食欲
に関係する視床下部領域との相互作用や，嗅覚に関係
する。**中心核**は最小の核で，自律神経調節に重要な視
床下部や脳幹の領域と連絡がある。

　本章の初めに述べたように，扁桃体は情動や衝動に
重要な役割を果たす（表 18.2）。しかし，その他の辺
縁系回路の構造（図 18.1）との密接な線維連絡を通じ
て，扁桃体は 4 つの主要な辺縁系機能のすべてに強く
関わっている（表 18.2）。ここでは，最初に扁桃体の
機能的役割を考察し，ついでその主要な入出力線維連

絡について述べる。

　情動 emotion と**衝動 drive** は，異種モダリティ連合
皮質，辺縁皮質，扁桃体，中隔野，腹側線条体，視床
下部，脳幹自律神経・覚醒路（図 18.17A, B）など，
数多くの脳領域間の複雑な神経回路の働きによってい
る。この中で扁桃体が中心的な役割を担うが，回路内
のその他の構造も同様に重要である。ヒトの症例研究
や動物実験によると，扁桃体の働きは，連合皮質で受
容される多くの刺激に対する情緒的な意味づけに重要
である。両側の扁桃体が摘除されると，行動が穏和に
なる傾向がある。従順で非攻撃的な態度は，その他の
行動変化とともに，**クリューヴァー・ビューシー症候
群 Klüver-Bucy syndrome** の特徴である。クリュー
ヴァー・ビューシー症候群は両側扁桃体と近傍の側頭
葉の病変で生じる症候群で，サルの実験で確認された
（ヒトでもごくまれに起こることがある）。（訳注：ク
リューヴァー・ビューシー症候群は，口唇傾向，性欲
亢進，情動反応低下，視覚失認からなる）。扁桃体とそ

の近傍の皮質に焦点がある痙攣発作（**臨床Ⓟ18.2**）では，強い恐怖と不安の感情が起こる。

興味深いことに，扁桃体の活動が恐怖，不安，攻撃の状態に重要であるのに対して，中隔野の活動は快感の状態に重要であるらしい。例えば，実験動物は中隔野の電気刺激を得るために何度でもレバーを押し続ける。刺激を続けて得るために，食べることさえ無視してしまうほどである。性的興奮の時間中，中隔野の活動亢進が記録され，動物の中隔野を破壊すると「みせかけの怒り sham rage」が起こる。みせかけの怒りでは，突然の攻撃行動が爆発的に起こる。これは中脳被蓋の特定部位を刺激しても誘発できる。

強い情動に伴って，心拍数，蠕動，胃液分泌，立毛，発汗などが変化するが，これらの変化は，視床下部や脳幹の**自律神経調節**中枢と扁桃体の間の相反性線維連絡によって仲介される。眼窩前頭回，島，帯状回前部，側頭葉を含む辺縁皮質（**図 18.2**）も，視床下部との間に重要な線維連絡がある。さらに，辺縁皮質と扁桃体と視床下部の線維連絡は，感情状態の変化に伴う**神経内分泌学的な**変化に重要である。例えば，強い抑うつ状態にある患者は感染に罹りやすいが，おそらく神経内分泌機能の変化が免疫系に影響するためであろう。以前は扁桃体が**記憶機能**にきわめて重要であると考えられていたが，ごく最近の研究成果によると，扁桃体よりも海馬体の重要性が強調されている。しかし実際のところ，扁桃体が記憶の情動的意味づけに重要な役割を果たすことは間違いない。**嗅覚**，とくに嗅覚がもつ情動面や嗅覚による動機づけに，扁桃体がどのような役割を担うかについては，本章の初めに述べた。

以上の機能的考察を頭に置きながら，扁桃体の主な入出力線維連絡についてみていこう（**図 18.17**）。扁桃体の大部分の線維連絡は双方向性である。海馬体と同じく，扁桃体も異種モダリティ連合皮質や辺縁皮質を**含む多くの皮質領域**（**図 18.17A**）との間に情報のやりとりがある。この線維連絡には 2 つの経路がある。一つは，後外側に走行して大部分の皮質領域に達する線維である。これらの線維はしばしば側頭葉前部や島皮質で中継されて，大脳皮質に送られる。また，**鉤状束 uncinate fasciculus** は扁桃体から前方に走り，内側眼窩前頭回や帯状回皮質と連絡する（**図 18.4B，C，18.17A，表 18.4**）。**海馬体**と扁桃体の間には相反性線維連絡があり，記憶の情緒的側面に重要である。例えば，扁桃体は恐怖の記憶に関与し，記憶強度に対する覚醒の効果を調節すると報告されている。

扁桃体の**皮質下線維連絡**（**図 18.17B**）は，辺縁系の動機づけ機能や自律神経機能，神経内分泌機能に重要である。線維連絡は主に扁桃体からの遠心性線維からなるが，少数の求心性要素も含み，2 つの主要な経路を通る。すなわち，分界条と腹側扁桃体遠心路である

る（**表 18.4**）。単純化すれば，分界条は「回り道」で，腹側扁桃体遠心路は「近道」と考えてよい（**図 18.17B**）。**分界条 stria terminalis** は扁桃体から出て側脳室壁に沿って走り，最終的に視床下部と中隔野に至る C 字型の構造である。したがって，分界条は「扁桃体の脳弓」と考えられる（**図 18.9A** と **図 18.17B** を比較してほしい）。冠状断切片では，分界条は尾状核のすぐ内側に位置していて（**図 18.4B，C**），尾状核と視床を分ける溝にある（**図 16.4D**）。尾状核尾部と同じく，側脳室下角の天井に沿って走る（**図 16.4D**）。分界条には，扁桃体皮質内側核から視床下部腹内側部に連絡する線維も含まれていて，においの種類によって食欲を増進させたり減退させたりする嗅覚情報の伝達に関わっている。**腹側扁桃体遠心路 ventral amygdalofugal pathway**（**図 18.4C，18.17B**）は，扁桃体から出て前方に走り前脳や脳幹の諸構造に到達する。マイネルト基底核，中隔核*，腹側線条体，視床背内側（MD）核などの前脳領域への投射は，情動，動機づけ，認知機能に関係する。背内側（MD）核が辺縁系中継核として働き，前頭葉へ投射することを思い出してほしい（**図 7.8**）。腹側扁桃体遠心路は扁桃体と視床下部（第17章），扁桃体と脳幹神経核をつなぎ，ホメオスタシス（自律神経と神経内分泌）機能や行動的覚醒に関係する情報を双方向性に運ぶ。このような脳幹神経核として，孤束核，結合腕傍核，迷走神経背側運動核，中脳水道周囲灰白質，網様体などがあげられる。扁桃体と視床下部や脳幹を結ぶこれらの連絡経路は内側前脳束を通る（**図 18.17B，図 17.4**）。

先に述べたように，嗅覚性入力は，嗅球から外側嗅条を通って扁桃体皮質内側核に入る（**図 18.17B**）。また，間接的な嗅覚投射が梨状葉皮質で中継されて扁桃体基底外側核に入る。

> **復習問題**
>
> 扁桃体皮質内側核，中心核，基底外側核の主要な線維連絡をそれぞれ答えなさい。皮質内側核の主要線維連絡の相手が大脳皮質ではないことに注意。

> **復習問題**
>
> 表 18.4 と 図 18.17 を参照して，以下の問いに答えなさい。
> 1. 扁桃体やその他の側頭葉内側部の構造と眼窩前頭回皮質を連絡する経路の名称は何か。
> 2. 扁桃体と視床下部・中隔野を連絡する 2 つの経路の名称は何か。
> 3. 扁桃体・視床下部と脳幹を連絡する主要経路の名称は何か。

---

*腹側扁桃体遠心性線維は**ブローカ対角帯**を通って中隔核に至る。ブローカ対角帯には，中隔と視床下部を連絡する線維や，大脳皮質と線条体を連絡する線維も含まれる。また，側頭葉内側部に投射するコリン作動性ニューロンも存在する（**図 14.9**）。

18

その他の辺縁系経路

このように辺縁系回路はかなり複雑で，この他にも多くの経路がある。ここでは，その他の辺縁系経路のうち，解剖学的な指標となるいくつかの経路に絞って説明する（表 18.4）。**髄条 stria medullaris** は第三脳室壁に沿って視床内側面上を吻尾方向に走る線維束である（図 16.2A，図 16.4D）。髄条には内側中隔核から**手綱核 hebenula** に至る線維が含まれる。手綱核は視床上部の小さな神経核で松果体のすぐ外側にあり，**手綱脚間核路 hebenulointerpeduncular tract**（反屈束 fasciculus retroflexus）を経由して中脳の**脚間核 interpeduncular nucleus** に線維を送る。脚間核は，脳に広汎投射するセロトニン作動性の縫線核やドーパミン神経核群（図 14.10，図 14.12）に線維を送る。

前交連（図 18.4B，C，図 18.13）の前部は左右の嗅球の前嗅核を結ぶ。前交連の後部は左右の扁桃体と側頭葉前部を連絡する。

臨床ポイント 18.2　痙攣発作とてんかん

▶**定義と発症率**

痙攣発作 seizure は，異常に同期した高頻度の脳神経の発火により，異常な行動や個人体験が引き起こされる発作である。本項で述べるように，脳の部位や異常電気活動の持続時間や型によって，異なる型の痙攣発作が起こる。**てんかん epilepsy** とは，痙攣発作が自然発生的に反復して起こる疾患である。すなわち，痙攣発作とは異常脳機能による症状名で，てんかん患者にもそうでない患者にも起こる。例えば，痙攣発作はてんかん患者に起こるが，電解質異常，アルコール断酒，電気ショック療法，中毒のような状況下では，正常人にも起こる。

てんかんの原因には，遺伝的背景，解剖学的異常，代謝性疾患などがあるが，原因不明の場合もある。てんかんはかなり一般的な疾患で，有病率は全人口の約1%である。生涯に一度の痙攣発作を経験する危険性はもっと高くなり，人口の 10〜15%と推定されている。

これから解説する内容を理解するために，現時点で定義しておくべき用語がまだいくつかある。**発作 ictal** とは痙攣が起こっている時間を意味し，**発作後 postictal** とは痙攣発作の直後を，**発作間 interictal** とは発作と発作の間の時間を意味する。

▶**分類**

完全な分類というものはなく，痙攣発作とてんかんの新しい分類様式が現在も常に考案されている。本項で用いる分類は1980年代の国際てんかん連盟International Against League Epilepsy（ILAE）による分類に

表 18.8　てんかん性痙攣発作の国際分類

Ⅰ．部分発作（局所）
　A．**単純部分[a]発作**
　　1．運動発作
　　2．体性感覚または特殊感覚発作
　　3．自律神経発作
　　4．精神発作
　B．**複雑部分発作**
　　1．単純部分発作で始まり，意識障害が続くもの
　　2．発症から意識障害があるもの
　C．部分発作から二次性全般発作に発展するもの
　　1．単純部分発作から全般発作に発展するもの
　　2．複雑部分発作から全般発作に発展するもの
　　3．単純部分発作から複雑部分発作を経て全般発作に発展するもの
Ⅱ．全般発作
　A．欠神発作
　　1．典型的な**欠神発作（小発作）**
　　2．非定型欠神発作
　B．ミオクローヌス発作
　C．間代発作
　D．強直発作
　E．間代強直発作（大発作）
　F．脱力発作
Ⅲ．分類不能てんかん発作

Epilepsia 1981, 22：489-501.
[a]代表的で臨床的に重要な痙攣発作型を太字で示す。

基づくもので，今日でも世界的に最も汎用されている分類である。まず痙攣発作は部分発作と全般発作に分類される（表 18.8）。**部分発作 partial seizure**（焦点性 focal，局所性発作 local seizure）では異常な発作性の電気活動が脳の局所に起こる。**全般発作 generalized seizure** では異常電気発火が脳全体に及ぶ。注意してほしいのは，痙攣発作が部分発作として始まったとしても二次性全般発作に進展することがある点である。

同様の分類様式がてんかん症候群にも適用される。個々のてんかん症候群は，発作型とともに，発症年齢，家族歴，随伴症状などのその他の臨床像をもとにして定義される。しかし，広い意味では，てんかん症候群は**局在関連性てんかん**（部分，焦点性，局在性てんかん）と**全般てんかん**（一次全般性てんかん）に分類される。痙攣発作やてんかん症候群には，部分性か全般性かのカテゴリーに容易にはおさまらず，分類できないものもある。てんかんの遺伝素因や病態生理に関する理解が深まっていくと，てんかん症候群は最終的に特定遺伝子の障害や細胞異常によって再定義されるようになるであろう。

部分発作は，さらに単純部分発作と複雑部分発作に分けられる（表 18.8）。**単純部分発作 simple partial seizure** では意識は保たれる。例えば，右運動皮質手領域の単純部分発作によって左手に律動的なぴくつきがある患者は，発作中も清明で正常に話し，発作後には発作中の出来事をすべて覚えている。部分発作では，

表18.9　異なる脳領域から発する部分発作の臨床像

側頭葉

内側：心窩部の不快感（胃の「蝶」），嘔気，既視感，恐怖，不安，不快なにおい，自律神経症状（頻拍，散瞳，鳥肌，腹鳴，げっぷ，蒼白，紅潮），反応性のない感情を伴わない凝視，口周囲自動症（舌打ち，吸引，嚥下），両側または一側の動作自動症，同側の自動症と反対側のジストニー

外側：回転性めまい（側頭頭頂弁蓋），難聴，単純幻聴（虫の羽音，エンジン音，音階），複雑幻聴（声，音楽）。言語理解障害を含む失語は優位半球側頭葉痙攣発作に多く，常同的な発語や発話，音楽性幻聴などは非優位半球の側頭葉痙攣発作に多い。

備考：通常の持続は1〜2分，発作後の健忘を伴うことが多い，疲労感，頭痛，情動変化，その他の局所症状。複雑部分発作を起こす最も多い原因。おそらく前頭葉や頭頂葉への進展によって頭部や眼球偏位が起こる（下の項を参照）。海馬硬化に伴う内側側頭葉発作は抗痙攣剤で治療すれば全般化することはない。しかし，海馬硬化に伴う複雑部分発作は難治性で手術の適応となることが多い。

前頭葉

背外側穹隆部：反対側の強直間代（一次運動皮質）；痙攣焦点の反対側を向く眼球偏位，頭位・体位変換（前頭前皮質，前頭眼野）。失語（優位半球）

補足運動野：反対側上肢を伸展させるフェンシング姿勢，その他の強直性姿勢，発話停止，異常な音を立てる。

眼窩前頭回や帯状回皮質：複雑な運動自動症，異常な音を立てる，自律神経変化，幻嗅（眼窩前頭回），失禁（帯状回）。

コメント：痙攣発作は通常短く，一日に何回も起こり，発作後障害を伴わないことが多い。夜間増悪の傾向がある。意識障害や発作後障害伴わない複雑な運動自動症は，心因性発作と誤診されやすい。

頭頂葉

回転性めまい，反対側のしびれ感，ピリピリ感，灼熱感，運動感覚と常に動いていないとすまないような感覚，失語（優位半球），反対側半側無視（非優位半球）。痙攣焦点に向かう，または反対を向く眼球偏位と頭位変換。

後頭葉

閃光，脈打つ色彩光，暗点，反対側の半盲（一次視覚皮質），有形性の幻視（下側頭・後頭連合皮質），眼振様・眼球発作様運動，眼瞼痙攣，瞬目，眼球振盪の感覚。

備考：光の状態変化で促進される。片頭痛様の症状を伴うことが多い。他の脳葉に進展して，局在診断が困難になることがある。

注：単純部分発作と複雑部分発作の両方の特徴がここに含まれている。痙攣発作が1カ所から始まり他領域に進展すると，神経解剖学的な領域に対応して多彩な症候が生じる。

手のぴくつきのような陽性症状も言語障害のような陰性症状も起こる。部分発作の症状は，痙攣活動が生じた脳の解剖学的領域によって異なる（**表18.9**）。例えば，第11章（**臨床🅟11.1**）で述べたように，一次視覚皮質の痙攣発作では，単純な幾何学模様や閃光が反対側視野にみえることがある。一方，視覚連合皮質の痙攣発作では，人の顔や複雑な光景など，精巧な形の幻視がみとめられる。聴覚皮質由来の痙攣発作がある患者は，エンジンをふかす音や笛を吹く音などの単純な音が聞こえると話す。通常は傷害皮質と反対の方向から聞こえてくる。あるいは，水底にいるかのように聞こえにくいと訴えることもある。聴覚連合皮質の痙攣発作では，声や音楽が聞こえることがある。音楽性幻聴は非優位側半球の痙攣発作に多い（**臨床🅟19.13**）。体性感覚皮質の痙攣発作では，反対側に体性感覚症状が起こる。

前兆 aura（aura は「そよ風」の意味）という言葉は，もともと古代ギリシャのガレノスの師であるペロップスによって用いられた言葉である。大きな痙攣発作の前に足に感じた感覚を，彼の患者の一人がこう表現したのが始まりである。前兆の本態は短い単純部分発作で，外面上は目立った行動異常を示さない。単独で起こることもあれば，大きな発作の警告信号の場合もある。脳の一領域から前兆として始まる痙攣発作が，広汎な領域に波及することがある。側頭葉内側部の辺縁系構造（**表18.9**）から発する痙攣発作の患者は，心窩部から起こる内臓感覚や既視感 déjà vu，奇妙

で不快なにおい，強い恐怖感と不安感，などを訴えることが多い。**におい発作 odors** と **不安発作 panic** は海馬よりもむしろ扁桃体とその近傍皮質から起こると考えられている。発作中の嗅覚現象は眼窩前頭回嗅皮質（**図18.6**）からも起こるという報告がある。

先に述べたように，一次運動皮質の痙攣発作の患者では，通常は単純な律動的痙攣である**間代性 clonic** 運動か，持続性の**強直性 tonic** 収縮が反対側の上下肢にみられる。しかし，補足運動野のような前頭葉運動連合皮質の痙攣発作では，もっと複雑な運動が起こる。反対側の上肢を伸展する特徴的な「フェンシング姿勢」，両足のサイクリング様の運動，眼・頭・全身の方向転換，奇妙な音を立てる，などがその例である。典型的な単純部分発作の持続時間は10〜30秒であるが，もっと長い発作や短い発作もまれではない。発作中の時間を発作期，発作直後の時間を発作後期とよぶことを思い出してほしい。短い単純部分発作では，発作後期に新たに障害が起こらないことが多い。発作が遷延したり反復したりする場合には，発作後期に傷害皮質の局所機能低下症状があらわれることがある。例えば，局所性の筋力低下（**トッド麻痺 Todd paresis**）やその他の障害が出現する。

単純部分発作とは異なり，**複雑部分発作 complex partial seizure**（**表18.8**）では**意識障害**がある。複雑部分発作の意識障害は，おそらく大脳皮質の広汎な領域や深部の脳幹・間脳領域に痙攣活動が波及することによって起こるのであろう。複雑部分発作の意識障害

18

表18.10　凝視発作：複雑部分発作と欠神発作

発作型	前兆	期間	自動症	発作後症状	頻度	発作間の脳機能	発作 EEG
典型的な側頭葉内側部複雑部分発作	あることが多い	30〜120秒	あることが多い	あることが多い	3〜4回/月	局所異常	側頭葉，一側性または左右差がある 5〜8 Hz 律動性活動
典型的な欠神発作	なし	<10秒	なし[a]	なし	1日に多数回	正常	全般性 3〜4 Hz 棘徐波

[a]眼瞼や口角に 3〜4 Hz の軽い間代性運動が起こることがある。

は完全なこともあればごく軽度のこともある。後者の場合は単純部分発作との鑑別が困難なこともある。複雑部分発作の一番の好発部位は側頭葉である。側頭葉から起こる複雑部分発作は側頭葉てんかんと呼ばれる（以前には精神運動性てんかんとよばれていた）。**側頭葉内側部から始まる複雑部分発作**（**表18.9**）は，先に述べたような，表現しにくい奇妙な感覚や，心窩部の異常感覚，情緒的・嗅覚的現象，既視感（デジャヴュ déjà vu）のような前兆から始まることが多い。前兆が思い出せないこともある。このような初発症状に続いて，無反応または認知障害の時期がくる。この時期に**自動症 automatisms** がみられることがあり，患者は舌打ちや嚥下動作のような反復運動や，突く，捻る，叩くなどの手足の常同的な動作を行う。

　興味深いことに，側頭葉痙攣発作では痙攣活動が同側の大脳基底核に波及して反対側にジストニーや無動（臨床 ⓟ16.1）が起こり，同側手足の自動症が抑制されずに残る場合がある。これは初心者にとって，病変局在を見誤りやすい状況である。側頭葉痙攣発作と同側の手足に運動があり（自動症），反対側の手足には運動が少ない（ジストニー）からである。単に柔和な目つきや無動，無反応を示すだけの場合もある。頻脈，散瞳，鳥肌などの自律神経症状も起こることがある。典型的な持続時間は 30秒から 1, 2分である。発作後障害が数分から数時間続くことがあり，無反応，錯乱，健忘，疲労感，興奮，攻撃，抑うつなどがみられる。頭痛も多い。左側頭葉から始まる痙攣発作では，発作後に言語障害をきたすことがある。このような場合，局在意義の少ない全体的な反応性の低下と区別しなければならない。発作後，発症の反対側に軽度の筋力低下や腱反射亢進がみられることもある。この運動障害は通常軽微である。ただし，痙攣発作が運動皮質に進展した場合は例外で，その場合には発作中に一側性の強直性，間代性活動がみとめられる。**表18.9** には側頭葉痙攣発作や，その他の前頭葉や頭頂葉や後頭葉の痙攣発作の臨床像を詳しく示した。

　全般発作 generalized seizure の最も一般的な型は，**全般強直間代発作 generalized tonic-clonic seizure**，すなわち**大発作 grand mal seizure** である（**表18.8**）。全般強直間代発作は，発作のはじめから全般性である場合もあれば，局所的に始まって二次的に全般化する場合もある。典型的には，意識消失と全筋肉の全般的収縮を特徴とする**強直期 tonic phase** から始まり，10〜15秒続く。この時期には手足を固く突っ張って伸展し，「木のように」倒れて受傷することがある。また，呼吸時に閉鎖した声門を空気が通過するので，特徴的なあえぎ声やうめき声を発することがある。続いて**間代期 clonic phase** がくる。間代期の特徴は四肢の律動的な両側性痙攣性収縮で，屈曲位で起こることが多い。発作中の振動数は約 1 Hz であるが，徐々に遅くなって止まる。尿失禁や咬舌も多い。通常，発作中に著明な自律神経症状を伴い，頻脈，高血圧，過換気，散瞳がよくみられる。典型的な持続時間は 30秒から 2分である。発作直後の患者は無動で，弛緩して無反応である。眼を閉じて，発作によって生じた代謝性と呼吸性の混合アシドーシス状態を代償するために，深く呼吸する。数分以内に患者は動き始め，反応性も回復する。発作後障害は数分から数時間続き，強い疲労感，錯乱，健忘，頭痛に加えて，痙攣発症部位に関連したその他の障害が起こる。

　全般強直間代発作，すなわち大発作に加えて，他にも多くのタイプの全般痙攣発作がある（**表18.8**）。そのほとんどは比較的まれで，ここではこれ以上は触れない。ただし例外的に欠神発作だけを取り上げることにする。典型的な**欠神発作 absence seizure**（**小発作 petit mal seizure**）は，10秒以下の凝視と無反応の短いエピソードである。発作の短時間の出来事は覚えていないが，それを除くと発作後の障害は通常ない。脳波では特徴的な**全般性 3〜4 Hz 棘徐波**がみとめられる（第4章）。

　欠神発作は全般痙攣発作の一型であるが，大発作とは異なる。大発作は遷延性の高周波電気放電で始まり，もっと重篤な脳機能障害を起こす。欠神発作は小児期に最も多く，1日のうちに何回も起こるので，学校生活に支障を生じる。この発作は，過換気や閃光や睡眠不足によって誘発される。典型的な欠神発作をもつ小児の約 70% から 80% は自然に寛解する。欠神発作も複雑部分発作もともに，凝視と無反応のエピソードを起こすことに注意する必要がある。側頭葉内側部の複雑部分発作の典型例は，通常欠神発作の典型例とは臨床的見地から容易に区別できる（**表18.10**）。しかし，欠神発作の非典型例や短時間の複雑部分発作で

表 18.11　痙攣発作の原因[a]
頭部外傷
脳梗塞
頭蓋内出血
血管奇形
脳静脈血栓症
無酸素症
内側側頭葉（海馬）硬化
電解質異常
低血糖症
高熱
毒物曝露
アルコール，ベンゾジアゼピン，バルビツレートの中止
髄膜炎
脳炎
脳膿瘍
血管炎
腫瘍
先天性代謝異常
ニューロン遊走異常
遺伝性てんかん症候群
神経変性疾患
非てんかん性発作[b]

[a]図 1.1 の図式に従った。
[b]以前には「偽性痙攣」とよばれていた疾患群。心因性発作，失神，不整脈や，表 10.2 のその他の非てんかん性の一過性神経症状を含む。

は，鑑別が困難なことがある。

どんなタイプの痙攣発作でも，持続したり急速に連続して起こったりすると，**痙攣重積状態 status epilepticus** とよばれる状態になる。全般強直間代痙攣重積は緊急の積極的な治療を要する医学的な緊急事態である。ベンゾジアゼピンやフェニトインなどの第一選択薬が無効の場合，気管内挿管と全身麻酔が必要になることがある。そのような場合，電気的な痙攣活動の停止を確認するために，常に緊急の脳波記録が必要になる。血液検査（次項参照）や頭部 CT や腰椎穿刺（必要に応じて）などを迅速に行って，その他の必要な治療が開始できるようにする。予後は主に治療のタイミングと基盤となる病因に左右される。強直間代発作以外の痙攣重積状態も急いで治療する必要があるが，侵襲的な治療の危険性と進行中の痙攣発作の危険性を秤にかけて判断しなければならない。痙攣重積状態でも症状がごく軽度のことがあるので，診断と治療開始のために，迅速な脳波記録が必要になることが少なくない。

▶診断と疫学

てんかん患者では正しい診断が治療に直結するので，診断的評価がきわめて重要である。評価の第一段階は，発作がてんかん性痙攣発作か別のタイプの一過性障害かを判断することである（**表 10.2，表 16.3**）。てんかん性痙攣発作は同一の患者では毎回ほぼ同じ**定型的**な短時間の発作で，これまでに述べてきたような

典型的な痙攣発作型のどれかにあてはまることが多い。発作がてんかん性痙攣発作であることが確定すると，次の段階は痙攣発作の型を特定し（**表 18.8，表 18.10**），焦点性の発症を示す場合には局在を決定することである（**表 18.9**）。最後に，痙攣発作の原因を追究しなければならない（**表 18.11**）。

てんかんの基本的な診断手段には，詳細な病歴聴取，診察，一般血液検査，MRI スキャン，発作間脳波記録などがある（第 4 章）。MRI では，側頭葉内側部の皮質・皮質下構造を詳細に観察するために，特別の薄い冠状断とパルス系列を用いる。診断が確定しない場合には，その他の検査が診断と局在決定に有用である。そのような検査には次のようなものがある。ビデオと脳波によるモニタリング（発作中の記録をとる），単一光子放射コンピューター断層撮影法（SPECT）や陽電子放射断層撮影法（PET）のような核医学検査（発作中と発作間の結果を比較する），神経心理テストなどである。てんかんに対して外科手術が考慮される患者では，ワダテスト（次項参照）など，補足検査が行われることが多い。

表 18.11 にあげた痙攣発作の個々の原因について簡単に説明しておこう。最も多い原因は年齢によって異なるので，新しく痙攣発作を発症する危険性には二峰性の年齢分布がある。新しく痙攣発作を発症する危険性は乳幼児と小児で高く，成人で減少し，高齢者で再び高くなる。乳幼児期の原因として多いのは，**熱性痙攣，先天異常，周産期損傷**である。対照的に，60 歳以上の患者で最も多いのは**脳血管障害**で，**脳腫瘍**と**神経変性疾患**がこれに続く。

頭部外傷後の痙攣発作発症の危険性は，外傷の重症度によって左右される。明らかな構造上の損傷がない軽度の頭部外傷で，ごく短い錯乱や意識障害（30 分以内）だけの場合は，痙攣発作が続発する危険性は低い。**低血糖，電解質異常**（低ナトリウム血症，高ナトリウム血症，低カルシウム血症，低マグネシウム血症など），**代謝異常**，内因性・外因性**毒物**への暴露なども痙攣発作の原因となる。したがって新しく痙攣発作を発症した患者，とくに急性発症の患者に対しては必ず血液検査を行うことが重要で，血糖値，血中ナトリウム，カルシウム，マグネシウム値，肝機能，クレアチニン，中毒物質スクリーニングなどを検査して，異常があればそれを是正する。

熱性痙攣 febrile seizure はかなり一般的な疾患で，すべての小児の 3～4％ に起こる。6 カ月から 5 歳に多い。通常は，**単純熱性痙攣**とよばれる短い全般強直間代発作で，てんかんに移行する危険は少ない。しかし，**複雑熱性痙攣**の小児では，てんかんに移行する危険が高くなる。次のいずれかにあてはまる場合に複雑熱性痙攣と定義される。すなわち，15 分以上続く痙攣発

18

作，24時間に1回以上起こる発作，焦点がある発作などである。このような小児の中には，基盤となるてんかんの原因が発熱のために隠れてしまっている場合がある。また，もともとは熱性痙攣であったものが，遷延して側頭葉てんかんに移行する場合も考えられる。痙攣遷延によって海馬CA1領域やその他の側頭葉内側部に著明なニューロン減少とグリオーシスがもたらされることが原因となる。これが**側頭葉内側部硬化 mesial temporal sclerosis**，または**海馬硬化 hippocampal sclerosis** とよばれる病理変化である。熱性痙攣に加えて，頭部外傷やCNS感染症などの乳幼児期や小児期の損傷も側頭葉内側部硬化の引き金となる。いったん確立してしまうと，発端から複雑部分発作発症までの間に，数年にも及ぶ潜伏期があることが多い。発作は通常，恐怖や心窩部異常感覚などの言葉ではいいあらわせない前兆や，側頭葉痙攣発作のその他の特徴からなる（**表18.9**）。抗痙攣剤で治療すると，側頭葉内側部硬化による痙攣発作が全般化することは少ない。しかし，これらの患者の複雑部分発作は日常生活に障害をもたらし，記憶障害を呈することも多い。また，強直間代発作とは違って，これらの患者の複雑部分発作は難治であることが多い。先に述べた診断手順に従って一側の側頭葉内側部切除を行う場合，一側の側頭葉に限局する痙攣発作の患者では治癒率は90％以上である。

その他にも**局所脳病変**の多くの原因が痙攣発作を起こす。そのうちのいくつかを**表18.11**にあげた。その多くは高感度のMRIで検出できる。痙攣発作の患者を評価する場合には**家族歴**も重要である。多くのてんかん症候群では，一次全般てんかんばかりでなく局所疾患でも遺伝素因が関係する。**ローランドてんかん Rolandic epilepsy**（訳注：中心・側頭部に棘波焦点を有する良性小児部分てんかん）は代表的な小児の局所性てんかんで，夜間に発作が起こることが多く，不完全浸透性の常染色体性優性遺伝を示す。脳波では特徴的な**中心・側頭部の棘波焦点**がみとめられる。発症は通常3～13歳の間で，発作の程度は軽く，投薬治療を必要としないこともある。15歳までにほぼ完全に寛解する。

家族性**一次全般てんかん**症候群もあり，典型的な欠神発作（既述）を特徴とする**小児欠神てんかん childhood absence epilepsy**（ピクノレプシー pyknolepsy）や**若年性ミオクローヌスてんかん juvenile myoclonic epilepsy** などがある。てんかんのその他の原因の詳細については，巻末の文献を参照してほしい。

▶治療

てんかん治療の基本的な目標は，副作用を最小限に抑えながら痙攣発作の危険性を減少させ，全体的な生活の質（QOL）を高めることである。考慮しなければならない点は，自動車の運転（アメリカでは州によって規制が異なる），就労，痙攣に対する不幸な世間の偏見，妊娠と授乳に対する影響，などである。70％以上の例で，投薬治療が痙攣発作の良好なコントロールに有効である。局所性てんかんと一次全般てんかんでは第一選択薬が若干異なる。1970年代から1990年代初頭にかけては新しい抗痙攣剤の登場はなく，局所性てんかんの第一選択薬はカルバマゼピンかフェニトイン，痙攣発作がない小児欠神てんかんの第一選択薬はエトスクシミド，痙攣発作がある小児欠神てんかんの第一選択薬はバルプロ酸であった。しかし，1993年以来，製薬会社は毎年平均1，2剤の新しい抗痙攣剤を世に送り出してきたので，薬剤選択の幅が広がった。この新世代抗痙攣剤の中には，薬効や副作用の点から既存の抗痙攣剤に勝る利点をもっているものもある。抗痙攣剤は一人一人の患者の個人的な条件を考慮して選択する必要がある。痙攣発作の型，望ましくない副作用（例えば，頭痛，肥満，抑うつなどがある患者では，症状を悪化させるような薬剤の使用を控える必要があるだろう），催奇形性，肝臓での代謝，薬剤相互作用など，いろいろな条件を考慮する（抗痙攣剤治療の詳細については，巻末の文献を参照してほしい）。

てんかん患者の約20～30％では，薬剤で十分な痙攣発作のコントロールが得られず，**薬剤抵抗性**と考えられる。難治性てんかんの小児で，高脂肪，低炭水化物の**ケトン食 ketogenic diet** が有効な場合があるが，効果は一時的なことが多く，長期にわたってこの食事を維持していくのは困難である。

薬剤抵抗性のてんかん患者の多くは**てんかん手術**の候補である。てんかん手術の理想的な候補は，発火が常に同じ脳領域から始まって，しかも障害を起こさずに安全に切除できる場合である。統計的に手術成績が最もよいのは，一側性の側頭葉てんかんの患者である。報告にもよるが，手術によって90％以上の例で痙攣発作が消失する。てんかん手術の前に，患者に対して詳細な検査と教育が行われる。患者に手術を勧めるか勧めないかの判断は，多角的な検討に基づいてなされる。

発症脳領域の特定のためには，一つの検査で十分ということはない。そこで，前項にあげた診断検査の一つ一つから得られた情報を組み合わせて判断する。また，手術の計画を立てる際には，**ワダ血管撮影テスト angiogram Wada test** が役に立つことが多い。この検査では，鎮静剤であるアミタールナトリウム塩を血管撮影用カテーテル（**図4.9**）から直接左右の頸動脈に注入することによって，注入側の大脳半球の活動を一時的に約10分間抑える。注入後に**言語機能**を調べ，失語の有無によって言語に対する優位側を判定する。

この検査の結果をふまえて，手術では言語中枢を避けるようにする。

　注入後に**記憶**も検査する。両側の側頭葉内側部の記憶機能が正常であれば，一側大脳半球へ注入しても，他側の大脳半球によって代償されるので記憶機能は低下しない。しかし，側頭葉てんかんにはよくあることだが，側頭葉内側部に機能異常がある場合，反対側への注入によって重篤な記憶障害が起こる。痙攣発症部位と同側に注入した時に記憶が保たれるかどうかも確認する。記憶が保たれていれば，病巣側の側頭葉内側部を切除しても反対側の半球によって記憶機能を保持されると考えられるからである。ワダテストではアミタールを頸動脈に注入することに注意してほしい。大部分の人では，頸動脈は前大脳動脈（ACA）領域と中大脳動脈（MCA）領域を灌流するが，後大脳動脈（PCA）領域には血液を供給しない（図4.16，図4.17）。側頭葉内側部の構造はPCAによって血液供給されるので，ワダテストで側頭葉内側部機能が障害される理由は明白ではない。最も有力な説明は，ACA/MCA領域の皮質，白質，脳梁の大部分の機能が低下するために，側頭葉内側部への主要な入力源が遮断され，その機能障害が起こるという考えである。

　以上の検査のすべてに問題がなく，痙攣発作が1カ所から起こっている場合に外科切除が考慮される。しかし，各検査で病巣の局在に一致がみられない場合は，脳から直接痙攣活動を記録するために，**頭蓋内脳波モニタリング intracranial EEG monitoring** が行われる。大脳皮質表面からの導出のために多接点の硬膜下電極を用い，海馬などの深部からの導出のために深部電極を用いる。

　慎重に適応ありと判定された薬剤抵抗性てんかんの患者には，治療のためにいくつかの異なる手術方式が採られる。すでに述べたように，**焦点切除術 focal surgical resection** に最適の患者は，一側の側頭葉に焦点がある患者である。このような患者での手術成功率は90％以上である。側頭葉以外に単一の病巣がある患者でも外科切除の成功率は高い。このような側頭葉外てんかんの患者で最も手術成績がよいのは，すべての診断検査で常に一つの病巣が検出される場合である。しかし，その他にも良好な予後を示唆する条件がある。例えば，MRIで局所病変が検出できる場合などである。直接脳刺激やfMRIを用いて運動皮質や言語皮質のような重要な大脳皮質機能の領域を注意深く特定し，手術で傷害しないようにすることもきわめて重要である。

　手術成功と判定されるのは，痙攣発作が消失し，しかも手術による後遺症がない場合である。痙攣発作が起こらない状態を保つために，多くの患者は術後も抗痙攣剤を服用し続けなければならない。しかし，術前に薬剤を服用していても頻回の発作に悩まされてきた患者にとっては，生活上の大きな進歩である。例えば，手術成功のあと，術前には多くの障害をかかえていた患者の多くが自動車を運転し，生産的な活動に従事できるようになる。

　運動皮質や言語皮質のような機能的に重要な部位に痙攣の病巣があるために，外科切除が困難な患者もいる。このような患者では，**軟膜下皮質多切術 multiple subpial transection（MST）** が行われることがある。この手術では，鋭利な特別のプローブを軟膜下に挿入して皮質間線維連絡を切除することにより，てんかん原性皮質への入出力を機能的に遮断する。脳の多焦点から起こる重症てんかんの患者では**脳梁離断術 callosotomy** が効果的なことがある。この手術では脳梁を切断するので，痙攣発作が一側半球から他側へ波及することがない。脳梁離断術には痙攣発作そのものを抑える効果はない。この手術が行われるのは，主に痙攣発作が全般化して頻回に転倒し受傷する患者に対してである。このような患者では，全般化を抑えることによって発作中の転倒を防ぐことができるので，大きな救いとなる。脳梁離断術に伴う障害については臨床 **P19.8** で述べる。

　痙攣発作が単一の病巣から起こるのではなく，半側大脳半球の複数の領域から起こる場合がある。2，3歳以下の患者では大脳半球の機能局在が未完成で，まだ発達途上にある。したがって，このような患者の中には**大脳半球切除術 hemispherectomy**（全片側大脳半球の切除）が考慮される場合がある。驚くべきことに，大脳半球切除術を受けた多くの患者がその後も良好な経過を辿り，機能的な生活を送る。痙攣発作は消失することが多く，言語発達も運動発達も進行する（重症てんかんでは発達が停止する）。言語機能や両側身体の運動機能は，残存する単一の大脳半球によって担われることになる。

　治療抵抗性のてんかん患者，とくに上にあげた切除手術や離断手術の適応がない患者には，**神経刺激法 neurostimulation** が普及しつつある。慢性的に埋め込まれた**迷走神経刺激装置 vagal nerve stimulators** が発作回数を減少させる場合がある。しかし，この装置で痙攣発作が完全に治まることは滅多にない。この装置では，設定した周波数でパルス電流を流すことによって，慢性的に迷走神経を刺激する。一回ごとの発作を抑えるために，患者本人や家族が磁石を使って外部から刺激を発生させることもできる。本章と第14章で述べたように，迷走神経求心性線維は孤束核（図12.12，図14.5A，B）に到達し，橋の結合腕傍核（図14.4A）で中継されて辺縁系やその他の前脳構造に投射する。迷走神経刺激が痙攣閾値を上げるメカニズムは依然として不明である。**深部脳刺激法 deep brain** stimulation（臨床 **Ⓟ**16.4）も難治性てんかんに対する有望な治療法で，視床を標的とした刺激法が研究されている。**反応性神経刺激法 responsive neurostimulation** も活発に研究されている。この刺激装置は，痙攣焦点を自動的に検知して，電気刺激を発生させて局所痙攣開始を阻害するように設計されている。その他にも，通常の治療に反応しない少数の患者に対して，有望な治療法が研究され続けている。

　大多数のてんかん患者には薬物療法か，ここで述べたその他の治療法が有効で，再び正常な生活が送れるようになる。

臨床ポイント 18.3　**精神疾患の解剖学と神経薬理学の基礎**

　多くの精神疾患について，神経生物学的な基盤が解明されつつある。これは，病理解剖学的な画像研究，機能画像研究，神経薬理学的解析，分子遺伝学など，多くの研究手法から得られた成果が収束されつつあるからである。本項では，代表的な精神疾患を取り上げ，その主要な病態生理学的所見を基礎的なレベルで簡単に述べる。

▶**統合失調症 schizophrenia**

　統合失調症の患者は妄想，幻覚，意味不明の言語，感情平板化，そして時にはカタトニーとよばれる顕著な自発性の低下など，多彩な思考の異常を呈する。認知，とくに作業記憶も障害されることが少なくない。統合失調症の病態生理学的研究によって，辺縁系，前頭葉，大脳基底核の異常が示唆されている。病理学的研究と高解像度 MRI の両者によって，統合失調症の患者では，両側の扁桃体，海馬体，海馬傍回に軽度の容積減少があることが示されている。大脳基底核やその他の領域についても形態変化が報告されているが，報告によって一定していない。統合失調症患者では，ウィスコンシン・カード分類テスト Wisconsin Card Sorting Test（WCST）のような課題を実行している最中に前頭前皮質背外側部の活動が減少することが，fMRI や PET を含む機能画像によって示されている。統合失調症でドーパミン系異常の重要性を示唆する証拠が多く存在する。例えば，抗ドーパミン剤が精神症状に有効である。

　第 16 章で述べたが，腹側被蓋野のドーパミン作動性ニューロンは側坐核と腹側線条体，ならびに前頭前皮質，辺縁皮質に投射する（図 14.10）。統合失調症にはその他の神経伝達物質も重要である。例えば，グルタミン酸，γアミノ酪酸（GABA），セロトニン，ノルアドレナリンなどである。統合失調症では，妄想，幻覚などの陽性症状とともに感情平板化や活動低下などの陰性症状が出現するので，その病態生理を完全に理解することは困難である。統合失調症の発症にはいくつかの解剖学的領域の異常といくつかの神経伝達物質の異常が複合的に関与する可能性が強い。

▶**強迫性障害 obsessive-compulsive disorder**

　強迫性障害では，強制的，強迫的な考えがくり返し起こるので，患者は極度に不安になる。一方，手を洗う，ドアの施錠を確認するというような強制的な行為をくり返すことで，一時的な安心が得られる。強迫症状に対してはセロトニン作動薬が有効なので，この疾患におけるセロトニン系の役割がうかがわれる。しかし，その他の神経伝達物質も重要である。機能画像研究によると，大脳基底核，とくに尾状核頭の活動が亢進していて，その他にも帯状回前部や眼窩前頭回の活動の亢進が報告されている。このような変化は薬物治療や行動療法で改善する。

　MRI では両側尾状核頭の体積の軽度減少が認められているが，確定的ではない。結局のところ，強迫神経症は尾状核，帯状回，眼窩前頭回の神経回路ネットワークの機能不全によって起こるということができよう。この解剖学的病変は運動過多症（第 16 章）と同じであるが，強迫障害では多動ではなくて不必要な強迫観念が生じる。実際，両者の間には重なりがあり，トゥレット症候群 Tourette syndrome の約半数に強迫神経症が認められ，またハンチントン病やシデナム舞踏病やその他の大脳基底核疾患でも強迫障害が認められることがある。

▶**不安 anxiety**

　不安障害には多くの病態があり，パニック障害，恐怖症，外傷後ストレス症候群（PTSD），全身性不安障害なども含まれる。現在では強迫神経症も不安障害に分類されている。不安障害は中枢神経のノルアドレナリン系とセロトニン系の亢進状態と関係が深いと考えられている。また，不安障害には $GABA_A$ 受容体に作用するベンゾジアゼピンが有効である。また，不安，パニック，恐怖は副腎からのアドレナリン放出を招いて，末梢の交感神経過緊張を伴うことが多い。パニック障害発作の時の機能画像検査では，一貫性はないが，帯状回前部と側頭葉皮質の活動亢進が認められることがある。パニック障害がてんかん現象であるエビデンスもあり，側頭葉内側部の扁桃体領域の傷害が示唆されている。

▶**躁うつ病 depression and mania（双極性障害）**

　うつ病患者は悲しみの感情に支配されていて，何事においても楽しむことができない。また，集中力低下，睡眠異常，食欲異常，活動レベルの亢進・低下，無価値の感覚，罪の意識，自殺念慮や自殺企図などを伴う。

対照的に，躁病患者には異常に高揚した焦燥感があり，誇大妄想，睡眠減少，言語奔逸，競争意識，固執，活動亢進，衝動行動などの特徴がある。うつ病ではノルアドレナリン系とセロトニン系の低下を示す多くのエビデンスがある。ドーパミン，アミノ酸神経伝達物質，神経ペプチドなど，その他の伝達物質も重要である。

うつ病の形態的および機能的神経画像研究では統一的な見解は得られていないが，大脳皮質の全般的な活動低下のエビデンスがある。とくに前頭葉の機能低下が報告されている。さらに，うつ病では海馬が萎縮する。とくに左側の海馬の萎縮が報告されている。うつ病では神経内分泌学的な異常も起こり，視床下部からの副腎皮質刺激ホルモン放出ホルモン（CRH）の過剰放出によって，40％の重症患者にコルチゾール放出の増加が認められる。最近の研究では，ストレスやその他の因子によって，脳由来神経栄養因子（BDNF）や血管内皮成長因子（VEGF）などの神経栄養因子の発現が重要な脳領域で減少し，また最も効果的な治療を行うとこれらの発現が増加すると報告されている。遅い興奮毒様の作用や炎症性サイトカインも関係するらしい。前頭前皮質の病理組織学的研究によると，グリア細胞の数や密度に減少があり介在ニューロンも減少するとされている。気分に対する脳病変の影響も気分障害のメカニズムを解明する手がかりとなる。左前頭葉病変が抑うつ気分と関係が深く，右前頭葉病変が異常に高揚した気分と関係するという報告もあるが，これには異論もある。同様に，両側性の前頭前皮質背外側部の病変がうつ病に似た感情平板化（臨床 ⓟ19.11）をもたらす傾向にあり，両側眼窩前頭回皮質内側部の病変が異常な高揚感をもたらすとされている。

症　例

症例 18.1　軽症頭部外傷後に起こった突然の記憶消失

● 症例要約

片頭痛の既往がある33歳の男性神経内科レジデントが，スキーでジャンプしようとして後ろ向きに倒れ，雪に後頭部を打ちつけた。そのあと急に健忘症となった。その一部始終を目撃していた妻は，転倒後も意識消失はなかったという。患者は自分自身で起き上がってしばらく斜面を滑降していたが，立ち止まって妻に，「どうも記憶がおかしい」と話した。日付がわからず，場所がわからず，どのようにしてそこに来たのかもわからなかった。いつもの片頭痛発作の前兆のように，左上視野に閃輝暗点があった。

最初のうち妻は，夫が冗談をいっているのだろうと思っていたが，夫が**何回も同じ質問をくり返す**ようになったので，異常に気づいた。夫は**1，2分以上，新しいことを覚えていられない**。また，妻が妊娠していることを含めて，**過去約1年間に起こったことを思い出せなかった**。記憶障害を除けばとくに異常はなかった。地域の病院を受診してCTを行ったところ正常だったので，妻と友人に付き添われて退院した。彼自身が神経内科医だったので，帰宅途中の車の中で，周囲の人に記憶の検査をしてもらった。すると妻が妊娠しているという「ニュース」に何度も喜んだ。発症後約5時間後には，3，4分遅れてではあるが，3つの語を想起できるようになった。しかし毎回思い出せるわけではなかった。ほぼ同時に，昨年以降の出来事の記憶が徐々に戻ってきて，**古い事柄ほど早く思い出した**。翌朝までには，ほぼ平常通り新しいことを記憶することができるようになった。また，昨年からのすべての出来事も思い出せるようになったが，受傷の2，3時間前から5時間後までの記憶は戻らなかった。数日後に行ったMRIは正常だった。

● 局在診断と鑑別診断

1. 太字で上に示した症候から，本例の患者はどのタイプの記憶が障害されているか。この健忘の時間的な特徴はどう表現されるか。このような所見を生じるのは脳のどこに機能不全がある場合か（臨床 ⓟ18.1）。
2. 最も可能性のある診断名は何か。他の疾患の可能性はないか。

▌考察

本例の鍵となる症候は以下の通り。

- **新しい情報を1，2分以上覚えていられない，何回も同じ質問をくり返す**
- **約1年前から現在までの出来事が思い出せない**
- **回復過程で，昔のことほど早く思い出せるようになった**

1. 患者は事実や出来事を思い出すことができなかった。したがって，患者には陳述記憶（顕在記憶）の障害がある（図18.15）。新しいことが覚えられないので前向性健忘があり，受傷前1年間のことが思い出せないので逆向性健忘もある（図18.16）。この陳述記憶に選択的な前向性健忘と逆向性健忘の記憶障害のパターンは，両側の側頭葉内側部か両側間脳内側部の病変に特徴的である（臨床 ⓟ18.1）。何回も同じ質問をくり返すのもこの領域の急性病変に典型的で，遠隔記憶が近時記憶よりも早く回復する現象は可逆性の記憶

18

障害によくあるパターンである。

最も可能性が高い**臨床局在診断**は，両側の側頭葉内側部か両側の間脳内側部である。

2. 頭部外傷後に発症していることから，本例の患者の健忘の原因として脳震盪が考えられる（臨床❶18.1，臨床❶5.5）。本患者では意識障害がみとめられなかった。しかし，周囲の人には気づかれない程度の短い意識消失があった可能性は残る。脳震盪が健忘を起こすメカニズムは側頭葉内側部への直接の衝撃によるものか，側頭葉内側部や間脳内側部記憶系の正常機能に必要な白質路をびまん性に傷害するためかは不明である。

さらに，本患者の記憶障害とその回復の臨床経過が，軽度の頭部外傷後に偶然に起こった一過性全健忘（臨床❶18.1）によるものであった可能性も否定でき

ない。ストレスと片頭痛の病歴を背景にして起こっていることは，この診断を支持する。エピソード中に閃輝暗点のような片頭痛の典型的な症状（臨床❶5.1）があったと患者が話していることも，重要な支持材料である。患者の病歴から考えられる一過性健忘の原因として，可能性は低いが，一過性脳虚血発作，痙攣発作，ウェルニッケ脳症，心因性健忘，ベンゾジアゼピンやその他の薬剤の服用なども考えられる。

臨床経過

患者は数日後に仕事に復帰し，それ以後健忘の症状はあらわれていない。その後5年間の経過観察では，健忘発症前後の数時間の記憶がないこと以外には，特に異常をみとめていない。

症例18.2　軽度の作話を伴う進行性の重症記憶障害

●症例要約

退職後に非常勤勤務をしている75歳のビジネスマンが，数週間前からの**重症の進行性記憶障害**のために，友人に連れられて救急外来を受診した。それまでは認知機能に異常はなく，活動的で，日程を規則的にこなし，友人や取引先との約束のために自分で車を運転していた。入院の10日前，友人と昼食をとっている時，話し方は正常で明確であったが，数年前から親しくしている女友達の名前を思い出せなかった。4日後，その同じ友人が電話で話をした時，患者は数日前に昼食を一緒にとったことも，その時の会話の内容も覚えていなかった。その他には異常がないようだった。翌日，患者は重要な商談をすっぽかした。その後の数日間，息子の観察によれば，患者の会話に異常な点はみられなかったが，最近の出来事をまったく覚えていなかった。最近世間を賑わせた飛行機事故のことも知らなかった。アルコール中毒の既往はない。

検査では，**高度の近時記憶障害**と**軽度の遠隔記憶障害**がある以外には異常はなかった。患者は，今年が1964年（実際は1994年）であると話し，病院にいることはわかっていたが病院の名前がいえなかった。注意力と即時想起は正常で，数字順唱は7桁，逆唱は5桁まで可能であった。3つの単語を記憶するように指示してすぐに聞き返すと，すべて答えられた。しかし3分後に尋ねると，課題そのものを忘れてしまっていて，選択肢を与えても1語も答えられなかった。検者が部屋を離れて数分後に戻ってきた時，患者は検者に初めて会ったように振る舞った。

最近の社会的出来事をまったく知らず，当時世間の人が大いに関心をもって行方を見守っていたO. J. シンプソンの公判についてもまったく知らなかった。もっと古い記憶はまだましだったが，完全ではなかった。例えば，出身地や子ども時代のことや家族，結婚，第二次世界大戦の従軍のことなどはよく覚えていた。しかし，戦闘の記憶はなく，J. F. ケネディーが狙撃されたことを聞いて驚いた。ヴェトナム戦争の時にジョンソンとニクソンが大統領だったことを知らず，また妻が数年前に亡くなっていることも覚えていなかった。しかし，ヒントを与えると，現在の大統領の名前が「クリントン」であることを思い出した。また，軽度の**作話**の傾向があった。例えば，来院の理由を聞かれると，「忘れ物を取りにきて帰るところだ」と話した。また，誰かお客さんがあったかと尋ねられると，誰も来ていないのに数人の名前をあげた。その他の精神状態には異常がなく，注意力は正常（上述），情緒や行動にも異常なく，言語正常，計算力正常，書字・読字正常，時計盤や立方体の描画正常，合理化機能正常（類似点の指摘，ことわざ理解など）であった。その他の神経学的検査も同様に正常であった。

●局在診断と鑑別診断

1. 太字で上に示した症候から，病変はどこにあると考えられるか。

2. 最も可能性のある診断名は何か。その他の疾患の可能性はないか。

考察

本例の鍵となる症候は以下の通り。

● **高度の進行性の近時記憶障害**と**軽度の遠隔記憶障害**

●作話傾向

1. 症例18.1と同様，本例の患者には陳述記憶の前向性および逆向性健忘があった。この障害は，両側側頭葉内側部か両側間脳内側部の機能異常が原因である（臨床❶18.1）。しかし，症例18.1とは違って，この

患者には軽度の作話傾向があった。この症状は前頭葉にも傷害が及んでいることを示唆している（臨床 🅿19.11）。

2. 本例の患者の記憶障害の時間経過は、アルツハイマー病のような神経変性疾患としては速すぎる。神経変性疾患では記憶障害が数カ月から数年にわたって進行するのが普通で、本例のように数週で悪化することは少ない（臨床 🅿19.16）。チアミン欠乏によるウェルニッケ・コルサコフ症候群は作話を伴う陳述記憶障害を呈するので、考慮に入れる必要がある（臨床 🅿18.1）。しかし、本例ではアルコール中毒の既往も栄養障害の可能性もなく、しかもウェルニッケ・コルサコフ症候群の発症は通常もっと急激である。表 18.7にあげた原因の中で、潜行性の進行様式から考慮すべきその他の重要な原因として、腫瘍や傍腫瘍性辺縁系脳炎、その他の炎症性・浸潤性疾患などが考えられ、両側側頭葉内側部か両側間脳内側部から前頭葉に波及した可能性がある。可能性としては低いが、その他に考えられる病態として、前交通動脈の動脈瘤が小出血を起こし、それが大出血に進展した場合、一過性脳虚血発作が反復した場合、小梗塞のあとに大梗塞が発症した場合なども考えられる。

臨床経過と神経画像

患者にはチアミンが投与されたが効果はなかった。入院してガドリニウム造影頭部 MRI（画像 18.2A〜C）を撮影したところ、異常に造影増強される病変が海馬体前部と扁桃体を含む両側側頭葉内側部に観察された。さらに、増強効果は比較的小さいが、脳弓、両側の第三脳室周囲部、モンロー孔（画像 18.2B）にも病変があり、両側前脳基底部から内側眼窩前頭回皮質に進展していた（画像 18.2C）。数回、腰椎穿刺（臨床 🅿5.10）や血液検査を行ったが、診断にはいたらなかった。経過観察中の検査で嗅覚脱失の存在が判明し、両側梨状葉皮質や嗅球などの近傍の嗅覚系構造への進展が疑われた（図 18.5、図 18.6）。数日の経過で患者の失見当識は悪化し、場所を尋ねられると「イスラエル」と答え、質問にもゆっくりと答えるようになった。このため、びまん性の進展が疑われたので、右眼窩前頭回皮質の定位的脳生検（臨床 🅿16.4）が行われた。病理所見は、非定型的 B 細胞リンパ腫であった（臨床 🅿5.8）。

患者にはステロイド治療とメトトレキセートによる複数回の静脈内化学療法が行われ、記憶が著明に改善した。診断の 1 カ月後、5 分後の想起で 3/4 語正解となり、ヒントを与えると 4/4 正解した。正式な神経心理テストを行うと、言語性記憶と視空間記憶がともに軽度障害されていた。診断の 3 カ月後の MRI では、造影増強病変が完全に消失し、患者はほぼ完全に以前の日常活動が可能となった。現在も化学療法が継続されていて、診断の 15 カ月後の診察では状態は良好で、10 分後に 3/3 語の想起が可能であった。

症例 18.3　一過性の複視、嗜眠、片麻痺とそれに続く持続的な記憶障害

● 症例要約

実験助手をしている 45 歳の右利き男性が、仕事の都合で朝遅くまで寝ていて目が覚めた時に水平性複視に気づいた。複視は左右の眼のどちらかを隠すと消失した。妻が見つけた時、患者は浴室で頭を浴槽に横たえていた。ベッドに帰るのを介助しながら、妻は患者がやや傾眠状態にあり言語が不明瞭だと感じたので、救急車をよんだ。救急室では患者は平常通りに戻っていたが、その後一過性に右半身の筋力低下が出現し、約 30 分間続いた。この麻痺症状から回復した後に行った神経学的検査では、近時記憶障害があったが、それ以外は全く正常だった。意識清明で失見当識はない（×3）。注意力は正常。単語のスペルは順唱、逆唱ともに正解。最近の 3 人の大統領の名前もいえた。しかし、物品記銘テストで 3 分後に想起できたのは 0/3 であった。

● 局在診断と鑑別診断

1. 上に太字で列挙したすべての一過性の症状（記憶障害を除く）を説明できるのは、脳のどこに機能不全がある場合か。

2. 本例のような記憶障害を起こす病変は脳のどこにあるか。

3. 最も可能性のある診断名は何か。その他の疾患の可能性はないか。

考察

本例の鍵となる症候は以下の通り。
- 水平性複視
- 傾眠
- 構音障害
- 一過性の右半身筋力低下
- 近時記憶障害

1. 水平性複視、傾眠、構音障害からは、それぞれ水平性眼球運動路（臨床 🅿13.8）、橋中脳網様体賦活系（臨床 🅿14.2）、皮質球路または小脳路（臨床 🅿14.3）を侵す脳幹の機能不全が疑われる。一過性の右半身筋力低下のエピソードも脳幹での皮質脊髄路線維の傷害を示唆する（臨床 🅿6.3、14.3）。これらの症状をすべて総合すると、橋内側部（外転神経束か外転神経核、傍正中橋網様体 PPRF、内側縦束 MLF、網様体賦活

症例 18.2　軽度の作話を伴う進行性の重症記憶障害

画像 18.2A〜C　両側側頭葉内側部リンパ腫。静脈内ガドリニウム投与後の T1 強調 MRI 画像（A）軸位断。（B,
C）順に後ろから前へ向かう冠状断

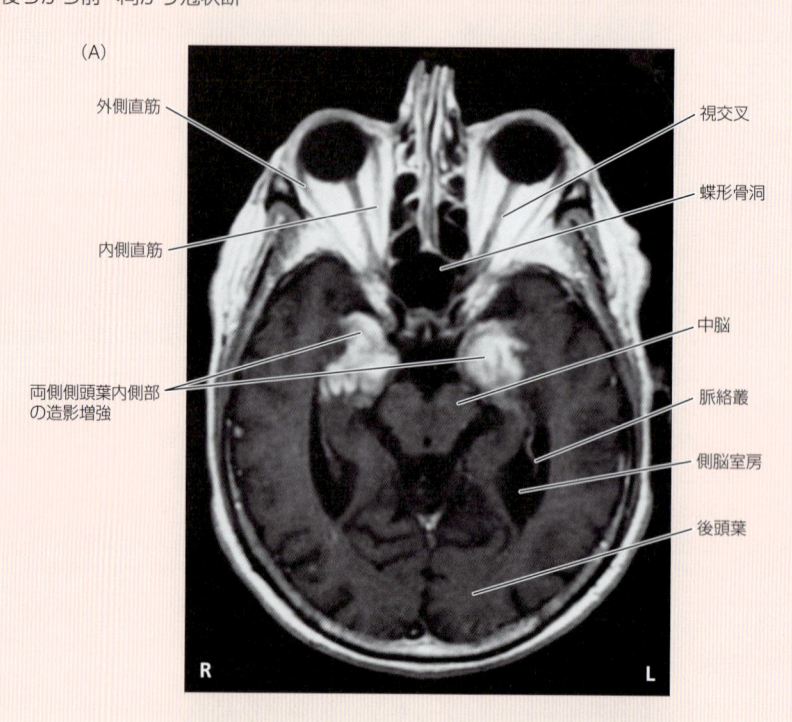

（A）

外側直筋
内側直筋
両側側頭葉内側部
の造影増強

視交叉
蝶形骨洞
中脳
脈絡叢
側脳室房
後頭葉

R　　L

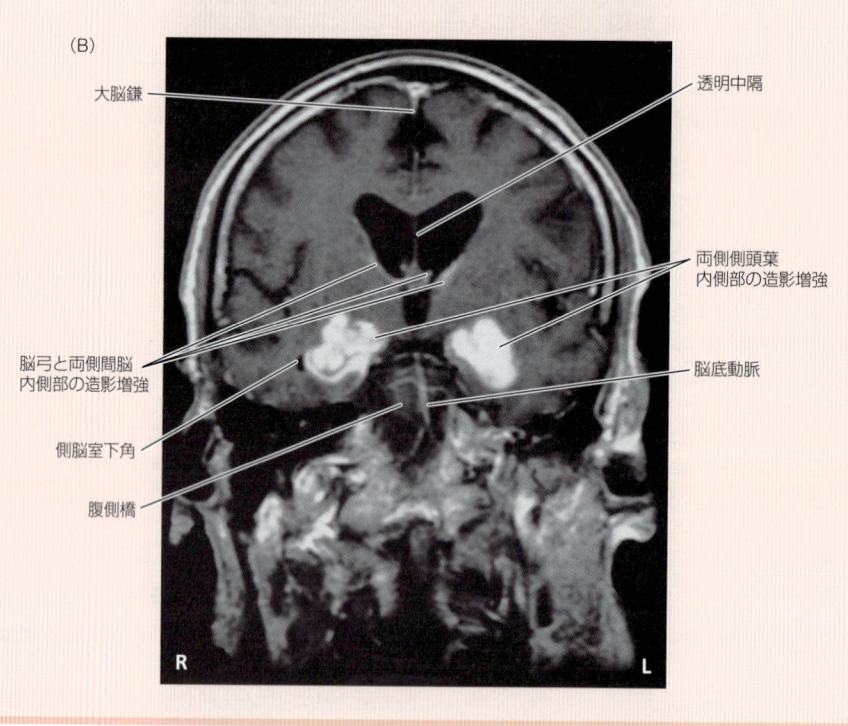

（B）

大脳鎌
脳弓と両側間脳
内側部の造影増強
側脳室下角
腹側橋

透明中隔
両側側頭葉
内側部の造影増強
脳底動脈

R　　L

症例 18.2　続き

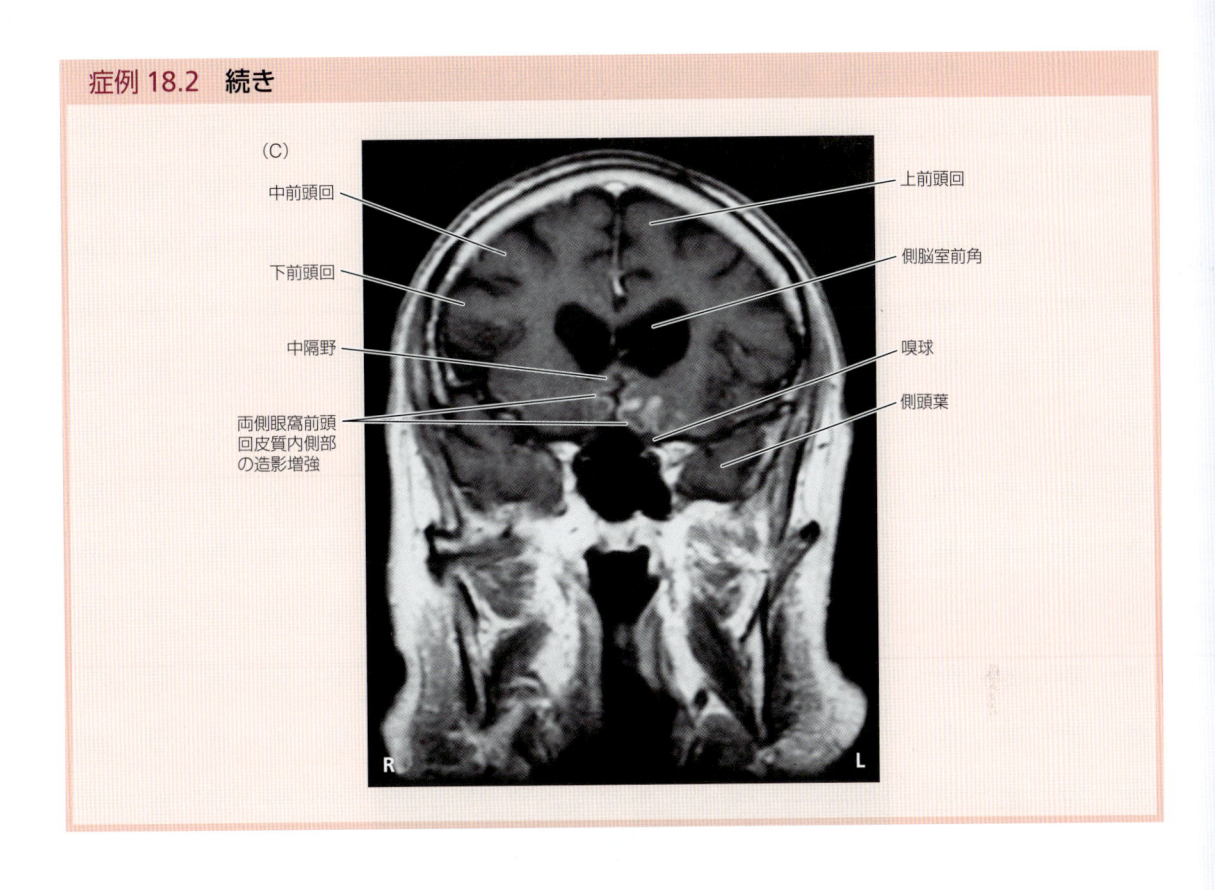

(C)

中前頭回
下前頭回
中隔野
両側眼窩前頭回皮質内側部の造影増強

上前頭回
側脳室前角
嗅球
側頭葉

R　　　L

系，皮質球路か橋小脳線維，皮質脊髄路）か，中脳（動眼神経束か動眼神経核，輻輳中枢，内側縦束 MLF，網様体賦活系，皮質球路か皮質橋路か赤核橋路線維，皮質脊髄路）の病変ということになる。垂直性要素を伴わない水平性複視と片麻痺が中脳病変よりも橋病変に多いことに注意してほしい（臨床🅟14.3）。

2. 本患者は，最初の一過性のエピソードから回復してから，陳述記憶の前向性健忘を呈した。本患者の記憶障害は症例 18.1 や 18.2 よりも軽症で，場所や日付などの見当識がある程度保たれていた。記載されてはいないが，ひょっとすると逆向性健忘もあったかもしれない。この患者でみられた記憶障害のパターン，すなわち注意力とその他の認知機能に異常がない陳述記憶（顕在記憶）の障害は，両側の側頭葉内側部か両側間脳内側部の機能不全の可能性を疑わせる（臨床🅟18.1）。

3. この患者にみられた橋や中脳の一過性神経症状（臨床🅟10.3）は一過性脳虚血発作や，時には片頭痛で起こることが多い。これに加えて永続的な記憶障害が急に起こったことは，一過性のエピソードが前触れとなって，側頭葉内側部か間脳内側部の梗塞が続いて起こったことを物語っている。これらの所見を総合すると「脳底動脈スクレープ basilar scrape」症候群（臨床🅟14.3）の可能性が考えられる。この症候群では，

塞栓が脳底動脈まで上昇するのに伴って多くの穿通枝が一時的に閉塞するので，多彩な一過性の症状が生じる。さらに塞栓が脳底動脈先端部に達すると，両側視床穿通動脈や，両側側頭葉に血液供給する PCA の枝を閉塞して梗塞を起こす。

臨床経過と神経画像

頭部 CT では出血も梗塞もみとめなかったが，患者は入院してヘパリンの血管内投与を受け，塞栓源の精査が行われた。入院翌日に行われた**頭部 MRI**（**画像 18.3A，B**）では，両側内側視床に梗塞巣と考えられる T2 高信号領域がみとめられた。高信号領域は左側のほうが右よりも大きかった。磁気共鳴血管撮影（MRA），心臓超音波検査，24 時間ホルター心電図では異常をみとめなかった。しかし，活性化プロテイン C 抵抗性を示す凝固系亢進状態がみとめられた。この状態では患者の凝血形成が亢進する。そこで，退院までにヘパリン静脈内投与を抗凝固剤ワーファリンの経口投与に変更した。入院 2 日後までに，物品記銘検査は 5 分後に 3/5 の想起が可能になった。

入院 3 日後と 5 日後に神経心理テストが行われた。言語性記憶と視覚性記憶の検査のためにウェクスラー記憶検査法 Wechsler Memory Scale（改訂版）（訳注：日本版も出版されている）が用いられた。言語性記憶

18

648

症例 18.3　一過性の複視，嗜眠，片麻痺とそれに続く持続的な記憶障害

画像 18.3A，B　両側視床内側梗塞。T2 強調 MRI 画像軸位断。A，B は順に下から上への断面

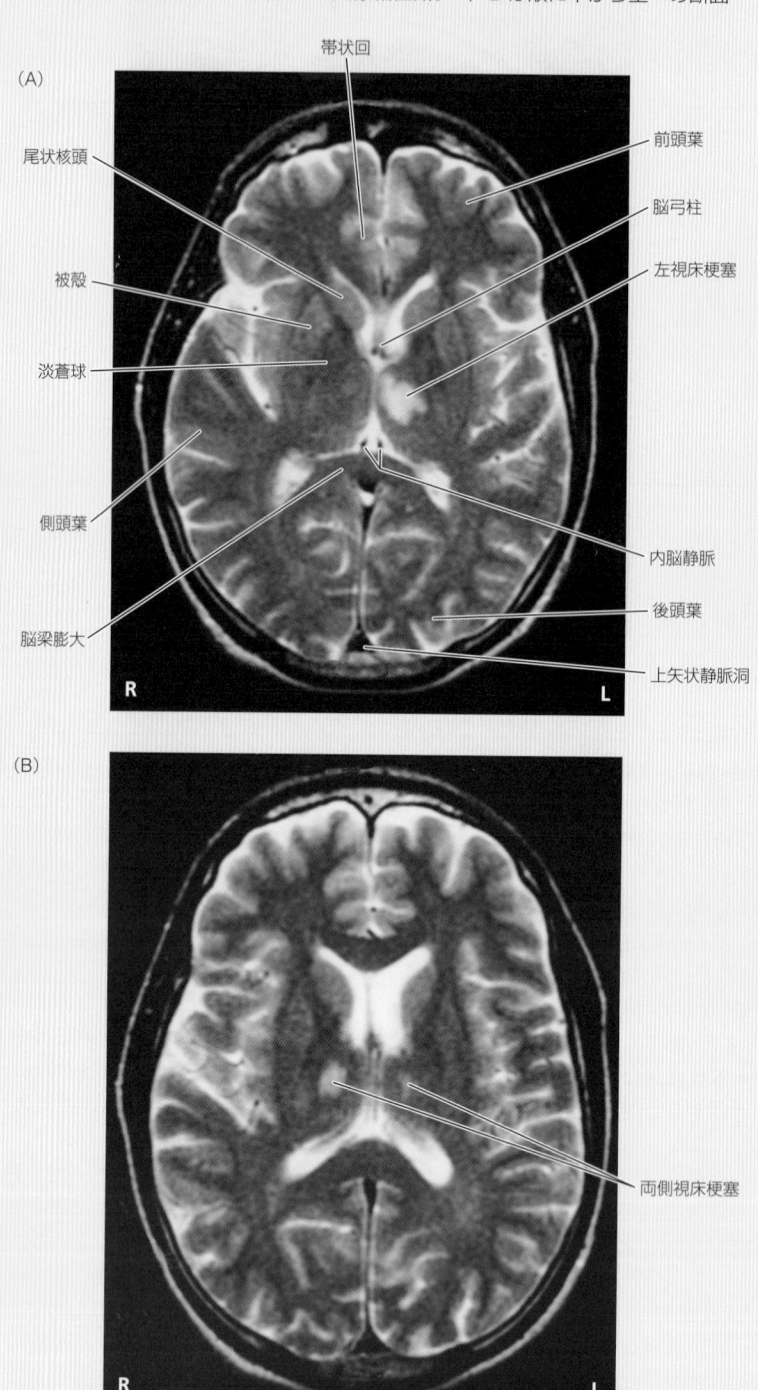

(A)

帯状回

尾状核頭

被殻

淡蒼球

側頭葉

脳梁膨大

前頭葉

脳弓柱

左視床梗塞

内脳静脈

後頭葉

上矢状静脈洞

R　　　　L

(B)

両側視床梗塞

R　　　　L

の検査のために，患者に2つの文章が読み聞かせられ，直後と20分後にその内容を覚えているかどうか質問して点数化した。視覚性記憶の検査法として，幾何学模様が印刷された3つのカードを患者に提示して，直後と20分後にその模様を書かせて点数化した。結果を下の表に示す。

ウェクスラー記憶検査の結果[a]

	入院2日後	入院5日後
言語性記憶		
直後	**1%**	21%
20分後	**2%**	**8%**
視覚性記憶		
直後	50%	72%
20分後	**16%**	45%

[a]スコアは正常に対する百分率で示した。有意に低いスコアを太字で示す。

入院2日目には重篤な言語性記憶障害と，20分後の有意な視覚性記憶障害があった。入院5日目には，20分後の言語性記憶障害が持続していた。この患者における言語性記憶障害と視覚性記憶障害の解離は，左側の病変のほうが大きかったことに関係しているのであろう（**画像18.3**A，B）。このような解離は，側頭葉内側部記憶系の病変に左右差がある場合にもみとめられる。

2カ月後に神経心理テストを行うと，言語性記憶はさらに改善していた。血管障害の発症から6カ月後の経過観察では，患者は5分後の語想起で依然として3/5しか思い出せなかったが，以前と同じレベルまで仕事ができるようになり，言語障害や記憶障害などの自覚症状がなくなった。

症例 18.4　不安，幻嗅，認知障害の発作

●症例要約

40歳の右利きの女性が奇妙なエピソードを訴えて救急外来を受診した。それまでは全く健康だったが，2週間前のある晩，目を覚まして夫に向かって，「**言葉に言いあらわせないような不快なにおいと嘔気があり，不安で恐ろしい感じがする**」と訴えた。この状態は2，3分続いたが，その後患者は疲れて眠ってしまった。翌週，ガールスカウトの団体旅行に出かけていたが，旅行中，同じエピソードが1日に約3回起こるようになった。この症状が起こる時は，まず不安と嘔気と「**塩辛いような**」不快な臭いが先行し，その次に**反応性が低下して，ゆっ**

くりとした不適切な会話が2，3分続いた。このようなエピソードのあとには，毎回両側前頭部の頭痛と疲労感が生じた。受診当日，このような発作が6回起きたので，夫が救急外来に連れてきた。一般検査と神経学的検査には異常はない。

●局在診断と鑑別診断

1. 太字で上に示した症状から，発作中に機能異常を起こしているのはどの脳領域か。
2. この患者の一過性神経障害は何か（**臨床⑩10.3**）。
3. 最も可能性のある診断名は何か。その他の疾患の可能性はないか。

考察

本例の鍵となる症候は以下の通り。

- **言葉にできないような不快なにおい，嘔気，不安感，恐怖感**
- **反応性低下，緩徐で不適切な発話**

1. 嗅覚現象，嘔気，不安の発作は，扁桃体とこれに隣接する側頭葉内側部皮質の機能異常によって起こる可能性がある。反応性低下は脳幹-間脳賦活系か両側大脳皮質のびまん性領域の機能不全によるものであろう（**臨床⑩14.2**）。緩徐で不適切な発話は，左大脳半球の言語野（**臨床⑩19.6**）の障害か，あるいは先に述べた反応性低下による二次的な症状のいずれかであろう。

この患者の全体的な**臨床病変局在**は，扁桃体と隣接皮質（とくに左半球）の限局性異常と，比較的軽度だがもっと広汎な両側半球の障害か賦活系の障害である。

2. 本例の一過性のエピソード（**臨床⑩10.3**）は，側頭葉内側部から生じる痙攣発作が原因である可能性がある。反応性の低下があるので，痙攣発作であると

すると複雑部分発作ということになる（**臨床⑩18.2**）。さらにこの診断を支持する根拠として，発作が定型的であったこと，持続時間が複雑部分発作と矛盾しないこと，発作後に嗜眠と頭痛があったこと，などがあげられる。緩徐で不適切な発話は，左側頭葉内側部に発した痙攣発作が左側頭葉外側部新皮質に波及したことによる言語障害をうかがわせる。しかし，実際の発作中には検査が行われていないので，単に反応性低下による言語障害であることも否定できない。

本例では，不安発作のような心因性疾患も考慮する必要がある（**表18.11**）。しかし，不安発作は嗅覚現象を伴わず，通常もっと長く持続し，発作後障害を伴わない。**表10.2**にあげた片頭痛や一過性脳虚血発作のようなその他の一過性神経障害についても，本例のような時間経過をとることは少なく，陽性嗅覚現象を伴うことも少ないので否定的である。

3. 側頭葉内側部の多くの局所病変が，本例にみられたようなタイプの痙攣発作を引き起こす（**表18.11**）。40歳の女性であることを考えあわせると，最も可能性が高い病変は，グリオブラストーマや転移性

症例 18.4　不安，幻嗅，認知障害の発作

画像 18.4A, B　左側頭葉前部の多形性グリオブラストーマ。静脈内ガドリニウム投与後 T1 強調 MRI 画像冠状断。
A，B は順に後ろから前へ向かう冠状断

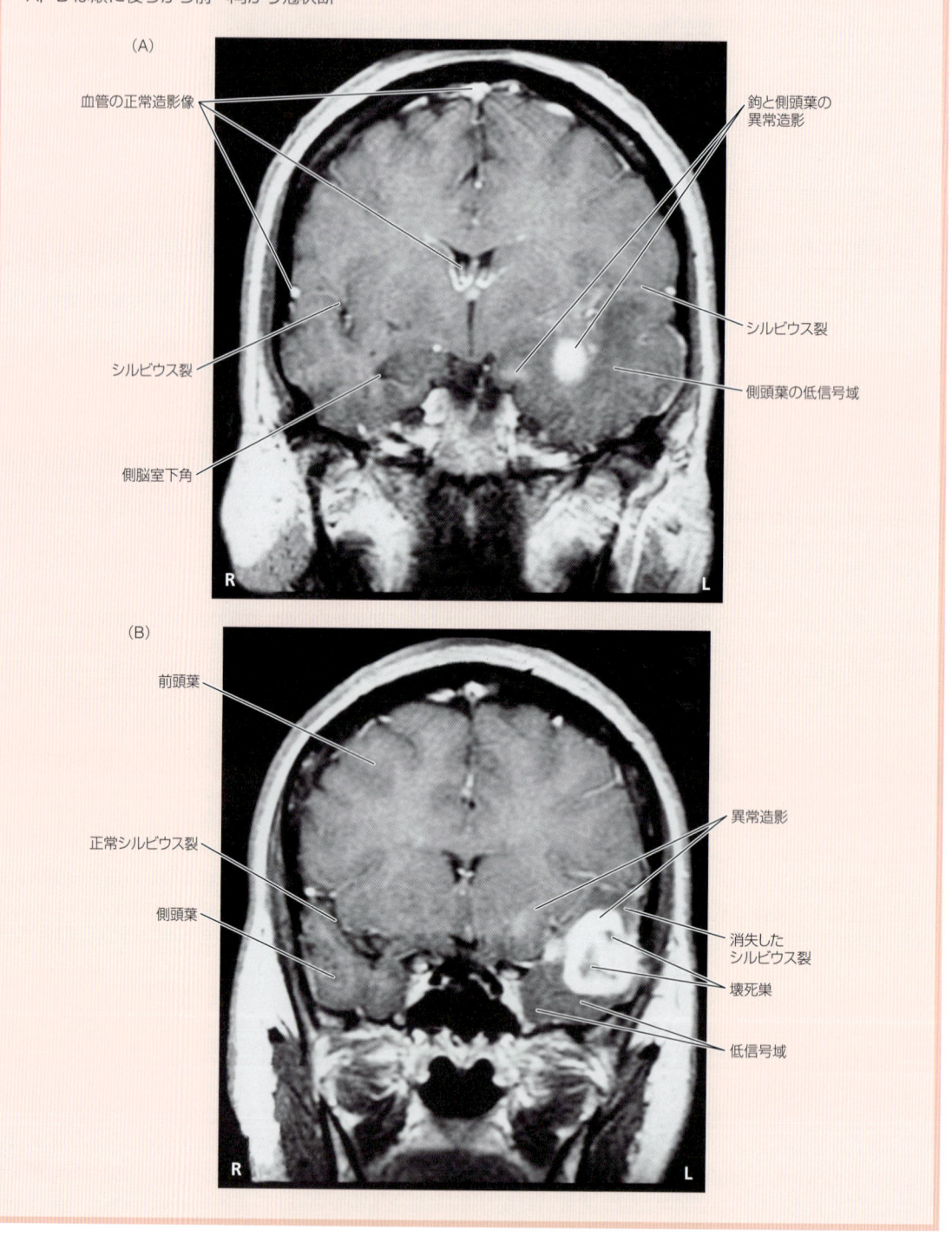

乳癌・肺癌のような腫瘍（臨床Ⓟ5.8），細菌性脳膿瘍，トキソプラズマ症，囊虫症（臨床Ⓟ5.9），血管奇形，以前の頭部外傷，サルコイドーシス，その他の感染性炎症性疾患である。理由は不明だが，神経発生異常が成人後に痙攣発作を起こすことがある。40歳での発症は遅すぎるように思われるが，あり得ないことではない。側頭葉内側部（海馬）硬化も否定的である。典型例では発症年齢が本患者より若く，小児期の遷延性熱性痙攣のような脳傷害の既往があることが多く，通常は嗅覚性前兆がない。

臨床経過と神経画像

　救急室で造影頭部CTが行われ，さらにその後に行われたガドリニウム造影頭部MRIで，左側頭葉前部に巨大な造影増強腫瘍の存在が確認された。病変は扁桃体を含み（画像18.4A），左眼窩前頭回に及んでいた（画像18.4B）。腫瘍の中心部が不均質で低信号域が

あることに注意してほしい。これは中心部の壊死を示唆している。T1強調画像では腫瘍周囲が低信号で，シルビウス裂や側脳室下角が消失しているので，浮腫や腫瘍効果が疑われる（第4章）。この所見から多形性グリオブラストーマが最も疑われたが，転移性腫瘍やその他の腫瘍性の可能性も否定できなかった。患者には抗痙攣剤のフェニトインが投与され，痙攣発作が消失した。患者は左側頭葉前部の外科切除を受けた。病理所見は多形性グリオブラストーマであった（臨床Ⓟ5.8）。その後，放射線療法と複数サイクルの化学療法を受けた。この治療によって患者はしばらく小康を保っていたが，腫瘍増大に伴って神経症状が進行した。受診後9カ月の経過観察では，嗜眠状態で失見当識があり，右視野障害と右片麻痺（筋力2/5〜3/5）がみとめられた。多形性グリオブラストーマは，不幸にも比較的頻度が高い根治不能な脳腫瘍である。

症例18.5　凝視，舌打ち，一側性の半合目的的な運動の発作

● **症例要約**

　26歳の右利きの女性が，薬剤抵抗性の痙攣発作のためにてんかんセンターで精密検査を受けることになった。出生分娩に異常はなかったが，9カ月の時に1日に2回の遷延性熱性痙攣があった。この時の発作は全般強直間代発作で，最初の発作は2.5時間続き，病院到着後に起こった2回目の発作は1時間持続した。抗痙攣剤が投与され，一時的に痙攣は治まった。しかし，数年以内に定型的な発作が起こるようになり，この発作は大人になっても続き，多剤に抵抗性であった。この発作とは，典型的には，「漠然とした」「恐怖感」の前兆で始まり**意識消失**を伴った。その発作を何度も目撃した母親によると，「凝視して，反応性がなく，舌打ちし，左手を固く閉じて動かさず，右手を手探りするように無目的に動かすような状態が1分ほど続く」という。発作中に話をすることもあり，その話に文法的な間違いはないが，話の内容がちぐはぐであった。発作後，疲労感があってやや錯乱がみられるが，その他に異常はない。このような発作が週に2，3回起こり，ひどい時には1日に3回起こることもあった。前兆だけが起こって，その後の発作が起こらずにすむ場合もあった。

　大人になって，最も長く発作が起こらなかった期間は

約3カ月であった。まれに（3〜5年以上の間隔をあけて）全般痙攣に進展することもあったが，そのほとんどは薬の服用を忘れた時であった。フェノバルビタール，フェニトイン，カルバマゼピン，メフォバルビタール，バルプロン酸，ガバペンチン，フェルバメートなどの多数の薬剤がいろいろな組み合わせで処方されていたが，痙攣のコントロールは十分ではなかった。熱性痙攣の既往を除けば，頭部外傷やCNS感染症や痙攣発作の家族歴など，痙攣発作の危険因子はなかった。患者は高校を卒業後，短期間レジで働いた後，結婚して3人の子どもをもうけた。痙攣の危険があるため車の運転はしていない。一般身体所見や神経学的検査には異常はない。

● **局在診断と鑑別診断**

　1．太字で示した特徴から，本患者は単純部分発作，複雑部分発作，全般痙攣発作を異なる時期に経験したことが明らかである。この分類法に従って，この患者の個々の痙攣発作を分類せよ（表18.8）。

　2．この異なる痙攣発作の発現経過を，1つの焦点から別の脳領域へ波及する過程で説明せよ。

　3．焦点部位は脳のどの領域の，左右どちらにあるか。

　4．最も可能性のある痙攣発作の原因は何か。その他の可能性はないか。

考察

本例の鍵となる症候は以下の通り。
- 「漠然とした」「恐怖感」の前兆
- 意識消失，凝視，反応性低下
- 舌打ち，左上肢の固定姿勢，右上肢の手探りするような無目的な運動
- 発作中の発話，不適当な内容だが文法的な誤りはない
- その他の異常を伴わない発作後の疲労感と錯乱
- まれに起こる全般痙攣

　1．表18.8の分類によると，本患者の前兆は意識障害を伴わないので単純部分発作である。全般痙攣を伴わない意識障害のエピソードは複雑部分発作である。最後に，小児期の熱性痙攣と成人期にまれにみられた全般痙攣は全般強直間代発作である。

2. 脳の一領域から起こる単純部分発作は進展して複雑部分発作になり，さらに進展すると全般強直間代発作を生じることがある。

3. 漠然とした恐怖感は側頭葉内側部から起こる痙攣発作に特徴的な症状である（**表18.9**）。さらに，凝視，反応性低下，口部自動症，一側性姿勢性自動症，反対側のジストニーなどを伴う複雑部分発作は，側頭葉痙攣発作によくみられる。左側にジストニー様姿勢がみとめられ，右側に自動症がみとめられたことから，右側から痙攣発作が起こったものと推測される（**臨床 ⓟ18.2**）。患者には発作中の失語がなく発作後の失語もなかったことから，やはり非優位側（通常右）半球からの発症が支持される。最も可能性が高い**臨床局在診断**は，右側頭葉内側部である。

4. 小児期の遷延性熱性痙攣の既往とそれに続く側頭葉内側部起源の複雑部分発作は，海馬（側頭葉内側部）硬化の古典的経過そのものである（**臨床 ⓟ18.2**）。熱性痙攣発作の小児がてんかんを発症する頻度はかなり低いが，複雑熱性痙攣の場合にはその危険性が高くなる。また，てんかんや海馬硬化の患者の約30〜40%に熱性痙攣の既往が確認される。本患者にみられた所見のうち，海馬硬化に典型的なその他の特徴としては，薬剤抵抗性の複雑部分発作，薬剤投与中のごくまれな二次性全般化などである。本患者のてんかんの原因として考えられるその他の側頭葉内側部病変については，**表18.11**を参照してほしい。

臨床経過と神経画像

頻回の薬剤抵抗性の痙攣発作があるので，発症部位を特定しててんかん手術の適応の有無を決定するために，包括的な評価が行われた。入院後，患者には持続的ビデオ撮影と脳波モニターが行われた。意識消失，舌打ち，左側ジストニー，右側自動症を伴う定型的な発作が10回記録された。発作中の脳波には，右側頭葉に律動的な8 Hzの活動がみとめられた。発作間の脳波記録では，右側頭葉棘波や徐波が時折出現した。てんかん焦点の局在決定のために**頭部MRI**超薄冠状断層像が撮影された。この方法によって海馬の詳細構造が明らかになる（**画像18.5A**）。MRIでは左に比べて右海馬体が著明に萎縮していた（**画像18.5C〜F**）。また，右海馬体の信号強度が増強していたのでグリオーシスが疑われた（**画像18.5B**）。連続冠状断画像の計測によって左右の海馬体の体積を算出したところ，右562と左983（任意単位）であった。この左右差には正常の5標準偏差以上の相違があった。発作間期に行った**フルオロデオキシグルコースPETスキャン**（第4章）では，右側頭葉，とくにその内側部と前方部に

グルコース代謝の著明な低下がみとめられた（**画像18.5G〜J**）。この所見は側頭葉てんかんによくみとめられる所見である。

神経心理テストでは，ウェクスラー記憶試験で視空間性記憶が低下していたが，言語性記憶は比較的正常であった。また，選択的想起テスト（もう一つの近時記憶検査法）では，患者の視空間性記憶は正常よりも2標準偏差低下していたが言語性記憶は正常であった。ワダテスト（**臨床 ⓟ18.2**）も行われた。右頸動脈にアミタールを注入したあと，患者には左片麻痺が起こったが，その時10個の検査物品が提示された。失語は起こらなかった。10分後に片麻痺は消失し，患者は自発的に5/10の物品名を思い出し，選択肢が与えられると10/10の想起が可能であった。この結果から，左半球の記憶機能は良好であると判定された。左頸動脈への注入では右片麻痺と全失語が起こった。患者には10個の検査物品が提示された。回復過程で錯語的な間違いや言語理解の障害がみられたが，10分以内に片麻痺とともに消失した。その時，患者が思い出した物品名は0/10で，選択肢を与えられても2/10であった。この結果から，右半球の記憶能力が低いことがわかる。また，ワダテストの結果は左半球に言語優位性があることを示している。

これらの所見がてんかんセンターの多数の医療チームの間で検討された。すべての検査結果が右側頭葉内側部から痙攣が発していることを示していた。病巣の位置やワダテストと神経心理テストの結果などから，左側頭葉だけで十分な記憶機能が期待できるので，右側頭葉内側部硬化を切除しても障害を残すことは少なく，しかも痙攣発作を抑えることができるだろうと判断された。患者は手術に同意し，右側頭葉前内側部切除が行われた。

術後に後遺症はなく，痙攣発作も完全に消失した。病理学的には右海馬の神経細胞脱落とグリオーシスがあり，海馬硬化の像に一致した。手術の1カ月後と6カ月後の2回，抗痙攣剤が一時的に中止されたが2回とも痙攣発作が再発した。手術1年半後の経過観察では，抗痙攣剤を服用しているかぎり，痙攣発作や前兆が起こることはなかった。

追加症例

次の項目については他章で関連症例を取り上げている。嗅覚異常（**症例12.1**），情動異常（**症例12.8，16.2，19.7**），記憶障害（**症例5.9，14.8，19.7，19.11**），痙攣発作（**症例10.13，12.3，19.10**）。その他の関連症例については巻末の**症例索引**を参照のこと。

症例 18.5　凝視，舌打ち，一側性の半合目的的な運動の発作

画像 18.5A～F　右海馬硬化。（A）T1 強調 MRI 画像冠状薄切断面の拡大図。特殊てんかん用撮影プロトコールを用いて撮影した。左側頭葉内側部の正常構造を示す（**図 18.8A** と比較してほしい）。（B）T2 強調画像冠状断。右海馬体の高信号域が明らかで，グリオーシスと考えられる。（C～F）T1 強調画像，薄切断面。左に比べて右海馬体の萎縮が著しい。画像 C～F は順に後ろから前へ向かう脳冠状断

(A)

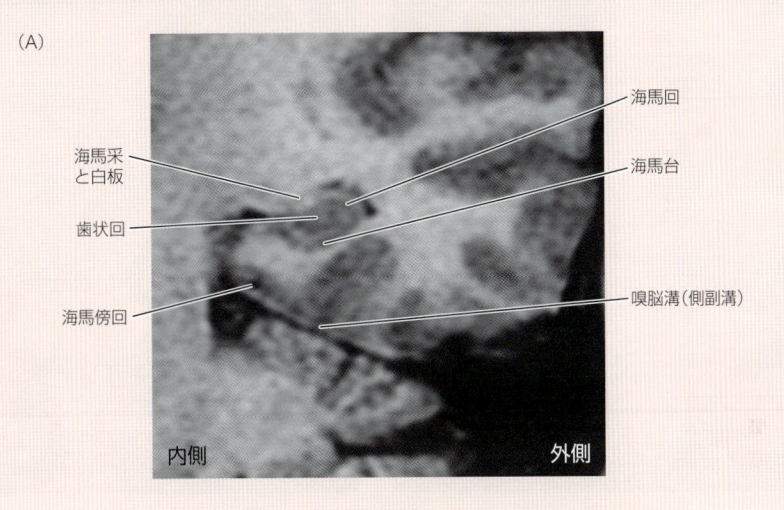

海馬采と白板

歯状回

海馬傍回

海馬回

海馬台

嗅脳溝（側副溝）

内側　　　　　外側

(B)

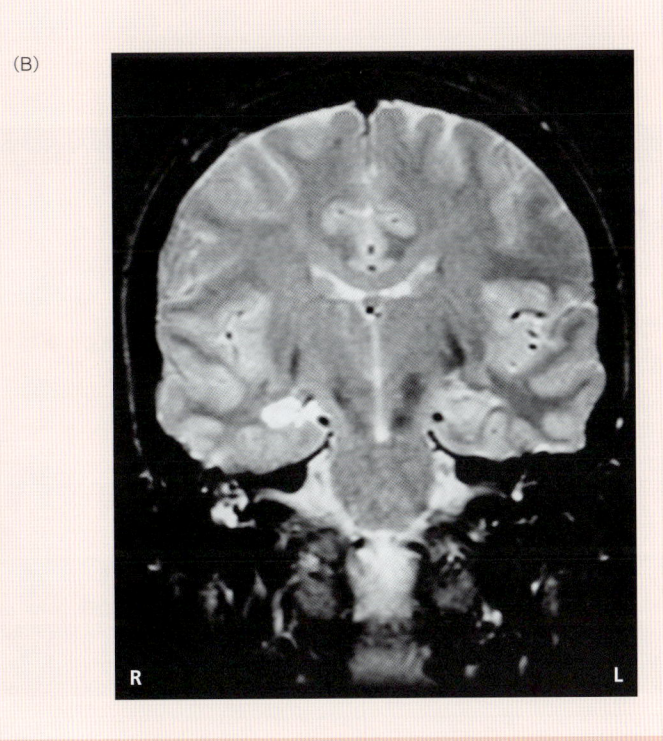

R　　　　　L

18

症例 18.5　続き

(C)

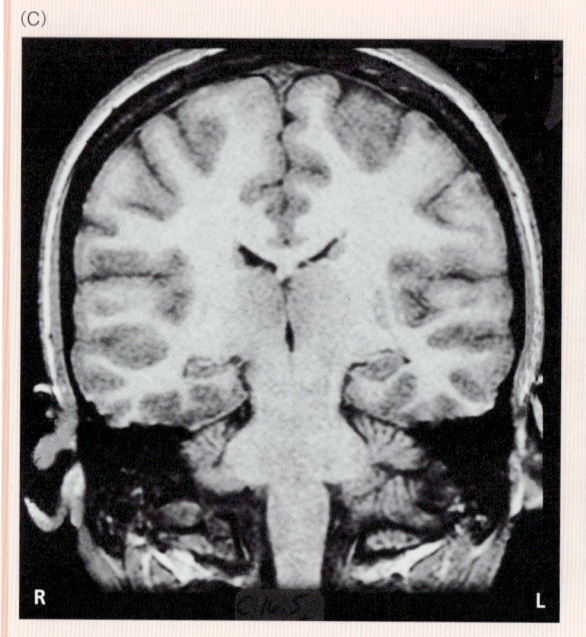

(D)

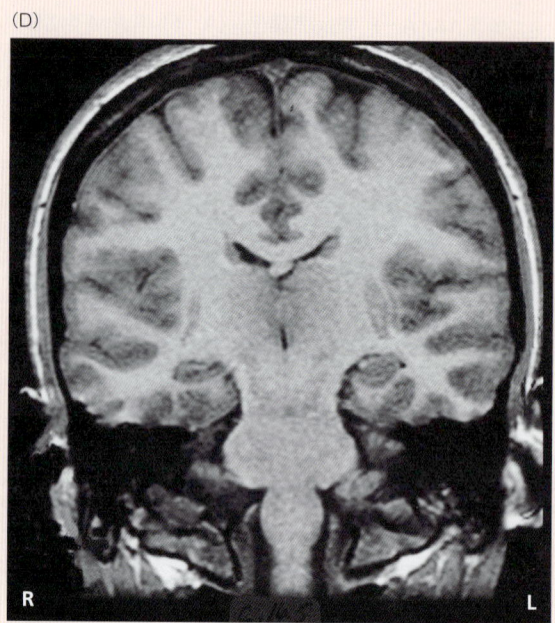

(E)

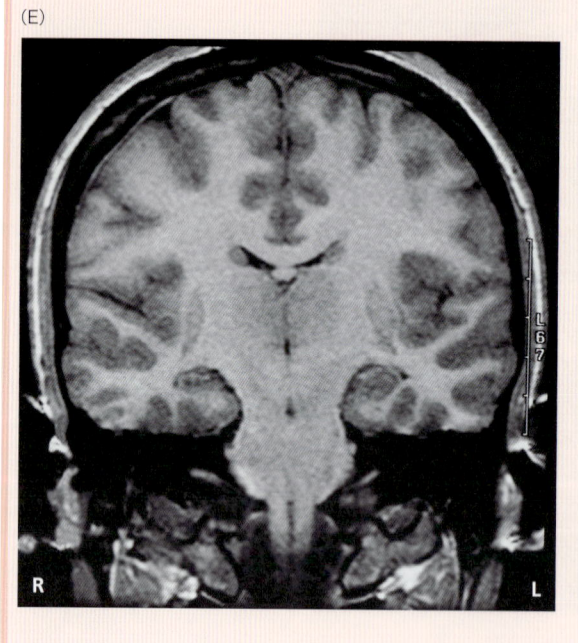

(F)

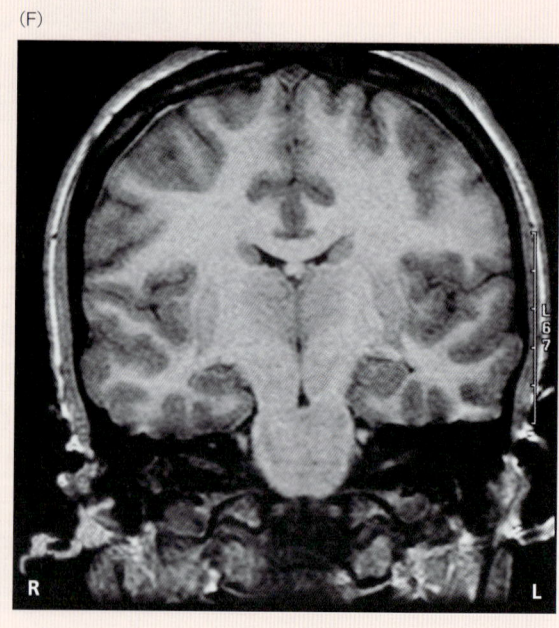

症例 18.5 続き

画像 18.5G〜J 右側頭葉の代謝低下。症例 18.5 のフルオロデオキシグルコース（FDG）による PET スキャン。右側頭葉内側部の代謝低下を示す。黒い色の部分は代謝低下の領域を示す。(G, H) 下から上へ向かう軸位断。(I, J) 後ろから前へ向かう冠状断

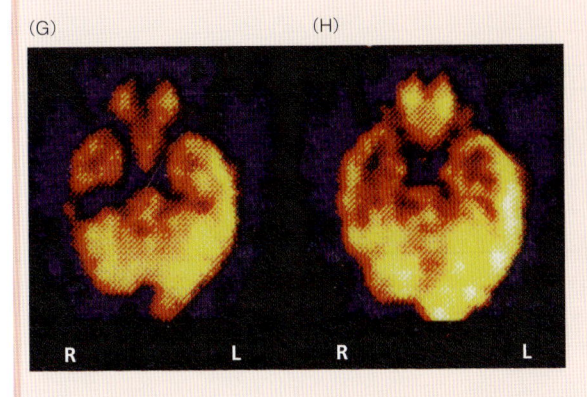

(G)   (H)

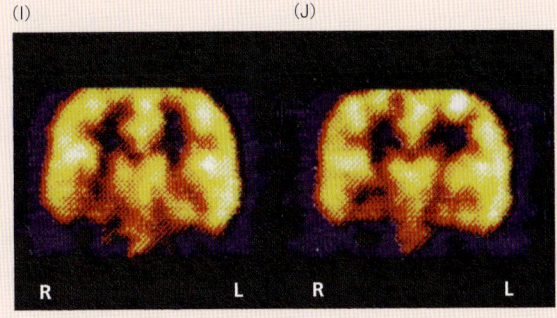

(I)   (J)

本章のまとめ

1. 本章では辺縁系の主な神経解剖学的構造とその機能について述べた。辺縁系の定義は、「脳の内側下面の構造（図 18.1, 図 18.2）で、**ホメオスタシス** homeostasis, **嗅覚** olfaction, **記憶** memory, **情動と衝動** emotion and drive（HOME と記憶する）の 4 つの機能に関わる系」である。いくらか単純化しているが、これらの機能のそれぞれについて最も重要な構造を表 18.2 に示した。実際には、これらの機能発現には広汎に分布する神経回路の働きが関与する（図 18.1）。

2. 辺縁皮質は傍辺縁皮質とも辺縁連合皮質ともよばれるが、主に**帯状回**や**海馬傍回**でつくられるリング状の構造を脳の内側面に形成する（図 18.2）。このリングの中の側頭葉内に、単純 3 層構造の**原皮質**である**海馬体**（表 18.3, 図 18.9）がある。海馬体は内側から外側に向かって順に、**歯状回**, **海馬回**, **海馬台**からなる（図 18.7, 図 18.8）。大部分の脳表を覆う 6 層構造の新皮質とは違って、海馬体のこれらの脳回はすべて 3 層構造である（図 18.8）。

3. 海馬体は記憶機能に重要で、多くの入出力連絡がある（図 18.11）。記憶には連合皮質との連絡がとくに重要で、この連絡は嗅周皮質や海馬傍回皮質で中継されて、隣接する**嗅内皮質**（図 18.6）から海馬体に連絡する。嗅内皮質から海馬体への入力には、**貫通路**を経て歯状回に至る経路と、**白板線維**を経て CA1, CA3 野に至る経路がある（図 18.8B）。海馬体からの出力は海馬台から起こって嗅内皮質に戻る。海馬体には皮質下構造との線維連絡もある。とくに、**脳弓**（図 18.9, 図 18.11, 図 18.13）やその他の経路を介して**乳頭体**や**視床背内側核**, その他の**間脳内側部核**, **中隔核**と連絡する。

4. **側頭葉内側部記憶系**（海馬体と海馬傍回）や**間脳内側部記憶系**（視床背内側核, 前核, その他の脳室周囲核）の病変は、特徴的な**前向性健忘**と**逆向性健忘**を生じる。前者では新しい情報を記憶することができず、後者では受傷以前の時期の出来事が思い出せない（図 18.16）。

5. **扁桃体**は海馬体の直前の側頭葉前部にある神経核群である（図 18.10）。**皮質内側核**, **基底外側核**, **中心核**の 3 つの主要核からなる（図 18.4B）。海馬体と同じく連合皮質や皮質下構造（図 18.17A, B）と連絡するが、海馬体とは異なり、嗅覚系構造との間にも直接の線維連絡がある（図 18.17C）。扁桃体は、主要な辺縁系機能のすべての回路に関わっている。自律神経調節, 神経内分泌調節, 嗅覚, 記憶の情緒的側面（例えば、恐怖の記憶）, 情動などである。

6. 嗅覚はヒトでは比較的発達が悪い。しかし、その他の種では嗅覚が最も重要な辺縁系機能である。嗅覚性入力は**嗅神経**を通って**嗅球**に入り、そこで**僧帽細胞**や**房飾細胞**に中継されて、梨状葉皮質, 扁桃体周囲皮質, 嗅結節, 扁桃体などの嗅皮質に情報が伝えられる（図 18.5, 図 18.6）。他の感覚種とは異なり、嗅覚性入力は視床で中継されることなく直接一次嗅皮質（**梨状葉皮質と扁桃体周囲皮質**）に到達する。二次嗅覚野には眼窩前頭回嗅皮質があり、梨状葉皮質から直接、あるいは視床背内側核を経由して間接的に入力を受ける。

18

19 高次脳機能

64歳の女性が，徐々に文字を読むことが困難になってきて，右側の視野障害を訴えるようになった。受診時，文字を読むことは全くできないが，書くことはできた。例えば，「今日はいい天気です」とか「ボストンは晴れている」とは書けるが，数分後に自分自身が書いた文が読めなかった。

これからみていくように，高次脳機能（例えば読字）の発現には局所大脳皮質機能（視覚）と全般回路機能（言語）の両方が必要である。本章では，大脳の局所的な高次機能について学び，ついで言語や認知機能のような全般機能に重要な神経回路連絡について学習する。

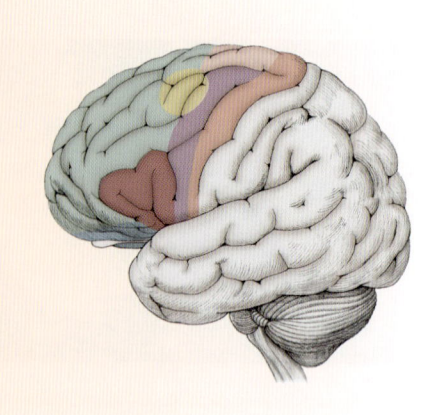

解剖学と臨床の基礎知識

ヒトでは脳表面の大部分が連合皮質でできている。この広大な大脳皮質外套の機能は他のどの脳領域の機能よりも理解しがたいが，この領域の機能こそ人間を人間たらしめている特有の機能である。連合皮質の機能には，高次感覚情報処理，運動企画，言語処理と言語産生，視空間方向づけ，人の社会適応行動の決定など，高度に複雑化した過程が含まれる。おそらく「合理化思考」とよばれる過程も含まれるであろう。

本章で取り上げるのは連合皮質であるが，数多くの皮質下構造もこれらの機能に関わっていることを覚えておかなければならない。第18章ですでに述べたが，間脳内側部の病変では側頭葉内側部病変でみられるような記憶障害が起こる。同様に，大脳基底核，視床，皮質下白質などの病変では，連合皮質の病変に似た失語や半側無視などの障害が起こることがある。本章では大脳皮質の機能局在を強調しているが，実際には，大脳皮質と皮質下構造の両者のネットワークがほとんどすべての脳機能の発現に関わっている。例えば，すでに述べたように，視床と大脳基底核が連合皮質のネットワークに組み込まれている（図7.8，図16.8）。脳幹網様体賦活系が行動的覚醒にきわめて重要な働きをする（図14.7）。また，扁桃体の広汎な線維連絡が情動と衝動に関わる（図18.17）。このように特定の神経行動異常は，局所大脳皮質病変ばかりでなく，皮質下構造に限局する病変でも，あるいは皮質-皮質ネットワーク連絡や皮質-皮質下ネットワーク連絡を破壊する病変でも起こる。

脳機能論には，歴史上長い年月にわたって，相容れない2つの理論があった。一つは脳機能を広汎なネットワークに求める立場，もう一つは脳機能を特定の脳局在に求める立場である。実際のところは，広汎なネットワークを介する機能も局在機能もともに脳機能に関与するので，本章では両方の理論を考察することにする。まずは第3章で述べた精神状態検査法の全体像を振り返ることから始めよう。次に，脳の機能局在について述べ，4つの代表的な連合皮質領域の局所臨床症状を解説する。4つの領域とは，優位側（通常は左）大脳半球，非優位側（通常は右）大脳半球，前頭葉，視覚連合皮質である。最後に，脳の広汎な領域が関わる注意や認知などの機能について述べ，広汎な脳機能不全による臨床症状について述べる。

本章に続く「おわりに」では，本書を通して述べてきた多くの系を含めて，神経系の統合機能を簡潔に概説する。これらの考察を一つにまとめて，単純化した「心の作業モデル」を提示したい。

臨床ポイント 19.1　精神状態の検査

第3章では**精神状態検査法**を紹介した。神経学的検査法のこの部分は，他の部分と同様，一般臨床診察法の一部として実施し評価しなければならない。すなわち，病歴，一般身体的所見，適切に選択した診断検査などを行い，その全体の中に位置づけて評価する必要がある。精神状態検査法では，ベッドサイドで患者の精神状態を評価する。もっと詳細で正確で定量的な情

報を得る必要がある場合には，正式な**神経心理テスト**を行う。精神状態検査法にはいろいろな検査法があり，医師によって，また患者の臨床状態によって異なる。しかし，通常の精神状態検査法には**表 19.1**にあげる基本的な要素が含まれている。

患者の清明度，注意力，協力性のレベルは，ほとんどすべての診察に影響する。したがって，診察を始めるにあたっては，これらの精神状態の検査から始めるのが一般的である。これらは広汎に分布するネットワークの働きによる精神機能である。検査で異常があれば注意深く記録する。他の検査の解釈に影響し，病変局在を誤らせる原因となるからである。例えば，中毒性・代謝性疾患（**臨床 ⓟ19.15**）による全身錯乱状態の患者は，注意力障害のために書字テストでうまく解答できないことがある。この時，清明度や注意力のレベルが慎重に検査されていなければ，局所病変による書字障害と間違われる可能性がある。

次に，見当識と記憶を検査する。記憶は非常に重要な精神状態の要素で，すでに第 18 章でくわしく述べた。その他の精神状態検査（**表 19.1**）は，主としてもっと限局した脳領域の検査法である。例えば，優位

側（通常は左）大脳半球（言語とその関連機能），右大脳半球（無視と構成機能），前頭葉（連続作業課題と前頭葉解放徴候）などである。以後の項では，これらの脳領域の一つ一つについて，その解剖と検査法をくわしく述べる。さらに，**表 19.1**には明確にはあげていないが，視覚情報処理の検査法と疾患について述べる。最後に，もっと全般的な脳機能（論理と合理化機能）の状態や精神疾患（**臨床 ⓟ18.3**）の有無について検査しなければならない。

本章の全体的な構成と**表 19.1**の順番が異なるので，混乱しないように注意してほしい。本章ではまず局所機能から始め，続いて注意などのもっと全般的な機能を述べる。精神状態検査法は第 3 章（ビデオ 3〜23）でくわしく述べたので，本章を読む前にもう一度復習してほしい。ここで述べる内容がはるかに容易に理解できるようになる。

単一モダリティと異種モダリティ連合皮質

連合皮質は，**単一モダリティ（モダリティ特異的）連合皮質 unimodal（modality-specific）association cortex** と**異種モダリティ（高次）連合皮質 heteromodal（higher-order）association cortex** に分けられる（**図 19.1**，**表 19.2**）。単一モダリティ連合皮質の例には，体性感覚連合皮質，視覚連合皮質，聴覚連合皮質，運動連合皮質（運動前皮質，補足運動野）などがある（**図 19.1**）。単一モダリティ体性感覚連合皮質は，特定の感覚種を処理する一次感覚皮質から主要な入力を受け，その感覚種の高次処理を受け持つ。単一モダリティ運動連合皮質は主に一次運動皮質に投射し，複数の関節が関係する複雑な動作の運動企画に重要である。

対照的に，異種モダリティ連合皮質は，運動連合皮質やすべての感覚種の感覚連合皮質との間に双方向性の線維連絡をもつ。また，異種モダリティ連合皮質には，辺縁皮質との間にも双方向性の線維連絡がある。この解剖学的配置によって，異種モダリティ連合皮質は高次精神機能の発現に関与する。この高次精神機能の発現には，単一モダリティ連合皮質からの感覚・運

表 19.1　精神状態検査のまとめ

1. 清明，注意，協力のレベル
2. 見当識
3. 記憶
   - 近時記憶
   - 遠隔記憶
4. 言語
   - 自発言語
   - 理解
   - 呼称
   - 復唱
   - 読字
   - 書字
5. 計算，左右障害，手指失認，失書
6. 失行
7. 無視と構成
8. 連続課題，前頭葉解放徴候
9. 論理と合理化
10. 妄想と幻覚
11. 気分

表 19.2　新皮質を分類するための用語[a]

名称	同義語	例
一次感覚皮質と運動皮質	異型皮質[b]	
一次感覚皮質	顆粒皮質	一次体性感覚皮質，一次視覚皮質，一次聴覚皮質
一次運動皮質	巨大錐体細胞性皮質，無顆粒皮質	一次運動皮質
連合皮質	同型皮質[c]	
単一モダリティ連合皮質	モダリティ特異的連合皮質	体性感覚，視覚，聴覚連合皮質，運動前皮質，補足運動野
異種モダリティ連合皮質	高次連合皮質	前頭前皮質，頭頂葉・側頭葉異種モダリティ連合皮質

[a]等皮質，新外套ともよばれる 6 層構造の大脳皮質。
[b]6 層構造がはっきりしない皮質。
[c]6 層構造が明確に区別できる皮質。

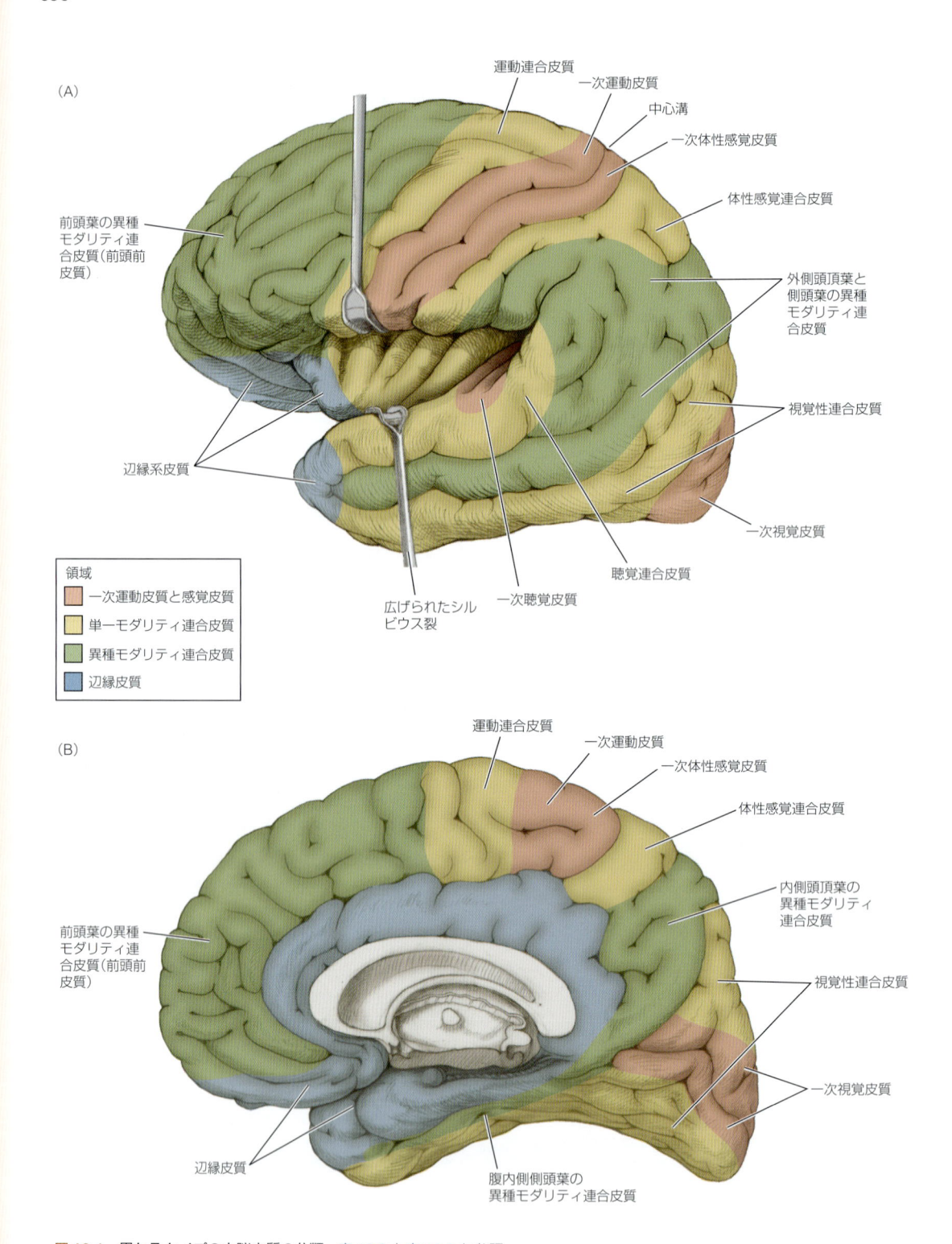

(A)

運動連合皮質
一次運動皮質
中心溝
一次体性感覚皮質
体性感覚連合皮質

前頭葉の異種
モダリティ連
合皮質（前頭前
皮質）

外側頭頂葉と
側頭葉の異種
モダリティ連
合皮質

視覚性連合皮質

辺縁系皮質

一次視覚皮質

聴覚連合皮質

広げられたシル
ビウス裂

一次聴覚皮質

領域

一次運動皮質と感覚皮質

単一モダリティ連合皮質

異種モダリティ連合皮質

辺縁皮質

(B)

運動連合皮質
一次運動皮質
一次体性感覚皮質
体性感覚連合皮質

前頭葉の異種
モダリティ連
合皮質（前頭前
皮質）

内側頭頂葉の
異種モダリティ
連合皮質

視覚性連合皮質

一次視覚皮質

辺縁皮質

腹内側側頭葉の
異種モダリティ
連合皮質

図 19.1　異なるタイプの大脳皮質の分類。表 18.3 と表 19.2 も参照

動情報ばかりでなく，辺縁皮質からの情動や動機づけの情報も一緒に統合して処理することが明らかに必要である。異種モダリティ連合皮質は前頭葉や頭頂葉-後頭側頭葉境界部にある（図 19.1）。

以下の項では，異なる脳領域にある単一モダリティ連合皮質と異種モダリティ連合皮質の主な機能を概観し，これらの領域の病変がもたらす症状について学ぶ。

復習問題

表 19.1 の名称を隠してみよう。それぞれの領域の名称を答え，一次運動皮質か一次感覚皮質か，単一モダリティ連合皮質か異種モダリティ連合皮質か，それとも辺縁皮質か，答えなさい。

大脳機能局在と左右差の原則

すでに述べたように，1800 年代と 1900 年代の初頭には，脳をネットワークととらえる学者と，特殊化した領域の集合体と考える学者の間で論争があった。実際は，脳には両方の側面がある。脳の限局領域が特定の機能を発現するのは事実だが，それは多くのその他の神経領域との間のネットワーク相互作用を介して行われる。以下の項でみていくように，**脳局所病変は特有の障害を起こす**。異なる皮質領域の主な機能を理解しておくと，神経学的検査の結果から，失語，半側無視，失行，視覚情報処理障害などの症状の病変局在を決定することができる。しかし，脳機能は単一領域ではなく複数の領域を結ぶネットワークによって発揮されるので，**病変局在を誤る**ことがある。例えば，いわゆる前頭葉機能には，前頭葉，頭頂葉，辺縁系皮質，視床，大脳基底核，小脳，脳幹など，多岐にわたる領域を結ぶネットワークが関係する。したがって，これらの前頭葉以外の病変や白質連絡路の病変では，前頭葉病変に似た障害が起こることがある。脳機能のネットワーク特性を示すもう一つの例として，**離断症候群 disconnection syndrome**（臨床 **Ⓟ19.8**）があげられる。例えば，白質病変によって視覚皮質と言語処理領域の連絡が途切れると，患者は読字能力を失う。

臨床上の病変局在決定に役立つもう一つの重要な原則は，いくつかの機能が左右どちらかの大脳半球に局在する傾向をもつことである。これを**大脳半球優位性 hemispheric specialization** という。ヒトの脳では左右の大脳半球は解剖学的にかなり同一性が高く，脳の基本的な感覚・運動機能の多くには左右差がない。左右の大脳皮質の相同領域は脳梁の長い交連線維によって連絡する。しかし，どういうわけか，いくつかの脳機能については著しい左右差がある。左右差の理由は不明だが，この左右差によって一部の脳機能が一つの大脳半球だけで処理されることになり，脳梁伝達にかかる時間を省略して迅速な処理が可能になると考えられている。

脳機能で最も明確な左右差があるのは**利き手 handedness** である。一般人口の約 90％ が右利きである。左手と右手の器用さがどの程度異なるかについては個人差が大きいが，ほとんどの人は非優位側（通常左）の手で字を書いたりボタンをはめたりするような作業を行うと，不器用でなかなかうまくいかない。神経機能画像や病理学的研究によれば，左右の大脳半球のそれぞれが反対側上下肢の単純な運動を調節するが，左右四肢の熟練した複雑な運動課題は主に優位側（通常は左）の大脳半球によって企画される。したがって，優位側大脳半球の病変では系統的な熟練運動の障害である失行があらわれる（臨床 **Ⓟ19.7**）。

大脳半球優位性を示すもう一つのよく知られた例として，言語機能があげられる。大部分の人では，言語機能は主に左大脳半球の働きによって遂行される。**言語については右利きの人の 95％ 以上，左利きの人の 60〜70％ 以上で左半球が優位である**。したがって，左大脳半球の言語野の病変は，左利きの人であっても言語障害を生じることが多い。しかし，左利きの人は両側半球に言語機能を有することが多く，とくに左利きや両手利きの家系の人にその傾向が強い。したがって，左半球病変後の言語機能の回復は，左利きの人のほうが右利きの人よりも早い傾向にあると信じられている（検証されているわけではないが）。

非優位半球は非言語機能に特殊化している。一般に，複雑な視空間情報処理，事象や言語への情緒的意味づけ，音楽の受容などに重要である。大脳半球は左右ともに反対側の空間環境への注意力に関係しているが，明らかに右半球だけが両側への注意に関わる。右半球の病変は一般に顕著な反対側（左側）の無関心を生じる。言語機能が右半球優位の人でも違いはない。したがって，空間性注意における右半球の優位性は言語の左半球優位性よりも厳密に保持されてきたといえる。

左右半球病変の特色をまとめると，優位側（通常左）半球病変は言語，詳細な分析力，複雑な運動企画（実行動作 praxis）の障害をもたらすのに対して，非優位側（通常右）半球病変では空間性注意や複雑な視空間認識，とくに空間方位や全体的な形態，すなわち全体像の受容に関わる機能が損なわれる。表 19.3 に示すように，多くの重要な活動は，左右大脳半球の異なる特殊化機能の組み合わせによって遂行される。これらの優位，非優位半球の機能は，前頭頭頂葉連絡や辺縁系記憶回路，それに皮質下神経核との相反性線維連絡を含む広汎なネットワークを介して発揮される。このネットワークを離断する病変は，一方の半球内にある病変でも半球間の脳梁の病変でも，特有の離断症候群を引き起こす（臨床 **Ⓟ19.8**）。

19

表 19.3　優位半球と非優位半球の機能	
優位（通常は左）半球機能	非優位（通常は右）半球機能
言語	韻律（声音に込められた情動）
熟練した運動企画（実行機能）	視空間解析と空間的注意
計算：連続的，解析的計算技術	計算：量を推測する能力，ページの数字欄を正しく並べる能力
音楽能力：熟練した音楽家の連続的，解析的技術	音楽能力：素人の音楽家の能力，熟練音楽家の複雑な音楽部分の処理
方向感覚：順番に書かれた方向に従う能力	方向感覚：空間的方向づけの全体的な感覚による道の選択

大脳半球優位性の解剖学的基盤に関する研究は，始まったばかりである。ほとんどの人の上側頭葉水平面（側頭平面 planum temporale）は左のほうが大きいことが 1960 年代から知られていたが，この所見の解釈をめぐっては依然として議論がある。まだ不確実だが，頭頂葉の部分は右半球のほうが大きいとするエビデンスもある。脳の機能的，構造的な左右差はヒトに特有のものではなく，その他の霊長類でも，さらには爬虫類でもみつかっている。利き手やその他の大脳機能の左右差は，ヒトでは 3，4 歳になって初めて明らかになる。ということは，発達過程が大脳半球優位性の確立にきわめて重要であることを意味している。生後まもなく優位半球に病変が起こっても，言語やその他の機能が非優位半球に移るので，機能は驚くほど保たれる。

左右の違いに加えて，脳機能には前後軸に沿う局在がある。背側に感覚機能があり腹側に運動機能がある脊髄と同じく，後方の頭頂葉と側頭葉の連合皮質は受容情報の解釈や感覚情報の意味づけに関係し，一方，前方の前頭連合皮質は動作の企画，調節，実行に関係する。

以下の項では，脳の機能を左から右へ，次に前から後ろに順にみていくことにする。すなわち，優位半球の機能から始めて，ついで非優位半球の機能を述べる。そのあと前頭葉機能に移り，最後に視覚連合皮質の機能を考察する。

優位半球：言語処理と関連機能

本項では言語回路に関係する構造を説明し，ついで言語機能やその他の典型的な優位半球機能（表 19.3）を障害する優位半球の疾患について述べる。

▶言語処理の解剖学

【歴史的背景】

言語障害の解剖学的研究は，過去 2 世紀にわたる大脳局在論の展開にかなり重要な歴史的役割を果たした。ブローカ Pierre Paul Broca やウェルニッケ Karl Wernicke が局所脳病変による言語障害を報告した 1860 年代と 1870 年代には，彼らの発見は，脳の局所領域が特定の認知機能のために特殊化されているという考えを支持する重要な証拠と考えられ

た。この概念は 19 世紀末から 20 世紀初頭にかけて，フロイト Sigmund Freud やマリー Pierre Marie による全体論的な脳機能論の登場と相まって，忘れ去られるようになった。最終的に再び脚光を浴びるようになるには，1960 年代以降のゲシュヴィント Norman Geschwind たちの登場を待たなければならなかった。現在，最も広く受け入れられている脳機能モデルによると，局所脳領域は特殊化した機能をもつと同時に，多くの脳領域が関係するネットワークに加わって認知課題を遂行する。

前項で述べたように，左大脳半球は右利きの人の 95 ％以上，左利きの人の 60〜70 ％以上で言語に関して優位である。言語の処理と産生に重要な領域を図 19.2 に示す。図 19.2A は，基本的な言語過程に中心的な役割を果たす解剖学的構造を示している。例えば，言葉を聞いて声に出して復唱する，というような言語過程である。聴覚情報は側頭葉のシルビウス裂上面にある一次聴覚皮質に至る（図 19.1A）。言語処理の第一段階は，特定の音の連続を同定して意味のある単語として理解する過程で，近接する連合皮質で行われる。この連合皮質はウェルニッケ野 Wernicke area とよばれる（図 19.2A）。ウェルニッケ野はブロードマンの 22 野（第 2 章）に相当し，優位半球の上側頭回の後方 2/3 の領域にある。周辺の連合皮質であるブロードマンの 37，39，40 野もウェルニッケ野に含められることが多い。これらの領域を侵す病変がウェルニッケ失語（臨床🅟19.5）を呈するからである。

発話のもとになる構音の中枢は，中心前回の下部に位置する一次運動皮質の顔面領域（図 6.2）にある。特定の音の連続を活性化して言葉を産み出す運動プログラムは，近接する連合皮質で系統化される。この連合皮質はブローカ野 Broca area とよばれる（図 19.2B）。ブローカ野はブロードマンの 44，45 野に相当する（ブローカの 44 という数字は，ウェルニッケの 22 の 2 倍なので覚えやすい）。ブローカ野は優位半球の下前頭回（図 2.11A）の弁蓋部と三角部にある（図 19.2A）。周辺の連合皮質であるブロードマンの 9，46，47 野もブローカ野に含められることが多く，もっと広く 6，8，10 野（図 2.15）を含めることもある。これらの領域を侵す病変がブローカ失語（臨床🅟19.4）を呈するからである。

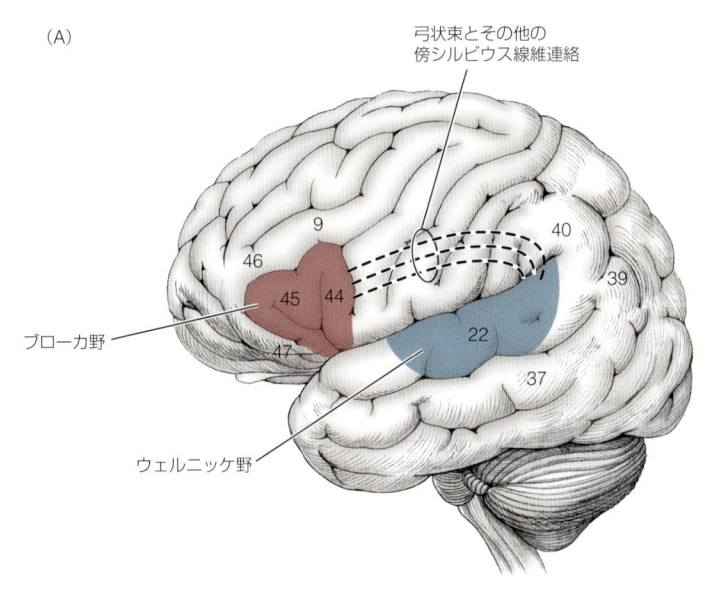

(A)

弓状束とその他の
傍シルビウス線維連絡

ブローカ野

ウェルニッケ野

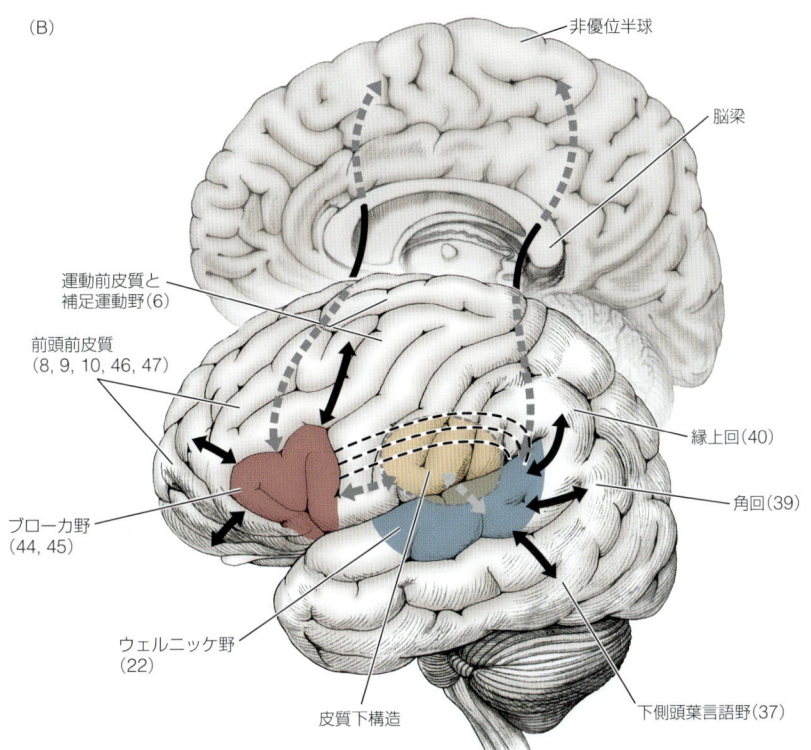

(B)

非優位半球

脳梁

運動前皮質と
補足運動野(6)

前頭前皮質
(8, 9, 10, 46, 47)

縁上回(40)

角回(39)

ブローカ野
(44, 45)

ウェルニッケ野
(22)

皮質下構造

下側頭葉言語野(37)

図 19.2　言語野の解剖学。（A）ブローカ野，ウェルニッケ野，弓状束からなる言語の中心回路。
（B）言語に関連する領域の神経ネットワーク。前後の連合皮質との交互作用，皮質下構造，左右の
大脳半球をつなぐ脳梁連絡などを示す

　さらに，言葉を聞いて，それを声に出して復唱する
ためには，シルビウス裂を挟んでウェルニッケ野から
ブローカ野に情報が伝達される必要がある（**図
19.2**A）。やや単純化していうと，ウェルニッケ野は受
容された音情報を言語情報に変換し，ブローカ野は言
語情報を音情報に再変換する。ウェルニッケ野とブ
ローカ野は異なる数個の神経路によってお互いに連絡
する。最もよく知られている神経路は**弓状束 arcuate
fasciculus** という皮質下白質路である（**図 19.2**A）。さ
らに，多くの多シナプス性線維連絡がウェルニッケ野

からの情報を傍シルビウス皮質を経由してブローカ野に伝える。

　ブローカ野とウェルニッケ野は重要な中枢であるが，言語の産生と理解に関わる作業だけを行うわけではない。実際，ブローカ野とウェルニッケ野は，言語処理に関わる広汎な皮質領域のネットワークと相反性線維連絡をもつ（図 19.2B）。ブローカ野は前頭前皮質，運動前皮質，補足運動野などの前頭葉領域と連絡する。これらの領域はブローカ野とともに，主に発話の系統化と企画という高次運動機能に働く。また，言語産生と理解の正しい**統語法 syntax**，すなわち文法構造は，ひとえにこれらの前部構造（前頭葉）の働きにかかっている。ウェルニッケ野は，頭頂葉の縁上回や角回に加えて，ブロードマン 37 野のような側頭葉領域（図 19.2B）との間にも相反性線維連絡がある。これらの後部言語領域（側頭頭頂葉）は，ウェルニッケ野とともに主に言語理解に関わる。また，後部言語野には**語彙情報 lexicon** が含まれているらしい。この語彙情報は音に意味を与えるために重要で，意味のある言語の理解と産生の両方に必要である。優位側の頭頂葉の言語野，とくに角回は書字と読字にも重要である。**読字**の際，視覚情報はまず後頭葉の一次視覚皮質に達し，視覚連合皮質で処理され，角回を経由して前部の言語野に到達する。

　脳梁（図 19.2B）を通る線維連絡によって，**非優位半球**も言語処理回路に加わる。非優位半球は発話の感情的要素を理解し，また発話に感情的要素を与えることに重要であるらしい。したがって，非優位半球病変をもつ患者は明らかな言語障害を示さないが，特定の声のトーンに込めた思いをくみ取ることが困難で，また適切な感情のこもった声を出すことも困難になる。おそらくもっと重要なことは，優位半球に病変があっても，脳梁を介する連絡によって，障害された機能を非優位半球が代償するので，少なくとも部分的な回復が可能になることである。

復習問題

下記の事柄は，ブローカ野とウェルニッケ野のどちらに関係が深いだろう。
1. 上側頭回
2. ブロードマン 44，45 野
3. 統語と言語企画
4. 下前頭回
5. ブロードマン 22 野
6. 語彙情報 lexicon
7. 統語法 syntax
8. 言語理解
（正解：B＝ブローカ野，W＝ウェルニッケ野。1：W，2：B，3：B，4：B，5：W，6：W，7：B，8：W）

　言語回路は，視床や大脳基底核などの**皮質下構造**とも重要な相反性線維連絡をもつ。優位半球の視床や大

表 19.4　失語とよくまちがわれる障害

言語産生の障害
　構音障害
　アフェミア（発話失行）
　無言
聴覚障害
　末梢性難聴
　純粋語聾
　皮質聾
覚醒・注意障害
　全般錯乱状態
　ナルコレプシー
精神障害
　統合失調症
　転換性障害とその他の身体化障害
非協力的な患者

脳基底核や白質の病変で失語が起こり，皮質病変と間違えられることがある。

臨床ポイント 19.2　言語障害の鑑別診断

　失語 aphasia（dysphasia）は優位半球の機能不全による言語処理の障害である。失語は言語の異常であって単なる感覚や運動の障害ではないので，口語言語も活字言語もともに障害される。失語の原因は聴覚障害でも構音障害でもないが，これらの障害は失語に合併することが多い。失語の定義は，以下の項で個々の例をみていくうちに直感的に理解できるようになるであろう。

　言語が障害されるが，言語自体の異常ではないその他の病態（表 19.4）がある。そのような病態から失語を区別することが重要である。構音障害（臨床 **P** 12.8）やアフェミア aphemia（純粋語唖）（発語失行 verbal apraxia）（臨床 **P** 19.7）のような運動障害の患者の発話は，他人からは理解困難になるが，内容や文法は正常で活字言語も正常のことが多い。無言症は，重症失語によることも，運動障害によることもあり，両者の鑑別には書字テストが決め手になることがある。言語運動障害では書字テストに異常をみとめないが，失語では異常となるからである。同様に，末梢性聴覚障害（臨床 **P** 12.5）や中枢性聴覚障害（臨床 **P** 19.7）では，話し言葉の受容が障害されるが，読字やその他の言語能力は正常である。

　中毒性・代謝性疾患，痙攣発作後，脳幹虚血，睡眠異常など，多くの原因による覚醒・注意障害（第 14 章）では，理解障害や支離滅裂言語のために失語と間違われることがある。最後に，精神疾患が失語と混同されることがある。とくに，統合失調症の患者は，脈絡のない，意味のない発話をして奇声をあげ，新しく言葉をつくって話したりするので，失語に似ることがある。この反対の状況，すなわち失語患者を誤って表 19.4 の病態と診断してしまうような状況も危険であ

表 19.5　失語の原因[a]
脳挫傷；硬膜下血腫と硬膜外血腫
虚血性，出血性血管障害
優位半球から生じる局所痙攣発作の発作中，発作後障害
脳腫瘍，膿瘍，トキソプラズマ症などの腫瘍性病変
多発性硬化症や血管炎などの炎症性，自己免疫性疾患
言語発育遅延や自閉症などの発達障害
進行性非流暢性失語，意味的失語，中等度進行期のアルツハイマー病，ハンチントン病などの変性疾患

[a] 図 1.1 の方式に従った。

表 19.6　ベッドサイドの言語検査
1．自発言語
流暢性
韻律
文法と意味づけ
錯語
構音
2．呼称
視覚性対面呼称
反応性呼称
対象物とその部分
名詞，動詞，固有名詞，色彩など
3．言語理解
口頭指示，簡単な指示から複雑な指示まで
ハイ/イイエで答える質問と多肢選択問題
対象を指差す
統語法に依存する意味
4．復唱
単語
単純な文
複雑な文
5．読字
音読
理解
6．書字
患者の名前
書き写し
自発書字

ることを認識しておく必要がある。以下の項で述べるように，慎重に患者を診察すれば鑑別は可能である。

本章で説明している多くの例をみてもわかるように，急性発症の失語を生じる最も多い原因は脳梗塞である。しかし，非常に多くの優位半球の疾患が失語の原因になる（表 19.5）。

臨床ポイント 19.3　ベッドサイドの言語機能検査

精神状態検査法の中で，言語検査は重要な部分を占める（臨床 P 19.1）。言語検査によって，局所脳病変の存在とその局在が明らかになることも少なくない。言語障害の程度が軽い場合には，正式な検査をしないとわからないことがある。

ベンソン Benson とゲシュヴィント Geschwind は 6 段階のベッドサイド言語検査を普及させたが，この検査法は現在も汎用されている（表 19.6）。この言語検査はビデオ 8～12 に収録してある。そのうちのいくつかの検査項目については，以下で個々の言語障害について考察する中で，くわしく述べることにする。状況によっては，もっとくわしい正式な神経心理検査や言語療法評価が必要になることもある。言語検査はできるだけ患者の母国語で行う。

臨床ポイント 19.4　ブローカ失語

ブローカ失語は優位半球前頭葉のブローカ野とその隣接領域の病変で起こる（図 19.2）。最も多い病因は左中大脳動脈（MCA）上枝領域（図 19.3A，臨床 P 10.1）の梗塞であるが，この部位の他の病変でもブローカ失語が起こる。臨床的に最も顕著なブローカ失語の特徴は，自発言語における**流暢性の減少**である（表 19.6）。（ウェルニッケ失語とは対照的な）ブローカ失語における流暢性の障害の記憶法として，英語では Broca broken boca という語呂合わせがある（"boca" はスペイン語で「口」の意味。日本語で「ブローカの壊れた口」の意味）。**流暢性 fluency** という言葉を定義しようとすると，きわめて難しく，これを客観的に評価することも困難である。流暢性が減少した患者では，**句の長さ phrase length** が 5 語以下になる，**内容**

語 content words（名詞など）の数が**機能語 function words**（前置詞，冠詞，その他の修飾語）の数よりも多くなる，などが判断の指針となる。FAS テストのような単語生成課題（臨床 P 19.11）を行うと，軽度の流暢性低下を検出できる。また，ブローカ失語の患者では**韻律 prosody**（文構造の意味を伝える言葉のリズム，速さ，抑揚）が失われる。その結果，ブローカ失語患者の話し方は，努力性で，電文調で，文法構造がなくなり，一本調子になる*。よく慣れた半自動的な内容を話す時のほうが言語表出は良好である。例えば，週の曜日の名前をいう，あるいは「ハッピーバースデー」のようなよく知っている歌を歌う，などの課題である。また，呼称テストで単語の最初の音を教えるなど，手掛かりを与えると改善がみられる。錯語的な誤り（臨床 P 19.5）も起こることがあるが，ウェルニッケ失語の場合ほどではない。

ブローカ失語における流暢性の低下は，著しい**呼称障害 naming difficulty** を伴う。また，ブローカ野の病変はウェルニッケ野との連絡を離断する（図 19.3A）。したがって，ブローカ失語では復唱障害も起こる。患者は，機能語を沢山含む語句を復唱することがとくに困難になる傾向にある。例えば，"No ifs, ands, or buts"（日本語では「つべこべいうな」の意味）とか，

---

*重篤なブローカ失語の初期の患者では，極端な場合，ほとんど無言であることがある。この場合には，その後徐々に典型的な非流暢性の失語のパターンに移行する。

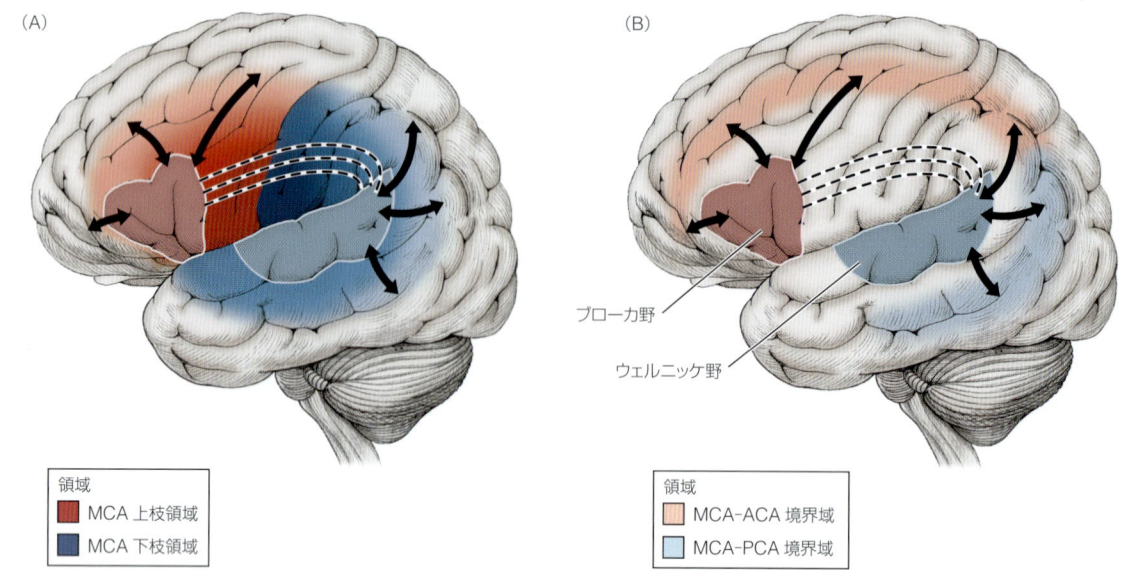

(A)

領域
■ MCA 上枝領域
■ MCA 下枝領域

(B)

ブローカ野
ウェルニッケ野

領域
■ MCA-ACA 境界域
■ MCA-PCA 境界域

図 19.3　言語野の血管領域。(A) 中大脳動脈 (MCA) 上枝領域と下枝領域。(B) MCA-ACA と MCA-PCA の境界域。(ACA：前大脳動脈，PCA：後大脳動脈)

"If I were here, she would be there" などの文である。一方，後部言語野には異常がないので，ブローカ失語では**言語理解は比較的正常**である。ただし，例外が一つあって，**統語法に依存する文構造の理解は悪くなる**。どういうことかというと，「ライオンがトラに殺された The lion was killed by the tiger」のような受け身文を聞くと，ブローカ失語の患者は「死んだのはトラだ」と間違って受けとったりする。ブローカ失語では**書字 writing と音読 reading aloud** も話し言葉と同じように遅く，努力性で，文法不在になる。読字理解は比較的正常であることが多いが，統語法に依存する文構造の理解は例外である。

　ブローカ失語の一般的な**随伴徴候**には，**構音障害**や，下肢よりも顔面や上肢に強い**右片麻痺**などがある。とくに左 MCA 上枝の梗塞が原因の場合に多い。通常は視野に異常はない。その他の特徴として，**挫折感や抑うつ**がある。**失行**（臨床 P19.7）を伴うこともある。その場合には，麻痺がない左側の身体や口-頬-舌領域に多く観察される。

　小ブローカ失語 little Broca aphasia と**大ブローカ失語 big Broca aphasia** が区別されることもある。大ブローカ失語は MCA 上枝梗塞（**図 19.3A**）のような広汎な病変で起こる。MCA 上枝梗塞では優位前頭葉の広大な領域と皮質下構造が傷害されることが多い。大ブローカ失語では，最初のうちは**全失語 global aphasia**（臨床 P19.6）であったものが，回復してブローカ失語に落ち着くという経過をたどる。小ブローカ失語は，ブローカ野を含む前頭葉弁蓋部に限局したもっと小さな病変で起こる。小ブローカ失語では，最

初はブローカ失語として発症するが，回復して軽度の流暢性の低下と呼称障害を残す，という経過をたどる。

臨床ポイント 19.5　**ウェルニッケ失語**

　ウェルニッケ失語は優位側の側頭・頭頂葉にあるウェルニッケ野とその隣接領域の病変によって起こる（**図 19.2**）。最も多い病因は左 MCA 下枝領域（**図 19.3A**，臨床 P10.1）の梗塞であるが，他の病変でもウェルニッケ失語が起こる。臨床的に，ウェルニッケ失語の患者は**言語理解の障害**が著しい（**表 19.6**）。重症のウェルニッケ失語の患者は，質問に適切には答えられず，ほとんどの指示に従うことができない。興味深いことに，重症のウェルニッケ失語があっても（また全失語の場合であっても。臨床 P19.6），体軸筋に関する少数の指示に対して正しく反応できることがある。例えば，「目を閉じて」とか，時には「舌を出して」というような指示である。ウェルニッケ失語の患者の自発言語には，流暢性や韻律や文法構造の異常はない。しかし，語彙情報機能の障害によって，**空虚で意味がなく，途方もない，錯語に満ちた発話**になる。**錯語**には 2 種類ある。似た意味をもつ単語への不適切な置き換え（**語性錯語 verbal paraphasia**，または意味性錯語 semantic paraphasia）と，似た音をもつ単語への部分的な置き換え（**字性錯語 literal paraphasia**，または音韻性錯語 phonemic paraphasia）である。例えば，語性錯語では，「ペン」の替わりに「インク」といったり，「タクシー」というところを「バス」といったりする。字性錯語では，「フィッシュ fish」というべきところを「ピッシュ pish」といったり，「ロック rock」

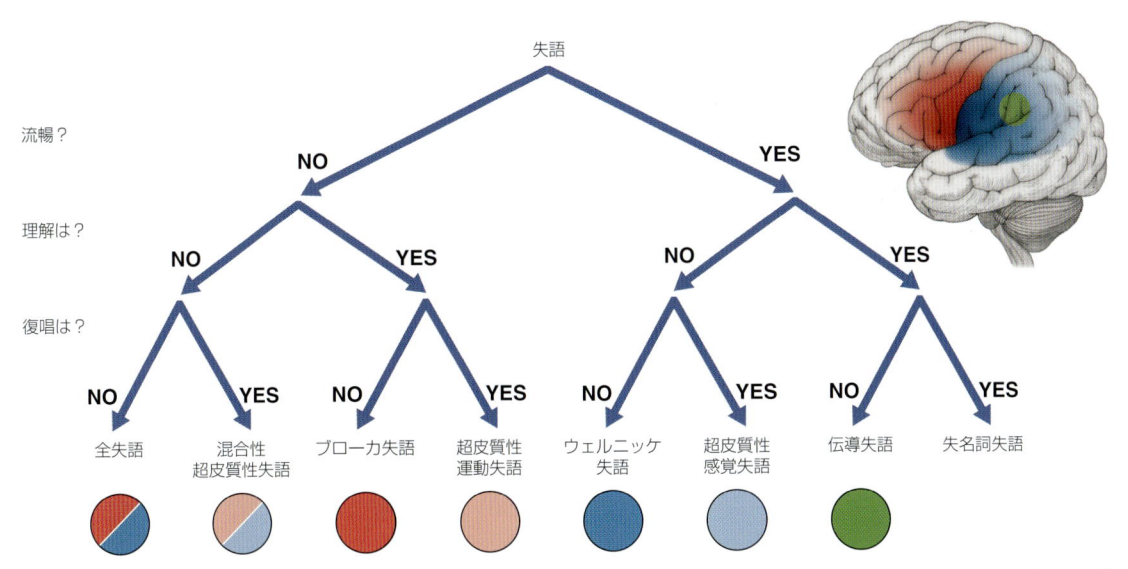

図 19.4　言語障害の分類。失語は流暢性，理解，復唱に基づいて分類される。すべての患者には呼称障害と錯語的な誤りがある。異なる型の失語を起こす一般的な病変部位を脳の挿入図に示す。失名詞失語は言語回路の多くの位置の病変で起こる

を「ロット rot」といい間違えたりする。時には，**新造語 neologism** や意味不明の言葉があらわれる。ウェルニッケ失語では，頻回の錯語やその他の不適切な言葉とともに，**呼称も同様に障害される**。ウェルニッケ野の病変はブローカ野（**図 19.3A**）との連絡も離断するので，**復唱障害も出現する**。ウェルニッケ失語では，話し言葉と同じような障害が**読字**と**書字**にもあらわれ，流暢だが意味不明で錯語的な状態となる。

　ウェルニッケ失語の一般的な**随伴徴候**には，**反対側の視野欠損**があり，とくに視放線の傷害によって右上4分視野が障害される（**図 11.15E**）。**失行**も起こるが（**臨床 🅿19.7**），言語理解に障害があるので検出するのは困難である。構音障害や右片麻痺は通常はないか，あってもごく軽度である。また，ブローカ失語とは大きく異なる点であるが，患者は病状を認識していないようにみえる（病態失認 anosognosia）。異常な会話であるにもかかわらず，普通の会話をしているように振る舞う。**怒りや偏執的な行動**を示すことがあり，時折，ウェルニッケ失語を精神疾患と誤診するようなことが起こる（統合失調の患者にも言語異常が起こることを思い出してほしい）。重症のウェルニッケ失語の患者では診察が困難になる。どんな質問や指示にも，意味不明の錯語だらけの戯言（ジャルゴン）しか返ってこないからである。ブローカ失語の患者を診察する時は患者が疲れ，ウェルニッケ失語の患者を診察する時は検者が疲れることが多い。

　ブローカ失語とウェルニッケ失語には別の名前もある。表出性失語と受容性失語，運動性失語と感覚性失語，前部失語と後部失語，非流暢性失語と流暢性失語，などである。しかし，これらの用語にはそれぞれ欠点

がある。例えば，ブローカ失語は表出性の障害だけではなく，統語法に依存した文構造の理解も障害される。反対に，ウェルニッケ失語は単なる受容性の障害ではなく，言語表現が錯語的になるので，周囲からはほとんど理解できなくなる。同様に，ブローカ失語とウェルニッケ失語は通常はそれぞれ前部病変と後部病変によって起こるが，必ずしもそうだとはかぎらない。したがって，ブローカ失語とウェルニッケ失語という単純な症候群名を用いるほうがよい。

臨床ポイント 19.6　　失語分類の簡易チャート

　ブローカ失語とウェルニッケ失語はいわば失語症候群の基本型で，いったんこれを理解すれば，その他の失語症候群の分類が容易になる。本項では，簡単に使えてしかも解剖学的にも意味がある失語分類の簡易チャートを紹介する（**図 19.4**）。しかし，失語が必ずしもきちんとこの図式にあてはまるとはかぎらないことに注意してほしい。とくに左利きの患者では，左右の半球間で言語野の分布に大きな個人差があるので，ここにあげる失語分類には適合しない失語症候群を呈することがある。また，失語の専門家の印象では，この失語分類は単純化しすぎている傾向がある。しかしそれにもかかわらず，このチャートは基本的な臨床応用の目的には十分役に立つ。

　失語患者を診察する時には，神経症状が全か無かの現象ではないことを思い出してほしい。流暢性の減少とか理解障害のような症状を評価する場合には，その有無だけではなく，重症度を判定することが重要である。この評価によって診断が確定できるばかりでなく，疾患の臨床経過を追跡できるようになる。例えば，

19

流暢性が正常で簡単な文の理解や復唱に問題がない患者が，複雑な文の理解と復唱に困難があり錯語的な誤りを示す場合を考えてみよう。言語理解がある程度可能であっても，比較的軽症のウェルニッケ失語（臨床Ⓟ19.5）があると考えられる。

この分類法では，三つの言語検査の結果に基づいて失語を分類する。すなわち，流暢性，理解，復唱である（図19.4）。臨床像を確定したり，他の疾患から失語を鑑別したりするためには，他の検査法も重要である。例えば，呼称障害と錯語はほとんどすべての失語にあらわれるので，局在決定における意義が少ない。したがって図19.4には明確には示されていない。それでも，呼称障害や錯語があれば，他の障害ではなく，失語の存在を疑わせる材料の一つとなる。

図19.4のチャート図をたどってみよう。流暢性が障害され，理解が正常で，復唱が障害されている場合はブローカ失語である（臨床Ⓟ19.4）。左MCA上枝梗塞によることが多い（図19.3A）。

流暢性が正常で，理解と復唱が障害されている場合はウェルニッケ失語である（臨床Ⓟ19.5）。ウェルニッケ失語は左MCA下枝梗塞によることが多い（図19.3A）。

流暢性，理解，復唱がすべて障害されている場合は**全失語 global aphasia**である。全失語は上枝と下枝領域を含む広汎な左MCA梗塞の場合にみられる（図19.3A）。広汎な左MCA上枝梗塞の初期にも全失語がみられ，その後回復してブローカ失語に移行する（大ブローカ失語）。広汎な皮質下梗塞や出血などの病変でも全失語が出現することがある。

流暢性と理解が正常で，復唱が障害されている場合は**伝導性失語 conduction aphasia**である。この状態は，傍シルビウス領域の梗塞やその他の病変が，ウェルニッケ野とブローカ野を連絡する弓状束や縁上回近傍の神経路を遮断することによって起こる（図19.2A）。言語が流暢で，錯語的な誤りが多く，呼称も障害されるので，間違ってウェルニッケ失語と診断されることがある。しかし，ウェルニッケ失語とは違って理解は正常である。

超皮質性失語 transcortical aphasiasは，**復唱が正常**であることを除けば，ブローカ失語，ウェルニッケ失語，全失語に似ている（図19.4）。超皮質性失語を生じる典型的な病変は境界域梗塞で（図19.3B；臨床Ⓟ10.2），ブローカ野やウェルニッケ野や両者の連絡には異常がないが，前頭葉や側頭・頭頂葉皮質のその他の言語領域（図19.2B）が傷害されるような場合である。超皮質性失語は優位側の大脳基底核や視床を侵す皮質下病変でもよくみとめられる。さらに，超皮質性失語は他の失語症候群からの回復過程でよくみとめられる失語のパターンである。

ブローカ失語と同じく流暢性に障害があり理解が正常であるが，復唱には異常がない場合は，**超皮質性運動性失語 transcortical motor aphasia**と呼ばれる。ACA-MCA境界域梗塞が原因となることがある（図19.3B）。ブローカ野が言語の系統化に働くためには，その他の関連する前頭葉領域の機能が必要であるが，この病変ではブローカ野とこれらの領域の連絡が傷害される（図19.2B）。しかし，後部と前部の言語野を連絡する傍シルビウスの線維は傷害されないので，復唱には異常はない。

ウェルニッケ失語と同じく流暢性が正常で理解に異常があるが，復唱には異常がない場合は，**超皮質性感覚性失語 transcortical sensory aphasia**とよばれる。MCA-PCA境界域梗塞が原因となることがある（図19.3B）。この病変では，ウェルニッケ野の機能に必要な頭頂葉と側頭葉との連絡が傷害され（図19.2B），傍シルビウス裂領域には傷害が及ばない。その結果，ウェルニッケ失語によく似ているが，復唱は障害されない失語のパターンになる。

流暢性と理解に異常がある点は全失語の場合と同じであるが，復唱には異常がない失語のパターンは**超皮質性混合性失語 mixed transcortical aphasia**とよばれる。孤立性言語野とよばれることもある。MCA-ACA境界域とMCA-PCA境界域の両者に梗塞が及ぶ場合に起こる（図19.3B）。この型の失語は皮質下病変でもみられる。

最後に，流暢性も理解も復唱も正常だが，これまで述べてきた他の患者と同様，呼称障害があって時に錯語を呈する患者を取り上げてみよう。このような言語障害を**失名詞 anomia（dysnomia）**という（図19.4）。呼称障害は重篤なことも比較的軽度のこともある。軽度の失名詞の有無を注意深く検査すれば，言語障害を鋭敏に検出できる。呼称は言語障害で最初に障害される機能であるとともに，言語障害からの回復過程で最後まで障害されている機能だからである。したがって，呼称の注意深い検査は失語の優れた**スクリーニング検査**になる。軽度の失名詞をもつ患者は，使用頻度が少ない言葉や物体の部分の名前を答えることが困難になる（ビデオ10）。例えば，時計の部分名（文字盤，バンド，留め金）やシャツの部分名（襟，ポケット，袖，袖口）を答えさせる検査は有用なベッドサイド検査である。似てはいるが不正確な言葉を答えることがある。例えば，腕時計watchのかわりに柱時計clock，ペンのかわりに鉛筆（意味性錯語）などがある。失名詞失語には数多くの原因があるが，優位半球の皮質性，皮質下性病変も原因となる。重篤な失語からの回復期にもみられる。

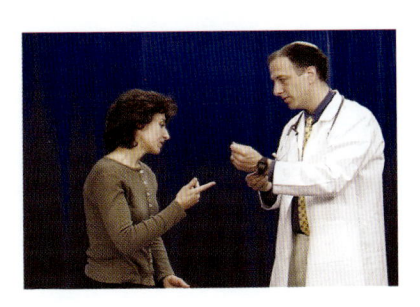

呼称（ビデオ 10）

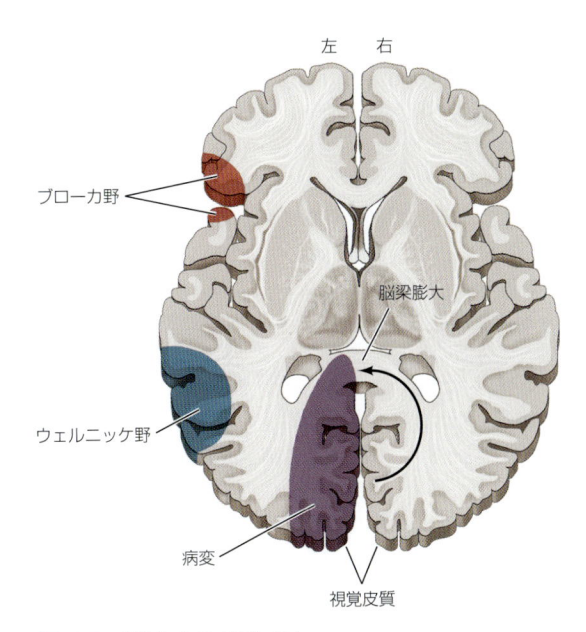

図 19.5　純粋失読の回路模式図

▶失語からの回復

　失語からの回復程度は千差万別であるが，回復様式には一定のパターンがある。大ブローカ失語でみられる全失語は回復してブローカ失語になる。ブローカ失語は回復して超皮質性運動性失語になり，最終的に軽度の失名詞になる傾向がある。同様に，ウェルニッケ失語は回復して超皮質性感覚性失語になり，ついで失名詞になる。回復後に伝導失語のような呼称障害と復唱障害を呈する患者もいる。失名詞は最も一般的な長期の後遺症であるが，もっと重篤な後遺症を残す患者もいる。軽度の流暢性の減少は，臨床Ⓟ19.11 で述べるような単語生成課題で検査することができる。

臨床ポイント 19.7　失語に関連するその他の症候群

　優位半球の失語症状に関係する重要な症候群がある。これらの症状は失語と一緒に起こることもあれば単独で起こることもある。

▶失読と失書

　失読 alexia と **失書 agraphia** はそれぞれ読字と書字の障害で，中枢性言語処理の障害によって起こり，単に感覚障害や運動障害によるものではない。失読と失書はそれぞれ単独で起こることもあるが，一緒に起こることもある。失語患者は必ず失書を伴う。このように失読と失書が併発するのは，正常書字には言語装置全体が正常に機能することが必要なためであろう。失読や失書が失語の部分症状として出現する時には，読字と書字の異常は口頭言語における失語の程度と比例する傾向にある。例えば，ブローカ失語の患者に音読させると流暢性に欠け失文法的な読み方になる。統語依存的な文構造の理解を除くと，理解は比較的良好である。ウェルニッケ失語では読字理解に障害があり，音読は流暢だが錯語的な誤りだらけになる。ブローカ失語の患者の書字は通常，病変と同側（通常左）の麻痺のない手で検査するが，努力を要し，文法からはずれ，途切れ途切れである。ウェルニッケ失語の患者の書字は，錯語が多くほとんど理解できない。失語を生じる病変が，同じく失語と失書を生じる最も多い原因となる。

　失読と失書は明らかな失語がない場合にも起こることがある。**失語を伴わない失書 agraphia without aphasia** は言語優位半球の下頭頂小葉の病変でみられる。この障害はゲルストマン症候群（次項）のその他の症状を伴うことも，伴わないこともある。書字には選択的注意が必要なので，全般的な錯乱状態（臨床Ⓟ19.15）の患者では書字障害が強い。また，言語優位半球と同じ側の手の失書は脳梁病変で観察されることがある。言語機能（通常は左半球）が運動機能（左手に対しては右半球）から離断されるためであろう（臨床Ⓟ19.8）。

復習問題

1. 空白の用紙に，図 19.4 と同じ 3 階層からなる失語分類のチャート図を描こう。図を見なくても描けるくらいに練習しよう。
2. 図 19.4 を参照して，左大脳半球側面像の簡単なスケッチを描いてみよう。図 19.4 にあげた失語の一つ一つについて（失名詞は除く），一般的な梗塞領域を斜線で示し，ブローカ野やウェルニッケ野，関連連合皮質，白質線維連絡などの傷害がどのように失語を起こすかを説明しなさい。それぞれの失読について，最も関係がある血管灌流域や境界域をあげなさい。

　失書を伴わない失読 alexia without agraphia（純粋失読）の古典的な症候群は 1892 年にデジェリン Dejer-ine によって初めて記載された。これは，脳梁後部に及ぶ優位側後頭葉皮質の病変によって起こり，PCA 領

ブローカ野
脳梁膨大
ウェルニッケ野
病変
視覚皮質
左　右

域梗塞によることが多い（図 19.5）。優位側（通常左）後頭葉皮質の病変では，書字情報を含めて右視野からの視覚情報の処理が障害される。したがって，右半盲も共存することが多い（図 11.15）。一方，右後頭葉皮質に到達する左視野からの情報は，脳梁後部の病変によって反対側の言語野に伝えられなくなる（図 19.5）。離断症候群（臨床 P19.8）のもう一つの例である。

　純粋失読の患者の書字が正常であることは特徴的である。しかし，このような患者では自分自身の書字であっても読めない。興味深いことに，声に出してスペルを読み上げられると，その言葉をいいあてることができる。その他にも軽度の障害を伴うことがある。軽度の失名詞，とくに**色彩失名詞 color anomia**（臨床 P19.12）が多い。しかし，重症の失語を伴うことは少ない。純粋失読の病変が，視覚性呼称課題の中でも特に読字を選択的に障害するのはなぜか，その理由は不明である。障害されない視覚性呼称課題の情報は，異なる地点で脳梁を交叉するためかもしれない。

　失読失書 alexia with agraphia は優位半球の下頭頂小葉，角回領域の病変で起こる（次項）。このような患者では失語がないことがあり，またあったとしてもごく軽度の失名詞や錯語だけだったりする。読字の後天的な障害である失読 alexia は，発達性読字障害である**識字障害（難読症）dyslexia** と区別する必要がある。

　読字や書字を検査する前に，患者の教育レベルや以前の識字能力について，病歴を聴取しておくことが重要である。評価結果に大きく影響するからである。

▶ゲルストマン症候群

　ゲルストマン症候群 Gerstmann syndrome はやや奇妙な次の 4 つの臨床所見からなる。すなわち，(1) **失書**，(2) **計算障害 acalculia**（数学的な計算能力の障害），(3) **左右失見当識 right-left disorientation**（身体の左右を区別するのが困難），(4) **手指失認 finger agnosia**（手指の同定や呼称の障害）である。トイバー Teuber の定義によると，**失認 agnosia** とは「正常の認識から意味を取り去った状態」である。本章で述べるように，多くの視覚や聴覚やその他の知覚について，それぞれ特定の失認が報告されている。ゲルストマン症候群の個々の症状は，単独で観察される場合には病変局在上の意義は小さく，多くの脳疾患でみとめられる。しかし，全般性錯乱状態がなく他のびまん性疾患がない状態で，これら 4 つの要素すべてがみとめられれば，角回領域の**優位側下頭頂小葉**の病変が強く疑われる。ゲルストマン症候群は比較的純粋な症候群として出現することもあるが，多くの場合，優位側下頭頂小葉のその他の症状を伴う。反対側の視野障害（図 11.15）や失読，失名詞，重症失語などである。

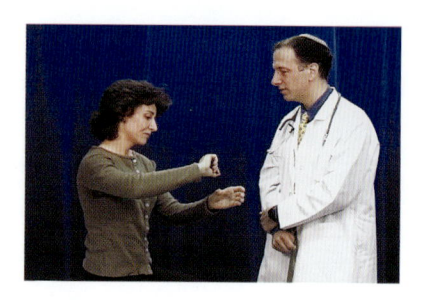

実行能力（ビデオ 15）

▶失行

　失行 apraxia，もっと限定するなら**観念運動性失行 ideomotor apraxia** では，理解障害や筋力低下や協調運動障害がないにもかかわらず，口頭指示に従って動作を行うことができない。これは正確な運動順序の統合ができないことによって起こる。失行を検査するためには，国旗に敬礼する，髪をとく，マッチをすって火をつける，火を吹き消す，などの動作を頭に思い浮かべて行ってもらう（ビデオ 15）。失行の患者はまごつきながら指示された動作をしようとするがうまくいかない。軽度の失行の患者は，**身体部位で代用**することがある。例えば，正常では歯ブラシを指で持つような動作のかわりに，人差し指を使って歯ブラシの形をつくる。検者自身が動作をやってみせて正しい動作を選ばせることによって，指示の理解に異常がないことを確認しておく。また，課題を実行する運動能力に異常がないことも必要な条件である。別の機会に同じ動作，または同じ筋肉を使う類似の動作が自発的に行えることを確かめておく。この厳密な判断基準を満たすことはかなり困難なので，課題が実行できないのは「おそらく」失行による，と記録するとよい。

　失行は病変局在がはっきり特定できる症状ではなく，いろいろな位置の病変によって起こる。しかし，失行と失語には一定の相関がある。少なくとも失語患者の 1/3 に失行があり，口腔や頬の筋の失行はとくにブローカ失語に多い。失行は口腔顔面，四肢近位，四肢遠位を別々に侵すので，指示に従って唇をすぼませたり舌を突き出したりすることが特に困難な患者もいれば，他の身体部位の動作が困難な患者もいる。

　観念運動性失行（一般的には失行と同義である）に加えて，「失行」という言葉は一見無関係な他の多くの病態にも用いられる。着衣失行，眼球運動失行，構成失行，歩行失行，観念性失行などについては，巻末の文献を参照してほしい。

復習問題

図 19.5 を道案内にして，読字に関係する回路の概略図を描き，左後頭葉皮質と脳梁後部の病変が純粋失読を起こす機序を説明しなさい。

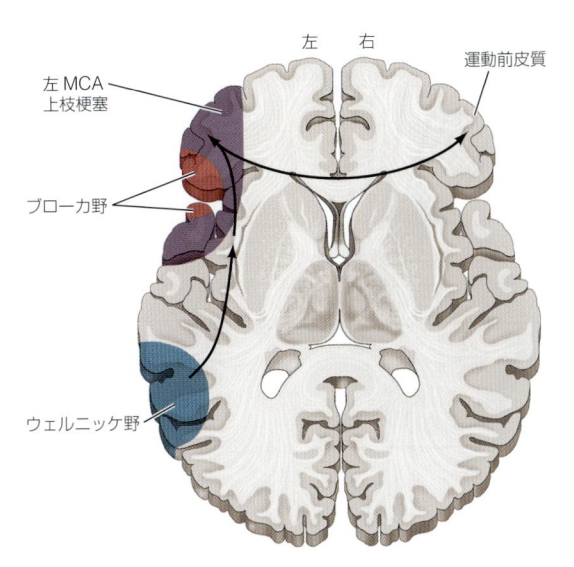

図 19.6　左中大脳動脈（MCA）上枝梗塞が左手失行を起こす離断症候群

図中ラベル：左　右／左 MCA 上枝梗塞／運動前皮質／ブローカ野／ウェルニッケ野

▶アフェミア（発語失行）

　アフェミア aphemia の患者には構音器官の重篤な失行があるが，言語障害はない。アフェミアは通常ブローカ野に限局する優位側の前頭葉弁蓋の小病変で起こる。ブローカ失語の患者とは違って書字と読字は正常である。アフェミア患者には努力性の構音障害があり，**外国語様アクセント症候群 foreign accent syndrome** とよばれることもある。重症アフェミア患者は，書字機能が保たれていながら無言になることがある。アフェミアは小児の発達障害でも起こり，画像診断で病変が検出できないことも多い。この意味で**発語失行 verbal apraxia** とよばれることもある。

▶皮質聾，純粋語聾，非言語性聴覚失認

　皮質聾 cortical deafness の患者はヘシュル回の一次聴覚皮質に両側性の病変がある（図 19.1）。これらの患者は音がしていることはわかるが，発話の内容がわからず，また，電話のベルや犬が吠える声などの非言語性の音もわからない。対照的に，**純粋語聾 pure word deafness**，すなわち言語性聴覚失認 verbal auditory agnosia の患者は，非言語性の音はわかるが話し言葉が理解できない。ウェルニッケ失語の患者とは違って読字と書字は正常である。初期から錯語がみとめられることがあるが，発症数日以内は通常発話に異常はない。

　純粋語聾を起こす病変は，通常は優位半球の聴覚野の梗塞で，皮質下白質に及ぶので反対側半球からの聴覚入力も遮断される。失読失書と同じく，一側の大脳半球の病変とともに反対側の半球の離断症状がある。純粋語聾の患者は正常に話すが，言葉が理解できな

い。自分自身の言葉を録音して再生しても，理解できない。離断症候群については次項（臨床 ⓟ19.8）でさらにくわしく説明する。上側頭回の両側性病変による純粋語聾の例も報告されている。

　非言語性聴覚失認 nonverbal auditory agnosia の患者は，発話内容は理解できるが，非言語性の音を同定できない。非言語性聴覚失認の責任病巣は通常非優位半球にある。

復習問題

空欄を埋めなさい。
純粋語聾とウェルニッケ失語の関係は，アフェミアと＿＿の関係と同じである。

（正解：臨床 ⓟ19.4 の症候群）

臨床ポイント 19.8　　離断症候群

　離断症候群 disconnection syndrome では，両側の大脳皮質領域を連絡する神経路が傷害されることによって認知障害が起こる。本章では，離断症候群の例をいくつか述べてきた。伝導失語，ブローカ失語とウェルニッケ失語における復唱障害（図 19.3，図 19.4），純粋失読（図 19.5），純粋語聾（臨床 ⓟ19.7）などである。また，ブローカ失語の説明で（臨床 ⓟ19.4），左 MCA 上枝梗塞が右手（非麻痺側）の失行を起こすことを述べた。図 19.6 は，この領域の病変が左手の失行を起こす機序を示している。優位左半球の言語野と運動前皮質が右半球の運動前皮質から切り離されることによって左手の失行が起こる。

　脳梁病変によってその他の古典的な離断症候群が起こる。**一次的に脳梁を傷害する自然発症の病変**は比較的まれであるが，多発性硬化症，グリオーマ，転移性腫瘍，リンパ腫，脂肪腫，梗塞（ACA 領域か PCA 領域）などでみられることがある。薬剤抵抗性で局在がはっきりしないてんかん発作の患者で，転倒が大きな問題となっている場合に，**脳梁離断術 corpus callosotomy** が行われることがある（臨床 ⓟ18.2）。目標は痙攣発作自体の治療ではなく，二次性全般化の防止である。脳梁離断術のあと，右半球は左半球の言語機能に接続できなくなる。したがって，左手の失書や，閉眼すると左側に置いた物体の名前がいえない，左視野の文字が読めない，などの症状が生じる（特殊検査で検出される）。その他の情報も半球間で伝達できなくなる。したがって，例えば，患者に目隠しをして一方の手で物体を触らせると，反対側の手でその物体を選び出すことができなくなる。両手の共同作業が必要な課題が困難になる患者もいる。極端な場合には，左右の手が反対の手の邪魔をするような動きをすることもある。昔から知られている例は，一方の手でボタンをかけ，その直後から他方の手がボタンをはずしていく患

19

(A) 正常　　　　　　　　(B) 右半球病変　　　　　　(C) 左半球病変　　　　　　(D) 両側病変
　　　　　　　　　　　　　（重症左半側無視）　　　　（軽症右半側無視）　　　　（重症右半側無視）

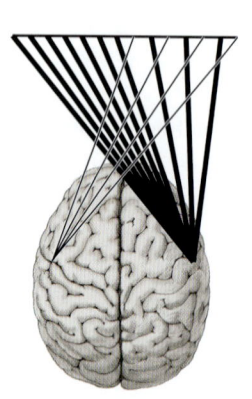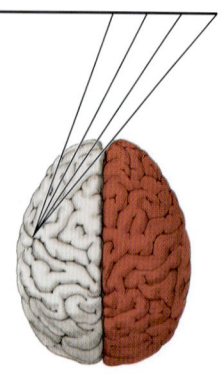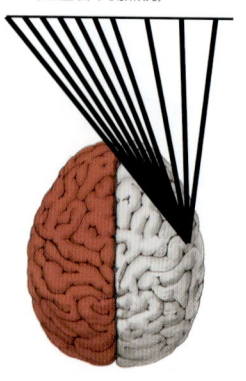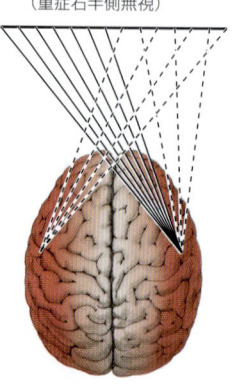

図 19.7　注意光線で示す注意の半球間左右差

者の例である。しかし，脳梁離断術の大部分の例で驚かされるのは，障害ではなく，両側大脳半球が分離しているにもかかわらず，これらの患者が日常生活にうまく適応できている点である。

　ワダテスト（臨床🅟18.2）を行うと，脳梁離断術のあとに起こりうる重篤な障害を予想できることがある。例えば，ワダテストを行うと，言語に関しては左半球が優位だが，記憶機能がもっぱら右半球にあることがわかる場合がある。このような例で脳梁離断術を行うと，言語機能（左半球）と記憶機能（右半球）が離断されることになり，重篤な言語性記憶障害が生じる可能性が強い。同様に，左手で書字する患者の言語優位半球がワダテストで左側にあることが判明したとしよう。このような例で脳梁離断術を行うと，左手の運動制御（右半球）と言語機能（左半球）が切り離されて失書が起こることになる。

非優位半球：空間情報処理と注意における大脳半球の機能的非対称性

　非優位（通常右）**半球**の機能を探究していくと，意識の基本的なメカニズムにいきつく。優位半球が言語や運動課題の段階的な企画と実行を受け持つのに対して，非優位半球は**注意や視空間形態の統合**に重要である。第14章で簡単に紹介した全般的な注意メカニズム（全体的な覚醒 vigilance，集中力，行動的覚醒など）や**意識系**については，本章の後半で述べる。本項ではこの全般的な概念については簡単に触れるにとどめ，その代わりに反対側半空間に向ける選択的注意や視空間情報処理における非優位半球の役割について述べる。

▶注意の大脳半球機能差

　第14章で述べたように，**意識系**には清明度，注意，認識に関与する脳のネットワークが含まれる。したがって注意は（清明度や覚醒と同様），以下のような構造の働きによって生じる。すなわち，視床内側核群や髄板内核（**表7.3**），上位脳幹や視床下部や前脳基底部の広汎投射神経調節系（**図14.7～図14.13**），帯状回と内側・外側の前頭・頭頂連合皮質（**図19.1**），そしておそらくは大脳基底核などのその他の構造である。

　注意には両側の大脳半球が関係するが，二つの大脳半球の重要度には左右差が大きい。**注意メカニズムについては，ほとんどの人で右大脳半球のほうが重要である。**臨床🅟19.9で述べるように，右大脳半球の病変では反対側への注意が強く障害され，しかも障害が長く残ることが多い。一方，左大脳半球の病変では反対側の無視は比較的軽度であるか，または検出できないこともある。機能的神経画像や電気生理学的検査で正常人を調べると，左大脳半球が右側の刺激に反応するのに対して，右大脳半球は左右両方の刺激に反応し，左側刺激により強く反応する。（この点は先に述べた運動前皮質と手の運動の関係に似ている。右運動前皮質が左手の運動に関わるのに対し，左運動前皮質は両手の運動に関わる。）

　注意メカニズムにおける大脳半球左右差と病変による症状を，**図 19.7**に「注意光線」として模式的に示した。正常状態（**図 19.7**A）では，右大脳半球は左側に強く，右側に弱く注意を向ける。一方，左大脳半球は主に右側に注意を向ける。結果的に，ほとんどの人では全体的な注意はやや左側に偏ることになる。左側から右側に字を書く言語が多いのはそのためかもしれない。右大脳半球病変（**図 19.7**B）では，左大脳半球が右側に注意を向けることができるが，左側への注意は著しく障害される。また，右側（病変と同側）への注意も軽度に障害される。左大脳半球病変（**図 19.7**C）では，右大脳半球が右側への注意を受けもつ。したがって，右側への注意はごく軽度に障害されるか，全く障害されないかのどちらかである。最後に両側の頭頂葉病変（**図 19.7**D）では右大脳半球による左側への

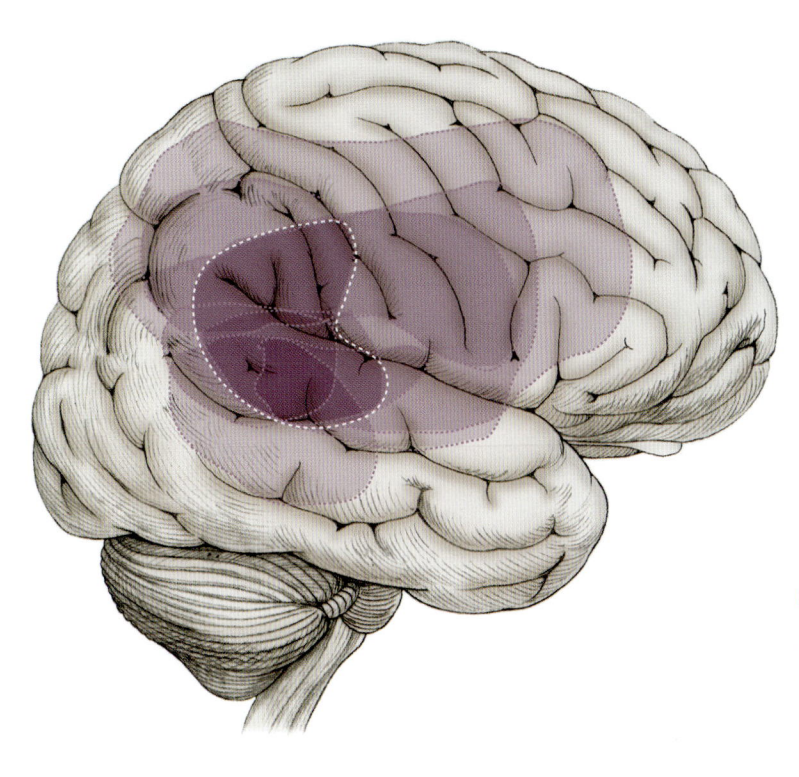

図 19.8　**左半側無視を生じる病変。**CT で明らかになった 8 人の左半側無視の患者の病変を右大脳半球の側面像上に示した。(Heilman H, Valenstein E. 1985. *Clinical Neuropsychology*. 2nd ed. Oxford, New York)

注意が一部残るので，強い右側への注意障害が起こる。本章の初めに，大脳局在の項で述べたように，左大脳半球が言語に，右大脳半球が注意と空間認識に特殊化している理由は不明である。

> ### 復習問題
> 下記の病変ではどのような注意障害がみとめられるだろう。
> 右大脳半球病変
> 左大脳半球病変
> 両側頭頂葉病変

▶空間認識と統合

空間認識は多数の感覚種の情報を統合することによって成立する。しかし，人間の感覚受容の中で視覚がとりわけ重要な役割を果たすので，「視空間認識」という言葉がよく用いられる。他の精神機能と同様，視空間認識も分散的な神経回路の働きによって行われ，両側の前頭葉と頭頂葉の連合皮質領域が重要な役割を果たす。しかし，空間認識には頭頂葉，側頭葉，後頭葉の境界部にある**頭頂連合皮質**がとくに重要で，**非優位（通常右）半球**が左半球よりも重要である。

第 11 章で述べたように，また本章でこれから述べるように，視覚情報は二つの高次情報処理経路で解析される。腹側後頭葉，側頭葉，前頭前皮質の「なにを？」の経路と，背側後頭葉，頭頂葉，前頭前皮質の「どこに？」の経路である（**図 19.12**）。頭頂葉，側頭

葉，後頭葉の境界部にある頭頂連合皮質（**図 19.1**）はまさしく背側経路にあり，**空間における視覚対象の位置と動き**を解析する。後部頭頂葉皮質も隣接する皮質領域からの空間情報を統合するために理想的な位置にある。このように，空間認識では，隣接皮質領域（**図 19.1**）からの**視覚，固有感覚，前庭感覚，聴覚**やその他の情報を用いて，周辺環境とともに空間における身体の相対的な位置関係を解析する。**臨床 ❷19.10** で述べるように，視空間判断の障害や空間構成能力障害のような空間認識の障害は，右頭頂葉皮質の病変で最もよくみられるが，その他の領域の病変でも観察される。

臨床ポイント 19.9　半側無視症候群

臨床神経学で最も印象的な症候群の一つに半側無視症候群がある。原因として最も多いのは，右頭頂葉か右前頭葉の梗塞やその他の急性病変である。この症候群の患者は外界の反対側半空間とともに自身の身体の反対側半分を全く無視することが多い。最も顕著な場合には，重篤な障害があるにもかかわらず障害の認識がなく，左半身を自分自身の身体の一部と認識できない。

反対側の半側無視は**右頭頂葉か前頭葉皮質**の病変に多い（**図 19.8**）。反対側の半側無視は，帯状回，視床，大脳基底核，中脳網様体の病変で起こることもある。すでに述べたように，右大脳半球病変による無視は重症で長く残るが，左大脳半球病変でも軽度の無視が起

19

表 19.7　患者の診察で検査される無視のタイプ
1．感覚無視（視覚，触覚，聴覚）
2．運動企図性無視
3．混合性感覚運動無視
4．概念性無視

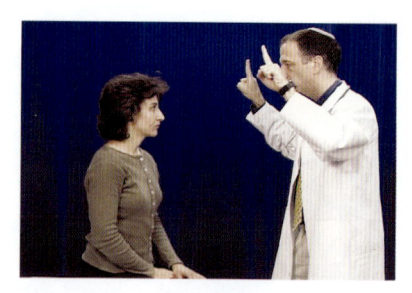

視覚性消去（ビデオ 27）

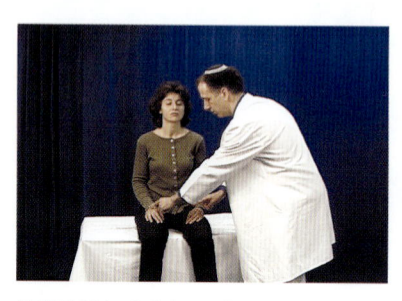

触覚性消去（ビデオ 77）

こることがある（図 19.7）。

　梗塞，出血，痙攣発作，頭部外傷のような急性発症の病変では重篤な無視が生じるが，脳腫瘍やその他の占拠性病変などの緩徐進行性の病変でも無視は起こる。大血管障害では半側無視の回復に数週間から数カ月かかり，中には反対側の注意障害が永続的に残る場合もある。半側無視の患者は，回復期に受傷や転倒の機会が増える傾向にあり，うっかり身体の反対側を物にぶつけたり，けがをしたりすることがある。両側への注意が正常化するまでは運転を控える必要がある。

患者診察における半側無視検査法

　病歴から半側無視の存在に気づくことがある。一側の物体にぶつかる傾向がある，皿の片側にある食べ物を無視する，障害に気づいていない，などのような事柄があれば手がかりになる。また，注意深く患者の行動や動作や身繕い（髪をとかしたりヒゲを剃ったりする時に右側しか行わないことがある！）を観察すれば，半側無視の診断に役立つ。非優位半球病変に伴うその他の症状については，臨床🅿19.10 で述べる。

　患者診察の場面では，半側無視症候群の異なる側面を検査するために，主に 4 種類の検査法が行われる（表 19.7）。一つめは感覚無視 sensory neglect の検査で，このタイプの無視があると患者は反対側空間の視覚，触覚，聴覚刺激を無視する。二つめは運動企図性無視 motor-intentional neglect で，この患者は反対側空間での運動が少なくなる。三つめは混合性感覚運動無視 combined sensory and motor neglect，四つめは概念性無視 conceptual neglect の検査である。概念性無視の患者には，心の中に描く自己の身体像や外界の像に，反対側半側無視があらわれる。半側無視の検査に用いられる課題の多くは，半側無視症候群の一つ以

上の要素に関係する。例えば，記憶にある時計の文字盤を描く課題では，上にあげた四つの要素のすべてが関係する。後方の病変は感覚無視を，前方の病変は運動無視をそれぞれ起こすと考えられているが，必ずしもそうとはかぎらない。半側無視症候群のそれぞれの要素の責任病巣については，現在も活発に研究が行われている。

　以下の項で紹介するのは，半側無視症候群の各要素を評価するために有用な検査法である。

感覚無視の検査法

　半側無視は一つの感覚種だけに起こることもあれば，一つ以上の感覚種にあらわれることもある。触覚性半側無視 tactile hemineglect が最も多く，視覚性半側無視 visual hemineglect もかなり多い。聴覚性半側無視 auditory hemineglect は前二者に比べれば比較的少ない。第 3 章で述べたように，両側同時刺激した時の視覚性，触覚性，聴覚性消去現象 extinction が感覚無視の検査として有用である（ビデオ 27，42，77）。消去現象の検査結果が意味をもつためには，まず左右それぞれについて一次感覚検査を行うことが重要である。次に，一側性の刺激と両側性の刺激を無作為に織り交ぜて与え，刺激の側が右か左か両側かを患者に答えてもらう（触覚と聴覚の検査は閉眼して行う）。軽度の無視では，消去現象が首尾一貫しないことがある。また，軽微な触覚性半側無視を検出する方法として，正常側で近位部を刺激する（左頬に触れる）と無視側の遠位刺激（右手に触れる）が無視されることがある。このとき，近位刺激と遠位刺激の左右を逆転すると無視は起こらない（ビデオ 77）。

　半側無視の患者はアレステジー（感覚左右混同 all-esthesia）を伴うことが多い。この状態の患者は左側への刺激を誤って右と答える。感覚無視の程度には，患者の眼，頭，身体と刺激部位の相対的位置関係が重要な影響を及ぼす。最も重要な基準となる位置関係は，患者によって千差万別である。例えば患者によっては，視覚刺激を身体の左側に与えるとその対象物の左右両側を完全に無視するが，視覚刺激を正面に置い

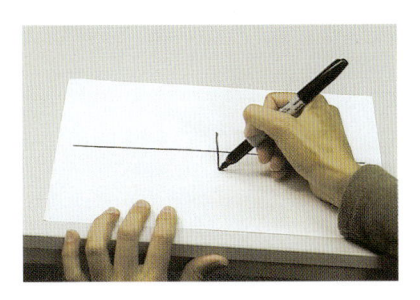

描画無視テスト（ビデオ 16）

た時には対象物の左側だけを無視する，ということが起こる。したがって，検査の時には患者の眼と頭と身体を正面に向かせて，刺激を左右対称に与えることが重要である。ただし，一側性眼球共同偏位が強い患者では困難なことがある（次項参照）。

一次視野障害と無視を区別することも重要である（臨床🅟11.2）。例えば，左同名性半盲の患者は眼球を動かしてもいい場合には左側の刺激を無視することはない。一方，右頭頂葉病変による無視の患者は，眼球を動かしてもいい場合でも左半側視野を無視することが多い。

▶ 運動企図性無視の検査法

一側性の四肢や躯幹に無動や自発運動の減少がないか，または無視側への眼球運動の減少がないかをよく観察する。とくに急性の前頭葉病変や頭頂葉病変では，強い同側性眼球共同偏位（病変側を向く）がよく起こる（図 13.15A）。上下肢，とくに反対側上下肢の運動維持困難（臨床🅟19.11）を呈する患者もいる。無視側の筋力は一見低下しているようにみえるが，努力したり，動機づけしたり，患者の注意を無視側に再度向けさせたりすると筋力が正常であることがわかる。患者に閉眼してもらって，右手，左手，両手の挙上を無作為に織り交ぜて行わせると，**運動消去現象 motor extinction** の有無がわかる。**運動左右混同（アロキネジー allokinesia）**を伴うこともあるが，これは無視側の上下肢を動かすように指示すると不適切に正常側の上下肢を動かす現象である。

脳症患者（臨床🅟19.14，19.15）や口頭指示に従えない患者では，**触覚反応テスト tactile response test** が半側無視の検出に役立つ。この検査では，患者は触られた手をあげるように求められる。したがって「右」，「左」，「両方」という指示を受けとって，それを解釈する必要がない。いったんこの課題を理解すれば，閉眼で同じテストをすることによってもっと軽微な障害が検出できる。触覚反応テストは感覚無視も運動無視もともに鋭敏に検出できる検査法である（次項参照）。

運動無視だけを単独で検査するには，**交叉反応テス**ト **crossed response test** という触覚反応テストの改変検査を行う。この検査では，患者は触られた手の**反対側**の手を動かすように指示される。この課題をなかなか理解できない患者もいる。運動無視や**方向性運動バイアス directional motor bias** のその他の検査法には，閉眼状態の患者に胸骨に対面する点を指さしてもらう，目隠しをした患者にテーブルの上のコインを集めてもらう，などの方法がある。**空間性無動 spatial akinesia** を呈する患者もいる。この状態では，無視されている半側空間に上肢が置かれている時，その運動が減少する。左右の手を交叉させて検査すると空間性無動が検出できる。

▶ 感覚無視と運動無視の総合検査法

無視の検査法の多くは，感覚と運動の両機能や，次項で述べる概念的・表象的な機能を一括して検査する方法である。感覚無視と運動無視の総合的検査法の単純な例としては，前項で述べた触覚反応テストがあげられる。感覚と運動機能を総合的に判定するその他の有効な検査には，紙と鉛筆を使う検査法がある。そのうちのいくつかをビデオ 16 に収録した。**紙と鉛筆のテスト**を行う前に，患者が正面を向いていて，テスト用紙が患者の正面に置かれていることを確認しておく必要がある。患者が用紙全体を（無視されない）正常視野に移動させることがないように，できればテスト用紙を固定しておくことが望ましい。また，テスト用紙は十分両側視野にかかる大きさがなければならない。やはり，テスト用紙全体が正常視野でとらえられてしまう可能性を除外するためである。

直線の 2 等分課題 line bisection task では，患者は水平直線の中点に線を入れるように求められる。手がかりを与えないように何も書かれていない紙に約 25 cm の長さの直線をひく。正常人は直線の中点で 2 等分できるが，左に約 1 cm ずれる程度までは正常である。一方，半側無視の患者は中点よりもはるかに右側で直線を 2 等分する（図 19.9A，図 19.10A）。もう少し難易度が高い**抹消課題 cancellation task** を行うと，もっと軽微な無視の検出と定量化に役立つ。多数の短い線を書き込んだ紙を患者にみせて，すべての線にチェックを入れさせる。もっと難しくするなら，文字の組み合わせやその他の記号の組み合わせを一枚の紙に書き込んで，他の文字や記号の中から特定の文字や記号だけを選んで抹消させる（A という文字，または星の形など）（図 19.9B，C）。半側無視の患者は主にページの左側の対象を見逃す傾向にあるが，ページの右側へ向ける注意が障害されることもある。

描画 drawing も有効な検査法である。有名な例では，半側無視の発症後に事物や顔を半分しか描かなかった画家の例がある。標準的な検査には，できるだ

19

674

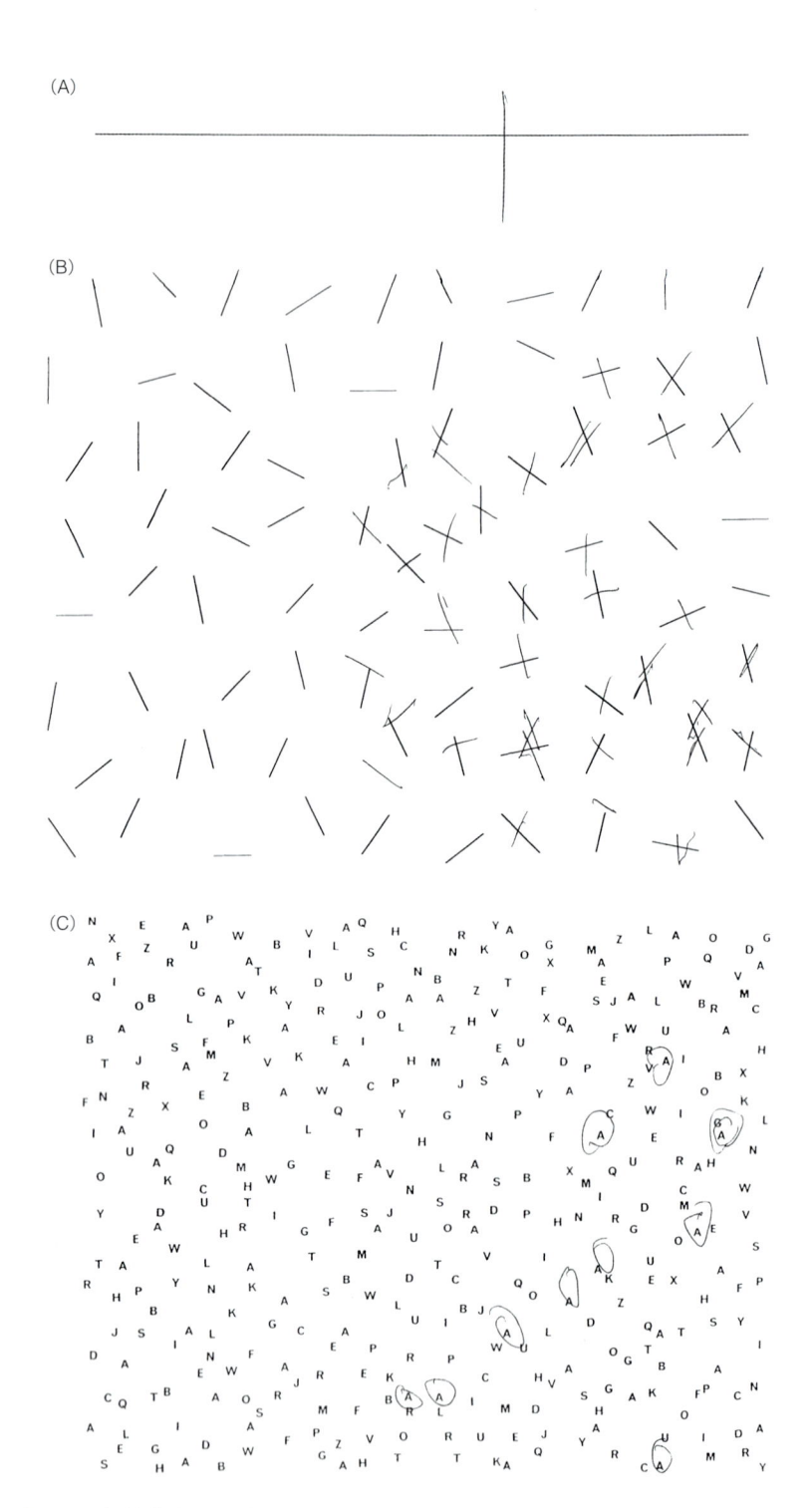

図 19.9　**左半側無視患者の抹消課題**。右側頭頭頂葉皮質を傷害する右 MCA 下枝領域梗塞を発症した右利きの 50 歳男性。発症の 2 日後に線分抹消課題を行った。（A）直線 2 等分課題。左半側無視を示す。（B）さらに難易度が高い線分抹消課題を行うと，無視がより明確になる。（C）さらに高難度の文字抹消課題。他の文字の中から選択しなければならない。無視の存在がはっきりと示されている

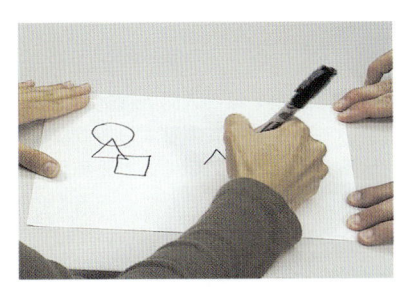

描画の模倣（ビデオ 17）

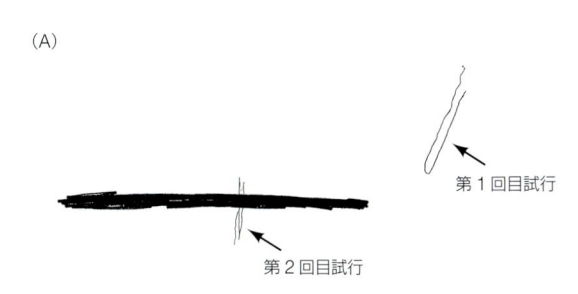

(A)

第 1 回目試行

第 2 回目試行

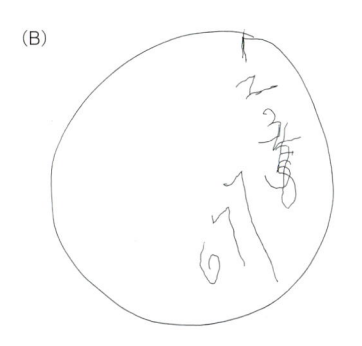

(B)

けページ全体を使って時計の文字盤を描いてもらい，数字を記入してもらう方法がある（図 19.10B）。花や家などの描画や，単純な形や複雑な絵を模写する課題も有効である（ビデオ 17）。描画は無視のテストであると同時に，**構成能力 constructional ability** のテストでもある（臨床**P**19.10）。非優位半球に病変がある患者では，半側無視がなくても構成能力に障害がある場合がある。

　新聞や雑誌の**読字**も半側無視の検出に役立つ。患者は見出しの右側の 2，3 の文字だけを読んだり，右側の数語だけを読んだりすることがある。写真に写っている**光景を話す**ように求められると，写真の左側を無視して話すことがある。**書字**をさせると，患者はページの片側に文字をつめ込んで書く傾向にある。

▶概念性無視

　半側無視症候群の印象的な特徴の一つに，**病態失認 anosognosia** を伴うことが多いことがあげられる。病態失認とは自身の病気に対する自覚がないことを意味する。右大脳半球病変による片麻痺，半盲，片側感覚障害の患者は，入院の理由がわからず，退院したいと話すことが少なくない。病態失認は右大脳半球病変に特異的というわけではなく，他の疾患でもみとめられることがある。例えば，病態失認はウェルニッケ失語の患者（臨床**P**19.5）や前頭葉障害の患者（臨床**P**19.11），ウェルニッケ・コルサコフ症候群でみられるような作話を伴う健忘の患者（臨床**P**18.1），皮質盲の患者（臨床**P**19.12），などでもみられることがある。また，統合失調症や双極性障害のような精神疾患の患者では，自分自身の機能障害に対する洞察がすっかり欠けていることがある。

　右大脳半球病変の患者には，病態失認以外に，**病態無関心 anosodiaphoria** があらわれることがある。病態無関心の患者は重篤な障害には気づいているが，感情的な反応に乏しく，苦にしている様子がみられない。もっと奇妙な半側無視の症状は**半側身体失認 hemiasomatognosia** である。半側身体失認の患者は自身の左半身が自分のものではないという。患者が苦痛

図 19.10　別の左半側無視の患者に行った紙とペンを用いる課題の結果。右側頭頭頂葉皮質を傷害する右 MCA 下枝領域梗塞を発症した右利きの 88 歳女性。発症の 1 日後に検査した。(A) 直線 2 等分課題。1 回目の試行では線分全体を見逃していて，ページの右端に印を入れている。線分に注意を向けさせると，線分を 2 分するが，正中より右にずれる。注意してほしいのは，この患者には太線が用いられていることである。初回検査の時に（図 19.9A のように）普通の太さの線で検査したところ，注意を向けさせてもその線を無視したからである。(B) 左半側無視の時の時計の文字盤の描画。(A) と (B) の両者で保続がみとめられることに注意

に思うのは，「だれかが腕を私のベッドに置き去りにしていった」ことである。患者の左上下肢を患者に示すと，「他の誰かの物」といったり，「手足ではない」といったりもする。

　概念性無視という場合には，想像上の光景や経験の内的表象（心のイメージ）や記憶に異常がある場合も含まれる。例えば，ビシアッチ Bisiach とルザッチ Luzzatti が報告した患者は，大聖堂を正面にみた時のミラノの広場の光景を思い出すように求められた。この患者には左半側無視があり，広場の右側の構造物だけを詳細に思い出した。大聖堂から目を離して違う方向をみた時のことを想像するように求められると，無視されていた側の構造物を今度は詳細に描写することができた。

臨床ポイント 19.10　**非優位半球病変のその他の臨床的特徴**

　非優位（右）半球病変をもつ患者が必ずしも半側無視を呈するとはかぎらない。患者によってはその他の

19

障害のほうが問題になることがある。非優位半球病変の患者は視空間認識 visual-spatial analysis や構成能力 constructional ability を求められる課題が最も困難になる。例えば，描画課題や積木を特定の幾何学模様に並べる課題などである。異なる角度に配置された線の方向を判定し，同じ方向の線を選ぶような課題もかなり困難になる。このような課題での障害は，通常右頭頂葉病変で最も重篤であるが，右大脳半球のその他の領域の病変でも，また左頭頂葉の病変でもみとめられることがある。非優位半球病変の患者に上述の課題を行わせると，形態（ゲシュタルト gestalt）や全体的な空間配置の理解が困難になる。このような患者は絵や積木模様の全体的な構成を間違える傾向にあり，各要素を空間内で不適切に回転させたりする。対照的に，優位半球病変の患者は全体像をよく理解しているが，細かい重要な部分を省略する傾向がある。

非優位半球病変をもつ患者は，比較的強い人格変化や感情変化を示すことがある。穏和で無気力にみえることが多く，半側無視に加えて，清明度と注意力のレベルが全体的に低下する。とくに急性病変の場合にその傾向がある。一方で，易刺激性もよくみとめられる。急性右頭頂葉梗塞の患者は，両側の眼瞼が下垂し，強く閉眼してベッドに臥床し，医師が診察しようとすると攻撃的になることがある。明らかに精神病的で妄想や幻覚がある患者もいる。非優位半球病変をもつ患者の中には，他人の話の中の感情的な内容を理解できない場合もあり（受容性プロソディー障害，受容性失韻症 receptive aprosody），自分自身の話の中で適切な感情表現ができない場合もある（表出性プロソディー障害，表出性失韻症 expressive aprosody）。

側頭葉内側部硬化（臨床 Ⓟ18.2）のような右海馬体病変がある患者では，視空間記憶に障害が起こる。そのような患者では，例えば絵の模写はできても，記憶した絵を数分後に描くことができない。地誌的見当識 geographic orientation，すなわち方向感覚の障害は右側頭葉病変に伴うと考えられているが，最近の報告では右頭頂葉や右後頭側頭葉皮質の重要性が強調されている。右側頭葉痙攣発作の患者や右側頭葉病変をもつ患者の多くは，既視感（デジャ・ヴュ）déjà vu やその他の神秘体験，宗教的現象を経験する傾向がある。右半球病変はカプグラ症候群 Capgras syndrome，フレゴリ症候群 Fregoli syndrome，重複記憶錯誤 redublicative paramnesia などの，まれだが興味深い疾患を伴うこともある。カプグラ症候群の患者は，友人や家族全員が似た背格好の詐欺師に入れ換わっていると主張する。フレゴリ症候群の患者は，誰をみても特定の人物の変装と思ってしまう。重複記憶錯誤の患者は，人や場所や物体について，同じものが二重に存在すると信じている。

前頭葉：謎の多い脳領域の解剖と機能

脳領域の中で前頭葉ほど人間の機能を効果的に発揮させ社会適応できるように調整する領域はない。したがって，前頭葉が最も謎めいていて矛盾に満ちていて理解しにくい脳領域であるとしても，驚くにはあたらないであろう。前頭葉の重要性については，長年議論の的であった。初期の頃には，前頭葉はとるに足らない余分の領域と考えられたこともあったが，当時から脳の最重要領域と考える研究者もいた。意見の相違の原因の一つは，一般的な検査法で前頭葉病変の患者を診察しても異常がみつからないのに，実生活という「実験室」では正常に機能しているとはどうしてもいえないことにあった。前頭葉の機能が多彩であることも複雑性の要因の一つである。代表的な前頭葉機能を**表19.8** に示す。同様に，前頭葉病変は非常に多彩な行動異常を起こし，同一患者であってもお互いに矛盾するような多くの症状があらわれる（**表19.9**）。

以上の考察から，たった一つの限定的な前頭葉症候群というものは存在しないことが明らかだろう。前頭葉機能は数個の異なるカテゴリーに分けて考えるのが妥当である。本項では，やや単純化して3つのカテゴリーに分類して，その機能を述べる。3つのカテゴリーとは，抑止性と自発性と規律性である（**表19.8**）。しかし，まずは前頭葉の局所解剖学と重要な前頭葉回路の線維連絡について述べることにしよう。

▶前頭葉の局所解剖学

前頭葉は脳の最大領域で大脳皮質の約1/3を占める。前頭葉が中心溝によって頭頂葉から隔てられていて，シルビウス裂によって側頭葉から隔てられていることを思い出そう（**図19.11A**）。前頭葉には3つの面がある。外側面，内側面，眼窩前頭面である（**図19.11A，B，C**）。この3つの面について学び，これまでの章で述べてきた前頭葉皮質の領域を簡単に復習しておこう。外側面では，中心前回に一次運動皮質がある（**図19.11A**）。一次運動皮質は内側面の中心傍小葉 paracentral lobule の前部に続く。外側面では，一次運動皮質のすぐ前に運動前皮質があり，優位半球ではブローカ野がある。内側面では，一次運動皮質の前方に補足運動野がある（**図19.11B**）。運動皮質，運動前皮質，補足運動野については，第6，15，16章で説明した。第13章（**図13.14**）で述べたように，前頭眼野が外側弓隆部（きゅうりゅうぶ）の運動前皮質にあり，前方に広がる。内側前頭葉には排尿抑制野がある（**図19.11B**，臨床 Ⓟ 7.5）。さらに第18章で述べたように，帯状回前部と眼窩前頭回皮質後内側部は前頭葉にある重要な辺縁皮質である（**図19.11B**）。前頭葉腹側部には眼窩前頭回嗅覚野がある（**図19.11C**）。

表 19.8　前頭葉の機能

抑止性	自発性	規律性
判断力	好奇心	合理化
先見性	自発性	作業記憶
忍耐力	動機づけ	認知的共感性*
なかなか満足しない	衝動	計画性
社会的に不適切な行動を	創造性	洞察
抑制する	認知集合シフト	構成力
自制心	精神的柔軟性	連続性
集中力	人格	時系列

*（訳注）他の人が何を考え，感じているかを想像する能力

表 19.9　前頭葉症候群の明らかに矛盾する行動

無欲性，無関心	vs.	爆発的情動失禁
無為	vs.	環境依存性
無動	vs.	転導性
保続	vs.	維持困難
無言	vs.	作話
抑うつ	vs.	躁
性欲低下	vs.	性欲過多

本項では，運動皮質，運動前皮質，辺縁系領域のさらに前方に位置する**前頭前皮質 prefrontal cortex**（**図 19.11**）とよばれる前頭葉皮質に焦点をあてる。前頭前皮質は前頭葉の最大部分で，高次の異種モダリティ連合皮質からなる。前頭葉疾患を論じる時に必ず問題になるのがこの前頭前皮質である。

▶前頭前皮質の線維連絡

前頭前皮質には数多くの皮質間線維連絡や皮質下線維連絡があり，ヒト以外の霊長類で最もよく研究されている。この線維連絡は大部分が双方向性である。前頭葉の線維連絡の解剖学的全体像を理解すると，多種の感覚，運動，辺縁系情報を統合する高次情報処理の過程に，前頭葉がいかに重要な役割を果たしているかがわかる。**皮質間線維連絡**の相手は主に頭頂葉，後頭葉，側頭葉の**連合皮質**で，これらの連合皮質には単一モダリティ感覚連合皮質と異種モダリティ連合皮質が含まれる。また，前頭葉の運動連合皮質との間にも線維連絡がある。前頭前皮質と**辺縁皮質**の間にも重要な線維連絡があり，とくに帯状回前部皮質や眼窩前頭回後内側部皮質とは密接な連絡がある。**皮質下線維連絡**も豊富である。**扁桃体**は鉤状束によって前頭葉の眼窩面や内側部と連絡する（**図 18.4B，C**）。前頭葉は，鉤状束によって側頭葉前内側部と連絡するとともに，帯状回や海馬傍回を経由して**海馬体**と連絡する（**図 18.9**）。

前頭前皮質への情報を中継し，前頭前皮質から戻ってくる情報を受け取る最も重要な**視床核**は**背内側核（MD）**であるが，内側視床枕や髄板内核との線維連絡

もある（**図 7.8**）。前頭前皮質から**大脳基底核**への投射は主に尾状核頭に入る（**図 16.8**，**表 16.2**）。その他にも重要な皮質下線維連絡があり，視床下部，中隔野，視床下核領域，小脳，中脳と連絡する。最後に，その他のすべての皮質領域と同じく，前頭葉は多数の皮質下や脳幹の修飾性神経伝達物質系の投射を受ける。ドーパミン系，アセチルコリン系，セロトニン系，ノルアドレナリン系，ヒスタミン系，オレキシン系などである。

▶前頭葉の機能

先に述べたように，前頭葉の機能は多彩で，時には明らかに矛盾することもある（**表 19.8**，**表 19.9**）。前頭葉は，われわれが下す高度の決定や，正常な人間として日々携わっている微妙な社会的交流にきわめて重要である。広範囲にわたる人間の性向は，プラトン Plato からフロイト Freud に至る哲学者や科学者によって，大きく 3 つのカテゴリーに分類されている。ここでも，この伝統的な単純化された分類にしたがって前頭葉の機能を述べることにする。前頭葉機能は，（1）**抑止性 restraint**（不適切な行動の抑制），（2）**自発性 initiative**（生産的な正の活動を遂行する動機づけ），（3）**規律性 order**（連続作業を正確に遂行する能力），のどれかと関係がある（RIO と記憶する）。**表 19.8** にあげる機能はこの分類に従って配置されている。しかし，この分類はあくまでも単純化した図式にすぎず，前頭葉機能の中にはこのカテゴリーにうまく適合しないものがあることを覚えておいてほしい。

臨床❶19.11 では前頭葉疾患について解説しているが，これを学ぶことによって前頭葉機能に対する理解が深まるであろう。ここでは，活発な研究によって明らかになってきた前頭葉機能について，ごく簡単に紹介する。**作業記憶 working memory**（**表 18.6**）とは，多くの認知作業を行う短い時間だけ，すぐに取り出せる貯蔵庫にかぎられた量の情報を保持する能力である。算数計算の時に必要な能力がその例である。動物実験やヒトの機能画像研究から，前頭前皮質背外側部が作業記憶に重要であることが明らかとなっている。

近年の機能画像研究によって，前頭前皮質背外側部は，側頭葉内側部と協同して**記銘**に関係することもわかってきた。これらの研究によると，左前頭葉と側頭葉内側部は新しい言語情報を学習し記憶する時に活性化される。同様に，右前頭葉と側頭葉内側部は新しい非言語情報を学習し記憶する時に活性化される。

前頭葉背外側部皮質は，**認知集合シフト shifting cognitive set** が要求される課題の時にも活性化される。そのような課題として，ウィスコンシンカード分類テスト Wisconsin Card Sorting Test（WCST）がある。このテストでは分類課題のルールが何回も変わる

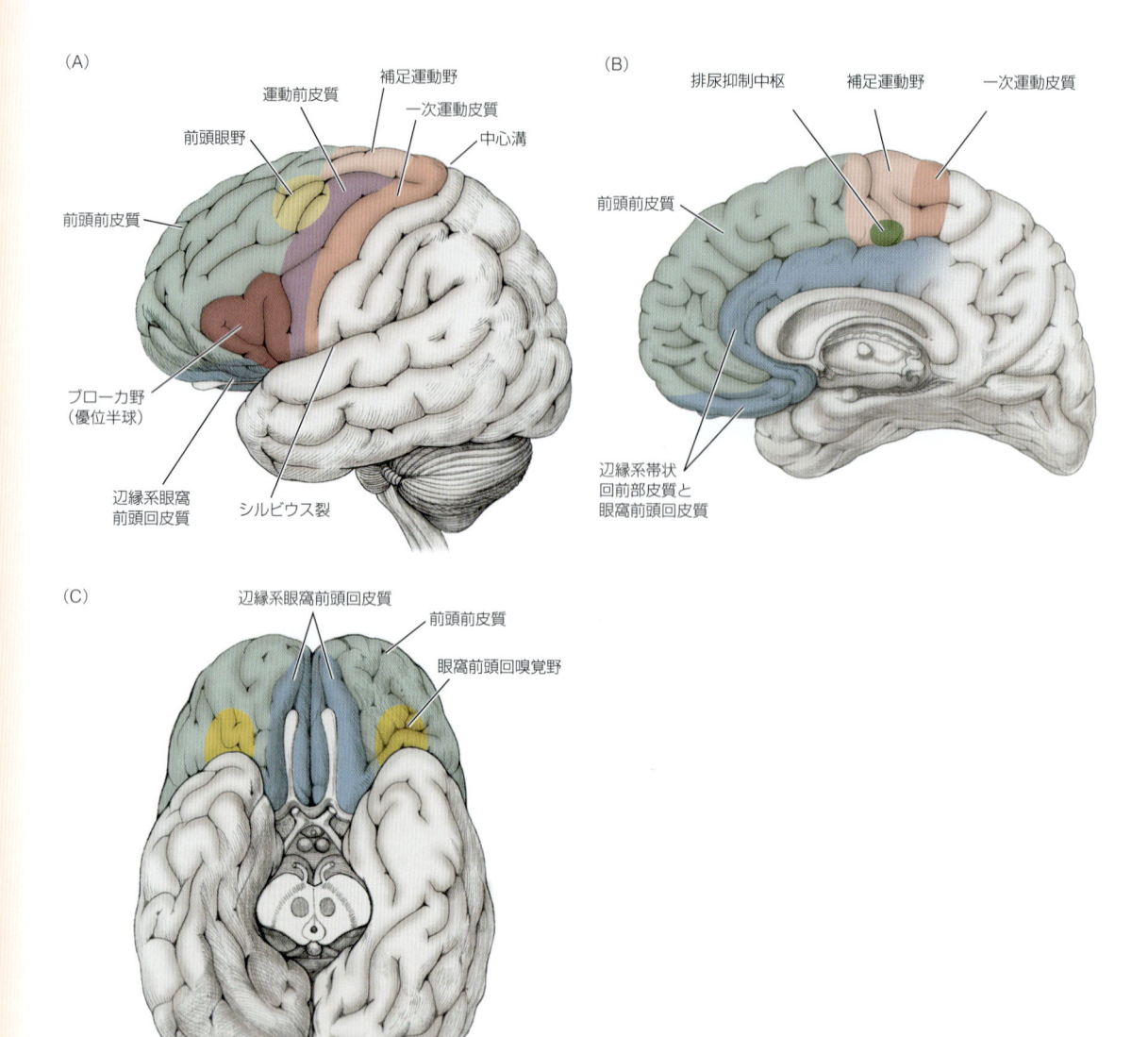

(A)
前頭前皮質
前頭眼野
運動前皮質
補足運動野
一次運動皮質
中心溝
ブローカ野
（優位半球）
辺縁系眼窩
前頭回皮質
シルビウス裂

(B)
排尿抑制中枢
補足運動野
一次運動皮質
前頭前皮質
辺縁系帯状
回前部皮質と
眼窩前頭回皮質

(C)
辺縁系眼窩前頭回皮質
前頭前皮質
眼窩前頭回嗅覚野

図 19.11　**前頭葉皮質の主な機能領野。**前頭前皮質，運動皮質，辺縁皮質を示す。(A) 外側面。(B) 内側面。(C) 眼窩前頭面

ので，被験者は変更されたルールを柔軟に推測しなければならない。興味深いことに，前頭葉は**選択的注意 selective attention** が求められる課題でも活性化される。例えば，視覚刺激や触覚刺激が同時に与えられている時に単語を聞き分けるような課題である。前頭葉機能に関するもう一つの重要な研究課題は，意思決定における**辺縁皮質と異種モダリティ連合皮質からの情報の統合**に，前頭葉がどのような役割を担っているかという点である。これは抽象的な意思決定に感情的な色彩を加える過程であり，人間の判断力に少しだけ感情と動機づけの要素を加えるのに役立つと考えられている。この過程によって，かぎられた情報と時間の中で，効果的で「直観的」な意思決定が可能になる。

復習問題

図 19.11 の名称を隠して，前頭葉の皮質領域の名称を答えなさい。

臨床ポイント 19.11　前頭葉疾患

表 19.9 に示すように，前頭葉病変による症状は理解しにくいことがあり，異なる患者で明らかに矛盾する症状がみとめられる。時には一人の患者に矛盾した症状があらわれることもある。これにはいくつかの説明が可能である。第一に，前頭葉は広大で多くの異なる機能領域を含んでいる。前頭葉症状は最初のうちは軽微なことが多く，病変が大きくなって異なる機能領域をおかすようになって初めて，明らかな臨床症状が

出現する可能性がある．同様に，両側性病変は通常一側性病変よりも臨床的に明白な障害をもたらす．そして複雑な行動異常は両側性病変が原因となる．最後に，前頭葉の機能はそれ自体が複雑なので検査が困難である．とくに正式な検査法の条件では，異常の検出が困難である．

動物実験や前頭葉病変をもつヒトの病理学的研究によって，背外側穹窿部病変と眼窩前頭回腹内側部病変では症状が異なることが明らかとなっている．この図式によると，**背外側穹窿部病変**では無欲的で生気に乏しく**無為的 abulic**（活発 ebullient の反対）な状態になる．一方，**眼窩前頭回腹内側部病変**では衝動的で脱抑制的な行動が出現し判断力が低下する．臨床現場ではこの二分法には多くの例外がある．また，背外側穹窿部と眼窩前頭面領域の両方を傷害する病変が多いので，この症状分類の有用性は低くなる．**左前頭葉病変**と**右前頭葉病変**でも症状が異なる．左前頭葉病変では全体的に抑うつ的な症状を伴うことが多いのに対して，右前頭葉病変では躁病に似た行動異常を伴うことが多い．やはり多くの例外がある．

このように多くの矛盾点や不明確な点があるにもかかわらず，患者の検査で明らかになる症状のうちには，前頭葉の機能障害を疑わせる特徴的な症状がある．これらの症状をよく知っておくと，前頭葉機能障害と思われる患者をみつけることが容易になる．ここでは前頭葉機能障害に特徴的な症状をくわしく述べる．

▶前頭葉機能不全が疑われる患者の評価法

前頭葉機能障害が疑われる患者を臨床的に評価する基本的な方法を**表 19.10** に示す．前頭葉機能障害の臨床評価に最も重要な情報は，必ずしも標準的な神経学的検査法から得られるわけではない．前頭葉機能障害の決定的なエビデンスは，患者の**病歴**や，実生活での患者の異常に気づいている家族や知人の話から得られることがある．また，前頭葉機能障害の患者にみられるような**行動異常**（表 19.10）がないか，注意深く観察する必要がある．

無為 abulia の患者は消極的で，無欲様で，自発的な活動に乏しく，反応が著しく遅く，短く穏やかに話す傾向がある．極端な例では，全く動かず，無動，無言（臨床 ⓟ14.2）の状態であるが，開眼して覚醒しているようにみえる．対照的に**脱抑制 disinhibition** の状態では，愚かな行動，粗野な冗談，突発的な攻撃性などがみられる．**不適切で滑稽な振る舞い inappropriate jocularity**（ドイツ語で witzelsucht）を示す患者もいて，深刻と思われる事にもあまりこだわらないようにみえる．自分自身の状態に対して**かぎられた洞察力**しか働かない患者は，**作話**することもある．**利用行動 utilization behavior** や **環境依存性 environmental dependency** を示す患者では，手元にあるどんな刺激にも反応する傾向があり，適切ではない場合にも反応してしまう．例えば，眼鏡が近くにあれば，自分のものでなくてもかけてしまう．無為と利用行動が組み合わさった特別の状況をフィッシャー C. M. Fisher が報告しているが，このような例では，全く無反応に座り周囲に無関心であるが，電話のベルが鳴ると受話器をとって短時間だけ正常に話す（「電話効果」）．極端な利用行動のもう一つの例は，「隣のベッドごし症候群 next bed over syndrome」である．医師が受けもちの患者に質問する度に，隣のベッドに寝ている患者が大声で叫んで答えるような場合である．このような患者に「あなたではなくて，他の人に聞いているんですよ」と話しても，なかなかやめようとしない．**保続 perseveration** や **運動維持困難 impersistence** や **前頭葉解放徴候 frontal release sign** の有無は神経学的検査で調べるが，自然な振る舞いの中でも観察できる．とくに重症患者の場合には自発的な行動を観察すればわかることが多い．重症の保続の患者は，検者が次の質問に移ろうとしても，同じ質問に何度も答えようとする．前頭葉疾患では**尿失禁 incontinence** がみとめられることがあり，とくに前頭葉内側部に病変がある患者で顕著である．患者が自分自身の尿失禁をあまり苦にしない点が特徴的である．

神経学的検査で**精神状態**を検査していると，前頭葉機能異常の重要な手がかりが得られることがある．このような検査の多くが前頭葉機能を単独に検査するわけではなく，その他の多くの系の正常機能に依存していることは覚えておかなければならない．したがって，精神機能検査以外の神経学的検査で，そのような系の機能が正常であることを確認しておく必要がある．ここでは軽微な前頭葉異常を検出するために，臨床的に特に有用な検査を選んで列挙する．

前頭葉機能障害の患者では，**注意 attention** も障害されている可能性がある．このような注意障害は数字の順唱・逆唱やその他の簡単なテストで検査することができる（臨床 ⓟ19.14, 表 19.10）．記憶テスト（臨床 ⓟ18.1）での異常は注意障害によることがあり，記憶想起の障害が前頭葉病変に起因することもある．軽度の **保続** はルリアのシークエンス課題 Luria sequencing task（ビデオ 19, 20）を用いれば検出できる．例えば，**図 3.1** の連続図形を模写させると，ページの端まで書き続けるような患者には明らかに保続がある．**図 3.1** では**クロージングイン現象 closing-in phenomenon** も観察される．この現象は患者の模写が徐々に検者の図形に近づいていくもので，おそらく環境依存性を示す症状であろう．保続を検出するためのもう一つの有効な検査にルリアのシークエンス運動課題 Luria manual sequencing task がある．この検査で

表 19.10　前頭葉機能評価法

Ⅰ．病歴と行動観察
  A．最良の検査は実生活；家族やその他の知人からの病歴聴取からのほうが患者の検査からよりも多くの情報が得られる。
  B．行動観察。とくに下記に注意する。
    1．無為
    2．不適切で滑稽な振る舞い
    3．その他の態度や洞察の異常
    4．作話
    5．利用行動と環境依存性
    6．保続，維持困難，自発性前頭葉解放徴候
    7．尿失禁
Ⅱ．精神状態検査
  A．注意
    1．数字順唱と逆唱
    2．月名（英語）の順唱と逆唱
  B．記憶
  C．保続と集合シフト能力
    1．ベッドサイド：ルリアシークエンス課題（書字，描画）
    2．正式検査：線引きBテスト，ウィスコンシンカード分類テスト
  D．不適切な反応を抑制する能力
    1．ベッドサイド：聴覚性，視覚性動作選択テスト
    2．正式検査：ストループテスト
  E．単語生成，描画生成
    1．FASテスト，その他の単語生成課題
    2．描画生成
  F．合理化
    1．類似性
    2．ことわざ理解
    3．論理問題
  G．判断力；現在の行動に及ぼす将来の結果の影響
    1．検査困難；状況問題（例，劇場火災）を作成し，主に一般知識や合理化能を検査する
    2．ギャンブルテスト[a]
  H．言語検査
  I．半側無視の検査
Ⅲ．その他の検査所見
  A．頭蓋の形態（過剰骨化は前頭部髄膜腫の可能性がある）
  B．嗅覚（無嗅症は眼窩前頭部の腫瘍の可能性がある）
  C．視運動性眼振（OKN）検査（眼球衝動運動障害が病変から離れる方向に起こる）
  D．片麻痺，上位運動ニューロン徴候
  E．運動維持困難（20秒間の舌提出，上肢姿位保持）
  F．ゲーゲンハルテン（抵抗症，パラトニー）
  G．原始反射，「前頭葉解放徴候」（把握反射，吸引反射，）口尖らし反射，探索反射）
  H．前頭葉性「磁石様」歩行障害

[a]Bechara A, Damasio AR, Damasio H, Anderson SW. 1994. Insensitivity to future consequences following damage to human prefrontal cortex. *Cognition* 50：7-15

は，患者にまず拳で，次に掌で，さらに手の横側で，大腿をできるだけ速くくり返し叩いてもらう。「線引きBテスト Trail B test」の言語版は，患者にA，1，B，2，C，3という具合に交互に順番につないでいってもらう検査で，ベッドサイドで行える。保続や集合シフト（セットシフト）能力の正式な神経心理テストも表 19.10 に示した。

　不適切な反応を抑制できない患者をベッドサイドで検出する有効な検査法に**動作選択課題 go-no-go task**（ビデオ 21）がある。この課題は「サイモンさんがいいます Simon says」という子どもたちのゲーム（訳注：先生役の子どもが，動作を指示する命令文の前に「サイモンさんがいいます」という言葉をつけた時だ

け，生徒役はその動作を行う）と似ている（もっとやさしい）。聴覚性動作選択テストでは，患者は検者が机を1回叩いた時に指をあげ，2回叩いた場合には動かさないでおくように指示される。次に検者は1回叩くか2回叩くかを無作為に連続して行う。視覚性の動作選択テストでは，検者は無作為に指を1本か2本みせることによって同様の検査を行う。もっと正式な検査としてストループテストがある。**ストループテスト Stroop test**（色彩語不一致テスト color word conflict test）では，「赤」「黄」「緑」のような色の名前のリストが患者に渡されるが，それぞれの文字はそれが意味する色とは異なる色で印刷されている（例：「黄」の文字が緑色に印刷されている，など）。患者は文字を読ま

表 19.11	合理化能の検査のために用いられることわざと類似性の例

ことわざ：「このことわざの意味は？」

Don't cry over spilt milk（後悔先に立たず）　　　　　　　最も簡単
People who live in glass houses should not throw stones
　　（人を呪わば穴二つ）
The tongue is the enemy of the neck.（口は災いのもと）
One swallow does not a summer make.（早合点は禁物）
You never cross the same stream twice.（有為転変）　　　最難問

類似性：「_____と_____はどのように似ている？」

ハンマー	ねじ回し	最も簡単
オレンジ	リンゴ	
机	ソファ	
汽車	飛行機	
詩	彫刻	
蛾	木	最難問

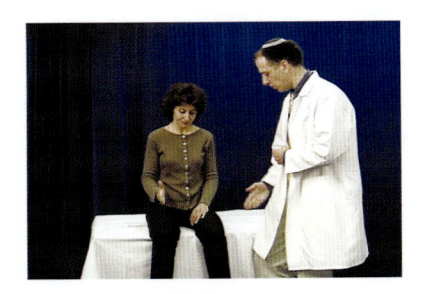

シークエンス運動課題（ビデオ 19）

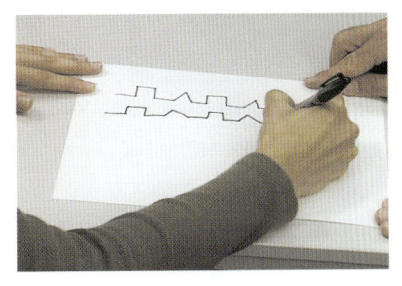

シークエンス描画課題（ビデオ 20）

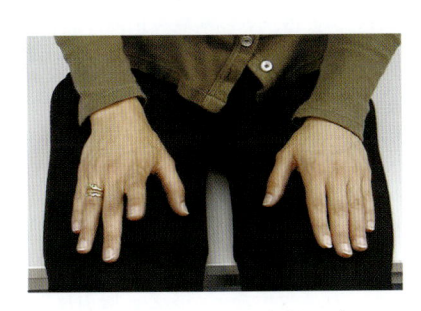

聴覚性動作選択テスト（ビデオ 21）

ずに，印刷されている文字の色を答えるように指示される。

　思いつくままに一連の関連語や関連描画を列挙する能力が前頭葉病変患者で障害されることが少なくない。**単語生成課題 word generation task** が軽度の言語流暢性の低下を検出するために用いられ，優位側前頭葉の機能低下を検出する鋭敏な検査法である。このようなテストを標準化した検査法が FAS テストである。FAS テストでは，最初の 60 秒で，例えば F から始まる単語をできるだけ多くあげてもらい，次の 60 秒で A から始まる単語をあげる，というふうに続けていく。人や場所の名前などの固有名詞は禁止する。正常人では各アルファベットについて 12 以上の単語があ

げられる。同様に，正常人では 60 秒間に 15 以上の動物の名前がいえる。単純図形を描いてもらって同様の検査を行えば，非優位側の前頭葉機能不全を検出することができる（図形流暢性 figural fluency 検査という）。

　前頭葉機能障害では**抽象合理化 abstract reasoning**能も障害されることが多い。これを検査する 2 つの一般的な方法は，**ことわざ proverb** 理解と**類似性 similarity** 抽出課題である（ビデオ 22）。患者の反応を正常か誤りかで記録する。ことわざと類似性課題の提示は，患者の機能レベルを評価するために，難易度が低いものから高いものへと上げていくことが重要である（**表 19.11**）。多くの論理的課題を用いて抽象合理化能を検査することもできる。神経学的検査で**判断力 judgment**を検査することは難しいので，実生活での患者の行動から評価せざるをえない。次のような質問をする。「満員の劇場で火事をみつけたらどうしますか」，「切手が貼ってあって住所が書かれた手紙が道に落ちていたらどうしますか」などである。しかし，患者はこの種の質問に答える場合，通常は自分の一般的な知識や合理化能に基づいて回答するもので，実生活では全く異なる反応をすることも少なくない。ベチェラ Bechara とダマシオ Damasio らは，最近，判断力障害の検出に有用なギャンブルに似た課題を考案し，前

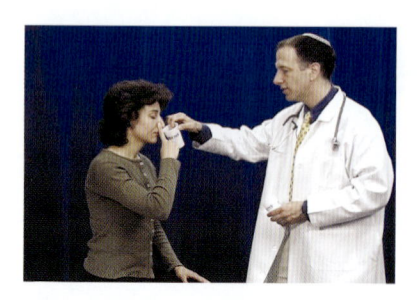

嗅覚（ビデオ24）

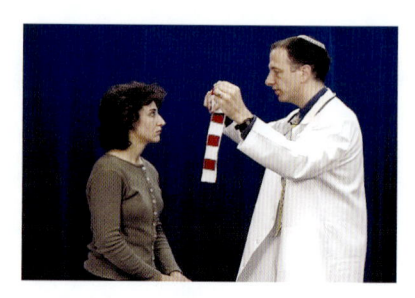

OKN（ビデオ34）

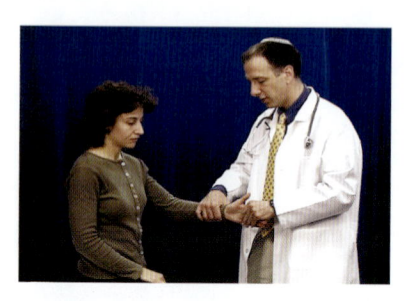

把握反射（ビデオ18）

頭葉の短期障害患者と長期障害患者の間で明らかに成績が異なるので，その鑑別に役立つことを示した（**表19.10**）。

　その他にも前頭葉機能障害の手がかりとなる2つの精神状態検査がある。言語検査で非流暢性失語があれば左前頭葉機能障害が疑われる（**臨床 P19.4**）。また，左半側無視は右頭頂葉病変によることが多いが，右前頭葉病変で観察されることもある（**臨床 P19.9**）。左半側無視がその他の前頭葉機能障害の徴候とともに出現すれば，右前頭葉病変を疑わせる材料となる。

　最後に，一般検査と神経学的検査のその他の部分の所見が前頭葉病変の同定に役立つことがある（**表19.10**）。一般検査では**頭蓋の形**に注目する。例えば，髄膜腫は前頭葉を覆う頭蓋骨の過剰骨化を伴うことがあり，その場合には頭部に大きな膨隆を触れる。眼窩前頭面領域の腫瘍ではしばしば嗅覚脱失が起こるので（**症例12.1**），**嗅覚**も検査する必要がある（ビデオ24）。前頭眼野の病変では病変とは反対の方向へ向かう眼球衝動運動が障害されるので，**眼球衝動運動**を注意深く検査する（**図13.14**）。**視運動性眼振（OKN）**は眼球衝動運動の鋭敏な検査法である（第13章，ビデオ33，34）。一方向への急速相の減少があって，OKNにわずかな左右差がみとめられれば，反対側の前頭葉に病変がある可能性がある。

　中心前回の一次運動皮質やその白質路を傷害する前頭葉病変が存在すれば，片麻痺や運動ニューロン徴候などの**運動障害**があらわれる。一方，前頭前皮質の病変はもっと微妙な運動障害や反射異常や歩行障害を伴

うことが多い。**運動維持困難 motor impersistence**の有無は，両手を広げたり舌を突き出したりするような動作を20秒間保持させることによって検査できる。運動維持困難は右頭頂葉病変やハンチントン病，そして注意障害を起こすその他の病態でも観察される（**臨床 P19.14**）。前頭葉病変をもつ患者では，**パラトニー paratonia**，すなわちゲーゲンハルテン gegenhalten（抵抗症）がみとめられることがある。これは被動運動に対する抵抗がほとんど意図的に増加して，筋緊張が亢進する現象である（**臨床 P16.1**）。

　さらに，いわゆる**前頭葉解放徴候 frontal release sign**，すなわち**原始反射 primitive reflex**が前頭葉病変に伴って成人にみとめられるようになる。このような反射は正常では小児にしかみとめられないものである。その中で最も役に立つ徴候は把握反射 grasp reflexで，患者の手掌をこすると誘発される（ビデオ18）。把握反射が強陽性の場合には，手を離すように強くいっても握り続ける。軽度陽性の場合には，患者の気をそらさないと誘発できないことがある。例えば，患者と話をしながら検査すればよい。なぜ握り続けるのか尋ねると，患者はわからないと答えることが多い。

　その他のもっと非特異的な反射には，吸引反射，口尖らし反射，探索反射などがある。**吸引反射 sucking reflex**は患者の口唇を綿棒で触れて誘発する。**口尖らし反射 snout reflex**は患者の口唇を軽く叩いて誘発する。**探索反射 root reflex**は患者の頬をこすったり，物体を口の近くに持っていったりすることによって誘発する。**手掌頤反射 palmomental reflex**は母指球をこすると同側の下顎筋が収縮する反射であるが，病的意義は少ない。正常でも陽性のことが多いからである。マイアーソン Myerson の眉間徴候はパーキンソン病などの運動疾患でみとめられる（**臨床 P16.2**）。前頭葉病変では特徴的な**前頭葉性歩行異常 frontal gait abnormality**が生じる（**臨床 P6.5，表6.6**）。動揺性で不安定な**磁石歩行 magnetic gait**で，患者は床から足を離して歩くことができない。

表 19.12　前頭葉疾患の鑑別診断
Ⅰ．前頭葉を傷害することが多い疾患
頭部外傷
ACA，MCA 梗塞
高血圧，腫瘍，前交通動脈瘤からの出血
グリオーマ，転移性腫瘍，髄膜腫，その他の腫瘍
脳膿瘍，トキソプラズマ症，単純ヘルペス脳炎（辺縁皮質）
前頭側頭葉変性症（FTLD）
発達異常
前頭葉痙攣発作
Ⅱ．前頭葉様症候群を起こすびまん性過程
中毒性・代謝性疾患
水頭症
ビンスワンガー脳症
びまん性無酸素脳症
脱髄とその他の皮質下変性疾患
進行期アルツハイマー病
Ⅲ．前頭葉様症候群を起こすその他の疾患
統合失調症（陰性症状）
うつ病
パーキンソン病
ハンチントン病
小脳病変
脳幹上行性網様体賦活系と視床

▶前頭葉障害の鑑別診断

　前頭葉を侵すことが多い疾患を**表 19.12** のⅠに示す。前頭葉障害によく似た症状を呈する患者で，実はびまん性の脳障害が原因とわかることが少なくない（**表 19.12**Ⅱ）。この理由の一つは，前頭葉が脳の大きな部分を占めるので，多巣性の病変では他のどの脳領域よりも先に前頭葉が傷害される可能性が高いからであろう。水頭症の場合には，拡張した脳室が前頭葉の皮質下白質路を圧迫するか，あるいは前大脳動脈を圧迫する機序が想定されている。

　その他の病変でも前頭葉病変に似た症状を伴うことがある。時には前頭葉から離れた位置にある病変の場合もある（**表 19.12**Ⅲ）。すでに述べたように，前頭葉が広汎な皮質・皮質下線維連絡のネットワークの一部を構成するからであろう。また，特定の神経伝達物質系，とくにドーパミンの異常が前頭葉の機能障害をもたらす。前頭葉機能障害に似た症状を起こすその他の多くの状態を**表 19.12** に示したが，この一つ一つの詳細については別項を参照してほしい（臨床 ❷5.7，6.5，6.6，14.2，15.2，16.2，18.3，19.15，19.16）。

視覚連合皮質：高次の視覚情報処理

　第 11 章で述べたように，視覚情報は一次視覚皮質に到達したあと 2 つの連合皮質の経路で処理される（**図 19.12**）。**背側路 dorsal pathway** は頭頂-後頭連合皮質に投射する。この経路は動きや，対象と対象の間の空間的位置関係，身体と視覚刺激の間の空間的位置関係を解析することによって，「**どこに where ？**」の質問に答える。**腹側路 ventral pathway** は後頭側頭連

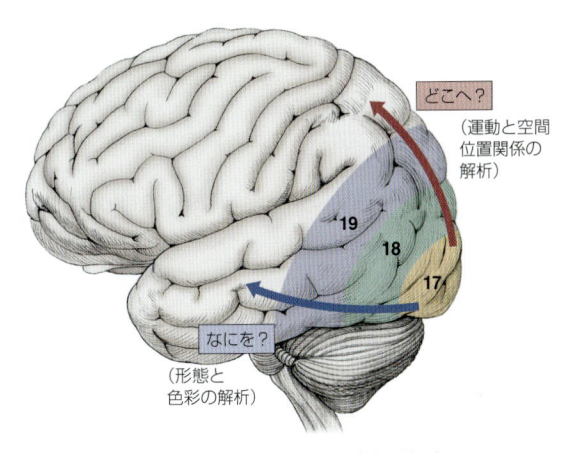

図 19.12　「どこへ」と「なにを」の視覚処理経路

合皮質に投射する。この経路は，色彩，顔貌，文字などの視覚刺激を同定する特定の脳領域で形態に関する情報を解析することによって，「**なにを what ？**」の質問に答える（**図 19.13**）。実際は，この情報処理過程は非常に複雑で，多くの特殊化した皮質機能単位が協調して働く必要がある（**図 11.11A**）。臨床 ❷19.12 の臨床症候群を学べば，ヒトにおける背側と腹側の高次視覚路の機能が理解しやすくなるであろう。ここでは，高次視覚情報処理における最近の研究を簡単に紹介する。

　視覚情報や非視覚情報を含めて，異なる脳領域から集まってくる情報がどのように一つの知覚に統合され受容されるかは，重要な研究分野の一つである。例えば，人の話を聞く時，音や単語理解，顔の認知，顔色，空間内での顔の位置，話に含まれる感情的要素などはそれぞれ異なる皮質領域で受容されるのだが，一つ一つがバラバラに受容されるわけではない。一つの受容知覚がどのように脳で形成されるかという問題は，**結合問題 binding problem** とよばれている。この結合問題，とくに視覚系における結合問題に関しては多くの研究が行われ仮説が立てられているが，そのメカニズムについては結論が出ていない。

　第二の研究分野は**視覚性心的イメージ visual mental imagery** である。これは，実際には存在しない光景を思い浮かべる能力である。この過程は，外的視覚刺激を受容する視覚野と同じ脳領域で処理されるらしい。しかし，一次視覚皮質がどの程度関わっているかについては議論がある。

　第三の研究分野は**盲視（ブラインドサイト blindsight）**という現象である。一次視覚皮質に病変をもつ患者の中に，意識の世界では郵便受けが全くみえないのに，封筒を正確に郵便受けに入れるような作業ができる患者がいる。このような現象を盲視とよんでいる。外側膝状体や一次視覚皮質を経由せずに膝状体外

19

視覚路（図 11.6）を通って連合皮質に伝えられる情報が，明らかに盲視に関係する。半盲視野の中に数分間だけ視覚が残存する小領域があり，この視覚が意識にはのぼらずに行動に影響する，という報告もある。

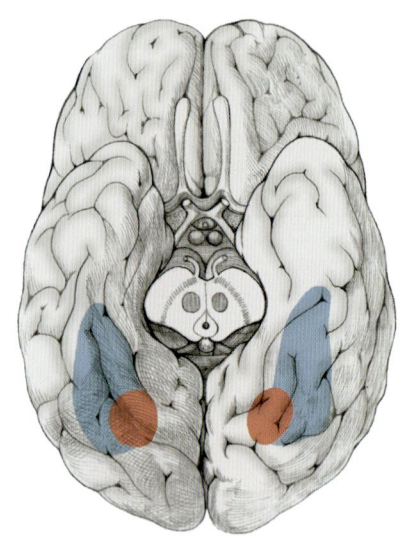

顔，文字列，数字の認識

色の認識

図 19.13　色彩，顔貌，文字，数字の認識。色彩，顔貌，文字列，数字によって活性化される下後頭側頭回（紡錘状回）皮質の領域。ヒト機能画像と誘発電位で検査した。（Allison T, McCarthy G, Nobre A, Puce A, Belger A. 1994. Human extrastriate visual cortex and the perception of faces, words, numbers, and colors. *Cerebral Cortex* 4（5）: 544-554）

臨床ポイント 19.12　高次視覚情報処理の障害

幻視や妄想などの視覚現象については第 11 章で紹介したので，もう一度参照してほしい（臨床🅟11.1）。本項ではこれらの基礎的知識をもとにして，一次視覚皮質，下後頭側頭葉皮質（「なにを？」の経路），背外側頭頂-後頭葉皮質（「どこに？」の経路）など，特定脳領域の病変に伴う視覚処理異常の症候群について述べる。

▶一次視覚皮質の症候群

一次視覚皮質に起因する幻視，痙攣発作，片頭痛関連現象については臨床🅟11.1 で述べた。色彩失名詞を伴う純粋失読については臨床🅟19.7 で述べた。もう一つの有名な症候群として**皮質盲 cortical blindness**，すなわち**アントン症候群 Anton syndrome** があり，一次視覚皮質の両側性病変で起こる。アントン症候群の患者は，対面法による視力検査を行うと完全な視力消失があるが，病態失認があって全く気づいていない。その他には，視覚刺激への瞬目反応の消失，まぶしい光に対する閉眼反応の消失，視運動性眼振（OKN）の消失などが検査でみとめられる。盲視（前項）がある患者もいる。視覚消失に対する病態失認は，厳密にはアントン症候群ではない状況でもみとめられる。後頭葉病変と前頭葉病変の並存（作話を生じる），後頭葉病変と右頭頂葉病変の並存（無視を生じる）などの場合である。

▶下後頭側頭葉皮質の症候群

下後頭側頭葉皮質は「なにを？」の視覚経路に属し，対象の同定に関係する色彩や視形態の処理を受けもつ。色彩，顔貌，文字列の認識に関係する脳領域（図 19.13）についてはすでに述べた。したがって，下後頭側頭葉皮質の病変では色彩や顔貌やその他の対象物の認識が損なわれる。また，色彩や形態に関係するその他の視覚現象に対する認識も失われる。下後頭側頭葉の視覚連合皮質から始まる痙攣発作では複雑型の幻視が出現するが，この点については臨床🅟11.1 と臨床🅟18.2 で述べた。

相貌失認 prosopagnosia の患者は，顔をみてもその人がだれだかわからない。相貌失認の責任病変は，通常，**紡錘状回 fusiform gyrus** ともよばれる両側の**下後頭側頭葉皮質**である（図 19.13，図 2.11C）。顔貌の認識には右半球のほうが重要だと思われる証拠があるが，持続的な相貌失認患者のほとんどの報告例では両側性に病変がある。**失認**とは正常の受容から意味内容を取り去ったもの，という定義を思い出してほしい。例えば，相貌失認の患者は顔の部分がわかりその名前をいうこともできるし，顔をみてそれが顔であることがわかる。顔の特徴をみて同一人物の顔をあてることもできる。しかし，よく知っている人の顔であっても，それが特定のだれの顔かはわからない。この知覚の障害を伴わない「純粋」型の失認は連合型 associative 失認ともよばれている。この型の失認を，一次感覚種の障害によって認知機能が異常になる受容型 perceptual（統覚型 apperceptive）失認から区別して考える必要がある。失認が単なる受容障害ではなく高次機能障害であることを考えれば，失認の定義を記憶することも容易だろう。

相貌失認の患者は顔で人を識別することはできないが，服装や声やその他の手掛かりから人を識別することができる。興味深いことに，相貌失認における認知障害は人の顔だけに対して起こるわけではない。自分が飼っている牛の顔がわからなくなった農夫の例や，特定の鳥が識別できなくなった野鳥観察者の例が報告されている。基本的には，相貌失認では「一般認識」は正常だが「特異認識」が障害される。具体例をあげると，顔を顔，車を車，ビルをビルと判断する能力は

あるが，それぞれ特定の顔や車やビルがわからない，ということである。相貌失認は色覚異常（次項を参照）を伴うことが少なくない。また，上四分盲や上半盲などの視野障害や失読を伴うこともある（図 11.15J，図 11.17B）。

　色覚異常 achromatopsia は色受容の中枢性障害である。皮質性色盲と考えられていて，色受容に異常がない色彩失認とは区別される（次項を参照）。色覚異常の患者は，視覚的に色を提示されてもその色の名前がいえず，色を指さすこともできず，同じ色を選び出すこともできない。しかし，言葉で表現された対象物については正しく色の名前がいえる。一般的に，色覚異常の患者は自分自身の障害に気づいていて，灰色の影のようにみえると話すことが多い。色覚異常は四分の一視野に起こることも，半側視野に起こることも，全視野に起こることもある。全視野に起こる場合には相貌失認を伴うことが多く，下後頭側頭葉皮質（図 19.13）の両側性病変が原因となる。片側色覚異常は反対側の下後頭側頭葉皮質の病変によって起こる。色覚異常に随伴することがあるその他の症状には，上四分盲や両側上半盲などの視野障害や失読などがある。

　色彩失名詞 color anomia，もっと正確には色彩失認 color agnosia は，下後頭側頭葉皮質の病変では起こらないが，色覚異常との区別のためにここで簡単に触れておこう。色彩失認は優位半球の一次視覚皮質から脳梁に広がる病変によって生じ，純粋失読や右半盲を伴う（臨床 🅿19.7，図 19.5）。色彩失認は脳梁膨大部付近の内側後頭側頭連合皮質の病変でも報告されている。患者は視覚的に提示された色の名前をいうことも色を指し示すこともできない。しかし，色覚受容には異常がないので，同じ色を選び出すことが可能である。これは真の失名詞ではなく言語の異常でもない。患者は言葉で表現された場合には色の名前がわかるので，失名詞失語とは区別する必要がある。

　その他の視覚失認についてはあまりよく知られていない。例えば，生き物や道具などの特定のカテゴリーに対してカテゴリー特異的視覚失認が報告されている。この種のカテゴリー特異的視覚失認は，側頭葉新皮質の萎縮を伴う意味性認知症（臨床 🅿19.16）の患者でみとめられることがある。下後頭側頭葉皮質の大きな両側性病変では，上述のカテゴリーを含めてすべての視覚対象に対する一般認識と特異認識がともに障害される，全般的な視覚対象失認が生じることがある。しかしこのような失認は，視力低下の存在を疑わせる記載も多いので，受容性失認と考えるほうがよいかもしれない。興味深いことに，このような病変をもつ患者の中に，動いている時だけ物体の認識が可能な，いわゆる視覚性静止失認 visual static agnosia を呈する場合がある。

　下後頭側頭葉皮質の病変ではその他の錯覚現象も起こるが，この領域の病変に特異的というわけではない。微視 micropsia では対象が異常に小さくみえ，巨視 macropsia では異常に大きくみえる。両者とも視野の一部だけに起こることがある。変形視 metamorphopsia はもっと広い意味の用語で，対象の形や大きさがゆがんでみえる状態を指す。これらの病態は「不思議の国のアリス」症候群とよばれることもあり，片頭痛や梗塞，出血，腫瘍，そしてその他の下視覚連合皮質や外側視覚連合皮質の疾患で起こる。網膜病変や中毒性・代謝性疾患でみとめられることもある。

　視覚的再定位 visual reorientation の患者には，周囲の世界が傾いたり逆さまになったりしてみえる。この状態は，前庭系や延髄外側部の機能障害に伴うとされている。視覚保続 palinopsia は以前にみた物体が何回も反復してあらわれる現象で，視覚連合皮質の病変によって起こる。例えば，「植物をみたと思ったら，数分後にその植物が再びあらわれ，オムレツから生えているようにみえた」と話す患者がいた。また，別の患者は，病室に入って来る付き添いの人をみたあとで，その夜，「その人が何回も病室に入って来る姿がみえた」と訴えた。視覚保続はトラゾドンのような薬剤の副作用としてあらわれることもある。

　大脳性複視 cerebral diplopia や多視 polyopia の患者では，一つの物体についてそれぞれ 2 個かそれ以上の数の像がみえる。眼球共同偏位による複視については臨床 🅿13.1 で述べた。2 つ以上の像の出現や単眼性複視は，精神疾患が原因のことがある。しかし，単眼性や両眼性の 2 重視，3 重視の場合には，後頭葉病変や角膜病変，白内障などによることもある。皮質病変に伴うもう一つの視覚妄想は赤視症 erythropsia である。この状態は，視野が金色や赤色や紫色などの不自然な色になることが特徴である。色覚の障害はジギタリス中毒などの薬物中毒でみられることもあり，この場合には物体の周囲に黄色を帯びた暈がみえる。

▶背外側頭頂-後頭葉皮質の症候群

　背外側の頭頂-後頭葉皮質は「どこに？」の視覚経路に属し，動きと空間配置と統合の処理に関与する（図 19.12）。したがって，背外側の頭頂-後頭葉皮質の病変ではこれらの視覚処理過程が障害される。構成障害やその他の視空間認識障害が頭頂葉病変とくに非優位側の病変で起こることは，本章の初めに述べた（臨床 🅿19.10）。

　バーリント症候群 Bálint syndrome は背外側の頭頂-後頭連合皮質の両側性病変で起こるが，臨床的には以下の三徴からなる。すなわち，（1）同時失認，（2）視覚性運動失調，（3）眼球運動失行である。同時失認 simultanagnosia はバーリント症候群の中核異常で，

19

個々の視覚対象を全体として受容することができなくなる。同時失認の患者は一度に視野の1カ所の小領域からの視覚情報しか受容できない。この受容領域は動き回って予測ができないので，対象の軌跡を見失ってしまうことが多い。患者は複雑な光景を写し取ることや，動く物体を同定すること（これは先に述べた視覚性静止失認とは逆である）がとくに困難である。大きく複雑な視覚対象物を前にすると，患者は個々の小部分をいかにも無作為に話す傾向にあり，一つの統合された物体や光景の全体像がわからない。同時失認は視空間結合の障害と考えられる。

視覚性運動失調 optic ataxia があると，視覚誘導下で空間内の物体に手で触れたり，指し示したりすることができない。この状態は次の点で小脳性運動失調とは異なる。すなわち視覚性運動失調では固有感覚や聴覚の手がかりがあれば対象を指さすことができ，また一度対象に触れると閉眼していてもその対象に触れたり指を離したりする運動が滑らかに行える。**眼球運動失行 ocular apraxia** があると，衝動眼球運動による末梢視野の対象への随意性注視が困難になる。随意注視の方向を修正するために頭部を動かさなければならない患者もいる。この状態は，視野の小領域の受容を除いて，視覚受容が障害されていることに関係していると思われる。

バーリント症候群の患者は，誤って視覚失認や失読と診断されることがある。しかし，患者がみえる範囲に視覚刺激を置くようにして注意深く検査すれば，視覚失認や失読がないことがわかる。バーリント症候群は背外側後頭頂-後頭葉の連合皮質の病変で起こるので，下四分盲（**図 11.15**），失語，半側無視などを伴うことがある。このような背外側後頭頂-後頭葉皮質の両側性病変を起こす最も多い原因は MCA-PCA 境界域梗塞（**図 19.3B**，**図 10.10B**）であるが，両側性の出血や腫瘍，後部大脳皮質の萎縮を伴う認知症などでもこの症候群を呈することがある。

完全なバーリント症候群を示さない両側頭頂-後頭葉病変の患者で，症状が個別に出現することがある。例えば，視覚性アレステジー（視覚左右混同）（視空間で対象の位置が左右逆にみえる）を呈する患者もいれば，大脳性運動盲 akinetopsia（動く対象を受容できない）を呈する患者もいる。

復習問題

以下のそれぞれの病態について，背側後頭頂-後頭葉経路（「なにを？」の経路），腹側後頭側頭葉経路（「どこに？」の経路），一次視覚皮質のいずれの病変に伴うことが多いか，答えなさい。
1. 相貌失認
2. 同時失認
3. 色覚異常
4. 病態失認を伴う視力障害

臨床ポイント 19.13　幻聴

聴覚皮質や近傍の連合皮質（**図 19.1**）が関係する高次聴覚処理の障害は，幻聴やその他の陽性聴覚現象を起こす原因の中の一つにすぎない。**耳鳴 tinnitus** は片耳や両耳に聞こえる持続的なリンリンなる音やブンブン唸る音からなり，通常，鼓膜，中耳の耳小骨，蝸牛，内耳神経（Ⅷ）（**臨床 P12.5**）などの末梢性聴覚疾患による。**血管雑音の自己聴取 self-audible bruits** は脈拍性の「シュー」という音が，動静脈奇形や頸動脈解離による乱流や，頭蓋内圧亢進による頭蓋内外の圧較差に伴って聞こえる。陽性聴覚現象の中には，視覚系の障害と同じような機序で起こるものがある（**臨床 P11.1**，**19.12**）。例えば，感音性難聴がある高齢者で複雑な幻聴（音楽や声など）が起こることがあるが，これはボネット症候群（視力障害による幻視）に似た**解放現象**と考えられる。台形体や上オリーブ核やその他の聴覚回路（**図 12.17**）を傷害する**橋被蓋**の病変や虚血では，まれに幻聴が起こる。このような幻聴では，屋根の上の雨音，虫の羽音，オーケストラのチューニングのような楽器の音などが聞こえるが，大脳脚幻視症の幻視の機序に似ている。もう一つのまれな状態である**聴覚錯覚（錯聴 paracusis）**では，視覚保続のように，一度聞いた音が何度も聞こえる。**精神疾患**は単純な幻聴や複雑な幻聴を起こす原因として比較的頻度が高い。最近，統合失調症患者の幻聴時の機能的神経画像法で多くの脳領域の活性化が示されている。**臨床 P18.2** で述べたように，一次聴覚皮質の**痙攣発作**では単純な聴覚現象が起こる。近づいてくる列車の音や離陸する飛行機の音が皮質病変の反対側から聞こえてくることが多い。聴覚皮質の痙攣発作は一時的な聴力障害も起こす。聴覚連合皮質の病変は声や音楽などの複雑な聴覚現象を起こす。音楽性幻聴は優位半球よりも非優位半球の痙攣発作で起こることが多いが，上述のように末梢性病変や橋病変でも起こる。皮質聾や非言語性聴覚失認のようなその他の高次聴覚受容の障害については，**臨床 P19.7** で述べた。

再び意識系について：注意と認知の解剖学

意識の問題は神経科学の最も魅力的な課題の一つである。意識的な思考を脳機能の観点から説明しようとする試みは，神経科学の神髄をきわめることに他ならない。特に近年では多くの研究者の興味をひきつけている。数多くの脳機能の中で意識の基盤と考えられるのは，注意や認知のメカニズムを引き起こす神経回路である。

プラム Plum とポズナー Posner によると，意識には次の2つの要素がある。
1. 意識内容

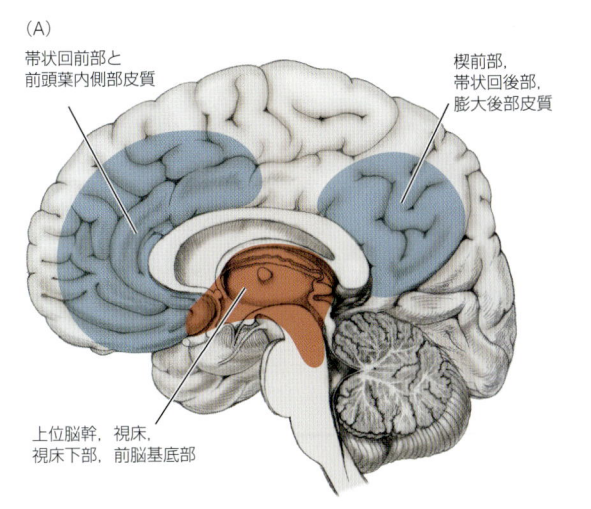

(A)

帯状回前部と
前頭葉内側部皮質

楔前部,
帯状回後部,
膨大後部皮質

上位脳幹, 視床,
視床下部, 前脳基底部

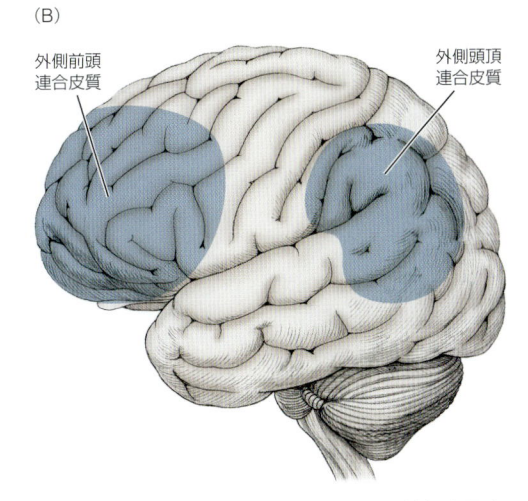

(B)

外側前頭
連合皮質

外側頭頂
連合皮質

図 19.14　**意識系**。清明度, 注意, 認識を調節する解剖学的構造。（A）意識系を構成する皮質要素（青）と皮質下要素（赤）を示す内側面。（B）意識系を構成する外側皮質要素。大脳基底核や小脳など, ここにはあげていないその他の回路も注意やその他の意識メカニズムに関わることに注意

2.　意識レベル

　意識内容 content of consciousness とは意識が働きかける基質で, 多くのレベルで働く感覚系, 運動系, 情動系, 記憶系の機能が含まれる。記憶, 情動と衝動, 言語, 実行機能, 視覚処理, 運動企画など, 本書を通して述べられている多くの系の活動が含まれる（巻末の「おわりに」の図を参照）。これらの系が正常に機能しなければ, 完全に正常な意識というものはありえない。**意識レベル level of consciousness** はこの基質に働きかけるいくつかの神経回路によって調節される。このような神経回路を総称して意識系という（図19.14）。脳のその他の主要な機能系（運動系, 体性感覚系など）と同じく, 意識系も, 特殊化した機能を遂行する大脳皮質と皮質下のネットワークからなる。この場合の特殊化した機能とは意識レベルの調節である。第 14 章で述べたように, 意識レベルはお互いに関連する 3 つの異なる過程であらわすことができる。その 3 つの過程とは, （1）**清明度 alertness**, （2）**注意 attension**, （3）自己と周囲の**認識 awareness** を, それぞれ維持する過程である（**AAA** と記憶する）。これらの機能を調節する意識系神経ネットワークには, 上位脳幹, 視床, 視床下部, 前脳基底部賦活系（図 14.7〜図 14.15）や, 内外側の前頭頭頂連合皮質, 帯状回（図19.14）などが含まれることを思い出してほしい。大脳基底核や小脳などのその他の構造も, 注意メカニズムへの関与を通して意識系に関わる。第 14 章では, 基本的な清明度や覚醒状態の調節に意識系がどのように関わるかをみてきた。ここでは意識に関する探究をさらに深く掘り下げることにしよう。昏睡を防止する機能（清明度を促進する機能）から始めて, 続いて注意について考察し, 最後にわからないことが多い認識の問題に触れることにする。

▶注意の全般的なメカニズム

　本章の始めに, 注意の大脳局在的な側面について紹介し, ほとんどの人の注意には非優位側（通常右）半球のほうが重要であることを強調した（図 19.7, 臨床 Ⓟ19.9）。ここでは両半球で働き, 全般的な注意に関わる神経ネットワークについてくわしくみていこう。**注意**にはいろいろな説明の仕方があり, 多くの異なる機能的要素を含む。現在のところ, 注意については解剖生理学に基づく標準的な分類法がまだない。しかし, 注意には**少なくとも 2 つの主要な機能**がある。（1）選択的注意 selective attention, すなわち方向性注意 directed attention とは, 他から区別して特定の対象に注意を向けることを意味する。（2）持続性注意 sustained attention には, 覚識 vigilance, 集中力, 非動揺性の機能が含まれる。この 2 つの注意に関わる神経回路は多くの要素やメカニズムを共有する。

　選択的注意, すなわち**方向性注意**は, 他から区別して特定の対象, 刺激, 概念に向ける注意を意味する。選択性が注意の最も重要な要素で, これまでに活発に研究されてきた。選択的注意では, 先に述べた「基質」の特定の要素, すなわち意識内容に注意が向けられる。選択的注意の例はきわめて多い。例えば以下のような例が含まれる。

- 空間の特定の位置にある視覚, 触覚, 聴覚性刺激に対する注意（本章で既述）
- 特定の感覚種の入力に対する注意
- 刺激の特定の高次的側面に対する注意（色 vs 形, など）

19

- 多くの感覚種の入力を含め，特定の物体に対する注意
- 現実には存在しないが記憶や想像の中にある物体，感情，計画，概念に対する注意

ヒトにおける機能的MRIや誘発電位による研究，ならびに実験動物モデルでの検討から，これらの選択的注意の例では解剖学的原則に適合する特定の脳領域が活性化することが示唆されている。例えば，身体への体性感覚刺激に注意が向けば，体部位的局在に対応する体性感覚皮質の領域が活性化される。特定位置の視覚刺激に注意が向けば，網膜局在的に対応する視覚皮質の領域が活性化される，などである。さらに，辺縁系と連合皮質の特定の領域が高次処理に関係する。

持続性注意 sustained attention（集中力，覚識，非動揺性）はもう一つの重要な注意機能である。持続性注意は特定の課題，目的，類型（運動や感覚などのモダリティ）に向けられ，全般的に高いレベルの覚識が関与する。例えば，刺激を期待して待っている状態である。

異なるタイプの注意メカニズムを理解するために，騒々しい学生社交パーティーの最中に，最終試験の勉強をしようとしている学生の例を考えてみよう。学生は本を開いて読み，その内容の視覚，文字，概念に方向性（選択的）注意が向かい，大きな騒音やきらめく光や部屋のにおいなどは無視される。主題がたとえ少々退屈であったとしても，持続性注意と集中力によって本を読み続け，他の学生からダンスに誘われても非動揺性（非転導性）を発揮してこれを断る。最後に，物体が飛んでくるのが視界の片隅にみえたとしても，すばやく安全に身をかわすために準備している。これが覚識である。

以上の説明から明らかなように，選択的注意でも持続性注意でも，脳の刺激関連領域（信号）の活動が増強し，刺激非関連脳領域（雑音）の活動が低下する。注意における**信号増強効果と雑音抑制効果**の相対的重要性については，依然として結論が出ていない。同様に，注意には一つの対象から次の対象へと移る過程も必要となる。この過程には，関連刺激へ**注意を向けるメカニズム**と非関連（関連性を失った）刺激から**注意をそらすメカニズム**，の両者が関わるに違いない。注意の要素に，**実行機能**や**調節機能**を加える研究者もいる。その他にも難解な問題があって現在も研究が続けられている。方向性注意の空間的，時間的，モダリティ特異性などの範囲に**容量の限界**があるメカニズムや，異なる脳領域から示された対象が単一の統一的な概念に集約されるメカニズム（**結合問題**）などである。

▶注意の解剖学

注意に関係する神経回路は，意識系に属する多くの大脳皮質・皮質下構造に広汎に分布する（**図19.14**）。注意に関わる系には，（1）広汎投射系（第14章），（2）前頭葉と頭頂葉の連合皮質，（3）帯状回前部と辺縁系経路，（4）視蓋，視蓋前域，視床枕，（5）小脳や大脳基底核などのその他の構造などが含まれる。興味深いことに，全般的な清明度に関わる神経回路は選択的注意や持続性注意のメカニズムにも関与する。注意の神経回路が左右不均衡で，非優位（通常右）半球のほうが重要な役割を担うことを思い出してほしい（**臨床Ⓟ19.9**）。選択的注意と持続性注意に関わる解剖学的な系について，一つ一つ詳細にみていこう。

広汎投射系

注意の必要条件は覚醒して清明な状態にあることである。覚醒のメカニズムについては第14章で述べた。このメカニズムには上位脳幹，視床，視床下部，前脳基底部の広汎投射系が関わる。これらと同じ系の多くが全般性覚醒ばかりでなく方向性注意や持続性注意にも関与する。したがって，ここでは再びこれらの系をとりあげて簡単に復習する（**表14.2**，**図14.7～図14.13**）。**上位脳幹投射系**には，視床系，視床下部系，前脳基底部系に投射するコリン作動性経路（脚橋核と背外側被蓋核）と非コリン性経路（橋中脳網様体，おそらくグルタミン酸作動性）がある。視床系，視床下部系，前脳基底部系は，次に広汎に大脳皮質に投射する。さらに，ノルアドレナリン作動性（青斑核と外側被蓋野）やセロトニン作動性（背側および腹側縫線核）投射が大脳皮質やその他の構造に広く投射する。一方，ドーパミン系（黒質網様部と腹側被蓋野）は線条体や辺縁皮質，前頭前皮質に投射する。

覚醒に関係する**視床系**には髄板内核，正中核，内側腹側核などがあり，上位脳幹の網様体とコリン作動性神経核からの入力を大脳皮質の広い領域に伝える。また，視床網様核が視床への情報伝達の関門として機能すると考えられている。網様核は大脳皮質や視床や脳幹からの入力を受け取り，視床諸核（とおそらく脳幹にも）へ抑制性（GABA作動性）線維を送るからである。

覚醒に重要な**視床下部系**には後外側視床下部ヒスタミン作動性ニューロン（隆起乳頭体核）とオレキシン作動性ニューロンがあり，視床下部前域や脳幹から入力を受け，大脳皮質と視床に広汎に投射する。

最後に，覚醒に関係する**前脳基底部系**には，マイネルト基底核や対角帯核や内側中隔のコリン作動性ニューロンとGABA作動性ニューロンがあり，脳幹から入力を受け，大脳皮質全域と視床に投射する。

前頭葉と頭頂葉の連合皮質

　前頭葉と頭頂葉の連合皮質（図 19.1）は相反性線維連絡によって相互に密接な連絡があり，注意メカニズムに重要な役割を果たす。外側頭頂葉皮質と，隣接する側頭葉と後頭葉の連合皮質は，聴覚，視覚，体性感覚の単一モダリティ連合皮質のすぐ近傍に連なっている（図 19.1）。したがって，この領域は注意における異種モダリティの統合のために，理想的な位置にあるといえる。本章で先に述べたように，頭頂連合皮質は異種モダリティの統合による空間表象に重要な役割を果たし，この機能によって物体の空間内定位が可能になる。頭頂葉病変，とくに非優位半球の頭頂葉病変は，反対側の選択的注意障害，すなわち半側無視を起こすことで有名である（臨床Ⓟ19.9）。

　前頭葉異種モダリティ連合皮質（前頭前皮質，図19.1）についても先に述べたが，選択的注意と持続性注意の両方のメカニズムに重要な役割を果たす。とくに，前頭眼野の領域は反対側への選択的注意に重要で，提示された対象に向かう眼球運動の開始に関係する。また前頭前皮質は，反対側への運動企図に関わる注意に重要な役割を果たす。反対側上下肢の自発運動や反対側空間に向かう自発運動の開始には前頭前皮質の働きが必須で，上行性ドーパミン系による前頭前皮質と線条体の機能修飾が大きく影響する。もっと一般的には，前頭前皮質は注意を刺激のほうに向け直すことにも関与する。最後に，機能的神経画像と病理学的研究の両者によって，前頭前皮質が持続性注意と注意の動揺性（転導性）減少にきわめて重要であることが示されている。

復習問題
注意メカニズムに関係する 3 つの皮質領域と 3 つの皮質下領域の名前をあげなさい（多くの正解があることに注意）。

帯状回前部皮質と辺縁系回路

　帯状回前部皮質（図 19.11B）は動機づけに関わる注意に重要である。帯状回前部皮質は扁桃体や眼窩前頭回皮質内側部，視床背内側核（MD），その他の辺縁系構造（第 18 章）との間に神経回路を形成し，動機づけされた選択的・持続性注意，すなわち関心のある興味深い刺激に注意を向ける際に重要な機能を果たす。注意の動機づけ的要素の重要性は次のような例をみればわかる。テーブルから紙片のような物質を取り除くように指示された場合にはあまりうまく行えない患者でも，紙片を紙幣に換えると俄然うまく行えるようになる。

視蓋，視蓋前域，視床枕

　上丘，視蓋前域，視床枕は，頭頂側頭-後頭葉皮質や前頭眼野とともに，視覚性注意を関連視覚対象に向けることに関係する。この過程は眼球衝動運動に必要である（図 11.6，図 13.14）。聴覚などのその他の感覚種に向ける選択的注意もこれらの神経路によって処理されるらしい。

その他の構造

　最近のエビデンスによれば，大脳基底核と小脳の一部が選択的注意のメカニズムに関わるらしい。

▶ 自己と周囲に対する認識

　現代科学に残された大きな謎の一つに，主観的で個人的な認識体験のメカニズムがある。本章で述べてきたように，意識には確かに感覚運動系や記憶系や辺縁系によって表象される「基質」すなわち内容があり，清明度や注意や認識のレベルを調節する「意識系」のメカニズムがある。これまで清明度と注意について述べてきたが，それでは認識のメカニズムとは何であろうか。時にはクオリア qualia とよばれることもある意識の認識面に対して，そもそも生物学的な説明が可能か，と主張する哲学者がいる。この議論は続いていて最終結論は出ていないが，神経科学の画期的な進展によって，主観的で個人的な認識体験の創出に関わる脳領域がおぼろげながらわかってきた。この領域の発展を加速させるために，認識を次のような単純な機能用語で定義することができる。すなわち，意識的認識とは，「多種の感覚，運動，情動，記憶情報を統合して，あとで思い出せるように，効果的に心的活動を概略化する能力」である。

　神経系のその他の機能と同じく，認識には，局所処理に関わる特殊化した脳領域と分散的な処理に関わる広い脳領域の両方にまたがる神経回路が関与するらしい。解剖学的に記憶は陳述記憶と非陳述記憶に分離できることを第 18 章で述べた。陳述記憶には意識的な認識が必要で，側頭葉と間脳の内側部で処理される。一方，非陳述記憶には意識の関与はなく，その他の脳領域で処理される（臨床Ⓟ18.1）。陳述記憶の神経回路を探究していくと，意識上の記憶と意識下の記憶の間で何が「本質的な違い」かが理解できるようになるであろう。

　半側無視症候群では，注意の障害によって自己や周囲に対する認識が限定的に減少する（臨床Ⓟ19.9）。この症候群が示唆することは，注意に関わるメカニズムと同じメカニズムが認識にも重要な役割を果たすのではないか，という点である。注意と認識には本質的な違いはないと考える研究者もいる。現在の注意理論で説明できない認識の一つの側面は，異なる脳領域か

19

らの感覚，運動，情動，記憶などの情報を一つの統一的な体験として受容する**結合 binding** の過程である。この多数の情報の統合はどこでどのようにして受容されるのであろう。結合とは広汎な神経回路に起こる分散的な処理過程である，と考える研究者がいる。結合理論の細胞学的基盤として，大脳皮質層間の広汎な水平性線維連絡や，結合に関係する領域間で起こる神経活動の同期的，継続的な γ 振動 gamma-frequency oscillation（約 40 Hz）が想定されている。一方，前頭葉や頭頂葉の高次連合皮質の特定領域が，結合に特に重要であると主張する研究者もいる。臨床的な見地からは，**バーリント症候群 Bálint syndrome**（臨床Ⓟ 19.12）がその興味深い例である。バーリント症候群では，頭頂-後頭葉皮質の限局病変によって，多くの個々の部分像を単一の統合像に結合する能力に重篤な異常が生じる。

作業記憶とは一定量の情報を短期貯蔵庫に保持する能力をいうが，作業記憶における前頭前皮質の役割が，認識に関わるすべての過程にも重要であると考えられている。前頭葉によって担われる**時の流れ chronological sequence** の感覚や**自己洞察 self-monitoring** の感覚も同じく重要である。同様に，**心のイメージ mental imagery** に関する研究によって，一次皮質や連合皮質の特定領域が感覚・運動現象の内的イメージの創出に関わることが明らかになりつつある。感覚・運動現象は，どんな内的イメージにも，認識が記憶に貯蔵される場合にも，重要な構成要素となる。

最近の神経機能画像による研究によると，覚醒状態で特定の作業をしていない時には，脳の神経ネットワークの活動レベルはゆっくりと（10秒以上の持続），自発的に動揺する。この動揺性の活動を**静止状態活動**とよぶ。この静止活動の基盤は，運動や視覚やその他の脳ネットワークなどの異なる脳機能系の間の相互関係にあると考えられている。興味深いことに，覚醒状態で特定の作業を行わずに単に「夢想」や「内省」をしている時，意識系を構成する大脳皮質の領域（図19.14）にも静止活動が観察される。この意味で**ネットワーク活動の基本モード default mode of network activity** ともよばれている。特に，最近の研究では，**自己反省，内省，自己認識**に，楔前部を含む**頭頂葉内側部**とこれに隣接する帯状回後部や膨大後部皮質（脳梁膨大部のすぐ後部にある大脳皮質）が潜在的に重要な役割を担うことが示唆されている。

最後に，**辺縁系回路**に関してはかなりのことがわかってきたが，神経活動がどのようにして感情を産み出すかという問題は，神経活動がどのようにして意識的な思考を産み出すかという問題と同じく，解答困難なままである。すなわち，現在のところ意識的な認識は脳の広汎回路と特殊局所回路の両者の働きで説明で

きる，としかいいようがない。しかし，解明のための重要で興味深い探究は現在も続けられていて，確実に大きな実りを与え続けてくれるだろう。

臨床ポイント 19.14　注意障害

前項で述べたように，注意には非常に多くの異なる系が関わるので，広汎な神経領域を侵すびまん性疾患ばかりでなく，様々な部位の限局性病変で注意障害が生じるとしても当然であろう。本項では，**持続性注意**を障害する一般的な疾患（一側性の選択的注意が障害される特別な例については，臨床Ⓟ19.9を参照）を取り上げ，その患者の評価と診断について述べる。本項に続く2つの項では，広汎に神経系を傷害して全般的注意にも重篤な障害を起こすその他の疾患について述べる（臨床Ⓟ19.15，19.16）。

神経系の多くの疾患と同じく，注意障害の程度は軽症から重症に至るまで様々である。軽症注意障害の患者は新しい情報を記憶することが困難で，課題を最後までやり通すことができないことがある。一方，重症注意障害の患者は外的刺激に全く反応しない。注意すべきことは，強い注意障害があっても完全に覚醒している場合があることである。

▶持続性注意の検査法

精神状態検査の実行には注意力が非常に重要で，ほとんどすべての検査に影響する。したがって，検査の初めに注意レベルを評価して記録する必要がある。注意障害を発見する手がかりは，病歴や診察中の行動観察にある。注意（と作業記憶）の検査法として非常に有用で標準化された方法は，**数字の順唱 digit span** である。この検査では，無作為の数字の羅列を読み上げて，直後に患者に復唱してもらう。正常では5〜7個以上の数字の順唱が可能である。次に，再び連続した数字を読み上げ，今度は逆方向に数字を復唱してもらう。この**数字の逆唱 backward digit span** は順唱よりもやや難しく，4個以上の数字か，順唱より2つ少ない数字が逆唱できれば正常である。

もっと簡単な検査法は，月の名前を1月（January）から順番に，ついで12月（December）から逆方向にあげてもらう検査である（ビデオ4）。この検査は標準化されていないが，経験があれば正常と異常の境界が大体わかるものである。正常では，順方向に列挙する2倍以内の時間で逆方向の列挙ができる。もちろん間違いなく正確に列挙することが求められる。有用性は少ないがその他にも簡単な検査法があり，例えば，world のスペルを逆方向に読み上げる，30から3を順に引いていく，100から7を順に引いていく，などの検査が行われる。

運動維持困難 motor impersistence もベッドサイド

表 19.13 と並んで：

表 19.13　全般性注意を障害する一般的な原因
びまん性脳症（表 19.14，表 19.15）
局所病変，とくに前頭葉，頭頂葉，脳幹−間脳賦活系の病変やその他の多くの病変
注意欠陥・多動性障害（ADHD）
精神疾患一例：うつ病，躁病，統合失調症

で注意障害を検査する場合の有用な指標となる。これについては先に前頭葉疾患の評価法の項で述べた（臨床●19.11，表 19.10）。患者に 20 秒間舌を突き出してそのままにしておくようにいったり，両手を広げて保持するように指示したりして，その後はその指示に注意を向けるようなことはいわないでおく。動作の保持ができない場合，注意障害の一型である運動維持困難があると判定できる。**覚醒 vigilance** のベッドサイド検査法には，「**A」無作為文字テスト “A” random letter test** がある。アルファベットを無作為に 1 秒間に 1 文字の速度で読み上げて，患者には A という文字を聞く度に机を 1 回叩くように指示する。

　正式な注意の神経心理テストもあり，定量的な評価に有用である。また，数字の順唱や逆唱のようなベッドサイドの検査では，短時間だけ注意の維持ができても，もっと長時間の神経心理テストでは注意が維持できない患者がいる。すでに述べたように，注意障害がある患者はその他の多くの精神状態検査もうまく行えない。注意障害の存在に気づかなければ，全体的に検査成績が不良になるので，誤った局在診断がなされる可能性がある。最後に，持続性注意と作業記憶の定義の間に重なりがあることに注意してほしい。しかしながら，注意が瞬間的な刺激選択に関わるのに対して，作業記憶は必ずしも刺激選択と直接関係するわけではなく，記憶の一時的貯蔵庫として働く。前頭葉は作業記憶と注意メカニズムの両者に重要な役割を果たすので，前頭葉機能検査（臨床●19.11）は注意障害の検出にもきわめて鋭敏な検査法である。

▶持続性注意障害の鑑別診断

　全般性注意障害の一般的な原因を表 19.13 にあげる。すでに述べたように，注意障害は軽度のことも重篤なこともある。**脳症 encephalopathy** とは単にびまん性脳機能障害を意味する非特異的な用語で，臨床●19.15 と 19.16 でくわしく述べる。多様な型のびまん性脳症が，注意障害の最も多い原因である。脳症，とくに急性発症の脳症は，軽度の嗜眠から昏睡に至る清明度の障害を伴うことがある。**局所病変**でも注意障害を起こすことがある。とくに前頭葉，頭頂葉，脳幹−間脳賦活系の病変に多いが，その他の多くの脳領域の局所病変でも注意障害が起こる可能性がある。

注意欠陥・多動性障害attention-deficit hyperactiv-ity disorder（**ADHD**）は比較的多い疾患で，小学校児童の 1〜5％にみとめられる。発症は典型的には 3 歳までに起こるが，学校生活が始まって初めて問題が表面化することが多い。注意障害が主体の児童もいれば，衝動的で多動な行動異常が主体となる児童もいる。大部分の ADHD の児童では神経画像検査は正常で，強い注意障害と衝動性を除けば神経学的検査もほぼ正常である。検査で「ごく軽度の」所見がみとめられることもある。ADHD における注意障害は，表 19.13 にあげたその他の疾患にみられる注意障害とは若干異なる。例えば ADHD では，単純な数字復唱の異常というよりも，高次の実行機能や構成力，時間管理能力などに問題があることが多い。ADHD がその他の神経疾患の患者にみられることもあるが，ほとんどの場合 ADHD の原因は不明である。ADHD は男児のほうが女児の 3〜5 倍多く，患児の同胞では罹病の危険が高くなる。治療にはメチルフェニデートのような中枢神経刺激剤や，アトモキセチンのような選択的ノルアドレナリン再取り込み阻害剤が用いられ，本人と家族に対する行動療法が併用される。ドーパミン系やノルアドレナリン系の神経伝達を増強する薬剤がこの疾患に有効であることは興味深い。長期予後は様々である。青年期までに寛解に入る患者も多いが，30％の患者では成人後も ADHD の症状が続く。

　精神疾患（臨床●18.3）は，非常に重要な注意障害の原因の一つである。うつ病，不安，躁病，統合失調症，そしてその他の軽度の精神疾患では，検査で重篤な注意障害を示すことが少なくない。したがって，このような患者で精神状態検査を行う時には，記憶障害やその他の局所機能障害と誤診しないように，注意以外の精神状態検査の結果を注意深く解釈しなければならない。正式な神経心理テストを行うと，精神疾患でみられる「偽性認知症 pseudodementia」と真の認知症の鑑別に役立つことが多い（臨床●19.16）。

臨床ポイント 19.15　せん妄とその他の急性精神症状

　神経学的診察の受診動機として最も多い症状の一つは「精神状態変化」という非特異的な症状である。局所病変が精神状態変化の原因であることもあるが，一般的には認知障害を除いて局所症状が全くない場合が多い。精神症状自体にも比較的局在性が少ないことが多く，顕著な無関心，錯乱，記憶障害を呈し，いろいろな程度の清明度と注意の障害を示す。このような患者に対して，単にびまん性脳機能障害を意味する「**脳症**」という用語が用いられる。

　この種の患者を評価する場合，最初の重要な情報は精神状態変化の起こり方が**急性**（亜急性）か**慢性**か，という点である。急性というのは最近の発症（数日か

19

ら数週，数カ月以内）を意味し，慢性という時には長期にわたるゆっくりとした進行（数カ月から数年）を意味する。急性脳症は中毒性や代謝性疾患のことが多く，可逆的なことが多い（表19.14）。慢性脳症は予後が悪く，高齢者ではアルツハイマー型認知症のことが多い（臨床**P**19.16）。家族から話を聞いたあとでも，急性の精神状態変化か慢性の変化かを判定するのに驚くほど困難を感じることがある。家族は，愛する人についてはその精神状態に関する客観的な情報を話したがらないものだし，精神変化を過小評価して「年齢」のせいにする傾向がある。もし利用できるなら，最も有用な情報は以前の精神状態検査の結果や，患者の機能レベルに関する病歴からの情報である。後者には，複雑な作業（経理，運転）から単純な動作（着衣，身づくろい）に至るまで，以前にできたこと，できなかったことに関する情報が含まれる。注意しておきたいのは，注意障害は一般的に急性精神状態変化で顕著であるが，慢性脳症，とくに初期の慢性脳症では概してごく軽度であることである（臨床**P**19.16）。

急性精神状態変化 acute mental status change は，**急性錯乱状態 acute confusional state**，急性全般性錯乱状態，器質性精神病，急性器質性脳症候群，せん妄，などともよばれる。これらの用語はすべて同じような意味で使われ，最近発症した急性脳症の患者が，顕著な無関心，錯乱，動揺する清明度，注意障害，記憶神経回路のびまん性機能障害（臨床**P**18.1）による即時記憶障害などを呈する場合に用いられる。患者は著明な書字障害や計算障害，構成障害などを示すことが少なくなく，基盤となる注意障害に気づくことがなければ，間違って局所症状と判断される可能性がある。急性錯乱状態の重症度は数時間の経過で揺れ動く傾向にあり，夕方に増悪することが多い（「日没症候群 sun-downing」とよばれる現象）。急性錯乱状態の患者はすべて無関心の状態にあるが，清明度のレベルは多様である。軽症患者では正常なこともあるが，重症患者では興奮からほぼ昏睡に近い状態まで様々である。**せん妄 delirium** は急性錯乱状態の一般的な型の一つで，興奮と幻覚（聴覚性，視覚性，触覚性）が主体となる。古くから知られている例は，断酒による**振戦せん妄 delirium tremens** である。しかし，せん妄や急性錯乱状態が必ずしも興奮を伴うわけではないことは覚えておく必要がある。とくに高齢の入院患者の場合にはその傾向が強いので，誤診の原因になる。

　急性錯乱状態の最も多い原因は**中毒性・代謝性疾患**で，感染症，頭部外傷，痙攣発作がこれに続く（表19.14）。したがって患者を評価する場合には，生命徴候の検査，呼吸状態（動脈血ガス分析を含む）の評価，血液検査（血糖値，電解質濃度，尿素窒素，クレアチニン，肝機能，アンモニア値，血球数算定，甲状腺機

能，中毒スクリーニングなど）などを行って迅速に評価する。中枢神経系の副作用がある薬剤（抗コリン剤，鎮静剤，睡眠剤など）について，その服用歴を調べる。診断がつかない場合には，ただちに神経画像検査と腰椎穿刺を行う必要がある。これらの検査が陰性の場合には，軽微な痙攣活動を除外するために迅速に脳波をとる。痙攣活動以外にも，表19.14にあげた多くの脳症の脳波で全般性徐波化やその他の異常がみとめられる。高齢患者や神経疾患の既往がある患者では，ごく軽度の原因によっても急性錯乱状態がひき起こされることがある。尿路感染症や，入院のような環境変化でさえ，急性錯乱状態の原因になる。集中治療室の患者は鎮静剤の使用や無動化，不眠，感覚遮断など，複合的な原因によって急性錯乱状態になりやすい。もちろん上に述べた治療可能な原因が隠れていないか，注意深く検査する必要がある。

　次項に述べるように，**慢性精神状態変化 chronic mental status change** にも多くの原因がある。典型的には，アルツハイマー病のように緩徐進行性であるか，無酸素脳症のように進行停止性である（臨床**P**

表 19.14　急性，亜急性精神状態変化の原因
中毒性・代謝性脳症
薬剤，アルコール中毒
断酒やその他の鎮静剤の中断
電解質異常（とくに高ナトリウム，高カルシウム，高マグネシウム血症）
低血糖症
びまん性無酸素症
甲状腺機能低下症，甲状腺機能亢進症
副腎皮質機能低下症
チアミン欠乏症（ウェルニッケ-コルサコフ脳症）
肝不全
腎不全
肺不全
敗血症
先天性代謝異常
傍腫瘍性症候群
遺伝性内因性ベンゾジアゼピン産生
頭部外傷
びまん性または局所性脳虚血と脳梗塞
頭蓋内出血
片頭痛
痙攣発作または発作後状態
水頭症
頭蓋内圧亢進
びまん性脳浮腫
髄膜炎，脳炎，脳膿瘍
血管炎，びまん性皮質下脱髄（例，多発性硬化症）
頭蓋内腫瘍
傍腫瘍性症候群
精神障害を基盤にした軽度の変化（例；尿路感染，環境変化）
精神疾患（例；うつ病，躁病，統合失調症など）
不眠
視覚遮断や全身性の感覚遮断
低血圧
発作性高血圧
後可逆性脳症症候群

19.16）。**認知症 dementia** とは広い意味をもつ用語で「精神機能の低下状態」を意味するが，アルツハイマー病のような緩徐進行性の疾患に限定して用いられることが多い。精神状態変化は急性の場合も慢性の場合も治療可能であるが，概して急性変化のほうが予後はよい。したがって，**せん妄と認知症の鑑別**が重要になる。

　すなわち，せん妄のような**急性錯乱状態**の典型例の特徴は，1）数日から数カ月の経過で進展し，2）注意障害が著しく，3）数時間の間に症状が動揺し，4）脳波上の徐波化が著明で，5）原因として中毒性・代謝性疾患，断酒，頭部外傷，感染症，痙攣発作によることが多い，などである。アルツハイマー病やその他の緩徐進行性の認知症で代表される**慢性精神状態変化**（臨床 ▶19.16）は，一般的に数カ月から数年かけて進行し，急速な症状変動の傾向はなく（状況によっては急激な増悪もありうる），病初期には注意障害は目立たず，脳波も比較的正常である。この一般原則には多くの例外があることに注意してほしい。例えば，急性精神状態変化でも必ずしも症状の動揺があるわけではなく，多くの慢性精神状態変化（例えば，ハンチントン病）の患者でも病初期から顕著な注意障害がみられることがある。

　脳幹や全般性意識錯乱状態の大多数の症例では，両側性に脳をびまん性に傷害する病態が原因となる。しかし，一側性の病変，とくに右頭頂葉，右前頭葉，右側頭-後頭葉内側部領域などの病変で，全般的な清明度と注意の障害が生じ，びまん性脳症に似ることがある。

臨床ポイント 19.16　認知症とその他の慢性精神症状

　本書も終わりに近づいてきたところで，将来われわれの多くを待ち受けている一群の疾患について触れておくことが妥当であろう。この考察を読んで，これらの疾患をもっと深く理解したいと思うようになってもらえれば嬉しいし，また最終的には有効な治療法を発見したいと思う人があらわれればもっと嬉しい。**認知症 dementia** の定義は，記憶やその他の認知能力が以前のレベルから機能障害の状態へ低下する，ということである。この定義に従えば，急激で非進行性の機能低下（例えば，一回の頭部外傷など）の患者も含まれることになるが，「認知症」という言葉は，数カ月から数年にわたる緩徐進行性の機能低下に用いられることが多い。

　典型的な認知症の患者は記憶とその他の全般的な認知機能に障害があるが，原発性進行性失語症のような限局性疾患の患者も認知症の定義に含めることが多い。認知症を発症するのは高齢者とはかぎらないが，認知症を呈する疾患は人生の後半に起こるものが圧倒的に多い。年齢を重ねると，日常生活に支障をきたさない程度の，明らかに「正常」な情報処理速度の軽度の遅れや記憶障害が起こってくる。このような老化に伴う軽度の記憶障害と認知症を区別する必要がある。対照的に，もっと明確な認知障害の前駆期と考えられる状態があり，**軽度認知機能障害 mild cognitive impairment（MCI）**とよばれている。軽度認知機能障害は多くの進行性認知症の発症期に観察される。早期の認知症患者の認知能力は，同年齢対照群の基準値よりも有意に低下する。

　認知症以外にも，**慢性精神症状**をあらわす用語がある。**非進行性脳症 static encephalopathy** という言葉は，例えば頭部外傷や無酸素症や脳発達の先天異常などによってもたらされる永続的で非進行性の脳傷害を意味する。**精神発育遅滞 mental retardation** とは，発達途中に起こる知的能力や社会適応能力の障害で，平均を約2標準偏差以上下回る状態と定義される。慢性精神症状は小児に起こることもあるが，成人期での発症のほうが多い。本項では成人発症の認知症に絞って説明する。小児患者の認知症については巻末の文献を参照してほしい。

　皮質性認知症 cortical dementia と**皮質下性認知症 subcortical dementia**（ハンチントン病や進行性核上性麻痺）が区別されることがある。前者では言語，行為，視空間機能などの典型的な大脳皮質機能の障害が顕著であるが，後者ではそのような障害をみとめない。もっとも，このような分類の有用性については議論のあるところである。認知症を**原発性認知症 primary dementia** と**続発性認知症 secondary dementia** に分類することもある。前者は典型的には神経変性疾患に伴い，根治療法がないことが多い。後者は他の疾患に伴う認知症で，治療可能なことがある。以下の項では認知症とその他の慢性精神状態変化を起こすいろいろな原因について述べ，次にこれらの患者を診断する一般的な方法について述べる。最後にアルツハイマー病に焦点をあてて，くわしく述べることにする。

▶認知症の原因と診断

　50年前には，俗に「動脈硬化」といわれる脳血管障害が老年期認知症の主原因であって，アルツハイマー病は比較的少ない病気と考えられていた。アルツハイマー病に対する知識と理解が深まるにつれて，現在では老年期認知症患者の50%以上がアルツハイマー病であることが知られるようになった。したがってアルツハイマー病が老年期認知症の最も多い原因である。アルツハイマー病については後の項でくわしく説明するが，ここでは慢性精神状態変化のその他の原因（表19.15）に焦点をあてる。表19.15にあげた慢性精神状態変化の原因の多くは，急性精神状態変化の原因

19

表 19.15　慢性精神状態変化の原因
原発性神経変性疾患
アルツハイマー病
レビー小体型認知症
前頭側頭葉変性症（FTLD）
前頭側頭葉型認知症
進行性非流暢性失語
意味性失語
その他の関連疾患
認知症を伴うパーキンソン病
ハンチントン病
進行性核上性麻痺
小脳萎縮症
大脳皮質基底核変性症
歯状核赤核淡蒼球ルイ体萎縮症
その他の疾患
血管性認知症
多発梗塞性認知症
ビンスワンガー病
頭蓋内出血
脳アミロイドアンギオパチー
精神疾患性偽性認知症（とくに，うつ病，統合失調症，転換性障害）
チアミン欠乏症（ウェルニッケ-コルサコフ脳症）とその他のアルコール関連疾患
頭蓋内腫瘍，傍腫瘍性症候群
正常圧水頭症と非交通性水頭症
頭部外傷，慢性硬膜下血腫とボクサー認知症を含む
HIV 関連神経疾患（HAND）と，髄膜炎，脳炎，神経梅毒，ライム病，クロイツフェルト-ヤコブ病，その他のプリオン病，CNS ウィップル病などを含むその他の感染症
びまん性無酸素症
遷延性痙攣重責状態
慢性頭蓋内圧亢進症
多発性硬化症とその他の脱髄疾患
血管炎
慢性電解質異常，肝不全，腎不全，肺不全
重金属中毒（鉛，ヒ素，金，ビスマス，マンガン，水銀）
甲状腺機能低下症，甲状腺機能亢進症
ビタミン B_{12} 欠乏症，ペラグラ，葉酸欠乏症
先天性代謝異常
ウィルソン病
先天性障害，発達障害

（表 19.14）と同じであるが，慢性甲状腺機能低下症や慢性水頭症など長期の治療可能な疾患の後遺症であるか，あるいは頭部外傷や脳炎など永続的な脳損傷の結果である。アルツハイマー病は比較的よくある疾患なので，高齢の患者では表 19.15 にあげる疾患の一つとアルツハイマー病が共存する例が多い。

　認知症の原因は非常に多いので，**認知症患者の診断**にあたっては，頻度としては患者全体の約 10%を占めるにすぎないことを踏まえたうえで，治療可能な認知症を第一に考えるべきである。日常生活，家族歴，症状発現に関係するかもしれない要因など，**完全な病歴**を聴取して評価する。急性精神状態変化（臨床Ⓟ19.15）の患者を診断する場合と同じく，中枢神経系に対する副作用をもつ薬剤の服用歴がないか，精査することが必要である。ついで，**一般検査と神経学的検査**を注意深く行う。

　うつ病やその他の治療可能な精神疾患による「偽性認知症」と真の認知症を鑑別するために，正式な神経心理テストが役に立つことがある。さらに，正式な神経心理テストは**軽度認知機能障害（MCI）**の検出に役立つ。MCI はアルツハイマー病やその他の進行性認知症の早期に観察されるので，検査結果が治療方針の決定の際に参考となる。ベッドサイドで簡単に行うことができて，時間をあけてくり返し行うことができるので患者の経過観察に特に有用な簡易検査バッテリーには，ブレスト認知症評価尺度 Blessed Dementia Scale（表 19.16），フォルスタイン簡易認知機能検査 Folstein Mini-Mental State Examination，生活活動評価尺度 Activities of Daily Living Rating Scale などがある。**血液検査**では，患者の年齢や臨床所見を考慮して，一般生化学検査，甲状腺機能検査，ビタミン B_{12} と葉酸値，血清梅毒反応（流行地域）などを行う（表 19.15）。**神経画像検査**は，できれば脳 MRI 検査を含めて行う。急性進行性の場合，頭痛がある場合，若年発症（60 歳

表 19.16　ブレスト認知症評価尺度[a]

A．日常動作行為の変化 (0, 5, 1)		D．関心と衝動の変化 (0, 1)	
家事遂行ができない	0.51	趣味をやめる	01
金の勘定ができない	0.51	自発性低下と無欲様	01
物品の短いリストが覚えられない		目的のない多動	01
（例：買い物）	0.51	**E．情報 (0〜2)**	
家の中で道に迷う	0.51	名前	01
よく知っている道に迷う	0.51	年齢	01
周囲の状況がわからない（例：家にいるのか病院にいるのか		時（時間）	01
わからない，患者と医師，看護師，親戚，病院職員などの		日付	01
区別がつかない）	0.51	月	01
最近の出来事が思い出せない（例：最近の外出，親戚，友人		季節	01
の来訪など）	0.51	年	01
過去に生きる傾向	0.51	場所：	
B．習慣の変化 (0〜3)		名前	01
食事：		通り	01
正しい道具できれいに食べる	0	町	01
スプーンで汚して食べる	1	どのような場所か（家，病院など）	01
手づかみ（道具を使用しない）	2	人の認知（2 人）	012
要介助	3	**F．個人的な記憶 (0, 1)**	
着衣：		生年月日	01
介助を必要としない	0	出身地	01
時にボタンを掛け間違える	1	卒業学校	01
順番を間違える，一部着忘れる	2	職業	01
着衣不能	3	兄弟，配偶者の名前	01
括約筋機能：		勤務地の名前	01
完全	0	雇い主の名前	01
時にベッドを濡らす	1	**G．非個人的な記憶 (0, 1)**	
よくベッドを濡らす	2	第一次世界大戦の年（1914-1918）	01
尿便失禁	3	第二次世界大戦の年（1939-1945）	01
C．人格変化 (0, 1)		大統領	01
融通がきかなくなる	01	副大統領	01
自己中心性の増加	01	**H．5 分後の想起 (0〜2)**	
他人の感情への配慮の欠如	01	ジョン・ブラウンさん	012
粗雑な気分	01	42 ウエスト（通り）	012
感情制御の障害		ケンブリッジ（マサチューセッツ州）	01
（例：不機嫌とイライラが増加）	01	**I．集中力 (0〜2)**	
不適切な状況でのばか騒ぎ	01	月名（英語）を逆にいう	012
感情反応の低下		1〜20 を数えあげる	012
（例：抑うつ）	01	20〜1 を数え上げる	012
性的不品行（高齢になってからの変化）	01	右欄の得点　＿＿＿	
左欄の得点　＿＿＿		全得点　＿＿＿	

[a]Blessed G, Tomlinson BE, Roth M. 1968. *Br J Psychiatry* 114：797-811.

19

以前の認知症）の場合など，非定型的な所見がある場合には，腰椎穿刺を行って慢性髄膜炎の可能性を検査する必要がある（臨床 🅿5.9，5.10）。脳波が特に診断に有用な症例がある（例えば，クロイツフェルト・ヤコブ病における周期性同期性放電，肝性脳症における三相波の検出など）。治療方針の決定に直結すると思われる場合（中枢神経系血管炎が疑われる場合など）には，脳生検も考慮される。

臨床 🅿19.15 で述べたように，急性と慢性の精神状態変化は鑑別が困難なことが少なくない。さらに，基盤に慢性精神状態変化がある患者に急性精神症状が加わって事態を複雑にすることがある。例えば，認知症患者にみられる「日没症候群」は，患者が見知らぬ環境におかれた時に起こりやすい。また，軽度の認知症をもつ患者が軽症感染症に罹患すると，せん妄が起こ

ることがある（「隠された認知症 beclouded dementia」という状態）。このような症例では診断が困難なことがあり，とくに治療可能な精神症状の原因をみつけることが困難になる。このような場合には注意深い評価が求められる。

認知症を起こす原発性神経変性疾患はアルツハイマー病以外にも数多くあり，そのうちの一部を表19.15 に示した。その多くは運動疾患（レビー小体型認知症やパーキンソン病）に伴って起こり，第 15 章と第 16 章ですでに述べた（臨床 🅿15.3，16.1〜16.3）。簡単に復習しておくと，典型的な**レビー小体型認知症 dementia with Lewy body** は，動揺する認知症とパーキンソニズムと幻視で発症する。病理学的には，レビー小体という細胞質封入体が黒質（パーキンソン病と同じ）ばかりでなく広汎な皮質領域や皮質下領域に

も出現する。アルツハイマー病の病理所見が共存することも多い。

アルツハイマー病やレビー小体型認知症の次に多い原発性神経変性型認知症の一群は、**前頭側頭葉変性症 frontotemporal lobar degeneration（FTLD）**と総称される（表19.15）。FTLD認知症の患者では**葉性萎縮 lobar atrophy**が進行し、とくに前頭葉前部や側頭葉が、他の脳領域に比べて際立って萎縮する。萎縮が左右不対称の場合もある。発症時に前頭葉機能不全を疑わせる行動異常を伴うことが多く、人格変化や無為や脱抑制現象がみられる（臨床 **P** 19.11）。言語情報や視覚情報の理解障害を含む側頭葉症状を伴うことも多い。FTLDの分類は、疾患の分子生物学的背景が明らかになるにつれて、絶えず改訂されている。病理学的には、FTLDの大多数の症例で、ユビキチン化TDP-43を含有する神経封入体が観察される。TDP-43はtransactive response（TAR）DNA-binding protein of 43 kDa（43 kDaのTAR-DNA結合タンパク質）の略である。FTLDの中には、微小管関連タンパク質**タウ**を含有する神経封入体がみとめられる症例もある。最も多いFTLDの病型は、**前頭側頭葉型認知症 frontotemporal dementias（FTD）**で、前頭葉と側頭葉前部の著明な萎縮のために、初期症状として人格変化や不適切な脱抑制行動を起こす。この疾患は1800年代後期にピック Pick によって最初に報告されたので、以前はピック病と呼ばれていた。FTD患者の約半数にタウ含有封入体からなる典型的な「ピック球」がみとめられ、残りの半数にはTDP-43含有封入体が観察される。FTD患者の中には、ALS（筋萎縮性側索硬化症；臨床 **P** 6.7）に似た運動ニューロン疾患を併発する場合がある。FTDには家族性発症を示す家系があり、責任遺伝子の同定が進んでいる。この中には、第17染色体に遺伝子座があるパーキンソニズムを伴うFTD、第17染色体のタウとプログラヌリン遺伝子の複数の変異、第3染色体と第9染色体に遺伝子座があるその他の家族性FTDなどが含まれる。

最初から強い言語障害を示す前頭側頭葉型認知症は、以前には**原発性進行性失語 primary progressive aphasia** とよばれていたが、現在では進行性非流暢性失語と意味性認知症に細分されている。**進行性非流暢性失語 progressive nonfluent aphasia**の特徴は、左大脳半球の傍シルビウス裂領域の萎縮と、言語理解が比較的保たれている非流暢性の失語である（ブローカ失語にやや似ている、臨床 **P** 19.4）。**意味性認知症 semantic dementia**では、両側の側頭葉新皮質が傷害される。左半球の傷害が強い場合には言語理解の障害が強いが、両半球がともに強く傷害されると、相貌失認やその他の対象に対する視覚失認が生じる。別のFTDの異型では、**進行性失行**のために細かい運動課題

や口の運動ができなくなる（臨床 **P** 19.7）。これらの患者では、前頭側頭葉の萎縮ではなく、主に前頭頭頂葉が萎縮する。近縁の**大脳皮質基底核変性症 cortical basal ganglionic degeneration**（cortico-basal degeneration）では、ジストニーのような運動異常が左右非対称に起こり、強い失行で代表される大脳皮質症状が出現する。

現在では、認知症の中でアルツハイマー病が最も多いことが知られるようになったが、単独で認知症を起こす原因として2番目に多いのは**血管性認知症 vascular dementia**で、全患者の10〜15％を占める。**多発梗塞性認知症 multi-infarct dementia**では、複数の皮質梗塞や皮質下梗塞によって階段状に認知機能が低下する。慢性高血圧に伴うことが多いびまん性皮質下梗塞は、**ビンスワンガー病 Binswanger disease** という皮質下認知症の原因となる。しかし、CTやMRIの出現によって、びまん性白質病変 leukoaraiosis といわれる非特異的なびまん性白質変化が高齢患者にしばしばみとめられ、必ずしも認知症とは関係しないことが明らかになってきた。原因が何であれ重篤なびまん性白質変性があれば、認知症、偽性球麻痺、動揺性磁石様歩行やゲーゲンハルテンのような前頭葉症状（臨床 **P** 19.11）などの臨床像があらわれる。**脳アミロイドアンギオパチー cerebral amyloid angiopathy** は家族性のこともあるが、多巣性反復性出血や白質虚血が原因で認知症が起こる。出血の原因が何であれ、重症頭蓋内出血から回復した患者は、非進行性脳症の状態となることがある。

うつ病や転換性障害による**精神病性偽性認知症 psychiatric pseudodementia** が認知症と間違われることがある。うつ病の診断は、とくに高齢者では、見過ごされることが少なくない。これらの症例でいわゆる仮面うつ病が起こることは十分認識しておかなければならない。うつ病は一般的に認知症よりも治療しやすいこと、生活機能に与える影響が認知症と同じく大きいこと、自殺の危険があるので生命を脅かす可能性があること、などの理由からである。鑑別が困難な場合には神経心理テストが役に立つ。臨床上の基本原則は「うつ病患者には記憶障害の自覚があるが、認知症患者にはない」ということである。もちろん例外も多い。統合失調症も認知症に似ることがある。しかし、統合失調症の発症年齢が一般的に認知症よりも若いことに加えて、統合失調症では認知症よりも妄想・幻覚の出現が顕著である。統合失調症では注意障害が強いので、認知機能の検査が困難になる。しかし、認知機能検査が可能な場合には、認知症患者とは違って見当識に異常はなく近時記憶も正常である。

アルコール中毒も認知症を起こす重要な原因の一つである。このような患者の認知症にはおそらく多くの

要因が関係している。考えられる要因には，チアミン欠乏やその他の栄養障害，複数の頭部外傷，痙攣発作などがある。アルコールが小脳変性を起こすことはおそらく間違いないが，アルコール自体が永続的な大脳皮質神経細胞傷害の原因となるかどうかについては，依然として結論が出ていない。

　頭蓋内腫瘍については臨床 **P**5.8 で述べたが，これも局所脳損傷や頭蓋内圧亢進によって認知機能の低下を招く。認知症診断の一部として神経画像検査を行うことが重要である。髄膜腫のような治療可能な腫瘍が，数カ月から数年にわたる進行性の認知機能低下をもたらし，しかもその他には神経症状を示さない場合があるからである。同様に，神経画像検査によって，その他の治療可能な原因が明らかになることがある。**正常圧水頭症**や**慢性硬膜下血腫**（臨床 **P**5.6, 5.7）などである。高齢者の慢性硬膜下血腫では，頭部外傷の既往が判然としないことが少なくない。

　心停止や複雑分娩，一酸化炭素中毒などに続発する**びまん性無酸素脳症 diffuse anoxic brain injury** も，重要な非進行性脳症の原因となる。また不幸なことに，**外傷性脳損傷**も永続的な脳損傷と慢性精神状態変化の一般的な原因の一つである。さらに疫学調査によると，意識消失を伴う頭部外傷の患者でアルツハイマー病発症の危険が高くなる可能性がある。**ボクサー認知症 dementia pugilistica** は，遅延性の頭部外傷関連認知症のもう一つの例で，反復脳損傷を受けたボクサーに主にみられる。

　HIV 関連神経疾患 HIV-associated neurocognitive disorder（**HAND**）は進行期のエイズ **AIDS** によくみられるが，病初期に出現することもあり，抗レトロウイルス治療に反応する。認知症はその他の HIV 関連疾患の症状として観察されることもある。PML（進行性多巣性白質脳症）やその他の CNS 感染症の場合である（臨床 **P**5.9）。残念ながらクロイツフェルト・ヤコブ病のような**プリオン病 prion disease** には現在のところ有効な治療法がなく，比較的急速な認知機能の低下とともに，驚愕反応，ミオクローヌス，変形視や幻視，運動失調などが出現する（臨床 **P**5.9）。

　慢性精神症状を起こすその他の二次的な原因を表19.15 にあげたが，ここではとくに少数の治療可能な原因について簡単に触れておこう。**電解質異常**，とくにカルシウム，マグネシウム，ナトリウム異常や，**肝不全，腎不全，肺不全**では可逆的な認知機能障害が起こる。**甲状腺機能低下症**と**甲状腺機能亢進症**はどちらも認知機能を障害する。とくに高齢者では，甲状腺機能障害の明らかな症状がない場合でも，認知機能障害が起こることがある。**ビタミン B$_{12}$ 欠乏症**は巨赤芽球性貧血と脊髄の**亜急性連合性変性症 subacute combined degeneration**（皮質脊髄路よりも後索が傷害さ

れる）を生じる。亜急性連合性変性症では大脳白質に傷害が及ぶことがあり，認知症を生じる。治療による回復の程度は，いかに早くビタミン B$_{12}$ 欠乏が治療されるかにかかっている。**葉酸欠乏症**でも認知症発症の危険性が高くなる。**ペラグラ pellagra** では，ナイアシンの欠乏によって認知症 **dementia**，皮膚炎 **dermatitis**，下痢 **diarrhea** が起こる（3つの D）。

　慢性髄膜炎 chronic meningitis，とくにクリプトコッカス髄膜炎のような治療可能な感染症（臨床 **P**5.9）でも認知症が起こる（高齢者や HIV 患者で最も多い）。**神経梅毒 neurosyphilis** は，昔はよくある病気の一つであったが，おそらくは HIV の広がりに伴って近年再びみかけるようになった。**ライム病 Lyme disease** はスピロヘータ感染症の一つで，認知機能が障害されることがある（臨床 **P**5.9）。

　ウィルソン病 Wilson disease は治療可能な認知症の原因の一つとして重要で，青年期に肝機能異常，構音障害，運動異常，精神症状などを起こす（臨床 **P**16.1）。**重金属中毒**も認知機能障害を起こし，末梢性ニューロパチーなどの神経徴候を伴うことが多い。**透析脳症 dialysis dementia** は，透析液からアルミニウムが除去されるようになってから少なくなった。

▶アルツハイマー病の病態生理

　アルツハイマー病の病理変化の分布は典型的な臨床症状を反映する（図 19.15）。主な病理変化は**大脳萎縮，神経細胞脱落，アミロイド斑，神経原線維変化**である。これらの変化は典型的な場合，以下の領域に最初に起こり，変化も激しい（図 19.15）。変化が激しい順に，（1）扁桃体，海馬体（とくに CA1），嗅内皮質を含む側頭葉内側部，（2）側頭葉底部から側頭葉後外側部，頭頂-後頭葉皮質，帯状回後部に及ぶ部分，（3）前頭葉の順である。運動皮質，体性感覚皮質，視覚皮質，聴覚皮質などの一次皮質が比較的傷害を免れることを覚えておいてほしい（図 19.15）。細胞脱落と神経原線維変化は，コリン作動性神経投射の起始核であるマイネルト基底核や中隔核や対角帯核（図 14.9B）にも多く観察される。やや軽度の変化は青斑核（ノルアドレナリン）や縫線核（セロトニン）にもみられる。

　アルツハイマー病の神経細胞脱落やその他の病理変化の原因は依然として不明だが，近年，目覚ましく研究が進展している。**老人斑 senile plaque** は，βアミロイドやアポリポタンパク質 E を含む不溶性タンパク質のコアと，それを取り巻いて異常神経突起が分布する周辺部からなる。異常神経突起とは変性した軸索や樹状突起のことをいう。**神経原線維変化 neurofibrillary tangle** はタウタンパク質として知られている微小管関連タンパク質が高度にリン酸化された状態で細胞内に蓄積した封入体で，この異常線維構造をペアードヘリ

19

カルフィラメント paired helical filament（PHF）とよぶ。アミロイドは不溶性タンパク質の沈着をあらわす一般用語で，異なるタイプのアミロイドーシスで多くの器官にアミロイドが沈着する。**βアミロイド β-amyloid** はアルツハイマー病に関連する特異的な不溶性タンパク質で，機能がわからない膜タンパク質である**アミロイド前駆体タンパク質 amyloid precursor protein（APP）**が酵素的に分解されて生じる。APPの分解は複数の異なる部位で起こるが，γセクレターゼという酵素による膜内分解が可溶性のβアミロイド・オリゴマーの産生を促進し，これが後に重合して不溶性の細胞外βアミロイド斑を形成すると考えられている。

アルツハイマー病の遺伝的背景に関する研究から病因に迫る知見が集積しつつある。**アルツハイマー病の大多数は孤発例**で，60歳以降に発症する。しかし，**アポリポタンパク質 E の ε4 アレル（アポ E4）（ApoE4）**をもつ患者では，ヘテロ接合体の場合は晩発性発症アルツハイマー病の罹患危険率が3倍増加し，ホモ接合体の場合は15倍上昇する。アポ E タンパク質は脂質輸送に関わるので，アミロイド斑の生成と消失の過程に影響するのだろうと考えられている。その他のメカニズムを介して疾患の感受性に影響する可能性もある。晩発性アルツハイマー病の発病危険率を上昇させるその他の疾病感受性遺伝子も，現在検索中である。

加えて，アルツハイマー病にはまれに**常染色体優性遺伝を示す早期発症の家系**がある。これらの家系では30歳台から40歳台で発症する。突然変異によって早期発症のアルツハイマー病を起こす3つの遺伝子座がこれらの家系で明らかとなっている。すなわち，（1）第21染色体上にある**APP 遺伝子**，（2）第14染色体上にある**プレセニリン1（presenilin 1）遺伝子**，（3）第1染色体上にある**プレセニリン2遺伝子**である。これらの知見は大変興味深い。なぜならAPPがβアミロイドの前駆体であり，プレセニリンがAPP分解に関わることが明らかになっているからである*。アルツハイマー病発症におけるAPP分解異常の重要性については，**ダウン症候群 Down syndrome** も遺伝的なエビデンスとなる。ダウン症候群では*APP*遺伝子座がある第21染色体のコピーが1本余分にある。ダウン症候群の患者は30歳以降に，病理学的，臨床的に早期のアルツハイマー病の特徴を示すようになる。

▶アルツハイマー病の臨床的特徴

アルツハイマー病は高齢者の多くが罹患する一般的な病気である。アルツハイマー病の有病率は年齢とと

---
*プレセニリンを中心とするタンパク質複合体が，γセクレターゼそのものであることが明らかとなっている。

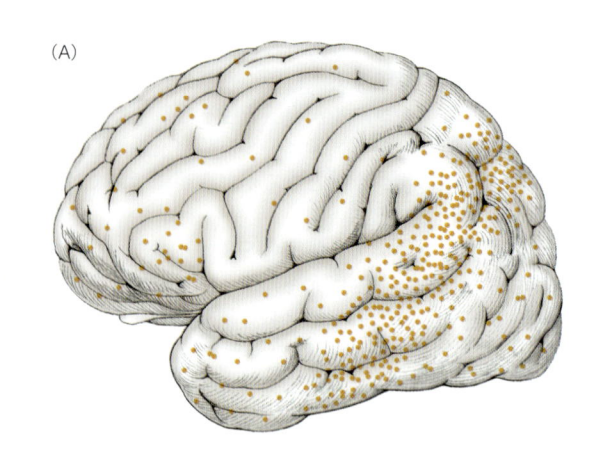

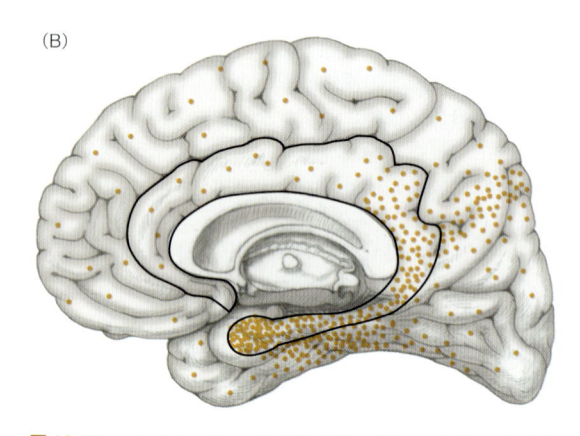

図19.15 アルツハイマー病の典型的な病理変化の分布。総合的な皮質病変（老人斑，神経原線維変化，微小空胞，神経脱落，層構造消失，皮質萎縮など）の強さを色のついた点の密度で示す。(Arne Brun, Lund University Hospital, Lund, Sweden)

もに急激に増加し，65歳以下では1％，85歳以上では40％に達する。年齢を別にすれば，最も相関性が高い危険因子は，すでに述べたようにアポ E4 アレルである。比較的少ないアルツハイマー病の家系では，多数の家族構成員が早期に発症する。その他の危険因子には頭部外傷の既往がある。

アルツハイマー病の臨床経過は千差万別である。しかし，典型的な進行様式は病理変化の解剖学的分布（図19.15）に相関し，知っておくと役に立つ。アルツハイマー病患者からの病歴聴取が困難なことがある。患者に病態失認があることが少なくなく，自分自身の障害に気づいていないからである。家族の話が参考になるが，家族の中には愛する人の障害を否定する人もいる。そこで，以前の精神状態の記録や，ある時期の機能状態の客観的な記録があれば最良の情報となる。例えば，小切手帳の収支決算，支払い，一人で行っていた買い物などの記録があれば大いに役に立つ。

典型的な初発症状は，後から振り返ってわかることが多いのだが，以前していたことに無関心になって，

行わなくなるというような症状である。しかし，**アルツハイマー病の初期症状の主体は記憶障害**である。とくに近時記憶の障害が強く，遠隔記憶は比較的残ることが多い。患者は最近の出来事を思い出すのが困難で，鍵をどこに置いてきたのかとか，店で何を買おうとしていたのか，などを思い出せなくなる。遠隔記憶が比較的残ることは事実だが，やや昔のことが思い出せないこともある。この初期の記憶障害は側頭葉内側部の病理変化に相関する（図 19.15，臨床 **P**18.1）。

次に，患者は言葉をみつけるのに苦労するようになる。これが**失名詞失語**（臨床 **P**19.6）の状態で，同時に**失行**や**視空間障害**（臨床 **P**19.7，19.10）などの後部側頭-頭頂-後頭葉の症状があらわれる。病状が進行すると，ある時点で患者は多くの行動異常を示すようになるので介護が困難になる。典型例では行動異常の出現は前頭側頭葉型認知症よりも遅いが，最終的にはアルツハイマー病でも出現する。患者は徘徊し近所で迷子になる，裸で外に出る，偏執的になったりひがみっぽくなったりする，不適切な性的行為をする，興奮したり攻撃的になったりする，家族の顔がわからない，などの症状がみられる。オーブンに食べ物を入れてスイッチを入れずに放置する。もっとひどくなると，すべての火器に火を点けてそのまま外出する，などのようないつもと違う行動をとるようになる。枕に穴を開けてオレンジジュースを注ぎ込んだ女性がいたが，理由を聞かれると「赤ちゃんにミルクをあげたのよ」と答えた。病気が進行すると重篤な**前頭葉機能不全**が起こり，歩行障害，無為，尿失禁を呈するようになる。

注意すべき点は，通常病初期には運動障害が出現しないことで，初期から歩行障害がある場合には他の診断を考えるべきである。同様に，アルツハイマー病でも幻覚は起こるが，これも初期症状ではない。幻覚はレビー小体型認知症に特徴的である。アルツハイマー病の後期には，患者は無動，無言，無反応になって臥床状態になる。最終的に感染症やその他の疾患に罹患する。発病からの平均生存期間は約 8 年である。

認知症患者の評価法については先に述べたが，アルツハイマー病の疑いがある患者を診断する場合にも，他の認知症患者の時と同様に行う。

▶アルツハイマー病の治療

アルツハイマー病に対する治療法は確立していないが，対症療法と患者本人や家族に対するカウンセリングを組み合わせて行うことにより，かなりの生活改善が期待できる。NMDA 型グルタミン酸受容体の阻害薬であるメマンチンや，ドネペジル，リバスチグミン，ガランタミンなどの抗コリン剤がアルツハイマー病患者の認知機能の改善に有効であることが示されている。うつ病，精神病，興奮が起これば慎重に薬物治療を行う。とくに，薬剤の副作用で機能が悪化しないように，十分注意する。

アルツハイマー病の進行を遅らせる可能性がある多くの薬剤について，現在も検討が続けられている。γセクレターゼ阻害薬，βアミロイド特異抗体，γグロブリン（抗アミロイド抗体を含む），糖化最終産物（RAGE）受容体阻害薬によるアミロイド関連炎症の防止，などの治療戦略がこれに含まれる。研究がさらに進めば，近い将来，多くの人を侵すこの消耗性疾患に対して有効な治療法が確立されるようになるであろう。

症　例

19

症例 19.1　回復した急性重症失語

● **主訴**

74 歳の右利き女性。**急に言葉が出なくなって右半身に筋力低下**が起こったので救急外来に連れてこられた。

● **病歴**

入院の 1 カ月前，甲状腺機能亢進症による心房細動と診断された。ワーファリンによる抗凝固療法が開始されたが，患者はきちんと服用しなかった。入院当日の夕食時に急に話さなくなった。家族は，患者の右半身が麻痺していることに気づいた。家族が患者を救急外来に連れてくるまでに，右半身麻痺はほとんど改善したが，発話は異常なままだった。

● **診察所見**

生命徴候：体温＝37.3℃，脈拍＝100，血圧＝138/84，呼吸数＝20。

頸部：血管雑音なく異常なし。甲状腺が軽度腫大。

肺：両側肺底部に握雪音 crackle を聴取。

心臓：不整，頻脈。心尖部収縮期雑音（2/6）。

腹部：正常腸音，軟，圧痛なし。

四肢：浮腫なし。

神経学的検査：

精神状態：清明。

1．自発言語：**自発言語がかなり減少**。「いいえ」（適切な使い方ではない），「できない」「わからない」のように，簡単な単語や常套句をまれに話すのみ。まるで今にも話をするかのように喉を鳴らすが，ほとんど何も話さない。時々意味不明の**錯語的**な音を声にする。発声に**構音障害**があり，小声である。日常習慣的な課題を行ったり，よく知っている歌を歌ったりすることは，ある程度は可能である。例えば，検者が誘導すると，7 まで数えることができるし，「ハッピーバースデー」の初めの数節

を歌うことができる。うまく話せないことに対して，もどかしく感じているようである。

2. **言語理解**：「眼を閉じて」という指示以外には，**口頭指示に正しく従えない**。「はい/いいえ」の質問に答えず，名指しされた物品を指さすこともできない。しぐさの模倣ができることがあるが，指示がわかるというよりも，大体のニュアンスで課題を理解するようである。

3. **復唱**：「いいえ」は復唱できるが，「ネコ」や「アリス」などは復唱できない。

4. **呼称**：**物品の呼称はすべて不可能。**

5. **読字**：**読めない。**

6. **書字**：ペンで**なぐり書きするが単語にならない。**

脳神経：瞳孔は両側とも 3 mm。両側で視覚刺激に対して瞬目あり。眼球運動正常。角膜反射は両側正常。**額を除く右顔面に著しい筋力低下あり。**咽頭反射正常。

運動系：筋緊張正常。**手指タッピングは右で遅い。**筋力は左右ともに正常と思われるが，運動維持困難のために検査が不完全。靴下をはく時の両手の動きは良好。

反射：

(反射図：1+ 両上肢，1+ 両下肢)

協調運動：対象に手をのばす時，両上肢ともに運動失調をみとめない。

歩行：やや不安定だが，足幅は狭い。

感覚系：痛覚刺激で四肢をそれぞれ同じように引っ込める。

● 臨床経過（入院 3 日目）

運動検査で，**右手に不器用な動きと回内偏位**がある。発話は**単語をいくつか話すのみ**。言語理解の改善は良好で，ほとんどの「はい/いいえ」の質問に答えられるし，簡単な口頭指示に従うこともできる。**復唱，呼称，読字，書字には依然として障害が強い。**

● 臨床経過（入院 5 日目）

発話の非流暢性がかなり強く，文法に合わない短い語句を話し，錯語が混じる。例えば，水（water）が流しからあふれているような複雑な場面をみせて，何が描かれているかを話すように求められた時，「むず（walur）がここにある」と話した。やはりうまく話せないことにイライラして焦燥感をもっているようである。言語理解にはさらに改善がみられ，患者自身のことに関する簡単な質問をすると正答率は 70％，物品を指さす課題の正解率は 75％で，時々保続がみとめられた。ペンの名前を聞かれると「鉛筆」と答え，時計が答えられなかった。名前を書くかわりに「ありがとう」と書いたが，自分が書いた文が読めなかった。

● 局在診断と鑑別診断

1. 入院 1 日目の所見をまとめよ。当日の患者の失語はどのようなタイプか。病変局在はどこか。最も考えられる原因は何か。

2. 入院 3 日目と 5 日目の所見をまとめよ。患者の失語はどのようなタイプか。病変局在はどこか。

考察

1. 本例の第 1 日の鍵となる症候は以下の通り。

- ● **流暢性低下**
- ● **言語理解低下**
- ● **復唱障害**
- ● **錯語，失名詞，失読，失書，焦燥感**
- ● **構音障害，右顔面と上肢の筋力低下**

流暢性，言語理解，復唱が一緒に強く障害される失語は，全失語に分類され（図 19.4，臨床 **Ｐ**19.6），本例の患者の失語症状によく合致する。永続的な全失語は，通常，前部言語野と後部言語野を侵す広汎な病変か，大きな皮質下病変で起こる（臨床 **Ｐ**19.6）。しかし，全失語は前部言語野か後部言語野のどちらかに限局する新規の急性病変でみられることもある。視覚刺激に対する瞬目が保たれているので，視野障害はないと思われる。したがって後部の頭頂側頭葉領域には傷害が及んでいないものと考えられる。また，前部−後部言語野の合併病変や大きな皮質下病変では反対側の片麻痺が生じるのが一般的であるが，本例の患者では比較的軽度の上肢麻痺をみとめるだけで下肢には麻痺がなかった。この患者の麻痺のパターンからいって，左

中心前回の顔面領域と上肢領域を侵す病変の可能性が強い（図 6.2，図 6.14D）。したがって，前部言語野を含む左外側前頭葉の病変が急性全失語の原因と考えられる。心房細動の既往や抗凝固剤をきちんと服用していなかったことなど，脳血管障害の危険因子が存在すること，さらに急性の発症などから，最も可能性の高い臨床診断は，左中大脳動脈上枝領域（図 19.3A）の塞栓性梗塞である。左前頭葉の出血も，とくにワーファリンを服用していたので考慮する必要がある。局所性痙攣発作や片頭痛も除外する必要があるが，その可能性は低い（表 19.5）。

2. 本例の第 3 日と第 5 日の鍵となる症候は以下の通り。

- ● **流暢性低下**
- ● **復唱障害**
- ● **言語理解は改善**
- ● **錯語と焦燥感を伴う呼称，読字，書字の障害**
- ● **軽度の右上肢麻痺**

入院 3〜5 日後までに，患者の全失語は改善して，典型的なブローカ失語（臨床 **Ｐ**19.4）となった。この変化のパターンは，左外側前頭葉の急性病変によくみられる。最も多いのは左 MCA 上枝梗塞である。

臨床経過と神経画像

　初回の頭部 CT は正常であった。抗凝固状態の程度を示すプロトロンビン時間国際標準比（INR）の入院時の値は有効治療域よりも低い 1.1 であった（目標値 2.0〜3.0）。抗不整脈薬の血中レベルも低かったので，いい加減な薬剤服用が左 MCA 上枝領域に塞栓性梗塞を起こしたものと考えられた。救急治療室への到着が遅かったので tPA 治療の適応にはならなかったが（臨床🅟10.4），入院して精密検査と治療が行われた。入院 2 日後の**頭部 MRI**（**画像 19.1**A，B）では，中心前回の顔面上肢領域のすぐ前方のブローカ野を含む左前頭葉弁蓋部に中等大の梗塞巣をみとめた。

　すでに述べたように，患者の全失語は急速にブローカ失語に移行し，右麻痺と同様，その後も改善し続けた。2 カ月後には，言葉をさがすのに時々中断したり錯語をみとめたりするものの，文を話すことができるようになった。言語理解，復唱，読字，書字も比較的良好（完全ではないが）となり，呼称障害と言葉をみつけることに障害を残すばかりとなった。このように後遺症として主に失名詞性失語が残ったが，これは予後良好の例によくみられるパターンである。

症例 19.2　意味不明の発話

●症例要約

　ある朝，高血圧の既往がある 81 歳の右利きの女性が家族に伴われて救急外来を受診した。その朝，患者は急に「普通に会話ができなくなり」，意味がよくわからない単語や文を話すようになった。診察すると不整脈があり，会話は流暢で韻律や文法構成には異常はなかった。しかし，会話の内容は意味不明で話の流れがわからず，錯語が頻繁にみとめられ，何回も同じ話をくり返した。目を閉じること以外は口頭指示に従うことができなかった。手を上げるように指示されると，「何をしたらいい？」とたずねた。たった一つの単語も復唱できない。呼称の検査では，ペンを「赤い雨」，時計を「丸いもの」，ネクタイを「ポ，ド，ビ，フィスド（po，do，bi，fisdo）」とよんだ。もう一度ペンを提示すると，「何かを書きたい時に使うようなー」と答えた。実際に患者が書いた例。"the wond youg wweng whaweta"。自分で書いた文字が読めない。"The dog ran down the road" を読むように指示すると，"The roth ran ra a goth" と読んだ。患者には多幸感があり，心配事がなさそうで，障害を気にする様子はなかった。右側で痛覚刺激に対する瞬目が減少。その他の検査はすべて正常であった。

●局在診断と鑑別診断

　1. 患者の失語はどのようなタイプか。病変局在はどこか。

　2. 最も考えられる原因は何か。その他の可能性はないか。

考察

本例の鍵となる症候は以下の通り。

- 流暢だが意味不明の発話
- 言語理解不良
- 復唱障害
- 呼称障害，読字障害，書字障害，頻繁な錯語を伴う
- 障害に対する寛容性と無関心
- 右視野欠損

　1. 本例の患者には典型的なウェルニッケ失語（臨床🅟19.5）がある。したがって，最も疑われる病変局在は左側頭葉後上部と左頭頂葉下部である。この領域の病変であれば，左視放線（**図 11.8**）を遮断する可能性があるので，軽度の右視野欠損の説明がつく。

　2. 左側頭頭頂葉の領域は左 MCA 下枝の灌流域にある。患者の年齢や高血圧の既往，急性の発症を考えあわせると，最も疑われる診断名はこの領域の梗塞である（**図 19.3**A）。この領域の出血や局所痙攣発作，片頭痛の可能性もあるが，可能性は低い（**表 19.5**）。

臨床経過と神経画像

　患者は tPA 治療の適応となる時間内には，救急室に到着することはできなかった（臨床🅟10.4）。入院当日の頭部 CT では，左側頭頭頂葉の左 MCA 下枝領域に梗塞巣をみとめた。この所見は 4 日後に行った**頭部 MRI** で確定した（**画像 19.2**A，B）。隣接する左側頭頭頂葉皮質を含めてウェルニッケ野に梗塞巣があり，さらに，側脳室房のすぐ外側を走る左視放線にも梗塞が及んでいることに注意してほしい。この患者では，偶発的な MRI 所見として中等度の大脳皮質萎縮も観察された。入院後の心電図検査で新たな心房細動の発生が検出された。その他の塞栓源の精査（臨床🅟10.4）では異常がなかった。患者にはワーファリンによる経口抗凝固療法が行われた。1 週間後に退院して，家族が介護することになった。その後の経過については不明である。

基本的な失語の追加症例

　失語の基本型を呈するその他の症例については，第 10 章を参照してほしい（**症例 10.5，10.6，10.8**）。

19

症例 19.1　回復した急性重症失語

画像 19.1A，B　左 MCA 上枝梗塞。 MRI 画像。（A）T2 強調画像軸位断。ブローカ野を含む左前頭弁蓋部に梗塞と思われる高信号領域をみとめる。（B）T1 強調画像矢状断。梗塞と思われる低信号領域をみとめる

(A)

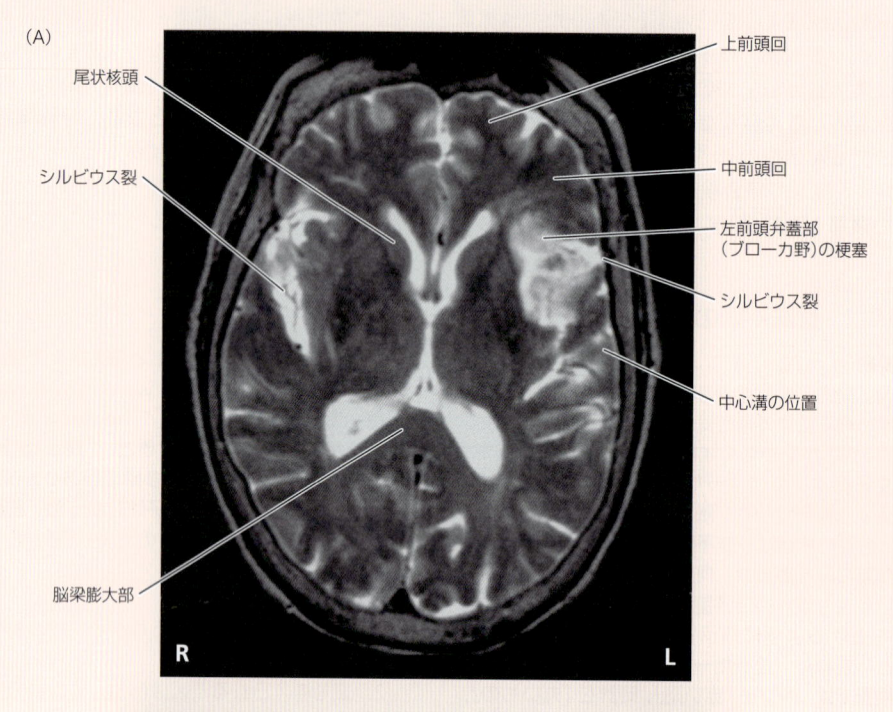

尾状核頭
シルビウス裂
脳梁膨大部
上前頭回
中前頭回
左前頭弁蓋部（ブローカ野）の梗塞
シルビウス裂
中心溝の位置

R　　L

(B)

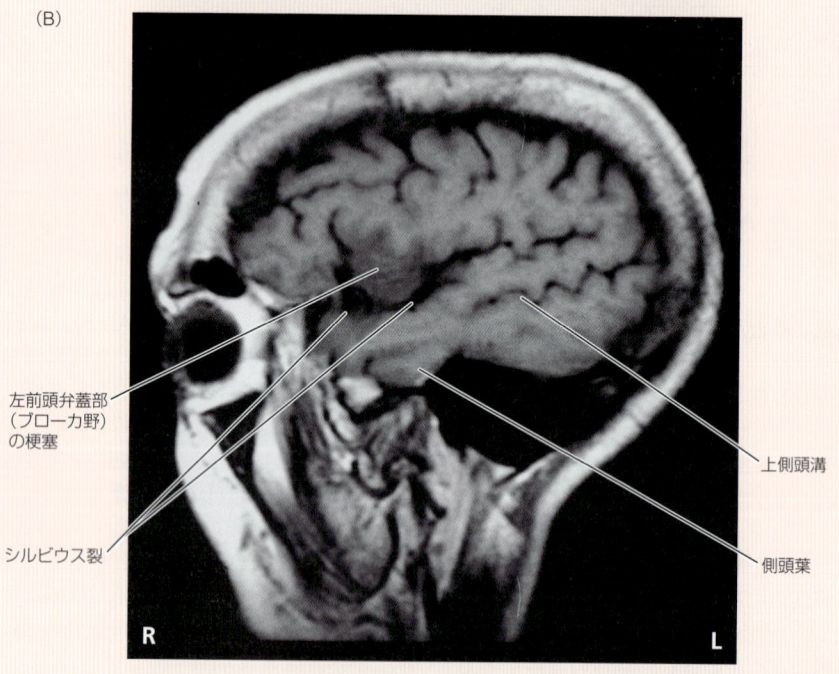

左前頭弁蓋部（ブローカ野）の梗塞
シルビウス裂
上側頭溝
側頭葉

R　　L

症例 19.2　意味不明の発話

画像 19.2A, B　左 MCA 下枝梗塞。T2 強調画像軸位断。A, B は順に下から上への断面。梗塞巣はウェルニッケ野を含む

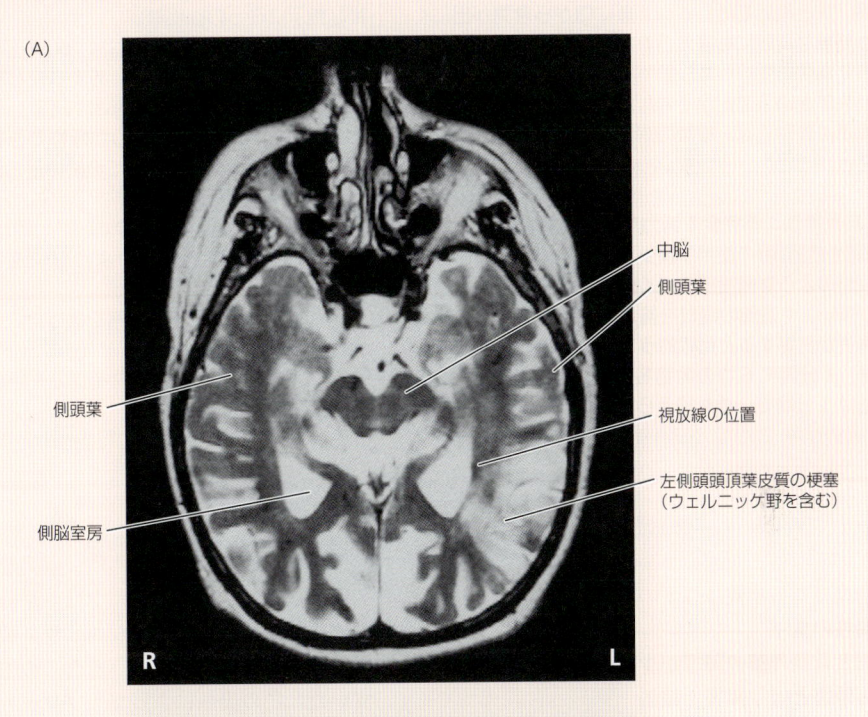

(A)

- 中脳
- 側頭葉
- 側頭葉
- 視放線の位置
- 側脳室房
- 左側頭頭頂葉皮質の梗塞（ウェルニッケ野を含む）

R　　L

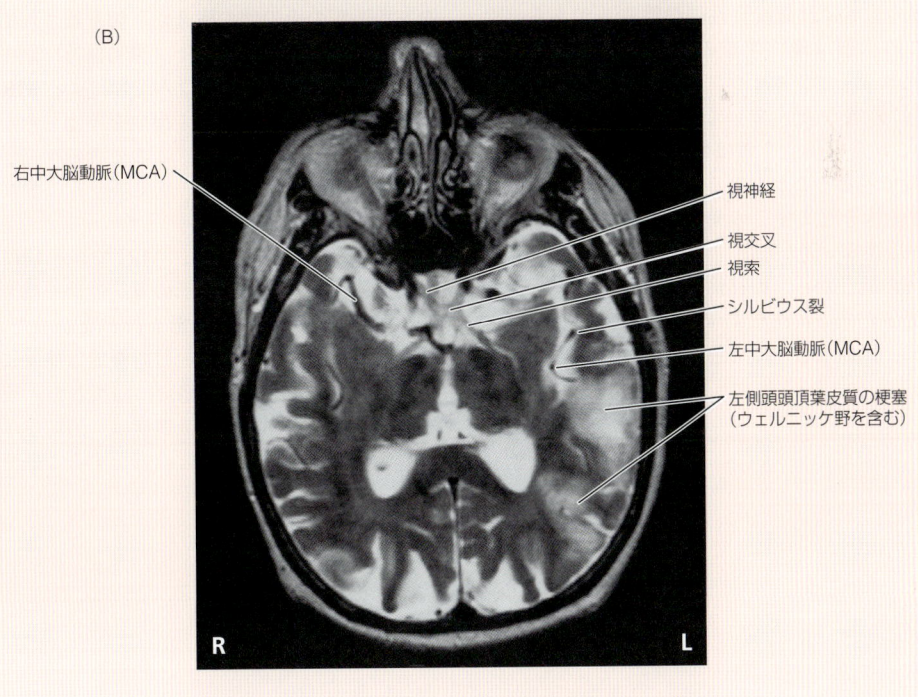

(B)

- 右中大脳動脈（MCA）
- 視神経
- 視交叉
- 視索
- シルビウス裂
- 左中大脳動脈（MCA）
- 左側頭頭頂葉皮質の梗塞（ウェルニッケ野を含む）

R　　L

19

症例 19.3　復唱可能な失語

●症例要約

　乳癌の既往（寛解期）がある 63 歳の右利きの女性。ある晩，妹と電話で話していて**急に口から言葉が出にくくなり簡単な質問にも答えられなくなった**。そこで付き添われて病院を受診した。診察では，清明で，自分の名前や月や年をいうことができたが，日付がわからなかった。場所については，複数の選択肢の中から正しく選び出すことができた。言語検査の結果は下記のとおりである。

　　1.　自発言語：**不完全で努力性で電文調の発話**。機能語（動詞や前置詞）の使用が減少している。「ウー」「アー」「エーと」のような間投語をよく使う。錯語的な誤りや新造語が多い。1 週間の曜日を答えるような機械的な課題は，検者が誘導すると比較的うまくできる。単語作成課題では，1 分間に 6 つの動物名しかいえない。s で始まる単語は 1 分間で一つも答えられなかった。

　　2.　言語理解：3 段階の口頭指示に従える。身体部位，物体，形，文字はすぐにわかって，指さすことができる。言語で提示された文章に関する質問に 6/8 正解。長い複雑な指示に従うのは困難。

　　3.　復唱：単語や文の復唱は 100% 正確にいえる（自発言語よりはるかに良好）。あまり使わない文の復唱では，時々錯語的な誤りがあらわれる。

　　4.　呼称：**1/6 の物品名しか呼称できず，形の名前は何もいえない**。ヒントとして名前の最初の発音を教えると呼称は改善した。

　　5.　読字：音読は検査せず。

　　6.　書字：自発的に次のような文を書く。"I this a mighty foyin am y"。

　　その他の検査はすべて正常であった。

●局在診断と鑑別診断

　　1.　この患者にはどんなタイプの失語があるか。病変はどこにあるか。

　　2.　この患者の原因として可能性のあるものをあげよ。

考察

　本例の鍵となる症候は以下の通り。
- **流暢性の低下**
- **復唱と言語理解の障害が少ない**
- **呼称障害と書字障害；錯語**

　1.　本例の患者には超皮質性運動性失語がある（図 19.4）。この状態は優位半球の外側前頭葉に病変があって，弓状束や傍シルビウス裂の伝導路，およびブローカ野に傷害が及んでいない場合に生じる（図 19.3B）。これらの構造を直接傷害しない優位半球の皮質下病変で起こることもある。

　2.　急性症状を起こすこの領域の病変には，ACA-MCA 境界域梗塞（図 19.3B）や出血（臨床 P5.6）がある。乳癌の既往から，転移性腫瘍による出血も考慮に入れる必要がある。注意すべきことに，脳腫瘍ではごくまれに，出血がなくても急激に症状が出現することがある。

臨床経過と神経画像

　頭部 CT（画像 19.3A）では，左前頭葉に出血がみとめられた。出血巣は傍シルビウス裂皮質やブローカ野に及んでいなかったが，それらのすぐ背側に位置していた。この出血によって，ブローカ野が統語に必要な左前頭葉のその他の構造から切り離されて，超皮質性運動性失語（流暢性低下，復唱保持）が生じたものと考えられる。ガドリニウム造影による **MRI 検査**（画像 19.3B）でもこの領域の出血を確認したが，転移性脳腫瘍はみとめなかった。この患者の神経学的検査と画像を症例 19.1 のブローカ失語患者のそれと比較してほしい。

　出血の 1，4，9 カ月後に MRI で経過観察したところ，転移性腫瘍や血管奇形の可能性はやはり否定的であった。患者には血管撮影を行わなかったが，MRA 検査には異常はなかった。言語機能は徐々に回復し，1 年後には流暢性がほぼ完全に回復した。現在も言語療法を続けている。主な後遺症は，適切な単語がみつけられず，まわりくどい言い方をすることである。

症例 19.3　復唱可能な失語

画像 19.3A，B　左前頭葉出血。出血はブローカ野のすぐ背側にあって傍シルビウス領域には及んでいない。（A）CT スキャン軸位断。（B）静脈内ガドリニウム投与後の T1 強調画像冠状断

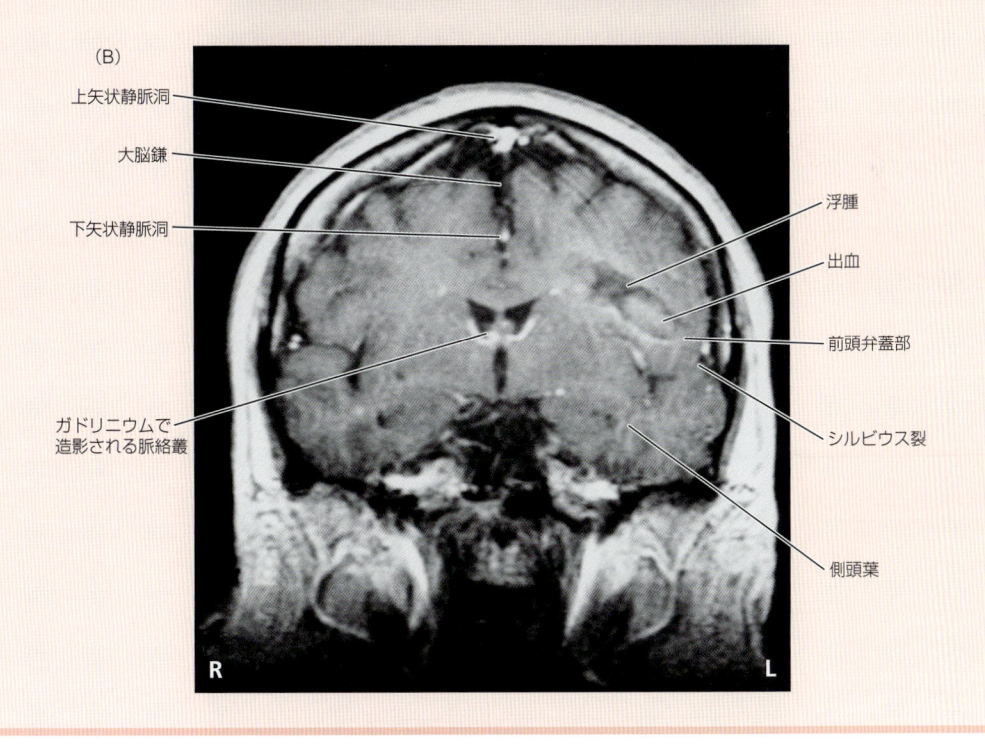

(A)

- 前頭葉
- 出血
- 浮腫
- 中心溝
- 頭頂葉

(B)

- 上矢状静脈洞
- 大脳鎌
- 下矢状静脈洞
- ガドリニウムで造影される脈絡叢
- 浮腫
- 出血
- 前頭弁蓋部
- シルビウス裂
- 側頭葉

19

症例 19.4　復唱障害

●症例要約

67 歳の右利き女性が交通事故で**短時間意識を失い，その後現場で軽度の錯乱**状態になった。既往歴に人工僧帽弁置換術と冠状動脈疾患があり，アスピリンとワーファリンによる抗凝固療法を受けていた。事故後，患者は**左前頭部頭痛，頸部痛，嘔気，嘔吐**を訴えた。救急外来に搬送され，頸椎 X 線検査を受けたが正常であった。初回の神経学的検査では，**事故に対する健忘があり正確な日付がわからなかった**が，月と年は正確にいえた。2 日後，頭痛が増悪し，言語障害を自覚するようになった。

神経内科医による診察では，**項部硬直**があり，心臓収縮期雑音をみとめた。発話は流暢，言語理解も良好で，3 段階の口頭指示に従うことができる。しかし，**復唱が困難で**（"no ifs, ands, or buts"「つべこべいうな」や，その他の似た短い語句が復唱できない），**右上肢に軽度の回内偏位があり，右側の足底反応が陽性であった。**

●局在診断と鑑別診断

1. この患者にはどのようなタイプの失語があるか。患者の失語と軽度運動障害の責任病巣はどこにあるか。

2. 患者の病歴と初発症状から考えられる診断は何か。

考察

本例の鍵となる症候は以下の通り。

- 復唱障害
- 流暢性と言語理解が比較的良好
- 軽度の右回内偏位と右バビンスキー徴候陽性
- 短時間の意識消失，健忘，左前頭部頭痛，嘔気，嘔吐，項部硬直

1. 本例の患者には伝導性失語（図 19.4）がある。これは弓状束を傷害する皮質下病変か，優位半球の傍シルビウス裂領域の皮質病変で起こる（図 19.2A）。軽度の右皮質脊髄路障害も，近傍の皮質脊髄路（図 6.10A）を軽度に圧迫する左半球の病変を疑わせる。

2. 短時間の意識消失と錯乱状態から，交通事故による頭部外傷が疑われる。頭痛，嘔気，嘔吐，項部硬直は髄膜刺激徴候（表 5.6）で，経口抗凝固剤とアスピリンを服用していたことからも，優位（左）半球の傍シルビウス裂領域の頭蓋内出血（臨床 ❺5.6）が疑われる。可能性としては低いが，この部位の梗塞，腫瘍，感染なども考慮する必要がある。

臨床経過と神経画像

頭部 CT（画像 19.4A-D）では，左シルビウス裂に外傷性出血（臨床 ❺5.5, 5.6）がみとめられた。脳溝内のくも膜下出血と，もっと大きな実質内出血が観察された。出血は弓状束の領域を含む傍シルビウス裂領域に広がっているので，前部言語野と後部言語野の連絡が遮断されたものと考えられる（図 19.2A）。大脳鎌の右側に少量の硬膜下血腫があったが（画像 19.4A～D では観察できない），おそらく患者の症状には関係していないものと考えられる。

アスピリンを中止し，ワーファリンも一時的に中断した。また，少量の新鮮凍結血漿が投与され，抗凝固能が部分的に改善した。その後数日間，状態は安定していたので注意深く低用量のヘパリンを投与し，その後ワーファリンに切り替えた。入院 9 日後，復唱は改善したが，相変わらず常套句をいう練習をしていて，神経内科医の朝の回診の時に「おはよう，つべこべいうな No ifs, ands, or buts,——」などと挨拶した。軽度の言語障害が残り，とくに以前に聞いたことがないような新しい語句を復唱しようとすると，かなり困難であった。

症例 19.4　復唱障害

画像 19.4A〜D　弓状束を侵す左傍シルビウス領域の実質内出血。CTスキャン軸位断。A〜Dは順に下のレベルから上へ向かう画像

(A)

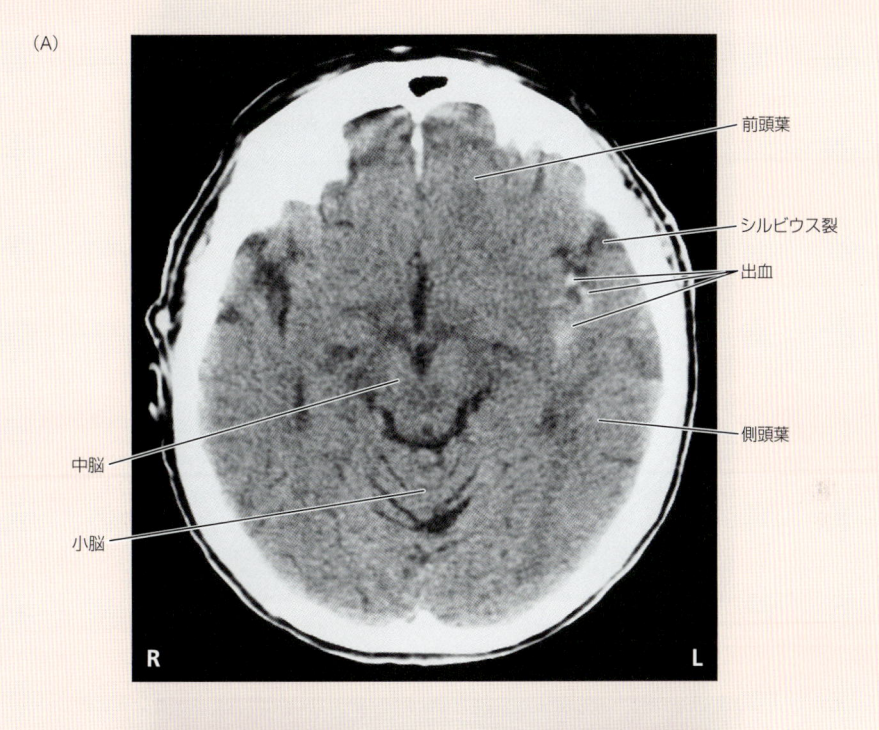

(B)

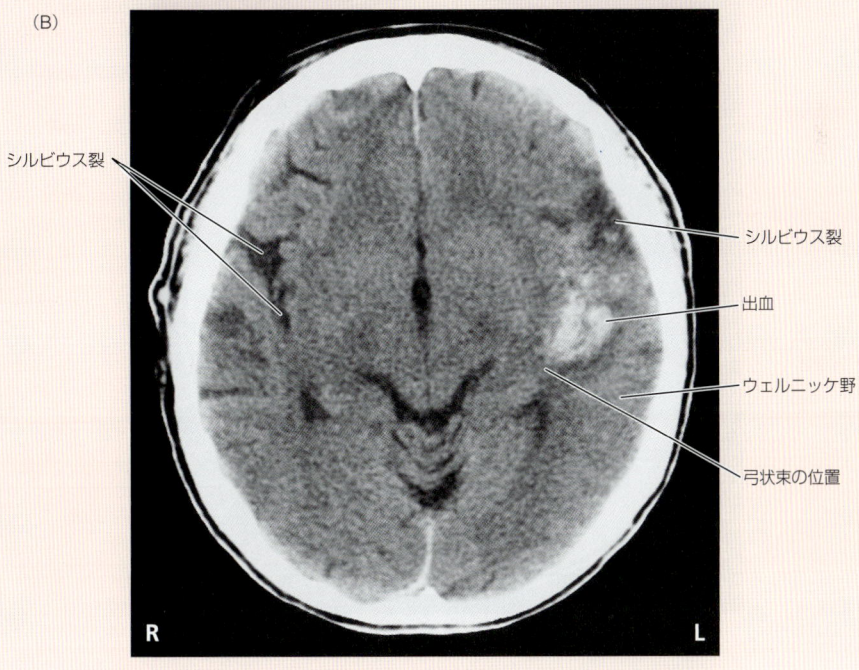

症例 19.4 　続き

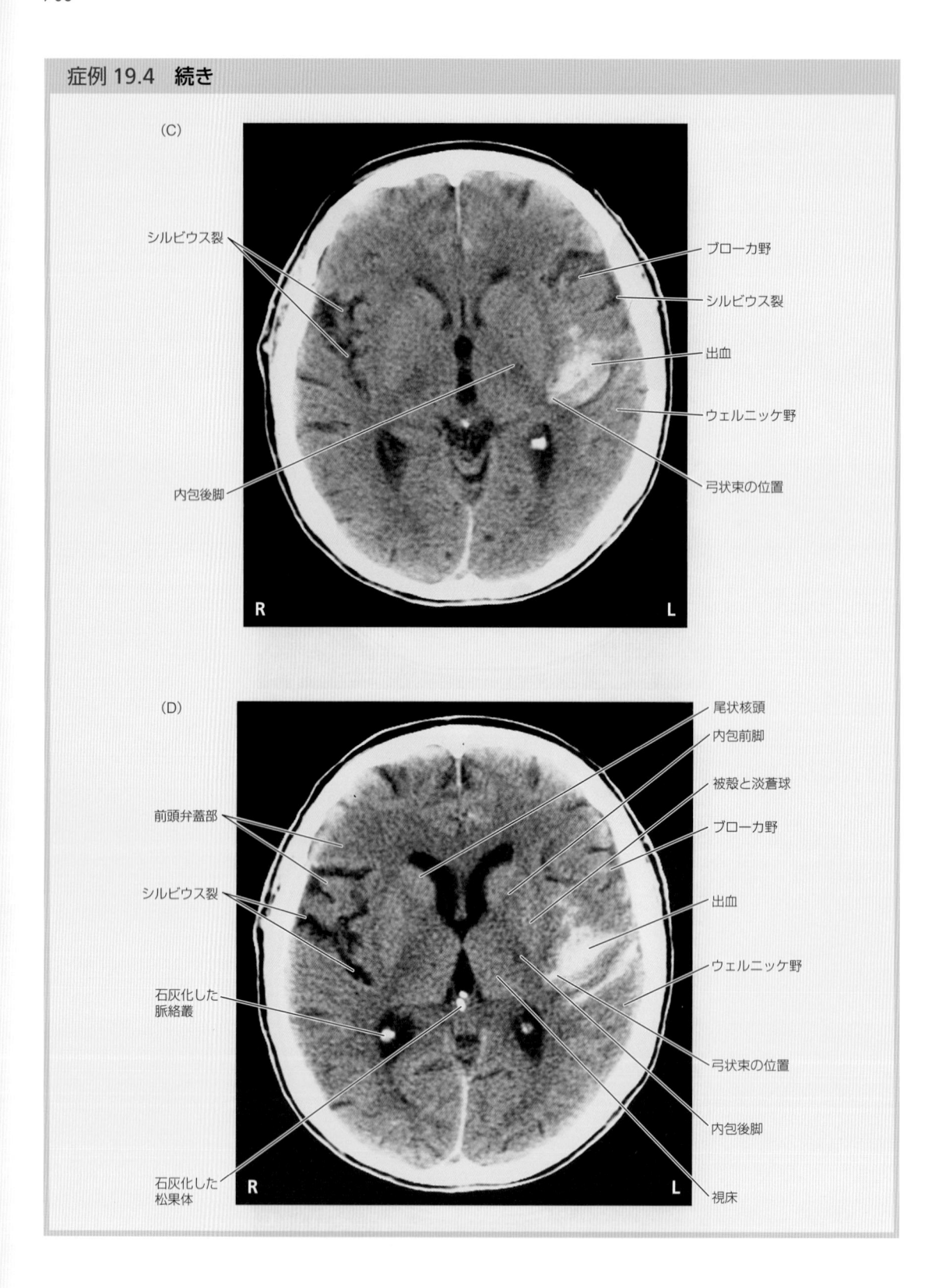

(C)

シルビウス裂

ブローカ野

シルビウス裂

出血

ウェルニッケ野

内包後脚

弓状束の位置

R　　　　L

(D)

尾状核頭

内包前脚

被殻と淡蒼球

ブローカ野

前頭弁蓋部

出血

シルビウス裂

ウェルニッケ野

石灰化した
脈絡叢

弓状束の位置

内包後脚

石灰化した
松果体

R　　　　L

視床

症例 19.5　書字障害を伴わない読字障害

●症例要約

　64 歳の右利き女性が 1 週間前から進行性の**視覚障害**と**読字障害**を訴えている。注意すべき点として，3 年に及ぶ大腸癌と肝転移の既往がある。診察では**読字障害**，**言語性短期記憶障害**，**右同名性半盲**があるが，その他は正常。書字は正常で，「今日は晴れている」「ボストンの天気はよい」と書けるが，数分後に自分自身が書いた文が読めない。**軽度の失名詞**もあり，時計，指輪，指，肘，唇などはいえるが，拳や爪，静脈，手などはわからない。色彩呼称の検査は行っていない。

●局在診断と鑑別診断

　1．この患者でみとめられたような，書けるが読めない症候群は何とよばれるか。責任病巣はどこか。

　2．緩徐な発症様式と患者の既往から，この領域の病変の原因として何が考えられるか。

考察

　本例の鍵となる症候は以下の通り。

- ●書字能力は正常だが，読めない
- ●右同名性半盲
- ●言語性短期記憶障害
- ●軽度の失名詞

　1．本例の患者には古典的な純粋失読（失書を伴わない失読）があり，この症状は左内側後頭葉の視覚皮質から脳梁後部に及ぶ病変によって起こる（臨床Ⓟ19.7，図 19.5）。

　2．1 週間の経過で緩徐に発症した点や大腸癌の既往から，転移性脳腫瘍が真っ先に疑われる。その他の可能性としては，左 PCA 領域の緩徐進行性の梗塞，頭蓋内出血，その他の脳腫瘍，脳膿瘍などがあげられる。

臨床経過と神経画像

　造影**頭部 CT**（画像 19.5A，B）では，左後頭葉内側部に大きな囊胞性の造影増強病変がみとめられ，脳梁後部に広がるとともに，浮腫と腫瘤効果を伴っていた。入院後，患者には浮腫軽減の目的でステロイド剤が投与された。定位的アプローチ（臨床Ⓟ16.4）によって囊胞内の液体を排出したところ，半盲と読字障害がやや改善した。また，定位的生検によって転移性腺癌が確認された。さらに，病変に対してプロトンビーム照射を用いた定位的放射線治療法（臨床Ⓟ16.4）が行われた。3 カ月後の診察時には，症状は安定したままだった。

19

症例 19.5　書字障害を伴わない読字障害

画像 19.5A，B　大腸腺癌の左後頭葉内側部と脳梁後部への転移。造影 CT スキャン軸位断。A，B は順に下のレベルから上へ向かう画像

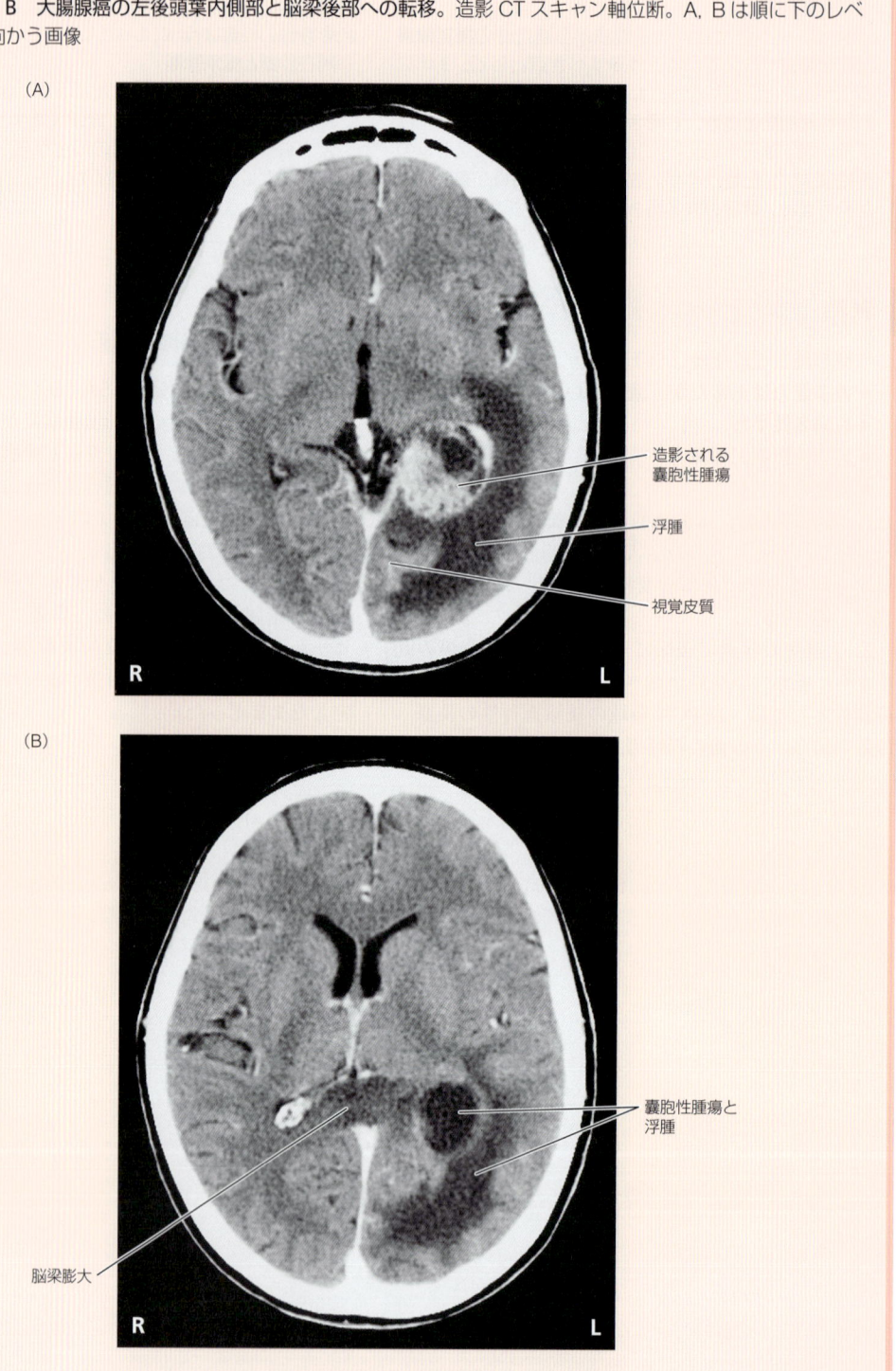

（A）

造影される
囊胞性腫瘍

浮腫

視覚皮質

R　L

（B）

囊胞性腫瘍と
浮腫

脳梁膨大

R　L

症例 19.6　左半側無視*

●症例要約

　患者は 61 歳の左利きの警備員で喫煙歴がある。友人が医師に話したところによると，**左手のピリピリ感の発作があり 1 時間続いた**という。翌日，食品食料雑貨店で宝くじを買っていた時に，急に床に崩れ落ちたという。患者は**どこも悪いところはなかった**と話し，「店員が脳卒中だと思って救急車をよんだだけ」と語った。診察すると，患者は自分自身の**障害に気づいておらず，イライラして不機嫌で**，しきりに家に帰りたがった。明確な**左半側無視**がある。複雑な光景の絵（**図 19.16**）をみせて説明してもらうと，ページの最も右側にあるカーテンのことしか話さない。雑誌の記事を読ませると各行の右側の 2 つの単語しか読まない。時計の文字盤を描かせるとページの右側をはずれて虚空にペンを走らせる。そしてペンを元に戻し，「書き終わったよ」といった。明らかに課題を終えたと思っているらしい。**左側への視覚刺激に対して瞬目反応がない。右眼球共同偏位**がある。**左鼻唇溝がやや浅い。自発運動は左側で減少**しているが，誘導されると**左上下肢の筋力は 4/5** である。左側

の触覚に異常はないが，**両側同時触覚刺激で左側に消去現象がある。腱反射は左でやや亢進。**

●局在診断と鑑別診断

　1. この患者にみられる異なるタイプの無視症状を要約せよ（**表 19.7**）。

　2. 太字で上に示した症候から判断して，この患者で最も疑われる責任病巣はどこにあるか。

　3. 最も疑われる診断は何か。

─────────────────

*注意：この患者は**症例 10.10**と同一例である。

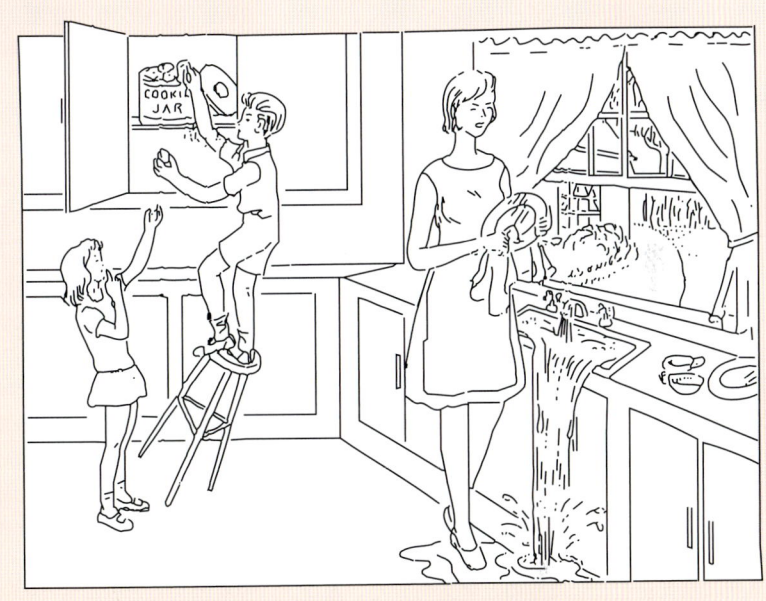

図 19.16　視覚性半側無視の検査に用いられる複雑な絵。何がみえるかたずねられた患者は，ページ右端のカーテンのことだけを話した。（Lea と Febiger の許可を得て転載）

考察

本例の鍵となる症候は以下の通り。

- ●病態失認
- ●左視覚性半側無視
- ●両側同時触覚刺激で左側に消去現象
- ●描画課題でページの右端をこえて描く，左側で自発運動が減少しているが誘導すると筋力 4/5 の運動が可能
- ●イライラ感と不機嫌
- ●右眼球共同偏位
- ●左側の視覚刺激に対する瞬目反応がない
- ●左鼻唇溝がやや浅い，左上下肢の筋力 4/5，左腱反射やや亢進
- ●左手のピリピリ感の発作

　1. 本例の患者には半側無視症候群の典型的な特徴がみとめられる（**臨床 ⓟ19.9**）。一つは視覚や体性感

覚の**感覚無視**である。二つ目は，描画での方向偏位や非誘導下での左側自発運動の減少で明らかな**運動性無視**。三つ目は，障害に対する完全な病態失認で示される**概念性無視**である。患者にはイライラなどの人格変化もあり，これも右大脳半球病変でよくみられる（**臨床 ⓟ19.10**）。

　2. 左半側無視は右頭頂葉や前頭葉皮質の病変によることが最も多いが（**図 19.8**），帯状回，視床，大脳基底核，中脳網様体の病変でみとめられることもある。右眼球共同偏位の存在からも右大脳半球の頭頂葉か前頭葉の病変が疑われる（**図 13.14**）。しかし，視覚刺激に対する瞬目反応の減少は，通常は無視による症状ではなく，一次視覚路の傷害によって起こる。したがって，本例にみられた左視覚刺激に対する瞬目反応の減少に関しては，もっと後方の病変が疑われる。すなわち，右側頭葉や頭頂葉の下を通る視放線を侵す病変である（**図 11.8**）。頭頂葉病変，とくに急性の病変

19

では，軽度の皮質球路障害や皮質脊髄路障害がよくみられる（臨床Ⓟ10.1）。左手のピリピリ感は右頭頂葉の一次体性感覚皮質・手領域の病変によるものであろう。

最も考えられる**臨床局在診断**は，右側頭頂頭葉にあって視放線をまきこむ病変である。

3. 急激な発症や患者の年齢，喫煙歴などから考えて，最も考えられるのは，左手のピリピリ感を起こしたTIAが虚血性梗塞に発展した，というシナリオである。（臨床Ⓟ10.3, 10.4）。右側頭頂頭葉は右MCA下枝によって血液供給される。もう一つの可能性は，最初の発作が局所性痙攣発作であった場合である。この場合，腫瘍，出血，感染による症状を患者が無視していて，入院当日に重篤な障害が出現した，と考えることができる。

臨床経過と神経画像

この患者が発症した時にはまだtPA治療が普及していなかった。今日であればtPA治療の適応であっただろう。入院当日の頭部CTでは右側の側頭頭頂葉領域に軽度の低吸収域がみとめられた。2カ月後の**頭部CT**（画像19.6A）で，右側の側頭頭頂葉皮質と視放線に広がる右MCA下枝梗塞が確認された。

頸動脈ドップラー法とMRAによって，右頸動脈の閉塞か重度狭窄（臨床Ⓟ10.5）が示唆された。そこで，通常の脳血管撮影を行ったところ，右総頸動脈の閉塞が明らかとなった（画像10.10A，B）。この結果から，内頸動脈の血栓性閉塞からはがれた血栓が右MCA下枝に塞栓を起こしたものと考えられた。塞栓再発防止の目的で，患者にはワーファリンによる抗凝

固療法が行われた。入院3日後までに，自発的に左側をみることが可能になり，誘導下の左側筋力も正常化し，腱反射の左右差も消失した。左視覚刺激に対する瞬目反応の減少が依然として存在し，両側同時触覚刺激で左側に消去現象が時折（3回に1回の頻度）みとめられた。最終的にワーファリンを中止して1年後に経過観察したところ，左視野欠損（詳細には検討されていない）をみとめるだけになった。

興味深いことに，そしてよくあることだが，この患者は左利きであるにもかかわらず右半球病変によって強い左半側無視を生じた。左半側無視の例は先に図19.9，図19.10や症例10.9，10.11で述べた。

関連疾患

画像19.6B〜Eは，重篤な右半側無視を呈した興味深い患者の頭部CT像である。この患者は52歳の女性で，左半球に起源をもつ早期発症の難治性痙攣発作のために小児期に左大脳半球切除術（臨床Ⓟ18.2）を受けた。大手術を受けたにもかかわらず成人後も日常生活に異常はなく，図書館員として働いていた。しかし，6カ月の経過で大脳半球切除術の遅発性後遺症である交通性水頭症（臨床Ⓟ5.7）を発症した（画像19.6B，C）。歩行障害や嗜眠などの水頭症の徴候に加えて，右半側無視の存在が明らかであった（画像19.6F）。この症状は「両側性」病変によって説明できる（図19.7D）。すなわち，左大脳半球切除術と水頭症による右半球の圧迫である。脳室腹腔シャント術（臨床Ⓟ5.7）を行ったところ水頭症は改善し（画像19.6D，E），右空間無視も消失した（画像19.6G）。

症例 19.6　左半側無視

画像 19.6A　**右 MCA 下枝領域梗塞。** 発症 2 カ月後の頭部 CT スキャン軸位断。右側頭頭頂葉に梗塞と考えられる低吸収域がみとめられる

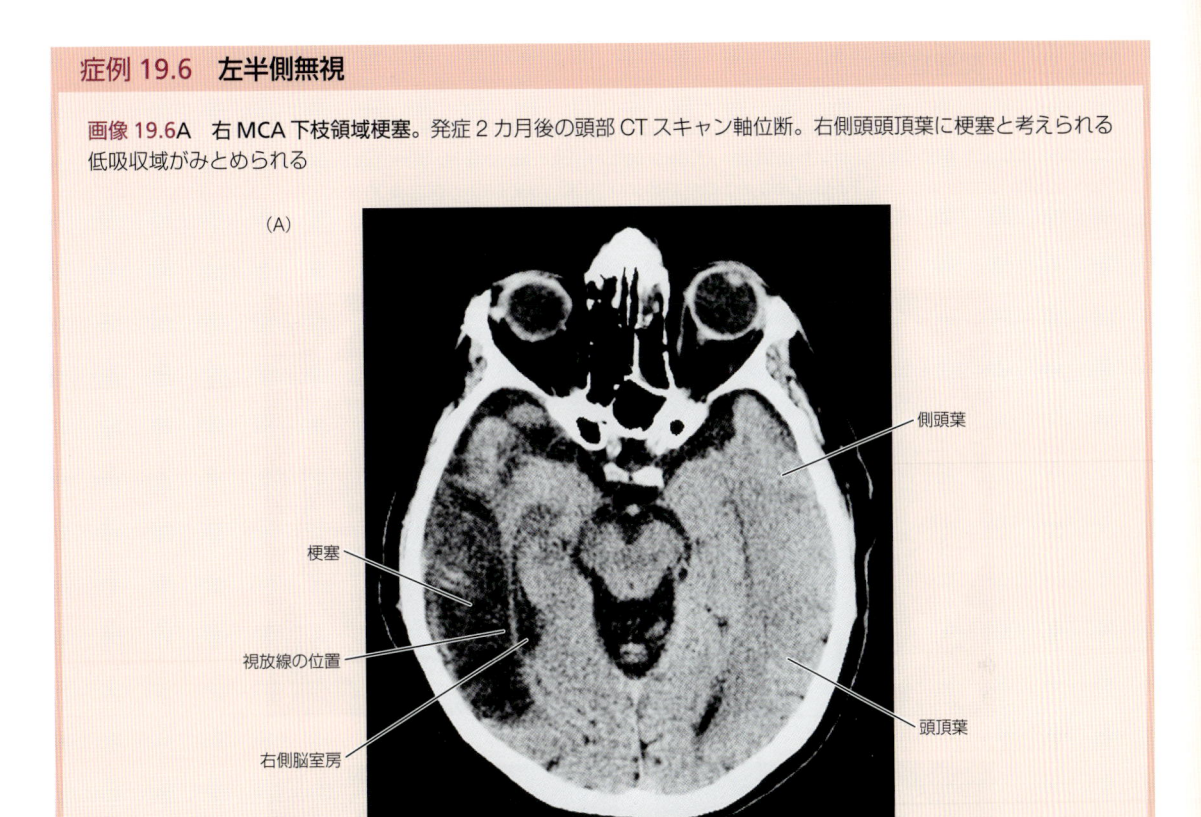

症例 19.6　関連症例

画像 19.6B～E　左大脳半球切除術の術後に水頭症となった患者の頭部 CT 像。CT スキャン軸位断。（B，C）シャント前。（D，E）脳室腹腔シャント留置後。（Kalkanis SN, Blumenfeld H, Sherman JC, Krebs DE, Irizarry MC, Parker SW, Cosgrove GR. 1996. Delayed complications 36 years after hemispherectomy：a case report. *Epilepsia* 37（8）：758-762）

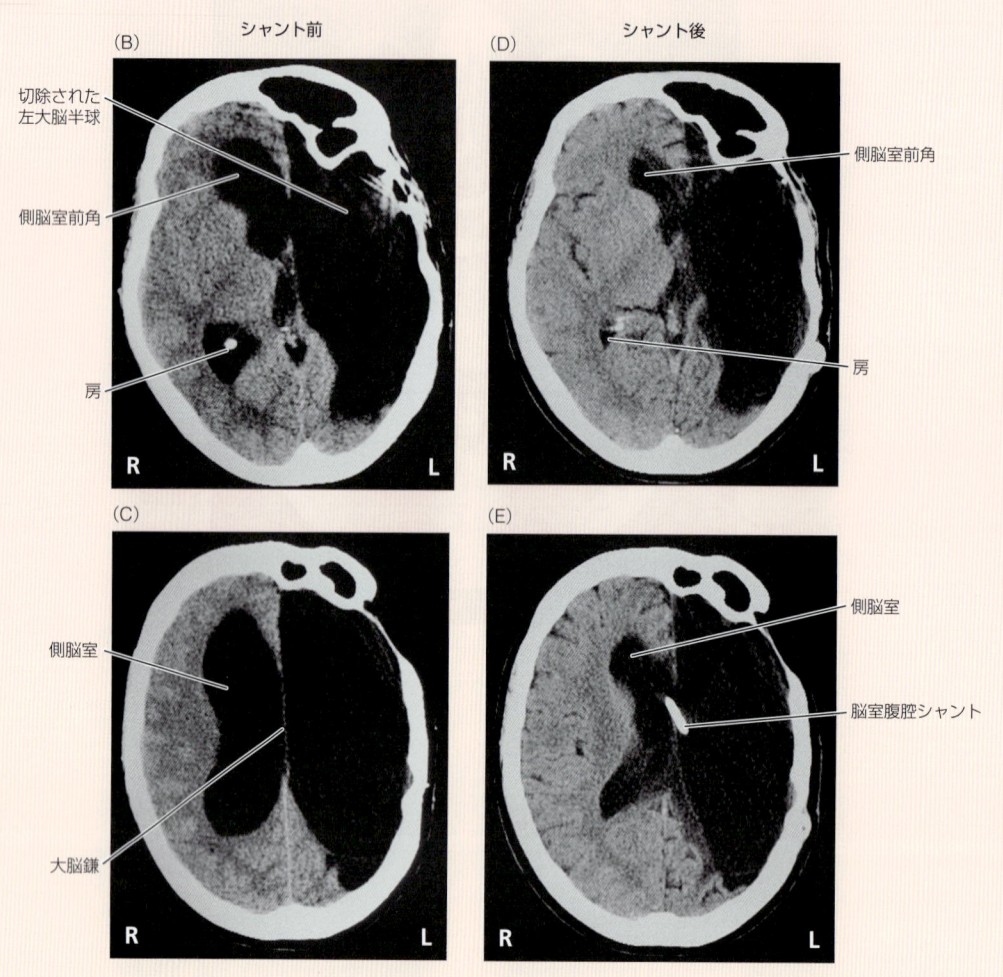

画像 19.6F，G　左大脳半球切除術の術後に水頭症となった患者の時計描画。**画像 19.6**B～E と同じ患者。（F）シャント前には右半側無視がある。（G）脳室腹腔シャント留置後には，無視が改善している。（Kalkanis SN, Blumenfeld H, Sherman JC, Krebs DE, Irizarry MC, Parker SW, Cosgrove GR. 1996。Delayed complications 36 years after hemispherectomy：a case report. *Epilepsia* 37（8）：758-762）

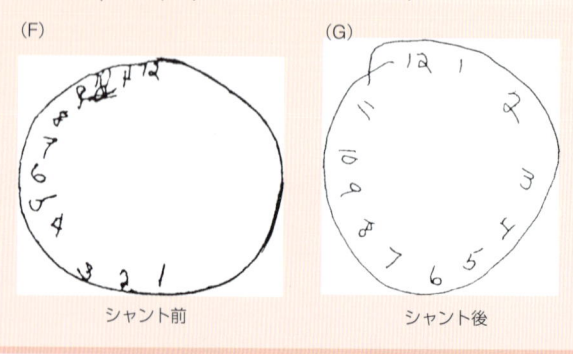

シャント前　　　　　シャント後

症例 19.7　無為

●主訴
27 歳の女性が，増悪する嗜眠，動作緩徐，尿失禁のために病院に連れてこられた。

●病歴
患者は 5 年前に言語障害を発症し，左前頭葉のオリゴアストロサイトーマ（乏突起膠腫）と診断された。腫瘍切除，放射線療法，化学療法による治療の結果，改善したので，受付の仕事に復帰した。入院の 6 カ月前，**人格変化が生じ，反応が緩慢になって自閉的になった。**動作緩慢が増悪するにつれて，**発声が少なくなり，動作を開始することもほとんどなくなった。**この状態はとくに最近の 2，3 週の間に悪化した。**尿失禁が出現し，介助なしでは歩行できなくなり，左側に転倒する**ようになった。食事にも母親の介助が必要になった。

●診察所見
生命徴候：体温＝36.7℃，脈拍＝80，血圧＝120/70。
頸部：異常なし。
肺：清。
心臓：心拍整。心雑音，奔馬調律，心膜摩擦音なし。
腹部：正常腸音，軟。
四肢：正常。
神経学的検査：
精神状態：**覚醒しているが嗜眠傾向がある。質問や口頭指示に時間をかけて非常にゆっくり反応する。全く反応しないこともある。**声は小さいが，求めに応じて大きな声で話すことができる。年月日や場所を正しく答える。歴代の大統領の名前をあげるように求められると，**長時間たってから 2 人の名前をあげた**がそれ以上は答えなかった。復唱は正確で呼称では 5/5 正解した。想起課題では 4 分後に 0/3 の物品名しか思い出せず，ヒントを与えても，もう一度同じ課題を出しても同じ結果であった。簡単な計算問題や「world」のスペルをいう課題には全く応答しなかった。
脳神経：軽度の左顔面麻痺があり，左で肩すぼめがうまくできない。それ以外に異常はない。
運動系：回内偏位なし。筋萎縮なく筋緊張も正常。**運動維持困難**があるために，筋力テストは困難である。どの筋群の検査でも力を入れようとしてすぐにやめてしまう。しかし注意深く検査すると，**左握力は 4⁻/5，右握力は 4⁺/5，それ以外の筋力は全身で4/5で左右差はない。**
反射：**両側性に明らかな把握反射がある。**口尖らし反射や吸引反射は陰性。

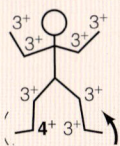

協調運動：指鼻試験や踵膝試験では，動きは遅いが運動失調はない。
歩行：**非常に緩慢で，動揺性で，床から足をあげずに歩く。左側への転倒傾向があるので介助を要する。**
感覚系：触覚，痛覚，振動覚はすべて正常。消去現象なし。

●局在診断と鑑別診断
1.　この患者の臨床所見をまとめよ。このような症候群を起こすのはどの脳領域の機能不全か。病変は一側性だろうか，両側性だろうか。
2.　この患者の記憶障害の原因を考察せよ。
3.　最も考えられる診断は何か。

考察

1.　本例の鍵となる症候は以下の通り。
- **無為**（覚醒しているが緩慢で自閉的，反応に時間がかかる）
- **運動減少症**（ほとんど運動を始めようとしない）
- **小声症**
- **短期記憶障害**
- **運動維持困難**
- **両側性把握反射**
- **尿失禁**
- **不安定で緩徐な動揺性の「磁石様」歩行，左への転倒傾向**
- **軽度の左顔面と左上肢の麻痺，左バビンスキー徴候陽性，右足クローヌス，腱反射が全身性に亢進**

ここでまとめた臨床像は，両側大脳半球の前頭葉に広がる大きな病変でみとめられる（臨床●19.11，表19.10）。患者には軽度の両側性の皮質脊髄路徴候がみとめられるので，やはり両側性病変が疑われる。

2.　記憶検査を行うと前頭葉病変による異常が検出できることが多いが，おそらく注意障害と作業記憶障害によるものであろう。

3.　左前頭葉のオリゴアストロサイトーマの既往や両側性の症状などから，両側前頭葉に腫瘍が再発した可能性が最も疑われる。

臨床経過と神経画像

頭部 CT（画像 19.7A）では，前頭前皮質のほぼ全域を両側性に侵す異常低吸収域をみとめた。おそらく再発性腫瘍と浮腫の所見であろう。脳梁前部を通じて両側の前頭葉に広がるこのようなグリア性腫瘍は，蝶型グリオーマとよばれることがある。脳溝も完全に消失していることに注目してほしい。頭蓋内圧亢進も清明度低下に関わっている可能性がある（臨床●5.3）。

患者は入院してステロイド剤の増量と短期間のマニトール投与を受けたが，改善はなかった。生検を反復

716

した結果，腫瘍再発が確定した。患者には化学療法が追加された。内頸動脈の鞍上部に選択的にカテーテルを挿入して動脈内化学療法も行ったが，患者の状態は増悪の一途をたどった。

関連症例

画像 19.7B は別の患者の MRI 像である。この患者は 73 歳の女性で，6 カ月にわたる失念のために記憶障害外来に連れてこられた。神経学的検査では保続がみとめられ，どんな質問にも同じ返答をくり返す傾向があった。また，近時記憶にも遠隔記憶にも軽度の障害をみとめた。それ以外の検査はすべて正常であった。この症例は，前頭葉の広汎な病変でもほんのわずかな症状しか起こさないことがあることを示している。とくに緩徐発育性の病変でその傾向が強い。病変は外科的に切除され，病理組織学的に髄膜腫と判明した。患

者の精神状態は術後に改善し，その後も安定した状態を保っている。この例から得られるもう一つの重要な教訓は，認知症が疑われる患者（臨床 P 19.16）では，治療可能な原因が隠れている可能性があるので神経画像検査を行うべきである，ということである。

前頭葉病変をもつ患者によくみられる異常として保続がある。この例や症例 19.7 のように，保続は比較的簡単に検出されることが多い。もっと軽微な保続の場合には，シークエンス運動課題や描画課題（ビデオ 19，20）を行うと，明らかになることがある。画像 19.7C はシークエンス描画課題で保続を呈した別の患者の例である。興味深いことに，この患者にはベンゾジアゼピン中毒があったが，前頭葉病変はなかった。びまん性疾患が前頭葉病変に似た症状を起こすことがあることを示している（臨床 P 19.11）。

症例 19.7　無為

画像 19.7A　両側前頭葉の「蝶型」アストロサイトーマ。CT スキャン軸位断。脳梁を通って両側前頭葉に広がる腫瘍がみとめられる

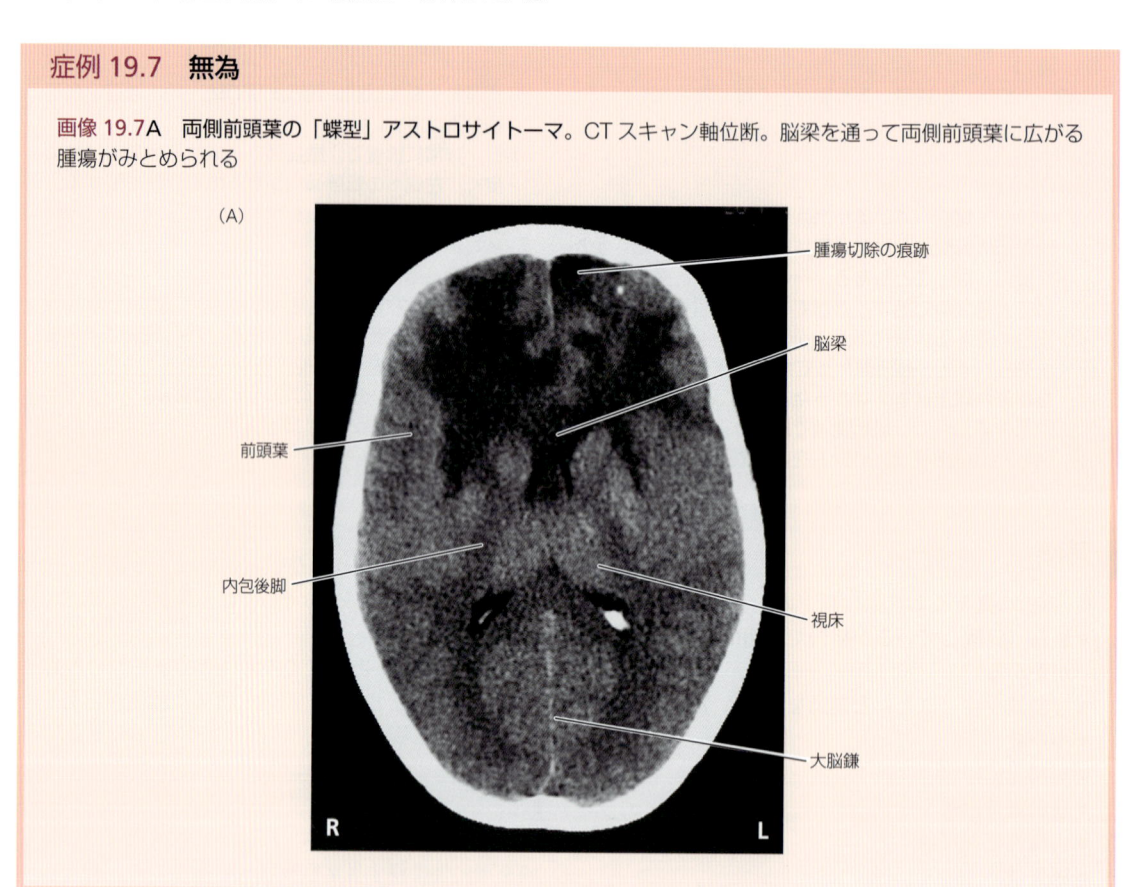

(A)

腫瘍切除の痕跡

脳梁

前頭葉

内包後脚

視床

大脳鎌

R　　　L

症例 19.7　関連症例

画像 19.7B　前頭葉を圧迫する巨大大脳鎌髄膜腫。T2 強調画像軸位断

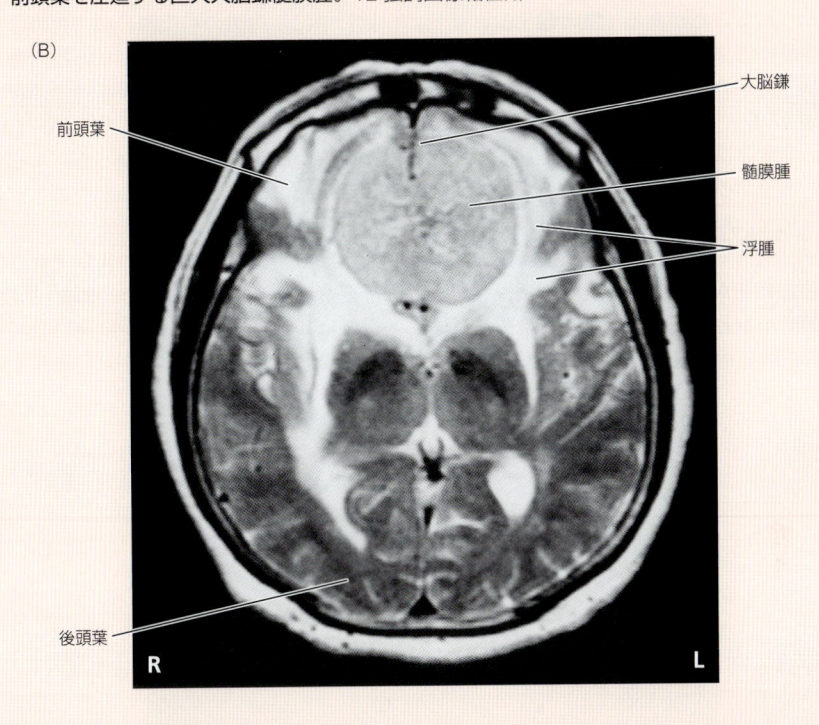

(B)

前頭葉

大脳鎌

髄膜腫

浮腫

後頭葉

R　　L

画像 19.7C　シークエンス描画課題。患者は，検者が描いたパターンを模写してページの右端まで続けて描くように指示される。ベンゾジアゼピン中毒のこの患者では，保続と「クロージングイン現象」が明らかである。びまん性脳症の患者にも，明らかな局所症状が出現することがあることを示す例である（臨床 ⓟ19.15）

(C)

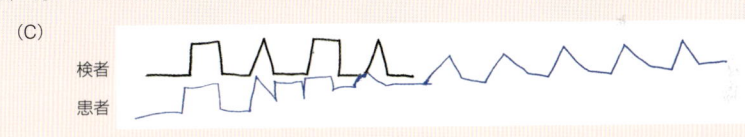

検者
患者

症例 19.8　認識されない視力障害

●症例要約

　82 歳の女性。3 日前から**視力障害**があるようなので，家族に付き添われて救急外来を受診した。家族の話によると，**帰宅時，自宅のアパートの近くで壁伝いに歩かなければ道がわからなかった**。その他には，**両側前頭部に頭痛**があるだけでほとんど異常がなかった。患者は「ど

こも悪くない」といい，「目も普通にみえる」と話した。診察では，**顔面の真正面に大きな物体を提示しても認識できず，視覚刺激に対する瞬目反応もなかった**。

●局在診断と鑑別診断

　この患者にはどのような症候群があるか。責任病巣の所在はどこか。最も考えられる診断は何か。

考察

本例の鍵となる症候は以下の通り。

- **視力消失**
- **視力消失の認識がない**
- **両側前頭の頭痛**

　この患者には完全な視力消失と病態失認がある。この症候群は視覚皮質の両側性病変で生じ，皮質盲またはアントン症候群（臨床 ⓟ19.12）とよばれている。患者の年齢や急激な発症から考えて，最も疑われるのは両側後頭葉内側部の梗塞である。この状態は脳底動脈先端部に到達した塞栓が分離して両側 PCA を閉塞

することによって起こる（図10.3，図10.5）。視覚皮質の両側性出血の可能性もある。多発性出血，とくに脳の後方領域に起こる多発性出血はアミロイド・アンギオパチーでみられることがある（臨床 P5.6）。両側後頭葉を侵す腫瘍や感染症も除外する必要がある。両側前頭部頭痛は，上記のどの後頭葉病変に伴ってもおかしくない（表14.6）。最後に，両側視力障害の原因となる視覚路の病変とは別に，患者には病態失認を起こす前頭葉か右頭頂葉の病変が存在すると思われる。

臨床経過と神経画像

　頭部CT（画像19.8A）では，鳥距（一次視覚）皮質に両側性の梗塞がみとめられた。さらに上方には頭頂葉後部の深部白質に両側性梗塞が観察された（画像19.8B）。患者はtPA治療の適応となる時間内に病院に到着することができなかった。入院後，塞栓源の究明が行われたが，塞栓源は特定できなかった。入院後の数日中に，両眼の右上四分の一視野の小領域の視力が回復した。この視野領域では，指の動きや検者のネクタイの柄がわかった。しかし，この視力の部分的回復によって，バーリント症候群（臨床 P19.12）の一部の要素が出現するようになった。すなわち，正面の物体に手をのばしてそれをつかむことが困難で，不正確な手探り動作がみとめられた（視覚性測定障害）。この症状は，頭頂葉背外側部の視覚連合皮質の両側性皮質下梗塞によるものであろう（画像19.8B，図19.12）。患者はリハビリテーション病院に転院して，バーリント症候群に対する理学療法が行われている。

症例 19.8　認識されない視力障害

画像 19.8A，B　視覚皮質の両側性梗塞。CT スキャン軸位断。A，B は順に下から上への断面

(A)

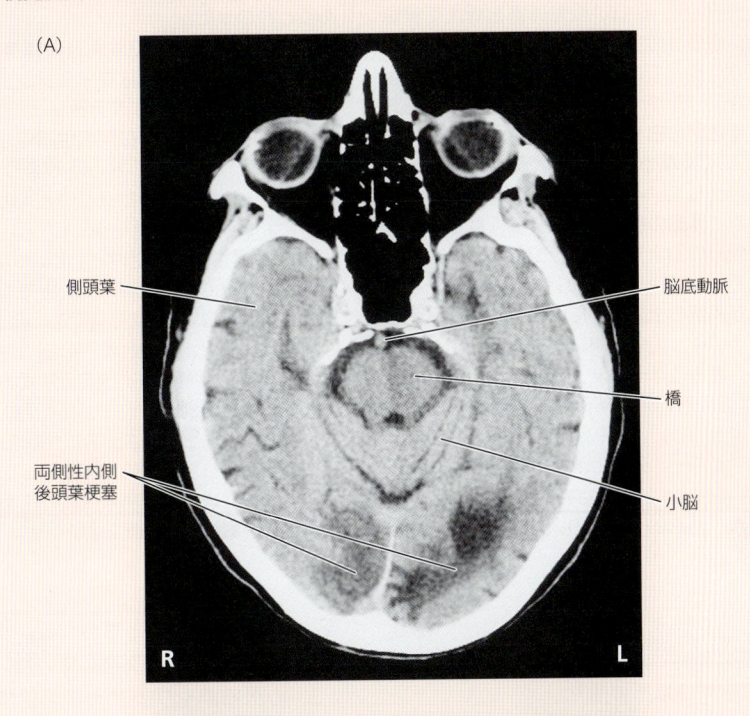

側頭葉

脳底動脈

橋

両側性内側
後頭葉梗塞

小脳

R　　　　L

(B)

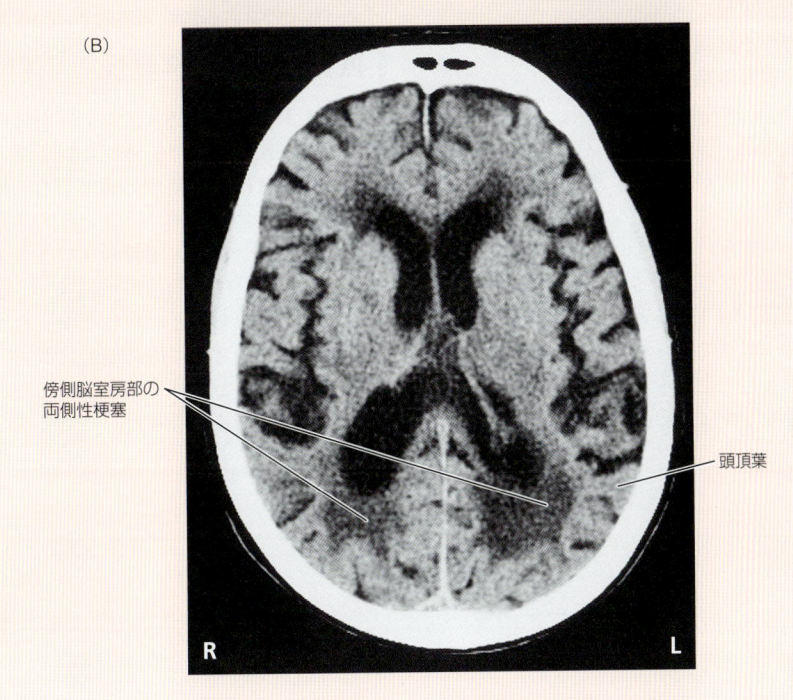

傍側脳室房部の
両側性梗塞

頭頂葉

R　　　　L

症例 19.9　急性発症の相貌失認

●症例要約

　78歳の右利き男性が，珍しい視覚障害を訴えて救急外来を受診した。患者は心房細動のためにワーファリンによる抗凝固療法を受けていた。6年前に脳梗塞に罹患し左同名性半盲が生じたが，その後改善した。入院前日，運転中に急に「半透明の白っぽいカーテン」がおりて視野の上方がみえにくくなったため，信号がみえづらくなった。正面に停止しているトラックに危うくぶつかりそうになったので，**運動の感覚もわからなくなったよう**に感じた。入院当日の朝までにカーテンがおりたような感覚はなくなっていたが，その代わりに，「微かに光るガラス玉か水滴」が両眼の上方視野に点在するのがみえるようになった。その後，街角で親しい友人に会い，並んで歩き始めたが，患者にはその友人の顔がみたことがない顔に思えた。「彼の顔の部分部分が顔の周辺を別々に動き回っているようでした。でも顔の特徴を一つにまとめることができなくて―。兄弟のように知っている人のはずなのに」。患者は友人に「どなたでしたっけ」と尋ね，友人が答えた。「何をいってるの。つきあってもう何

年にもなるじゃないか」。患者はその声を聞いて，友人であるとわかった。

　救急外来での診察では患者の精神状態は正常であった。歴代大統領の名前はウィルソンまでさかのぼっていえた。記銘力検査では5分後に3/3の物品名を正解した。**左下四分の一視野に同名性暗点**があり，上方視野の視覚には，涙を通してみる時のような像の歪みがあった。また，雑誌に掲載されている**人の顔の識別が困難**であった。例えば，ジョージ・ブッシュの写真をみて，「知っているはずなんだけど」といった。ビル・クリントンの写真をみて，「こんな写真，みたくもない」といった（患者は熱心な共和党支持者であった）。顔以外の物品名は正確にいえた。読字と書字の能力は正常で色覚異常もない。その他の検査はすべて正常であった。

●局在診断と鑑別診断

　1.　感覚受容と言語は正常だが認知機能に異常がある状態を何というか。上に太字で示した所見から考えて，この患者の症状の責任病巣はどこにあるか。

　2.　最も疑われる診断は何か。

考察

本例の鍵となる症候は以下の通り。

- 人の顔の識別が困難
- 両側上方視野が不鮮明
- 左下四分の一視野の暗点

　1.　一次感覚受容と呼称に異常がなく，認知だけが障害される状態を**失認**（臨床 **P**19.12）という。本例の患者は顔の認知に障害があるが，その他の対象に対する視覚や認知や呼称には異常がなかった。この症候群は相貌失認として知られていて，下後頭側頭（紡錘状）回にある視覚連合皮質・顔面認識領域の両側性病変によって起こる（図19.13）。近くに下鳥距領域があるので（図11.15），本例でみられたような上視野の不鮮明化が随伴症状として生じることがある。本患者の左下四分の一視野の暗点はおそらく6年前の脳梗塞の

既往に関係するものと思われる。当時，左同名性半盲が生じたが，その後改善していた。

　2.　心房細動やワーファリン治療の既往から，最も考えられるのは両側後頭側頭回下部の梗塞か出血である。

臨床経過と神経画像

　頭部CT（画像19.9）では，陳旧性の右後頭葉梗塞と最近の左後頭側頭（紡錘状）回下部の梗塞がみとめられた。患者はtPA治療の適応となる時間内（臨床 **P**10.4）に救急室に到着することができなかったが，精査目的で入院した。入院時のプロトロンビン時間国際標準比（INR）は有効治療域にあった。MRAでは明らかな血管狭窄をみとめられなかった。患者の相貌認知能力は入院後2日以内に劇的に改善し，上視野の視覚の歪みはもっとゆっくりと改善した。ワーファリンを継続して，退院となった。

症例 19.9　急性発症の相貌失認

画像 19.9　後頭側頭葉下部の両側性梗塞。CT スキャン軸位断

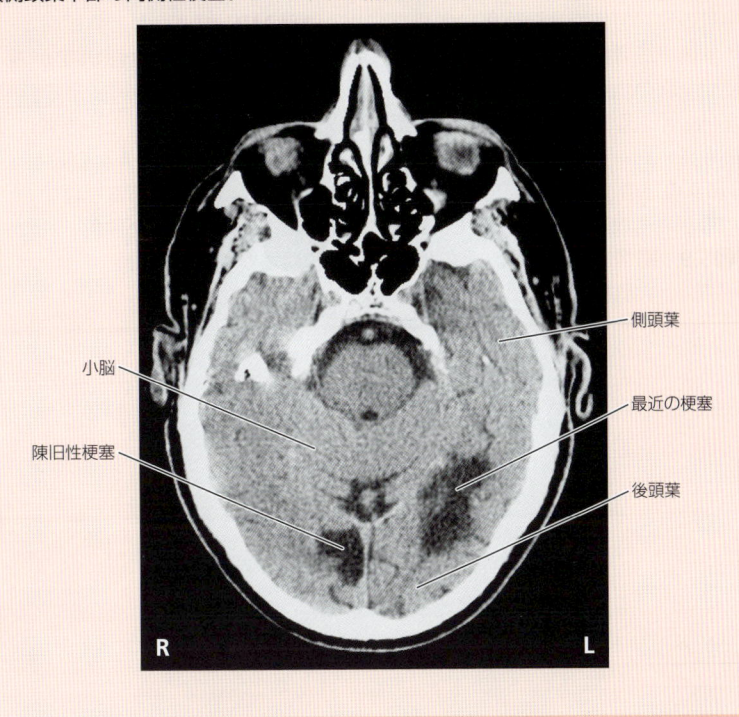

小脳

陳旧性梗塞

側頭葉

最近の梗塞

後頭

R　　L

症例 19.10　音楽性幻聴

◉症例要約

エルサルバドル出身の 21 歳の右利き男性が，痙攣発作の後で救急外来に連れてこられた。音楽や声が聞こえてくる短い発作が 3 年前から頻繁に起こるようになった。この発作のあとに全身痙攣が続くことが多かった。当時は田舎に住んでいて，治療を受けることなく，発作は約 3 カ月後に自然に止まっていた。入院当日，勤務中に再び急に**音楽と人の声が聞こえてきた**。ついで，**めまい感がして，暗点が見え，意識を失った**。目撃していた人の話によると，**全身性強直間代痙攣**が 2，3 分あり，引き続き**発作後の嗜眠と全般性頭痛**が起こったが，**明ら**かな言語障害はなかった。救急外来に到着した時に，同様の発作がもう 1 度あった。この 2 度目の発作が完全に終了して数時間後に診察が行われた。

◉局在診断と鑑別診断

1.　発作から発作後症状の発現までの一連の過程を通して，どのような解剖学的構造が症状発現に関係しているか。痙攣発作の責任病巣は，脳の左右どちらのどこにあるのだろう（臨床 **Ⓟ18.2**）。

2.　この患者の痙攣発作について考えられる原因をあげよ。

考察

本例の鍵となる症候は以下の通り。

- ●**音楽と声の幻聴**
- ●**めまい感**
- ●**暗点**
- ●**意識消失と全般性痙攣**
- ●**発作後に言語障害がない**

1.　聴覚路の多くの地点の病変で幻聴が起こるが（臨床 **Ⓟ19.13**），痙攣発作を生じる病変は大脳皮質しかない*。したがって，この患者の痙攣発作は聴覚皮質か聴覚連合皮質から始まり，頭頂弁蓋部の前庭感覚皮質に広がってめまい感を起こし，ついで頭頂–後頭葉皮質に広がって暗点を起こし，最後に脳全域に広がって全般強直間代痙攣を起こしたものと思われる（臨床 **Ⓟ18.2**）。習熟した音楽家でない大部分の一般人

---

*脳幹聴覚路の刺激で痙攣発作を起こすラットの系統が知られているが，ヒトでは類似の報告はない。

では，音楽の能力は左半球よりも右半球の働きによっている（**表 19.3**）。同様に，音楽幻聴は左側頭葉痙攣発作よりも右側頭葉痙攣発作で多くみられる（**臨床 P 19.13**）。また，左半球の痙攣発作では発作後に失語を伴うことが多いが，本例の患者ではみとめられていない。したがって，痙攣発作の焦点はヘシュル回（一次聴覚皮質）か視覚連合皮質（**図 19.1**）付近の右上側頭回である可能性が最も高い。

2．中央アメリカ出身の患者では，成人早期発症の非外傷性痙攣発作の原因として最も多いのは CNS 囊虫症である（**臨床 P 5.9，画像 5.7D〜H**）。その他の CNS 感染症，良性脳腫瘍，大脳皮質発達異常も考慮に入れる必要がある。

臨床経過と神経画像

頭部 MRI では，右上側頭回とヘシュル回の近くに造影増強される囊胞性病変がみとめられた（**画像 19.10A，B**）。腰椎穿刺による髄液検査と血清検査で囊虫症の診断が確定した。患者には抗痙攣剤と抗原虫薬であるプラジカンテルの投与が開始され，治療に伴って起こることがある脳浮腫を予防する目的で，短期間，ステロイド剤が併用された。患者は改善し，とくに問題なく退院した。

症例 19.10　音楽性幻聴

画像 19.10A, B　右上側頭回の囊虫症病変。T1 強調 MRI 画像。(A) 矢状断。(B) ガドリニウム造影後の冠状断

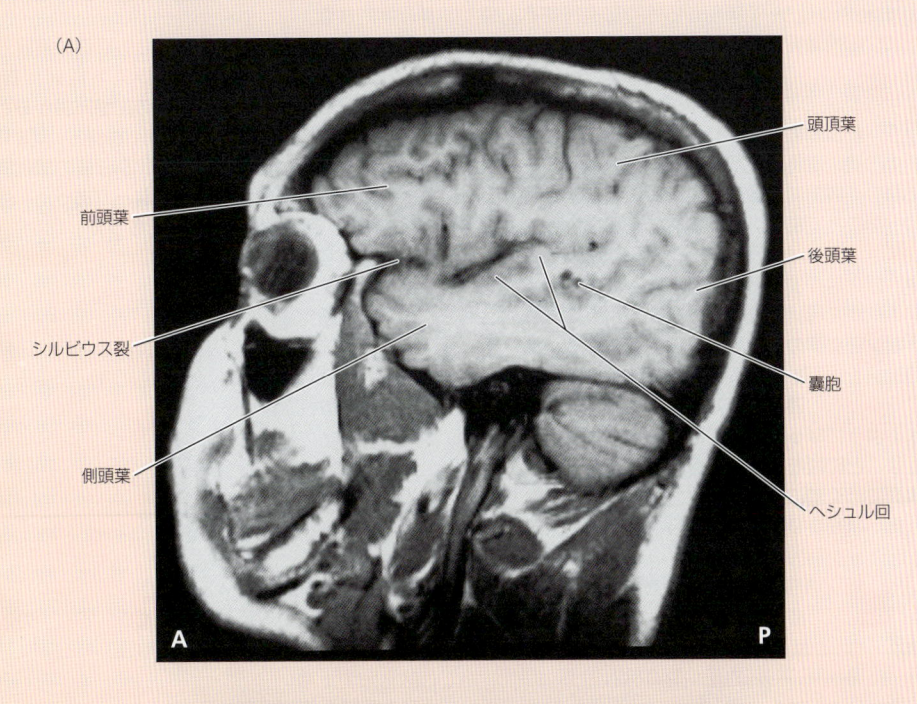

(A)

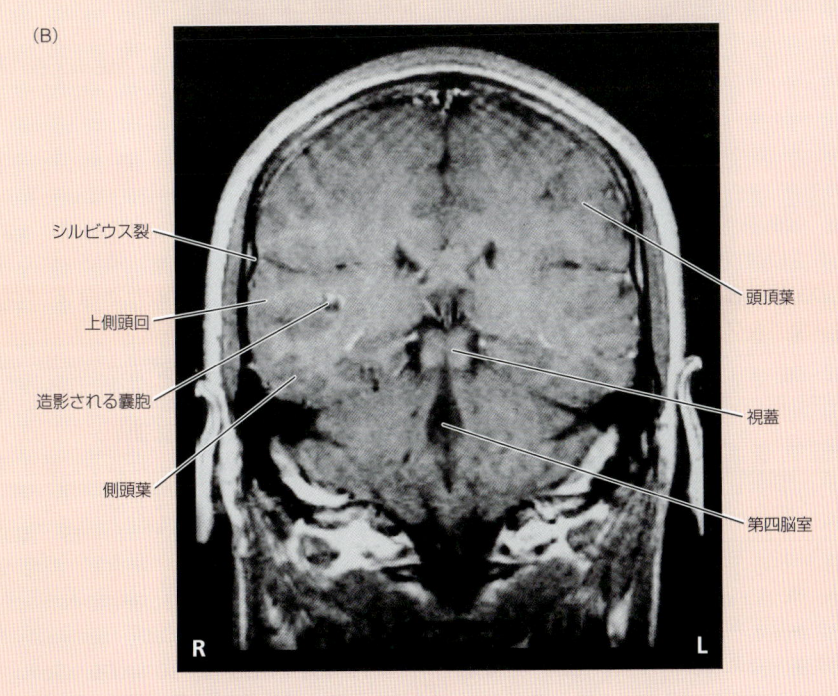

(B)

症例 19.11　記憶障害から始まる進行性の認知症

●主訴

　76 歳の右利き女性が，4 年前から徐々に進行する記憶障害のために記憶障害外来を紹介され受診した。

●病歴

　患者は生来健康であった。**秘書の仕事を引退した 72 歳の頃から，記憶障害が始まり，それ以来徐々に悪化している。**夫の話によると，最初の徴候は料理をつくるのが困難になり，数日前や数週前にいわれたことが思い出せなくなったことである。遠い昔の出来事は比較的よく覚えているようだった。患者の記憶障害は徐々に悪化し，鍵や手帳をなくすようになった。数分前にたずねた同じ内容の質問を何回もくり返して聞くようになった。**プッシュホンで文字の O と数字の 0 をよく間違えた。**最近の夫の印象では，おそらく家から出て **4 ブロックか 5 ブロック行くともう道に迷ってしまう**であろう。**少しイライラするようになって，以前なら気にならなかったような小さなことに腹を立てるようになった。**例えば，ある朝，教会に行く前にベッドを整えなければ，と執拗に言い張った。かかりつけ医を受診したところ，医師は頭部 CT を予約し，甲状腺機能検査，VDRL（梅毒検査），B₁₂血中濃度，赤沈値などの血液検査を行った。これらの検査はすべて正常であった。

●診察所見

生命徴候：体温＝36.7℃，血圧＝140/82。
頸部：血管雑音聴取せず。
肺：清。
心臓：心雑音聴取せず。
腹部：軟，圧痛なし。
四肢：浮腫なし。
神経学的検査：
　精神状態：清明。5 つの物品名の呼称は良好で失行なし。妄想，幻覚なし。**ブレスト認知症評価尺度（BDS）**（表 19.16）**で有意の記憶障害がみとめられた。左側の列の得点は 3 点，右側の列の得点は 11 点で，障害が強かったのは，5 分後の想起課題，人物以外の記憶課題，見当識などであった。生活活動（ADL）評価尺度は 22% であった。**（BDS，ADL ともに高得点になるにつれて認知症の重症度が上昇する）。
脳神経：正常。
運動系：筋緊張正常。回内偏位なし。筋力正常。
反射：把握反射，探索反射，吸引反射，口尖らし反射，すべて陰性。

　協調運動：指鼻試験は正常。
　歩行：正常。つぎ足歩行は正常で，どちらの足でも跳躍できる。ロンベルク徴候陰性。
　感覚系：正常。

●局在診断と鑑別診断

　上に太字で示した異常は，どのような解剖学的構造の機能障害で説明できるだろう。最も考えられる診断は何か。その他に可能性はないか。

考察

本例の鍵となる症候は以下の通り。

- ●緩徐進行性の記憶障害，とくに近時記憶障害
- ●プッシュホンでアルファベットの O と数字の 0 が区別できない
- ●道に迷う傾向
- ●イライラ感

　近時記憶の障害は，側頭葉内側部か間脳内側部の記憶系に両側性の障害がある場合に起こる（臨床 Ⓟ 18.1）。この患者の地誌的失見当識や，電話の O と 0 がわからないことから示唆される空間性失見当識（ひょっとすると読字障害かもしれないが）は，頭頂-側頭葉の機能障害を疑わせる（臨床 Ⓟ 19.7，19.10）。イライラ感と人格変化は非特異的な症状だが，辺縁系や連合皮質の機能障害でも起こる。これらの所見と緩徐進行性の経過を総合的に評価すると，解剖学的にも臨床的にも初期のアルツハイマー病によく合致する（図 19.15，臨床 Ⓟ19.16）。本例のように，65 歳以上の患者で進行性の近時記憶障害と軽度の側頭頭頂葉の機能不全があり，神経学的検査で運動異常がなく，一般血液検査や神経画像検査が正常であるような場合，最も疑われる病名はアルツハイマー病である。慢性精神状態変化を起こすその他の原因については，表 19.15 に示されている。

臨床経過

　頭部 MRI では軽度の脳萎縮がみとめられたが，それ以外に所見はなかった。初診から数カ月間の経過観察の記録は以下のとおりである。

- ●**7 カ月**：BDS 左＝2.5，右＝11；ADL スコア＝23%。ベッドを整えたり，料理をしたりなどの家事ができる。また，夫と一緒に病院でボランティア活動を行っている。
- ●**11 カ月**：BDS 右＝10；ADL＝36%。依然としてボランティア活動を行っている。
- ●**17 カ月**：BDS 右＝16；ADL＝32%。
- ●**25 カ月**：BDS 右＝15；ADL＝47%。
- ●**31 カ月**：BDS 右＝21；ADL＝37%。料理ができなくなった。家に一人にしておくことができない。デ

症例 19.11　記憶障害から始まる進行性の認知症

画像 19.11　老人斑と神経原線維変化。前頭葉切片の銀染色標本。アルツハイマー病に典型的なアミロイド斑と神経原線維変化を示す

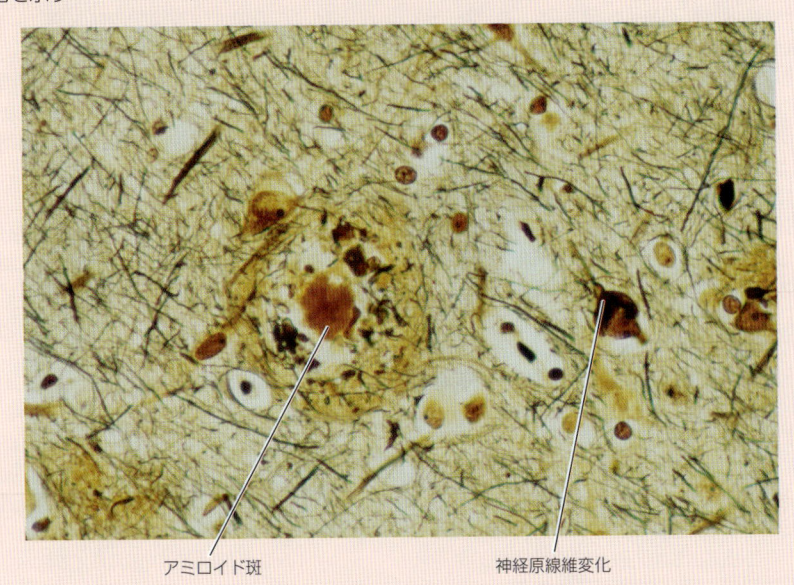

アミロイド斑　　　　　　　　　　　神経原線維変化

イケアに参加。入浴したがらないので，浴用スポンジで身体を拭いてもらうようになった。認知症を除けば，神経学的検査と一般健康状態は依然として正常。

● **37 カ月**：BDS 右 = 25；ADL = 52％。興奮性が亢進し，毎日のように泣き叫んだり夫を罵ったりする。

● **43 カ月**：BDS 右 = 26；ADL = 59％。着衣に介助を要する。やはり時々，興奮の発作がある。夫が介助グループに参加する。

● **47 カ月**：BDS 右 = 23；ADL = 60％。時々幻覚を訴える。初めて診察でつぎ足歩行や跳躍の不安定がみとめられた。一般健康状態は良好。常用薬なし。

● **52 カ月**：ますます怒りっぽく攻撃的になり，介護施設に入所した。

● **70 カ月**：最初の症状発現から約 10 年後，82 歳で死去。

病理所見

　家族は剖検に同意した。病理学的には大脳皮質萎縮と神経細胞脱落，広汎に分布するがとくに側頭葉内側部に強い老人斑と神経原線維変化の出現など，典型的なアルツハイマー病の変化を呈していた。前頭極皮質の銀染色標本で観察された典型的なアミロイド斑と神経原線維変化を**画像 19.11** に示す。

追加症例

　次の項目については他章で関連症例を取り上げている。**急性精神状態変化**（症例 5.3，5.10，7.1，14.8），**慢性精神状態変化**（症例 5.1，5.9，15.3，16.2），**失語**（症例 7.1，10.5，10.6，10.8），**半側無視**（症例 5.1，10.2，10.11），**辺縁系疾患**（症例 18.1〜18.5）。その他の関連症例については巻末の**症例索引**を検索のこと。

19

本章のまとめ
1. 本章では高次認知機能に関わる神経回路について，とくに大脳皮質を中心に述べた。脳表を覆う大脳皮質の大部分は連合皮質である。連合皮質は，**単一モダリティ（モダリティ特異的）連合皮質**と**異種モダリティ（高次）連合皮質**に分類される（**図 19.1，表 19.2**）。
2. たいていの脳構造や感覚運動機能は左右対称に分布するが，明らかに左右差がある脳機能もある。**左大脳半球**は典型的には熟練運動機能（利き手）や言語について優位であるが，**右大脳半球**は注意メカニズムや空間認識に関して重要な役割を果たす（**表 19.3**）。**左大脳半球**は右利きの95%以上，左利きの60〜70%で言語に関して優位である。言語機能は優位（通常左）半球を中心にした神経回路によって仲介されるが，右半球もその神経回路に関与する（**図 19.2**）。
3. 前頭葉の運動皮質・構音領域のすぐ前方にある**ブローカ野**は，言語産生に重要である。側頭葉の一次聴覚皮質に隣接する部位にある**ウェルニッケ野**は言語の意味理解に重要である。ブローカ野とウェルニッケ野の両者は，後部言語野と前部言語野の間を相反性線維連絡によってつなぐ**弓状束**や傍シルビウス裂領域の線維を介して機能を発揮する（**図 19.2**）。異なる病変による言語障害，すなわち**失語**の簡易分類法を**図 19.4**にまとめた。
4. 第14章では，正常覚醒状態の維持に重要な橋中脳領域の脳幹網様体賦活系と前脳基底部，視床，大脳皮質について述べた（**図 14.7，図 14.8，表 14.2**）。本章では注意メカニズムについて述べ，次に，まだよくわかっていない認識のメカニズムについて簡単に触れた。**注意に関係する神経回路**の考察では，広汎投射系，前頭葉と頭頂葉の連合皮質，帯状回前部皮質，辺縁系経路，視蓋回路，大脳基底核や小脳などのその他の構造を取り上げ，それぞれの役割を総括した。
5. **注意メカニズム**には両側大脳半球の関与があるものの，**大多数の人では右半球のほうが重要である**（**図 19.7**）。右半球の病変では明確な反対側の無視が起こる。また，右半球，とくに**右頭頂葉領域**は**視空間認識**に最も重要である。
6. ヒトでは**前頭葉**がよく発達していて，大脳半球のほぼ1/3を占める。前頭葉には3つの面がある。外側面，内側面，眼窩前頭面である（**図 19.11**）。本章では，運動皮質，運動前皮質，辺縁系領域などのさらに前方にある前頭葉皮質に焦点をあてて述べた。この領域は**前頭前皮質**（**図 19.1**）とよばれ，高次の異種モダリティ連合皮質からなる。前頭前皮質は**異種モダリティ連合皮質**（頭頂葉，後頭葉，側頭葉），**運動連合皮質**（前頭葉），**辺縁皮質**（帯状回前部と眼窩前頭回後内側部）と**皮質間線維連絡**をもつ。皮質下線維連絡には，**扁桃体**（鉤状束によって前頭葉の眼窩面と外側部に連絡する，**図 18.4B，C**），**海馬体**（帯状回と海馬傍回を経由する，**図 18.9**），**視床**（背内側核，視床枕内側部，髄板内核など，**図 7.8**），**大脳基底核**（主に尾状核頭部を経由する，**表 16.2，図 16.8**）との連絡がある。
7. 前頭葉機能は非常に多彩で，明らかに矛盾する症状もある（**表 19.8，表 19.9**）。前頭葉は高度な決定や，正常な人間が絶えず遂行している微妙な社会適応行動に非常に重要である。前頭葉機能は大別して以下の3つの機能に重要である。（1）**抑止性**，すなわち不適切な行動の抑制，（2）**自発性**，すなわち前向きな生産的活動への動機づけ，（3）**規律性**，すなわち連続作業やその他の多くの認知課題を正確に行う能力である。
8. 第11章で述べたように，視覚刺激は一次**視覚皮質**に到達した後，連合皮質の2つの経路で処理される（**図 19.12**）。**背側路**は頭頂-後頭連合皮質に投射する。この経路は動きや，対象間および身体-視覚刺激間の位置関係を分析することによって，「**どこに？**」の質問に答える。**腹側路**は後頭側頭連合皮質に投射する。この経路は形態を分析し，特定領域について色，顔，文字やその他の視覚刺激を同定することによって，「**なにを？**」の質問に答える（**図 19.13**）。この高次視覚情報処理の2つの経路の機能は，背側と腹側の視覚連合皮質経路の臨床症候群を検討すればよくわかる（**臨床 Ⓟ19.12**）。
9. 本章の最後に認知症について考察した。多くの神経解剖学的系の機能的な重要性が理解できるからである（**図 19.15，臨床 Ⓟ19.16**）。脳研究を推進して脳への理解が深まれば，認知症やその他の難治性神経疾患に対する治療法の発見につながるものと期待される。

おわりに—心に関する考察

心はどこにあるのだろう，心とは何だろう。この質問は人類の歴史が始まって以来，科学者と哲学者を悩ませ続けてきた。まだ確かな答えが得られているわけではないが，神経系の研究の発展によって，現在では少なくとも心について仮説を立てることができるようになった。

▶ 基本的考察

反対意見があることを承知の上であえていうとすれば，近年の研究成果は「心とは身体内で起こる通常の身体活動によってあらわされるものである」ことを示している。この最初の2つの基本的な推論，心はどこにある（身体内に），心とは何か（正常の身体活動）はあくまでも仮説の域を出ないことに注意してほしい。この仮説を支持する証拠が集積しつつあるが，それでも依然として確定しているわけではない。さらに推論を進めると，心とは身体の中でも神経系で表現されるもの，ということができよう。神経系以外の身体部位や外的環境との相互作用も明らかに重要ではあるが，心の主要な機能が神経系で営まれていることを示す多くの証拠がある。最後に，「心」への関与の重要度からいえば，神経系の中でも部位による違いがある。例えば，末梢神経と脊髄は神経系のその他の部分への入出力のチャネルとして（あるいは制御器としても）重要な働きを担っているが，心への関与は脳のほうが重要である。しかし，神経系では「心の部分」と「心に関係しない部分」の間に明確な境界がないことは強調されるべきであろう。心への寄与の点で神経系の中に重要度に差があるといっても，相反性の交互作用によって関係する部位は神経系全体に広がり，神経系以外の構造をも巻き込んでいる可能性がある。

もっと具体的な心のモデルに触れる前に，ここではまずこれらの推論を支持する多くの証拠について短くまとめておこう。心の場所と本質については，脳の器質的損傷が心の機能に変化をもたらすことが知られている。さらに，軽度の認知障害から思考の重篤な異常，さらには脳死まで，心の機能は大きく変わり，病変の解剖学的部位と傷害のメカニズムの両者に影響される。本書では症例を通してこのような数多くの例をみてきた。もちろん文献上でもきわめて多くの例が報告されている。

病変によって失われる機能を解析して得られる証拠に加えて，電気生理学的方法，機能的神経画像，脳刺激などを用いる多くの研究から，神経系の特定領域が心の機能に直接関わっていることを示す証拠が得られている。病変研究の成果や神経機能の記録はヒトだけではなく実験動物からも得られている。この領域の研究から脳と心の複雑性が並行的に進化してきたことが明らかとなり，心と脳の密接な関係を示すもう一つの証拠となっている。しかし，以上の事実やその他の多くの研究があるにもかかわらず，心が本当に神経系の内部にあらわれる通常の身体過程かどうかについては依然として疑問が残る。

▶ 心の機能のモデル

このような疑問がなかなか払拭されない理由は，おそらく心の多くの過程，特に意識や情動に関わる部分が神経生理学的に十分に説明できないままになっているからであろう。脳活動が意識的思考とどのように関係するかに関しては，もっともらしい検証可能な仮説がまだ確立されていない。しかし，脳への理解が深まるにつれて，かつては科学的研究の対象にもならなかった心の機能が，ますます明確に神経科学の領域に入り込んできた。いくつか例をあげると，記憶，言語，企図，注意などである。個人的見解では，研究が進むと意識も最終的には神経生理学的な現象として受け入れられるようになるものと思われる。そしてこの神経解剖学書の結論として，神経系と心の機能を説明するための全体的な骨組みを考えてみることは有意義であろう。比較的よくわかっている神経機構とまだよくわかっていない神経機構の両者を含めて考えることも必要である。

最初の課題は入力と出力について考察することである（次ページの図を参照）。これまでの章では，多くの感覚系と運動系について述べてきた。様々な感覚入力には，視覚，体性感覚，聴覚，嗅覚，味覚，前庭感覚などがあるが，その他にも身体の内部環境から生じる多くの化学的シグナルや機械的シグナル，またはその他のシグナルがある。同様に，効果器へ向かう数多くの異なる経路が神経系から出る。この中には骨格筋へ向かう運動性出力，平滑筋や分泌腺に向かう自律神経性出力，神経内分泌性出力が含まれる。このような感

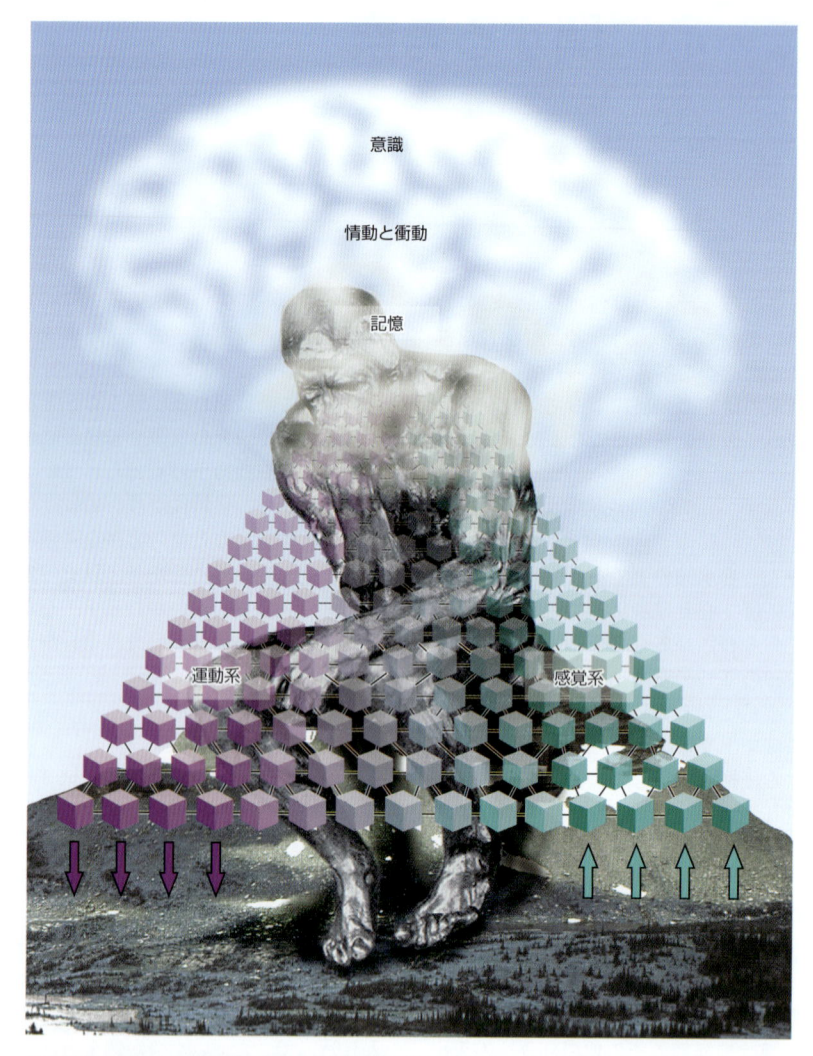

意識

情動と衝動

記憶

運動系　　　感覚系

心の作業モデル　並列回路をもつと同時に階層的に構築されている感覚・運動系は，入力を受け取り，出力を生成し，比較的単純な過程から高度な抽象化まで多くのレベルで内部処理を遂行する。その他の 3 つの特別な機能—意識，情動と衝動，記憶—が広汎に，特に情報処理の最高次のレベルでこれらのシステムに作用する

覚と運動の経路は神経系に出入りする複数の並列回路に組み込まれていて，異なる感覚と運動機能の発現に関わっている。

　感覚系と運動系の情報処理の過程は階層的に構築されている（次ページの図を参照）。例えば，一次体性感覚情報は最も基本的なレベルでは受容体細胞と脊髄に入る体性感覚ニューロンで処理される。この情報は神経系の中で，脳幹，視床，一次体性感覚皮質，単一モダリティ連合皮質，異種モダリティ連合皮質と上行するにしたがって，段階的に高次レベルの情報処理を受けることによって，磨かれて他のニューロンからの入力や影響と統合される。運動系でも同様の階層的な処理が行われるが，感覚系とは逆方向である。例えば，運動を企画する高次のシグナルは異種モダリティ連合

皮質で生じ，運動前皮質から一次運動皮質，脊髄の下位運動ニューロンへと送られ，順々に低次レベルの処理を受けて末梢に到達することになる。

　しかしながら，階層的に構築された感覚系と運動系における情報の流れは必ずしも直線的ではない。感覚系-運動系間の直接的な連絡が，脊髄から始まって段階的に高次の処理レベルに至るまで存在する。さらに脊髄以上のレベルでは，介在ニューロンの集団が様々な複雑性をもって情報処理に加わり，様々なレベルで感覚・運動情報を処理するとともに，感覚系-運動系間の情報伝達も担っている。感覚系と運動系では高次と低次の構造の間に多数のフィードフォワード・ループとフィードバック・ループがあって，局所回路や広域回路の相互作用に関わっている。このように階層的に

構成された感覚系と運動系による統合作用は，素晴らしく巧妙な情報処理を可能にしている。抽象的形態の視覚認知，環境に応じて企画される複雑な運動課題，書字や会話の理解と統合，感覚–運動の心象を形成することなどにその例をみることができる。

しかし，脳と心がこれらの課題をこなすためにはさらに特別な機能が必要である。この特別な機能というのは感覚・運動路とは別のものではあるが，この感覚運動の経路と深く関係し，多くのレベルで感覚・運動系に影響を与える（図では雲によって表現されている）。これらの機能とは，意識，情動と衝動，記憶に関わる神経機能である。この3つの機能はそれぞれ，階層的な感覚・運動系とともに，残りの2つの特別機能を基質として用いる。どういうことかというと，例えば，いろいろな感覚・運動現象を意識することもできれば，情動や記憶に対しても意識が働く。感覚・運動事象や情動や意識は記憶に残る。ここでは，手短にこの3つの特別な機能を順番にみていくことにする。

意識はすべての脳機能の中でおそらく最もとらえどころがない機能であろう。すでに述べたように，意識は階層的な感覚系や運動系ばかりでなく，情動・衝動，記憶の系を基質として用いる。これによって意識の内容が生まれる。意識レベルは「意識系」と呼ばれる脳構造の働きによって決定され，前脳の構造に影響を与えるが，神経系のその他の部分にも覚醒による効果をもたらす。意識レベルを調節するシステムには，清明な覚醒状態を促進するメカニズムが含まれる。単純な言葉でいえば，清明度は神経系と心の「オンオフ」スイッチ，またはもっと的確にいうとしたら「調光」スイッチと考えられる。さらに，意識は注意を維持し，これを対象に向けるメカニズムとも関連する。最後に，意識は自己認識と状況認識に関わる。この認識には，感覚，運動，記憶，情動の多くの情報を一つの統一された認知に統合し，連合し，連結する過程が必要

である。この過程のメカニズムはまだ解明されていない。

情動と衝動も意識自体とほぼ同じくらい説明困難である。情動と衝動が行動や認知に及ぼす効果は容易に観察される。この過程には，脳幹から間脳，大脳基底核，扁桃体，辺縁皮質に広がるいわゆる辺縁系が関係する。しかし，情動・衝動体験を神経科学的な言葉で説明することは依然として困難であり，その解明のためには，意識的な認知のメカニズムをもっと完全な形で理解できるようになることが必要である。

記憶は，最も広い意味で「過去の経験によるシステム行動の変化」と定義されるが，神経系全体の（実際上全身の）機能に影響する。神経系内では，ニューロン間の連絡に影響する解剖生理学的な変化が記憶の基盤であることを示す豊富な証拠がある。陳述記憶（顕在記憶）と呼ばれる特殊な記憶は，経験の意識的想起を伴う。陳述記憶を数分間以上維持するためには，側頭葉内側部と間脳内側部の正常な働きが必要である。このことは，これらの脳領域が意識的記憶に絶対的な役割を果たしていることを物語っていて，意識のメカニズムを理解するために重要な手がかりを与えてくれる。

心は今ここにあげたすべての要素の統合作用によって生じる，といってもさしつかえないであろう。したがって，心は，意識上と意識下の両方のレベルで生じる感覚–運動情報処理の複数の並列経路の働きを必要とし，記憶を呼び起こし，衝動によって駆り立てられ，情動によって修飾される。本章の図はこのすべてのシステムの統合作用の骨格と概要を示している。神経系研究の発展によって，いつか近い将来，現在理解できていない部分が埋められ，意識的思考・潜在的思考と脳活動の関係が，より完全な姿で描けるようになる日が来ることが期待される。

文　献

第1章

Bickley LS. 2008. *Bates' Guide to Physical Examination and History Taking*. 10th Ed. Lippincott Williams & Wilkins, Philadelphia.

Biller J (ed.). 2007. *The Interface of Neurology & Internal Medicine*. Lippincott Williams & Wilkins, Philadelphia.

Coulehan JL, Blok MR. 2005. *The Medical Interview: Mastering Skills for Clinical Practice*. 5th Ed. FA Davis, Philadelphia.

DeGowin RL, Brown DD, LeBlond RF. 2008. *DeGowin's Diagnostic Examination*. 9th Ed. McGraw-Hill, New York.

Gilman S. 2000. *Clinical Examination of the Nervous System*. McGraw-Hill, New York.

第2章

Billings-Gagliardi S, Mazor KM. 2009. Effects of review on medical students' recall of different types of neuroanatomical content. *Acad Med*. 84 (10 Suppl): S34–37.

Carpenter MB. 1991. *Core Text of Neuroanatomy*. 4th Ed. Williams & Wilkins, Baltimore, MD.

Cooper JR, Bloom FE, Roth RH. 2002. *The Biochemical Basis of Neuropharmacology*. 8th Ed. Oxford, New York.

Gorman DG, Unutzer J. 1993. Brodmann's "missing" numbers. *Neurology* 43: 226–227.

Jones EG. 2007. *The Thalamus*. Cambridge University Press, Cambridge, UK.

Kandel ER, Schwartz JH, Jessell TM (eds.). 2000. *Principles of Neural Science*. 4th Ed. McGraw-Hill, New York.

Martin JH. 2003. *Neuroanatomy Text and Atlas*. 3rd Ed. McGraw-Hill, New York.

Mesulam MM (ed.). 2000. *Principles of Behavioral Neurology*. 2nd Ed. Oxford University Press, New York.

Purves D, Augustine GJ, Fitzpatrick D, Hall WC, LaMantia A-S, McNamara JO, White LE (eds.). 2007. *Neuroscience*. 4th Ed. Sinauer, Sunderland, MA.

Steriade M, Jones EG, McCormick DA. 1997. *Thalamus*. Elsevier, Oxford, England.

Zilles K, Amunts K. 2010. Centenary of Brodmann's map—conception and fate. *Nature Rev Neurosci*. 11 (2): 139–145.

第3章

Aids to the Examination of the Peripheral Nervous System. 1986. Baillière Tindall on behalf of the Guarantors of Brain, London.

Bickley LS (ed.). 2008. *Bates' Guide to Physical Examination and History Taking*. 10th Ed. Lippincott-Raven, Philadelphia.

Blumenfeld H. 2001. *The NeuroExam Video*. Sinauer, Sunderland, MA.

Blumenfeld H. 2009. The neurological examination of consciousness. In *The Neurology of Consciousness*, S Laureys and G Tononi (eds.), Chapters 15–30. Academic Press, New York.

Brazis PW, Masdeu JC, Biller J. 2001. *Localization in Clinical Neurology*. 4th Ed. Lippincott Williams & Wilkins, Boston.

Devinsky O, Feldmann E. 1988. *Examination of the Cranial and Peripheral Nerves*. Churchill Livingstone, New York.

Gilman S. 2000. *Clinical Examination of the Nervous System*. McGraw-Hill, New York.

Goldberg S. 2004. *The Four-Minute Neurological Exam*. Med Master, Miami, FL.

Haerer AF. 2005. *DeJong's The Neurologic Examination*. 6th Ed. Lippincott, Philadelphia.

Lanska, DJ. 2006. Functional weakness and sensory loss. *Semin Neurol* 26 (3): 297–309.

Patten J. 1995. *Neurological Differential Diagnosis: An Illustrated Approach*. 2nd Ed. Springer Verlag, London.

Plum F, Saper CB, Schiff N, Posner JB. 2007. *The Diagnosis of Stupor and Coma*. 4th Ed. Oxford University Press, New York.

Quality Standards Subcommittee, American Academy of Neurology. 1995. Practice parameters for determining brain death in adults (summary statement). *Neurology* 45 (5): 1012–1014 (reaffirmed January, 2007).

Ross RT. 2006. *How to Examine the Nervous System*. 4th Ed. Humana Press, Totawa, NJ.

Strub RL, Black FW. 2000. *The Mental Status Examination in Neurology*. 4th Ed. FA Davis, Philadelphia.

Wijdicks EFM. 2001. The Diagnosis of Brain Death. *N Engl J Med* 344: 1215.

第4章

Grossman RI, Yousem DM. 2003. *Neuroradiology: The Requisites*. Mosby, Elsevier, Philadelphia.

Hathout G. 2008. *Clinical Neuroradiology: A Case-Based Approach*. Cambridge University Press, New York.

Osborn AG, Blaser SI, Salzman KL. 2004. *Diagnostic Imaging: Brain*. Saunders, Philadelphia.

Wolbarst AB. 2005. *Physics of Radiology*. 2nd Ed. Chapters 1, 42. Appleton & Lange, Norwalk, CT.

■ CT

Hu H. 1999. Multi-slice helical CT: Scan and reconstruction. *Med Phys* 26: 5–18.

Seeram E. 2008. *Computed Tomography: Physical Principles, Clinical Applications and Quality Control (Contemporary Imaging Techniques)*. 3rd Ed. Saunders, Philadelphia.

■ MRI

Bushong SC. 2003. *Magnetic Resonance Imaging: Physical and Biological Principles*. 3rd Ed. Elsevier Health Sciences.

Edelman RR, Zlatkin MB, Hesselink JR (eds.). 2005. *Clinical Magnetic Resonance Imaging*. 3rd Ed. Saunders, Philadelphia.

Moseley ME, Liu C, Rodriguez S, Brosnan T. 2009. Advances in magnetic resonance neuroimaging. *Neurol Clin* 27 (1): 1–19.

Vlaardingerbroek MT, den Boer JA. 2004. *Magnetic Resonance Imaging: Theory and Practice*. 3rd Ed. Springer, Berlin.

Weishaupt D, Koechli VD, Marincek B. 2008. *How does MRI work? An Introduction to the Physics and Function of Magnetic Resonance Imaging*. 2nd Ed. Springer, Berlin.

■ 脳血管撮影

Babikian VL, Wechsler LR, Higashida RT (eds.). 2003. *Imaging Cerebrovascular Disease*. Butterworth-Heinemann, Oxford.

Borden NM. 2006. *3D Angiographic Atlas of Neurovascular Anatomy and Pathology*. Cambridge University Press, New York.

Hurst RW, Rosenwasser RH. 2007. *Interventional Neuroradiology*. Informa Healthcare, New York.

Morris PP. 2006. *Practical Neuroangiography*. 2nd Ed. Lippincott,

Williams & Wilkins, Baltimore.

Rubin GD, Rofsky NM. 2008. *CT and MR Angiography: Comprehensive Vascular Assessment.* Lippincott, Williams & Wilkins, Baltimore.

Schneider G, Prince MR, Meaney JFM, Ho VB. 2005. *Magnetic Resonance Angiography: Techniques, Indications and Practical Applications.* Springer, Berlin.

Wakhloo AK, Deleo MJ 3rd, Brown MM. 2009. Advances in interventional neuroradiology. *Stroke.* 40 (5): e305-312.

■機能的神経画像

Barrington SF, Maisey MN, Wahl RL. 2005. *Atlas of Clinical Positron Emission Tomography.* Oxford University Press, Oxford.

Holodny AI. 2008. *Functional Neuroimaging: A Clinical Approach.* Informa Healthcare, New York.

Huettel SA, Song AW, McCarthy G. 2009. *Functional Magnetic Resonance Imaging.* 2nd Ed. Sinauer, Sunderland, MA.

Toga AW, Mazziotta JC, Frackowiak RSJ (eds.). 2000. *Brain Mapping: The Trilogy.* 3 vols. Academic Press, San Diego.

Valk PE, Delbeke D, Bailey DL, Townsend DW. 2006. *Positron Emission Tomography: Clinical Practice.* Springer, Berlin.

Van Heertum RL, Ichise M. 2009. *Functional Cerebral SPECT and PET Imaging.* 4th Ed. Lippincott Williams & Wilkins, Philadelphia.

第5章

Greenberg MS, Arredondo N, Duckworth M, Nichols T. 2005. *Handbook of Neurosurgery.* 6th Ed. Thieme, New York.

Laterra J, Goldstein GW. 2000. Ventricular organization of cerebrospinal fluid: blood-brain barrier, brain edema, and hydrocephalus. In Kandel ER, Schwartz JH, Jessell TM (eds.). *Principles of Neural Science.* 4th Ed., Appendix Part B. McGraw-Hill, New York.

Moore AJ, Newell DW (eds.). 2005. Neurosurgery Principles and Practice. Springer, London.

Rengachary S, Ellenbogen R(eds.). 2004. *Principles of Neurosurgery.* Mosby, 2nd Ed.

■頭痛

Detsky ME, McDonald DR, Baerlocher MO, Tomlinson GA, McCrory DC, Booth CM. 2006. Does this patient with headache have a migraine or need neuroimaging? *JAMA* 296(10): 1274-1283.

Goadsby PJ, Silberstein SD, Lipton RB(eds.). 2002. *Headache in Clinical Practice.* Informa HealthCare.

Quality Standards Subcommittee of the American Academy of Neurology. 2000. Practice parameter: Evidence-based guidelines for migraine headache (an evidence-based review). *Neurology* 55: 754-762.

Rose G, Edmeads J, Dodick D. 2007. *Critical Decisions in Headache Management.* 2nd Ed. Hamilton: B. C. Decker, Malden, MA.

Silberstein SD. 2008. Treatment recommendations for migraine. *Nat Clin Pract Neurol* 4 (9): 482-489.

■頭蓋内圧亢進症

Bershad EM, Humphreis WE, Suarez JI. 2008. Intracranial Hypertension. *Semin Neurol* 28 (5): 690-702.

Kuroiwa T, Baethmann A, Czernicki Z, et al. 2004. *Brain Edema XII: Proceedings of the 12th International Symposium.* Springer, London.

Raslan A, Bhardwaj A. 2007. Medical management of cerebral edema. *Neurosurg Focus* 15; 22 (5): E12.

Rincon F, Mayer SA. 2008. Clinical review: Critical care management of spontaneous intracerebral hemorrhage. *Crit Care* 12 (6): 237.

Schrader H, Lofgren J, Zwetnow N. 1985. Regional cerebral blood flow and CSF pressures during the Cushing response induced by an infratentorial expanding mass. *Acta Neurol Scand* 72 (3): 273-282.

■脳ヘルニア症候群

Fisher, CM. 1984. Acute brain herniation: A revised concept. *Sem Neurol* 4: 417-421.

Kernohan JW, Woltman HW. 1929. Incisura of the crus due to contralateral brain tumor. *Arch Neurol Psychiatry* 21: 274.

Plum F, Posner JB. 2007. Structural lesions causing stupor and coma. In *Plum and Posner's Diagnosis of Stupor and Coma,* Chapter 3. Oxford University Press, Oxford.

Rhoton AL, Ono M. 1996. Microsurgical anatomy of the region of the tentorial incisura. In *Neurosurgery,* RH Wilkins and SS Rengachary (eds.), 2nd Ed., Vol. 1, Chapter 91. McGraw-Hill, New York.

Ropper AH. 1989. A preliminary MRI study of the geometry of brain displacement and level of consciousness with acute intracranial masses. *Neurology* 39 (5): 622-627.

Ross DA, Olsen, WL, Ross AM, Andrews BT, Pitts LH. 1989. Brain shift, level of consciousness, and restoration of consciousness in patients with acute intracranial hematoma. *J Neurosurg* 71 (4): 498-502.

■頭部外傷

Cameron MM. 1978. Chronic subdural haematoma: A review of 114 cases. *J Neurol Neurosurg Psychiatry* 41 (9): 834-839.

Gallagher JP, Browder EJ. 1968. Extradural hematoma: Experience with 167 patients. *J Neurosurg* 29 (1): 1-12.

Haydel MJ. 2005 Clinical decision instruments for CT scanning in minor head injury. *JAMA* 294 (12): 1551-1553.

McKissock W, Taylor JC, Bloom WH, et al. 1960. Extradural hematoma: Observation on 125 cases. *Lancet* 2: 167-172.

Ropper AH, Gorson KC. 2007. Concussion. *N Engl J Med* 356 (2): 166-172.

Servadei F, Compagnone C, Sahuquillo J. 2007. The role of surgery in traumatic brain injury. *Curr Opin Crit Care* 13 (2): 163-168.

Unterberg AW, Stover J, Kress B, Kiening KL. 2004. Edema and brain trauma. *Neuroscience* 129 (4): 1021-1029.

■頭蓋内出血

Broderick JP, Brott TG, Duldner JE, Tonsick T, Huster G. 1993. Volume of intracerebral hemorrhage: A powerful and easy-to-use predictor of 30-day mortality. *Stroke* 24 (7): 987-993.

Edlow JA, Caplan LR. 2000. Avoiding pitfalls in the diagnosis of subarachnoid hemorrhage. *N Engl J Med* 342 (1): 29-36.

Levine JM. Critical care management of subarachnoid hemorrhage. 2008. *Curr Neurol Neurosci Rep* 8 (6): 518-525.

Molyneux A, Kerr R, Stratton I, Sandercock P, Clarke M, Shrimpton J, Holman R; International Subarachnoid Aneurysm Trial (ISAT) Collaborative Group. 2002. International Subarachnoid Aneurysm Trial (ISAT) of neurosurgical clipping versus endovascular coiling in 2143 patients with ruptured intracranial aneurysms: a randomised trial. *Lancet* 360(9342): 1267-1274.

Qureshi AI, Tuhrim S, Broderick JP, Batjer HH, Hondo H, Hanley DF. 2001. Spontaneous intracerebral hemorrhage. *N Engl J Med* 344: 1450.

Rost NS, Smith EE, Chang Y, et al. 2008. Prediction of functional outcome in patients with primary intracerebral hemorrhage: the FUNC score. *Stroke* 39 (8): 2304-2309.

Segal R, Furmanov A, Umansky F. 2006. Spontaneous intracerebral hemorrhage: to operate or not to operate, that's the question. *Isr Med Assoc J* 8 (11): 815-818.

Suarez JI, Tarr RW, Selman WR. Aneurysmal Subarachnoid Hemorrhage. 2006. *N Engl J Med* 354: 387.

Teunissen LL, Rinkel GJE, Algra A, van Gijn J. 1996. Risk factors for subarachnoid hemorrhage: A systematic review. *Stroke* 27 (3): 544-549.

The Arteriovenous Malformation Study Group. 1999. Arteriovenous malformations of the brain in adults. *N Engl J Med* 340 (23): 1812-1818.

The International Study of Unruptured Intracranial Aneurysms Investigators. 1998. Unruptured intracranial aneurysms—risk of rupture and risks of surgical intervention. *N Engl J Med*

732

339（24）: 1725-1733.

■水頭症

Adams RD, Fisher CM, Hakim S, Ojemann RG, Sweet WH. 1965. Symptomatic occult hydrocephalus with "normal" cerebrospinal fluid pressure—A treatable syndrome. *N Engl J Med* 273（3）: 117-126.

Hamilton MG. 2009. Treatment of hydrocephalus in adults. *Semin Pediatr Neurol* 16（1）: 34-41.

Milhorat TH. 1996. Hydrocephalus: Pathophysiology and clinical features. In *Neurosurgery*, RH Wilkins and SS Rengachary (eds.), 2nd Ed., Vol. 3. McGraw-Hill, New York.

Rosenberg GA. 2007. Brain edema and disorders of cerebrospinal fluid circulation. In *Neurology in Clinical Practice*, WG Bradley, RB Daroff, J Jankovic, and G Fenichel (eds.), 5th Ed., Vol. 2, Chapter 63. Butterworth-Heinemann, Boston.

Tsakanikas D, Relkin N. 2007. Normal pressure hydrocephalus. *Semin Neurol* 27（1）: 58-65.

■脳腫瘍

Baehring JM, Piepmeier JM(eds.). 2007. *Brain Tumors: Practical Guide to Diagnosis and Treatment*. Taylor & Francis, Inc., Oxford.

DeAngenlis LM. 2001. Brain tumors. *N Engl J Med* 344(2): 114-124.

DeMonte F, Gilbert MR, Mahajan A, McCutcheon IE. 2007. *Tumors of the Brain and Spine*. Springer.

Stupp R et al. 2009. Effects of radiotherapy with concomitant and adjuvant temozolomide versus radiotherapy alone on survival in glioblastoma in a randomised phase Ⅲ study: 5-year analysis of the EORTC-NCIC trial. *Lancet Oncol* 10（5）: 459-466.

Wen PY, Kesari S. 2008. Malignant gliomas in adults. *N Engl J Med* 359（5）: 492-507.

■神経系の感染症

Greenberg BM. 2008. Central nervous system infections in the intensive care unit. *Semin Neurol* 28（5）: 682-689.

Minagar A, Commins D, Alexander JS, Hoque R, Chiappelli F, Singer EJ, Nikbin B, Shapshak P.2008. Neuro AIDS: characteristics and diagnosis of the neurological complications of AIDS. *Mol Diagn Ther* 12（1）: 25-43.

Peltola H, Roine I. 2009. Improving the outcomes in children with bacterial meningitis. *Curr Opin Infect Dis* 22（3）: 250-255.

Ropper AH, Samuels MA. 2009. Infections of the nervous system (bacterial, fungal, spirochetal, parasitic) and sarcoidosis. In *Adams & Victor's Principles of Neurology*, 9th Ed., Chapter 32. McGraw-Hill, New York.

Ropper AH, Samuels MA. 2009. Viral infections of the nervous system, chronic meningitis, and prion diseases. In *Adams & Victor's Principles of Neurology*, 9th Ed., Chapter 33. McGraw-Hill, New York.

Rosenstein NE, Perkins BA, Stevens DS, Popovic T, Hughes JM. 2001. Meningococcal disease. *N Engl J Med* 344(18): 1378-1388.

van de Beek D, de Gans J, Tunkel AR, Wijdicks EFM. 2006. Community-acquired bacterial meningitis in adults. *N Engl J Med* 354: 44-53.

Ziai WC, Lewin JJ, 3rd. 2008. Update in the diagnosis and management of central nervous system infections. *Neurol Clin* 26（2）: 427-468, viii.

■腰椎穿刺

Ellenby MS, Tegtmeyer K, Lai S, Braner DAV. 2006. Lumbar puncture. *N Engl J Med* 355（13）: e12.

Joffe AR. 2007. Lumbar puncture and brain herniation in acute bacterial meningitis: a review. *J Intensive Care Med* 22（4）: 194-207.

Quality Standards Subcommittee of the American Academy of Neurology. 1993. Practice parameter: lumbar puncture (summary statement). *Neurology* 43（3 Pt 1）: 625-627.

第6章

Carpenter MB. 1991. *Core Text of Neuroanatomy*. 4th Ed., Chapters 3, 4, 9. Williams & Wilkins, Baltimore, MD.

Kandel ER, Schwartz JH, Jessell TM（eds.）. 2000. *Principles of Neural Science*. 4th Ed., Chapters 33-38, 47. McGraw-Hill, New York.

Martin JH. 2003. *Neuroanatomy: Text and Atlas*. 3rd Ed., Chapters 5, 10, 11. McGraw-Hill, NY.

Purves D, Augustine GJ, Fitzpatrick D, Katz LC, LaMantia A-S, McNamara JO, Williams SM (eds.). 2008. *Neuroscience*. 4th Ed., Chapters 16, 17, 21. Sinauer, Sunderland, MA.

■運動皮質，感覚皮質，体部位局在性

Iwata M. 1984. Unilateral palatal paralysis caused by lesion in the corticobulbar tract. *Arch Neurol*. 41（7）: 782-784.

Kurata K. 1992. Somatotopy in the human supplementary motor area. *Trends Neurosci* 15（5）: 159-160.

Nii Y, Uematsu S, Lesser R, Gordon B. 1996. Does the central sulcus divide motor and sensory function? Cortical mapping of the human hand areas as revealed by electrical stimulation through subdural grid electrodes. *Neurology* 46(2): 360-367.

Penfield W, Boldrey E. 1937. Somatic motor and sensory representation in the cerebral cortex of man as studied by electrical stimulation. *Brain* 60: 389-443.

Penfield W, Rasmussen T. 1950. The Cerebral Cortex of Man: A Clinical Study of Localization of Function. Macmillan, New York.

Sanes JN, Donoghue JP, Thangaraj V, Edelmann RR, Warach S. 1995. Shared neural substrates controlling hand movements in human motor cortex. *Science* 268（5218）: 1775-1778.

Tharin S, Golby A. 2007. Functional brain mapping and its applications to neurosurgery. *Neurosurgery*. 60（4 Suppl 2）: 185-201.

■外側皮質脊髄路

Davidoff RA. 1990. The pyramidal tract. *Neurology* 40（2）: 332-339.

Dum RP, Strick PL. 1991. The origin of corticospinal projections from the premotor areas in the frontal lobe. *J Neurosci* 11(3): 667-689.

Lemon RN. 2008. Descending pathways in motor control. *Annu Rev Neurosci*. 31: 195-218.

Nathan PW, Smith MC, Deacon P.1990. The corticospinal tract in man: Course and location of fibers at different segmental levels. *Brain* 113（Pt. 2）: 303-324.

■その他の内側・外側下行性運動系

Muto N, Kakei S, Shinoda Y. 1996. Morphology of single axons of tectospinal neurons in the upper cervical spinal cord. *J Comp Neurol* 372（1）: 9-26.

Nathan PW, Smith MC. 1982. The rubrospinal and central tegmental tracts in man. *Brain* 105（Pt. 2）: 223-269.

Nathan PW, Smith M, Deacon P.1996. Vestibulospinal, reticulospinal and descending propriospinal nerve fibres in man *Brain* 119（Pt. 6）: 1809-1883.

Nudo RJ, Sutherland DP, Masterton RB. 1993. Inter- and intralaminar distribution of tectospinal neurons in 23 mammals. *Brain Behav Evol* 42（1）: 1-23.

Teroa S, Takahashi M, Li M, Hashizume Y, Ikeda H, Mitsuma T, Sobue G. 1996. Selective loss of small myelinated fibers in the lateral corticospinal tract due to midbrain infarction. *Neurology* 47（2）: 558-591.

■自律神経系

Cooper JR, Roth RF, Bloom FE. 2002. *Biochemical Basis of Neuropharmacology*. 8th Ed. Oxford, New York.

Goldstein DS, Robertson D, Esler M, Straus SE, Eisenhofer G. 2002. Dysautonomias: clinical disorders of the autonomic nervous system. *Ann Intern Med*. 137（9）: 753-763.

Robertson D, Low PA, Polinsky RJ（eds.）. 1996. *Primer on the Autonomic Nervous System*. Academic Press, San Diego.

Wilson-Pauwels L, Stewart PA, Akesson EJ. 1997. *Autonomic

Nerves. B C Decker, Malden, MA.

■上位運動ニューロン，下位運動ニューロン障害

Phillips CG, Landau WM. 1990. Clinical neuropathology Ⅷ. Upper and lower motor neurons: The little old synecdoche that works. *Neurology* 40 (6): 884-886.

Young RR. 1994. Spasticity: A review. *Neurology* 44 (Suppl 9): S12-S20.

■純粋運動性片麻痺

Fisher CM, Curry HD. 1965. Pure motor hemiplegia of vascular origin. *Arch Neurol* 13: 30.

■歩行障害

Boonstra TA, van der Kooij H, Munneke M, Bloem BR. 2008. Gait disorders and balance disturbances in Parkinson's disease: clinical update and pathophysiology. *Curr Opin Neurol.* 21 (4): 461-471.

Jankovic J, Nutt JG, Sudarsky L. 2001. Classification, diagnosis, and etiology of gait disorders. *Adv Neurol.* 87: 119-133.

Snijders AH, van de Warrenburg BP, Giladi N, Bloem BR. 2007. Neurological gait disorders in elderly people: clinical approach and classification. *Lancet Neurol.* 6 (1): 63-74.

■多発性硬化症

Agrawal SM, Yong VW. 2007. Immunopathogenesis of multiple sclerosis. *Int Rev Neurobiol.* 79: 99-126.

Bartt RE. 2006. Multiple sclerosis, natalizumab therapy, and progressive multifocal leukoencephalopathy. *Curr Opin Neurol.* Aug; 19 (4): 341-349.

Carmosino MJ, Brousseau KM, Arciniegas DB, Corboy JR. 2005. Initial evaluations for multiple sclerosis in a university multiple sclerosis center: outcomes and role of magnetic resonance imaging in referral. *Arch Neurol.* 62 (4): 585-590.

DeAngelis T, Lublin F. 2008. Multiple sclerosis: new treatment trials and emerging therapeutic targets. *Curr Opin Neurol.* 21 (3): 261-271.

Miller DH, Weinshenker BG, Filippi M, Banwell BL, Cohen JA, Freedman MS, Galetta SL, Hutchinson M, et al. 2008. Differential diagnosis of suspected multiple sclerosis: a consensus approach. *Mult Scler.* 14 (9): 1157-1174.

Olek MJ, Dawson DM. 2000. Multiple sclerosis and other inflammatory demyelinating diseases of the central nervous system. In *Neurology in Clinical Practice*, WG Bradley, RB Daroff, GB Fenichel, and J Jankovic (eds.), 4th Ed., Chapter 60. Butter-worth-Heinemann, Boston.

Rudick RA, Fisher E, Lee JC, Simon J, Jacobs L. 1999. Use of the brain parenchymal fraction to measure whole brain atrophy in relapsing-remitting MS. *Neurology* 53(8): 1698-1704.

■運動ニューロン疾患

Bromberg MB. 2002. Diagnostic criteria and outcome measurement of amyotrophic lateral sclerosis. *Adv Neurol.* 88: 53-62.

Brooks B. 1994. El Escorial World Federation of Neurology criteria for the diagnosis of amyotrophic lateral sclerosis. Subcommittee on Motor Neuron Diseases/Amyotrophic Lateral Sclerosis of the World Federation of Neurology Research Group on Neuromuscular Diseases and the El Escorial "Clinical limits of amyotrophic lateral sclerosis." *Journal of the Neurological Sciences.* 124: 96-107.

Brooks BR. 2009. Managing amyotrophic lateral sclerosis: slowing disease progression and improving patient quality of life. *Ann Neurol.* 65 Suppl 1: S17-23.

Gordon PH, Cheng B, Katz IB, Mitsumoto B, Rowland LP. 2009. Clinical features that distinguish PLS, upper motor neuron-dominant ALS, and typical ALS. *Neurology* 72: 1948-1952.

Miller R, Rosenberg J, Gelinas D, et al. 1999. Practice parameter: the care of the patient with ALS (an evidence-based review): report of the quality standards subcommittee of the American Academy of Neurology: ALS Practice Parameters Task Force. *Neurology* 52: 1311-1323.

Rothstein JD. 2009. Current hypotheses for the underlying biology of amyotrophic lateral sclerosis. *Ann Neurol.* 65 Suppl 1:

S3-S9.

Rowland LP, Shneider NA. 2001. Amyotrophic lateral sclerosis. *N Engl J Med.* 344 (22): 1688-1700.

Strober JB, Tennekoon GI. 1999. Progressive spinal muscular atrophies. *J Child Neurol* 14 (11): 691-695.

第7章

Carpenter MB. 1991. *Core Text of Neuroanatomy.* 4th Ed., Chapters 3, 4, and 9. Williams & Wilkins, Baltimore, MD.

Kandel ER, Schwartz JH, Jessell TM. 2000. *Principles of Neural Science.* 4th Ed., Chapters 21-24. McGraw-Hill, New York.

Martin JH. 2003. *Neuroanatomy: Text and Atlas.* 3rd Ed., Chapters 5 and 10. Appleton & Lange, Stamford, CT.

Purves D, Augustine GJ, Fitzpatrick D, Katz LC, LaMantia A-S, McNamara JO, Williams SM (eds.). 2007. *Neuroscience.* 4th Ed., Chapters 8 and 9. Sinauer, Sunderland, MA.

■後索路，前側索路

Apkarian AV, Hodge CJ. 1989. Primate spinothalamic pathways: I. A quantitative study of the cells of origin of the spinothalamic pathway. *J Comp Neurol* 288 (3): 447-473.

Craig AD, Bushnell MC, Zhang ET, Blomqvist A. 1994. A thalamic nucleus specific for pain and temperature sensation. *Nature* 372 (6508): 770-773.

Hodge CJ, Apkarian AV. 1990. The spinothalamic tract. *Crit Rev Neurobiol* 5 (4): 363-397.

Light AR. 1988. Normal anatomy and physiology of the spinal cord dorsal horn. *Appl Neurophysiol* 51 (2-5): 78-88.

Ralston HJ. 2005. Pain and the primate thalamus. *Prog Brain Res* 149: 1-10.

■視床

Jones E. 2007. *The Thalamus.* 2nd Ed. Cambridge University Press.

McCormick DA, Huguenard JR. 2007. Thalamic synchrony and dynamic regulation of global forebrain oscillations. *Trends Neurosci* 30 (7): 350-356.

Sherman SM, Guillery RW. 2005. *Exploring the Thalamus and Its Role in Cognitive Function.* 2nd Ed. The MIT Press.

Steriade M, Jones EG, McCormick DA. 1997. *Thalamus.* Vol. 1. Elsevier, Amsterdam.

■脳血管障害における感覚消失

Arboix A, García-Plata C, García-Eroles L, Massons J, Comes E, Oliveres M, Targa C. 2005. Clinical study of 99 patients with pure sensory stroke. *J Neurol* 252 (2): 156-162.

Derouesne C, Mas JL, Bolgert F, Castaigne P.1984. Pure sensory stroke caused by a small cortical infarct in the middle cerebral artery territory. *Stroke* 15 (4): 660-662.

Fisher CM. 1978. Thalamic pure sensory stroke: A pathologic study. *Neurology* 28 (11): 1141-1144.

Shintani S. 1998. Clinical-radiological correlations in pure sensory stroke. *Neurology* 51 (1): 297-302.

Sullivan JE, Hedman LD. 2008. Sensory dysfunction following stroke: incidence, significance, examination, and intervention. *Top Stroke Rehabil* 15 (3): 200-217.

■脊髄疾患

Bracken MB, Shepard MJ, Collins WF et al. 1990. A randomized, controlled trial of methylprednisolone or naloxone in the treatment of acute spinal-cord injury. *N Engl J Med* 322(20): 1405-1411.

Breuer AC, Kneisley LW, Fischer EG. 1980. Treatable extramedullary cord compression. Meningioma as a cause of the Brown-Séquard syndrome. *Spine* 5 (1): 19-22.

Brody IA, Wilkins RH. 1968. Brown Sequard syndrome. *Arch Neurol* 19 (3): 347-348.

Cheshire WP, Santos CC, Massey W, Howard JF. 1996. Spinal cord infarction: Etiology and outcome. *Neurology* 47 (2): 321-330.

Kwon BK, Tetzlaff W, Grauer JN, Beiner J, Vaccaro AR. 2004. Pathophysiology and pharmacologic treatment of acute spinal cord injury. *Spine J* 4 （4）: 451-464.

Mariani C, Cislaghi MG, Barbieri S, Filizzdo F, DiPalma F, Farina E, D'Aliberti G, Scarlato G. 1991. The natural history and results of surgery in 50 cases of syringomyelia. *J Neurol* 238 （8）: 433-438.

Miko I, Gould R, Wolf S, Afifi S. 2009 Acute spinal cord injury. *Int Anesthesiol Clin* 47 （1）: 37-54.

Schneider RC. 1955. The syndrome of acute anterior spinal cord injury. *J Neurosurg* 12: 95-122.

Schneider RC, Cherry G, Pantek H. 1954. The syndrome of acute central cervical spinal cord injury. *J Neurosurg* 11: 546-573.

Vernon JD, Chir B, Silver JR, Ohry A. 1982. Post-traumatic syringomyelia. *Paraplegia* 20 （6）: 339-364.

■腸，膀胱，性機能の解剖

Beckre HD, Stenzi A, Wallwiener D, Zittel TT. 2005. *Urinary and Fecal Incontinence: An Interdisciplinary Approach*. Springer.

Craggs MD, Balasubramaniam AV, Chung EA, Emmanuel AV. 2006. Aberrant reflexes and function of the pelvic organs following spinal cord injury in man. *Auton Neurosci* 126-127: 355-370.

Fowler C, DasGupta R. 2007. Neurological causes of bladder, bowel, and sexual dysfunction. In *Neurology in Clinical Practice: Principles of Diagnosis and Management*, WG Bradley, RB Daroff, GM Fenichel and CD Marsden （eds.）, 5th Ed., Chapter 31. Butterworth-Heinemann, Boston.

Sung VW. 2009. Urinary incontinence. *Med Health R I* 92 （1）: 16-19.

Wald A. 2007. Fecal incontinence in adults. *N Engl J Med* 356: 1648.

第8章

Aids to the Examination of the Peripheral Nervous System. 4th Ed. 2000. W. B. Saunders on behalf of the Guarantors of Brain, Edinburgh.

Bell R, Balderston RA, Garfin SR, Herkowitz HN, Eismont FJ. 2006. *Rothman-Simeone The Spine*. 5th Ed. Saunders, Philadelphia.

Brazis PW, Masdeu JC, Biller J. 2006. The localization of spinal nerve and root lesions. In *Localization in Clinical Neurology*, 5th Ed., Chapter 3. Lippincott Williams & Wilkins.

Devinsky O, Feldmann E. 1988. *Examination of the Cranial and Peripheral Nerves*. Churchill Livingstone, New York.

Greenberg MS. 2006. *Handbook of Neurosurgery*. 6th Ed. Thieme, New York.

■神経筋疾患

Amato A, Russell J. 2008. *Neuromuscular Disorders*. McGraw-Hill, Columbus, OH.

Deymeer FS （ed.）. 2000. Neuromuscular Diseases: From Basic Mechanisms to Clinical Management. *Monogr Clin Neurosci*, Vol. 18.

Gold, R, Schneider-Gold, C. 2008. Current and future standards in treatment of myasthenia gravis. *Neurotherapeutics*. 5 （4）: 535-541.

Preston DC, Shapiro BE. 2005. *Electromyography and Neuromuscular Disorders: Clinical-Electrophysiologic Correlations*. 2nd Ed. Butterworth-Heinemann, Boston.

■背部痛

Carragee EJ. 2005. Clinical practice. Persistent low back pain. *N Engl J Med* 352 （18）: 1891-1898.

Chou R, Fu R, Carrino JA, Deyo RA. 2009. Imaging strategies for low-back pain: systematic review and meta-analysis. *Lancet* 373 （9662）: 463-472.

Peul WC, van Houwelingen HC, van den Hout WB, Brand R, Eekhof JAH, Tans JTJ, Thomeer RTWM, Koes BW. 2007. Surgery versus prolonged conservative treatment for sciatica. *N Engl J Med* 356: 2245.

■頸部神経根障害

Brown S, Guthmann R, Hitchcock K, Davis JD. 2009. Clinical

inquiries. Which treatments are effective for cervical radiculopathy? *J Fam Pract* 58 （2）: 97-99.

Carette S, Fehlings MG. 2005. Cervical radiculopathy. *N Engl J Med* 353: 392.

Nasca RJ. 2009. Cervical radiculopathy: current diagnostic and treatment options. *J Surg Orthop Adv* 18 （1）: 13-18.

Poletti CE, Sweet WH. 1990. Entrapment of the C2 root and ganglion by the atlanto-epistrophic ligament: clinical syndrome and surgical anatomy. *Neurosurgery* 27 （2）: 288-291.

Samuraki M, Yoshita M, Yamada M. 2005. MRI of segmental zoster paresis. *Neurology* 64 （7）: 1138.

Tanaka N, Fujimoto Y, An HS, Ikuta Y, Yasuda M. 2000. The anatomic relation among the nerve roots, intervertebral foramina, and intervertebral discs of the cervical spine. *Spine* 25 （3）: 286-291.

■胸部神経根障害

Kanno H, Aizawa T, Tanaka Y, Hoshikawa T, Ozawa H, Itoi E, Kokubun S. 2009. T1 radiculopathy caused by intervertebral disc herniation: symptomatic and neurological features. *J Orthop Sci* 14 （1）: 103-106.

Kumar R, Buckley TF. 1986. First thoracic disc protrusion. *Spine* 11 （5）: 499-501.

Kumar R, Cowie RA. 1992. Second thoracic disc protrusion. *Spine* 17 （1）: 120-121.

Levin KH. 1999. Neurologic manifestations of compressive radiculopathy of the first thoracic root. *Neurology* 53 （5）: 1149-1151.

McCormick WE, Will SF, Benzel EC. 2000. Surgery for thoracic disc disease. Complication avoidance: overview and management. *Neurosurg Focus*. 9 （4）: e13.

Sellman MS, Mayer RF. 1988. Thoracoabdominal radiculopathy. *Southern Med J* 81 （2）: 199-201.

■腰仙部神経根障害

Chou R, Fu R, Carrino JA, Deyo RA. 2009. Imaging strategies for low-back pain: systematic review and meta-analysis. *Lancet* 373 （9662）: 463-472.

Cohen MS, Wall EJ, Olmarker K, Rydevik BL, Garfin SR. 1992. Anatomy of the spinal nerve roots in the lumbar and lower thoracic spine. In *The Spine*, RH Rothman and FA Simeone （eds.）, 3rd Ed., Chapter 4. Saunders, Philadelphia.

Goldstein B. 2002. Anatomic issues related to cervical and lumbosacral radiculopathy. *Phys Med Rehabil Clin N Am* 13 （3）: 423-437.

Madigan L, Vaccaro AR, Spector LR, Milam RA. 2009. Management of symptomatic lumbar degenerative disk disease. *J Am Acad Orthop Surg* 17 （2）: 102-111.

Tarulli AW, Raynor EM. 2007. Lumbosacral radiculopathy. *Neurol Clin* 25 （2）: 387-405.

■馬尾症候群

Ahn UM, Ahn NU, Buchowski JM, Garrett ES, Sieber AN, Kostuik JP. 2000. Cauda equina syndrome secondary to lumbar disc herniation: a meta-analysis of surgical outcomes. *Spine* 25 （12）: 1515-1522.

Gindin RA, Volcan IJ. 1978. Rupture of the intervertebral disc producing cauda equina syndrome. *Am Surg* 44（9）: 585-593.

Lavy C, James A, Wilson-MacDonald J, Fairbank J. 2009. Cauda equina syndrome. *BMJ* 338.

McCarthy MJ, Aylott CE, Grevitt MP, Hegarty J. 2007. Cauda equina syndrome: factors affecting long-term functional and sphincteric outcome. *Spine* 32 （2）: 207-216.

第9章

Aids to the Examination of the Peripheral Nervous System. 1986. Bailliere Tindall on behalf of the Guarantors of Brain, London.

Dawson DM, Hallett M, Wilbourn AJ, Campbell WW, Terrono AL, Millender LH. 1999. *Entrapment Neuropathies*. 3rd Ed. Lippincott Williams & Wilkins, New York.

Devinsky O, Feldmann E. 1988. *Examination of the Cranial and*

Peripheral Nerves. Churchill Livingstone, New York.
Deymeer FS （ed.）. 2000. *Neuromuscular Disease: From Basic Mechanisms to Clinical Management.*（*Monogr Clin Neurosci*, vol. 18）. S Karger AG, New York.
Massey EW. 1998. Sensory Mononeuropathies. *Seminars in Neurology* 8 （2）: 177-183.
Moore KL, Dalley AF. 2005. *Clinically Oriented Anatomy*. 5th Ed. Lippincott Williams & Wilkins, Philadelphia.
Preston DC, Shapiro BE. 2005. *Electromyography and Neuromuscular Disorders: Clinical-Electrophysiologic Correlations*. 2nd Ed. Butterworth-Heinemann, Boston.
Salter RB. 1999. *Textbook of Disorders and Injuries of the Musculoskeletal System*. 3rd Ed. Williams & Wilkins, Baltimore, MD.

■上肢

Anto C, Aradhya P.1996. Clinical diagnosis of peripheral nerve compression in the upper extremity. *Orthop Clin North Am* 27 （2）: 227-236.
Colbert SH, Mackinnon SE. 2008. Nerve compressions in the upper extremity. *Mo Med* 105 （6）: 527-535.

■腕神経叢

Arcasoy SM, Jett JR. 1997. Superior pulmonary sulcus tumors and Pancoast's syndrome. *N Engl J Med* 337 （19）: 1370-1376.
Blaauw G, Muhlig RS, Vredeveld JW. 2008. Management of brachial plexus injuries. *Adv Tech Stand Neurosurg* 33: 201-231.
Kawai H, Kawabata. 2000. *Brachial Plexus Palsy*. World Science Publishing Company.
Sandmire HF, DeMott RK. 2008. Newborn brachial plexus palsy. *J Obstet Gynaecol* 28 （6）: 567-572.
Zafeiriou DI, Psychogiou K. 2008. Obstetrical brachial plexus palsy. *Pediatr Neurol* 38 （4）: 235-242.

■正中神経

Katz JN, Simmons BP. 2002. Carpal Tunnel Syndrome. *N Engl J Med* 346: 1807.
Phalen GS, Kendrick JI. 1957. Compression neuropathy of the median nerve in the carpal tunnel. *JAMA* 164: 524.
Wertsch JJ, Melvin J. 1982. Median nerve anatomy and entrapment syndromes: A review. *Arch Phys Med Rehabil* 63 （12）: 623-627.

■橈骨神経

Kleinert JM, Mehta S. 1996. Radial nerve entrapment. *Orthop Clin North Am* 27 （2）: 305-315.
Massey EW, Pleet AB. 1978. Handcuffs and Cheiralgia Paresthetica. *Neurology* 28 （12）: 1312-1313.

■尺骨神経

Khoo D, Carmichael SW, Spinner RJ. 1996. Ulnar nerve anatomy and compression. *Orthop Clin North Am* 27 （2）: 317-338.
Shea JD, McClain EJ. 1969. Ulnar-nerve compression syndromes at and below the wrist. *J Bone Joint Surg* 51 （6）: 1095-1103.
Vanderpool DW, Chalmers J, Lamb DW, Whiston TB. 1968. Peripheral compression lesions of the ulnar nerve. *J Bone Joint Surg* 50 （4）: 792-803.

■坐骨神経

Fassler PR, Swiontkowski MF, Kilroy AW, Routt ML, Jr. 1993. Injury of the sciatic nerve associated with acetabular fracture. *J Bone Joint Surg* （*Am*） 75 （8）: 1157-1166.
Johnson ME, Foster L, DeLee JC. 2008. Neurologic and vascular injuries associated with knee ligament injuries. *Am J Sports Med* 36 （12）: 2448-2462.

■腓骨神経

Berry H, Richardson PM. 1976. Common peroneal nerve palsy: A clinical and electrophysiological review. *J Neurol Neurosurg Psychiatry* 39 （12）: 1162-1171.
Masakado Y, Kawakami M, Suzuki K, Abe L, Ota T, Kimura A. 2008. Clinical neurophysiology in the diagnosis of peroneal nerve palsy. *Keio J Med* 57 （2）: 84-89.

■異常感覚性大腿痛

Harney D, Patijn J. 2007. Meralgia paresthetica: diagnosis and management strategies. *Pain Med* 8 （8）: 669-677.
Kitchen C, Simpson J. 1972. Meralgia paresthetica: A review of 67 patients. *Acta Neurol Scand* 48 （5）: 547-555.
Nouraei SA, Anand B, Spink G, O'Neill KS. 2007. A novel approach to the diagnosis and management of meralgia paresthetica. *Neurosurgery* 60 （4）: 696-700.
Sarala PK, Nishihara T, Oh SJ. 1979. Meralgia paresthetica: Electrophysiologic study. *Arch Phys Med Rehabil* 60 （1）: 30-31.

第 10 章

Bogousslavsky J, Regli F. 1990. Anterior cerebral artery territory infarction in the Lausanne Stroke Registry: Clinical and etiologic patterns. *Arch Neurol* 47 （2）: 144-150.
Brust JCM. 1998. Anterior cerebral artery. In *Stroke. Pathophysiology, Diagnosis, and Management*. 3rd Ed., HJM Barnett, JP Mohr, BM Stein （eds）, Chapter 18. Churchill Livingstone, New York.
Caplan L. 2009. *Caplan's Stroke: A Clinical Approach*. Saunders, Philadelphia.
Damasio H. 1987. Vascular territories defined by computed tomography. In *Cerebral Blood Flow: Physiologic and Clinical Aspects*, JH Wood （ed.）, Chapter 20. McGraw-Hill, New York.
Klatka LA, Depper MH, Marini AM. 1998. Infarction in the territory of the anterior cerebral artery. *Neurology* 51 （2）: 620-622.
Osborn AG, Tong KA. 1995. *Handbook of Neuroradiology: Brain and Skull*. 2nd Ed. Mosby, St. Louis, MO.
Renfro MB, Day AL, Rhoton AL. 1997. The extracranial and intracranial vessels: Normal anatomy and variations. In *Cerebrovascular Disease*, HH Batjer （ed.）, Chapter 1. Lippincott-Raven, Philadelphia.
Tatu L, Moulin T, Bogousslavsky J, Duvernay H. 1998. Arterial territories of the human brain: Cerebral hemispheres. *Neurology* 50 （60）: 1699-1708.
Warlow CP, van Gijn J, Dennis MS, Wardlaw JM. 2008. *Stroke: Practical Management*. 3rd Ed. Wiley-Blackwell, Malden, MA.

■中大脳動脈

Caplan L, Babilkian V, Helgason C, Hier DB, DeWitt D, Patel D, Stein R. 1985. Occlusive disease of the middle cerebral artery. *Neurology* 35 （7）: 975-982.
Heinsius T, Bogousslavsky J, Van Melle G. 1998. Large infarcts in the middle cerebral artery territory: Etiology and outcome patterns. *Neurology* 50 （2）: 341-350.
Lhermitte F, Gautier JC, Derouesne C. 1970. Nature of occlusions of the middle cerebral artery. *Neurology* 20 （1）: 82-88.
Mohr JP, Lazar RM, Marshall RS, Gautier JC. 1998. Middle cerebral artery disease. In *Stroke: Pathophysiology, Diagnosis, and Management*. 3rd Ed., HJM Barnett, JP Mohr, BM Stein （eds.）, Chapter 19. Churchill Livingstone, New York.
Moulin T et al. 1996. Early CT signs in acute middle cerebral artery infarction: Predictive value for subsequent infarct locations and outcome. *Neurology* 47 （2）: 366-374.
Waddington MM, Ring BA. 1968. Syndromes of occlusions of middle cerebral artery branches. *Brain* 91 （4）: 685-696.

■後大脳動脈

Chambers BR, Brooder RJ, Donnan GA. 1991. Proximal posterior cerebral artery occlusion simulating middle cerebral artery occlusion. *Neurology* 41 （3）: 385-390.
DeRenzi E, Zambolin A, Crisi G. 1987. The pattern of neuropsychological impairment associated with left posterior cerebral artery infarcts. *Brain* 110 （Pt. 5）: 1099-1116.
Finelli PF. 2008. Neuroimaging in acute posterior cerebral artery infarction. *Neurologist* 14 （3）: 170-180.
Hayman LA, Berman SA, Hinck VC. 1981. Correlation of CT

736

cerebral vascular territories with function: Ⅱ. Posterior cere-
bral artery. *Am J Neuroradiol* 2: 219-225.

Mohr JP, Pessin MS. 1998. Posterior cerebral artery disease. In
Stroke: Pathophysiology, Diagnosis, and Management. 3rd
Ed., HJM Barnett, JP Mohr, BM Stein (eds.), Chapter 20.
Churchill Livingstone, New York.

Pessin MS, Kwan ES, DeWitt LD, Hedges TR, Gale D, Caplan
LR. 1987. Posterior cerebral artery stenosis. *Ann Neurol* 21
(1): 85-89.

■ラクナ梗塞とその他の皮質下梗塞

Adams HP Jr, Damasio HC, Putman SF, Damasio AR. 1983.
Middle cerebral artery occlusion as a cause of isolated sub-
cortical infarction. *Stroke* 14 (6): 948-952.

Boiten J, Lodder J. 1991. Discrete lesions in the sensorimotor
control system. A clinical topographical study of lacunar
infarcts. *J Neurol Sci* 105 (2): 150-154.

Fisher CM. 1965. Lacunes: Small, deep cerebral infarcts. *Neurol-
ogy* 15: 774-784.

Fisher CM. 1991. Lacunar infarcts—A review. *Cerebrovasc Dis* 1:
311-320.

Fisher CM, Curry HD. 1965. Pure motor hemiplegia of vascular
origin. *Arch Neurol* 13: 30-44.

Ghika J, Bogousslavsky J, Regli F. 1991. Infarcts in the territory
of lenticulostriate branches from the middle cerebral artery.
Etiological factors and clinical features in 65 cases. *Schweiz
Arch Neurol Psychiatr* 142 (1): 5-18.

Lodder J, Barnford J, Kappelle J, Boiten J. 1994. What causes
false clinical prediction of small deep infarcts? *Stroke* 25 (1):
86-96.

Melo TP, Bogousslavsky J, van Melle G, Regli F. 1992. Pure
motor stroke: A reappraisal. *Neurology* 42 (4): 789-795.

■脳血管障害の発症機序と治療

Adams H, Adams R, Del Zoppo G, Goldstein LB. 2005. Guide-
lines for the Early Management of Patients with Ischemic
Stroke. 2005 Guidelines Update. A Scientific Statement from
the Stroke Council of the American Heart Association/
American Stroke Association. *Stroke* 36: 916.

Amarenco P, Bogousslaysky J, Callahan A 3rd, et al. 2006. High-
dose atorvastatin after stroke or transient ischemic attack. *N
Engl J Med* 355: 549-559.

Barnett HJM, Taylor DW, Eliasziw M, et al. 1998. Benefit of
carotid endarterectomy in patients with symptomatic moder-
ate or severe stenosis. *N Engl J Med* 339 (20): 1415-1425.

Bruno A, Biller J, Adams HP, Jr, Clarke WR, Woolson RF, Wil-
liams LS, Hansen MD. 1999. Acute blood glucose level and
outcome from ischemic stroke. *Neurology* 52 (2): 280-284.

Delashaw JB, Broaddus WC, Kassell NF, Halcy EC, Pendleton
GA, Vollmer DG, Maggio WW, Grady MS. 1990. Treatment
of right cerebral infarction by hemicraniectomy. *Stroke* 21
(6): 874-881.

Easton JD, Saver JL, Albers GW, et al. 2009. Definition and eval-
uation of transient ischemic attack: a scientific statement for
healthcare professionals from the American Heart Associa-
tion/American Stroke Association Stroke Council. *Stroke* 40:
2276-2293.

Executive Committee for the Asymptomatic Carotid Atheroscle-
rosis Study. 1995. Endarterectomy for asymptomatic carotid
artery stenosis. *JAMA* 273: 1421-1428.

Furlan A, Higashida R, Wechsler L, et al. 1999. Intra-arterial
prourokinase for acute ischemic stroke. The PROACT Ⅱ
Study: A randomized controlled trial. *JAMA* 282: 2003-2011.

Hacke W, Kaste M, Bluhmki E, et al. 2008. Thrombolysis with
alteplase 3 to 4.5 hours after acute ischemic stroke. *N Engl J
Med* 359: 1317-1329.

Huttner HB, Jüttler E, Schwab S. 2008. Hemicraniectomy for
middle cerebral artery infarction. *Curr Neurol Neurosci Rep*.
8 (6): 526-533.

Josephson SA, Sidney S, Pham TN, Bernstein AL, Johnston SC.
2008. Higher ABCD2 score predicts patients most likely to
have true transient ischemic attack. *Stroke* 39 (11): 3096-
3098.

Mohr JP, Thompson JL, Lazar RM, Levin B, Sacco RL, Furie KL,
Kistler JP, Albers GW et al. 2001. Warfarin-Aspirin Recur-
rent Stroke Study Group. A comparison of warfarin and aspi-
rin for the prevention of recurrent ischemic stroke. *N Engl J
Med* 345 (20): 1444-1451.

NINDS Stroke rt-PA Stroke Study Group. 1995. Tissue plasmino-
gen activator for acute ischemic stroke. *N Engl J Med* 333
(24): 1581-1587.

Sacco RL, Adams R, Albers G, et al. 2006. Guidelines for preven-
tion of stroke in patients with ischemic stroke or transient
ischemic attack: a statement for healthcare professionals from
the American Heart Association/American Stroke Associa-
tion Council on Stroke. *Circulation* 113: e409-449.

■境界域梗塞

Bladin CF, Chambers BR. 1993. Clinical features, pathogenesis,
and computed tomographic characteristics of internal water-
shed infarction. *Stroke* 24 (12): 1925-1932.

Bogousslavsky J, Regli F. 1986. Unilateral watershed cerebral
infarcts. *Neurology* 36 (3): 373-377.

Wodarz R. 1980. Watershed infarctions and computed tomogra-
phy. A topographical study in cases with stenosis or occlu-
sion of the carotid artery. *Neuroradiology* 19 (5): 245-248.

■頭痛と脳血管障害

Jorgensen HS, Jespersen HF, Nakayamu H, Raaschou HO, Olsen
TS. 1994. Headache in stroke: The Copenhagen stroke study.
Neurology 44 (10): 1793-1797.

Vestergaard K, Andersen G, Nielsen MI, Jensen TS. 1993. Head-
ache in stroke. *Stroke* 24 (11): 1621-1624.

■脳静脈の解剖と血栓症

Agostoni E, Aliprandi A, Longoni M. 2009. Cerebral venous
thrombosis. *Expert Rev Neurother* 9 (4): 553-564.

Capra NF, Anderson KV. 1984. Anatomy of the cerebral venous
system. In *The Cerebral Venous System and Its Disorders*, JP
Kapp, HH Schmidek (eds.), Chapter 1. Grune & Stratton,
Orlando, FL.

Einhaupl KM, Villringer A, Meister W, Mehraein S, Gamer C,
Pellkofer M, Haberl RL, Pfister HW, Schmeidck P.1991.
Heparin treatment of venous sinus thrombosis. *Lancet* 338
(8767): 597-600.

Isensee C, Reul J, Thron A. 1994. Magnetic resonance imaging of
thrombosed dural sinuses. *Stroke* 25 (1): 29-34.

Saadatnia M, Fatehi F, Basiri K, Mousavi SA, Mehr GK. 2009.
Cerebral venous sinus thrombosis risk factors. *Int J Stroke* 4
(2): 111-123.

Virapongse C, Cazenave C, Quisling R, Sarwar M, Hunter S.
1987. The empty delta sign: Frequency and significance in 76
cases of dural sinus thrombosis. *Radiology* 162 (3): 779-785.

第 11 章

Chalupa LM, Werner JS (eds.). 2003. *The Visual Neurosciences*.
The MIT Press, Cambridge, MA.

Chan, JW. 2007. *Optic Nerve Disorders: Diagnosis and Manage-
ment*. Springer-Verlag, New York, LLC.

Corbett JJ. 2003. The bedside and office neuro-ophthalmology
examination. *Semin Neurol* 23 (1): 63-76.

Kandel ER, Schwartz JH, Jessell TM. 2000. *Principles of Neural
Science*. 4th Ed. Chapters 25-29. McGraw Hill, New York.

Sun P, Ueno K, Waggoner RA, Gardner JL, Tanaka K, Cheng K.
2007. A temporal frequency-dependent functional architec-
ture in human V1 revealed by high-resolution fMRI. *Nat
Neurosci* 10 (11): 1404-1406.

Volpe NJ, Galetta SL, Liu GT. 2007. *Neuro-Ophthalmology:
Diagnosis and Management*. 2nd Ed. Saunders, Philadelphia.

■網膜動脈閉塞症

Biousse V. 1997. Carotid disease and the eye. *Curr Opin Ophthal-
mol* 8 (6): 16-26.

Burde RM. 1989. Amaurosis fugax. *J Clin Neuroophthalmol* 9
(3): 185-189.

Chen CS, Lee AW. 2008. Management of acute central retinal artery occlusion. *Nat Clin Pract Neurol* 4 （7）: 376-383.

Karjalainen K. 1971. Occlusion of the central retinal artery and branch arterioles: A clinical, tonographic and fluorescein angiographic study of 175 patients. *Acta Ophthalmol Suppl* 109: 1-95.

Oshinskie L. 1987. Branch retinal artery occlusion and carotid artery stenosis. *Am J Optom Physiol Optics* 64 （2）: 144-149.

■視神経炎

Balcer LJ. 2006. Clinical practice. Optic neuritis. *N Engl J Med* 354 （12）: 1273-1280.

Hickman SJ. 2007. Optic nerve imaging in multiple sclerosis. *J Neuroimaging* Suppl 1: 42S-45S.

Plant GT. 2008. Optic neuritis and multiple sclerosis. *Curr Opin Neurol* （1）: 16-21.

Volpe NJ. 2008. The optic neuritis treatment trial: a definitive answer and profound impact with unexpected results. *Arch Ophthalmol* 126 （7）: 996-999.

Xu J, Sun SW, Naismith RT, Snyder AZ, Cross AH, Song SK. 2008. Assessing optic nerve pathology with diffusion MRI: from mouse to human. *NMR Biomed* 21 （9）: 928-940.

■眼窩損傷による視神経損傷

Wu N, Yin ZQ, Wang Y. 2008. Traumatic optic neuropathy therapy: an update of clinical and experimental studies. *J Int Med Res* 36 （5）: 883-889.

■鞍上髄膜腫

Chicani CF, Miller NR. 2003. Visual outcome in surgically treated suprasellar meningiomas. *J Neuroophthalmol* 23 （1）: 3-10.

Ehlers N, Malmros R. 1973. The suprasellar meningioma. A review of the literature and presentation of a series of 31 cases. *Acta Ophthalmol Suppl* 1-74.

■視索病変

Savino PJ, Paris M, Schatz NJ, Orr LS, Corbett JJ. 1978. Optic tract syndrome. *Arch Ophthalmol* 96 （4）: 656-663.

■外側膝状体核の病変

Acheson JF, Sanders MD. 1997. *Common Problems in Neuro-Ophthalmology*. Saunders, London.

Miller NR （ed.）, Newman NJ, Biousse V. 2004. *Walsh and Hoyt's Clinical Neuro-ophthalmology*. 6th Ed., Vol. 2. Lippincott Williams & Wilkins, Baltimore, MD.

■視放線と視覚皮質病変

Ropper AH, Samuels MA. 2009. *Adams and Victor's Principles of Neurology*. 9th Ed., Chapter 13. McGraw-Hill, New York.

第12章

Bailey BJ （ed.）, Johnson JT, Newlands SD, et al. 2006. *Head and Neck Surgery—Otolaryngology*. 4th Ed. Lippincott Williams & Wilkins, Philadelphia.

Cummings CW, Haughey BH, Thomas JR, et al. 2004. *Otolaryngology: Head and Neck Surgery*. 4th Ed. Mosby, New York.

Wilson-Pauwels L, Akesson EJ, Stewart PA. 1988. *Cranial Nerves: Anatomy and Clinical Comments*. B. C. Decker, Toronto, Ontario.

Winn RH （ed.）. 2004. *Youmans Neurological Surgery*. 5th Ed., Vols. 1-4. Saunders, Philadelphia.

■嗅窩，鞍結節部髄膜腫

Dehdashti AR, Ganna A, Witterick I, Gentili F. 2009. Expanded endoscopic endonasal approach for anterior cranial base and suprasellar lesions: indications and limitations. *Neurosurgery* 64 （4）: 677-687.

Paterniti S, Fiore P, Levita A, La Camera A, Cambria S. 1999. Basal meningiomas. A retrospective study of 139 surgical cases. *J Neurosurg Sci* 43 （2）: 107-113.

■中枢神経系サルコイドーシス

Joseph FG, Scolding NJ. 2007. Sarcoidosis of the nervous system. *Pract Neurol* 7 （4）: 234-244.

Scully RE, Mark EJ, McNeely WF, Ebeling SH（eds.）. 1996. Case records of the Massachusetts General Hospital. *N Engl J Med* 335: 1668-1674.

Vinas FC, Rengachary S. 2001. Diagnosis and management of neurosarcoidosis. *J Clin Neurosci* 8 （6）: 505-513.

■三叉神経病変

Akhaddar A, El-Mostarchid B, Zrara I, Boucetta M. 2002. Intra-cranial trigeminal neuroma involving the infratemporal fossa: case report and review of the literature. *Neurosurgery* 50 （3）: 633-637.

Avasarala J. 1997. Inflammatory trigeminal sensory neuropathy. *Neurology* 49 （1）: 308.

Bartleson JD, Black DF, Swanson JW. 2007. Cranial and facial pain. In WG Bradley, RB Daroff, GM Fenichel, J Jankovic （eds.）, *Neurology in Clinical Practice*. 5th Ed., Chapter 21. Butterworth-Heinemann, Boston.

Bordi L, Compton J, Symon L. 1989. Trigeminal neuroma: A report of eleven cases. *Surg Neurol* 31: 272-276.

Gibson RD, Cowan IA. 1989. Giant aneurysm of the petrous carotid artery presenting with facial numbness. *Neuroradiology* 31: 440-441.

Gronseth G, Cruccu G, Alksne J, Argoff C, Brainin M, Burchiel K, Nurmikko T, Zakrzewska JM. 2008. Practice parameter: the diagnostic evaluation and treatment of trigeminal neuralgia （an evidence-based review）: report of the Quality Standards Subcommittee of the American Academy of Neurology and the European Federation of Neurological Societies. *Neurology* 71 （15）: 1183-1190.

Morantz RA, Kirchner FR, Kishore P.1976. Aneurysms of the petrous portion of the internal carotid artery. *Surg Neurol* 6: 313-318.

Obermann M, Katsarava Z. 2009. Update on trigeminal neuralgia. *Expert Rev Neurother* 9 （3）: 323-329.

■顔面神経病変

Adour KK. 2002. Decompression for Bell's palsy: why I don't do it. *Eur Arch Otorhinolaryngol* 259 （1）: 40-47.

Adour KK, Wingerd J, Bell DN, Manning JJ, Hurley JP. 1972. Prednisone treatment for idiopathic facial paralysis （Bell's palsy）. *N Engl J Med* 287: 1268-1272.

Gilden DH. 2004. Clinical practice. Bell's Palsy. *N Engl J Med* 351 （13）: 1323-1331.

Gilden DH, Tyler KL. 2007. Bell's palsy—is glucocorticoid treatment enough? *N Engl J Med* 357 （16）: 1653-1655.

Goudakos JK, Markou KD. 2009. Corticosteroids vs. corticosteroids plus antiviral agents in the treatment of Bell palsy: a systematic review and meta-analysis. *Arch Otolaryngol Head Neck Surg* 135 （6）: 558-564.

Guerrissi JO. 1997. Facial nerve paralysis after intratemporal and extratemporal blunt trauma. *J Craniofac Surg* 8（5）: 431-437.

Madhok V, Falk G, Fahey T, Sullivan FM. 2009. Prescribe prednisolone alone for Bell's palsy diagnosed within 72 hours of symptom onset. *BMJ* 338: b255.

Marsh MA, Coker NJ. 1991. Surgical decompression of idiopathic facial palsy. *Otolaryngol Clin North Am* 24: 675-689.

Neimat JS, Hoh BL, McKenna MJ, Rabinov JD, Ogilvy CS. 2005. Aneurysmal expansion presenting as facial weakness: case report and review of the literature. *Neurosurgery* 56 （1）: 190.

Sullivan, FM et al. 2007. Early treatment with prednisolone or acyclovir in Bell's palsy. *N Engl J Med* 357 （16）: 1598-1607.

Tiemstra JD, Khatkhate N. 2007. Bell's palsy: diagnosis and management. *Am Fam Physician* 76 （7）: 997-1002.

■めまい

Boniver R. 2008. Benign paroxysmal positional vertigo: an overview. *Int Tinnitus J* 14 （2）: 159-167.

Boyer FC, Percebois-Macadré L, Regrain E, Lévêque M, Taïar R,

Seidermann L, Belassian G, Chays A. 2008. Vestibular rehabilitation therapy. *Neurophysiol Clin* 38 （6）: 479-487.

Brandt T, Zwergal A, Strupp M. 2009. Medical treatment of vestibular disorders. *Expert Opin Pharmacother* 10 （10）: 1537-1548.

Bronsetin AM, Lempert T （eds）. 2007. *Dizziness: A Practical Approach to Diagnosis and Management*. Cambridge University Press, New York.

Chan Y. 2009. Differential diagnosis of dizziness. *Curr Opin Otolaryngol Head Neck Surg* 17 （3）: 200-203.

Kerber KA. 2009. Vertigo and dizziness in the emergency department. *Emerg Med Clin North Am* 27 （1）: 39-50.

■聴神経腫瘍

Batchelor T. 2007. Cancer in the the nervous system. In WG Bradley, RB Daroff, GM Fenichel, CD Marsden （eds.）, *Neurology in Clinical Practice: Principles of Diagnosis and Management*. 5th ed., Vol. 2, Chapter 58. Butterworth-Heinemann, Boston.

Kondziolka D, Lunsford LD. 2008. Future perspectives in acoustic neuroma management. *Prog Neurol Surg* 21: 247-254.

Matthies C, Samii M. 1997. Management of 1000 vestibular schwannomas （acoustic neuromas）: Clinical presentation. *Neurosurgery* 40: 1-9.

Pollock BE. 2008. Vestibular schwannoma management: an evidence-based comparison of stereotactic radiosurgery and microsurgical resection. *Prog Neurol Surg* 21: 222-227.

■頸静脈グロームス腫瘍

Ghani GA, Sung Y, Per-Lee JH. 1983. Glomus jugulare tumors—Origin, pathology, and anesthetic considerations. *Anesth Analg* 62: 686-691.

Jackson CG, Kaylie DM, Coppit G, Gardner EK. 2004. Glomus jugulare tumors with intracranial extension. *Neurosurg Focus* 17 （2）: E7.

Ramina R, Maniglia JJ, Fernandes YB, Paschoal JR, Pfeilsticker LN, Neto MC, Borges G. 2004. Jugular foramen tumors: diagnosis and treatment. *Neurosurg Focus* 17 （2）: E5.

第13章

Lee AG, Brazis P, Kline LB. 2009. *Curbside Consultation Neuro-Ophthalmology: Forty-Nine Clinical Questions*. Slack, Inc., Thorofare, NJ.

Leigh RJ, Zee DS. 2006. *The Neurology of Eye Movements*. 4th Ed. Oxford University Press, Oxford, UK.

Liu GT, Volpe NJ, Galetta S. 2007. *Neuro-Ophthalmology: Diagnosis and Management*. Saunders, Philadelphia.

Miller NR, Newman NJ, Hoyt WF （eds.）. 2005. *Walsh and Hoyt's Clinical Neuro-Ophthalmology*. 6th Ed. Lippincott Williams & Wilkins, Philadelphia.

Pane A. Burdon B, Miller NR. 2007. The *Neuro-Ophthalmology Survival Guide*. Mosby, London.

Wray SH. 1998. Neuro-ophthalmologic diseases. In *Comprehensive Neurology*. 2nd Ed., RN Rosenberg, DE Pleasure （eds.）, Chapter 19. Raven, New York.

■動眼・滑車・外転神経麻痺

Bennett JL, Pelak VS. 2001. Palsies of the third, fourth, and sixth cranial nerves. *Ophthalmol Clin North Am* 14 （1）: 169-185, ix.

Brazis PW. 2009. Isolated palsies of cranial nerves III, IV, and VI. *Semin Neurol* 29 （1）: 14-28.

Chen PR, Amin-Hanjani S, Albuquerque FC, McDougall C, Zabramski JM, Spetzler RF. 2006. Outcome of oculomotor nerve palsy from posterior communicating artery aneurysms: comparison of clipping and coiling. *Neurosurgery* 58 （6）: 1040-1046.

Hamilton SR. 1999. Neuro-ophthalmology of eye-movement disorders. *Curr Opin Ophthalmol* 10 （6）: 405-410.

Lee MS, Galetta SL, Volpe NJ, Liu GT. 1999. Sixth nerve palsies in children. *Pediatr Neurol* 20 （1）: 49.

Mansour AM, Reinecke RD. 1986. Central trochlear palsy. *Survey*

Ophthalmol 30 （5）: 279-297.

O'Donnell TJ, Buckley EG. 2006. Sixth nerve palsy. *Compr Ophthalmol Update* 7 （5）: 215-221; discussion 223-224.

Richards BW, Jones R, Younge BR. 1992. Causes and prognosis in 4,278 cases of paralysis of the oculomotor, trochlear, and abducens cranial nerves. *Am J Ophtlialmol* 113(5): 489-496.

Sharpe JA, Wong AM, Fouladvand M. 2008. Ocular motor nerve palsies: implications for diagnosis and mechanisms of repair. *Prog Brain Res* 171: 59-66.

■海綿静脈洞症候群，眼窩尖症候群

Bosley TM, Schatz NJ. 1983. Clinical diagnosis of cavernous sinus syndromes. *Neurol Clin* 1 （4）: 929-953.

Keane JR. 1996. Cavernous sinus syndrome: Analysis of 151 cases. *Arch Neurol* 53 （10）: 967-971.

Linskey ME, Sekhar LN, Hirsch W, Yonas H, Horton JA. 1990. Aneurysms of the intracavernous carotid artery: Clinical presentation, radiographic features, and pathogenesis. *Neurosurgery* 26 （1）: 71-79.

Linskey ME, Sekhar LN, Hirsch WL, Yonas H, Horton JA. 1990. Aneurysms of the intracavernous carotid artery: Natural history and indications for treatment. *Neurosurgery* 26 (6): 933-937.

Miller NR. 2007. Diagnosis and management of dural carotid-cavernous sinus fistulas. *Neurosurg Focus* 23 （5）: E13.

Nawar RN, AbdelMannan D, Selman WR, Arafah BM. 2008. Pituitary tumor apoplexy: a review. *J Intensive Care Med* 23 （2）: 75-90.

Verrees M, Arafah BM, Selman WR. 2004. Pituitary tumor apoplexy: characteristics, treatment, and outcomes. *Neurosurg Focus* 16 （4）: E6.

Yeh S, Foroozan R. 2004. Orbital apex syndrome. *Curr Opin Ophthalmol* 15 （6）: 490-498.

■ホルネル症候群

Debette S, Leys D. 2009. Cervical-artery dissections: predisposing factors, diagnosis, and outcome. *Lancet* （7）: 668-678.

Mokri B, Silbert PL, Schievink WI, Piepgras DG. 1996. Cranial nerve palsy in spontaneous dissection of the extracranial internal carotid artery. *Neurology* 46 （2）: 356-359.

Reede DL, Garcon E, Smoker WR, Kardon R. 2008. Horner's syndrome: clinical and radiographic evaluation. *Neuroimaging Clin N Am* 18 （2）: 369-385, xi.

Walton KA, Buono LM. 2003. Horner syndrome. *Curr Opin Ophthalmol* 14 （6）: 357-363.

■水平注視障害

Tijssen CC. 1994. Contralateral conjugate eye deviation in acute supratentorial lesions. *Stroke* 25 （7）: 1516-1519.

Wall M, Wray SH. 1983. The one-and-a-half syndrome—A unilateral disorder of the pontine tegmentum: A study of 20 cases and review of the literature. *Neurology* 33(8): 971-980.

■垂直注視障害，パリノー症候群

Baloh RW, Furman JM, Yee RD. 1985. Dorsal midbrain syndrome. *Neurology* 35 （1）: 54-60.

Moffie D, Ongerboer de Visser BW, Stefanko SZ. 1983. Parinaud's syndrome. *J Neurol Sci* 58 （2）: 175-183.

Segarra JM. 1970. Cerebral vascular disease and behavior. I. The syndrome of the mesencephalic artery （basilar artery bifurcation）. *Arch Neurol* 22 （5）: 408-418.

Trojanowski JQ, Wray SH. 1980. Vertical gaze ophthalmoplegia: Selective paralysis of downgaze. *Neurology* 30 （6）: 605-610.

第14章

■解剖学的・臨床的レビュー

Cooper JR, Bloom FE, Roth RH. 2003. *The Biochemical Basis of Neuropharmacology*. 8th Ed. Oxford University Press, New York.

Huguenard JR, McCormick DA. 2007. Thalamic synchrony and dynamic regulation of global forebrain oscillations. *Trends*

Neurosci 30 （7）: 350-356.

Jones EG （ed.）. 2007. *The Thalamus.* 2nd ed. Cambridge University Press, Cambridge, UK.

Stenade H, McCarley RW. 2005. *Brain Control of Wakefulness and Sleep.* 2nd ed. Plenum, New York.

■閉じ込め症候群

Bauby, JD. 1998. *The Diving Bell and the Butterfly.* Knopf Doubleday Publishing Group, New York.

Chia LG. 1991. Locked-in syndrome with bilateral ventral midbrain infarcts. *Neurology* 41 （3）: 445-446.

Dollfus P, Milos PL, Chapuis A, Real P, Orenstein M, Soutter JW. 1990. The locked-in syndrome: A review and presentation of two chronic cases. *Paraplegia* 28 （1）: 5-16.

Laureys S, Pellas F, Van Eeckhout P, Ghorbel S, Schnakers C, Perrin F, Berré J, Faymonville ME, et al. 2005. The locked-in syndrome: what is it like to be conscious but paralyzed and voiceless? *Prog Brain Res* 150: 495-511.

Patterson JR, Gabois M. 1986. Locked-in syndrome: A review of 139 cases. *Stroke* 17 （4）: 758-764.

Reznik M. 1983. Neuropathology in seven cases of locked-in syndrome. *J Neurol Sci* 60 （1）: 67-78.

■昏睡，意識障害

Blumenfeld H. 2009. The neurological examination of consciousness. In *The Neurology of Consciousness.* S Laureys, G Tononi （eds.）, Chapters 15-30. Elsevier, Academic Press, New York.

Fisher CM. 1969. The neurological examination of the comatose patient. *Acta Neurol Scand Suppl* 45 （Suppl 36）: 1-56.

Giacino JT, Ashwal S, Childs N, Cranford R, Jennett B, Katz DI, Kelly JP, Rosenberg JH, et al. 2002. The minimally conscious state: definition and diagnostic criteria. *Neurology* 58: 349-353.

Laureys S, Tononi G （eds）. 2008. *The Neurology of Consciousness.* Elsevier, Academic Press, New York.

Lu J, Sherman D, Devor M, Saper CB. 2006. A putative flip-flop switch for control of REM sleep. *Nature* 441 （7093）: 589-594.

Posner JB, Plum F, Saper CB, Schiff N. 2008. *The Diagnosis of Stupor and Coma.* 4th Ed. Oxford University Press, Oxford.

The Multi-Society Task Force on PVS. 1994. Medical aspects of the persistent vegetative state （1）. The Multi-Society Task Force on PVS. *N Engl J Med* 330: 1499-1508.

Wijdicks EF. 2001. The diagnosis of brain death. *N Engl J Med* 344 （16）: 1215-1221.

Young GB, Ropper AH, Bolton CF. 1998. *Coma and Impaired Consciousness: A Clinical Perspective.* McGraw-Hill, New York.

■脳幹の血管支配，椎骨脳底動脈不全

Burger KM, Tuhrim S, Naidich TP. 2005. Brainstem vascular stroke anatomy. *Neuroimaging Clin N Am* （2）: 297-324.

Mohr JP, Choi D, Grotta J, and Wolf P （eds.）. 2004. *Stroke: Pathophysiology, Diagnosis and Management.* 4th Ed. Churchill Livingstone, New York.

Moncayo J, Bogousslavsky J. 2003. Vertebro-basilar syndromes causing oculo-motor disorders. *Curr Opin Neurol* 16（1）: 45-50.

Savitz SI, Caplan LR. 2005. Vertebrobasilar disease. *N Engl J Med* 352 （25）: 2618-2626.

Schwarz S, Egelhof T, Schwab S, Hacke W. 1997. Basilar artery embolism: Clinical syndrome and neuroradiologic patterns in patients without permanent occlusion of the basilar artery. *Neurology* 49 （5）: 1346-1352.

Silverman IE, Liu GT, Volpe NJ, Galetta SL. 1995. The crossed paralysis: The original brain-stem syndromes of Millard-Gubler, Foville, Weber, and Raymond-Cestan. *Arch Neurol* 52 （6）: 635-638.

Tatu L, Moulin T, Bogousslavsky J, Duvernoy H. 1996. Arterial territories of the human brain. *Neurology* 47 （5）: 1125-1135.

Tijssen CC. 1994. Contralateral conjugate eye deviation in acute supratentorial lesions. *Stroke* 25 （7）: 1516-1519.

■頸部動脈解離

Biller J, Hingtgen WL, Adams HP, Smoker WRK, Godersky JC, Toffol GJ. 1986. Cervicocephalic arterial dissections: A ten-year experience. *Arch Neurol* 43 （12）: 1234-1238.

Flis CM, Jäger HR, Sidhu PS. 2007. Carotid and vertebral artery dissections: clinical aspects, imaging features and endovascular treatment. *Eur Radiol* 17 （3）: 820-834.

Frumkin LR, Baloh RW. 1990. Wallenberg's syndrome following neck manipulation. *Neurology* 40 （4）: 611-615.

Nedeltchev K, Baumgartner RW. 2005. Traumatic cervical artery dissection. *Front Neurol Neurosci* 20: 54-63.

Rizzo L, Crasto SG, Savio D, Veglia S, Davini O, Giraudo M, Cerrato P, De Lucchi R. 2006. Dissection of cervicocephalic arteries: early diagnosis and follow-up with magnetic resonance imaging. *Emerg Radiol* 12 （6）: 254-265.

■延髄梗塞

Bassetti C, Bogousslavsky J, Mattle H, Bernasconi A. 1997. Medial medullary stroke: Report of seven patients and review of the literature. *Neurology* 48 （4）: 882-890.

Currier RD, Giles CL, DeJong RN. 1961. Some comments on Wallenberg's lateral medullary syndrome. *Neurology* 11: 778-791.

Katoh M, Kawamoto T. 2000. Bilateral medial medullary infarction. *J Clin Neurosci* 7 （6）: 543-545.

Kim JS, Lee JH, Suh DC, Lee MC. 1994. Spectrum of lateral medullary syndrome: Correlation between clinical findings and magnetic resonance imaging in 33 subjects. *Stroke* 25 （7）: 1405-1410.

Kim JS, Kim HG, Chung CS. 1995. Medial medullary syndrome: Report of 18 patients and a review of the literature. *Stroke* 26 （9）: 1548-1552.

Kitis O, Calli C, Yunten N, Kocaman A, Sirin H. 2004. Wallenberg's lateral medullary syndrome: diffusion-weighted imaging findings. *Acta Radiol* 45 （1）: 78-84.

Matsumoto S, Okuda B, Imai T, Kameyama M. 1988. A sensory level on the trunk in lower lateral brainstem lesions. *Neurology* 38 （10）: 1515-1519.

Solomon D, Galetta SL, Liu GT. 1995. Possible mechanisms for horizontal gaze deviation and lateropulsion in the lateral medullary syndrome. *J Neuroophthalmol* 15 （1）: 26-30.

Toyoda K, Imamura T, Saku Y, Oita J, Ibayashi S, Minematsu K, Yamaguchi T, Fujishima M. 1996. Medial medullary infarction: Analyses of eleven patients. *Neurology* 47 （5）: 1141-1147.

Vuilleumier P, Bogousslavsky J, Regli F. 1995. Infarction of the lower brainstem: Clinical, aetiological and MRI-topographical correlations. *Brain* 118 （pt. 4）: 1013-1025.

■脳底動脈狭窄，血栓症

Archer CR, Horenstein S. 1977. Basilar artery occlusion. *Stroke* 8 （3）: 383-390.

Baird TA, Muir KW, Bone I. 2004. Basilar artery occlusion. *Neurocrit Care* （3）: 319-329.

Brandt T. Diagnosis and thrombolytic therapy of acute basilar artery occlusion: a review. 2002. *Clin Exp Hypertens* 24 （7-8）: 611-622.

Bruckmann H, Ferbert A, del Zoppo GJ, Hacke W, Zeumer H. 1986. Acute vertebral-basilar thrombosis. Angiologic-clinical comparison and therapeutic implications. *Acta Radiol Suppl* 369: 38-42.

Hachinski V. 2007. Intra-arterial thrombolysis for basilar artery thrombosis and stenting for asymptomatic carotid disease: implications and future directions. *Stroke* 38 （2 Suppl）: 721-722.

Hankey GJ, Khangure MS, Stewart-Wynne EG. 1988. Detection of basilar artery thrombosis by computed tomography. *Clin Radiol* 39 （2）: 140-143.

Idicula TT, Joseph LN. 2007. Neurological complications and aspects of basilar artery occlusive disease. *Neurologist* 13（6）: 363-368.

Kubik CS, Adams RD. 1946. Occlusion of the basilar artery: A clinical and pathological study. *Brain* 69: 73–121.

Schonewille WJ, Wijman CA, Michel P, Rueckert CM, Weimar C, Mattle HP, Engelter ST, Tanne D, et al., on behalf of the BASICS study group. 2009. Treatment and outcomes of acute basilar artery occlusion in the Basilar Artery International Cooperation Study (BASICS): a prospective registry study. *Lancet Neurol* 8 (8): 724–730.

Smith WS. 2007. Intra-arterial thrombolytic therapy for acute basilar occlusion: pro. *Stroke* 38 (2 Suppl): 701–703.

Williams D, Wilson TG. 1975. The diagnosis of the major and minor syndromes of basilar insufficiency. *J Neurol Neurosurg Psychiatry* 39: 741–774.

■脳底動脈先端症候群

Caplan LR. 1980. "Top of the basilar" syndrome. *Neurology* 30 (1): 72–79.

Mitra S, Ghosh D, Puri R, Parmar VR. 2001. Top-of-the-basilar-artery stroke. *Indian Pediatr* 38 (1): 83–87.

Segarra JM. 1970. Cerebral vascular disease and behavior. I. The syndrome of the mesencephalic artery (basilar artery bifurcation). *Arch Neurol* 22 (5): 408–418.

■橋梗塞

Bassetti C, Bogousslavsky J, Barth A, Regli F. 1996. Isolated infarcts of the pons. *Neurology* 46 (1): 165–175.

Ling L, Zhu L, Zeng J, Liao S, Zhang S, Yu J, Yang Z. 2009. Pontine infarction with pure motor hemiparesis or hemiplegia: a prospective study. *BMC Neurol* 9: 25.

Onbas O, Kantarci M, Alper F, Karaca L, Okur A. 2005. Millard-Gubler syndrome: MR findings. *Neuroradiology* 47 (1): 35–37.

■中脳梗塞

Kim JS, Kim J. 2005. Pure midbrain infarction: clinical, radiologic, and pathophysiologic findings. *Neurology* 64 (7): 1227–1232.

第 15 章

Barlow JS. 2002. *The Cerebellum and Adaptive Control.* Cambridge University Press, Cambridge, UK.

Blanks RHI. 1988. Cerebellum. *Rev Oculomot Res* 2: 225–272.

de Zeeuw CI, Cicirata F (eds.). 2005. *Creating Coordination in the Cerebellum, Progress in Brain Research*, Vol. 148, 1–114. Elsevier Science, New York.

Manto M-U, and Pandolfo M (eds.). 2002. *The Cerebellum and Its Disorders.* Cambridge University Press, Cambridge, UK.

Schmahmann JD, Jenner P, Harris RA (eds.). 1997. *The Cerebellum and Cognition*, Vol. 41 (International Review of Neurobiology). Academic Press, New York.

■小脳血管障害

Adams RD. 1943. Occlusion of the anterior inferior cerebellar artery. *Arch Neurol Psychiatry* 49: 765–770.

Edlow JA, Newman-Toker DE, Savitz SI. 2008. Diagnosis and initial management of cerebellar infarction. *Lancet Neurol* 7 (10): 951–964.

Hiraga A, Uzawa A, Kamitsukasa I. 2007. Diffusion weighted imaging in ataxic hemiparesis. 78 (11): 1260–1262.

Jensen MB, St Louis EK. 2005. Management of acute cerebellar stroke. *Arch Neurol* 62 (4): 537–544.

Manto M, Marmolino D. 2009. Cerebellar ataxias. *Curr Opin Neurol* 22 (4): 419–429.

Marinkovic S, Kovacevic M, Gibo H, Milisavljevic M, Bumbasirevic L. 1995. The anatomical basis for the cerebellar infarcts. *Surg Neurol* 44 (5): 450–460.

Moh JP, Choi D, Grotta J, Wolf P.2004. Vertobrobasilar occlusive disease. In *Stroke: Pathophysiology, Diagnosis, and Management*, 4th ed., JM Barnett, JP Mohr, and MS Bennett (eds.), Chapter 10. Churchill Livingstone, New York.

Moulin T, Bogousslavsky J, Chopard JL, Ghika J, Crepin-Leblond T, Martin V, Maeder P.1995. Vascular ataxic hemiparesis: A re-evaluation. *J Neurol Neurosurg Psychiatry* 58 (4):

422–427.

Tatu L, Moulin T, Bogousslavsky J, Duvernoy H. 1996. Arterial territories of the human brain. *Neurology* 47 (5): 1125–1135.

■その他の小脳障害

Daszkiewicz P, Maryniak A, Roszkowski M, Barszcz S. 2009. Long-term functional outcome of surgical treatment of juvenile pilocytic astrocytoma of the cerebellum in children. *Childs Nerv Syst* 25 (7): 855–860.

Fenichel, GM. 2009. *Clinical Pediatric Neurology: A Signs and Symptoms Approach.* 6th Ed. Elsevier: Saunders, Philadelphia.

Globas C, Tezenas du Montcel S, Baliko L, et al. 2008. Early symptoms in spinocerebellar ataxia type 1, 2, 3, and 6. *Movement Disorders* 23 (15): 2232–2238.

Melo TP, Bogousslavsky J, Moulin T, Nader J, Regli F. 1992. Thalamic ataxia. *J. Neurol* 239 (6): 331–337.

Schijman E. History, anatomic forms, and pathogenesis of Chiari I malformations. 2004. *Childs Nerv Syst* 20 (5): 323–328.

Solomon DH, Barohn RJ, Bazan C, Grissom J. 1994. The thalamic ataxia syndrome. *Neurology* 44 (5): 810–814.

Steinlin M. 2008. Cerebellar disorders in childhood: cognitive problems. *Cerebellum* 7 (4): 607–610.

Subramony SH. 2004. Ataxic disorders. In *Neurology in Clinical Practice: The Neurological Disorders*, 4th Ed., Vol. 1, WG Bradley, RB Daroff, GM Fenichel, and CD Marsden (eds.), Chapter 23. Butterworth-Heinemann, Boston.

第 16 章

■大脳基底核の解剖と神経回路

Albin RL, Young AB, Penny JB. 1989. The functional anatomy of basal ganglia disorders. *Trends Neurosci* 12 (10): 366–375.

DeLong MR, Wichmann T. 2007. Circuits and circuit disorders of the basal ganglia. *Arch Neurol* 64 (1): 20–24.

Galvan A, Wichmann T. 2007. GABAergic circuits in the basal ganglia and movement disorders. *Prog Brain Res* 160: 287–312.

Haber SN, Calzavara R. 2009. The cortico-basal ganglia integrative network: the role of the thalamus. *Brain Res Bull* 78 (2-3): 69–74.

Kreitzer AC, Malenka RC. 2008. Striatal plasticity and basal ganglia circuit function. *Neuron* 60 (4): 543–554.

Martin JH. 2003. *Neuroanatomy: Text and Atlas.* 3rd Ed., Chapter 14. Appleton & Lange, Stamford, CT.

Obeso JA, Rodríguez-Oroz MC, Benitez-Temino B, Blesa FJ, Guridi J, Marin C, Rodriguez M. 2008. Functional organization of the basal ganglia: therapeutic implications for Parkinson's disease. *Mov Disord* 23 Suppl 3: S548–559.

■運動障害

Riley DE, Lang AE. 2008. Movement disorders. In WG Bradley, RB Daroff, GM Fenichel, CD Marsden (eds.), *Neurology in Clinical Practice: Principles of Diagnosis and Management.* 5th Ed., Chapter 24. Elsevier, Boston.

■半側舞踏病，片側バリズム

Hamani C, Saint-Cyr JA, Fraser J, Kaplitt M, Lozano AM. 2004. The subthalamic nucleus in the context of movement disorders. *Brain* 127 (Pt 1): 4–20.

Lee MS, Marsden CD. 1994. Movement disorders following lesions of the thalamus or subthalamic region. *Mov Disorders* 9 (5): 493–507.

Lownie SP, Gilbert JJ. 1990. Hemichorea and hemiballismus: Recent concepts. *Clin Neuropathol* 9 (1): 46–50.

Park SY, Kim HJ, Cho YJ, Cho JY, Hong KS. 2009. Recurrent hemichorea following a single infarction in the contralateral subthalamic nucleus. *Mov Disord* 24 (4): 617–618.

Provenzale JM, Schwarzschild MA. 1994. Hemiballismus. *Am J Neuroradiol* 15 (7): 1377–1382.

Vidailhet M. 2000. Paroxysmal dyskinesias as a paradigm of paroxysmal movement disorders. *Curr Opin Neurol* 13 (4): 457–

462.

Vidakovic A, Dragasevic N, Kostic VS. 1994. Hemiballism: Report of 25 cases. *J Neurol Neurosurg Psychiatry* 57 (8): 945-949.

■トゥレット症候群

Bloch MH. 2008. Emerging treatments for Tourette's disorder. *Curr Psychiatry Rep* 10 (4): 323-330.

Jankovic J. 2001. Tourette's syndrome. *N Engl J Med* 345 (16): 1184-1192.

Lombroso PJ, Scahill L. 2008. Tourette syndrome and obsessive-compulsive disorder. *Brain Dev* 30 (4): 231-237.

■ウィルソン病

Ala A, Walker AP, Ashkan K, Dooley JS, Schilsky ML. 2007. Wilson's disease. *Lancet* 369 (9559): 397-408.

Das SK, Ray K. 2006. Wilson's disease: an update. *Nat Clin Pract Neurol* 2 (9): 482-493.

Demirkiran M, Jankovic J, Lewis RA, Cox DW. 1996. Neurologic presentation of Wilson disease without Kayser-Fleischer rings. *Neurology* 46 (4): 1040-1043.

■振戦

Benito-León J, Louis ED. 2006. Essential tremor: emerging views of a common disorder. *Nat Clin Pract Neurol* 2 (12): 666-678.

Deng H, Le W, Jankovic J. 2007. Genetics of essential tremor. *Brain* 130 (Pt 6): 1456-1464.

Findley LJ, Cleeves L. 1989. Classification of tremor. In NP Quinn, PG Jenner (eds.), *Disorders of Movement: Clinical, Pharmacological and Physiological Aspects*, Chapter 36. Academic Press, London.

Koller WC, Huber SJ. 1989. Tremor disorders of aging: Diagnosis and management. *Geriatrics* 44 (5): 33-37.

■パーキンソン病と関連疾患

Berger Y, Salinas JN, Blaivas JG. 1990. Urodynamic differentiation of Parkinson disease and the Shy Drager syndrome. *Neurourol Urodynamics* 9: 117-121.

Dale RC, Webster R, Gill D. 2007. Contemporary encephalitis lethargica presenting with agitated catatonia, stereotypy, and dystonia-parkinsonism. *Mov Disord* 22 (15): 2281-2284.

Gouider-Khouja N, Vidailhet M, Bonnet A, Pichon J, Agid Y. 1995. "Pure" striatonigral degeneration and Parkinson's disease: A comparative clinical study. *Mov Disord* 10 (3): 288-294.

Köllensperger M, Geser F, Seppi K, Stampfer-Kountchev M, Sawires M, Scherfler C, Boesch S, Mueller J, et al.; European MSA Study Group. 2008. Red flags for multiple system atrophy. *Mov Disord* 23 (8): 1093-1099.

Lees AJ, Hardy J, Revesz T. 2009. Parkinson's disease. *Lancet* 373 (9680): 2055-2066.

Lipp A, Sandroni P, Ahlskog JE, Fealey RD, Kimpinski K, Iodice V, Gehrking TL, Weigand SD, et al. 2009. Prospective differentiation of multiple system atrophy from Parkinson disease, with and without autonomic failure. *Arch Neurol* 66(6): 742-750.

Nutt JG, Wooten GF. 2005. Clinical practice. Diagnosis and initial management of Parkinson's disease. *N Engl J Med* 353 (10): 1021-1027.

Obeso JA, Marin C, Rodriguez-Oroz C, Blesa J, Benitez-Temiño B, Mena-Segovia J, Rodríguez M, Olanow CW. 2008. The basal ganglia in Parkinson's disease: current concepts and unexplained observations. *Ann Neurol* 64 Suppl 2: S30-46.

Poewe W. 2006. The natural history of Parkinson's disease. *J Neurol* 253 Suppl 7: VII2-6.

Poewe W. 2009. Treatments for Parkinson disease—past achievements and current clinical needs. *Neurology* 72 (7 Suppl): S65-73.

Susatia F, Fernandez HH. 2009. Drug-induced parkinsonism. *Curr Treat Options Neurol* 11 (3): 162-169.

Wenning GK, Shlomo YB, Magalhaes M, Daniel SE, Quin NP. 1994. Clinical features and natural history of multiple system atrophy. An analysis of 100 cases. *Brain* 117 (Pt. 4): 835-845.

Williams DR, Lees AJ. 2009. Progressive supranuclear palsy: clinicopathological concepts and diagnostic challenges. *Lancet Neurol* 8 (3): 270-279.

Yoshida M. 2007. Multiple system atrophy: alpha-synuclein and neuronal degeneration. *Neuropathology* 27 (5): 484-493.

■ハンチントン病

Bossy-Wetzel E, Petrilli A, Knott AB. 2008. Mutant huntingtin and mitochondrial dysfunction. *Trends Neurosci* 31 (12): 609-616.

Cui L, Jeong H, Borovecki F, Parkhurst CN, Tanese N, Krainc D. 2006. Transcriptional repression of PGC-1alpha by mutant huntingtin leads to mitochondrial dysfunction and neurodegeneration. *Cell* 127: 59-69.

Greenamyre JT. 2007. Huntington's disease—making connections. *N Engl J Med* 356 (5): 518-520.

Gusella JF, Wexler NS, Conneally PM, Naylor SL, Anderson MA, Tanzi RE, Watkins PC, Ottina K, et al. 1983. A polymorphic DNA marker genetically linked to Huntington's disease. *Nature* 306 (17): 234-238.

Hodges A, Strand AD, Aragaki AK, Kuhn A, Sengstag T, Hughes G, Elliston LA, Hartog C, et al. 2006. Regional and cellular gene expression changes in human Huntington's disease brain. *Hum Mol Genet* 15 (6): 965-977.

Landles C, Bates GP. 2004. Huntingtin and the molecular pathogenesis of Huntington's disease. *EMBO Rep* 5: 958-963.

Lanska DL. 1995. George Huntington and hereditary chorea. *J Child Neurol* 10 (1): 46-48.

Paulsen JS. 2009. Functional imaging in Huntington's disease. *Exp Neurol* 216 (2): 272-277.

Phillips W, Shannon KM, Barker RA. 2008. The current clinical management of Huntington's disease. *Mov Disord* 23 (11): 1491-1504.

The Huntington's Disease Collaborative Research Group. 1993. A novel gene containing a trinucleotide repeat that is expanded and unstable on Huntington's disease chromosomes. *Cell* 72 (16): 971-983.

van der Burg JM, Björkqvist M, Brundin P.2009. Beyond the brain: widespread pathology in Huntington's disease. *Lancet Neurol* 8 (8): 765-774.

■定位的脳手術と深部脳刺激法

Ackermans L, Temel Y, Visser-Vandewalle V. 2008. Deep brain stimulation in Tourette's Syndrome. *Neurotherapeutics* 5 (2): 339-344.

Benabid AL, Chabardes S, Mitrofanis J, Pollak P.2009. Deep brain stimulation of the subthalamic nucleus for the treatment of Parkinson's disease. *Lancet Neurol* 8 (1): 67-81.

Charles PD, Gill CE, Davis TL, Konrad PE, Benabid AL. 2008. Is deep brain stimulation neuroprotective if applied early in the course of PD? *Nat Clin Pract Neurol* 4 (8): 424-426.

Diamond A, Jankovic J. 2005. The effect of deep brain stimulation on quality of life in movement disorders. *J Neurol Neurosurg Psychiatry* 76 (9): 1188-1193.

Dogali M, Sterio D, Fazzini E, Kolodny E, Eidelberg D, Berie A. 1996. Effects of posteroventral pallidotomy on Parkinson's disease. *Adv Neurol* 69: 585-590.

Esselink RAJ, de Bie RMA, de Haan RJ, Lenders MWPM, Nijssen PCG, van Laar T, Schuurman PR, Bosch DA, et al. 2009. Long-term superiority of subthalamic nucleus stimulation over pallidotomy in Parkinson disease. *Neurology* 73: 151-153.

Guridi J, Obeso JA, Rodriguez-Oroz MC, Lozano AA, Manrique M. 2008. L-dopa-induced dyskinesia and stereotactic surgery for Parkinson's disease. *Neurosurgery* 62 (2): 311-323; discussion 323-325.

Iacono RP, Lonser RR, Mandybur G, Morenski JD, Yamoda S, Shima F. 1994. Stereotactic pallidotomy results for Parkinson's exceed those for fetal graft. *Am Surg* 60 (10): 777-782.

Kluger B, Klepitskaya O, Okun M. 2009. Surgical Treatment of Movement Disorders. *Neurol Clin* 27: 633-677.

Kopell BH, Rezai AR, Chang JW, Vitek JL. 2006. Anatomy and physiology of the basal ganglia: implications for deep brain stimulation for Parkinson's disease. *Movement Disorders* 21 (Suppl 14): S238-246.

Lang AE, Lozano AM, Montgomery E, Duff J, Tasker R, Hutchinson W. 1997. Posteroventral medial pallidotomy in advanced Parkinson's disease. *N Engl J Med* 337 (15): 1036-1042.

Uc EY, Follett KA. 2007. Deep brain stimulation in movement disorders. *Sem Neurol* 27 (2): 170-182.

Wichmann T, Delong MR. 2006. Deep brain stimulation for neurologic and neuropsychiatric disorders. *Neuron* 52 (1): 197-204.

第17章

Aghi MK. 2008. Management of recurrent and refractory Cushing disease. *Nat Clin Pract Endocrinol Metab* 4 (10): 560-568.

Buchfelder M, Kreutzer J. 2008. Transcranial surgery for pituitary adenomas. *Pituitary* 11 (4): 375-384.

Cappabianca P, Cavallo LM, Esposito F, De Divitiis O, Messina A, De Divitiis E. 2008. Extended endoscopic endonasal approach to the midline skull base: the evolving role of transsphenoidal surgery. *Adv Tech Stand Neurosurg* 33: 151-199.

Cooper P.2004. Neuroendocrinology. In WG Bradley, RB Daroff, GM Fenichel, and CD Marsden (eds.), *Neurology in Clinical Practice: Principles of Diagnosis and Management.* 4th ed., Chapter 47. Butterworth-Heinemann, Boston.

Decaux G, Musch W. 2008. Clinical laboratory evaluation of the syndrome of inappropriate secretion of antidiuretic hormone. *Clin J Am Soc Nephrol* 3 (4): 1175-1184.

Ellison DH, Berl T. 2007. Clinical practice. The syndrome of inappropriate antidiuresis. *N Engl J Med* 356 (20): 2064-2072.

Friedman JM, Halaas JL. 1998. Leptin and the regulation of body weight in mammals. *Nature* 395 (6704): 763-770.

Jagannathan J, Kanter AS, Olson C, Sherman JH, Laws ER Jr, Sheehan JP. 2008. Applications of radiotherapy and radiosurgery in the management of pediatric Cushing's disease: a review of the literature and our experience. *J Neurooncol* 90 (1): 117-124.

Joshi SM, Cudlip S. 2008. Transsphenoidal surgery. *Pituitary* 11 (4): 353-360.

Klok MD, Jakobsdottir S, Drent ML. 2007. The role of leptin and ghrelin in the regulation of food intake and body weight in humans: a review. *Obesity Reviews* 8 (1): 21-34.

Lee MJ, Fried SK. 2009 Integration of hormonal and nutrient signals that regulate leptin synthesis and secretion. *Am J Physiol Endocrinol Metab* 296 (6): E1230-1238.

Maghnie M, Cosi G, Genovese E, Manca-Bitti ML, Cohen A, Zecca S, Tinelli C, Gallucci M, et al. 2000. Central diabetes insipidus in children and young adults. *N Engl J Med* 343 (14): 998-1007.

Murad-Kejbou S, Eggenberger E. 2009. Pituitary apoplexy: evaluation, management, and prognosis. *Curr Opin Ophthalmol* 20 (6): 456-461.

Nawar RN, AbdelMannan D, Selman WR, Arafah BM. 2008. Pituitary tumor apoplexy: a review. *J Intensive Care Med* 23 (2): 75-90.

Powell M. 2009. Microscope and endoscopic pituitary surgery. *Acta Neurochir* (Wien) 151 (7): 723-728.

Rivkees SA. 2008. Differentiating appropriate antidiuretic hormone secretion, inappropriate antidiuretic hormone secretion and cerebral salt wasting: the common, uncommon, and misnamed. *Curr Opin Pediatr* 20 (4): 448-452.

Vance ML. 2008. Pituitary adenoma: a clinician's perspective. *Endocr Pract* 14 (6): 757-763.

第18章

Aggleton JP (ed.). 2000. *The Amygdala: A Functional Analysis.* 2nd ed. Oxford University Press.

Andersen P, Morris R, Amaral D, Bliss T, O'Keefe J. 2006. *The Hippocampus Book.* Oxford University Press.

Carpenter MB. 1991. *Core Text of Neuroanatomy.* 4th ed., Chapter 12. Williams & Wilkins, Baltimore, MD.

Ehrlich I, Humeau Y, Grenier F, Ciocchi S, Herry C, Lüthi A. 2009. Amygdala inhibitory circuits and the control of fear memory. *Neuron* 62 (6): 757-771.

Gartner A, Frantz D. 2010. *Hippocampus: Anatomy, Functions and Neurobiology.* Nova Science Pub. Inc.

Lautin A. 2001. *The Limbic Brain.* Springer.

Martin JH. 2003. *Neuroanatomy: Text and Atlas.* 3rd ed., Chapter 16. Appleton & Lange, Stamford, CT.

Shepherd GM. 2006. Smell images and the flavour system in the human brain. *Nature.* 444 (7117): 316-321.

■記憶と記憶障害

Arasaki K, Kwee IL, Nakada T. 1987. Limbic lymphoma. *Neuroradiology* 29: 389-392.

Bailey CH, Kandel ER. 2008. Synaptic remodeling, synaptic growth and the storage of long-term memory in Aplysia. *Prog Brain Res* 169: 179-198.

Bailey CH, Kandel ER, Si K. 2004. The persistence of long-term memory: a molecular approach to self-sustaining changes in learning-induced synaptic growth. *Neuron* 44 (1): 49-57.

Bauer RM, Tobias B, Valenstein E. 2003. Amnesic disorders. In *Clinical Neuropsychology*, 4th ed., KM Heilman and E Valenstein (eds.), Chapter 18. Oxford University Press, New York.

Baxter MG. 2009. Involvement of medial temporal lobe structures in memory and perception. *Neuron* 61 (5): 667-677.

Bliss TVP, Collingridge GL. 1993. A synaptic model of memory: Long-term potentiation in the hippocampus. *Nature* 361: 31-39.

Budson AE. 2009. Understanding memory dysfunction. *Neurologist* 15 (2): 71-79.

Corkin S. 1984. Lasting consequences of bilateral medial temporal lobectomy: Clinical course and experimental findings in H. M. *Sem Neurol* 4: 249-259.

Gentilini M, Renzi E, Crisi G. 1987. Bilateral paramedian thalamic artery infarcts: Report of eight cases. *J Neurol Neurosurg Psychiatry* 50: 900-999.

Kandel ER. 2001. The molecular biology of memory storage: a dialogue between genes and synapses. *Science* 294 (5544): 1030-1038.

Kopelman MD, Thomson AD, Guerrini I, Marshall EJ. 2009. The Korsakoff syndrome: clinical aspects, psychology and treatment. *Alcohol Alcohol* 44 (2): 148-154.

Levin HS, High W, Meyers CA, Von Laufen A, Hayden ME, Eisenberg HM. 1985. Impairment of remote memory after closed head injury. *J Neurol Neurosurg Psychiatry* 49: 556-563.

Lim C, Alexander MP, LaFleche G, Scheyer DM, Verfaellie M. 2004. The neurological and cognitive sequelae of cardiac arrest. *Neurology* 63 (10): 1774-1778.

McGaugh JL. 2004. The amygdala modulates the consolidation of memories of emotionally arousing experiences. *Annu Rev Neurosci* 27: 1-28.

Rosazza C, Minati L, Ghielmetti F, Maccagnano E, Erbetta A, Villani F, Epifani F, Spreafico R, Bruzzone MG. 2009. Engagement of the medial temporal lobe in verbal and nonverbal memory: assessment with functional MR imaging in healthy subjects. *Am J Neuroradiol* 30 (6): 1134-1141.

Rosenbaum RS, Winocur G, Moscovitch M. 2001. New views on old memories: reevaluating the role of the hippocampal complex. *Behav Brain Res* 127 (1-2): 183-197.

Scoville WB, Milner B. 1996. Loss of recent memory after bilateral hippocampal lesions. *J NIH Res* 8: 42-51.

Sechi G, Serra A. 2007. Wernicke's encephalopathy: new clinical settings and recent advances in diagnosis and management. *Lancet Neurol* 6 (5): 442-455.

Shaw NA. 2002. The neurophysiology of concussion. *Prog Neurobiol* 67 (4): 281-344.

Shekhar R. 2008 Transient global amnesia—a review. *Int J Clin Pract* 62 (6): 939-942. Epub 2008 Jan 30.

Squire LR, Kandel ER. 1999. *Memory: From Mind to Molecules*. Freeman, New York.

Squire LR, Zola-Morgan S. 1991. The medial temporal lobe memory system. *Science* 253: 1380-1386.

Sullivan EV, Pfefferbaum A. 2009. Neuroimaging of the Wernicke-Korsakoff syndrome. *Alcohol Alcohol* 44(2): 155-165.

Tulving E, Schacter DL. 1990. Priming and human memory systems. *Science* 247: 301-306.

Zola-Morgan S, Squire LR. 1993. Neuroanatomy of memory. *Annu Rev Neurosci* 16: 547-563.

■痙攣発作とてんかん

Acharya V, Acharya J, Luders H. 1998. Olfactory epileptic auras. *Neurology* 51: 56-61.

Engel J. 1989. *Seizures and Epilepsy*. FA Davis, Philadelphia.

Engel J, Pedley TA, Aicardi J, Dichter MA, Moshé S (eds.). 2007. *Epilepsy: A Comprehensive Textbook*, 3 vols. Lippincott-Williams & Wilkins, Baltimore.

French JA, Pedley TA. 2008. Clinical practice. Initial management of epilepsy. *N Engl J Med* 359 (2): 166-176.

Panayiotopoulos CP. 2005. *The Epilepsies: Seizures, Syndromes and Management*. Blandon, Oxfordshire, England.

Wyllie E, Gupta A, Lachhwani DK (eds.). 2005. *The Treatment of Epilepsy*. 4th ed. Lippincott Williams & Wilkins, Baltimore, MD.

■精神疾患

Buchanan RW, Freedman R, Javitt DC, Abi-Dargham A, Lieberman JA. 2007. Recent advances in the development of novel pharmacological agents for the treatment of cognitive impairments in schizophrenia. *Schizophr Bull* 33 (5): 1120-1130.

Freedman R. 2003. Schizophrenia. *N Engl J Med* 349(18): 1738-1749.

Insel TR. 1992. Toward a neuroanatomy of obsessive-compulsive disorder. *Arch Gen Psychiatry* 49: 739-744.

Jenike MA. 2004. Clinical practice. Obsessive-compulsive disorder. *N Engl J Med* 350 (3): 259-265.

Lilly R, Cummings JL, Benson DF, Frankel M. 1983. The human Klüver-Bucy syndrome. *Neurology* 33: 1141-1145.

Ravindran AV, da Silva TL, Ravindran LN, Richter MA, Rector NA. 2009. Obsessivecompulsive spectrum disorders: a review of the evidence-based treatments. *Can J Psychiatry* 54 (5): 331-343.

Sadock VA, Sadock BJ. 2008. *Kaplan and Sadock's Concise Textbook of Clinical Psychiatry*. 3rd ed. Lippincott Williams & Wilkins, Baltimore, MD.

第19章

Feinberg T, Farah M. 2003. *Behavioral Neurology and Neuropsychology*. McGraw-Hill Professional, New York.

Heilman KM, Valenstein E (eds.). 2003. *Clinical Neuropsychology*. 4th ed. Oxford University Press, New York.

Mesulam MM. 2000. *Principles of Behavioral and Cognitive Neurology*. 2nd ed. Oxford University Press, New York.

Miller BL, Boeve BF. 2009. *The Behavioral Neurology of Dementia*. Cambridge University Press, New York.

Pincus JH, Tucker GJ. 2002. *Behavioral Neurology*. Oxford University Press, New York.

■失語症についてのレビュー

Benson DF, Geschwind N. 1985. Aphasia and related disorders: A clinical approach. In *Principles of Behavioral Neurology*, MM Mesulam (ed.). FA Davis, Philadelphia.

Critchley M. 1964. The Broca-Dax controversy. *Rev Neurol (Paris)* 110: 73.

Damasio AR. 1992. Aphasia. *N Engl J Med* 326 (8): 531-539.

Jordan LC, Hillis AE. 2006. Disorders of speech and language: aphasia, apraxia and dysarthria. *Curr Opin Neurol* 19 (6): 580-585.

Lazar RM, Antoniello D. 2008. Variability in recovery from aphasia. *Curr Neurol Neurosci Rep*: 497-502.

■ブローカ失語

Alexander MP, Naesser MA, Palumbo C. 1990. Broca's area aphasia: Aphasia after lesions including the frontal operculum. *Neurology* 40 (2): 353-362.

Keller SS, Crow T, Foundas A, Amunts K, Roberts N. 2009. Broca's area: nomenclature, anatomy, typology and asymmetry. *Brain Lang* 09 (1): 29-48.

■超皮質性失語

Freedman M, Alexander MP, Naeser MA. 1984. Anatomic basis of transcortical motor aphasia. *Neurology* 34 (4): 409-417.

Grossi D, Trojano L, Chiacchio L, Soricelli A, Mansi L, Postiglione A, Salvatore M. 1991. Mixed transcortical aphasia: Clinical features and neuroanatomical correlates. *Eur Neurol* 31 (4): 204-211.

■伝導性失語

Bernal B, Ardila A. 2009. The role of the arcuate fasciculus in conduction aphasia. *Brain* 132 (Pt. 9): 2309-2316.

Damasio H, Damasio AR. 1980. The anatomical basis of conduction aphasia. *Brain* 103 (2): 337-350.

Kempler D, Metter EJ, Jackson CA, Hanson WR, Riege WH, Mazziotta JC, Phelps ME. 1998. Disconnection and cerebral metabolism. *Arch Neurol* 45 (3): 275-279.

■皮質下性失語症

Crosson B, Parker JC, Kim AK, Warren RL, Kepes JJ, Tully R. 1986. A case of thalamic aphasia with postmortem verification. *Brain Lang* 29 (2): 301-314.

Hillis AE, Barker PB, Wityk RJ, Aldrich EM, et al. 2004. Variability in subcortical aphasia is due to variable sites of cortical hypoperfusion. *Brain and Lang* 89 (3): 524-530.

Mega MS, Alexander MP. 1994. Subcortical aphasia: The core profile of capsulostriatal infarction. *Neurology* 44(10): 1824-1829.

■ゲルストマン症候群

Benton AL. 1992. Gerstmann's syndrome. *Arch Neurol* 49 (5): 445-447.

Levine, DN, Mani, RB, Calvanio, R. 1988. Pure agraphia and Gerstmann's syndrome as a visuospatial-language dissociation: an experimental case study. *Brain and Language* 35: 172-196.

Pearce JMS. 1996. Gerstmann's syndrome. *J Neurol Neurosurg Psychiatry* 61 (1): 56.

■失書を伴わない失読症（純粋失読）

Quint DJ, Gilmore JL. 1992. Alexia without agraphia. *Neuroradiology* 34 (3): 210-214.

Sheldon CA, Malcolm GL, Barton JJ. 2008. Alexia with and without agraphia: an assessment of two classical syndromes. *Can J Neurol Sci* 35 (5): 616-624.

■失語症と失行症

Benson DF, Geschwind N. 1985. Aphasia and related disorders: A clinical approach. In *Principles of Behavioral Neurology*, MM Mesulam (ed.). FA Davis, Philadelphia.

Jordan LC, Hillis AE. 2006. Disorders of speech and language: aphasia, apraxia and dysarthria. *Curr Opin Neurol* 19 (6): 580-585.

Petreska B, Adriani M, Blanke O, Billard AG. 2007. Apraxia: a review. *Prog Brain Res* 164: 61-83.

■脳梁離断症候群

Bogen, JE. 2003. The callosal syndromes. In *Clinical Neuropsychology*, 4th ed., KM Heilman and E Valenstein (eds.), Chapter 14. Oxford University Press, New York.

Devinsky O, Laff R. 2003. Callosal lesions and behavior: history and modern concepts. *Epilepsy Behav* 4 (6): 607-617.

Jea A, Vachhrajani S, Widjaja E, et al. 2008. Corpus callosotomy in children and the disconnection syndromes: a review. *Childs Nerv Syst* 24 (6): 685-692.

■右頭頂葉と注意メカニズム

Heilman KH, Watson RT, Valenstein E. 2003. Neglect and related disorders. In *Clinical Neuropsychology*, 4th ed., KM Heilman and E Valenstein(eds.), Chapter 13. Oxford University Press, New York.

Hier DB, Mondlock J, Caplan LR. 1983. Behavorial abnormalities after right hemisphere stroke. *Neurology* 33 (3): 337-344.

Hillis AE. 2006. Neurobiology of unilateral spatial neglect. *Neuroscientist* 12 (2): 153-163.

Luauté J, Halligan P, Rode G, Rossetti Y, Boisson D. 2006. Visuospatial neglect: a systematic review of current interventions and their effectiveness. *Neurosci Biobehav Rev* 30 (7): 961-982.

Mesulam MM. 1985. Attention, confusional states, and neglect. In *Principles of Behavioral Neurology*, MM Mesulam (ed.). FA Davis, Philadelphia.

■前頭葉

Bechara A, Damasio AR, Damasio H, Anderson SW. 1994. Insensitivity to future consequences following damage to human prefrontal cortex. *Cognition* 50 (1-3): 7-15.

Bechara A, Van Der Linden M. 2005. Decision-making and impulse control after frontal lobe injuries. *Curr Opin Neurol* 18 (6): 734-739.

Bogousslavsky J. 1994. Frontal stroke syndromes. *Eur Neurol* 34 (6): 206-215.

Damasio AR. 1994. Unpleasantness in Vermont—Phineas P. Gage. In *Descartes' Error: Emotion, Reason, and the Human Brain*, Part 1. GP Putnam, New York.

Damasio AR, Anderson SW. 2003. The frontal lobes. In *Clinical Neuropsychology*, 4th ed., KM Heilman and E Valenstein (eds.), Chapter 15. Oxford University Press, New York.

Duncan J. 2005. Frontal lobe function and general intelligence: why it matters. *Cortex* 41 (2): 215-217.

Fisher CM. 1983. Honored Guest Presentation: abulia minor vs. agitated behavior. *Clin. Neurosurg* 31: 9-31.

Goldberg E, Bougakov D. 2005. Neuropsychologic assessment of frontal lobe dysfunction. *Psychiatr Clin North Am* 28 (3): 567-580.

Kövari E. 2009. Neuropathological spectrum of frontal lobe dementias. *Front Neurol Neurosci* 24: 149-159.

Lhermitte F. 1983. Utilization behavior and its relation to lesions of the frontal lobes. *Brain* 106 (Pt. 2): 237-255.

Rossi AF, Pessoa L, Desimone R, Ungerleider LG. 2009. The prefrontal cortex and the executive control of attention. *Exp Brain Res* 192 (3): 489-497.

Schott, J. M., Rossor, M. N., 2003. The grasp and other primitive reflexes. *Journal of Neurology, Neurosurgery and Psychiatry* 74: 558-560.

■作業記憶

Cowan N. 2008. What are the differences between long-term, short-term, and working memory? *Prog Brain Res* 169: 323-338.

Dash PK, Moore AN, Kobori N, Runyan JD. 2007. Molecular activity underlying working memory. *Learn Mem* 14 (8): 554-563.

Goldman-Rakic PS. 1992. Working memory and the mind. *Sci Am* 267 (3): 110-117.

Linden DE. 2007. The working memory networks of the human brain. *Neuroscientist* 13 (3): 257-267.

Soto D, Hodsoll J, Rotshtein P, Humphreys GW. 2008. Automatic guidance of attention from working memory. *Trends Cogn Sci* 12 (9): 342-348.

■心的イメージ，盲視

Danckert J, Rossetti Y. 2005. Blindsight in action: what can the different sub-types of blindsight tell us about the control of visually guided actions? *Neurosci Biobehav Rev* 29 (7): 1035-1046.

Georgopoulos AP, Lurito JT, Petrides M, Schwartz AB, Massey JT. 1989. Mental rotation of the neuronal population vector. *Science* 243 (4888): 234-236.

Goodale MA, Milner AD, Jakobson LS, Carey DP. 1991. A neurological dissociation between perceiving objects and grasping them. *Nature* 349 (6305): 154-156.

Kosslyn SM, Thompson WL, Kim IJ, Alpert NM. 1995. Topographical representations of mental images in primary visual cortex. *Nature* 378 (6556): 496-498.

Marshall JC, Halligan PW. 1988. Blindsight and insight in visuospatial neglect. *Nature* 336 (6201): 766-767.

Naccache L. 2005. Visual phenomenal consciousness: a neurological guided tour. *Prog Brain Res* 150: 185-195.

Stoerig P. 2006. Blindsight, conscious vision, and the role of primary visual cortex. *Prog Brain Res* 155: 217-234.

Stoerig P, Cowey A. 2007. Blindsight. *Curr Biol* 17 (19): R822-R824.

Weiskrantz L. 2009. Is blindsight just degraded normal vision? *Exp Brain Res* 192 (3): 413-416.

■幻覚と関連現象

Tekin S, Cummings J. 2003. Hallucinations and Related Conditions. In *Clinical Neuropsychology*, 4th ed., KM Heilman and E Valenstein (eds.), Chapter 17. Oxford University Press, New York.

Wilkinson F. 2004. Auras and other hallucinations: windows on the visual brain. *Prog Brain Res* 144: 305-320.

■視覚連合皮質の症候群

Allison T, McCarthy G, Nobre A, Puce A, Belger A. 1994. Human extrastriate visual cortex and the perception of faces, words, numbers, and colors. *Cerebral Cortex* 4 (5): 544-554.

Bauer RM. 2003. Agnosia. In *Clinical Neuropsychology*, 4th ed., KM Heilman and E Valenstein (eds.), Chapter 12. Oxford University Press, New York.

Bornstein B, Kidron DP. 1959. Prosopagnosia. *J Neuro Neurosurg Psychiatry* 22: 124.

Damasio AR. 1985. Disorders of complex visual processing: Agnosias, achromatopsia, Balint's syndrome, and related difficulties of orientation and construction. In *Principles of Behavioral Neurology*, MM Mesulam (ed.). FA Davis, Philadelphia.

Damasio AR, Damasio H, Van Hoesen GW. 1982. Prosopagnosia: Anatomic basis and behavorial mechanisms. *Neurology* 32 (4): 331-341.

Grüter T, Grüter M, Carbon CC. 2008. Neural and genetic foundations of face recognition and prosopagnosia. *J Neuropsychol* 2 (Pt. 1): 79-97.

Hecaen H, Angelergues R. 1962. Agnosia for faces (prosopagnosia). *Arch Neurol* 7: 24.

Miller NR. 1985. *Clinical Neuro-Ophthalmology*, Vol. 2. Williams & Wilkins, Baltimore, MD.

Puce A, Allison T, Asgari M, Gore JC, McCarthy G. 1996. Differential sensitivity of human visual cortex to faces, letter-strings, and textures: A functional magnetic resonance imaging study. *J Neurosci* 16 (16): 5205-5215.

Zeki S. 1990. A century of cerebral achromatopsia. *Brain* 113 (Pt. 6): 1721-1777.

■音楽幻聴

Evers S, Ellger T. 2004. The clinical spectrum of musical hallucinations. *J Neurol Sci* 227 (1): 55-65.

Patel AD. 2003. Language, music, syntax and the brain. *Nat Neurosci* 6 (7): 674-681.

Williams VG, Tremont G, Blum AS. 2008. Musical hallucinations after left temporal lobectomy. *Cogn Behav Neurol* 21(1): 38-40.

■意識障害

Fort P, Bassetti CL, Luppi PH. 2009. Alternating vigilance states: new insights regarding neuronal networks and mechanisms. *Eur J Neurosci* 29 (9): 1741-1753.

Gregoriou GG, Gotts SJ, Zhou H, Desimone R. 2009. Long-range neural coupling through synchronization with attention. *Prog*

Brain Res 176: 35–45.

Jones BE. 2008. Modulation of cortical activation and behavioral arousal by cholinergic and orexinergic systems. *Ann N Y Acad Sci* 1129: 26–34.

Kinomura S, Larsson J, Gulyas B, Roland PE. 1996. Activation by attention of the human reticular formation and thalamic intralaminar nuclei. *Science* 271 （5248）: 512–515.

Laureys S, Tononi G （eds.）. 2009. *The Neurology of Consciousness: Cognitive Neuroscience and Neuropathology*. Elsevier, Ltd.

Mesulam MM. 1985. Biology of the attentional matrix. In *Principles of Behavioral Neurology*, MM Mesulam（ed.）. FA Davis, Philadelphia.

Parasuraman R （ed.）. 1998. *The Attentive Brain*. The MIT Press, Cambridge, MA.

Steriade M, Curro Dossi R, Contreras D. 1993. Electrophysiological properties of intralaminar thalamocortical cells discharging rhythmic （~40 Hz） spike-bursts at ~1000 Hz during waking and rapid eye movement sleep. *Neuroscience* 56 （1）: 1–9.

Uhlhaas PJ, Singer W. 2006. Neural synchrony in brain disorders: relevance for cognitive dysfunctions and pathophysiology. *Neuron* 52 （1）: 155–168.

■認知症

Cummings JL. 2004. Alzheimer's Disease. *N Engl J Med* 351: 56.

Josephs KA. 2008. Frontotemporal dementia and related disorders: deciphering the enigma. *Ann Neurol* 64 （1）: 4–14.

Rademakers R, Rovelet-Lecrux A. 2009. Recent insights into the molecular genetics of dementia. *Trends in Neurosciences* 32 （8）: 451–561.

Snowden, J, Neary D, et al. 2007. Frontotemporal lobar degeneration: clinical and pathological relationships. *Acta Neuropathol* 114 （1）: 31–38.

Wadia PM, Lang AE. 2007. The many faces of corticobasal degeneration. *Parkinsonism Relat Disord* 13 Suppl 3: S336–S340.

症例索引

索 引

116
micrographia 576
micropsia 685
midbrain 462
midbrain corectopia 438
midbrain-diencephalic junction 371
middle cerebellar peduncle 372, 469
middle cerebral artery（MCA） 31, 294, 298
middle fossa 95
middle meningeal artery 96
midget cell 346
midline foramen of Magendie 102
midline shift 108
midline thalamic nuclei 215
migraine 106
mild cognitive impairment（MCI） 693
Millard-Gubler syndrome 495
minimally conscious state（MCS） 483
mitral cell 621
mixed transcortical aphasia 666
MLF（medial longitudinal fasciculus） 395, 439, 462, 468
molecular layer 531, 623
monkey's paw 278
monocular scotoma 355
monocular visual loss 356
mononeuropathy 249
mononeuropathy multiplex 249
Morton metatarsalgia 279
mossy fiber 531, 626
motor channel 568
motor column 376
motor extinction 673
motor homunculus 168
motor impersistence 37
motor-intentional neglect 672
motor neuron disease 194
motor tic 573
movement disorder 570
MPTP 578
MRA（magnetic resonance angiography） 68, 71, 306, 317
MRI 64
MRS（magnetic resonance spectroscopy） 69
MRV（magnetic resonance venography） 71, 342
MSA（multiple system atrophy） 577
MST（multiple subpial transection） 641
mucormycosis 125
Münchhausen syndrome 57
multi-infarct dementia 696
multiple sclerosis 192
multiple subpial transection（MST） 641
multiple system atrophy（MSA） 577
muscarinic cholinergic receptor 183
muscle of hypothenar eminence 273
muscle of thenar eminence 273

muscle spindle 23
muscle strength 45
MuSK-Ab 250
myasthenia gravis 249, 279
myasthenic crisis 250
myelencephalon 8
myelin sheath 11
myelitis 219
myelography 63
myelopathy 219
Myerson sign 48, 576
myocardial infarction 304
myoclonus 542, 573
myopathy 250, 280
myotome 248
myxedema coma 603

N

naming 35
naming difficulty 663
narcolepsy 481
nasolabial fold 191
near response 40
neighboring effect 6
neocortex 19
neologism 35, 665
nerve conduction study 279
nerve root 242
nervus intermedius 386
neural foramina 243
neural tube 6
neuroendoscopy 127
neurofibroma 253
neurogenic bladder 225
neurogenic claudication 252
neurohypophysis 594
neuromodulation 11, 473
neuropathic disorder 280
neuropathy 248
neurostimulation 641
neurosyphilis 122, 697
neurotransmitter 11
nicotinic cholinergic receptor 183
noncommunicating hydrocephalus 118
nondeclarative memory 630
nonREM 478
nonverbal auditory agnosia 669
noradrenalin 14, 476
normal pressure hydrocephalus 118
nose-finger-nose test 49
nuchal rigidity 120
nucleus accumbens 558, 618
nucleus ambiguus 400, 465
nucleus basalis of Meynert 474, 620
nucleus cuneatus 211
nucleus dorsalis of Clark 537
nucleus gracilis 211
nucleus of diagonal band of Broca 475, 620

nucleus pulposus 242
nucleus solitarius 468
nystagmus 439

O

Ob 受容体 598
obex 374
obsessive-compulsive disorder 642
obturator nerve palsy 279
occipital lobe 15
occipital neuralgia 256
occipital somite 377
ocular apraxia 686
ocular bobbing 493
ocular dysmetria 543
ocular myasthenia 250
oculocephalic maneuver 42, 444
oculocephalic test 41
oculomotor channel 568
oculomotor nerve 374, 381
oculomotor nucleus 462
odors 637
OKN（optokinetic nystagmus） 41, 443
olfactory area 617
olfactory bulb 374, 621
olfactory cortex 621
olfactory nerve 374, 380, 621
olfactory receptor neuron 621
olfactory sulcus 18, 374, 621
olfactory tract 374, 621
olfactory tubercle 620, 621
oligo clonal band 193
oligodendrocyte 11
olivocerebellar fiber 537
olivopontocerebellar atrophy（OPCA） 577
one-and-a-half syndrome 441, 455
on-off phenomena 576
Onuf nucleus 223
ophthalmic artery 356
ophthalmic division 381
ophthalmoplegic migraine 106
ophthalmoscope 356
opiate 214
optic ataxia 686
optic canal 376, 381
optic chiasm 39, 346
optic disc 344
optic disc pallor 358
optic nerve 344, 374, 381
optic neuritis 358
optic radiation 348
optic tract 346, 381
orbital apex 438
orbitofrontal gyrus 18, 615
orbitofrontal olfactory area 621
order 677
orexin 477
organ of Corti 393

● 著者

ハル・ブルーメンフェルト（Hal Blumenfeld）M.D., Ph.D.

イェール大学臨床神経科学イメージングセンター（CNIC）神経科学・脳神経外科学教授（センター長）。脳イメージング，電気生理学的手法，神経化学的手法，行動テストなどを用いて，てんかんや意識に関わる脳ネットワークを精力的に研究している。
Francis Gilman Blake 賞（イェール大学），Dreifuss-Penry てんかん研究賞（米国神経学会）など，受賞多数。

● 訳者

安原　治（やすはら・おさむ）

京都大学大学院医学研究科博士課程修了。医学博士。
ブリティッシュコロンビア大学神経科学研究所（カナダ），滋賀医科大学分子神経科学研究センター准教授，滋賀医科大学解剖学教室准教授を経て，現在、滋賀県立大学人間看護学部教授，滋賀医科大学客員教授。

主要な著訳書

『生物学的アプローチによる精神科ケア』（分担執筆，南江堂），『グラント解剖学実習』（共訳，西村書店）

ブルーメンフェルト カラー 神経解剖学—臨床例と画像鑑別診断

2016 年 11 月 20 日　初版第 1 刷発行

著　者　ハル・ブルーメンフェルト
訳　者　安原　治
発行人　西村正徳
発行所　西村書店
　　　　東京出版編集部　〒 102-0071 東京都千代田区富士見 2-4-6
　　　　　　　　　　　　Tel.03-3239-7671　Fax.03-3239-7622
　　　　　　　　　　　　www.nishimurashoten.co.jp
印　刷　三報社印刷株式会社
製　本　株式会社難波製本

ISBN978-4-89013-466-3